TASCHENUHREN

FECIT ANNO 1804–1805

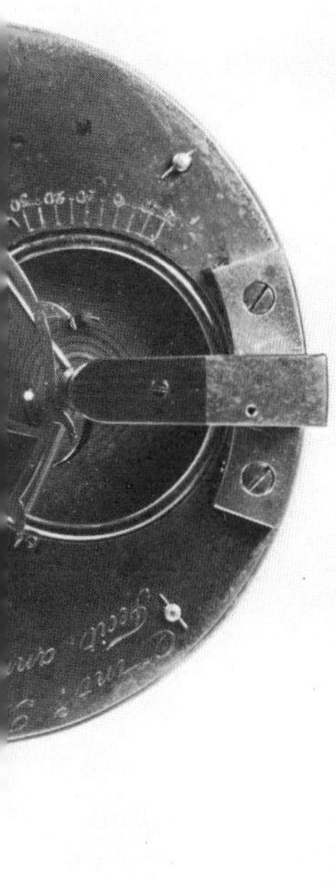

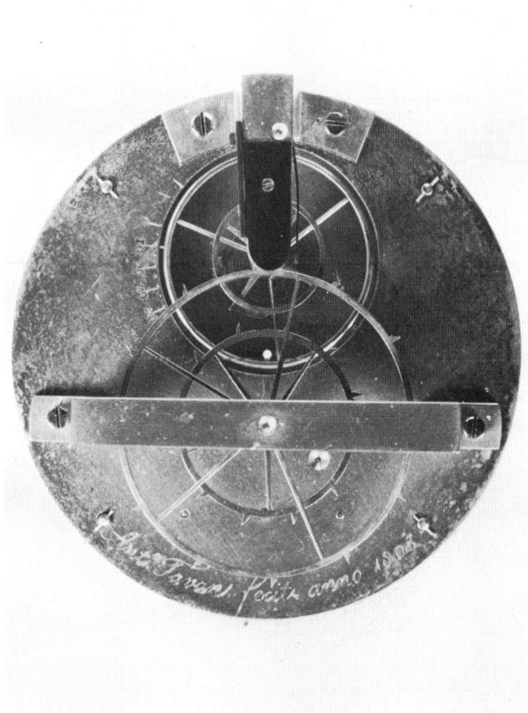

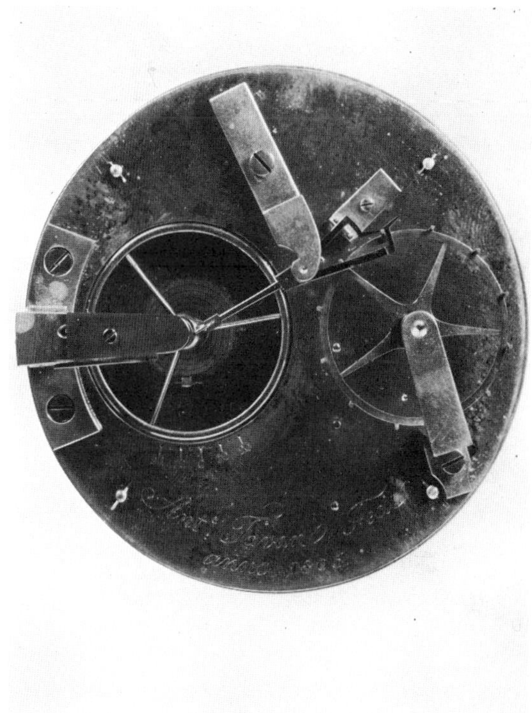

mmung (Virgule-Hem-
Hemmrad mit aufrecht-
omma‹ auf der Unruh-
emmung ist neben der
gebracht.

Gangmodell einer Duplexhemmung mit doppeltem Hemmrad. Der Antriebsfinger auf der Unruhwelle ist als Rad ausgebildet. Die Unruh erhält ihren Antriebsimpuls von dem unteren kleineren Hemmrad, während das größere das Ruherad ist.

Gangmodell einer Stiftenhemmung. Großes Hemmrad mit aufrechtstehenden Stiften im Rad. Die Hebeflächen des Ankers liegen so dicht beieinander, daß jeweils ein Stift des Hemmrades beide Hebeflächen nacheinander passieren muß.

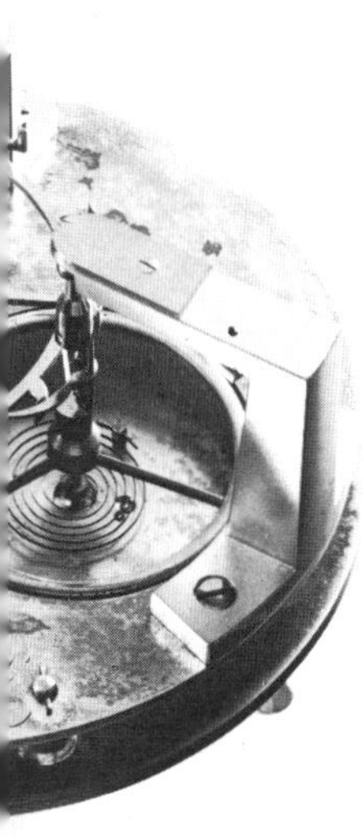

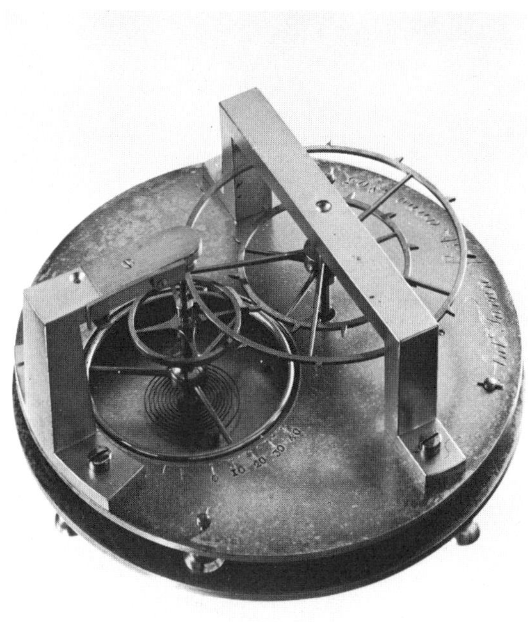

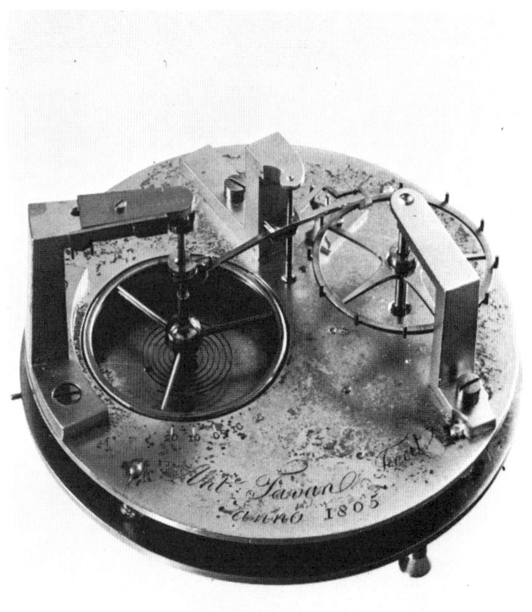

Callwey

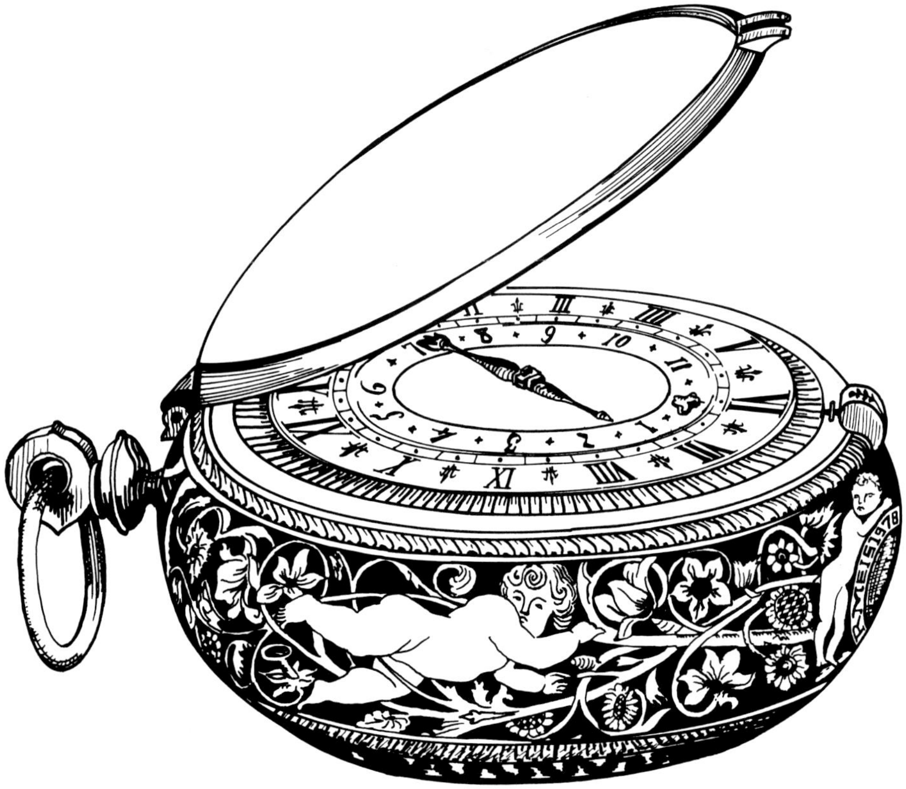

Reinhard Meis

Taschenuhren

Von der Halsuhr zum Tourbillon

MIT PREISFÜHRER

Callwey

Die Deutsche Bibliothek – CIP-Einheitsaufnahme
Taschenuhren : von der Halsuhr zum Tourbillon ;
mit Preisführer / Reinhard Meis. - Sonderausg. -
München : Callwey, 1999
ISBN 3-7667-1396-5

Dieses Buch wurde auf das Papier Galaxi Keramik
der PAPIER UNION gedruckt

Streitfeldstraße 35, 81673 München
Internet: http://www.callwey.de
e-mail: buch@callwey. de

Einbandentwurf Meis, Allensbach/Bodensee
Schutzumschlag HBC-Design, München
Druck und Bindung BAWA, München
Printed in Austria 1999
ISBN 3-7667-1396-5

Inhalt

Bildteil

Abb. Nr.

Taschenuhren mit Schlüsselaufzug Seite 64

Taschenuhren mit Kronenaufzug

Seite 245

Vorwort

Kein Sammelgebiet ist in den letzten Jahren so populär geworden, wie das Uhrensammeln und hier besonders das Sammeln von Taschenuhren. Der Reiz liegt in der Kleinheit des Objektes, das in jeder Wohnung Platz findet. Oder es ist die künstlerische Gestaltung der Gehäuse und der komplizierte Mechanismus der Uhrwerke. Bei vielen ist auch die Wertanlage Sammelantrieb, weil gerade die Taschenuhr in den letzten Jahren sehr großen Wertzuwachs erfuhr.

Als der Verlag im Sommer 1977 mit der Bitte an mich herantrat, für die dreibändige Uhrenenzyklopädie den zweiten Band, der das Thema »Taschenuhren« behandeln sollte, vorzubereiten, waren Umfang, Format und Zahl der Abbildungen bereits in engen Grenzen festgelegt.

Dennoch sollte eine Übersicht vor allem der heute noch Sammlern und Liebhabern zugänglichen, aus Privatbesitz, auf Auktionen und Messen angebotenen Uhren geschaffen werden. Ich war mir der Schwierigkeit bewußt, von dem alljährlich großen Angebot »Taschenuhren« hier eine überschaubare Auswahl treffen zu müssen, die einmal in straffen Zügen die Entwicklungsgeschichte und Vielfältigkeit der Taschenuhr von der Halsuhr bis zum Tourbillon aufzeigen und zum anderen gleichzeitig den Erfordernissen eines Bestimmungsbuches genügen sollte. Deshalb sind hier die Uhren nicht streng chronologisch nach ihrer Entstehungszeit summarisch aufgereiht, wie es sich ein kritischer Leser evtl. mit Blick auf bereits vorhandene Werke gewünscht hätte, sondern in kleinen Gruppen zusammengestellt, um den Charakter eines Bestimmungsbuches zu erhalten.

Als grobe Aufteilung bot sich hier die »Taschenuhr mit Schlüsselaufzug« und die »Taschenuhr mit Kronenaufzug« an. Bestimmend für die einzelnen kleineren Gruppen war die Technik, die Funktion und Indikation der Uhr, wie sie auch von Liebhabern und Freunden alter Uhren in eigenen Sammlungen unterschieden wird.

Der eine oder andere interessierte Leser wird feststellen, daß diese oder jene berühmte oder ihm wichtig erscheinende Uhr unerwähnt bleibt, dafür aber eine völlig unbekannte, weniger wertvolle, gleich in mehreren Abbildungen groß herausgestellt wird. Ein Grund wurde schon erwähnt: Ich wollte möglichst solche Uhren vorstellen, die sich noch im Handel oder in bestehenden kleineren Privatsammlungen befinden. Ein anderer Grund war: Die Bereitschaft vieler Sammler, mir ihre Uhren, deren Anschaffung oft mit großen persönlichen Opfern verbunden war, zum Zerlegen, zum Reinigen und zum Fotografieren anzuvertrauen, war so groß, daß bereits bei der Disposition eine Auswahl getroffen werden mußte. Dies darf nicht wertend verstanden werden, sondern die vorliegende Bilddokumentation will das bereits vorliegende Schrifttum ergänzen, erweitern und vervollständigen. Hierbei konnte aber nicht ganz vermieden werden, daß sich dennoch einige Uhren aus früheren Schriften wiederholen oder in einer anderen Gruppierung vorgestellt werden, um die Vielseitigkeit des uhrmacherischen Schaffens in vergleichender Darstellung aufzuzeigen.

Auch dem Sammler, der im Text den komplizierten Mechanismus oder den Uhrmacher seiner Uhr nicht findet, mag es ähnlich gehen. Dazu sei folgendes gesagt: Dieses Buch hat sich nicht die Aufgabe gestellt, eine lückenlose Darstellung aller Erfindungen und eine vollständige Zusammenstellung aller Uhrentypen aufzuzeigen. Dafür war der vorgegebene Rahmen viel zu klein. Es ging also vielmehr darum, dem Sammler einige mir aus konstruktiven Gründen wichtig erscheinende Hemmungen, Schlagwerke, Zifferblattindikationen und Gehäuseformen vorzustellen, um an ihnen die vielfältigen Möglichkeiten zur Lösung eines Problems zu erklären oder die Gründe für die wechselhaften Formen der Gehäuse anzudeuten.

Besonders bei komplizierten Taschenuhren legte ich Wert auf den »Blick unter das Zifferblatt«, der verständlicherweise vielen Sammlern und meist auch den Besitzern solcher Uhren verborgen bleibt, weil sie ihre Uhren selten oder nie selbst zerlegen. Denn gerade hier zeigt sich, welche hochkomplizierte Mechanik erdacht werden mußte, um eine Uhr Minuten schlagen zu lassen oder um den Zeiger eines Kalenderwerkes vom 28. Februar gleich auf den 1. März springen zu lassen.

Dann fand ich, daß die preisgünstige Taschenuhr, sei es eine einfache Spindeluhr um 1820 oder die ererbte Silbertaschenuhr vom Großvater, besser als bisher gewürdigt werden sollte. Aus vielen Auktionskatalogen erkennt man deutlich, daß die einfache Taschenuhr in zunehmendem Maße an Interesse gewinnt und oft den Grundbestand eines Auktionsangebotes bildet. Hier wird auch der beginnende Sammler reichlich Anschauungsmaterial in den verschiedenen Gruppen finden, die er zum Vergleich mit den eigenen Uhren heranziehen kann.

Datierungen wurden nach bestem Wissen vorgenommen, sie beziehen sich hauptsächlich auf die Gehäuseform. Dennoch können es nur Richtwerte sein, die aufgrund anderer Kriterien von diesen evtl. etwas abweichen können. Für konstruktive Kritik bin ich jederzeit dankbar.

Von wenigen Einzelstücken ausgenommen sind alle in dieser Bildsammlung gezeigten Uhren in gleicher oder sehr ähnlicher Art heute noch auf dem »Uhrenmarkt« erhältlich.

An dieser Stelle möchte ich mich zuerst bei den vielen Sammlern bedanken, weil sie den wichtigsten Beitrag zu diesem Buch leisteten, aber aus verständlichen Gründen hier nicht namentlich genannt werden wollen. Ohne ihre Mithilfe und ohne ihr großes Vertrauen, mir das Zerlegen und Fotografieren ihrer Uhren zu erlauben, hätte ich die Arbeit zu diesem Buch nicht beginnen können. Besonders möchte ich mich bei Herrn Theodor Beyer in Zürich für seine verständnisvolle Mithilfe bedanken, der mir seine umfangreiche Sammlung – aufbewahrt und zu besichtigen in: »Das Museum der Zeitmessung Beyer«, Zürich – zum Fotografieren überließ. Viele seiner Uhren werden in diesem Buch erstmals veröffentlicht.

Den Auktionshäusern Peter Ineichen, Zürich, und Klaus Niedheidt, Düsseldorf, sei für zahlreiches Fotomaterial gedankt. Bei der Museumsleitung Frau Dr. Fabienne Sturm, Musée d'Art et D'Historiè, Genève, Herrn Dr. Volker Himmelein, Württembergisches Landesmuseum, Stuttgart, dem Musée des Arts Décoratifs, Paris, und dem Haus Bobinet Limited, London, bedanke ich mich für Fotomaterial, das mich über den Callwey-Verlag, München, erreichte.

Auch dem Musée International d'Horlogerie, La Chaux-de-Fonds, gilt ein herzlicher Dank für viele Fotos, die ich von dort erhielt.

Zu Dank verpflichtet bin ich den Fachgeschäften für Antike Uhren Harald Schade, Zürich, E. + J. Kintrup, Bockum-Stiepel, Robert Ullmann-Meier, Schaffhausen, und Herrn Jürgen King, Technischer Leiter der Firma IWC-International Watch Co, Schaffhausen, wo ich ebenfalls Uhren zerlegen und fotografieren durfte. Ein besonderer Dank gebührt Herrn Günther Mehling, München, für seine mühevolle Durchsicht meines Manuskriptes.

Konstanz im August 1979 Reinhard Meis

Vorwort zur 4. Auflage

Genau 10 Jahre sind seit dem Erscheinen der ersten Auflage vergangen, ohne daß die Aktualität ›Taschenuhren‹ nachgelassen hat. Allerdings haben sich im Laufe der Jahre sowohl im Angebot, als auch in der Nachfrage nach alten Taschenuhren Änderungen ergeben, denen diese 4. Auflage nun Rechnung tragen soll. Man steht bei jeder neuen Auflage vor der Frage, ob das Buch überarbeitet oder in der vorliegenden Form belassen werden soll? Beides hätte Vor- und Nachteile. Ändert man nichts, läuft einem eventuell die Aktualität davon, ändert man jede Auflage, fühlt sich der eine oder andere Käufer benachteiligt, weil er nicht auf dem neuesten Stand zu sein glaubt. So haben sich Verlag und Autor nun nach Auslaufen der 3. Auflage entschlossen, die 4. Auflage vollkommen neu zu bearbeiten. Zum einen hat sich in meinem Archiv so viel neues Bildmaterial angesammelt, daß es schade wäre, es der Öffentlichkeit bzw. den Sammlern vorzuenthalten und zum anderen hat sich auch das Sammlerinteresse selbst gewandelt. Obwohl zwischenzeitlich zahlreiche Bücher erschienen sind, die nur ein einziges spezielles Thema der Taschenuhr behandeln – ich habe selbst mit meinem IWC-Buch und jenem über die Tourbillons dazu beigetragen – ist das Thema Taschenuhren ganz allgemein von großem Interesse geblieben.

Im Textteil wurde das Kapitel ›Das Tourbillon‹ und ›Karusselluhren‹ ganz neu geschrieben, um die zahlreichen neuen Erkenntnisse einfließen zu lassen. Das Kapitel ›Schlagwerke in Taschenuhren‹ erfuhr eine starke Erweiterung, und im Kapitel ›Zifferblattindikationen‹ kamen die Themen ›Der ewige Kalender‹ und ›Sprungzifferuhren‹ hinzu. Eine separate Darstellung: ›Die springende Sekunde‹ und ›Die blitzende Sekunde‹ hielt ich für nützlich, so daß insgesamt nun die meisten technischen Funktionen, die in Taschenuhren vorkommen, erklärend behandelt worden sind, zumindest jedoch ein Überblick gegeben werden konnte.

Im Bildteil war in den vorangegangenen Auflagen der Spindeluhr, wie sie ja in den 70er und Anfang der 80er Jahre von Sammlern bevorzugt gesucht war, breiter Raum zuerkannt. Aber schon Mitte der 80er Jahre wurde der technischen Präzisions-Taschenuhr, also jener aus der Zeit nach 1860, mit ihren vielen Indikationen und Funktionen große Aufmerksamkeit geschenkt, und das Angebot auf den Auktionen war auf diesen neuen Trend ausgerichtet, nur die Literatur hierüber hinkte etwas hinterher. Ich war bemüht, jetzt hierzu neues Material vorzulegen, insbesondere weil ich auch wieder zahlreiche komplizierte Taschenuhren zerlegt fotografieren konnte, um dem gesteigerten Interesse gerecht zu werden. Dabei blieb der alte Bildbestand weitgehendst erhalten, so daß die fast 300 neuen Abbildungen als reine Ergänzung gewertet werden müssen. Besonders zu erwähnen ist, daß zu den bereits 10 vorhandenen 17 weitere Farbtafeln hinzu kamen, wodurch auch der bibliophile Wert und die Aussagekraft des Buches erheblich gesteigert werden konnte. Ein Hauptaugenmerk habe ich auf die detailliert vorgestellte Technik in den Uhren gelegt. Es ist immer wieder faszinierend, welche Formenvielfalt sich bei einer komplizierten Taschenuhr z. B. unter dem Zifferblatt verbirgt, welche von vielen Sammlern nie, oder höchst selten anhaltend betrachtet werden kann. Der Vergleich einzelner Details wird nun bei so zahlreich vorliegendem Bildmaterial sehr erleichtert und gibt sicher Gelegenheit zu Diskussionen und Beurteilungen der verschiedenen Konstruktionen. Dies war ohne das Wohlwollen vieler Sammler nicht möglich, wofür ich ihnen hier noch einmal danken möchte. Mein Dank gilt auch Herrn Dr. Helmut Crott und der Fotografin Frau Anne Gold, die mir so zahlreiches Bildmaterial überließen; hat sich doch das Auktionshaus Dr. Crott & Schmelzer seit vielen Jahren u. a. auf das Angebot technischer Taschenuhren spezialisiert. Dem Verlag Callwey und dort Herrn Christian Pfeiffer-Belli ist dafür zu danken, daß eine so umfangreiche Überarbeitung meines Buches möglich wurde. Für das mühevolle Tippen meiner nicht immer gut lesbaren Manuskripte zu der 4. Auflage danke ich Frau Magda Kohler und meiner Frau Barbara.

Allensbach im Oktober 1989 *Reinhard Meis*

5. unveränderte Auflage
November 1994

Entwicklung des Taschenuhrwerkes

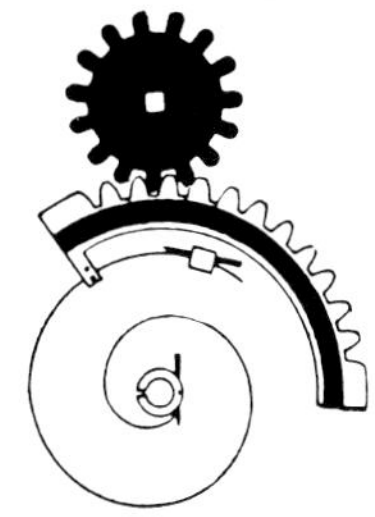

3

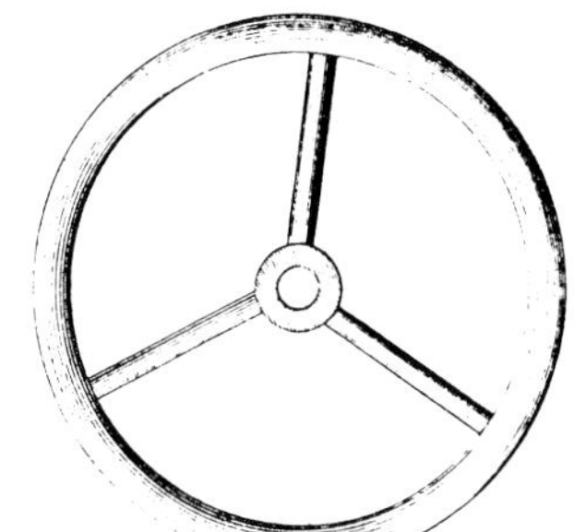

4

Bis weit ins 20. Jahrhundert hinein waren die Erfindung der Taschenuhr (das Nürnberger Ei, wie sie im Volksmund bezeichnet wird) und der Nürnberger Schlossermeister Peter Henlein untrennbare Begriffe.

In Schulbüchern, Fachliteratur und selbst in Lexika fand man diese Angaben. Inzwischen hat man sie als Legende erkannt, denn Enrico Morpurgo[1] konnte anhand von Gemälden nachweisen, daß es tragbare Uhren (montre fantaisie, wie sie die Franzosen nennen) bereits vor Peter Henleins Zeit gab, diese also schon in der 2. Hälfte des 15. Jahrhunderts in Gebrauch waren. Die Taschenuhr ist kein bewußt entwickelter Uhrentyp, sondern sie hat sich aus dem ständigen Drang nach Verkleinerung des Zeitmessers »Uhr« überhaupt ergeben. Eine Trennung von »kleiner Tischuhr« und »Taschenuhr« ist nicht eindeutig, denn der Begriff Taschenuhr wurde erst im 17. Jahrhundert[2] geprägt. Die Entwicklung der Taschenuhr soll hier mit ihren Vorläufern, den kleinen Dosenuhren, beginnen, wie sie ab 1500 häufiger zu finden waren. Bei einigen blieb das Phänomen »Tischuhr« noch einige Zeit erhalten, war doch die kleine Uhr, wenn man sie am Körper trug, tagsüber eine »Taschenuhr« und des Nachts eine »Tischuhr«, wenn man ihr das dazugehörige Weckerwerk aufsetzte. In letzterer Kombination konnte sie nur stehend auf einem (Nacht-)Tisch gebraucht werden.

Die frühen kleinen Uhrwerke waren in ihrer Konstruktion noch sehr einfach, wiesen aber schon alle notwendigen Elemente einer ortsunabhängigen tragbaren Uhr auf: Spindel-Hemmung mit Löffel-Waag oder mit kleiner Radunrast in zwei Lagern, vollständiges Räderwerk und als Antrieb eine aufgewundene Feder. Als Zeitnormal kam anfangs die bereits seit dem 13. Jahrhundert bekannte Spindel-Hemmung mit Waag in verkleinerter und leicht abgeänderter Form zur Anwendung. Die Waag war ein kleiner Schwingbalken an der Spindel.

Löffelwaag und Unrast als Zeitnormal

Bei Leutmann[3] findet sich eine Abhandlung über die Gestalt der Unruhe (und des Werkes) im 16. Jahrhundert. So sollen die ersten Unruhen die Form einer Löffel-Waag gehabt haben. Ihre beiden Schenkel stießen beim Schwingen gegen aufrecht stehende veränderbare Schweinsborsten, die der Regulierung dienten. Eine Schnecke für den Antriebsausgleich war noch nicht vorhanden. Wohl im 2. Viertel des 16. Jahrhunderts kam dann die kleine runde Radunruhe auf, etwa um 1660 eine große. Beide waren immer zweischenklig. Nach 1660 soll erstmals am Unruhreif oder an der Unruhwelle eine lange dünne Feder befestigt worden sein, welche die Schweinsborsten ersetzen und für einen gleichmäßigeren Rückschwung der Unruhe sorgen sollte. Eine weitere Verbesserung war eine gerade Feder, die in einem Bogen um die Unruhwelle auslief und deren Ende an der Unruhwelle festgestiftet war [Z 1]. Um 1675 empfahl Abbé (Jean de) Hautefeuille, eine schlangenförmig gebogene Feder am Unruhreif zu befestigen [Z 2]. Etwa zur gleichen Zeit entwickelte aus diesen »Spiralfedervorstufen« Christian Huygens die heute noch gebräuchliche flache

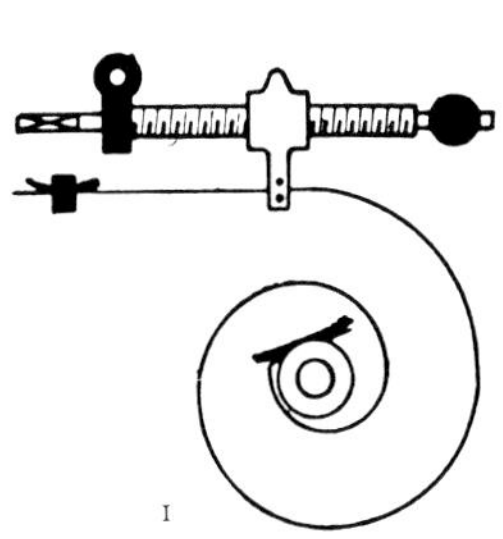

1

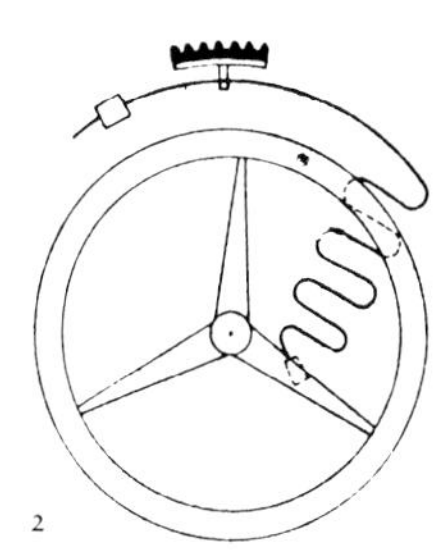

2

Spiralfeder (Spirale), die er in mehreren Umgängen (3–5 Windungen) um die Unruhewelle legte. Sie verlieh der Unruhe erstmals Eigenschwingfähigkeit. Um 1660 hatte auch Dr. Robert Hooke bereits versuchsweise eine Taschenuhr mit kurzer »Spiralfeder« bauen lassen [Z 3], worauf er den Anspruch gründete, früher als Huygens die »Spirale« erfunden zu haben[4]. Im ausgehenden 17. Jahrhundert wendete man dann schon vereinzelt veränderbare Reguliergewichte am Unruhereif oder an den Unruhschenkeln an. Nach 1700 wird die dreischenklige Unruhe allgemein üblich, wie sie bis ins 19. Jahrhundert bei Spindeluhren zu finden ist [Z 4].

Stackfreed und Schnecke

Vermutlich schon bei den ersten Versuchen (1430–1480), den Gewichtsantrieb durch eine Feder zu ersetzen, bemerkte man, daß eine aufgewundene Feder zwar genügend Antriebskraft lieferte, daß diese aber sehr ungleich war. Die voll aufgezogene Feder lieferte viel, die nur wenig aufgezogene eine merklich geringere Antriebskraft. Ein brauchbares Regulieren der Unruhe (des Zeitnormals), welches direkt von der Antriebskraft abhing, erwies sich als nicht durchführbar. Ohne einen sinnvollen Kraftausgleich der Feder war somit ein Regulieren der Uhr nicht möglich. Zwei Arten des Kraftausgleiches konnten sich durchsetzen: Der Stackfreed (die Federbremse) und die Schnecke in Verbindung mit einer Darmsaite oder einer Kette. Über den Ursprung des Stackfreeds ist nur wenig bekannt. Meist findet man es in Uhren aus dem deutschen Sprachraum, besonders um Nürnberg und Augsburg herum, und hier auch nur im 16. Jahrhundert. Uhren mit Stackfreed konnten flacher gebaut werden als Uhren mit Schnecke. Nach Leutmann soll die Schnecke erst um die Mitte des 16. Jahrhunderts erfunden worden sein. Heute weiß man, daß sie schon viel früher in Uhren Anwendung fand und daß sogar Beschreibungen vorlagen[5]. So wurde bereits in der Uhr Philipps des Guten von Burgund (1430) eine Schnecke verwendet. Bei dieser Uhr, die um 1430 im Inventar erwähnt wird, konnte, wie das Bassermann-Jordan schon um 1920 vermutete, von Maurice[6] nachgewiesen werden, daß alle Teile von Anfang an vorhanden waren. Ein nachträglicher Umbau einzelner Teile (besonders das Hinzufügen einer Schnecke) wird von Maurice ausgeschlossen.

In frühen Dosenuhren, vor allem in denen aus dem französischen Sprachraum (Blois und Besançon), sind die Schnecken auffällig hoch und schlank, dementsprechend sind auch die ganzen Uhrwerke recht hoch. Im allgemeinen wurden die Uhrwerke im 16. Jahrhundert vollständig aus Eisen hergestellt. Doch finden sich in französischen Werken aus der 1. Hälfte des 16. Jahrhunderts auch schon Messingplatinen, in die der Meistername graviert ist. In Uhren mit Stackfreed [Z 5] sind meist eiserne Vollplatinen vorhanden, auf denen oben neben der Feder-

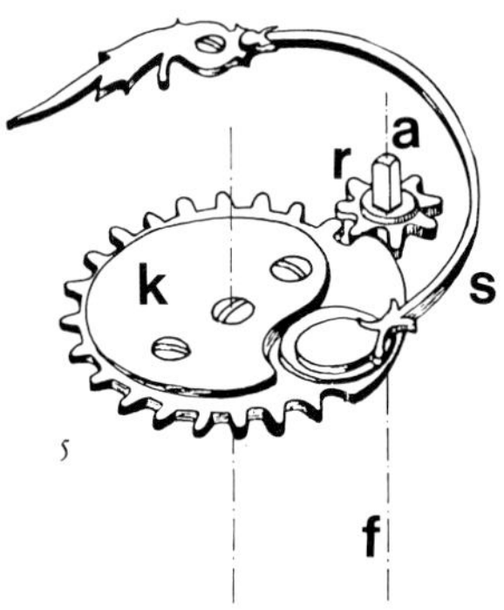

5

hauswelle (a), die durch ein Ritzel (r) verbundene Kurvenscheibe (k) des Stackfreeds sitzt. Auf den äußeren Rand der Kurvenscheibe drückte eine starke Hebelfeder (s). Durch die Form der Kurve erreichte man, daß der Druck der Hebelfeder bei aufgezogener Antriebsfeder das Räderwerk beim Ablauf bremste. Während des Ablaufens der Uhr wurde die Bremsung immer schwächer, so daß ein Antriebsausgleich erreicht werden konnte, in dem man die Form der Kurve der Kraft der Antriebsfeder anpaßte. Es war sogar möglich, die Kurvenform so zu gestalten, daß die Hebelfeder den Antrieb zuletzt noch unterstützte. Da die Kurvenscheibe über ein Ritzel mit der Federhauswelle verbunden war, konnte durch entsprechende Verzahnung dieser beiden Teile ein Überdrehen bzw. Abreißen der Antriebsfeder verhindert werden, weil das Aufziehen der Feder nach dem vierten Umgang der Federhauswelle blockiert wurde.

Die Schnecke, wie man sie hauptsächlich in den französischen Uhren vorfand, war ein zusätzliches Glied zwischen Federhaus und Antriebsrad. Um das zylindrische Federhaus wurde eine Darmsaite gelegt, die beim Aufziehen der Uhr in eine wendelförmige Nute auf einem Kegel des

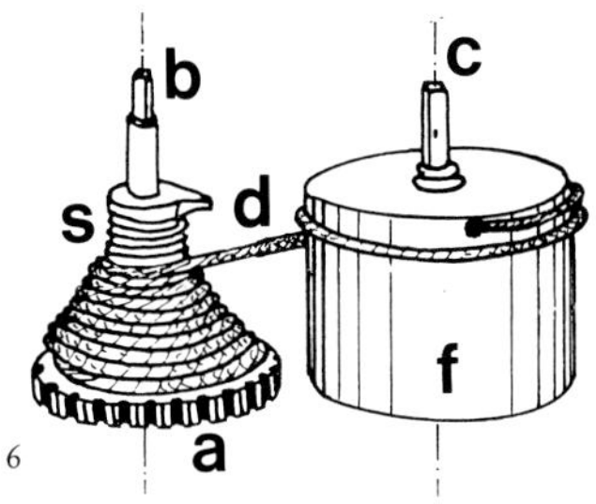

6

Antriebsrades (die Schnecke) gewickelt wurde [Z 6]. Bei voll aufgezogener Antriebsfeder erfolgte der Zug der Darmsaite (d) am kleinsten Durchmesser des Kegels, der sich kontinuierlich mit jedem Umgang »vergrößerte«, bis sie bei fast abgespannter Antriebsfeder am größten Durchmesser des Kegels (s) zog. Hier änderte sich also der Hebelarm des Antriebes. Der Schneckenkegel konnte mit einer entsprechenden Vorrichtung genau auf die Feder (Kraft) abgestimmt werden. Um 1664 ersetzte A. Gruet die sehr anfällige Darmsaite durch eine feine Stahlkette (ähnlich einer Fahrradkette), wodurch das häufige Reißen der Darmsaiten entfiel. Die Schnecke hat sich in Spindeluhren bis in das 19. Jahrhundert gut bewährt. In Präzisionsuhren (Taschenuhren und Schiffschronometern) wurde sie noch im 20. Jh. mit Erfolg eingebaut.

Unruhe mit Spirale

Die bewußte Anwendung der Spirale durch Huygens seit 1675 brachte für die Taschenuhrherstellung die entscheidende Wende. Es bedurfte nur weniger Jahre und man konnte Uhren fertigen, die wesentlich genauer gingen als die bisher bekannten. Die Unruhe mit Spirale besaß nun Eigenschwingfähigkeit und stand den Großuhren mit freischwingenden Pendeln an Genauigkeit kaum nach.

Der Anspruch auf die Erfindung der Spirale in Verbindung mit einer Unruhe wird allgemein Huygens zuerkannt, obwohl, wie bereits erwähnt, zur gleichen Zeit auch Robert Hooke in England und Abbé Jean de Hautefeuille in Frankreich mit »spiralähnlichen« Federn Versuche unternommen hatten. Ihre »Spiralen« waren entweder gerade oder schlangenförmig gebogene Federn [Z 2] und nicht wie bei Huygens spiralförmig um die Unruhwelle gelegt. Huygens hatte dies getan, um ein konzentrisches Schwingen der Unruhe zu erreichen, indem die Unruhe, ähnlich wie beim Pendel, eine Eigenschwingung erhielt.

Diese neue Erfindung verbreitete sich rasch, und zahllose alte Uhren bekamen nun nachträglich eine Spirale eingebaut. Aber diese Uhren gingen dennoch kaum besser. Anfangs hatte die Spirale nämlich nur drei bis fünf Umgänge und ihre Ausführung war noch sehr einfach [s. Z 3]. In den folgenden zwei Jahrhunderten wurde dann an der Verbesserung der Spirale sehr intensiv gearbeitet, nachdem man festgestellt hatte, daß die Genauigkeit einer Uhr nicht nur von dem präzisen Räderwerk, sondern auch sehr von der Beschaffenheit und der Form der Spirale abhing. Aus einer Veröffentlichung von Hautefeuille (1674)[7] geht nur hervor, daß eine »Feder« an der Unruhe zu gleichmäßigeren Schwingungen führe. Seine wellenförmige Feder war wahrscheinlich eine Schraubenfeder, die nur in ihrer Längsachse betätigt wurde, aber nicht in ihrer kreisförmigen um die Drehachse der Unruhe. Pierre Le Roy veröffentlicht im Jahre 1766 eine »Isochronische Spiralfeder«. Er hatte erkannt, daß große und kleine Unruhschwingungen nicht zeitgleich (isochron) waren, sondern daß der Isochronismus von der Gesamtlänge der Spirale abhing. Deshalb setzte er bei einem Seechronometer zwei Spiralen mit gegenläufigem Win-

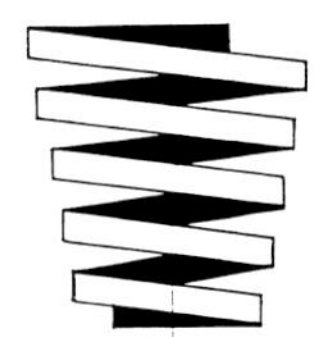
7

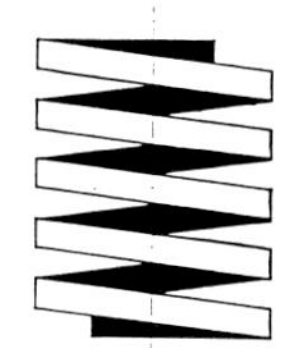
8

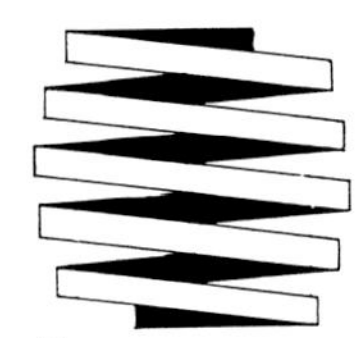
9

dungssinn übereinander. Dieser Seechronometer hatte keinen Antriebsausgleich durch eine Schnecke o. ä., sondern »nur« ein verzahntes Federhaus. N. Gourdain schlug um 1742 vor, ein Kurvensegment dicht an die Spirale zu bringen[8], an welches diese sich anlegen könne. Dadurch veränderte sich indirekt der Ansteckungspunkt der Spirale und dies bewirkte gleichzeitig, daß weite und kurze Schwingungen der Unruhe fast isochron erfolgten. Später hat sich auch Ferdinand Berthoud mit dem Isochronismus beschäftigt. Er benutzte erfolgreich eine konische Spirale [Z 7]. 1776 verwendete John Arnold bei seinen Chronometern erstmals eine zylindrische Spirale [Z 8]. Den beiden Enden zur Befestigung an der Unruhwelle und an der Platine gab er

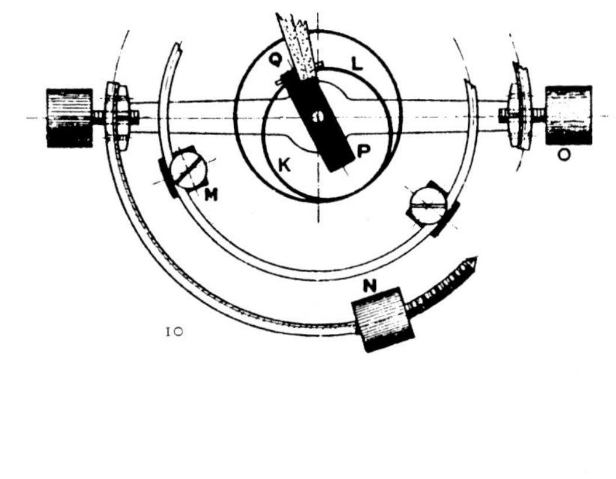

10

eine »bestimmte« Form (Endkurve). Seine Spiralendkurven ließ er sich 1782 patentieren [Z 10].

Erst in den folgenden Jahren fand man heraus, daß für den Isochronismus weniger die Gestalt der Spirale ausschlaggebend war als vielmehr nur die Endkurve. A.-L. Breguet verwendete in seinen Uhren eine Spirale mit aufgebogener Endkurve, d. h., die Endkurve lag in einer zweiten Ebene über der flachen Spirale. Diese Spiralen werden heute noch »Breguet-Spiralen« genannt [Z 11]. Frédéric Houriet führte um 1814 Versuche mit einer sphärischen Spirale [Z 9] durch, die ähnlich wie eine Kugel (Sphäroid) aussah. Bei seiner Spirale war die Endkurve auch ein wesentlicher Teil derselben.

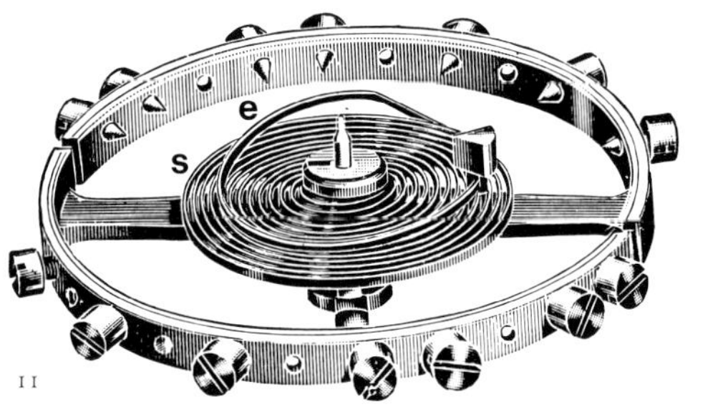

11

So wurden nach und nach unzählige Versuche unternommen, eine wirklich brauchbare Form für eine Spirale zu finden. Durchsetzen konnte sich vor allem die zylindrische Spirale von Arnold, die er bei seinen Seechronometern verwendete, und für Taschenuhren die Breguet-Spirale mit aufgebogener Endkurve. Zuletzt hat sich der Mathematiker Eduard Phillips speziell mit der Form der Endkurve und dem Isochronismus der Breguet-Spirale befaßt. Er veröffentlichte (1861) seine Studien hierüber in der Schrift: »Mémoire sur le spiral réglant des chronomètres et des montres«, der später andere folgten. Der Sinn aller dieser Versuche war, die Spirale so zu formen, daß sie gleichmäßig atmete, d. h. daß ihr räumliches Ausdehnen und Zusammenziehen, bezogen auf den Durchmesser, möglichst gleichmäßig erfolgte. Zum anderen sollte beim Schwingen der Unruhe kein einseitiger Druck durch die Spirale auf die Unruhwelle ausgeübt werden, wodurch eine einseitige Reibung in den Zapfenlagern entstehen würde. Weiter wollte man erreichen, daß weite und kurze Schwingungen zeitgleich blieben. Die Tabellen von Phillips mit den Endkurvenvorlagen haben heute noch Gültigkeit. Sie liegen als Biegevorlagen in vielen Varianten vor und werden oft noch von Meisterschülern des Uhrmacherhandwerks benutzt.

Kompensationsunruhen

Mit der isochron schwingenden Unruhe alleine war aber noch keine brauchbare Regulierung der Uhr zu erreichen. Schwankende Temperaturen beeinflußten Spirale und Unruhe erheblich. Diese »Wärmefehler«, sie entstehen durch die Längenänderung der Spirale und die Durchmesserändерung der Unruhe bei Temperaturschwankungen, müssen auf andere Art und Weise ausgeglichen werden. Bei steigender Temperatur wird die Spirale länger und in ihrer Elastizität schwächer oder »schlaffer«. Die Uhr würde langsamer gehen. Sinkt die Temperatur, wird die Spirale kürzer und »härter«, die Uhr würde nun schneller gehen. Im Prinzip ist es der gleiche Fehler, der auch bei Pendeln auftritt.

An der Unruhe kann der Wärmefehler nur durch Änderung ihres Trägheitsmomentes kompensiert werden, z. B. durch Verlagern ihrer Massen zum Zentrum. Weil man aber bei einer gehenden Uhr keine Massen hinzufügen oder wegnehmen kann, müssen durch die Gestalt der Unruhe diese Massen bewegt werden.

Eine Temperaturkompensation nur an der Spirale erreichte man durch Änderung ihrer wirksamen Länge. Um 1728 hat der Engländer John Harrison wohl zuerst eine Temperaturkompensation an einer Unruhe angebracht. Da aber hauptsächlich die Spirale den Wärmefehler verursacht, hat Harrison ihn auch an ihr zu kompensieren versucht. Er befestigte das Spiralende an einem Bimetallstreifen aus Stahl und Messing in der Weise, daß sich dieser bei Temperaturänderungen mehr oder weniger durchbog und die wirksame Länge der Spirale entsprechend änderte. Pierre Le Roy lehnte Harrisons Methode ab[9], weil sie dem Isochronismus nicht genügte. Unter mehreren Kompensationsversuchen (ab 1776) hat Le Roy drei brauchbare um 1770 veröffentlicht:

1. »Eine gewöhnliche ringförmige Unruhe, auf welcher zwei bewegliche sich gegenüberliegend befindliche Massen sich durch die Temperaturveränderungen unter der Wirkung doppeltmetallischer Bögen verschoben, welche mit einem Fuß auf dem vollen Reifen befestigt waren.
2. Die Unruhe mit doppeltmetallischen, aufgeschnittenen Reifen, wie man sie jetzt hat, aber mit vier Armen und Massen.
3. Endlich eine Unruhe mit Reifen von gleichem Metall und nichtaufgeschnitten, welche als Massen zwei kleine Thermometer trug, die, einander gegenüberliegend angeordnet, durch die Zusammenziehung und Ausdehnung des Quecksilbers die Kompensation bewirkten. Diese Unruhe war außerdem mit Regulierschrauben versehen, wie sie unsrige heutigen Chronometer haben.«

1772 hat John Arnold nach Le Roy's Grundsätzen Unruhen mit bimetallischen aufgeschnittenen Unruhreifen, verschiebbaren Kompensationsmassen und zusätzlichen Reguliergewichten gebaut [Z 12]. Bei den ersten Bimetallunruhen wurden die beiden Metalle (meist Eisen und Messing) aufeinander genietet. Heute verschweißt man beide Teile miteinander. An der Gestaltung der Unruhe experimentierte man viel herum. Die ersten Unruhen waren sehr komplizierte Gebilde, oft mit Haupt- und Hilfskompensation [Z 13]. Sie sollten über einen Temperaturbereich von ca. 0–30° C den Wärmefehler der Spirale und den der Unruhe ausgleichen. Eine Ideallösung konnte nicht gefunden werden. Bei jeder Konstruktion mußten alle Teile in ihrer Funktion zusammenwirken. In den beiden Extrempunkten (0° und 30°) war eine genaue Kompensation oft möglich, aber nicht über den ganzen Bereich, weil sich die Elastizität der Spirale nicht im gleichen Maße änderte, wie die Wirkung der einfachen Kompensation. Hilfskompensation waren also nötig. Loseby hatte eine sehr sinnvolle Idee. Er baute in die Unruhe zwei gegenläufige nach innen gebogene kleine

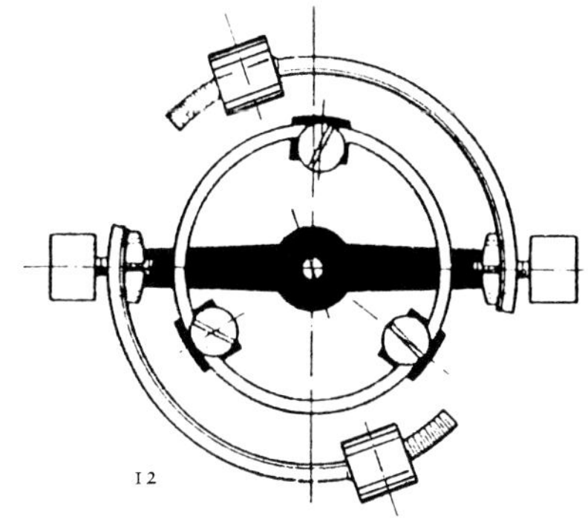
12

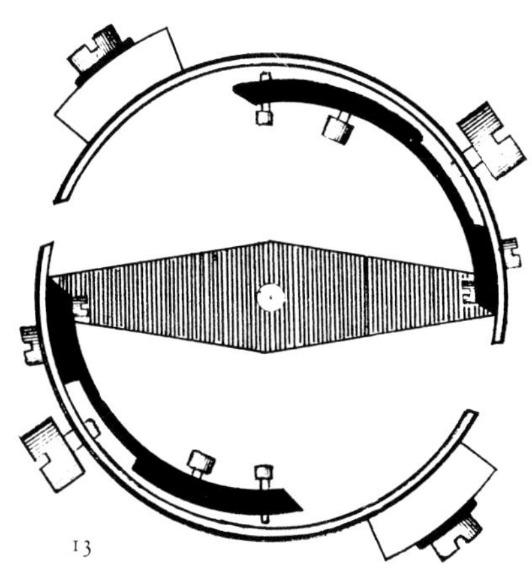
13

Quecksilberthermometer ein[10], die als Hilfskompensation sehr nützlich waren [Z 14]. Mit seiner Anordnung erreichte er eine Genauigkeit von 0,5 Sekunden pro Tag in einem Temperaturbereich von −11° bis +47° C (−9° R bis +35° R).
Häufig findet man in guten Taschenuhren eine dicht bei den Schenkeln aufgeschnittene Unruhe

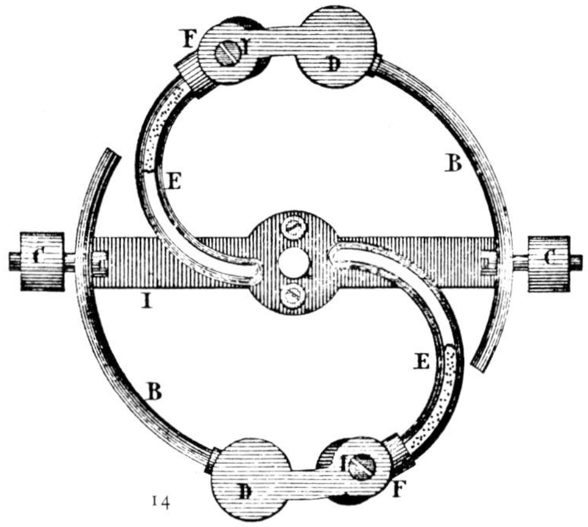

14

mit 2 Regulierschrauben und 5 bis 9 Masseschrauben an jedem Halbbogen. Bei hochwertigen Uhren sind die Masseschrauben aus Schwermetall, z. B. Gold, Platin oder Kupfer. Der Unruhreif ist aus zwei Metallen zusammengeschweißt, außen Messing und innen Stahl. Bei Erwärmung dehnt sich Messing mehr aus als Stahl. Die jeweils freien Enden des Unruhreifes biegen sich demzufolge geringfügig nach innen. Ihre fest eingeschraubten Massen werden dem Drehpunkt der Unruhe genähert, wodurch sich deren Trägheitsmoment verringert; die Uhr würde vorgehen. Gleichzeitig dehnt sich aber die Spirale aus und wird länger und schlaffer; die Uhr würde aus diesem Grund nachgehen. Nur durch genaue Dimensionierung der Massen und ihre richtige Anordnung am Unruhreif (sie können in bestimmten Grenzen versetzt werden) kann eine ausreichend genaue Kompensation des Temperaturfehlers erreicht werden.
Nun lag es nahe, die wärmeempfindlichen Teile des Schwingungssystems aus einem Material herzustellen, welches einen niedrigen Temperaturkoeffizienten besitzt. Um die Mitte des 19. Jahrhunderts hat Dent in London mit gläsernen Spiralen und Unruhen experimentiert[11]. In den letzten Jahren desselben Jahrhunderts führte Charles Guillaume Untersuchungen durch mit Nickelstahllegierungen, aus denen die Invar-Legierung hervorging. 1897 erfolgte die Veröffentlichung hierüber. Die Legierung bestand aus 36% Nickel und 64% Eisen. Vorzugsweise verwendete man sie für Pendelstangen. Die besondere Eigenschaft des Invars (eines Invarstabes) ist, daß es sich unter Temperatureinwirkung kaum meßbar in seiner Länge verändert. Später unternahm Guillaume auch Experimente mit Nickel-Eisen-Spiralen, als deren beste Legierung sich 45% Nickel und 55% Eisen erwiesen. Parallel zu Guillaumes Untersuchungen experimentierten auch Nardin und Ditisheim mit Nickel-Stahl-Spiralen. Guillaume arbeitete damals mit Paul Perret zusammen; sie entwickelten zusammen eine brauchbare Nikkel-Stahl-Spirale mit 28% Nickel und 72% Eisen[12]. Bei dieser Zusammensetzung war für gewöhnliche Uhren eine »weitere« Kompensation an der Unruhe nicht mehr erforderlich, weil die Ausdehnung der Spirale vernachlässigbar klein blieb.
Um auch in einfachen und flachen Uhren, wie sie in Frankreich um die Wende des 18./19. Jahrhunderts Mode waren, eine Kompensation zu erreichen, wendete Breguet nur eine Spiralkompensation [Z 15] an. Bei dieser findet die Kompensation nur an der Spirale (S) statt, indem sich der Spiralschlüssel bei Temperaturschwankungen mehr oder weniger öffnete und so indirekt den Ansteckungspunkt der Spirale variierte. Mit dem Spiralschlüssel des Rückerzeigers (R) wird die Uhr üblicherweise reguliert. Er sitzt meist 1/4 bis 1/3 Umgang vom Ansteckungspunkt der Spirale entfernt und bestimmt durch seine Lage die wirksame Länge der Spirale. Zusätzlich hat auch die Schlüsselweite (x = Bewegungsspielraum der Spirale im Schlüssel) eine regulierende Wirkung auf die Spirale, da sich die Spirale während des Schwingens der Unruhe abwechselnd einmal außen und einmal innen an den Schlüssel legt. Ein Verkleinern der

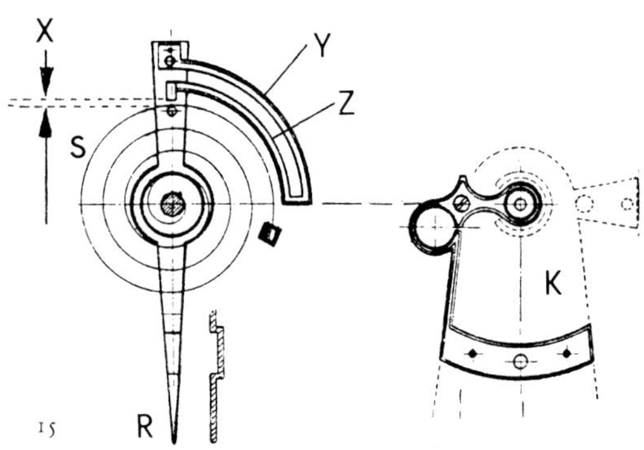

15

Schlüsselweite (x) bewirkt ein Vorgehen, ein Vergrößern desselben ein Nachgehen der Uhr. Breguet konstruierte den Spiralschlüssel so, daß er sich bei Erwärmung verengte und bei Abkühlung öffnete. Hierdurch erreichte er eine ausreichend kompensierende Wirkung.

Hemmungen

Rückführende und ruhende Hemmungen

In tragbaren Uhren, die nach 1500 immer häufiger wurden, findet sich dann ca. 200 Jahre lang allein die Spindel-Hemmung. Sie war im Prinzip nur eine Verkleinerung der schon im 13. Jahrhundert angewendeten Großuhren-Spindel-Hemmung mit Waag (Foliot), oder später mit der Radunrast als Zeitnormal. Nach der Hinzufügung einer Spirale (1675) durch Huygens erhielt man ein »eigenschwingfähiges Zeitnormal« und dadurch eine wesentlich gesteigerte Genauigkeit der Uhren. Parallel zu Versuchen mit einer Spirale hat man große Anstrengungen unternommen, die Hemmung selbst zu verbessern. Zwangsläufig entstanden dadurch völlig neue Hemmungen, die entweder von den Großuhren-Hemmungen abgeleitet wurden oder überhaupt neue Überlegungen und Konstruktionen besonders für Taschenuhren darstellten.
Eine Hemmung hat zwei Aufgaben: Sie soll ein zu schnelles Ablaufen des Räderwerkes »hemmen« und gleichzeitig an die Unruhe (das Zeitnormal) periodisch einen möglichst gleichgroßen Antriebsimpuls abgeben, damit sie gleichmäßige Schwingungen ausführen kann. Die Unruhschwingung selbst gliedert sich in drei Phasen.

a) die Antriebsphase (Antriebsbogen),
b) die Ergänzungsphase (Ergänzungsbogen),
c) die Anfangsphase (Rückschwung).

Der Antriebsbogen ist der Weg der Unruhe, während dessen sie einen Impuls vom Räderwerk erhält. Als Ergänzungsbogen bezeichnet man den Weg der Unruhe anschließend an den Antriebsbogen bis zu ihrem Umkehrpunkt, da bis hier die Antriebsenergie verbraucht ist. Die Anfangsphase oder der Rückschwung schließt den Weg der Unruhe ein, den sie vom Umkehrpunkt bis zum Beginn der Antriebsphase benötigt. Die Ergänzungsphase ist für die Beurteilung und Einteilung einer Hemmung am wichtigsten. Heute teilt man die Hemmungen nach dem Verhalten des Hemmrades in dieser Phase in drei Gruppen ein:

a) Die rückführenden Hemmungen oder Hemmungen mit Rückfall. Bei diesen wird das Hemmrad, wenn die Unruhe ihren Ergänzungsbogen schwingt, etwas rückwärts bewegt.
b) Die ruhenden Hemmungen oder Hemmungen mit Ruhe. Hier ruht (steht still) das Hemmrad jeweils mit einer Zahnspitze an der Unruhwelle oder an dem Anker, wenn die Unruhe im Ergänzungsbogen schwingt.
c) Die freien Hemmungen sind solche, bei denen die Verbindung Unruhe – Hemmung nach der Impulsübergabe völlig unterbrochen ist. Die Unruhe kann ohne Berührung mit Teilen der Hemmung frei schwingen. Je kurzzeitiger also die Verbindung zwischen Unruhe und Hemmung (Räderwerk) ist, desto weniger wird sie von dieser beeinflußt.

Mit der Auswahl der hier gezeigten Hemmungen in schematischen Skizzen soll ein Überblick gegeben werden, der einen großen Teil der vielen Lösungen desselben Problems in konstruktiver Sicht darstellt. Eine chronologische Reihenfolge der einzelnen Hemmungen und Erfindungen konnte in diesem Rahmen nicht immer eingehalten werden. Die Hemmungen sind in Gruppen nach ihrer Benennung oder ihrer Funktion zusammengestellt.

Die Spindelhemmung

Sie zählt zu den rückführenden Hemmungen und ist in Taschenuhren seit dem Ende des 15. Jahrhunderts bekannt. Mehr als 350 Jahre lang wurde sie in Taschenuhren angewendet. Ihr Erfinder ist unbekannt. Sie erfordert kein allzugroßes Können des Uhrmachers, dennoch ist sie sehr zuverlässig. [Z 16] zeigt das Prinzip und [Z 17] den Funktionsablauf in den Positionen a–f. Die Hemmradwelle steht zur Unruhwelle (Spindelwelle) im rechten Winkel. Pos. a: Zahn 1 fällt gegen den oberen Spindellappen O und drückt die Spindelwelle mit der Unruhe so lange linksherum (Pos. a–c), bis Zahn 1 vom oberen Lappen O abfällt. Gleich darauf trifft Zahn 2 auf den unteren Spindellappen U. Durch den Schwung der Unruhe wird das Spindelrad an Zahn 2 erst ein kleines Stück zurückgeführt (Rückführung), bis er die Unruhe in eine entgegengesetzte Schwingung versetzen kann (Pos. d–f). Wenn Zahn 2 vom Lappen U abgefallen ist, trifft Zahn 3 wieder auf den oberen Spindellappen O und kehrt die Schwingung um usw.

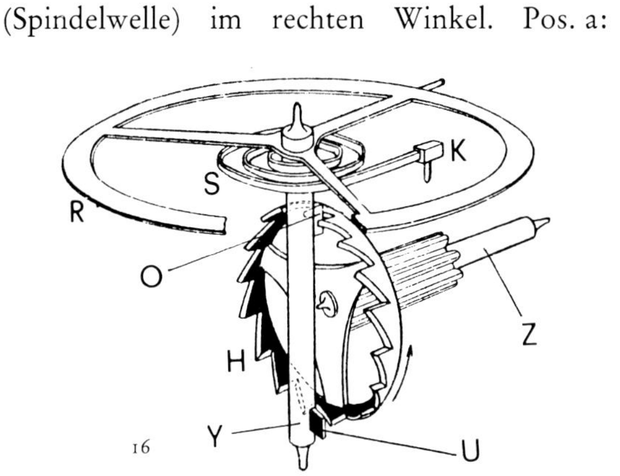

16

S = Spirale, R = Unruhreif, O = oberer Spindellappen, U = unterer Spindellappen, H = Hemmrad, K = Spiralklötzchen, Y = Unruhwelle (Spindelwelle), Z = Hemmradwelle

In den meisten Fällen wurde das Spindelrad aus Messing und die Spindel aus Stahl gefertigt. Im

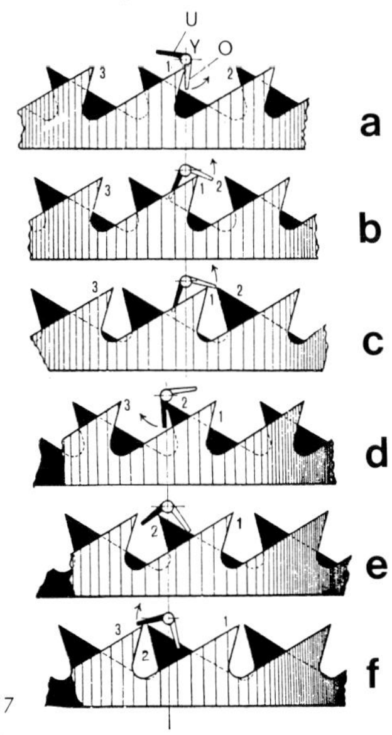

17

18. Jahrhundert unternahm man einige Versuche mit Rubinlappen an der Spindel, die aber zu keiner nennenswerten Verbesserung führten, ausgenommen in den Seeuhren von Harrison und Larcum Kendall[13], bei denen auch das ganze Uhrwerk in höchster Präzision gefertigt wurde. L. Perron hat um 1790 mehrere Versuche mit Hemmrädern aus Gold und Stahl gemacht. Bei den Gold-Hemmrädern schlug die Spindel rasch ein. Die stählernen Hemmräder zeigten mit etwas Öl an den Lappen (die Hemmung in Spindeluhren darf sonst niemals geölt werden!) brauchbare Ergebnisse[14]. Allerdings kamen diese Versuche etwas zu spät, da bereits die Zylinder-Hemmung als besser erkannt war.

Die Debaufre-Hemmung

Sie wird häufiger zu den rückführenden als zu den ruhenden Hemmungen gezählt und wurde Anfang des 18. Jahrhunderts von Pierre Debaufre erfunden. Das Doppelhemmrad ist im Winkel von 90° zur Unruhwelle angeordnet. Die Spitzen der Hemmräder befinden sich in der Ebene des Rades. In [Z 18] ist die Funktion (Pos. a–e) dargestellt, die besser verständlich wird, wenn man sich statt des Blockes X auf der Unruhwelle einen schmalen Blechstreifen (rechts neben Pos. a) denkt. In wechselnder Folge steigt ein schwarzer und ein weißer Zahn jeweils dicht neben der Unruhwelle nach oben und drückt die Unruhe an den schrägen Flächen des Blockes X einmal nach links (schwarze Zähne) und einmal nach rechts (weiße Zähne).
Die gesamte Hebung (der Antrieb) findet am Block X statt. In Position a liegt ein weißer Zahn (vor der Unruhwelle) am Block X und drückt beim Hochsteigen die Unruhe rechts herum; sie erhält einen Antriebsimpuls (Pos. b). Wenn der weiße Zahn oben vom Block X abfällt, legt sich im nächsten Moment ein schwarzer Zahn auf die Ruhefläche Y (Pos. c). Die Unruhe schwingt noch bis zu ihrem Umkehrpunkt und kommt dann zurück. Während des Rückschwunges steigt nun ein schwarzer Zahn an der gegenüberliegenden Fläche des Blockes X (hin-

Debaufre-Hemmung Garnier-Hemmung

18 19

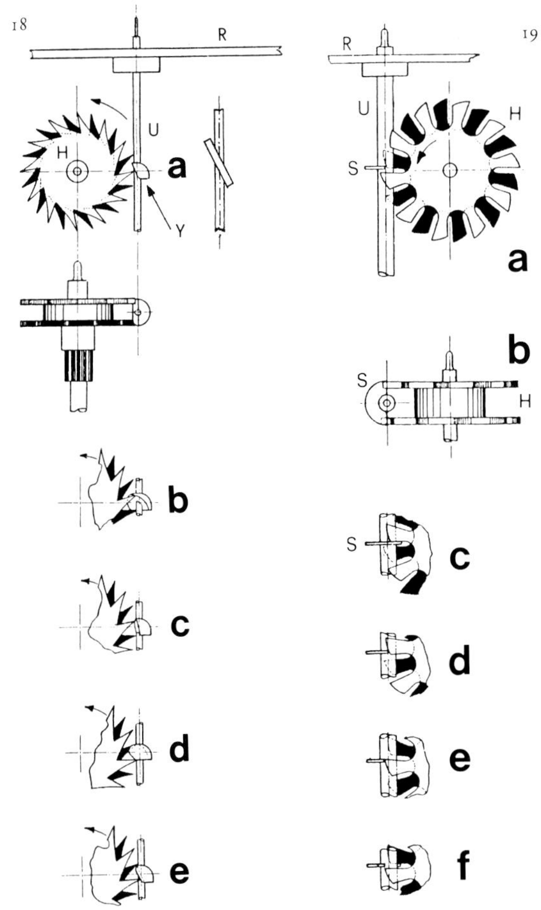

R = Unruhreif, S = Hebelscheibe, U = Unruhwelle, H = Doppelhemmrad

ter der Unruhwelle) hoch und vermittelt so der Unruhe einen linksdrehenden Impuls, bis der nächste weiße Zahn auf die Ruhefläche Y fällt (Pos. d). In Pos. e erkennt man, daß wieder ein weißer Zahn die Unruhe in eine Rechtsdrehung drückt, wie in Pos. a usw.
Die Debaufre-Hemmung wurde von verschiedenen Uhrmachern des 18. und 19. Jahrhunderts in ähnlicher Form nachgebaut. Nur wenige dieser Exemplare sind heute noch anzutreffen. Die interessanteste ist die Hemmung von Garnier. Er verlegte nämlich die gesamte Hebung auf die Zähne.

Die Garnier-Hemmung

Die Garnier-Hemmung ist eine ruhende Hemmung. Sie wurde von Paul Garnier um 1830 konzipiert und ist eine »Abwandlung« der Debaufre-Hemmung. [Z 19] zeigt die Seitenansicht. Hier kann man erkennen, daß die gesamte Hebung auf die eigentümlich aussehenden Zähne der beiden Hemmräder verlegt wurde. Auf der Unruhwelle sitzt eine halbkreisförmige kleine Scheibe S (Pos. b), deren Schnittfläche ähnlich wie die Lippen eines Zylinders abgerundet ist. Garnier hat Elemente der Zylinderhemmung mit denen der Debaufre-Hemmung zu einer neuen gut durchdachten Hemmung zusammengeführt[15]. Das Hemmrad ist ebenfalls doppelt. Pos. c zeigt, wie gerade ein »weißer« Zahn auf die Hebelscheibe der Unruhe gefallen ist. Während die Unruhe ihren Ergänzungsbogen (links herum) schwingt, ruht der Zahn auf der Hebelscheibe. Pos. d und e zeigen die Phasen des Antriebs oder der Impulsübergabe. Die schräge Zahnfläche drückt die Hebelscheibe mit der Unruhe in eine Rechtsdrehung. Nachdem der weiße vordere Zahn von der Hebelscheibe abgefallen ist, trifft ein schwarzer Zahn (auf der anderen Seite der Unruhwelle) auf die Hebelscheibe und ruht hierauf so lange, bis die Unruhe ihren Ergänzungsbogen beendet hat. Erst während des Rückschwunges kann der schwarze Zahn der Unruhe über die Hebelscheibe einen neuen Impuls geben. Im Gegensatz zu der Debaufre-Hemmung bewegen sich die Hemmradzähne bei Garnier von oben nach unten. Die Unruhwelle befindet sich zwischen den beiden Hemmrädern [Z 19 Pos. b].
Enderlin verwendete auf der Unruhwelle eine etwas dickere Scheibe. Seine Hemmradzähne waren wieder spitz und liefen ebenfalls von oben nach unten[16]. Auch Enderlins Hemmung ist eine ruhende. Ähnlich sind die Konstruktionen von Sully und Bosley[17] »nacherfunden«, die auf dem Prinzip von Debaufre basieren.

Die Duplexhemmung

Sie zählt zu den ruhenden Hemmungen und wurde von Baptiste Dutertre um 1730 (1724) erfunden[18]. Seine meist nur konstruktiven Ideen verbesserte Pierre Le Roy 1759 zu einer wirklich brauchbaren Hemmung, die in Taschenuhren eingebaut werden konnte. Die Bezeichnung Duplex bedeutet soviel wie »doppelt«. Gemeint war hier das Hemmrad, bei dem ein großes und ein kleines Rad übereinander lagen (Abb. 253). Unruhwelle und Hemmradwelle stehen parallel zueinander. Um die Reibung zwischen Finger und Stoßzähnen gering zu halten, hat man bei doppelten Hemmrädern das Antriebsrad (das kleinere) auch aus Gold gefertigt (Abb. 373). Das doppelte Hemmrad hatte eine doppelte Funktion. Später fertigte man das doppelte Hemmrad aus einem Stück, indem man die Stoßzähne als kurze Zapfen senkrecht auf den

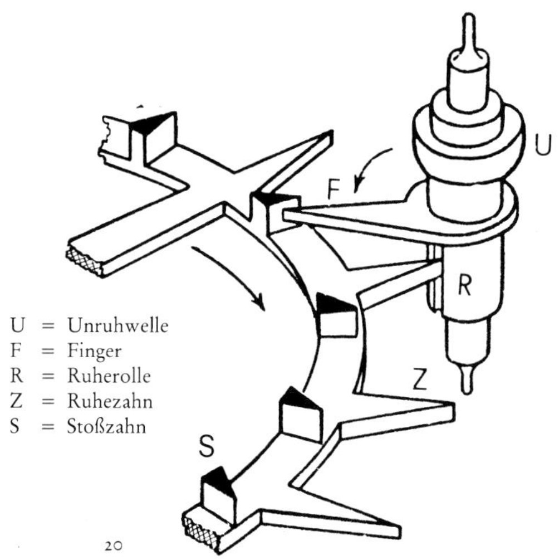

20

Radkranz stellte [Z 20]. Hiermit wurde die gleiche Wirkung erzielt. In [Z 20] sind die langen spitzen Zähne (a), die Ruhezähne, sie reichen mit ihren Spitzen bis an die Ruherolle (R) auf der Unruhwelle (U) heran. Die kurzen aufrecht stehenden Zähne (S), die auch Stoßzähne genannt werden, übermitteln der Unruhe den Antriebsimpuls. Gleichzeitig wird während des Antriebs der Ruhezahn durch den Einschnitt in der Ruherolle (R) an der Unruhwelle herbeigeführt. Der Funktionsablauf ist in [Z 21] A, B, C dargestellt. Die Unruhe schwingt gerade links herum. In dem dargestellten Moment (Pos. A) trifft der Stoßzahn (S) auf den Finger und übermittelt so lange einen Impuls, bis er wie in Pos. B, vom Finger wieder abfällt. Kurz darauf fällt ein Ruhezahn gegen die Ruherolle. Bei der Rückschwingung der Unruhe erhält sie keinen Impuls. Diese Schwingung wird auch »tote Schwingung« genannt, weil man fast kein Geräusch wahrnimmt, abgesehen von einem kleinen »tick«, wenn der Einschnitt in der Ruherolle den Ruhezahn passiert (Pos. C).
Da die Zahnform bei dieser Hemmung grundsätzlich keine Funktion übernahm, war es möglich, hier der Gestaltung des Hemmrades »freien Lauf« zu lassen. Deshalb findet man heute noch mehr als 10 verschiedene Hemmradformen in Taschenuhren vor. Uhren mit Duplexhemmung haben oft einen Sekundenzeiger. Er macht meist Fünftelsekundensprünge bei 18 000 Schwingungen in der Stunde.

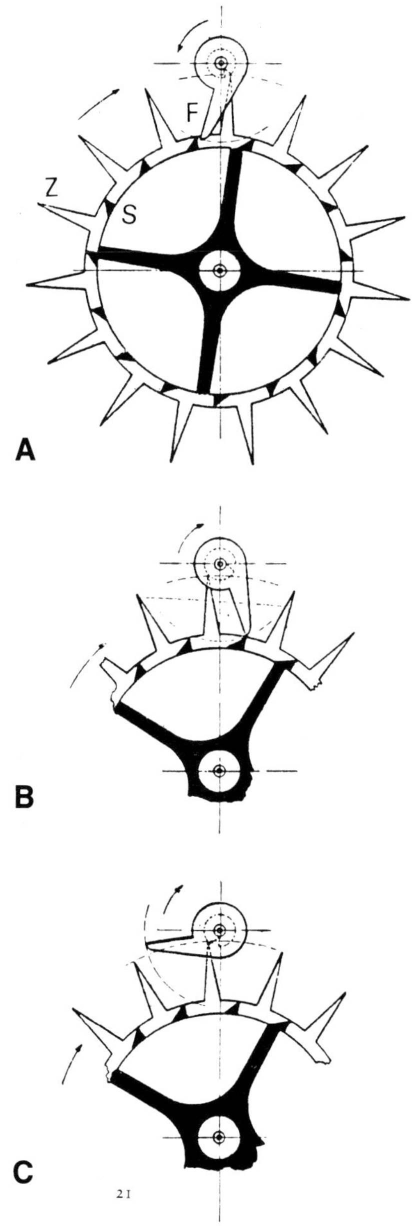

21

Chinesische Duplexhemmung von Jacot

Durch Veränderung der Ruhezahnform soll Charles Edouard Jacot in Le Locle um 1830 eine Uhr mit »Chinesischer Duplexhemmung« erfunden haben (Z 22), deren Sekundenzeiger nur alle Sekunde weitersprang (seconde morte)[19]. »Chinesische Duplexhemmung« bedeutet nicht, daß es eine ursprüngliche »chinesische« Erfindung war, sondern Uhren mit dieser Hemmung wurden größtenteils nach China exportiert[20]. Häufig wurden die Werke in Fleurier (Schweiz) hergestellt, dann nach England verkauft und von dort exportiert. Edouard Bovet gründete 1820 zusammen mit seinen Brüdern in London eine Uhrenproduktion. Einige Jahre später verlegte er diese in die Schweiz nach Fleurier, das zum Zentrum für Uhren des fernöstlichen Marktes wurde. Charakteristisch an jenen »chinesischen« Uhren waren ein springender zentraler Sekundenzeiger und besonders geformte und ziselierte Werke und Räderbrücken. Den Sekundensprung erreichte man durch einen doppelten (gespaltenen) Ruhezahn. Bei diesen Hemmrädern (Z 22) mußte die Unruhe vier Schwingungen machen, um einen Ruhezahn an der Unruhe vorbeizulassen. Der Funktionsablauf ist auf Z 23 in den Pos. A–E zu erkennen. In Pos. A ruht die vordere Spitze des Ruhezahns an der Ruherolle, die Unruhe schwingt rechts herum. Bei der nächsten Linksschwingung passiert die Ruhezahnspitze den Einschnitt in der Ruherolle (Pos. B) und sogleich fällt die hintere Spitze (des Doppelzahnes) auf die Ruherolle. Bei der zweiten Linksschwingung (Pos. C) geschieht abermals nichts. Erst bei der zweiten Rechtsschwingung kann auch die zweite Ruhezahnspitze am Einschnitt in der Ruherolle die Unruhwelle passieren (Pos. D). In diesem Moment hat sich der Finger F dem Wirkungsbereich des aufrechtstehenden Stoßzahnes genähert, so daß er auf den Finger fällt und der Unruhe dadurch einen Impuls gibt (Pos. E). Es wird also erst nach jeder vierten Schwingung der Unruhe ein Antriebsimpuls übermittelt. Wenn die Unruhe in einer Sekunde vier Schwingungen macht und sich nur bei jeder vierten das Hemmrad um 60° dreht, erreicht man bei richtiger Verzahnung, daß sich das Sekundenrad um einen »Sekundenschritt« dreht. Die Sekundenräder waren zentral in der Mitte der Platine angeordnet, so daß man den Sekundenzeiger in die Mitte des Zifferblattes setzen konnte.

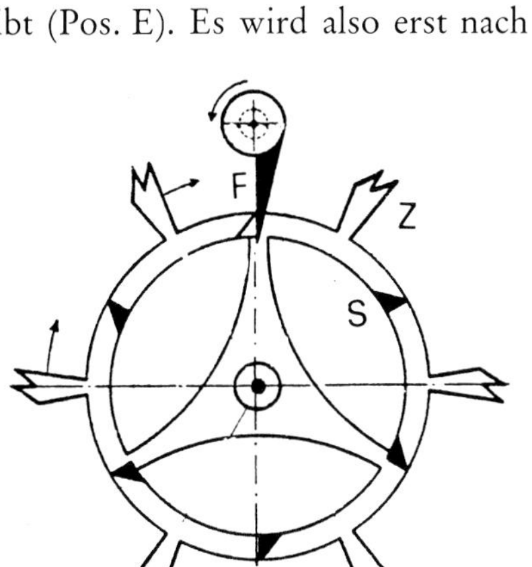

22

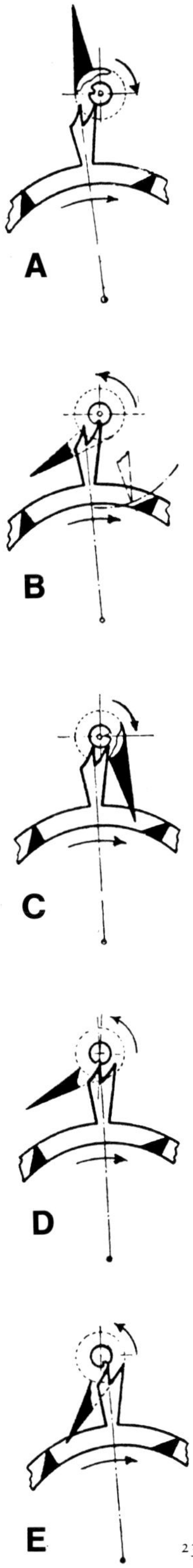

23 Pos. A–E

Die Stern-Duplexhemmung von Jacot

Wenig bekannt ist die Stern-Duplexhemmung von Jacot. Bei dieser hat das Hemmrad nur vier Ruhe- und vier Stoßzähne (Z 24), deshalb ist in der Räderkette ein zusätzliches Rad nach dem Sekundenrad angeordnet. Das Hemmrad macht Halbsekundensprünge, d. h. ein kleiner Sekundenzeiger auf dem Hemmrad macht in vier

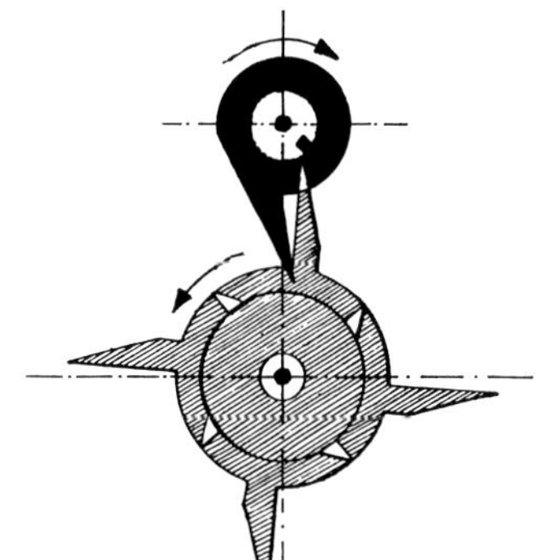

24

Sprüngen (2 Sekunden) eine »Umdrehung«. Die Funktion der Stern-Duplexhemmung entspricht genau der normalen Duplexhemmung (Z 20).

Die Tangenten-Duplexhemmung von Saunier

Saunier hat um 1850 die Tangenten-Duplexhemmung erfunden[21]. Bei ihr stehen Hemmradwelle und Unruhwelle im rechten Winkel zueinander. Die Tangenten-Duplexhemmung war für Reiseuhren bestimmt, bei denen das Echappement horizontal über dem Werk angeordnet war. Durch die um 90° zur Ebene des Rades abgewinkelten Ruhe- und Stoßzähne erübrigte sich der in Reiseuhren übliche Kronenradeingriff in das Hemmtrieb, dessen Nachteile hinlänglich bekannt waren. Allerdings hat um 1875 die Firma Waterbury in den USA diese Tangenten-Duplexhemmung auch in Taschenuhren eingebaut. Hierzu wurde sie etwas abgeändert (Z 25). Die Uhren waren von sehr geringer Qualität, trotzdem erreichten sie (dank der guten Konstruktion) zufriedenstellende Ergebnisse.

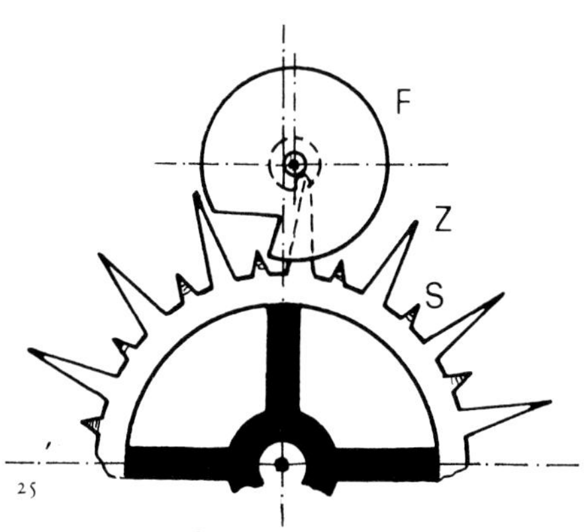

25

Anker-Duplexhemmung von Jeanrenaud

Alle Duplexhemmungen haben eine gemeinsame Schwäche. Sie laufen nicht von selbst an. Um hier Abhilfe zu schaffen »erfand« A. Jeanrenaud um 1860 die Anker-Duplexhemmung. Das Hemmrad behielt seine doppelten Ruhezähne und die aufrecht stehenden Stoßzähne, aber die Ruherolle an der Unruhwelle fiel weg. Statt dessen wurden Unruhe und Hemmrad durch einen

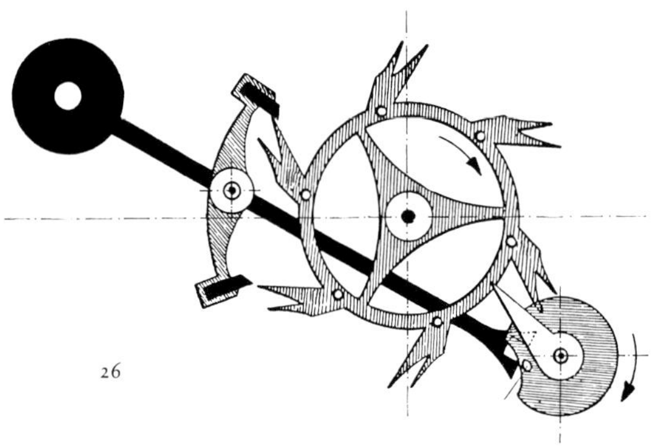

26

Anker mit zwei Ruheklauen gekoppelt (Z 26). Der Antrieb erfolgte wie gewohnt durch die Stoßzähne und den Finger (ähnlich wie bei einer Chronometerhemmung). Zusätzlich verfügte der Anker über einen Gabeleingriff mit Sicherheitsrolle und Ellipse. Er war nur für die Ruhe da, nicht für den Antrieb, wie bei Ankerhemmungen bzw. wie es Dietzschold beschrieb[22]. In wenigen Ausnahmen trifft man diese Hemmung auch mit dreiteiligen Ruhezähnen an. Bei dieser Hemmung erhält die Unruhe erst bei jeder sechsten Schwingung einen Impuls. Sie konnte sich wegen ihrer großen Störanfälligkeit nicht durchsetzen.

Die Zylinderhemmung

Die Grundidee der Zylinderhemmung stammt von Thomas Tompion. Er konzipierte sie schon 1695. Allerdings war seine Erfindung für eine brauchbare Hemmung in Taschenuhren noch nicht ausgereift genug. Die Hemmradzähne befanden sich in der Ebene des Rades und die Unruhwelle hatte an ihrem wirkenden Teil die Form eines aufgeschnittenen Zylinders, der einem (kleinen) »Schweinetrog« ähnelte. Diese »Schweinetrogform« führte zu der anschaulichen Bezeichnung »Sautroghemmung«. Die Unruhe konnte bei dieser Anordnung kaum besser als in einer gewöhnlichen Spindeluhr schwingen.

Erst sein Schüler George Graham verbesserte 1720 (?) diese Sautroghemmung so, daß sie für die gesamte Uhrmacherei richtungsweisend wurde. Er stellte die Dreieckzähne des Hemmrades auf kurze Hälse über die Radebene und fügte zu dem Einschnitt in dem Zylinder einen zweiten, darunterliegenden hinzu, die sogenannte »Passage« (Z 27). Hierdurch wurde der Zylinder zwar geschwächt, aber die Unruhe konnte nun viel weiter schwingen.

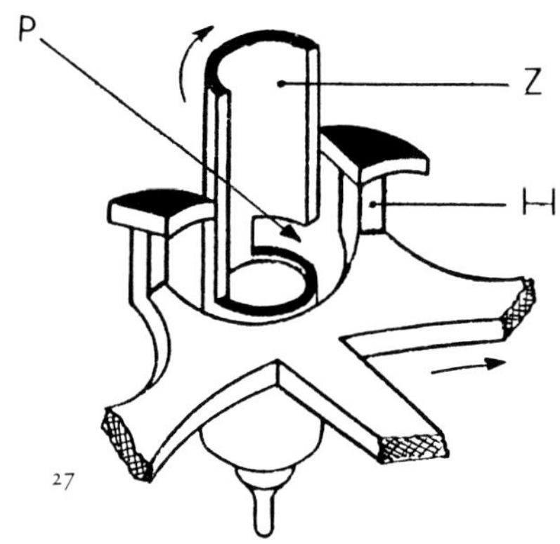

27

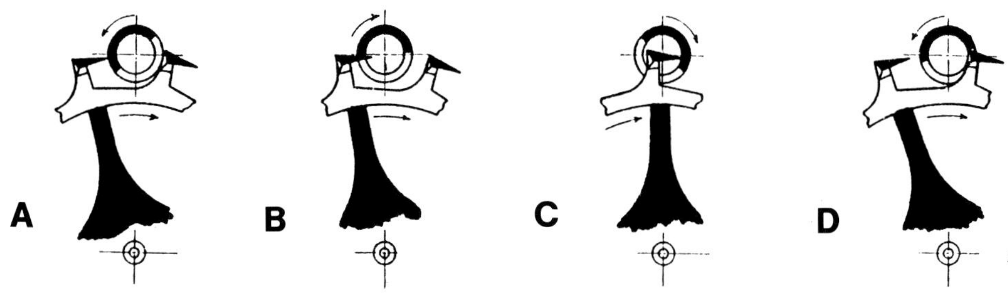

28

Aus dem Funktionsablauf (Z 28 A–D) läßt sich das Bewegungsspiel der Hemmung erkennen. Die Unruhe macht gerade eine Linksschwingung. Ein Zahn ruht mit seiner Spitze am Zylinder (Pos. A). Beim Rückschwung schiebt sich die Zahnspitze in den Zylinder und drückt mit der Außenkante des Dreieckzahnes so lange in eine Rechtsschwingung (Pos. B), bis der Zahn mit seiner Spitze auf die innere Zylinderwand fällt (Pos. C). Beim nächsten Rückschwung schiebt sich wieder die Zahnspitze unter der Ausgangslippe hindurch und überträgt so der Unruhe einen linksdrehenden Impuls und zwar so lange, bis ein nächster Zahn auf der linken Seite wieder auf die äußere Zylinderwand fallen kann (Pos. D) usw. Die Zylinderhemmung ist im Prinzip eine ruhende Hemmung über einen Zahn. Sie wurde durch Graham von seiner nach ihm benannten Graham-Hemmung abgeleitet. Anfangs waren die äußeren Zahnkanten (Hebeflächen) der Dreieckzähne gerade (Z 29). Um 1776 schlug A. Clumming[23] vor, diese als Kurve auszubilden, wodurch die Hebung länger und gleichmäßiger erfolgen sollte. Vor ihm hatte bereits Jodin einen ähnlichen Vorschlag gemacht. Über die einzelnen Winkelverhältnisse hat man lange gestritten, bis man sich im letzten Viertel des 18. Jahrhunderts auf annähernd gleiche Verhältnisse einigen konnte. Wenn die Zylinderhemmung auch nicht gleich als eine wesentliche Verbesserung der Spindelhemmung erkannt wurde, so war es dennoch für jeden begabten

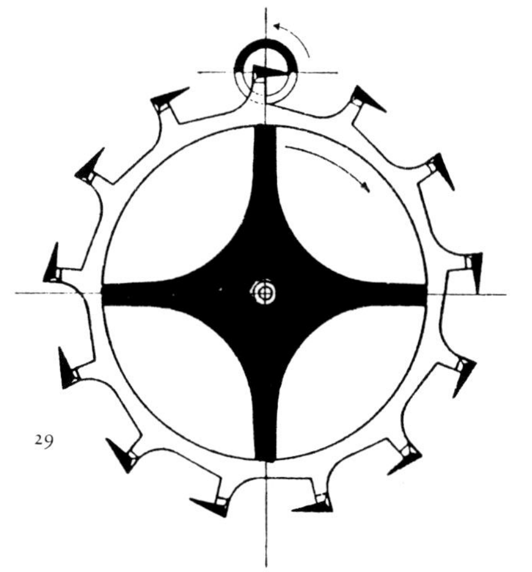

29

Uhrmacher selbstverständlich, daß er eine Zylinderhemmung anfertigen konnte.
Ursprünglich waren die ersten Zylinderräder aus Messing und ziemlich dick und groß. Der Zylinder selbst bestand aus einem stählernen Rohr, welches an beiden Enden durch zapfentragende Spunde (Tampons) abgeschlossen war. Auf seinem oberen Teil saß eine leichte große Unruhe und darunter befanden sich die beiden Einschnitte. Urban Jürgensen erkannte wohl als erster die Vorteile eines Stahlzylinderrades[24], das gegenüber dem Messingzylinderrad nicht so sehr dem Verschleiß unterlag. Der Verschleiß am Zylinder blieb dennoch ein Problem, bedingt durch die schlechte Ölhaltung.
Breguet unternahm einige Versuche mit Zylindern aus Rubin oder Saphir, die gute Ergebnisse zeigten. Sie wichen allerdings von der gewohnten Form etwas ab. Er ordnete den wirkenden Teil des Zylinders Z unterhalb des unteren Unruhlagers L an[25] und verband ihn nur mit einem dünnen Stift S zum oberen Teil des Zylinders,

auf dem die Unruhe saß. (Z 30). Die Schwingungsweite der Unruhe konnte hierdurch noch etwas vergrößert werden. Perrelet und Redier verfolgten einen anderen Weg. Auch sie bauten einen Steinzylinder, dabei ersetzten sie den wirkenden Teil herkömmlicher Stahlzylinder durch einen Rubin- oder Saphierteil[26]. Diese recht komplizierte Konstruktion des nun aus mehreren Teilen zusammengesetzten Zylinders, die zusätzliche Inanspruchnahme eines Steinschleifers bei der Herstellung und der hohe Herstellungspreis ließen eine Fertigung nur in begrenztem Maße zu. Häufig wurden deshalb später ursprüngliche Steinzylinder (aus Mangel an Ersatzteilen) durch stählerne ersetzt. Bei nicht zerlegten Uhren läßt sich der »Ersatz« nur schwer erkennen. Wenn auf dem Staubdeckel »cylindre à rubin« steht, sollte man genau prüfen, ob der originale Steinzylinder noch vorhanden ist. Später galt die Zylinderhemmung der Spindelhemmung als weit überlegen. Sie wurde deshalb häufig nur in »hochwertigen« Uhren eingebaut. Durch den Trend der Mode, ab ca. 1800 flache Uhren herzustellen, bot sich die Zylinderhemmung als die bessere Lösung an. Immer häufiger wurde sie auch in einfacheren Uhren eingebaut. Man hat einige Versuche unternommen, eine Zylinderhemmung mit Gabeleingriff[27] zu bauen. Der Zylinder übernahm dann eine ähnliche Funktion wie ein Anker (Z 31) über 1½ Zähne. Ob diese Konstruktion brauchbare Ergebnisse lieferte, ist nicht bekannt. Berthoud hat einige Uhren mit Ankerzylinder gebaut, bei denen er Unruhe und Ankerzylinder durch einen Rechen-Trieb-Eingriff verband. Im allgemeinen haben Zylinderräder 13–15 Zähne, aber es gab auch hier Versuche mit 30zähnigen Zylinderrädern, die jedoch nur noch vereinzelt anzutreffen sind. Auch die Konstruktionen, bei denen zwei Unruhen auf ein Zylinderrad wirkten, haben nur das Versuchsstadium erreicht. Sie wurden nie in größeren Stückzahlen gebaut.

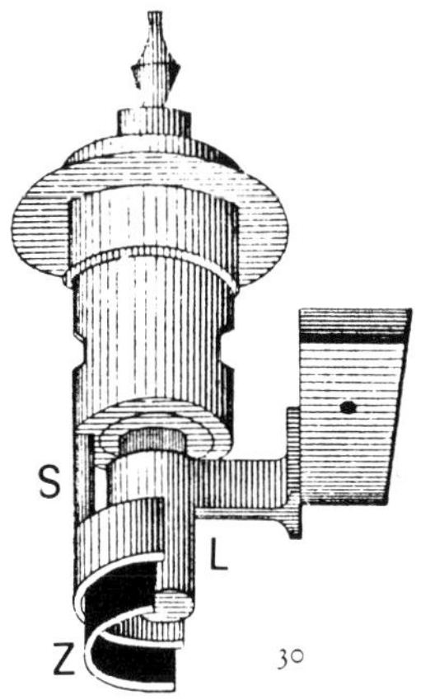

30

S = Haltestift
L = Lagerbock
Z = Steinzylinder

K = Sicherheitsrolle
h = Ellipse
i = Sicherheitsmesser
g = Gabel
d = Zylinder

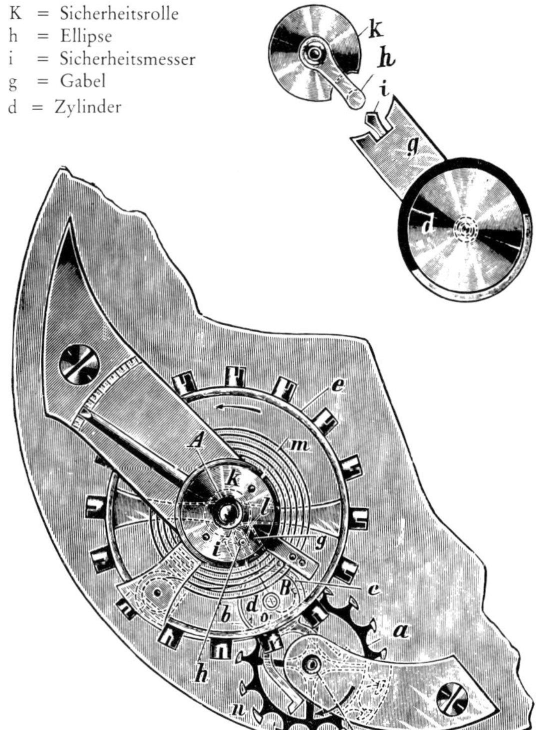

31

Zylinderhemmung von M.B. Pray

Um 1790 hat der Franzose Pray noch einmal den Versuch unternommen, eine billige Zylinderhemmung zu bauen, bei der das damals noch schwierig herzustellende Zylinderrad mit auf Hälse gesetzten Zähnen aus einem flachen Rad mit kleinen hakenförmigen Nasen bestand (Z 32). Der Zylinder entsprach dem alten Sautrog. Aber aufgrund der sehr geringen Schwingungen von kaum mehr als 90°, die diese Hemmung zuließ, konnte sie sich nicht durchsetzen. Nur wenige Uhren sind gebaut worden.

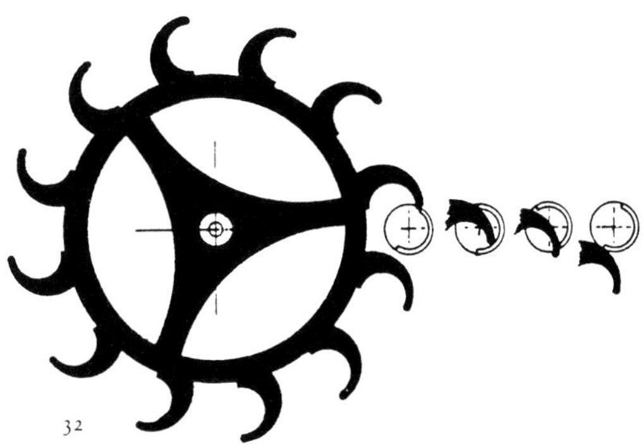
32

Die Kommahemmung (Virgule-Hemmung)

Die Kommahemmung wurde um 1750 von Jean Antoine Lépine erfunden. Andere schreiben diese Erfindung Jean André Lepaute zu[28]. Sie zählt zu den ruhenden Hemmungen. In ihrer Funktion vereint sie Elemente der Zylinderhemmung mit denen der Duplexhemmung. Sie wird heute noch vereinzelt in Uhren auf Auktionen angetroffen. Der wirkende Teil K der Unruhwelle hat in seiner Form Ähnlichkeit mit dem Interpunktionszeichen »Komma« und gibt der Hemmung dadurch den Namen (Z 33). Meist sind Unruhwelle U und Komma K aus einem Stück gefertigt, seltener aus mehreren Teilen zusammengesetzt. Die Hemmradzähne haben an ihren äußeren Spitzen aufrechtstehende Hälse, die auf das Komma wirken.

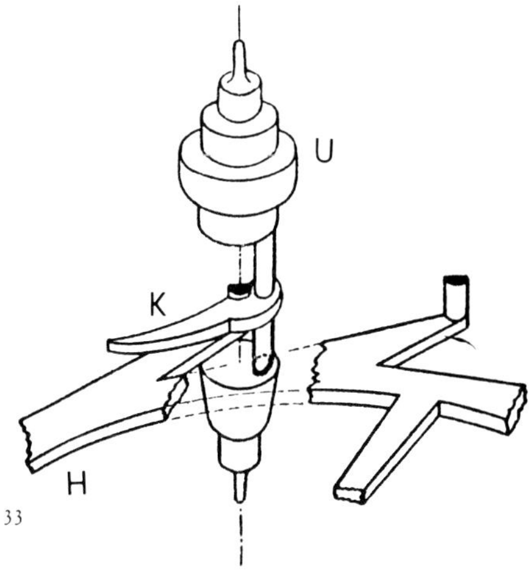

33

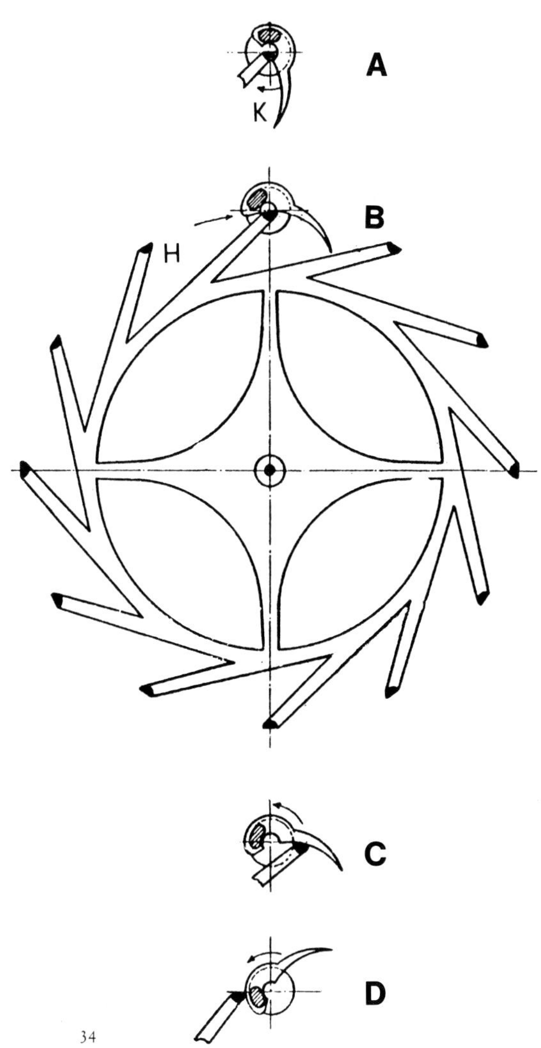

34

Den Funktionsablauf erkennt man aus Z 34 A–D: Die Unruhe schwingt gerade rechtsherum. Ein Hemmradzahn ruht an der inneren Ruhefläche des Kommas (Pos. A). Beim Rückschwung kann der Hemmradzahn heraus und gleitet an der Hebefläche des Kommas entlang. Hierbei überträgt er an die Unruhe einen Antriebsimpuls (Pos. B und C). Nachdem der Zahn vom Komma abgefallen ist, trifft der nächste (links) auf die äußere Ruhefläche (Pos. D) des Kommas. Bei der folgenden Rechtsschwingung geschieht nichts. Die Unruhe erhält ihren Impuls nur in einer Richtung.

Die Doppelkommahemmung von Lepaute

Um 1755 wurde wahrscheinlich von Lepaute (vielleicht auch von Peter Auguste Caron) die Doppelkommahemmung erfunden. Beide stellten gleichzeitig Erfinderansprüche, die von der »Akademie der Wissenschaften« wohl aufgrund der besseren Redegewandtheit Lepautes für diesen entschieden wurden. Bei der Doppelkommahemmung, die zu den ruhenden Hemmungen zählt, ragen die Hälse an den Zähnen des Hemmrades abwechselnd einmal nach oben und einmal nach unten aus der Radebene heraus. Das »Komma« war auch doppelt und in seiner Form so ausgelegt, daß die Unruhe bei jeder Schwingung einen Impuls erhielt (Z 35). Trotz ausgereifter Konstruktion blieb die Ölhaltung an der Hemmung schlecht. Dies führte mit dazu, daß diese Hemmung nur selten gebaut wurde. Obwohl die »Hälse« auf dem Rad wie Stifte aussehen, darf diese Hemmung nicht mit den Stiften- und Stiftenankerhemmungen verwechselt werden. Kennzeichnend ist für die Kommahemmungen, daß die Hemmradzähne direkt ohne eine Zwischenglied wie z. B. ein Anker (s. Z 48, 49, 50), auf die Unruhwelle wirken. Die gesamte Hebung findet am Komma statt.

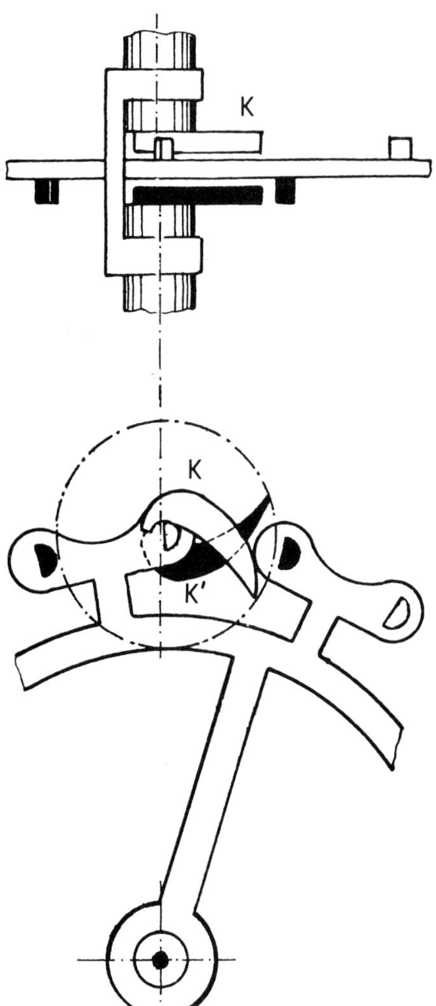

35

Ankerhemmungen

(Übersichtshalber sind hier auch »freie« Stiftenhemmungen mit aufgeführt.)

Die Stiftenhemmung von Antoine Tavan (1749–1836)

Um 1741 hatte Louis Amant die Stiftenhemmung für Großuhren erfunden. Gegen Ende des 18. Jahrhunderts ist diese Hemmung dann wahrscheinlich von Robert Robin zuerst für Taschenuhren umgebaut worden. Nach 1800 stellte sie Tavan in Genf fabrikmäßig her[29]. Z 36 zeigt das Prinzip der Tavan-Hemmung mit einem sehr schlanken Anker, der besonders lange Hebeflächen hat. Trotz industrieller Herstellung ist diese Hemmung in Taschenuhren nur selten anzutreffen. Ihre Gangergebnisse waren auf die Dauer nicht zufriedenstellend. Die Ölhaltung an den Stiften war nur vorübergehend gut und führte nach kurzer Zeit zur Zerstörung der Hemmung. Bei der Stiftenhemmung hat das Hemmrad an Stelle der üblichen Zähne aus der Ebene des Rades nach oben herausragende Stifte (Z 37). Die Ankerklauen, die nacheinander von dem gleichen Stift (Zahn) berührt wurden, waren ähnlich angeordnet, wie die der Großuhrenhemmung von Louis Amant.

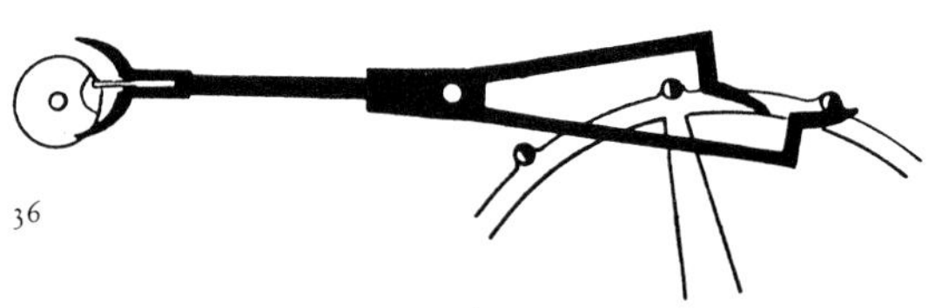
36

Die Scheren-Stiftenhemmung von Tavan

Um 1805 hat Tavan vermutlich auch die Scheren-Stiftenhemmung für Taschenuhren gebaut. Bei dieser ragen die Stifte abwechselnd einmal nach oben und einmal nach unten aus der Radebene heraus. Das Hemmrad läuft dann zwischen den Ankerklauen wie durch eine halbgeöffnete Schere (Z 38)[30].

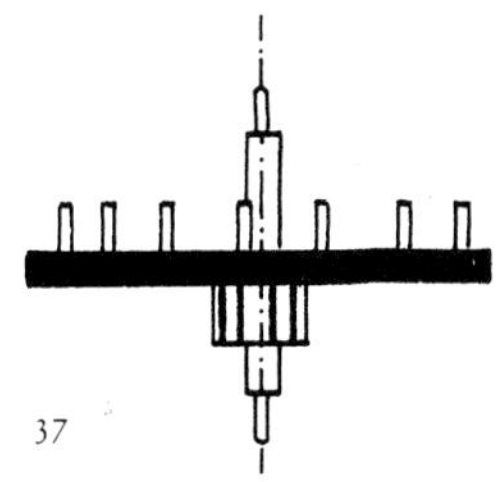
37

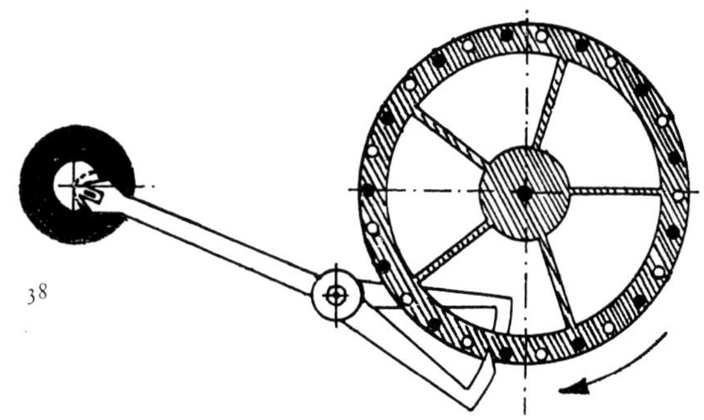
38

Man hat immer wieder versucht, die Überlegenheit der Stiftenhemmung vor der Ankerhemmung herauszuarbeiten, jedoch ohne Erfolg. Auch die letzten Versuche (vermutlich von Henry Savoye), die Hebungsflächen des Ankers mit Rubinen zu belegen, führte zwar zu einem regelmäßigen Gang, aber eine gut ausgeführte Ankerhemmung war dennoch überlegen. Die letzten Neuerungen um 1890 waren Stahlstifte im Hemmrad. Auf diese Idee wurde ein Patent erteilt. Die Ölhaltung konnte dadurch etwas verbessert werden[31].

Die Stiftenhemmung von Basile-Charles Le Roy (?)

Z 39 zeigt eine Stiftenhemmung, deren Ankerform des Scherenankers von Tavan ähnelt. Nur liegen hier beide Ankerarme auf der gleichen Seite des Rades. Diese Hemmung wurde vermutlich von Basile-Charles Le Roy um 1830 konstruiert. Das Hemmrad ist aus Messing und hat 15 (halb-)zylindrische Messingstifte. Der Anker ist aus Stahl. Diese Hemmung findet man in Taschenuhren, aber auch in Reiseuhren. In Pos. a liegt der Stift des Hemmrades an der Ruhefläche der inneren Klaue X, in Pos. b an der äußeren Ruhefläche Y des Ankers an. Die Begrenzungsstifte R, S verhindern ein zu tiefes Eintauchen der Ankerklauen in das Hemmrad und fixieren die Ankergabel an der richtigen Stelle, damit die Ellipse den Anker im richtigen Augenblick führen kann.

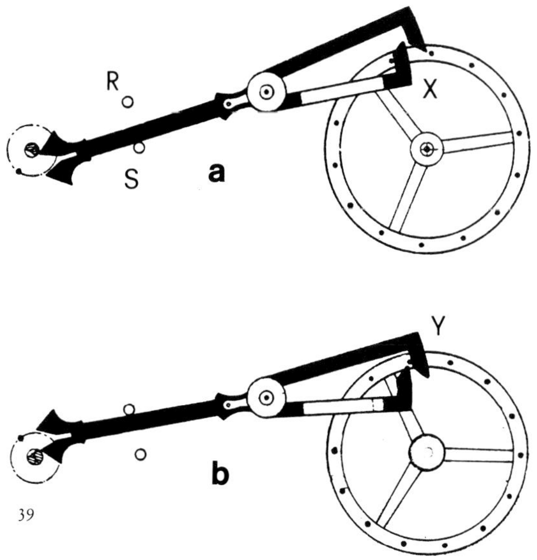

39

Die Stiftenhemmung von Pierre Grenaud

Z 40 zeigt eine Stiftenhemmung von Pierre Grenaud[32], die um 1805 entstanden ist. Der Anker ist durch einen weit ausladenden Arm mit einer Ringöse ausgewogen, damit sein sonst ungleiches Gewicht die Unruhe in verschiedenen Lagen nicht beeinflußt. Die Verbindung zur Unruhe entsprach der der Ankerhemmung; Ellipse und Sicherheitsrolle an der Unruhwelle und Ankergabel mit Sicherungshörnern am Anker. Auch bei dieser freien Stiftenhemmung wurde die gesamte Hebung auf die Klauen verlegt.

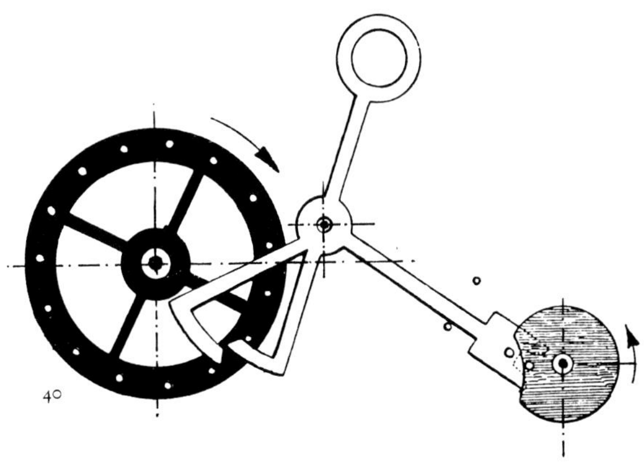
40

Die Stiftenanker-Hemmung von Louis Perron (1779–1836)

Einen ganz anderen Weg ging 1798 L. Perron[33]. Er verlegte die gesamte Hebung auf die Radzähne und ersetzte die Ankerklauen durch Stifte, die aus der Ebene des Ankers nach oben herausragten (Z 41). Durch Hinterschneidung der Radzähne erreichte er einen Zugwinkel, durch den der Anker stets in eine fixierte Lage gezogen wurde. Wenn diese Hemmung auch recht einfach aussieht, so verlangt sie doch große Sorgfalt in der Herstellung.
In den ersten Jahren 1845 1851 nach der Gründung (1845) der Uhrenfabrikation in Glashütte durch Adolf Lange, wurde diese Stiftenanker-Hemmung mit gutem Erfolg, nur mit Änderung der Ankergabel und der Sicherungselemente angewendet[34].

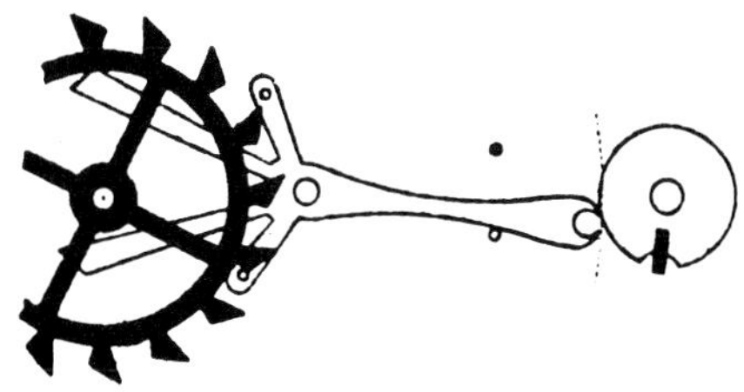
41

Die Stiftenanker-Hemmung von Georg Friedrich Roskopf (1813–1889)

In den siebziger Jahren des 19. Jahrhunderts wurde diese Stiftenanker-Hemmung (Z 42) von dem Schweizer Georg Friedrich Roskopf für seine sehr billigen Taschenuhren verwendet[35]. Besondere Aufmerksamkeit wurde auf billige Herstellung gelegt. Noch heute sind diese Uhren als »Roskopf-Uhren« oder »Roskopf Patent« (Patent von 1867) im Antiquitätenhandel bekannt. Nach Auslaufen der wichtigsten Roskopf-Patente wurde die Stiftenanker-Hemmung auch von anderen Firmen in sehr großen Stückzahlen hergestellt. Aufgrund der guten Gangergebnisse mit diesen Hemmungen versuchten einige Uhrmacher die Stahlstifte im Anker durch elliptische Rubine (Abb. 272) zu ersetzen, um die Reibungsverhältnisse zu verbessern und einen Teil der Hebung wieder auf die Stifte (Klauen) zu verlegen, wie man es von Ankerhemmungen her kannte. Diese späte »Verbesserung« konnte sich nicht mehr durchsetzen.

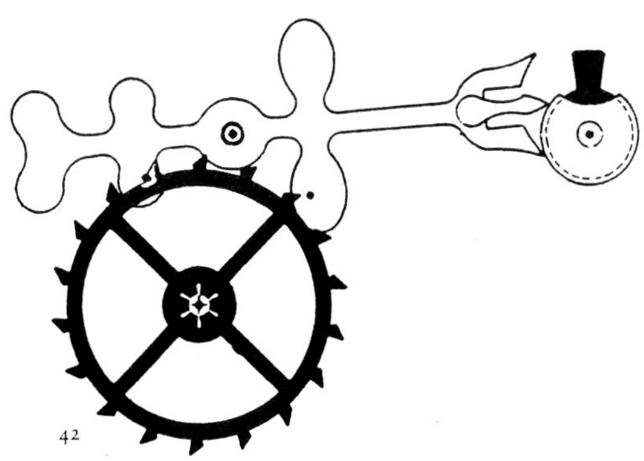
42

Die Stiftenanker-Hemmung von André Pichon (um 1830)

Bei den meisten Hemmungskonstruktionen haben sich für das Hemmrad Zähnezahlen zwischen 13 und 15 Zähnen bewährt. Nur selten wurde hiervon abgewichen. Pichon baute eine Stiftenanker-Hemmung mit 32 Zähnen am Hemmrad (Z 43). Der Anker griff über $3\frac{1}{2}$ Zähne. Die Ruhefläche der Zähne war nicht hinterschnitten, so daß eine leichte Rückführung

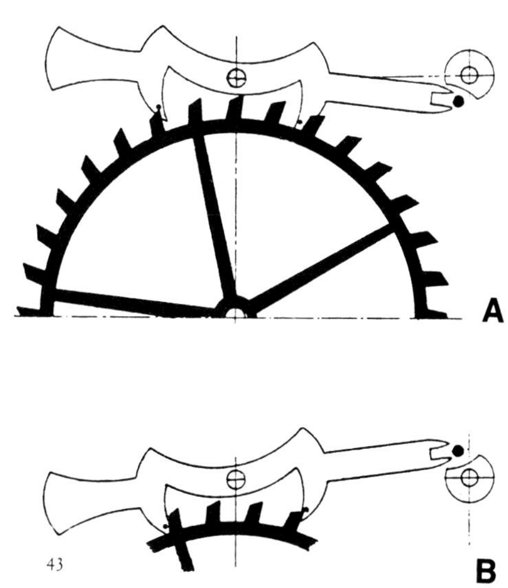

43

erfolgte. Als Begrenzungsstifte dienten die Paletten. Pos. A zeigt den Moment am Ende der Hebung an der Ausgangsseite, Pos. B das Ende der Hebung an der Eingangsseite. Wegen der 32 Zähne am Hemmrad konnte bei der Konstruktion des Räderwerkes ein Rad eingespart werden. Es waren nur drei Räder vorhanden: Minutenrad, Zwischenrad und Hemmrad.

Die Ankerhemmung von James Ferguson Cole (1799–1880)

Zum Prinzip der Stiftenanker-Hemmung muß hier die Hemmung von Cole gerechnet werden, die um 1824 entstanden ist (Z 44). Das große Hemmrad mit 26 Zähnen ist aus Messing. Der Goldanker hat nicht wie gewohnt Stifte, sondern bekam schmale Paletten eingesetzt. Nur ein sehr kleiner Teil der Hebung liegt hier wieder auf den Paletten. Die Gabel am Anker besteht hier nur aus zwei Messingstiften.

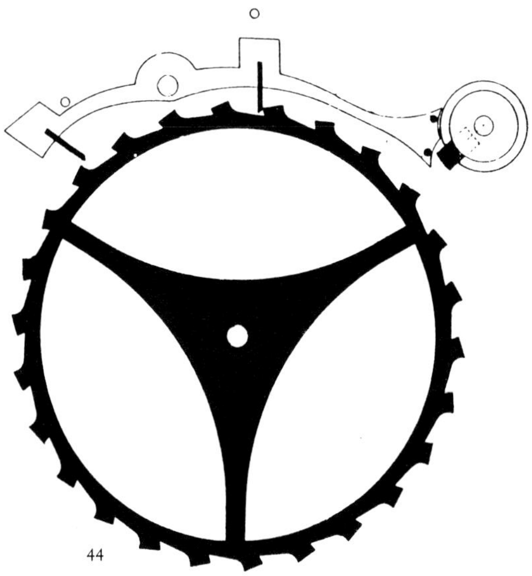

44

Wegen der fehlenden üblichen Sicherungselemente sind bei dieser Hemmung die Begrenzungsstifte e, f erforderlich. Die Ellipse (Mitnehmstift für den Anker) ist nicht, wie gewohnt, ein senkrecht stehender Stift in der Sicherungsrolle, sondern sie steht hier waagerecht aus der Unruhwelle heraus und ist vorne abgerundet. Dadurch werden die Berührungsflächen an den beiden Stiften der Gabel sehr klein. Aufgrund der 26 Zähne am Hemmrad waren auch hier für die Übersetzung nur drei Räder erforderlich: Minutenrad, Zwischenrad und Hemmrad.

Die »Ein-Stift-Ankerhemmung« von Edouard Bourquin

Edouard Bourquin (1835–1876) erhielt auf diese Hemmung (Z 45) 1875 ein Patent. Das Hemmrad hat ungefähr die Form eines doppelten Zylinderrades mit 14 langen und 14 kurzen Zähnen, die auch auf Hälsen stehen. Der Anker hat nur einen Stift, der zwischen den Zähnen hindurchläuft. Er wird dabei abwechselnd einmal nach der einen und einmal nach der anderen Seite gedrückt und erteilt der Unruhe entsprechend seiner Bewegung einmal einen linksdrehenden und einmal einen rechtsdrehenden Impuls. Abgesehen von der anfangs etwas teureren Herstellung des Hemmrades war diese Hemmung einfacher in der Konstruktion als die Zylinderhemmung. Wenn sie dennoch kein großer Erfolg wurde, so liegt es wohl daran, daß Bourquin bereits 1 Jahr nach der Patenterteilung starb. Es wurden nur einige Uhren mit dieser »Ein-Stift-Ankerhemmung« hergestellt.

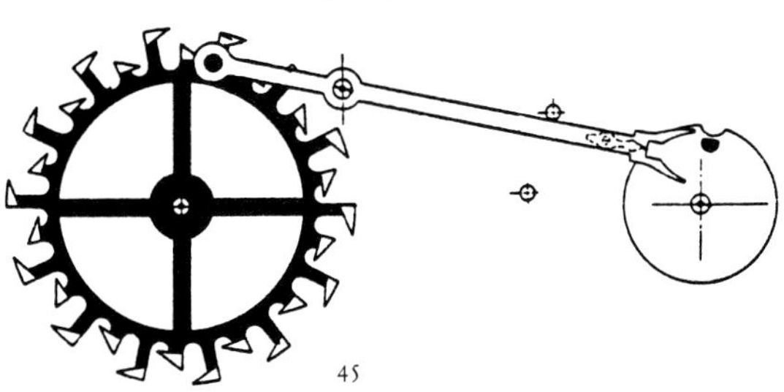

45

Die »Ein-Zahn-Ankerhemmung« von Albert H. Potter (1836–1908)

Albert Potter erhielt 1887 für seine Konstruktion ein Patent (Z 46). Es war aber nicht seine eigene Erfindung, denn bereits 1827 hatten Deshay und etwas später, um 1851, Charles MacDowall (1790–1872) auf eine sehr ähnliche Konstruktion ein Patent erhalten. Auch in der Fachwelt war diese »Ein-Zahn-Ankerhemmung« bereits durch die Veröffentlichungen von Saunier

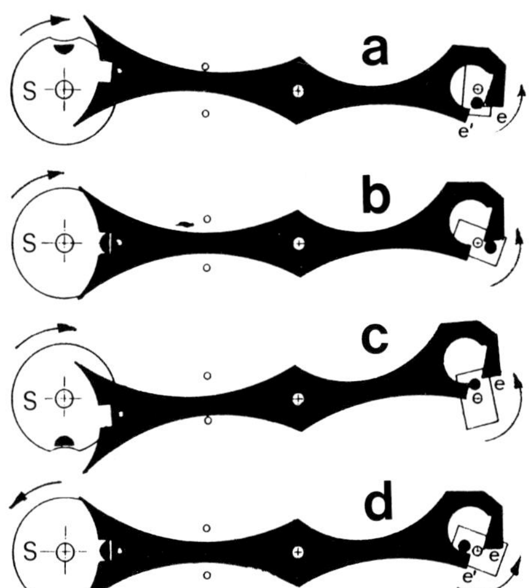

46

in »Treatise on Modern Horology« 1861 und in einer nachfolgenden Übersetzung von 1878 bekannt. Eine Uhr mit »Potter-Hemmung« wird in Abb. 725 gezeigt. Ihre Funktion ist leicht verständlich. Das sogenannte »Hemmrad« besteht nur aus einem Trieb, auf dessen Welle eine rechteckige Platte mit einem exzentrischen Stift sitzt. Die Welle dreht sich im Gegenuhrzeigersinn. Fig. a zeigt den Anker am oberen Begrenzungsstift anliegend; der Hemmradstift liegt an der langen schrägen Fläche an und kann sich nicht drehen. Beim Rechtsdrehen der Unruhe nimmt die Ellipse in der Sicherheitsrolle S den Anker mit (Fig. b), wodurch der Hemmradstift auf die kurze Fläche e zu liegen kommt. Nun kann sich das Hemmrad drehen und drückt den Anker auf die andere Seite, währenddessen die Unruhe ihren Impuls erhält. Nachdem der Stift von der kurzen Fläche e' abgefallen ist (Fig. c), wird die Drehung des Hemmrades durch die andere kurze Fläche e wieder blockiert. Beim Rückschwung der Unruhe gleitet der Stift auf die »runde« Hebefläche im Anker und drückt ihn wieder auf die andere Seite, wobei der Unruhe ein weiterer Impuls, jetzt in entgegengesetzter Richtung, erteilt wird (Fig. d), bis der Stift erneut auf die lange schräge Fläche fallen kann und die Hemmraddrehung abermals blockiert wird. Das Hemmrad hat während einer Unruhschwingung eine Umdrehung gemacht. Es ist verständlich, daß eine übliche Übersetzung von Minutenrad bis Hemmrad mit 4 Rädern nicht ausreicht. In diesen Potter-Uhren sind immer 5 Räder, vom Minutenrad an gerechnet, vorhanden.

Die »Neun-Zähne-Ankerhemmung«

Ein eigentlicher Erfinder ist nicht bekannt, obwohl diese Hemmung u. a. von Saunier und Chamberlain ausführlich beschrieben worden ist. Es sind auch noch Uhren mit dieser Hemmung erhalten geblieben. Von Melly Frères in Genf ist mit dieser Hemmung eine Uhr um 1829 gebaut worden. Allerdings stellt diese »Neun-Zähne-Ankerhemmung« gegenüber der Potter-Hemmung viel höhere Anforderungen an die Ausführung. In Z 47 ist die Konstruktion und der Funktionsablauf dargestellt. Das Hemmrad H hat neun Zähne, der umschließende Anker hat zwei große Impulszähne und zwei kleine sich gegenüberliegende Ruhezähne. Es gab auch eine Konstruktion mit sieben Zähnen am Hemmrad bei gleichem Anker. In Fig. A liegt der Hemmradzahn am Ruhezahn a des Ankers

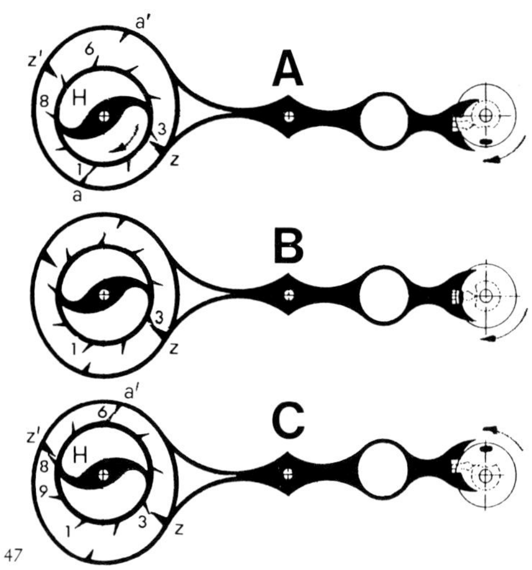

47

an. Während des Rechtsschwunges der Unruhe wird der Anker von der Ellipse mitgenommen, der Hemmradzahn 1 fällt vom Ruhezahn des Ankers ab und der Hemmradzahn 3 fällt jetzt auf den Impulszahn z des Ankers. Nun wird der Anker in die andere Richtung gedrückt und erteilt gleichzeitig der Unruhe einen Impuls (Fig. B). Ist der Hemmradzahn 3 vom Impulszahn z abgefallen, trifft der Hemmradzahn 6 auf den anderen Ruhezahn a' des Ankers (Fig. C). Beim Rückschwung der Unruhe wird Hemmradzahn 6 wieder frei und Hemmradzahn 8 fällt auf den Impulszahn z' des Ankers und erteilt der Unruhe einen Impuls in die andere Richtung. Das »bizarre« Gebilde Anker und Hemmrad verlangen größte Sorgfalt bei der Herstellung und auch später bei einer Reparatur.

Die Ankerhemmung von Moïse Pouz(z)ait

Wenn gleich diese Hemmung nur als Modell existiert (Z 48), so war sie doch die Grundlage zu den späteren Sekundenschwingern von Pouzzait. Dieses Modell[36] entstand 1786. Das Hemmrad hat 20 aufrechtstehende Zähne. Die Ruheflächen r, r' des Ankers sind kreisförmig. Er greift über $3\frac{1}{2}$ Zähne. Der Anker ist sehr kurz und gut ausgewogen. An der Unruhe gibt es keine Sicherungseinrichtung, die im Modell auch nicht unbedingt erforderlich ist. Auf der Eingangsseite ist die Form der Hebefläche eine Kurve, auf der Ausgangsseite eine Gerade. Die Sicherung ist nur durch den Druck der Hemmradzähne gegen die verhältnismäßig langen Ruheflächen gewährleistet. Die Führung des Ankers durch die Unruhe ist groß (ca. 20°) gegenüber nur 10° bei anderen Ankerhemmungen.

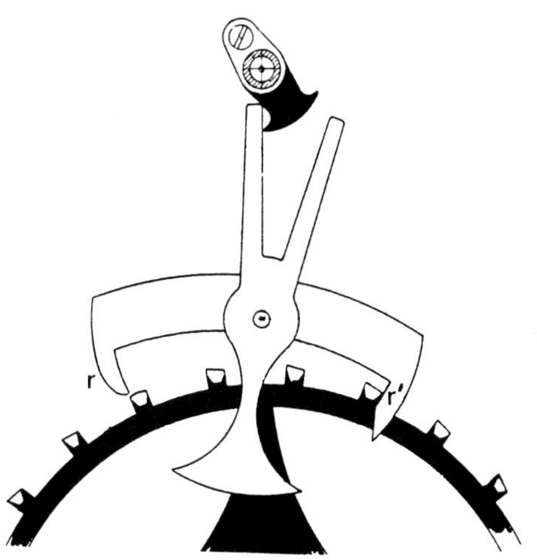

48

Wohl aus diesem Modellversuch ging auch der Sekundenschwinger (Z 49) hervor. Die Sekundenschwingung erreichte er durch eine extrem große Unruhe, die nur 7 % kleiner war als der Platinendurchmesser. Das Hemmrad hatte wie in Z 48 ebenfalls aufrechtstehende Zähne, aber jetzt 30. Dadurch erreichte man, daß der Sekundenzeiger nur alle Sekunde um einen Schritt weitersprang. Es war also eine echte »springende Sekunde«. Hier kam ein ähnlich kurzer Anker zur Anwendung, der kreisförmige Ruheflächen hatte, aber eingangsseitig und ausgangsseitig gerade Hebeflächen. Da diese Hemmung für Taschenuhren vorgesehen war, mußten einige Sicherungselemente eingebaut werden, die ein vorzeitiges Hinübergleiten des Ankers verhindern sollten. Pouzzait gab dem Anker vorn an der Gabel zwei Hörner mit einem aufrechtstehenden Stift h, der jeweils innen oder außen gegen einen Sicherungsring stieß. Nur während der Impulsübergabe konnte der Stift durch einen kleinen Schlitz von außen nach innen (oder umgekehrt) gelangen. Der Sicherungsring S war an der Unruhe befestigt. Uhren mit Sekundenschwingungen sind sehr empfindlich gegen Erschütterungen und andere äußere Einflüsse, so daß sich diese Hemmungsart nicht hat durchsetzen können.

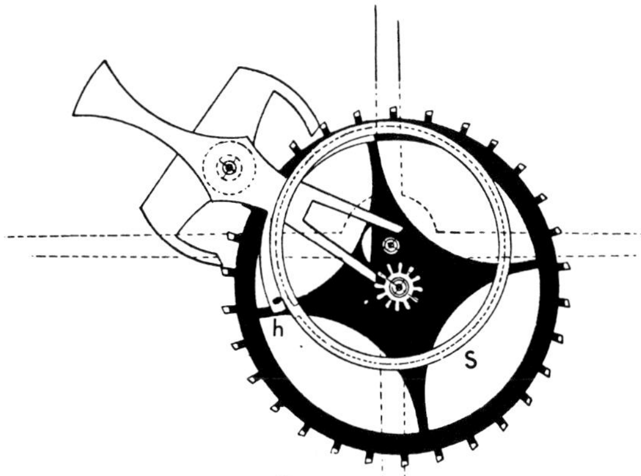

49

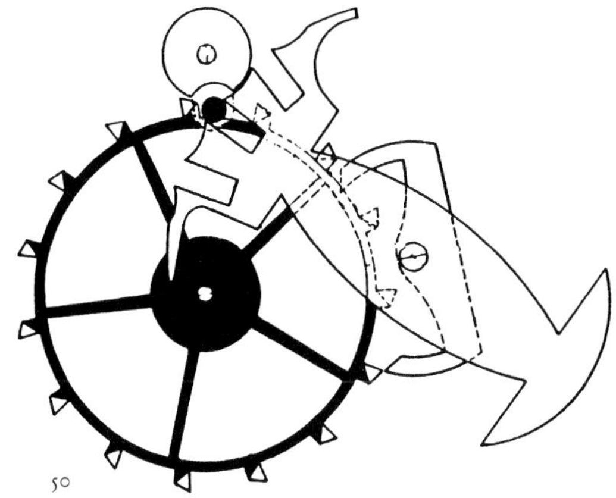
50

Die Ankerhemmung von Samuel Wade

Bei Uhren mit großer Schwingungsweite kommt es vor, daß durch einen Stoß oder zu große Antriebskraft die Unruhe prellt, d. h. die Ellipse schlägt von außen an die Ankergabel. Im ungünstigen Fall kann die Ellipse brechen. Wade hat nun versucht, diesen Mißstand durch einen »verbesserten Anker« zu beheben. Sein Anker hatte »drei« Gabeln, wodurch die Unruhe in beide Richtungen mehr als 360° schwingen konnte (Z 50).

Hemmrad und Ankerpaletten waren ähnlich wie bei Pouzzaits Hemmungen: Aufrechtstehende Hemmradzähne, hier aber nur 15, und kreisförmige Ruheflächen. Die Ankerpaletten und die Ankergabel waren so konstruiert, daß der Anker die große Bewegung, wenn die Unruhe mehr als zwei Umdrehungen macht, ausführen konnte. Bei der großen Schwingungsweite benötigte die Unruhe für eine Doppelschwingung (von der Null-Lage nach rechts, zurück zur Null-Lage, dann nach links und wieder zur Null-Lage) zwei Sekunden. Das Hemmrad drehte sich in 30 Sekunden einmal, es hatte 20 Triebzähne.

Die Ankerhemmung von J. H. Baltzers

Bei diesem extrem kurzen Anker sind die Ruheflächen R, R' konzentrisch zum Drehpunkt des Ankers angelegt (Z 51). Er greift nur über 2 Zähne. Diese Hemmung wurde um 1820 konstruiert, war aber wegen ihrer recht großen Ankerbewegung und der dadurch erhöhten Ruhereibung den bereits vorhanden Ankerhemmungen nicht überlegen. Sie hatte nur den Vorteil einer billigen Herstellung. Ob Uhren mit dieser Hemmung in größeren Stückzahlen hergestellt wurden, ist nicht bekannt. Die Ankerform ist ähnlich wie in den oben besprochenen Hemmungen (Z 49, 50).

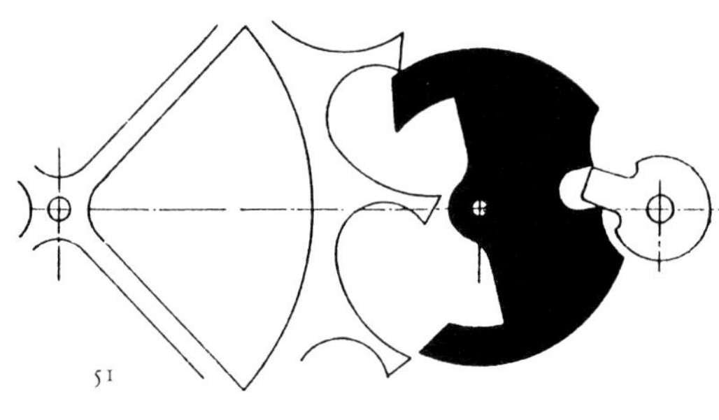
51

Freie Ankerhemmungen

(freie Stiftenhemmungen s. S. 18 ff.)

Die Rechenanker-Hemmung von Peter Litherland

Schon früh hatte man erkannt, daß die ständige Verbindung zwischen Unruhe und Hemmrad, wie man dies bei ruhenden und rückführenden Hemmungen praktizierte, die Unruhe in ihrer Schwingung erheblich behinderte. Bereits Huygens hat Versuche unternommen, die Spindel

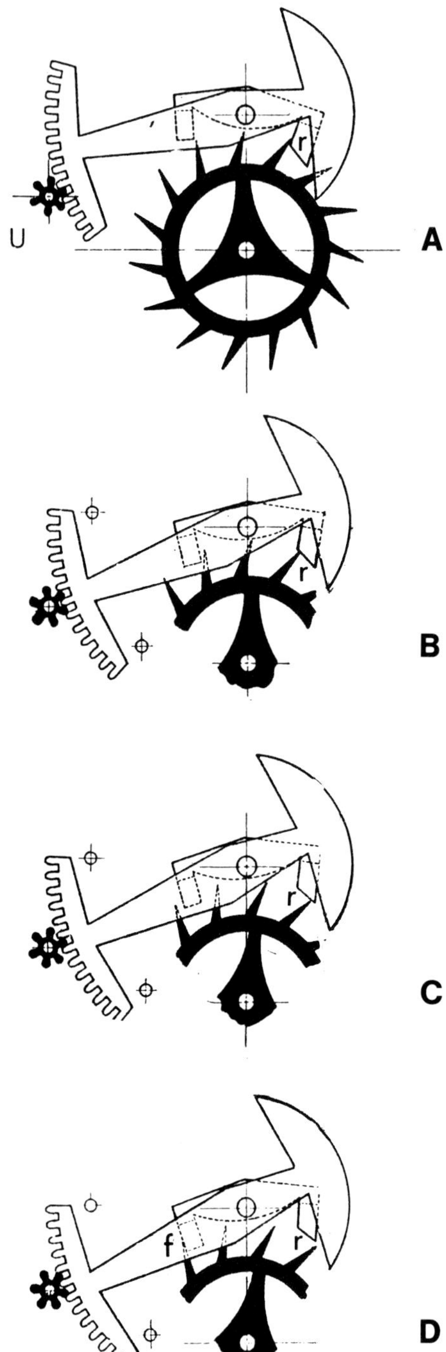

52

von der Unruhe zu trennen. Er lagerte Unruhe und Spindelwelle getrennt und verband beide mit einem Rad-Trieb-Eingriff, um die Unruhschwingungen zu vergrößern.
L'Abbé Hautefeuille und Robert Robin waren wohl die ersten, die eine von der Graham-Hemmung abgeleitete Ankerhemmung in Taschenuhren einbauten. Da die Graham-Hemmung nur kleine Schwingungsweiten verträgt, von der Unruhe aber große gefordert wurden, verband man Unruhe und Anker auch mit einem Rad-Trieb-Eingriff (das Trieb auf der Unruhwelle). Den sogenannten Rechenanker (rack-lever) soll Hautefeuille um 1722 erfunden haben[37]. Zum anderen werden Robin (1791)[38] und Peter Litherland genannt[39], die auch Rechenanker bauten. Jedoch darf man diese Rechenanker-Hemmungen noch nicht als »freie« Ankerhemmungen bezeichnen (Z 52). Pos. A–D zeigt die Funktion des Rechenankers von Litherland mit 15 Zähnen. Die Unruhe schwingt gerade links herum. Auf der rechten Seite, der Ausgangsseite des Ankers, liegt ein Zahn an der Ruhefläche r (Pos. A) des Ankers an. Die Unruhe schwingt noch in ihrem Ergänzungsbogen, kehrt am Ende ihre Schwingung um und nimmt dabei immer mittels des Triebes den Rechenanker mit. In Pos. B und Pos. C schiebt sich ein Zahn unter der Ausgangsklauer hindurch und »hebt« dabei den Anker an. Während dieses Vorganges treibt der Anker die Unruhe an, er übermittelt ihr einen Antriebsimpuls, der die Rechtsschwingung der Unruhe verstärkt. Ist der Zahn von der rechten Klaue abgefallen, trifft gleich darauf ein anderer auf die linke Ruhefläche f der Eingangsklaue (Pos. D). Bei der folgenden Linksschwingung vollzieht sich der gleiche Hebungsvorgang, wie auf der Ausgangsseite (Pos. A–C). Hier sind also Unruhe und Anker ständig in Verbindung. Dies muß sich auf die Bewegungsfreiheit oder die Schwingung der Unruhe nachteilig auswirken.

Die Rechenanker-Hemmung mit großem Hemmrad von Peter Litherland

Diese Hemmung unterscheidet sich im Prinzip nicht von der Hemmung in Z 53. Sie kann ebenfalls nicht als »freie Hemmung« bezeichnet werden, weil Unruhe und Anker durch den Recheneingriff ständig, auch während die Unruhe im Ergänzungsbogen schwingt, verbunden sind. Das Hemmrad ist hier größer und hat 30 Zähne. Zwischen Minutenrad und Hemmrad liegt nur ein (Kleinboden-)Rad, ein eigentliches Sekun-

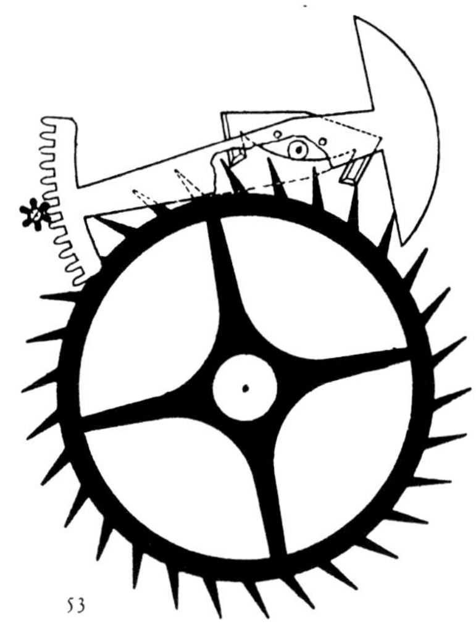

53

denrad gibt es nicht. Der Sekundenzeiger sitzt auf der verlängerten Hemmradwelle, die in 60 Sekunden 4 Umdrehungen macht. Das Sekundenzifferblatt hat deshalb nur eine Teilung von 1 bis 15 Sekunden. Bei fast allen Rechenanker-Hemmungen läßt sich mit einem Schiebeblock, in dem der Anker sitzt, die Hemmung bzw. die Eingriffstiefe des Ankers justieren.

Die Ankerhemmung von Thomas Mudge (1715–1794)

Die erste wirklich »freie« Ankerhemmung erfand Thomas Mudge, ein Schüler George Grahams, 1757. Im Prinzip hielt auch Mudge an der Verbindung Rad-Trieb zwischen Anker und Unruhen fest, jedoch verringerte er das Trieb an der Unruhe bis auf nur noch einen Zahn und am Anker das Rad bis auf eine Zahnlücke, deren Elemente er übereinander anordnete. Dadurch konnte die Unruhe in ihrem Ergänzungsbogen, vom Anker getrennt, fast vollständig frei schwingen. Zusätzlich baute er am Anker Sicherungen an, die ein ungewolltes Zurückgleiten des Ankers verhindern sollten. Mudges Erfindung wurde erst 1799 von seinem Sohn (Thomas Mudge jr.) veröffentlicht.[40]. In Z 54 Pos. A–C sind die drei wichtigen Stellungen des Ankers erkennbar. In Pos. A liegt ein Zahn an der Ruhefläche der Eingangsklaue (links) an. Die Unruhe schwingt vom Anker getrennt links herum. Wenn das Sicherheitsmesser m (Pos. A) an der Sicherheitsrolle S vorbeikommt, nimmt das schwarze Segment die Ankergabel mit nach rechts (Pos. B). Nun schiebt sich die Zahnspitze des Hemmrades unter die linke Ruhefläche des Ankers und hebt ihn an. Dadurch legt sich das obere weiße Gabelhorn g gegen das obere Segment auf der Unruhwelle (Pos. B) und übermittelt einen Antriebsimpuls. Wenn der Zahn auf der linken Seite abgefallen ist, trifft rechts der

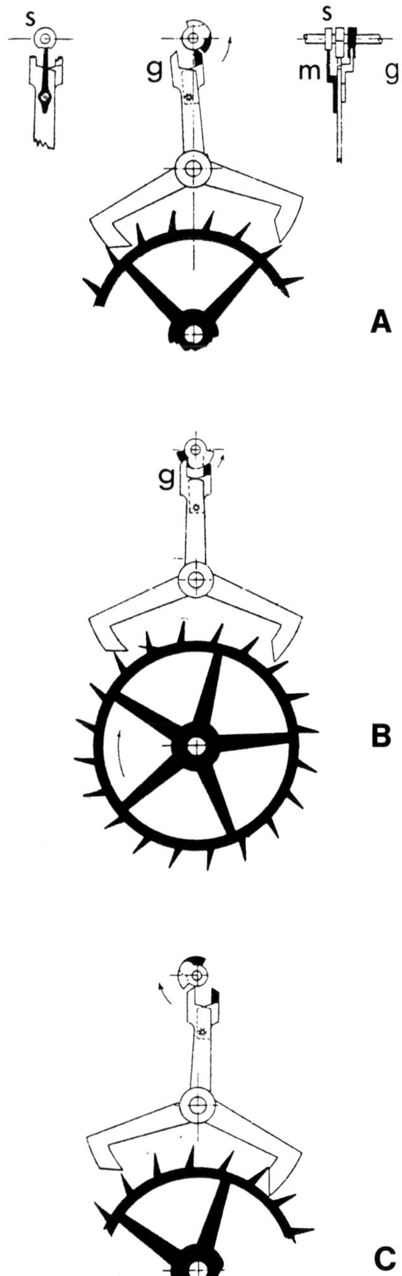

54

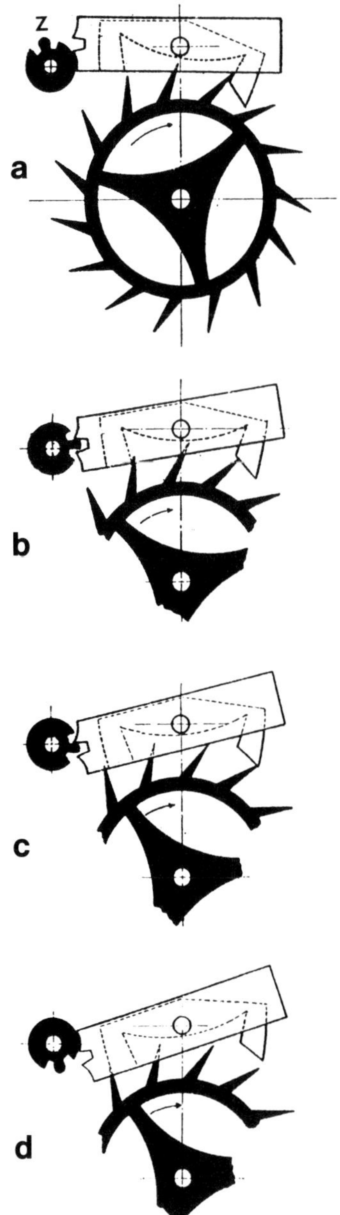

55

nächste auf die Ruhefläche der Ausgangsklaue. Die Unruhe kann dann in ihrem Ergänzungsbogen völlig frei schwingen (Pos. C). Beim Rückschwung wiederholen sich diese Vorgänge nur in umgekehrter Richtung.

Die Ankerhemmung von Edward Massey (1770–1852)

Das Interesse der Uhrmacher an der Ankerhemmung wurde erst durch die Massey-Hemmung erweckt. Bestanden bei der Mudge-Hemmung die Sicherungen und das Gabelhorn noch aus mehreren Teilen übereinander, so legte Massey diese zusammen und in eine Ebene (Z 55 Pos. a–d). Das »Trieb« auf der Unruhwelle hatte nur noch einen Zahn und diente gleichzeitig als Sicherheitsrolle. Der »Rechen« am Anker hatte nur noch eine Zahnlücke, deren Außenseiten als Gabelhorn verwendet wurden. In Pos. a schwingt die Unruhe in ihrem Ergänzungsbogen links herum. Beim Rechtsschwung taucht der Zahn Z in die Zahnlücke des Ankers ein und nimmt ihn mit (Pos. b). Sowie die Zahnspitze des Hemmrades unter dem Anker (rechts) hindurch kann, hebt sie diesen an und überträgt den Antriebsimpuls (Pos. b–c) auf die Unruhe. Nachdem der Hemmradzahn auf der rechten Seite abgefallen ist, trifft ein neuer (links) auf die Ruhefläche der Eingangsklaue. Die Unruhe schwingt weiter in ihrem Ergänzungsbogen (Pos. d). Beim nächstfolgenden Rückschwung wiederholen sich diese Vorgänge in gleicher Reihenfolge.

Verbesserte Ankerhemmung nach Josiah Emery (1725–1797)

Als weitere Verbesserung verwendete Josiah Emery ab 1774 eine Sicherheitsrolle mit eingesetzter Ellipse (e). Die Sicherheitsrolle verhindert ein vorzeitiges »Hinübergleiten« des Ankers (Z 56). Ein sofortiges Stehenbleiben wäre die Folge. Die Ellipse e sollte, in dem sie in die

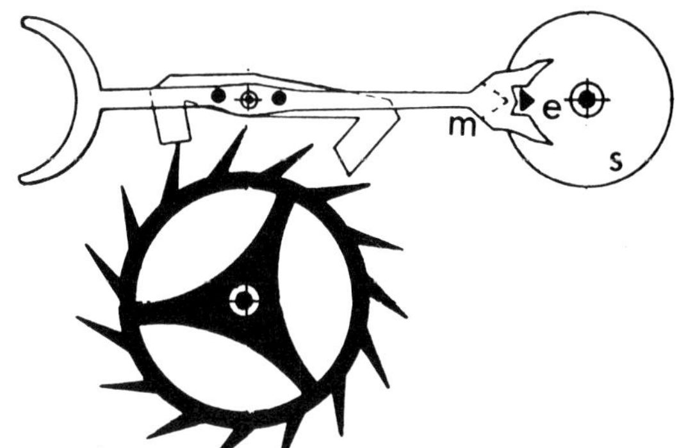

56

Gabel des Ankers eintaucht, den Anker bewegen. Gleichzeitig erhielt die Unruhe während des Hebungsvorganges über die Ellipse einen Antriebsimpuls. Dennoch kam es vor, daß durch Erschütterungen die Ankergabel oder bei ähnlichen Konstruktionen das Sicherheitsmesser m an der Sicherheitsrolle s streifte und so die Schwingung der Unruhe beeinflußte.

Die Zwei-Stift-Hemmung von George Savage

Die Hemmung von George Savage (Z 57) wird auch als Zwei-Stift-Hemmung (two-pin-escapement) bezeichnet[41]. Die beiden angesprochenen Stifte befinden sich bei dieser Hemmung nicht im Anker, sondern in der Sicherheitsrolle S der Unruhe und bewirken die Auslösung des Ankers. Es wurden hier bewußt zwei Stifte anstelle einer Ellipse gesetzt, damit Auslösung und Antrieb voneinander getrennt werden.

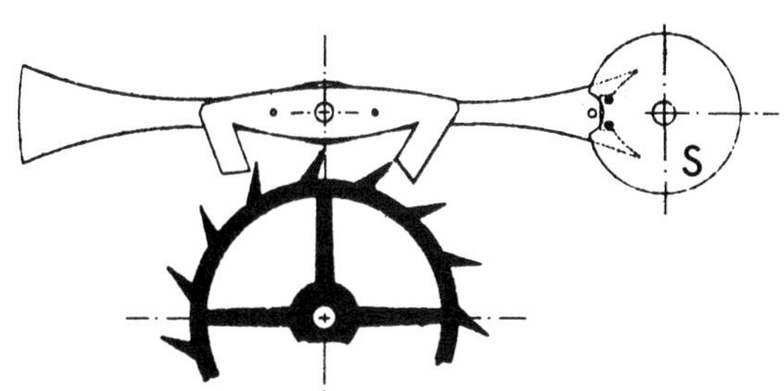

57

Die Ankerhemmungen von Antoine Tavan (1749–1836)

Unter den vielen Hemmungsmodellen, die Antoine Tavan in der Zeit um 1800–1806 baute, um die Gänge zu studieren, befinden sich auch einige eigene Konstruktionen.

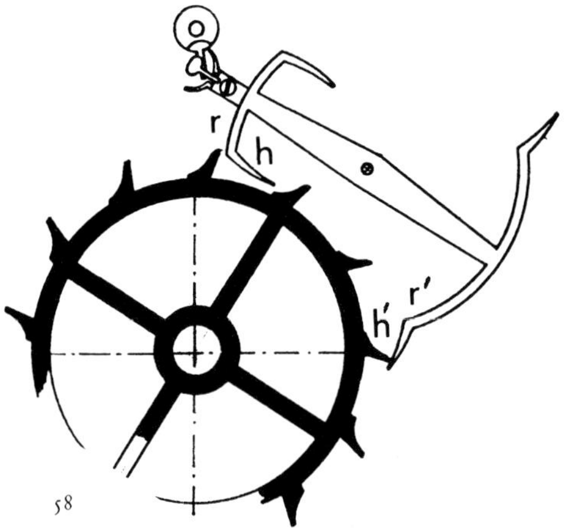

58

Z 58 zeigt einen völlig symmetrisch aufgebauten Anker, den er »échappement ancre« nannte (die Ähnlichkeit mit einem Schiffsanker ist unverkennbar). Die Ruheflächen r und r' sind konzentrisch zum Drehpunkt des Ankers angeordnet, ähnlich wie bei der Graham-Hemmung. Die Hebeflächen h und h' sind auf der Eingangsseite r nach innen gewölbt und auf der Ausgangsseite r' entgegengesetzt nach außen gewölbt. Das Hemmrad hat 14 Zähne. Durch die symmetrische Form des Ankers war seine Ausbalancierung vollkommen. Die Hebung erfolgt nur am Anker.

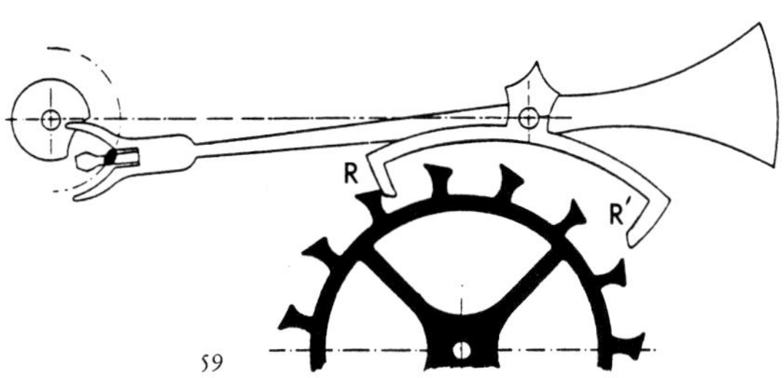

59

Eine andere Ankerform, hier mit der Verteilung der Hebung auf Anker und Hemmrad, zeigen Z 59. Das Hemmrad hat Kolbenzähne, wie sie zuerst von Thomas Mudge ausgeführt wurden. Die Ruheflächen R und R' sind leicht negativ, d. h. sie bewirken eine ganz schwache Rückführung des Hemmrades, wenn der Anker in das Hemmrad taucht. Diese Rückführung beeinflußt die Hemmung und den Gang der Unruhe unmerklich.

Die Ankerhemmung von Abraham-Louis Breguet (1747–1823)

Wie bei vielen anderen Uhrwerkselementen weicht auch Breguets Ankerhemmung (Z 60) von der üblichen Ankerkonstruktion ab. Er ver-

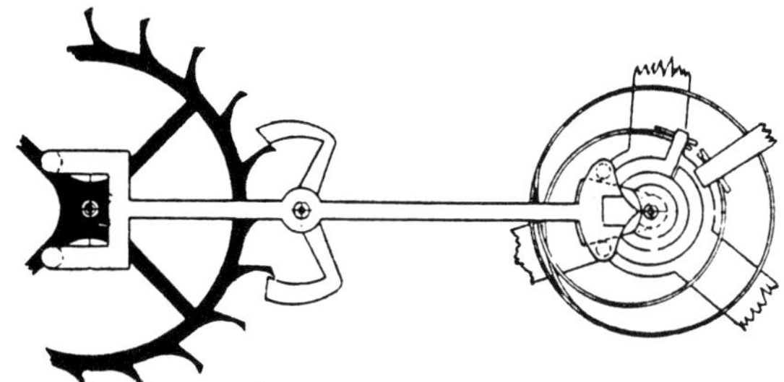

60

wendete Hemmräder aus Messing mit 20 Zähnen. Die Hebeflächen der Zähne waren mehr als das Doppelte breiter als das Rad selbst. In den Hebeflächen befanden sich feine keilförmige Schlitze, die eine bessere Ölhaltung gewährleisten sollten. Bei anderen Hemmrädern bohrte Breguet von hinten in die Ruheflächen der Zähne konische Löcher, die auch nur der besseren Ölhaltung dienen sollten. Der Anker in Z 60 hat kreisförmige Ruheflächen. Die Hebeflächen am Anker sind nicht wie gewohnt gerade, sondern die Eingangspalette konvex und die Ausgangspalette konkav. Hierdurch sollte eine gleichmäßige Hebung erreicht werden. In den Anker waren Steine eingelassen, die weniger Reibung während der Impulsübergabe verursachten.

Die Kolbenzahn-Hemmungen in Frankreich und der Schweiz

Es hat sich gezeigt, daß die spitzen Zähne, wie sie die Engländer bei ihren Hemmrädern verwendeten, empfindlich waren, daß das Öl schlecht hielt und frühzeitig Abnutzungserscheinungen auftraten. Ab ca. 1850 ist man in Frankreich und der Schweiz dazu übergegangen, nur noch Hemmräder mit verbreiterten Zahnspitzen anzuwenden, sogenannte Kolbenzähne. Die Verteilung, der Hebung auf Klauen und Zähne war verschieden. Anfangs war ein Verhältnis von $^1/_2$ zu $^1/_2$, dann $^2/_5$ zu $^3/_5$ und zuletzt, besonders von der Firma A. Lange & Söhne, von $^1/_3$ zu $^2/_3$ mit gutem Erfolg angewendet. Z 61 zeigt eine typische Ankerform einer frühen Ankerhemmung, wie sie in unzähligen »Schlüsseluhren« besserer Ausführung noch anzutreffen ist. Die Ölhaltung war wesentlich verbessert, das Rad wurde stabiler und konnte aus Stahl gefertigt werden. (Auf die Sicherungen an der Gabel soll hier nicht eingegangen werden.) Die Linie Hemmraddrehpunkt – Ankerdrehpunkt – Unruhlager bildet einen rechten Winkel.

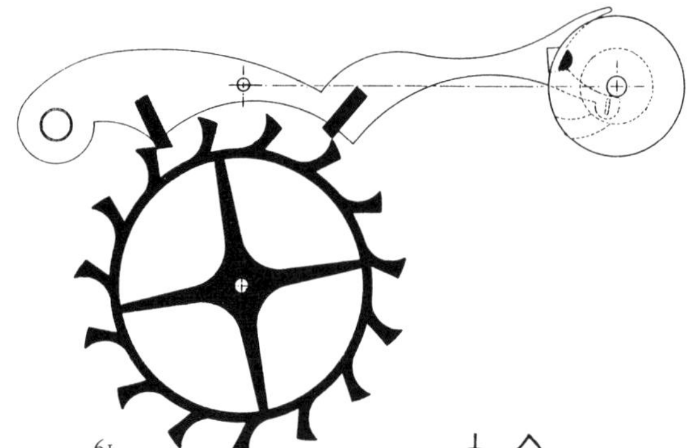

61

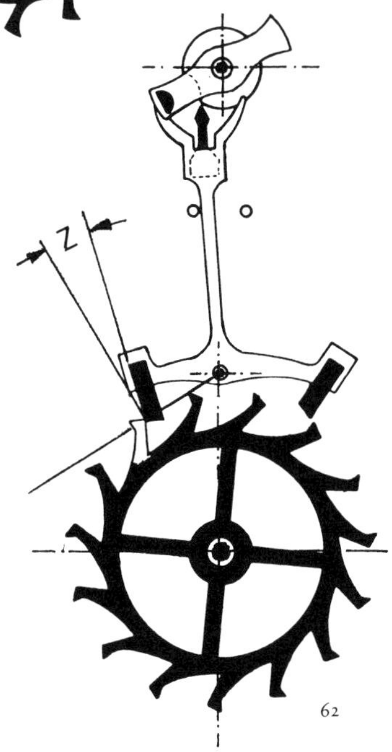

62

Moderne Schweizer Ankerhemmung

In Z 62 wird eine moderne Schweizer Ankerhemmung gezeigt, wie sie nach 1900 fast ausschließlich gebaut wurde. Einen wesentlichen Beitrag zur freien Ankerhemmung hat Georges Auguste Leschot 1825 durch eine unscheinbare Änderung am Anker geleistet. Er führte den Zugwinkel ein. Mit dieser kleinen Änderung erreichte er, daß der Anker stets in die gleiche Lage gezogen wurde und dadurch für die Auslösung oder das Ausheben des Ankers immer die gleiche Kraft benötigt wurde. In Z 62 ist dieser Winkel, der im allgemeinen 15° beträgt, mit Z bezeichnet. In Z 63 ist noch einmal die Funktion in Pos. a–c dargestellt. In Pos. a liegt ein Zahn des Hemmrades an der Ruhefläche R der Eingangsklause. In Pos. b ist gerade die Hebung an

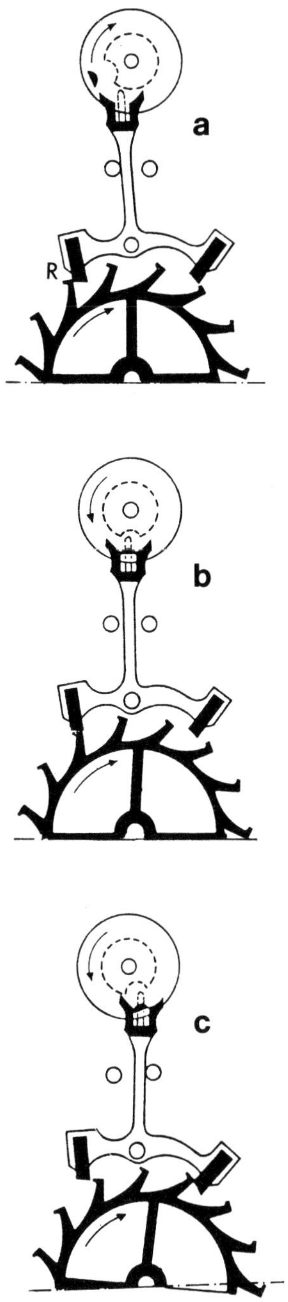

63

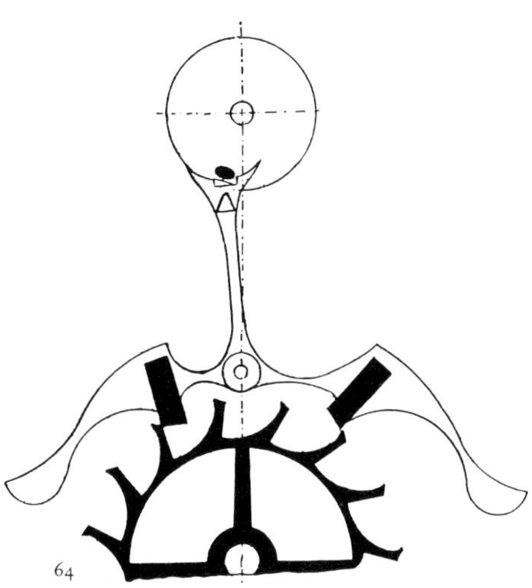
64

der Palette (Klaue) beendet und es folgt nun die Hebung auf den Zahn. Die Ankergabel steht in diesem Moment etwa genau in der Mitte zwischen den beiden Begrenzungsstiften. Wenn die Hebung (Impulsübergabe) beendet ist, fällt ein anderer Zahn auf die Ruhefläche R der Ausgangsklaue. Durch den Zugwinkel wird der Anker leicht an den Begrenzungsstift gedrückt. Anker mit »Flügeln« hat u. a. die Firma Vacheron & Constantin verwendet (Z 64).

Glashütter Ankerhemmung von Ferdinand Adolf Lange

Diese von Adolf Lange konstruierte Ankerform (Z 65) wurde schon 1866 von Moritz Grossmann veröffentlicht. Im allgemeinen bestanden der Anker und das Hemmrad aus Gold. Anstatt der üblichen zwei Begrenzungsstifte verwendete Lange nur einen (B'), der in einem Loch (B) in der Platine oben und unten anschlug. Die Verteilung der Hebung auf Zahn und Palette verhielt sich wie $^1/_3$ zu $^2/_3$. Bei den Schweizer Ankern waren die Rubinpaletten sichtbar, bei den Glashütter Ankern unsichtbar eingesetzt. Allerdings hat dies auf die Gangergebnisse keinen Einfluß.

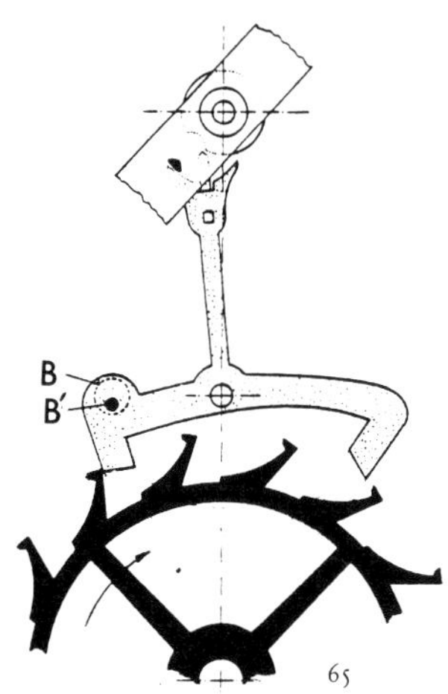

65

»Rückführende« Ankerhemmungen von James Ferguson Cole (1798–1880)

Obwohl die Ankerhemmung durch die Einführung eines Zugwinkels wirklich als »freie Ankerhemmung« zu bezeichnen war, gab es dennoch, besonders unter den begabten Uhrmachern immer wieder neue Konstruktionen, die eine Verbesserung sein sollten. Die meisten waren es nicht. Die rückführende Ankerhemmung (Z 66) von Cole gehört auch zu diesen Erfindungen, die wohl um 1859/60 entstand. Das Hemm-

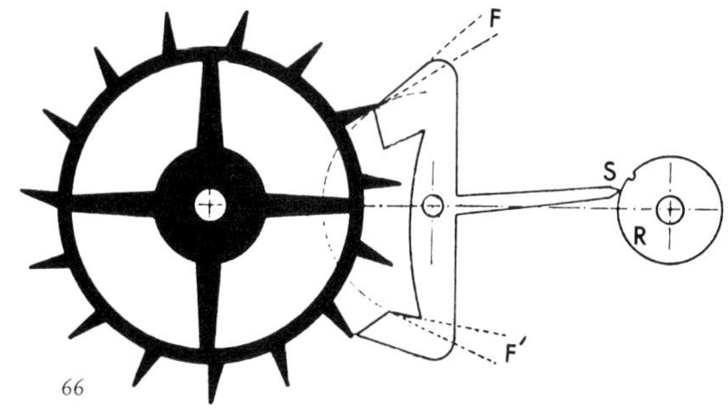

66

rad hat, wie in England üblich, 15 spitze Zähne. Die Ruheflächen F, F' sind auf beiden Seiten 10° negativ geneigt, d. h. sie wirken deshalb rückführend. Eine Ankergabel ist nicht vorhanden, sondern nur ein in eine Spitze S auslaufender Arm. Während die Unruhe im Ergänzungsbogen schwingt, streift dieser Arm S ständig an der Rolle R, die einen kleinen Einschnitt hat. Mit diesem wird der Anker auf die andere Seite geführt und erteilt der Unruhe gleichzeitig einen Impuls. Es sind nur wenige Uhren mit dieser Hemmung gebaut worden.

Federnde (elastische) Ankerhemmung von Cole (um 1830)

Cole wollte mit dieser Anordnung von Hemmrad und Anker (Z 67) eine Beschädigung der Ankerklauen und vor allem der Ellipse vermeiden. Dieser Anker hatte eingesetzte Paletten und einen Zugwinkel wie in Z 62 gezeigt. Das Hemmrad hingegen hatte »umgedrehte« Zähne, d. h. die Ruheecke war hinterschnitten und lief in eine Schräge E nach vorn aus, also entgegen-

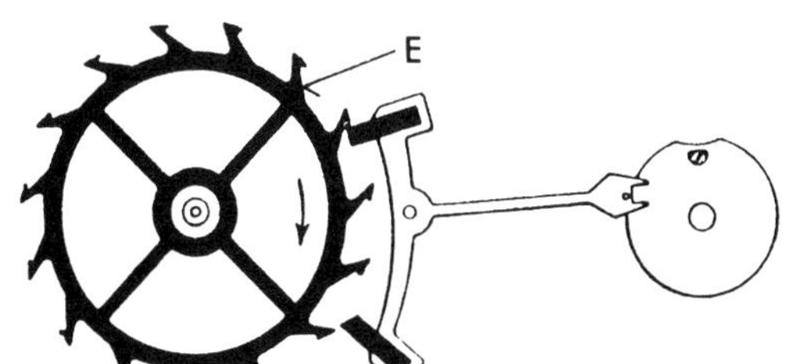

67

gesetzt wie bei herkömmlichen Hemmrädern (s. Z 62). Wenn nun durch einen Stoß oder eine unbeabsichtigte Erschütterung der Uhr die Unruhe von außen gegen die Ankergabel schlug, wurde der Anker tiefer in das Hemmrad hineingedrückt, weil es keine Begrenzungsstifte gab. Dabei stieß die äußere Ruhekante der Palette auf die Schräge E des Hemmradzahnes und drückte das Hemmrad etwas zurück (kleine Rückführung). Dadurch war der Anschlag der Ellipse an die Ankergabel elastisch, ein Brechen der Ellipse war ausgeschlossen.

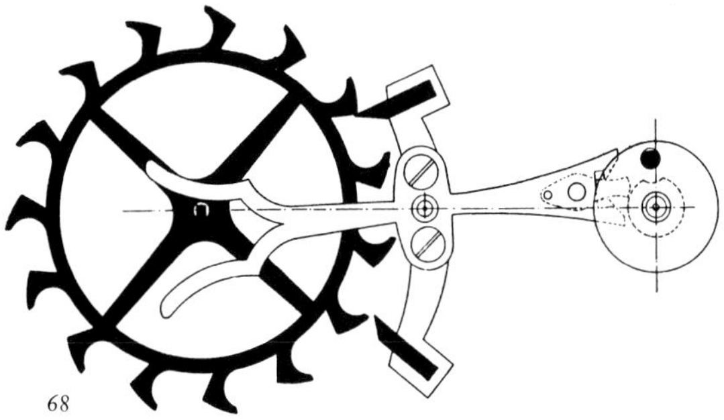

68

Die Ankerhemmung von Sylvain Mairet (1805–1890)

Diese Hemmung wurde von Mairet (auch Jeanmairet genannt) um 1830/40 erstmals gebaut (Z 68). Ein sehr schönes Exemplar war 1855 auf der Pariser Weltausstellung zu sehen. Mairet legte die gesamte Hebung auf die Hemmradzähne, deren Hebeflächen gebogen waren. Dadurch blieb der Ruhewinkel (die Ruhetiefe) sehr klein und evtl. dicker werdenes Öl übte nur einen geringen Einfluß auf das Anhaften des Ankers an den Zähnen aus. Auch die Auslösung des Ankers benötigte nur sehr wenig Kraft und die Unruhe konnte freier schwingen. Die Ankerpaletten waren spitz, sonst aber in üblicher Weise in den Anker sichtbar eingesetzt.

Die Ankerhemmung von Robert Robin

Robin hat diese Hemmung, die auch als »neue Robin-Hemmung« bekannt ist, aus mehreren früheren Konstruktionen entwickelt (Z 69). Sie hat viel Ähnlichkeit mit der Anker-Duplexhemmung von Jeanrenaud (s. Z 26). Das Hemmrad mit spitzen Zähnen liegt auf einer Linie zwischen Unruhlager und Ankerdrehpunkt. Der Anker greift über $4^{1}/_{2}$ Zähne und hat nur Ruhefunktion. Die Paletten sind spitz und mit »Zugwinkel« eingesetzt. Der Antrieb erfolgt hier nur einseitig von den Zähnen direkt über den Antriebshebel a auf die Unruhe. Die lange Ankergabel hat Sicherungen ähnlich wie die herkömmlichen Ankerhemmungen. Beim Rückschwung der Unruhe wird also nur der Anker ausgelöst und auf die andere Seite gelegt. Das

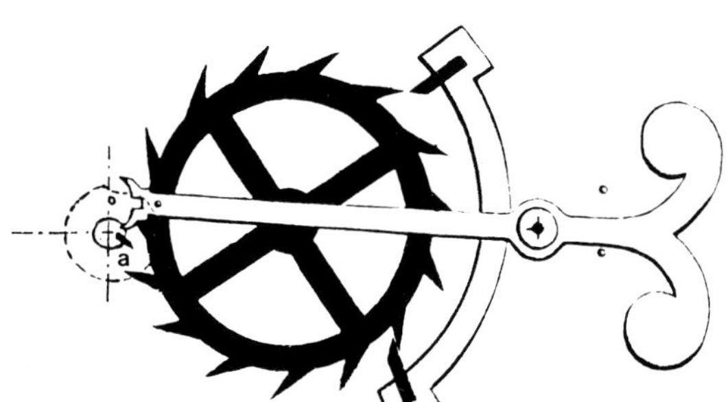

69

Hemmrad rückt dann, in dem eine Zahnspitze auf die Ruhefläche der Ausgangsklaue fällt, in eine »Vorbereitungsstellung« für den Antrieb.

Zehn-Zähne-Ankerhemmung von William George Schoof (1830–1901)

Ähnlich wie bei der Hemmung von Robert Robin liegt auch hier das Hemmrad zwischen Unruhe und Anker (Z 70). Das Hemmrad hat 10 lange spitze Zähne. Der Anker greift über nur $1^{1}/_{2}$ Zähne und hat breite Hebeflächen. Die kleine Fahne F des Ankers schlägt oben und unten gegen eine Prellfeder. Sie soll den Stoß der Ellipse, wenn diese unbeabsichtigt von außen gegen die Gabel stößt, elastisch abfangen. Diese Hemmung wurde 1880 veröffentlicht.

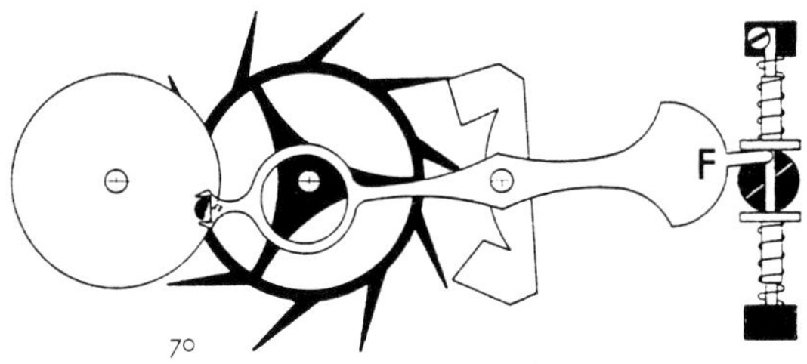

70

Die Ankerhemmung von Girard Perregaux

Diese Hemmung wurde 1886 patentiert. Bei ihr liegt ebenfalls das Hemmrad zwischen Unruhe und Anker (Z 71), jedoch hat hier das Hemmrad Kolbenzähne wodurch sich die Hebung auf Zähne und Paletten verteilt. Bei der langen Gabel ist der Führungswinkel sehr groß, d. h. die Unruhe steht länger als üblich mit dem Anker in Verbindung. Die Unruhe ist dadurch unfreier. Anzutreffen ist diese Hemmung u. a. in einem 3-Brücken-Werk, wie es auch für Tourillons verwendet wurde.

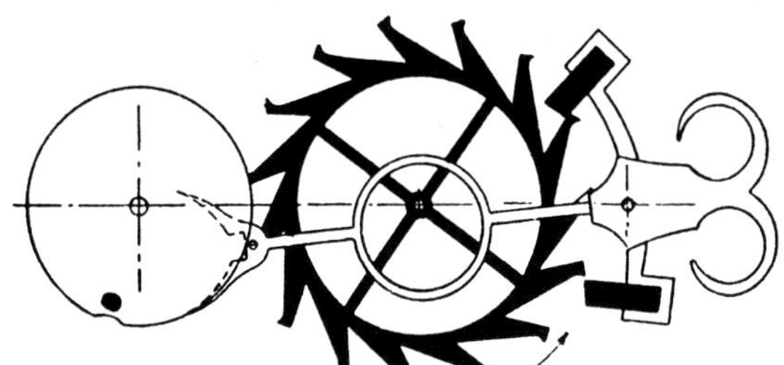

71

Die Ankerhemmung von Pierre Frédéric Ingold (1787–1878)

In dieser Hemmung wurden wesentliche Elemente der Chronometerhemmung und der An-

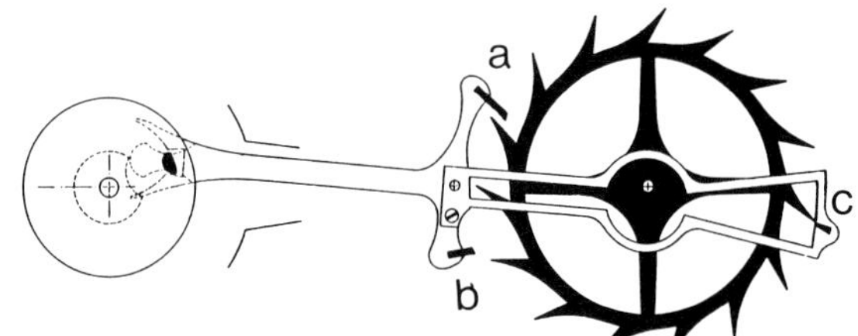

72

kerhemmung vereint. Das Hemmrad hat 15 spitze Zähne (Z 72). Der Anker hat drei Paletten, wovon zwei in üblicher Anordnung nur als Ruhepaletten (a, b) wirken und eine (c) auf der gegenüberliegenden Seite des Hemmrades als Impulspalette. An den Ruhepaletten gibt es keine Hebeflächen. Die Impulsübergabe vom Anker an die Unruhe erfolgt nur in einer Richtung – ähnlich wie bei der Chronometerhemmung – kurz vor dem Null-Durchgang der Unruhe, wenn sie ihre größte Bewegungsenergie hat. Dadurch werden unterschiedliche Reibungsverhältnisse an der Hemmung die Unruhschwingung am wenigsten beeinflussen. Diese Konstruktion verlangt aber größte Sorgfalt und Präzision in der Herstellung. Die Sicherheiten an der Gabel und den Paletten sind sehr knapp bemessen.

Hemmung mit zweiteiligem Anker von Melly Frères (Ruelh und Ferdinand)

Wieweit hier Gedankengut von Antoine Tavan, für den die Mellys arbeiteten, eingeflossen ist, läßt sich nicht mit Bestimmtheit sagen. Diese Hemmung ist auch als »Spitzpaletten-Hemmung« bekannt (Z 73). Das Hemmrad hat 15

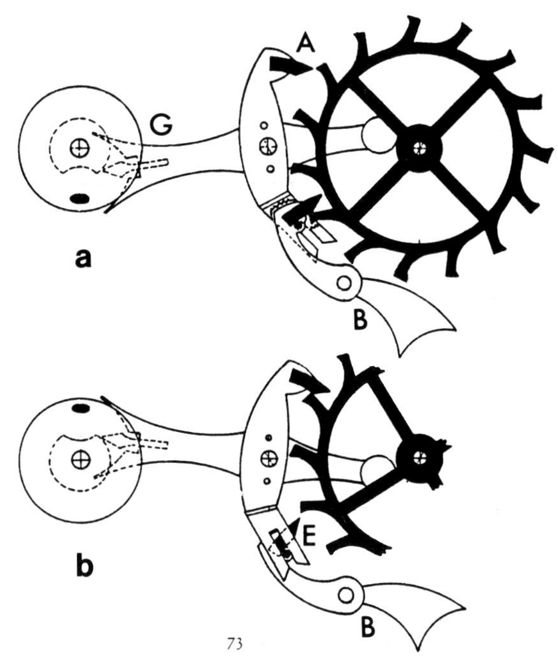

73

Kolbenzähne. Der Anker ist zweiteilig. Die Ausgangspalette A ist mit der Gabel G verbunden und normal wie ein Anker gelagert. An der Stelle, wo normalerweise die Eingangspalette E sitzt, befindet sich nur ein Schlitz, in dem ein Stift des Eingangsarmes B geführt wird. Der Eingangsarm B ist getrennt unter einem zusätzlichen Kloben gelagert. Der Grund für diese Anordnung war, gleiche Verhältnisse für Ruhe und Hebung auf beiden Seiten zu schaffen. Ob sich dieser Aufwand lohnte, ist zu bezweifeln, denn die erhöhte Reibung an Anker ließ die Unruhe weniger frei schwingen und benötigte zusätzliche Kraft bzw. eine stärkere Antriebsfeder, die wiederum auch die Reibungsverhältnisse im gesamten Räderwerk erhöhte, ganz abgesehen von den höheren Kosten, die die aufwendige Herstellung verlangte. In Pos. a liegt ein Hemmradzahn auf der Ruhefläche an der Eingangspalette, in Pos. b ist der Moment gezeigt, in dem ein Zahn auf die Ruhefläche der Ausgangspalette gefallen ist.

Chronometerhemmungen

Um die Mitte des 18. Jahrhunderts erreichten die Bestrebungen, eine Uhr zur sicheren Bestimmung der geographischen Länge auf See zu konstruieren, ihren Höhepunkt. Besonders die Seefahrernationen England und Frankreich waren an genauen Uhren interessiert. Ihre Uhrenindustrie war bereits so gut, daß sie sich an diese Aufgabe heranwagen konnten. Um die Bestrebungen zu beschleunigen setzte z. B. die englische Regierung einen Preis von 20 000 Pfund für eine Uhr aus, die die verlangten Anforderungen erfüllen würde.

Die für diesen Zweck in den ersten Uhren zur Anwendung gelangten Hemmungen (außer der von Harrison) trugen alle bereits die wesentlichen Elemente der Chronometerhemmung in sich. Der Chronometerhemmung lag die Idee zugrunde, die Unterbrechung der Gangradbewegung, die Ruhe, durch ein eigenes Hemmungsteil zu erreichen. Unruhe und Räderwerk (die Hemmung mit eingeschlossen) sollten nur für den kurzen Moment der Auslösung in Verbindung gebracht werden. In der übrigen Phase der Unruhschwingung durfte die Unruhe durch Hemmungsteile nicht behindert werden. Ein »Erfinder der Chronometerhemmung« läßt sich nicht einwandfrei nennen, denn bereits in der Duplexhemmung von Dutertre waren Elemente der Chronometerhemmung enthalten. Kurz nach 1760 traten Pierre Le Roy und Ferdinand Berthoud mit ersten Konstruktionen an die Öffentlichkeit. Zur gleichen Zeit wurden aber auch Hemmungen mit direktem Antrieb (d. h. das Hemmrad wirkte direkt auf die Unruhe) und separatem Ruhestück (Ruhehebel) aus England von Thomas Mudge, John Arnold und Thomas Earnshaw bekannt. Obwohl die Engländer in der Ausführung einen anderen Weg einschlugen, waren ihre Hemmungen im Prinzip den französischen gleichwertig.

Die Vielfalt der einzelnen Konstruktionen, wie man sie in »See-Uhren« vorfand, lassen sich in Taschenuhren nicht nachweisen.

Man erinnere sich daran, daß bei den rückführenden Hemmungen das Räderwerk durch die Unruhe (Hemmung) ständig vor und zurück bewegt wurde. Bei den ruhenden Hemmungen schliff ein Teil der Hemmung stets an der Unruhwelle und bei den freien Ankerhemmungen konnte die Verbindung vom Räderwerk zur Unruhe zwar durch einen Anker getrennt werden, aber hier war durch die Hemmungselemente ein zusätzliches Teil (der Anker), das gleichzeitig auf Hemmrad und Unruhe wirkt, hereingebracht. Durch die Kraft, die die Unruhe zum Auslösen des Ankers benötigte, und die verschiedenen Zustände des Öles wurde die Unruhe immer noch merklich beeinflußt. Die Chronometerhemmung sollte nun noch mehr »Freiheit« für die Unruhe bringen, in dem das Räderwerk durch eine mechanische Sperre (den Ruhearm) ständig blockiert wurde. Nur für den kurzen Moment der Auslösung traten Unruhe und Räderwerk in Verbindung. Die Unruhe löste die Sperre, ein Hemmradzahn fiel sogleich auf den Hebe(scheibe)stein der Unruhwelle und trieb diese für einen Moment (ca. 35° Unruhdrehung) an. Das Hemmrad wirkt bei der Chronometerhemmung also direkt auf die Unruhe. Beim Rückschwung ist die Unruhe völlig frei vom Räderwerk. Der Antrieb erfolgt nur in einer Richtung. In Taschenuhren lassen sich zwei Hemmungsarten unterscheiden:

a. die Chronometerhemmung mit Wippe (Wippenhemmung) und

b. die Chronometerhemmung mit Feder (Federhemmung).

Die Chronometerhemmung mit Wippe

Bei der Wippenhemmung sitzt der Ruhearm, welchen die Schweizer und Franzosen auch Bascule nennen, auf einer Welle in zwei Zapfenla-

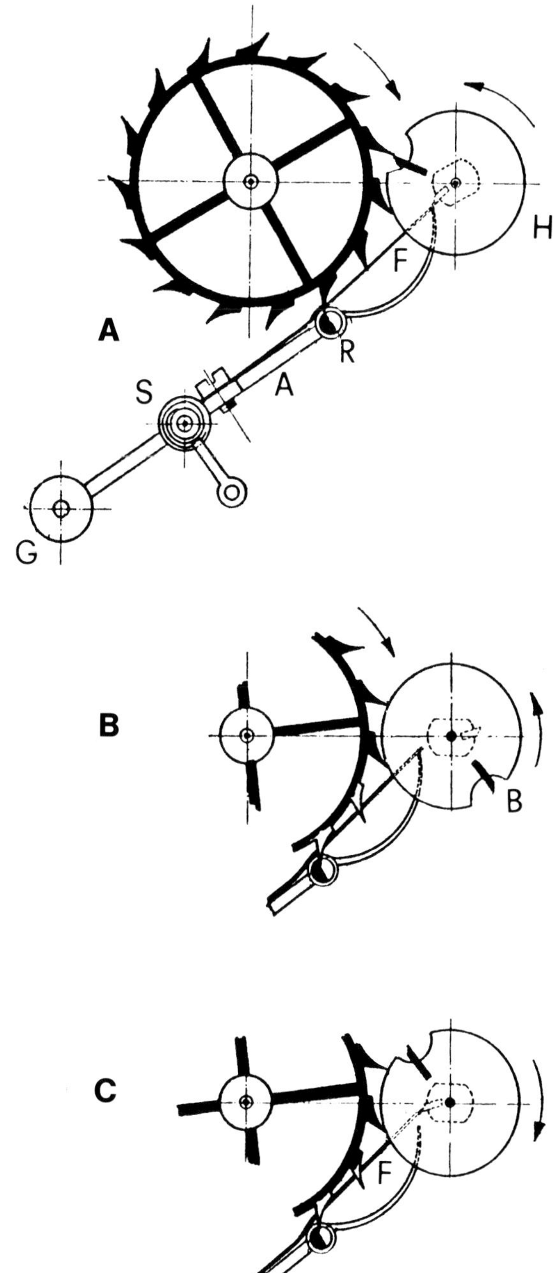

74

gern (Z 74). Der Drehpunkt des Ruhearmes A ist in S, wo man auch eine Spirale (angedeutet) erkennt. Die Unruhe schwingt links herum. Ein Hemmradzahn liegt am Ruhestein R an. Wenn sich die Hebescheibe mit dem Hebestein B (siehe Pos. B) in den Wirkungsbereich des Hemmrades gedreht hat, löst der Finger unter der Hebescheibe (gestrichelt eingezeichnet) den Ruhearm aus, so daß ein Zahn des Hemmrades auf den Hebestein B (Pos. A) fallen kann. Einen Moment später fällt bereits der Ruhearm wieder vom Auslösefinger ab und wird von der Wippenspirale S (siehe Pos. A) in seine Ruhelager zurückgedrängt. Im weiteren Verlauf der Unruhdrehung wird über den Zahn, der auf den Hebestein drückt, der Unruhe ein Impuls übermittelt, der erst durch das Abfallen des Zahnes von dem Hebestein beendet wird. Im selben Augenblick fällt der zwei Zähne weiter vorne liegende Zahn auf den Ruhestein und blockiert die Hemmraddrehbewegung. Die Unruhe schwingt weiter im Ergänzungsbogen, kehrt ihre Schwingung um und hebt beim Rückschwung nur die sehr feine Goldfeder F (Pos. C) vom Ruhearm kurz ab. Der Rückschwung ist bei der Chronometerhemmung also völlig frei von jeder Berührung mit den Hemmungselementen, außer mit dieser zu vernachlässigenden kleinen Ausnahme. Man war bei allen Chronometerhemmungen bestrebt, die Auslösung des Ruhearmes (und damit die Freisetzung des Räderwerkes) und den Antrieb der Unruhe voneinander zu trennen. Zum anderen sollte die Hemmung unabhängig vom Zustand des Öles sein. Dies ist nur bei der Chronometerhemmung möglich, wenn die Wahl der aneinanderreibenden Materialien richtig getroffen wurde.

Die Chronometerhemmung mit kurzer Wippe von Julius Grossmann

Bei dieser neueren Wippenhemmung für Taschenuhren hat die Wippe drei Arme (Z 75). Der Ruhearm A trägt den Ruhestein, gegen den sich das Hemmrad abstützt. An den Arm B ist die Goldfeder F befestigt. Der Arm C dient einmal als Gewichtsarm, um die Wippe auszubalancieren, zum anderen hat er noch eine Sicherungsfunktion. Muß man bei nicht abgespannter Feder die Unruhe herausnehmen, könnte es dem ungeübten Uhrmacher passieren, daß der Ruhearm unbeabsichtigt abgehoben wird. Dies hätte zur Folge, daß das Hemmrad plötzlich »durchschlägt«. Zahnspitzen und Ruhestein könnten beschädigt werden. Der Arm C taucht beim Abheben des Ruhearmes in den Zahnspitzenkreis und blockiert das Hemmrad bzw. führt den Ruhearm fast vollständig in seine Ruhelage zurück.

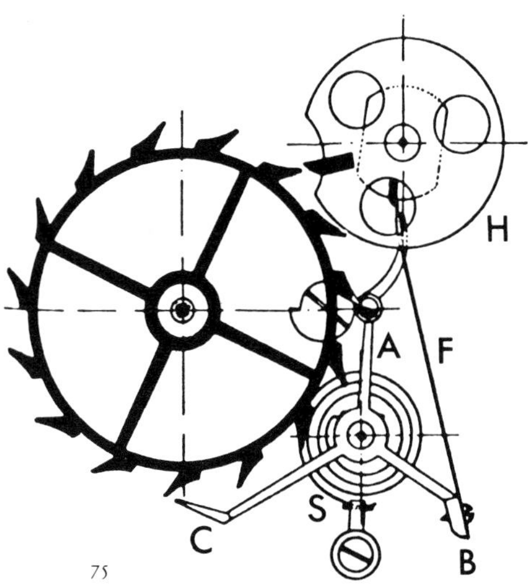

75

Die Chronometerhemmung mit Feder

Bei der Chronometerhemmung mit Feder (Z 76a) erfolgen im Prinzip die gleichen Bewegungsabläufe. Der Unterschied zur Wippenhemmung besteht nur in der Konstruktion des Ruhearmes R, der hier nicht in Zapfen gelagert wurde, sondern in eine Feder F (Pos. A) ausläuft, die fest an einen Block auf der Platine geschraubt ist. Die Federhemmung wurde von den Franzosen und den Engländern verschieden gebaut. Bei den ersten Konstruktionen von Ferdinand Berthoud um 1770 wird die Feder des Ruhestückes auf Druck beansprucht, d. h. der Hemmradzahn drückt, wenn er auf den Ruhestein trifft, in Längsrichtung auf die Feder. Hingegen wurde die Feder bei der Arnoldschen-Hemmung (um 1770) und bei einer von Frodsham (um 1885) auf Zug beansprucht (Z 76b). Schon damals galt einmal die eine und einmal die andere als überlegen. Aber nachgewiesen werden konnte dies von keiner der beiden. Heute wird dieses Thema von Sammlern erneut aufgegriffen, wobei die einen meinen, die Arnoldsche Feder (auf Zug) sei die bessere, die anderen geben der auf Druck beanspruchten Feder den Vorzug. Die Wippenhemmung wird häufig allgemein als die schlechtere verdammt. So oberflächlich darf aber die Chronometerhemmung nicht beurteilt werden. Den großen Nachteil des »Flatterns« oder »Zitterns« der auf Druck beanspruchten Feder, wie es von Praktikern angegeben wird, hat bereits Irk[42] schon entkräftet und darauf hingewiesen, daß hier wohl eine Überbewertung der Verhältnisse vorliegt. Die auf Zug beanspruchte Arnoldsche Hemmung hatte durch ihre aufwendige Herstellung des Hemmrades auch Nachteile. Hier fiel nicht die Zahnspitze gegen den Ruhestein, sondern eine gebogene Fläche der Zahnvorderkante. Das Hemmrad mußte mit sehr viel Sorgfalt (genaue Teilung) hergestellt werden. Bei der kleinsten Abnutzung der Hemmradzähne veränderten sich die Verhältnisse an der Hemmung wesentlich.

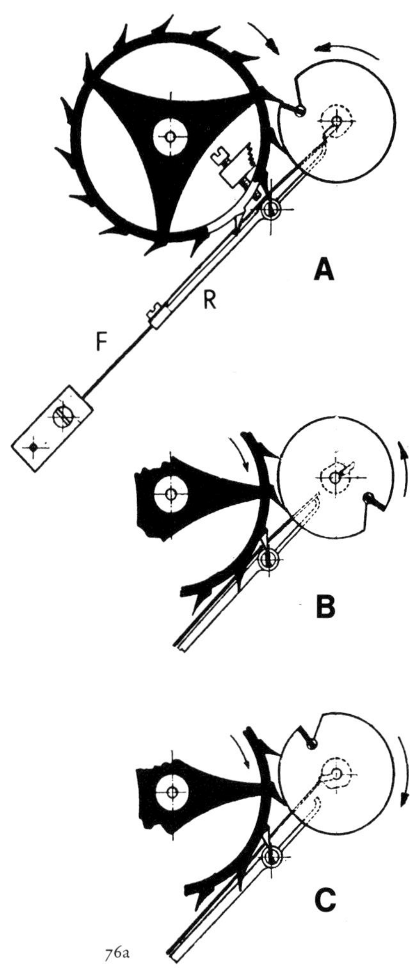

76a

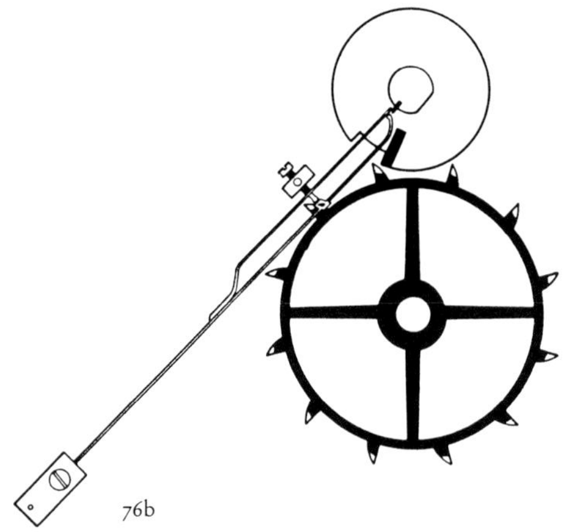
76b

Die Chronometerhemmung von Peto ca. 1780

Häufig wird diese Hemmung auch Peto-Cross-Hemmung genannt. Sie ist eine Kombination der Federhemmung von Earnshaws und der von Arnold, wobei hier wohl die Absicht vorlag, die Patente Earnshaws zu umgehen (Z 77). Die wesentlichen Merkmale sind, daß die Ruhefeder, wie bei Arnold, auf Zug beansprucht wird, aber

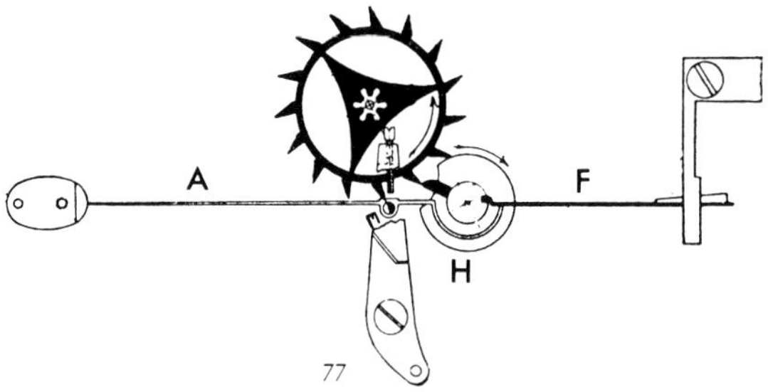

77

das Hemmrad, wie bei Earnshaw, flache Zähne hat. Ruhearm A und Auslösefeder F liegen nicht wie bei Earnshaw parallel nebeneinander, sondern sich gegenüber. Diese Hemmung wurde von Breguet in seinem ersten Tourbillon eingebaut.
Alle Chronometerhemmungen können, wenn ihre Bauelemente richtig dimensioniert wurden, beste Gangergebnisse liefern, denn für einen regelmäßigen Gang ist die Hemmung allein nicht verantwortlich, sondern viel mehr die Endkurven der Spirale und die Temperaturkompensation für Unruhe und Spirale im Zusammenspiel mit der Hemmung. Gegenüber den freien Ankerhemmungen haben alle Chronometerhemmungen einen nicht zu vernachlässigenden Nachteil. Die Unruhe läuft nicht von selbst an, wenn man die Uhr aufzieht. Ein Stoß im ungünstigen Moment kann zum Stehenbleiben der Unruhe führen. Diese Umstände haben mit dazu beigetragen, daß die Chronometerhemmung in Taschenuhren, von Einzelanfertigungen berühmter Uhrmacher und Kleinserien renommierter Firmen abgesehen, sich nicht durchsetzen konnte. Hier war die Ankerhemmung als »Zwangslaufmechanismus« weit überlegener und sicherer in ihrer Funktion.

Das Tourbillon

Die Chronometerhemmung in Verbindung mit einer Kompensationsunruh hatte in der zweiten Hälfte des 18. Jahrhunderts große Fortschritte gemacht, wenn auch das Einregulieren eines solchen Schwingsystems sehr zeitraubend blieb. Erschwerend kam hinzu, daß die einmal erzielten guten Gangergebnisse oft nicht von langer Dauer waren. Es stellten sich je nach thermischer Beanspruchung bleibende Verformungen der Reifenden an der Unruh ein, was dazu führte, daß sich der Schwerpunkt aus der Drehachse der Unruh (mit Spirale) verlagerte. Daraus folgten dann die unangenehmen Lagenfehler in den Hängelagen, und das Einregulieren mußte von neuem vorgenommen werden. Abraham-Louis Breguet ersann um 1795 ein System, auf das er 1801 ein Patent[43] erhielt, mit dem der sich einstellende Lagenfehler unwirksam gemacht werden konnte. Dieses System nannte er in seiner Patentschrift »Regulateur à Tourbillon«. Dazu montierte er die Unruh mit der Hemmung auf eine kleine Platte, das sogenannte Drehgestell, und ließ dieses in einer Minute kreisen. Z 78 zeigt eine schematische Anordnung neuerer Konstruktion. Das Unruhlager befand sich genau in der Drehachse m, n des Drehgestelles o, u. Von unten an das Drehgestell war das Sekundentrieb b fest montiert, welches vom Kleinbodenrad a angetrieben wurde, um das Drehgestell zu drehen. Das Sekundenrad c (vom Sekundentrieb getrennt) war fest auf die Werkplatine P geschraubt, so daß das Hemmtrieb d auf dessen Umfang (Teilkreis) abrollen konnte und dadurch über die Hemmung der Unruh den Antrieb übermittelte. Die schwingende Unruh drehte sich so in ihrer Achsenverlängerung mit dem Drehgestell h, o, u in (meist) 60 Sekunden um sich selbst. Ein außermittig liegender Schwerpunkt durchlief nun in 60 Sekunden 360°, mit der Folge, daß (nur in der vertikalen Schwingungsebene der Unruh) ein Vorgehen in der ersten Hälfte einer Minute (180°) durch ein gleich großes Nachgehen in der zweiten Hälfte wieder ausgeglichen wurde. Der Lagenfehler kam so über einen größeren Zeitraum, trotz eines außermittig liegenden Schwerpunktes, nicht zur Wirkung im Sinne einer falschen Anzeige der Zeit. Der Sekundenzeiger saß bei Uhren mit Minuten-Tourbillon direkt auf der verlängerten Achse des Drehgestelles.
Breguet baute in seinem Tourbillon (Nr. 282) eine Chronometerhemmung nach Arnold ein. Es folgten in seinen späteren die »Peto-cross-Hemmung« und die von ihm selbst erfundene Hemmung, das »échappement naturel« mit zwei Hemmrädern. Schließlich hat er auch seine selbst entwickelte Ankerhemmung eingebaut. Die Umlaufzeiten seiner Drehgestelle betrugen anfangs eine Minute, später vier (meist mit seinem échappement naturel) und dann sechs Minuten[44], letztere meist mit der Peto-cross-Hemmung. Seine letzten Ausführungen waren wieder Minuten-Tourbillons mit Ankerhemmung. Bei den langsam drehenden Konstruktionen war eine Art »Sekundenrad« mit im Drehgestell untergebracht, und der Antrieb erfolgte außen am Drehgestell, wo es eine Verzahnung hatte.
Zu den Zeitgenossen Breguets, die nach seinem Prinzip Tourbillons bauten, gehörten u. a. Frédéric-Jacques Houriet, Frédéric-Louis Favre-Bulle, Urban Jürgensen (Abb. 855) und Phillipe DuBois (Abb. 858). Ihre Tourbillons waren ganz im Sinne der normalen Präzisionszeitmesser gebaut, mit schweren Chronometerunruhen, die in schweren Drehgestellen eingebaut waren. Unabhängig davon hatte Breguet schon früh erkannt, daß ein leichtes Drehgestell mit einer

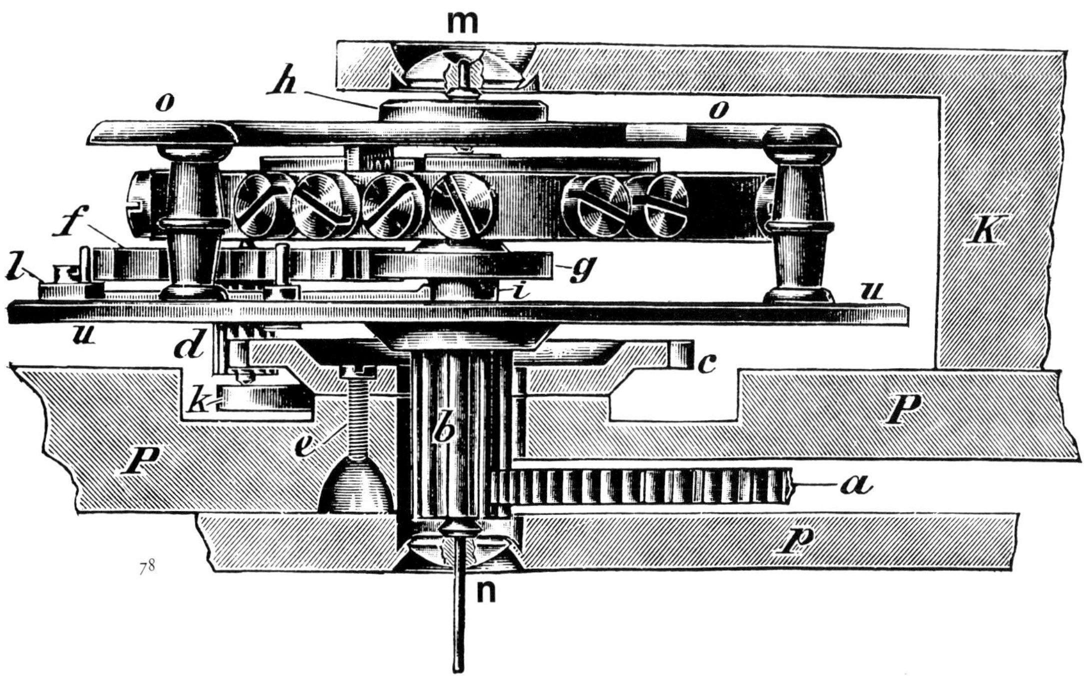

78

leichten Unruh erhebliche Vorteile böte, woraufhin er seine letzten Tourbillons in dieser Art gebaut hatte. Trotzdem ließ das Interesse am Tourbillon-Bau allmählich nach, denn die Gangergebnisse der normalen Taschenchronometer unterschieden sich von jenen der Tourbillons immer weniger. Auch den Lagenfehler bekam man durch bessere Fertigungsmethoden sicherer in den Griff.

Erst in der zweiten Hälfte des 19. Jahrhunderts erinnerte man sich wieder der Tourbillons. Ausschlaggebend hierfür war vor allem die Gründung des Observatoriums in Neuchâtel im Jahr 1858, in welchem hauptsächlich die in den umliegenden Städten (La Chaux-de-Fonds und Le Locle) hergestellten Marinechronometer geprüft werden sollten. Selbstverständlich wurden dort auch Taschenuhren geprüft, zu denen man die Tourbillons rechnete. Schnell haben sich einige kleinere Firmen (U. Breting, F. DuBois, Favre-Leuba & Comp., alle Le Locle und R. Brandt & Comp., La Chaux-de-Fonds) bereitgefunden,

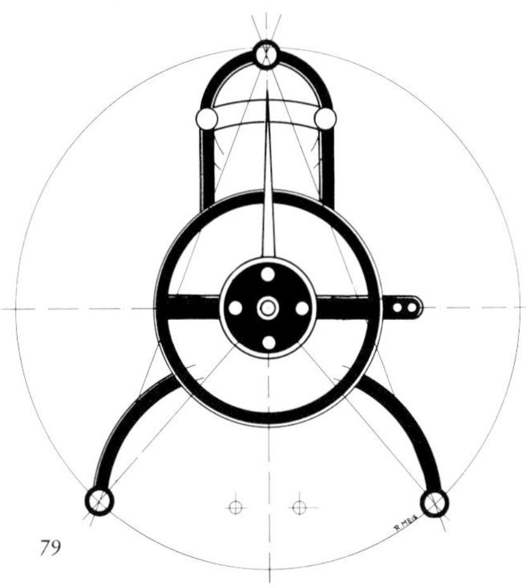

79

sich mit einem Tourbillon an einem solchen Wettbewerb zu beteiligen, um neben den guten Gangergebnissen auch ihr handwerkliches Können unter Beweis zu stellen. Zu den bekanntesten Herstellern gehörten u. a. Auguste Grether, Ernest Guinand (Z 79), S. Girard-Perregaux, Albert Pellaton und später James Pellaton (Sohn von Albert). Die Tourbillons wurden z. T. unter eigenem Namen zur Prüfung eingereicht; meist wurden sie aber an renommierte Firmen geliefert, die sie unter ihrem Namen prüfen ließen bzw. danach auch verkauften. Bekannt wurden solche Tourbillons u. a. von Ulysse Nardin, Patek Philippe, Girard Perregaux und Henchoz.

Die Art der Drehgestelle hatte sich inzwischen erheblich verfeinert, so daß nur noch ein zartes Gebilde aus poliertem Stahl übrig blieb. Aber auch auf den Uhrmacherschulen in Le Locle, La Chaux-de-Fonds, Le Sentier und Genf baute man (als Meisterstücke) Tourbillons in Einzelanfertigung. Das patentierte Drehgestell[45] (Patent-Nr. 150047), welches in der Uhrmacherschule Le Sentier entwickelt wurde, hat die Firma LeCoultre in einer kleinen Serie von ca. 50 Stück hergestellt und davon allein 40 Stück an Vacheron & Constantin verkauft. Patek Philippe hat über 100 Stück produziert mit Drehgestellen von Hector Golay (Mitarbeiter bei Patek) und James Pellaton (Z 81). Fast alle hatten eine Ankerhemmung eingebaut. Von Girard Perregaux sind über 50 Stück bekannt geworden, davon 24 mit Goldbrücken (Abb. 881).

In England waren es die Firmen Victor Kullberg, Sidney Better und vor allem Nicole, Nielsen & Co., die Tourbillons bauten. Viele Tourbillons von Nicole, Nielsen wurden an J. Dent, Cha. Frodsham und Smith & Son geliefert, die dann unter deren Namen in den Handel kamen. Sidney Better arbeitete für die Northern Goldsmith Comp., mußte seine erfolgreiche Arbeit aber frühzeitig aufgeben. Die Engländer haben

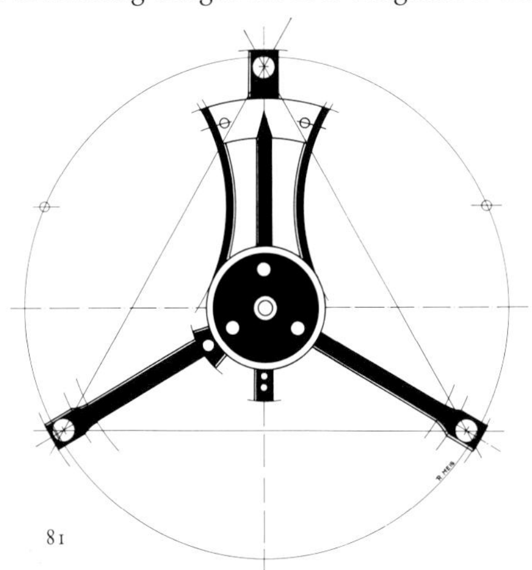

81

ihre Tourbillons mit ihrer traditionellen Spitzzahnhemmung ausgerüstet (ausgenommen Sidney Better). Eine Besonderheit unter den Nicole, Nielsen-Tourbillons waren solche, die zusätzlich komplizierte Werke besaßen, wie Chronographen mit und ohne Rattrapante, Repetier- und Selbstschlagwerke sowie Kombinationen davon, oft waren sie noch mit zusätzlichen Kalenderwerken ausgestattet. Der Vollständigkeit halber muß hier erwähnt werden, daß Teile zu den komplizierten Werken bzw. die kompletten Werke (Selbstschlagwerke) als Rohwerke aus der Schweiz (Audemars Piguet) bezogen wurden. Unter Schweizer Namen sind solche komplizierten Werke nur sehr selten in Erscheinung getreten.

In Deutschland war es vor allem die Firma A. Lange & Söhne in Glashütte, die eine kleine Serie, ca. 14 Stück, Tourbillons hergestellt hat.

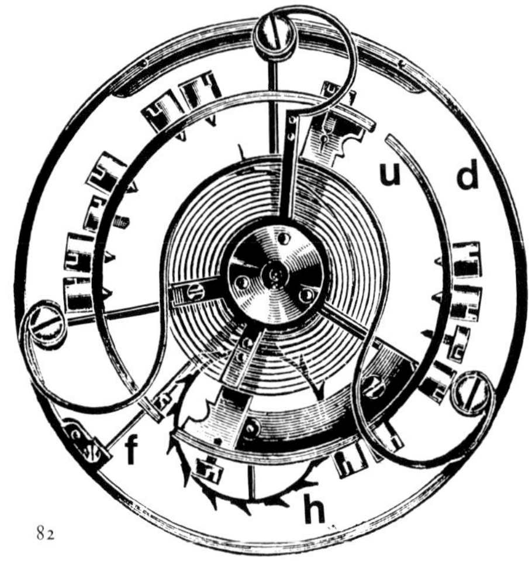

82

Die Drehgestelle waren kunstvoll in zarter Bauweise gefertigt (Z 82) und alle mit einer Chronometerhemmung bestückt. Der Antrieb erfolgte wie bei jenen von Nicole, Nielsen über Kette und Schnecke. Eine besondere Konstruktion, sowohl in optischer als auch technischer Hinsicht waren jene Stücke, die auf der Deutschen Uhrmacherschule in Glashütte unter der Leitung von Alfred Helwig als Meisterstücke hergestellt wurden (Z 80). Er nannte sie »fliegende« Tourbillons, fliegend, weil sich eine doppelte Lagerung unter dem Drehgestell befand, die einen sonst üblichen Kloben über dem Drehgestell erübrigte. Das Drehgestell war durch diese Maßnahme von oben vollkommen frei sichtbar. Aus technischer Sicht wurde argumentiert, daß der seitliche Druck auf das Drehgestell, der ein Verziehen mit sich bringen konnte, nach der

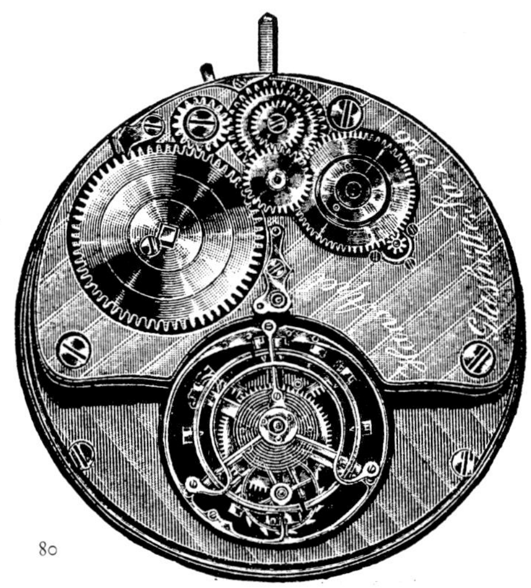

80

Fliegendes Tourbillon von Hans Apel, Glashütte/Sa. 1926

neuen Idee, ein Drehgestell fliegend zu lagern, wegfallen würde. In Anlehnung an Breguet und später Nicole, Nielsen hat Helwig auch ein

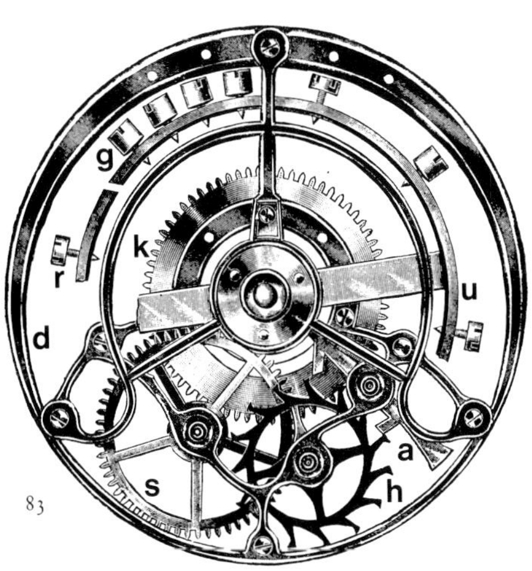

83

Fünf-Minuten-Tourbillon mit Ankerhemmung gebaut (Z 83), bei dem das Sekundenrad s auch im Drehgestell d gelagert und das Kleinbodenrad k fest auf die Platine geschraubt war. Wegen des hohen Kraftbedarfes seiner Tourbillons hat er hier auch einen neuen Weg gefunden, indem er zwei Federhäuser hintereinander (Abb. 891) oder auch nebeneinander anordnete, um längere Federn, die ein gleichmäßigeres mittleres Drehmoment abgeben, verwenden zu können. Außergewöhnlich war auch die Gangreserveanzeige über ein besonderes Differentialgetriebe[46] (Abb. 892). Das Bauen eines Tourbillons hat sich bis in die heutige Zeit erhalten, allerdings meist nicht im Rahmen einer offiziellen Meisterprüfung. Insgesamt sind über 670 Stück bekannt geworden, soweit sich dies aus Prüfprotokollen nachweisen ließ.

Karusselluhren

Trotz Kleinserienproduktion war die Herstellung von Tourbillons sehr aufwendig und teuer, so daß es für wissenschaftliche oder militärische Zwecke nicht zur Anwendung kam. Der Däne Bahne Bonniksen hat 1892 in England ein Patent (Nr. 21421) angemeldet für eine Uhr, bei der sich auch – wie beim Tourbillon – die Unruh mit der Hemmung um sich selbst drehte. Er nannte seine Uhren »Karussells«[47] Jedoch war seine Konstruktion (Z 84) viel robuster, einfacher herzustellen und deshalb auch billiger als jene der Tourbillons. Die Umlaufzeit seines Drehgestelles betrug (anfangs) 52½ Minuten (später 39 Minuten und bei einem Werk mit zentraler Sekunde 34 Minuten). Obwohl sich bei seiner ersten Konstruktion der Schwerpunktfehler nur alle 60 Minuten aufhob, erzielten diese Karussells bei Kew-Wettbewerben beste, oft erste Plätze. Dies war nicht die Folge des Systems an sich, sondern die hervorragende handwerkliche Ausführung seiner Uhren. Im Drehgestell waren Unruh, Hemmung und das Sekundenrad untergebracht; letzteres wurde vom Kleinbodenrad angetrieben. Das Drehgestell selbst war in einer großen Bohrung in der Platine gelagert und wurde vom Kleinbodentrieb an einem separat unter dem Drehgestell angebrachten Rad »mitgenommen«. Das Drehgestell war also nicht Bestandteil des Räderwerkes – wie beim Tourbillon –, sondern eine sich separat drehende Scheibe, auf der Unruh und Hemmung gelagert waren. Das Sekundenrad war nur oben im Drehgestell und unten in der Platine gelagert. Der Sekundenzeiger saß in üblicher Weise auf dem verlängerten unteren Sekundenradzapfen.

Einige Jahre später haben E. A. Holland (1902) und W. H. Douglas (1906) in England ähnliche Konstruktionen zum Patent angemeldet, Douglas mit zusätzlichem Chronographenmechanismus. Auch A. Lange & Söhne in Deutschland hat dazu einen Beitrag geleistet[48], indem R. Lange ein Gebrauchsmuster Nr. 121267 im Jahr 1901 anmeldete, bei dem das Lager des Drehgestelles verstärkt und eine größere Unruh verwendet wurde[49]. Die Hemmung war aus Gold gefertigt. Insgesamt wurden von Lange ca. 90 Stück hergestellt, hingegen von Bonniksen, bzw. von seinen Lizenznehmern, weit über 500 Stück. Die Bonniksen-Karussells wurden sehr häufig von der englischen Marine verwendet, weil sie überdurchschnittlich gut gingen.

Die guten Gangergebnisse der Tourbillons und Karussells spornten die Uhrenhersteller an, mit dem guten Ruf »Tourbillon« und einer billigen Uhr ein gutes Geschäft zu machen. Von verschiedenen Firmen wurden sogenannte »Billig-Tourbillons« gebaut. 1904 kam P. Loichot (Z 85) mit seiner Konstruktion (Abb. 902) auf den Markt. Die Uhr von L. Linzaghi[50] mit einer winzigen Unruh (Z 86) kam im Jahr 1905 und eine weitere Konstruktion, bei der das Drehgestell von der Rückseite her im Deckel sichtbar war, von L. und L. Fallet (Abb. 903). Die Konstruktion von Courvoisier ähnelte ganz der von Loichot, lediglich ist das Drehgestell auf der Rückseite des Werkes angeordnet. Zwei weitere Arten dieser Billig-Tourbillons waren jene von Ramseyer-Moser und J. Russbach. Für alle diese Billig-Tourbillons hat es zumindest ein Schweizer Patent gegeben, einige wurden auch in England angemeldet. Das billigste von allen war das Waterbury-Tourbillon von Daniel A. A. Buck,

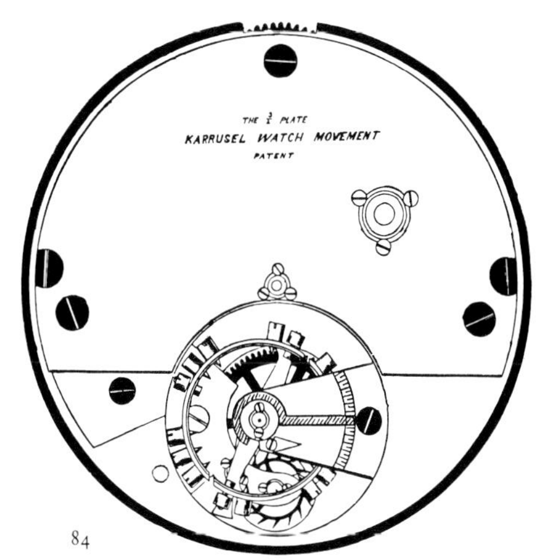

84

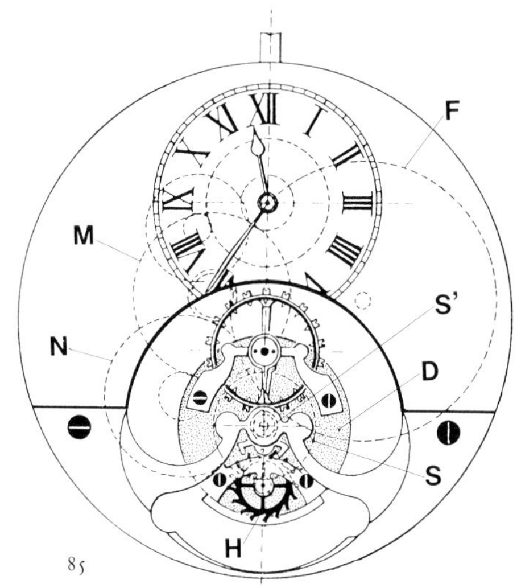

85

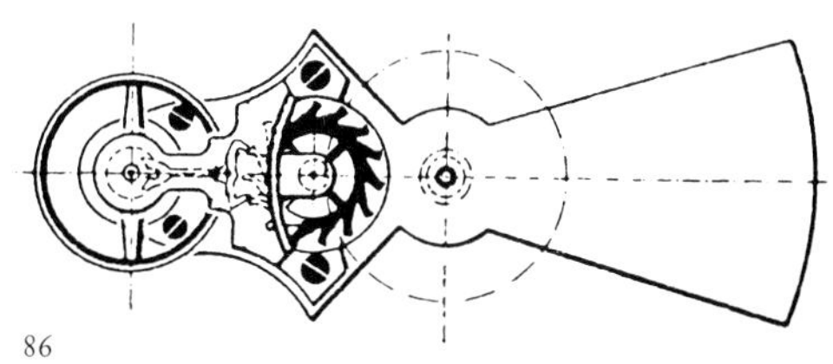
86

das damals nur 4½ Dollar kostete und als Massenartikel in über 1½ Millionen Stück hergestellt worden war (Abb. 904). In ihm rotierte das ganze Werk um einen feststehenden Federkern. Das zentral gelagerte Federhaus hatte eine ca. 3 m lange Zugfeder, die der Uhr 30 Stunden Gangdauer lieferte. Der »Fachmann« mag über diese Konstruktion lächeln oder wie Helwig[51] schrieb: ».. . dann könnte manchem älteren Kollegen noch heute eine gehörige Wut ankommen, wenn er so ein Ding, wenn auch nur im Bilde wieder vor Augen bekäme . . ., aber ein Tourbillon ist es dennoch.«

Schlagwerke in Taschenuhren

Weckerwerke

Weckerwerke sind wohl das erste Zusatzwerk, das man einer Uhr beiordnete. Schon zu den frühen Dosenuhren des 16. Jahrhunderts hatte man kleine Weckerwerke mit Glocke, die auf die Dose über das Zifferblatt gestülpt wurden (Z 86/1). Diese Weckerwerke besaßen ein eigenes Federwerk und wurden von dem einzigen vorhandenen Stundenzeiger ausgelöst. Das Einstellen der Weckzeit war bei dieser Anordnung sehr einfach. Man stellte den Wecker mit seinen drei Füßen so auf die Dosenuhr, daß der nach unten herausragende Auslösehebel des Weckers auf die Uhrzeit zeigte, zu der geweckt werden sollte. Stieß dann der ankommende Stundenzeiger gegen diesen Hebel, begann der Mechanismus zu wecken. Sehr bald hat man die Weckerwerke in die Gehäuse der Halsuhren des späten 16. Jahrhunderts eingebaut, so daß oft ein Weckerwerk und ein Stundenschlagwerk neben dem eigentlichen Zeitwerk vorhanden war. Der Weckton erfolgte allgemein auf eine im Gehäuseboden eingebaute Glocke. Eingestellt wurde die Weckzeit nun mit einer sich in der Mitte des Zifferblattes befindlichen Scheibe. Dieser Stellmechanismus hat bis zum Anfang des 18. Jahrhunderts kaum eine nennenswerte Änderung erfahren, auch der Weckmechanismus als solcher blieb ohne große Wandlung. Z 86/2 zeigt eine Anordnung aus der Zeit um 1750. In Z 86/2, Fig. 1 ist das Zifferblatt dargestellt mit in der Mitte angeordneter Weckerstellscheibe, die an ihrem Rand eine Stundenteilung von 1 bis 12 aufweist. Die Weckzeit wird über dem »Schwänzchen« des Stundenzeigers eingestellt. Z 86/2, Fig. 2 zeigt den Mechanismus unter dem Zifferblatt. Darin ist C das Stundenrad, auf dem mit leichter Reibung drehbar die Auslösescheibe mit dem Einschnitt o sitzt. Wenn die Nase f des Auslösehebels d in den Einschnitt fällt, wird der Weckmechanismus b freigegeben, und das Steigrad R dreht sich und betätigt in der Folge den Weckerhammer, der in a gelagert ist. Nach Ablaufen des Weckerwerkes wird durch einen Hebel P der drehbar gelagerte Hebel b nach links geschwenkt, wodurch der Auslösehebel d herabsinken kann und mit seiner Nase f von der Einstellscheibe abhebt. Diese sinnvolle Einrichtung hat wohl zuerst Henry Robert (1794–1874) verwendet, damit in der Zeit nach dem Wecken der Hebel d den Gang der Uhr durch Schleifen an der Einstellscheibe nicht unnötig beeinflußt. Anfang des 19. Jahrhunderts findet man Taschenuhren mit Wecker, die einen dritten Zeiger aus der Mitte besaßen, der dem Einstellen der Weckzeit diente. Auch hat man in den Uhren die Glocke durch die seit 1800 bekannte Tonfeder ersetzt. Der Klang ist bei diesen Uhren etwas »dünner« als jener der angeschlagenen Glocken.

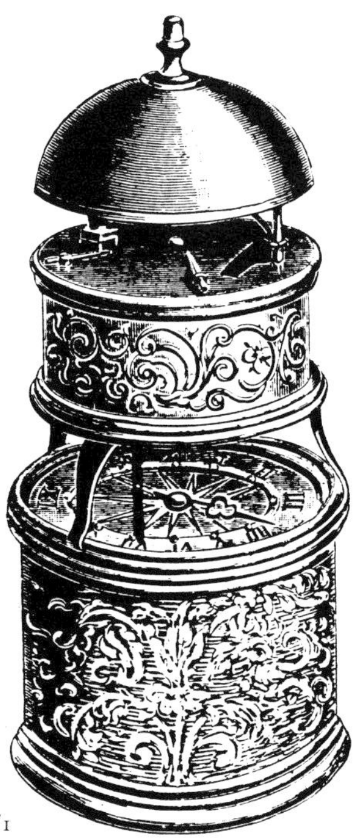

86/1

Fig. 1.

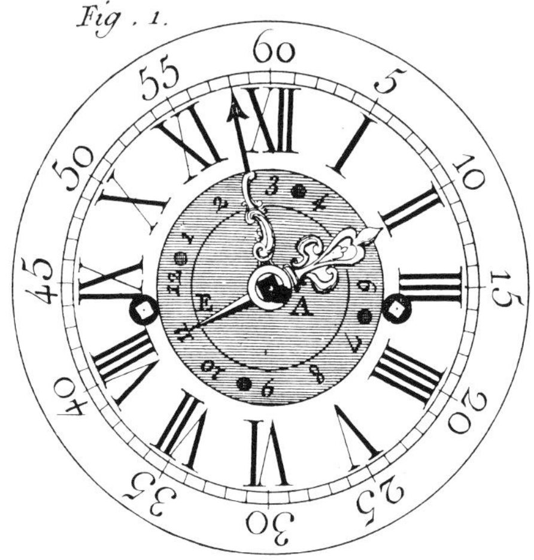

Fig. 2.

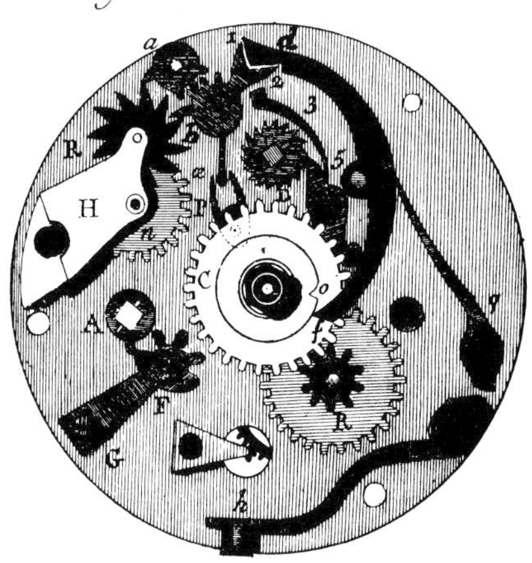

86/2

Schlagwerke

Schon in der 1. Hälfte des 16. Jahrhunderts, als die Renaissance-Halsuhr immer häufiger anzutreffen war, wurden diese bereits mit Schlagwerken versehen. (In einer frühen Urkunde[52] von Johannes Cochläus um 1511 heißt es: »Es werden täglich schwierige Dinge erfunden. So hat Peter Hele, ein noch junger Mann, Werke gemacht, welche selbst bei den größten Mathematikern Bewunderung erregen, denn aus wenig Eisen baut er Uhren mit sehr vielen Rädern, welche, wie immer gelegt ohne jedes Gewicht 40 Stunden zeigen und schlagen, auch wenn sie auf der Brust oder in der Börse getragen werden«.) Durch ein Schlagwerk wurde der Wert eines solchen ohnehin schon kostbaren Kleinodes noch erheblich gesteigert. Wie man an den frühen Halsuhren erkennen kann, wurden ausschließlich Schloßscheibenschlagwerke gebaut (Abb. 8, 20, 22), die meist nur stündlich von selbst schlugen. Der gesamte Mechanismus war eine Verkleinerung der bereits bekannten größeren Schlagwerkuhren mit horizontalem Zifferblatt. Er wurde auf engstem Raum zwischen den Platinen neben dem Zeitwerk untergebracht. Als Klangkörper verwendete man eine Glocke, die im Boden des Gehäuses (oft exzentrisch) befestigt war. Das Werk war so groß, daß es in die Glockenschale hineingesenkt werden konnte. Beim Schlagen trat der Schlagwerkhammer seitlich aus dem Werk heraus oder war über diesem angeordnet und schlug an den Glockenrand. Durch Drehen der Glocke konnten Hammer und Glockenrand in richtige Position gebracht werden, damit sich der Ton der Glocke voll entfalten konnte. Alle diese frühen Halsuhren mit Schlagwerk sind als »Selbstschläger« zu bezeichnen, denn sie schlagen die Stunden selbsttätig, getrieben von einer separaten Feder über ein separates Räderwerk, das nur durch einen im Stundenrad sitzenden Stift ausgelöst werden konnte. Um ein einigermaßen gleichmäßiges Schlagen (Ablaufen des Schlagwerkes) zu gewährleisten, war ein Regulator im Räderwerk erforderlich, der meist in Form einer kleinen Schwungmasse auf dem letzten Trieb in der Räderwerkskette saß. Der Hammer wurde durch das Hebnägelrad, aus dem seitlich Stifte herausragten, betätigt. Die Anzahl der Schläge bestimmte die Schloßscheibe. Die meist innenverzahnte Schloßscheibe der frühen Halsuhren hatte an ihrem äußeren Rand 12 Einschnitte (Abb. 8), die den Umfang in unterschiedlich lange Randsegmente teilten, welche den Stunden 1 bis 12 proportional waren. Diese »erhöhten« Randsegmente wurden von dem Fallhebel abgetastet. Fiel letzterer in einen Einschnitt, blockierte er das Schlagwerk nach vollendetem letzten Schlag.

Die Schloßscheibe machte in 12 Stunden eine Umdrehung und erlaubte während dessen 78 Stundenschläge, die sich aus der Summe 1+2+3 . . . . .+12 zusammensetzten. Nach jedem Stehenbleiben der Uhr, weil man sie (z. B.) aufzuziehen vergaß, mußten Schlagwerk und Zeigerwerk erneut in Übereinstimmung gebracht werden.

Auf die Dauer war ein solcher Mechanismus in Taschenuhren unbefriedigend, denn er schlug alle Stunden nur von selbst und dies auch des Nachts. Sehr zu wünschen wäre es gewesen, hätte die Uhr des Nachts geschwiegen und nur wenn man es wollte, die Stunden durch Glockenanschläge angegeben. Schloßscheibenwerke kann man – bedingt durch ihre Konstruktion – nicht beliebig abfragen, ein »Repetierenlassen« ist nicht möglich, weil die Schloßscheibe nach jedem Schlagen selbsttätig einen Schlag mehr auslöst. Nach mehrmaligem Auslösen während einer Stunde stimmen dann Schlagwerk und Zeitwerk nicht mehr überein. So war der Wunsch nach einem Repetierschlagwerk berechtigt, das auf Kommando immer die richtige Zeit schlug, wie oft man diesen »Befehl« auch wiederholte.

Eine solche Möglichkeit war mit den herkömmlichen selbstschlagenden Uhren nicht durchführbar. Anstelle des normalen Schlagwerkes mußte ein neuer Mechanismus eingebaut werden, der ein Repetieren des Schlages erlaubte.

Repetierschlagwerke

Unter Repetieruhren versteht man Uhren, bei denen man durch Ziehen an einer Schnur oder durch Drücken eines Knopfes ein Schlagwerk auslöst, das die Zeit durch Glockenschläge akustisch signalisiert. Repetierschlagwerke können ihre Schlagfolge beliebig oft wiederholen. Diese Mechanismen werden auch als Uhren mit Rufschlagwerk bezeichnet. Die Erfindung des Repetierschlagwerkes geht auf Edward Barlow (1636–1716) zurück, der erstmals um 1676 eine Tischuhr mit Rufschlagwerk und um 1686 eine Taschenuhr mit Repetierschlagwerk herstellte[53]. Bei seinen Uhren mußten die Stunden- und Viertelstundensignale getrennt mit je einem eigenen Drücker ausgelöst werden. Zuerst ließ er die Stunden und dann die Viertelstunden schlagen. Daniel Quare ersann um dieselbe Zeit einen ähnlichen Mechanismus, der aber nur einen Drücker für beide Funktionen besaß. Der Erfinderanspruch, welchen beide, Quare und Barlow, jeder für sich geltend machten, wurde von König Jakob II. Quare zuerkannt[54].

Rasch verbreitete sich dieser neue Repetiermechanismus in England und er wurde auch bald auf dem Kontinent bekannt. Bestehende Patente haben einige findige Uhrmacher zu umgehen verstanden. Sie stellten ebenfalls Repetieruhren her. Ihre einzelnen Ausführungen sind heute kaum übersehbar, jedoch im Prinzip sind alle ganz ähnlich. Erste Verbesserungen wurden um 1741 von den Franzosen Antoine Thiout und Julien Le Roy ausgeführt.

Um 1740 hat Julien Le Roy die Glocke in seinen Uhren fortgelassen, um Platz für größere Werke zu bekommen[55]. In der Gehäusewand befanden sich kräftige Zapfen, gegen die die Hämmer schlugen (montre à toc). Repetieruhren ohne Glocke wurden bis etwa 1800 auch von anderen Uhrmachern gebaut. Um 1795 (1780) wurde erstmals von Breguet die sonst übliche Glocke durch gebogene Tonfedern ersetzt[56], die sich um das Uhrwerk schlangen. Hiermit erreichte er ebenfalls eine große Platzersparnis und konnte so seine Uhren (der Mode entsprechend) viel flacher bauen. Die Tonfeder hat sich sehr schnell durchgesetzt, weil sie billiger in der Herstellung und dem Klang der Glocke fast ebenbürtig war.

Als weiterer Vorteil konnte für den Viertelschlag ein Doppelton (bim-bam) zur Unterscheidung des Stundenschlages verwendet werden. Bei den ersten Ausführungen der Tonfeder war – durch den großen Abstand der Hämmer voneinander – jede auf einem besonderen Fuß montiert. Um die Mitte des 19. Jahrhunderts praktizierte man allgemein die Doppeltonfeder in der Weise, daß vom Federfuß aus je eine nach rechts und links im Bogen um das Werk geführt wurde[56/1], so daß sich die äußeren Enden für ein Stück überschnitten. Dies wurde erreicht, indem die eine Tonfeder oben und die andere unten am Fuß plaziert war. Die »Qualitätstonfedern«, wie sie in der 2. Hälfte des 19. Jahrhunderts hergestellt wurden, waren aus einem Stück gefertigt, d. h., die Tonfedern wurden aus dem gleichen Stück Stahl, aus dem auch der Fuß war, »herausgeholt«. Neben diesen gab es die billigen Erzeugnisse, bei denen die Tonfedern als Stahl- oder Neusilberdraht in den Fuß eingelötet wurden. Die Fabrikation der Tonfedern hat sich sehr bald zu einem eigenen Berufszweig entwikkelt, und einige dieser Hersteller, »fraiseurs de lames«, waren wirkliche Künstler, die ihr Herstellungsverfahren als Geheimnis streng hüteten. Gegen Ende des 19. Jahrhunderts war es sogar soweit gekommen, daß die Preisgabe des Herstellungsverfahrens nur gegen eine »Gebühr« von Fr. 50,– an ausgesuchte Bewerber erfolgte.

Den recht komplizierten Schlagwerkmechanismus versuchten einige begabte Uhrmacher durch neue aber einfachere Erfindungen zu verbessern. U. a. haben George Graham, John Ellicott, Lepaute, Berthoud und Lépine an Verbesserungen gearbeitet. Julien Le Roy konstruierte eine Zugrepetition, bei welcher man durch Ziehen an einem Hebel ein »Schnappen« vernahm, das den verflossenen Stunden entsprach. Beim langsamen Hineinstoßen des Hebels wiederholte sich das Schnappen und man konnte die erste Angabe kontrollieren[57]. Einen ähnlich einfachen Mechanismus entwickelte Philipp Matthäus Hahn um 1780. Durch bloßes Einstecken eines Stiftes hörte man kleine »Knälle« entsprechend der verflossenen Stunden. Die Viertelstunden wurden nicht angegeben[58]. Außerdem erfand Hahn einen Drehschlagmechanismus. Durch Drehen einer runden Scheibe am Pendant hörte man ein Schnappen in der Anzahl der verflossenen Stunden. Beim Zurückdrehen wiederholte sich das Schnappen, welches Hahn mit »kleine Knälle« bezeichnete[59]. Einen einfachen Repetiermechanismus erfand Joseph Lerot. Oben im Pendant befand sich eine kleine Kurbel (Z 87).

Sie mußte erst nach links bis zu einem festen Anschlag gedreht werden und dann wieder zu-

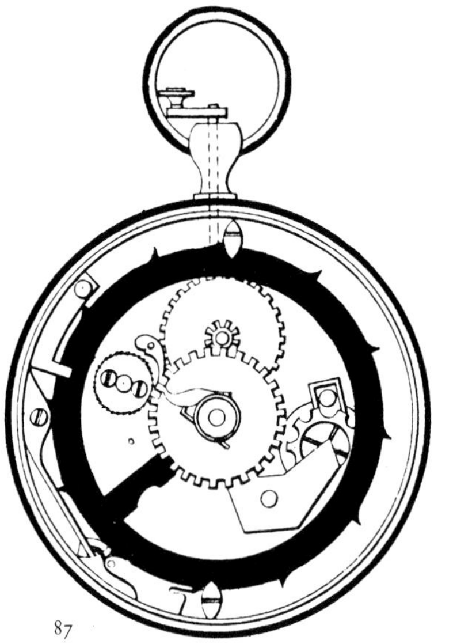

87

rück. Bei der Rechtsdrehung wurde der Stundenhammer betätigt, und zwar bei jeder Drehung der Kurbel einmal. Die Viertelstunden konnte man aus der Winkelstellung der Kurbel ablesen, die bis zu ihrem rückwärtigen Anschlag gedreht werden mußte[60]. Jede Vierteldrehung entsprach einer Viertelstunde.

Um 1750 soll Thomas Mudge die erste Minutenrepetieruhr gebaut haben[61]. Bei diesem Mechanismus werden nacheinander die Stunden, Viertelstunden und zuletzt die Minuten geschlagen. Man konnte also z. B. in der Dunkelheit auf die Minute genau hören, wie spät es war. Minutenrepetieruhren vor 1800 und evtl. noch mit Spindelhemmung waren nur »Sonderanfertigung« und sind heute selten anzutreffen. Das Auslösen des Repetierwerkes erfolgte aber allgemein durch Drücken des Pendants (Bügelkopfes) (s. Z. 88). Mit der Einführung des Kronenaufzuges durch Adrien Philippe um 1845 mußte der Auslösemechanismus umgestaltet werden. Man ließ einen Schieber oder einen Drücker seitlich aus dem Gehäuse herausragen. Allerdings war ein seitlicher Drücker keine neue Erfindung, denn bereits A. L. Breguet hatte ihn bei seinen Uhren verwendet. In der 2. Hälfte des 19. Jahrhunderts verwendete man meist den Schieber, den man dem Gehäuse harmonisch anpaßte (s. Abb. 792). Um die Jahrhundertwende ging man davon ab und kehrte wieder zum seitlichen Drücker zurück, der nun etwas breiter und flacher geformt war.

Um 1695 baute man bereits sogenannte Siebeneinhalb-Minuten-Repetieruhren, indem man die Viertelstundentaffel statt in vier nun in acht Abschnitte unterteilte[62]. Von den später aufkommenden Fünf-Minuten-Repetieruhren (Abb. 795) gab es gleich zwei verschiedene Arten. Die einen schlugen nach den Stundenschlägen nur nach Fünf-Minuten-Abschnitten, also wenn es 10 Minuten vor 11 Uhr war: 10 mal die Stunde mit einem Ton und dann 10 Fünf-Minuten-Abschnitte = 50 Minuten als Kadenz oder Doppelschlag. Die anderen Mechanismen schlugen erst die Stunden mit einem Ton, dann die Viertelstunden als Doppelschlag und zuletzt einen bzw. zwei Fünf-Minuten-Abschnitte mit wieder nur einem Ton, wobei man hierfür den höheren der beiden benutzte. Die frühen Repetiermechanismen hatten eine Schwäche, die erst durch die Anwendung des »Vollziehers« (alles oder nichts) beseitigt werden konnte. Als Erfinder dieser sinnvollen Einrichtung werden Quare bzw. Julien Le Roy[63] genannt. Wenn man nämlich bei älteren Repetieruhren den Drücker nicht tief genug hineinschob, schlug die Uhr falsch. Der Vollzieher bewirkte nun, daß die Uhr nur dann schlug, wenn Stunden- und Viertelstundenstaffel richtig abgetastet waren. Schob man den Drücker zu wenig hinein, schlug die Uhr gar nicht, daher die Bezeichnung: alles oder nichts. Z 88 zeigt die Kadratur (Zifferblattseite) eines Repetierwerkes um 1800 für Stunden- und Viertelstundenschlag. Bei Viertelrepetieruhren werden die Stunden mit einem Schlag (Ton) und die Viertelstunde mit zwei Schlägen (meist Doppelton) angegeben. Es wird also jeweils das verstrichene Viertel angegeben. Um 40 Minuten vor 2 Uhr hört man z. B. nach der Auslösung des Repetierwerkes einen Stundenschlag und für das 1. und 2. verstrichene Viertel je einen Doppelschlag. Bei exakt aufgesetzten Zeigern geben diese eine Zeit zwischen $1^h31'$ und $1^h44'$ an, denn nach $1^h45'$ würde die Uhr einen Einzelschlag und drei Doppelschläge hören lassen. Um 2^h hört man nur zwei Stundenschläge als Einzeltöne, weil das 4. Viertel bei diesen Uhren, um Irrtümer zu vermeiden, nicht geschlagen wird.

Der Absatzmarkt dieser »neuen« komplizierten Uhren waren im allgemeinen die großen Handelszentren Paris, London und vor allem Genf. Dabei darf nicht unerwähnt bleiben, daß, bezogen auf Genf, die Herstellung dieser Schlagwerkuhren, besonders im 19. Jahrhundert, nicht in Genf selbst stattfand, sondern in den Vorstädten und in dem nördlich von Genf gelegenen Vallée de Joux. Ein Grund für diese Auslagerung war die strenge Zunftordnung, die es nicht jedem Uhrmacher erlaubte, sich in Genf selbständig zu machen. Dies zwang sie, sich außerhalb von Genf bis hin ins Joux-Tal niederzulassen. Wurden dort zuerst nur einfache Uhrwerke hergestellt, so spezialisierten sich bald die Bewohner dieser sonst bäuerlichen Gegend im Nebenerwerb als Hersteller von Uhren mit komplizierten Mechaniken, insbesondere Schlagwerke, Chronographen und Kalendermechanismen. Zu den ersten, die die Uhrmacherei dorthin brachten, zählen A.-S. Maylan und P.-H. Goley. Im Anfang des 19. Jahrhunderts werden dort 1811 in Le Brassus die Firma Audemars und 1833 in Le Sentier die Firma LeCoultre gegründet, die sich beide besonders mit der Herstellung komplizierter Uhren befaßten. Später kamen die Firmen V. Piguet und die Gebr. Aubert hinzu.

Ein weiteres Uhrenzentrum entstand im Kanton Neuchâtel, und hier in Le Locle und La Chaux-de-Fonds. Dort waren es u. a. die Firmen: Henri Barbezat-Bôle, Paul Buhré, Henchoz & fils, Henry Moser & Cie, Georges Pellaton-Steudler, Le Phare, Cesar Racine, Stolz & Frères, Georges Guinand in Les Bremets und L. Matthey-Tissot & Co. in Les Ponts, die sich mit der Herstellung und/oder Fertigstellung komplizierter Uhren befaßten. Die Firma Le Phare S. A., als Nachfolgerin von C. Barbezat-Baillot, hatte eine große Produktion von Schlagwerkuhren mit und ohne Chronographen sowie wahlweise mit Kalenderwerken begonnen und diese Werke bis weit ins 20. Jahrhundert hinein ständig in großen Stückzahlen produziert, insbesondere für Uhren in den unteren Preisklassen. Hingegen waren jene Erzeugnisse der Firmen Audemars, Piguet & Cie. und LeCoultre im Joux-Tal hauptsächlich für die noblen Genfer Manufakturen bestimmt, die der gehobenen und höchsten Preisklasse angehörten. Die Erzeugnisse von Audemars, Piguet und teils auch von LeCoultre wurden nicht nur unter eigenem Namen verkauft, sondern viel häufiger unter fremdem Namen, so daß die eigentliche Herkunft der Uhrwerke heute nur von »Kennern« der Materie bestimmbar ist, ein Umstand, mit dem der Uhrensammler leben muß. Leider blieben die wirklichen Tüftler und Konstrukteure von Anfang an in der Anonymität.

Die wichtigsten Teile des Mechanismus in Z 88 sind: Das Viertelrohr mit der Viertelstaffel a und dem beweglichen Vorfall a^1; die Stundenstaffel f mit dem darüber liegenden Staffelstern S; die Sternhalteklinke b; die beiden Hammerhebel h,

h^1 und der Viertelrechen V, der den Ausläufer v^1 zum Abtasten der Viertelstaffel trägt. Auf dem Vierkant der Federhauswelle des Schlagwerkes sitzt der Finger m, der den Viertelrechen bewegt.

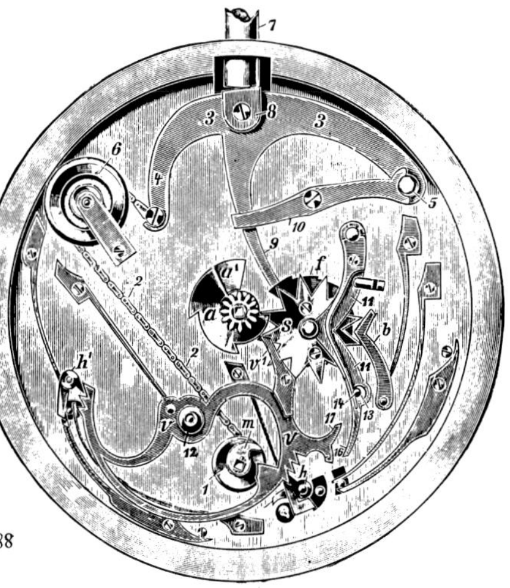

88

Die in Z 88 wiedergegebene Stellung zeigt den Moment, in dem Hebel 3 durch den Pendant 7 herabgedrückt worden ist. Der Ausläufer 9 stützt sich gerade auf die höchste Stundenstaffelstufe (also die Stunde für den Ein-Uhr-Schlag) und drückte dabei den Vollzieher 11 etwas nach rechts. Dadurch konnte die Nase 17 des Viertelrechens V von der Spitze 16 des Vollziehers abfallen. Der Ausläufer v^1 des Viertelrechens tastet die Viertelstundenstaffel a ab und gibt gleichzeitig den Stundenhammer h frei. Die Uhr kann also erst schlagen, wenn beide Staffeln (Viertelstaffel und Stundenstaffel) abgetastet wurden. Mit dem Vollzieher erreichte man ein »Alles- oder Nichts-Schlagen«. Die Feder des Repetierschlagwerkes wird mit der Kette 2 über die auf der Federhauswelle sitzenden Rolle 1 aufgezogen. Das andere Ende der Kette führt die Umlenkrolle 6 zum Arm 4 des Hebels 3, der seinen Drehpunkt in 5 hat.
Die Betätigung des Stundenschlages erfolgt zwischen den Platinen. Auf der Federhauswelle des Repetierwerkes (auf der über der Platine die Stahlrolle 1 und der Finger m sitzen) befindet sich unter der Platine die 12zähnige Hebelscheibe A oder der Stundenrechen (Z 89). Ebenfalls unter der Platine befindet sich der Hammerhebel B und der Stundenhammer C. Beim Niederdrücken des Pendants (Aufziehen des Repetierwerkes) hat sich die Hebelscheibe A soweit linksherum gedreht, wie es die jeweilige Stufe der Stundenstaffel zuläßt. In Z 88 stützt sich Arm 9 auf die 1. Stufe, die Hebelscheibe A in Z 89 kann sich nur um einen Zahn am Hammerhebel B vorbeibewegen. Beim Loslassen des

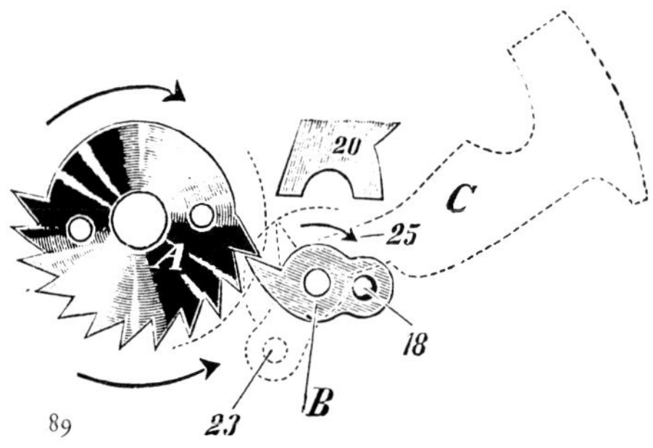

89

Pendants (des Drückers) geschieht nun folgendes: Das Schlagwerk läuft an und die Hebelscheibe A dreht sich wieder rechts herum. Der 1. Zahn der Hebelscheibe trifft auf den Hammerhebel B und hebt diesen mit dem Stundenhammer C an. Wenn der Hammerhebel von der Hebelscheibe abfällt, erklingt ein Ton, der 1-Uhr-Schlag, wie ihn der Hebel 9 an der 1. Stufe der Stundenstaffel richtig abtastete.
Da aber der Viertelrechen beim Aufziehen auch frei wurde und mit seinem Ausläufer v^1 die Viertelstaffel a abtastete (Z 88), muß dieser wieder in seine Ruhelage zurückgebracht werden. Der Viertelrechen hat seinen Drehpunkt in 12. Auf der Viertelstaffel tastete er die 3. Stufe ab, die für das 3. Viertel der Stunde gilt. Wie man erkennen kann, ist der Viertelrechen mit zweimal 2 Zähnen, von denen jeweils 2 an dem Stundenhammer h und die beiden anderen an dem Viertelhammer h' vorbeigegangen.
Nachdem der letzte Stundenschlag ertönt ist, trifft der Finger m (Z 88) auf den Viertelrechen und nimmt diesen mit. Dabei werden jeweils zweimal in kurzen Abständen der Stunden- und Viertelstundenhammer betätigt, die zusammen einen Doppelschlag erzeugen und die verstrichenen Viertelstunden angeben. Der Viertelrechen wird so weit zurückgeführt, bis die Vollzieherspitze 16 unter die Nase 17 »springen« kann. Hiermit ist der Repetiervorgang beendet.
Wenn auch die Einrichtung eines »Vollziehers« eine altbekannte Sache war, so hat sie doch immer wieder Erfinder dazu angeregt, das System neu zu überdenken. Giuseppe Citelli aus Mailand erhielt 1892 das Patent Nr. 64094 (Deutsches Reich) für ein Schlagwerksystem, bei dem das Schlagen der Stunden und/oder Viertelstunden nur dann erfolgen konnte, wenn der Schieber am Gehäuse soweit bewegt wurde, bis er sich an der beweglich gelagerten Stundenstaffel abstützte. Dieser Vorgang war nicht neu und wurde so schon in Spindeluhren praktiziert. In Z 91/1 ist die Zeichnung etwas abgeändert wiedergegeben, wie sie Citelli einreichte. Sein Sy-

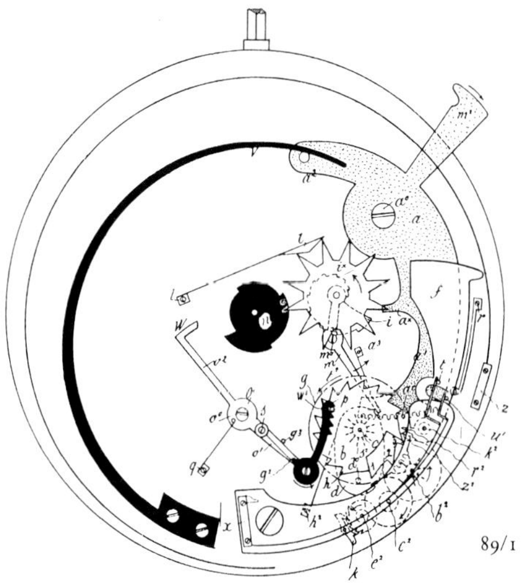

89/1

stem funktionierte wie folgt. Mit dem Hebel a (punktiert), der am unteren Ende ein Zahnsegment trägt, wird die Hebelscheibe b betätigt. Der Unterschied zu anderen Konstruktionen ist hier, daß nicht nur die Stundenstaffel i mit dem Staffelstern i^x (Sternrad) auf einem beweglichen Arm m sitzt, sondern auch die Hebelscheibe b mit dem großen Zahnrad g und dem kleinen Trieb s^2 auf einem Hebel d und d° gelagert sind. Dies hatte den Zweck, daß während des Aufziehens des Schlagwerkes zuerst die Hebelscheibe b mit dem Rad g aus dem Eingriff des »Schlagwerk-Laufwerks« b^2, c^2, e^2 und k gehoben wird. Erst wenn die Nase a die Stundenstaffel mit dem Hebel m nach links schiebt, gibt ein Mechanismus die Hebelscheibe wieder frei, so daß nach Loslassen des Schiebers der Eingriff des Zahnrades g zum übrigen Laufwerk wieder hergestellt wird. Damit ist gewährleistet, und dies ist auch der Patentanspruch, daß das Schlagen nur erfolgen kann, wenn der Schieber bis zum Anschlag geschoben worden ist. Während des Aufziehens wird auch der Viertelrechen O frei und kann die Viertelstaffel (schwarz) abtasten. Beim Zurückführen der Hebelscheibe wird der Viertelrechen von einem Stift p in der Hebelscheibe mitgenommen und gibt so die Viertelstaffel wieder frei. Die drei Zähne 1, 2, 3 auf der Hebelscheibe b können erhöht sein, damit die beiden Hämmer auch übereinander Platz finden.

Neue Viertelrepetieruhr mit Kronenaufzug

Der Repetiermechanismus bei Kronenaufzuguhren wurde durch einen seitlichen Schieber oder Drücker betätigt. Gleichzeitig erfuhren die neuen Repetieruhren (Verbesserungen) Vereinfachungen in den Schlagwerken. Das Aufziehen des Schlagwerkes geschieht hier nicht mehr über eine Kette und Umlenkrollen, sondern durch einen Hebel, der an seinem Ende ein Zahnsegment trägt, das direkt in ein Ritzel auf der Schlagwerkfederhauswelle greift (Z 90). Die anderen Funktionsabläufe sind im Prinzip gleich wie bei den Spindelrepetieruhren, nur daß die einzelnen Hebel anders angeordnet sind. Bei modernen Repetieruhren sind der Stundenrechen und der Viertelstundenrechen aus einem Stück und nicht mehr zwischen den Platinen angeordnet, sondern unter dem Zifferblatt. Z 90 zeigt den (vereinfachten) Mechanismus einer Viertelstundenrepetition der Firma Le Phare:

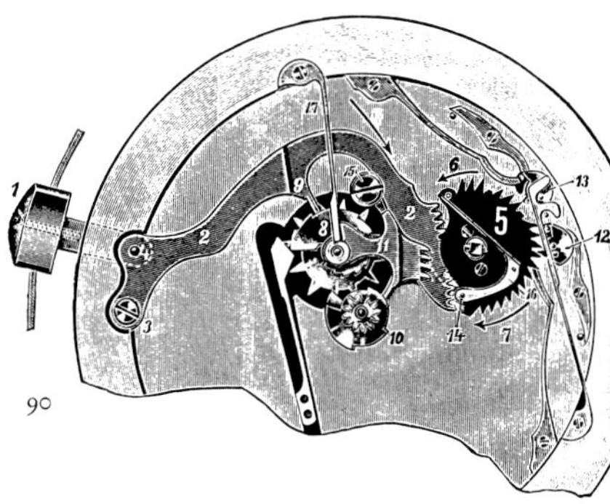

90

Durch Hineindrücken des Knopfes 1 wird mit dem Rechenarm 2 die Hebescheibe 5 links herumgedreht und dadurch die Schlagwerkfeder aufgezogen. Je nach Stellung der Stundenstaffel 8 wird die Schlagwerkfeder mehr oder weniger aufgezogen, weil sich der Ausläufer 9 des Rechenhebels 2 auf die Stundenstaffel stützt.

In Z 90 ist der Moment nach vollendetem Drükken (Schlagwerk ist aufgezogen) dargestellt. Ausläufer 9 stützt sich auf die 3. Stufe der Stundenstaffel (3 Uhr) und der Viertelstundenrechen 11 auf die 2. Stufe der Viertelstaffel 10. Die Hebescheibe 5 hat an ihrem Umfang 12 Zähne für die Stundenschläge (unten rechts) und zweimal drei Zähne (mit je einer Zahnlücke) für den Viertelstunden-Doppelschlag. An dem Hammerhebel 12 haben sich durch das Aufziehen der Schlagwerkfeder 3 Stundenzähne vorbeibewegt. Nach Loslassen des Drückers läuft das Schlagwerk an und es ertönen drei Stundenschläge. Dann folgt durch die Zahnlücke eine kleine Zwangspause, bis die beiden Viertelschläge zu hören sind. Diese ertönen als Doppelschlag über die Hammerhebel 12 und 13. Die Zähne für den Viertelhammerhebel 13 sind etwas länger als die übrigen (Z 91). Hierdurch wird verhindert, daß die Zähne des Stundenrechens (unterer Teil der Hebescheibe in Z 91) den Viertelhammer 13 auslösen oder betätigen können. Mit dem Stift 14 auf der Hebescheibe wird der Viertelrechen 11 wieder zurückgeführt, bis er an der Schraube 15 anschlägt und das Schlagen beendet.

Bei hochwertigen Uhren wollte man ein gleichmäßiges Ablaufen des Räderwerkes erzielen. Dies war in der herkömmlichen Art, wie es in Spindeluhren praktiziert wurde, durch Tiefer- und Seichterstellen des letzten Eingriffes, sehr unbefriedigend. Als eine wesentliche Verbesserung galt die kleine Steigradhemmung wie sie in Z 92 dargestellt ist. Die Ablaufgeschwindigkeit wurde durch die Schraube reguliert. Der Ausschlag des Gewichtes C konnte durch den Finger an der Schraube begrenzt werden. Sie wurde in allen guten Uhren bis ca. 1890 verwendet. Allerdings war bei diesen während des Ablaufens des Schlagwerkes das schnurrende Geräusch immer noch störend. Dieser »Bremsmechanismus« ist bei vielen Uhren von der Räderwerksseite her sichtbar. Einen ersten geräuschlosen Bremsmechanismus, der als Fliehkraftregler wirkte, konstruierte der Fabrikant Barbezart-Baillot in Le Locle (Z 93). Die beiden Hebelarme c und c^1 wurden bei der Rechtsdrehung nach außen geschleudert, wodurch die beiden Nasen e und e^1 an der Innenfläche des Ringes r

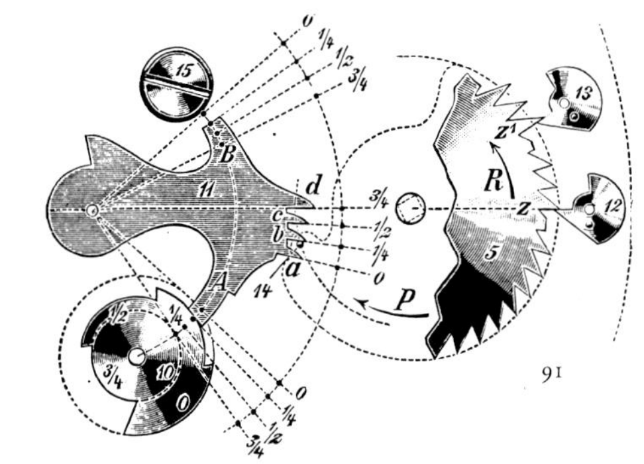

91

leise streiften. Einen ähnlichen vereinfachten Mechanismus für billige Uhren zeigt Z 94. Dieser hat nur ein Fliehgewicht b. Häufig war der einfache Regler unter dem Zifferblatt angeordnet, hingegen der Regler von Barbezart-Baillot auf der Werkseite sichtbar. Durch polierte Fliehgewichte und Schrauben erzielte man optisch wirkungsvolle Effekte während des Schlagens. Die Werke waren stets mit einem Glas abgedeckt, so daß man gefahrlos für die Uhr das Werk beim Schlagen betrachten konnte.

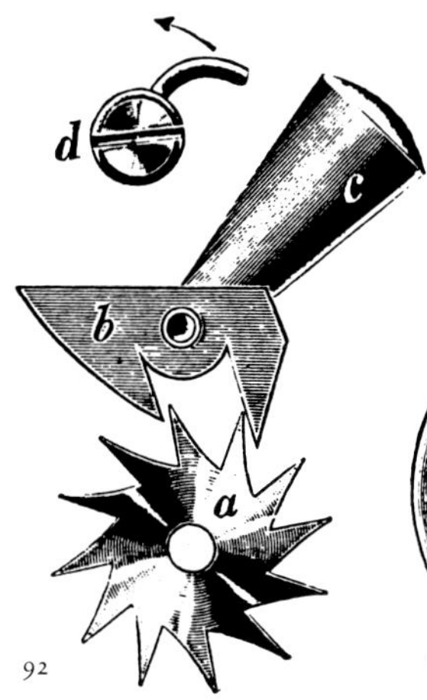

92

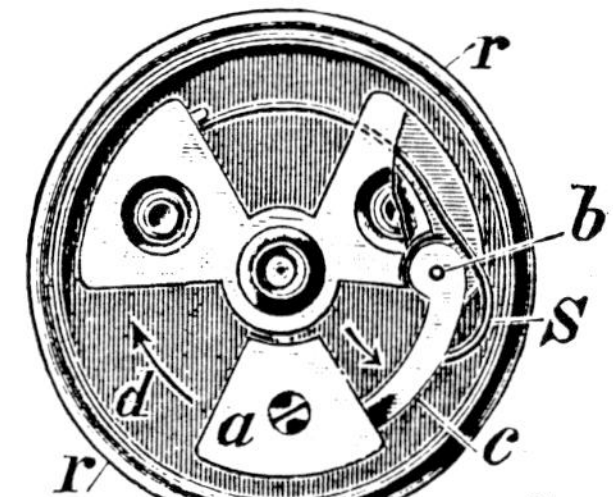

94

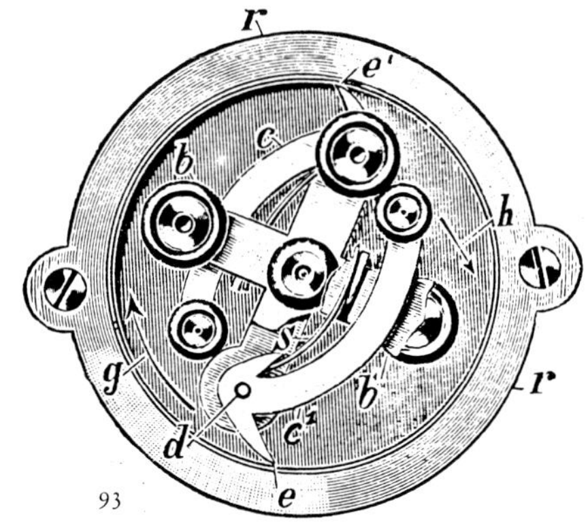

93

Bei den neueren Konstruktionen kam es immer wieder vor, daß schon während des Aufziehens die Hämmer in irgendeiner Weise betätigt wurden, deren Ursache oft verdicktes Öl war. Um diesem Übelstand abzuhelfen, hat sich 1907 die Fabrique Germinal Picard & Co. in La Chaux-de-Fonds unter der Nr. 180384 (Deutsches Reich) ein schwingbar gelagertes Repetierschlagwerk (Z 94/1) patentieren lassen. Die Konstruktion bestand darin, daß das gesamte Laufwerk und die Hämmerantriebsrechen (Hebelscheiben) auf einer beweglichen Brücke gelagert waren. Der Patentanspruch bezog sich auf die beim Aufziehen (am Hebel 3) des Schlagwerkes bewegliche Brücke 7, mit der die Hebelscheiben für den Stunden- und den Viertelstundenhammer aus dem Wirkungsbereich der Hämmer geführt wurden, so daß während dieses Vorganges eine Berührung der Hämmer durch Teile des Räderwerkes ausgeschlossen war. Zu erwähnen ist hier noch die Art der Viertelstundenabtastung. Eine Viertelstaffel in üblicher Anordnung ist nicht vorhanden. Statt dessen sitzt lose auf dem Stundenrad unter der Stundenstaffel ein großer 12zähniger Stern b, der durch die Schraube e, die durch ein Langloch im Stern führt, gehalten wird. Links oben in Z 94/1 befindet sich der Hebel h (schwarz) mit vier Zähnen g. Wenn sich der Stern b mit dem Stundenrad dreht, springt ein Sternzahn von einer Lücke zur anderen, wird aber dann bis zur nächsten vollen Viertelstunde dort festgehalten. Dies erlaubt das Langloch bei der Schraube e. Die Viertelabtastung erfolgt nun in der Weise, daß sich schon während des Aufziehens der (schwarze) Hebel r mit einer der drei Stufen seines oberen Endes gegen einen Sternzahn legt (gestrichelt eingezeichnet), je nachdem, wie weit sich der Stern gedreht hat. Läuft der Aufziehhebel 3 zurück, findet er seinen Endpunkt, wenn sich der Stift p in eine der 4 Stufen am unteren Ende des Hebels r legt. Letzterer wird dann etwas angehoben, wodurch das Sternrad oben wieder frei wird. Das Anheben erlaubt das Langloch s, in dem er gelagert ist.

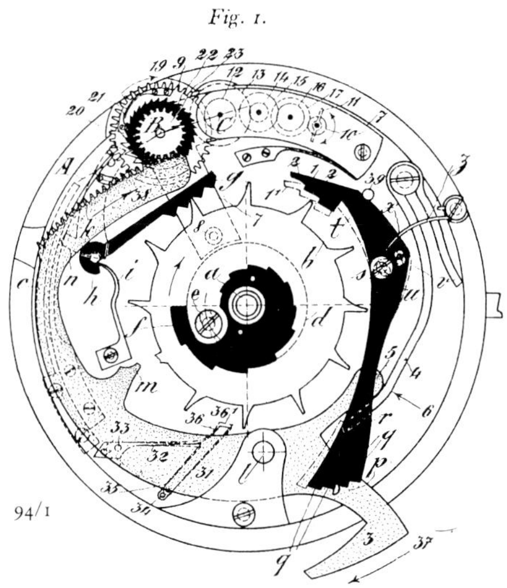

94/1

Dreifacher Viertelschlag

Der Hang zur Spielerei hat auch bei den Schlagwerkkonstruktionen zu allerlei sonderbaren Ausführungen geführt, so z. B. zum dreifachen Viertelschlag. Diese Uhren unterscheiden sich von den gewöhnlichen Repetieruhren mit Viertelschlag dadurch, daß nicht nur ein Doppelschlag ertönt, sondern ein »Dreiklang« auf zwei Tonfedern (bim, bam, bim). Z 95 zeigt die für den Viertelschlag benötigten Hebel ohne Stundenstaffel und Hebelrechen. Den wesentlichen Unterschied zu anderen Uhren erkennt man in der Hebescheibe b, die zu den 12 Zähnen für die Stundenschläge nur drei weitere mit je einer Zahnlücke für den Viertelschlag besitzt. Auf die Hebescheibe ist ein zweiter Rechen p mit dreimal zwei Doppelzähnen aufgeschraubt. Dieser nur den Viertelhammer d betätigende Rechen gleitet beim Schlagen über den Stundenhammer (Hebel) c hinweg, ohne ihn zu betätigen. Der Rechen p ist nun so auf der Hebescheibe b angeordnet, daß beim Viertelschlagen zuerst der Hammer d, dann Hammer c und wieder Hammer d betätigt werden, die den wohltönenden bim-bam-bim-Klang erzeugen. Die Abtastung der Viertelstaffel a wurde auf einfachste Weise gelöst. Der Hebel k ist in l auf Hebel e gelagert. Mit der Nase g wird die Viertelstaffel abgetastet. Je nachdem wie tief die Nase g in die Viertelstaffel fällt, trifft der Stift S auf der Hebelscheibe b in eine Zahnlücke des Hebels k und nimmt diesen mit, bis der Hebel e (oben) an den Stift v, der in der Platine sitzt, das Schlagen blockiert. Bei

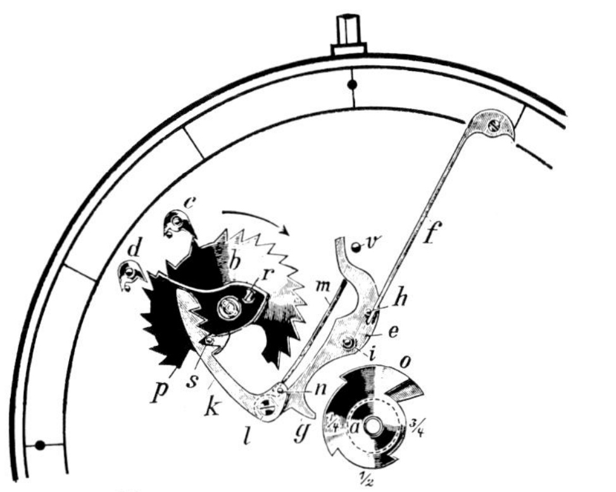

95

einigen Viertelschlaguhren, aber vor allem bei Minutenrepetieruhren, findet man auch drei oder gar vier Gongfedern für den Viertelschlag. Hier sind dann drei oder vier Schlaghämmer und entsprechend viele Gongfedern zur Erzeugung der Töne notwendig.

Die Ein-Hammer-Schlagwerke

Nachdem man einen Dreiklang (Carrillon) und einen Vierklang (Westminsterschlag) in verschiedenen Ausführungen gebaut hatte, war es nicht verwunderlich, daß man ins Entgegengesetzte Überlegungen anstellte. Hier waren allerdings meist wirtschaftliche Aspekte leitend. Schon Breguet hatte um 1800 ein sog. »Halbviertel-Repetierschlagwerk« gebaut, das nur einen Hammer besaß. Bei diesem wurden zuerst die Stunden mit einem Schlag, dann die Viertelstunden mit einem Doppelschlag und danach, wenn die letzte Viertelstunde zu mehr als ihrer Hälfte vergangen war, das zweite »Halbviertel« durch einen einfachen Schlag signalisiert. Meist erfolgten die Schläge auf nur eine Tonfeder, seltener auf die Gehäusewandung (répétition à toc). Im Jahr 1889 hat die Firma Mermod frères in Ste. Croix (Schweiz) sich ein Repetierwerk unter der Nr. 46076 (Deutsches Reich) patentieren lassen, welches nur einen Hammer und eine Tonfeder für die Stunden und Viertelstunden besaß. In Z 95/1 Fig. 1 ist die Werkansicht unter dem Zifferblatt dargestellt. Fig. 2 zeigt perspektivisch die wichtigsten Schlagwerkteile. Es wird in der Patentschrift darauf hingewiesen, daß anstatt der Viertelstunden auch die Zwölftelstunden (Fünf-Minuten-Repetition) geschlagen werden können. Weiter wird hervorgehoben, daß das Schlagwerk keine eigene Feder besitzt, sondern von der »normalen« Gehwerkfeder getrieben wird, allerdings mit einer Begrenzung, womit vermieden werden soll, daß durch zu häufi-

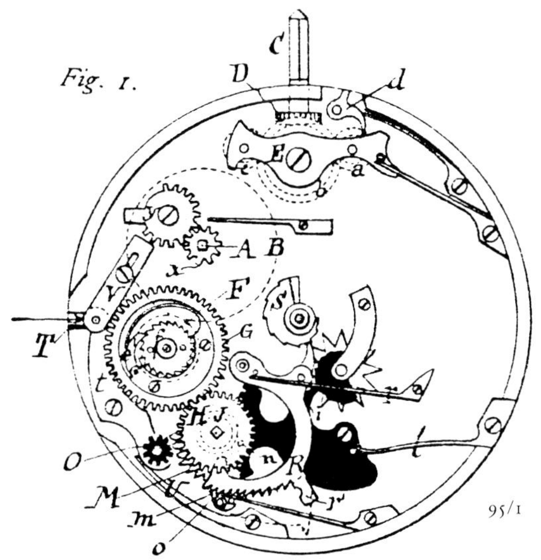

95/1

ges Schlagenlassen die Uhr stehenbleibt, weil die Feder abgelaufen ist. Auf der Federhauswelle A sitzt ein Rad B, welches gleichzeitig zum Aufziehen der Feder und zum Antrieb des Schlagwerkes dient. Dieses Rad B greift in das Trieb F, das über ein Gesperr mit dem Rad G in der Weise verbunden ist, daß es sich beim Aufziehen der Feder leer rückwärts dreht. Das Rad G greift in das Rad H, welches mit dem Antriebsrad I für das Schlagwerk verbunden ist (die Schlagwerkräder sind nicht eingezeichnet). Zwischen den Rädern H und I befindet sich lose drehend das Zahnsegmet J, welches den Stundenabtastrechen L bewegt. Das Zahnsegment J ist mit dem eigentlichen Stundenrechen M, dessen Dreieckszähne den Hammer P betätigen, fest verbunden. Schließlich sitzt noch auf der selben Welle das Rad N direkt unter dem Rad H, die beide in das Trieb O greifen (können). Aus der Fläche des Rades N ragt nach unten ein Stift n heraus, der zu gegebener Zeit den Viertel-

bzw. Zwölftelrechen R mitnimmt (Z 95/1, Fig. 2). Um das Schlagwerk auszulösen, betätigt man den Drücker T mit der Folge, daß das Trieb O aus dem Eingriff mit den Rädern H, N (Z 95/1, Fig. 1) gezogen wird. Nun kann sich Rad N frei drehen und zwar soweit, wie es der Stundenabtastrechen L erlaubt. Durch Zurückführen des Stiftes n wird auch der Zwölftelrechen R frei und tastet die Staffel S ab, wodurch die Anzahl der auszuführenden Schläge bestimmt ist. Gleichzeitig beginnen die Räder des Schlagwerkes – angetrieben vom Rad H – sich zu drehen. Solange der Drücker T gedrückt bleibt, erfolgen keine Schläge. Erst nach dem Loslassen, wenn Trieb O Rad H und N wieder verbindet, erfolgen die Schläge und zwar erst die Stunden und nach einer kleinen Pause die Zwölftel mit gleichem Hammer auf die gleiche Tonfeder.

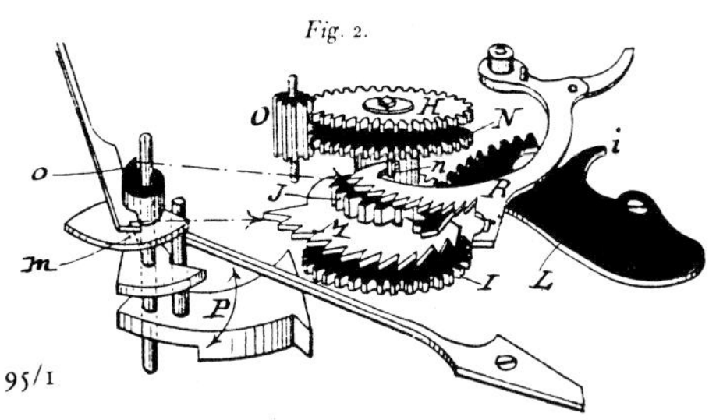

95/1

Ebenfalls ein Repetierschlagwerk mit nur einem Hammer a auf nur einer Tonfeder l für Stunden und Viertelstunden hat sich C. Hahlweg in Stettin 1894 unter der Nr. 73270 (Deutsches Reich) patentieren lassen. Z 95/2 zeigt die Ansicht unter dem Zifferblatt. Darin erkennt man den Stundenrechen s und die Stundenstaffel h (gepunktet), den Viertelrechen v mit dreimal zwei Doppelzähnen für einen Doppelschlag und die Viertelstaffel m (schwarz) und schließlich die Hilfshebel b und d (weiß). Zum Auslösen des Schlagwerkes kann der Stundenrechen s am Ende s^2 soweit nach links gezogen werden, bis der Hilfshebel b, welcher darauf montiert ist, sich mit seiner Nase n an der Stundenstaffel h abstützt. Während dieses Vorganges sind an dem Daumen des Hammers a so viele Zähne des Stundenrechens s und gleichzeitig des Viertelrechens v vorbeigegangen, wie es die jeweils zugehörigen Staffeln erlaubten. Weiter wurde das Trieb t, das als Schöpfer auf den Rechen s wirkt, im Gegenuhrzeigersinn gedreht. Dies ist möglich, weil das Trieb t mit dem ersten Laufwerkrad x durch ein Gesperr verbunden ist. Zuvor hatte aber, damit in dieser Zeit keine Schläge erfolgen können, der Hilfshebel d den Hammer a von der Tonfeder abgehoben. Nach dem Loslassen wird der Schöpfer t den Stundenrechen s zurückführen und durch seine Zähne die entsprechenden Stunden schlagen lassen. Unterbrochen durch eine kleine Pause werden auch die Viertelstunden jetzt als Doppelschlag geschlagen, die ganz den Eindruck erwecken, als ob zwei Hämmer beteiligt seien, weil jeweils zwei Schläge sehr kurz aufeinander folgen. Dies ist auch aus Z 95/2 an der unterschiedlichen Weite der Zähne an den beiden Rechen zu sehen.

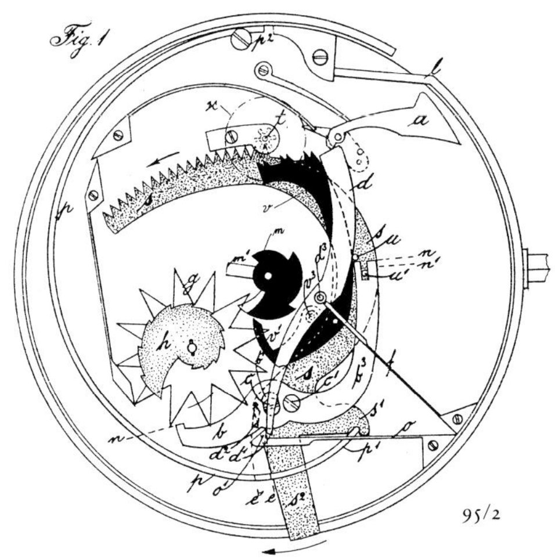

95/2

Die Fünf-Minuten-Repetition

Bereits in Spindeluhren des 18. Jahrhunderts hatte man eine genauere Zeitangabe als nur Viertelstunden für Repetieruhren durch Verdoppelung der Stufen ($7^1/_2$ Minuten) der Viertelstaffel erreicht. Diese wurde in den modernen Schlagwerkuhren in abgeänderter Form im Prinzip übernommen. Durch 12 Stufen auf der Viertelstundenstaffel erhielt man die Fünf-Minuten-Repetieruhr, deren Viertelrechen in Z 96 dargestellt ist (zum besseren Verständnis sind alle übrigen Hebel in der Zeichnung weggelassen). Auf der Federhauswelle des Schlagwerkes sitzt der Hebelfinger e, der nach vollendetem Stundenschlag den Viertelrechen b mitnimmt. Die 11 Zähne geben je nach Stellung der Viertelstaffel die 11 x 5 Minuten der verflossenen Stunde an. Hier ist der Ausläufer g des Viertelrechens auf die 7. Stufe gefallen und hat 7 Zähne am Viertelhammer h vorbeigehen lassen. Bei der »Rückwärtsbewegung« des Viertelrechens werden 7 einzelne Töne zu hören sein, die für einen Stundenanbruch von 35 bis 39 Minuten gelten, welcher den vorangegangenen Stunden hinzugerechnet werden muß. Besonders häufig hat die Firma Patek Philippe in Genf diese Uhren um die Jahrhundertwende gebaut. Viele davon wurden unter der Bezeichnung »Tiffany & Co, Made in Switzerland« vertrieben.

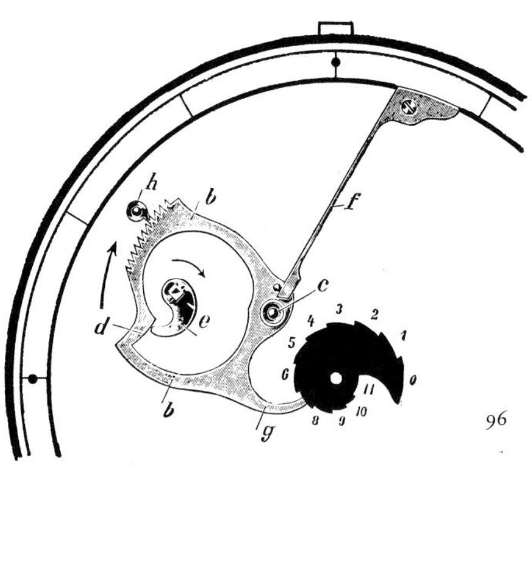
96

Es sei noch erwähnt, daß gerade diese vereinfachte Konstruktion einer Fünf-Minuten-Repetition schon früher, u. a. von Breguet, in verschiedenen Abwandlungen in Erscheinung trat. Da gab es eine Zehn-Minuten-Repetition und eine Halb-Zehn-Minuten-Repetition, die sich durch die Schlagfolge unterschieden. Bei der ersten erklang nach den Stunden für jede Zehnminuteneinheit ein Doppelschlag. Die »Viertelstaffel« hatte hier also sechs Stufen. Bei der letzteren besaß sie 12 Stufen, jedoch war die Schlagfolge anders. Nach den Stundenschlägen mit einem Hammer erfolgten für jede weiteren zehn Minuten ein Doppelschlag und für die letzten fünf Minuten nochmals ein einzelner Schlag.

Repetition durch Drücken der Krone

Nachdem in der Mitte des 19. Jahrhunderts der Kronenaufzug in Gebrauch kam, wurde – wie bereits schon erwähnt – die Schlagwerkauslösung notwendigerweise in die Gehäusewandung verlegt, zuerst allgemein durch einen Schieber, später auch durch einen Drücker. Der Nachteil, der sich hieraus ergab, war eine «Zweihandbedienung«. Um die Jahrhundertwende hat es mehrfach Ideen gegeben, trotz Kronenaufzug die Schlagwerkauslösung durch Drücken auf die Krone bzw. den Pendant oder durch Drehen der Krone erfolgen zu lassen, was dann meist mit einer Hand geschehen konnte. 1887 hat sich Justin Walzer aus La Chaux-de-Fonds unter der Nr. 40853 (Deutsches Reich) einen Mechanismus patentieren lassen, bei dem das Drehen der Krone sowohl zum Aufziehen der Uhr als auch zum Repetieren des Schlagwerkes benutzt werden konnte. Weiter hat sich Martin Fischer aus Zürich 1896 ein »Repetierdruckwerk« unter der

Nr. 84848 (Deutsches Reich) patentieren lassen, welches weder ein Laufwerk noch eine Triebfeder für das Schlagwerk besaß. Das Repetieren wurde durch mehrmaliges Niederdrücken der Krone bewirkt, bis jene von selbst einrastete. Dabei ertönten nacheinander die Stunden und Viertelstunden, letztere mit einem Doppelschlag.

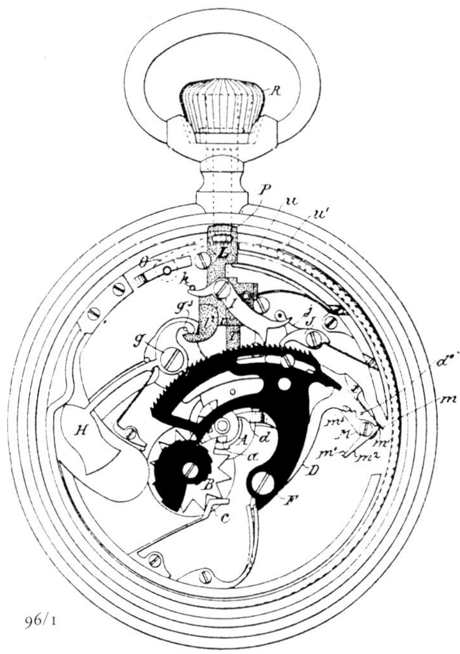

96/1

Ein ähnliches Repetierdruckwerk hat sich Alfons Thommen aus Waldenburg (Thommens Uhrenfabrik A. G.) 1897 unter der Nr. 92235 (Deutsches Reich) patentieren lassen. Z 96/1 zeigt die Ansicht unter dem Zifferblatt mit dem Repetierdruckwerk. Der Mechanismus wurde durch Ziehen an der Krone in Bereitschaft gebracht, d. h., die beiden Rechen für die Stunden (schwarz) und die Viertelstunden D (weiß) werden freigegeben, indem der Schieber L (gepunktet) gehoben wird. Dabei legt sich die hintere Nase I gegen den Stift k, wodurch die vordere Nase Hebel J aus dem Stundenrechen zieht. Als Folge davon schnellen der Stundenrechen F, und mit ihm auch der Viertelrechen D jeweils auf die zugehörigen Staffeln, womit die Anzahl der auszuführenden Schläge bestimmt ist. Wird nun mit dem Daumen auf die Krone gedrückt, so transportiert der Hebel I den Stundenrechen F um einen Zahn, gleichbedeutend mit einem Schlag, zurück. Dieses Drücken läßt sich so oft wiederholen, bis beide Rechen wieder ihre Ruhestellung eingenommen haben. Die einfachen Schläge galten für die Stunden, die Doppelschläge für die Viertelstunden. Der Stundenrechen hat hier also Schlag- und Stoßzähne und nimmt im geeigneten Moment den Viertelrechen D mit. Hierauf begründet sich hauptsächlich der Patentanspruch.

Ebenfalls durch Drücken der Krone bzw. des gesamten Bügelkopfes wird das Repetierschlag-

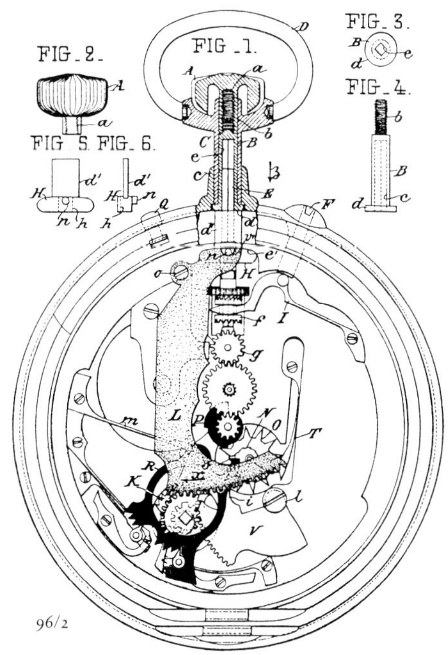

96/2

werk von LeCoultre aus Le Sentier betätigt. Z 96/2 zeigt die Ansicht unter dem Zifferblatt nebst einiger Einzelteile. Interessant ist hier die Art und Weise, wie das Schlagwerk aufgezogen wird, nämlich durch Drücken auf das »Gehänge«, wie es in der Patentschrift Nr. 85434 vom Februar 1896 (Deutsches Reich) heißt. Wesentliches Konstruktionsmerkmal ist ein zusammenschiebbarer Bügelhals (Z 96/2, Fig. 1). Die Krone sitzt auf einer Hülse (Fig. 4), die zum einen verschiebbar im Bügelhals steckt und zum anderen auf der Aufzugswelle E auf- und niedergleiten kann. Werden nun Krone und Bügelkopf niedergedrückt, so zwingt diese Bewegung den unten verzahnten Hebel L (gepunktet), der in o gelagert ist, in eine Schwenkung nach links, wodurch das Schlagwerk (wie gewohnt) aufgezogen wird. Nach dem Loslassen läuft das Schlagwerk (für Stunden und Viertelstunden) in bekannter Weise ab. Der Viertelrechen R (schwarz) betätigt zwei Hämmer und der Stundenrechen (weiß, verdeckt) nur einen Hammer. Der Patentanspruch bezieht sich hier also nicht auf das Schlagwerk oder die Schlagfolge, sondern auf die Art, wie das Schlagwerk aufgezogen wird. Ob diese Konstruktionen Erfolg gehabt haben, ist nicht bekannt.

Die Minuten-Repetition

Mit der Minuten-Repetieruhr hat man in Taschenuhren einen erstaunlich hohen technischen Aufwand getrieben, der nur noch durch weitere Zusatzeinrichtungen wie Chronographen, Kalenderwerke und Selbstschlagwerke Erweiterung findet. Z 97 zeigt den Minutenrepetiermechanismus einer modernen Taschenuhr. Es sind hier übersichtshalber nur die Hebel für den Viertelschlag und den Minutenschlag dargestellt. Der Rechenhebel a (schwarz) und der Minutenzahnhebel m liegen drehbar in einer Achse g übereinander. Auch die Viertelstaffel v und die Minutenstaffel r (schwarz) sind übereinander liegend mit dem Viertelrohr, auf dem der Minutenzeiger sitzt, verbunden. Wird das Schlagwerk aufgezogen, (die Hebel sind hierfür nicht eingezeichnet), so dreht sich die Zahnscheibe e linksherum und führt den Stundenrechen auf die Stundenstaffel (nicht eingezeichnet) und den Rechenhebel e mit seinem Ausläufer a^1 bis auf die Viertelstaffel v. Während dieser Bewegung wird die Klinke k an Stift S aus dem Minutenzahnhebel m gehoben und dieser schnellt mit seinem Ausläufer m^1 auf eine Stufe der Minuten-

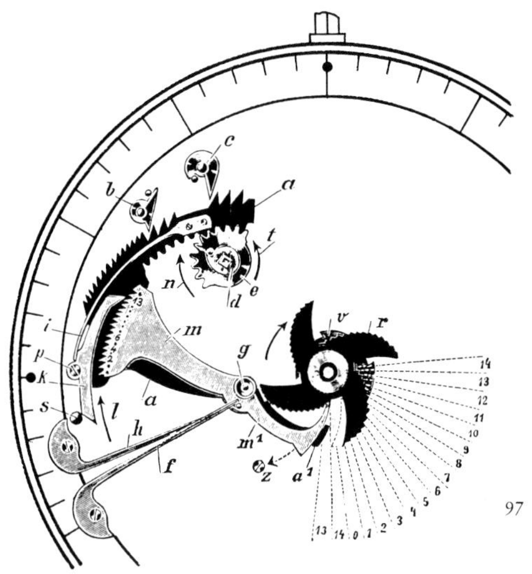

97

staffel r. Bis hierhin sind jetzt Stundenschlag, Viertelschlag und Minutenschlag abgetastet und die Schlagwerkfeder aufgezogen. Die Klinke k ist auf dem Rechenhebel a mit der Schraube p »beweglich« befestigt. Läßt man den Schieber (oder Drücker) los, läuft das Schlagwerk an und schlägt zuerst die Stunden, dann die Viertelstunden und zuletzt die Minuten des nächsten angebrochenen Viertels. Verfolgt man die Bewegun-

gen in Z 97, so sind hier bereits Stundenschlag und Viertelschlag beendet, wie man es an den beiden Dreierzahngruppen, die rechts des Stundenhammerhebels c und des Minutenhammerhebels b liegen, erkennt. Der kleine Finger d auf der Federhauswelle des Schlagwerkes nimmt an dem Stift in der Zahnscheibe e den Rechenhebel a mit bzw. hebt den Ausläufer a^1 aus der Viertelstaffel. Dabei gleitet die Klinke k mit ihrem Rücken am Stift S entlang, bis sie frei wird und in eine Lücke des Minutenzahnhebels m fallen kann (hier in die 13. Lücke). Im weiteren Verlauf des Hebens kommen die Minutenzähne des Rechenhebels in den Bereich des Minutenhammerhebels b und signalisieren die (13) Minutenschläge. Das Schlagen ist beendet, wenn der Rücken des Minutenzahnhebels m^1 an der Schraube z anschlägt. Bei den meisten Minutenrepetieruhren erfolgt der Stundenschlag einfach, die Viertelschläge als Doppelton (in Ausnahmefällen auch als Drei- oder Vierklang) und die Minuten wieder einfach. Die Minutenstaffel hat 4 Flügel mit je 14 Stufen für ein angebrochenes Stundenviertel, das nicht durch den Viertelschlag erkennbar wurde.
Genauso sicher, aber weniger aufwendig ist das Minutenrepetierwerk in Z 98, bei dem auch nur Minutenrechen m und Viertelrechen a dargestellt sind. Der Minutenhammerhebel b wird direkt vom Minutenrechen betätigt. Die Klinke k aus Z 97 ist hier der Hebel f, der Stift S in Z 97 hier der Stift d. Hier erfolgen auch die Viertelschläge als Einfachton, nicht als Doppelton.

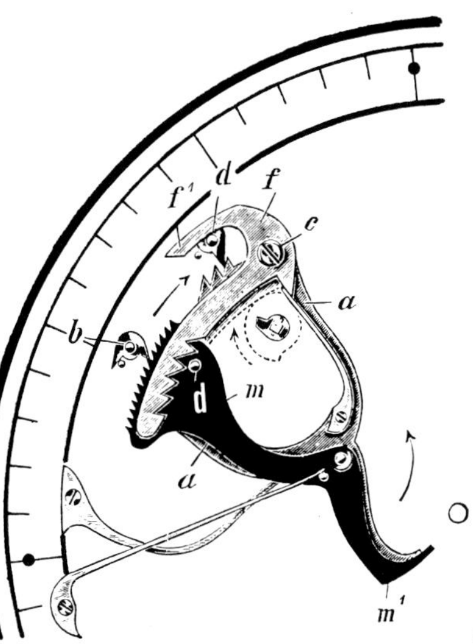

98

Die hochwertigen Werke besaßen zifferblattseitig auf dem meist breiten Werkrand eine Minuteneinteilung, um das Schlagwerk justieren zu können. Die Viertelstunden waren oft besonders markiert.

Selbstschlagwerke (Grande und Petite Sonnerie)

Diese Schlagwerkart findet man fast ausschließlich in sogenannten »Grande Complication«-Uhren. Sie haben ein völlig selbständiges Schlagwerk, ein normales Gehwerk und sehr oft noch ein zusätzliches Viertel- oder Minutenrepetierwerk. Schlagwerk und Gehwerk haben je eine eigene Feder und werden gemeinsam über die Krone und ein aufwendiges Rädersystem aufgezogen. Häufig sind es innen verzahnte Aufzugsgesperre (Abb. 828), wenn sie sich hinten auf der Räderbrücke befinden. Fast alle Selbstschlagwerke haben zwei Funktionen: »Grande Sonnerie« und »Petite Sonnerie«, die mit einem kleinen Hebel auf der Zifferblattseite einstellbar sind. In Stellung: »Grande Sonnerie« (auf deutschen Uhren, z. B. von Lange & Söhne, findet man hierfür die Bezeichnung: »Stunden & Viertel«) schlägt die Uhr selbsttätig zu jeder Viertelstunde auch die vollen Stunden, wie bei einer normalen Viertelrepetieruhr. Der Viertelschlag ist bei »einfachen« Selbstschlagwerken nur ein Bim-Bam-Schlag, bei komplizierten Schlagwerken kann er ein 3fach-Schlag sein oder er wird auf 4 Tonfedern ertönen, wobei hierfür oft die Tonfolge im »Westminster-Schlag« gewählt wurde. Stellt man den Hebel auf: »Petite Sonnerie« (im Deutschen heißt es hier: »Viertel«), so wird selbsttätig nur der Viertelschlag ertönen. Der Stundenschlag ertönt nur zu vollen Stunden. Unabhängig von diesem Selbstschlag kann zu jeder beliebigen Zeit (aber nicht gleichzeitig) das Repetierwerk benutzt werden. Dieses betätigt die gleichen Hämmer und benutzt einen Teil der gleichen Hebel und Rechen. Zusätzlich wird bei diesem Repetierwerk (soweit vorhanden) auch der Minutenschlag ertönen, so daß man auf die Minuten genau hören kann, wie spät es ist. Etwas weniger aufwendig ist das Selbstschlagwerk, das nur »Petite Sonnerie« hat, also nur den Viertelschlag ertönen läßt, ohne den sonst üblichen Stundenschlag. Auch hier gibt es einen Hebel, der die Stellung »Sonnerie« und »Arret« kennt, d. h. »Schlagen« oder »Ruhe«.
Die selbsttätige Auslösung des Schlagwerkes erfolgt durch einen vierzähnigen Stern auf dem Viertelrohr. Beim Auslösen werden alle drei Rechen – Stundenrechen, Viertelrechen und Minutenrechen – frei. Geschlagen werden aber nur die Viertelstunden und die Stunden. Die Minuten werden, weil das Schlagwerk genau zu jedem Viertel einer Stunde auslöst, nicht geschlagen. Durch einen Hebelmechanismus ist auch dafür gesorgt, daß während des Zeigerstellens bei aufgezogenen Federn das Schlagwerk nicht auslöst, da hierdurch eine Zerstörung des Schlagwerkes und des Zeigerwerkes erfolgen würde. Das Schlagwerk kann also nur durch selbsttätiges Vorrücken der Zeiger ausgelöst werden, wobei man zwischen den Stellungen »Grande Sonnerie« und »Petite Sonnerie« wählen kann.
Beim willkürlichen Repetierenlassen geschieht die Auslösung, die sonst von dem vierzähnigen Stern auf dem Viertelrohr bewirkt wurde, nun von Hand zu beliebiger Zeit. Jetzt tritt auch der Minutenrechen in Aktion und läßt die Minuten schlagen. Auch im Augenblick vor einer selbsttätigen Auslösung ist ein Repetierenlassen möglich, weil vor der eigentlichen Schlagwerkauslösung zuerst die selbsttätige außer Funktion gesetzt wird, damit sich die beiden Mechaniken nicht gegenseitig stören. Das Anhalten des Schlagwerkes geschieht nicht dadurch, daß sich der Viertelrechen gegen den Schöpfer des großen Hammers legt, wie es bei normalen Repetieruhren fast immer der Fall ist; sondern mittels eines Hebels, den der Minutenrechen steuert, wird ein Stift vor den Ablaufregulator (Fliehkraftregler) geführt, um ihn zu blockieren.
Nun sind Selbstschlagwerke in der zuvor beschriebenen Art mit zwei Federhäusern aufwendig und kostspielig, so daß hiervon nur kleine Mengen hergestellt wurden. Es hat mehrere Versuche gegeben, die auch als Patente schriftlich niedergelegt sind, ein einfaches Selbstschlagwerk zu bauen. Als Beispiel für ein solches Selbstschlagwerk sei jenes von Charles Henri Golay aus Le Sentier, welches unter Patent-Nr. 302225 (Deutsches Reich) am 3. August 1916 patentiert wurde, in Z 98/1 angeführt. Der Gegenstand dieser Erfindung ist ein Schlagwerk für Taschenuhren, welches durch das Gehwerk der Uhr aufgezogen wird. Ein Vorwärts- oder Rückwärtsdrehen der Zeiger beeinflußt den Mechanismus nicht störend. Die Uhr schlägt Stunden und Halbstunden. Das Schlagwerk wird während des Ganges der Uhr gespannt. Das Rad a auf dem Viertelrohr treibt über die beiden Räder b1 und b das Rad g, bis sich die Zahnlücke g1 gegenüber dem Rad b (Fig. 2) befindet. In dieser Stellung ist das Schlagwerk aufgezogen. Mit dem Rad g haben sich auch der Stundenrechen k und das Rad o gedreht, wobei letzteres mit dem Hebel p (punktiert) die Schlagwerkfeder t gespannt hat. Dabei kam der Stift k1 im Stundenrechen hinter die Nase u1 des Hebels u zu liegen. Im weiteren Verlauf wird nun der Stift a1 den Hebel u so

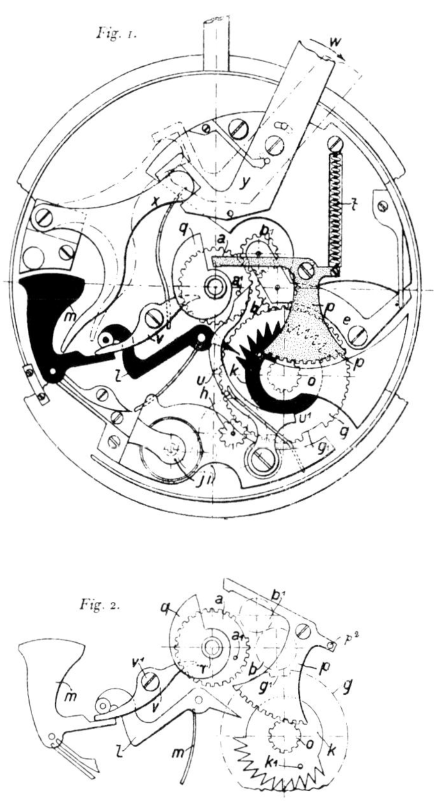

98/1 PHOTOGR. DRUCK DER REICHSDRUCKEREI

weit zurückdrängen, bis Stift k1 abfallen kann und das Schlagwerk auslöst. Nun dreht Rad g Stundenrechen k und Rad o zurück (im Uhrzeigersinn). Dabei stößt der lange Hebel p auf die Stundenstaffel q und bestimmt so die Anzahl der Stundenschläge.

Eine fast obligatorische Zusatzeinrichtung ist bei der »Grande Complication« ein Chronograph. Er kann einfach sein, also mit einem zentralen Stoppzeiger aus der Mitte, mit oder ohne Minutenzähler; bei aufwendigeren Mechanismen hat er die »gespaltene Sekunde, Sekunde mit Schleppzeiger oder Rattrapante-Zeiger«, wie er auch genannt wird. Hierbei sind zwei Sekundenzeiger aus der Mitte vorhanden (vergl. Abb. 834). Selbstverständlich gibt es hierbei auch Minutenzähler, evtl. auch noch einen Stundenzähler. Der Chronograph wird allgemein vom Gehwerk getrieben. Nun kann aber anstatt des Selbstschlagwerkes ein unabhängiges Sekundenwerk vorhanden sein, »seconde indépendante« (Abb. 829). Oft ist dieses mit der Anzeige einer $^{1}/_{4}$Sekunde oder einer $^{1}/_{5}$Sekunde auf einem kleinen Hilfszifferblatt verbunden. Der kleine Sekundenzeiger macht dann in 4 oder 5 Sprüngen eine Umdrehung. Der meist doppelte große Sekundenzeiger aus der Mitte kann als »springende Sekunde« geschaltet werden oder als »normaler« Rattrapante-Zeiger. Es sind hierzu mindestens 2 Drücker, bei komplizierten Mechanismen auch 3 Drücker erforderlich. Das unabhängige Sekundenwerk hat ähnlich wie bei den Selbstschlägern ein eigenes Federhaus, das gemeinsam mit dem Gehwerk aufgezogen wird (Abb. 831–833).

Die springende unabhängige Sekunde

Hierunter versteht man solche Werke, die einen großen Sekundenzeiger aus der Mitte haben, der sich nur in einzelnen Sekundensprüngen (secondes montre indépendantes) weiterbewegt, im Gegensatz zu den Chronographenwerken, bei denen sich der Sekundenzeiger augenscheinlich trippelnd (secondes trotteuses) fortbewegt. Uhren mit unabhängiger springender Sekunde sind aufwendig, weil sie nur für die Anzeige der springenden Sekunde ein eigenes, vollständiges Räderwerk mit Federhaus benötigen. Somit sind in solchen Uhren, wie bereits oben erwähnt, zwei Räderwerke vorhanden, die separat (entweder mit Schlüssel oder durch eine Krone) aufgezogen werden können. Der springende Sekundenzeiger aus der Mitte läßt sich mit einem Hebel starten und stoppen, aber nicht auf Null zurückstellen. Man hat allgemein das Sekundenräderwerk so angeordnet, daß das den Sekundenzeiger tragende Rad im Zentrum des Werkes lag. Auf der letzten Welle dieses Räderwerkes befand sich ein Finger (oder eine Peitsche), der sich entweder direkt in das sechszähnige Hemmradtrieb legte, oder gegen einen auf die Hemmradwelle aufgepreßten fünfzähnigen Stern, je nach der Schwingungszahl der Unruh (18 000 oder 21 600 Halbschwingungen pro Stunde). Z 98/2, Fig. 1 und 2 zeigt die Auslöseelemente. Der Finger a wandert also langsam im Trieb anliegend soweit herum, bis er plötzlich frei wird und eine schnelle Umdrehung macht. Das Übersetzungsverhältnis zwischen dem den Sekundenzeiger tragenden Rad im Zentrum und dem Trieb mit dem Finger ist so gewählt, daß der volle Umgang des letzten einen Sekundensprung des ersten bewirkt, also 1:60. Ein gewolltes Anhalten geschieht, indem der Finger durch einen Hebel b blockiert wird, und zwar in einer Stellung, in der er keine Verbindung mehr mit dem Uhrwerk hat. Der Schaltstern c wird über einen Klinkenhebel (nicht eingezeichnet), ähnlich wie bei Chronographen, betätigt. Solche springenden unabhängigen Sekunden wurden entweder nur in Kombination mit einem normalen Uhrwerk gebaut, oder wie oben schon erwähnt, auch in einer sogenannten »Grande Complication«, wobei dann zusätzlich noch ein Repetierschlagwerk vorhanden sein konnte. Es hat später einige Konstruktionen gegeben, die eine »springende Sekunde« auf einfachere Weise erreicht haben (vgl. dazu Abb. 784, 785/1, 785/6), mit nur einem Federhaus.

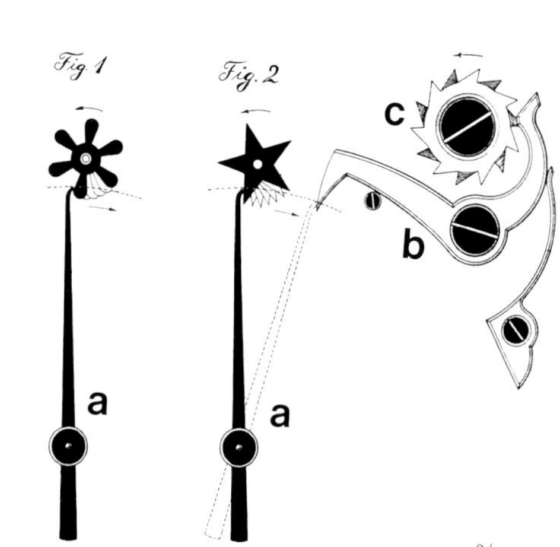

98/2

Die blitzende Sekunde

Eine etwas andere Zielsetzung beinhaltete die sogenannte blitzende Sekunde (secondes foudroyantes), bei der die Sekunde selbst in vier oder fünf Sprüngen durch einen kleinen Zeiger angezeigt bzw. unterteilt wurde. Auch hier war es weniger die gesuchte Genauigkeit der Anzeige als vielmehr der optische Effekt, welcher mit einer blitzenden Sekunde erreicht werden sollte. Der Aufbau ist ähnlich wie bei Uhren mit springender unabhängiger Sekunde, denn auch für die Anzeige einer blitzenden Sekunde ist allgemein ein vollständiges Räderwerk vorhanden (von einigen Ausnahmen abgesehen). Der Unterschied zur springenden Sekunde besteht darin, daß die Anzeige nicht durch einen zentralen großen Zeiger erfolgt, sondern von einem exzentrisch angeordneten kleinen Sekundenzeiger, der eine Umdrehung in einer Sekunde mit vier oder fünf Sprüngen macht. Der Zeiger sitzt auf dem letzten Trieb des Sekundenwerkes. Bei frühen Werken dieser Art – bevor es Chronographen gab – wird der große Sekundenzeiger auch von diesem Sekundenwerk – aber kontinuierlich – bewegt. Als später Chronographen mit auf Null zurückstellbaren Sekundenzeigern hergestellt wurden, kombinierte man beide Systeme. Der große Sekundenzeiger wurde vom Gehwerk über einen Chonographenmechanismus bewegt und der kleine blitzende Sekundenzeiger vom Sekundenwerk. Beide Zeiger waren anhaltbar, aber nur der große ging auch auf Null zurück. Bei einigen Ausführungen ließ sich auch die blitzende Sekunde gemeinsam mit dem Chrono-Zeiger auf Null stellen. Die Auslösung des Sekundenwerkes wurde vom Hemmrad bewirkt, auf dessen Welle ein 60zähniges Rad a mit Dreieckszähnen aufgenietet war (vgl. Z 98/3, Fig. 1). Auf dem letzten Trieb des Sekundenwerkes saß ein vierzahniger Stern b, dessen Spitzen in den Zahnspitzenkreis des 60zähnigen Rades reichten. In dem Moment, wenn ein Hemmradzahn auf Ruhe fällt, steht das Hemmrad für einen kleinen Moment still, solange die Unruh im Ergänzungsbogen schwingt. Während dieser Ruhezeit hindert jeweils ein Zahn des Rades a den Stern b an seiner Bewegung. Da die Welle des Sterns den kleinen Sekundenzeiger trägt, steht dieser ebenfalls still. In dem Moment, in dem das Hemmrad wieder vorrückt, gibt es auch den Stern frei. Dieser kann sich nun um 90° drehen, bis sein nächster Zahn auf den nächstfolgenden des Rades a trifft und abermals blokkiert wird. Der Moment des Vorrückens von Rad a (Hebung und Fall) ist viel kleiner als die Ruhepause, in der die Unruh in ihrem Ergänzungsbogen schwingt. Dadurch ist gewährleistet, daß der Stern, der sich um 90° drehen muß, immer auf einen sich bereits in Ruhe befindenden Zahn des Rades a trifft und so blockiert wird. Die Schwingungsdauer beträgt bei diesen Werken 4 Halbschwingungen je Sekunde bzw. 14 400 pro Stunde. Bei jenen Werken, bei denen der kleine Sekundenzeiger fünf Sprünge macht, hat der Stern b auf dem letzten Trieb des Sekundenwerkes fünf Zähne (Fig. 2). Entsprechend macht die Unruh fünf Halbschwingungen pro Sekunde bzw. 18 000 pro Stunde. Falls diese Werke einen Stopp-Mechanismus haben, funktioniert er ähnlich wie bei den springenden Sekunden. Der Stern des Sekundenwerkes wird in einer Stellung angehalten, in der zwei nebeneinander liegende Zähne außerhalb des Zahnspitzenkreises des großen Rades a liegen, um dessen Bewegung nicht zu behindern. Dies hat allerdings die nachteilige Folge, daß der kleine Sekundenzeiger immer nur zwischen zwei Strichen zum Stehen kommt. Diesem Fehler begegnete man, indem auf dem Trieb zwei Sterne angeordnet waren, ein fest aufgepreßter, der nur dem Stoppen diente und ein zweiter lose drehbarer, welcher mit dem Rad a auf dem Hemmrad in Eingriff stand. Ein Stift in dem fest aufgepreßten Stern ragte in die Lücke zwischen zwei Zähnen des oberen lose beweglichen Sterns und begrenzte dessen Bewegung. So war es möglich, den Sekundenzeiger am festen Stern genau über einem Strich auf dem Zifferblatt zu stoppen. Während des Stillstandes des Triebes konnte das Rad a den losen Stern um soviel mitnehmen, bis ersteres sich ungehindert weiterdrehen konnte. Beim Starten legte sich der Stift hinter den einen Zahn des losen Sternes, und beide wirkten nun wie ein Stern.

Der »Spielerei« nicht genug, können vom Zeigerwerk noch mehrere Kalenderangaben betrieben werden, z. B. in einfacheren Ausführungen Datum, Wochentag, Monat und Mondphase mit Mondalter. In aufwendigen Kalenderwerken kommt ein »ewiger Kalender« hinzu. Seltener sind hier noch ein Äquationszeiger und die Gangreserveanzeige anzutreffen.

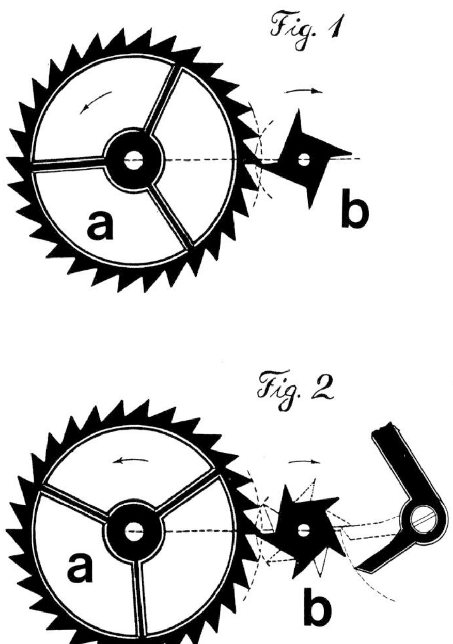

98/3

Zifferblattindikationen

Kalenderuhren

Datumzeiger und Monatszeiger sind schon auf den frühen Taschenuhren aus dem 16. Jahrhundert nachweisbar. Da es sich im allgemeinen um einfache Schaltwerke und Übersetzungen handelte, waren diese Angaben auf einem Zifferblatt neben der Zeitanzeige mit eigenen Zeigern möglich (Z 99). Später hatte man unter dem Zifferblatt einen sich drehenden Datumring mit Zahlen angeordnet und im Zifferblatt befand sich ein kleines Fenster, in dem das Datum abgelesen werden konnte. Hinzu kam oft noch ein Fenster (oder Zeiger) für den Monatsnamen und den Mondwechsel (Mondphasen) oder das Mondalter. Auch die Namen der Wochentage, durch Symbole der Planeten(regenten) angedeutet, war eine häufige Indikation auf dem Zifferblatt einer Renaissance-Halsuhr. Die Mondphasendarstellung war mit einer Übersetzung 1:29½ für damalige Verhältnisse hinreichend genau. Ihr Fehler zur tatsächlichen betrug nur ca. 0.03 Tag pro Phase oder nach 77 Jahren und 97 Tagen wurde eine Phase zuviel angezeigt[64]. Bei den meisten Taschenuhren wurde diese Übersetzung verwendet. Selbst in den »modernen« Kalenderwerken aus dem 19. und 20. Jahrhundert wich man hiervon nicht ab. In diesen verwendete man für die Datums- und Wochentagsangabe wahlweise auch Scheiben mit ausgeschriebenen Tagesnamen.

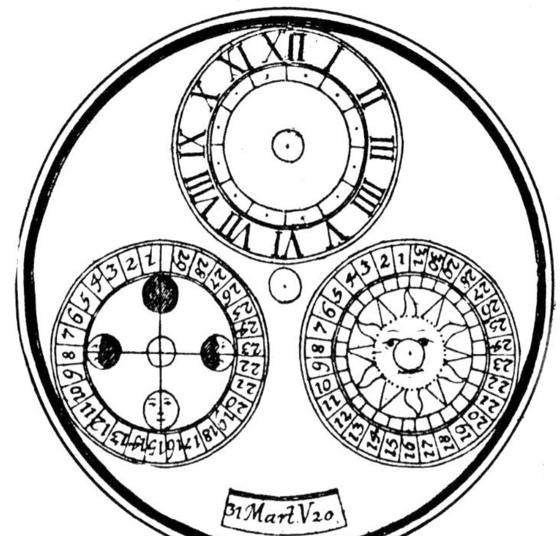

99

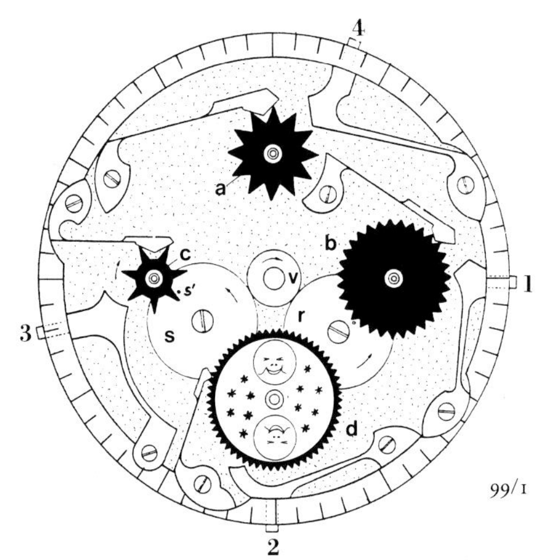

99/1

Eine moderne Anordnung eines Kalenderschaltmechanismus mit Mondphasenanzeige zeigt Z 99/1. Der Monatsstern a trägt den Monatszeiger, welcher nur manuell zu betätigen ist. Der Wochentagsstern c und der Datumsstern b werden von einem auf dem Stundenrad befestigten Rad v über die beiden Übertragungsräder s und r geschaltet. Die Übersetzungsverhältnisse von Rad v zu Rad s bzw. Rad v zu Rad r sind 2:1, wodurch ein Schaltzyklus von 24 Stunden erreicht wird. Alle vier Schaltsterne (a, b, c, d) werden durch Klinkenfedern in ihrer jeweiligen Position gehalten und können von außen über die Korrektoren 1 bis 4 einzeln justiert werden. Die Mondphase wird jeweils 12 Stunden später als der Wochentagsstern von demselben Stift s' geschaltet.

Die Angabe des immer richtigen Datums war in einem Kalenderwerk ein schwacher Punkt, weil sieben Monate eines Jahres 31 Tage haben, vier deren 30, einer, der Februar, in drei aufeinander folgenden Jahren 28 Tage und in jedem Schaltjahr 29 Tage. Außerdem ist die Reihenfolge der Monate mit 31, 30, 28 bzw. 29 Tagen ungleich verteilt, was die Lösung der Anzeige weiter erschwerte. Es sind nun eine Reihe verschiedenster Schaltmechanismen entwickelt worden, die auf mechanische Weise die jeweils richtige Monatslänge bzw. das richtige Datum anzeigten. Man findet hierfür häufig die Bezeichnung »Ewiger Kalender« oder »Immerwährender Kalender«.

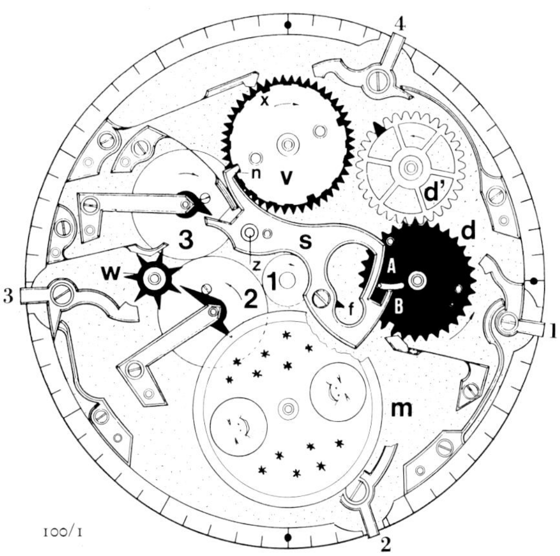

100/1

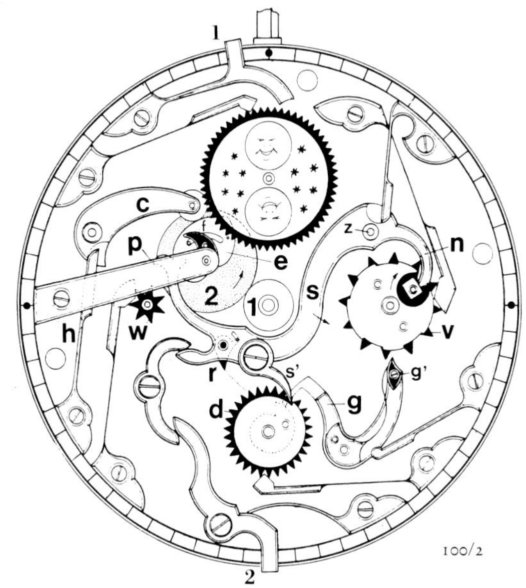

100/2

Der ewige Kalender

In Z 100/1 ist eine vollständige Mechanik für einen ewigen mitlaufenden Kalender dargestellt, dessen Funktion im folgenden erklärt werden soll. Das fest auf das Stundenrad montierte Rad 1 treibt Rad 2, auf welchem ein leicht drehbarer doppelter Finger sitzt. Der längere Finger schaltet alle 24 Stunden den Wochentagsstern w, der kürzere die Mondphasenscheibe m. Rad 2 greift in Rad 3, auf dem ein leicht drehbarer Finger (schwarz) sitzt, der die Schaltwippe s alle 24 Stunden betätigt. Die Schaltwippe s ist in z gelagert und liegt in ihrer Ruhelage mit der Nase n auf einer Stufe des Monatssterns v. Alle 24 Stunden hebt der Finger auf dem Rad 3 die Schaltwippe s so weit hoch, bis ihr Finger f den 31zähnigen Datumsstern d um einen Zahn weiterschalten kann. Der Datumsstern d treibt das Zwischenrad d' (31 Zähne), welches einen verlängerten Zahn (schwarz) besitzt, der wiederum den Monatsstern mit 48 Zähnen (alle Monate) um einen Zahn weiterschaltet. Auf dem Monatsstern v ist eine Scheibe mit 48 Stufen, entsprechend der 48 Monate eines »Schaltjahreszyklus«, befestigt. Die Tiefe der Stufen entspricht den Tageszahlen der einzelnen Monate, wobei die höchsten Stufen zu den Monaten mit 31 Tagen gehören. Dazwischen liegen die etwas tieferen Stufen für die Monate mit 30 Tagen, und die ganz tiefen gelten für die Februare mit 28 Tagen. Die Stufe x gehört zu dem Februar mit 29 Tagen, wie er nur im Schaltjahr vorkommt. Die Schaltwippe hat an ihrem rechten Ende zwei Kreissegmente A und B, die durch einen tieferen Einschnitt voneinander getrennt sind. Das Datumsrad d hat ein segmentförmiges Langloch, aus dem von der Unterseite her ein Stift herausragt, der die Höhe der Schaltwippe hat. Am 27. Februar liegt er an dem Kreisbogen B der Schaltwippe s (in seiner rechten Stellung im Langloch) an. Am 28. Februar fällt der Stift, nachdem die Schaltwippe wieder ihre Ruhelage eingenommen hat, gegen das Kreissegment A. Beim nun folgenden Schaltvorgang der Wippe nimmt nicht der Finger f den Datumsstern d mit, sondern der Einschnitt zwischen den beiden Kreissegmenten an dem Stift und schaltet gleich vier Tage weiter auf den 1. März. Im Schaltjahr, wenn der Februar 29 Tage hat, liegt die Schaltwippe um eine Stufe höher und schaltet dementsprechend nur drei Tage weiter. Die Höhe des Segmentes B ist abhängig von dem Aufliegen der Nase n auf der Stufenscheibe und bestimmt, an welchem Tag der Stift im Datumsstern gegen das Segment A fällt und dann zwei, drei oder vier Tage auf einmal schaltet. Mit den Korrektoren 1 bis 4 lassen sich alle Daten korrigieren, falls die Uhr mal längere Zeit stehengeblieben war. Bei diesen »mitlaufenden Kalendersystemen« wird als nachteilig empfunden, daß die Schaltung des Tagessterns und jene des Datumssterns nicht gleichzeitig erfolgen, sondern meist nacheinander. Um diesem Nachteil zu begegnen, hat man Systeme entwickelt, die alle Schaltvorgänge auf einmal bewirken. Ein sogenannter »springender ewiger Kalender« ist in Z 100/2 dargestellt, bei dem der Wochenstern w, der Datumsstern d und der Monatsstern v gleichzeitig geschaltet werden. Das Rad 1, welches fest auf dem Stundenrad sitzt, treibt das Rad 2 (gepunktet), auf dem leicht drehbar eine asymmetrische herzförmige Kurvenscheibe e sitzt. Ihre Bewegung ist durch ein segmentförmiges Langloch in der Kurvenscheibe e begrenzt. Mit der Kurvenscheibe e ist ein Finger f fest verbunden. Auf dem Rand der Kurvenscheibe e ruht unter leichtem Federdruck die Rolle des Hebels c. Das Rad 2 dreht sich in 24 Stunden einmal, wobei die Rolle im Hebel c von der Kurvenscheibe e soweit angehoben wird, bis sie auf dem höchsten Punkt angelangt ist. Im nächsten Moment, wenn die Rolle die Spitze der Kurvenscheibe überschritten hat, läßt die Feder h den Hebel c nach unten schnellen, wobei die Kurvenscheibe sich entsprechend ihrem Langloch vorwärts bewegt. Dabei trifft der Finger f auf die Schaltwippe s, die in z gelagert ist, drückt diese schnell nach unten und schaltet mit der Nase p den Wochentagsstern w und mit der Klinke r den Datumsstern d je einen Zahn im selben Augenblick weiter. Die Mondphasenscheibe wird alle 24 Stunden von einem Stift in der Kurvenscheibe e jeweils vor der Datumsumschaltung bewegt.

Die Stufenscheibe auf dem Monatsstern hat hier

nur 11 Stufen. Die 12. Stufe für den Februar bildet ein drehbarer Vierkant, der drei tiefe (für 28 Tage) und eine höhere Stufe (für 29 Tage) bietet. Nach jeder vollen Umdrehung des Monatssterns v (ein Jahr) dreht der Vierkant um 90° und bietet der Nase n eine »neue« Fläche zum Aufliegen. In der gezeichneten Stellung in Z 100/2 ist ein Februar mit 28 Tagen geschaltet. Der Datumsstern d (schwarz) hat jeweils unterhalb (gestrichelt) und oberhalb (weiß) eine Kurvenscheibe. Auf der unteren ruht unter Federdruck der Hebel g, welcher beim Überschreiten der Stufe nach unten schnellt. Während dieser schnellen Bewegung schaltet die bewegliche Klinke g' den Monatsstern v um einen Zahn weiter. Beim Schalten vom 27. auf den 28. Februar ist die obere Klinke s' von ihrer Stufe (weiß) abgefallen, so daß sie nun das Weiterschalten des Datumssterns an der Stufe bewirkt, und zwar um gleich vier Zähne bzw. Tage, nämlich auf den 1. März. Das Weiterschalten vom 30. auf den 1. des Monats übernimmt auch die Klinke s', die je nach Höhe der Nase n auf der Stufenscheibe des Monatssterns v nun nur zwei Zähne weiterschaltet. Der Schaltfinger r tritt nur beim Übergang vom 31. auf den 1. eines Monats in Aktion. Über die Korrektoren 1 und 2 lassen sich alle Anzeigen justieren.

Der zurückspringende Datumszeiger

Es gibt eine Reihe von Uhren, bei denen die Datumsanzeige nicht im Kreis herum angegeben wird, sondern nur auf einem Kreissegment, mit der notwendigen Folge, daß der Zeiger am letzten Tag des Monats auf den 1. des folgenden zurückspringen muß. Z 100/3 zeigt einen solchen Mechanismus, der auch die verschiedenlangen Monate berücksichtigt. Das Rad 2 schaltet alle 24 Stunden das Datumsrad d (schwarz) um einen Zahn weiter. Mit dem Datumsrad ist ein Trieb fest verbunden, das in die unter Federspannung stehende Schaltwippe s eingreift. Damit nach jedem Vorwärtsschalten das Datumsrad durch die Schaltwippe nicht gleich wieder zurückgeführt wird, hält die Klinke k nach jedem Schaltvorgang das Datumsrad fest. Weiter ist unterhalb des Datumsrades ein Finger f (durch das Loch sichtbar) angeordnet, der entlang der gestrichelten Linie am Ende eines jeden Monats auf eine der vier Stufen des Hebels n trifft und ihn nach unten zieht. Dabei rückt die Klinke k, die mit dem Hebel n verbunden ist, aus dem Datumsrad. Aufgrund der während des Monats allmählich vorgespannten Feder der

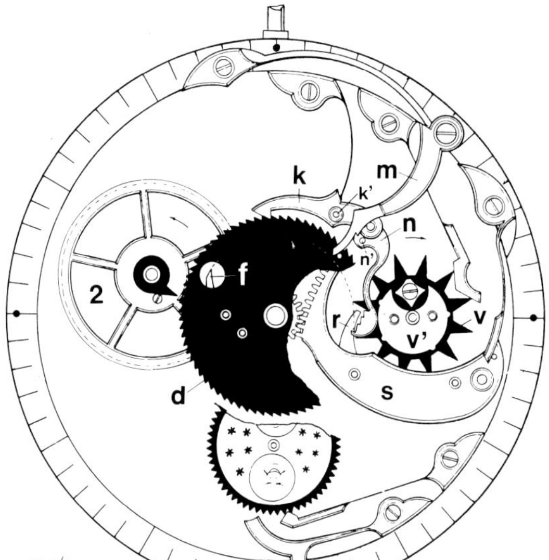

100/3

Schaltwippe s schnellt letztere zurück und führt das Datumsrad wieder in seine Ausgangsposition, also auf einen 1. des folgenden Monats. An der Schaltwippe s ist ein beweglicher Finger r befestigt, der beim Zurückschnellen der Wippe s den Monatsstern v um einen Zahn weitertransportiert. Oberhalb des Monatssterns v ist eine Stufenscheibe mit 11 Stufen angeordnet. Die 12. Stufe (für die Februare) ist in ihrer Arbeitsweise gleich, wie bereits bei dem vorangegangenen Kalendersystem Z 100/2 beschrieben. Die Höhe des Hebels n auf der Stufenscheibe v' bestimmt also das Datum, an welchem das Zurückspringen des Datumsrades d erfolgen soll, je nachdem, in welche Stufe des Hebels n der Finger f eingreift. Damit sichergestellt ist, daß sich das Datumsrad vollständig zurückdrehen kann und nicht unkontrolliert von der Klinke k festgehalten wird, sorgt der Hebel m dafür, daß die Klinke k bis zum vollständigen Zurückdrehen des Datumsrades d abgehoben bleibt, indem sich der Stift n' in die Kerbe des Hebels m legt. Erst im letzten Moment, wenn der Datumszeiger wieder auf einem 1. steht, hebt der Stift d' im Datumsrad den Hebel m an, so daß die Klinke k in die Verzahnung des Datumsrades fallen kann. Die Anordnung des Datumszeigers kann (wie hier in Z 100/3) zentrisch gelagert sein oder etwas exzentrisch nach oben.

Zeitgleichung und Äquationszeiger

Bis ins 17. Jahrhundert hinein regulierte man die Räderuhren (also auch die Taschenuhren) allgemein nach der wahren Sonnenzeit, wie sie Sonnenuhren anzeigten. In Renaissance-Uhren findet man deshalb öfters im Deckel eine Sonnenuhr eingebaut (Abb. 36). Durch Anwendung der Spirale in Taschenuhren wurde ein sich ändernder Unterschied zwischen Anzeige und Sonnenstand immer deutlicher. Deshalb führten die Astronomen die »mittlere Sonnenzeit« ein, die der durchschnittlichen Länge aller »wahren Sonnentage« entsprach. Alle Uhren wurden bald nach mittlerer Sonnenzeit reguliert. Es unterblieb aber nicht, auch noch die wahre Sonnenzeit zu kennen. Der Unterschied beider liegt zwischen $+\ 14^{m}28^{S}$ und $-16^{m}20^{S}$. Ende des 17.

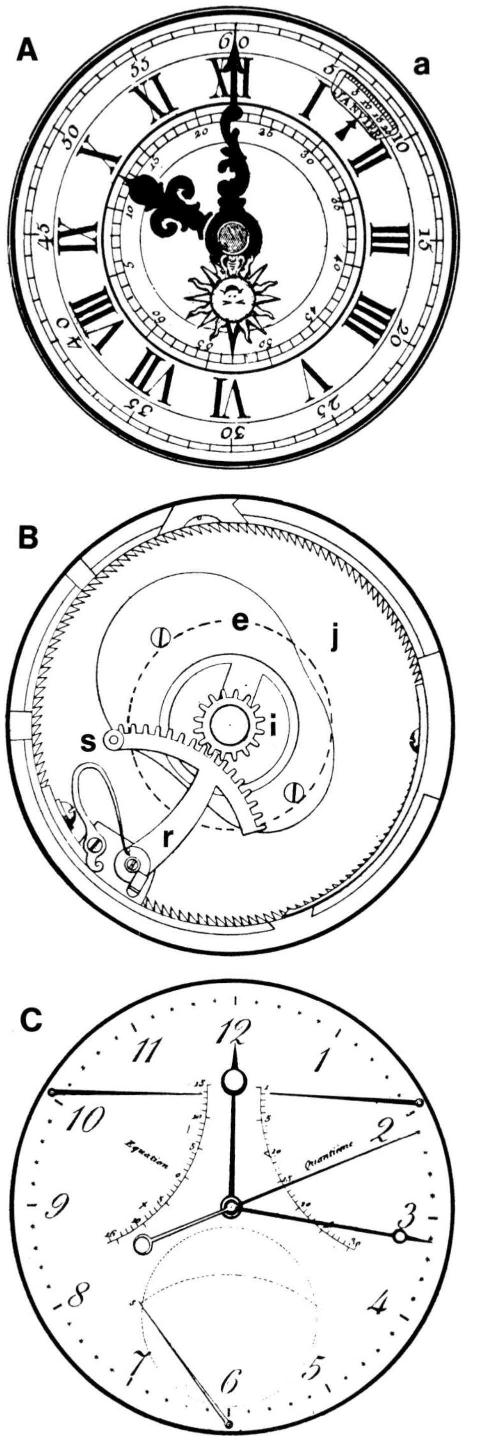

101

Jahrhunderts soll die erste Äquationsuhr (so nennt man Uhren, die mittlere und wahre Sonnenzeit gleichzeitig anzeigen) von Henry Sully[65] erfunden worden sein. Joseph Williamson (1668–1725) nahm ebenfalls für sich in Anspruch, die erste Äquationsuhr gebaut zu haben. Im 18. Jahrhundert wurden eine ganze Menge verschiedene Äquationsmechanismen u. a. von Brocot, Ellicott, Berthoud auch für Taschenuhren gebaut. Z 101 zeigt ein Zifferblatt (Pos. A) mit Stunden, Minuten- und Sonnenzeiger. Minuten- und Sonnenzeiger sind fest miteinander verbunden. In Z 101 Pos. B ist die Rückseite des Zifferblattes erkennbar. Die Jahresscheibe j wird täglich um $\frac{1}{365}$ ihres Umfanges gedreht. In dem kleinen Zifferblattausschnitt a auf der Vorderseite kann man das ungefähre Datum ablesen. Auf der Jahresscheibe j sitzt fest angeschraubt eine nierenförmige (häufig »elliptisch« genannte) Scheibe. Die Exzentrizität der Scheibe entspricht in jedem Punkt des Umfanges der Differenz zur mittleren Sonnenzeit, die einer runden Scheibe entspräche (gestrichelt). An dem Rechen r befindet sich links eine kleine Rolle s, die an der »Ellipse« schleift. Der Rechen greift in ein Ritzel i und bewegt dieses einmal nach rechts, einmal nach links. Auf der Zifferblattseite innen ist mit diesem Ritzel i eine Scheibe mit einer 60er-Teilung fest verbunden. Jedesmal, wenn der Minutenzeiger genau oben über der 12 bzw. 60 steht, kann am Sonnenzeiger unten auf der inneren Scheibe die wahre Sonnenzeit abgelesen werden. Man erkennt in Z 101 Pos. A, daß es noch 7 Minuten dauert, bis die Sonne im Zenit (Ortszeit) steht, weil der Sonnenzeiger auf 53 Minuten zeigt. Der Äquationszeiger selbst war nicht immer im Zentrum des Zifferblattes angeordnet, sondern wurde z. B. vom A.-L. Breguet auch exzentrisch plaziert. Bei diesem System konnte man ständig die Differenz zwischen wahrer und mittlerer Sonnenzeit ablesen (Skizze 101 Pos. C).

Selbst im 20. Jahrhundert hat man Uhren gebaut, die eine Anzeige der Äquation besaßen. Der Grund war nicht die Notwendigkeit einer solchen Anzeige, denn dies kann heute aus Tabellen viel genauer abgelesen werden, sondern die technische Lösung des Problems. Dazu war, wie in Z 101/1 gezeigt, ein Sonnenzeiger aus der Mitte angeordnet, der ständig die Differenz zwischen mittlerer und wahrer Sonnenzeit anzeigte. Der Mechanismus war wie folgt aufgebaut: Auf dem Minutenradzapfen ist oberhalb der Brükken eine meist sehr dünne oder skelettierte Scheibe e befestigt, die sich mit dem Minutenrad in einer Stunde einmal dreht. Über den Rand der Scheibe ragen die Zähne des Schaltrades k hinaus, die stündlich den Finger t passieren und dabei jedes Mal um einen Zahn weitergeschaltet werden. Auf dem letzten Rad in dieser Getriebekette, dessen Umdrehung ein Jahr dauert, ist die nierenförmige Ellipse n befestigt. Auch an dieser Ellipse ruht, wie bereits in Z 101, Pos. b beschrieben, ein Segment p, das in das Trieb s′ eingreift. Das Trieb s führt mit seinem unteren langen Zapfen durch das Minutenrad hindurch und trägt zifferblattseitig über dem normalen

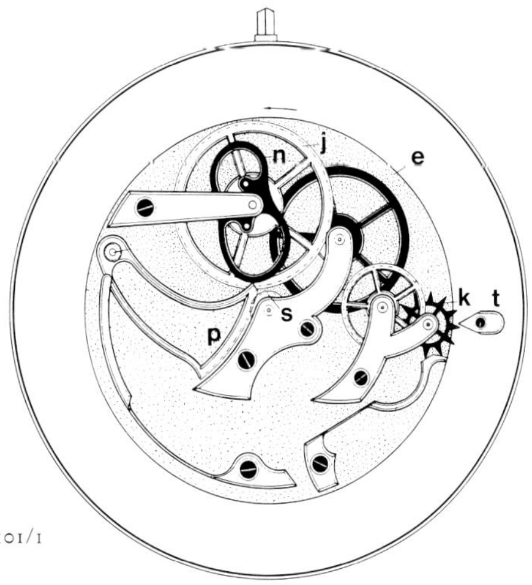

101/1

Minutenzeiger den Äquations- oder Sonnenzeiger. Die Differenz zwischen beiden ist die Zeitgleichung oder Äquation. Nur an vier Tagen im Jahr stehen beide Zeiger übereinander, dies sind die Tage: 15. April, 14. Juni, 1. September und 24. Dezember. Sowohl Uhren von Patek Philippe als auch von Vacheron & Constantin (Abb. 850) haben Äquationsanzeigen nach diesem Prinzip.

Sprungzifferuhren

Anfang bis Mitte des 19. Jahrhunderts wurden verschiedene Konstruktionen bekannt, die zumindest die Stunde als ausgeschriebene Zahl angaben und die Minute entweder mit einem Zeiger oder mit einer Scheibe, auf der die Zahlen geschrieben waren. Dabei war der Mechanismus oft so eingerichtet, daß die Stunde alle 60 Minuten um je eine weitersprang und die Minutenscheibe anstatt eines Zeigers auf der Minutenwelle saß. Meist hatten diese Uhren zwei kleine Fenster, in denen die Zeit abgelesen werden konnte (Abb. 476, 477). Erst in der 2. Hälfte des 19. Jahrhunderts sind einige Systeme patentiert worden, die mechanisch in der Lage waren, die Stunden und die Minuten mit sog. ›Sprungziffern‹ anzuzeigen. Von diesen Systemen haben nur sehr wenige Serienreife erlangt bzw. sind auch tatsächlich in größeren Stückzahlen als Uhr gebaut worden. Den größten Erfolg hatte der Salzburger Joseph Pallweber, der 1883 das D.R.P.-Nr. 25042 für eine Uhr erhielt, die die Zeit mit springenden Scheiben anzeigte. Im Z 101/2 ist die Patentzeichnung wiedergegeben, die eine ungefähre Vorstellung von seiner Erfindung gibt. Aufschlußreich ist hier die Fig. 2, die deutlich erkennen läßt, daß dem Rad a an fünf Stellen Zähne fehlen. Es ist leicht vorstellbar,

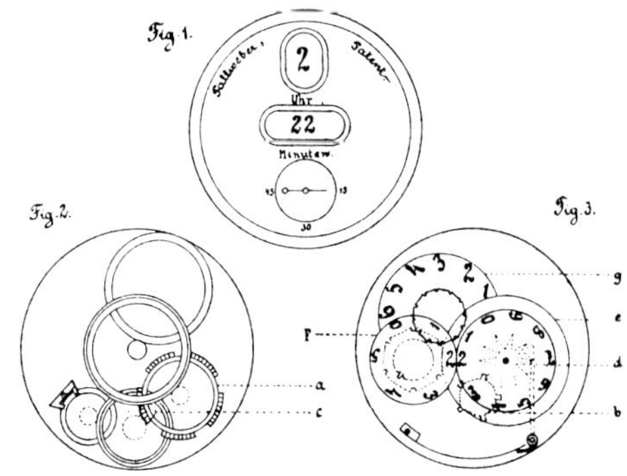

101/2

daß das Rad a (Kleinbodenrad) im Eingriff mit dem Sekundentrieb, immer wenn eine solche Lücke kommt, durchrutscht. Diese schnelle Drehbewegung benutzte Pallweber für das schnelle Weiterschalten der Ziffernscheiben (Fig. 3), indem er auf die Welle des Kleinbodenrades zifferblattseitig einen Stern befestigte, der mit den Ziffernscheiben im Eingriff stand. Die Firma International Watch Co. (IWC) in Schaffhausen hatte damals 1883 von Pallweber eine Lizenz erworben und diese Sprungzifferuhren in größeren Stückzahlen mit gutem Erfolg hergestellt. Einige Zeit später hat auch die Firma Cortébert in Cortébert ähnliche Uhren (Patent Pallweber) mit digitaler Anzeige durch Sprungziffern hergestellt. Die Firma Aeby & Landry hat in Anlehnung an das Pallweber-Patent einen ähnlichen Mechanismus entwickelt und gebaut, indem sie die Verhältnisse ›umdrehte‹. Die Zahnlücke befand sich im Trieb und die blockierenden Zähne waren Verlängerungen an den Kleinbodenradzähnen (vgl. Abb. 713–716).

Im Jahre 1885 hat sich die Firma Gedeon Thommens aus Waldenburg (Schweiz) in England unter der Nr. 7154 eine Uhrenanzeige patentieren lassen, die auch den Zweck hatte, die Zeit mit sich sprunghaft drehenden Scheiben anzuzeigen. Thommens hatte die Auslösung etwas mehr

vom eigentlichen Räderwerk entkoppelt, indem er auf das Kleinbodenrad lose ein Schaltrad montierte. Beide Räder waren durch eine Spiralfeder verbunden (vergl. Abb. 709–712). Das Schaltrad lag jeweils mit einem seiner 8 Zähne an der geschlitzten Welle des Sekundenrades. Nach jeder Umdrehung des Sekundenrades wurde ein Zahn des Schaltrades mitgenommen bzw. frei und konnte sich schnell drehen, bis der nächste Zahn wieder gegen die Welle schlug. Während des Stillstandes wurde die Spiralfeder durch das sich ständig weiterdrehende Kleinbodenrad vorgespannt. Durch die alle Minute erfolgende schnelle Drehbewegung des Schaltrades wurden zifferblattseitig die Ziffernscheiben geschaltet.
Einen noch größeren Aufwand hat 1885 die Firma Dürrstein in Dresden unternommen (D.R.P.-Nr. 35996), indem sie nur für das Weiterschalten der Sprungziffernscheiben ein zu-

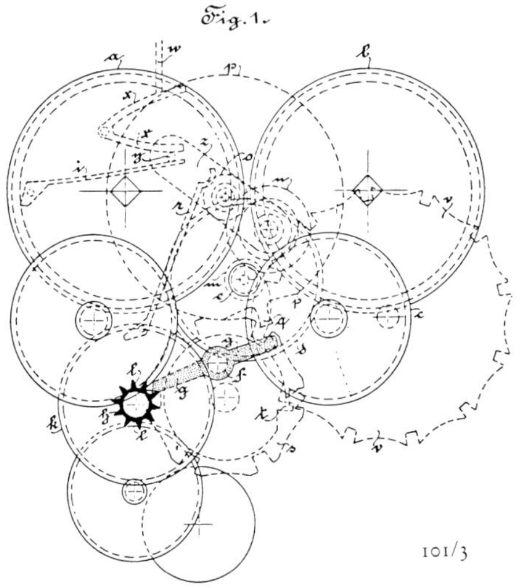

101/3

sätzliches vollständiges Räderwerk mit einem zweiten Federhaus einbaute. Als einleitende Beschreibung und Begründung für ein zweites Federhaus wird in der Patentschrift dargelegt: »Während sonst bei allen solchen Uhren nur ein Federhaus das Geh- und Anzeigewerk treiben muß, deshalb oft die erforderliche Kraft fehlte und Störungen auftraten, ist bei der vorliegenden Uhr, Fig. 1, (Z 101/3) neben dem bisher üblichen Federhaus a ein zweites Federhaus b zum Antrieb des Anzeigewerkes angebracht. Dieses zweite Federhaus b überträgt die Kraft seiner Feder durch den Trieb des Rades c, welches mit dem Trieb e des Rades d in Eingriff steht, auf das Rad d, welches wiederum in den Trieb f des Fangarmes g greift. Der Fangarm g, welcher ein wesentlicher Theil der Erfindung bildet, bewirkt in einfacherer und sicherer Weise die sprungweise Bewegung des Zahlenzeigerwerkes dadurch, daß in dem mit dem Trieb h des Kleinbodenrades k fest verbundenen zehnstrahligen Stern l greift. Das Kleinbodenrad k macht in der Stunde sechs Umdrehungen, mithin wird der Fangarm g, da der Stern l zehn Strahlen hat, in der Stunde 60 Mal ausgelöst. Durch jede Auslösung macht der Fangarm g eine Bewegung um sich selbst und durch den in der Mitte des Fangarmes g angeordneten Trieb f macht das mit demselben in Eingriff stehende Rad d ebenfalls 1/10 Umgang. Auf der durch die Platine e′ (nicht gezeigt) hindurchgehenden Welle, Fig. 2, des Triebes e des Rades d sitzt der Zehnertrieb m, Fig. 1 (2 und 3), fest, welcher in das Übersetzungsrad n mit 21 Zähnen greift; das Rad n greift wiederum in den Zehnertrieb, welcher mit der Zahlenscheibe p, auf welcher die Einer stehen, fest verbunden ist.« Soweit die Beschreibung aus der Patentschrift (vgl. Abb. 712/1–6).

Stoppuhren und Chronographen

Kaum hatte sich in der 2. Hälfte des 18. Jahrhunderts der Sekundenzeiger auf Taschenuhren »eingebürgert«, da versuchte man ihn stoppbar zu machen. (Der Sekundenzeiger saß in Spindeluhren allgemein auf dem Kronenradzapfen.) Zuerst geschah dies nur durch Anhalten des Uhrwerkes mittels eines kleinen Hebels. Auf die Dauer war das keine befriedigende Lösung. Dennoch sind unzählige Spindeluhren gebaut worden, die einen »stoppbaren« Sekundenzeiger hatten. Allerdings mußte das ganze Werk mitangehalten werden. Auch in England hat man lange Zeit bis zur Mitte des 20. Jahrhunderts solche Taschenuhren gebaut.
Nach 1800 wurde z. B. das Sekundenrad in Duplexuhren in die Mitte des Zifferblattes gesetzt. Auf der Zifferblattseite erhielten diese Uhren einen großen Sekundenzeiger, der aufgrund des besonderen Hemmrades (s. Z 22) Sekundensprünge vollführte. Bei einigen dieser Duplexuhren war der Zeiger (mit dem Werk) stoppbar. In feinen flachen Taschenuhren (1800–1840) mit Zylinder- oder Ankerhemmung baute man zu dem normalen Uhrwerk ein komplettes Sekundenwerk mit eigenem Antrieb (Federhaus) zusätzlich ein (Abb. 454), das allein den in der Mitte angeordneten Sekundenzeiger antrieb, der hier auch nur alle Sekunde sprang. Den Sprung erreichte man durch das Hemmradtrieb oder einen Stern auf der Hemmradwelle, gegen den sich der Finger des letzten Sekundenwerkrades legte. Alle Sekunde wurde er durch das sich ständig drehende Hemmrad frei, vollführte eine ganze Umdrehung und legte sich bis zur nächsten Sekunde wieder an das Hemmradtrieb. Die Übersetzung im Sekundenwerk war so berechnet, daß der Sekundenzeiger auf dem Zifferblatt nur Sekundensprünge entsprechend der Minuteneinteilung machte. Kürzere Zeiten mußten geschätzt werden. Uhren mit schleichendem Sekundenzeiger aus der Mitte, wie z. B. auf Spindeluhren, wurden auch als »seconde trotteuse« bezeichnet. Unter »seconde morte« versteht man Uhren mit springender Sekunde, wie z. B. in Duplex-Uhren. Diese Bezeichnung gilt aber nicht für Uhren mit separaten Sekundenwerken, wie es häufig angegeben wird. Separate Sekundenwerke in Uhren werden mit »seconde indépendante« bezeichnet. Nun war mit diesen stoppbaren Uhren ein Messen eines kurzen Vorganges nur unvollkommen möglich. Man mußte sich den Beginn oder das Ende des Meßvorganges merken. Einen ersten Chronographen (Zeitschreiber) erfand Rieussec 1821/22. Bei diesem Instrument dreht sich ein Zifferblatt und ein Schreibmechanismus schrieb mit Tinte auf dem Zifferblatt Striche bzw. Punkte. Die Entfernung von Punkt zu Punkt entsprach der Zeitdauer. Etwas später ließ sich A. L. Breguet einen »Apparat« patentieren, bei dem das Zifferblatt unbeweglich war und der Zeiger sich drehte. 1832 meldete Rieussec ein weiteres Patent an und stellte einen Chronographen mit drehendem Zeiger und feststehendem Zifferblatt vor (Z 102). Er baute auch Taschenchronographen, wie ihn Z 103, 104) zeigen. Dieser hatte zwei

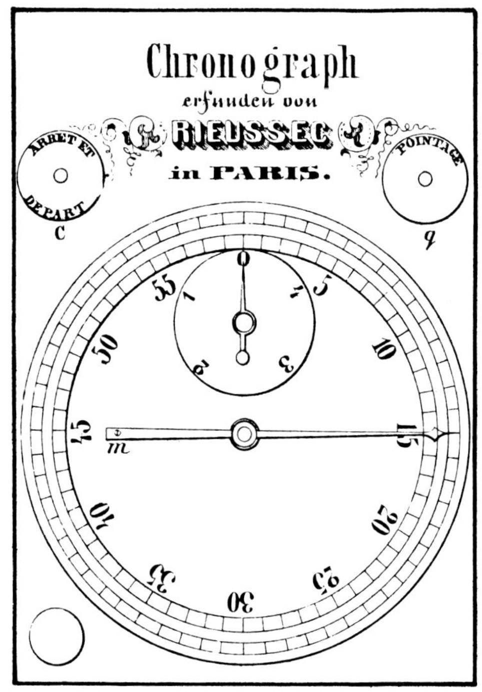

102

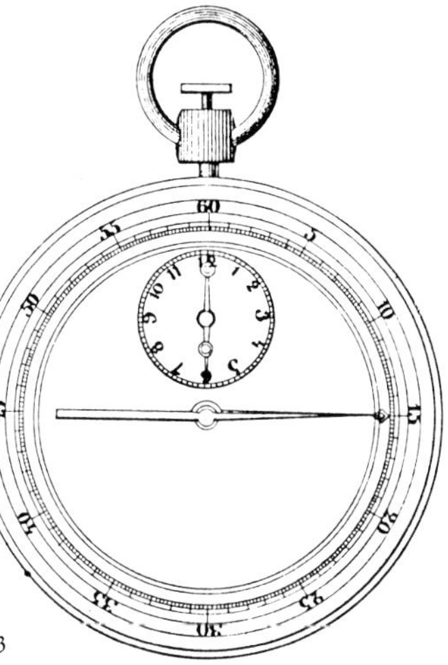

103

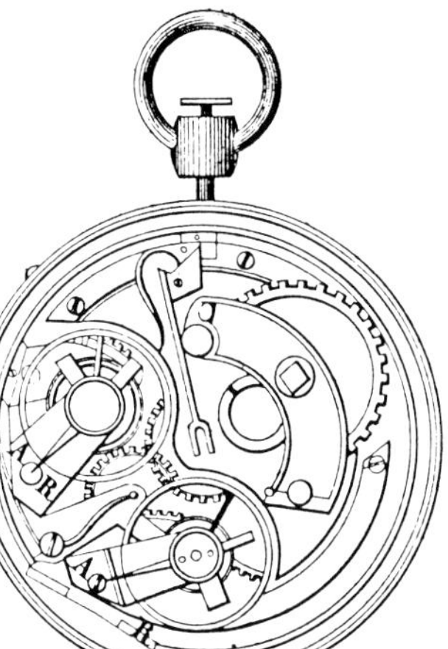

104

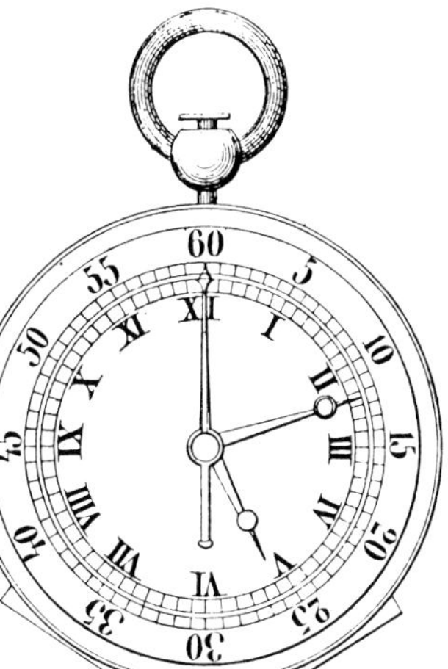

105

Räderwerke, eines für die Zeituhr und eines für den Chronographen. Einen ähnlichen Chronographen von Rieussec, der auch auf dem Zifferblatt schrieb, zeigt Z 105. Dieser hatte aber nur ein Räderwerk[66]. Eine erste Verbesserung war 1831 die »nachspringende Sekunde« (seconde rattrapante) von Winnerl in Paris. Wollte man bei dieser Uhr den Sekundenzeiger anhalten, brauchte man nur auf einen Knopf zu drücken und der Zeiger stand still, das Räderwerk lief aber weiter. Mit diesem Chronographen konnte immer nur ein Vorgang »gemessen« werden, der Anfang oder das Ende desselben. Um nun beide Vorgänge, Anfang und Ende eines Ereignisses, stoppen zu können, baute Winnerl 2 Sekundenzeiger übereinander. Mit dem einen konnte der Anfang, mit dem anderen das Ende eines Vorganges gestoppt werden[67]. Dennoch waren diese Chronographen unbefriedigend, denn ihre Zeiger konnten nicht auf »Null« gestellt werden. Um 1862 legte Adolphe Nicole einen Chronographen vor, dessen Zeiger auf Null gestellt werden konnten[68]. Mit dieser Konstruktion wurde der Chronograph erst wirklich gebrauchsfähig. Nachdem Auguste Baud den Chronographmechanismus auf der Räderwerkseite über den Brücken anordnete und noch einige Zähler (Minuten- und Stundenzähler) hinzugefügt wurden, entstand um 1880 ungefähr die Form, die wir heute in vielen Taschenuhren mit Chronograph antreffen (Abb. 776). Bei modernen Chronographen wird die Drehbewegung des Sekundenrades des Uhrwerkes über einen Schaltmechanismus auf eine zweite Sekundenradwelle, die zentral in der Mitte durch das Minutenrad geführt wird, übertragen. Die drei hierzu notwendigen Funktionen gliedern sich in:

1. Ingangsetzen oder Starten
2. Stoppen bzw. Anhalten des Zeigers und
3. Rück- oder Nullstellen des Zeigers.

Z 106 und 107 zeigen diese drei Funktionen. In Pos. A ist alles in Ruhestellung. Der Bremshebel B ruht außen an dem Chrono-Zentrumrad C, das hinten die Herzscheibe (schwarz) trägt und vorn auf dem Zifferblatt den Sekunden-Stoppzeiger. Das Mitnehmerrad M sitzt auf der verlängerten Sekundenradwelle über den Räderwerksbrücken. In dem beweglichen Kupplungshebel K läuft das Kupplungsrad P ständig im Eingriff mit dem Mitnehmerrad M. Die Bewegungen des Bremshebels B, des Kupplungshebels K und des Nullstellers (nicht eingezeichnet) werden durch das Schaltrad S geschaltet. Das Schaltrad S hat eine Sperradverzahnung und aufrecht stehende Zapfen. Es wird durch den Drücker in der Aufzugskrone oder durch einen separaten Drücker im Gehäuse betätigt. Beim ersten Druck fällt der Kupplungshebel vom Zapfen x des Schaltrades ab. Dadurch werden Mitnehmerrad M, Kupplungsrad P und Chronozentrumrad C in Eingriff gebracht und der Sekundenzeiger läuft an. Schaltradzapfen x hat vorher den Bremshebel B vom Chronozentrumrad C abgerückt, damit es sich frei bewegen kann (Z 106, Pos. B). Durch einen zweiten Druck auf den Drücker wird der Zustand wie in Pos. A wieder hergestellt, indem das Kupplungsrad P vom Chronozentrumrad C abge-

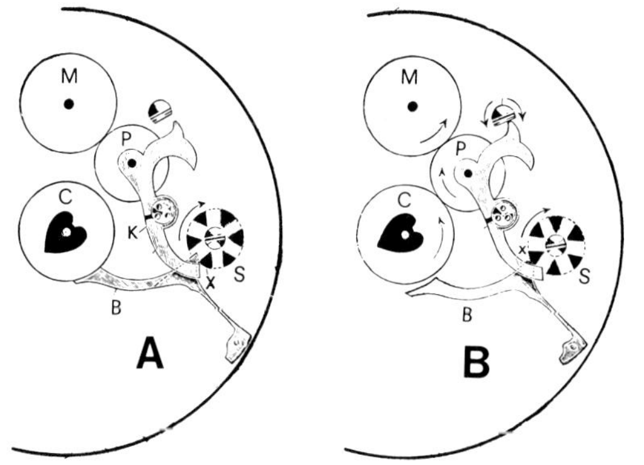

106

rückt und somit der Eingriff wieder getrennt wird. Gleichzeitig legt sich der Bremshebel B an das Chronozentrumrad und hält dieses in seiner momentanen Stellung fest. Die gestoppte Zeit kann abgelesen werden. Nach einem dritten Druck (Z 107) auf den Drücker wird der Bremshebel (nicht eingezeichnet) abermals abgehoben und nun fällt der Nullsteller N gegen die Herz-

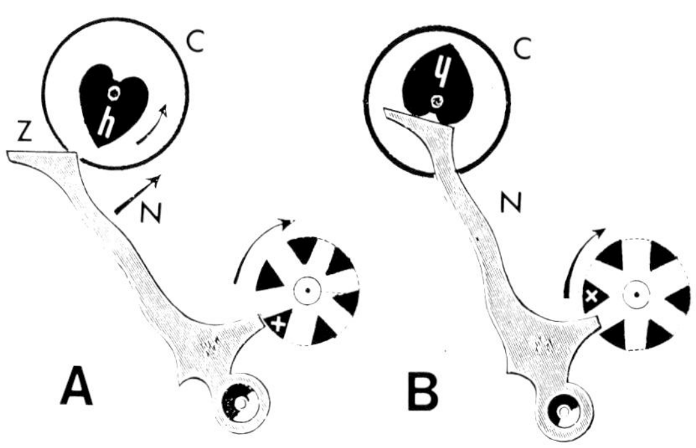

107

scheibe h, die mit dem Chronozentrumrad C fest verbunden ist. Die Kurve der Herzscheibe h ist so geformt, daß der Nullsteller die Herzscheibe und das Chronozentrumrad immer in die gleiche Position drückt. Dies ist erreicht, wenn beide Herzbacken an der geraden Fläche Z anliegen (Z 107 Pos. B). Der Chronozeiger steht dann zifferblattseitig über der 12 (Null bzw. oben). Die Nullstellung erfolgt immer nach jedem dritten Drücken auf den Drücker in der Aufzugkrone. Um längere Zeitabschnitte als 1 Minute zu stoppen, benötigt man noch einen weiteren Zeiger, den sogenannten Minutenzähler. Er befindet sich auf dem Zifferblatt meist exentrisch unter der 12 und hat allgemein eine Teilung von 30 oder 45 Minuten. Um noch längere Vorgänge stoppen zu können, wurde ein weiterer Zeiger, der Stundenzähler, angefügt. Taschenuhrchronographen mit Stundenzähler sind selten, sie werden auch als »Alleszähler« bezeichnet. Auf dem Zifferblatt liest man oft die französische Bezeichnung »CONTETOUT«[69]. Das Hilfszifferblatt für die Stundenangabe ist dann mit Stunden- und Minutenzeiger versehen und wirkt wie ein kleines separates Zifferblatt mit 1 bis 12-Stunden-Angabe.

Eine wesentliche Verfeinerung in der Funktion war der Chronograph mit Doppeldrücker. Wurden noch durch den »Einfachdrücker« die drei Funktionen: Starten, Stoppen und Nullstellen zwangsläufig hintereinander geschaltet, so konnte mit dem Doppeldrücker eine vierte Funktion getätigt werden, nämlich das beliebig wiederholbare Starten und Stoppen mit dem einen Drücker und das Nullstellen mit dem anderen Drücker. Mit diesem Chronographen konnten mehrere zeitlich nicht aufeinanderfolgende

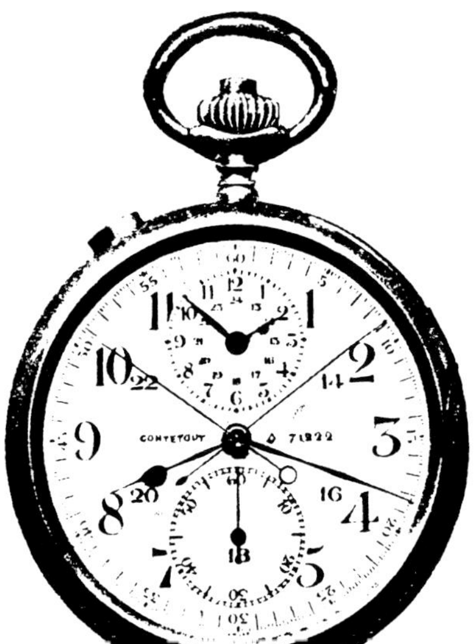

Chronograph mit Stunden- oder »Alleszähler«. Auf dem Zifferblatt bezeichnet: CONTETOUT 71222.

Ereignisse gemessen und summiert werden mit beliebig langen Pausen dazwischen. Allerdings konnte immer nur die Endzeit abgelesen werden, Zwischenzeiten mußten extra notiert werden.

Chronograph mit »rattrapante«

Das Problem, zwei Ereignisse zu stoppen, die zwar gemeinsam begannen, aber verschieden lang waren, hat man auch mit einem Chronographen gelöst. Hierzu wurde der Chronograph mit Doppelzeiger oder Schleppzeiger (rattrapante) entwickelt. Bei diesem liefen beim Start durch den einen Drücker beide Zeiger, der Chronozeiger und der Rattrapantezeiger gemeinsam übereinander liegend an. Beim zweiten Druck auf den gleichen Drücker blieben beide gemeinsam stehen. Nach dem nächsten Druck sprangen beide Zeiger gemeinsam auf Null zurück. Mit dem zweiten Drücker konnte nun der Rattrapantezeiger nach dem Start beider Zeiger, unabhängig vom weiterlaufenden Chronozeiger gestoppt werden. Nochmalige Betätigung des zweiten Drückers ließ den Rattrapantezeiger dem Chronozeiger nachspringen, so daß beide gemeinsam weiterliefen. Mit dem Doppelzeigerchronographen konnten beliebig viele Zwischenzeiten gestoppt werden, ohne daß der ständig weiterlaufende Chronozeiger davon beeinflußt wurde. Bei der Doppelzeigeranordnung führten also 2 Sekundenwellen durch die Minutenwelle.

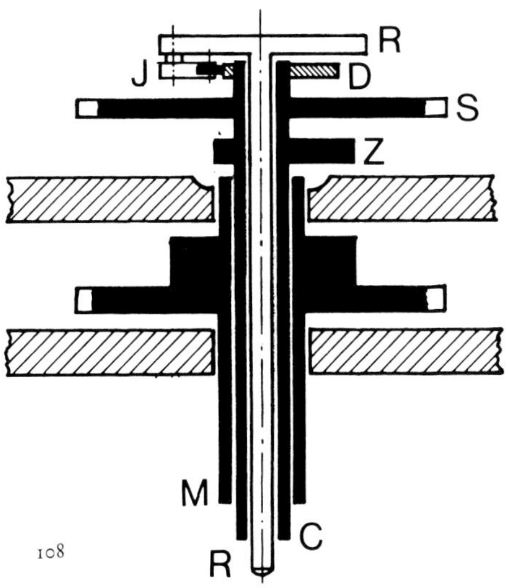

108

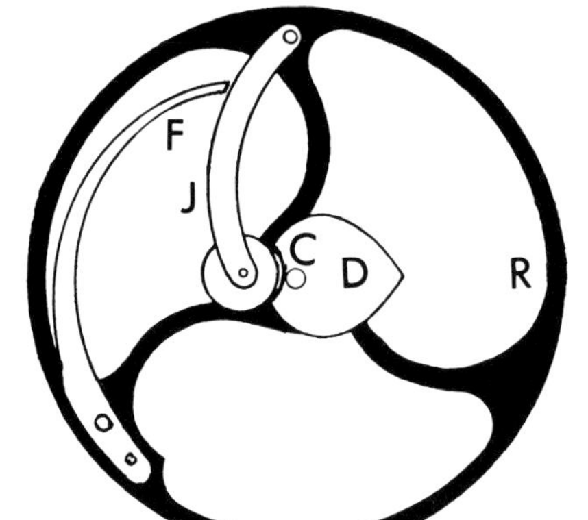

109

108 zeigt die durchbohrte Minutenradwelle M in der das Chronozentrumrad S mit dem Chronozentrumherz Z läuft. Welle C ist ebenfalls durchbohrt und nimmt die Welle des Doppelzeigerrades R (oder Rattrapanterad) auf. Der Minutenzeiger sitzt auf der Welle M, der Chronozeiger auf Welle C und auf Welle R der Rattrapantezeiger. Die beiden Wellen R und C sind nur durch den Rollenhebel J über das Doppelzeigerherz D verbunden. Der Antrieb des Chronozentrumrades erfolgt über den Eingriff Kupplungsrad (nicht eingezeichnet) – Zentrumsekundenrad S. Das Doppelzeigerrad erhält keinen eigenen Antrieb, sondern wird nur vom Zentrumsekundenrad mitgenommen. Z 109 zeigt das Doppelzeigerrad R von unten mit dem Rollenhebel J und der Andruckfeder F. Das Doppelzeigerherz D sitzt auf der Chronozentrumwelle C und ist hier nur »symbolisch« auf der Unterseite zu sehen. Mit der Doppelzeigerzange Z, Z' (Z 110) kann über das Schaltrad S das Doppelzeigerrad R per Knopfdruck festgehalten werden (Z 110, Pos. A). In diesem Moment steht die Doppelzeigerwelle R still. Das bedeutet, daß der Rattrapantezeiger zifferblattseitig gestoppt wurde und nur der Chronozeiger weiterläuft. Es bewegt sich nur der Rollenhebel J durch das sich weiterdrehende Doppelzeigerherz auf der Chronozentrumwelle, weil er durch »leichten Druck der Feder F an das Doppelzeigerherz gepreßt wird. Nach plötzlichem Öffnen der Doppelzeigerzange (Z 110 Pos. B) wenn die Rolle des Hebels J an einem beliebigen Punkt des Doppelzeigerherzens liegt, wird das Doppelzeigerrad R durch den Druck der Feder F so weit um das Doppelzeigerherz D herumgeführt, bis die »Nullstellung« wie in Z 109 zu erkennen, erreicht ist. Die kleine Rolle im Hebel J (es kann auch eine gerade Fläche sein, wie in Skizze 107) liegt dann zwischen den beiden Herzbacken bzw. auf ihnen. Zifferblattseitig stehen dann beide Zeiger, der Chronozentrumzeiger und der Rattrapantezeiger, wieder übereinander, d. h. der Rattrapantezeiger springt

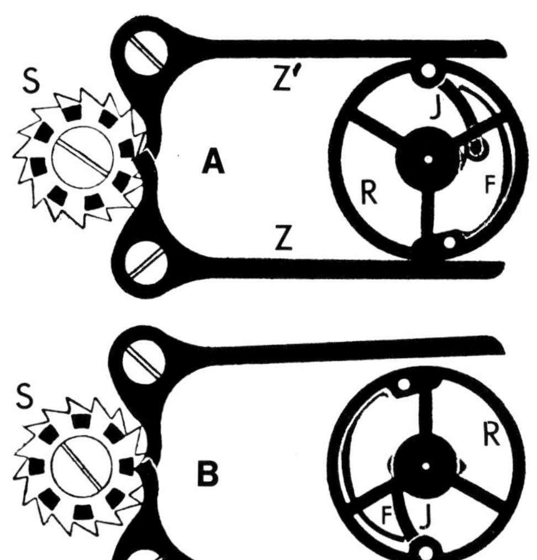

110

dem Chronozentrumzeiger nach (nachspringende Sekunde), ganz gleich welche Stellung letzterer hat. Um beide Zeiger gemeinsam auf Null zu stellen, muß mit dem Hauptdrücker der Nullsteller gegen das Chronozentrumherz Z gedrückt werden. Dann springen beide Zeiger gleichzeitig auf Null. Ist bei Betätigung des Hauptdrückers die Doppelzeigerzange noch (zufällig) geschlossen, springt nur der Chronozentrumzeiger auf Null. Den Rattrapantezeiger bleibt in seiner Stellung und kann in diesem Fall nur mit dem Nebendrücker auf Null gestellt werden, in dem die Doppelzeigerzange geöffnet wird. Der Rattrapantezeiger läßt sich zwar beliebig oft stoppen und starten. Er kann aber nur mit dem Chronozentrumzeiger gemeinsam auf Null gestellt werden, oder erst nachdem der Chronozentrumzeiger bereits auf Null steht.

Aufzug

Der automatische Aufzug

In der 2. Hälfte des 18. Jahrhunderts haben sich vor allem drei Uhrmacher intensiv mit der Idee eines automatischen Aufzuges in Taschenuhren und deren Verwirklichung befaßt: Perrelet, Breguet und Recordon. In dieser Idee vereinten sich das spielerische »Perpetuum mobile« und die Suche nach einem schlüssellosen Aufzug. In der Schweiz nannte man diese ersten automatischen Uhren auch »Pufferuhr« und in Frankreich »Erschütterungsuhr«[70]. Perrelet hat um 1770 mehrere Uhren mit einem Rotoraufzug gebaut. Bei diesen war eine Schwungmasse zentral über dem Spindelwerk gelagert, die sich um 360° drehen konnte. Wenn die Uhr senkrecht in der Westentasche steckte und man einige Schritte ging »schaukelte« der Rotor hin und her und zog über ein kleines Getriebe mit Gesperren die Feder der Uhr auf. Nach vollendetem Aufzug wurde mit einem Stift, den der Niederhalter der Kette durch die Platine hinaufdrückte, der Rotor blockiert. Diese sehr sinnvolle Konstruktion blieb aber nur im Versuchsstadium, weil die Rotorbewegung in einer Taschenuhr beim Tragen zu gering war. Seine ersten »Erschütterungsuhren« sollen von Breguet in Paris und Recordon in London gekauft worden sein[71].

Breguet hat um 1880 eine erste »immerwährende Uhr« hergestellt, der die Ideen Perrelets zugrunde lagen. Nur hat er noch einige Verbesserungen eingebaut. Die wesentlichste war, daß

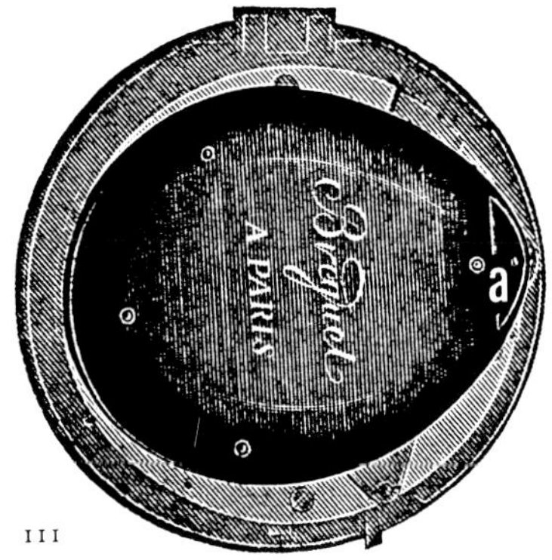

111

das Schwungmassenlager a nicht mehr zentral angeordnet war, sondern bis fast an den Rand des Werkes verlegt wurde (Z 111). Die Schwungmasse bewegte sich nun beim Gehen auf und nieder. Breguet fertigte allein im Jahr 1787 über 30 Taschenuhren mit automatischem Aufzug an[72], davon mehr als 10 verschiedene Aufzugskonstruktionen[73]. Ende des 18. Jahrhunderts kam die »immerwährende Uhr« oder Perpetualuhr groß in Mode, so daß mehrere namhafte Uhrmacher solche bauten u. a. Leschot, Jaquet-Droz, Vaucher à Paris, Rambaz à Paris und vor allem der Engländer Recordon. Um einen gleichmäßigeren Antrieb zu erhalten,

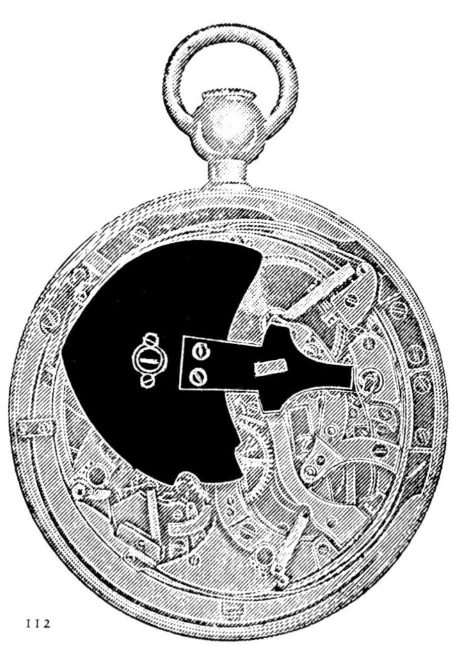

112

hat Breguet bei einigen Uhren zwei Federhäuser eingebaut, die von einem Gewicht aufgezogen wurden (Z 112). Fast alle Uhren der damaligen Zeit hatten Zylinderhemmung.

Nach 1800 geriet der automatische Aufzug wieder in Vergessenheit, bis er um 1878 neu »entdeckt« wurde. Hier war es der Wiener A. v. Löhr, der den alten automatischen Aufzug verbesserte und in Serie (4000 Stück)[74] fabrizierte. Z 113 (Pos. A+B) zeigten das Prinzip des Aufzuges von Löhr. Er unterschied sich von den

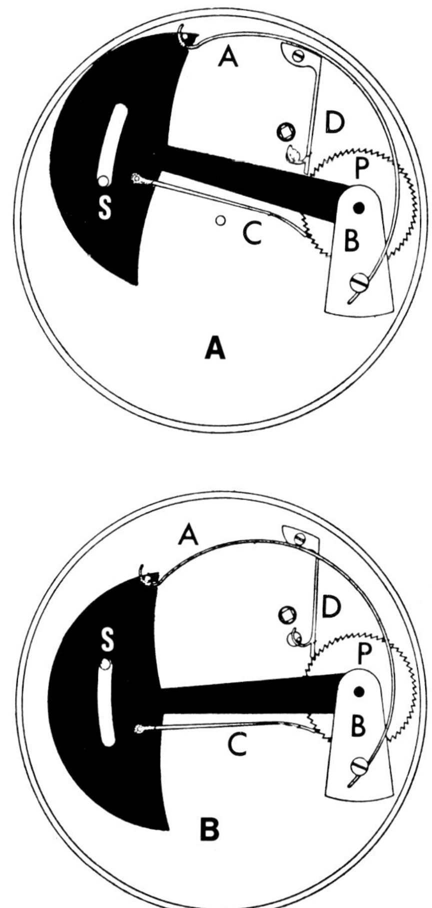

113

früheren nur durch seine flachere Bauweise. Pos. A zeigt die Schwingmasse in ihrer Ruhelage, in die sie von der Feder A gezogen wird. Den Anschlag bildet hier der Stift S, der durch einen Schlitz in der Schwungmasse führt. Beim Tragen in der Westentasche wippt nun diese Schwungmasse ständig auf und nieder. Dadurch wird über ein kleines Gesperr unter der Brücke B (nicht eingezeichnet) das große Sperrad P mit der Klinkenfeder C in eine Linksdrehung versetzt und zwar immer nur beim Niederschwung. Beim Aufwärtsschwung sperrt die Klinkenfeder D das Sperrad P und hindert es am Zurückdrehen. Das Sperrad P ist über Zahnräder mit dem Federhauskern verbunden, mit dem die Feder aufgezogen wird. Es genügte ca. 10–15 Minuten zu gehen, um die Uhr vollständig aufzuziehen. Um 1877 hatte bereits der Engländer

E. Fletcher ein Patent angemeldet. Etwas später folgten 1883 die Patente von Brun und 1884 von dem Amerikaner Heydt. Eine wirkliche Verbesserung führten die Gebrüder Vuilleumier 1892 bei La-Chaux-de-Fonds ein. Ihre Uhren besaßen neben dem automatischen Aufzug auch noch eine Aufzugwelle (Kronenaufzug), mit der die Uhr unabhängig vom automatischen Aufzug aufgezogen werden konnte. Nach 1900 fertigten die Firmen Audemars (Z 114) und A. Lange & Söhne Taschenuhren mit automatischen Aufzügen in kleinen Serien. Die Uhren von A. Lange & Söhne hatten zusätzlich eine Aufzugskrone. Die späteren Taschenuhren mit automatischen Aufzügen hatten neben dem kleinen Sekundenzeiger meist noch ein Auf- und Abwerk (Gangreserve) als Anzeige auf dem Zifferblatt. Hiermit konnte man stets den Aufzugsgrad der Zugfeder in Stunden ablesen, den die Uhr noch laufen würde, ohne getragen zu werden. Die Gangreserve betrug meist 28–36 Stunden.

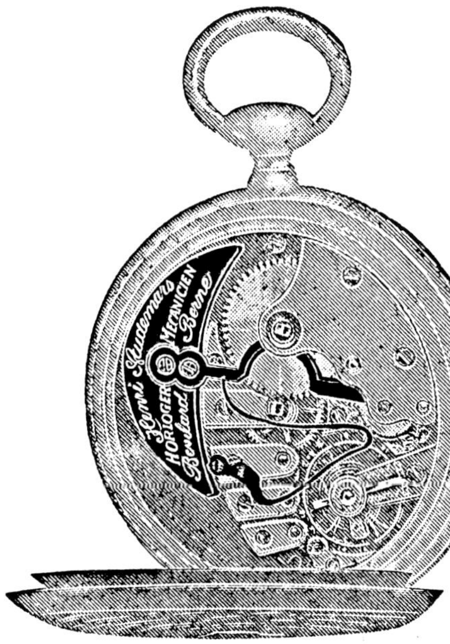

114

Durch die ersten Armbanduhren mit automatischem Aufzug, die sich Harry Cutte und John Harwood 1924 patentieren ließen, verlor die Taschenuhr mit automatischem Aufzug völlig an Bedeutung.

Aufzug ohne Schlüssel

Grundsätzlich gehört auch der automatische Aufzug hierher, obwohl man später diesen zusätzlich über die Krone aufziehen konnte. Man hat schon früh begonnen, einen Aufzug zu schaffen, zu dem kein Schlüssel nötig war. Einmal wollte man das tägliche Öffnen und Schließen der Uhren vermeiden, und zum anderen sann man auf Bequemlichkeit. Längere Zeit glaubte man, daß die Luft, welche täglich beim Aufziehen in die Uhr gelangte, auf die Ganggenauigkeit störenden Einfluß hätte[75]. Eine erste Uhr dieser Art baute um 1755 Peter Auguste Caron (später Beaumarchais) für Madame Pompadour, die Geliebte Ludwigs XV. Die Uhr war so klein, daß sie am Finger (als Ring) getragen werden konnte. Das besondere an dieser Uhr war, daß man sie ohne Schlüssel aufzog, in dem man mit dem Fingernagel einen um das Zifferblatt liegenden Ring drehte. 1766 baute Jean Antoine Lépine eine Art Pumaufzug. Im Bügelkopf befand sich ein Drücker, mit dem man nach dessen Vierteldrehung durch mehrmaliges Hineindrücken die Uhr aufziehen konnte. Ein ähnlicher Mechanismus wurde auch von A. L. Breguet gebaut, nur daß er den Drücker seitlich am Gehäuse anordnete. Der Schweizer Ingold fertigte um 1815 in La Chaux-de-Fonds eine Damenuhr mit Aufzug durch Drehen des Glasreifes und Zeigerstellen durch einen Knopf im Bügelkopf an[76]. Alle diese ersten Versuche hatten eine Schwäche: Die Zeigerstellung mußte entweder dennoch mit einem Schlüssel vorgenommen werden oder es war hierfür eine Zusatzeinrichtung nötig. Um 1840 läßt sich der Franzose Raymond einen Aufzug patentieren, welcher durch Drehen eines Knopfes im Bügelkopf die Uhr aufzog. Die Zeiger mußten aber noch weiterhin mit einem Schlüssel gestellt werden. 1842 gelang es dem Schweizer A. Philippe einen Bügelaufzug zu konstruieren, mit dem die Uhr aufgezogen und die Zeiger gestellt werden konnten. Oben im Bügelkopf war eine Rändelschraube, die später als Aufzugskrone bezeichnet wird, mit der durch Drehen die Uhrfeder aufgezogen werden konnte. Das Aufziehen erfolgte nur bei Rechtsdrehung der Krone, beim Linksdrehen stand das Aufzugsrad still und nur das Schiebetrieb bewegte sich aufgrund der Schrägverzahnung leicht hin und her im »Leerlauf«.

Um die gleiche Zeit wird auch der Bügelaufzug von Lecoultre (Z 115) unter seinem Namen: »Remontoir Lecoultre« bekannt. Um beim Le-

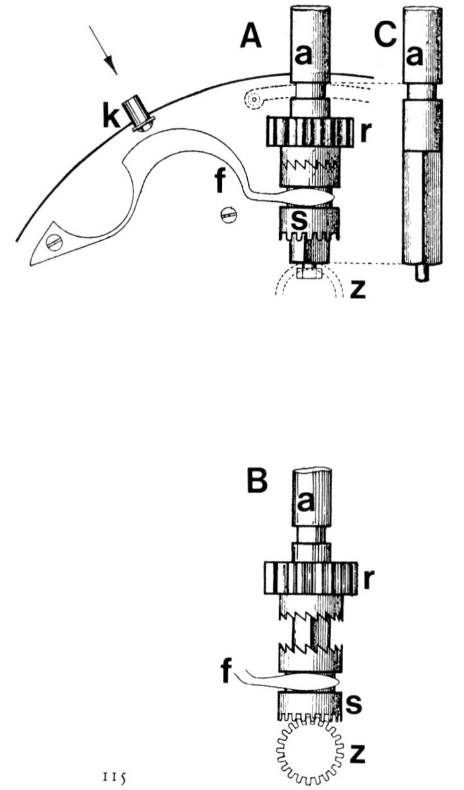

115

coultre-Aufzug die Zeiger zu stellen, bedurfte es nur einem Druck auf einen aus dem Gehäuse hervorstehenden Knopf k. Innerhalb der Uhr schob man mit ihm das Schiebetrieb s aus dem Eingriff mit dem Aufzugsrad r in den Eingriff mit dem Zeigerstellrad z (Z 115 Pos. B). Nach dem Loslassen des Zeigerstellknopfes k führte die Feder f das Schiebetrieb s wieder selbsttätig in den Eingriff mit dem Aufzugsrad r zurück.

Diesen Aufzug soll bereits Audemars vor Lecoultre in den wesentlichen Teilen durchkonstruiert haben[77].

Der Zeigerstellknopf gab nun häufig Anlaß zu Ärgernissen, wenn er an der Kleidung hängenblieb oder unbeabsichtigt hereingedrückt wurde und dabei die Zeiger geringfügig verstellte. Nachdem sich der Uhrmacher Adrien Philippe und der Fabrikant Patek zur Firma: Patek, Philippe & Co zusammenschlossen, wurde von ihnen eine weitere Verbesserung des Kronenaufzuges in der »Revue chronométrique« veröffentlicht. Ein Aufzug ohne Zeigerstelldrücker. Bei diesem wurde durch Ziehen an der Krone, bis sie hörbar einrastete, das Schiebetrieb in »Zeigerstellung« gebracht. Z 116 Pos. A zeigt die Stellung »Aufziehen«, die Pos. B die Stellung »Zeigerstellen«. Der wichtige Teil dieses Aufzuges ist der sogenannte Winkelhebel (schwarz), dessen oberer Hals in einer Nute der

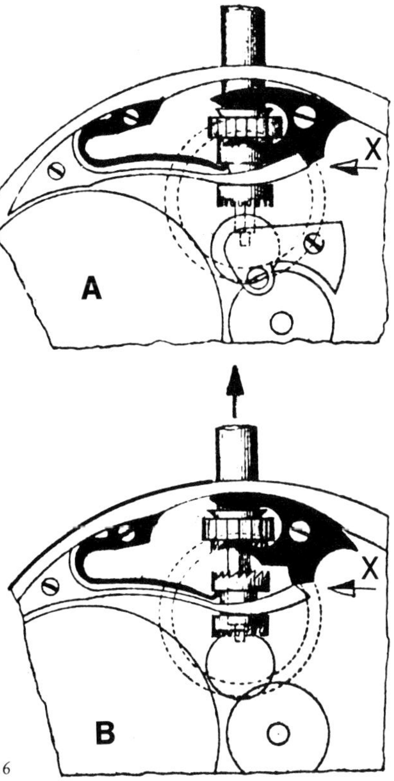

116

Aufzugswelle ruht. Zieht man an der Aufzugwelle, erfährt auch der Hals einen Zug nach »oben« bzw. wird er in seinem Drehpunkt (das ist die Befestigungsschraube) um einen kleinen Betrag gedreht. Die Schräge x zwingt die Feder auszurücken (nach unten) und nimmt das Schiebetrieb, durch dessen Nute die Feder führt, aus dem Eingriff des Aufzugrades und führt es in den Eingriff mit dem Zeigerstellrad (Z 116 Pos. B). Ein leichter Druck auf die Aufzugskrone läßt Winkelhebel, Schiebetrieb und Feder in Ruhestellung zurückspringen, so daß wieder aufgezogen werden kann. Der Aufzug von Patek, Philippe & Co. war gut, aber aufwendig und teuer.

1846 hat Nicole (in der Firma Nicole & Capt.) eine andere Form des Aufzuges entwickelt, der heute als »Wippenaufzug« bezeichnet wird. Hier liegen auf einer Wippe drei Stirnräder, in der Mitte ein großes und rechts und links je ein kleines. In Ruhestellung steht das linke mit dem Sperrad des Federhauses im Eingriff. Die Uhr kann also jederzeit aufgezogen werden (Z 117). Drückt man den Zeigerstellknopf a, wird das linke Rad aus dem Sperrad gehoben und das rechte in Eingriff mit dem Zeigerstellrad gebracht. Jetzt können die Zeiger gestellt werden. Nach Loslassen des Zeigerstellknopfes wird die Wippe durch die Feder in ihre Ruhelage zurückgeführt. Der Wippenaufzug wurde vor allem in preiswerten Uhren (auch heute noch) angewendet. Dem Wippenaufzug von Nicole ähnlich war der Kullbergsche Aufzug. Victor Kullberg war Schwede und lebte in London. Er verwendete nur zwei Aufzugsräder auf der Wippe. Sein Aufzug wurde fast nur in Uhren mit Schneckenantrieb, von denen sich die Engländer nur schwer trennen konnten, angewendet. Zu erwähnen ist hier noch der Deckelaufzug von A. Cohen, den er sich 1866 patentieren ließ. Der Aufzug erfolgte hier nicht über die kleine Krone im Bügelkopf, sondern durch mehrmaliges Öffnen und Schließen des Sprungdeckels. Dieser Aufzug konnte aber nur bei Savonnette-Uhren verwendet werden und auch hier nur, wenn ein äußerst massives Gehäuse vorhanden war. Die Zeigerstellung erfolgte weiterhin mit der Krone. Cohen gilt aber nicht als Erfinder dieses Aufzuges. Hier wird von Saunier[78] Lebet genannt. Bei diesem Deckelaufzug war es erforderlich, daß die Antriebsfeder nicht wie üblich direkt an der Federhaustrommel befestigt wurde, sondern in einem Käfig lag, der sich in der Federhaustrommel drehen konnte, um zu gewährleisten, daß bei voll aufgezogener Feder sich der Sprungdeckel noch schließen ließ.

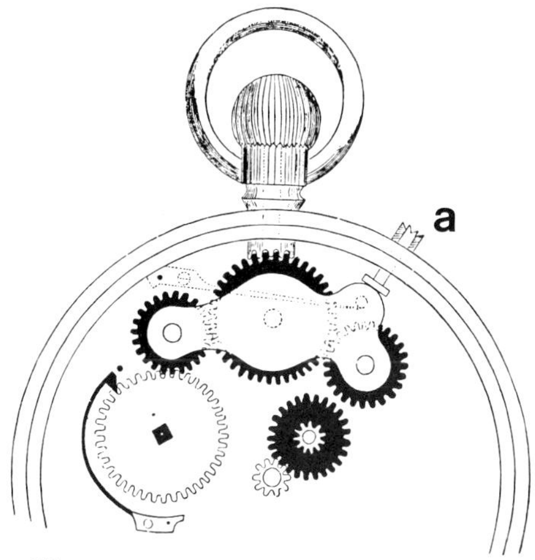

117

Um bei einer Uhr die Zeiger zu stellen, hat sich als zuverlässigste Methode der Zeigerstellknopf, wenn er von einer Hülse umgeben war, bewährt. In der Hülse war ein Schlitz, in dem man mit dem Fingernagel den Zeigerstellknopf niederdrückte. Alle anderen Patente, wie Ziehen der Krone, Ziehen eines Hebels unter dem Glasrand oder das Umlegen des Bügelringes hatten den Nachteil, daß sie wieder zurückgestellt werden mußten, da sonst die Uhr stehenblieb. Allerdings hat sich später das Ziehen der Krone durchsetzen können, wohl mehr aus optischen als aus praktischen Gründen.

Die Entwicklung der Gehäuse und Zifferblätter

Taschenuhren bis ca. 1660

Nachdem es gelungen war, die Dosenuhr (kleine runde Tischuhr mit horizontalem Zifferblatt) so zu verkleinern, daß sie nur noch wenige Zentimeter Durchmesser besaß, kamen die Uhrmacher bzw. vor allem die Goldschmiede (Gehäusemacher) auf den Gedanken, aus diesen kleinen Zeitmessern Schmuckstücke zu gestalten und sie der männlichen (später auch der weiblichen) Mode anzupassen. Die »Kleinuhr« (montre fantaisie) war anfangs ein großer Luxusgegenstand, der ausschließlich für den persönlichen Gebrauch bestimmt war. Die Schmuckstücke gestaltete man zu Anhängern, die man an Kettchen oder Bändern um den Hals (Halsuhren) trug. Später befestigte man diese Uhren auch am Gewand (Broschen) oder am Gürtel. Für diesen

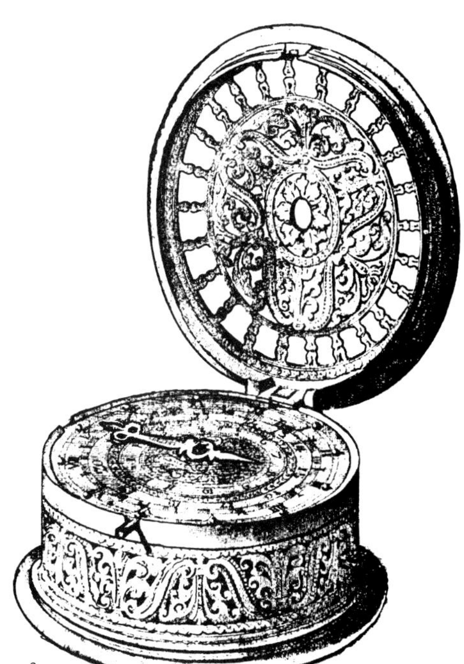

118

»neuen« Gebrauch der Uhr war es aber notwendig, daß sie beim Tragen in ihrer Funktion durch äußere Einflüsse (Kleidung, Berühren mit den Händen) nicht gestört wurde. Ein freiliegender Stundenzeiger, wie er bei den Tischuhren üblich war, mußte durch einen Deckel geschützt werden, damit er sich nicht in Fäden oder Kleiderfalten verfing und die Uhr zum Stehen brachte (Z 118). Anfangs waren es glatte schmucklose Deckel, die Zifferblatt und Zeiger schützten (Abb. 27). Noch in der 1. Hälfte des 16. Jahrhunderts wurde auch ihm besondere Aufmerksamkeit geschenkt, er wurde ornamental durchbrochen, graviert und ziseliert. Bald wurde der Durchbruch so gestaltet, daß man ohne den Deckel zu öffnen durch die »Löcher« in ihm die Zeit auf dem Zifferblatt ablesen konnte. Häufig erinnert das Ornament des Durchbruches an ein 12teiliges rundes gotisches Kirchenfenster (Maßwerk) (Abb. 9–12).

Die Halsuhr entstand wahrscheinlich zuerst in Oberitalien und dann in Frankreich und Süddeutschland ziemlich gleichzeitig. Für besonders kostbare Stücke fertigte man den Deckel über dem Zifferblatt bald aus facettenartig geschliffenem Bergkristall (Abb. 52–54). Manchmal hat man auch das ganze Gehäuse aus Bergkristall gearbeitet. Der facettenartige Schliff dieser Gehäuse und die Aushöhlung im Bergkristall als Platz für das ganze Werk stellte allein schon ein »großes« Kunstwerk dar (Abb. 56–58). Es verlangte größtes Können von den Steinschleifern.

Die äußere Form der Halsuhren und die Aufteilung ihrer Zifferblätter spiegeln recht gut den Stil der Zeit wieder. Insbesondere tun dies die Ornamente auf den Gehäuseschalen, die eingearbeiteten Schmuckelemente und die figürlichen Darstellungen auf den Zifferblättern (zum Teil auch auf den Werken). Deswegen ist eine Altersbestimmung anhand der Gehäuse in relativ engen Grenzen möglich, weil die Gehäuseform, mehr noch das eigentliche Ornament auf der Gehäuseschale, selten von den Uhrmachern selbst erfunden (entworfen) wurde, sondern nach käuflichen Vorlagen berühmter und heute meist bekannter Künstler (Maler, Zeichner, Kupferstecher und Goldschmiede) gearbeitet wurde.

Eine Herkunftsbestimmung ist allerdings anhand des Ornamentes allein nicht sicher, da neue Kunststile und neue Motive für Vorlagen schnell europäische Gültigkeit erlangten und vielerorts gleichzeitig verwendet bzw. als Gravurvorlagen von Händlern angeboten wurden. Wenn aus einer Signatur die Herkunft einer Uhr nicht bestimmbar ist, so lassen sich aus typischen Bearbeitungsverfahren der Gehäuse und aus ihrer Form doch Rückschlüsse ziehen, die oft ausreichend sind; einen Beweis kann man hieraus aber nicht herleiten.

In Italien, wo die Halsuhr nach neuesten Archivfunden von Enrico Morpurgo wohl zuerst in Gebrauch kam, war sie anfänglich scheinbar mit Riechfläschchen und Bisamäpfeln verbunden. Bisamäpfel waren runde Schmuckbehälter für Bisam, einem wohlriechenden Saft (Drüsensekret des asiatischen Bisamtiers)[79]. Heute ist dieser wertvolle Duftstoff auch unter dem Namen Moschus bekannt. Die Duftbehälter waren kunstvolle Gebilde aus Silber oder Gold, in die man wahrscheinlich schon vor 1500 kleine Zeitmesser (Uhrwerke) einbaute[80]. Von einer Erfindung der »Taschenuhr« kann man aber in keinem Land reden, denn es wurde wohl nur eine Anpassung der bereits vorhandenen Uhr mit Federantrieb an einen anderen Gebrauch vorgenommen. Anfangs war die runde Form der Halsuhr sowohl in Deutschland als auch in Frankreich vorherrschend (Z 119). Der runden folgte dann ab etwa 1550 eine ovale Form, die sich lange als klassische Uhrform behaupten konnte. Obwohl die ovale Form erst in der 2. Hälfte des 16. Jahrhunderts häufiger in Erscheinung tritt (Abb. 33–37), wurde diese im Volksmund als »Nürnberger Ei von Peter Henlein« bezeichnet, das Henlein erfunden haben soll. Die Bezeichnung »Nürnberger Ei« beruht auf der Verstümmelung des lateinischen Wortes für Stunde »hora«, aus dem wohl »ora«, »orlein«, »örlein« wurde. Maurice[81] gibt hierfür als Quelle die Übersetzung des »Gargantua« von

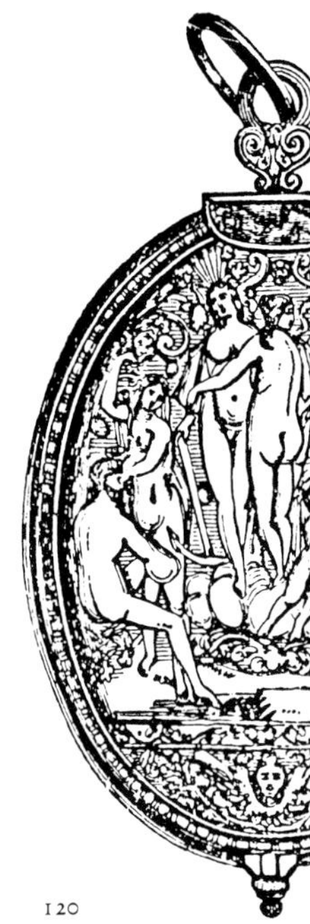

120

Johann Fischart (1575) an, in der es im 26. Kapitel heißt: »Nörnbergischen lebendigen Aeurlein«. Aeurlein ist hier eine wenig bekannte Bezeichnung für Uhr, die nicht von der Gehäuseform Z 120 (Ei, Eilein) abgeleitet wurde, sondern von dem Wort Uhr.

Ab 1550 war zwar die ovale Form vorherrschend, aber bald erschienen neben dieser andere, wie rechteckige, sechseckige, achteckige (Z 121), trapezförmige, herzförmige, kugelige usw. Die Werkplatinen paßte man meistens der Gehäuseform an (Abb. 62–63). Das Kreuz und der Tod (als Totenschädel) waren in der Renaissance beliebte Motive, die aber nur symbolischen Charakter hatten. Das Kreuz deutete auf Religion und Kirche hin, der Totenschädel (Z 122) auf das vergängliche Leben. Eine beliebte Uhrform war deswegen z. B. die Kreuzuhr (Abb. 44, 49). Sie hatte meist die Gestalt eines gedrungenen, plumpen Kreuzes. Diese nannte man oft fälschlich: montres d'abbesses (Äbtissinnenuhren). Hier ist zu bemerken, daß Äbtis-

119

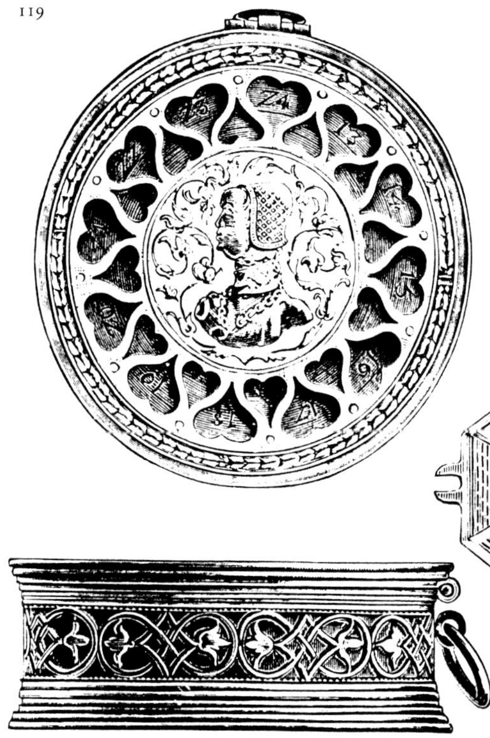

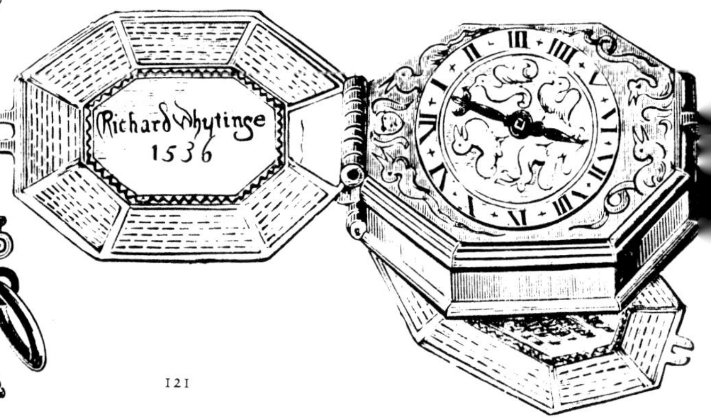

121

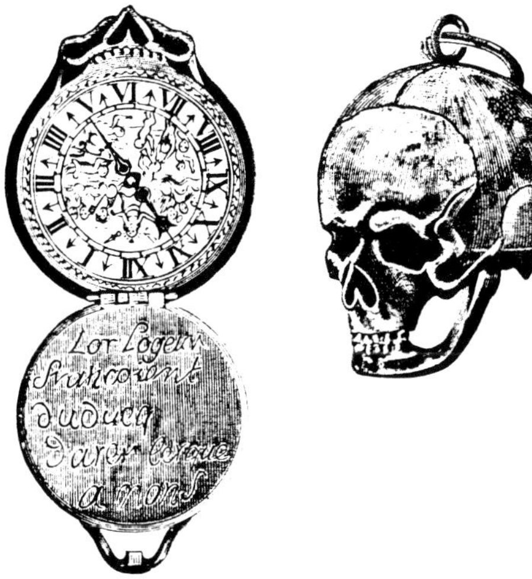

122

sinnen niemals so prunkvolle Uhren trugen, sondern stets einfache schlichte Silberkreuze, wie es ihr Orden verlangte. Häufig sind die Gehäuse der Kreuzuhren nach 1600 aus Bergkristall (Abb. 46–48). Sie sind facettenartig geschliffen und entweder aus einem Stück Bergkristall herausgearbeitet oder aus mehreren Teilen in einer Silber- oder Goldmontierung zusammengesetzt. Aber auch polygonale Gehäuseschalen wurden aus durchscheinendem Bergkristall (Z 123 oder aus undurchsichtigen Halbedelsteinen, wie Karneol, Achat und Lapislazuli hergestellt (Abb. 55, 59).

Bis zum ausgehenden 16. Jahrhundert findet man auf den Zifferblättern kleine Tastknöpfe, die dazu dienten, des Nachts die Zeit zu ertasten (Abb. 11, 22). Der eiserne Zeiger war kräftig und wurde durch »vorsichtige« Berührung nicht beschädigt. Die Zifferblätter selbst waren anfangs ganz flach aus Bronze und meist graviert (Abb. 4). Fast immer hatten sie zwei Zahlenkränze, einen äußeren von I bis XII und einen inneren von 12 bis 24 Uhr (Z 124). Da die italienische Stundenzählung noch allgemein gültig war, konnten mit der 13- bis 24-Uhr-Einteilung auch die italienischen Stunden (1 bis 24) abgelesen werden. Nach Aufkommen der ovalen Halsuhr um 1550 bleibt das Zifferblatt (der Zahlenkranz) rund. Der schmale Zahlenkranz wurde nun aus Silber gefertigt und auf bzw. in das Zifferblatt gesetzt. Den Zifferblattgrund gravierte und trieb man entsprechend den Vorlagen der Musterbücher von z. B. A. Jacquard und Michael Le Blon. Der Zahlenkranz enthielt bald nur noch die Zahlen I bis XII. Über dem Zifferblatt bleibt der Deckel entweder durchbrochen oder er bekam ein dickes Glas aus Bergkristall. Wie eingangs schon erwähnt, ist das Ornament auf den Gehäuseschalen eine ausreichend sichere Orientierungshilfe für die Altersbestimmung aber nicht immer für eine Herkunftsbestimmung. Der wohl einflußreichste Kupferstecher, Zeichner und Medailleur im 16. Jahrhundert war Etienne Delaune (1518–1583), der zuerst in Paris, später in Straßburg und dann in Augsburg arbeitete. Er zeichnete und stach auf kleinstem Raum Vorlagen für Goldschmiede und Graveure. Die größte Anzahl seiner 450 Vorlage-Blätter ist dem Zeitgeschmack entsprechend der Mythologie entnommen[82]. Viele seiner kleinen gezeichneten Flächen weisen in der Mitte allegorische Gestalten der Wissenschaft, der Künste, der Elemente und der Jahreszeiten oder der Planeten auf. Um diese ordnet er ein Gerüst von Schweiflinien und Grotesken an, alles mit sicherem Raumepfinden verteilt[83] (Z 125).

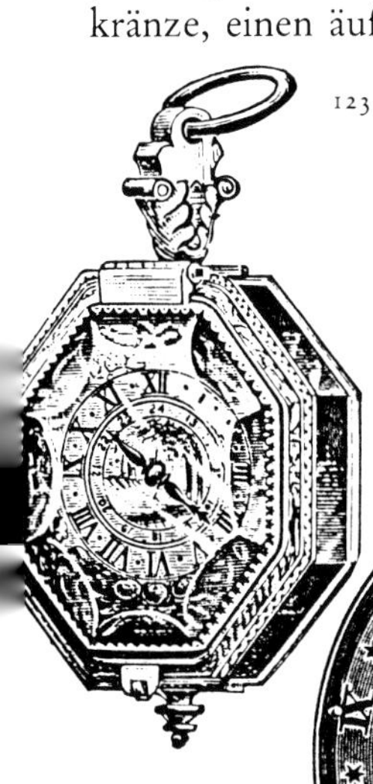

123

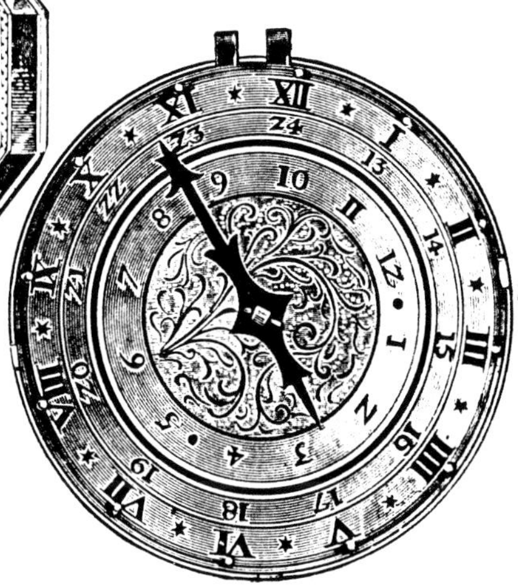

124

Als nächste wären Michael Le Blon (1587–1656) und die Familie Toutin (1578–1644) zu nennen. Le Blon arbeitete in Amsterdam und ab 1627 in Venedig und Rom. Er war mehrere Jahre in England und arbeitete am Hofe in Stockholm. Er stach eine große Anzahl (ca. 80) kleiner Figurenbildchen mit religiösen, allegorischen und mythologischen Darstellungen. Bedeutend sind seine Ornamentstiche im Ohrmuschelstil mit Früchten, Blumen und Knorpelwerk für Uhrengehäuse, die oft von den Goldschmieden als Vorlage verwendet wurden[84] (Z 126).

Die Arbeiten von Delaune, Le Blon und die frühen Arbeiten von Jean Toutin sind noch ganz vom Stil der Renaissance geprägt. Dieser verliert sich erst nach Ende des 30jährigen Krieges um 1650.

Nun zeigt sich, daß die einflußreichen Zeichner und Stecher, sei es aus politischen oder persönlichen Gründen, ihre Wirkungsstätten mehrmals änderten und dies auch von einem Land zum anderen.

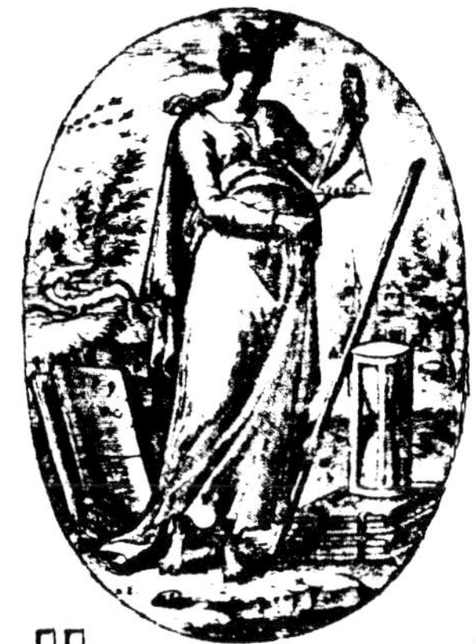

125

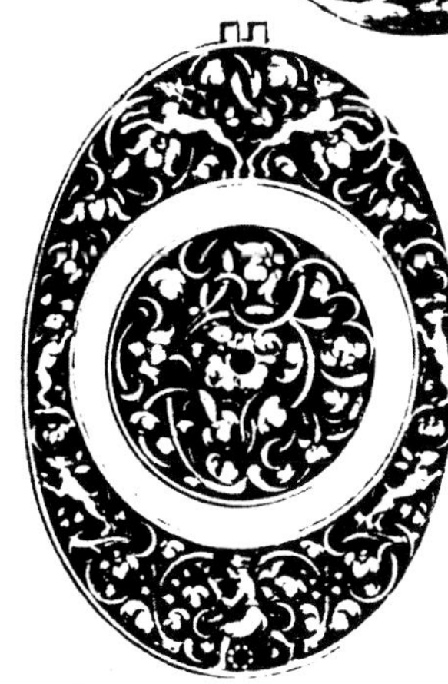

126

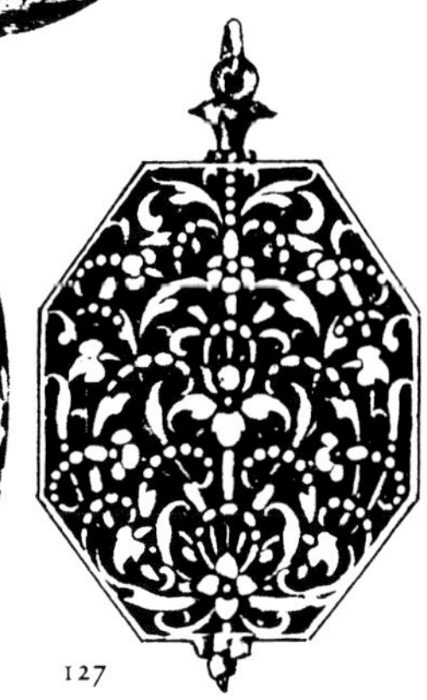

127

Die Toutins waren eine französische Goldschmiede-, Emailmaler- und Radiererfamilie im 16./17. Jahrhundert. Jean Toutin (1578–1644) war in Blois, Châteaudun und seit 1632 in Paris tätig. Er hat die Technik des Maleremails so vervollkommnet, daß man auf weißem Emailgrund mit opaken Schmelzfarben wie auf Papier malen konnte. Sein Sohn Henry arbeitete u. a. in Amsterdam und dessen Bruder Jean (II) in Châteaudun und später am Hofe in Stockholm. Von beiden sind bemalte Uhrgehäuse mit mythologischen Szenen erhalten. Jean Toutin (Vater) zeichnete und radierte auch Muster für Goldschmiede und Juweliere (Z 127).

Mit dem Aufkommen der Emailmalerei auf Uhrengehäusen im 2. Drittel des 17. Jahrhunderts wird diese Technik auch auf die Zifferblätter übertragen. Die Gehäuse sind nun wieder häufiger rund (Z 128) In den 30er und 40er Jahren sind es die Emailmaler Frankreichs in Blois und Paris, wo Ludwig XIII. regierte, allen voran die Familie Toutin, und ab 1650 die Familie Huaud in Genf, die wunderschöne Email-Uhrengehäuse herstellen. Meist wurden auch die Zifferblätter emailliert und innen mit Blumen und figürlichen Szenen geschmückt. Die Themen sind der Geschichte der griechischen Mythologie und der Sagenwelt entlehnt, Männer-

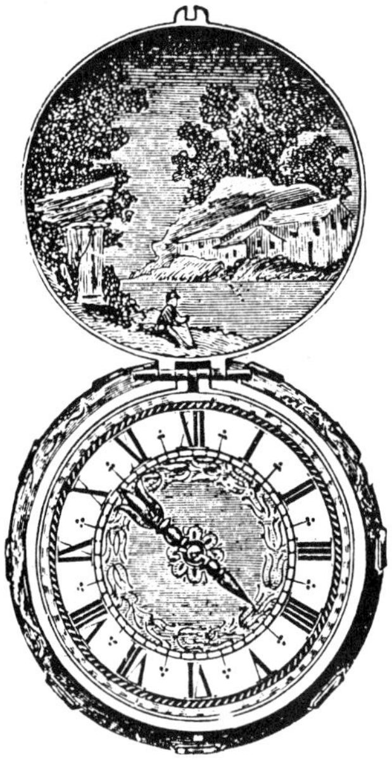

128

und Frauengestalten im Stil Peter Paul Rubens (1577–1640) gemalt. Kraftvolle Krieger mit Helmen und Rüstungen vermischen sich mit halb entblößten Frauen und mit Madonnen in wallenden Gewändern. Dazwischen sieht man schwebende Engel und biblische Gestalten (Farbtafel I). Häufig waren nicht nur die Außenschalen der Gehäuse, sondern auch ihre Innenflächen und die Deckel über den Zifferblättern bunt bemalt (Z 129). Der Zahlenkranz war

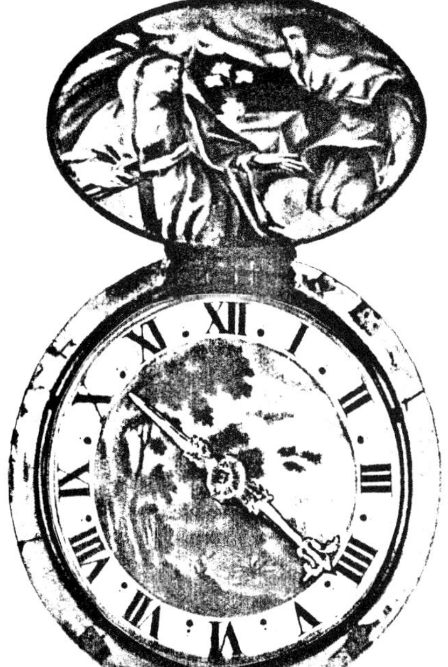

129

131 ▷

immer weiß mit schwarzen Zahlen von I bis XII. Zwischen den Zahlen befanden sich oft eine stilisierte Lilie oder andere Blumenmotive als Halbstundenpunkte. In einem schmalen inneren Kranz unter den Stundenzahlen war zusätzlich eine Viertelstundenteilung durch Striche und Punkte üblich. Die Uhren hatten stets nur einen Zeiger. Der Zahlenkranz für die Stundenangaben war noch in Anlehnung an die Renaissance-Halsuhren sehr schmal.

Von den Ornamentzeichnern, Kupferstechern und Emailmalern des 17. Jahrhunderts sind u. a. J. Theodor de Bry (1561–1623), Antoine (de) Jacquard (1609–1652), Robert Vauquer (1625–1670), Jacques Vauquer (1621–1686), L. Hendricks (1664 †?) und François De Poilly (1622–1693) zu nennen, die alle Vorlagen für Uhrengehäuse und Uhrenschlüssel zeichneten oder stachen.

Johann Theodor de Bry, tätig in Frankfurt, wird zu den letzten deutschen Kleinmeistern des Ornamentstiches gerechnet, der u. a. noch stark von Delaune beeinflußt war[85]. Er war Zeichner

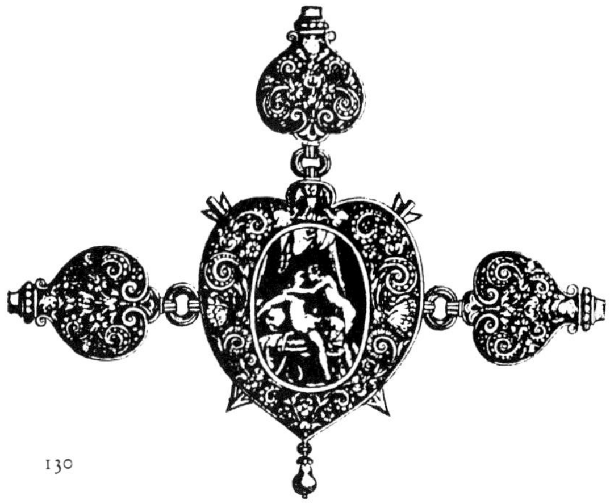

130

und Kupferstecher. Neben Vorlagen für Messerhefte, Gabelgriffe, Wappenschilder schuf er auch solche für Uhrengehäuse (Z 130), die aller-

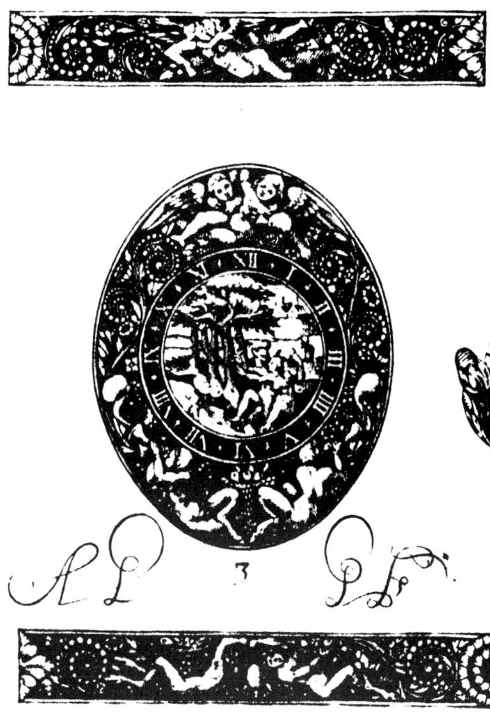

dings weniger bekannt sind[86]. Antoine Jacquards Musterbücher für Büchsen- und Schwertschildbeschläge, Degengriffe, Dolchknöpfe, Uhren (besonders Gehäuse und Zifferblätter (Z 131), kleine Dosen und Büchsen fanden weit bis ins 17. Jahrhundert hinein bei Ätzern in Bordeaux, Lyon, Paris und Poitiers häufige Anwendung[87]. Seine Vorlagen gehen auf die Schweifgrotesken de Brys zurück, die er (Jacquard) mit feinen Ornamenten und antiken Figurenbildern mischte.

Besonders erwähnenswert sind die Stichfolgen mit Blumenmustern aller Art für Uhrengehäuse von Jacques Vauquer aus Blois (Z 132), die vor allem von den Emailmalern geschätzt wurden. Drei Stichfolgen für die Kleinkünstler mit Rändern für Dosen und Uhrengehäusen, Spindel-

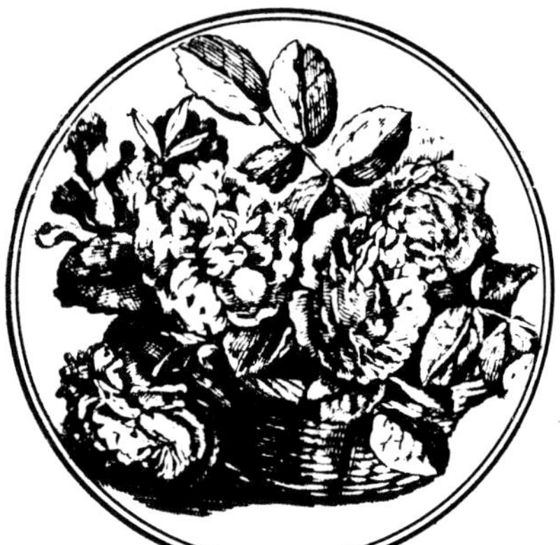

132

133

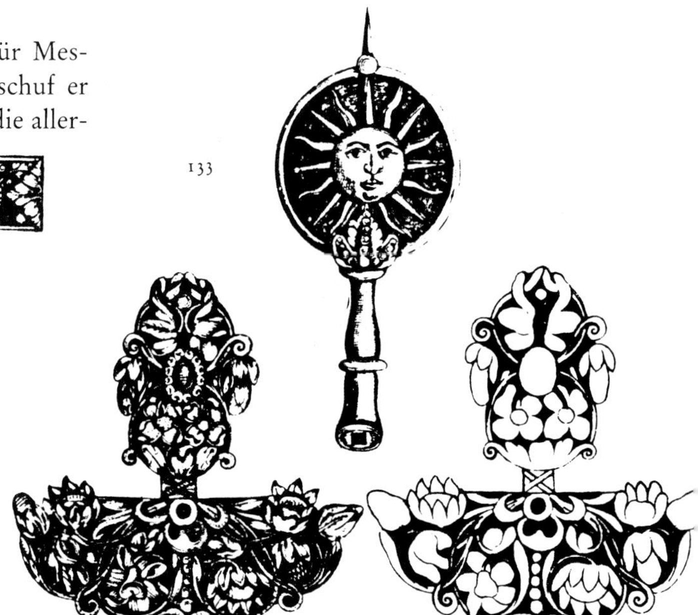

kloben, Blumenornamenten und Figuren (Ränder mit kleinen Kinderfriesen auf dunklem Grund) sind erhalten. Eine kleine Ornamentstichfolge für Uhrenteile (Spindelkloben, Schlüssel) und Kleinornamenten sind von L. Hendericks bekannt (Z 133), die als Vorlage für

Schwarz- und Reliefornamentik gezeichnet wurden[88]. Eine andere kleinere Stichfolge wird 1650 von dem deutschen Goldschmied Michael Wernle herausgegeben, die ebenfalls für Uhrengehäuse und kleine Dosen verwendet wurde (Z 134). Für die Laubornamentik nahm man fast

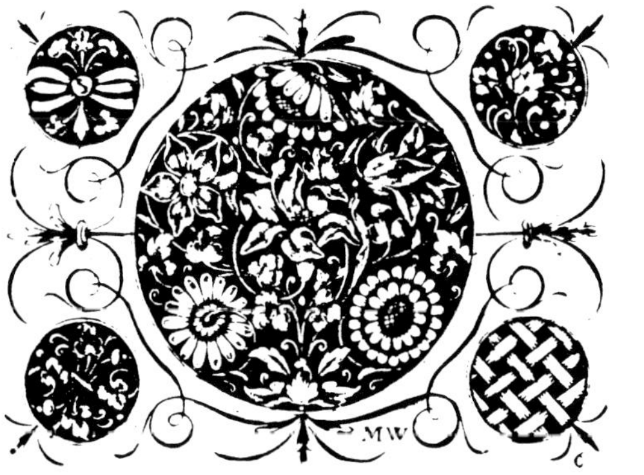

immer als Mustervorlagen Erdbeerblüten und -blätter. Ab 1630 bis ca. 1680 wurden auch andere Motive, vor allem aber die Tulpe als Dekoration ein beliebtes Ornament. Diese im Nahen und Mittleren Osten beheimatete Blume hat Ghislam Busbecq (Gesandter von 1555 bis 1562 in Konstantinopel) nach Europa gebracht[89]. Der Züricher Naturforscher Conrad Geßner soll dazu beigetragen haben, die Tulpe in Europa bekanntzumachen[90].

Die Gehäuse der (italienischen und) französischen Uhren sind meist etwas dicker als die Gehäuse aus dem deutschen Sprachraum. In den französischen Uhren findet man nämlich von Anfang an eine schlanke hohe Schnecke im Uhrwerk als Kraftausgleich, die ein dickeres Gehäuse verlangte. Uhren aus dem süddeutschen Sprachraum haben als Kraftausgleich das Stackfreed. Es erlaubte eine flachere Bauart des Werkes und demzufolge auch des Gehäuses. Auch in der für die Gehäuseverzierungen angewendeten Technik unterscheiden sich französische Uhren von denen aus dem deutschen Sprachraum. Hierdurch ist also eine Lokalisierung z. T. möglich.

In Frankreich (Blois) wurde das Ornament in die Gehäuseschale geätzt oder graviert (Abb. 20, 21). In Deutschland, vornehmlich in Nürnberg und Augsburg, verwendete man meist gegossene Gehäuseschalen aus Bronze oder Messing, auf denen das Ornament reliefartig in Erscheinung tritt (Abb. 5–6). Es ist allerdings meist dadurch etwas gröber und einfacher in der Gestaltung, weil sich in damaliger Zeit feine Gravierstriche nicht so gut in Gußformen übertragen ließen. Uhren mit Schlagwerken oder Weckerwerken haben oft durchbrochene Gehäuse (Abb. 15–19).

Taschenuhren von 1650–1790

Während der Regierungszeit Ludwigs XIV. (1643–1714) bildet sich ein neuer, von Frankreich ausgehender Kunststil heraus, das Barock. Er wird richtungsweisend für ganz Europa. Für die Taschenuhr vollzieht sich der Übergang von der Halsuhr zur Sackuhr (Oignon) sehr deutlich (Z 135). Am Anfang dieser neuen Epoche steht

◁ 134

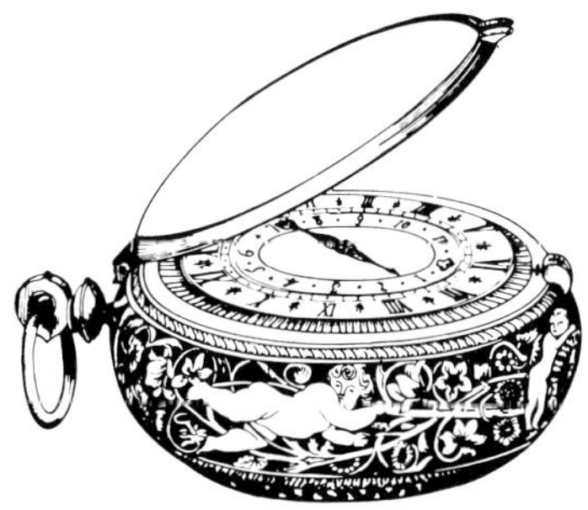

135

die Erfindung der Spirale. Die Ganggenauigkeit konnte hierdurch erheblich gesteigert werden. In deren Folge erschien ein zweiter Zeiger, der über dem Stundenzeiger angeordnet wurde. Ende des 17. Jahrhunderts trifft man ihn zwar noch selten an, aber bis 1700 in England und Deutschland und ab etwa 1730 bis teilweise 1740 ist er auch auf französischen Uhren (Oignons)[91] üblich. Dieser Minutenzeiger führte zur Neugestaltung des Zifferblattes. Es erhielt außen über den Stundenzahlen Minutenangaben als Striche von Minute zu Minute und als ausgeschriebene arabische Zahlen in Abständen von fünf Minuten also über der XII eine 60, über der I eine 5, über der II eine 10 usw. Zum Schutze der Zeiger erhielten die Uhren ab ca. 1700 über dem Zifferblatt ein hochgewölbtes Glas, wodurch die Uhr (mit dem Gehäuse) eine fast kugelige Form bekam.

Noch weit ins 18. Jahrhundert hinein galten die Modellbücher von Pierre Bourdon, Jean Bourguet (Z 136) und Jacques Vauquer als Vorlagen

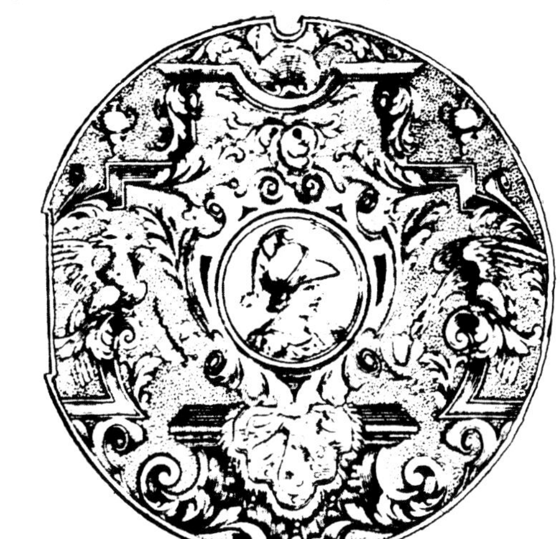

136

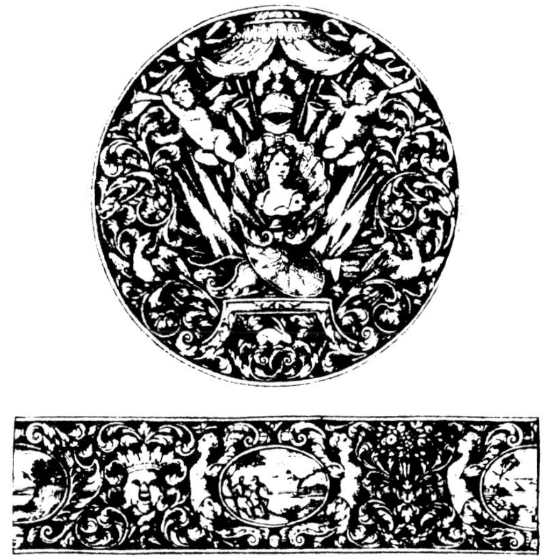

137

für die Gehäuseornamente. In Anlehnung an die Renaissanceornamentik sind hier auch Paul Hauer[92], der 1650 ein »Neues Schneidebüchlein« veröffentlichte und Johannes Heel, der in Nürnberg um 1665 lebte und ein »Goldschmidts-Büchlein« als Gravurvorlage herausbrachte, zu nennen. Außer diesen hat Simon Gribelin (1661–1733) um 1700 sehr schöne Vorlagen für Uhrengehäuse geliefert, die in klarer Formgebung und Zeichnung kaum zu übertreffen sind (Z 137). Die drei Bücher »Essais de Gravure« (1703) von Pierre Burdon enthalten außerdem viele Beispiele für Spindelbrücken und Uhrengehäuse (Z 138), wie sie in unzähligen

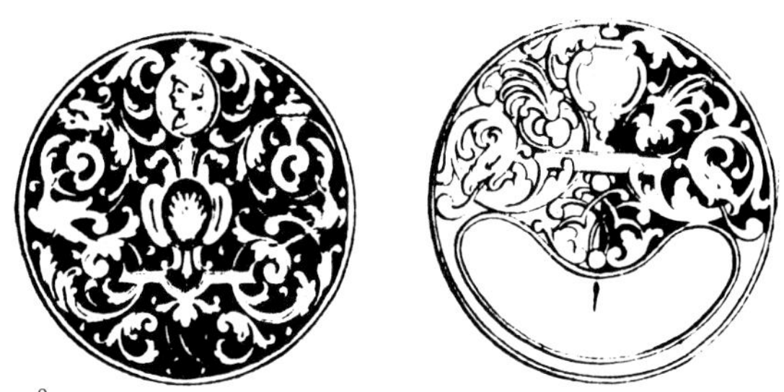

138

Uhren heute noch angetroffen werden. Die Arbeiten von Bourguet sind ebenfalls bewußt auf Uhrengehäuse angelegt. Weniger bekannt sind die schönen Vorlageblätter von Briceau, »Maistre Orfèvre à Paris«, die um 1709 erschienen[93]. Nach dem Tode Ludwigs XIV. kommt für knapp 10 Jahre (1715–1723) Philipp von Orléans an die Regierung. Sein Einfluß auf den Kunststil führte vom Barock zum heiteren Rokoko. Wenn auch die Mächtigkeit des Barocks auf Taschenuhren nicht so deutlich zur Geltung kam – hier blieb der meist symmetrische Ornamentaufbau des Renaissance-Stils in den Grundzügen erhalten –, so bot sich das leicht schwingende Ornament des Rokoko, die asymmetrische Rocaille oder das zarte feingliedrige Muschelwerk für die Gestaltung der Uhrgehäuse geradezu an. Das Gehäuse blieb zwar im allgemeinen rund, aber die gewohnte symmetrische Aufteilung der Fläche wich einer unsymmetrischen Architektur, Figuren und Muschelwerk gingen fließend ineinander über. Eine klare Trennung war nicht erkennbar.

Die bekanntesten Vorlagen sind (um 1720) von Jules Aurelle Meissonnier (1693–1750) in 17 Folgen auf 118 Platten gestochen worden[94]. Meissonnier hat nicht nur typische Rokoko-Ornamente gezeichnet, sondern auch Vorlagen (Z 139) für Uhrengehäuse[95]. Auch von dem Engländer George Michael Moser (1705–1783) sind schöne Uhrengehäusevorlagen bekannt[96], die aber nicht ganz so schwungvoll sind (Z 140). Bei ihm finden wir fließende Übergänge von Blumen, Figuren und Muschelornamenten, wie sie auf Uhrengehäusen um 1730–1760 typisch sind.

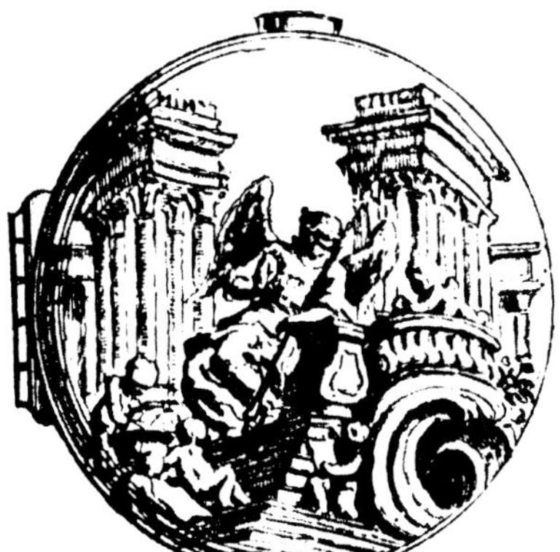

139

Aus England kommt in der 2. Hälfte des 17. Jahrhunderts die Mode, Taschenuhren in einem zweiten Gehäuse, dem sogenannten Übergehäuse oder Schutzgehäuse, zu tragen (Abb. 119). Nach 1700 findet man auch zwei oder gar drei Übergehäuse übereinander. Die englischen Uhrgehäuse waren meist aus Silber, nur bei besonders guten Uhren berühmter Uhrmacher aus Gold. Um das glatte Innengehäuse fügte sich eine meist gravierte und später auch getriebene Schale als Übergehäuse im Louis-quatorze-Stil. Englische Uhren wurden schon immer von hinten durch ein Loch in der Gehäuseschale aufgezogen. Häufig überzogen die englischen Gehäusemacher ihre Übergehäuse mit Schildpatt, das am Rand mit Silbernägeln befestigt (verziert) wurde (Abb. 140). In der Zeit zwischen 1710–1770 sind bei Repetieruhren getriebene und durchbroche Gehäuse eine häufige Erscheinung, die auch Repoussé-Gehäuse genannt werden. Der berühmteste Gehäusemacher dieser Zeit war Daniel Cochin, der in England zwischen 1740–1770 arbeitete[97]. Besonders in England, aber auch in Genf und Frankreich waren Übergehäuse mit schwarzem oder grünem Lederüberzug sehr beliebt. Hinzu kamen oft noch Verzierungen mit Silbernägeln auf den Schalenflächen und den Lunetten (Abb. 408). Die Zifferblätter englischer Uhren sind in der 2. Hälfte des 17. Jahrhunderts und in der 1. Hälfte des 18. Jahrhunderts (bis ca. 1770) fast nur aus Silber (Z 141). Die Zahlen sind erhaben. Aus einer Silberplatte sind die Räume zwischen den gravierten Zahlen herausgestochen. Sie werden auch »Champlevé-Zifferblätter« genannt (Abb. 131). In die Vertiefungen der gravierten Zahlen legte man schwarzes Email, Pech oder einfach nur Farbe ein. Die handwerkliche Arbeit zeigt sich in höchster Vollendung. Gehäuse, Zifferblatt und Zeiger sind massiv und dauerhaft, die Scharniere bei der IX sind breit und kräftig und der Pendant klein und kurz in Anlehnung an den Régence-Stil (1715–1723).

Weiße Emailzifferblätter werden in England erst nach 1730–1750 häufiger angetroffen. Allerdings soll George Graham schon sehr früh Emailblätter verwendet haben. Erst ab ca. 1770–1780 wird in England das Champlevé-Zifferblatt von dem ganz weißen Emailzifferblatt verdrängt. Englische Uhren, die für den türkischen Markt bestimmt waren, haben türkische Zahlen auf den Zifferblättern (Abb. 408–410).

Diese findet man teils schon auf früheren Uhren mit Champlevé-Zifferblättern (Abb. 91). Auffallend sind bei diesen Uhren die doppelten oder dreifachen (Abb. 403) Übergehäuse. Erst ab ca. 1750 wird eine genaue Datierung von englischen Uhrgehäusen möglich, weil die Gehäusemacher ihre goldenen und silberenen Erzeugnisse stempeln müssen (mit den sogenannten Hallmarks), so daß ein Gehäuse auf ein Jahr genau bestimmt werden kann.

In Frankreich verwendet man viel länger noch das einfache Gehäuse. Es war auch in der 2. Hälfte des 17. Jahrhunderts viel häufiger nur aus vergoldeter Bronze, Messing oder Kupfer (Z 142). Silbergehäuse waren selten, aber fast immer graviert oder geätzt. Besondere Kostbarkeiten waren die Emailuhren von den berühmten Emailmalern Frankreichs. Zu den besten gehörte die Genfer Familie Huaud, deren Söhne in der Zeit 1685–1700 auch in Berlin für Kurfürst Friedrich III. von Brandenburg arbeiten.

Die frühen einzeigrigen Oignons aus der 2.

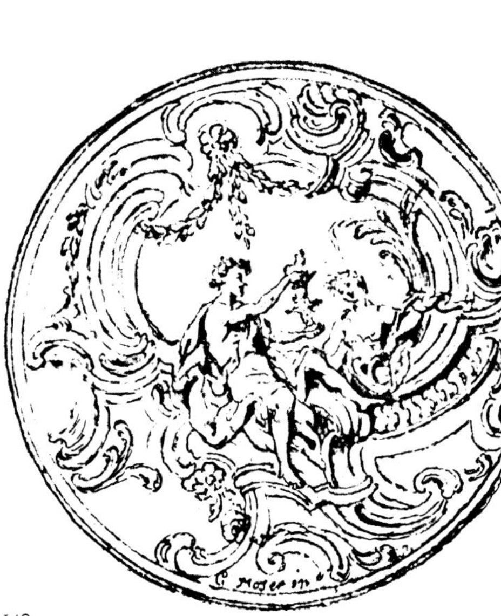

140

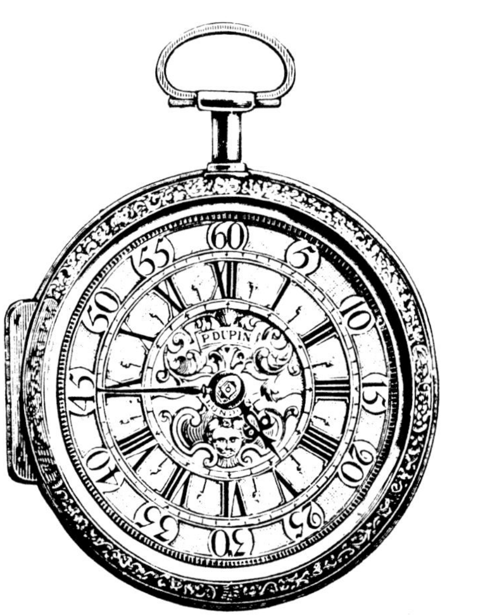

141

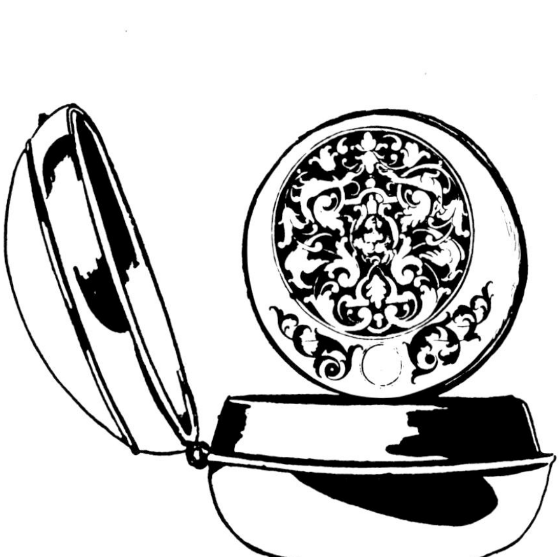

142

Hälfte des 17. Jahrhunderts hatten im Übergang vom buntbemalten Renaissance-Zifferblatt (Abb. 75) zum ganz weißen Emailzifferblatt ein sogenanntes Kartuschenzifferblatt (Abb. 98). In das meist getriebene oder gravierte Zifferblatt sind entsprechend der 12 Stundenzahlen große weiße Emailkartuschen eingeschmolzen, auf deren Wölbung mit schwarzer oder (seltener) blauer Schrift die römischen Zahlen I bis XII geschrieben waren (Z 143). Oft befand sich in

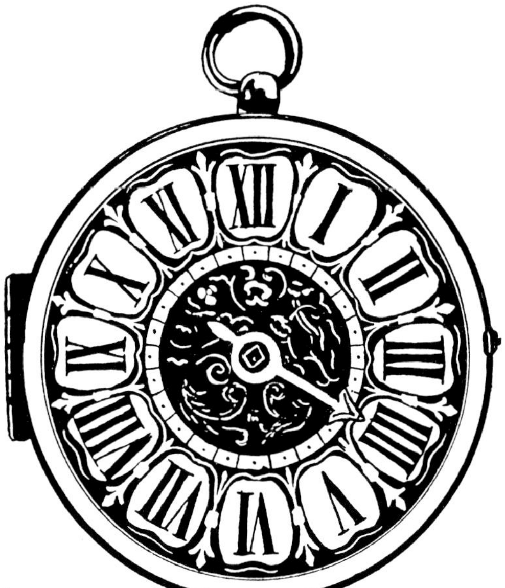

143

der Mitte zusätzlich eine Weckereinstellscheibe für das Weckerwerk (Abb. 112). Ein ganz weißes Zifferblatt wird erst nach 1700 in Frankreich üblich. Die frühen Zifferblätter dieser Art haben noch in Anlehnung an die gewölbten Kartuschen ebenfalls »hochgewölbte« Zahlen. Sie waren also nicht gleichmäßig gewölbt, sondern eher als bucklig zu bezeichnen.

Die Erfindung der Repetieruhr wird rasch auf dem Kontinent bekannt. Noch im ausgehenden 17. Jahrhundert wurden von allen berühmten und begabten Uhrmachern Repetieruhren gebaut. Ihre Gehäuse glich man den englischen Vorbildern an. So entstanden in Frankreich, in Genf und anderen Orten bis etwa 1730 schöne ornamental durchbrochene Gehäuse mit ähnlichen Übergehäusen im Stil Louis-quatorze. Betätigt wurden die Repetierschlagwerke allgemein durch Hineindrücken des Pendants oder Bügelkopfes (Abb. 114, 139).

Während der Regierungszeit Ludwigs XV. kommt ein neuer Uhrentyp auf, der sich bis nach 1800 behaupten kann. Das Uhrgehäuse mit Berlocken oder dem »Châtelaine«. Das Châtelaine war ein breitflächiges, mehrgliedriges Schmuckgehänge, an dem nicht nur die eigentliche Uhr hing, sondern auch ein Petschaft, der Schlüssel, eine Berlocke (evtl. noch mit einem kleinen Musikspielwerk), ein Medaillon und ein Duftdöschen oder Riechfläschchen (Z 144).

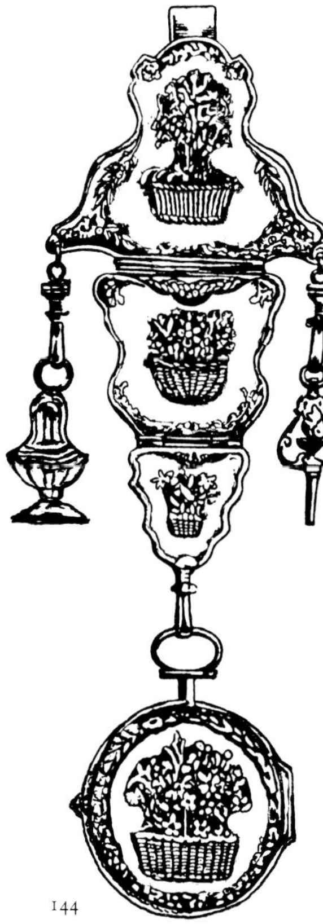

144

Hier stand nicht die Uhr im Vordergrund, sondern die für jeden sichtbar getragenen Berlokken, auch in der Damenwelt. Die Uhr selbst behielt ihre runde Form bei. Die Gehäuseschalen und die einzelnen Teile des Châtelaine waren nun meist im Hochrelief getrieben. Ihre Figuren zeigten meist biblische und mythologische Szenen und Gestalten. Nach 1750 wird die zeitraubende und teure Treibarbeit etwas mehr »industrialisiert«. In einem einmal angefertigten Hornmuster (Negativteil) wurde die aus sehr dünnem Silberblech bestehende Gehäuseschale gepreßt (Z 145). So konnten von einem Muster mehrere gleiche Gehäuse geformt werden.

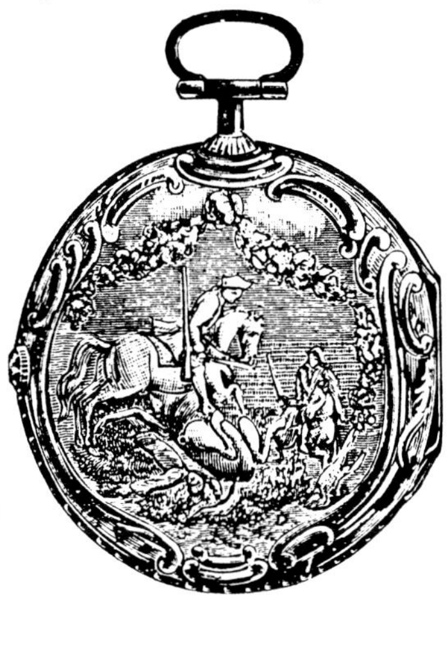

145

Durch die Verformung der Gehäuseschale, auch wenn sie anschließend zusätzlich durchbrochen wurde, erhielt sie ausreichend Stabilität. Es war üblich, daß man das getriebene Gehäuse in einem zweiten (glatten) Schutzgehäuse trug, die heute nur noch selten vorhanden sind. Der häufig verwendete Aufzug in der Mitte des Zifferblattes wird bei französischen und Genfer Uhren in der 1. Hälfte des 18. Jahrhunderts seitlich in das Zifferblatt gelegt. Ein zweites Loch im Zifferblatt, meist zwischen II und IIII ist üblich (Abb. 103). Französische und Genfer Uhren werden von der Zifferblattseite aufgezogen. Dazu ist es notwendig, die Uhr täglich zu öffnen.

Ab ca. 1760 wird ein neues Schmuckelement auf Uhrgehäusen angewendet, das sogenannte 4-Farben-Gold oder »quatre-couleur«. Auf der meist glatten goldenen Gehäuseschale wurden andersfarbene Goldornamente (grünliche, bläuliche, rötliche, gelbliche oder silberne) zu Mustern zusammengestellt und aufgelötet. Ein Kombinieren mit Perlen und Edelsteinen war nicht selten (Z 146). Typisch für Uhren aus der

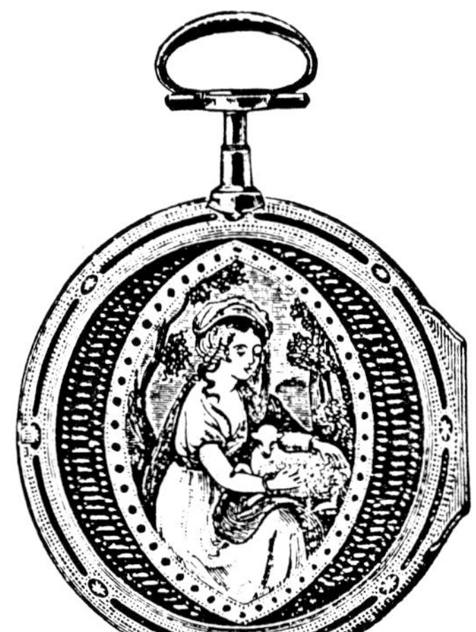

146

Zeit Ludwigs XV. ist das seitliche schwungvoll hervorstehende Scharnier bei der IX und ein sehr langer dünner Pendant mit ovalem Bügelring und kurzen Scharnierröllchen (Abb. 158). Unter Ludwig XVI. erlebt besonders die kleine Schmuckuhr einen neuen Aufschwung. Das im Rokoko noch vorherrschende unsymmetrische Ornament verliert sich ganz. Gleichheit und Regelmäßigkeit werden wieder Mode. Hinzu kommen die Halbperle und kleine Edelsteinsplitter als Verzierungen auf Uhrgehäusen. Kleine Edelsteinsplitter werden auch in die Zifferblätter und sogar auf die Zeiger montiert. Auch die Emailmalerei erlebt bald wieder eine zweite Blüte. Anfangs findet man schmale Birllantrosenreihen auf dem Gehäuserand oder der Lunette. Die kleinen Email-Porträts auf der Schale sind häufig von Brillantrosen gerahmt (Abb. 173, 175). Das Gesicht des Zifferblattes ändert sich auffallend. Die großen römischen Stundenzahlen werden etwas kleiner und die arabischen Minutenzahlen sind häufig nur noch über der XII, III, VI und IX ausgeschrieben. Über den anderen Stundenzahlen findet man nur noch Punkte oder dickere Striche. Der klassizistische Stil kann sich für kurze Zeit (1770–1800) behaupten und beeinflußt etwas die Taschenuhrform. Die Gehäuse werden klarer und symmetrischer angelegt. Das Scharnier bei der IX wird unsichtbar. Am auffälligsten sind gerade römische Zahlen (Abb. 189, 191, 193), die meist nur auf französischen und Genfer Uhren angetroffen werden.

Taschenuhren von 1790–1850

Nach der Französischen Revolution, während der Regierungszeit Napoleons I., wird das Uhrgehäuse vom Empire-Stil geprägt. Wieder von Frankreich ausgehend, vollzieht sich eine Wandlung im Kunststil, die auch die Taschenuhr erfaßt. In einer kurzen Übergangszeit bleibt noch die alte Gehäuseform mit langem Pendant bestehen, aber das Zifferblatt ändert nun völlig sein Gesicht. Die römischen Stundenzahlen werden durch große arabische Zahlen ersetzt, die arabischen Minutenzahlen verschwinden ganz und es bleiben nur noch kleine Striche oder Punkte (Z 147). Die Zentren der Zifferblätter sind häufig mit bunten Emblemen der Revolution bemalt, soweit es sich um französische und Genfer Uhren handelt. Bei englischen Uhren dieser Zeit um 1800 sind die Motive mehr auf das Landleben bezogen. Eine Neuheit auf den Zifferblättern ist ein Sekundenzeiger, der entweder zentral in der Mitte (Abb. 196) oder exzentrisch, meist über der 6, gelagert ist. Hiermit sollte ein genaueres Ablesen der Zeit für kürzere Momente ermöglicht werden. Sehr früh war der Sekundenzeiger stoppbar, wobei dann das ganze Werk angehalten wurde (Abb. 195). Das typische Empire-Gehäuse wird um 1800 Mode. Die Uhr wird größer im Durchmesser und flacher. Der Glasrand wird ganz schmal und das Zifferblatt reicht bis zum Gehäuserand (Abb. 202). Die arabischen Zahlen sind leicht schräg gestellt. Besonders häufig werden die Genfer und französischen Uhren mit Perlenrändern (Lunetten) verziert (Z 148). Gehäuseschale und oft der Pendant sind mit farbenprächtigen Emailbildern versehen. Der Rand der Gehäuse ist meist kanelliert oder gewellt und der Pendant wird flächig mit ovalem Ring, der auf breiten Scharnierröhrchen sitzt (Abb. 275, 282, 283).

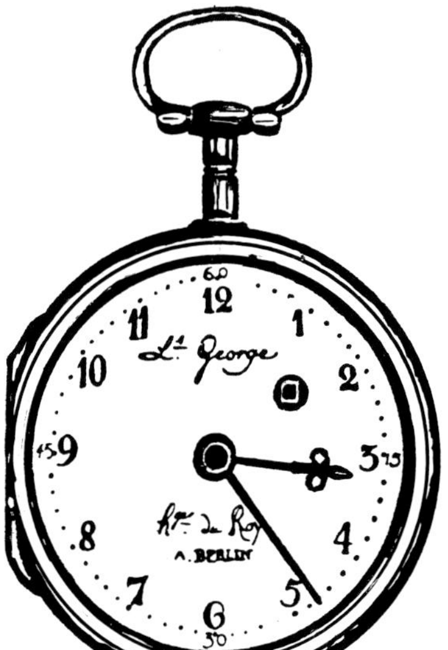

147

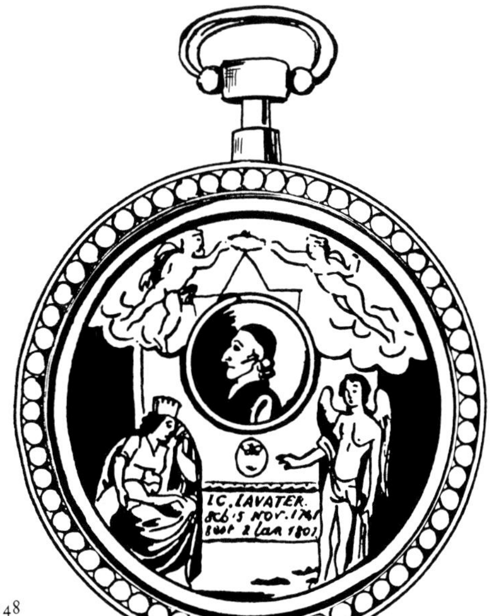

148

Um 1800 kommen kleine Schmuckuhren in Mode, denen man nicht sofort ansieht, daß es sich um Uhren handelt, einmal weil diese Uhren als Brosche oder Anhänger getragen werden und zum anderen, weil das Zifferblatt meist verborgen war und erst durch Öffnen einer Klappe, eines Deckels oder des Anhängers selbst sichtbar wurde (Z 149). Die Formen solcher Uhren waren sehr vielfältig: Birnen, Mandolinen, Geigen, Käfer, Schmetterlinge, Harfen, Pfirsiche und Tulpen. Auch die Ringuhr wurde wieder Mode. Die Gehäuse dieser Uhren waren meist aus Gold und mit farbigem Email verziert. Als zusätzlicher Schmuck kamen Rubine, Brillanten, Türkise und vor allem die Halbperle zur Anwendung.

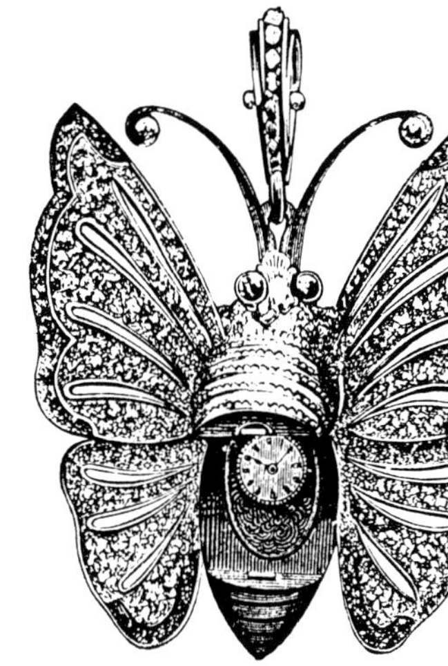

149

Wurden die Möbel in dieser Zeit mit flachen Messingbeschlägen verziert, so finden wir in Anlehnung an diese bei Schlagwerkuhren bewegliche Figuren aus dünnem Goldblech auf den Zifferblättern, die allgemein als Jaquemarts bezeichnet werden. Schlagwerke auf Tonfeder sind vor 1800 kaum anzutreffen.

Als weitere Steigerung sind die Taschenuhren mit Musikspielwerken und Repetition anzusehen. Diese Entwicklung setzt kurz nach 1800 ein und kann sich bis ca. 1830-1840 halten. Die Musikspielwerke kommen meist ausschließlich aus Genf, später werden diese Uhren auch in Frankreich gebaut (Z 150). In England kann sich der Empire-Stil nicht durchsetzen. Die Engländer halten an den römischen Zahlen fest und die Gehäuseform ändert sich nur geringfügig. Das Spindelwerk bleibt noch bis ca. 1840–1850 vorherrschend und ist stets verkap-

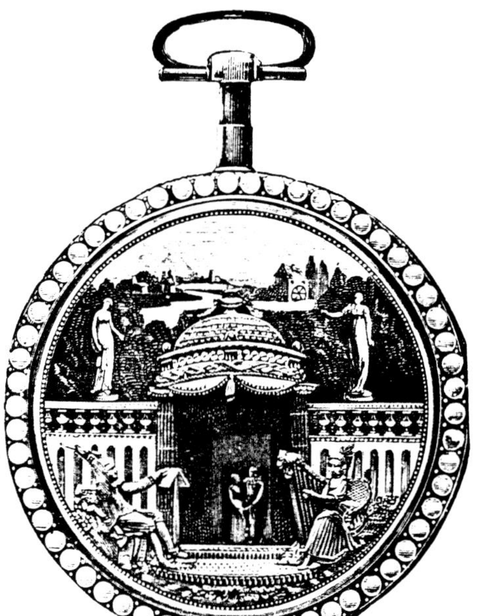

150

Anhang

Anm

[1] Morpurg
Tascabil
[2] Maurice,
[3] Leutmar
[4] Abeler,
[5] Alemanr
[6] Maurice
[7] Saunier,
[8] Saunier,
[9] Saunier,
S. 50
[10] Schreibe
[11] Bock, a.
[12] Dietzsch
[13] Saunier,
[14] Saunier,
[15] Saunier,
[16] Moinet,
[17] Chambe
[18] Meis, a.
[19] Baillie,
[20] Chambe
[21] Saunier,
[22] Meis, a.
[23] Saunier,
[24] Saunier,
[25] Jürgens
Kptl. VI
[26] Saunier
[27] Meis, a.
[28] Abeler;
[29] Saunier,
[30] Saunier,
[31] Saunier,
[32] Alte Uh
[33] Baillie,
[34] Meis, a.
[35] Schultz,
[36] Chambe
[37] Baillie,
[38] Bock, a.
[39] Abeler;
[40] Saunier,
[41] Saunier,
[42] Irk, a. a
[43] Saunier,

selt. Der Glasrand wird zwar auch etwas schmaler, aber das Übergehäuse bleibt bestehen. Der Pendant wird um 1810–1820 breiter und der Bügel oval. Das Gehäuse selbst bleibt bis auf Guillochierungen schlicht und die Scharniere sind verdeckt.
Nach dem Niedergang des französischen Imperiums beginnt die Zeit der Restauration (1815–1830). Der Kunststil ändert sich und erfaßt auch die Uhrengehäuse. Das große Empiregehäuse bleibt zwar noch eine Zeitlang bis etwa 1840 bestehen, aber der Pendant (Bügelkopf) wird nun rund bis kugelig, der Bügelring läuft ohne Scharnierröllchen in ihn hinein (Z 151). Bereits während des Empire wurde wieder ein Metallzifferblatt verwendet. Es wird allgemein

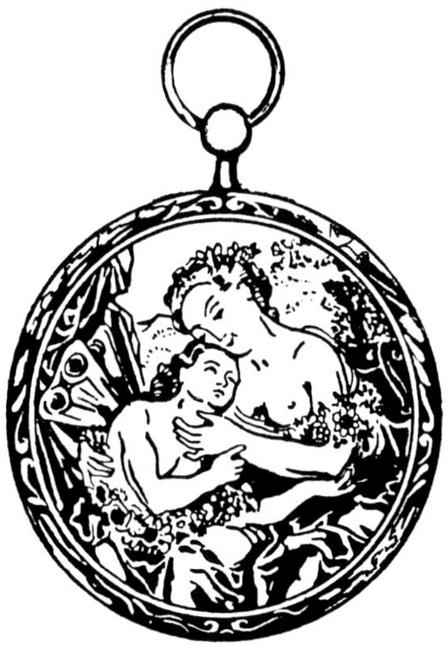

151

als »guillochiertes Zifferblatt« bezeichnet (Abb. 363, 366). Guillochieren ist ein spanabhebendes Verfahren. Es wurde besonders im 19. Jahrhundert zur Verzierung der Gehäuseschalen mit ineinander verschlungenen Kreislinien verwendet (Abb. 874).
Neben der großen Empireuhr können sich ab 1820 etwas kleinere flache Taschenuhren behaupten. Häufig haben diese schon eine Zylinderhemmung eingebaut (Z 152). Sie besitzen ebenfalls oft Metallzifferblätter aus dünnem geprägten Silber- und Goldblech. Die Zeiger sind aus feinem Stahlblech gestanzt. Häufig sind die Ziffernringe für die Minutenangabe (in Anlehnung an die Arbeiten von Abraham Louis Breguet) exzentrisch zum Ziffernblattrand angeordnet. Zwischen 1830 und 1840 werden sehr kleine und sehr flache Taschenuhren gebaut, mit denen man die hohe Kunst der Uhrmacherei beweisen wollte. Im allgemeinen haben diese Uhren Zylinderhemmung und ab 1840 auch Steinankerhemmung. Die Vollplatine, wie sie noch bei

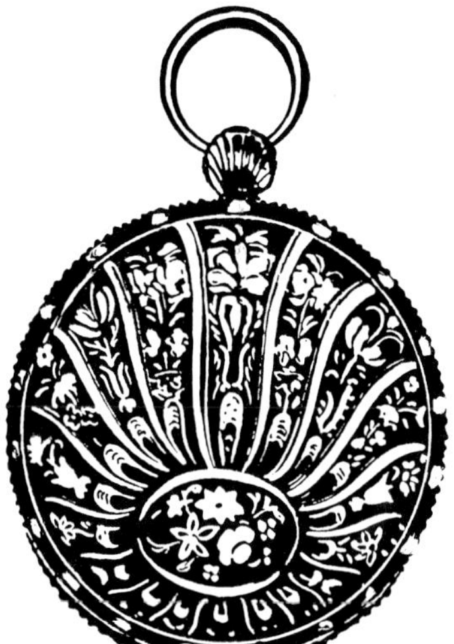

152

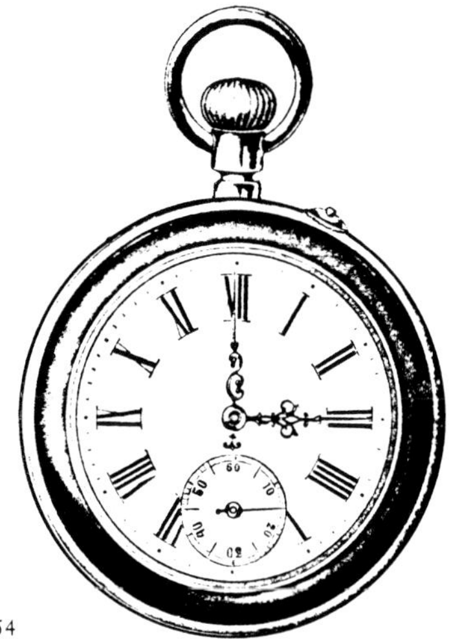

154

Spindeluhren üblich war, wird durch einzelne Räderbrücken (Lépine-Werk) ersetzt (Abb. 368). Die Gehäuseschalen sind graviert oder guillochiert. Schmuckuhren sind mit Email bemalt oder in Grubenschmelztechnik verziert. Auch das »4-couleurs« gemischt mit Edelsteinen und Perlen für etwas dickere Uhren ist üblich. Der Pendant ist kurz und rund bis kugelig mit rundem, teils verziertem Bügel (Abb. 423, 432, 436).

Taschenuhren mit Kronenaufzug (1845–1930)

Um die Mitte des 19. Jahrhunderts erfährt die Taschenuhr eine weitreichende Erneuerung. 1844 wird die Remontoire-Uhr erfunden. Das ist eine Taschenuhr, die nicht mehr mit einem lose beigefügten Schlüssel aufgezogen wird, sondern mit einem Rändelrad im Pendant, der sogenannten Krone. Deshalb nennt man diese Uhren im deutschen Sprachraum auch »Taschenuhr mit Kronenaufzug«. Der Pendant muß dazu völlig neu gestaltet werden. Die Krone wurde oben auf dem Pendant innerhalb des Bügels plaziert und die Aufzugswelle führte durch den Pendant in das Werk (Z 153). Zuerst mußte die Zeigerstellung noch mit einem Schlüssel vorgenommen werden, aber bald, ab ca. 1860, brachte man neben dem Pendant einen kleinen Drücker an. Mit diesem wurde durch Drücken das Schiebetrieb in Position »Zeigerstellen« gebracht, so daß mittels Drehen der Krone auch die Zeiger gestellt werden konnten (Z 154). Dieser neue Kronenaufzug war zuerst nur bei Taschenuhren ohne Schlagwerk möglich, weil das Schlagwerk durch Drücken des Pendants ausgelöst wurde und für einen Kronenaufzug keinen Platz hatte. Die Schlagwerkauslösung mußte umgestaltet werden. Man brachte seitlich am Gehäuserand einen Schieber an (Abb. 809, 810). Eine neue Uhrform war die »Savonnette-Uhr« oder Taschenuhr mit Sprungdeckel. Dieser Uhrtyp hatte über dem Zifferblatt und dem Glas einen Deckel im Material des Gehäuses, der durch einen Drücker in der Krone oder durch Drücken der Krone selbst aufsprang. Die Dek-

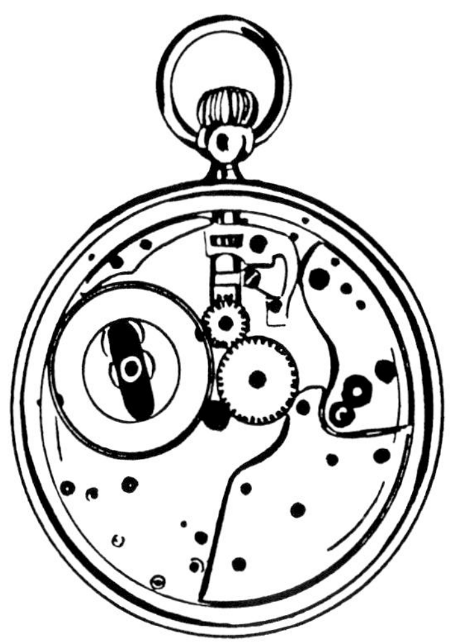

153

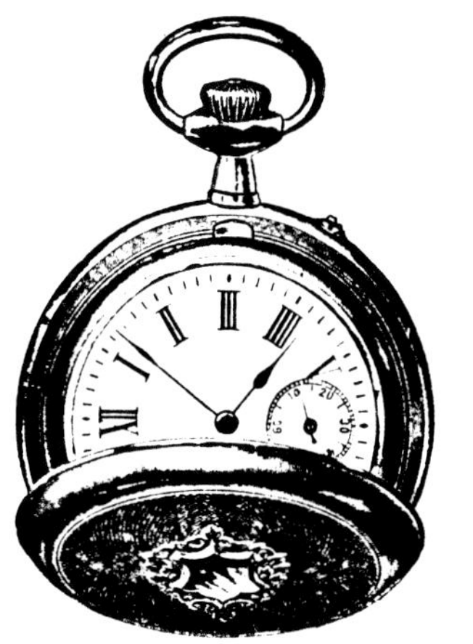

155

kel warei
mit Grav
hen (Z 1
kugeligru
Uhren kı
seitlich i
bald eine
dings w
auch in
hatten ir
1880 oft
eine Ver
Die Tasc
der- bzw
sonders
baut. Di
offenen
als auch
mein bei
ben von
Sie sind
meist sel
strichen
tern sinc
Kurz vc
sert. Dei
dant wir
durch Z

15

ren Ei
»Zeiger
des Per
werden
Mit die
klassisc
reicht.

Auswahl der verwendeten Literatur

Abeler, Jürgen Ullstein Uhrenbuch. Berlin/Frankfurt/Wien 1975
–, Meister der Uhrmacherkunst. Wuppertal 1977
Alemannus, Paulus Augsburger Uhrenbuch 1477
Aßmus, Friedrich Technische Laufwerke. Berlin 1958
Atlantis Heft 11, November 1953
Baillie, G. H. Watchmakers and Clockmakers of the World. London 1969
Bassermann-Jordan, Ernst Uhren. Berlin 1914
–, Alte Uhren und ihre Meister. Leipzig 1926
Bassermann-Jordan/Bertele, Hans v. Uhren. Braunschweig 1969
Berner, G.-A. Illustriertes Fachlexikon der Uhrmacherei. La Caux-de-Fonds 1961
Berthoud, Ferdinand Essai sur L'Horlogerie ... 2 Bde. Paris 1763
Brinkmann, Hermann Einführung in die Uhrenlehre. Düsseldorf 1954
Britten, F. J. Old Clocks and Watches & Their Makers. London 1911
–, Watch and Clockmakers' Handbook – Dictionary and Guide. London 1915
Bobinet An Exhibition ... London 1977
Bock, H. Die Uhr. Leipzig 1917
Brümmer, Gustav Fachrechnen für Uhrmacher. Düsseldorf 1952
Bruton, Eric Clocks & Watches. Verona 1968
Carrera, R. Die Stunden der Liebe. Lausanne 1977
Carerel, Laurent Normalisierung in der Schweizerischen Uhrenindustrie. Leipzig 1936
Caspari, E. Untersuchungen über Chronometer und nautische Instrumente. Bautzen 1894
Chamberlain, Paul M. It's about Time. New York 1941
–, Watches, Chicago 1921
Chapuis, Alfred La montre chinoise. Paris-Neuchatel 1919
–, Le monde des automates. 2 Bde. Paris 1928
–, Le grand Frédéric et ses horlogers. Lausanne 1938
–, Montres et emaux de genéve. Lausanne 1944
–, Histoire de la montre suisse. Bale et Olten 1946
–, Les automates. Neuchatel 1949
–, A.-L. Breguet pendant la révolution. Neuchatel 1953
–, Histoire de la boite á musique et de la musique mechanique. Lausanne 1955
–, Grands artisans de la chronométrie. Neuchatel 1958
Clutton, Cecil/Daniels, George Watches. London 1965
Deutsche Uhrmacherzeitung, 15. Jan. 1901 S. 22
Dietzschold, C. Die Hemmungen der Uhren. Krems a. Donau 1095
Dubois, Pierre Histoire de L'Horlogerie. Paris 1849
Duden-Etymologie. Mannheim/Zürich 1963
Engelmann, Max Philipp Mattäus Hahn. Berlin 1923
Gagnebin, Bernhard Historie de la Fabrique des Longines. Saint-Imier 1947
Gelcich, Eugen Geschichte der Uhrmacherkunst von den ... 2 Bde. Weimar 1892
Gélis, Edouard L'Horlogerie Ancienne. Paris 1949
Grossmann, Moritz Der freie Ankergang für Uhren. Glashütte 1866
Gruber, A.-C. Taschenuhren 1550–1850. Bern 1975
Gruber, Anton Leitfaden der Gehilfen- und Meisterprüfung. Stuttgart 1957
Guye, Samuel/Michel, Henri Uhren und Messinstrumente. Zürich 1970
Hanke, Julius Die Uhrmacherlehre. Leipzig 1912
Helwig, Alfred Die Uhrmacherlehre an der deutschen Uhrmacherschule. 4 Bde. Berlin 1928
–, Drehganguhren. Berlin 1927
Herkner, Kurt Glashütte und seine Uhren. Dormagen 1978
Hillmann, Bruno Der Kronenaufzug. Halle 1910
–, Die Reparatur der komplizierten Taschenuhr. Halle 1914
Huber, Martin Die Uhren von A. Lange & Söhne Glashütte/Sachsen. München 1976
Irk, Alois Der Chronometergang. Berlin 1923
James, E. Schlagwerke und Repetitionen. Bautzen 1903
Jendritzki, H. Der moderne Uhrmacher. Lausanne 1952
Jessen, Peter Der Ornamentstich. Berlin 1920
Jürgensen, Urban Die höhere Uhrmacherkunst. Kopenhagen 1842
Kindler, P. Fintan Die Uhren. Einsiedeln 1905
Leutmann, Johann George Vollständige Nachricht von den Uhren ... Halle 1718
Linnartz, C. Josef Das Fachzeichnen des Uhrmachers. Halle 1907
Loeske, M. Die gesammte Literatur über Uhrmacherei ... Bautzen 1897
Lützler, Heinrich Bildwörterbuch der Kunst. Bonn 1962
Martens, J.-H. Beschreibung der Hemmungen der höheren Uhrmacherkunst. Furtwangen 1858
Maurice, Klaus Die deutsche Räderuhr. 2 Bde. München 1976
–, Von Uhren und Automaten. München 1968
Meis, Reinhard Die alte Uhr, Geschichte – Technik – Stil. 2 Bde. Braunschweig 1978
–, Konstanzer Uhren aus der Genfer Kolonie (1785–1812). In Alte Uhren 1/78
–, Die Sprungziffernuhren der IWC: Patent Pallweber. In Alte Uhren 2/78
–, IWC-Schützenuhren für Deutsche Bundesschiessen. In Alte Uhren 3/78
–, Alte Uhren und Spieluhren. Katalog zur Ausstellung 26. Juni bis 12. September 1976 in Konstanz
Michel, Henry, Guye, Samuel Uhren und ... a. a. O.
Moinet, M. L. Nouveau traité général d'horlogerie. Paris 1848
Nagler, Georg Kasper Neues allgemeines Künstler-Lexikon. Leipzig 1924
Panicali, Roberto Zifferblätter der Französischen Revolution. Lausanne 1972
Reutebach, R. Der Uhrmacher. Ulm 1951
Rolex-Vademecum. 4 Bde. Genf 1945
Sackmann, Ernst Geleitbuch für die Uhrmacherlehre. Halle 1921
Salomons, David Lionel Breguet 1747–1823. London 1923
Saunier, Claudius Lehrbuch der Uhrmacherei. 7 Bde. Bautzen 1902
Schindler, Georg Uhren. München 1975
Schreiber, Emanuel Vollständiges Handbuch der Uhrmacherkunst. Weimar 1865
Schultz, Wilhelm Der Uhrmacher am Werktisch. Berlin 1920
–, Unsere Zeitmesser und ihre Behandlung. Berlin 1924
Sievert, Hermann Leitfaden für die Uhrmacherlehre. Berlin 1910
Tardy Dictionnaire des horlogers Français. 2 Bde. 1971/1972
Thieme, Ulrich / Becker, Felix Allgemeines Lexikon der Bildenden Künstler ... Leipzig 1907
Vogel, C. F. Practischer Unterricht von Taschenuhren ... Leipzig 1774/1978 Rprt.
Welper, M. Eberhard Gnomonica oder gründlicher Unterricht ... Nürnberg 1708
Zinner, Ernst Astronomische Instrumente ... München 1967

Ergänzende Literatur zur 4. Auflage

Ackermann, H. C. Die Uhrensammlung Nathan-Rupp. München 1984
Banbery, Alan / Huber, Martin Patek Philippe Genéve. Zürich 1982
Bertele, Hans von Marine- und Taschenchronometer. München 1981
Bonniksen, Bahne The Karrusel Watch. Kent 1905
Cardinal, Catherine Uhren in Geschichte, Kunst und Wissenschaft. Lausanne 1984
–, Die Zeit an der Kette. München/Fribourg 1985
Cuss, Camerer Antique Watches. Suffoth 1976
Daniels, George The Art of Breguet. London/New York 1975
Beyer, Theodor Antike Uhren. Das Museum der Zeitmessung, München 1982
Eder, Norbert Beobachtungsuhren. München 1987
Geißler, J. G. Der Uhrmacher oder Lehrbegriff der Uhrmacherkunst. – Nachdruck – 10 Bde., Osnabrück 1980
Helwig, A. / Giebel, K. Dr. Feinstellung der Uhren. Berlin 1952
Huber, Martin Die Uhren von A. Lange & Söhne. 5. Aufl., München 1988
Lecoultre, Francois Komplizierte Taschenuhren. (Übersetzung von R. Daners, Luzern), Biel 1985
Meis, Reinhard IWC-Uhren. Klagenfurt 1985
–, Das Tourbillon. München 1986
Polte, W. / Hein, J. Uhren der Sammlung Landrock. Leipzig 1986
Schriften der Freunde alter Uhren. Band XXVIII 1989
Schulte, Carl Lexikon der Uhrmacherkunst. Bautzen 1902

Fotonachweis

Vom Autor fotografiert und archiviert

Sammlungen aus Privatbesitz 1/1–3, 90/1–6, 94–96, 98, 100, 120/1–7, 125, 131, 137, 138, 147/1–2, 152, 153, 169, 195, 222, 249–252, 259–267, 299/1–2, 331–333, 351, 352–354, 366–376, 383, 384, 387, 388, 392, 397–410, 414–419, 442, 443, 452–454, 457, 458, 461–469, 482, 483, 529, 532, 533, 547–549, 551, 553–555, 566, 567, 579, 582, 583, 588, 589, 600, 608–611, 614, 615, 628, 629, 637, 638, 654/1–5, 655, 656, 663, 673, 674, 674/1–2, 676, 680/1–2, 696, 709–712, 712/7–8, 713–716, 718, 736, 738–740, 744, 749, 751/5–6, 751/8–10, 766, 767, 772a, 773, 776, 777, 779/1–2, 782/1–11, 783/3–4, 784, 785, 785/1–2, 785/8–16, 785/23–38, 791–800, 800/1–4, 801–804, 807, 808, 808/1–19, 808/25–33, 820–821/1, 825/1–6, 827–831, 832/1, 832, 833, 835–843, 844/1–4, 844/6–7, 851/4–5, 872, 873, 874/1–4, 877, 878, 882–885, 886/1–2, 887/1–2, 890–894, 895/1–2, 896/1–2, 897/1–2, 898, 899, 900, 902, 904, 905.

Das Museum der Zeitmessung Beyer, Zürich 1–3, 5, 6, 20–24, 27–38, 46–48, 50–56, 59–61, 104–108, 148–150, 154, 155, 186, 188, 200, 201, 204–207, 209, 210, 217–220, 224, 229–233, 236–239, 245, 246, 309, 310, 315, 316, 327–329, 335, 336, 340, 342–344, 346–348, 355, 356, 363–365, 377, 378, 380, 382, 444–446, 448, 450, 486, 487, 492, 493, 496–507, 530, 542, 543, 632–634, 723–726, 753, 754, 858, 859.

Sammlung Ullmann-Meier, Schaffhausen 191, 192, 213, 424, 438–441, 455, 456, 459, 460, 578, 580, 581, 584–587, 596–599, 603, 607, 616–624, 627, 630, 635, 636, 639–642, 657–662, 664–672, 695, 705–708, 735, 742, 743, 748–748A, 762–764, 774, 775, 778, 779, 781, 786–789.

Sammlung International Watch Co., Schaffhausen 606, 625, 643–654, 689–694, 697–700, 755, 756.

Sammlung Kintrup, Bockum-Stiepel 357, 426, 508, 677, 678, 679, 680, 701, 702, 741, 745, 746.

Sammlung Schröder, Gießen 785/5–6, 851/1–4.

Ehemals Helmut Kienzle-Museum, Schwenningen 241, 704.

Rosgartenmuseum, Konstanz 71, 189, 420, 421.

Stellten Fotos/Negative zur Verfügung

Musée International d'Horlogerie, La Chaux-de-Fonds 8, 13, 14, 39–41, 44, 45, 62–65, 70, 74–89, 91–93, 101, 102, 116, 127, 129, 130, 134, 185, 216, 227, 228, 234, 235, 242, 303, 341, 345, 428, 429, 447, 449, 470, 514, 516, 541, 732, 734, 769–771, 844, 853–857, 862–865, 868, 869, 867.

Musée DES ARTS DECORATIFS, Paris 9–12, 15–19.

Württembergisches Landesmuseum, Stuttgart 193, 194, 202, 203, 240–240A, 318, 379, 381, 430, 431, 473, 512, 513, 612, 613, 737.

Werkphoto Patek Philippe, Genève 570/1–4, 845–850.

Sammlung George Daniels, London 866, 867.

Musée D'ART ET D'HISTORIE, Genève
Die Bilder in den Vorsatzblättern (4. Auflage ohne Nummern).

Bobinet Limited, London 523–526, 531, 534–540, 544–546, 550, 552, 558, 559, 562, 563, 568, 569.

Sotheby, London 257, 851/1–2.

Aus dem Lange-Buch, Martin Huber (a. a. O.) 712/1–2.

Aus den Schriften der Freunde alter Uhren (a. a. O.) 712/3–4.

Zeitschrift Alte Uhren 1/86, Callwey 844/5, 844/6.

Auktionshaus Peter Ineichen, Zürich 4, 7, 25, 26, 28/1–4, 42, 43, 49, 57, 58, 66–69, 72, 73, 76, 77, 90, 97, 99, 103, 109–115, 117–124, 126, 128, 132, 133, 135, 136, 139–147, 151, 156–168, 170–177, 178/1–3, 179–184, 187, 190, 196–199, 208, 211, 212, 214, 215, 221, 223–223A, 225, 226, 243, 244, 253–256, 258, 268–299, 299/1, 299/4–5, 300–302, 304–308, 311–314, 317, 319, 320, 320/3–5, 321–326, 330, 334, 337–339, 344/3–6, 358–362, 385, 386, 389–392, 394–396, 411–413, 422, 423, 425, 427, 432–437, 451, 471, 472, 474–481, 484, 485, 509–511, 515, 517, 518, 527, 432–437, 451, 471, 472, 474–481, 484, 485, 509–511, 515, 517, 518, 527, 528, 556, 557, 560, 561, 564–566, 574–577, 601, 602, 604, 605, 626, 681–688, 703, 717, 719–722, 729–731, 733, 747, 750, 752, 757–761, 765, 768, 772, 780, 782, 790, 805, 806, 809–816, 822, 824, 825, 860, 861, 870, 871, 875, 879–881, 888, 889, 903.

Auktionshaus Dr. H. Crott & K. Schmelzer, Aachen (Fotografin Anne Gold, Aachen) 120/4–7, 147/3–6, 220/1–4, 242/1–6, 247, 248, 299/6, 320/1–2, 344/1–2, 458/1–4, 491/155, 519–521, 522/1–2, 565/1–8, 570/5–6, 571/1–2, 572/1–2, 573, 590, 591, 592/1–2, 593/1–2, 594/1–2, 595/1–2, 605/1–6, 675, 678/1–2, 680/3, 712/5–6, 727, 728, 751/1–4, 751/7, 752/1–4, 772/1–3, 783/1–2, 785/3–4, 785/7, 785/17–22, 808/20–24, 817–819, 819/1–4, 834/1–2.

Auktionshaus K. Niedheidt, Düsseldorf 488–491, 494, 495, 631, 823, 826/1–2.

Alle Textillustrationen stammen aus dem Archiv des Autors und wurden von ihm für dieses Buch umgezeichnet. Die dazu verwendete Literatur siehe »Auswahl der verwendeten Literatur«. Fast alle Fotos, soweit sie sich in meinem Archiv befinden, wurden zwischen 1977 und 1989 aufgenommen.

Taschenuhren mit Schlüsselaufzug

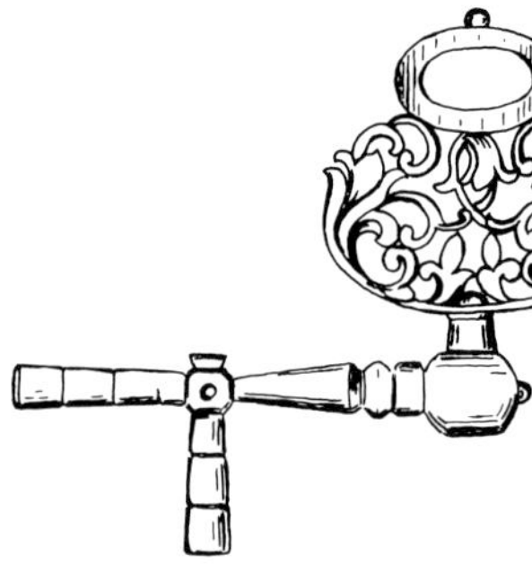

1/1–3 Renaissance-Halsuhr, deutsch, um 1660. Auf Platine signiert: Johann Khoremann. Innen und außen emailliertes Goldgehäuse in 21 Karat. Weißes Emailzifferblatt mit römischen Zahlen. Die Halbstunden sind durch ziselierte Lilien dargestellt. Das Zentrum zeigt in bunter Emailarbeit Blumen. Ein massiver Eisenzeiger. Nach vorn aufklappbare verzierte und gravierte Lunette. Feuervergoldetes Werk mit Schnecke und Darmsaite. Durchbrochener Spindelkloben mit Radunrast in Eisen ohne Spirale. Auf der Platine signiert: Johann Khoremann. Die gebläute Stahlmontur als Halterung für die Wurmschraube trägt ein silbernes Indexblatt. Ø = 34.

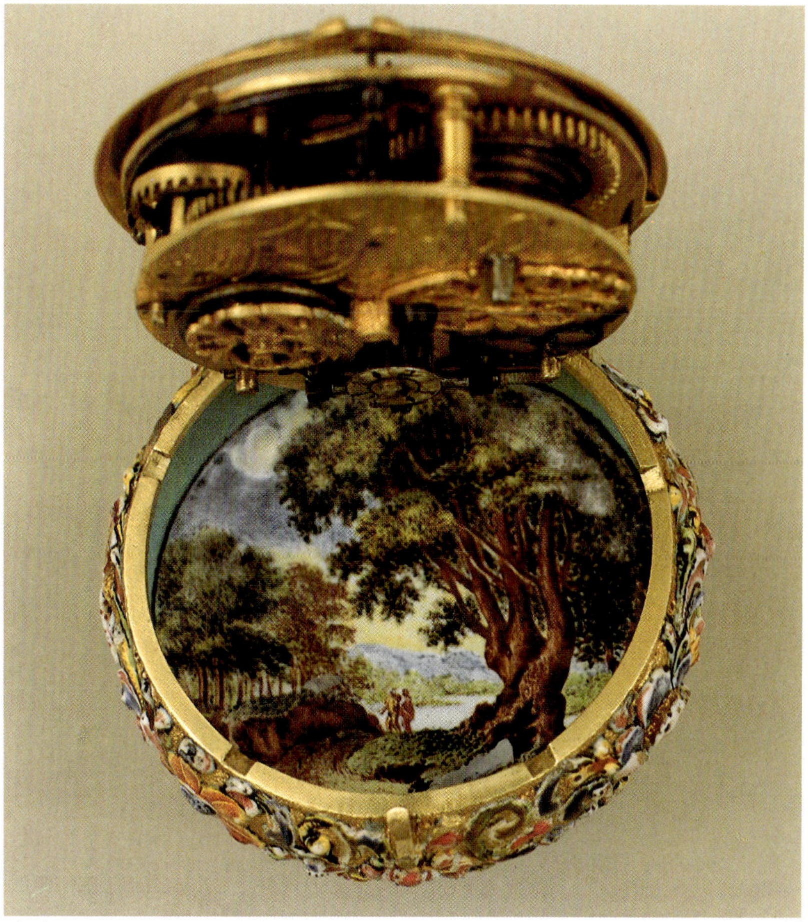

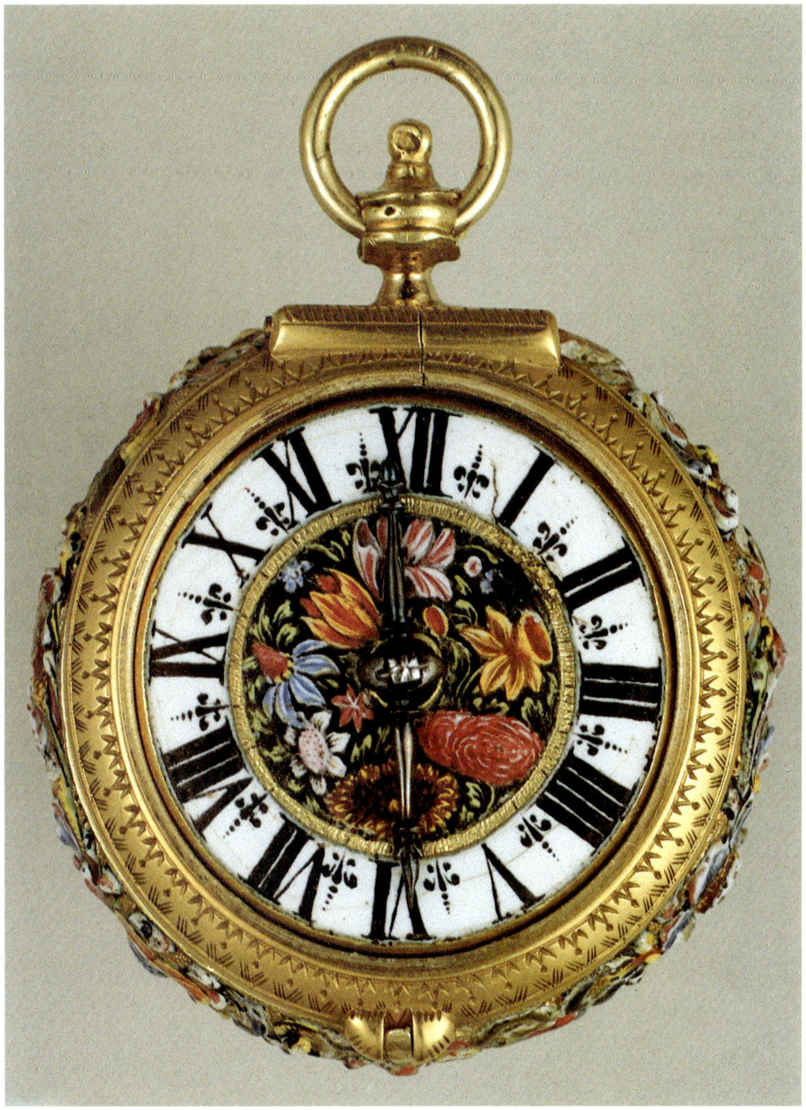

1/1 ▽

1/2 △

1/3 ▽

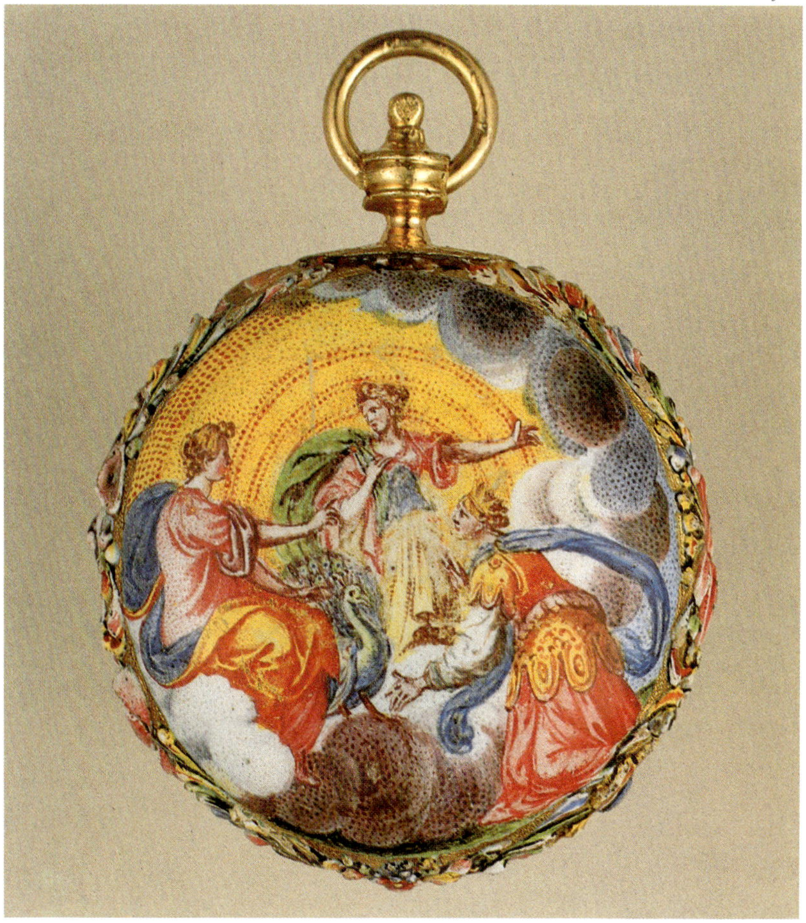

1/2 Die Innenseite des Gehäuses zeigt eine bunte Landschaftsszene mit Bäumen am See. Das Seitenband ist innen einfarbig blau und außen reliefartig floral emailliert.

1/3 Die Gehäuseschale zeigt eine mythologische Szene zweier Göttinnen im Streit mit der Göttin Hera, umrahmt von Wolken. Im Hintergrund symbolisch die Sonne.

Taschenuhren mit Schlüsselaufzug

Renaissance-Halsuhren von 1550 bis ca. 1660

1–3 Renaissance-Halsuhr in vergoldetem Bronzegehäuse, süddeutsch, um 1550. Das runde, dosenförmige Gehäuse ist allseitig graviert und ziseliert. Der durchbrochene Deckel über dem Zifferblatt ist aufklappbar. Darunter liegt ein vergoldetes Bronzezifferblatt mit zwei Zahlenringen I bis XII und 13 bis 24. In der Mitte erkennt man einen flammenden Stern. Am äußeren Rand hat das Zifferblatt über jeder Zahl Tastknöpfe. Zeiger fehlt. Die Öffnungen im Deckel wurden bewußt so über den Zahlenringen angeordnet, daß man auch bei geschlossenem Deckel die Zeit ablesen konnte. In diesem Gehäuse befand sich ursprünglich ein Werk mit Eisenplatinen, Stackfreed, Löffelunruhe und Spindelhemmung ∅ = 41.

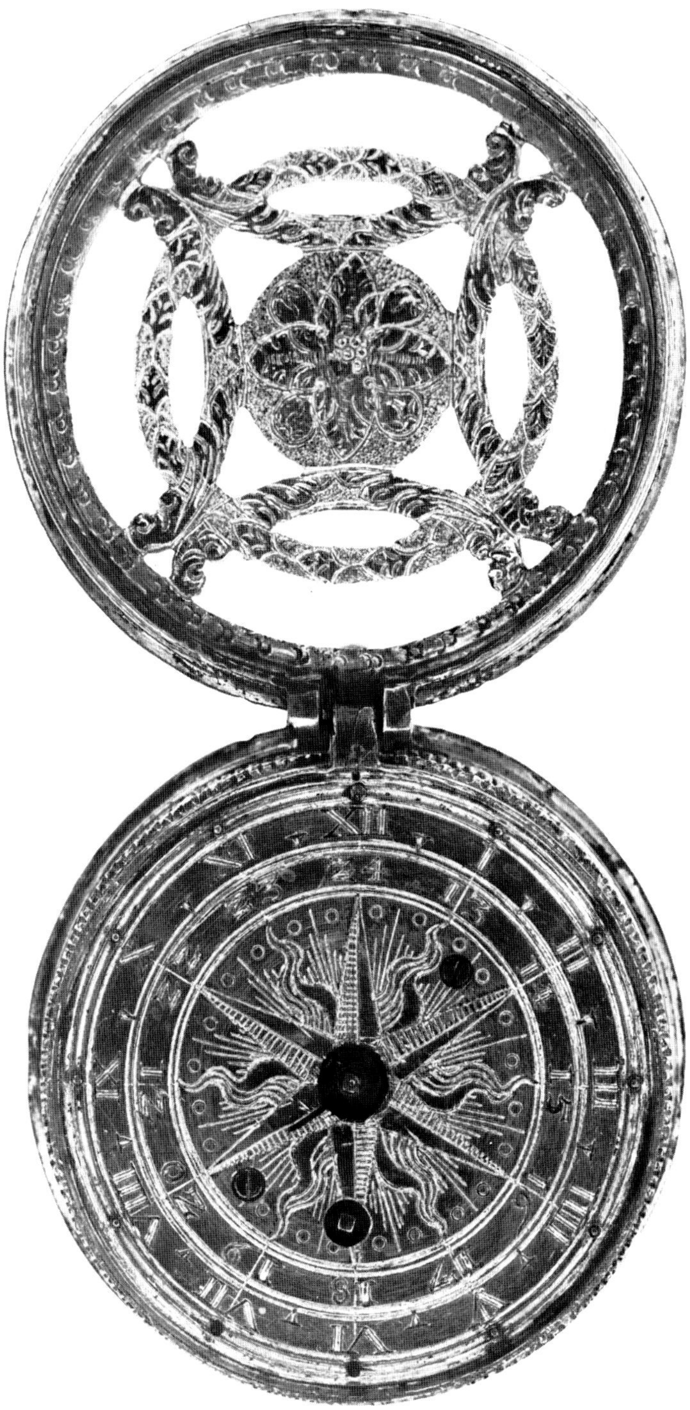

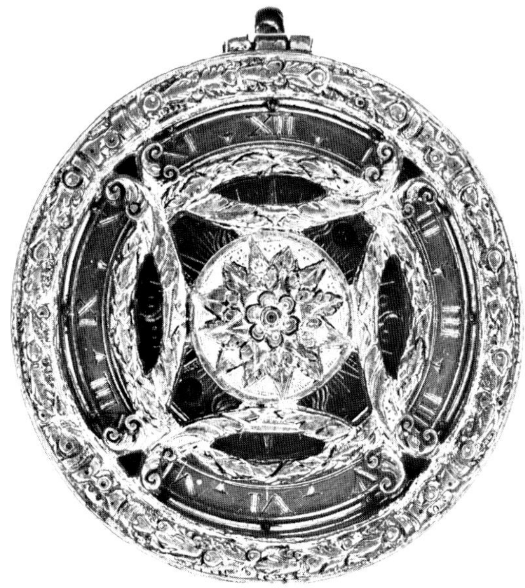

2 △

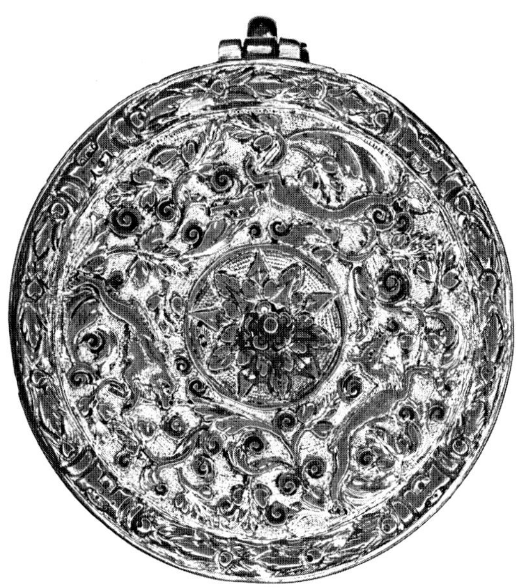

4 **Renaissance-Halsuhr** (Nürnberg), um 1560. Vergoldetes Bronzegehäuse mit wulstiger durchbrochener Wandung. Der Gehäuseboden ist ebenfalls durchbrochen. Das vergoldete, gravierte Zifferblatt mit zwei Zahlenreihen I bis XII und 13 bis 24 hat am äußeren Rand über den Stundenzahlen Tastknöpfe, mit deren Hilfe man des Nachts auch die Zeit ertasten konnte. Das Werk hat Stundenselbstschlag auf eine Gehäuseglocke. Spindelhemmung mit Kette (spätere Ergänzung) und Schnecke. ∅ = 55.

5–6 **Renaissance-Halsuhr** (nur Gehäuse), süddeutsch, 2. Hälfte 16. Jahrhundert. Das dosenförmige vergoldete Bronzegehäuse ist graviert und getrieben. Der Deckel hat einen breiten durchbrochenen Rand mit Jagdmotiven wie Reiter, Hunde, Hirsche und Wildschweine. Im Zentrum mythologische Szene: DIVINITUS (göttliche Fügung). Werk fehlt. ∅ = 55.

7 **Renaissance-Tischuhr**, 17. Jahrhundert. Vergoldetes Bronzegehäuse mit durchbrochener Wandung. Im Gehäuse punziert: HPZ. Die rosettenförmigen Ornamente sind aus Silber und in die Wandung eingesetzt. Der durchbrochene Deckel ähnelt einem gotischen Maßwerk. Das Zentrum hat eingesetzte Silberrosetten. Zifferblatt ergänzt, 1 Eisenzeiger, Spindelwerk mit Wecker auf Gehäuseglocke. ∅ = 78, H = 38.

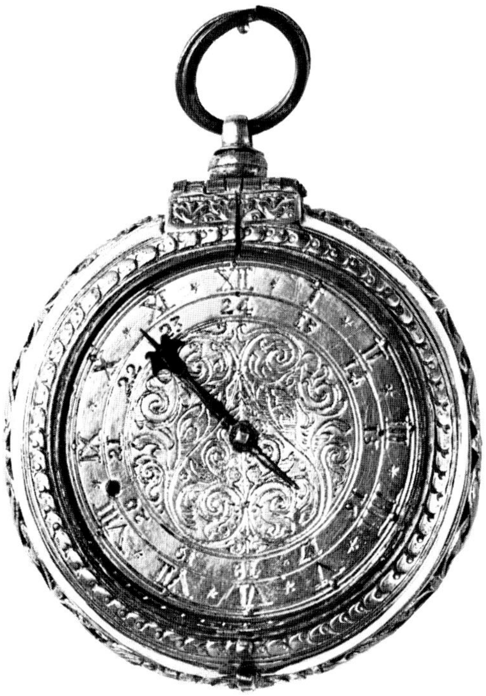

4 △

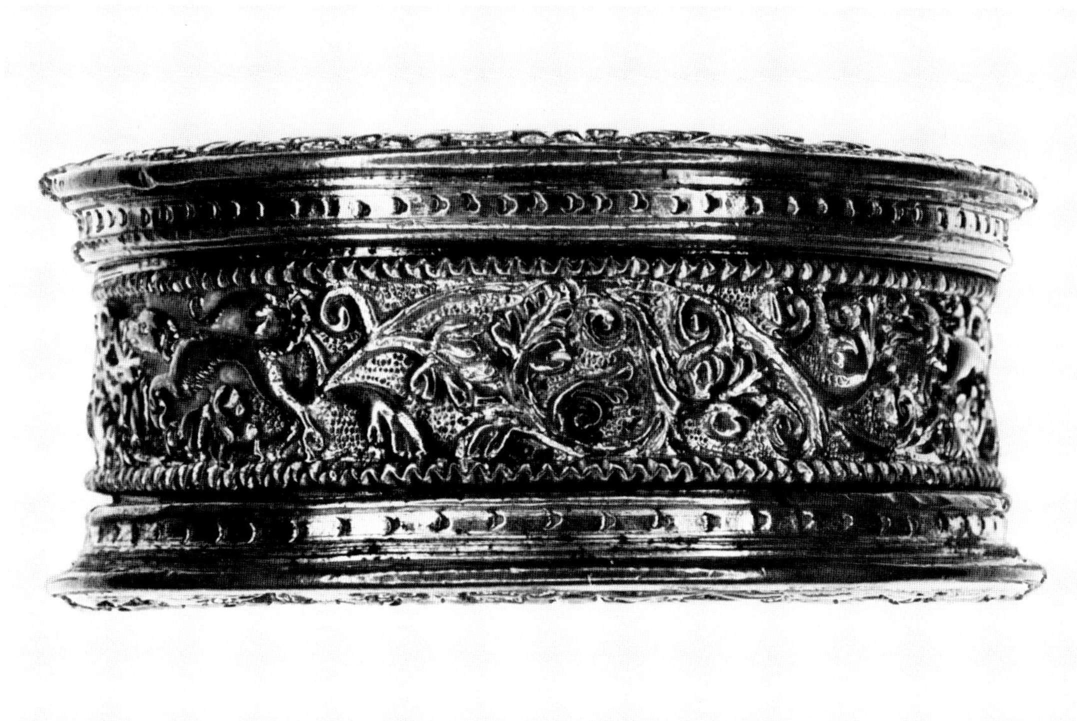

5 ▽ 6 △

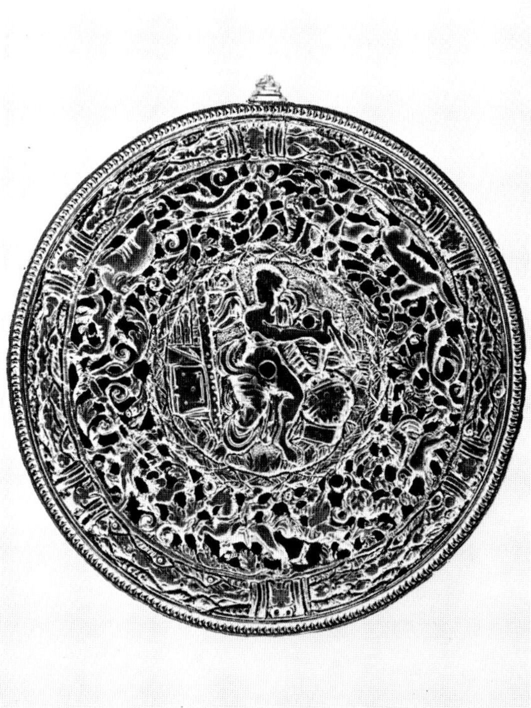

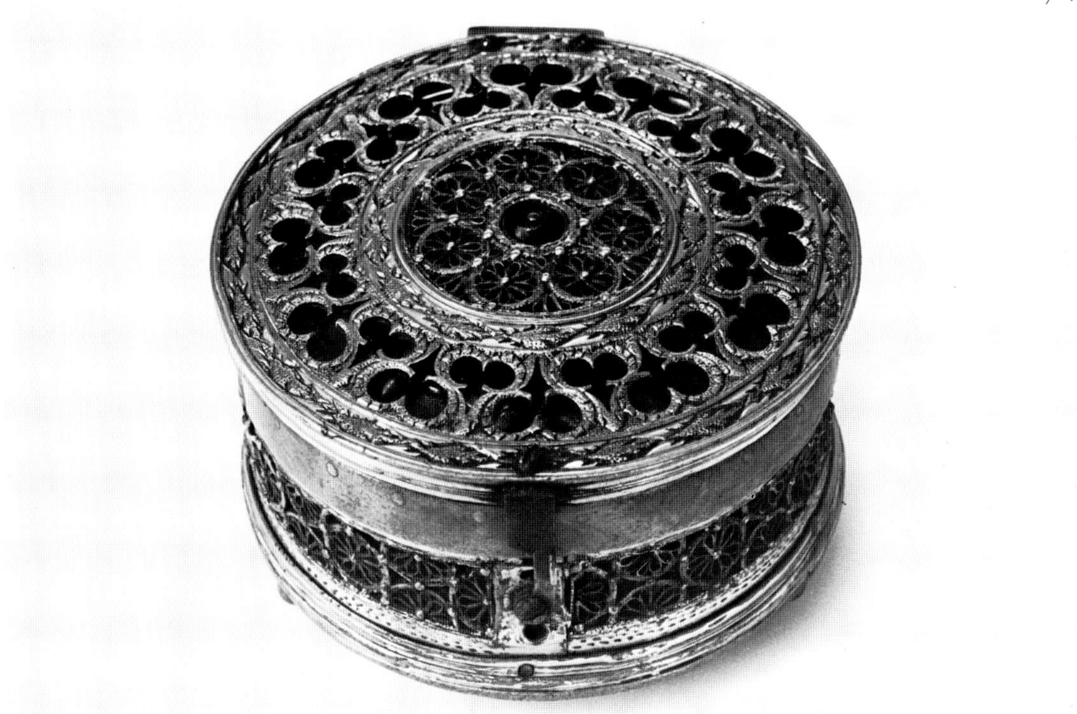

7 ▽

8 **Renaissance-Halsuhr**, süddeutsch, um 1550. Auf der Platine punziert: I H (Isaac Habrecht ?). Vergoldetes Bronzegehäuse mit ornamental durchbrochener Wandung. Über dem Zifferblatt durchbrochener und gravierter Deckel. Graviertes Zifferblatt mit zwei Zahlenreihen I bis XII und 13 vis 24. Zwischen den beiden Zahlenreihen schmaler Ring mit Viertelstundenteilung. 1 Eisenzeiger. Werk mit Stackfreed und Stundenschlag auf Glocke. Innenverzahnte Schloßscheibe. Spindelhemmung mit Löffelunruhe. ∅ = 55, H = 22.

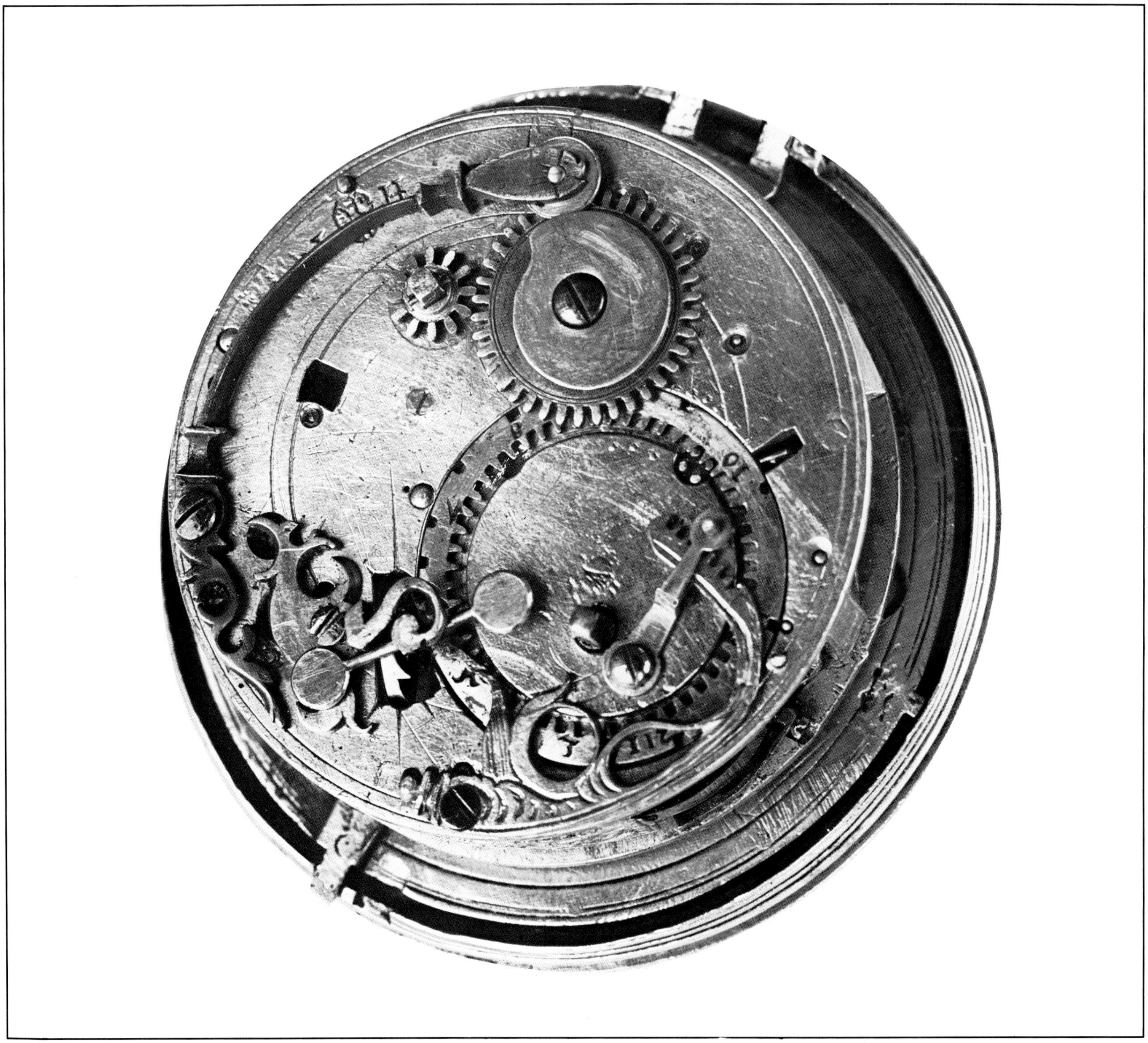

9–12 Renaissance-Halsuhr, süddeutsch, 2. Hälfte 16. Jahrhundert. Das gegossene, vergoldete Gehäuse ist allseitig durchbrochen, graviert und ziseliert. Im oberen Deckel sind 24 versetzt angeordnete Durchbrüche, durch die man zu allen Zeiten im geschlossenen Zustand den Zeiger erkennen bzw. die Zeit ablesen kann. Das vergoldete Zifferblatt hat zwei Zahlenreihen I bis XII und 13 bis 24. Über den äußeren Zahlen befinden sich Tastknöpfe, oberer und unterer Deckelrand ragen wulstig über die durchbrochene dosenförmige Seitenwandung. Die kräftige Öse an der Wandung diente zum Tragen der Uhr an einem Band (Kette) um den Hals. Das Originalwerk ist nicht mehr vorhanden.

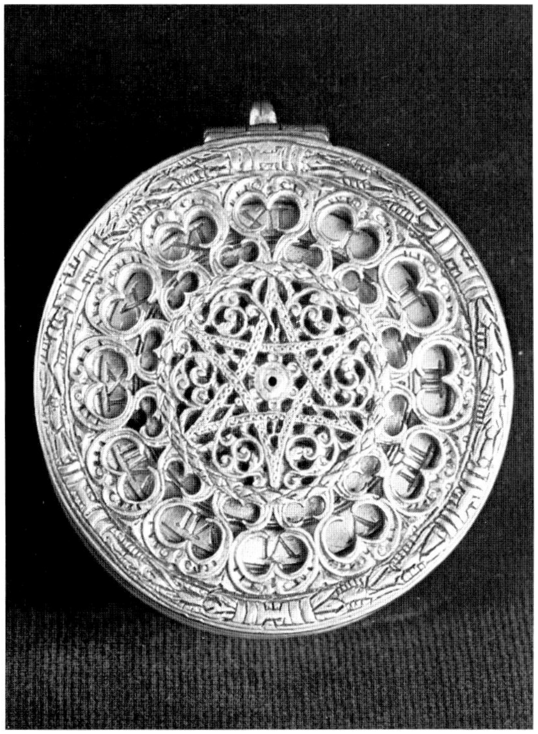

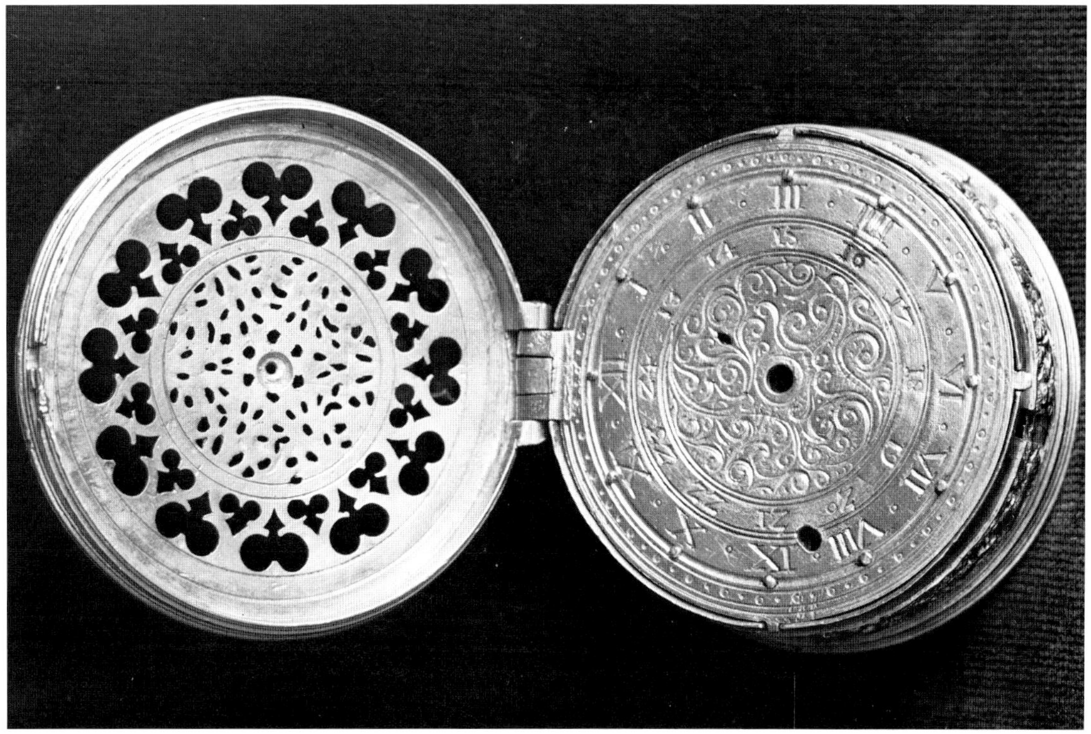

9 △ 10 ▽ 11 △ 12 ▽

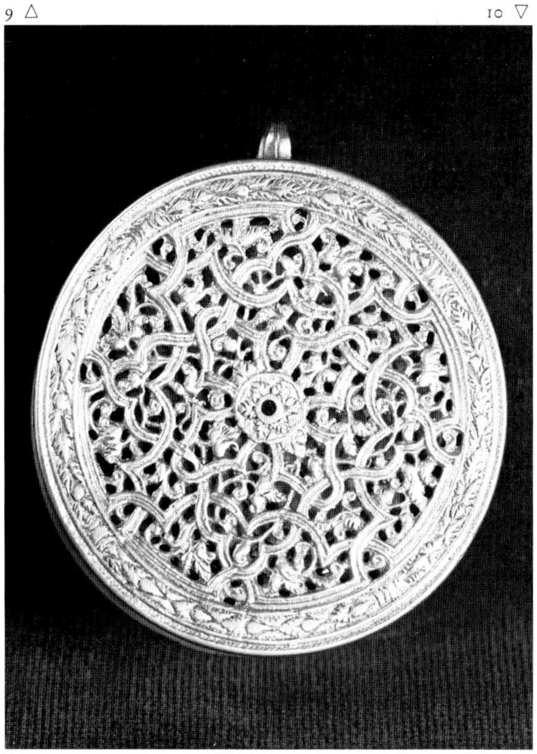

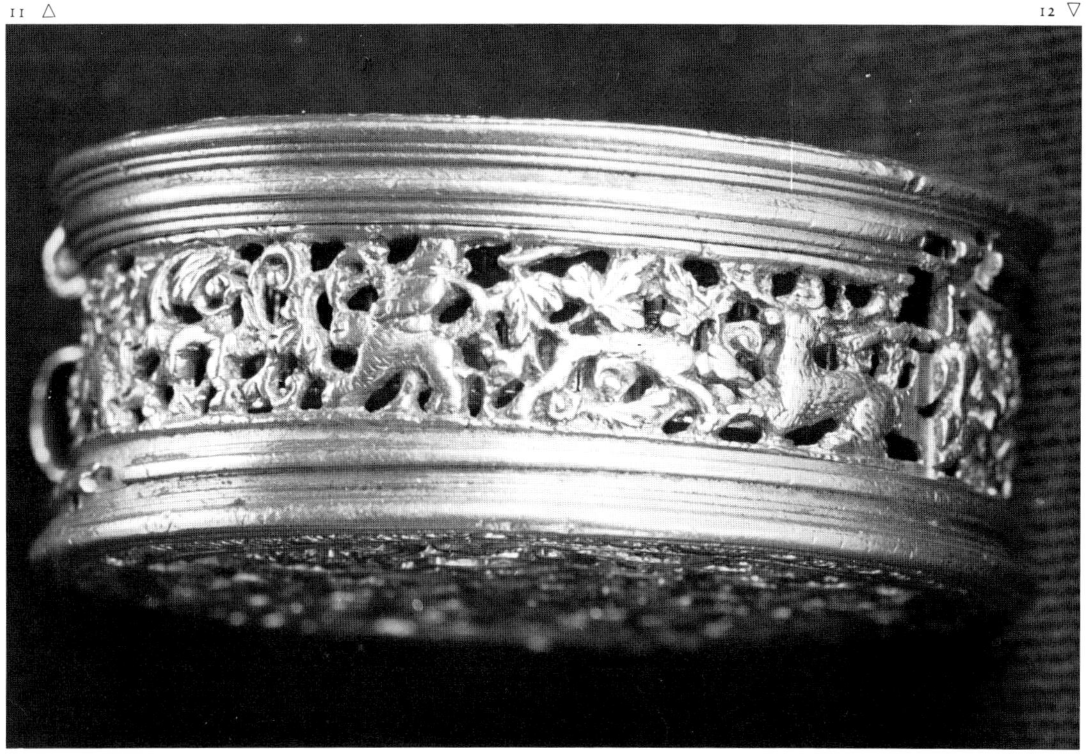

13–14 **Kleine Goldemail-Halsuhr**, süddeutsch, 1. Hälfte 17. Jahrhundert. Die Uhr wird Johann Ulrich Schmidt, Augsburg, zugeschrieben. Das bunt emaillierte Gehäuse hat einen geschlossenen Deckel über dem Zifferblatt. Die römischen Zahlen im Zifferblatt sind mit Email ausgelegt. 1 Zeiger im Zentrum. Das Spindelwerk mit Radunrast und Stackfreed ist von einfachster Bauweise. Werkdurchmesser 10 mm.

15–19 **Renaissance-Halsuhr**, um 1580. Auf dem Werk punziert: C M (unbekannter Meister). Das prunkvolle Gehäuse ist allseitig durchbrochen. Durch den oberen Deckel kann man Zifferblatt und Zeiger erkennen und die Zeit ablesen. Der Deckel wird mit einem kleinen Hebel unten am Gehäuse verriegelt. Der Gehäuseboden zeigt florale Ornamente, durch die man im Inneren die Glockenschale erkennen kann.

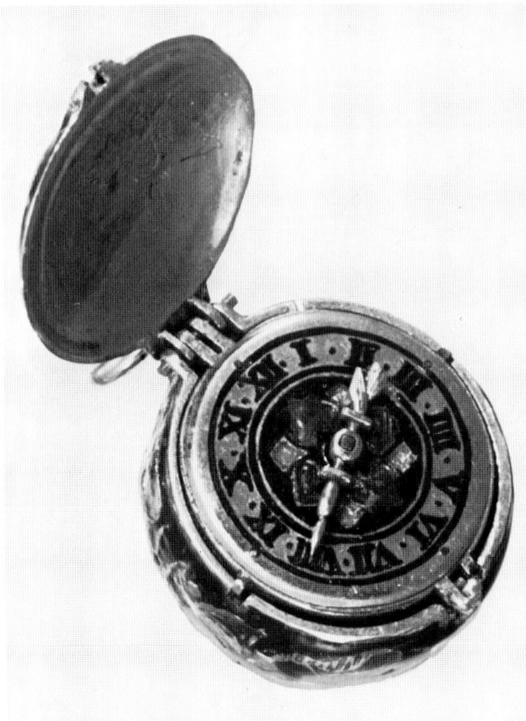

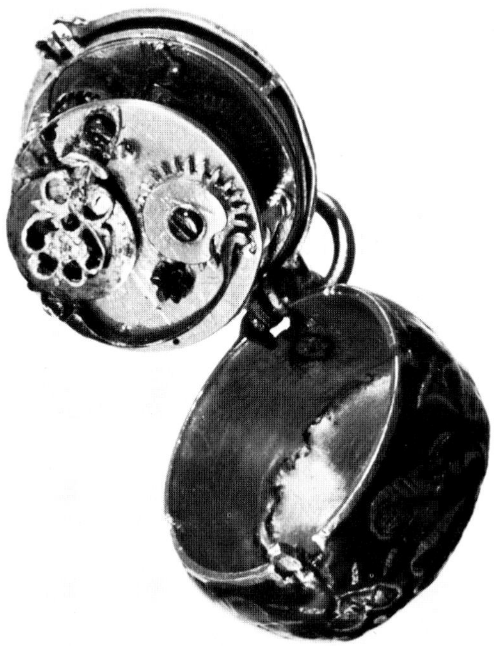

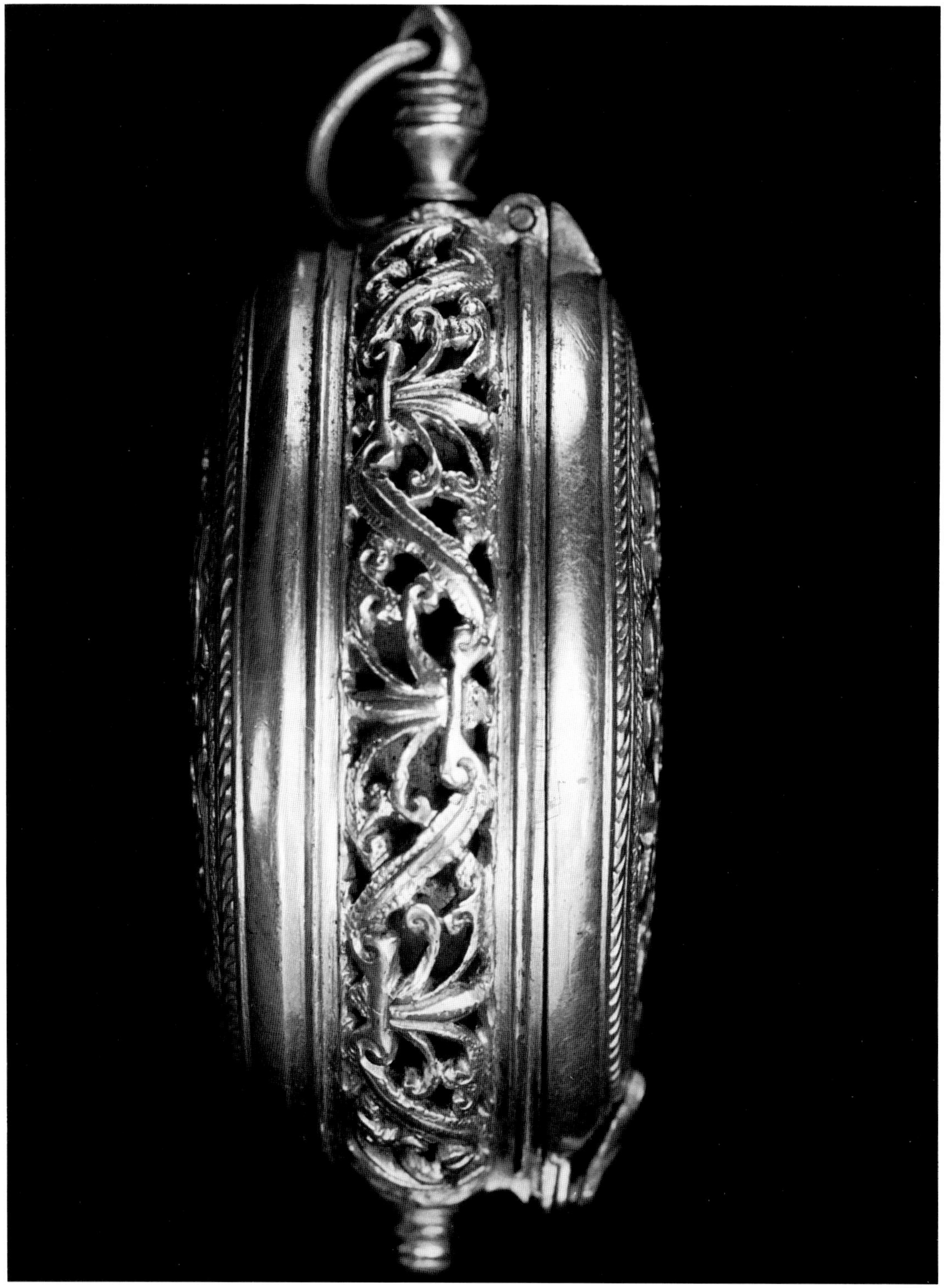

Die Glocke ist zentral im Gehäuseboden mit einer Schraube befestigt. Das vergoldete Zifferblatt mit zwei Zahlenreihen I bis XII und 13 bis 24 hat bereits eine Viertelstundenteilung. Im Zentrum ist es mit Vögeln, Blumen und Vasen verziert. Der Zeiger fehlt. Das prunkvolle Werk mit Stackfreed, innenverzahnter Schloßscheibe und Löffelunruh mit Schweinsborstenregulierung hat verzierte Messingplatinen. Über der Schloßscheibe befindet sich das Regulierzifferblatt mit Eisenzeiger. Der ausgestreckte Finger der Hand über der Schloßscheibe weist als Schlagwerkkontrolle auf die Stunde, die geschlagen wurde.

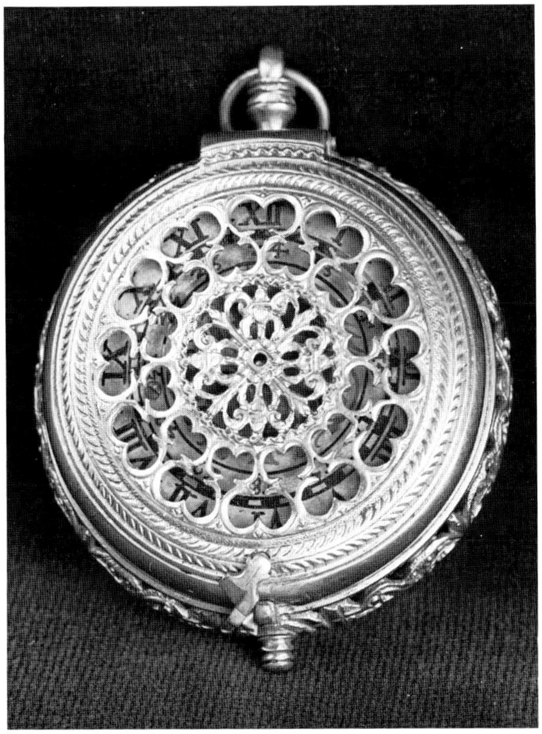

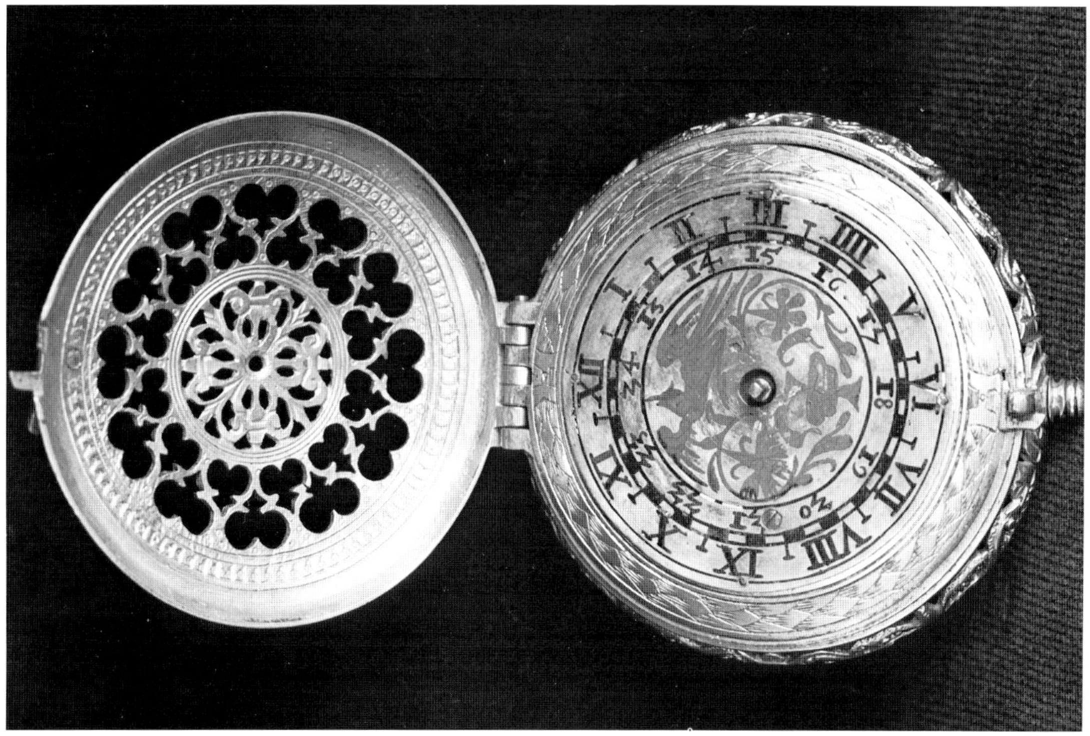

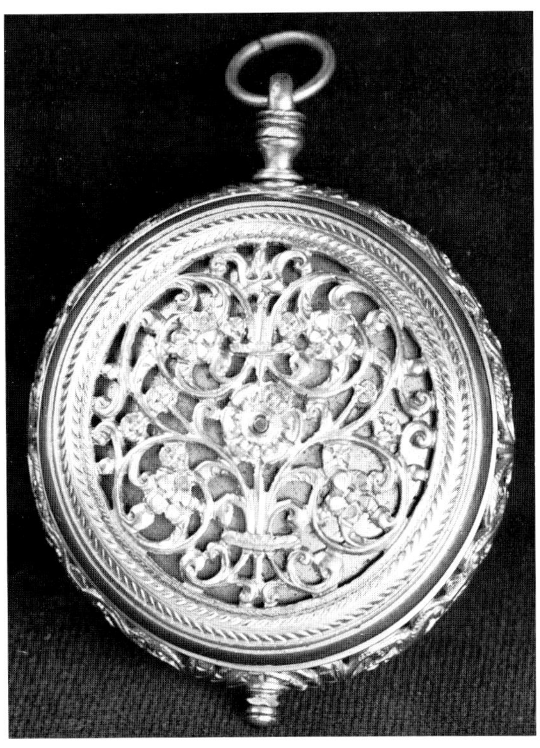

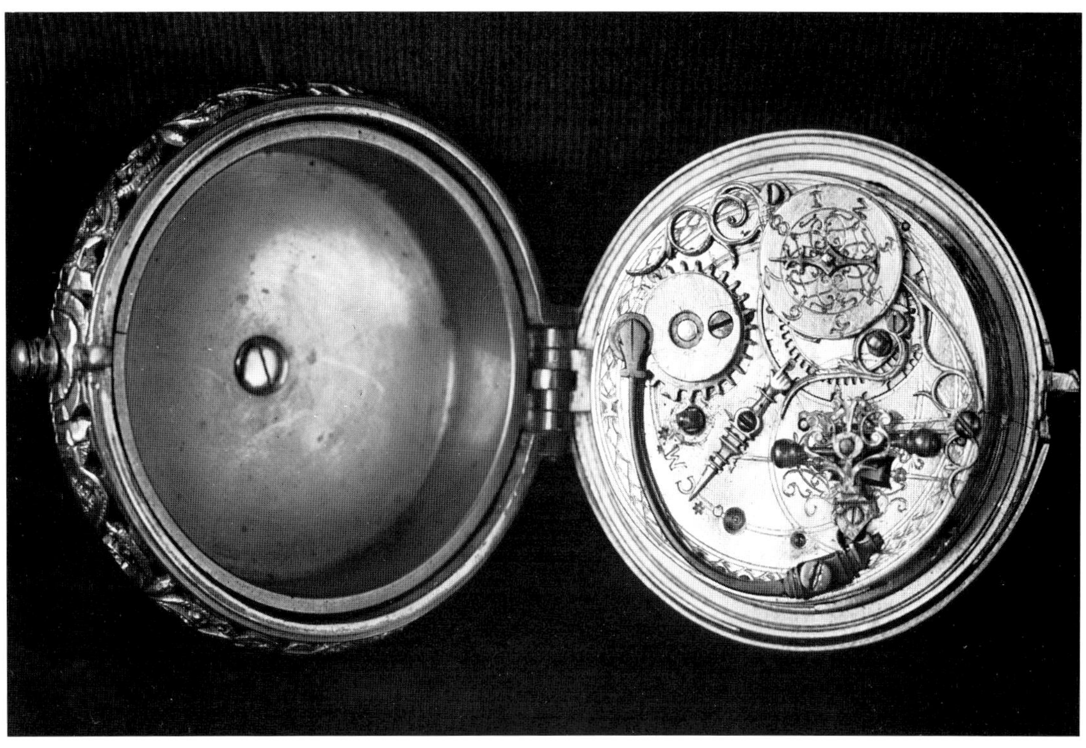

20–21 Renaissance-Halsuhr, französisch, um 1550/70. Auf dem Werk graviert: G.D. Caen. Feuervergoldetes Bronzegehäuse mit geschlossenem Deckel über dem Zifferblatt. Das Zifferblatt ist fein graviert mit aufgesetztem silbernen Zahlenring I bis XII und Halbstundenpunkten. Tastknöpfe sind nicht vorhanden. 1 ausgeformter Eisenzeiger. Das Werk hat Messingplatinen und Stundenschlag mit obenliegender Schloßscheibe. Große Stahlunruhe ohne Reguliervorrichtung (verloren?). Einfacher, aber typischer früher Spindelkloben. Oben unter dem Scharnier befindet sich das Gesperr für die Gehwerkfedervorspannung, unten die Stellung für die Schlagwerkfeder mit zwei Zahnrädern und einer Überdrehsicherung. Spindelhemmung ∅ = 57.

22–24 Renaissance-Halsuhr, süddeutsch, um 1580. Vergoldetes, gegossenes und durchbrochenes Gehäuse. Die Wandung zeigt Reiter und Jagdszenen. Graviertes Bronzezifferblatt mit großen Tastknöpfen über den Stundenzahlen I bis XII. Innenliegender Zahlenring 13 bis 24. Großer, kräftiger Eisenzeiger. Werk mit Messingplatinen, Stackfreed und innenverzahnter Schloßscheibe. Die »Stundenzahlen« auf der Schloßscheibe entsprechen nicht der Segmentlänge, sondern

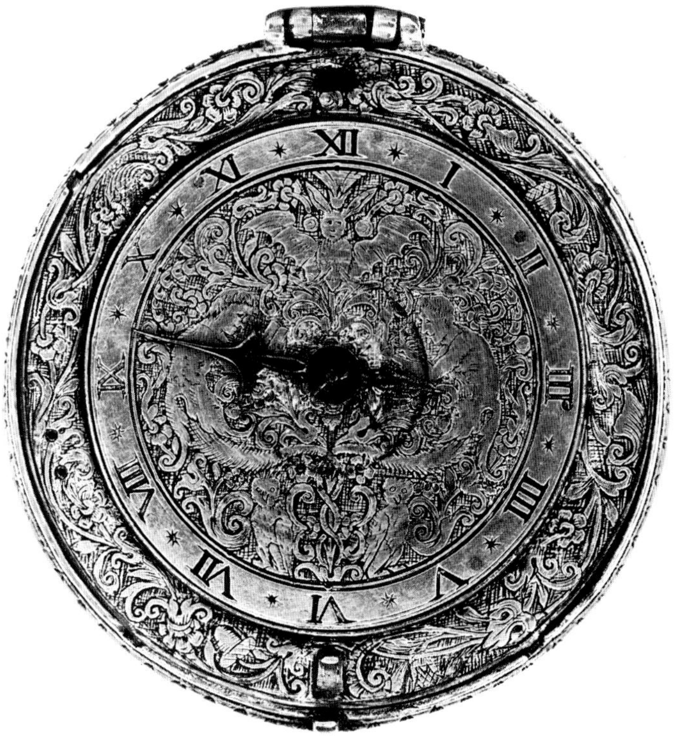

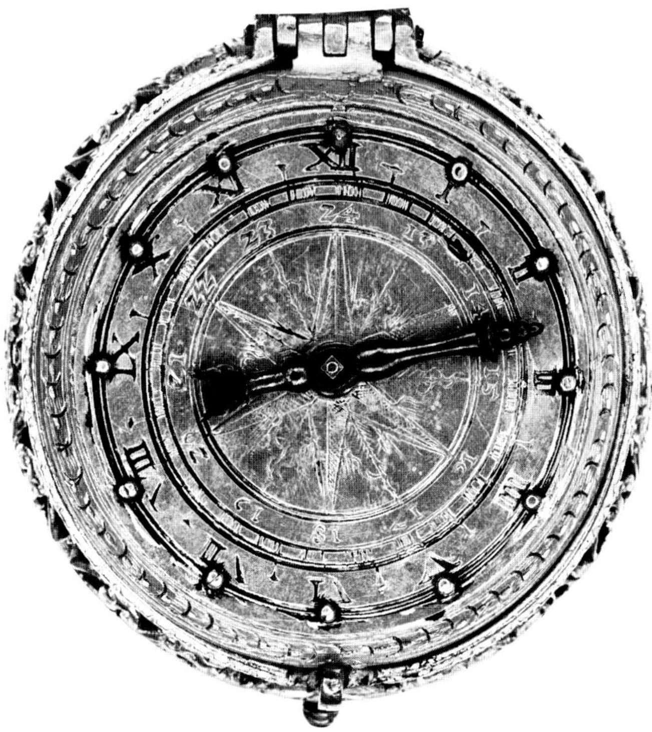

22 △

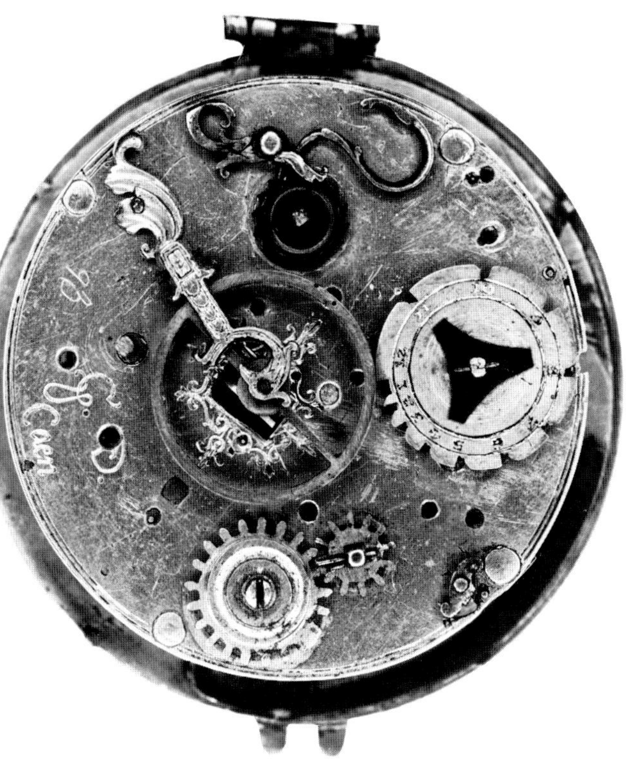

23 ▽

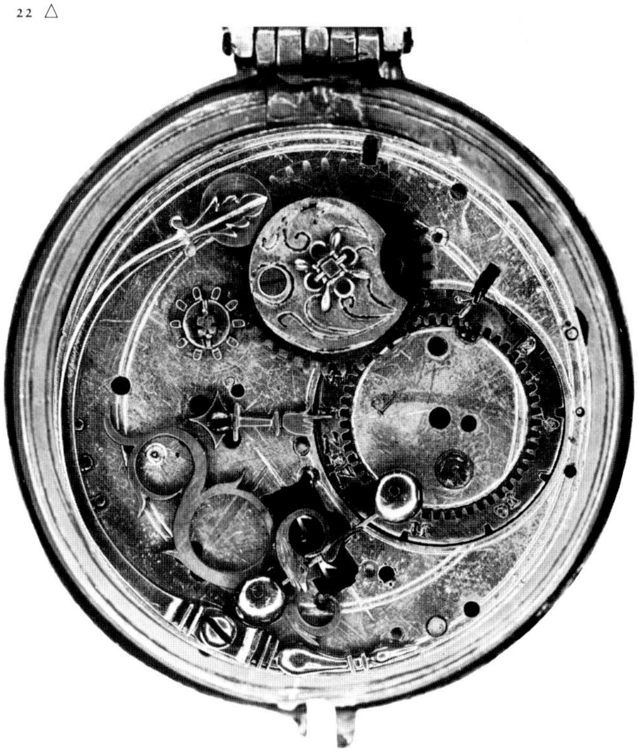

gelten nur für den »Fingerzeiger« als Schlagwerkkontrolle. Der Fallhebel für die Schloßscheibe ist oben bei der 7 deutlich erkennbar. Offenliegende Löffelunruhe mit Spindelhemmung. ∅ = 55.

25–26 Kleine Vasenuhr, süddeutsch, um 1610. Signiert Nicolaus Rugen, München. Gegossenes und graviertes Goldgehäuse. Seitlich und am Ausguß Grotesken. Gravierte und ziselierte Gehäuseschalen mit Fabeltieren und Figuren. Zifferblatt mit großem, außenliegendem Stundenring I bis XII und Viertelstundeneinteilung, 1 Eisenzeiger. Im Zentrum figürliche mythologische Szene. Spindelwerk mit Darmsaite, H = 60.

24

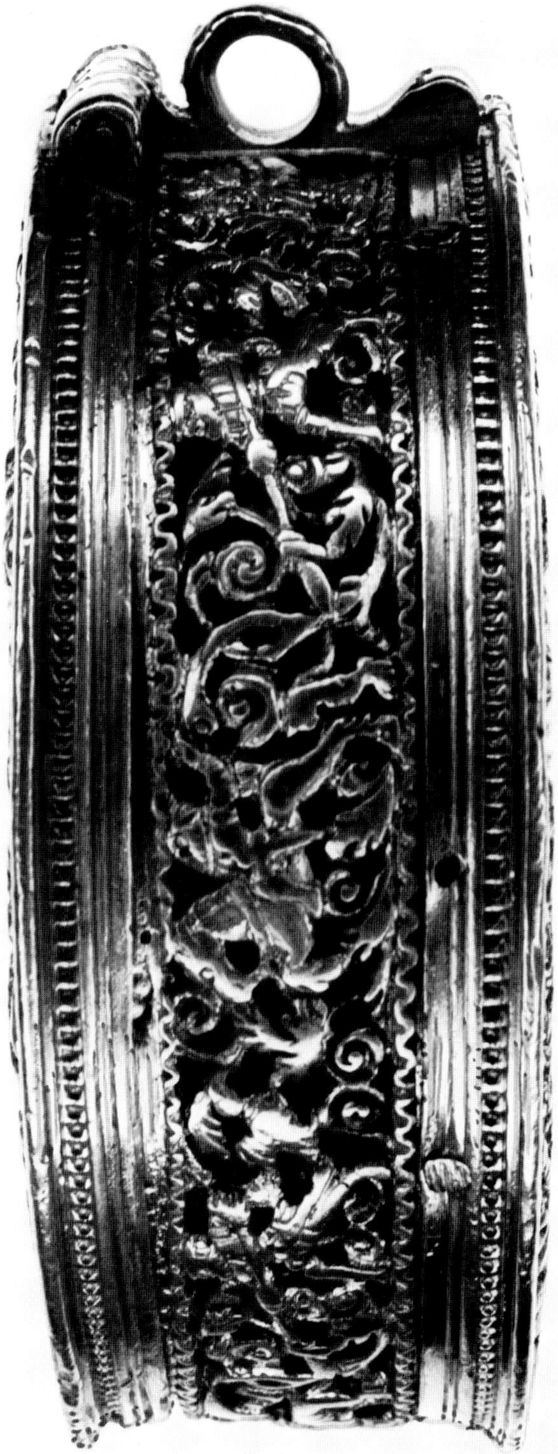

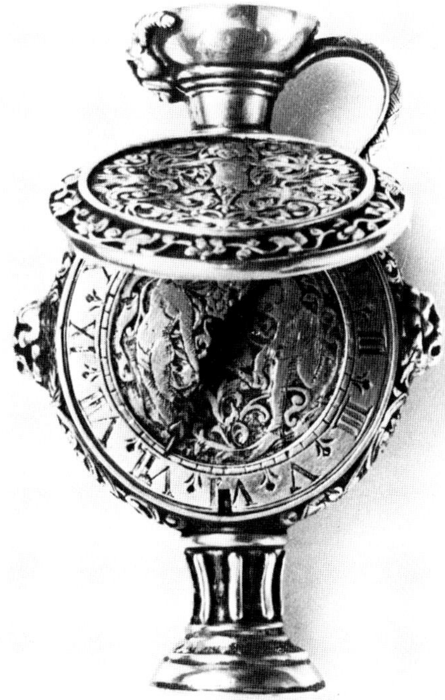

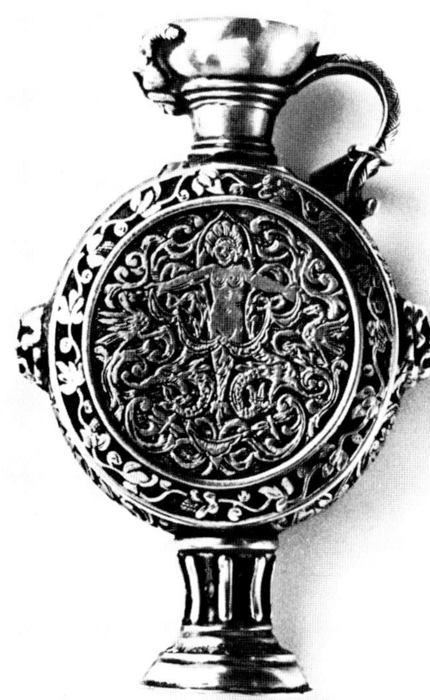

27–28 Achteckige Renaissance-Halsuhr, süddeutsch, 2. Hälfte 16. Jahrhundert. Das glatte Bronzegehäuse hat einen geschlossenen Deckel über dem aufgesetzten Silberzifferblatt, Zeiger fehlt. Die Eisenplatinen sind schlicht und mit den Buchstaben I.V.K. (vermutlich Jacob van Kress) gekennzeichnet. Das Werk ist mit Radunrast, Schweinsborstenregulierung durch Markierungen neben der »Signatur« unterhalb des Scharniers und mit Stackfreed ausgestattet. Hebel und Stackfreedfeder sind verziert, die Kurvenscheibe graviert. Das Federhaus macht aufgrund der Verzahnung an der Kurvenscheibe nur ca. 3 ½ Umgänge. Spindelhemmung. ∅ = 53.

28/1–4 siehe rechte Seite

Links oben: **Goldemailtaschenuhr,** französisch, um 1700. Signiert: Gossier à Rouen Nr. 802. Beide Gehäuseschalen der Savonnette zeigen mythologische figürliche Szenen in bunter Emailmalerei. Auf den Deckelinnenseiten je eine Seelandschaft in bunter Malerei. Weißes Emailzifferblatt mit römischen Stundenzahlen und arabischen Minutenangaben, feine Goldlilienzeiger. Feuervergoldetes Spindelwerk mit Kette und Schnecke. ∅ = 48.

Links unten: **Goldemailuhr,** englisch, um 1690. Signiert: George Hamilton in St. Martin Le Grand London. Die Gehäuseschale zeigt außen in blassen Emailfarben Kleopatra mit Antonius und innen feine Landschaftsmalerei. Vergoldetes Zifferblatt mit einem Eisenzeiger. Spindelwerk mit Kette und Schnecke. ∅ = 63.

Rechts oben: **Goldemailuhr in goldgefaßtem Kristallübergehäuse,** englisch, um 1760. Signiert: J(ea)n Gerhard 801. Das Gehäuse ist signiert: Huaud Le Pluisne fecit. Die Gehäuseschale zeigt außen eine galante Szene in bunter Emailmalerei, auf der Schaleninnenseite eine Seelandschaft mit kleiner Figur. Die Wandung ist mit kleinen Landschaftsmedaillons in Miniaturmalerei verziert. Die Kristallschalen des Übergehäuses sind in rocaillenförmig geschweifter, diamantrosenbesetzter Goldfassung gehalten. Das 2. Schutzgehäuse ist mit Chagrinleder bezogen und mit kleinen Goldrosetten verziert. Emailzifferblatt mit vergoldeten Zeigern. Spindelwerk mit Kette und Schnecke. ∅= 40.

Rechts unten: **Goldemailuhr,** englisch, um 1675. Signiert: (Daniel) Quare London. Die Gehäuseschale zeigt in bunter Emailmalerei Maria und Joseph mit dem Jesuskind und auf der Schaleninnenseite eine Flußlandschaft mit einem Haus. Auf der breiten Wandung erkennt man vier kleine Uferlandschaften in feiner Emailmalerei. Vergoldetes Bronzezifferblatt mit Emailkartuschen, emailliertem Minutenkranz und emailliertem Zentrum. Ein Stahlzeiger. Feuervergoldetes Spindelwerk mit dekorativer Spindelbrücke, Kette und Schnecke. ∅ = 52.

27 ▽

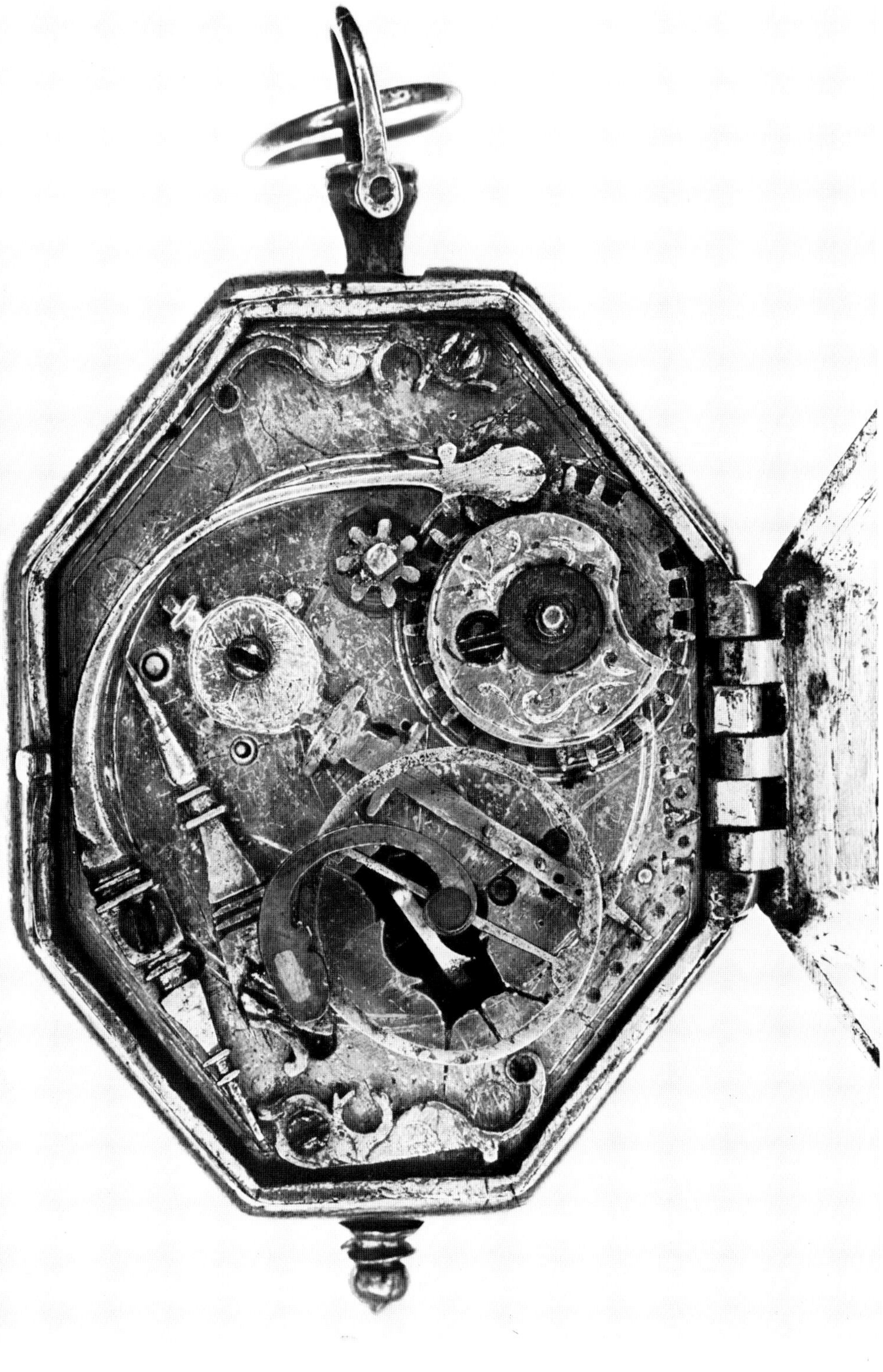

28 ▽

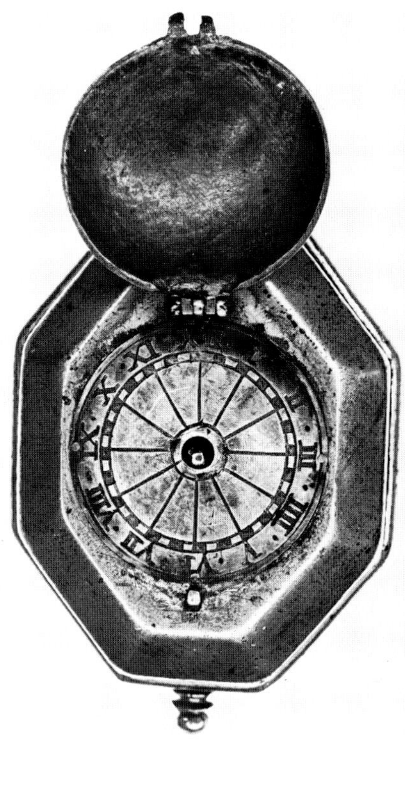

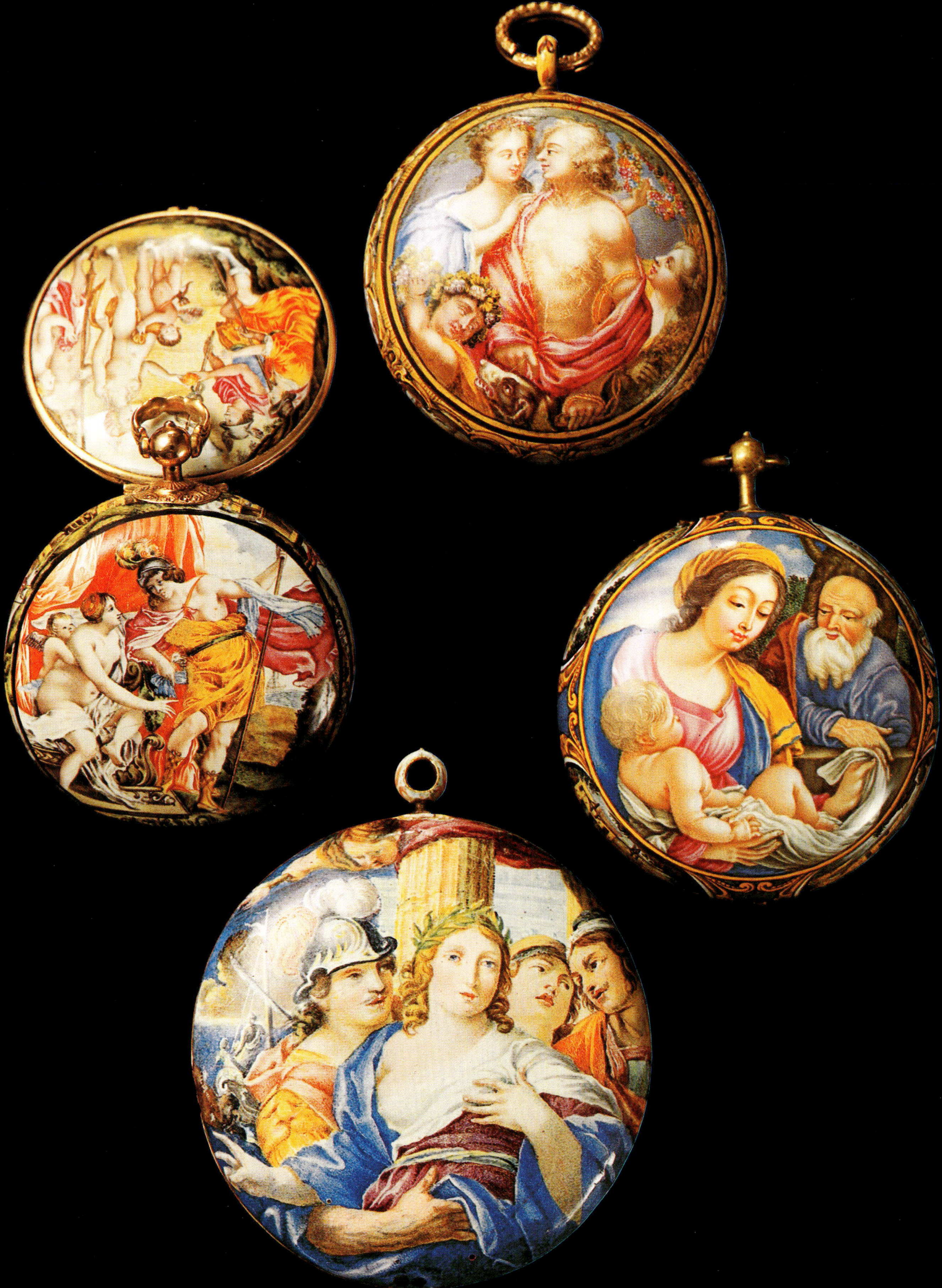

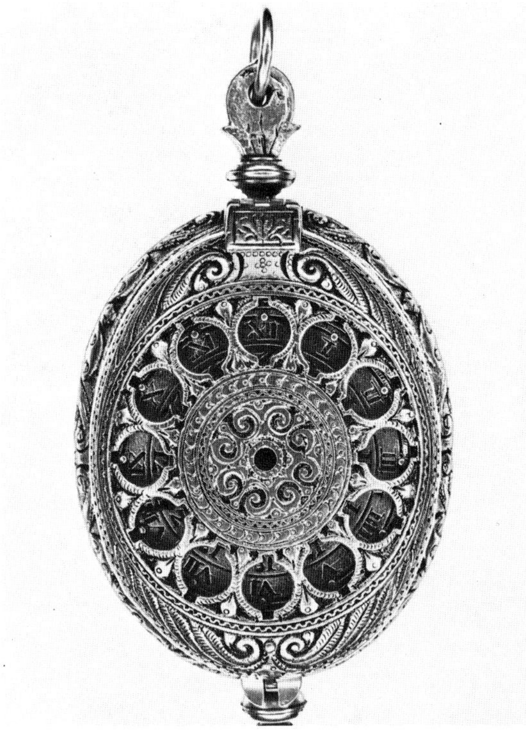
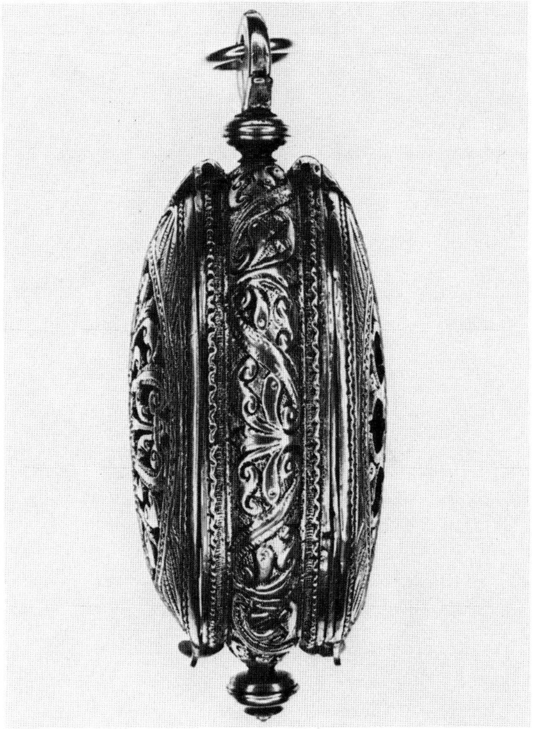
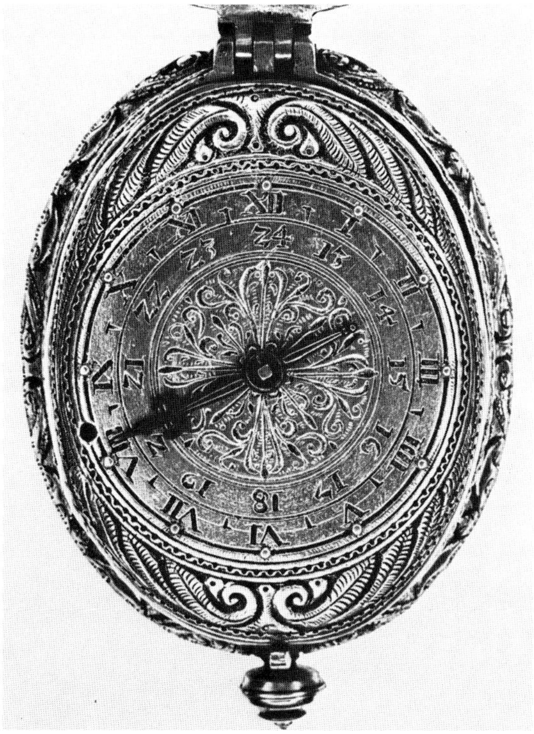
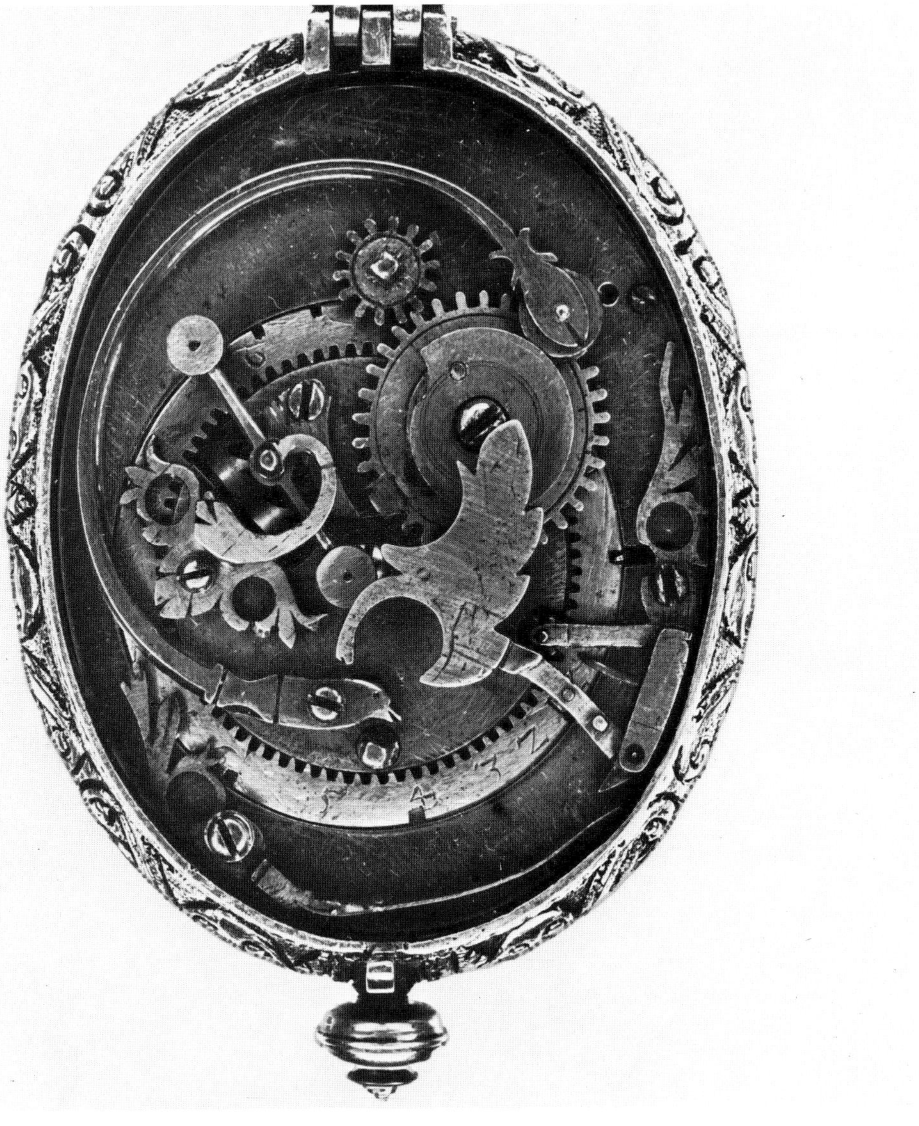

29–32 Ovale Renaissance-Halsuhr, süddeutsch, um 1540. Das feuervergoldete Bronzegehäuse ist allseitig graviert und ziseliert. Die Gehäuseform ist gegossen. Der vordere Deckel hat 12 große Durchbrüche jeweils über den Stundenzahlen, damit man auch bei geschlossener Uhr die Zeit ablesen kann. Der hintere Deckel ist ebenfalls durchbrochen und trägt im Innern eine Glocke. Die wulstartige Wandung ist mit feiner Punzierung versehen. Um das runde Zifferblatt mit den Zahlenreihen I bis XII und 13 bis 24 sind Verzierungen im Stil des Gehäuses angelegt. Es ist nur eine Halbstundenteilung angebracht. Über den Stundenzahlen befinden sich 12 Tastknöpfe. Der massive Eisenzeiger ist aus der Zeit. Das Werk hat ovale Eisenplatinen, Stackfreed und Stundenschlag. Auf der innenverzahnten Schloßscheibe sind die Stundenangaben eingraviert, die der Schlagwerkkontrolle dienen. Darüber liegt der Stundenschlaghammer. Das Werk hat Spindelhemmung mit Löffelunruhe. ∅ = 56.

33–37 Ovale Renaissance-Uhr, französisch, um 1590. Auf der Messingplatine signiert: Estienne Papon à Gien. Das feuervergoldete Bronzegehäuse hat im vorderen Deckel eine Horizontal-Sonnenuhr für ca. 47° Polhöhe (Gien) eingebaut. Der kleine Kompaß erleichtert das Einrichten der Sonnenuhr. Die Gehäusedeckel sind glatt mit einfacher Gravur. Schöne durchbrochene Ornamente zeigt die Wandung. Der Zifferblattrand ist fein graviert und zeigt Blumenornamente und Fabelwesen. Ein silberner Stundenring mit den Zahlen I bis XII und Halbstundenpunkten ist aufgesetzt. Im Zentrum befindet sich die Weckerscheibe mit Zeigerindex und rückläufiger Zahlenreihe 12 bis 1. Das Werk hat Darmsaite und Schnecke, Schlagwerk und Weckerwerk. Alle Elemente liegen zwischen den Messingplatinen. Radunrast und durchbrochener Kloben liegen über den Platinen. Spindelhemmung. H = 75.

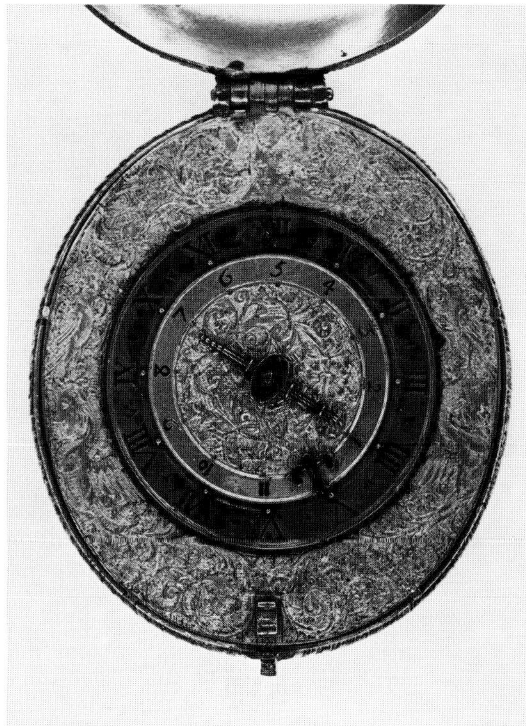

35 △

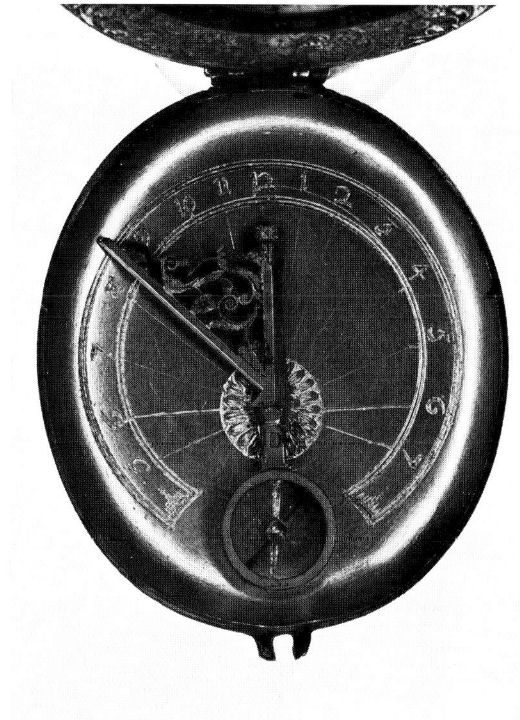

36 △

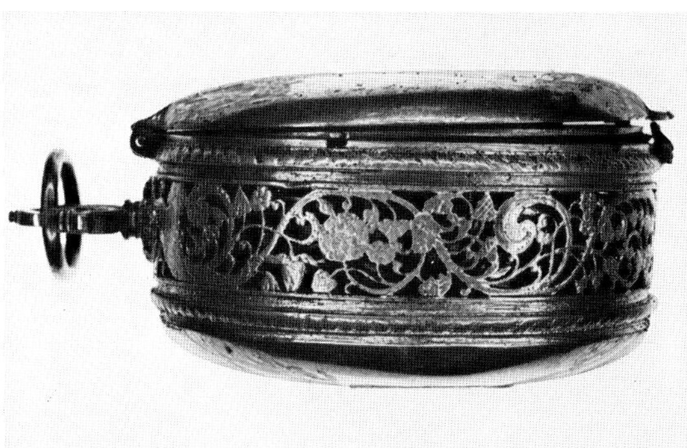

33 △

34 ▽

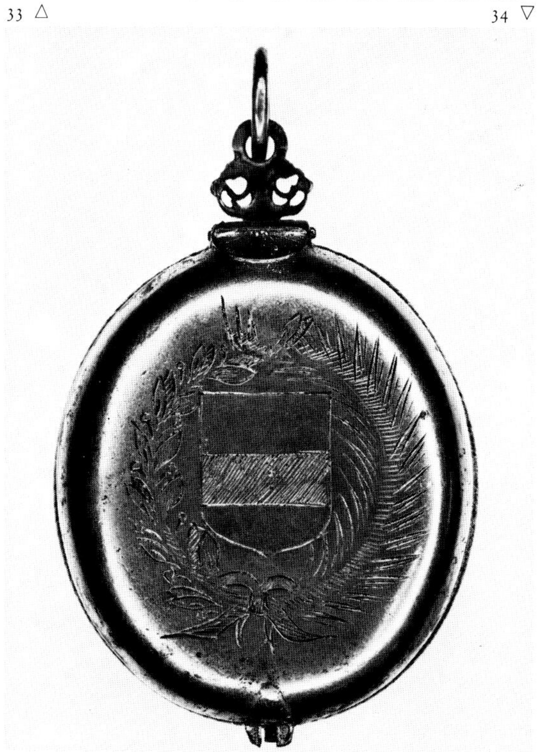

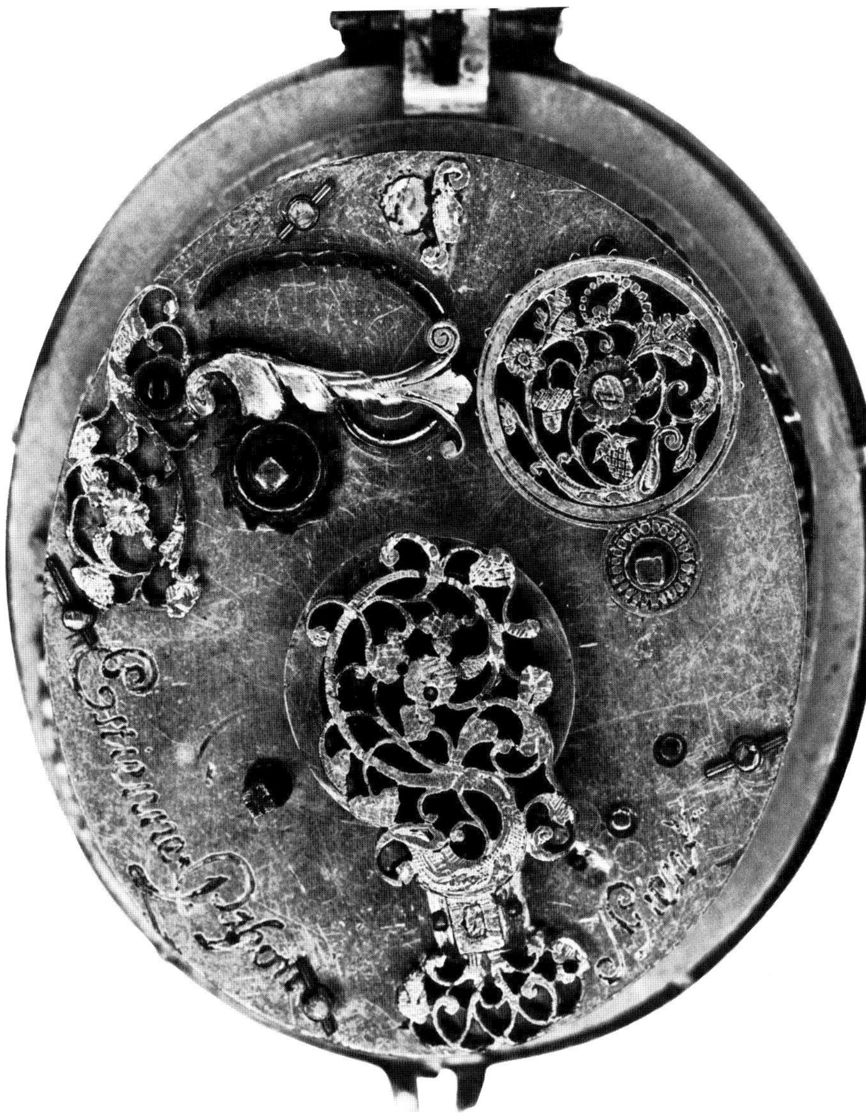

37

39–40 Ovale Renaissance-Uhr mit Wecker, Ende 16. Jahrhundert. Signiert: Auguste Buschmann (Büschmann). Ornamental durchbrochenes Messinggehäuse mit floralen Blumengirlanden. Der Vorderdeckel zeigt eine mythologische Szene, der Rückdekkel ein Emailbild: Christus mit Kreuz und seinen Jüngern. Der aufgesetzte silberne Stundenring mit den Zahlen I bis XII ist umgeben von Blumen, Figuren und Tieren. Im Zentrum befindet sich die Weckereinstellscheibe mit den Zahlen 1 bis 12 im Gegenuhrzeigersinn. Bei der 12 erkennt man den Zeigerindex für die Weckzeiteinstellung. Das Werk hat Schnecke und Darmsaite, Spindelhemmung mit Unruhe (ohne Spirale) unter einem quadratischen Spindelkloben, L = 84, B = 51, H = 40. ▷

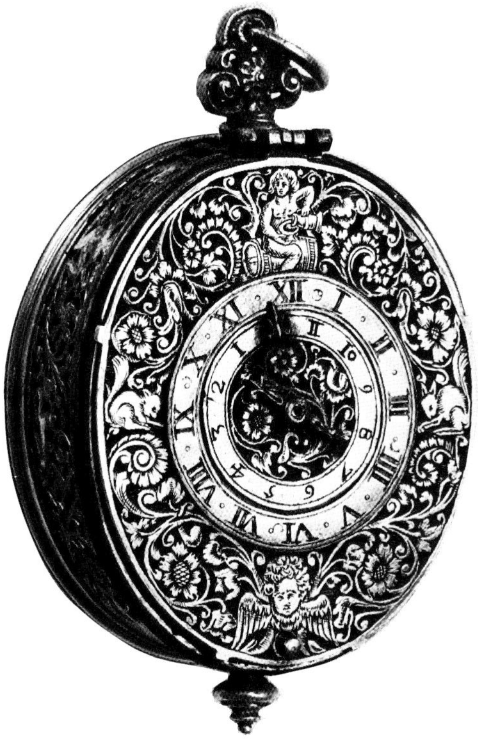

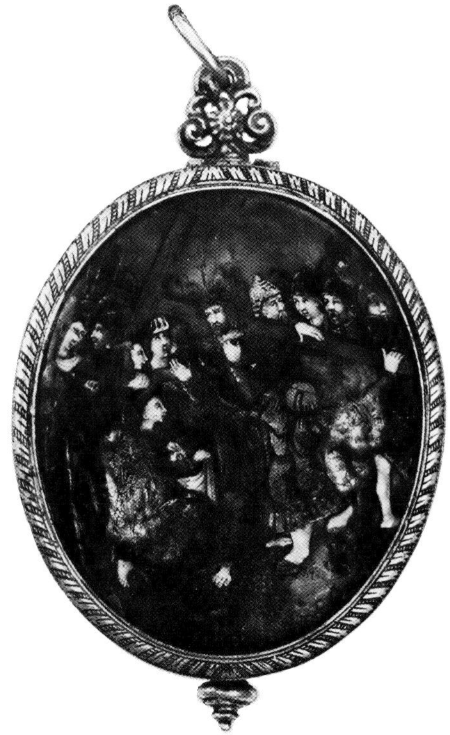

38 ▽

41 ▽

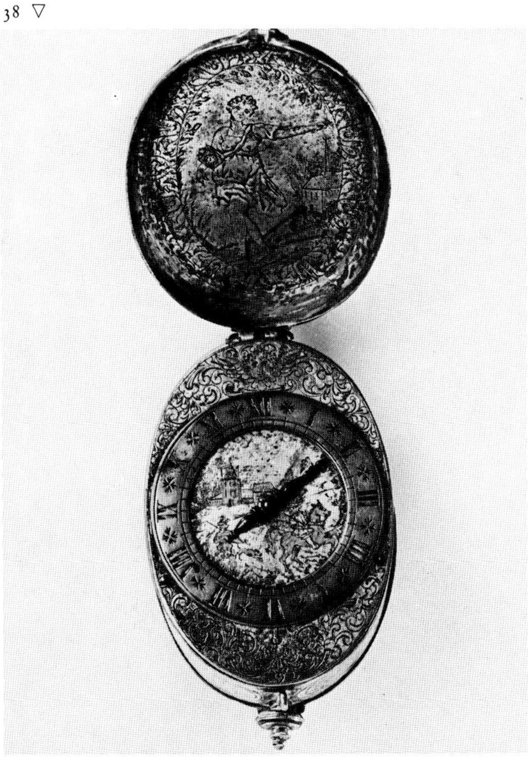

38 Ovale Renaissance-Uhr, süddeutsch, Mitte 17. Jahrhundert. Signiert: Niclaus (II) Rugendas Augusta (Augsburg). Das große, ovale, versilberte Messinggehäuse ist allseitig graviert. Die geschlossenen Deckel zeigen innen gravierte galante Szenen: Angler und Frau mit Uhr, im Hintergrund Landschaft mit Kapelle. Vier kleine gravierte Medaillons zieren die Wandung. Das Zentrum des Zifferblattes mit aufgesetztem Messingstundenring 1 bis 12 zeigt Reiter, Landsknecht und eine Burg im Hintergrund. Schöner eiserner Stundenzeiger. Feuervergoldetes Spindelwerk mit Darmsaite. L = 115.

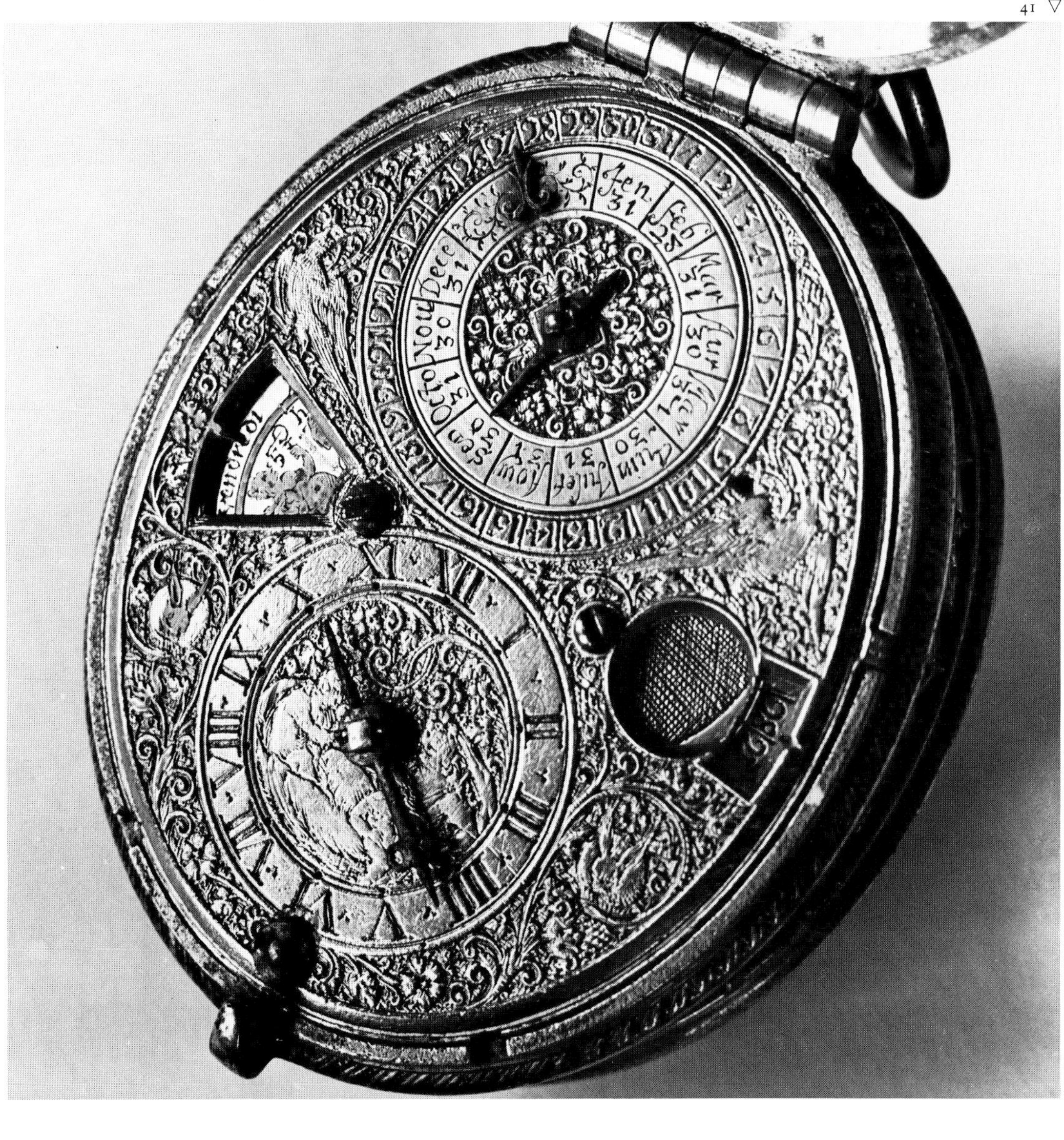

◁ 41 **Ovale Renaissance-Halsuhr**, um 1600. Signiert: Marc Girard, Blois. Graviertes und ziseliertes Silbergehäuse mit durchbrochener Wandung und geschlossenen Deckeln. Beide Deckel sind nur von außen graviert. Vergoldetes Messingzifferblatt. Stundenring I bis XII, Datum- und Monatsangabe. Die Scheibe mit den Monatsangaben wirkt mit ihrem Index als Zeiger. Unter den Monatsnamen steht die Tagesanzahl. Links werden in einem Fenster die Wochentage durch die sie verkörpernden Planetengötter (♀ Veneris – Freitag) angegeben. Rechts können die Mondphase und das Mondalter abgelesen werden. Das Werk hat Stundenschlag auf Glocke, Schnecke und Darmsaite, Spindelhemmung mit Unruhe (ohne Spirale). L = 55, B = 45, H = 30.

42 **Ovale Renaissance-Halsuhr**, um 1600. Glattes Gehäuse mit durchbrochenem Deckel. Aufgesetztes Zifferblatt mit Zahlen I bis XII, im Zentrum florale Gravur. Schöner Eisenzeiger, Spindelwerk.

43 **Muschelförmige Renaissance-Halsuhr**, französisch, um 1650. Das Kupfergehäuse ist feuervergoldet. Der silberne, aufgesetzte Zifferring trägt die Zahlen I bis XII. Im Zentrum sieht man eine (gravierte) Dorflandschaft. Ein Eisenzeiger. Das Werk hat Schnecke und Darmsaite. Spindelhemmung und Radunrast. L = 65.

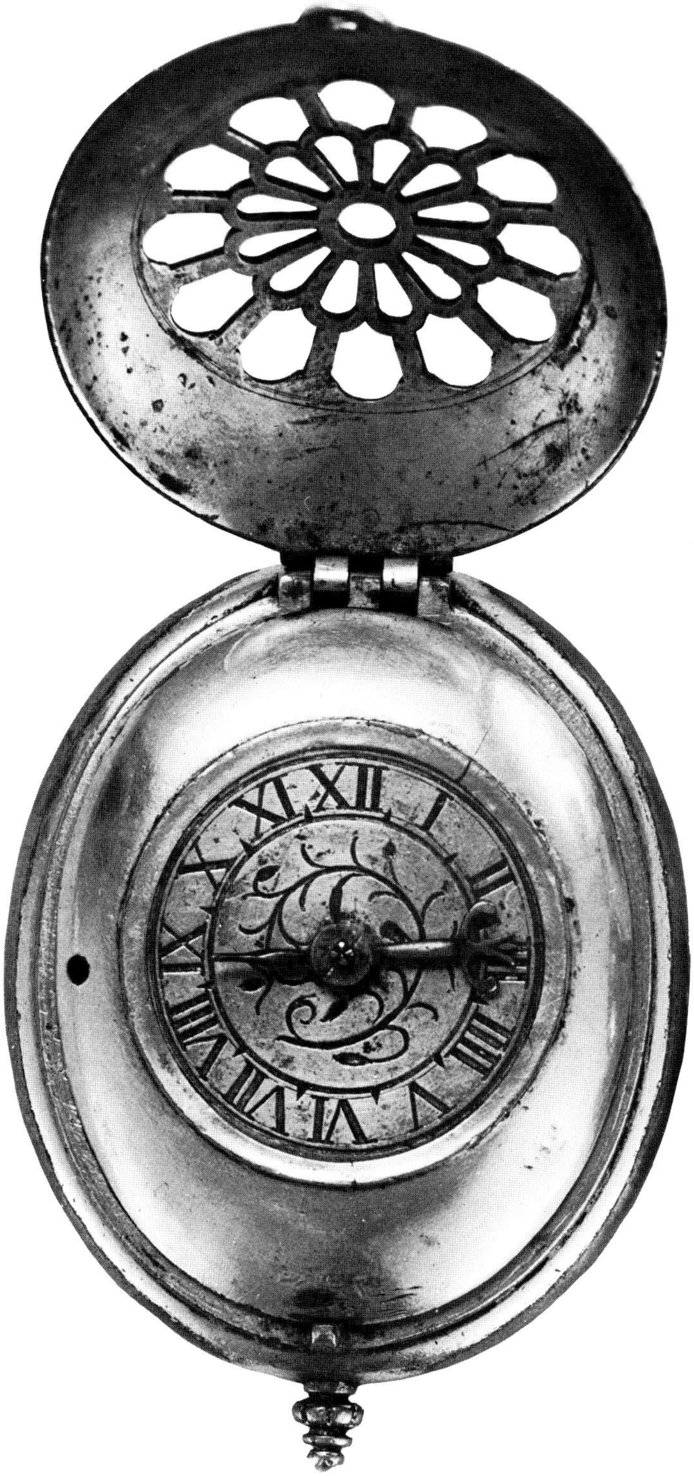

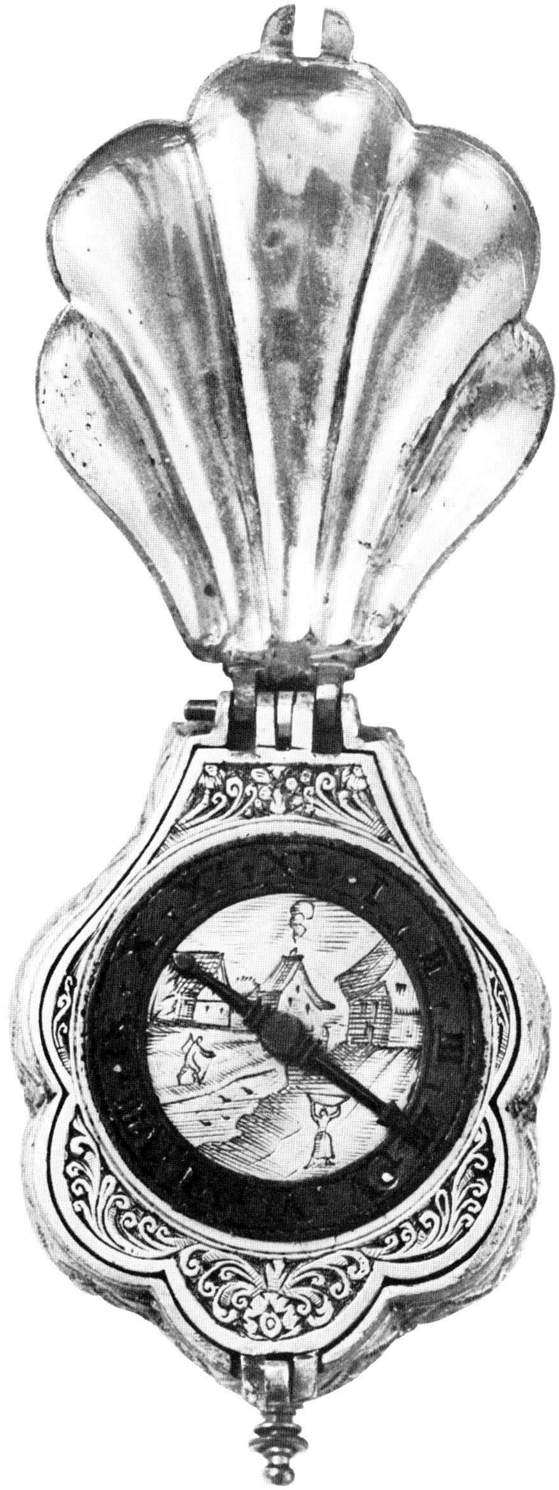

44–45 **Renaissance-Uhr in Kreuzform**, 2. Hälfte 17. Jahrhundert. Signiert: Jean Rousseau, Genève. Vergoldetes Messinggehäuse mit aufgesetzten Silberornamenten auf der Vorder- und Rückseite, die teilweise mit Email ausgelegt sind. Der Gehäusegrund ist graviert und ziseliert. Das Silberzifferblatt zeigt eine gravierte Landschaft. Ein Eisenzeiger. Über dem Zifferblatt befindet sich ein Glas. Das Werk hat Kette und Schnecke. Spindelhemmung (ohne Spirale). L = 58, B = 41, H = 22.

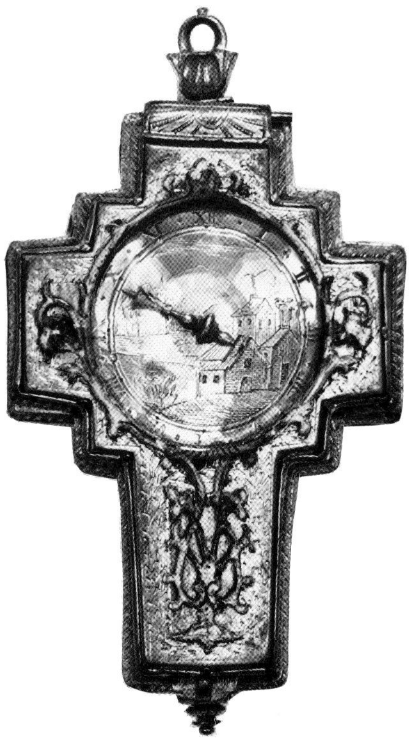

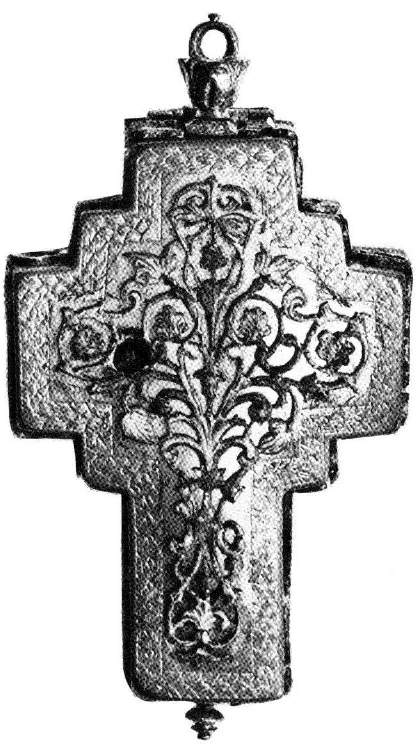

46

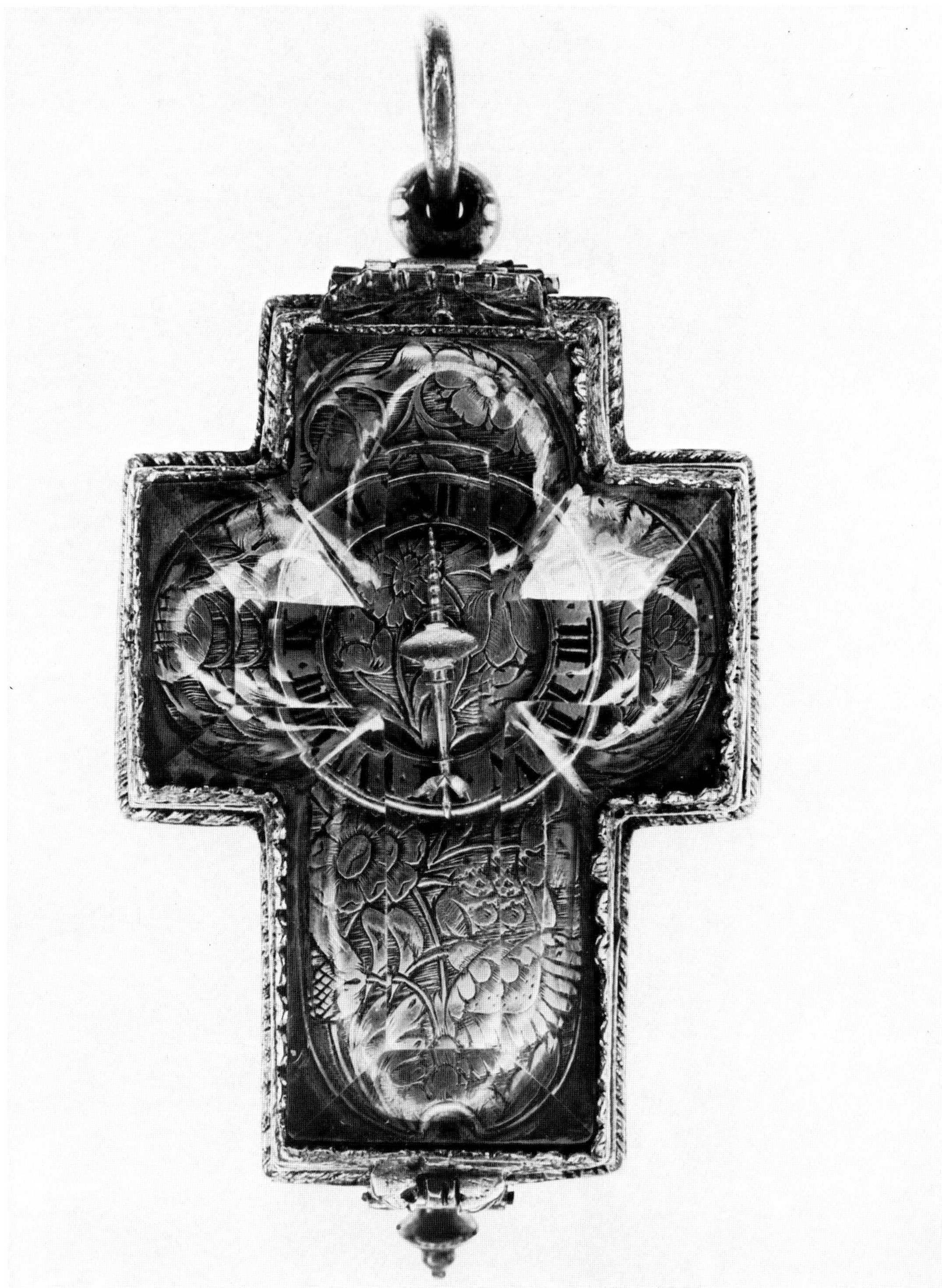

46–48 Kleine Bergkristall-Kreuzuhr, französisch, um 1630. Signiert: De Hecq à Orléans. Das Gehäuse ist aus einem Stück Bergkristall herausgearbeitet. Zur Befestigung des Deckels und des Werkes hat es nur am oberen Rand eine gravierte und ziselierte Einfassung aus vergoldetem Messing. Der Deckel ist ebenfalls aus einem facettenförmig geschliffenem Bergkristall. Auf das mit Blumen verzierte Silberzifferblatt ist der Stundenring aus vergoldetem Messing aufgesetzt. Ein Eisenzeiger. Das Werk ist der Kreuzform angepaßt; es hat Schnecke, Darmsaite und Spindelhemmung mit-Radunruhe (ohne Spirale). L = 55.

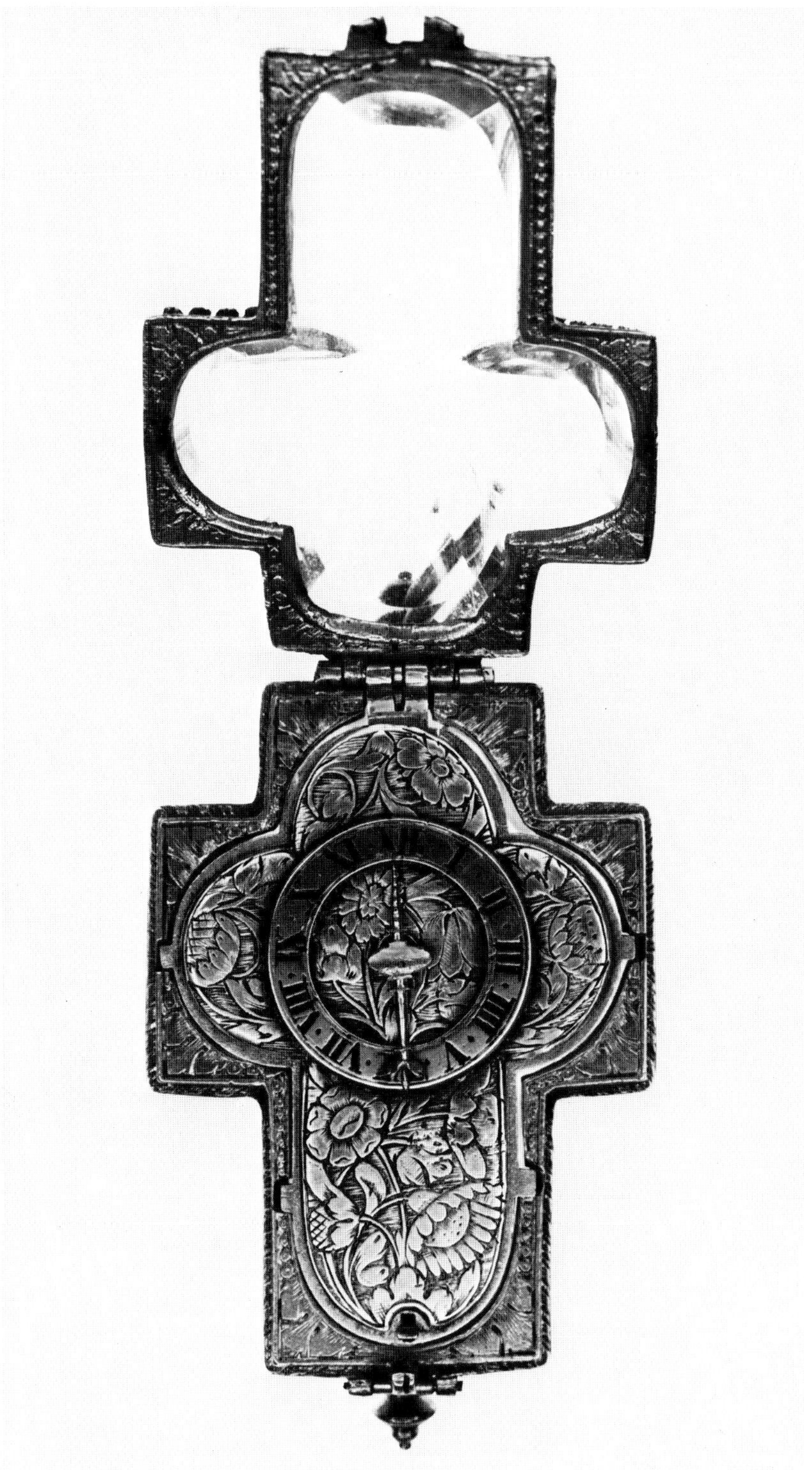

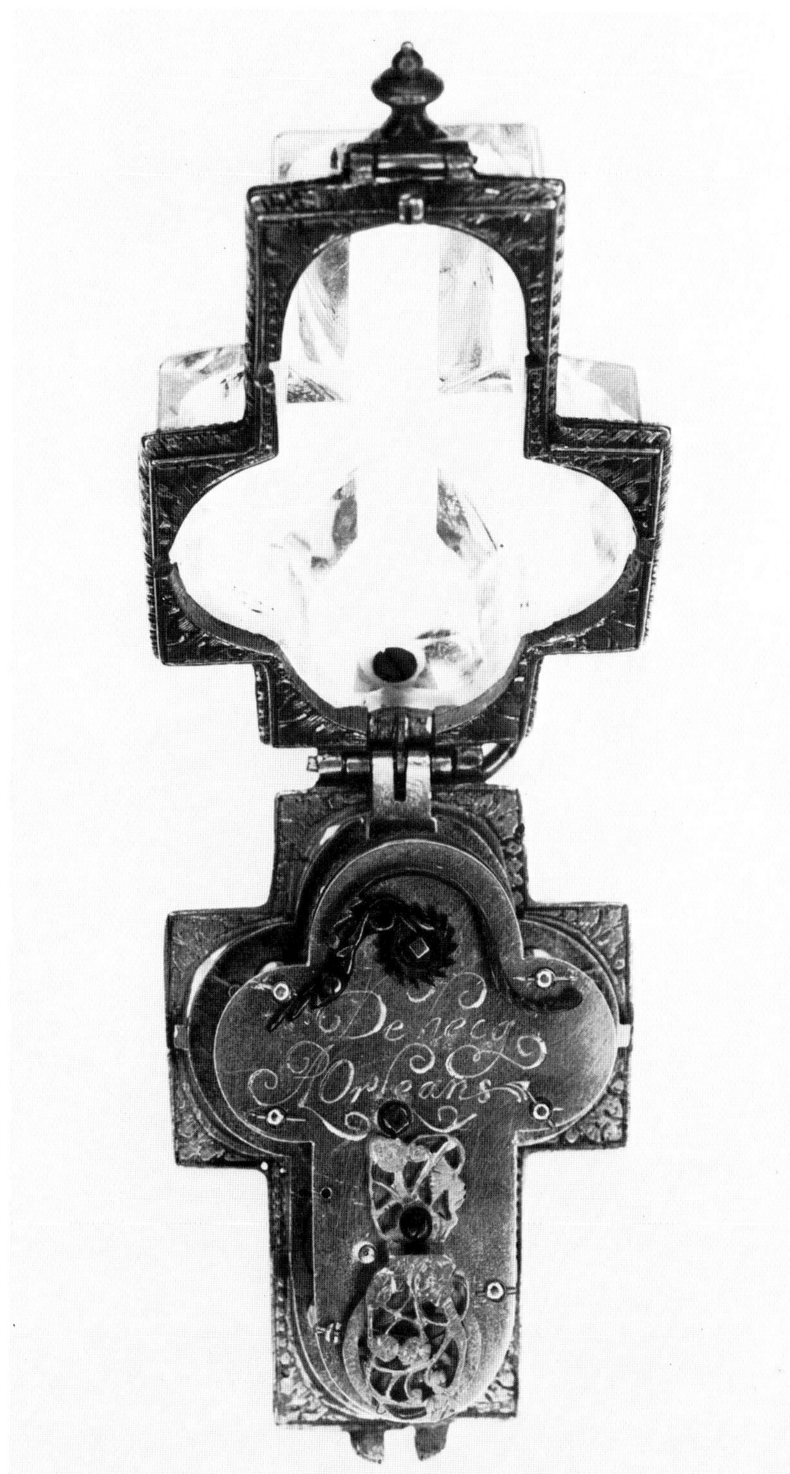

49 Kleine Bergkristall-Kreuzuhr, Augsburg, um 1620. Auf dem Werk punziert: N S (Nicolaus Schmidt d. J.) Vollständig aus Bergkristall gefertigtes Gehäuse in feiner Goldmontur, ebenso der facettförmige Deckel. Ornamental graviertes Zifferblatt mit einer Frauengestalt am Fuße des Kreuzes und einer Landschaft im Zentrum. Der silberne Zifferring ist aufgesetzt. Ein Eisenzeiger. Spindelwerk mit Messingplatinen und graviertem Federgehäuse, H = 41.

50–51 Bergkristall-Halsuhr mit Datum und Mondphase. Genf, um 1645. Signiert: J(acques) Sermand Genève. Das aus einem Stück gefertigte Bergkristallgehäuse mit 4 Bögen hat oben eine gravierte und ziselierte vergoldete Messingeinfassung. Der Deckel über dem Zifferblatt ist bis auf den Rand auch aus Bergkristall und dient als schützendes Glas. Auf den gravierten Zifferblattgrund sind drei Ringe für die Stunden I bis XII, für das Datum 1 bis 31 und für die Wochentage aufgesetzt. In dem linken runden Fenster erkennt man die Mondphase und das Mondalter. Das Werk hat feuervergoldete Messingplatinen, auf die in blauer Stahlmontur die Wurmschraube für die Federvorspannung geschraubt ist. Die kleine Scheibe mit den Zahlen 1 bis 6 diente als »Regulierzifferblatt«. Radunruhe ohne Spirale. Spindelhemmung mit Schnecke und Darmsaite.

51 ▽

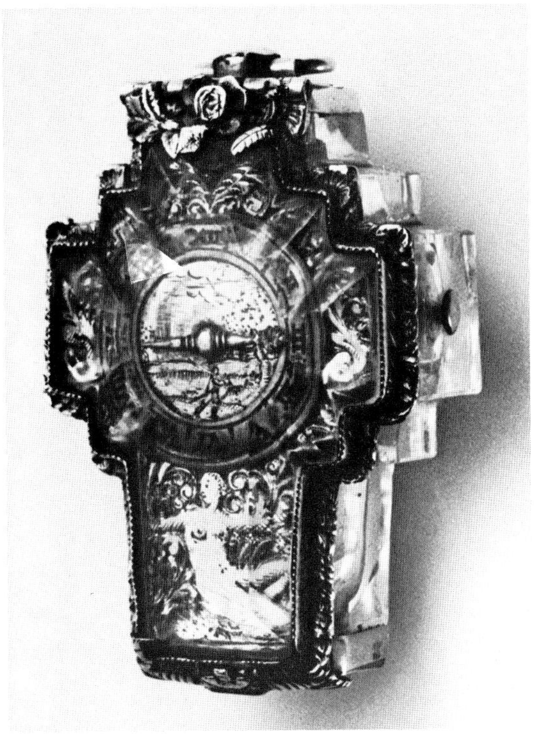

49 △

50 ▽

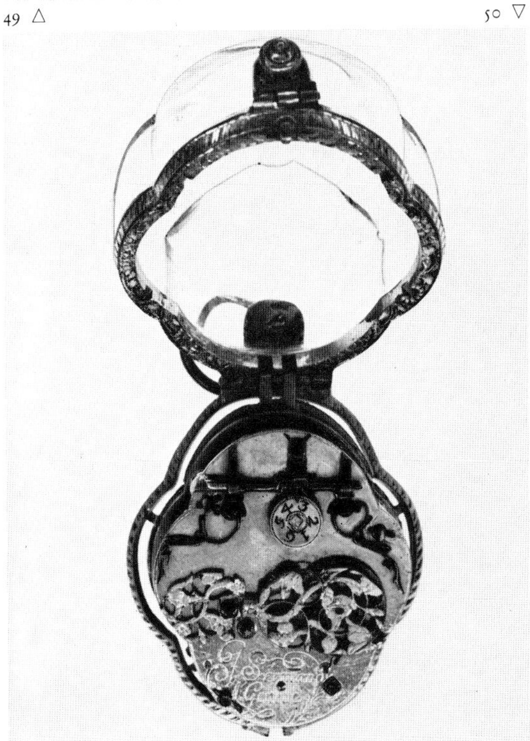

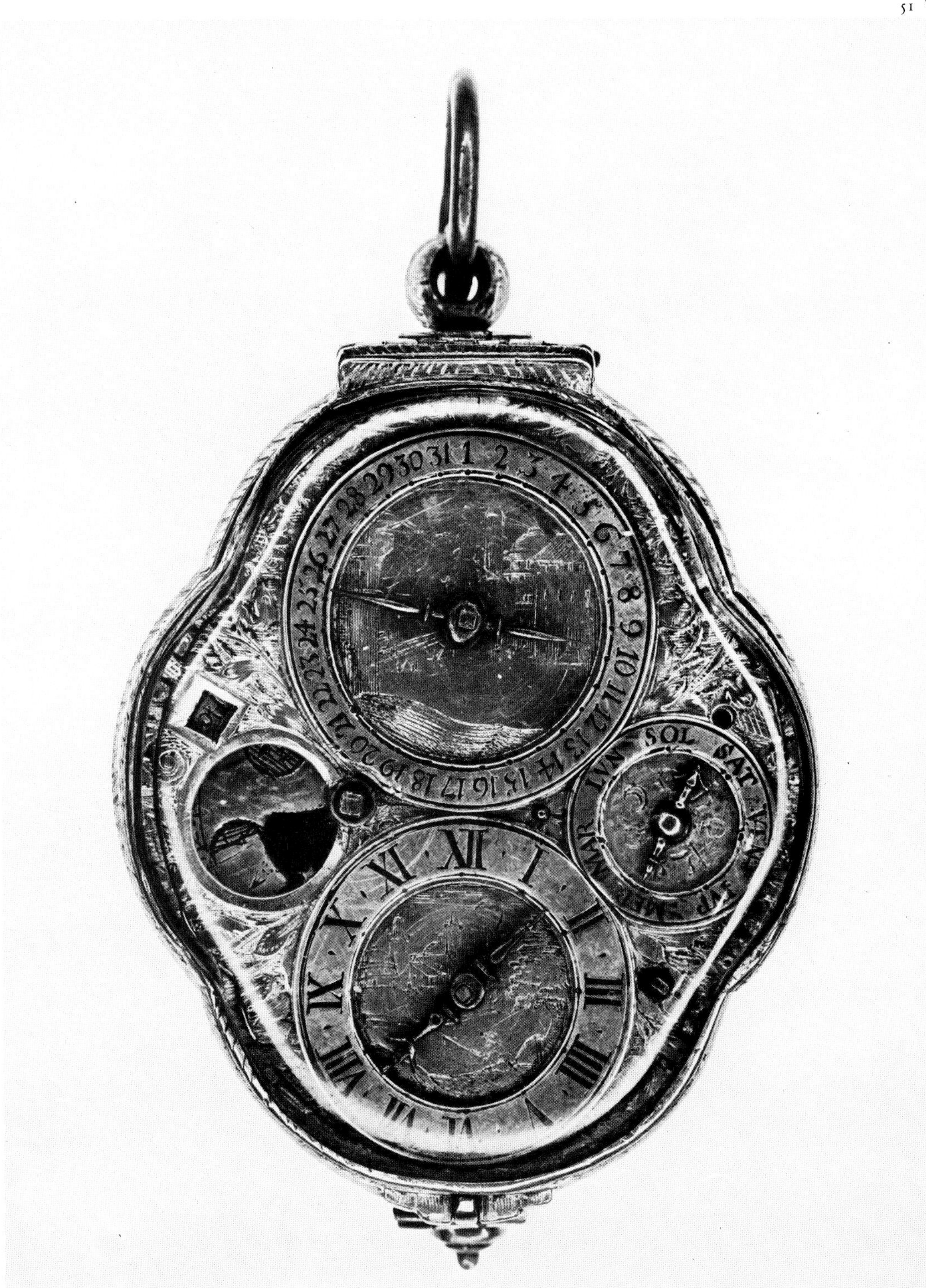

52–54 **Bergkristall-Halsuhr**, französisch, um 1630. Signiert: A. Frémin (Paris). Die in mehreren kleinen Bögen gearbeitete Bergkristallschale ist oben mit einem vergoldeten und gravierten Messingrand eingefaßt. Ein in 8 Segmente geteilte flache Bergkristallschale liegt schützend über dem vergoldeten Zifferblatt, welches aus einem schmalen Zifferring mit den Zahlen I bis XII besteht. Das Zentrum und der Zifferblattrand sind vergoldet. Feuervergoldetes Werk mit Schnecke und auf der Platine liegendem Gesperr für die Federvorspannung. Schmale durchbrochene Spindelbrücke mit kleiner Eisenunruhe und Spindelhemmung ∅ = 31.

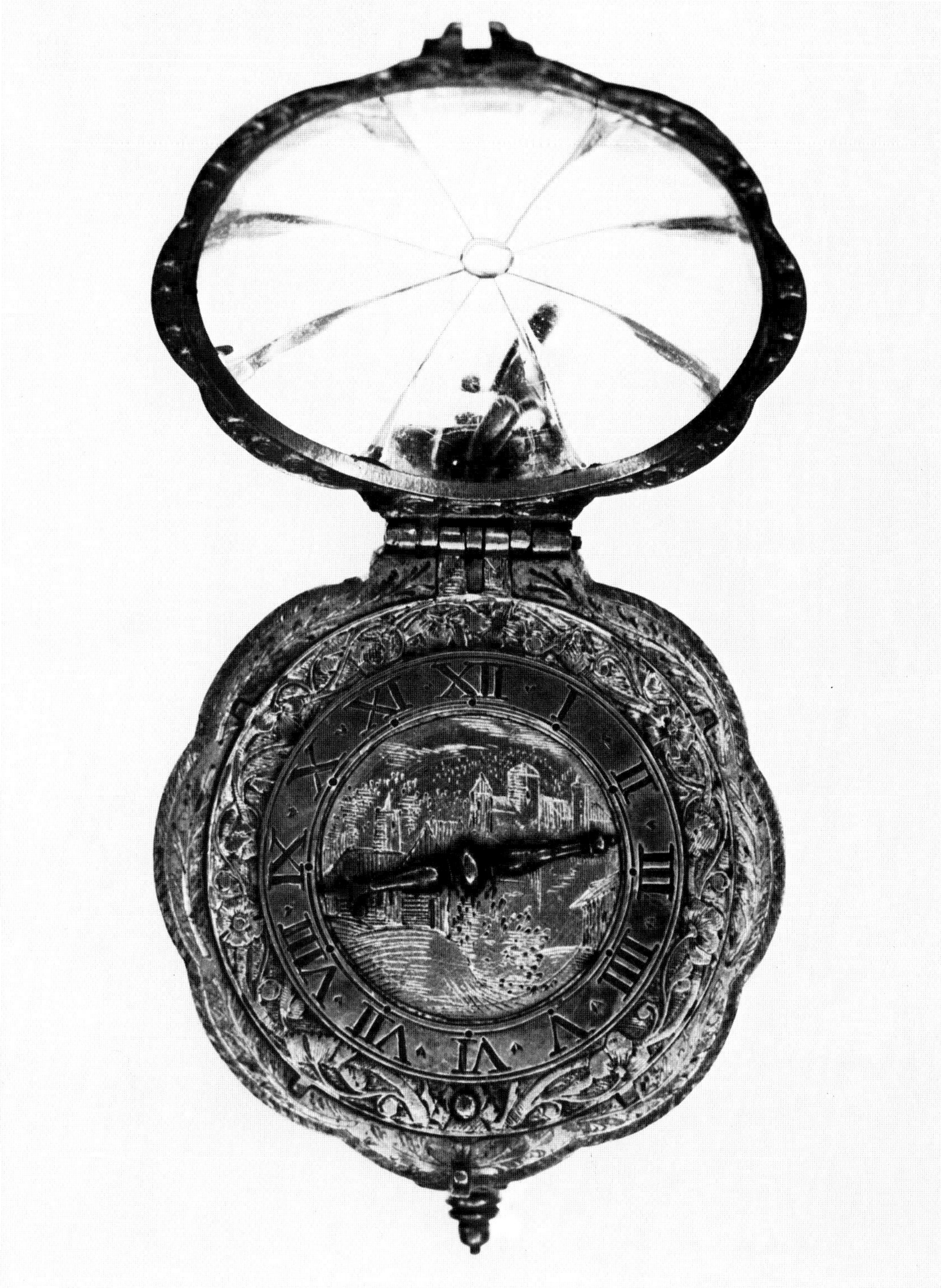

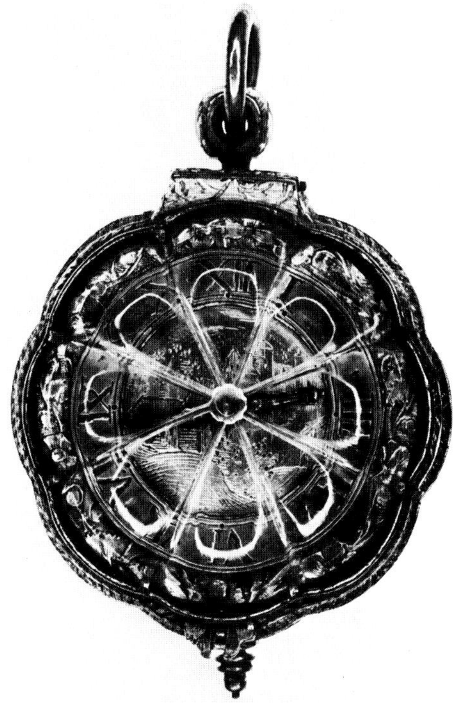

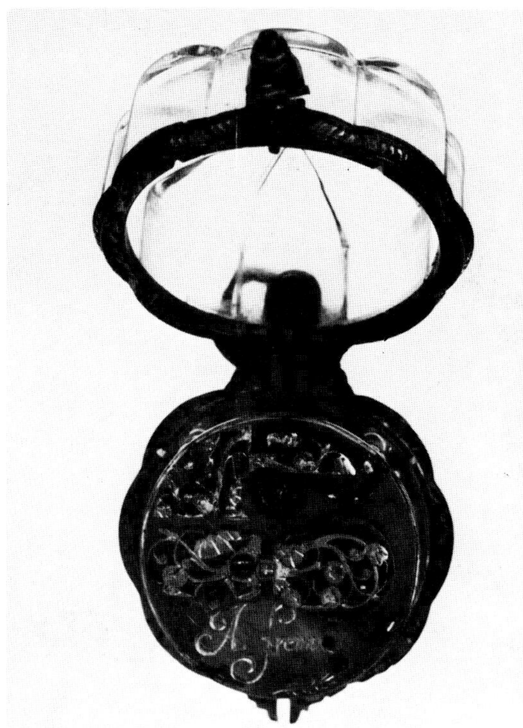

55–56 Renaissance-Halsuhr, um 1640. Das Gehäuse ist aus einem Stück weißlich-violettem Amethyst herausgearbeitet. Von dem oktogonalen Rand wird die Gehäuseschale getragen. In den schmalen Deckelrand ist ein Glas eingefaßt. Die eingravierten Blumen und Zahlen des Zifferblattes sind mit buntem Email ausgelegt. Das Werk hat Kette (spätere Ergänzung), Schnecke und Radunruhe ohne Spirale. Zwischen den Platinen stehen verzierte Werkpfeiler, Spindelhemmung.

57–58 Kleine Bergkristall-Halsuhr, englisch, um 1650, Signiert: D(avid) Bouquet Londres. Facettiertes Bergkristallgehäuse mit graviertem und ziseliertem Goldrand. Auch der Deckel hat als schützendes »Glas« einen facettierten Bergkristall. Über dem ovalen Zifferblatt, das mit schönem polychronem Zellenemail verziert ist, dreht sich ein vergoldeter Zeiger. Zahlen und Viertelstundenteilung sind in dunklem Email ausgelegt. Das Werk hat gravierte Pfeiler, Schnecke mit Darmsaite und Spindelhemmung. L = 29.

59–61 Kleine Renaissance-Halsuhr, um 1640. Gehäuseschale und Gehäuse-Deckel sind aus braunrotem-grüngesprenkeltem Jaspis. (Jaspis ist ein feinkristalliner Quarz, der in Deutschland, in Ägypten, im Ural, auf Sizilien und in den USA gefunden wird. Seine Färbung kann braun, braunrot, gelb, grün bis schwarz sein. Er hat eine Härte von 6,5-7, Bernstein z. B. 2-2,5) Gehäuserand und Deckel tragen gravierte und ziselierte vergoldete Messingeinfassungen. Zifferblattgrund, Zahlenring und Zentrum sind mit stilisierten Blu-

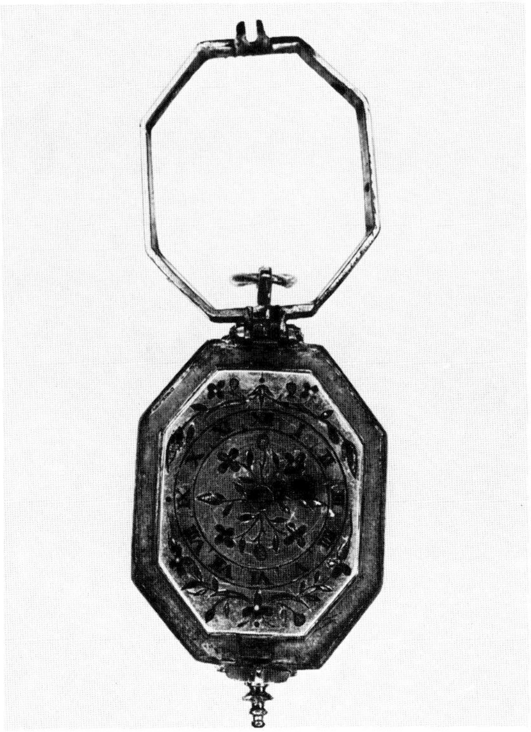

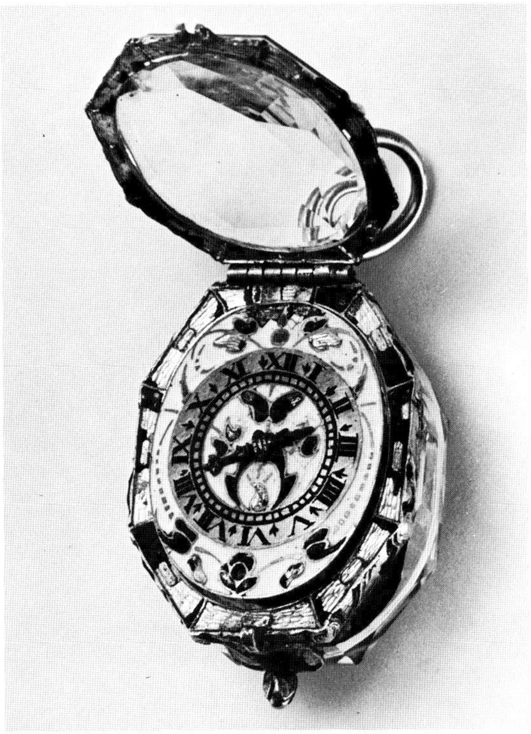

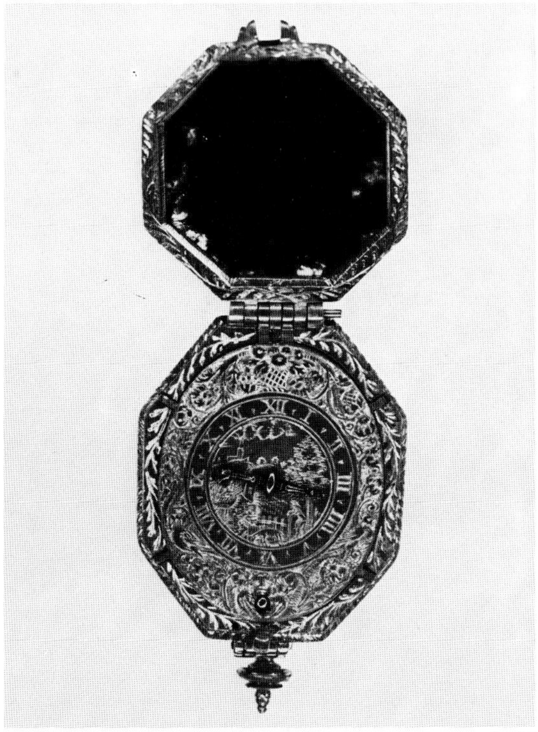

59 △

60 ▽

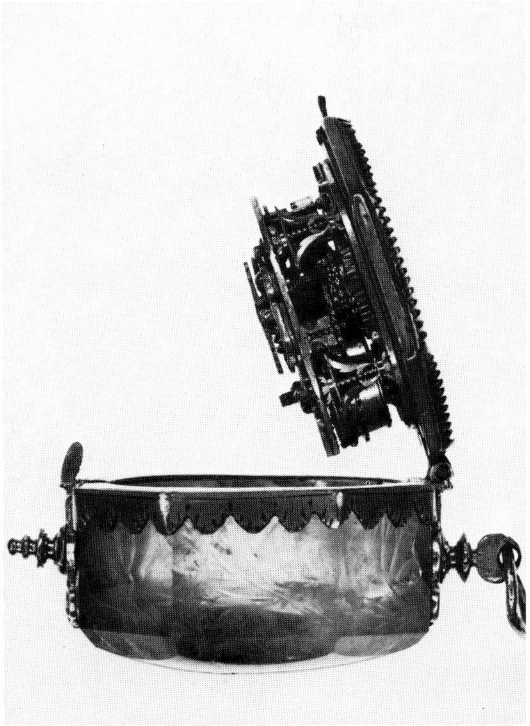

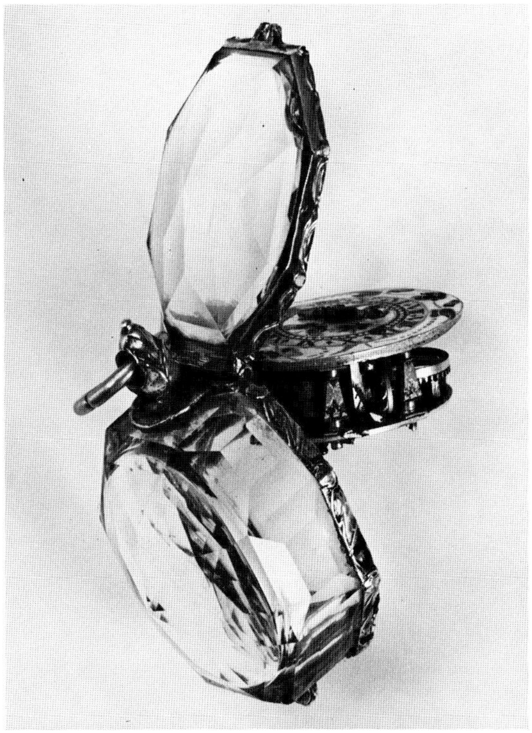

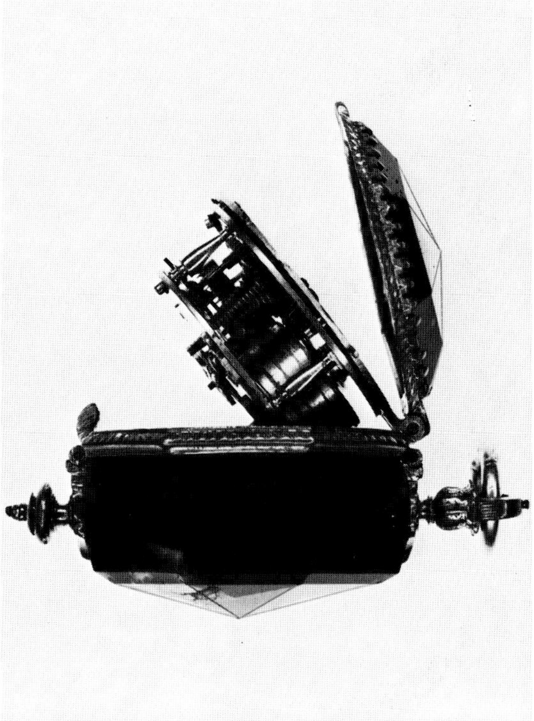

menornamenten und einer Landschaft graviert. Ein Eisenzeiger. Das Werk hat bombierte Pfeiler, schlanke Schnecke mit Darmsaite und Spindelhemmung mit Radunruhe. L = 35.

62–63 Bergkristall-Halsuhr, französisch, um 1620. Signiert: Phelisot Dijon. Die in fünf Bögen gestaltete Gehäuseschale ist aus einem Stück Bergkristall gefertigt, ebenso der in vergoldeter Bronze eingefaßte Deckel. Auf den ziselierten und gravierten Zifferblattgrund in schöner Vergoldung ist ein Silberzifferblatt mit Landschaftsgravur aufgesetzt. Der formschöne Zeiger ist als Salamander gestaltet und mit grünem Email ausgelegt. Das Werk hat kannelierte Pfeiler, Schnecke mit Darmsaite, Spindelhemmung und Radunruhe, ∅ = 34.

63 ▽

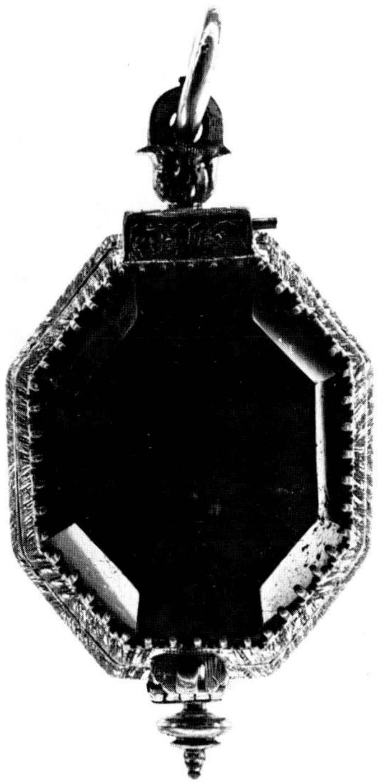

61 △

62 ▽

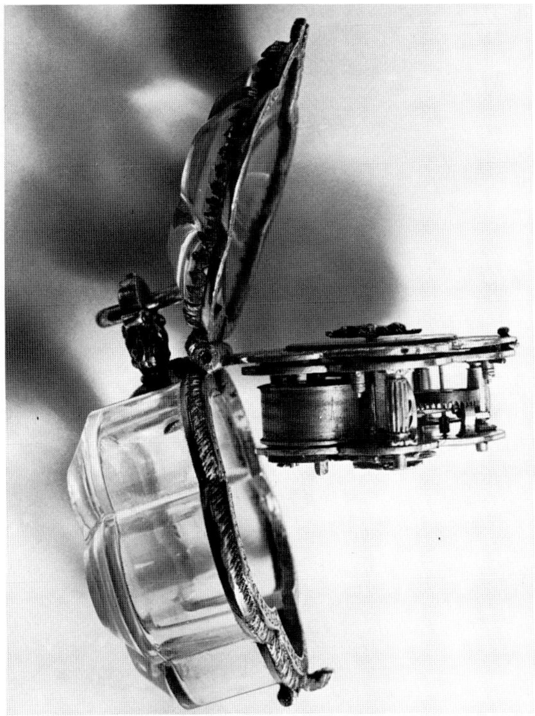

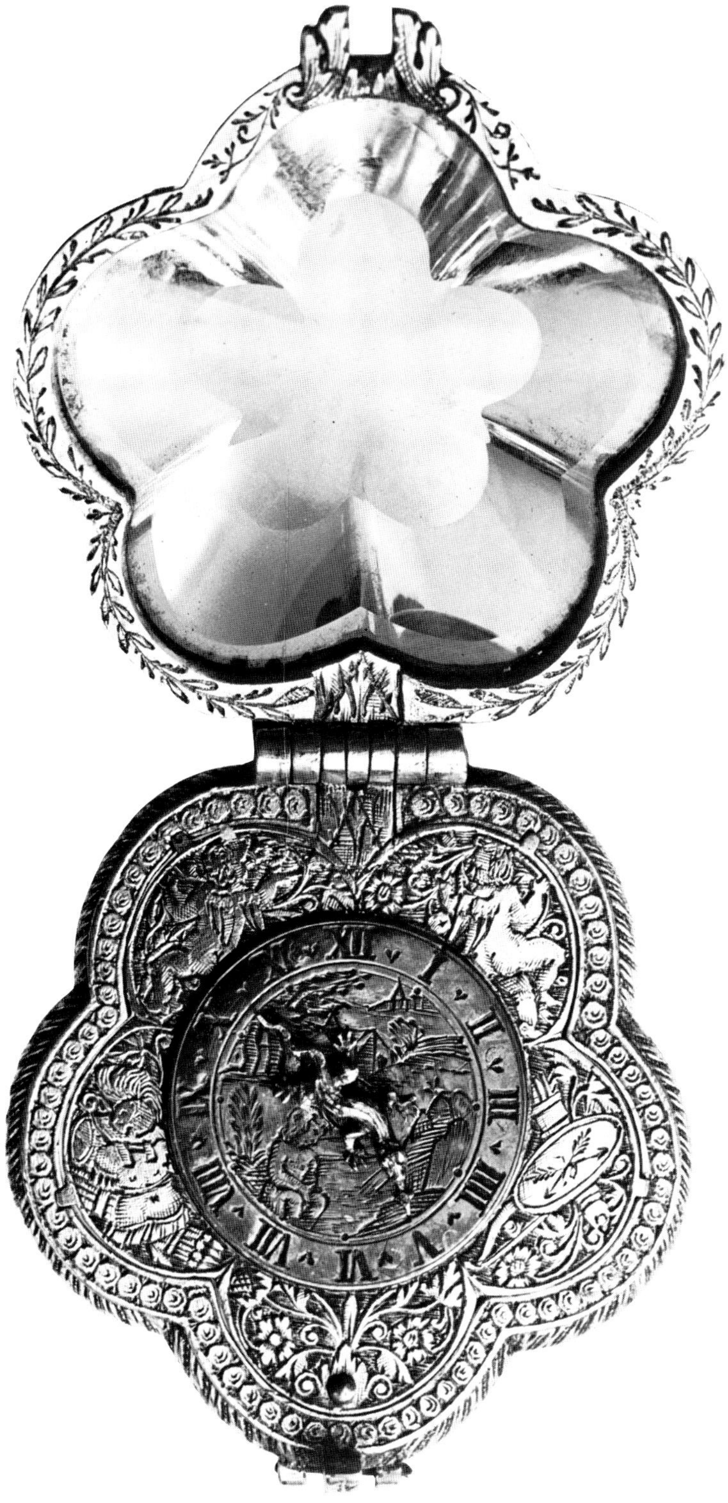

64–65 Renaissance-Halsuhr in Tulpenform, wohl Genf, um 1680. Feuervergoldetes Silbergehäuse mit drei aufklappbaren Deckeln. In jedem Deckel ist ein Emailmedaillon eingearbeitet, das innen und außen biblische Gestalten zeigt. Das aufgesetzte Messingzifferblatt hat einen Zeiger. Über der Messingplatine befindet sich die Federvorspannung mit einem kleinen »Regulierzifferblatt« und ein durchbrochener Spindelkloben. Radunruhe mit kurzer Spirale. Das Werk hat Kette, Schnecke und Spindelhemmung. L = 30 × 31, H = 30.

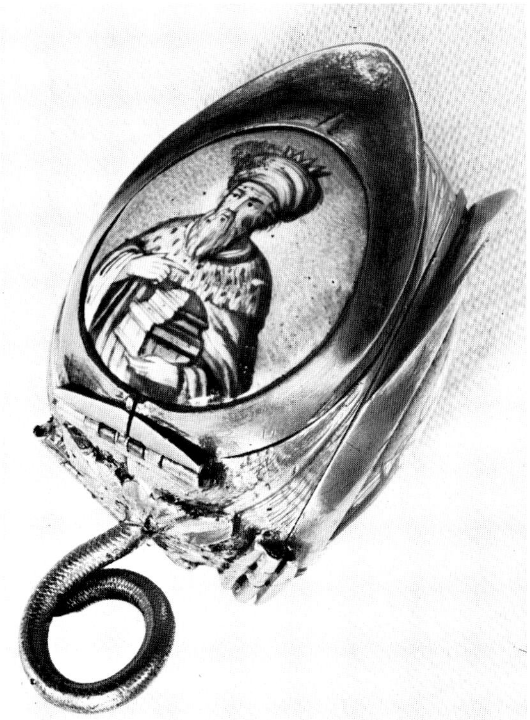

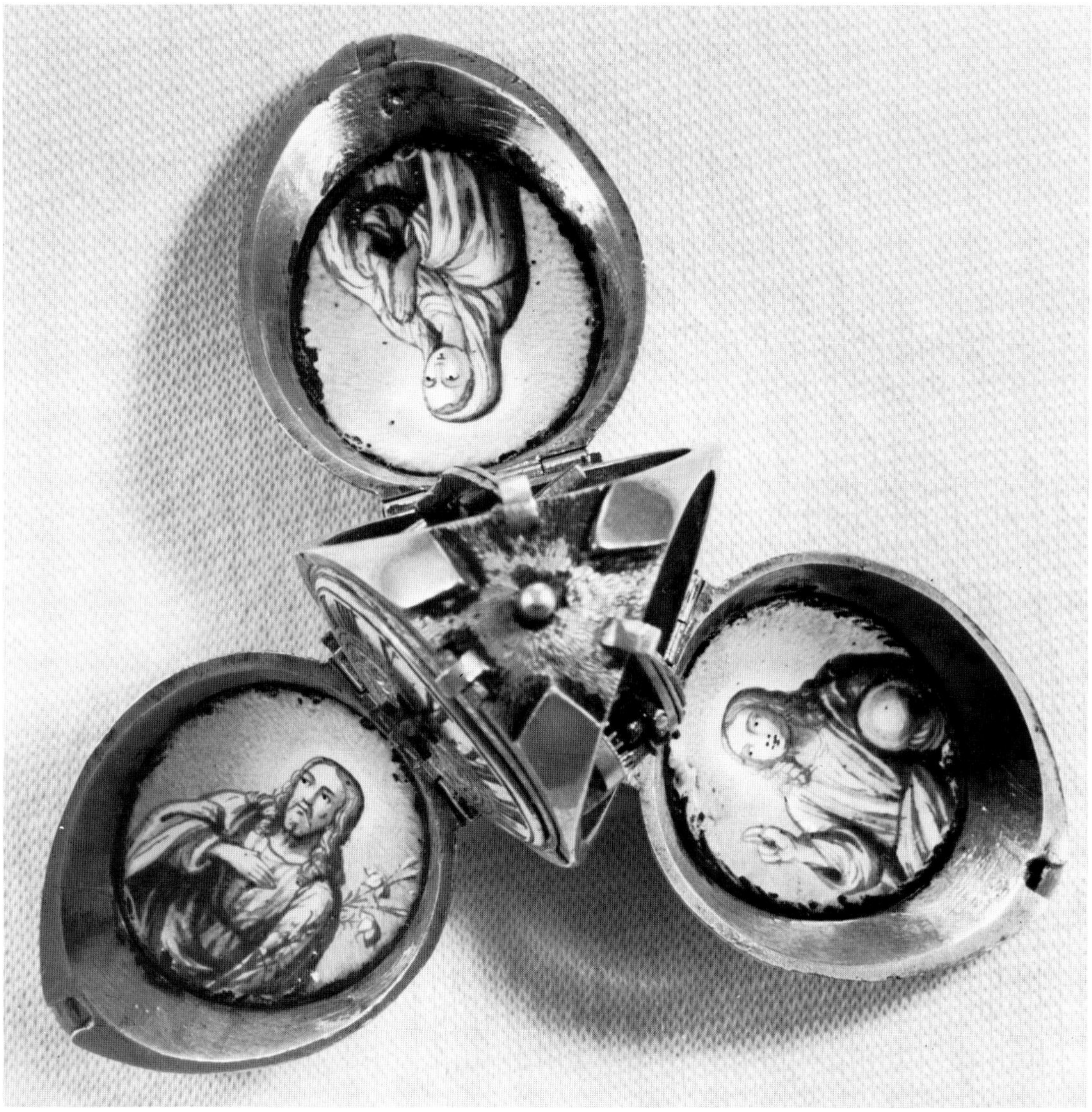

64 △ 66 ▽ 65 △ 67 ▽ 68 ▽

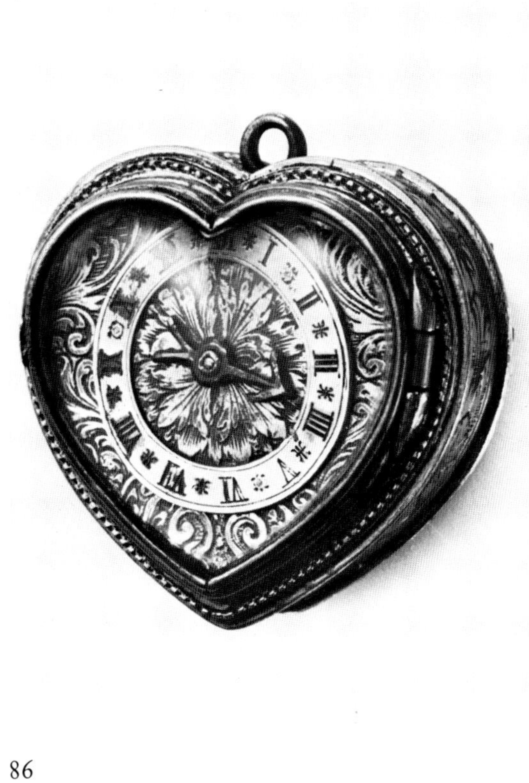

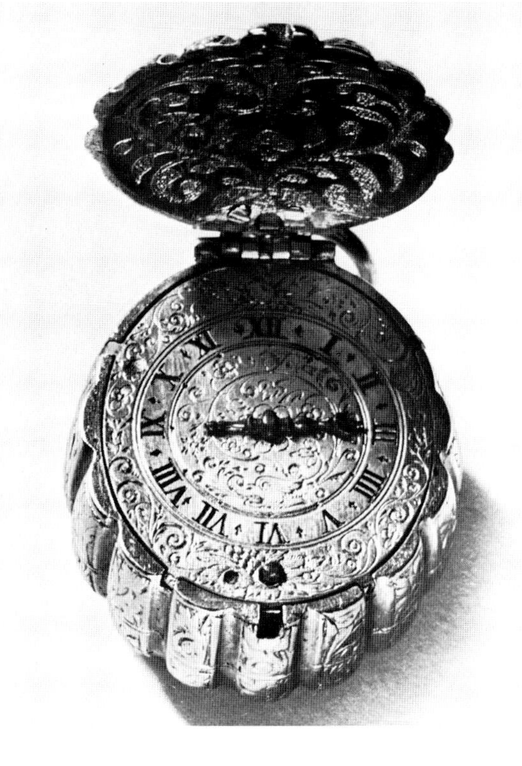

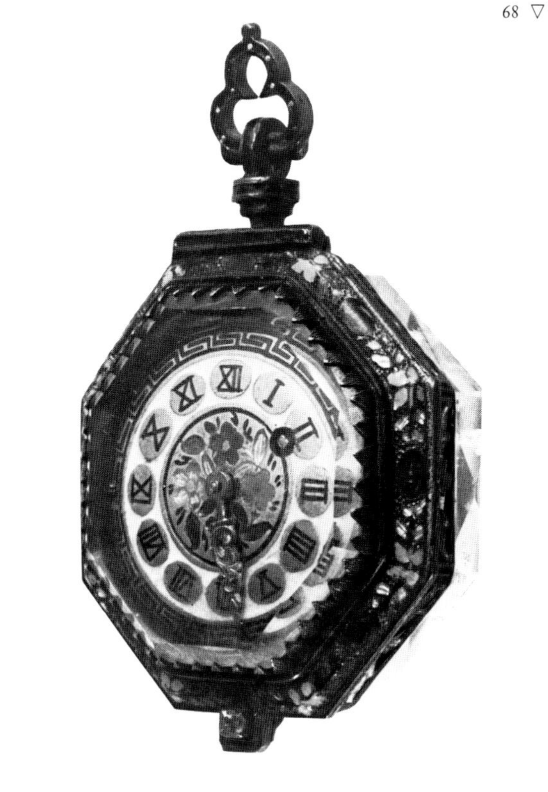

◁ **66 Kleine Renaissance-Uhr in Herzform**, Genf, um 1630. Das feuervergoldete Bronzegehäuse hat vorn und hinten einen in Silber gefaßten Kristalldeckel. Die Gehäusewandung ist graviert und ziseliert. Auf den vergoldeten Zifferblattgrund ist ein Zifferring in Silber mit den Zahlen I bis XII aufgesetzt. Ein Eisenzeiger. Spindelhemmung. H = 40.

◁ **67 Renaissance-Halsuhr**, französisch, um 1620. Signiert: Noel Cusin Autun. Das feuervergoldete, gravierte und getriebene Gehäuse hat einen innen und außen gravierten geschlossenen Deckel. In den Zifferblattgrund sind Zahlen und Ornamente graviert. Zwischen den Zahlen befinden sich Halbstundenpunkte. Ein Eisenzeiger. Das Werk hat Kette (spätere Ergänzung), Schnecke und Spindelhemmung. ∅ = 35.

◁ **68 Kristallgehäuse-Halsuhr im Renaissance-Stil**, Wien, 2. Hälfte 19. Jahrhundert. Kristallgehäuse mit bunt emaillierter Silbereinfassung. Das runde Zifferblatt ist von einem Goldmäander auf kobaltblauem Grund umrandet. Weiß emaillierter Zifferring mit dunklen Zahlen auf vergoldeten Kartuschen. Ein Messingzeiger. Das Werk hat Spindelhemmung, Kette und Schnecke. ∅ = 40.

70 Renaissance-Halsuhr, Genf, um 1630, Signiert: Martin Duboule, Genève. Das vergoldete Messinggehäuse ist allseitig graviert und teilweise getrieben, ebenso zeigt der geschlossene Deckel auch innen stilisierte Ornamente. Auf dem gravierten Zifferblattgrund mit Vögeln, Figuren und Ornamenten ist das silberne Zifferblatt aufgesetzt. Im Zentrum zeigt es eine Ansicht der Kathedrale von St. Peter in Genf. Ein Eisenzeiger. Das Werk ist der Gehäuseform angepaßt. Oberhalb der Platine befindet sich das Gesperr. Unter dem durchbrochenen Spindelkloben ist die Radunruhe ohne Spirale erkennbar. Das Werk hat Schnecke mit Darmsaite und Spindelhemmung. ∅ = 32, H = 19.

71 Sternförmige Anhängeruhr im Kristallgehäuse, um 1790. Signiert: Melly & Raux Constance. Das vergoldete Gehäuse ist vorn und hinten mit buntem Email in Grubenschmelztechnik ausgelegt. Die Vorderseite und der hintere Deckel sind mit einer facettierten Kristallschale abgedeckt. In dem weiß emaillierten Zifferblattgrund sind auf den vergoldeten Kartuschen dunkle Zahlen gemalt. Spindelwerk mit Kette und Schnecke. B = 56.

72 Silberuhr in Form eines stilisierten Malteserkreuzes (im Renaissace-Stil). Die Gehäuseschalen und die Deckelinnenseite zeigen in feiner Gravur von Girlanden gerahmte figürliche Szenen. Ebenso ist die Wandung mit acht verschiedenen Tiermotiven verziert. Die Zifferblattseite ist von Putten und Engeln gerahmt, in der Mitte aufgesetzter Messingzifferring mit den Zahlen I bis XII, Halbstundenpunkten und innen die Zahlen 13 bis 24. Ein Eisenzeiger. Feuervergoldetes, ornamental graviertes Werk mit Schnecke und Darmsaite. Spindelhemmung. ∅ = 65.

73 Sternförmige Anhängeruhr im Kristallgehäuse, Wien, 2. Hälfte 19. Jahrhundert. Signiert: Daniel Wather, Vienna. Ziseliertes und graviertes Silbergehäuse mit durchbrochener Bordüre. Vorder-und Rückseite mit facettierten Kristallschalen abgedeckt. Die Ranken und Blumen im Zifferblatt sind mit buntem Email ausgelegt. Zwei Zeiger. Das sichtbare Spindelwerk hat Kette und Schnecke. ∅ = 45.

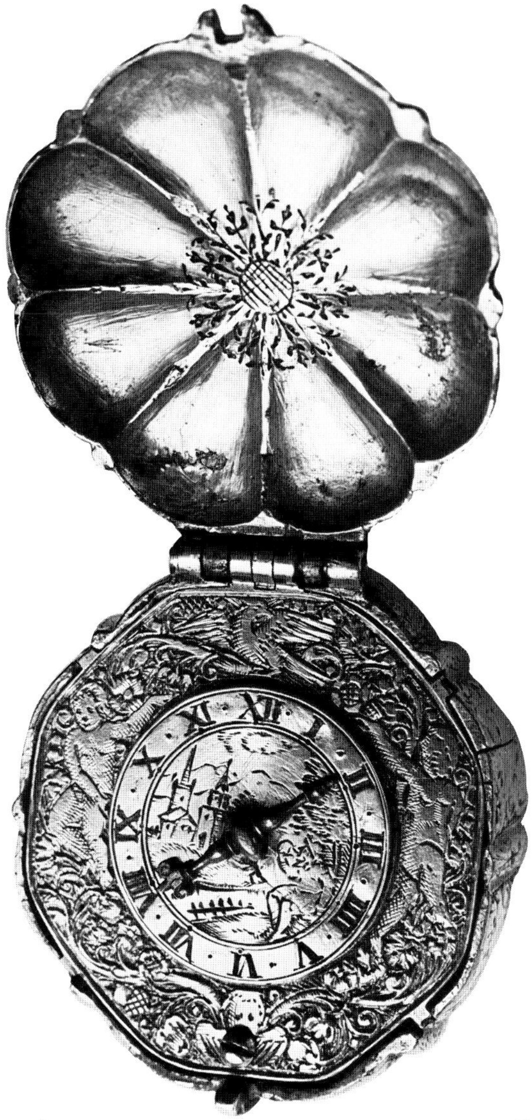

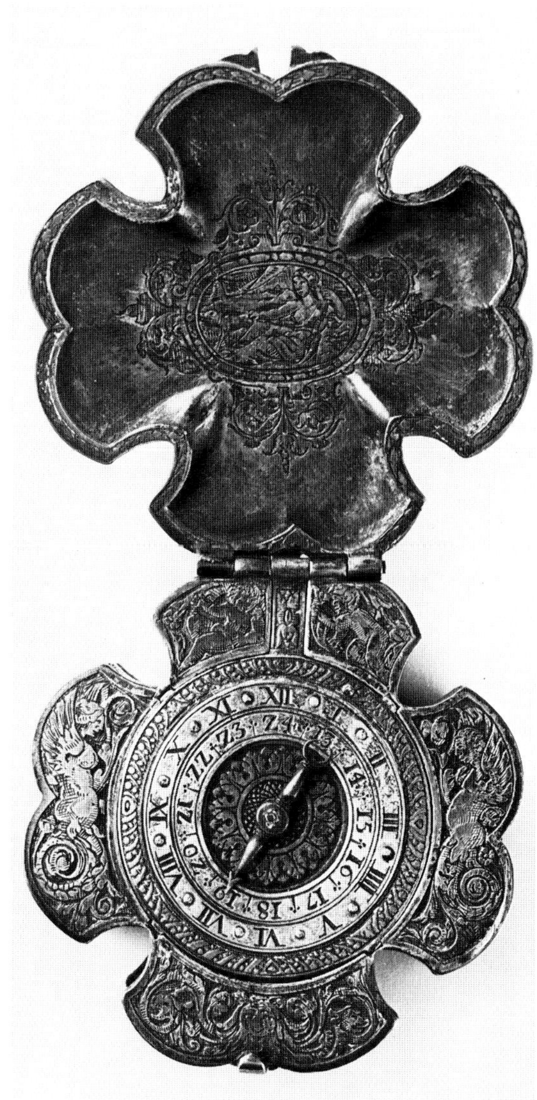

70 △ 71 ▽ 72 △ 73 ▽

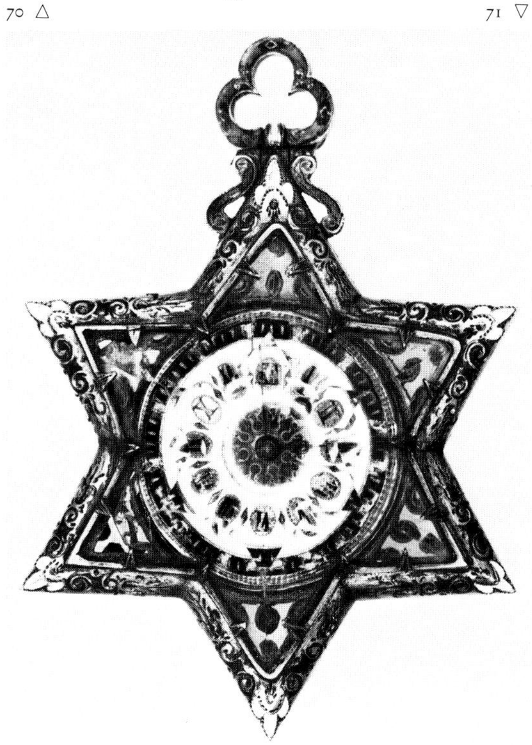

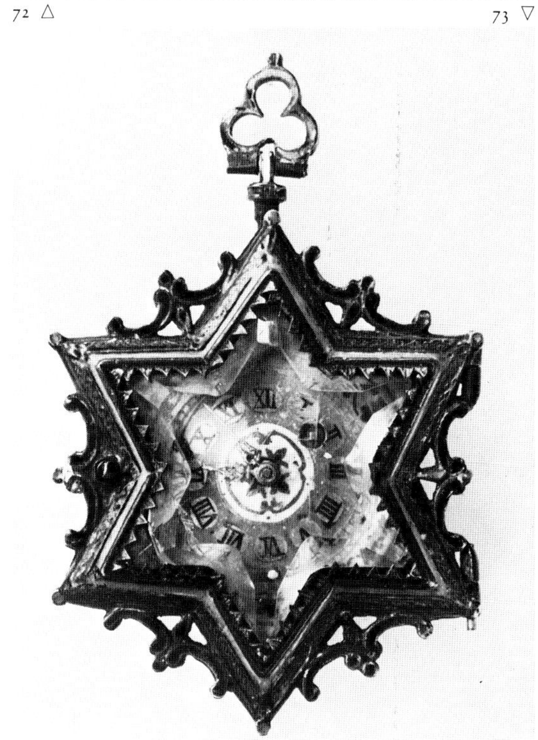

74–75 Renaissance-Emailuhr, französisch, um 1640. Signiert: J. Baronneau, Paris. Die innen und außen emaillierte Gehäuseschale zeigt in bunter Emailmalerei mythologische und galante Szenen. Auch der geschlossene Deckel ist beidseitig emailliert und bemalt. Das Zentrum des weiß emaillierten Zifferblattes mit schwarzen Zahlen und Halbstundenpunkten zeigt eine Frauengestalt mit einem flammenden Herz in der Hand. Vergoldeter Messingzeiger. Das Werk mit aufgesetzten durchbrochenen Ornamenten und Spindelkloben hat Schnecke mit Darmsaite, Spindelhemmung und Radunruhe (ohne Spirale). ∅ = 60.

76–77 Kleine Anhängeruhr, französisch, um 1650. Signiert: Josias Goullons à Paris. Das halbkugelförmige Gehäuse ist ornamental graviert und mit buntem Email in Grubenschmelztechnik ausgelegt. Auf das weiß emaillierte Zifferblatt sind die Zahlen gemalt. Das Zentrum ist graviert und bunt emailliert. Ein Eisenzeiger. Auf die feuervergoldete Platine des Werkes sind eine ornamental durchbrochene silberne Spindelbrücke und Silberornamente aufgesetzt. Spindelhemmung mit Radunruhe (ohne Spirale). ∅ = 25.

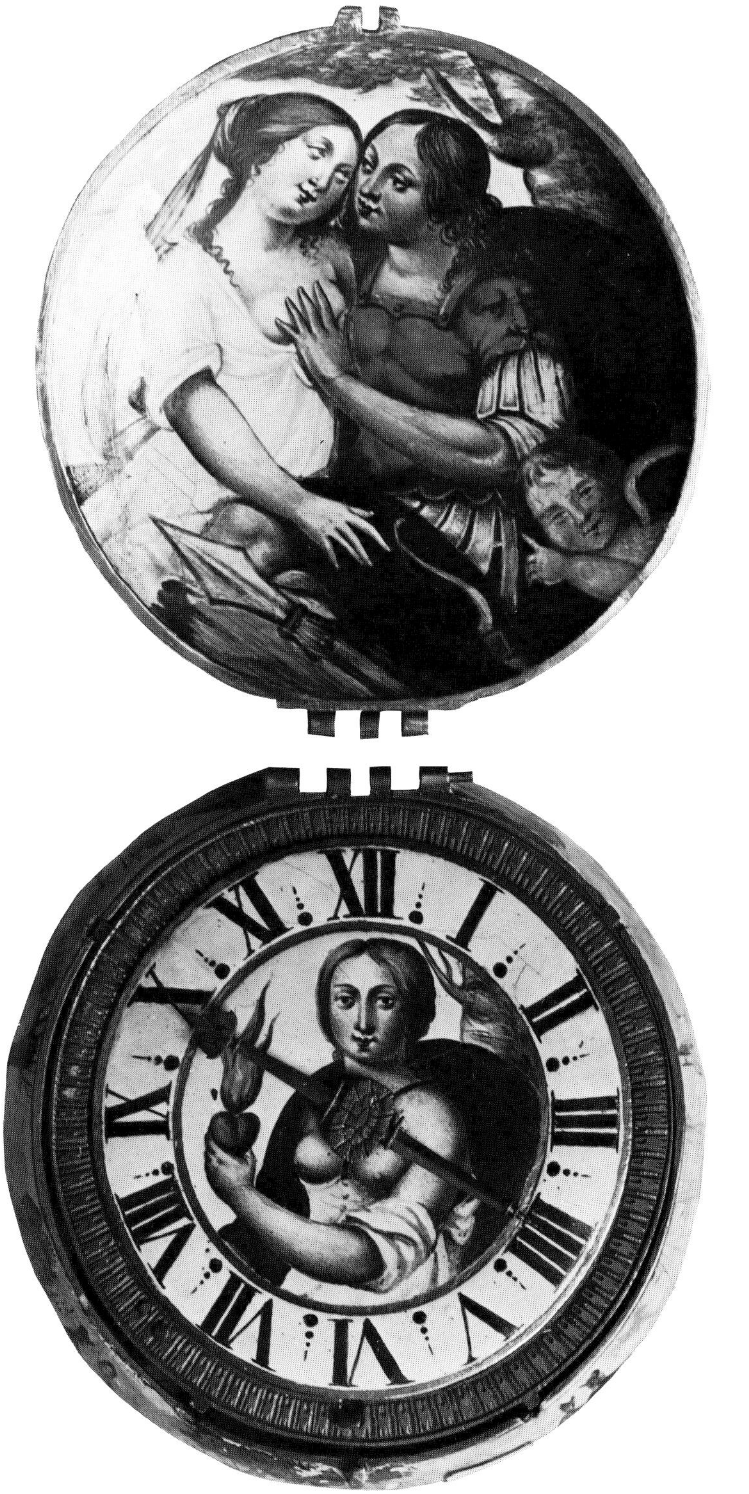

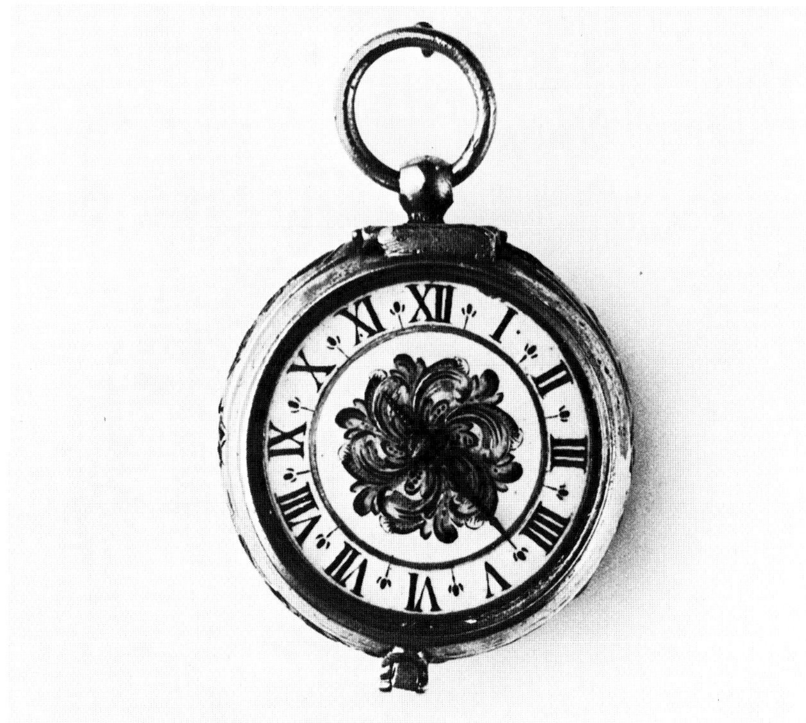

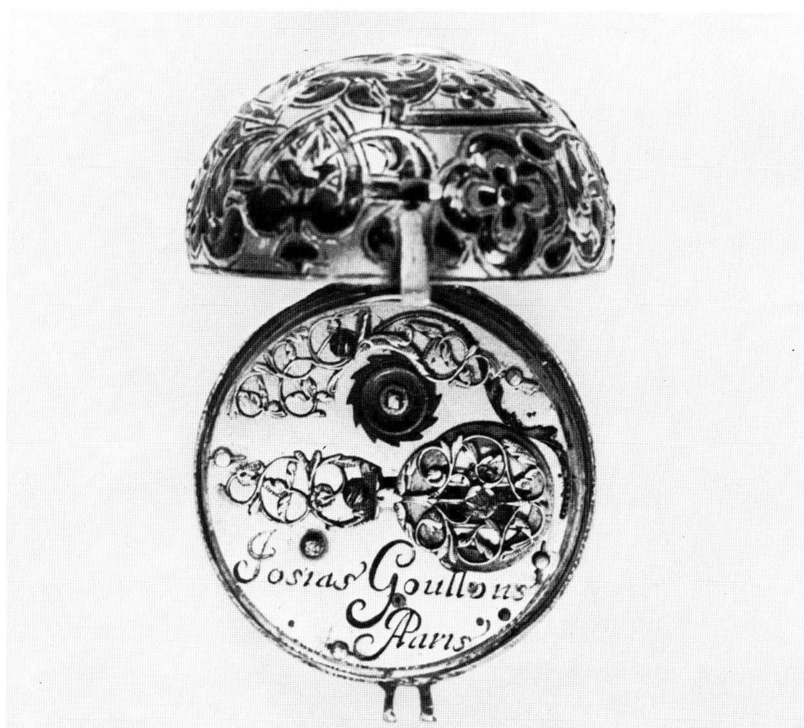

78 Emailuhr, französisch, um 1650. Signiert: (Jean) Bonbruict, Blois. Gehäuseschale mit Emailmalerei innen und außen. Auch der Deckel über dem Zifferblatt zeigt bunte Emailmalerei. Das emaillierte Zifferblatt hat einen weißen Zifferring mit schwarzen Zahlen. Im Zentrum ist ein kleines buntes Emailbild, »Selbstmord der Cleopatra« oder »Cleopatra mit der Schlange« darstellend, gemalt. Ein Goldzeiger. Das Werk hat Schnecke und Darmsaite. Auf die obere Platine sind in blauer durchbrochener Stahlmontur die Halterungen für die Wurmschraube mit einem kleinen silbernen Regulierzifferblatt aufgeschraubt. Mit der Wurmschraube konnte die Federvorspannung (der Antrieb der Uhr) reguliert werden. Spindelhemmung mit Radunruhe und kurzer später ergänzter Spirale. Unten, neben der Signatur, kleiner Regulierhebel für die Spirale. ∅ = 61.

79–80 Silbertaschenuhr, englisch, um 1660. Signiert: Samuel Betts, Londini. Die silberne Gehäuseschale ist getrieben und ziseliert. Hinten links erkennt man das Aufzugsloch (vermutlich später). Das Silberzifferblatt ist graviert und hat eine Viertelstundenteilung. Im Zentrum erkennt man Blumen und Blätter. Großer Eisenzeiger. Über dem Zifferblatt Lunette mit Glas. Messingwerk mit Schnecke und Darmsaite, durchbrochener Spindelbrücke und Radunruhe ohne Spirale. Oben Halterung in blau angelassenem Stahl mit Regulierzifferblatt für die Wurmschraube, Spindelhemmung. ∅ = 49.

78 ▽

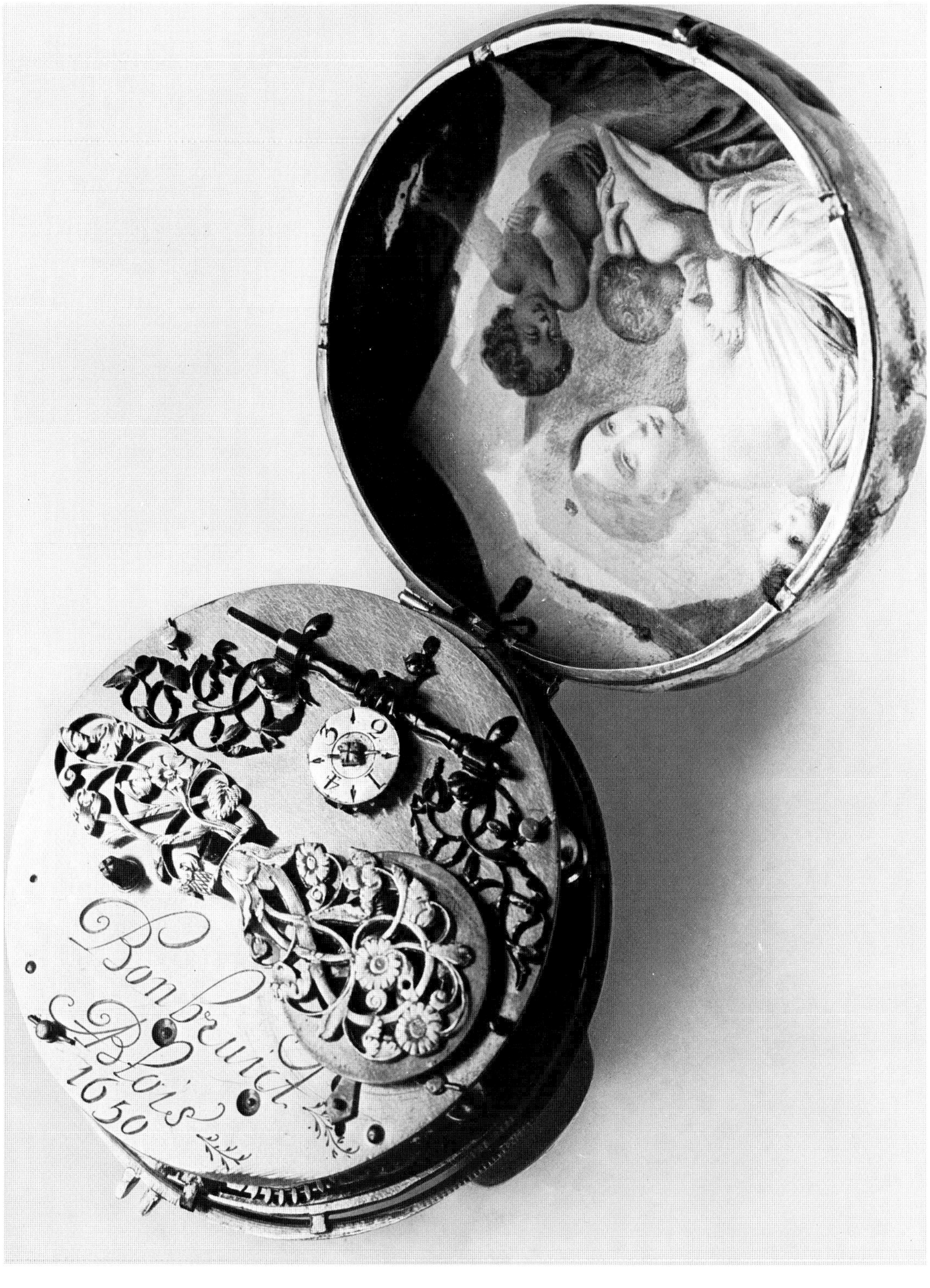

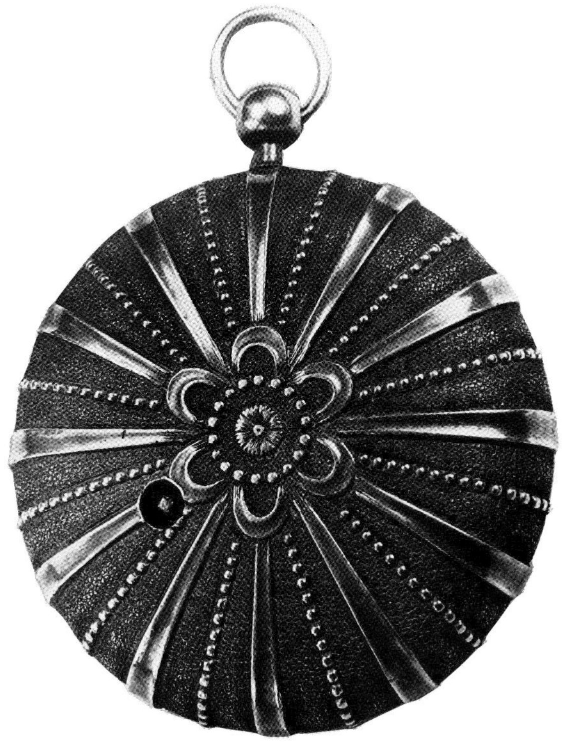

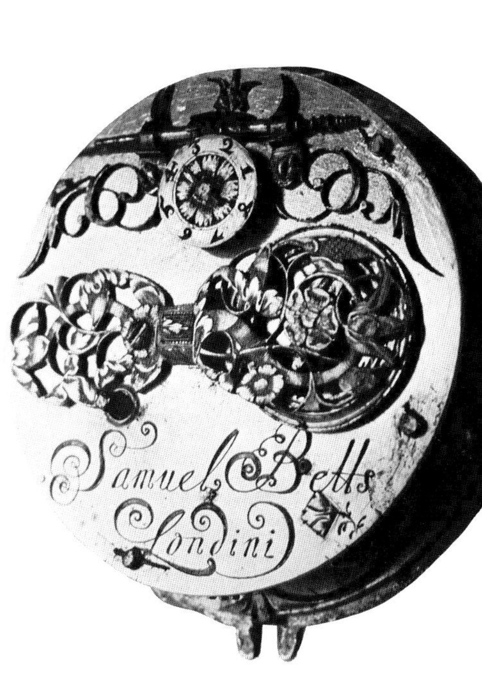

81–83 Emailuhr (Oignon), englisch, 2. Hälfte 17. Jahrhundert. Signiert: Thomas Tompion, Londres. Das innen und außen emaillierte Gehäuse zeigt an der Wandung 4 von Girlanden umrandete Landschaften, innen eine Flußlandschaft mit Wachturm und Schiffen und außen die Szene der »römischen Barmherzigkeit« (die Tochter nährt ihren in der Gefangenschaft hungernden Vater Cimeon an ihrer Brust). Das Zifferblatt ist in Champlevé-Technik und hat nur die Zahlen I bis VI (Diese 6-Teilung deutet auf italienische Stunden hin, die entweder 1 bis 24 oder 2 × 1 bis 12, oder 4 × 1 bis 6 ab dem Ave-Maria-Läuten bzw. ab ½ Stunde nach Sonnenuntergang zählten). Ein Eisenzeiger. Das Werk hat Kette und Schnecke und großen (typisch englischen) durchbrochenen Spindelkloben. Kurze Spirale an der Unruhe mit Regulierzifferblatt. Spindelhemmung. ∅ = 49.

84 Oignon in Elfenbeingehäuse, französisch, Ende 17. Jahrhundert. Signiert: Avice, Reims. In die fast kugelförmige Elfenbeingehäuseschale ist eine Jagdszene geschnitzt. Vier Hunde fallen über eine Wildsau her. Außen erkennt man vier Medaillions mit Jagdgeräten. In das vergoldete gravierte und ziselierte Zifferblatt sind für die Zahlen Emailkartuschen eingeschmolzen. Innen Emailring mit Viertelstundenteilung. Ein Eisenzeiger. Das Werk hat Kette und Schnecke, Spindelhemmung und Unruhe mit kurzer Spirale. ∅ = 58.

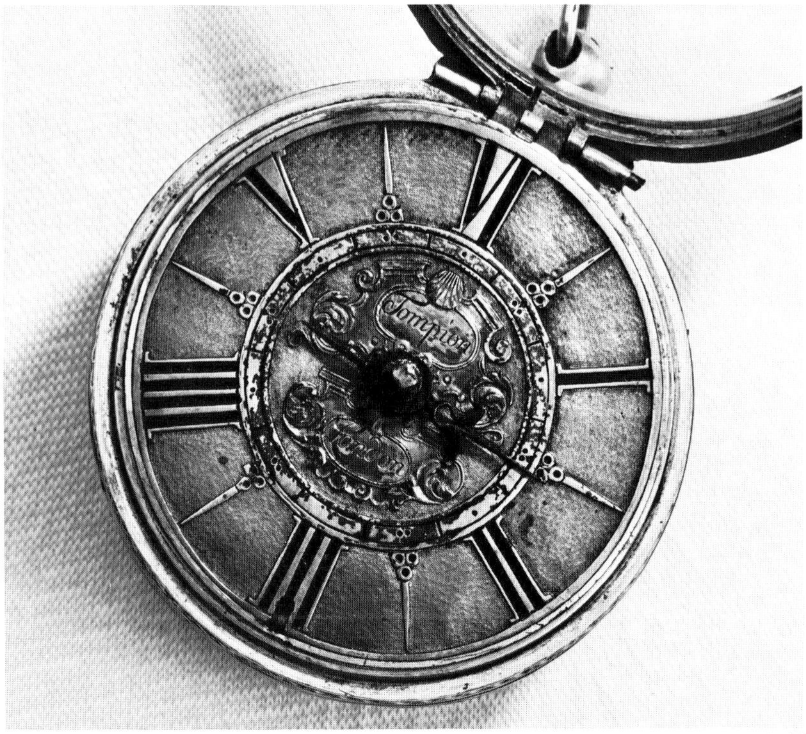

81 △

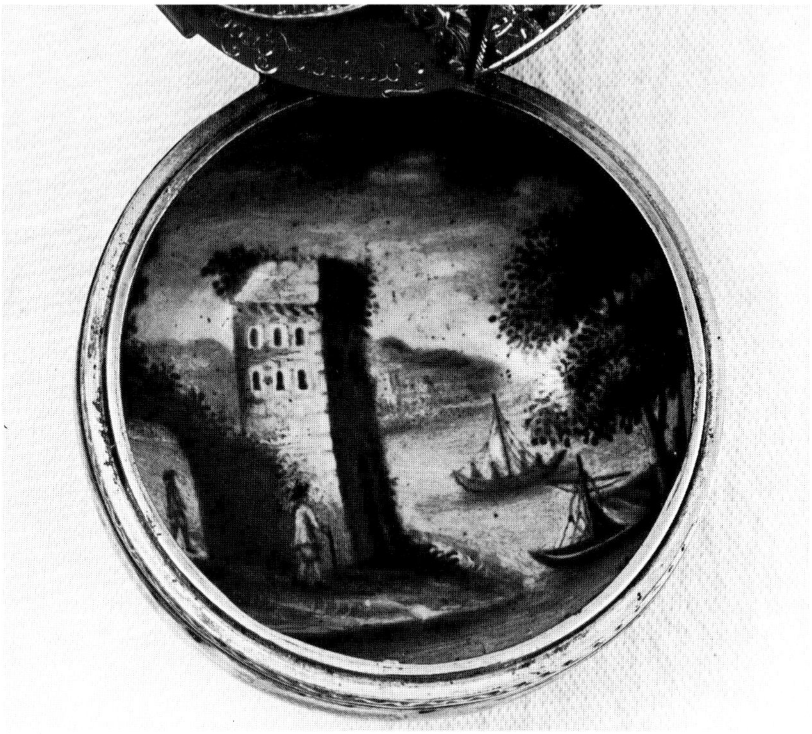

82 ▽

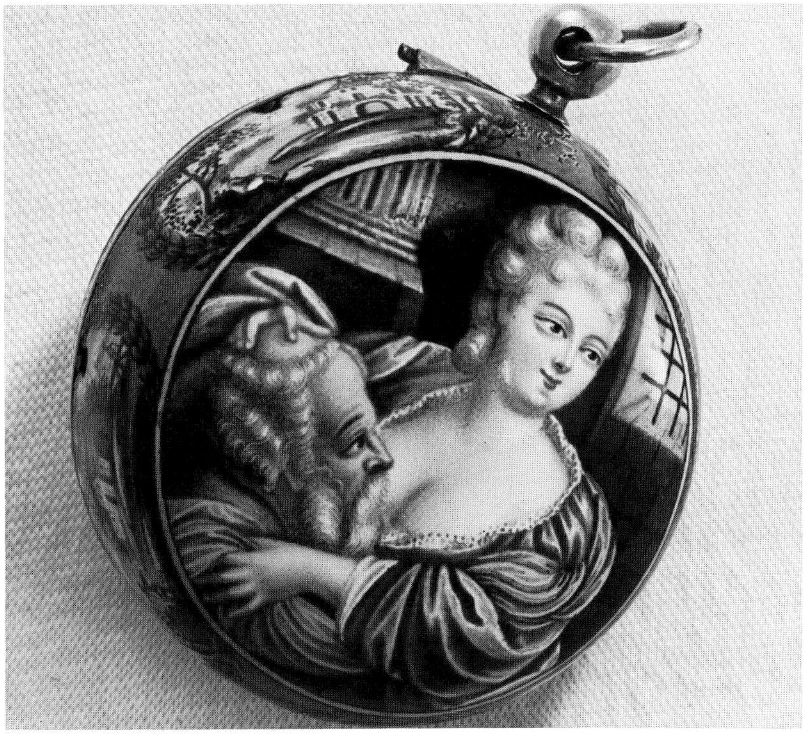

83 △

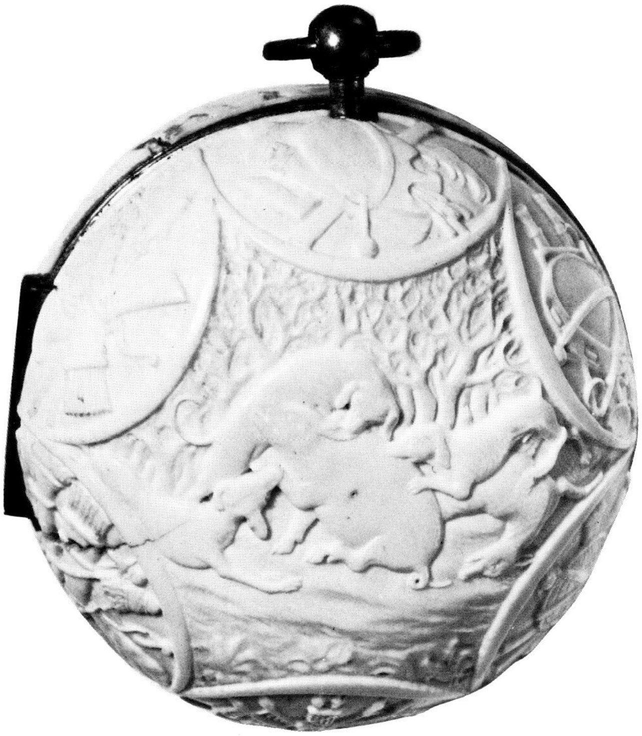

84 ▽

85–87 Emailtaschenuhr (Oignon), englisch, um 1680. Signiert: Henry Grendon, London. Das beidseitig emaillierte Gehäuse zeigt innen eine Landschaftsszene und außen zwei Frauen und eine Männergestalt. Es ist von Huaud le Puisné, einem der berühmtesten Emailmaler Frankreichs, signiert. Das in strengen Linien gravierte Silberzifferblatt zeigt außen um den Zahlenkranz Blumen und im Zentrum eine Landschaftsszene. Ein Eisenzeiger. Die Spindelbrücke auf der vergoldeten Platine ist nicht festgeschraubt, sondern festgestiftet. Oben sieht man die Halterung mit Wurmschraube für die Federvorspannung. Das kleine Regulierzifferblatt fehlt. Schnecke mit Darmsaite, Radunrast (ohne Spirale), Spindelhemmung. Ø = 35.

88 Oignon mit Wecker, französisch, um 1690. Signiert: B. G. Martinot, Paris. Das lederbezogene Gehäuse hat oben an der Lunette einen durchbrochenen Rand. In der Gehäuseschale ist die Glocke montiert, in die sich das Werk hineinsenkt. Emailzifferblatt mit großen Zahlen, im Zentrum vergoldete Weckzeiteinstellscheibe mit den Zahlen 1-12 im Gegenuhrzeigersinn. Das Werk hat Kette und Schnecke und eine große vierschenklige Unruhe mit Spirale. Fast die ganze Platine wird von der ornamental durchbrochenen Spindelbrücke überdeckt. Aufgrund des Trägheitsmomentes der großen Unruhe schwingt diese nur sehr langsam. Ø = 61, H = 38.

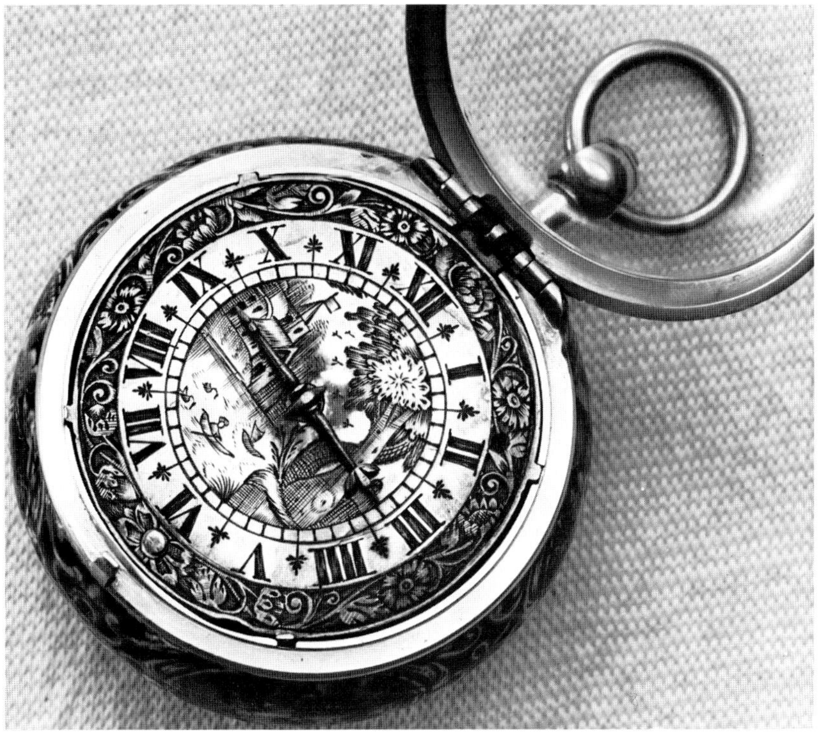

85 △

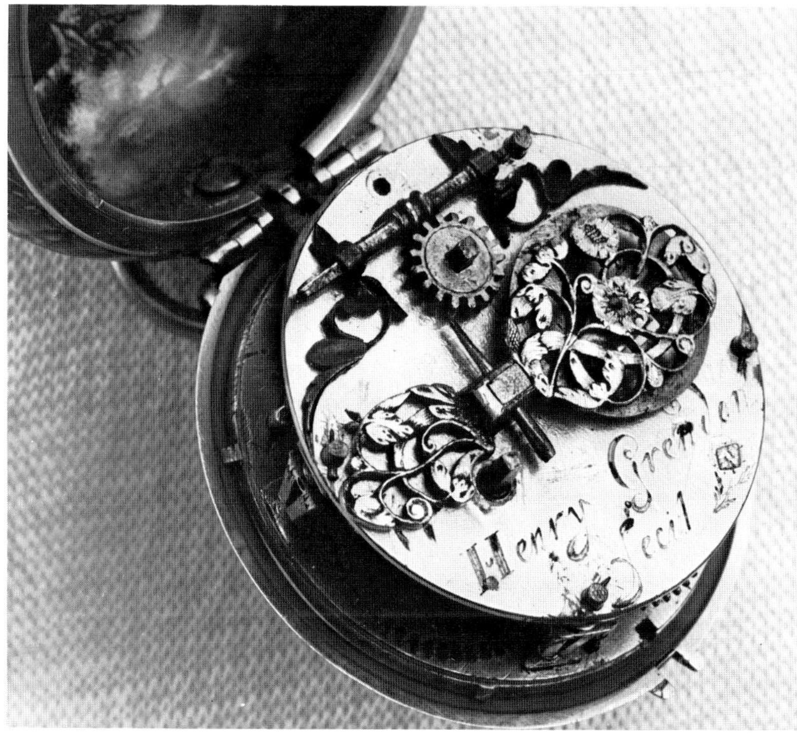

87 △

86 ▽

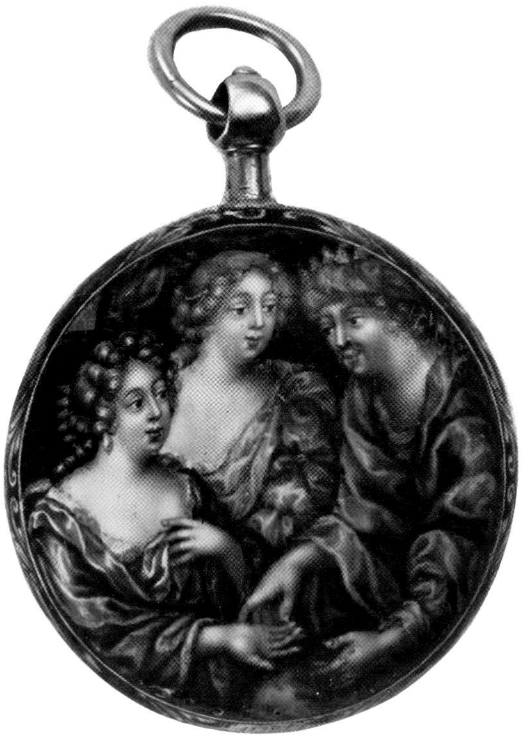

88 ▽

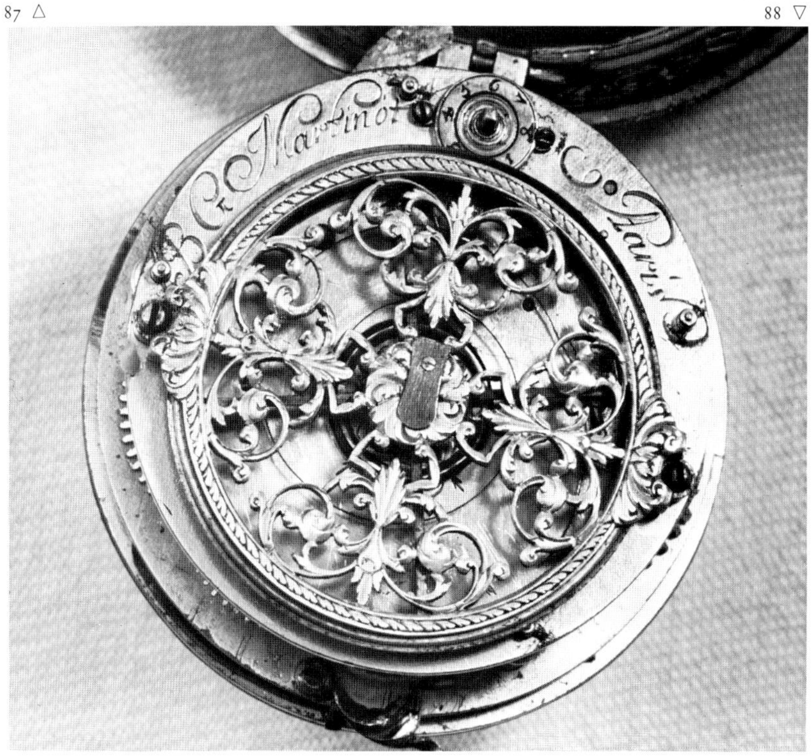

89 **Oignon mit Datum und Mondphase**, englisch, um 1710. Signiert: Nicholas Prevost, London. Stark gewölbtes und graviertes Silbergehäuse. Vergoldetes Messingzifferblatt mit drei aufgesetzten silbernen Zahlenringen; unten für die Stunden I bis XII, links für das Mondalter 1 bis 29 und rechts für das Datum 1 bis 31. Innerhalb des Mondalterringes ist ein Schauloch für die Mondphase, oben in einem Fenster erscheinen die Planetenregenten der Wochentage, rechts unten die Monate mit der Anzahl ihrer Tage und links unten die Angabe der kanonischen Stunden, wie sie in der christlichen Kirche üblich waren. Für die Stundenangabe 1 Zeiger. Das Werk hat Kette und Schnecke, Spindelhemmung und Radunruhe mit kurzer Spirale. ∅ = 53, H = 31.

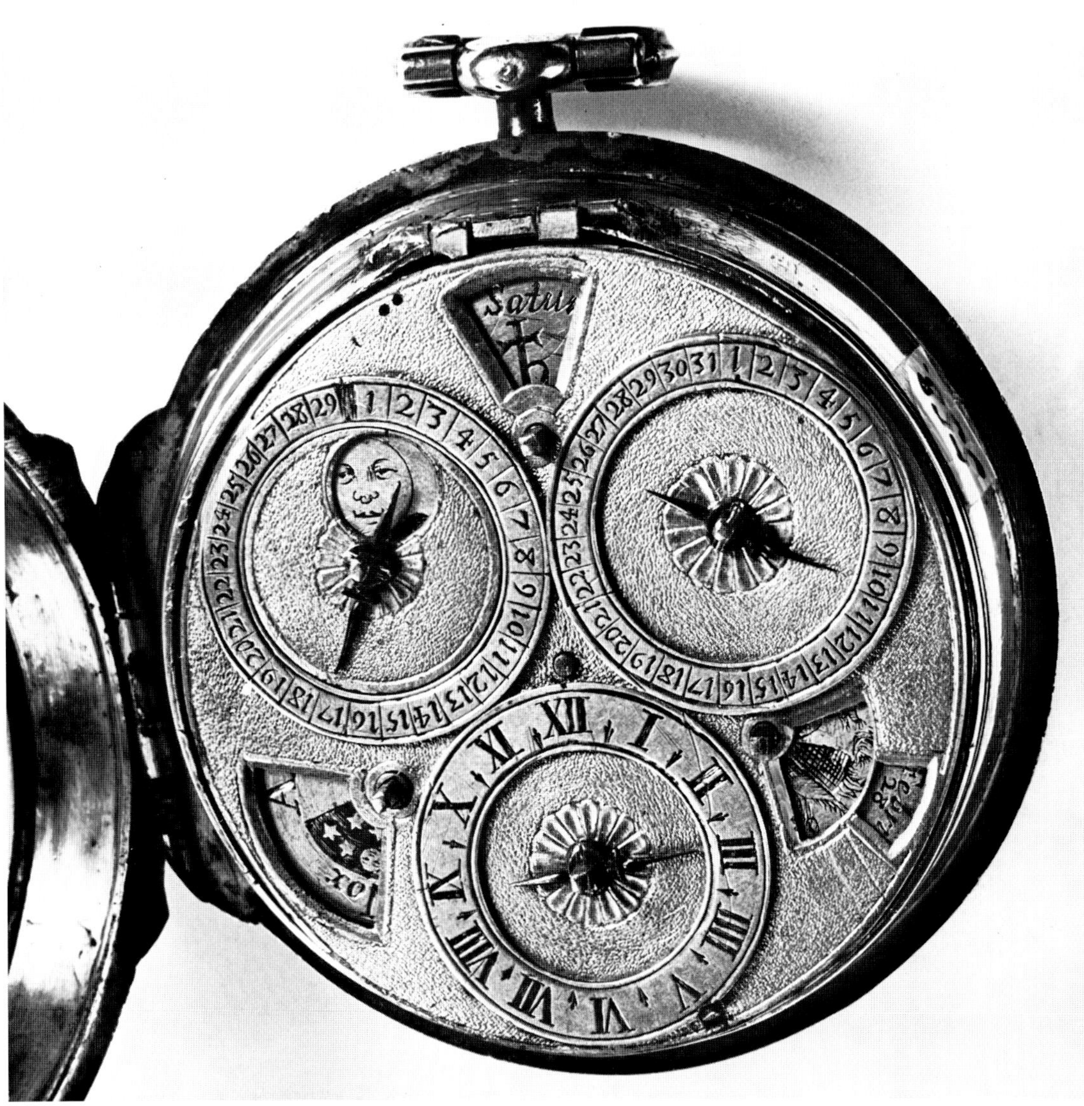

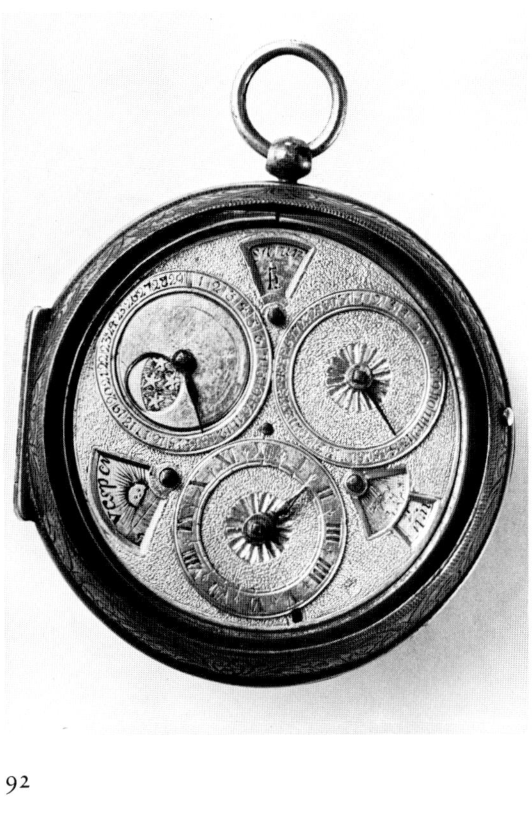

90 **Oignon mit Datum und Mondphase**, englisch, um 1730. Signiert: Torin, London. Ornamental graviertes Übergehäuse. Das Innengehäuse hat eine glatte Schale. Auf das vergoldete, gepunzte Zifferblatt sind drei versilberte Zahlenringe für Stunden I bis XII, für das Mondalter 1 bis 29 ($^1/_2$) und für das Datum 1 bis 31 aufgesetzt. Innerhalb des Mondalterringes ist ein Schauloch für die Mondphase. Oben im Fenster erkennt man die Symbole der Planeten als Tagesregenten, rechts im Fenster die Monatsnamen mit ihrer Tageslänge und die Tierkreiszeichen, links die kanonischen (Gebets-) Stunden (Vesper = 1 Stunde vor Sonnenuntergang). Feuervergoldetes Spindelwerk mit Kette und Schnecke. ∅ = 56.

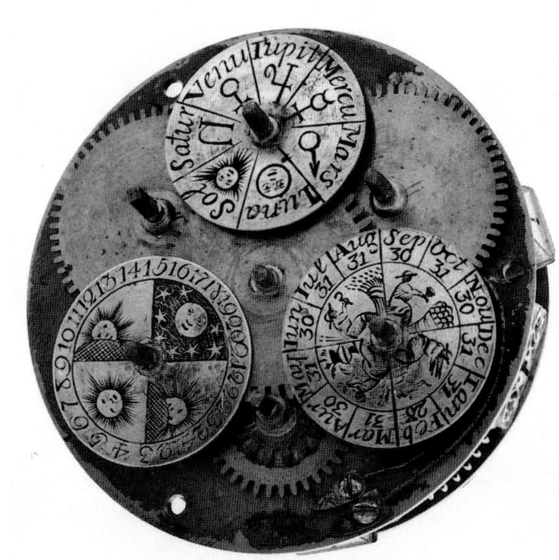

90/1 △

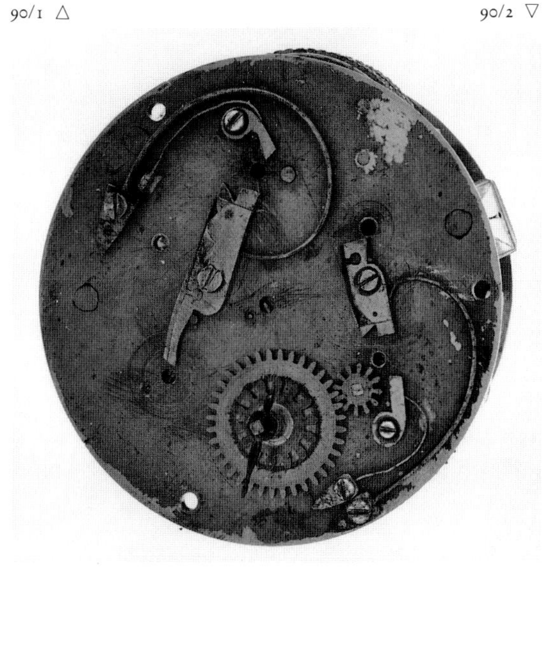

90/2 ▽

90/3 Oignon mit Datum und Kalenderangaben, französisch, um 1700. Signiert: N(icolas) Bouquet (Paris). Ornamental graviertes und vergoldetes Bronzegehäuse. Ziseliertes, vergoldetes Zifferblatt mit aufgesetzten Zifferringen für Stunden 1–12, Datum 1–31 und Mondalter 1–29½. Innerhalb der Mondalteranzeige Fenster für die Mondphase. Im Dreieck zueinander jeweils Fenster für die Planetenregenten (oben), Babylonische Stunden (links) und die Monatsangaben mit den Tageslängen und den Jahreszeiten (rechts).

90/4 Feuervergoldetes Werk mit Kette und Schnecke. Großer gravierter und durchbrochener Spindelkloben (in englischer Art), silbernes Regulierzifferblatt, ägyptische Pfeiler, Spindelhemmung. Ø = 55.

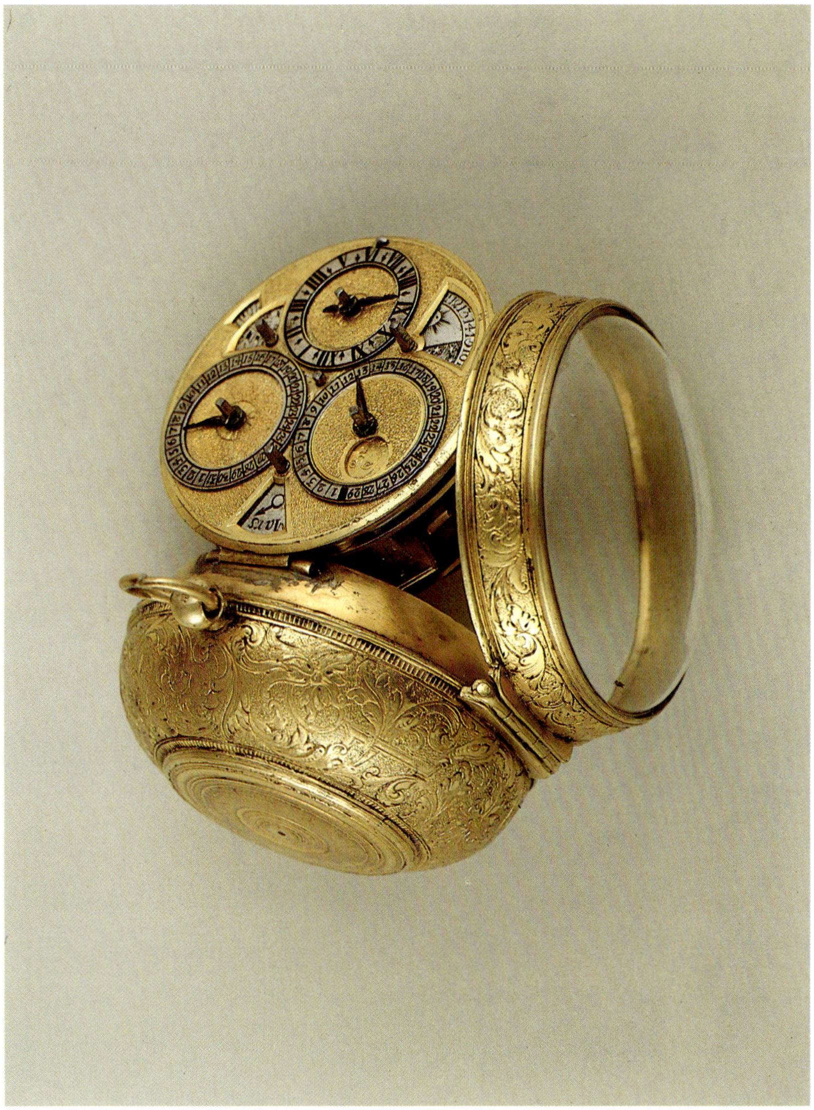

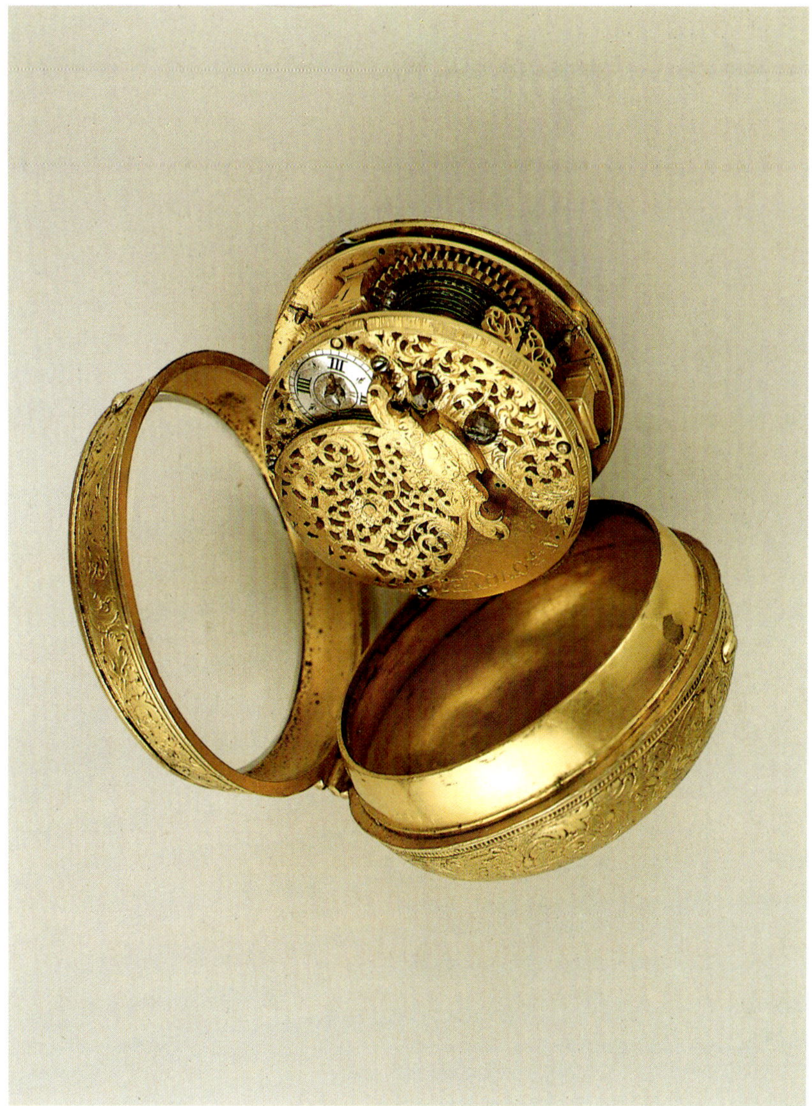

90/1 Ansicht unter dem Zifferblatt der Uhr Abb. 90/3–4. Die obere Scheibe zeigt die Planetenregenten der Wochentage: Sonntag ⊙ Solis, Montag ☾ Luna, Dienstag ♂ Mars, Mittwoch ☿ Mercu(r), Donnerstag ♃ Jupit(er), Freitag ♀ Venu(s), Sonnabend ♄ S(a)tur(n). Die linke Scheibe zeigt die Babylonischen Stunden, beginnende mit der Zählung 1 eine Stunde nach Sonnenaufgang. Die rechte Scheibe zeigt die Monate mit den Tageslängen und innen symbolisch die vier Jahreszeiten Frühling (beginnend im März), Sommer, Herbst und Winter.

90/2 Die Scheiben und die Räder mit den Vierkanten sind auf der Platine durch Hebel und Klinken untereinander verbunden.

90/5–6 Oignon mit Emailkartuschen, Schweden, um 1700. Signiert: Paul Hubert (Kalmar). Vergoldetes Messinggehäuse mit graviertem und vergoldetem dünnen Überzug aus Silber (anstatt Leder oder Schildpatt). Vergoldetes Zifferblatt mit großen Emailkartuschen für die Stunden (römische Zahlen) und kleine Emailkartuschen für die Minuten (5 … 10 … 15 … 20 etc.). Innen schmaler Emailring mit Viertelstundeneinteilung. Zwei gebläute Eisenzeiger.

90/6 Hohes, feuervergoldetes Werk mit ägyptischen Pfeilern und großer floral durchbrochener Spindelbrücke (französische Art). Auf der Platine bezeichnet: Paul Hubert. Reich gravierte Platine mit großem Regulierzifferblatt. Antrieb über Kette und Schnecke, Spindelhemmung. ∅ = 54.

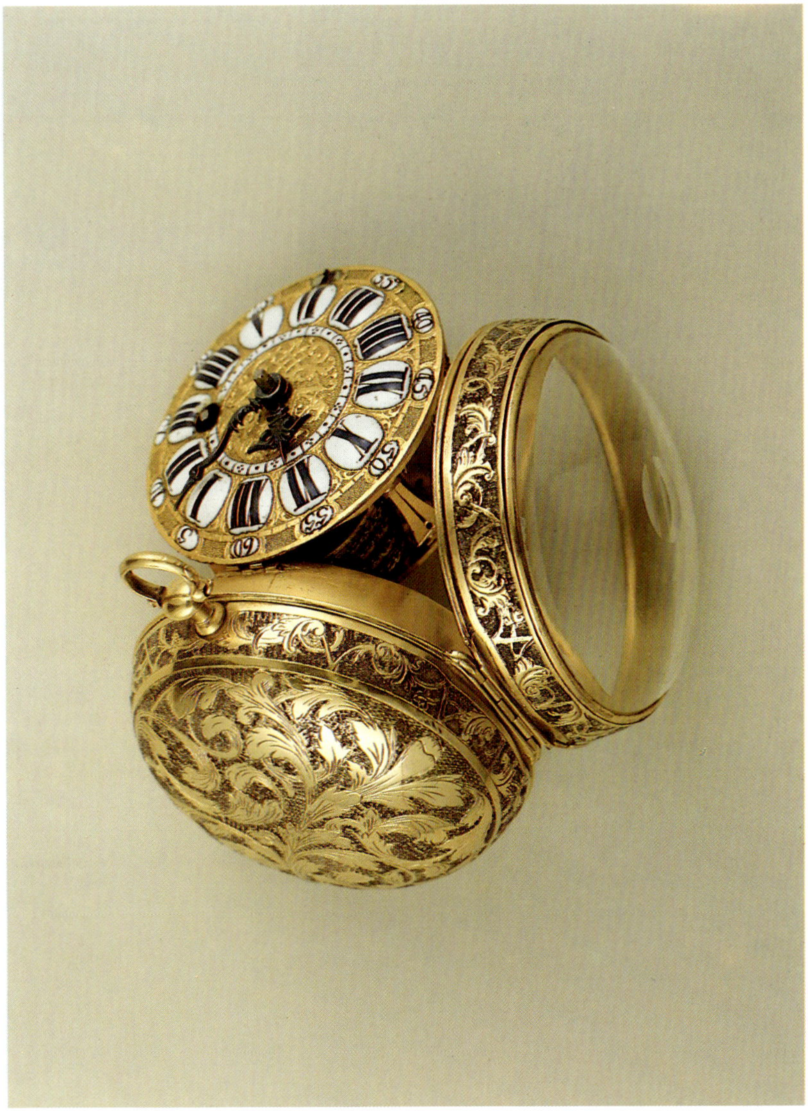

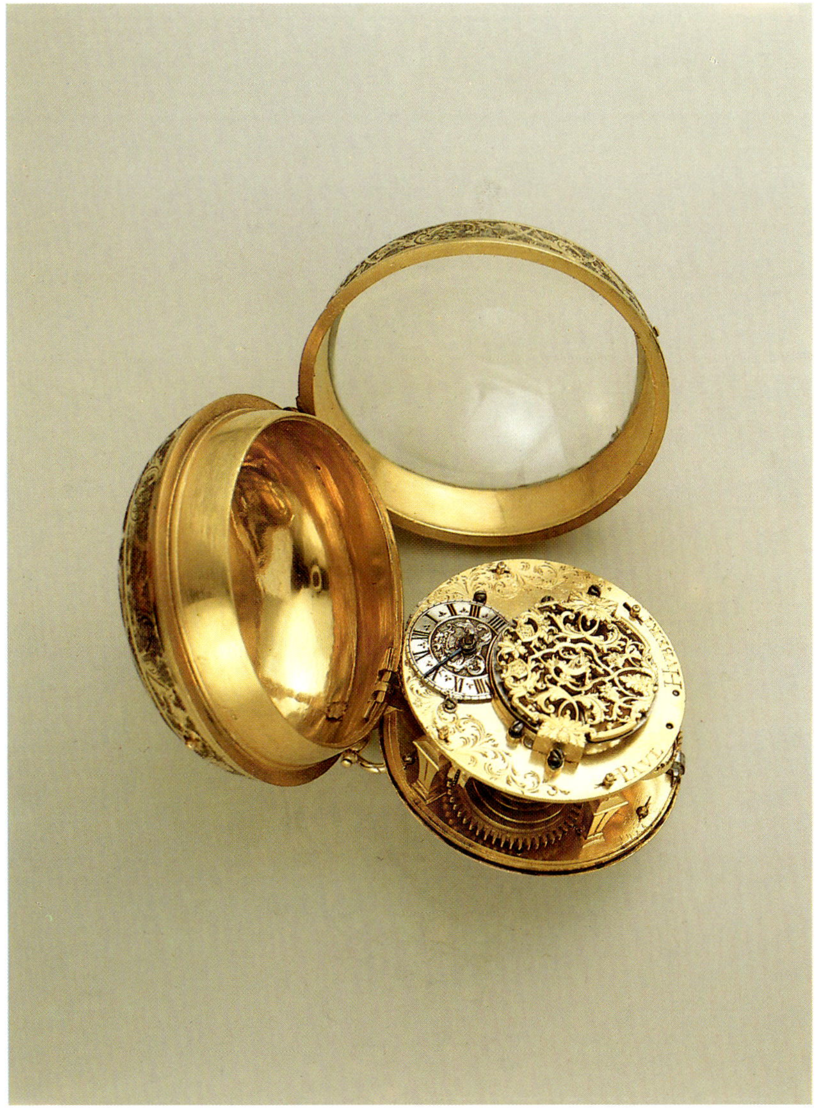

91–92 Oignon mit türkischen Zahlen, wohl englisch, um 1690. Signatur in türkischer Schrift auf der Platine. Die stark gewölbte Gehäuseschale mit feinen Ornamenten ist gegossen. Hinten kleine Drehscheibe zum Verschließen des Aufzugsloches. Lunette mit gewölbtem Glas. Das Zifferblatt mit türkischen Zahlen ist aus Silber und in Champlevé-Technik erstellt. Innen ein schmaler Ring mit Viertelstundenteilung. Großer prächtig geformter Messingzeiger. Das Werk hat durchbrochene Pfeiler, Schnecke mit Darmsaite und eine kleine Spindelbrücke. Auf der Platine freiliegendes Sperrad mit geformtem Sperrkegel und langer Sperrfeder. Spindelhemmung, kleine Radunruhe mit kurzer Spirale. ∅ = 49, H = 33.

93 Oignon mit Datum und Mondphase, wohl englisch, für den türkischen Markt, Signatur: arabisch. Glattes Silbergehäuse. Vergoldetes Zifferblatt mit türkischen Zahlen und Zeigerscheibe. Auf dem kleinen runden Zifferblatt unten erkennt man die Mondphase, das Mondalter mit 1-29 Tagen und außen das Datum mit 1–31 Tagen. Vergoldetes Werk mit Kette und Schnecke. Spindelhemmung. ∅ = 49.

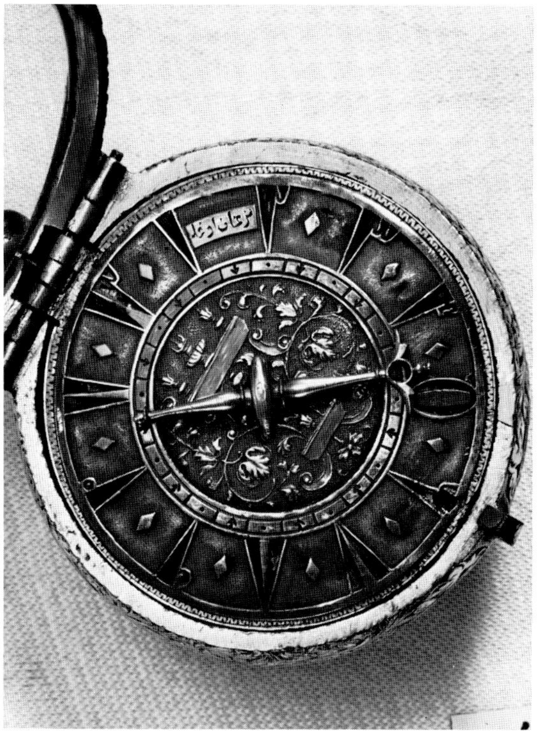

91 △

92 ▽

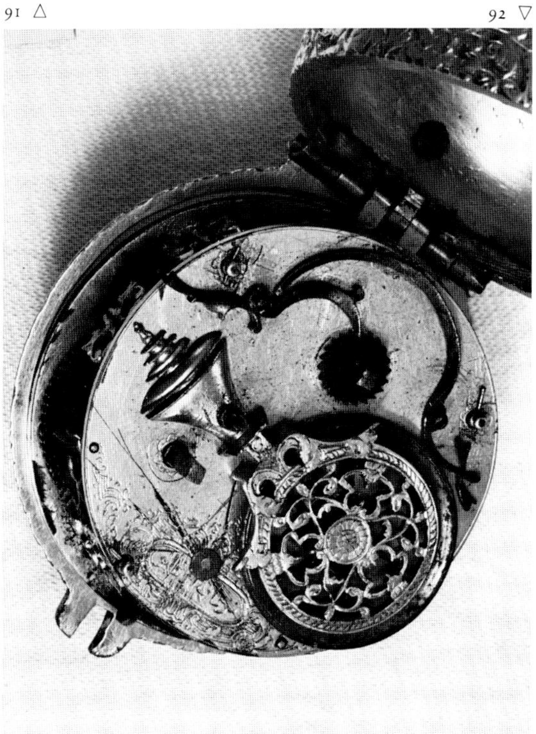

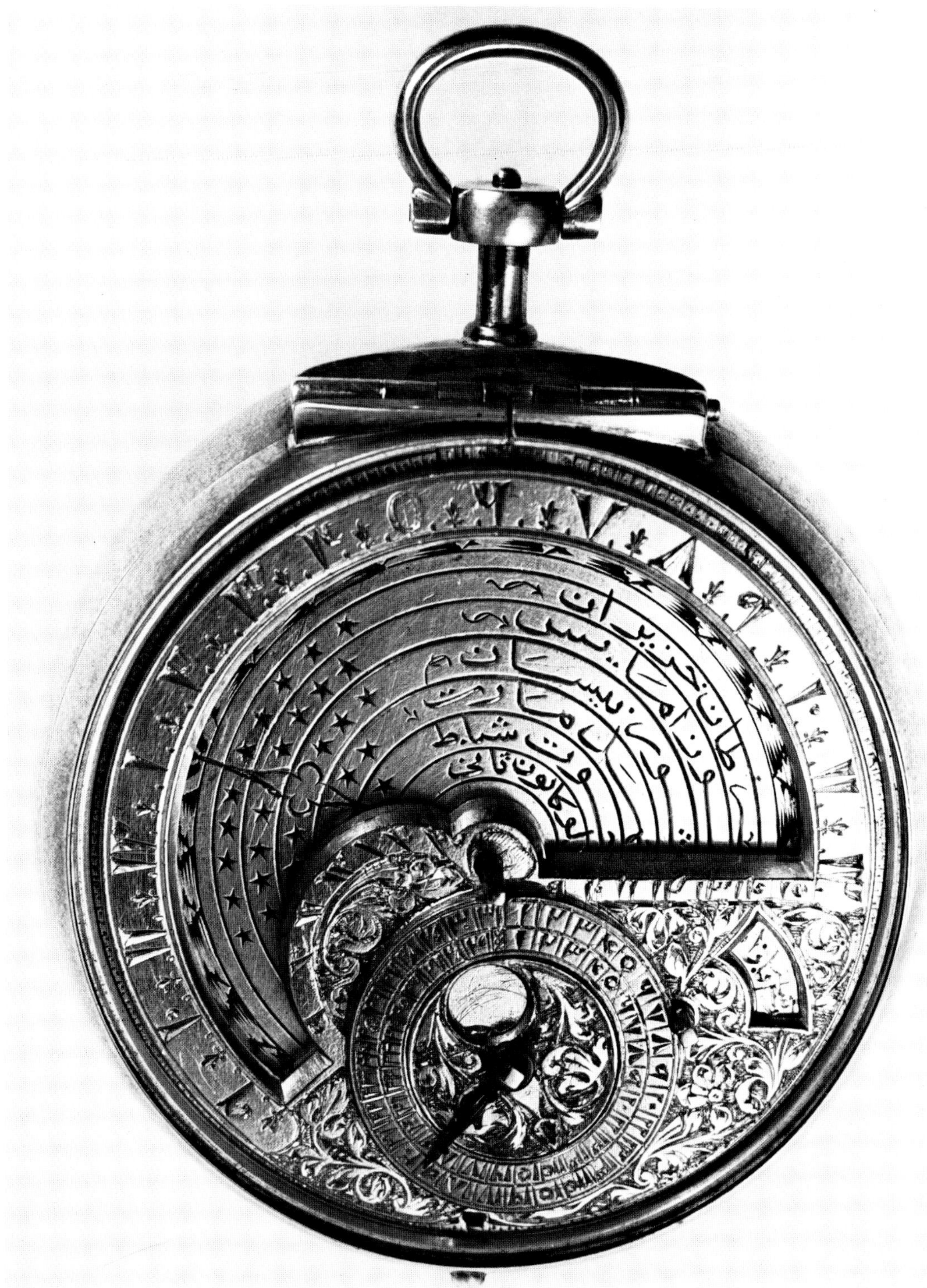

94–96 Oignon mit Emailspindelbrücke, französisch, um 1700. Feuervergoldetes graviertes und ziseliertes Gehäuse mit Wappen, Fahnen und heraldischen Motiven. Das vergoldete Zifferblatt ist graviert und hat große Emailkartuschen mit schwarzen Zahlen. Innen schmaler Emailring mit Viertelstundenteilung. Kurzer Eisenzeiger. Das Werk hat einen Zentralaufzug in der Mitte des Zifferblattes. In die Mitte der Spindelbrücke ist ein Emailbild einer jungen Dame eingesetzt. Darüber erkennt man die Halterung für die Regulierung an der Spirale aus blau angelassenem Stahl. Spindelhemmung. ∅ = 56.

97 Oignon, französisch, um 1700. Signiert: Gaudron à Paris. Glattes, vergoldetes Kupfergehäuse. Vergoldetes, graviertes und ziseliertes Zifferblatt mit großen eingeschmolzenen Emailkartuschen. Um das Zentrum schmaler Emailring mit Viertelstundenteilung. Formschöner Eisenzeiger. Zentralaufzug durch die Mitte des Zifferblattes. Feuervergoldetes Werk mit girlandenförmig ausgeschnittener, fein gravierter Spindelbrücke. Kette und Schnecke und Spindelhemmung. ∅ = 58.

98 Oignon, französisch, um 1690. Signiert: L. Clauseau à Avignon. Fein graviertes vergoldetes Bronzegehäuse. Das Bronzezifferblatt ist vergoldet und hat Emailkartuschen mit dunklen Zahlen eingeschmolzen. Über der Platine befindet sich eine große Spindelbrükke. Das Werk hat Kette und Schnecke, einen Zentralaufzug durch das Zifferblatt und sogenannte »ägyptische« Pfeiler. ∅ = 56.

99 Oignon mit Emailportrait in der Spindelbrükke, französisch, um 1700. Signiert: Tupet à Paris. In das silberne Gehäuse ist hinten über der Spindelbrücke

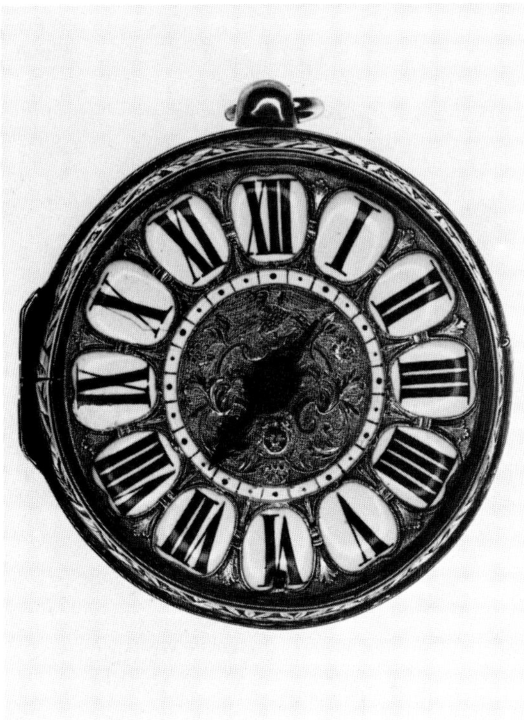

94 △

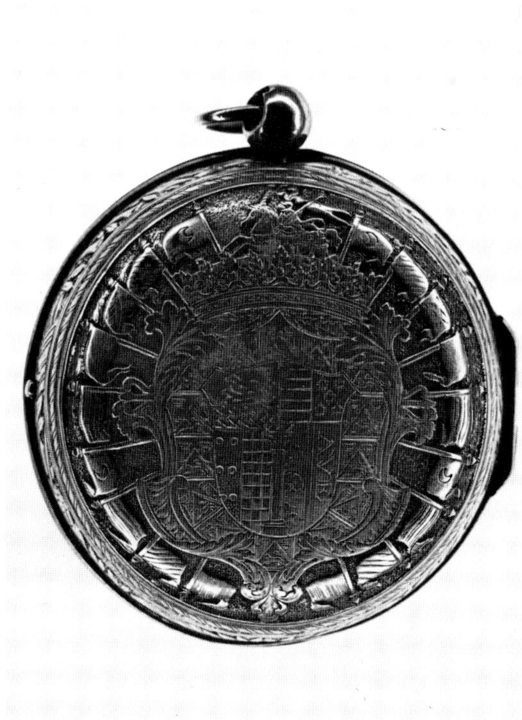

96 △

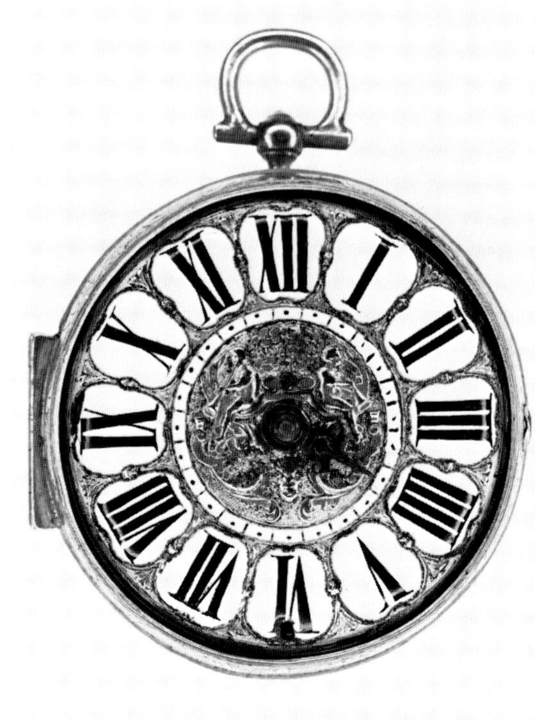

98 △

95 ▽

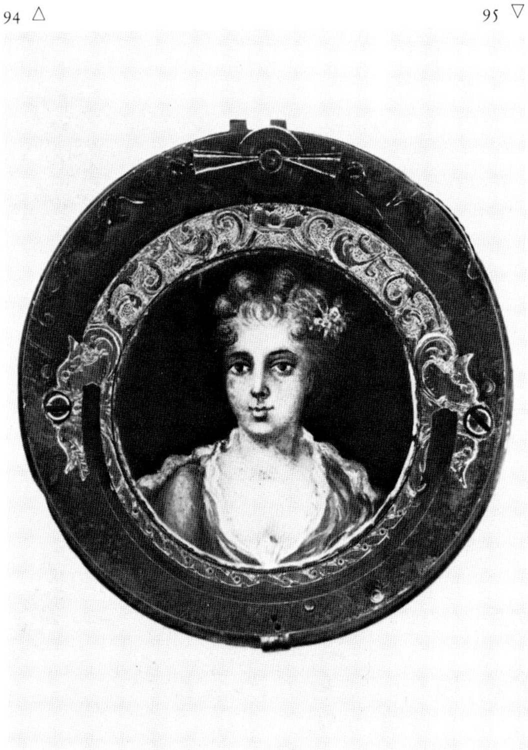

97 ▽

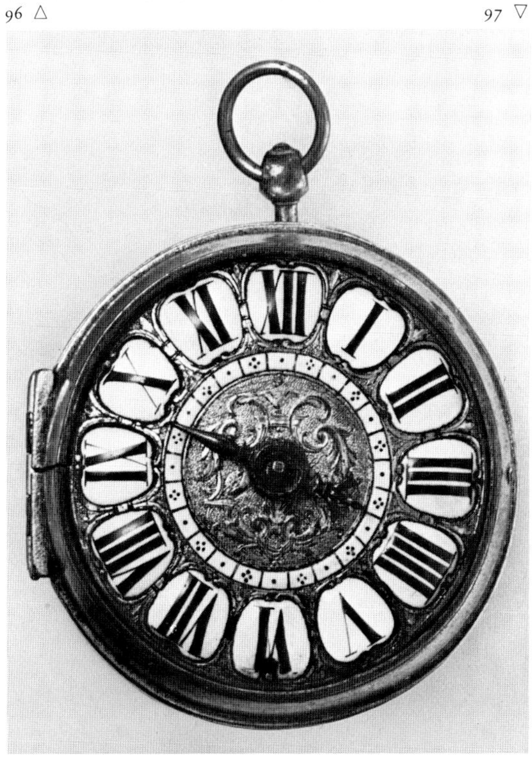

99 ▽

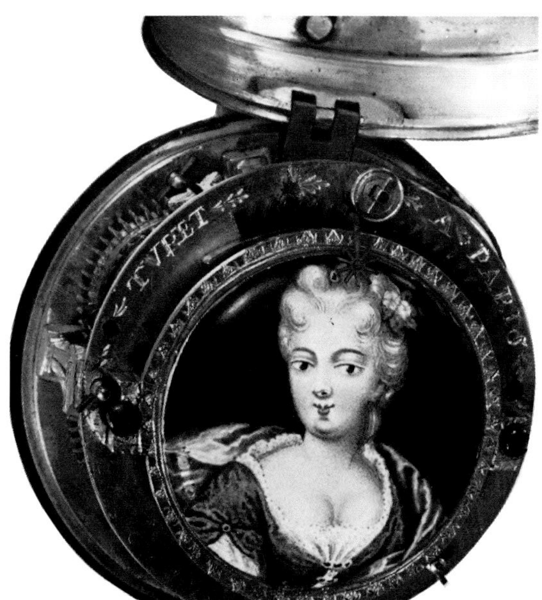

ein Glas eingesetzt, damit man das Emailbild in der Spindelbrücke erkennen kann. Das Gehäuse ist glatt. Das vollständige emaillierte Zifferblatt hat große römische Zahlen und nur einen Zeiger. Der Aufzug ist seitlich bei der II. Das Werk hat Kette und Schnecke und Spindelhemmung. ∅ = 59, H = 43.

100 **Oignon-Werk mit Kartuschenzifferblatt**, Zentralaufzug, Kette und Schnecke, »ägyptische« Werkpfeiler und einem Eisenzeiger. Diese hohen Werke sind typisch für die Zeit um 1700.

101–102 **Oignon**, französisch, um 1700. Signiert: Vendestric, Reims. Das glatte, vergoldete Gehäuse ist stark gewölbt. In das vergoldete Bronzezifferblatt sind die Emailkartuschen eingeschmolzen. Ein Eisenzeiger. Zentralaufzug in der Mitte des Zifferblattes. Über der Platine sehr große vergoldete, fein gravierte und durchbrochene Spindelbrücke mit Vögeln und Akanthusblattgeschnörkel. Werk mit Kette und Schnecke. Oben kleines Regulierzifferblatt. Spindelhemmung. ∅ = 56, H = 37.

103 **Oignon**, französisch, um 1720. Signiert: Baucheret à Paris. Die Uhr hat ein glattes Gehäuse. Das vergoldete, gravierte und ziselierte Zifferblatt hat eingeschmolzene Emailkartuschen. Es ist für zwei Zeiger aus einem einzeigrigen Zifferblatt »umgebaut«. Über den großen römischen Stundenzahlen sind kleine ovale Felder mit den Minutenangaben: 5, 10, 15 usw. bis 60 zusätzlich eingeschmolzen. Um das Zentrum befindet sich noch ein Viertelstundenring. Das Werk hat Kette, Schnecke und Spindelhemmung. ∅ = 55.

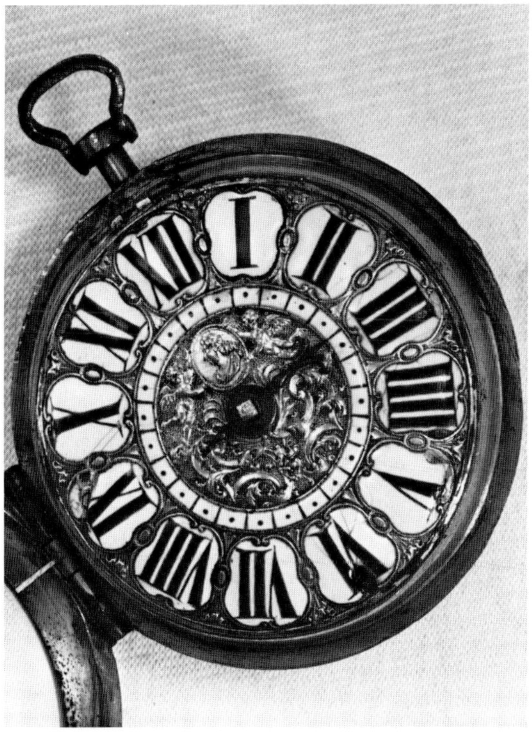

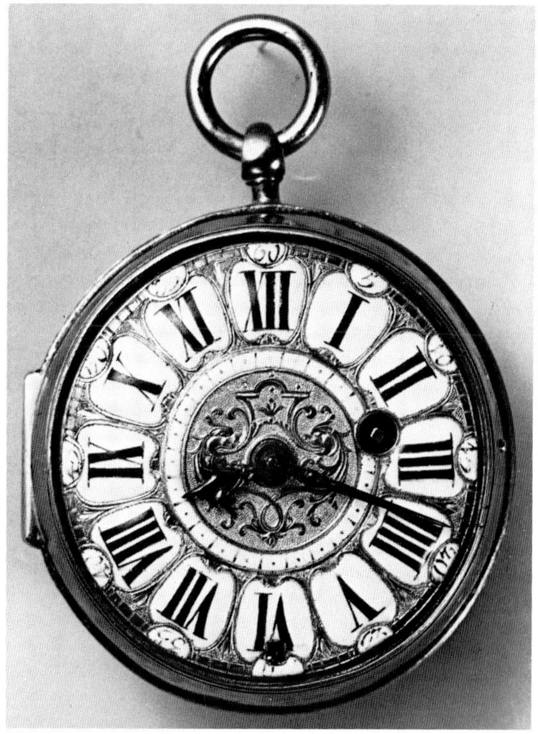

101 △ 102 ▽ 103 △

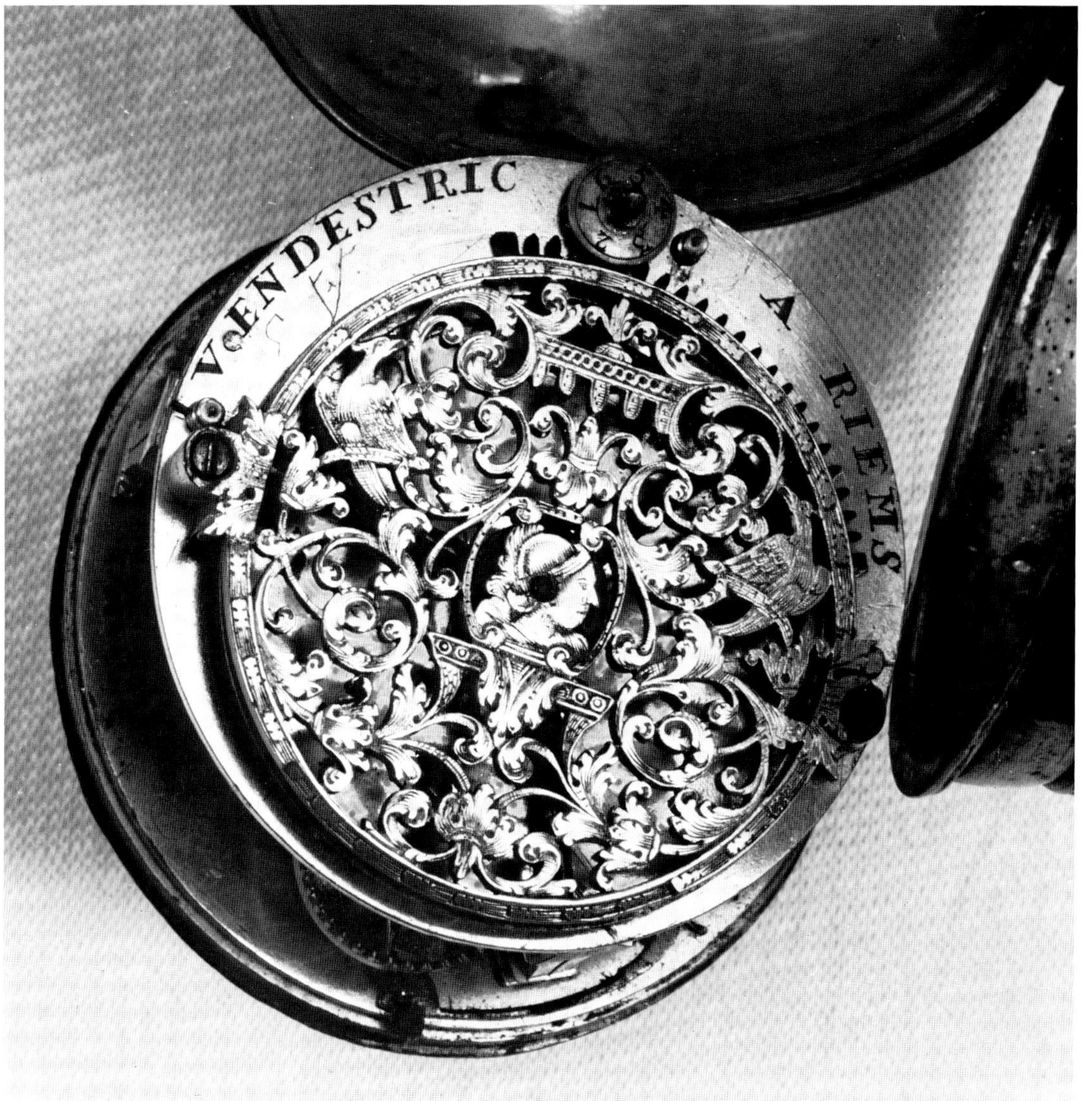

100 ▽

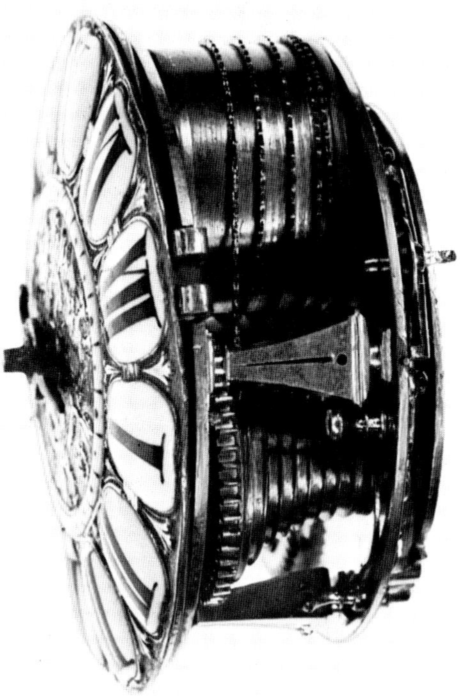

104–105 Silbertaschenuhr mit Datum und Mondphase, um 1680. Signiert: Smod, Geissheim. Um das glatte Silbergehäuse gehörte ursprünglich ein Übergehäuse. Das Silberzifferblatt im Champlevé-Technik hat innen einen Ring mit den Zahlen 1 bis 29 ½ zur Angabe des Mondalters. Im Zentrum befindet sich ein Schauloch für die Mondphasen. Ein Eisenzeiger. Das Werk hat Spindelhemmung mit »gerader Spirale«. Hier wurde der Versuch unternommen, durch eine gerade Feder, die an der Unruhe eingehängt ist, ein gleichmäßiges Schwingen der Unruhe zu erzielen. Diese Anordnung kann als Übergang von der Schweinsborste zur Spirale gewertet werden. Die Regulierung erfolgte durch Drehen an der Wurmschraube über der Platine, wodurch die Feder in ihrer wirksamen Länge verändert wurde.

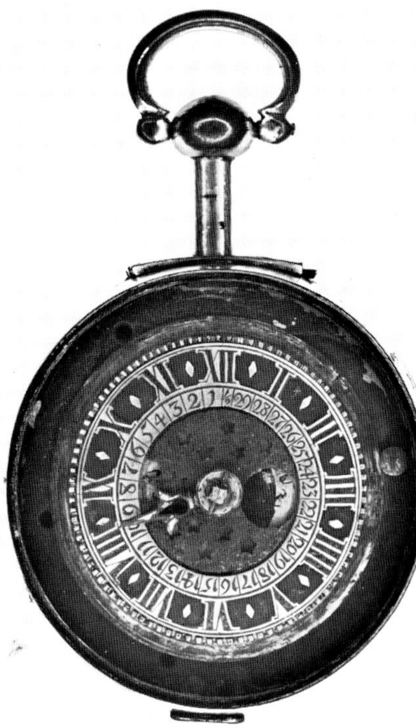

104 ▽

105 △

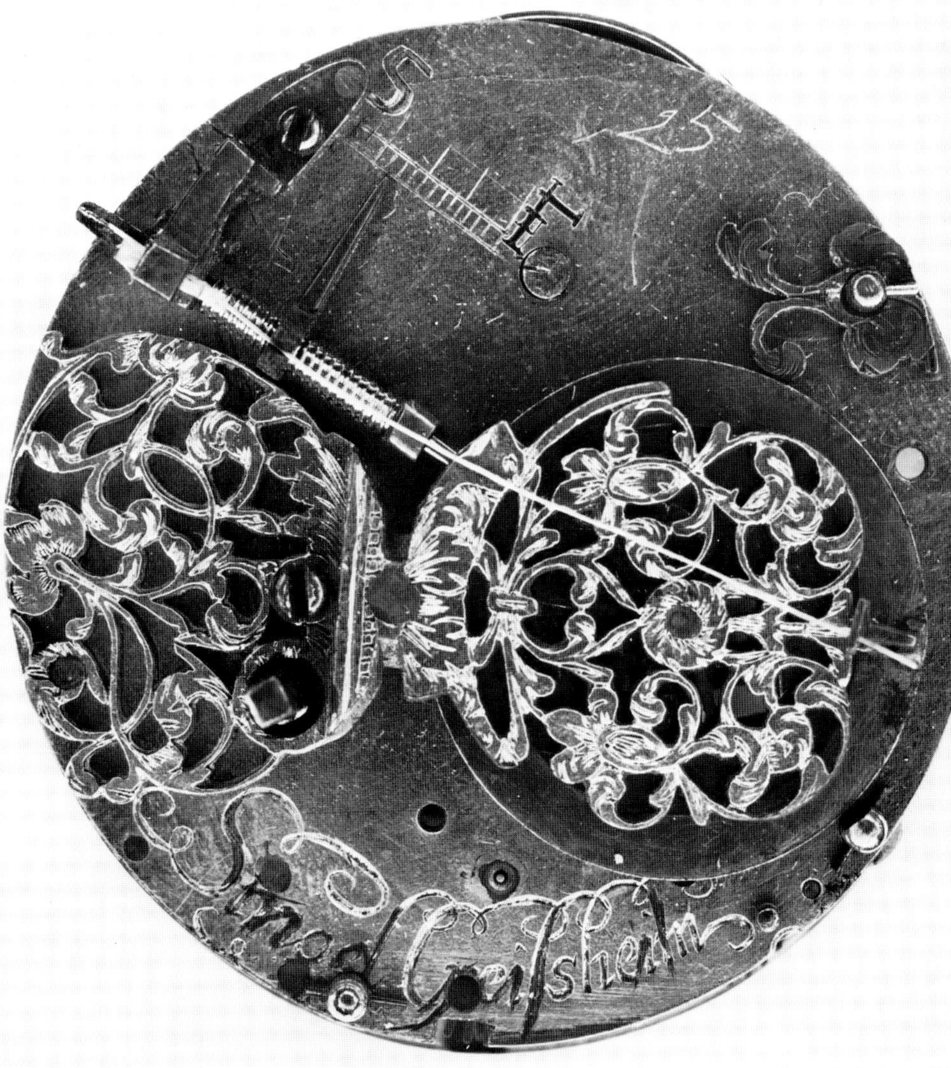

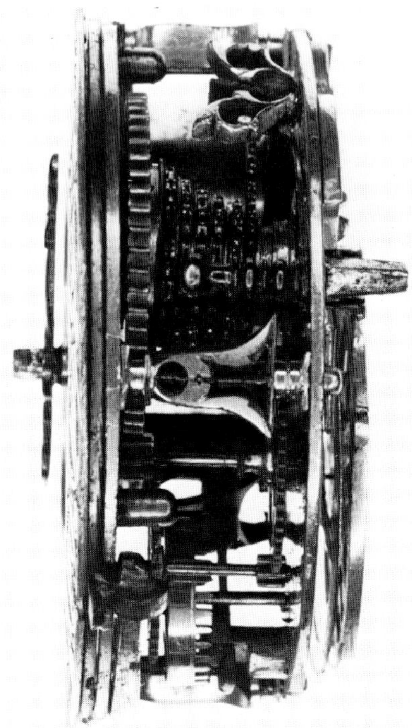

106 △

107 ▽

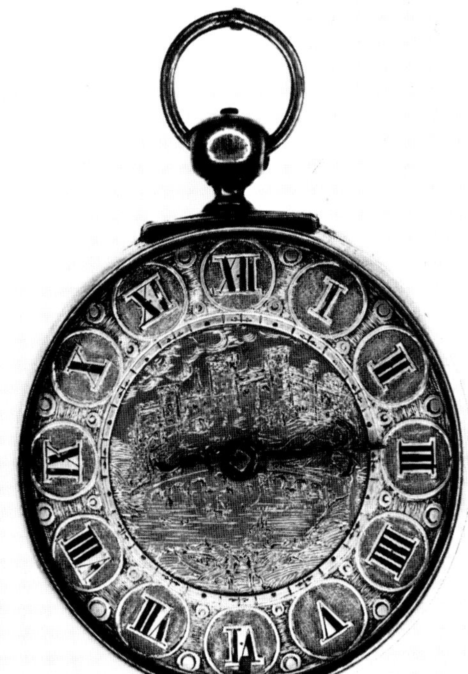

106–108 Taschenuhr in Silbergehäuse mit früher Spiralfeder, englisch, um 1680. Signiert: John Ebsworth, London. Das Gehäuse ist glatt. Silberzifferblatt mit römischen Zahlen. Im Zentrum eine Landschaftsgravur mit der Burg Windsor Castle. Ein Eisenzeiger. Das Werk hat tulpenförmig ausgesägte Pfeiler, Kette und Schnecke. Die »Spirale« der Unruhe führt erst vom Befestigungspunkt links gerade an der Wurmschraube vorbei und dann in einem Bogen zur Unruhwelle (Spindel) hin. Die Regulierung erfolgte am geraden Teil der Spirale, in dem ein kleiner Schiebeblock, durch den die Spirale führt, hin und her geschoben werden kann.

109 Oignon mit Wecker, französisch, um 1700. Signiert: Thurayle à Paris. Die Wandung des Silbergehäuses zeigt in feinster durchbrochener Silberschmiedearbeit Ranken und Blumen, dazwischen Jagdszenen mit Hunden, Hasen und Vögeln. Das Silberzifferblatt im Champlevé-Technik hat innen eine Viertelstundenteilung. Im Zentrum Weckzeiteinstellscheibe mit arabischen Zahlen 1 bis 11 im Gegenuhrzeigersinn. Darüber ein kurzer Eisenzeiger. Der Index der Weckerscheibe sitzt über der 12. Der Weckerhammer schlägt auf eine Glocke, die im Gehäuse befestigt ist. Vergoldetes Spindelwerk mit durchbrochener Brücke und graviertem Federhaus. ∅ = 49.

110 Silbertaschenuhr mit Übergehäuse, englisch, um 1670. Signiert: Benjamin Hill, London. Glattes Innengehäuse. Das Übergehäuse ist mit Leder überzogen und durch Silbernägel und Silberornamente verziert. Das Silberzifferblatt in Champlevé-Technik ist im Zentrum graviert und ziseliert. Ein geschmiedeter Eisenzeiger. Feuervergoldetes Spindelwerk mit Schnecke und Darmsaite. ∅ = 56.

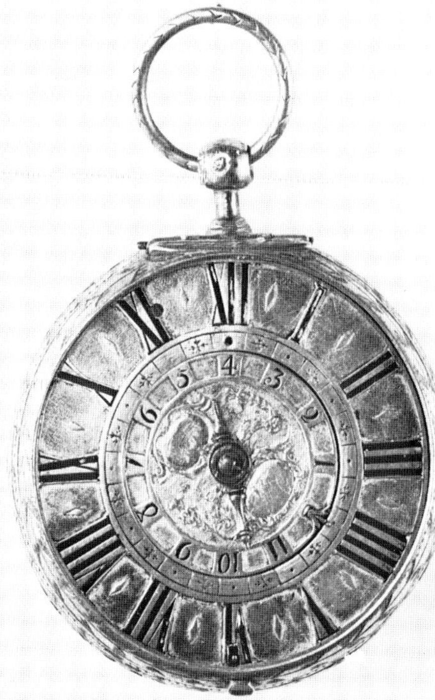

108 ▽

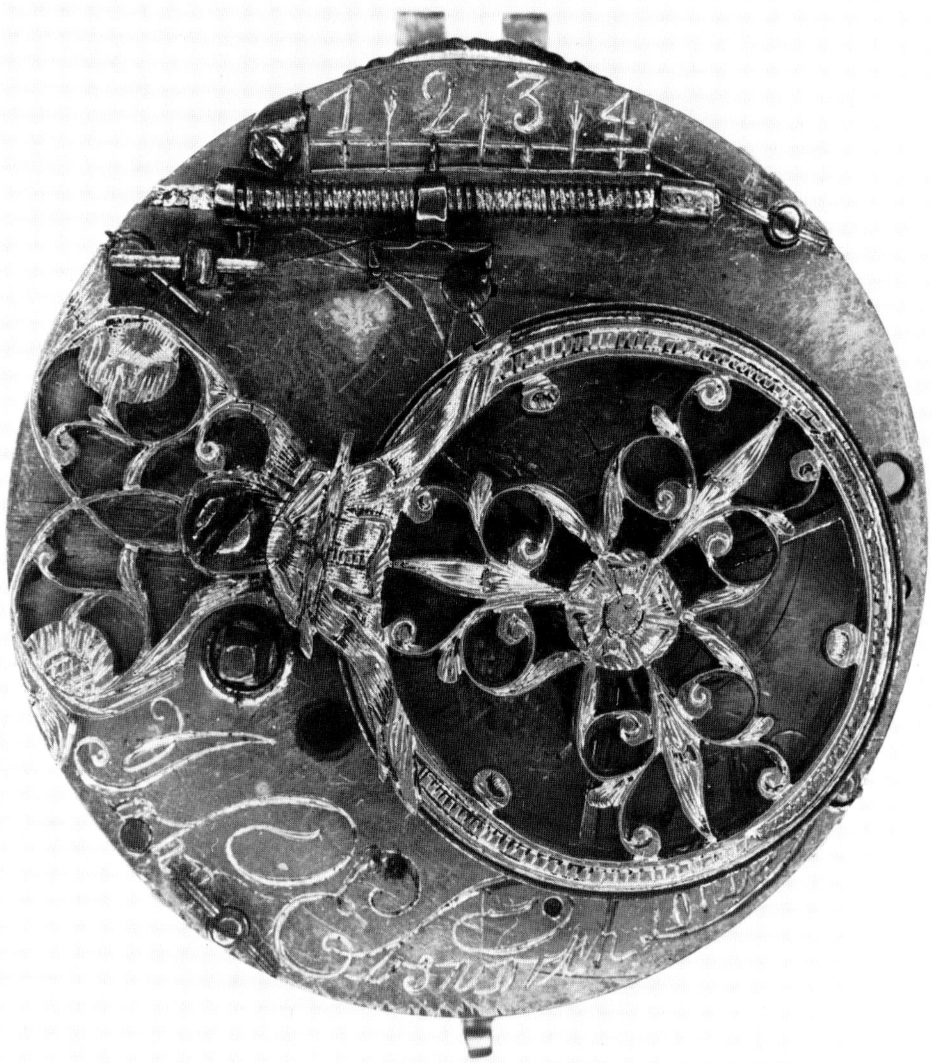

109 △

110 ▽

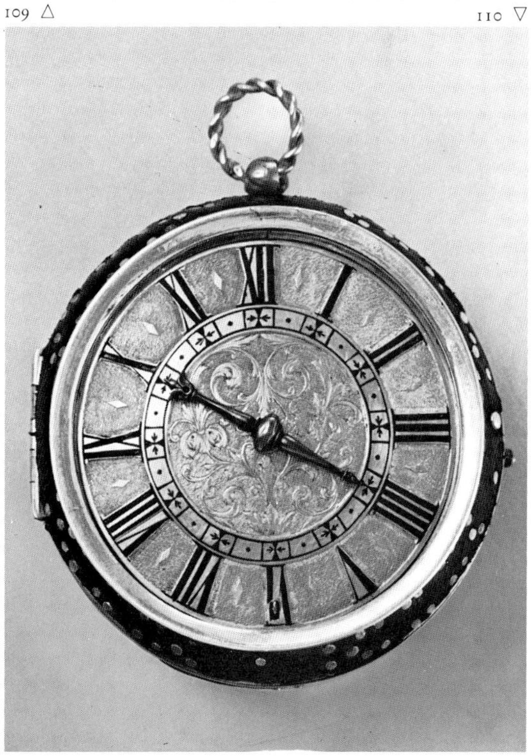

111 **Oignon mit Wecker**, englisch, um 1690. Signiert: (Daniel) Quare, London. Das durchbrochene Silbergehäuse mit Ranken und Tiermotiven hat einen extrem langen Pendant. (Vermutlich gab es noch ein zweites Übergehäuse.) Das erste Übergehäuse ist aus Walnußholz und hat in die Schale Silberornamente eingearbeitet. Im Zentrum des Silberzifferblattes befindet sich eine vergoldete Weckzeiteinstellscheibe mit festem Index (weist auf die VIII). Kleiner Eisenzeiger zur Zeitangabe. Die Aufzugslöcher für Wecker und Gehwerk befinden sich im Zifferblatt. Feuervergoldetes Spindelwerk mit Kette und Schnecke und durchbrochener Spindelbrücke. ∅ = 80.

112 **Oignon mit Wecker**, französisch, um 1680. Signiert: Nicolas Bouquet (Lyons) Nr. 188. Die Wandung des Silbergehäuses ist ornamental durchbrochen und fein graviert; rückseitig auf der Schale kleine gravierte Rosette. Das Silberzifferblatt im Champlevé-Technik hat im Zentrum eine vergoldete Weckerscheibe mit festem Zeigerindex bei der 12, Kurzer (abgebrochener) Eisenzeiger. Feuervergoldetes Werk mit profilierten Pfeilern, Kette und Schnecke und graviertem Federgehäuse. Spindelhemmung. ∅ = 50.

113 **Oignon mit Wecker**, wohl Genf, um 1680. Signiert: Louis Prevost (Saumur). Das mit Vögeln, Blumen und Früchten reich gravierte Gehäuse ist an den Wandungen durchbrochen. Die Glocke ist im Gehäuseboden montiert. Silberzifferblatt mit Weckerscheibe im Zentrum. Ein Eisenzeiger. Feuervergoldetes Spindelwerk mit »ägyptischen« Pfeilern. Werk mit Kette und Schnecke. Gravierte und durchbrochene Platinenabdeckung mit silbernem Regulierzifferblatt. Spindelbrücke in gleicher Art graviert und durchbrochen. Das Federgehäuse für das Weckerwerk ist graviert. ∅ = 50.

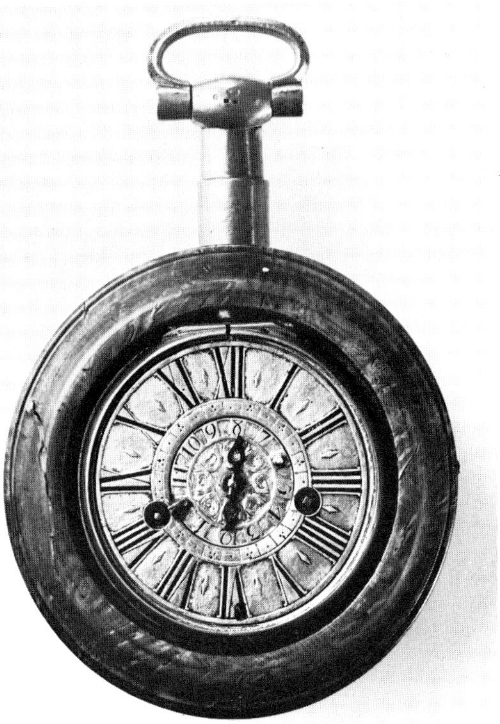

111 △

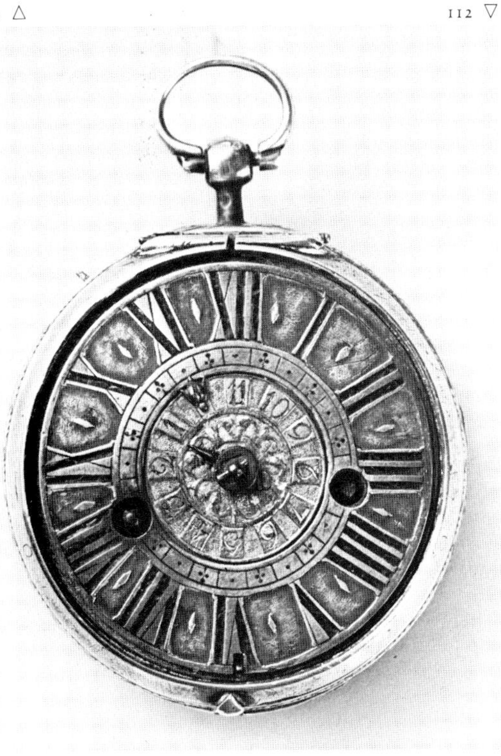

112 ▽

113 ▽

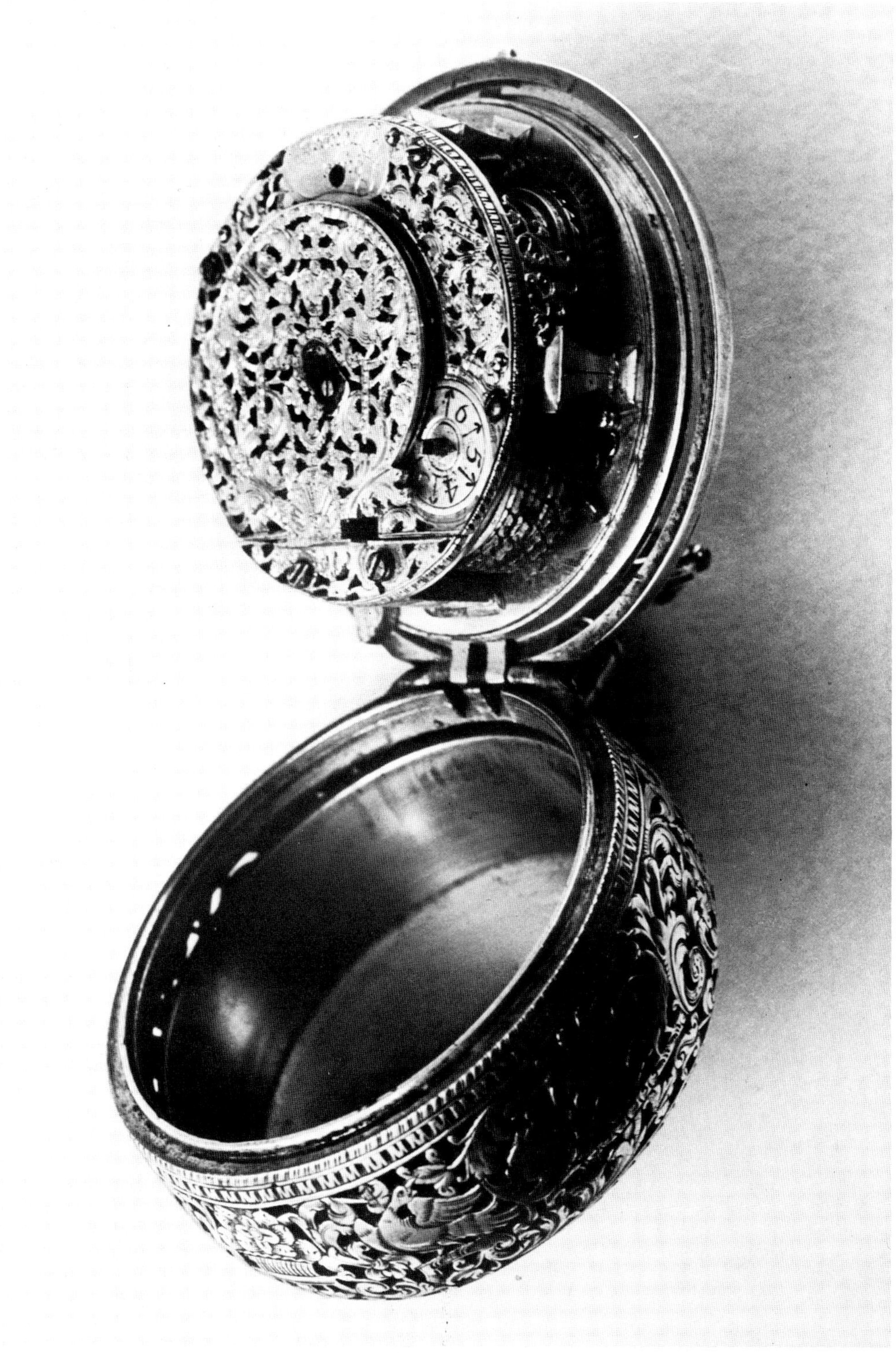

114 Oignon mit Viertelstundenrepetition, englisch, um 1710. Signiert: James Markwick, London Nr. 116. Glattes Gehäuse mit ornamental durchbrochener, gravierter Wandung mit Köpfen, Vögeln und Blumengewinde; Übergehäuse fehlt. Silberzifferblatt mit feinen Stahlzeigern. Feuervergoldetes Werk mit runden ziselierten Pfeilern. Schlagwerkauslösung durch Drücken des Pendants. Glocke im Gehäuse befestigt. Gravierte und durchbrochene Platinenabdeckung mit Regulierzifferblatt. Antrieb mit Kette und Schnecke. Großer durchbrochener Spindelkloben. Spindelhemmung. ∅ = 50.

115 Oignon mit Wecker, französisch, um 1700. Signiert: Thurayle à Paris. Die Gehäusewandung zeigt in feinster Silberschmiedearbeit Ranken und Blumen, dazwischen Hunde, Vögel und Hasen. Innen ist die Gehäuseglocke montiert. Silberzifferblatt in Champlevé-Technik, im Zentrum Weckerscheibe mit festem Index. Ein Eisenzeiger. Feuervergoldetes Spindelwerk mit runden Pfeilern. Auf der Platine offen liegendes Regulierzifferblatt. Antrieb mit Kette und Schnecke. Kleine durchbrochene Spindelbrücke. ∅ = 49.

116 Oignon in lederüberzogenem Messinggehäuse, französisch, um 1680. Signiert: Balthazar Martinot, Paris. Das Gehäuse ist mit Silbernägeln verziert. In das gravierte und ziselierte vergoldete Bronzezifferblatt sind die Emailkartuschen und der Viertelstundenring eingeschmolzen. Ein geschmiedeter Eisenzeiger. Feuervergoldetes Spindelwerk mit Kette und Schnecke. Große, geschlossene, gravierte und ziselierte Spindelbrücke mit Ausschnitt für Scheinpendel. Das Scheinpendel ist eine kleine runde Scheibe auf einem Unruhschenkel. Es »scheint«, als ob die Uhr ein kleines Pendel hätte. ∅ = 62, H = 38.

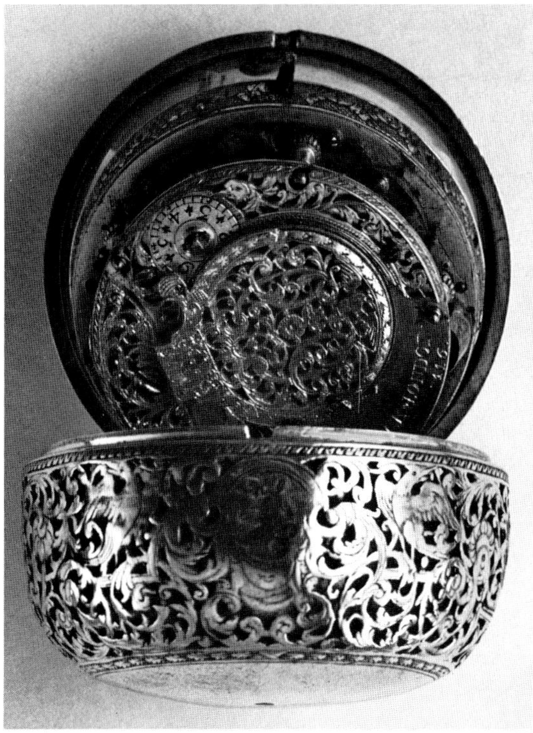

114 △

115 ▽

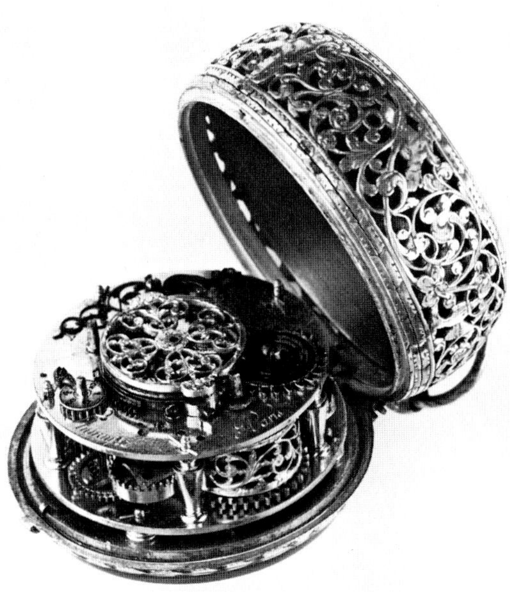

116 ▽

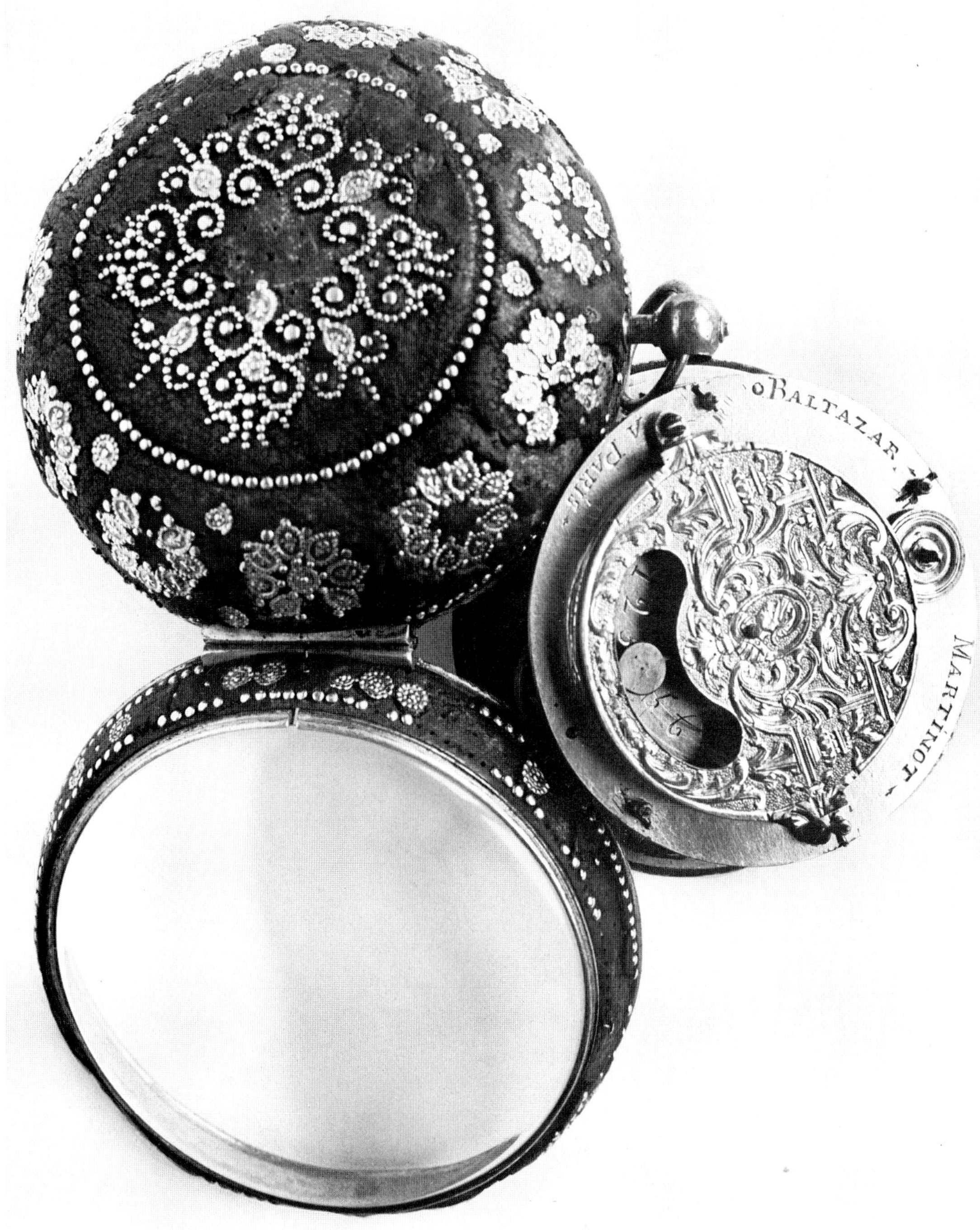

117–118 Silbertaschenuhr mit astronomischen Angaben, deutsch, um 1720. Signiert: D. P. Haber à Wolfenbüttel. Glattes Gehäuse und Übergehäuse. Zifferblatt mit vergoldetem schmalen Zifferring. Im äußeren Ring sind die Monate mit ihren Tageslängen angegeben. Die Ziffern für die Stundenangabe sind links IIII bis XII und rechts I bis VIII. Nach unten aus der Mitte gerückt vergoldete, bogenförmige Schattenskala mit arabischen Zahlen zweimal 4 bis 8. Darunter schmaler, versilberter und aufgesetzter Zifferring mit Datumkreis 1 bis 31 und innen die Planetenregenten für die Wochentagsangabe. Doppelter Stundenzeiger. Oben Zeichentäfelchen mit Tierkreiszeichen und Schieber für Schattenzeiger. Graviertes, feuervergoldetes Spindelwerk mit Kette und Schnecke. Spindelkloben mit Ausschnitt für Scheinpendel. ∅ = 53.

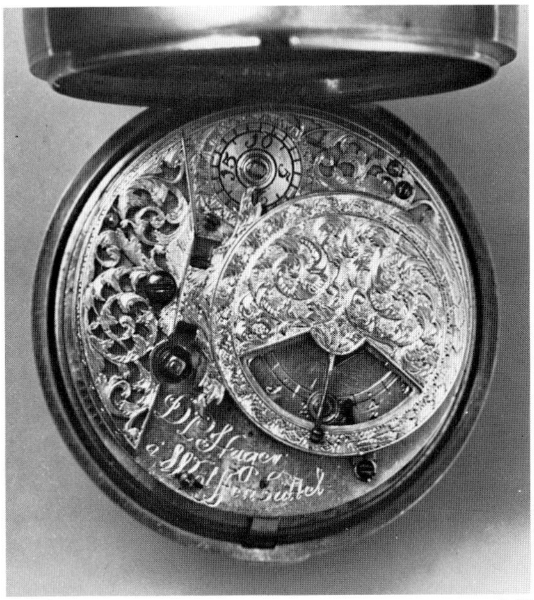

117 △

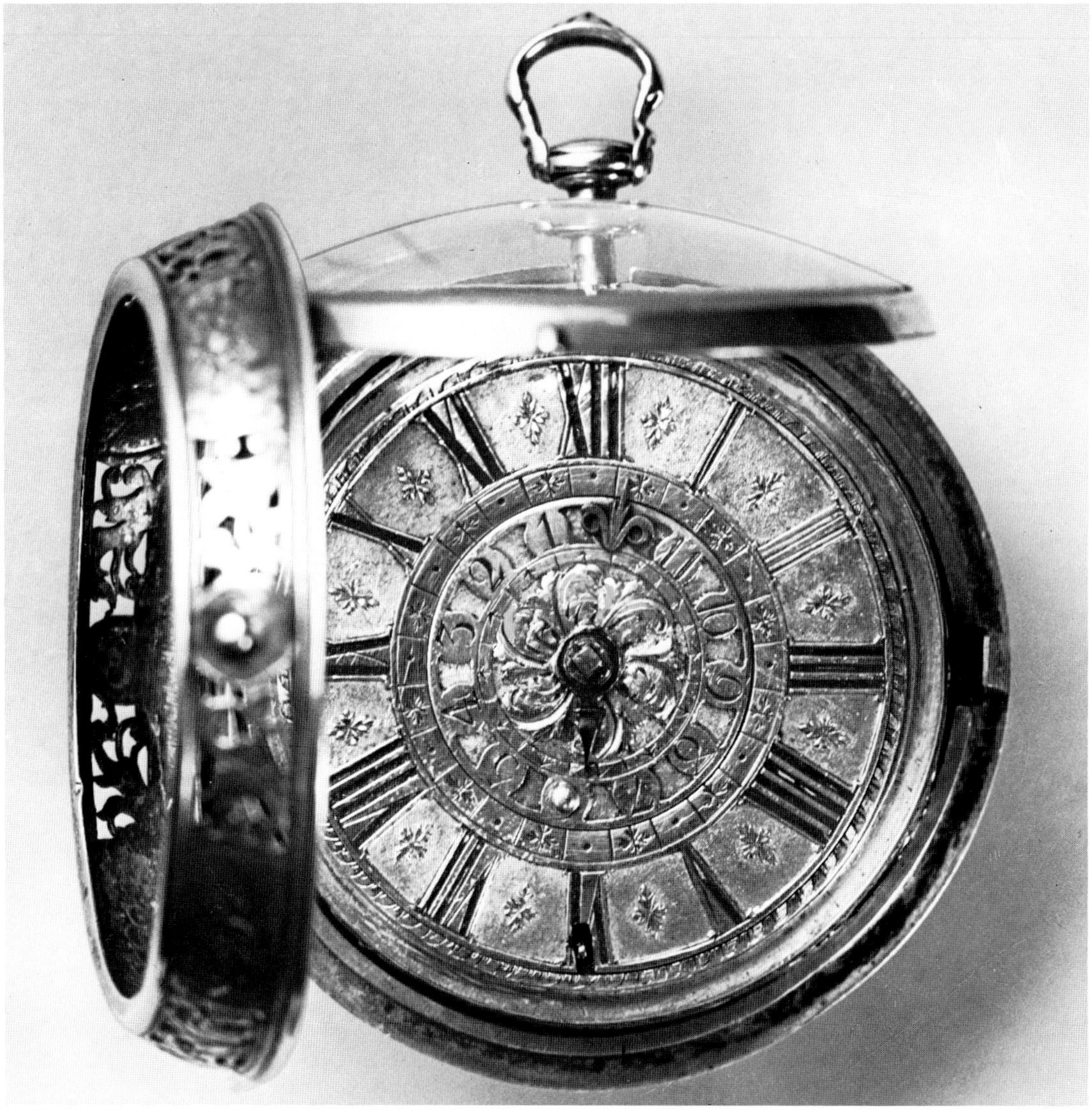

119 △

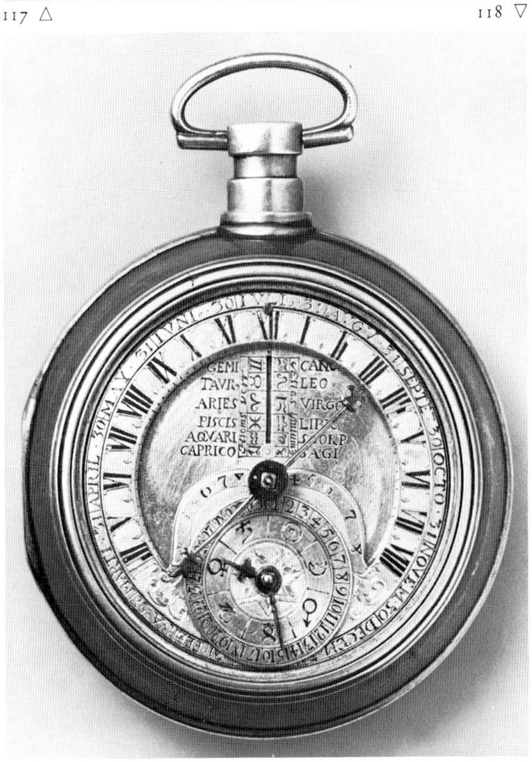

118 ▽

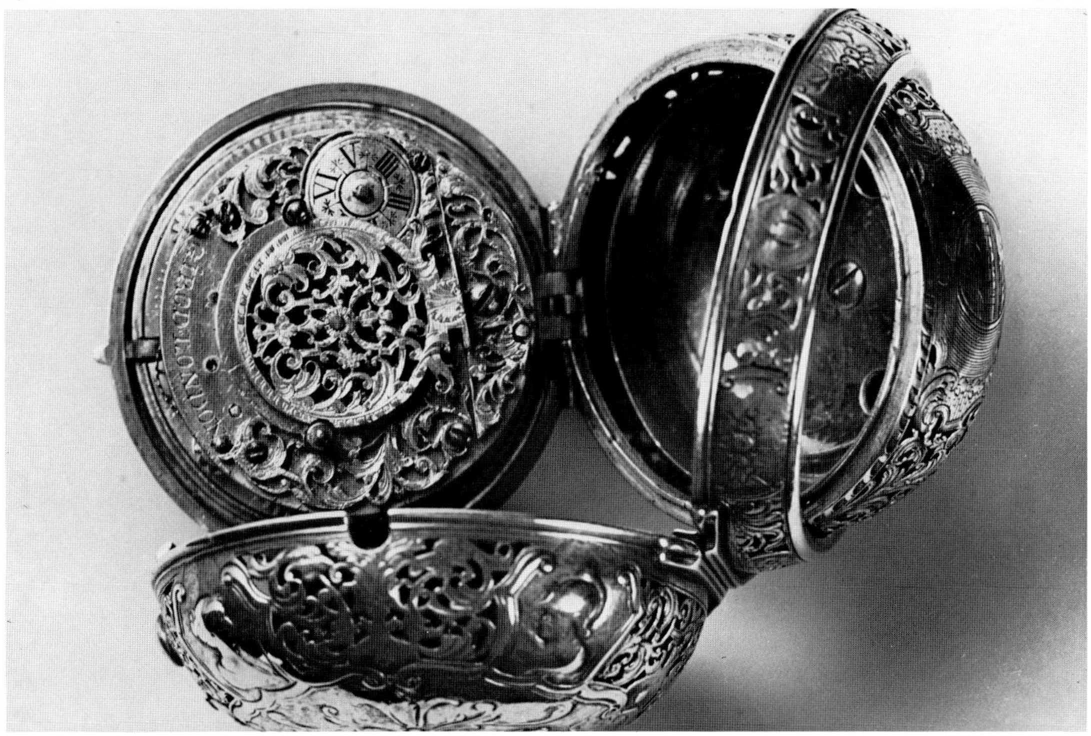

120 ▽

120/1–3 Oignon mit Viertelrepetition, französisch, um 1700. Signiert: De Salles, Caen. Graviertes und durchbrochenes Silbergehäuse mit seitlichem Scharnier. Weißes Emailzifferblatt mit angedeuteten erhöhten Kartuschen. Außen Minuteneinteilung mit arabischen Zahlen, innen Viertelstundeneinteilung. Gebläute massive Stahlzeiger. Hohes feuervergoldetes Spindelwerk. Pfeiler mit Silberverzierungen. Große ornamental gravierte und durchbrochene Spindelbrücke in Silber. Auf der Platine durchbrochene Silbermontierung und kleines Regulierzifferblatt für die Federvorspannung. Antrieb über Kette und Schnecke. Spindelhemmung. ∅ = 52.

120/1 ▽

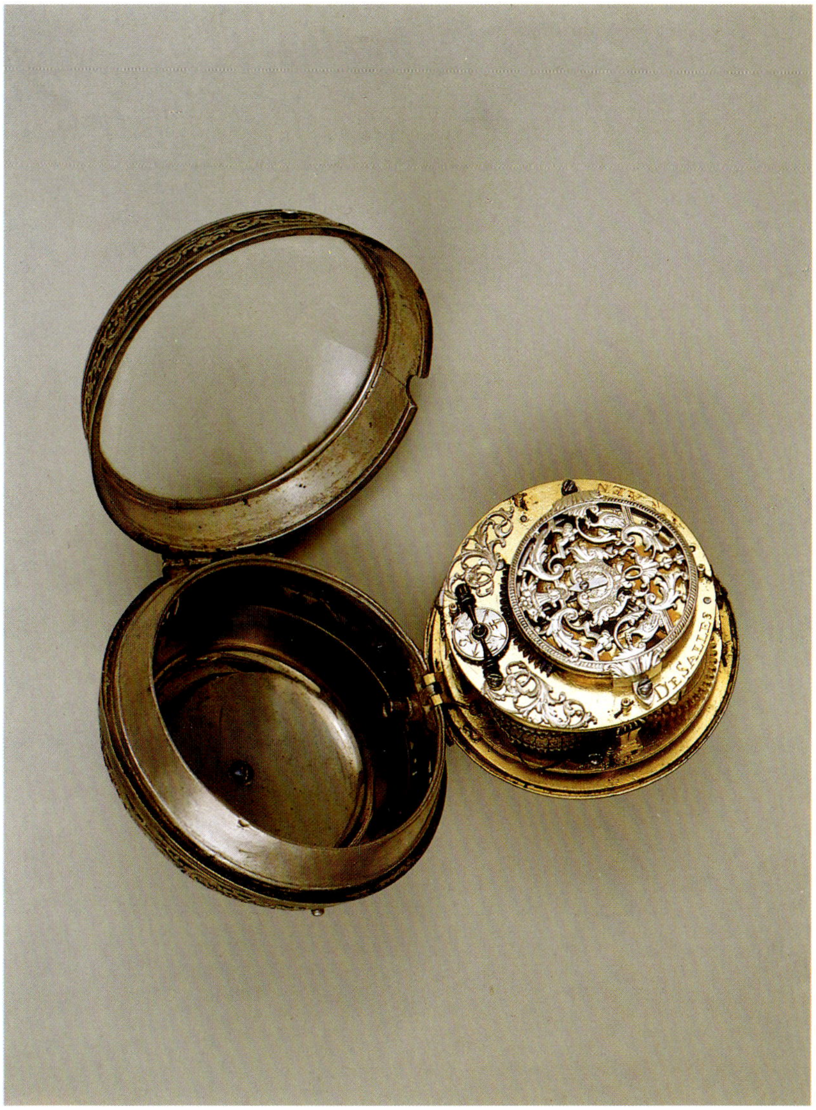

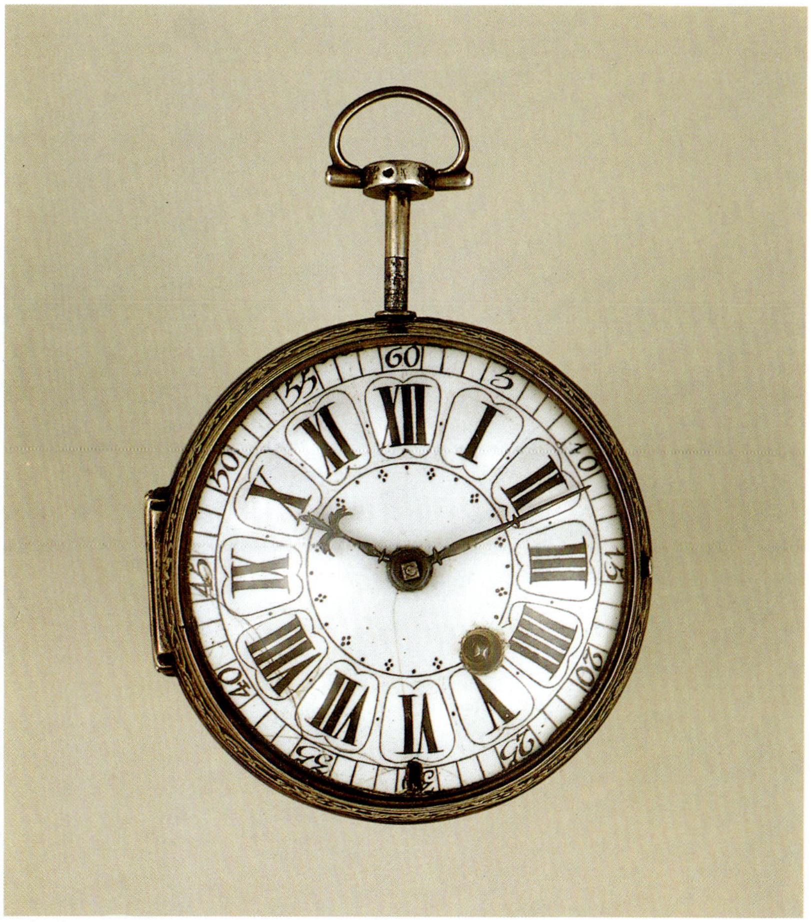

120/2 △

120/3 ▽

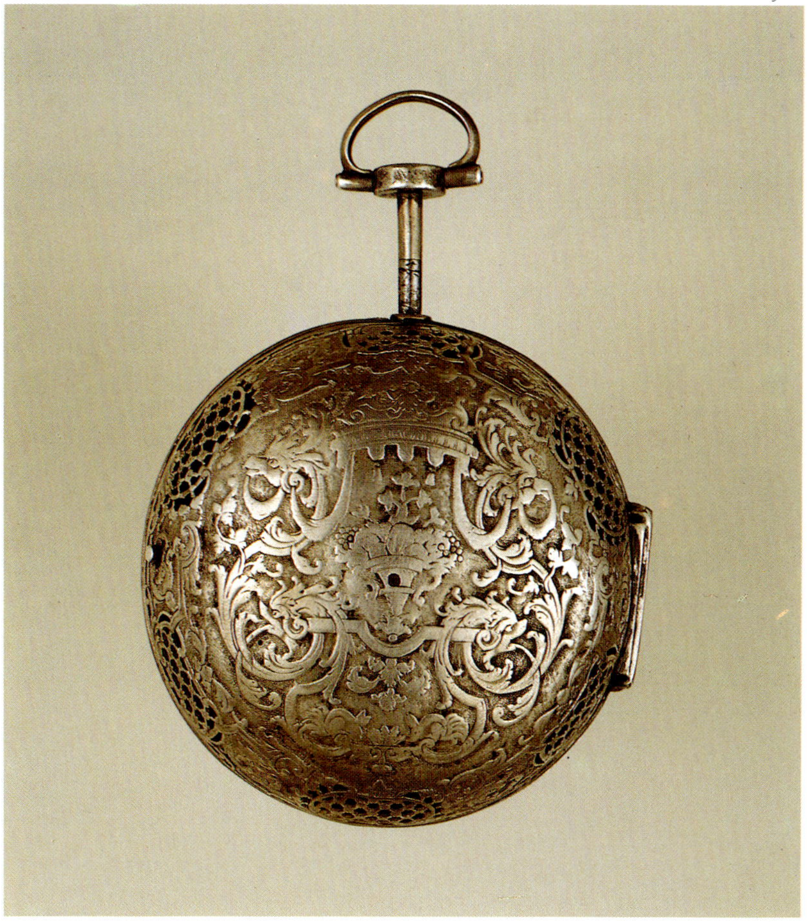

◁ **119–120 Oignon mit Wecker,** englisch, um 1690. Signiert: Girod London. Die Gehäusewandung ist mit kleiner Landschaftsszene graviert und durchbrochen. In gleicher Arbeit ist auch das Übergehäuse graviert, rankenförmig durchbrochen und teilweise getrieben. An der Wandung sind vier kleine Portraits. Silberzifferblatt in Champlevé-Technik, im Zentrum Weckerscheibe mit festem Zeigerindex und arabischen Zahlen 1 bis 11. Kleiner Eisenzeiger. Wecker auf Gehäuseglocke. Feuervergoldetes Spindelwerk mit Kette und Schnecke. Durchbrochene Platinenabdeckung mit silbernem Regulierzifferblatt. Spindelkloben graviert und durchbrochen. ∅ = 56.

120/4–5 Oignon, süddeutsch, um 1690. Signiert: Johann Leonhardt Bommel (Nürnberg). Doppeltes glattes Silbergehäuse. Champlevé-Zifferblatt mit römischen Stunden- und arabischen Minutenzahlen. Gebläute Poker- und Beetle-Stahlzeiger. Feuervergoldetes Werk mit balusterförmigen Pfeilern. Auf der Platine bezeichnet: Johann Leonhardt Bommel, Nürnberg. Die ganze Platine ist mit einem silbernen durchbrochenen Ornamentwerk abgedeckt. Im Fuß des Unruhklobens ist eine Blattfeder gelagert (deren wirksame Länge mittels Wurmschraube verstellbar), um den Gang der Unruh zu regulieren. Die Blattfeder führt über den Unruhklobel an die dreischenklige, polierte Stahlunruh. Spindelhemmung. ∅ = 53.

120/6–7 Oignon mit Übergehäuse, englisch, um 1680. Signiert: Hen Harper, London. Glattes Gehäuse mit glattem Übergehäuse. Champlevé-Zifferblatt mit römischen Zahlen. Außen Datumsangabe 1–31 und dazwischen vergoldeter Ring mit Datumzeiger. Gebläuter Tulpenzeiger in Stahl. Hohes feuervergoldetes Werk mit Kette und Schnecke. Filigrane Werkpfeiler mit Delphin-Motiv. Durchbrochener Unruhkloben mit kleinem Fuß. Daneben kleines silbernes Regulierzifferblatt. Spindelhemmung. ∅ = 53.

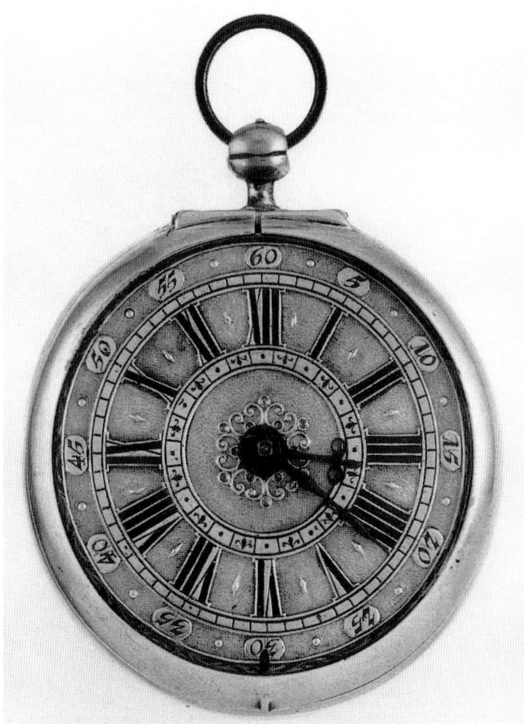

120/4 △

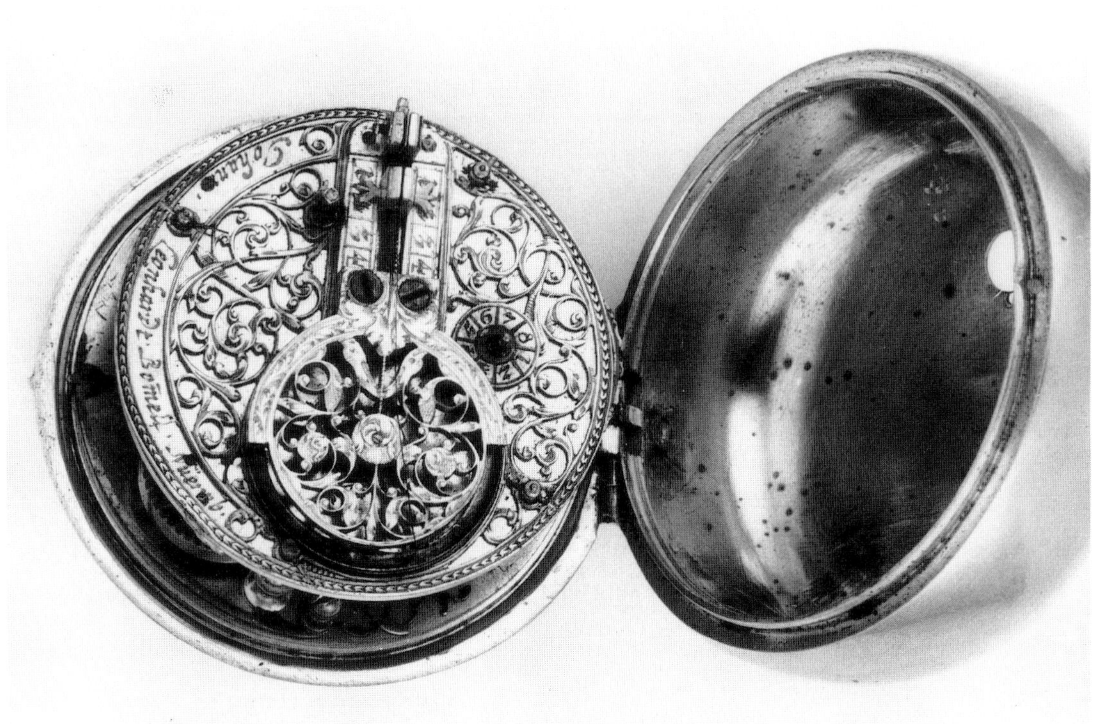

120/5 △

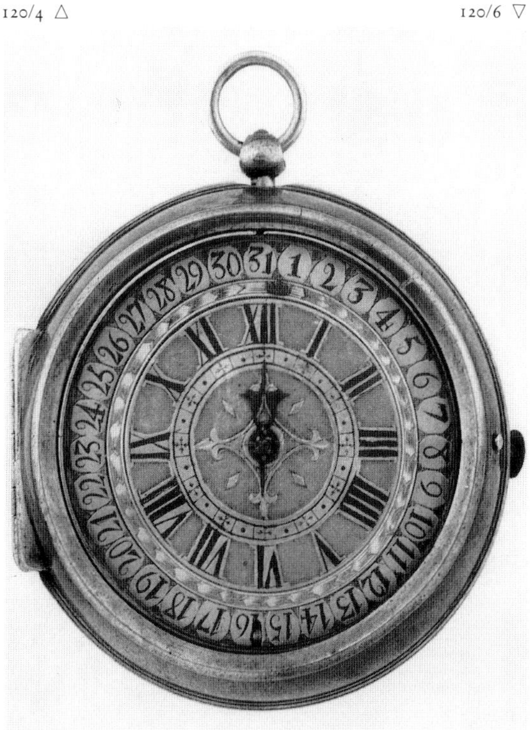

120/6 ▽

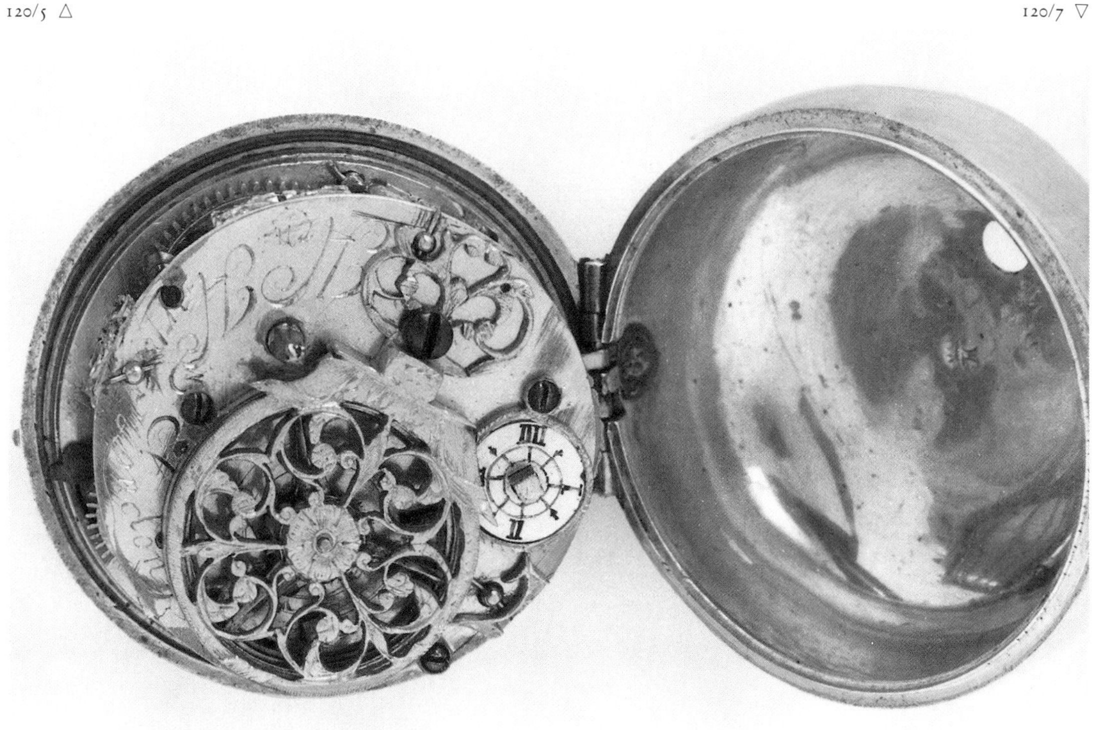

120/7 ▽

121–122 Oignon mit Übergehäuse, englisch, um 1730. Signiert: Rob(er)t Sainsbury, Chippenham. Glattes Gehäuse und glattes Silberübergehäuse. Silberzifferblatt in Champlevé-Technik. Zwei Stahlzeiger. Im Zentrum halten ein Löwe und ein Einhorn das Signaturschild. Feuervergoldetes Spindelwerk mit Kette und Schnecke. Gravierte und durchbrochene Platinenabdeckung mit silbernem Regulierzifferblatt. Große gravierte und durchbrochene Spindelbrücke mit Vogel, Blumen und Maske. ∅ = 55.

123–124 Oignon mit Übergehäuse und Datum, holländisch, um 1730. Signiert: William Gib, Rotterdamm. Gehäuse und Übergehäuse sind beide aus Silber und glatt. Silberzifferblatt in Champlevé-Technik. Im Zentrum über der VI kleines rundes Fenster für die Datumangabe. Zwei Stahlzeiger. Feuervergoldetes Spindelwerk mit Kette und Schnecke und vasenförmig ausgeschnittenen Pfeilern. Gravierte und durchbrochene Platinenabdeckung. Spindelkloben halbgeschlossen mit großem Ausschnitt für Scheinpendel, auf der geschlossenen Seite Gravur mit Putte, Ranken und Blumen. ∅ = 55.

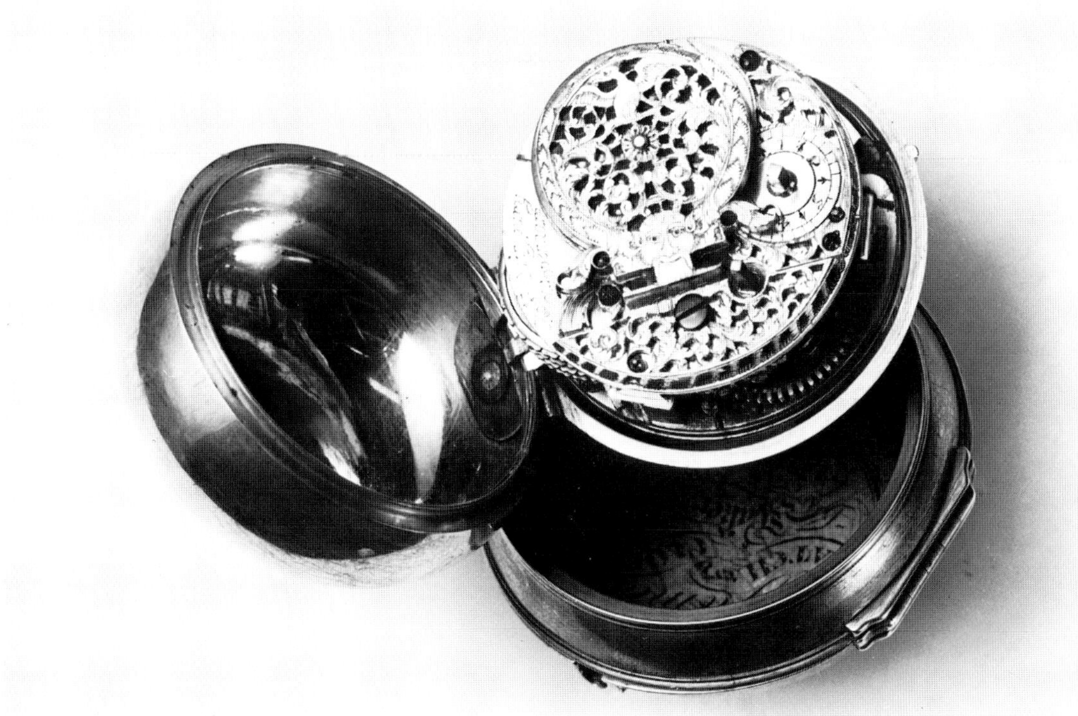

121 △

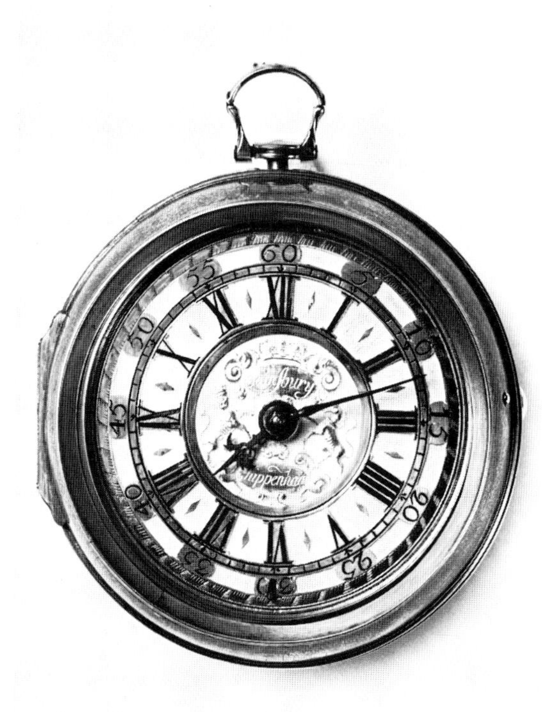

122 △

123 ▽

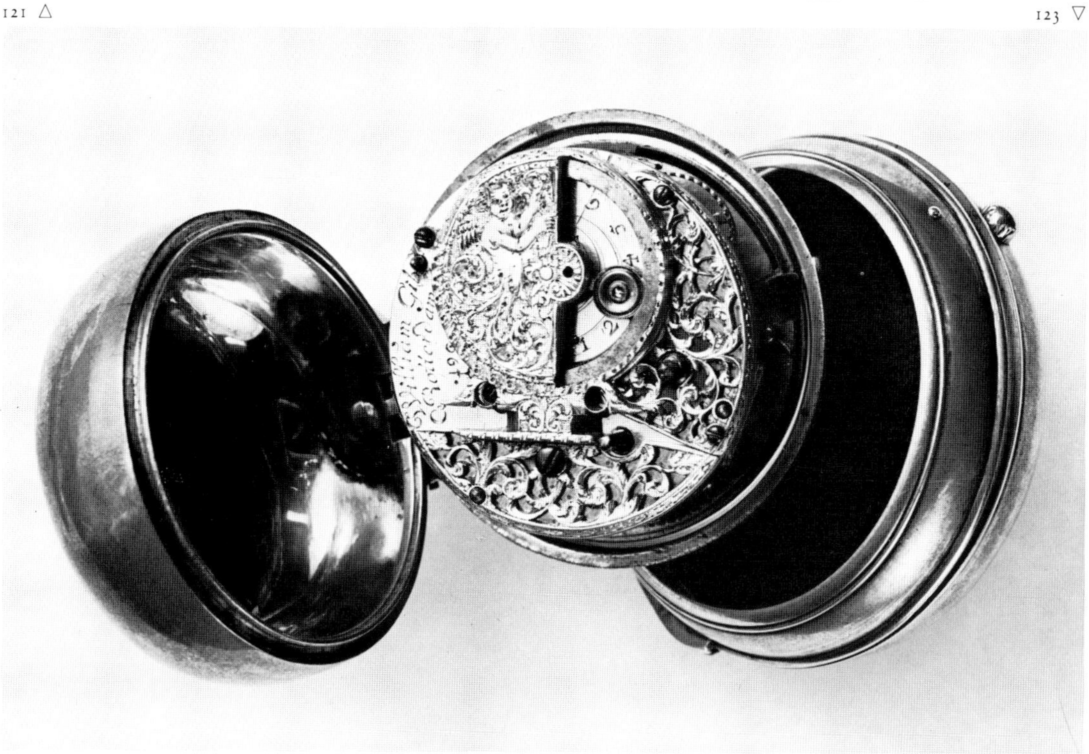

124 ▽

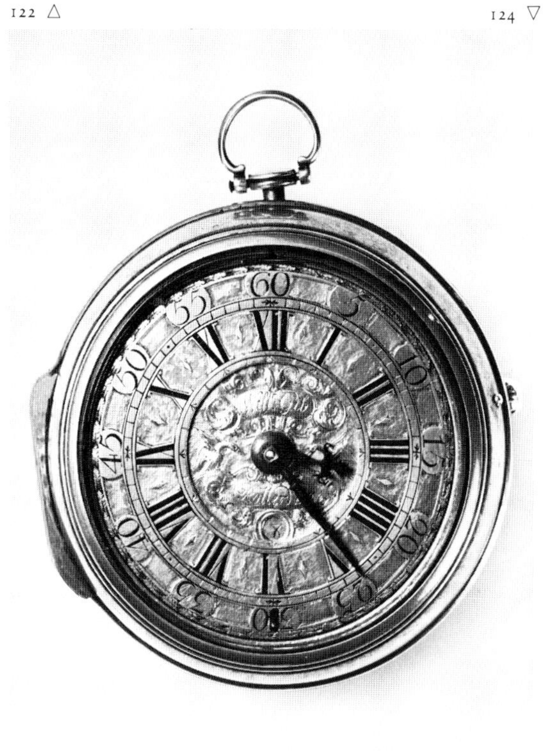

125 Vier französische Spindelbrücken aus der Zeit 1660 bis 1700 Der symmetrische Aufbau des Ornamentes, der Vögel, Vasen und des Blätterwerks, sind kennzeichnend für diese Zeit. Meist findet man ähnliche Brücken auf Oignons. Der länglich gebogene Ausschnitt ließ ein Scheinpendel, das auf einem Unruhschenkel montiert war, erkennen. Diese frühen Brücken überdeckten fast das ganze Werk.

126 Oignon, englisch, um 1770. Signiert: F. Armand, London (Werk vermutlich französischer Herkunft). Glattes, stark gewölbtes Gehäuse. Das weiße Emailzifferblatt ist gewellt. Zwei Stahlzeiger. Feuervergoldetes Spindelwerk mit Kette und Schnecke. Eckige Pfeiler. Um den Rand der oberen Platine ist ein ziseliertes Silberband gelegt. Das Regulierzifferblatt in Champlevé-Technik ist aus Silber, ebenso die gravierte und durchbrochene große Spindelbrücke. Blau angelassener Stahlzeiger zur Regulieranzeige. ∅ = 52.

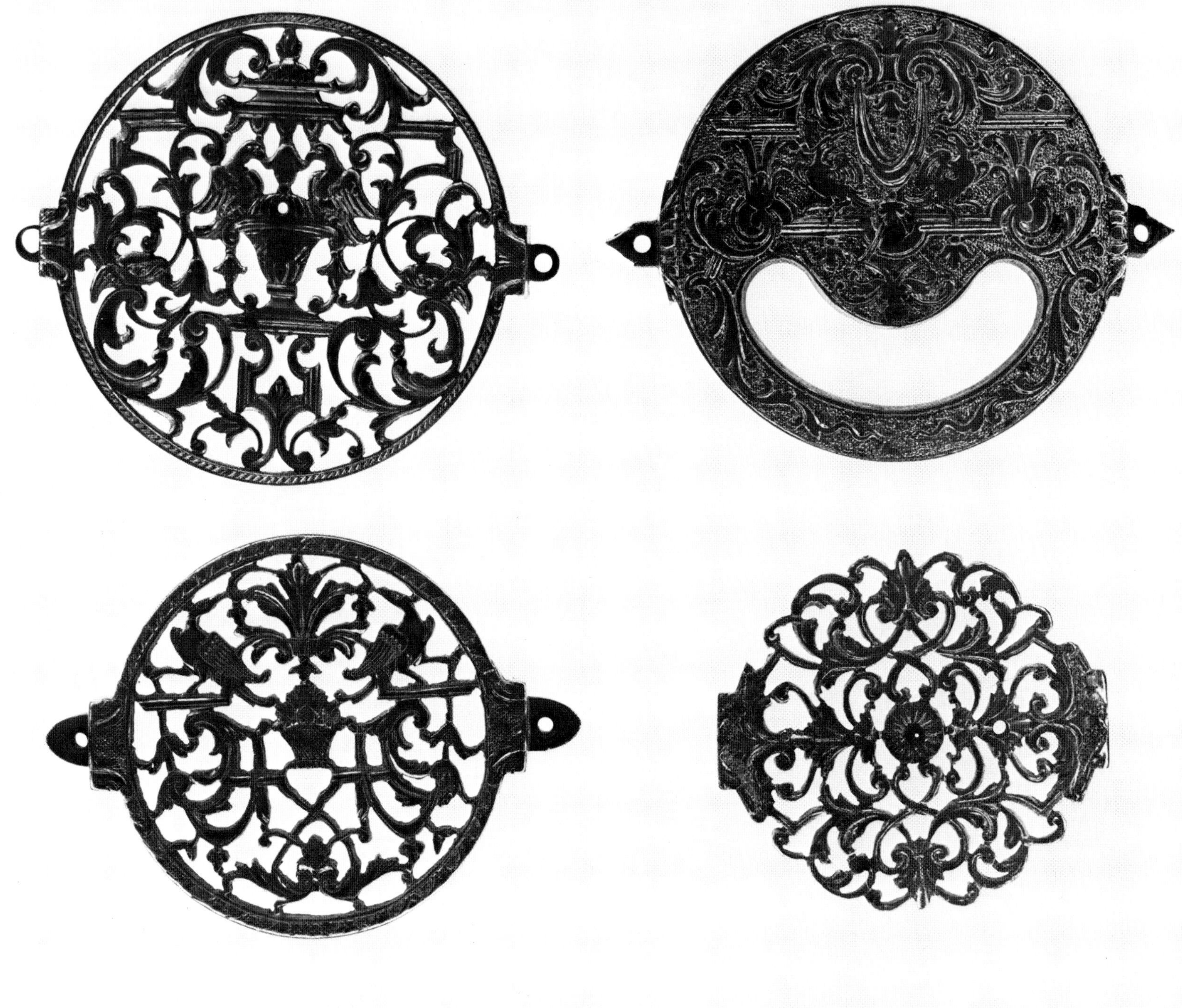

127 Schmuck-Anhängeruhr, um 1760. Das Gehäuse ist in feinster Juwelierkunst hergestellt und mit Edelsteinen besetzt. Im Durchbruch des Zifferblattes mit türkischen Zahlen ist die Unruhe zu erkennen. Das Aufzugsloch ist im Zifferblatt. Das Feuervergoldete Spindelwerk mit Kette und Schnecke hat eckige Werkpfeiler. Die ganze obere Platine ist mit einer gravierten Platte abgedeckt. ∅ = 42, H = 29.

128 Silbertaschenuhr, englisch, um 1720. Signiert: John May, London Nr. 4976. Glattes Innengehäuse mit reich getriebenem Übergehäuse, auf dem figürliche Szenen dargestellt sind. Das Emailzifferblatt ist im Minutenkranz gewellt. Zwei vergoldete Zeiger. Feuervergoldetes Spindelwerk mit blumenvasenförmigen Pfeilern. Platinenabdeckung graviert und durchbrochen. Halbseitig geschlossener und gravierter Spindelkloben mit großem Ausschnitt für Scheinpendel. Kette und Schnecke. ∅ = 50.

129 Oignon mit Wecker, französisch, um 1690. Signiert: Bénédict Brazier. Gehäuse mit glatter Silberschale und durchbrochener Wandung. Glocke im Gehäuseboden montiert. Schlichtes Silberzifferblatt in Champlevé-Technik. Im Zentrum Weckerscheibe mit den Zahlen 1 bis 12. Feuervergoldetes Spindelwerk mit Kette und Schnecke. Durchbrochene und gravierte Platinenabdeckung mit Regulierzifferblatt. Große Spindelbrücke mit Vögeln, Blumenvase und Maske. Spindelhemmung mit kurzer Spirale. ∅ = 47, H = 29.

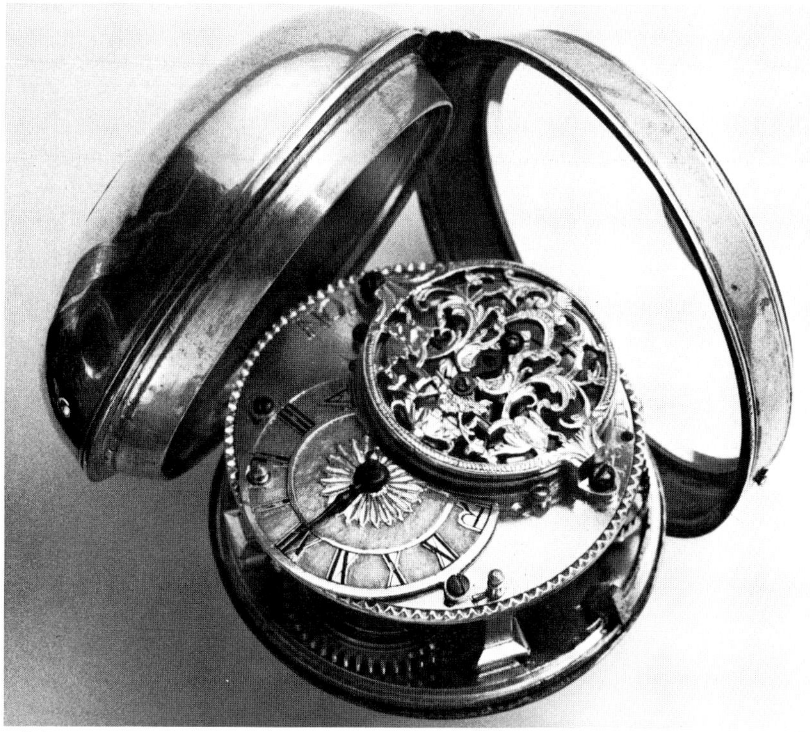

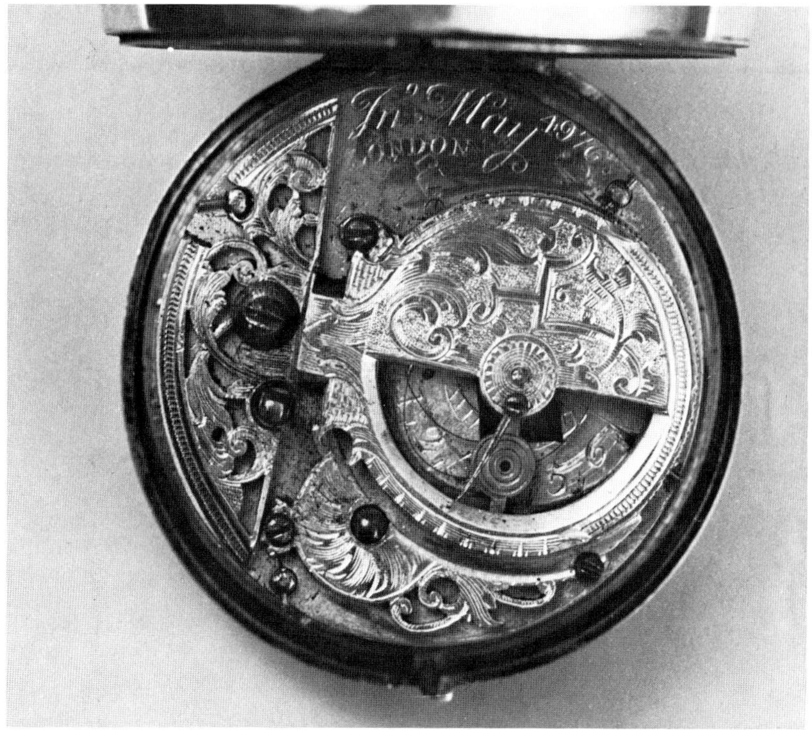

126 △ 127 ▽ 128 △ 129 ▽

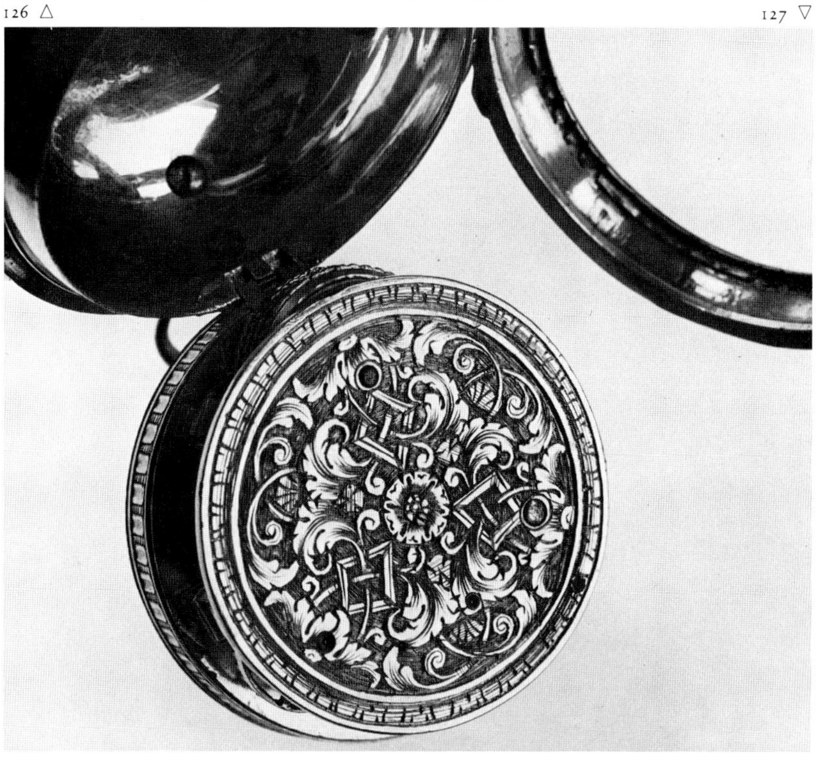

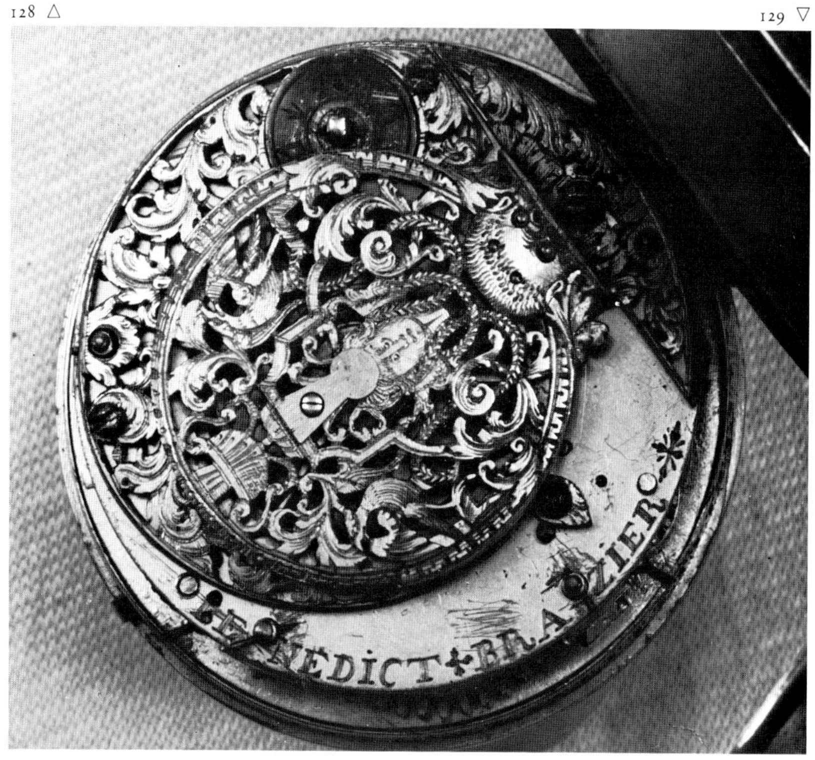

130 **Silbertaschenuhr mit vier Fenstern**, englisch, um 1700. Signiert: Davis, London, Nr. 606. Glattes Silbergehäuse mit Übergehäuse. Das Zifferblatt ist in Champlevé-Technik graviert und ziseliert. Es hat vier kleine Fenster. Im oberen ein kleines Scheinpendel, links das Regulierzifferblatt mit arabischen Zahlen, rechts eine Merkscheibe für die Federvorspannung, unten ist das Stundenzifferblatt mit römischen Zahlen sichtbar. Die Indikation wird jeweils über einer kleinen Nase abgelesen. Außen herum liegen die Minutenangaben. Ein großer Minutenzeiger. Feuervergoldetes Spindelwerk mit Kette und Schnecke. ∅ = 59, H = 36.

131 **Seitenansicht eines Spindelwerkes**, um 1720. Silbernes Zifferblatt in Champlevé-Technik. Deutlich erkennt man die erhabenen Flächen, in die die Stunden- und Minutenzahlen eingraviert sind. Die Flächen dazwischen sind herausgestochen. Unter dem Scharnier (rechts) der Vierkant A der Wurmschraube für die Federvorspannung. Das Werk hat »ägyptische« Pfeiler und eine durchbrochene Halterung B für den Kettenniederhalter, der nach ca. 4 Umgängen das Aufziehen blockiert.

132 **Silbersavonnette mit Tag- und Nachtanzeige**, englisch, um 1710. Signiert: Geo(rge) Shute, London Nr. 110. Glatte Gehäuseschale mit Sprungdeckel, Front mit kleinem gravierten Monogramm. Graviertes und ziseliertes Silberzifferblatt mit halbkreisförmiger Stundenteilung von VI bis VI. Außen herum Minutenstriche und -zahlen. Minutenzeiger aus der Mitte. Die Stunden werden mit einer unter dem Zifferblatt sich drehenden Scheibe angezeigt, die 12 Nachtstunden symbolisch mit dem Mond und die 12 Tagesstunden entsprechend mit der Sonne (verdeckt). Aus der Mitte nach unten gerücktes Signaturschild mit Vögeln und

130 ▽

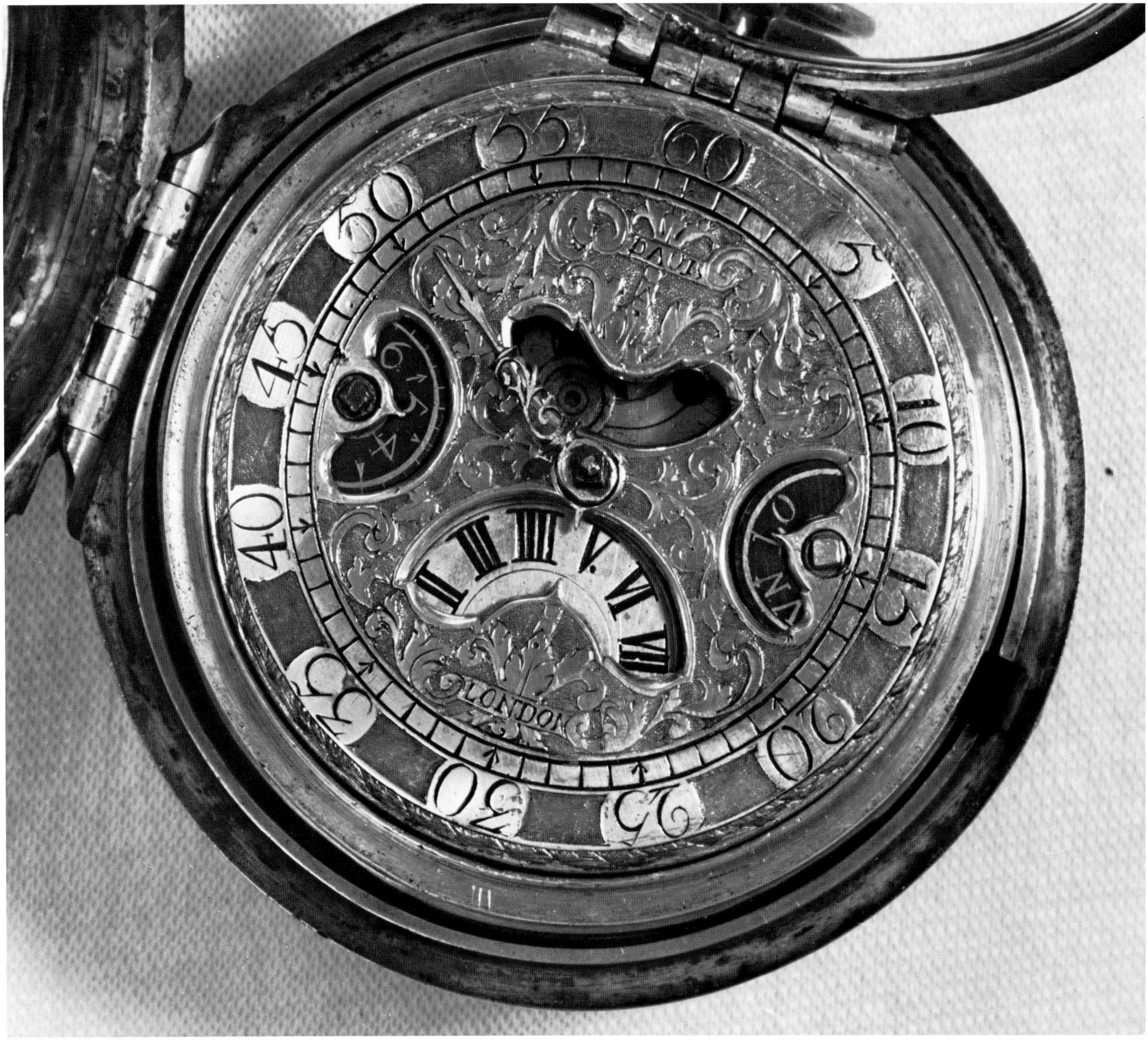

Girlanden eingefaßt. Feuervergoldetes Spindelwerk mit Kette und Schnecke, ∅ = 53.

133 Silbertaschenuhr mit Übergehäuse, englisch, um 1700. Signiert: Quare, London. Glattes Innengehäuse. Das hornverkleidete Übergehäuse ist mit Silbernägeln verziert. Silberzifferblatt in Champlevé-Technik mit halbkreisförmiger Stundenangabe in römischen Zahlen VI bis VI. Außen herum Minutenstriche und -zahlen. Minutenzeiger aus der Mitte. Die Stunden werden durch eine sich unter dem Zifferblatt drehende Scheibe tagsüber mit der Sonne und des Nachts symbolisch mit dem Mond angezeigt. Sterne und Wolken sollen Tag und Nacht veranschaulichen. Feuervergoldetes Spindelwerk mit Kette und Schnecke. ∅ = 56.

134 Oignon mit Übergehäuse, englisch, um 1700. Signiert: Richard Colston, London Nr. 217. Glattes Innengehäuse, Schildpatt-Übergehäuse mit Ziernägeln und eingelegten Silberdrähten, Vögeln und Blumen. Silberzifferblatt in Champlevé-Technik. An Stelle der üblichen Zahlen stehen hier Buchstaben: RICHARD:BAUGH. Zwei Zeiger. Feuervergoldetes Spindelwerk mit Kette und Schnecke. Durchbrochene Platinenabdeckung mit silbernem Regulierzifferblatt und großem durchbrochenen Spindelkloben. ∅ = 47, H = 28.

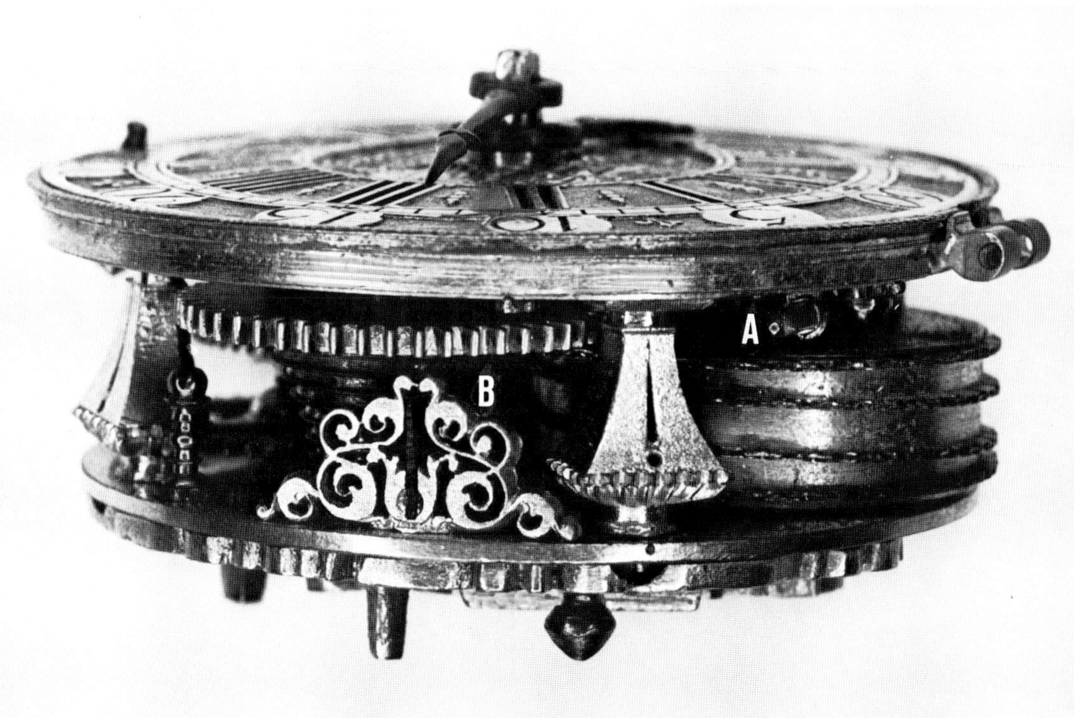

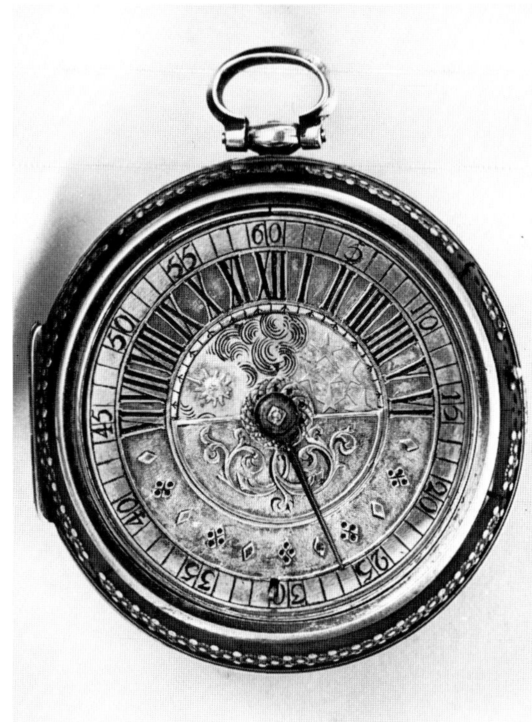

131 △ 132 ▽ 133 △ 134 ▽

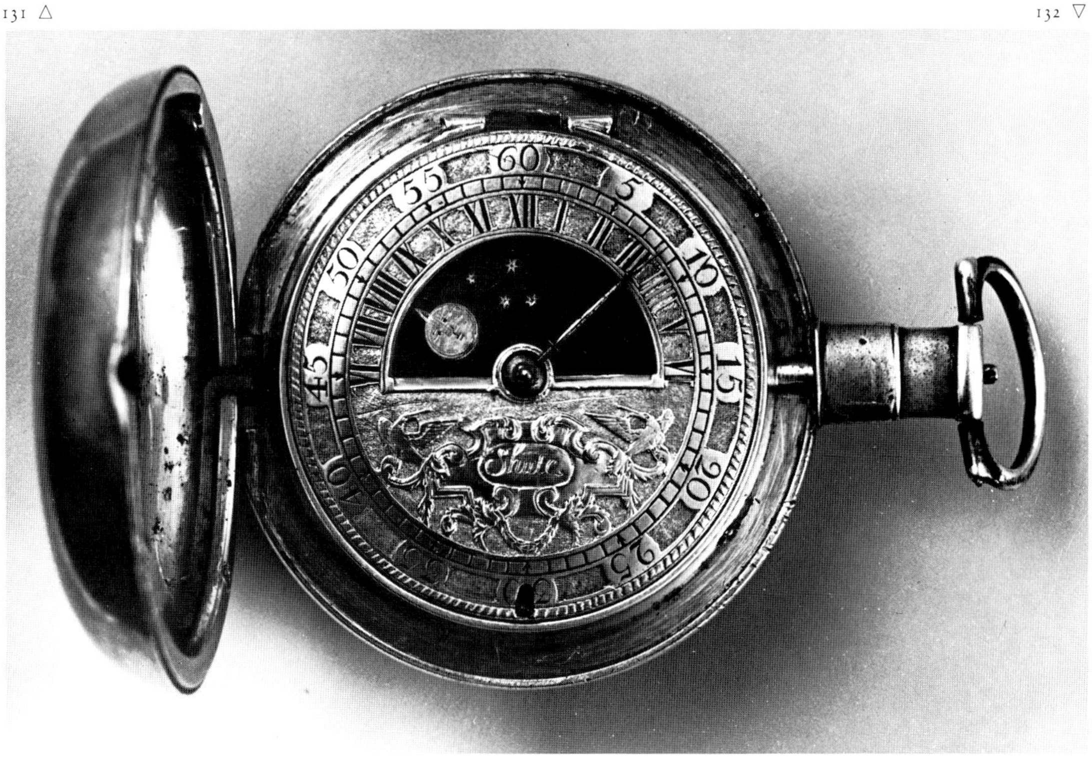

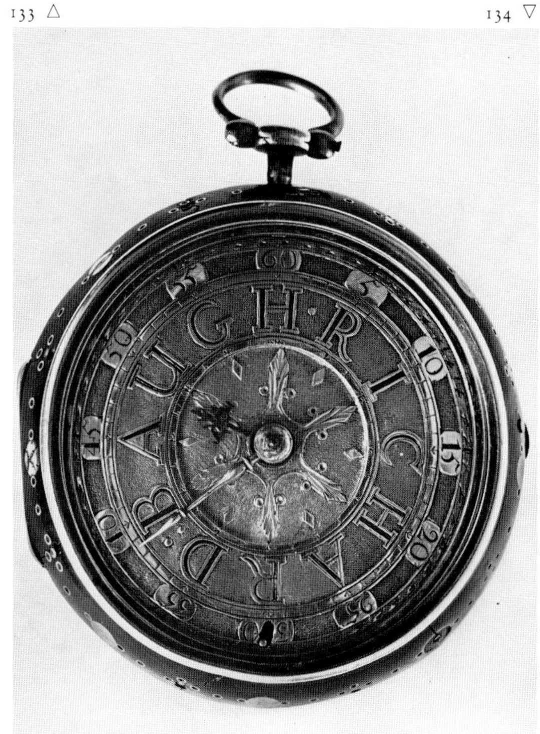

135 Oignon mit Datum, englisch, um 1730. Signiert: Graham London. Glattes Innengehäuse. Das silberne, reich getriebene Übergehäuse zeigt zwei antike Krieger, gerahmt von vier kleinen Medaillons. Vergoldetes Silberzifferblatt in Champlevé-Technik mit Poker- und Beetle-Zeigern. Zwischen den Stundenzahlen kleine Goldrosetten. Im Zentrum Signaturschild und nach unten aus der Mitte gerücktes Fenster für Datum. Zwei Zeiger. Feuervergoldetes Spindelwerk mit Kette und Schnecke. ∅ = 58.

136 Oignon in Goldgehäuse mit Selbstschlag, englisch, um 1710. Signiert: Joshua Wilson, London. Die Wandung des reich gravierten Innengehäuses zeigt von Blättern und Girlanden gerahmte Vögel und kleine Medaillons. Das ebenfalls durchbrochene Übergehäuse in Gold zeigt in ähnlicher Arbeit vier Landschaftsszenen. Goldzifferblatt in Champlevé-Technik mit schwarz ausgelegten Stunden- und Minutenzahlen. Im Zentrum Signaturschilder. Zwei feine Stahlzeiger. Feuervergoldetes Spindelwerk mit selbständig stündlich auslösendem Schlagwerk auf Gehäuseglocke. Gehwerk mit Kette und Schnecke. ∅ = 60.

137–138 Oignon mit Übergehäuse, englisch, um 1720. Signiert: Dufour, London Nr. 440. Glattes Innen- und Übergehäuse aus Silber. Silberzifferblatt in Champlevé-Technik. Im Zentrum Signaturschild von Löwe und Einhorn getragen. Zwei Stahlzeiger. Feuervergoldetes Spindelwerk mit gravierter Platinenabdeckung und silbernem Regulierzifferblatt. Werk mit »ägyptischen« Pfeilern, Kette und Schnecke. Großer gravierter und durchbrochener Spindelkloben. ∅ = 58.

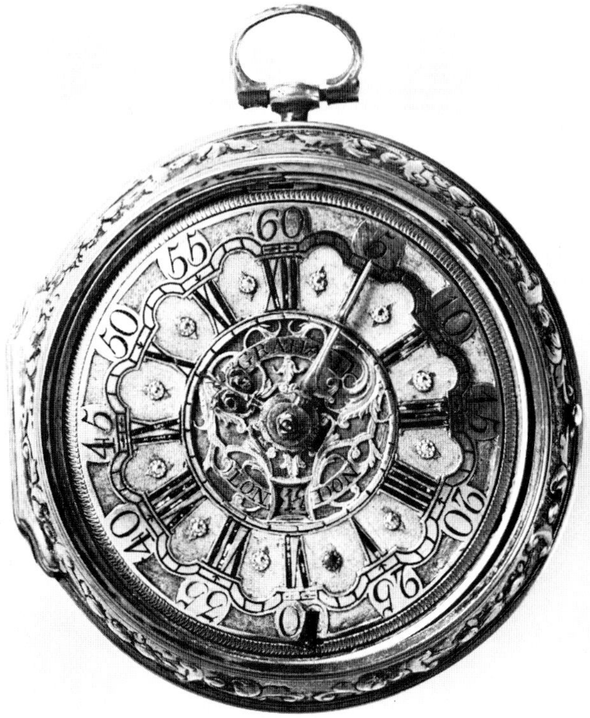

135 △

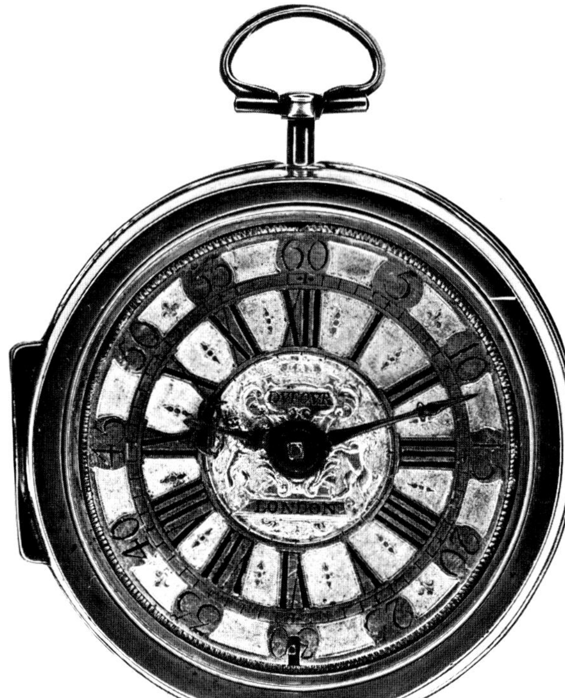

137 △

136 ▽

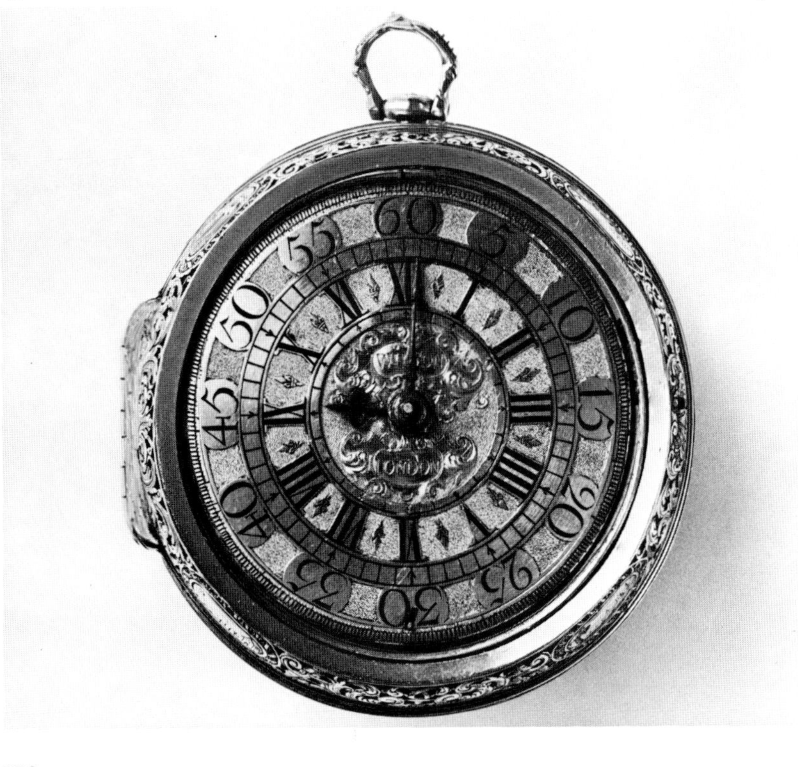

138 ▽

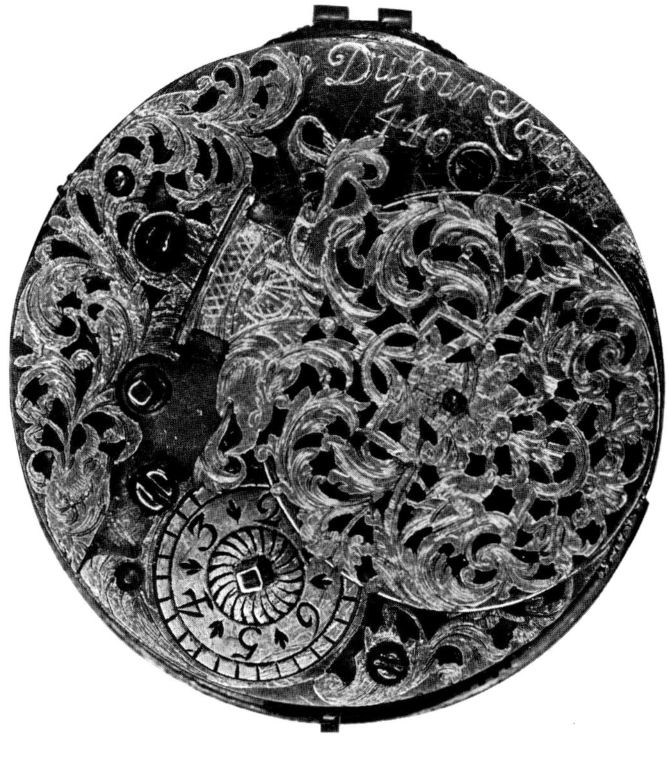

139 Gold-Oignon mit Viertelstundenrepetition und zweifachem Übergehäuse, holländisch, um 1740. Signiert: Vrythoff Hagae 542. Glattes Innengehäuse mit gravierter durchbrochener Wandung. Im Gehäuseboden Glocke montiert. 1. Übergehäuse in Gold, durchbrochen und getrieben. Die Rückseite zeigt eine galante Szene. Das 2. Übergehäuse (Schutzgehäuse) ist ganz mit Rochenhaut überzogen. Weißes Emailzifferblatt mit zwei vergoldeten Zeigern. Spindelwerk mit Kette und Schnecke. Gravierte Platinenabdeckung mit silbernem Regulierzifferblatt. Durchbrochener und gravierter Spindelkloben mit Maske. ∅ = 57.

140 Oignon mit Übergehäuse, englisch, um 1710. Signiert: J(oseph) Windmills, London. Glattes, silbernes Innengehäuse, Übergehäuse mit Schildpatt überzogen. Zusätzlich sind rundherum silberne Ziernägel in das Schildpatt eingearbeitet, die rosettenförmige Muster bilden. Silberzifferblatt in Champlevé-Technik mit blauen Poker- und Beetle-Stahlzeigern. Feuervergoldetes Spindelwerk mit Kette und Schnecke. ∅ = 53.

141 Kleine Goldtaschenuhr mit 1/8-Stunden-Repetition, englisch, um 1760. Signiert: Zties, London 1365. Durchbrochenes und graviertes Innengehäuse, verziert mit Ranken und Fabelwesen aus Gold; glattes, goldenes Übergehäuse. Weißes Emailzifferblatt mit arabischen Minutenzahlen und zwei vergoldeten späteren Zeigern. Feuervergoldetes Spindelwerk mit 1/8-Repetition. Schlagwerkauslösung durch Drücken des Pendants. Der Schlag ist mit einem kleinen Hebel im Gehäuse bei der VII auf Glocke oder nur Gehäusewandung (montre à toc) umschaltbar. Gehwerk mit Kette und Schnecke. ∅ = 35.

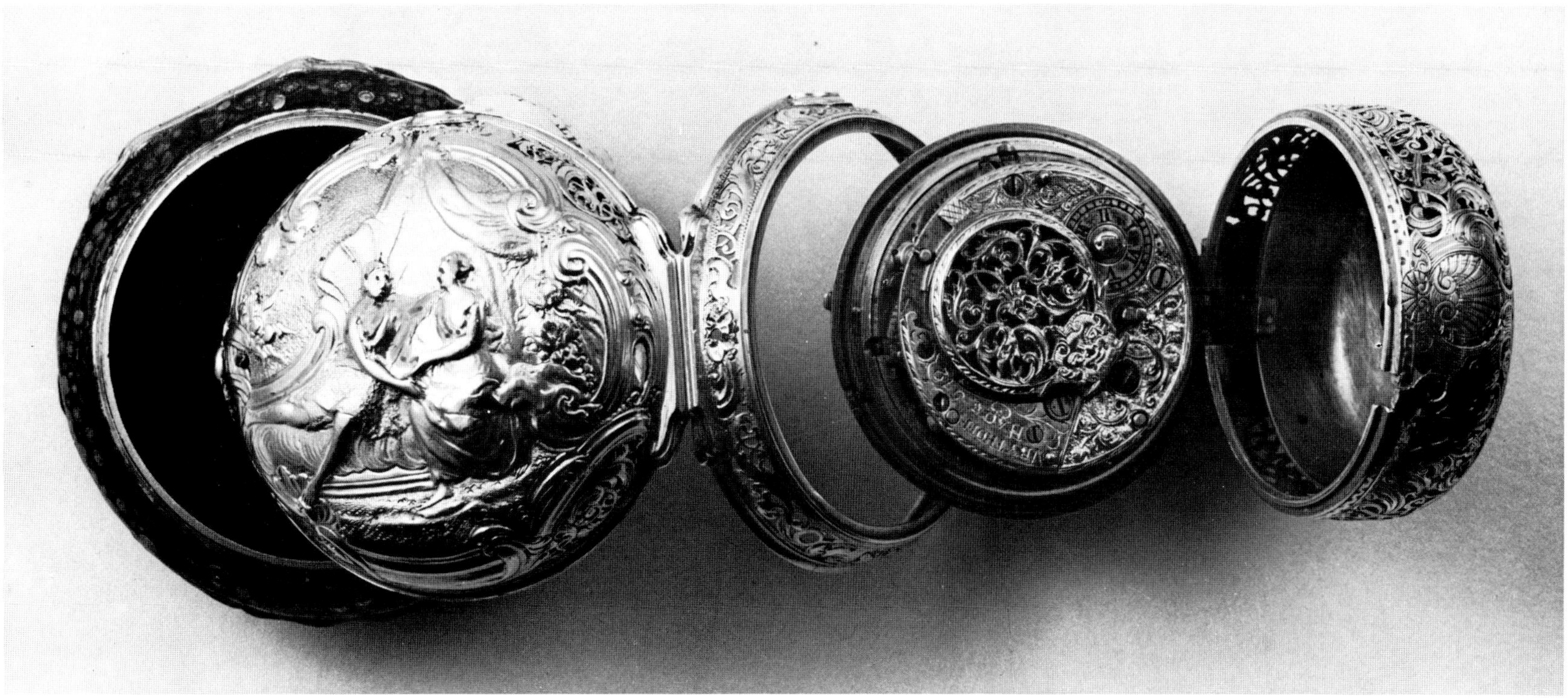

139 △

140 ▽

141 ▽

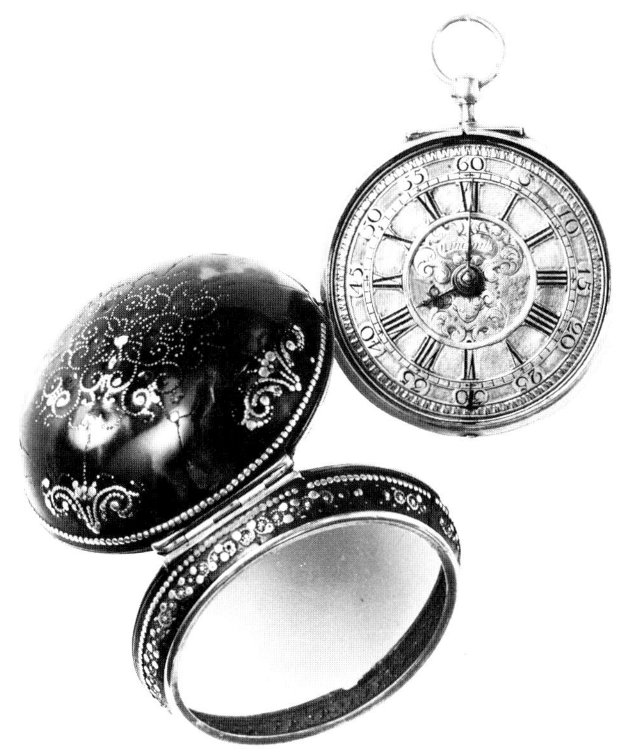

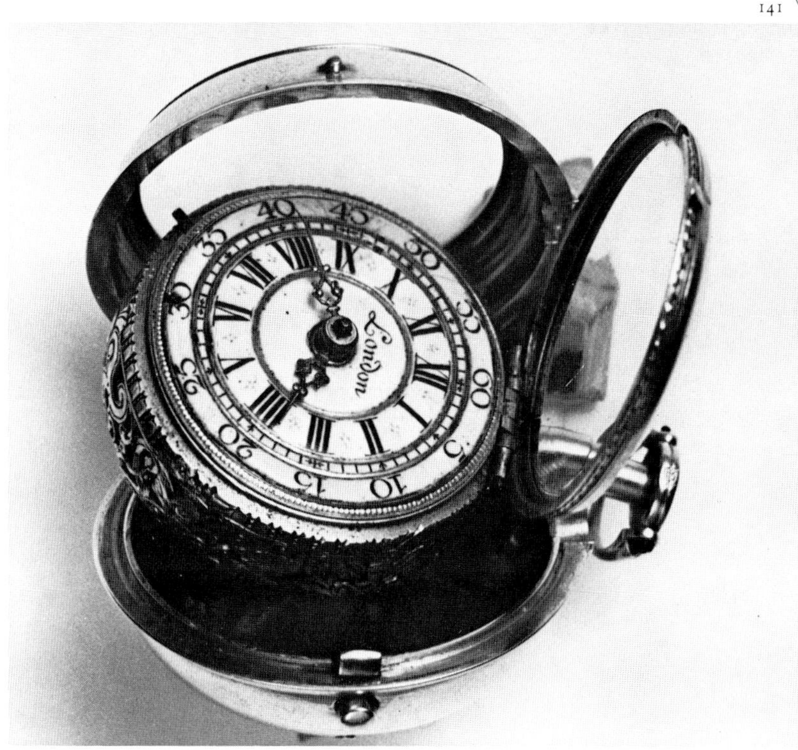

142 Oignon mit Wecker, italienisch, um 1680. Signiert: Guiseppe Ramponi. Die Gehäuseschale ist graviert und ziseliert, an der Wandung ornamental durchbrochen. Das Übergehäuse zeigt in getriebener Arbeit durchbrochene Ornamente, die mit rotem Stoff unterlegt sind. An der Wandung kleine Medaillons mit Emblemen der Musik, des Krieges und Darstellungen aus den Fabeln von La Fontaine. Silberzifferblatt in Champlevé-Technik, im Zentrum Weckerscheibe mit kleinem Zeigerindex. Feuervergoldetes Spindelwerk mit Wecker auf Gehäuseglocke, Kette und Schnecke. ∅ = 73.

143 Taschenuhr mit ¾-Stunden-Selbstschlag, englisch, um 1780. Signiert: Edw(ard) Tomlin, London 7100. Glattes, an den Wandungen durchbrochenes vergoldetes Kupfergehäuse. Vergoldetes und ornamental durchbrochenes Übergehäuse. Die Gehäuseschale zeigt in bunter Hinterglasmalerei ein Blumenbukett, die Lunette ist mit Perlen und Rubinen besetzt. Emailzifferblatt mit vergoldeten Zeigern und Zentrumsekunde. Feuervergoldetes Werk mit Messingzylinderrad und frühem Zylindergang. ∅ = 63.

144 Goldtaschenuhr mit Viertelstundenrepetition, englisch, um 1720. Signiert: Geo(rge) Graham 486. Innengehäuse durchbrochen. Das goldene Übergehäuse ist an den Wandungen graviert und ornamental durchbrochen. Die Schale zeigt in feiner Gravur in der Mitte unter einer Grafenkrone das Wappen des Henry (Grey) Earl of Kent und der Bentnick. Emailzifferblatt mit Stahlzeigern. Feuervergoldetes Spindelwerk mit Kette, Schnecke und Staubschutz über dem Werk. ∅ = 51.

145 Goldtaschenuhr mit Übergehäuse, englisch, um 1750. Signiert J(oh)n Grantham London. Glattes Innengehäuse. Das reich getriebene und ziselierte Übergehäuse in Gold zeigt eine figürliche mythologi-

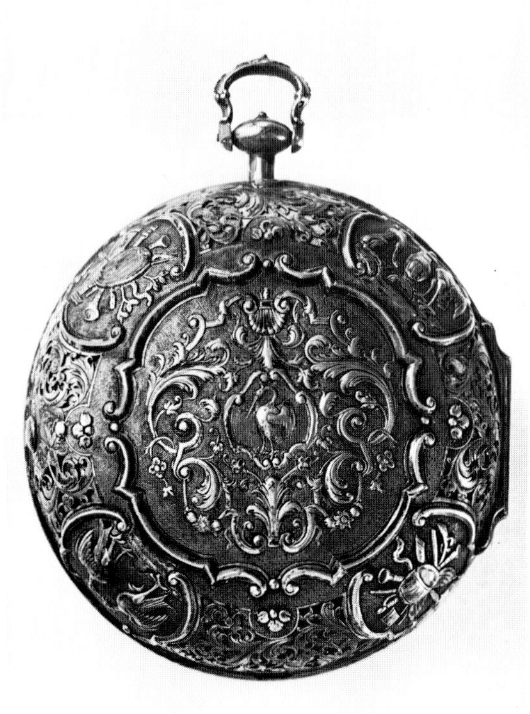

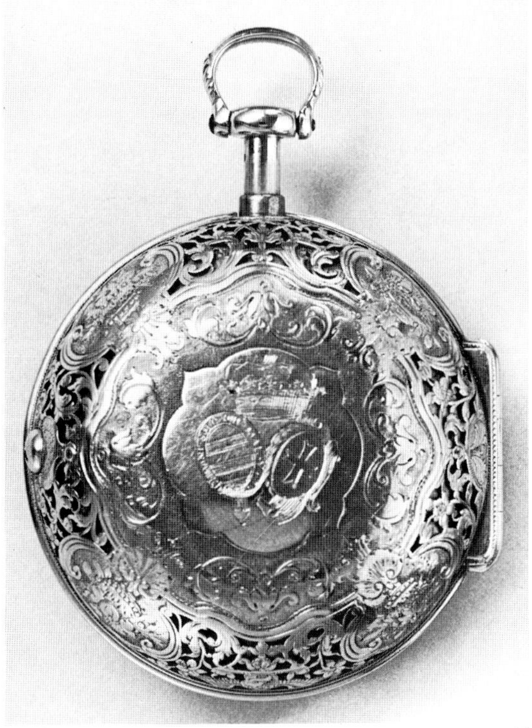

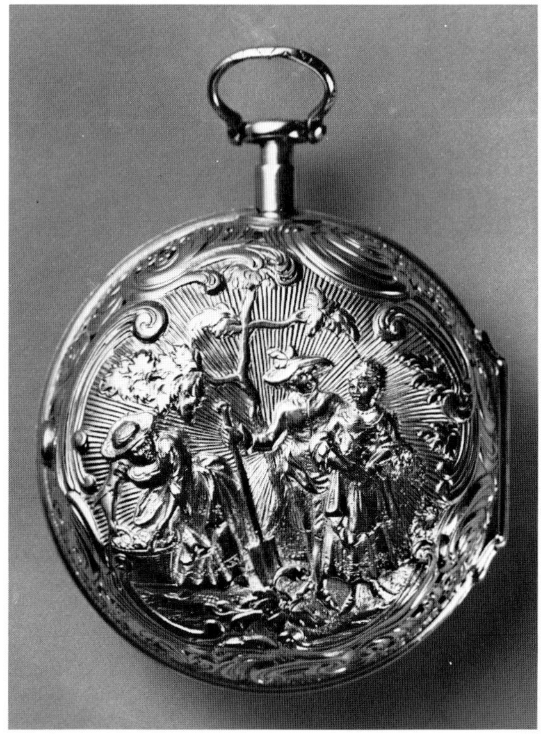

142 △ 143 ▽ 144 △ 145 ▽ 146 △ 147 ▽

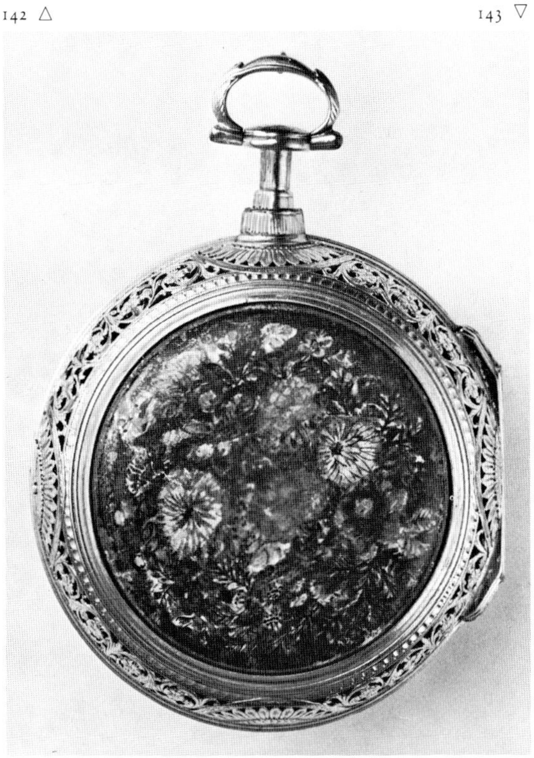

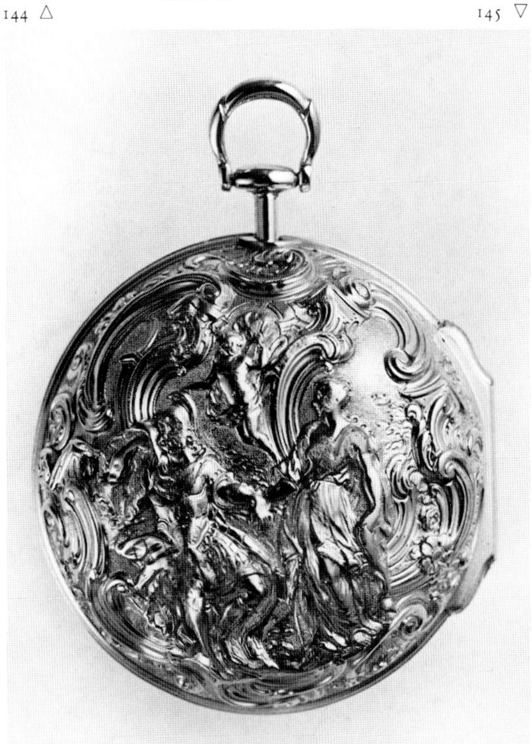

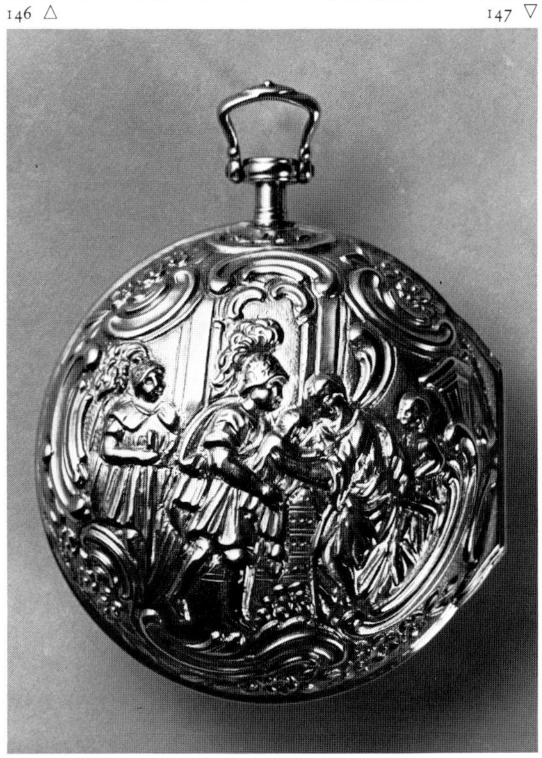

sche Szene. Emailzifferblatt mit zwei Goldzeigern. Feuervergoldetes Spindelwerk mit profilierten Pfeilern, Kette und Schnecke. ∅ = 48.

◁ **146 Goldtaschenuhr mit Viertelstundenrepetition,** englisch, um 1750. Signiert: C. Cabrier, London. Die glatte, goldene Gehäusewand ist graviert und rankenförmig durchbrochen. Auf der Rückseite des getriebenen und an der Wandung durchbrochenen Übergehäuses erkennt man eine bäuerliche Szene, dahinter eine strahlende Sonne. Eamilzifferblatt mit vergoldeten Zeigern. Schlagwerk auf Gehäuseglocke. Feuervergoldetes Spindelwerk mit Kette und Schnecke. ∅ = 50.

◁ **147 Goldtaschenuhr mit Übergehäuse,** englisch, um 1720. Signiert: T(homas, wohl Junior?) Tompion London. Glattes Innengehäuse. Das reich getriebene goldene Übergehäuse zeigt eine biblische Szene mit dem »Kindermord des Herodes«. Emailzifferblatt mit Stahlzeigern. Feuervergoldetes Spindelwerk mit profilierten Werkpfeilern und ausgesägten Ornamenten. Werk mit Kette und Schnecke. ∅ = 50.

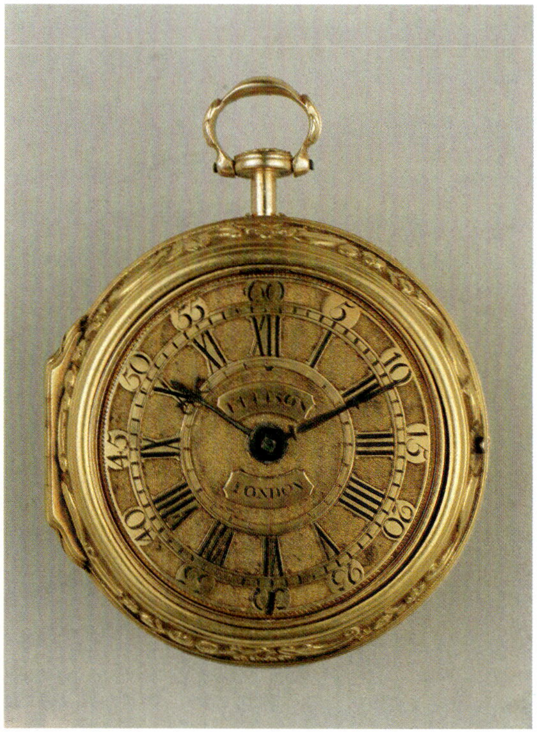

147/1–2 Goldtaschenuhr mit getriebenem Übergehäuse, englisch, um 1760. Signiert: (William) Ellison, London. Glattes Goldgehäuse. Getriebenes und ziseliertes Übergehäuse in Gold. Champlevé-Zifferblatt in Gold mit römischen Ziffern. Gebläute Poker- und Beetle-Zeiger. Feuervergoldetes Spindelwerk mit Kette und Schnecke. Gravierter und durchbrochener Spindelkloben. Spindelhemmung. ∅ = 49.

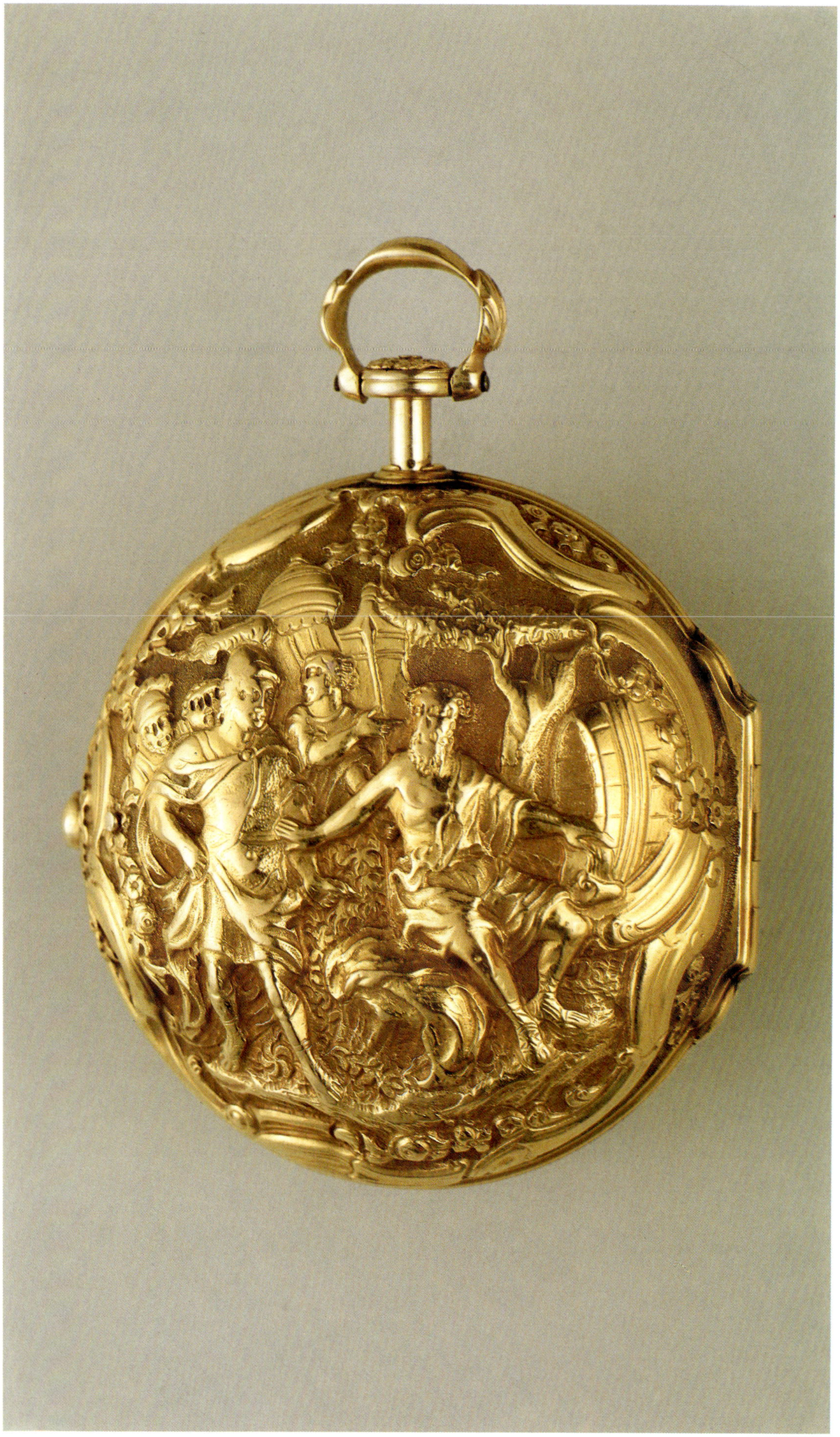

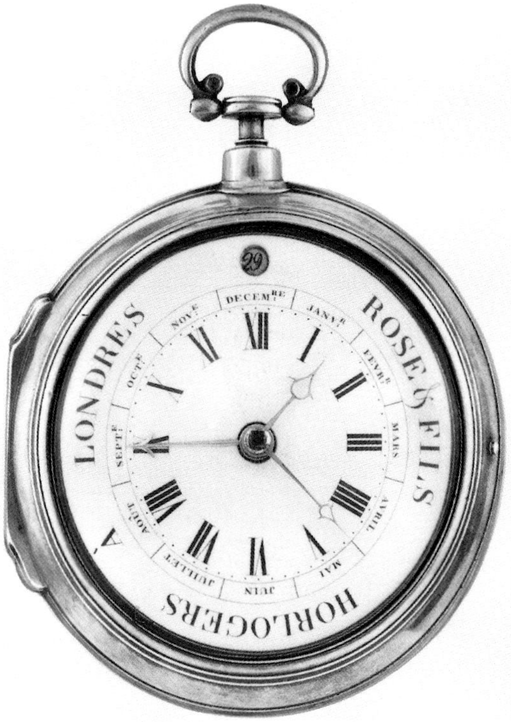

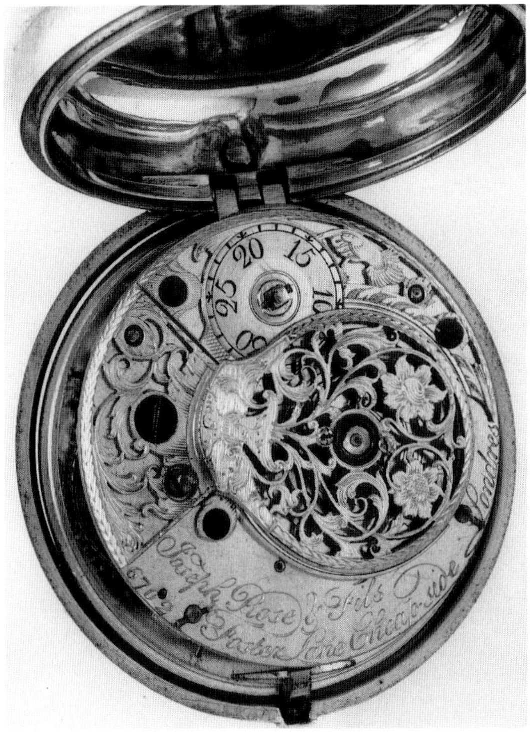

147/3–4 Große Silbertaschenuhr mit Kalenderangabe, englisch, um 1780. Signiert: Joseph Rose & fils, Londres, horlogers à London, Forster Lane. Glattes Silbergehäuse mit kanneliertem Übergehäuse in Silber. Großes Seitenscharnier. Weißes Emailzifferblatt mit römischen Zahlen und außen Ring mit Monatsangaben. Über der ›XII‹ Fenster für Datumanzeige 1–31. Ganz außen umlaufende Signatur. Feine Goldzeiger. Feuervergoldetes Werk mit Kette und Schnecke. Silbernes Regulierzifferblatt. Spindelkloben mit Blumenvase, Ranken und Blüten. Spindelhemmung. Ø = 69.

147/3 △ 147/5 ▽ 147/4 △ 147/6 ▽

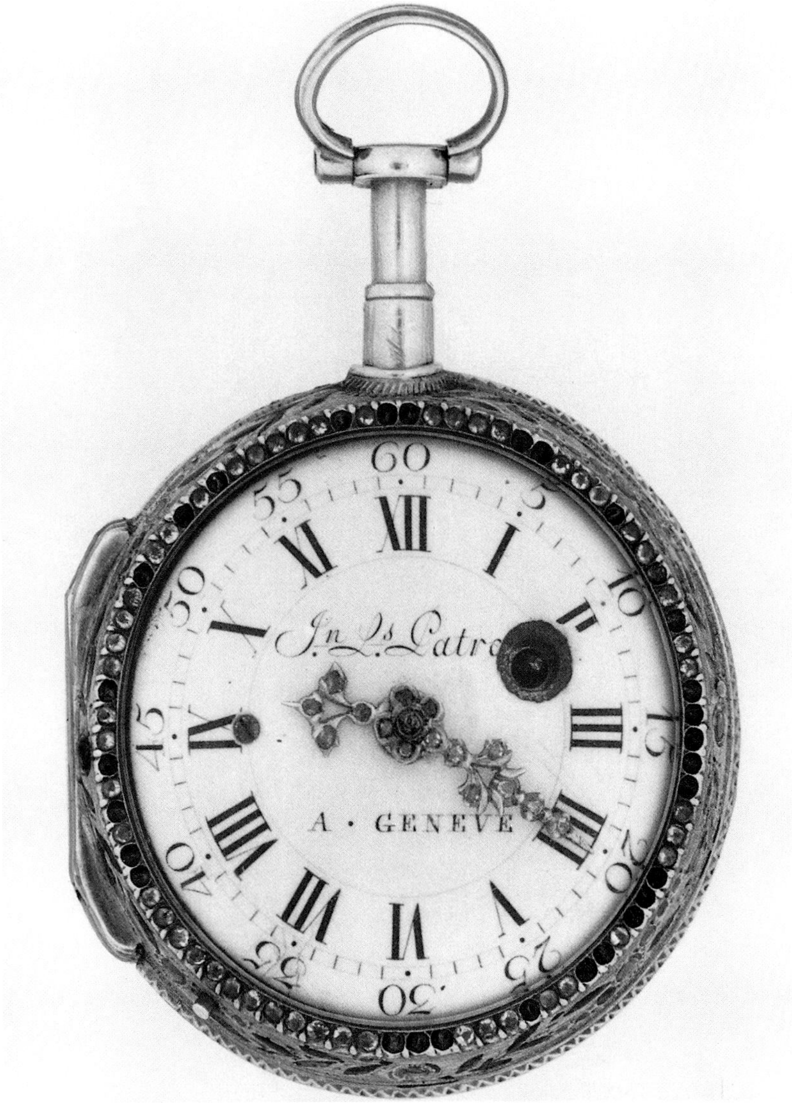

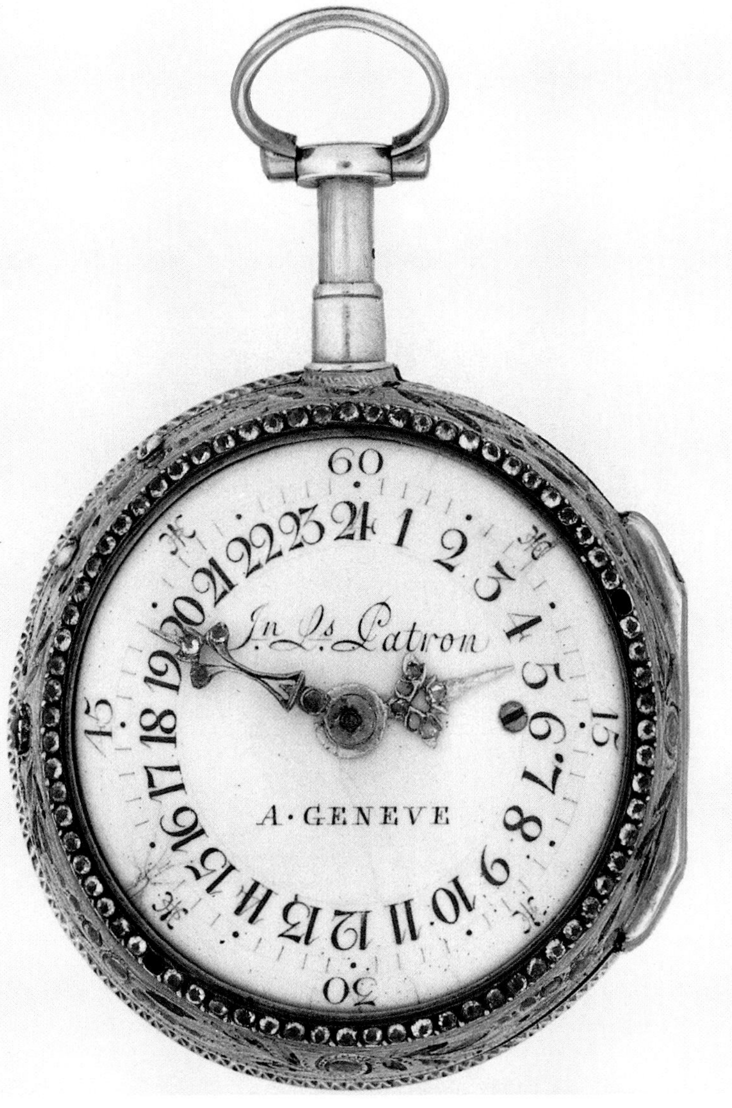

◁ **147/5–6 Doppelseitige Goldtaschenuhr mit Viertelrepetition,** Genf, um 1770. Signiert: Jn. Ls. Patron à Genève. Gehäusemittelteil mit floralen Emaileinlagen und großem Seitenscharnier. Lunette hinten und vorne mit in Silber gefaßten Schmucksteinen besetzt. Weißes Emailzifferblatt (vorn) mit römischen Stunden- und arabischen Minutenzahlen. Zeiger mit Schmucksteinen besetzt. Das rückwärtige Zifferblatt hat eine 24-Stundeneinteilung mit arabischen Zahlen 1–24 und Minutenteilung. Die Zifferblätter sind beidseitig gleich signiert. Feuervergoldetes Werk mit Kette und Schnecke. Schlag auf die Gehäusewandung. ∅ = 40.

148–150 Taschenuhr mit Weltzeitangabe, Genf, um 1780. Signiert: Rouzier & Melly. Das Goldgehäuse ist an der Wandung graviert und ziseliert. Die Schale zeigt auf weißem Emailgrund abwechselnd in roter und schwarzer Schrift Städtenamen der Welt. Die innere Scheibe mit den Stundenzahlen zweimal 1 bis 12 dreht sich im Gegenuhrzeigersinn in 24 Stunden einmal. Dadurch kann man über jeder Stadt die Ortszeit ablesen. Vorn hat die Uhr ein normales weißes Emailzifferblatt (für die eigene Ortszeit) mit goldenen Zeigern. Feuervergoldetes Spindelwerk mit Kette und Schnecke. Die runde Emailscheibe dreht sich über der gravierten Spindelbrücke. ∅ = 40.

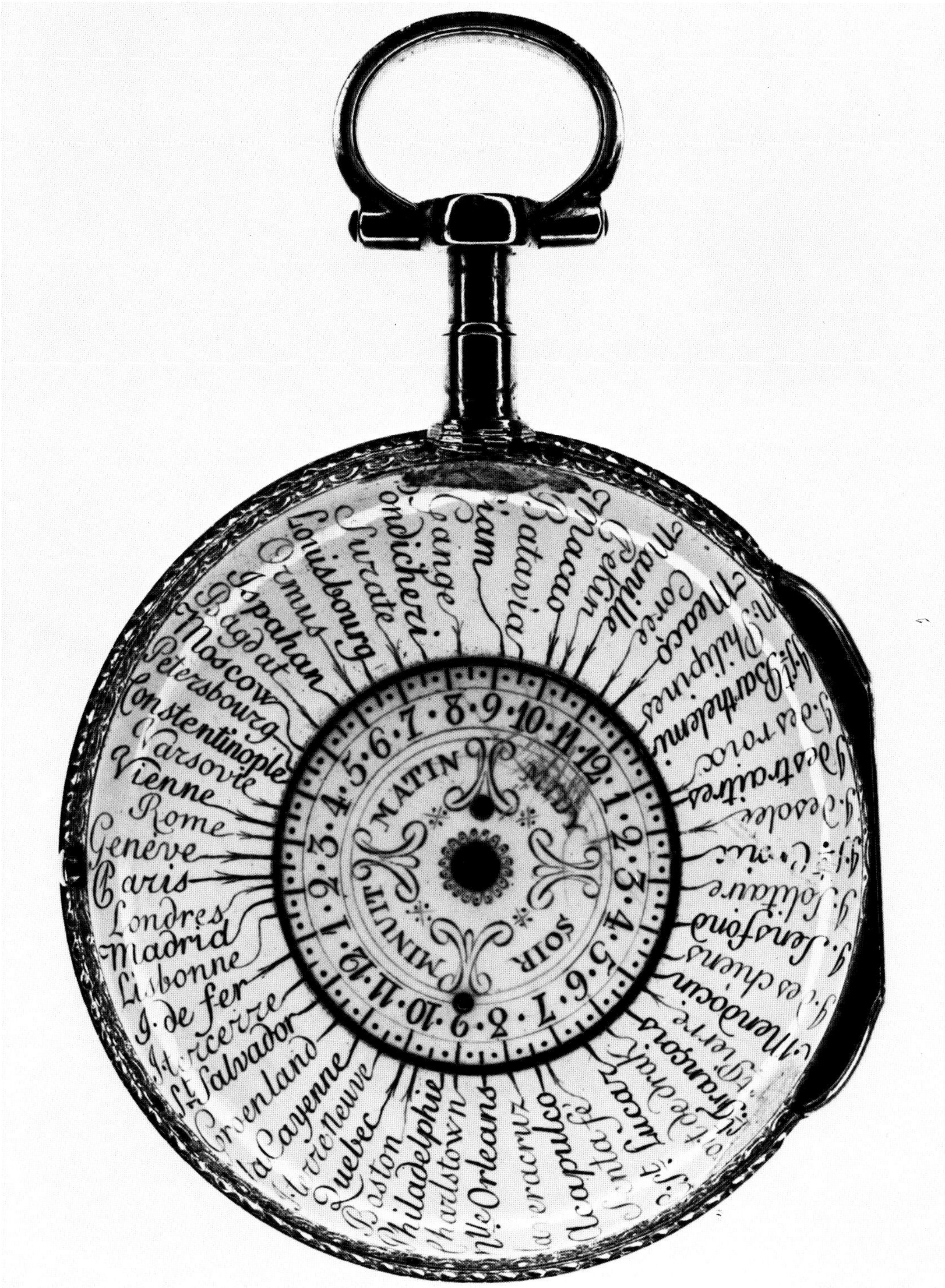

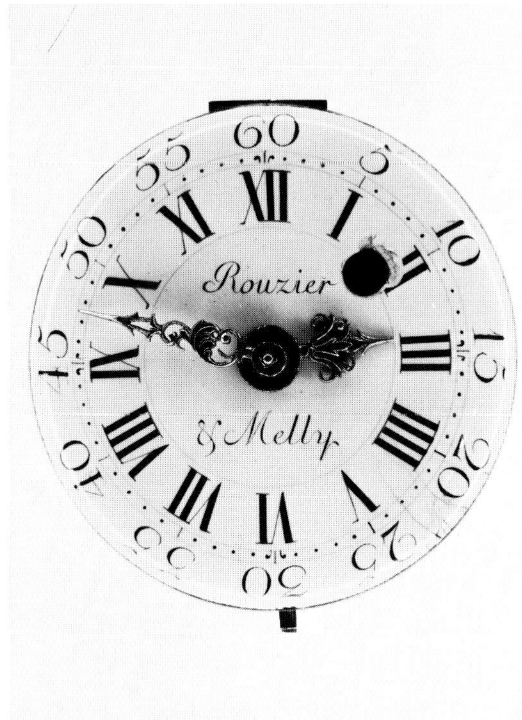

◁ 148 149 △ 150 ▽

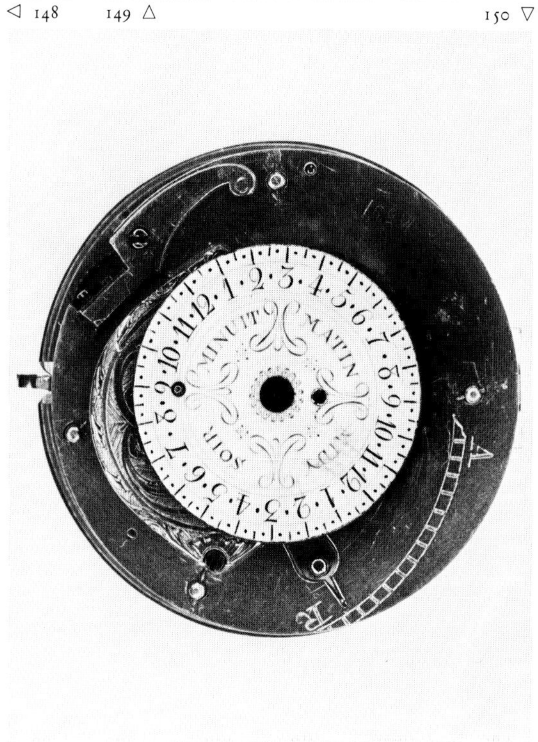

151 Kreuzuhr mit astronomischen Angaben, um 1760. Vergoldetes, aufklappbares Messinggehäuse. Fünf Emailzifferblätter. Oben: Datum mit arabischen Zahlen 1 bis 31, rechts: 24-Stundenzifferblatt mit zweimal I bis XII für Tag- und Nachtangabe, unten: Monatsangabe und Tierkreiszeichen, links: Wochentagangabe. In der Mitte normales 12-Stundenzifferblatt für die Ortszeitangabe. Feuervergoldetes Spindelwerk mit Kette und Schnecke. Rosettenförmige verglaste Spindelbrücke. H = 79.

152–153 Kleine Goldtaschenuhr, französisch, um 1760. Die Wandung des Gehäuses ist graviert und ziseliert. Die feinskelettierte Gehäuseschale ist überall mit kleinen Blutsteinen besetzt. Die darunter liegende polierte Stahlcallotte bildet einen schönen Kontrast zu den Blutsteinranken. Die Lunette ist ebenfalls mit kleinen Blutsteinen besetzt. Weißes Emailzifferblatt mit Goldzeigern. Feuervergoldetes Spindelwerk mit Kette und Schnecke. ∅ = 35.

154–155 Goldtaschenuhr mit »ewigem Kalender«, französisch, um 1750. Das an den Wandungen getriebene und gravierte Gehäuse hat am Rand in der hinteren Schale vier kleine Fenster für die Angabe der Tageslänge in Stunden, der Nachtlängen, der Monate mit ihren Tagesanzahlen und für die 12 Tierkreiszeichen. In der Mitte ist ein längliches Fenster für 7 Kalendertage und das fortlaufende Datum. Weißes Emailzifferblatt mit vergoldeten Zeigern. Feuervergoldetes Spindelwerk mit Kette und Schnecke. ∅ = 48.

▷

151 ▽

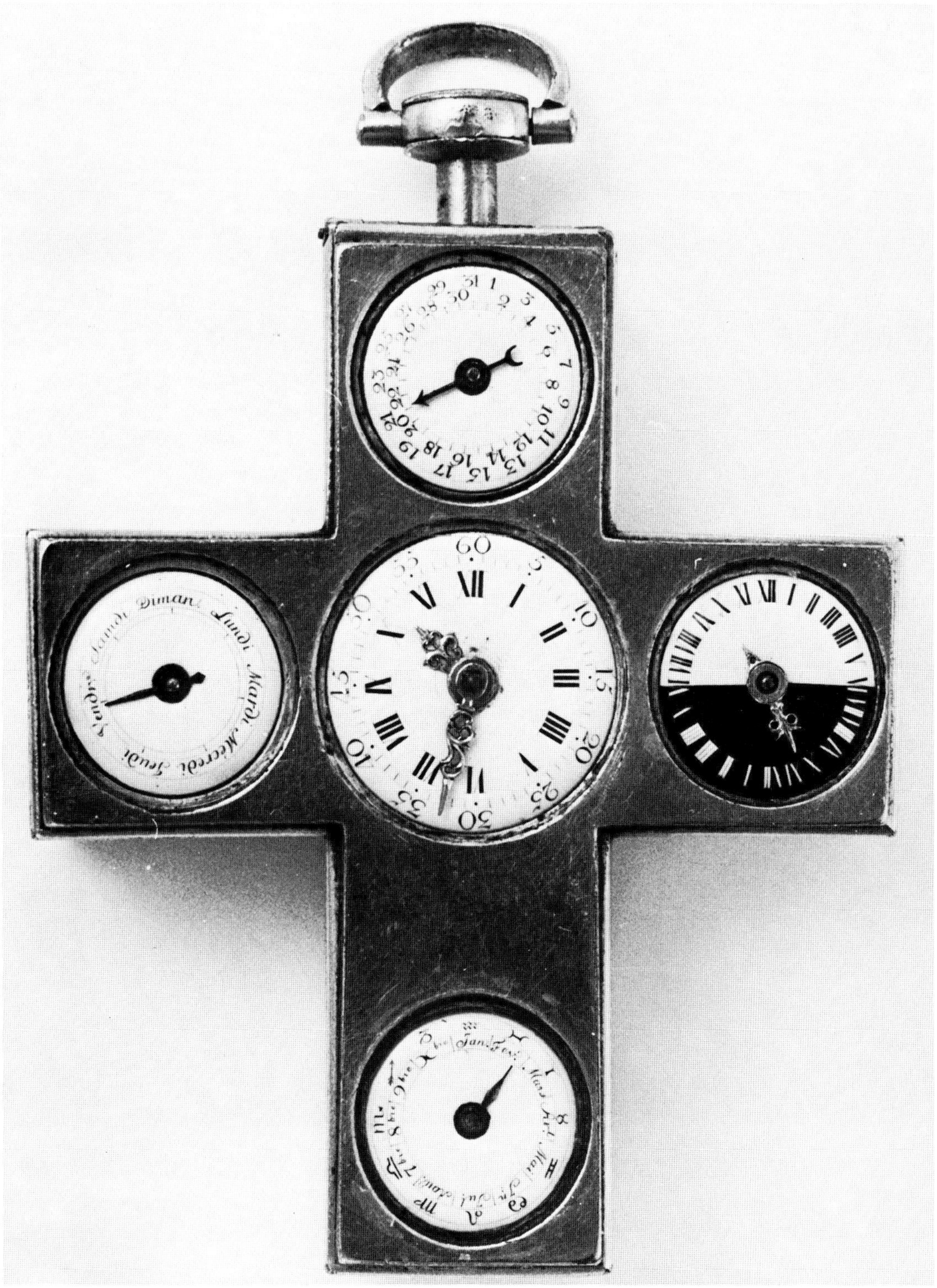

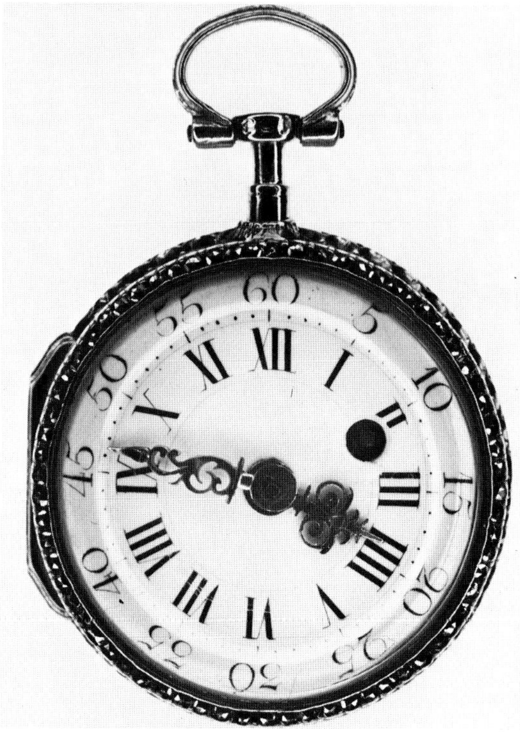

152 △

153 ▽

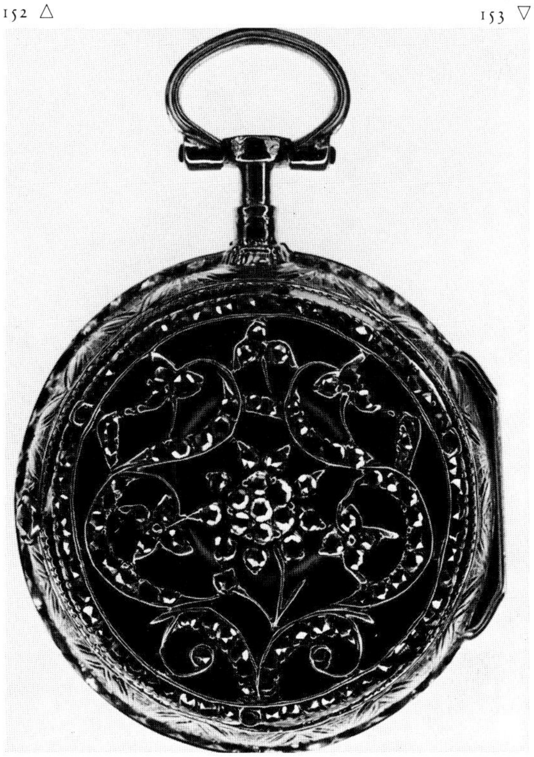

156–157 Goldtaschenuhr mit Steingehäuse und Datum, deutsch, um 1765. Signiert: J(ohann) G(ottlieb) Ulrich, Hamburg. Das gravierte Goldgehäuse hat beide Schalen aus Stein, die außen zwei Portraits und innen zwei Familienwappen in bunter Emailmalerei zeigen. Weißes Emailzifferblatt mit arabischen Zahlen für Stunden, Minuten und ganz außen Datum 1 bis 31. Zeiger defekt. Feuervergoldetes Spindelwerk mit fein skelettierter Platine, Kette und Schnecke. Schmaler feiner Spindelkloben, der die Unruhe völlig frei läßt. ∅ = 35. ▷

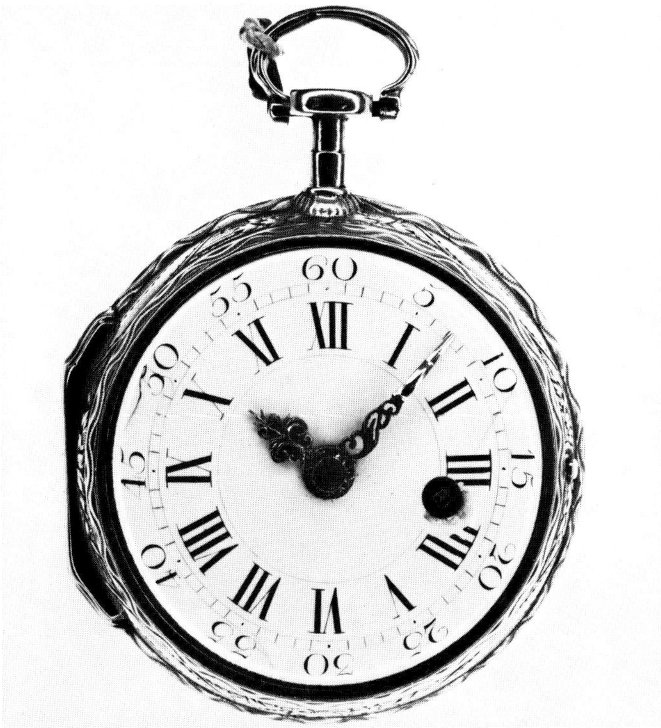

154 △

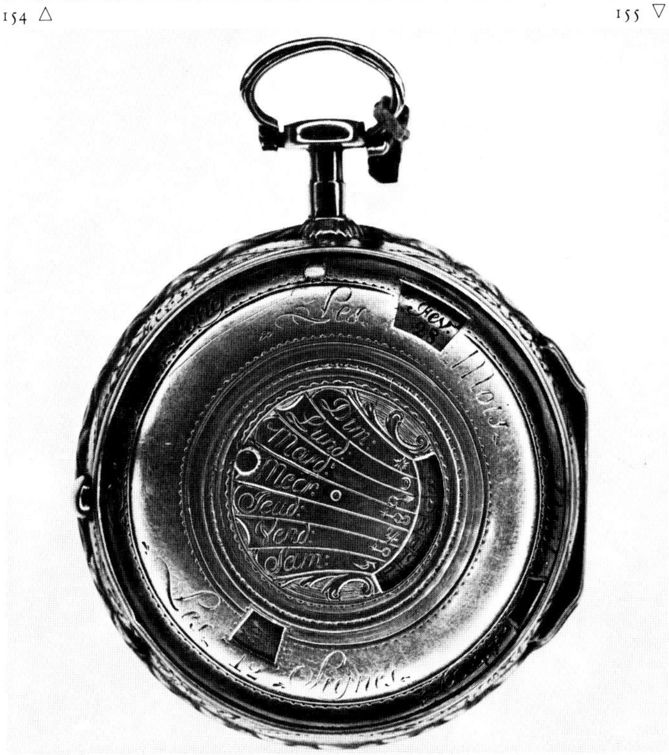

155 ▽

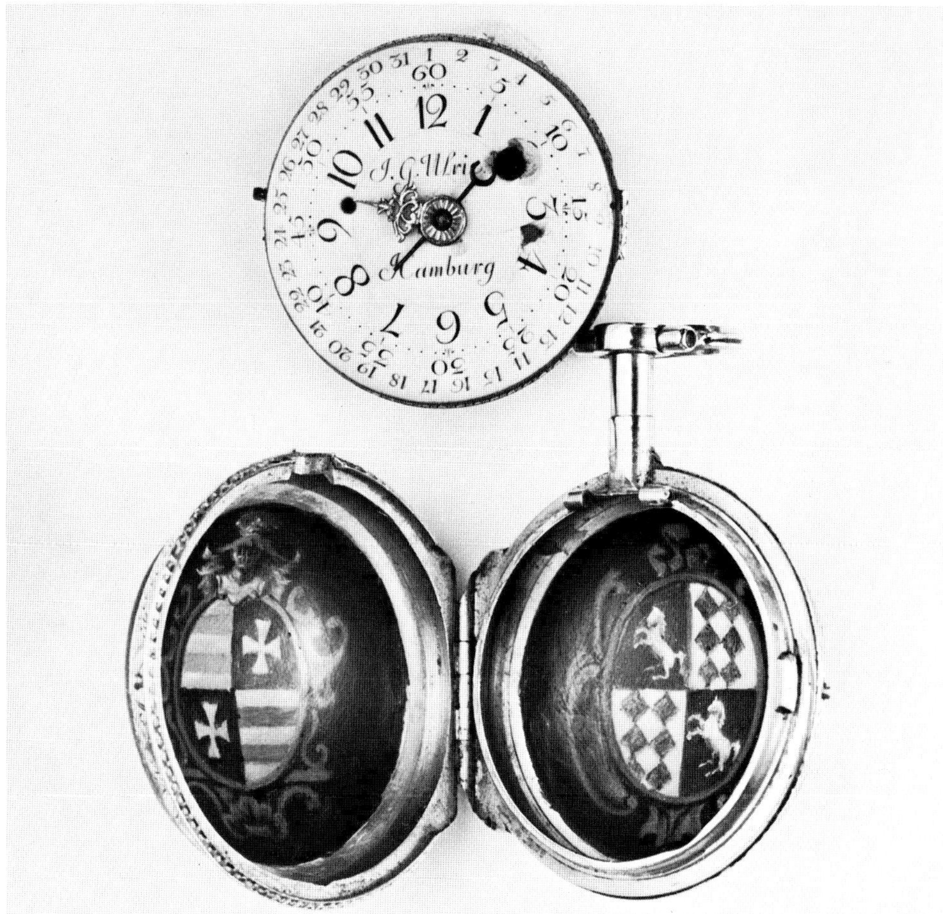

156 △

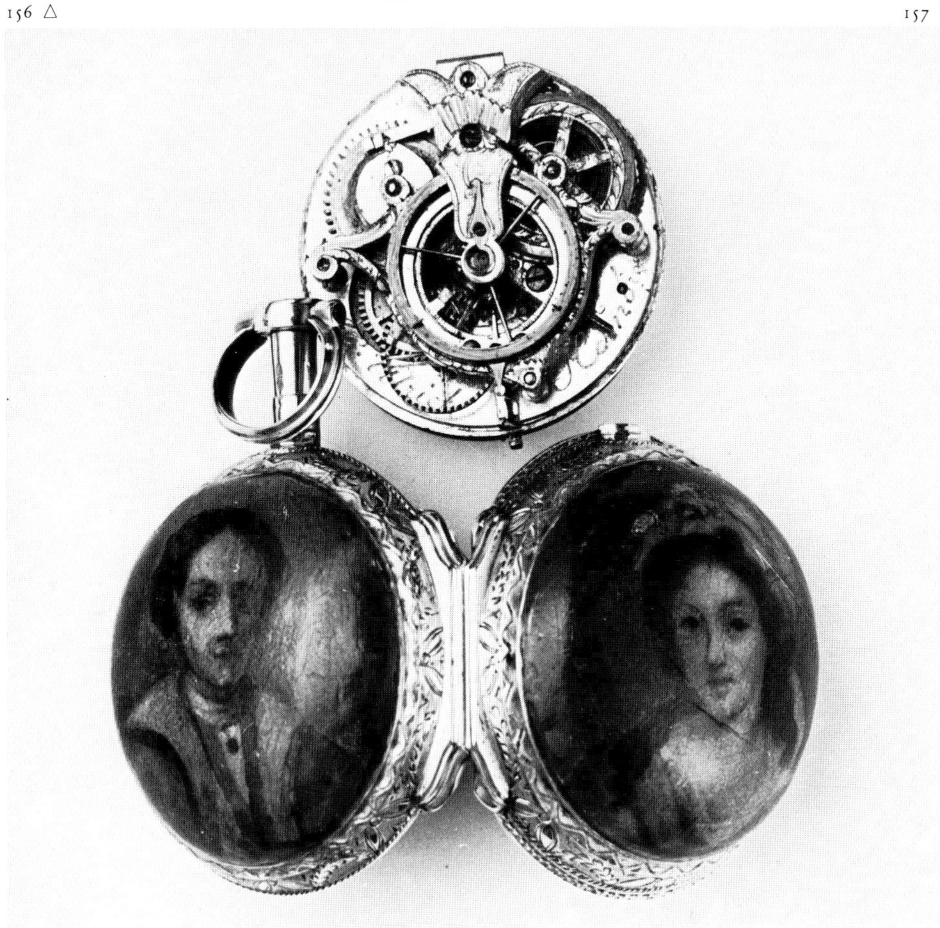

157 ▽

158 Goldemailuhr mit Viertelstundenrepetition, französisch, um 1770. Signiert: Jul(ien) Le Roy à Paris. Die Gehäuseschale ist an der Wandung graviert und zeigt in der Mitte ein von Rocaillen eingefaßtes Emailbild mit einer figürlichen Szene in einer Gartenlandschaft. Im Zentrum kleine Rocaille für die Befestigungsschraube der Glocke. In das Emailzifferblatt sind zwischen die Stundenzahlen kleine Brillantrosen eingesetzt. Zwei Zeiger mit kleinen eingesetzten Diamantsplittern. Feuervergoldetes Spindelwerk mit Kette und Schnecke. Auslösung des Schlagwerkes durch Drücken des Pendants. ∅ = 45.

159 Goldtaschenuhr mit Viertelstundenrepetition, englisch, um 1760. Signiert: Ber(nard) Stumbels, London. Innengehäuse an der Wandung graviert und durchbrochen. Die Schale des Übergehäuses zeigt auf rocaillenförmig gefaßtem, rundgeschliffenem Moosachat ein Blumenbukett mit aufgelegten, in Weißgold gefaßten Diamantrosen und bunten Saphiren. Weißes Emailzifferblatt mit Stahlzeigern. Feuervergoldetes Spindelwerk mit Schlag auf Gehäuseglocke, Kette und Schnecke. ∅ = 45.

160 Goldtaschenuhr mit Übergehäuse, wohl deutsch, um 1750. Signiert: (Georg) Fleiner (Friedberg). Glattes Innengehäuse. Das getriebene Goldübergehäuse zeigt eine figürliche von Rocaillen umrankte Szene. Emailzifferblatt mit feinen Stahlzeigern. Feuervergoldetes Spindelwerk mit Kette und Schnecke. Große durchbrochene und gravierte Spindelbrücke. ∅ = 34.

158 ▽

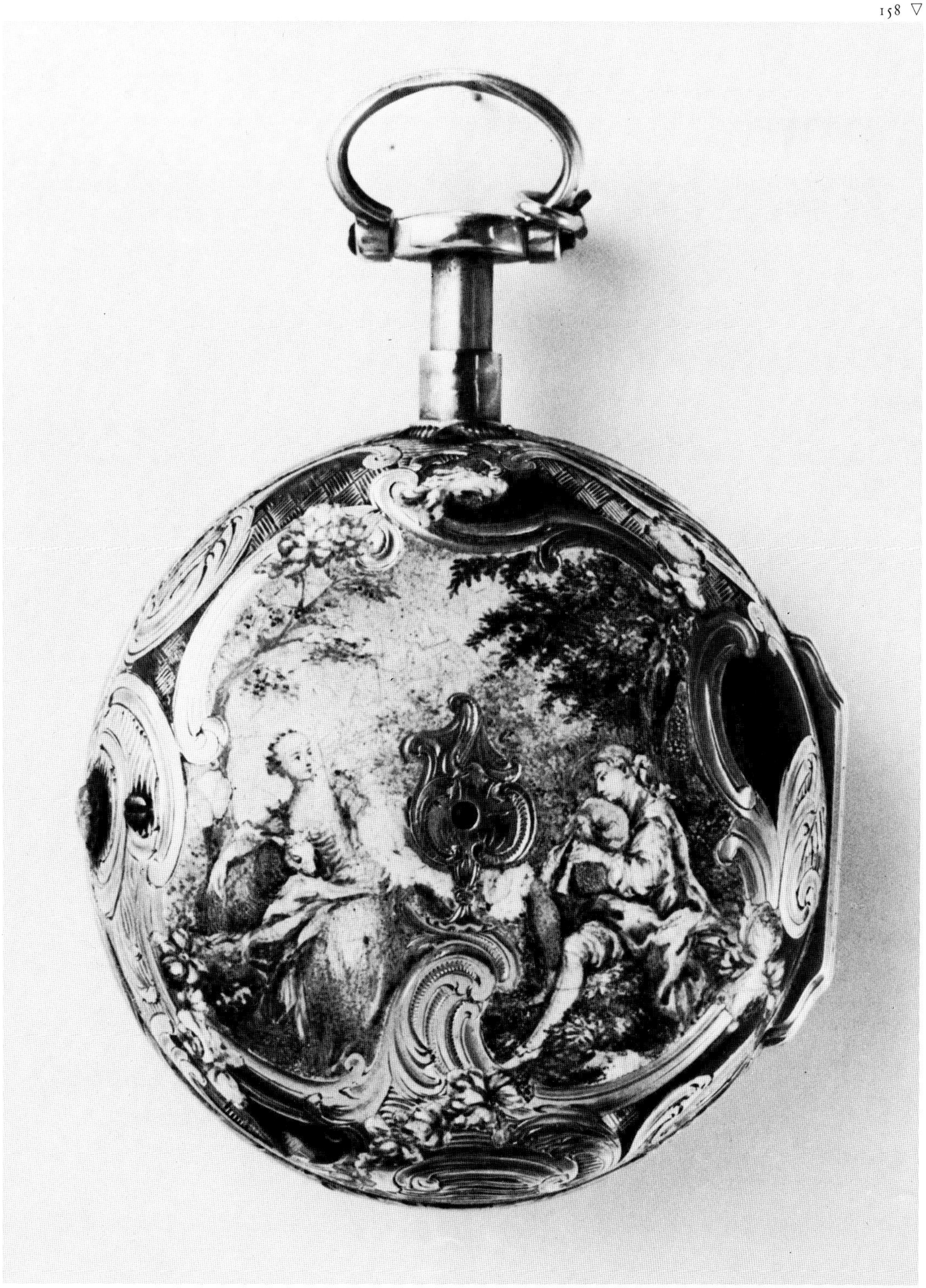

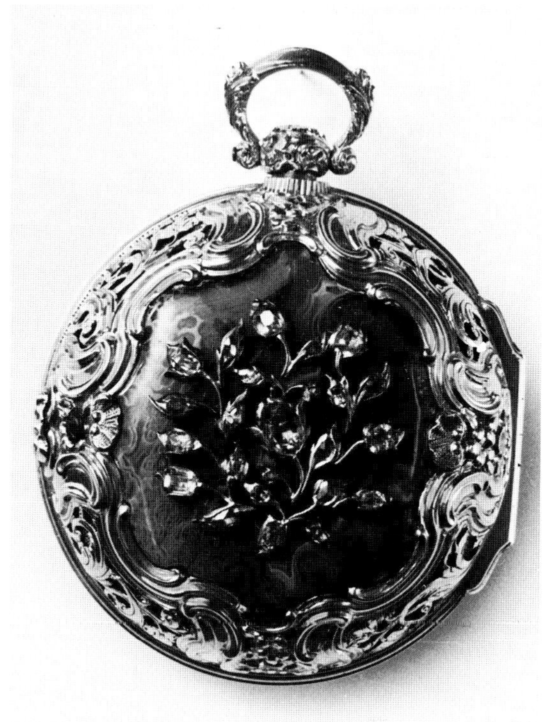

159 △

160 ▽

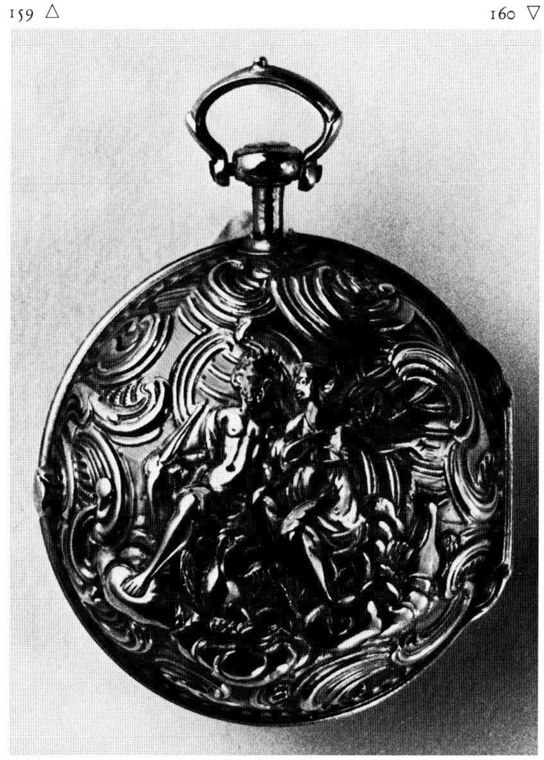

161 Goldtaschenuhr mit Übergehäuse, englisch, um 1750. Signiert: Allen Walker, London Nr. 38. Glattes Innengehäuse. Das Übergehäuse zeigt in schöner Treibarbeit eine mythologisch-figürliche Szene. Emailzifferblatt mit vergoldeten Zeigern. Feuervergoldetes Spindelwerk mit Kette und Schnecke. ∅ = 45.

162 Goldtaschenuhr mit Steinschalen, englisch, um 1750. Signiert: Dan(iel) & Tho(mas) Grignion London 822. In den goldenen Gehäuserahmen ist eine Schale aus Jaspis eingesetzt. Auch die Lunette hat einen schmalen Rand aus Jaspis. Goldzifferblatt mit erhabenen Zahlen und guillochiertem Zentrum. Zwei Stahlzeiger. Feuervergoldetes Spindelwerk mit durchbrochener Platinenabdeckung für Regulierzifferblatt. Gravierter und durchbrochener Spindelkloben mit Maske. Antrieb mit Kette und Schnecke. ∅ = 44.

163 Goldtaschenuhr mit Übergehäuse, englisch, um 1750. Signiert: Quare London. Glattes Innengehäuse. Das Übergehäuse ist ziseliert und getrieben. Es zeigt im Relief eine galante Szene unter einem Baum. Emailzifferblatt mit Goldzeigern. Feuervergoldetes Spindelwerk mit Kette, Schnecke und profilierten Werkpfeilern. ∅ = 46.

164 Goldtaschenuhr mit Übergehäuse, Genf, um 1760. Signiert: Abraham Colomby 1997. Glattes Innengehäuse, ziseliertes und getriebens Übergehäuse mit Rocaillen und in der Mitte eine figürliche galante Szene. Emailzifferblatt mit vergoldeten Zeigern. Feuervergoldetes Spindelwerk mit profilierten Werkpfeilern, Kette und Schnecke. ∅ = 45.

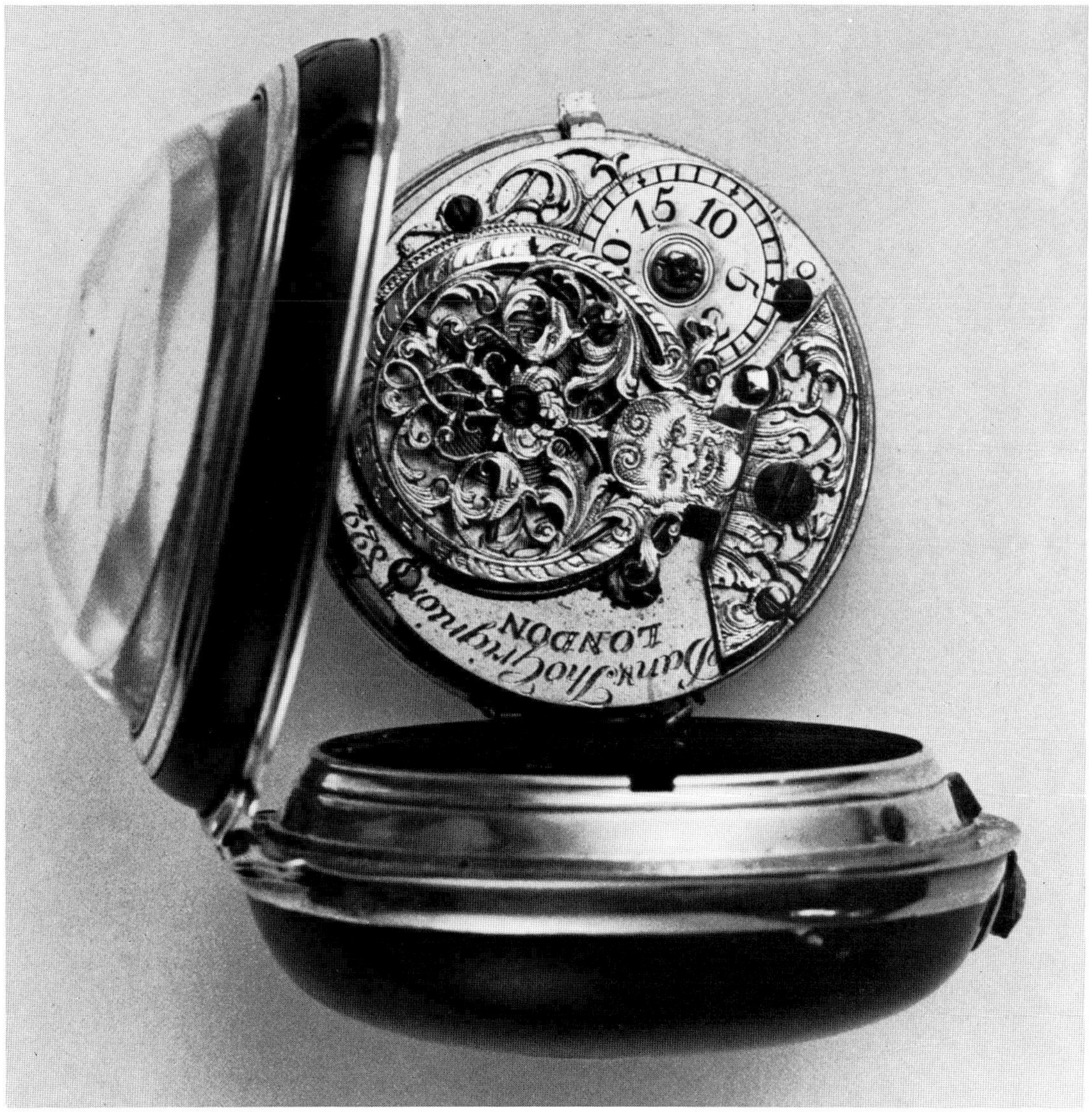

161 ▽

162 △

163 ▽ 164 ▽

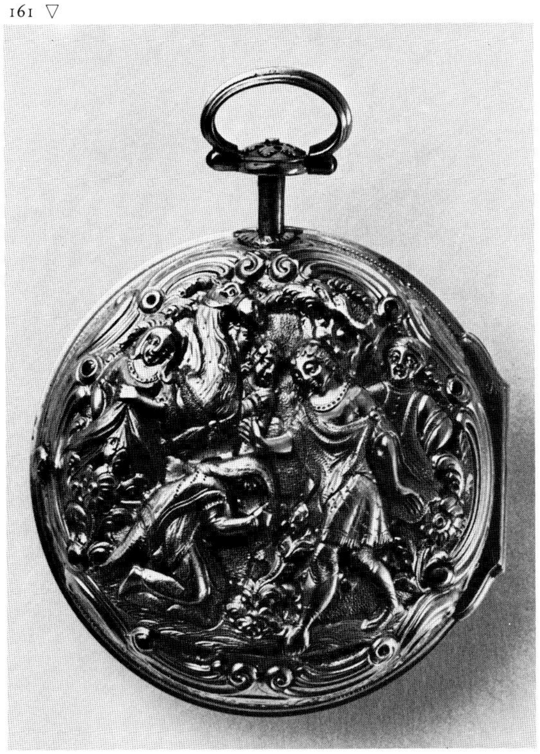

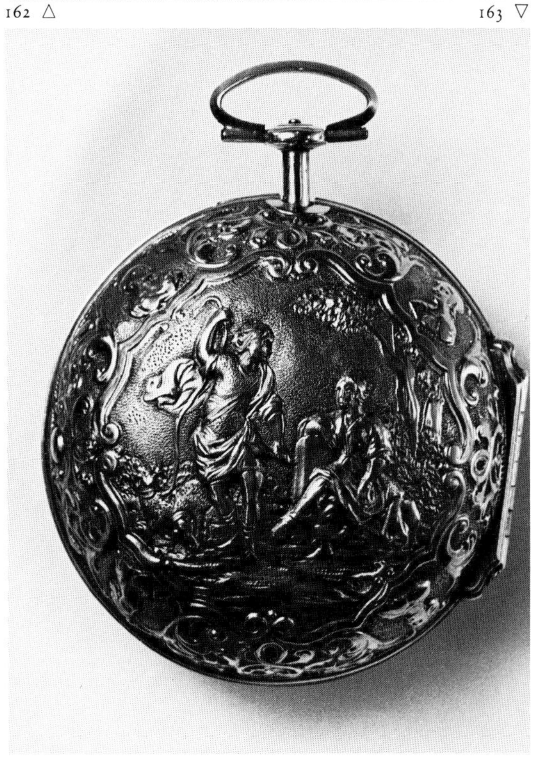

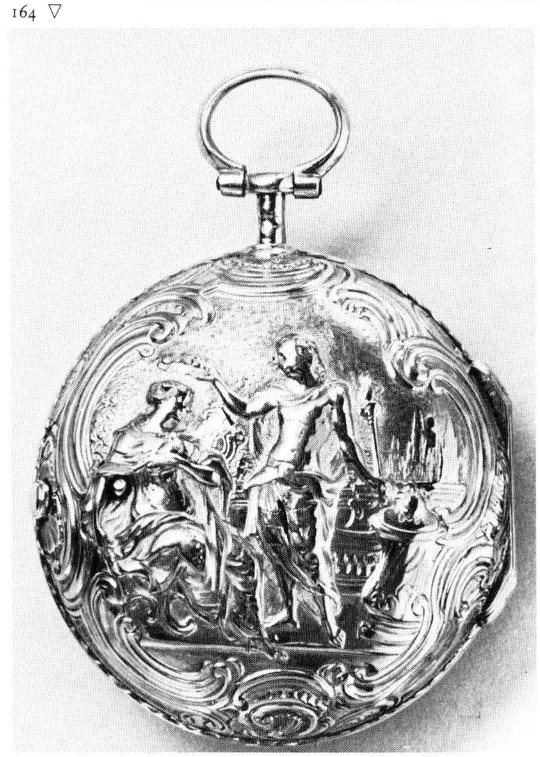

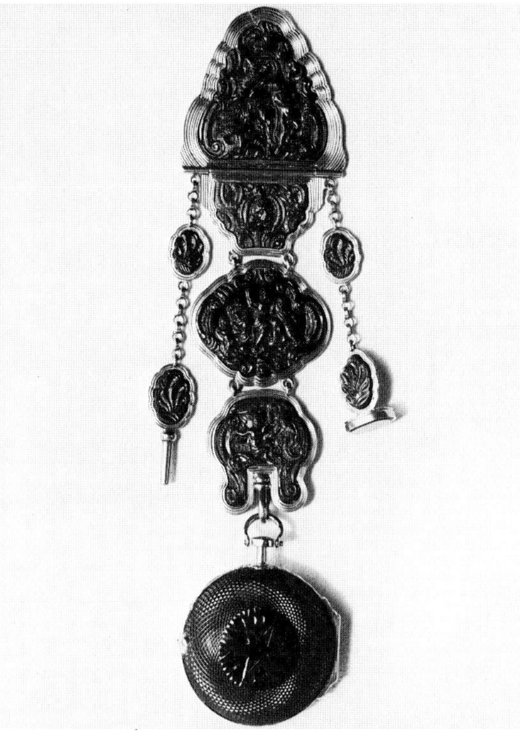

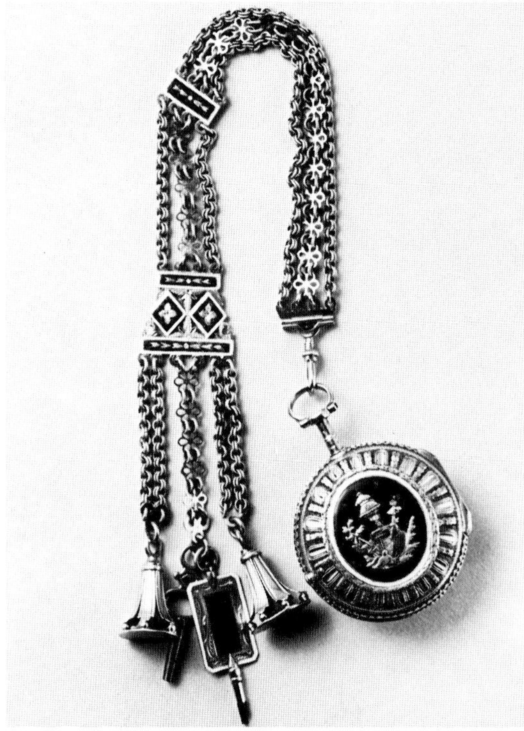

165 △ 166 ▽ 167 △ 168 ▽

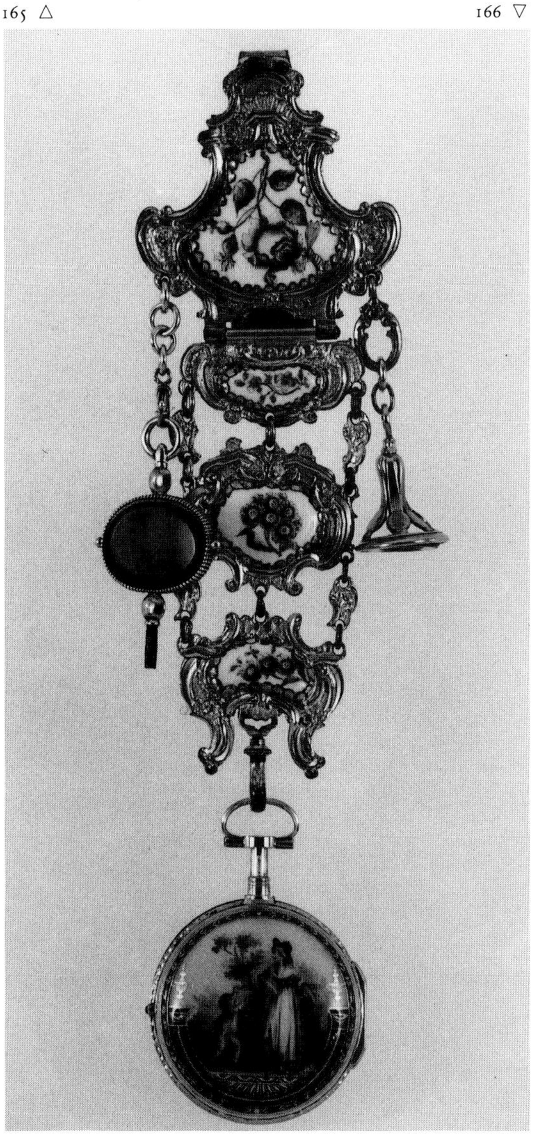

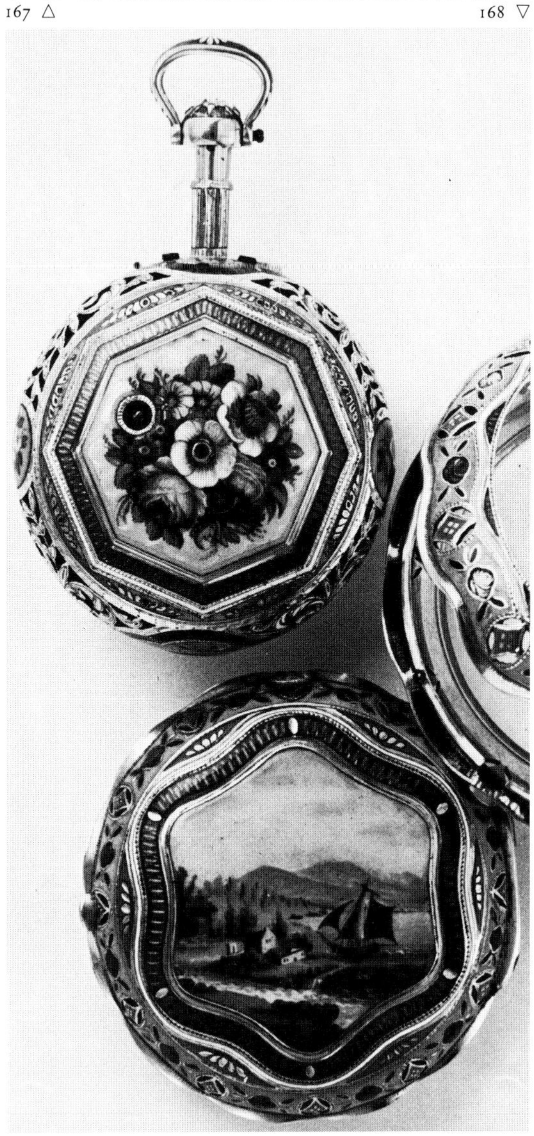

165 Goldtaschenuhr mit Châtelaine, deutsch, um 1765. signiert: Johann Friedrich Stalpp, Dresden. Goldrahmenschale aus Jaspis mit guillochiertem Muster. Viergliedriges Châtelaine in Goldmontur mit reliefartig gravierten Jaspisplatten. Schlüssel und Petschaft an kleinen Kettchen. Emailzifferblatt mit zwei Zeigern. Feuervergoldetes Spindelwerk mit Kette und Schnecke. ∅ = 44.

166 Goldemailuhr mit Viertelrepetition und Châtelaine, französisch, um 1770. Auf Zifferblatt und Staubschutz signiert: F(rè)res Esquivillon & De Choudons. Rankenförmig durchbrochenes Innengehäuse. Die Schale des goldenen Übergehäuses zeigt eine Landschaftsvedute mit einer jungen Frau und einem spielenden Kind. Weißes Emailzifferblatt mit durchbrochenen und steinbesetzten Zeigern. Feuervergoldetes Werk mit Kette und Schnecke. Spindelhemmung. ∅ = 42.
Viergliedrige, feuervergoldete Châtelaine mit Emailkartuschen, Goldschlüssel mit Karneol und Petschaft mit Gemme.

167 Goldemailuhr mit Châtelaine, französisch, um 1780. Signiert: Lépine à Paris. Getriebenes und ziseliertes Gehäuse mit in mehrfarbigem Gold gearbeitetem Medaillon auf buntem Email. Dreigliedriges Châtelaine mit Petschaften und Schlüsseln. Emailzifferblatt mit gesägten Zeigern. Spindelwerk, Kette und Schnecke. ∅ = 42, Châtelaine L = 240.

168 Goldemailuhr mit zwei Übergehäusen, englisch, um 1840. Signiert: Edward Prior London. Auf der durchbrochenen Wandung des Innengehäuses drei kleine Emailminiaturen. Schale mit buntem Blumenbukett. Schale des 1. Übergehäuses mit durchbrochener Wandung und bunter Emailmalerei. 2. Übergehäuse verglast und durchbrochen, bunte Emaileinlagen in Grubenschmelztechnik. Emailzifferblatt mit Lilienzeigern. Spindelwerk mit Viertelstundenrepetition auf Glocke. Auslösung des Schlagwerkes durch Drücken des Pendants. ∅ = 52.

169 Goldtaschenuhr mit Viertelrepetition und Châtelaine, französisch, um 1750. Durchbrochenes und graviertes Innengehäuse. Das Übergehäuse zeigt eine von Rocaillen umrankte figürliche Szene. Champlevé-Goldzifferblatt mit römischen Zahlen und Goldzeigern. Feuervergoldetes Werk mit Kette und Schnecke. Viergliedriges Goldchâtelaine mit altem Schlüssel und Petschaft. ▷

170 Goldemailuhr mit Châtelaine, französisch, um 1780. Signiert: Vezit à Paris. Glattes Innengehäuse. Übergehäuse in mehrfarbigem Gold und Grubenschmelztechnik. In der Mitte auf opakem rosa Grund zwei Putten mit Arbeitsgeräten. Viergliedriges Goldchâtelaine mit Emailkartuschen auf Rosagrund, die mit Putto, Tauben und Emblemen der Musik verziert sind. Feuervergoldetes Werk mit Kette und Schnecke. Spindelwerk. ∅ = 40, L = 185. ▷

171 Goldemailuhr mit Châtelaine, englisch, um 1790. Signiert: J(oh)n Wilson Peterboro(ugh). Glattes Innengehäuse. Übergehäuse transluzid und opak emailliert, in der Mitte heraldisches Wappen auf rosa Grund. Guillochiertes Goldzifferblatt mit Goldzeigern in Schlangenform. Spindelwerk mit Kette und Schnecke. Viergliedrige feuervergoldete Châtelaine mit Emailkartuschen. ∅ = 50, L = 160.

172 Goldtaschenuhr mit Châtelaine, englisch, um 1775. Signiert: J(oh)n Wilter, London. Glattes Innengehäuse. Das getriebene Übergehäuse zeigt eine von Rocaillen umrankte Szene aus der Mythologie. Weißes Emailzifferblatt mit Goldzeigern. Spindelwerk mit Kette und Schnecke. Durchbrochene und gravierte Spindelbrücke. An dem feuervergoldeten Châtelaine hängen in gleicher Arbeit Nadelbüchse, Riechdöschen, Petschaft und Schlüssel. ∅ = 44, L = 215.

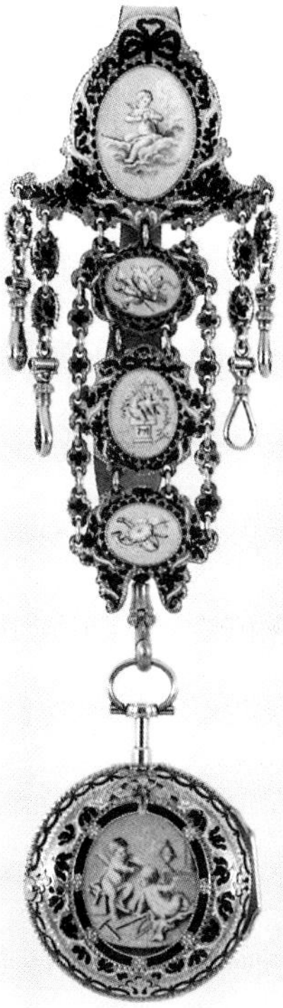

170 △

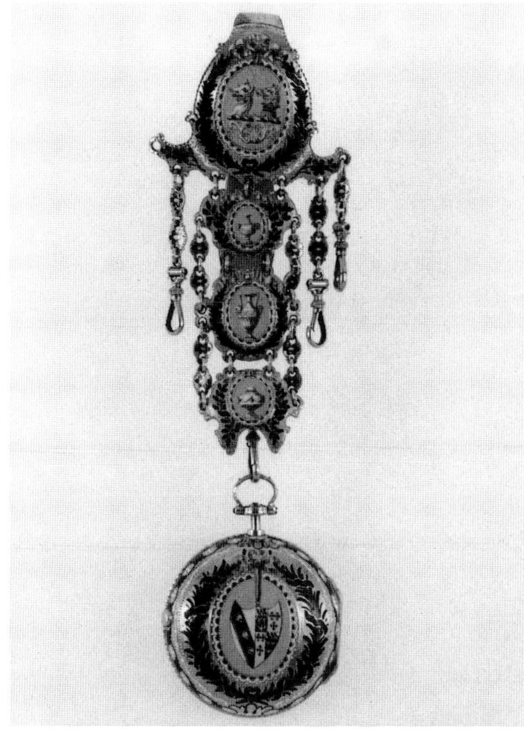

171 △

169 ▽

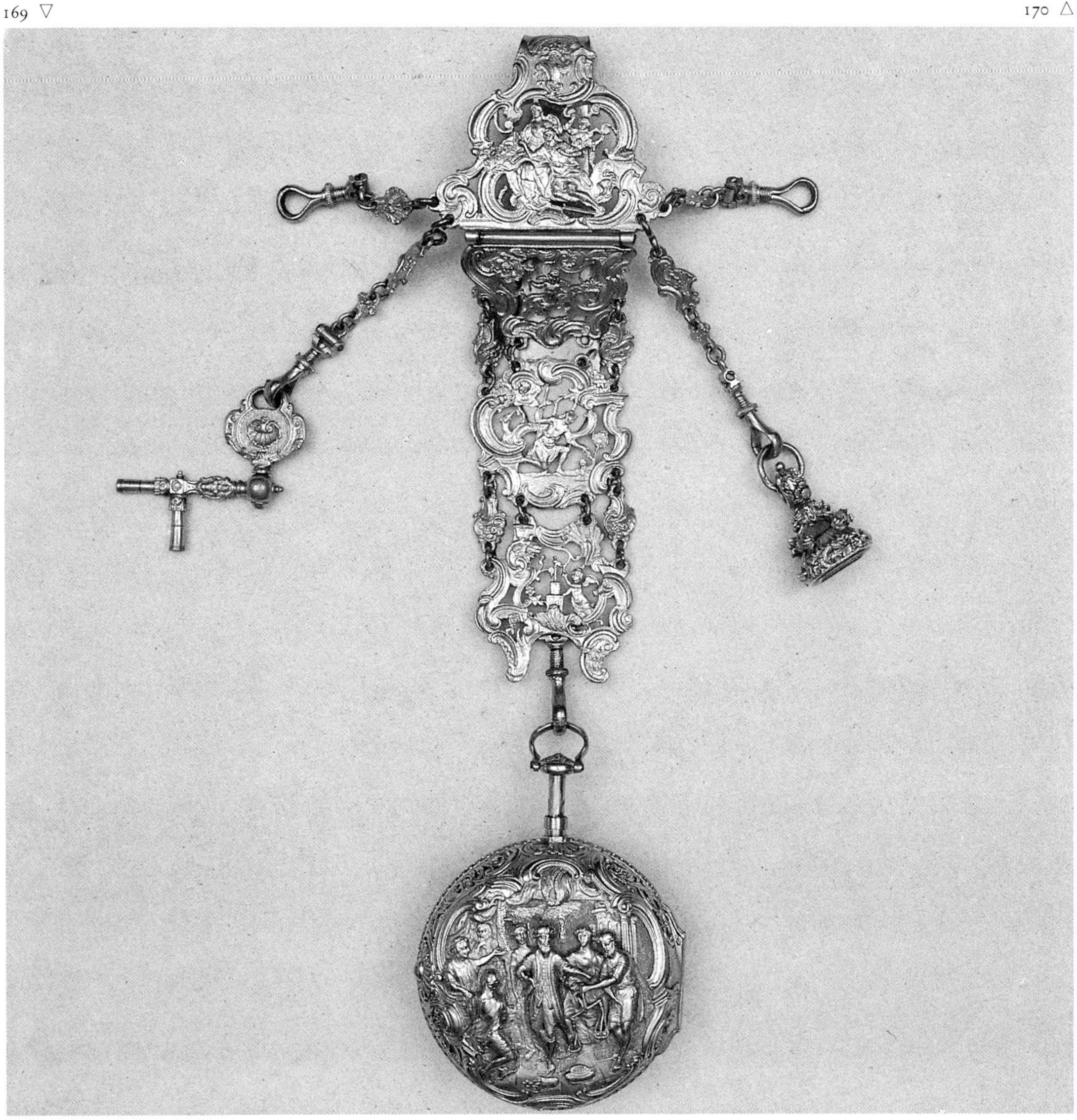

172 ▽

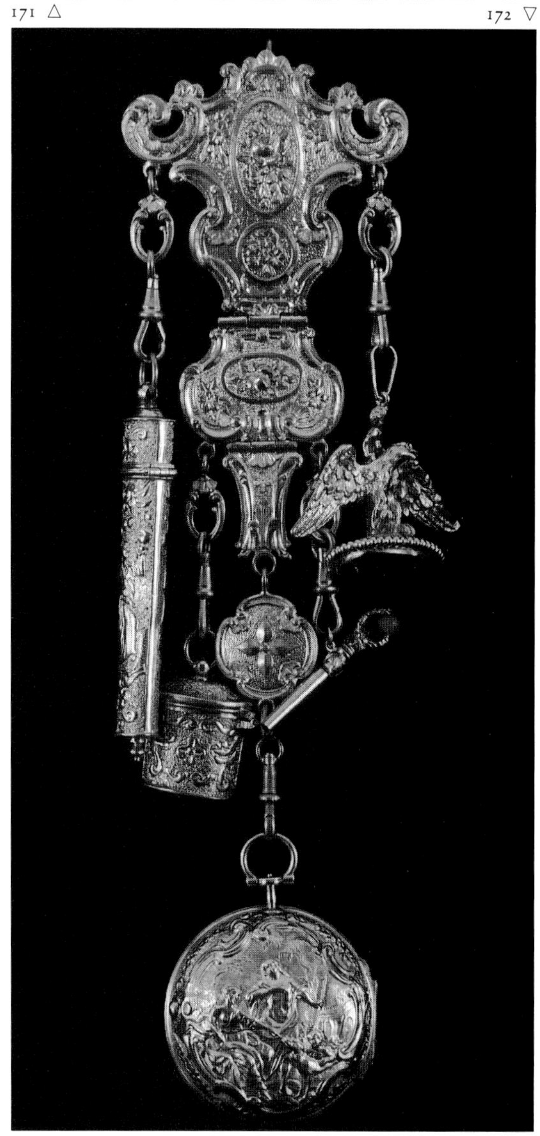

173 Goldemailuhr mit Übergehäuse, Genf, um 1790. Signiert: F(rè)res Bordier à Genève. Emailzifferblatt mit vergoldeten Zeigern. Feuervergoldetes Spindelwerk mit profilierten Pfeilern. ∅ = 38.

174 Goldemailuhr, französisch, um 1780. Signiert: Berthoud à Paris. Silberzifferblatt mit eingesetzten Steinen. Zeiger mit Brillantrosen. Feuervergoldetes Spindelwerk mit Kette und Schnecke. ∅ = 48.

175 Goldemailuhr mit Übergehäuse, englisch, um 1780. Signiert: Abraham Col(l)omby (wohl London). Feuervergoldetes Spindelwerk mit profilierten Werkpfeilern, Kette, Schnecke und Rubindeckstein in der Spindelbrücke. ∅ = 35.

176 Goldemailuhr, französisch, um 1785. Signiert: (Pierre) Gregson à Paris. Gehäuse mit Liebesszene. Emailzifferblatt mit vergoldeten Zeigern. Feuervergoldetes Spindelwerk mit Kette und Schnecke. ∅ = 60.

177 Goldemailuhr »à 3-couleurs«, englisch, um 1790. Signiert: Jos(ep)h Penlington, Liverpool. Ziseliertes Gehäuse mit Emailportrait. Emailzifferblatt mit Goldzeigern. Ankerwerk (wohl später). ∅ = 40.

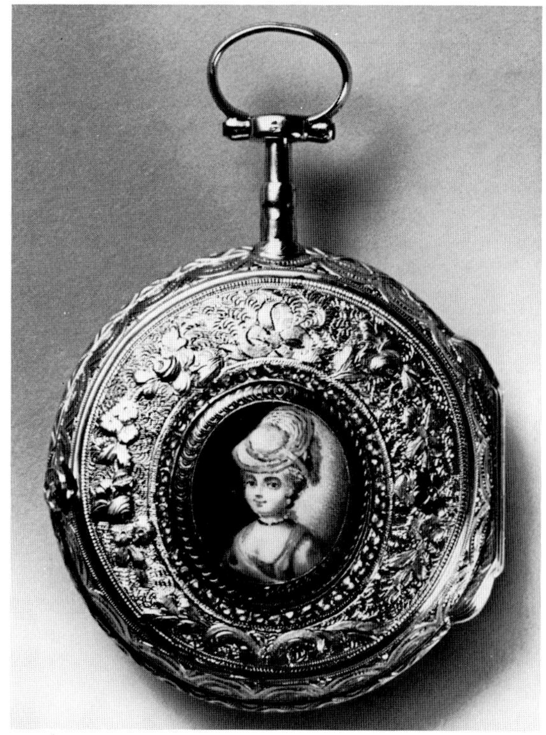

177 △ 178/1–3 ▷

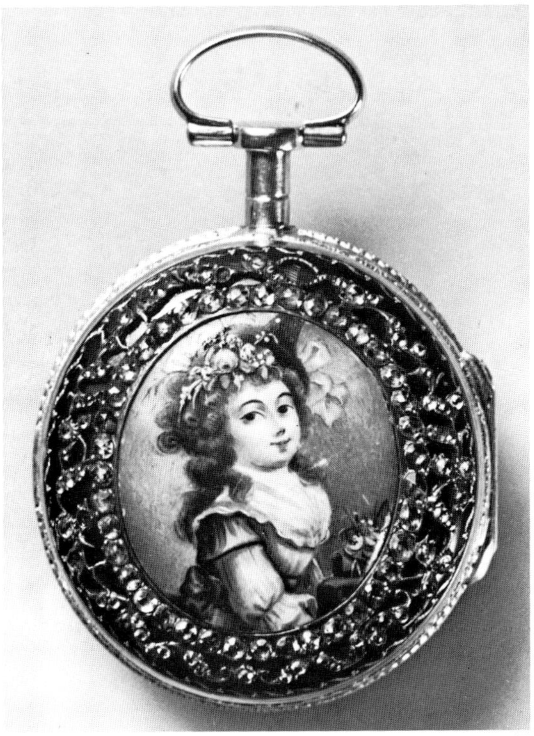

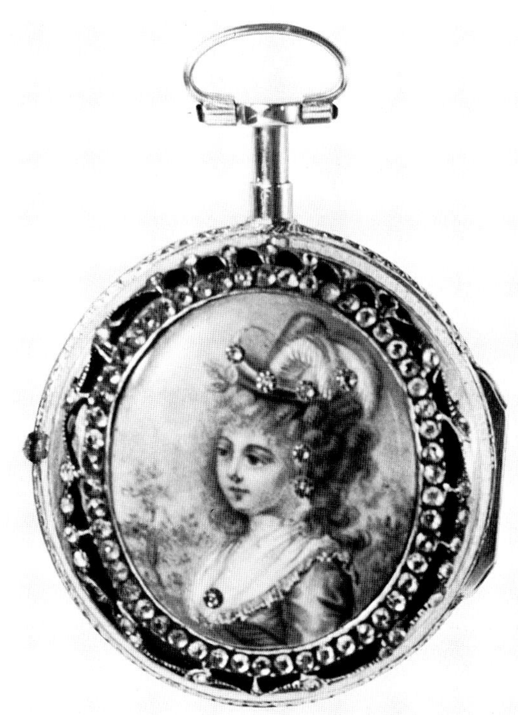

173 △ 174 ▽ 175 △ 176 ▽

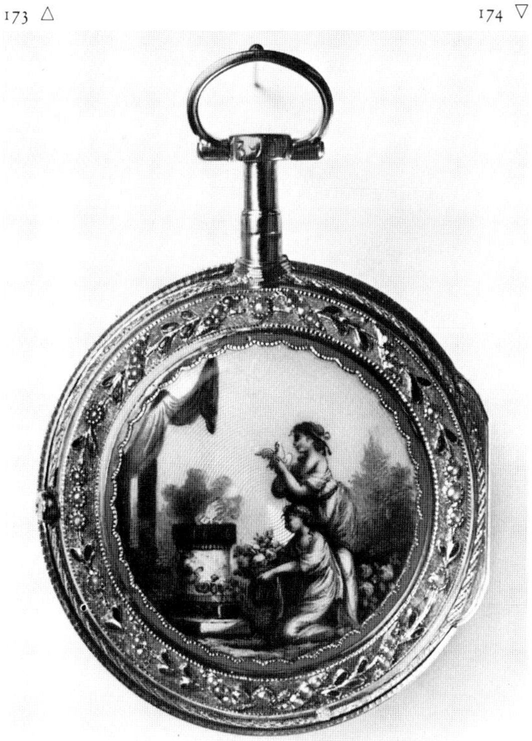

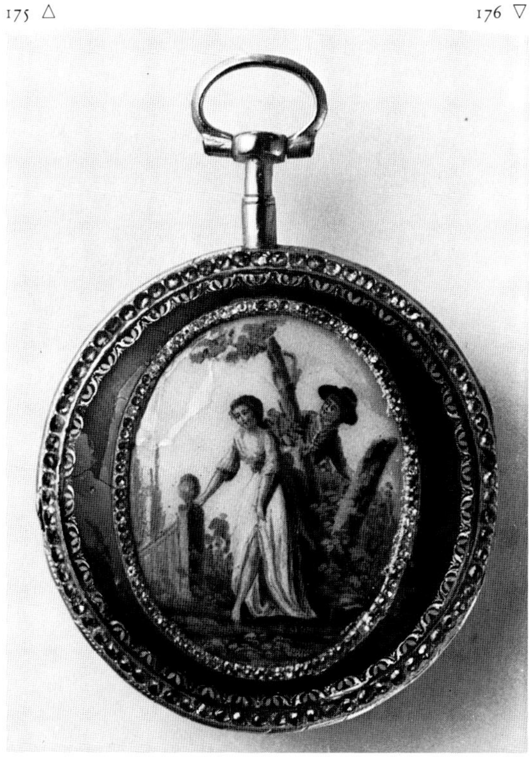

178/1–3 siehe rechte Seite

Links: Goldemailuhr mit zwei Übergehäusen, englisch, um 1825. Signiert: Geo(rge) Prior London. Ornamental gravierte und durchbrochene Wandung des Innen- und Übergehäuses. Beide Schalen sind strahlenförmig guillochiert und bunt emailliert mit Emblemen der Musik und der Seefahrt. Der verglaste Schutzring ist ziseliert und mit bunten Blumen emailliert. Emailzifferblatt mit Goldzeigern. Feuervergoldetes Spindelwerk mit Viertelstundenrepetition. Schlagwerkauslösung durch Drücken des Pendant. Schlag auf Gehäuseglocke. D = 54.

Oben: **Goldemailuhr mit Châtelaine**, englisch, um 1810. Goldgehäuse mit beidseitig umlaufender Perlenlunette. Der Grund der Schale in kobaltblauem, transluzidem Email gefaßt, ist strahlenförmig guillochiert. Das Zentrum ist mit großen rosettenförmig inkrustierten Brilliantrosen und Goldkanten verziert. Die Brosche des Châtelaine ist in ähnlicher Arbeit mit Perlen und Brillianten verziert. Emailzifferblatt mit gesägten Goldzeigern. Feuervergoldetes Spindelwerk mit Viertelstundenrepetition auf Gehäuseglocke. Werk mit Kette und Schnecke. D = 48.

Unten: Goldemaileuhr mit zwei Übergehäusen, englisch, um 1825. Signiert: George Prior London. Ornamental durchbrochene Wandungen beider Gehäuse. Die Schale des Übergehäuses zeigt in bunter transluzider Emailmalerei eine Seelandschaft mit Schiffen, Burgen, Brücken und Bergen im Hintergrund. Die Wandung des verglasten Übergehäuses hat einen Durchbruch und ist mit bunten Emailblumen verziert. Emailzifferblatt mit Goldzeigern. Feuervergoldetes Spindelwerk mit Viertelstundenrepetition auf Gehäuseglocke. Schlagwerkauslösung durch Drücken des Pendants, der oben eine Brilliantrose trägt. Châtelaine mit zwei kleinen Emailminiaturen und Golderdbeeren. D = 58.

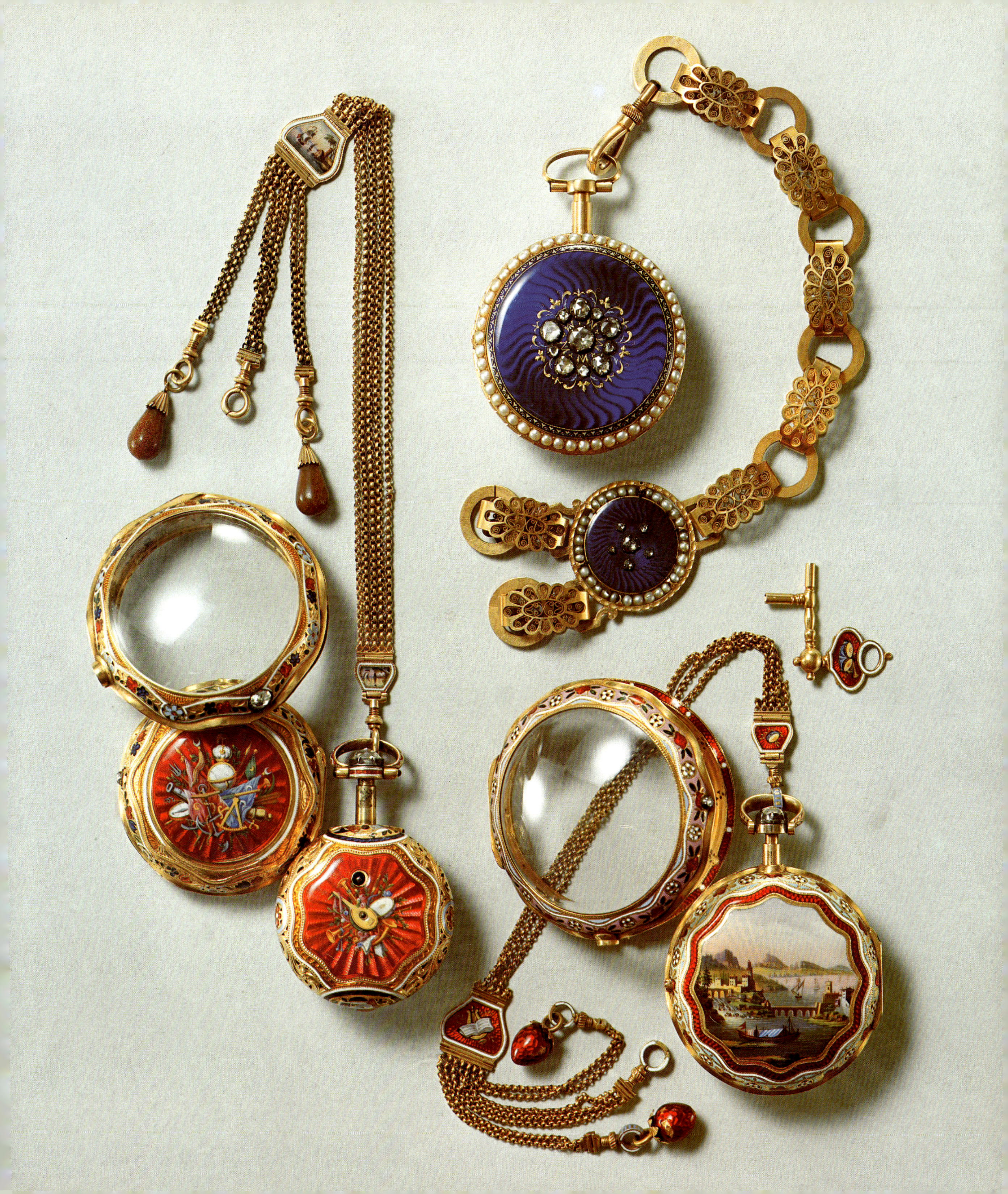

179 Goldtaschenuhr »à 4-couleur«, französisch, um 1780. Signiert: Lépine à Paris. Goldgehäuse mit umlaufender, aus mehrfarbigem Gold gearbeiteter Blättergirlande. Die Gehäuseschale zeigt einen mit Brillantrosen besetzten Säulenbogen; darunter figürliche Szene in getriebener Reliefarbeit aus mehrfarbigem Gold. Emailzifferblatt mit Stahlzeigern. Feuervergoldetes Spindelwerk mit Kette und Schnecke. ∅ = 40.

180 Goldemailuhr, deutsch, um 1785. Signiert: Roman, Melly & Raux à Constance. Goldgehäuse mit beidseitig umlaufender doppelter Perlenlunette. Die Gehäuseschale zeigt in bunter Emailmalerei zwei Damen auf Sockel mit der Inschrift: Gage d'Amitié. Emailzifferblatt mit vergoldeten Zeigern. Spindelwerk mit Kette und Schnecke. ∅ = 43.

181 Vergoldete Kupferemailuhr, französisch, um 1800. Signiert: J. Maistre à Walaire. Die Gehäuseschale zeigt in bunter Emailmalerei einen Fischer im Hafen und ein Segelschiff. Emailzifferblatt mit Messingzeigern. Feuervergoldetes Spindelwerk mit Kette und Schnecke. ∅ = 40.

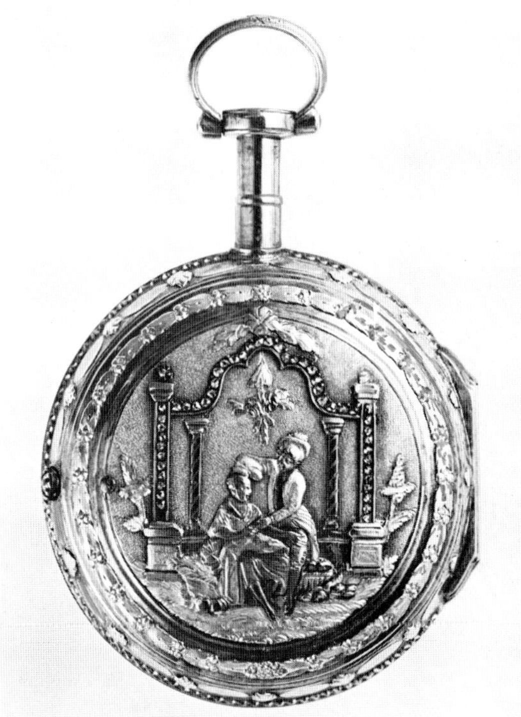

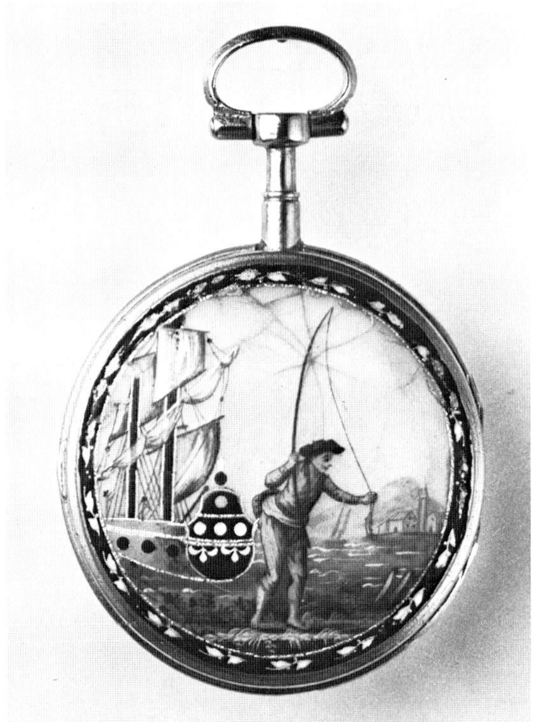

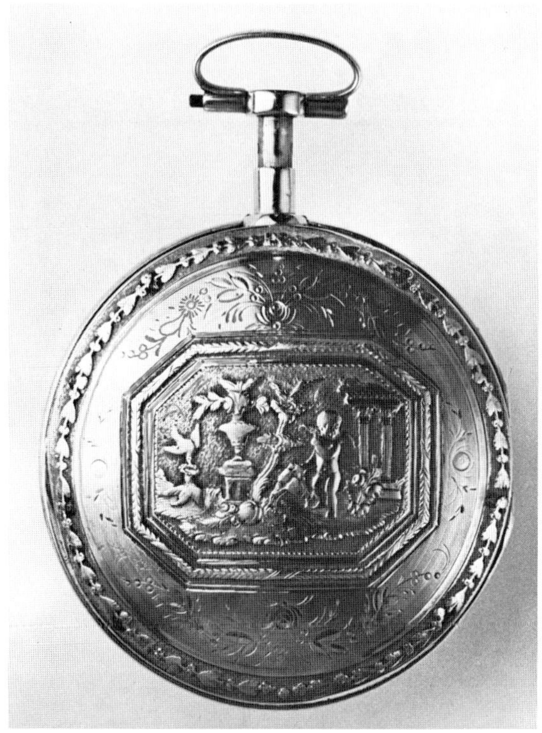

179 △ 180 ▽ 181 △ 182 ▽ 183 △ 184 ▽

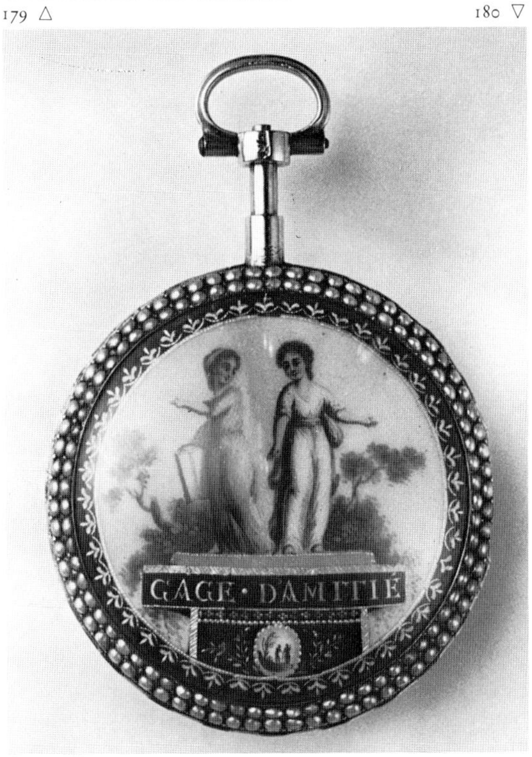

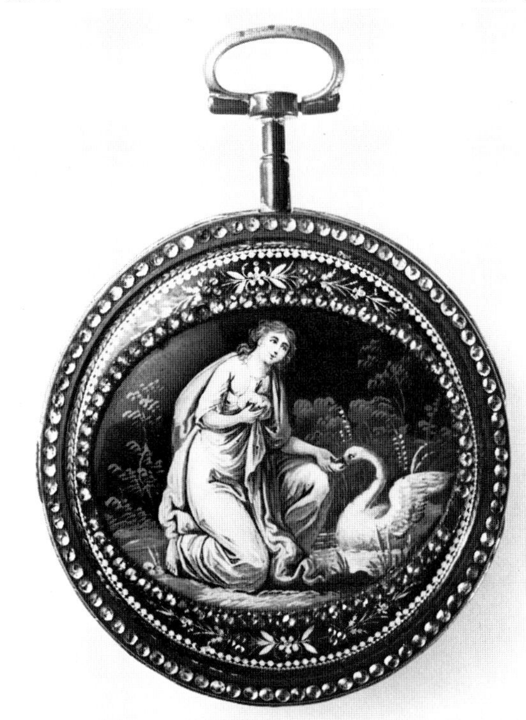

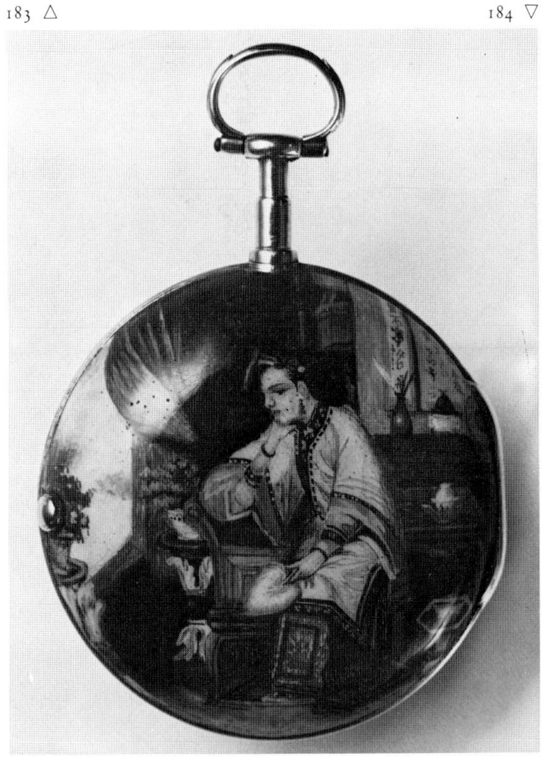

185 Revolutionsuhr mit Dezimalteilung, französisch, um 1795. Signiert: Lamarque à Condom. Glattes Silbergehäuse. Emailzifferblatt mit innen 10-Stunden- und 100-Minutenteilung mit arabischen Zahlen und außen zweimal I bis XII-Stundenteilung und 60-Minutenteilung. Zwei Minutenzeiger, ein Stundenzeiger. Spindelwerk mit Kette und Schnecke. ∅ = 60.

186 Revolutionstaschenuhr mit Dezimalteilung, französisch, um 1795. Glattes guillochiertes Gehäuse. Weißes Emailzifferblatt mit schwarzen römischen Zahlen I bis X (1 Tag = 10 Stunden = 100 Minuten, galt vom 27. Sept. 1792 bis 1.1. 1806), darüber in roten arabischen Zahlen zweimal 1 bis 12, dann eine 100-Minutenteilung und ganz außen eine 60-Minutenteilung. Zwei Minutenzeiger und ein gemeinsamer Stundenzeiger. Spindelwerk mit Kette und Schnecke.

◁ 182 **Vergoldete Kupferemailuhr**, Genf, um 1780. Signiert: F(rèr)es Veigneur à Genève. Gehäuse mit beidseitig umlaufender Brillantrosenlunette. Die Schale zeigt in bunter Emailmalerei Leda mit dem Schwan, gerahmt von einer ovalen Straßlunette und bunten Emailgirlanden. Emailzifferblatt mit Stahlzeigern. Feuervergoldetes Spindelwerk mit Kette und Schnecke. ∅ = 59.

◁ 183 **Goldtaschenuhr »à 4-couleurs« mit Viertelstundenrepetition**, Genf, um 1790. Signiert: Frères de Roche à Genève. Ornamental graviertes an der Wandung geripptes Gehäuse mit beidseitig umlaufender Blättergirlande in mehrfarbigem Gold. Die Gehäuseschale zeigt ein polygonales Medaillon mit in mehrfarbigem Gold aufgelegten Vögeln, Blumen, Früchten und eine Putte mit Gießkanne. Emailzifferblatt mit vergoldeten Zeigern. Schlagwerkauslösung durch Drücken des Pendants. Feuervergoldetes Spindelwerk mit Kette und Schnecke. ∅ = 53.

◁ 184 **Goldemailuhr mit Übergehäuse**, englisch, um 1790. Signiert: Daniel de St. Leu Watchmaker to her Mayesty Nr. 3802. Glattes Innengehäuse. Das Übergehäuse zeigt in polychromer Emailarbeit ein chinesisches Interieur mit jugendlichem Mädchen. Die Gehäusewandung ist mit Blumen- und Blättergirlanden verziert. Emailzifferblatt mit Goldzeigern und großem Sekundenzeiger aus der Mitte. Frühes Zylinderwerk. ∅ = 51.

187 Revolutionsuhr, französisch, um 1800. Glattes, vergoldetes Gehäuse. Emailzifferblatt mit zwei Stundenteilungen, oben für die neue 10-stündige Dezimalteilung und unten die alte 12-Stundenteilung. Die 10 Stunden galten für den ganzen Tag. In der Mitte bunte Emailmalerei mit links der Justitia und rechts Soldaten im Felde. Feuervergoldetes Spindelwerk mit Kette und Schnecke. ∅ = 55.

188 Revolutionsuhr, französisch, um 1805. Glattes Silbergehäuse. Emailzifferblatt mit bunter Bemalung. Zwei separate Stundenblätter und je ein dazugehöriger Kalender. Links: 10-Stundenteilung für den ganzen Tag mit 30-tägigem (Revolutions-) Kalender. Rechts: normales 12-Stundenblatt (1 Tag = 24 Stunden) und der alte Gregorianische Kalender (30 bzw. 31 Tage). Links ist es fast 7 Uhr Revolutionszeit. 1 Stunde Revolutionszeit entspricht 2,4 Stunden MEZ, also 7 × 2,4 = 16,8 = 16 Uhr 48 Min. Das rechte Zifferblatt zeigt ungefähr diese Zeit. Feuervergoldetes Spindelwerk mit Kette und Schnecke. ∅ = 58.

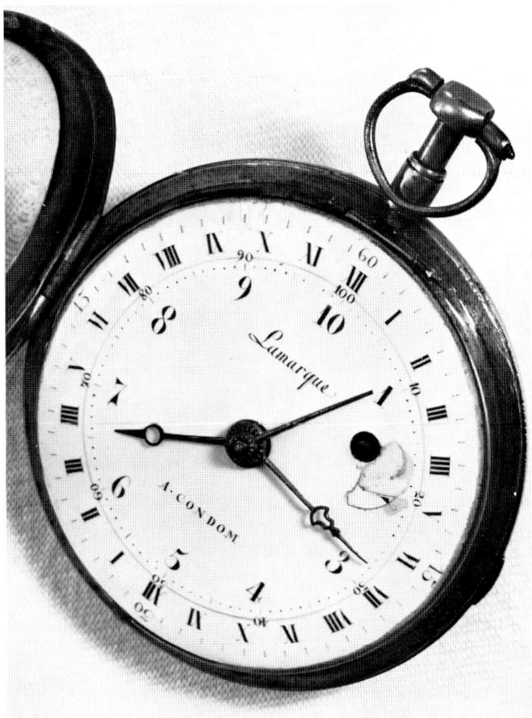

185 △

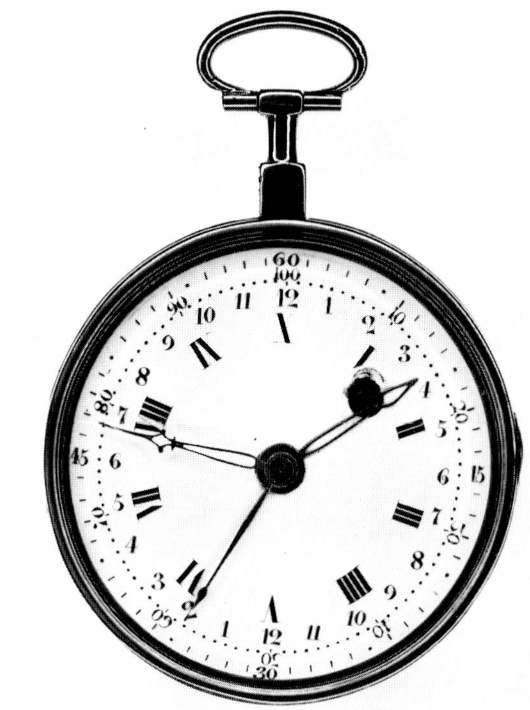

186 △

187 ▽

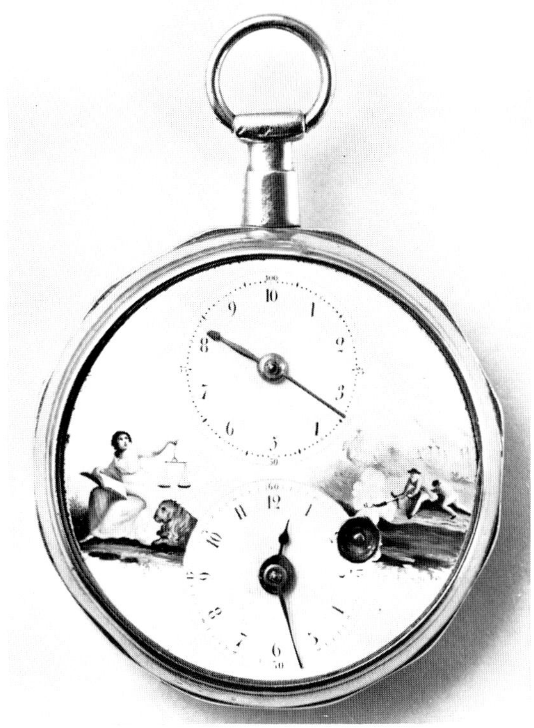

188 ▽

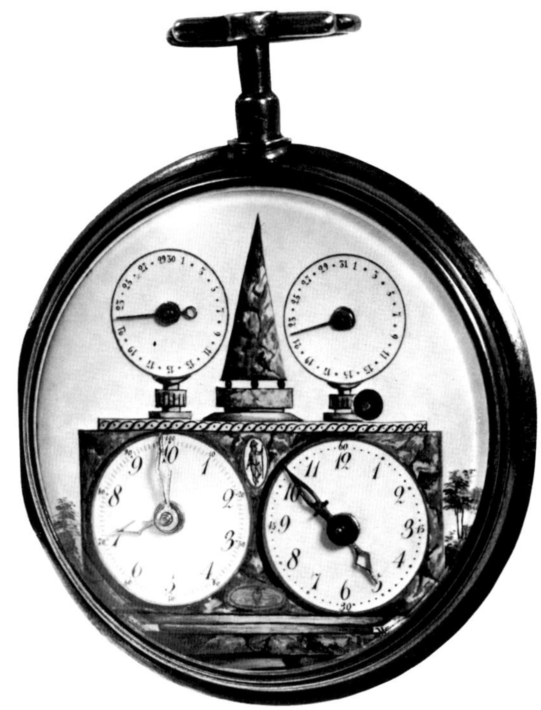

189 Goldemailuhr mit Datum, deutsch, um 1785. Signiert auf dem Werk: Roman, Melly & Raux, Constance. Auf dem Zifferblatt: Jean Leiner à Constance (wohl persönliches Geschenk der Konstanzer Uhrenfirma an den Bürger und Stadtherren Jean Leiner). Goldgehäuse mit blauem Emailgrund und farbigen Goldeinlagen. Emailzifferblatt mit Datum. Zwei Goldzeiger, ein Stahlzeiger für das Datum. Spindelwerk mit Kette und Schnecke. ∅ = 54.

190 Vergoldete Kupferemailuhr, Genf, um 1820. Signiert: Fr(èr)es Baccuet à Genève. Gehäuse mit beidseitig umlaufender schmaler Brillantrosenlunette. Die Gehäuseschale zeigt in bunter Emailmalerei einen Tempel mit Opferstock. Emailzifferblatt mit vergoldeten Zeigern. Spindelwerk mit Kette und Schnecke. ∅ = 50.

191–192 Vergoldete Kupferemailuhr, Genf, um 1800. Signiert: Bd. Soret à Genève. Glatte Gehäuseschale mit bunter Emailmalerei: zwei junge Mädchen im Park gerahmt von kannelierten feinen Säulen. Emailzifferblatt mit geraden römischen Zahlen. Feuervergoldetes Spindelwerk mit Kette und Schnecke. ∅ = 52.

193–194 Goldemailtaschenuhr, französisch, um 1800. Signiert: Refsegueire & Lèchet. Glattes Gehäuse, Schale zeigt in bunter Emailmalerei Krieger mit Helm, Frau und Kind. Im Hintergrund Pyramide. Die Schale hat die Inschrift: »Souvenir d'Amitié«. Emailzifferblatt mit Goldzeigern und geraden römischen Zahlen. Spindelwerk mit Kette und Schnecke.

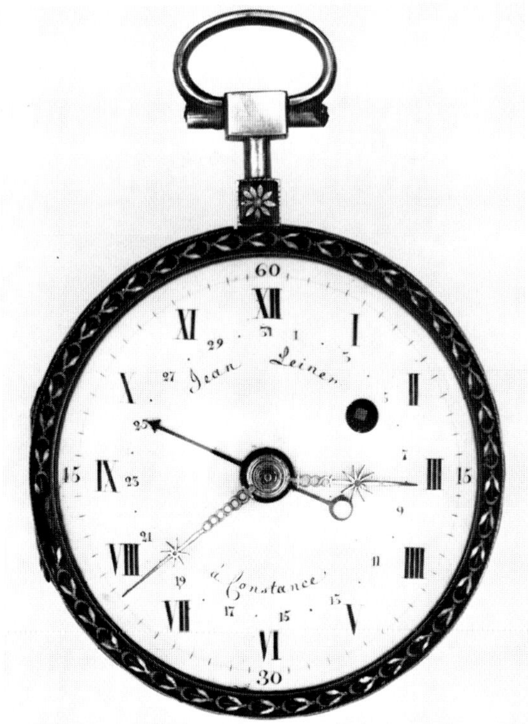

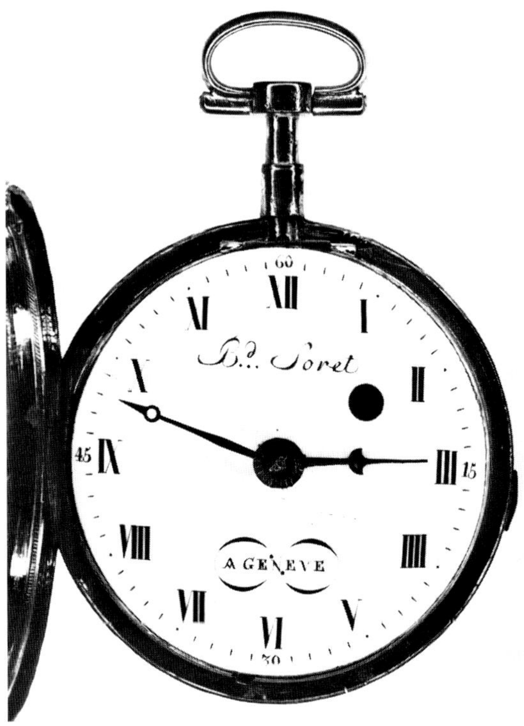

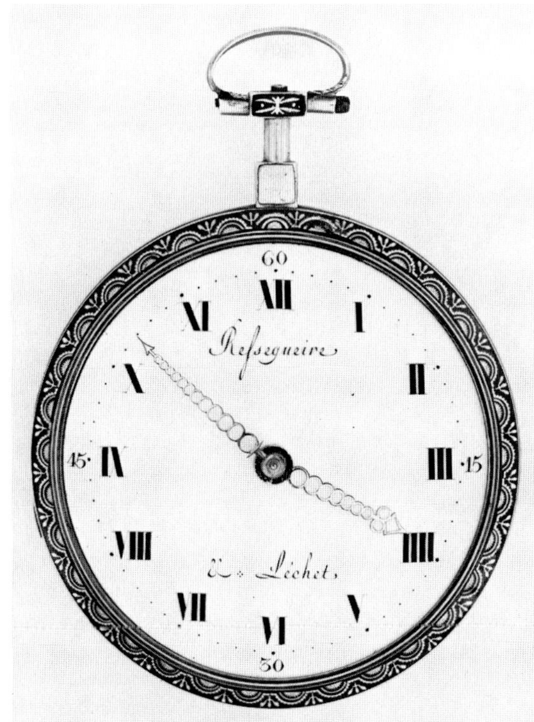

189 △ 190 ▽ 191 △ 192 ▽ 193 △ 194 ▽

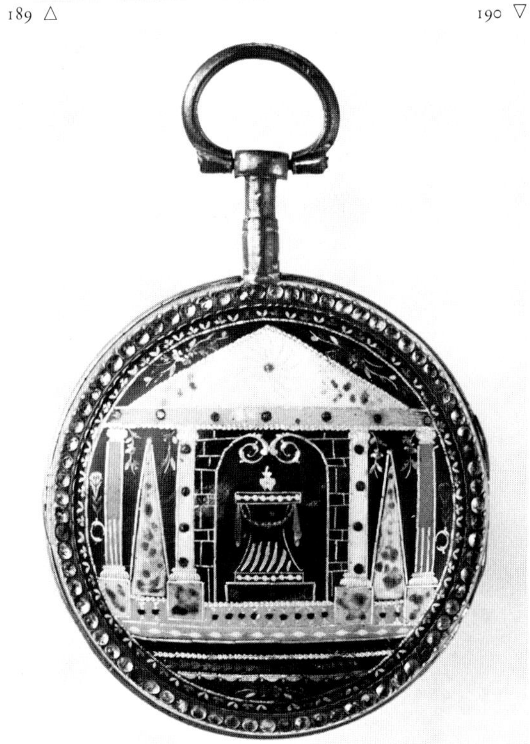

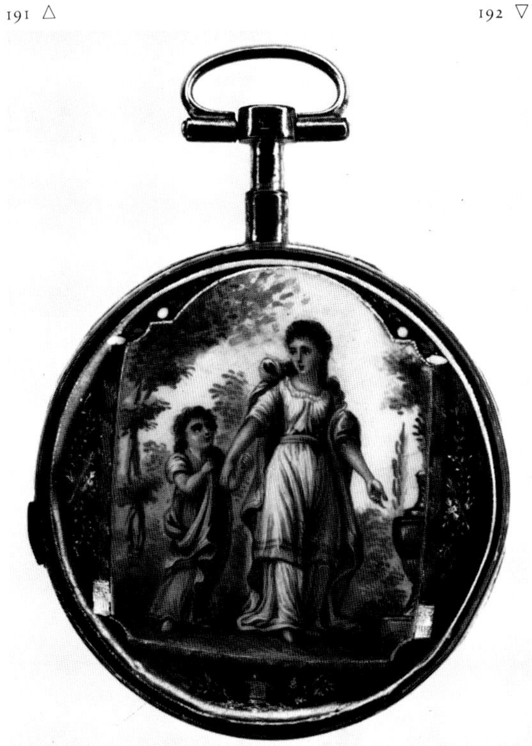

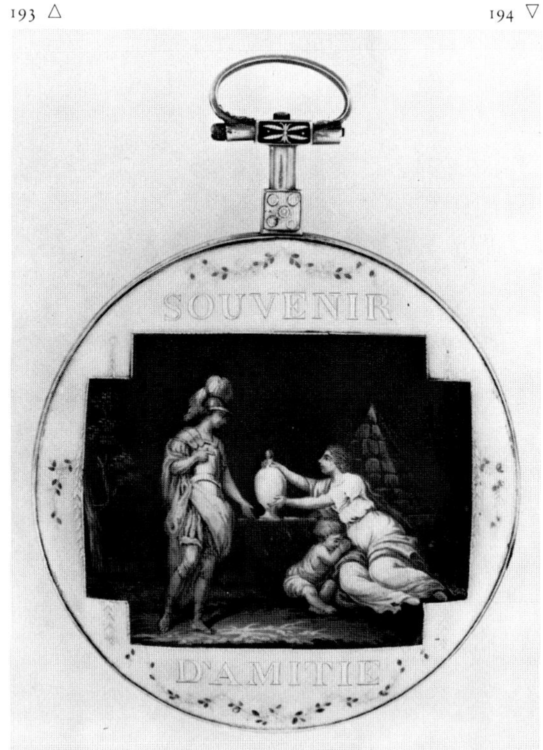

195 Silbertaschenuhr mit kleiner Sekunde, englisch, um 1795. Signiert: Elias Joseph Liverpool 1489. Glattes Übergehäuse und glatte Gehäuseschale. Weißes Emailzifferblatt mit nach oben gerückten Stundenzahlen. Unten großer Sekundenkreis mit Sekundenzeiger. Feuervergoldetes Werk mit Kette und Schnecke. Mit kleinem seitlichem Hebel kann das Werk gestoppt werden. Spindelhemmung. ∅ = 62.

196 Kupfertaschenuhr mit großer Sekunde, englisch, um 1800. Signiert: John Kentish jun., Southampton Street, Strand. Glattes Gehäuse. Weißes Emailzifferblatt mit nach oben gerücktem Stundenkreis mit vergoldeten Zeigern. Große Sekunde aus der Mitte. Feuervergoldetes und graviertes Spindelwerk mit Kette und Schnecke. ∅ = 46.

197 Vergoldete Silbertaschenuhr mit großer Sekunde, englisch, um 1800. Signiert: W(illia)m Gordon Dublin. Glattes Gehäuse und Übergehäuse. Weißes Emailzifferblatt mit nach oben gerücktem Stundenkreis und vergoldeten Zeigern. Große Sekunde aus der Mitte, die gestoppt werden kann. Gleichzeitig wird das ganze Werk angehalten. Auf dem Zifferblatt bezeichnet: Tempus Fugit. Feuervergoldetes und graviertes Werk mit Kette und Schnecke. Spindelhemmung. ∅ = 58.

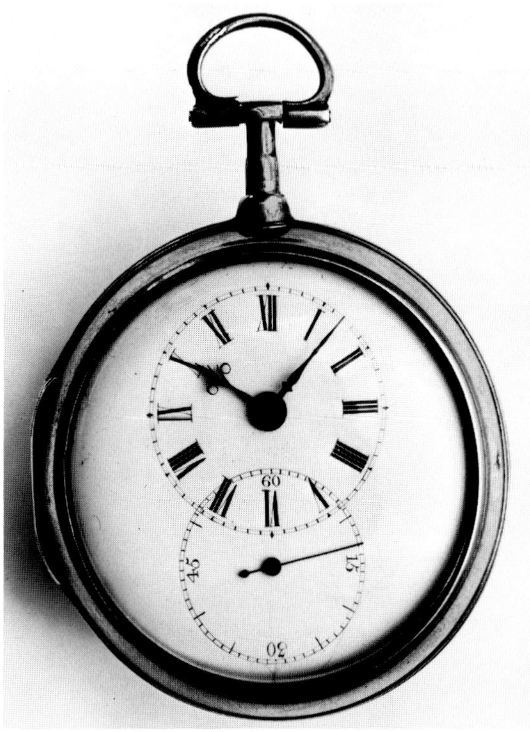

195 △

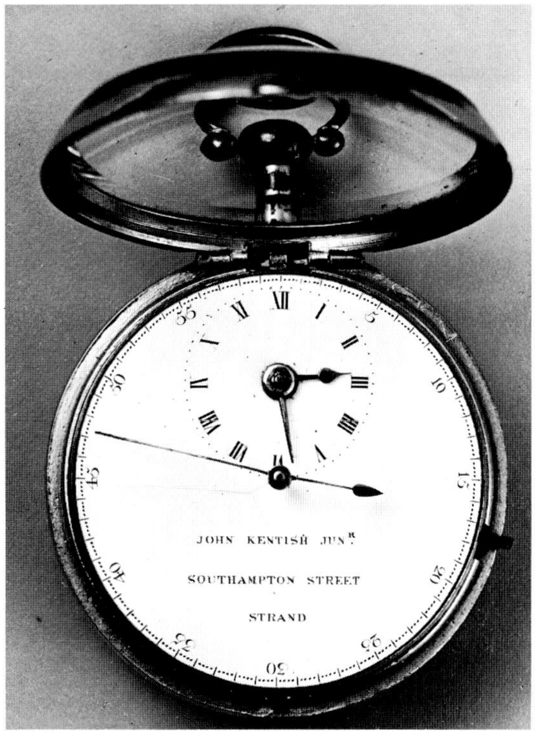

196 △

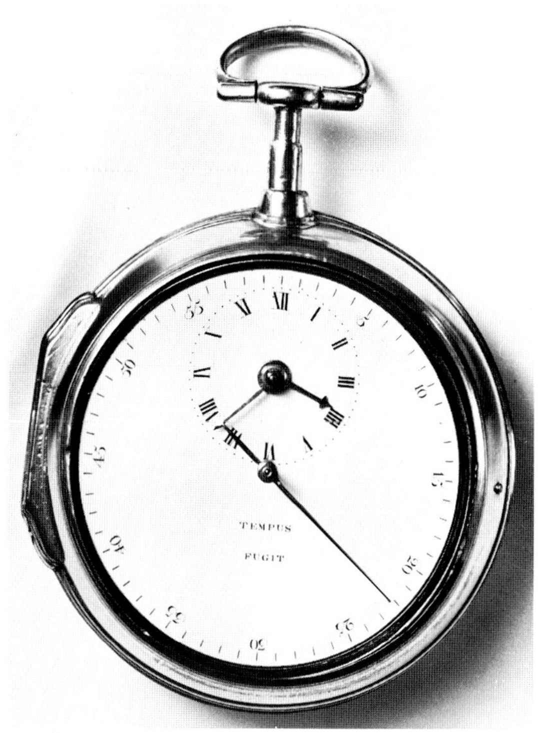

197 △

198 ▽

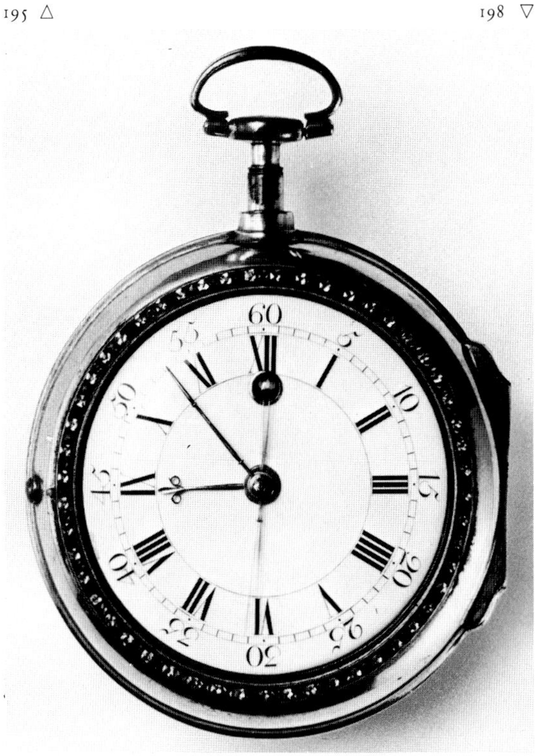

198–199 Große vergoldete Kupfertaschenuhr mit beidseitigen Zifferblättern, englisch, um 1800. Übergehäuse mit beidseitig umlaufender farbiger Simili-Steinlunette. Vorn weißes Emailzifferblatt mit vergoldeten Zeigern und große Sekunde aus der Mitte. Aufzugsloch unter XII. Rückseitig nach oben gerücktes Stunden- und Minutenzifferblatt und links unten Sekundenzeiger. Rechts unten Regulierzifferblatt. Feuervergoldetes Werk mit Kette und Schnecke. Spindelhemmung. ∅ = 80.

199 ▽

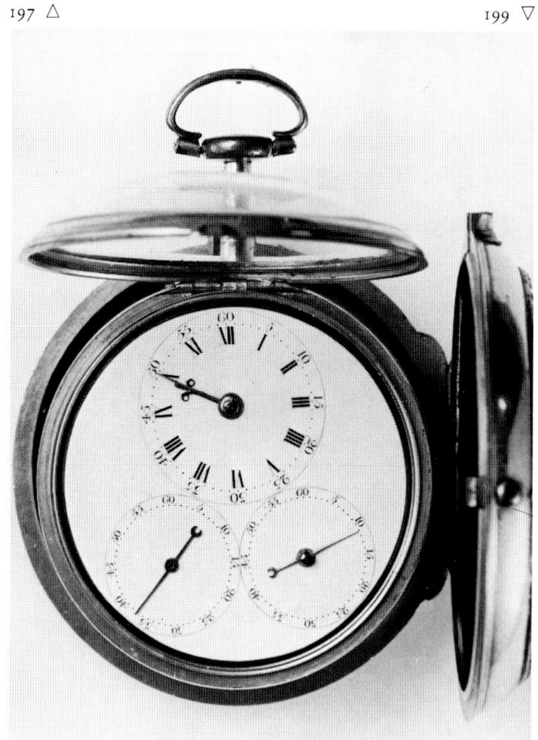

200–201 Goldtaschenuhr mit Scheinpendel, französisch, um 1800. Signiert: Du Bois & Fils. Glattes Goldgehäuse. Weißes Emailzifferblatt mit aus der Mitte nach oben gerücktem kleinen Stundenblatt. Große Sekunde aus der Mitte. Unten kleines, mit Glas abgedecktes Fenster für Scheinpendel. Feuervergoldetes Werk mit Kette und Schnecke. Große, fünfschenkelige Unruhe, die Halbsekundenschwingungen macht. Debaufre-Hemmung mit zwei Hemmrädern, wovon eines das Scheinpendel betätigt. ∅ = 53.

202–203 Goldemailuhr mit Kalender, französisch, um 1790. Signiert: A(n)dre Hessen à Paris. Glatte Gehäuseschale mit bunter Emailmalerei im Pfauenaugenmuster auf der Rückseite. Emailzifferblatt mit aus der Mitte nach unten gerücktem Stundenblatt. Große Sekunde aus der Mitte und oben Datumkreis. ∅ = 60.

204–205 Goldtaschenuhr mit Viertelstundenrepetition, französisch, um 1810. Signiert: Bourbon Palais Royal Nr. 123. Glattes Gehäuse mit gerippter Wandung. Vergoldetes, guillochiertes Zifferblatt mit aus der Mitte nach unten gerücktem Stundenblatt. Großer Sekundenzeiger aus der Mitte, oben Datumkreis 1 bis 31. Feuervergoldetes Zylinderwerk mit großer Unruhe und Temperaturkompensation (nach Breguet) an der Spirale. Schlagwerkauslösung durch Drücken des Pendants. Schlag auf Gongfedern. Werk mit Kette und Schnecke, Zylinderhemmung.

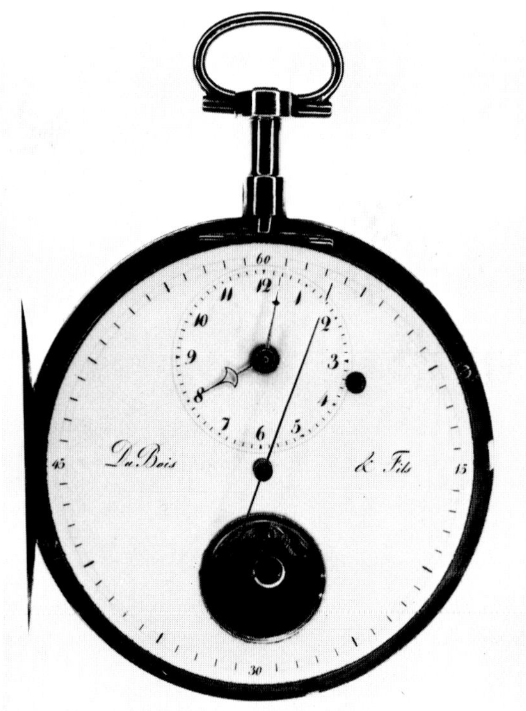

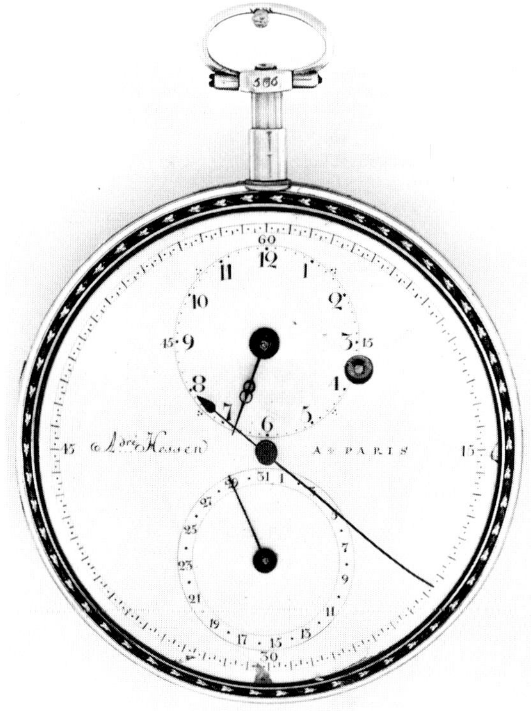

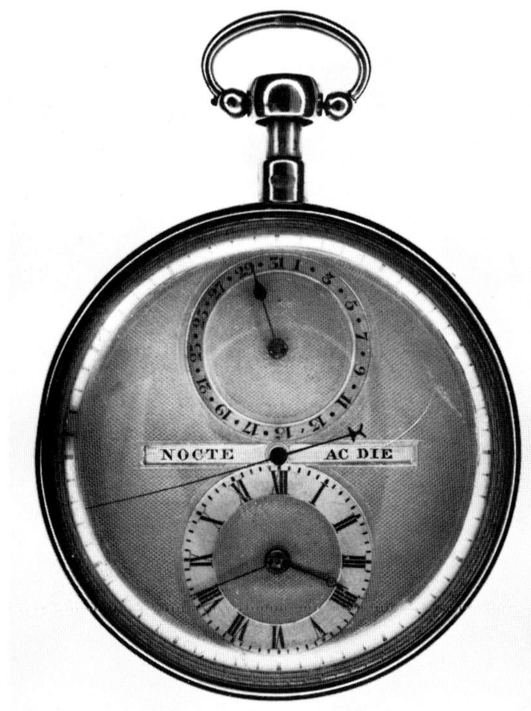

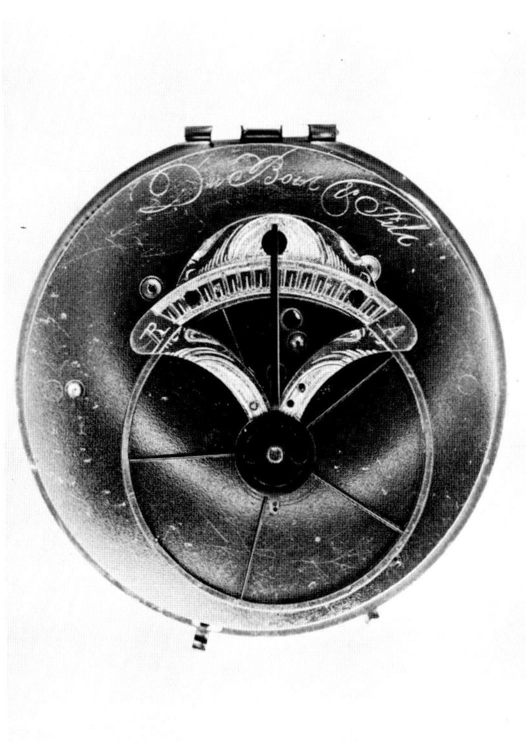

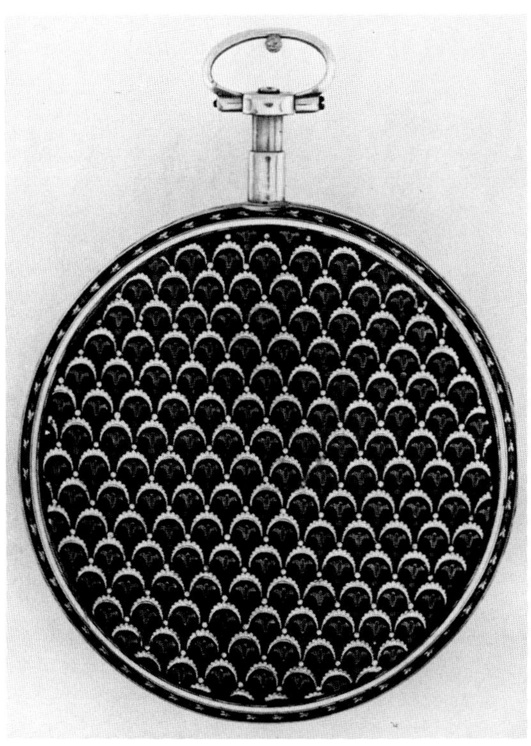

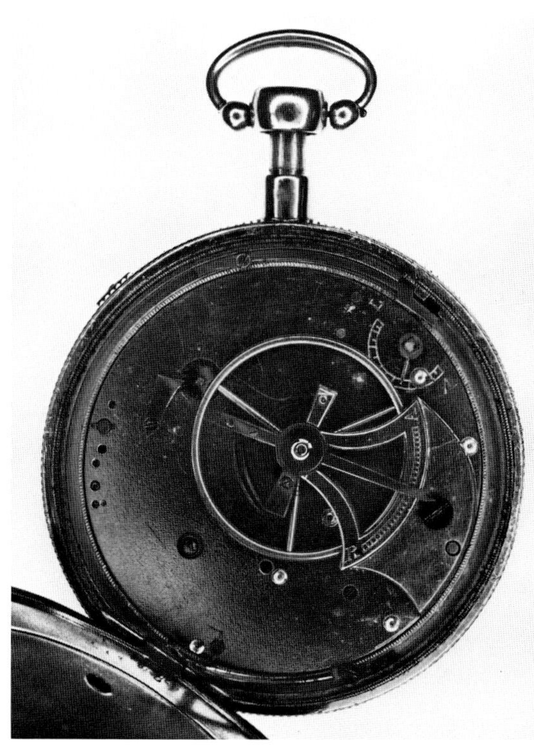

206–207 Taschenuhr mit Viertelstundenrepetition, Genf, um 1800. Signiert: Bonna Frères à Genève Nr. 7897. Glattes Gehäuse. Emailzifferblatt mit Wellenzeigern und großem Sekundenzeiger aus der Mitte. Feuervergoldetes Werk mit großer Unruhe über der Platine. Auslösung des Schlagwerkes durch Drücken des Pendants. Die Unruhe macht Sekundenschwingungen. Regulierung per Rückerzeiger an der Unruhbrücke. Pouzzait-Hemmung.

▽ ▷

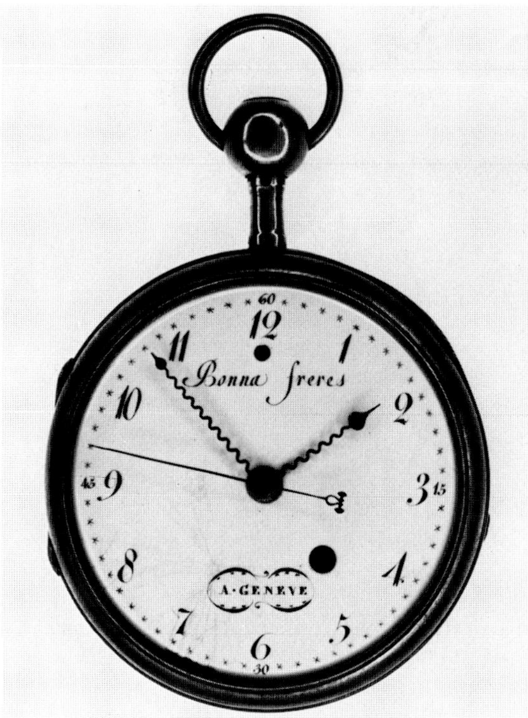

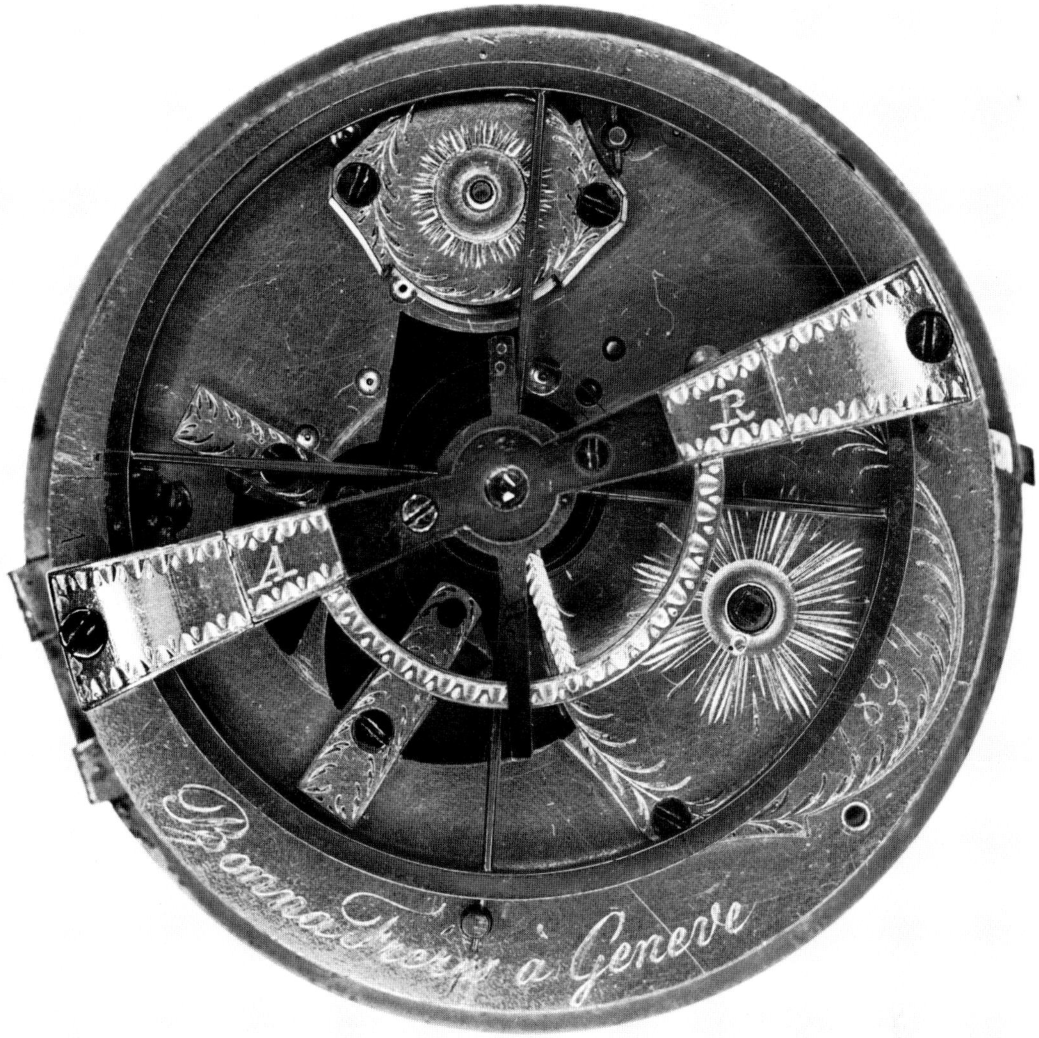

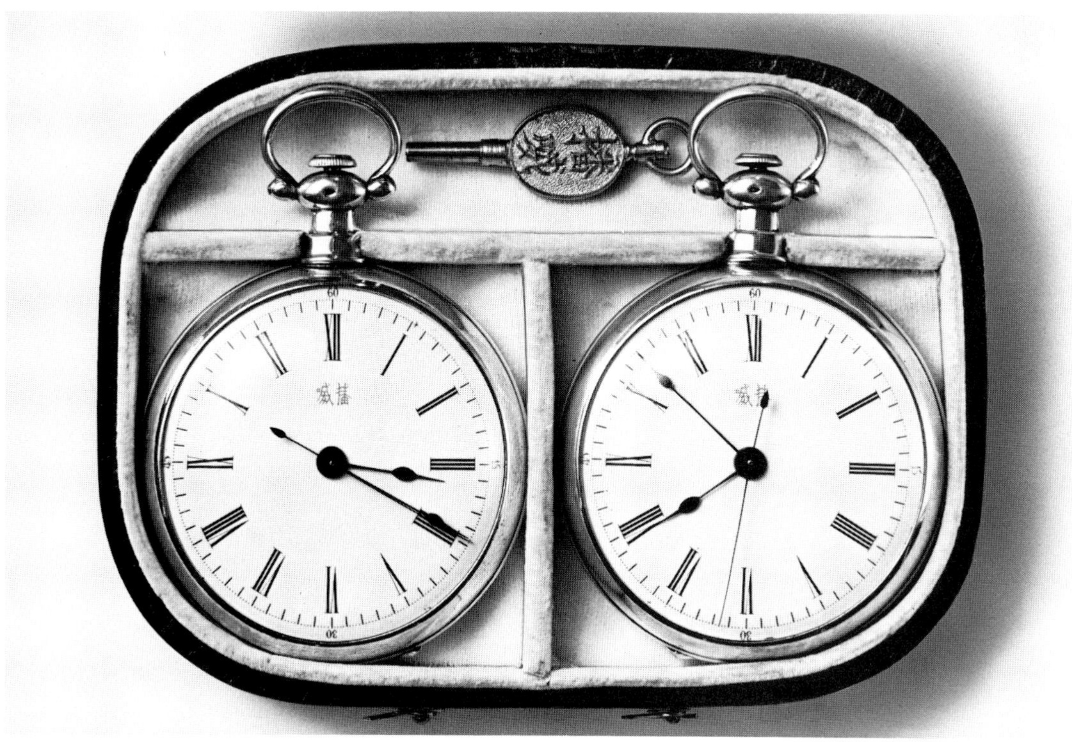

208 Ein Paar Silbertaschenuhren für den chinesischen Markt, Westschweiz, um 1850. Signiert: Bovet Fleurier. Glatte Silbergehäuse. Emailzifferblätter mit großer Sekunde aus der Mitte, feinen Stahlzeigern und chinesischer Signatur. Vergoldete, gravierte und ziselierte Werke mit Ankerhemmung. Original-Lederetui und Original-Schlüssel. ∅ = 55. ▷

209–210 Vergoldete Taschenuhr mit Datum, französisch, um 1790. Signiert: Le Blond Laine Paris Nr. 405. Vergoldetes Gehäuse mit fein gravierter Wandung. Emailzifferblatt mit vergoldeten Zeigern und Stahlzeiger für Datum. Aufzug bei der 12. Feuervergoldetes Werk mit offenem Federhaus und obenliegendem Messing-Hemmrad. Sully-Hemmung. Die Unruhe liegt teilweise über und teils zwischen den Platinen. Platinenrand ziseliert und graviert. ∅ = 48.

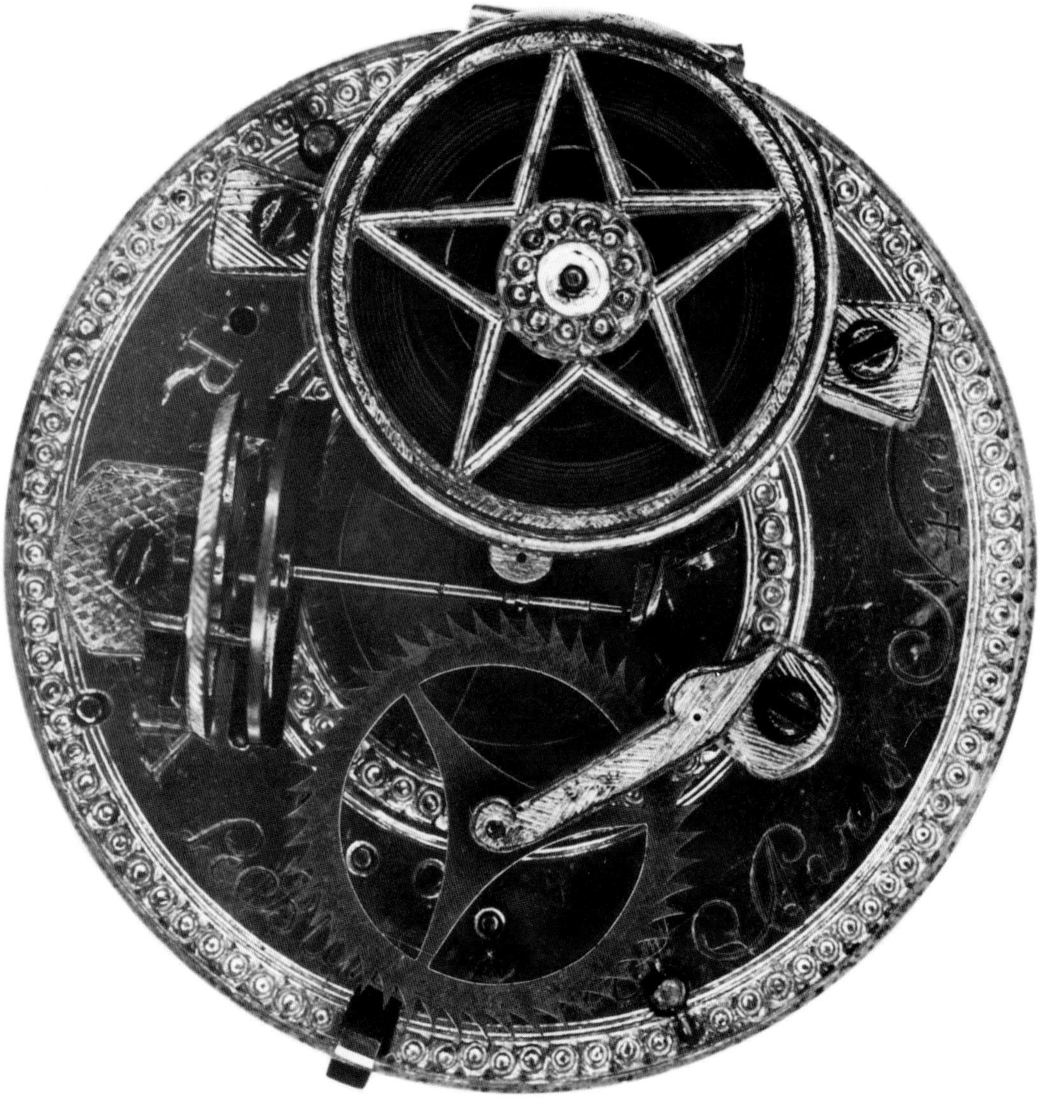

209 △

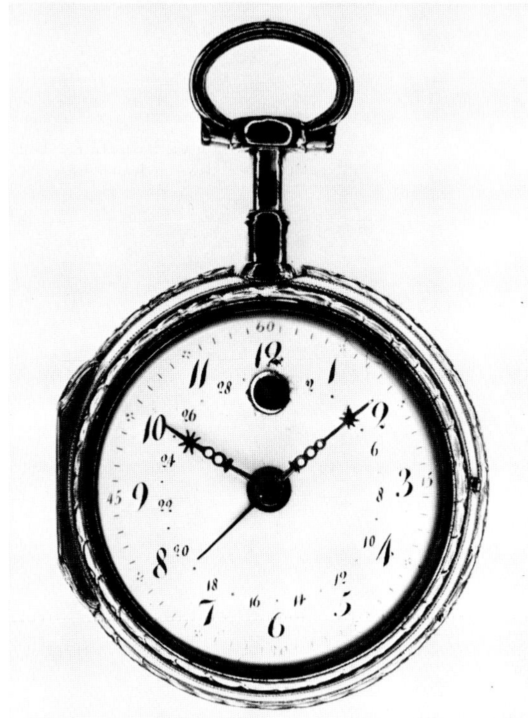

210 △

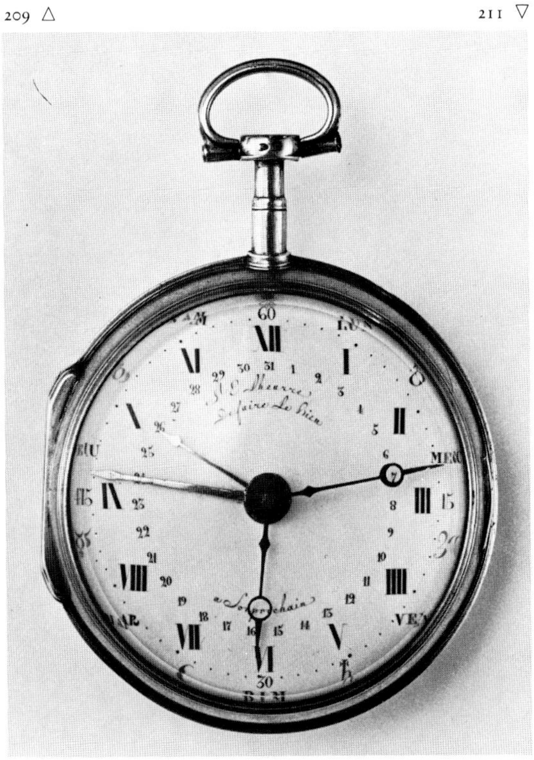

211 ▽

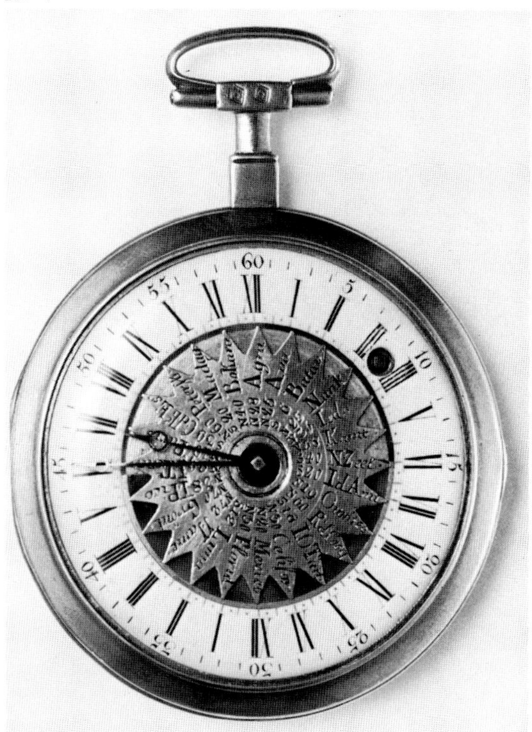

212 ▽

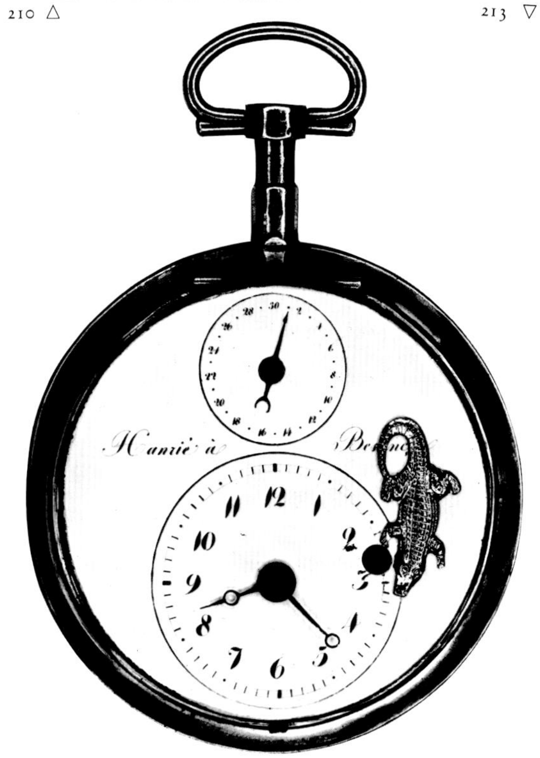

213 ▽

214 Silbertaschenuhr, Westschweiz, um 1820. Guillochiertes Gehäuse mit beidseitig umlaufendem (getrieben) Perlenstab. Die Schale hat im Zentrum ein Glas über der vergoldeten Spindelbrücke. Emailzifferblatt mit nach unten gerücktem Stundenblatt. Oben links Datum und oben rechts Wochentage. Feuervergoldetes Spindelwerk mit Kette und Schnecke. ∅ = 58.

215 Silbertaschenuhr, französisch, um 1810. Glattes Gehäuse. Emailzifferblatt mit nach unten gerücktem Stundenblatt und vergoldeten Zeigern. Links oben: Monatsangaben mit Tagesanzahl. Oben Mitte: Wochentage und Datum 1 bis 31. Rechts oben: Mondphase und Mondalter 1 bis 29½ auf kleinen Hilfszifferblättern. Feuervergoldetes Spindelwerk mit Kette und Schnecke. ∅ = 55.

216 Astronomische Taschenuhr, französisch, um 1830. Glattes Silbergehäuse. Weißes Emailzifferblatt mit sechs Hilfsblättern für oben über der XII: Sonnenaufgang und Sonnenuntergang; über der II: Wochentagnamen mit ihren astrologischen Symbolen; über der IIII: kleine Sekunde; über der VI: Mondalter 1 bis 29½ und Mondphase in vier Vierteln; über der VIII: Datum 1 bis 31 und über der X: Monatsnamen mit Länge der Tage. Feuervergoldetes Spindelwerk mit Kette und Schnecke. ∅ = 63.

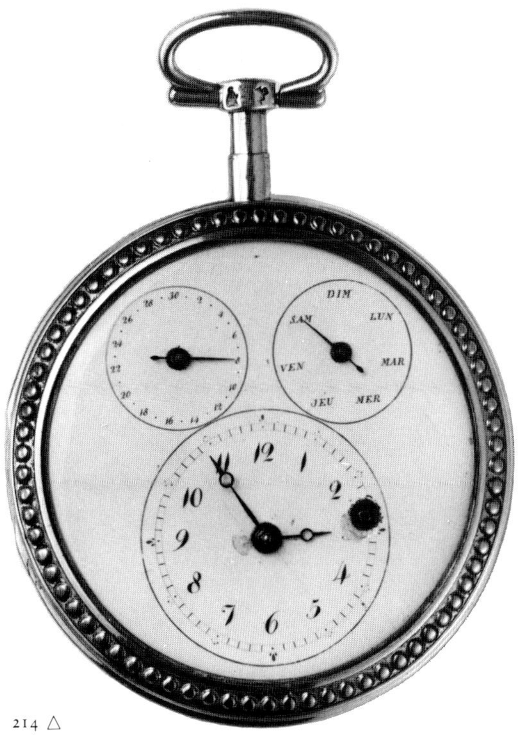

214 △

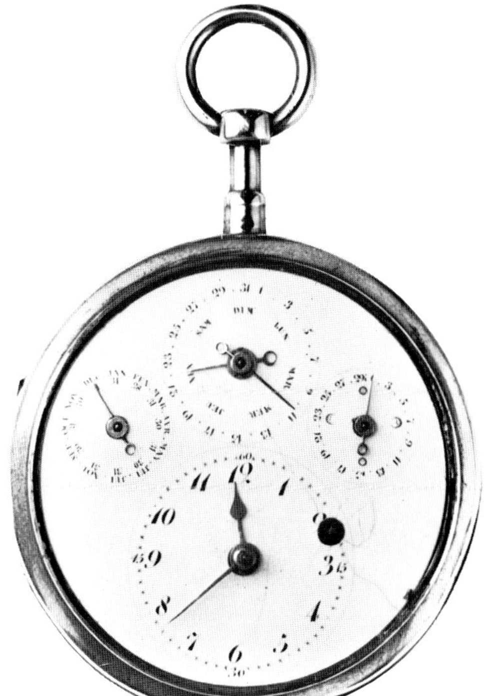

215 △

216 ▽

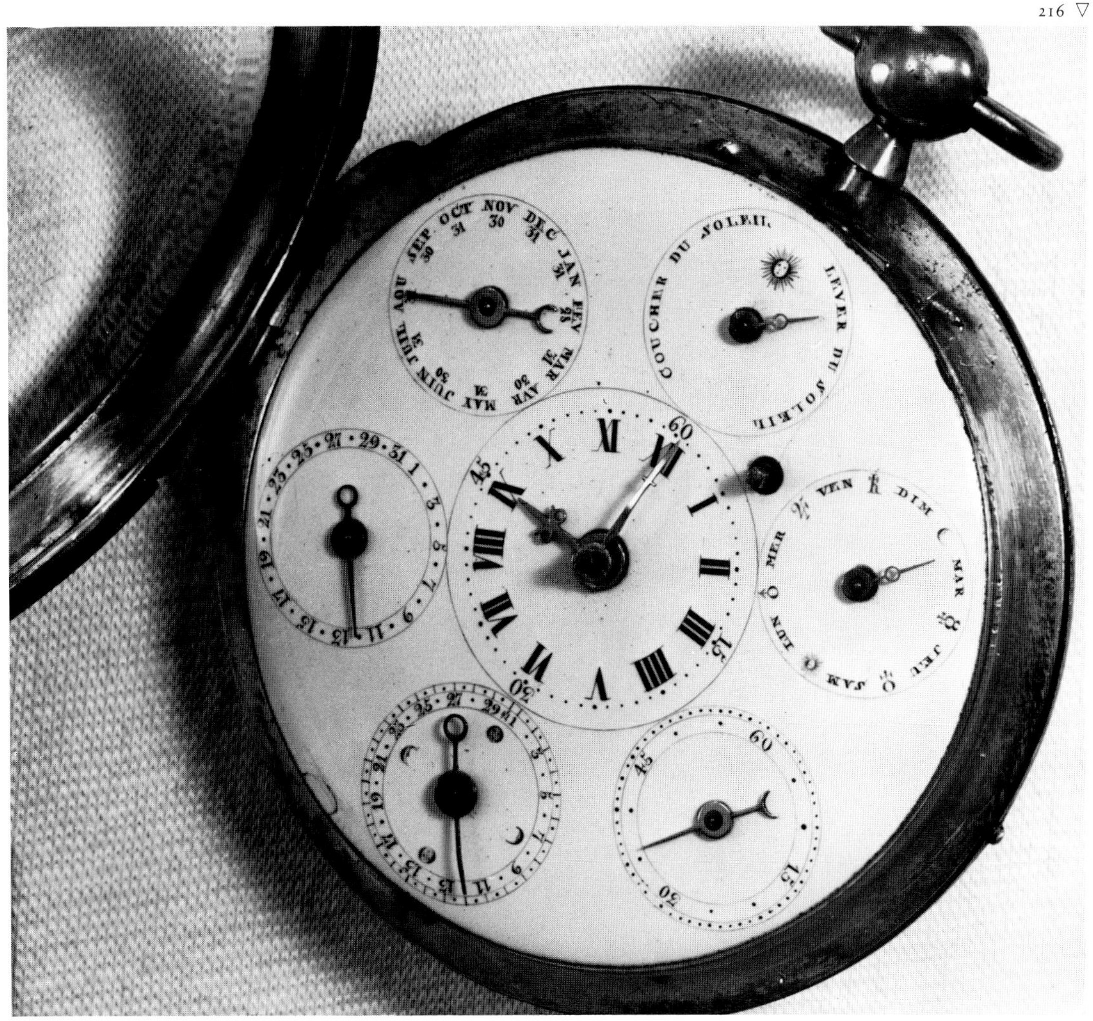

◁ **211 Silbertaschenuhr mit Datum**, französisch, um 1790. Glattes massives Silbergehäuse. Emailzifferblatt mit Stahlzeigern, kleiner Messingzeiger für Datum im inneren Kreis 1 bis 31 und großer Messingzeiger für Wochentag, die in wechselnder Folge mit Namen und den astrologischen Zeichen angegeben werden. Auf dem Zifferblatt und dem Werk die Inschrift: »Il e l'heurre de faire le bien son prochain«. Spindelwerk mit Kette und Schnecke. ∅ = 65.

◁ **212 Silbertaschenuhr mit Weltzeitangabe**, Österreich, um 1800. Signiert: Franz Antoine Wolf à Wien. Glattes Gehäuse. Schmaler Emailzifferring mit 2 × 12 Stundenteilung. Im Zentrum Silberscheibe mit Weltstädten und deren Längenangabe. Darunter blau/goldene Scheibe für die Tag- und Nachtzeitanzeige. Feuervergoldetes, flaches Werk mit Zylinderhemmung. ∅ = 55.

◁ **213 Goldtaschenuhr mit Kalender,** französisch, um 1800. Signiert: Hanrie à Besançon. Glatte Gehäuseschale. Emailzifferblatt mit aus der Mitte nach unten gerücktem Stundenblatt. Oben kleiner Datumkreis. Aufzugloch zwischen 2 und 3. Daneben (wohl später) aufgesetzte goldene Eidechse. Feuervergoldetes Spindelwerk mit Kette und Schnecke. ∅ = 50.

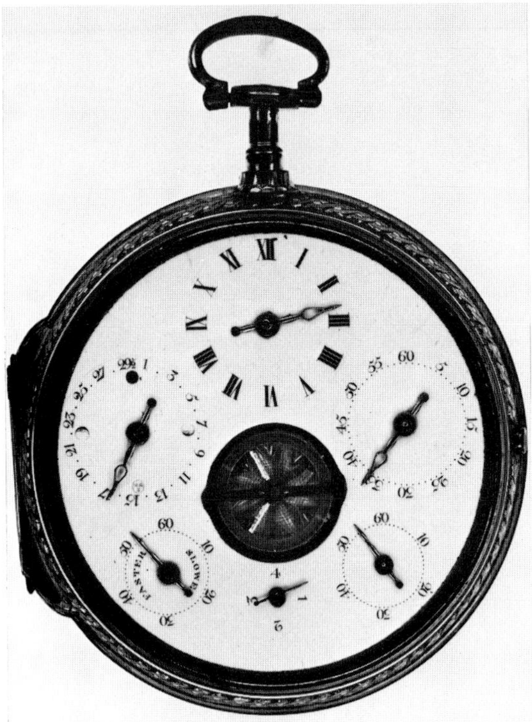

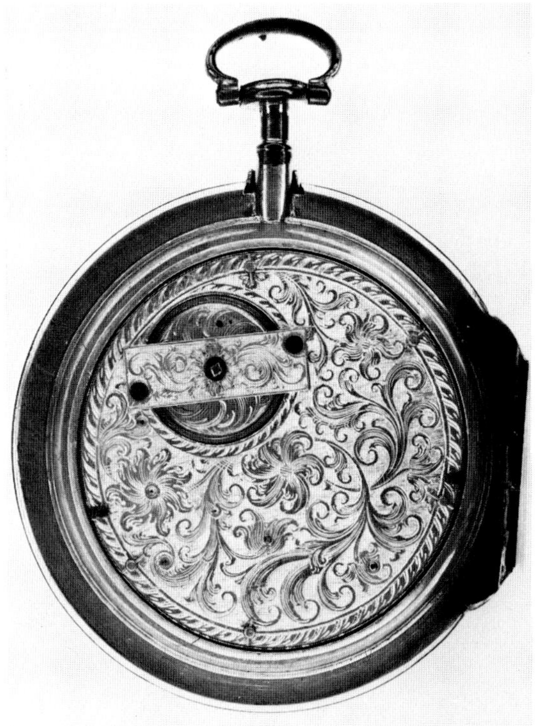

217–220 Astronomische Taschenuhr mit sichtbarer Unruhe im Zifferblatt, englisch, um 1790. Feuervergoldetes Messinggehäuse mit gravierter und ziselierter Wandung. Die Schale zeigt außen in bunter Emailmalerei eine Schäferszene. Auf der Innenseite der Schale ist in bunten Emailfarben eine freizügige erotische Szene dargestellt. Sechs verschiedene Angaben auf je einem eigenen Zahlenring können auf dem weißen Emailzifferblatt abgelesen werden. Oben die Stunden, oben rechts die Minuten, unten rechts die Sekunden, unten die Viertelsekunden, unten links die Regulierung für die Unruhe, links oben das Mondalter 1 bis $29^{1}/_{2}$ und die vier Mondphasen. In der Mitte ist die Unruhe sichtbar. Die Rückplatine ist vollständig geschlossen und mit Blumenmuster graviert. Auch das Federhaus unter der Brücke ist graviert. Das Werk hat Zylinderhemmung. Ø = 68.

217 △

218 △

220 ▽

219 ▽

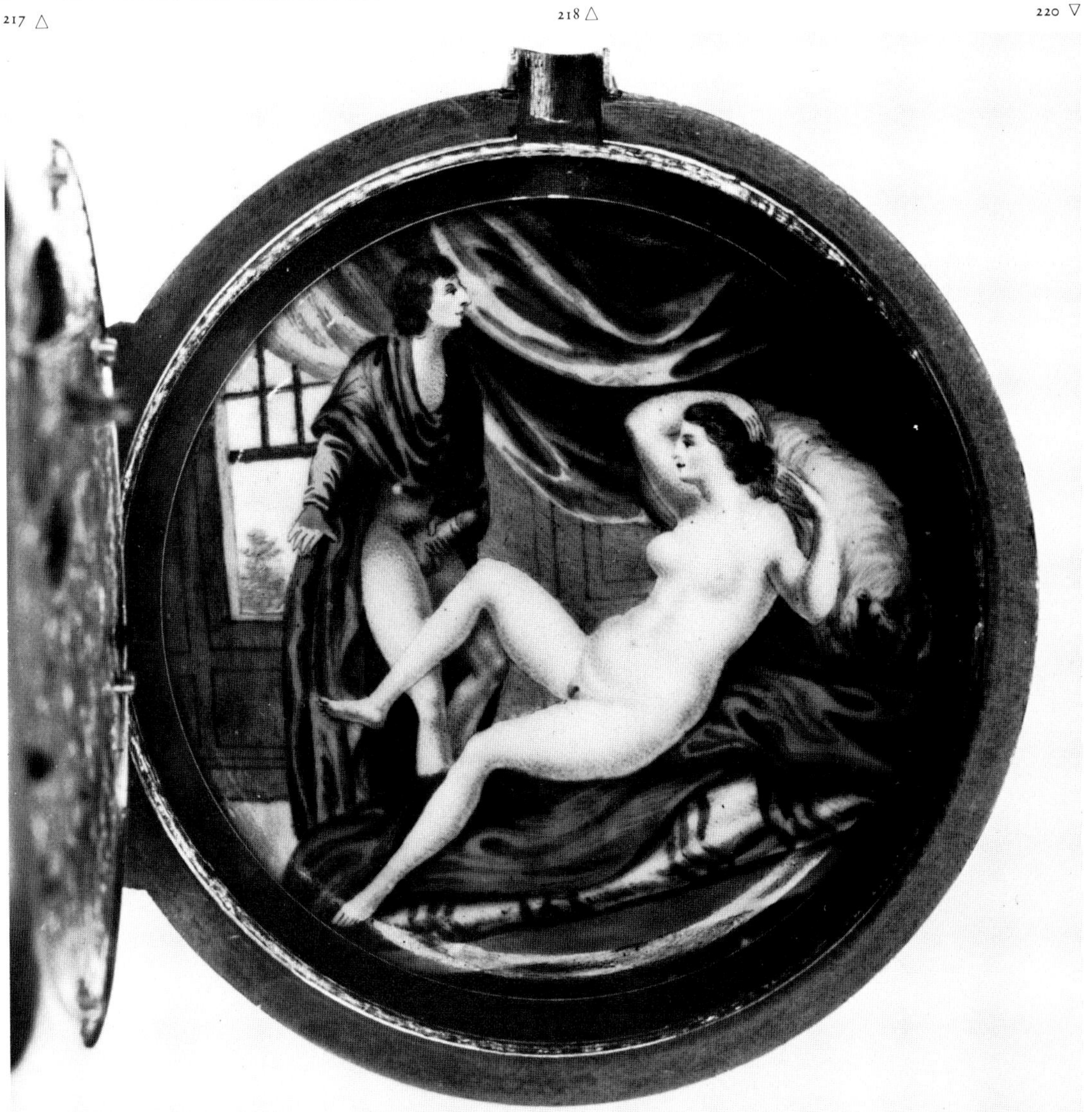

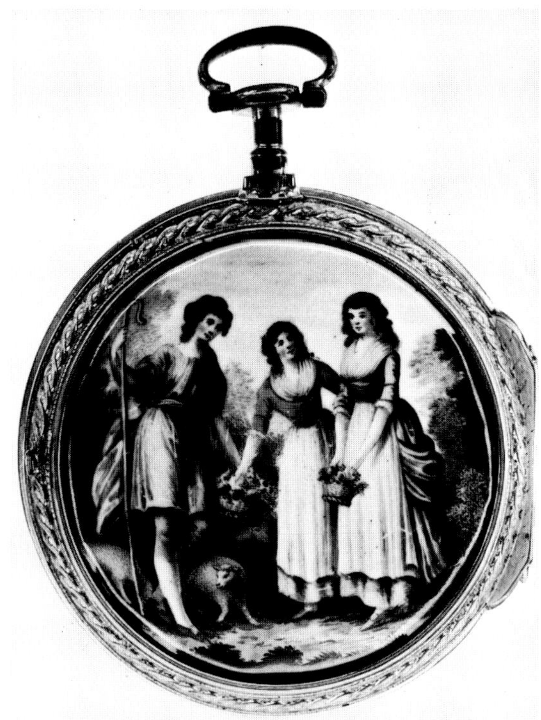

220/2 Kleine doppelseitige Karossenuhr mit Viertel- und Stunden-Selbstschlag, englisch, um 1770. Beidseitig ornamentiert und durchbrochenes, vergoldetes Messinggehäuse mit großem Seitenscharnier. Weißes Emailzifferblatt mit römischen Stunden- und arabischen Minutenzahlen. In der Mitte Skala für das Mondalter (1–29). Zeiger in Birnenform. Rückseite: Außen Sekundenskala, oben Stunden und Minuten. Links Datum (1–31) und unten Regulierzifferblatt (1–30). Rechts Abstellvorrichtung für das Schlagwerk (STRIKE und SILENT). Feuervergoldetes Werk mit Kette und Schnecke, Schlag auf Glocke, Spindelhemmung. Ø = 75. ▷

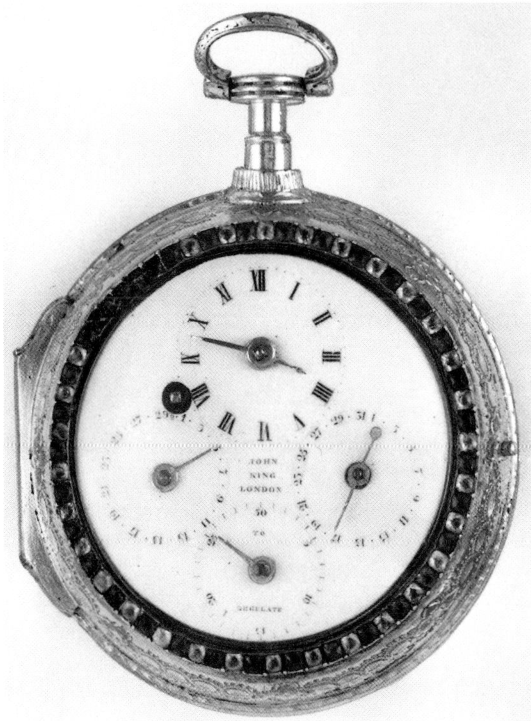

220/1 Große doppelseitige Kalenderuhr, englisch, um 1770. Signiert: John King, London. Ornamental graviertes Gehäuse mit großem Seitenscharnier. Lunetten beidseitig mit in Silber gefaßten roten und weißen Schmucksteinen verziert. Vorne weißes Emailzifferblatt mit römischen Zahlen und ¼-Sekundenteilung für den zentralen Sekundenzeiger. Goldzeiger in Birnenform. Rückseite: Weißes Emailzifferblatt mit Angaben für Datum (1–31), Mondalter (1–29), Stunde und Minute sowie Regulierzifferblatt (1–30) mit der Bezeichnung: To Regulate. Feuervergoldetes Werk mit Kette und Schnecke und Anhaltvorrichtung. Spindelhemmung. ∅ = 62.

220/3–4 Astronomische Taschenuhr mit sichtbarer Unruh im Zifferblatt, englisch, um 1790. Glattes Innengehäuse. Graviertes und ziseliertes, vergoldetes Übergehäuse mit Emailbild, eine figürliche Szene darstellend. Weißes Emailzifferblatt mit oben Stundenangaben. Links Mondalter (1–29½) und Mondphase durch vier symbolische Monde dargestellt. Rechts Minutenangaben 1–60 und unten links Sekunden 1–60. Unten Mitte springende Viertelsekunde 1–4 und unten links Regulierzifferblatt mit den Angaben FASTER und SLOWER. Feuervergoldetes Werk unter feingraviertem Staubdeckel. ∅ = 70.

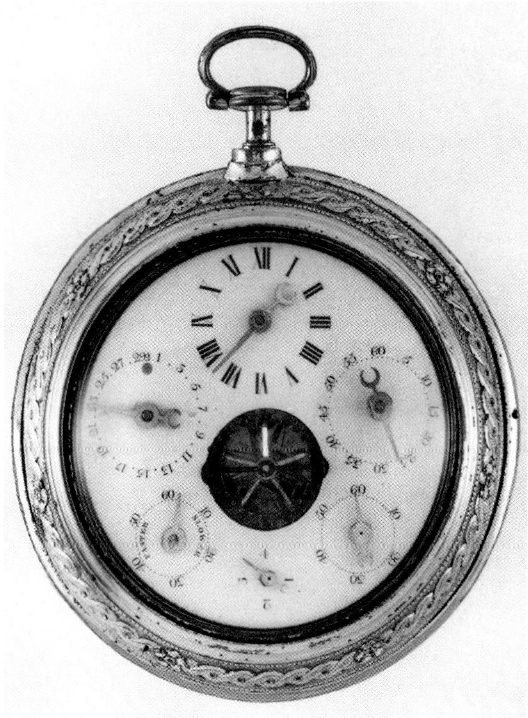

220/1 △ 220/2 ▽ 220/3 △ 220/4 ▽

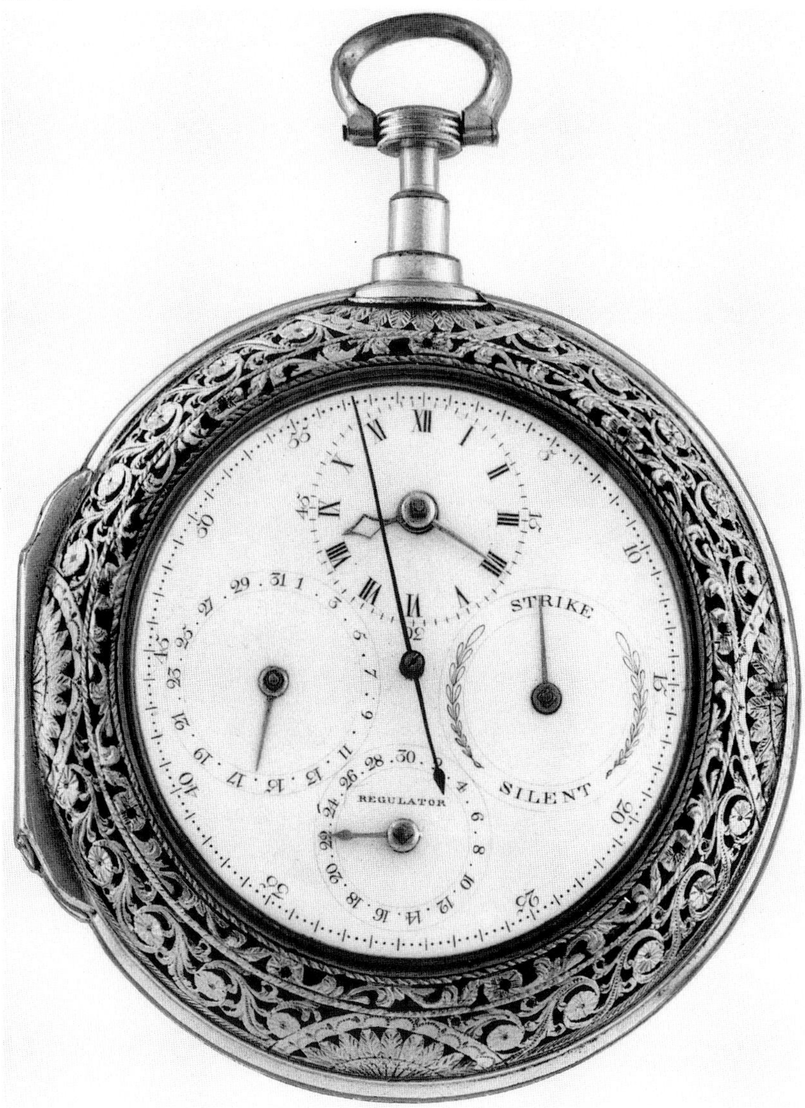

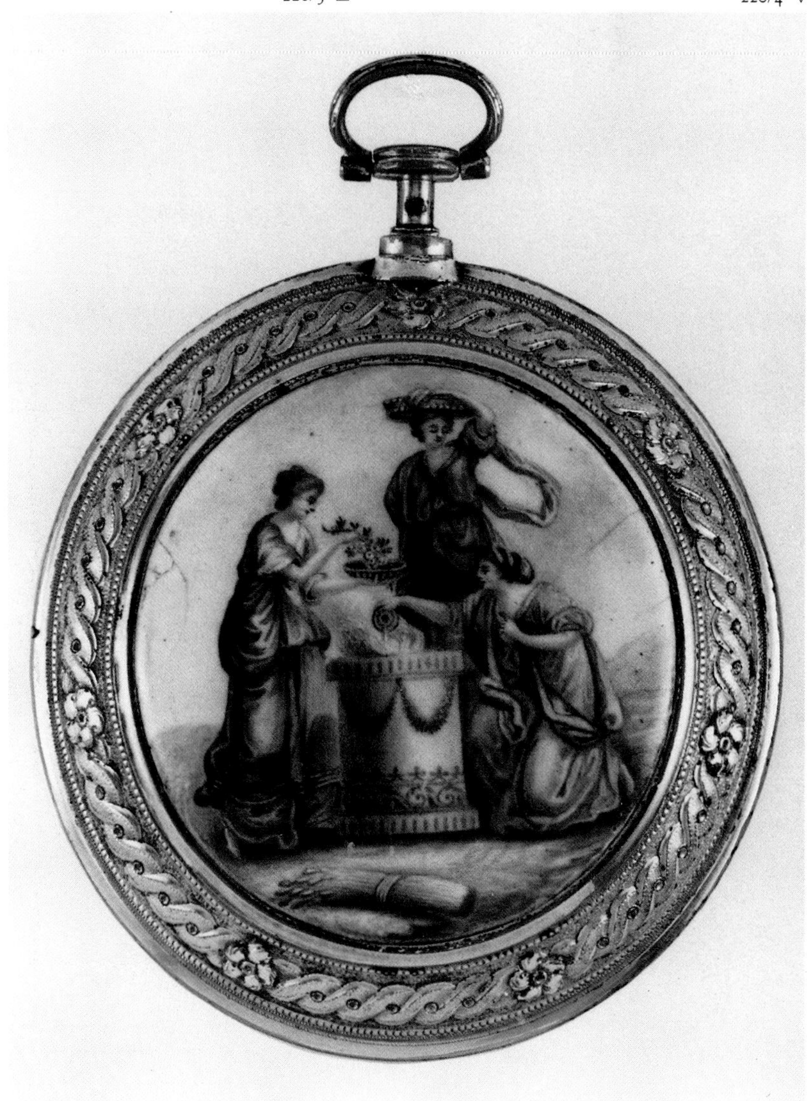

221 Goldtaschenuhr mit Datum, französisch, um 1820. Glatte Gehäuseschale mit gerippter Wandung. Gravierter und ziselierter, feuervergoldeter Zifferblattgrund mit drei kleinen Emailblättern für Stunden, Datum und Wochentage. Oben sichtbare Unruhe unter durchbrochener Spindelbrücke. Feuervergoldetes Werk mit Kette und Schnecke, ∅ = 52.

222 Astronomische Taschenuhr, französisch, um 1840. Glattes Silbergehäuse. Emailzifferblatt mit vier Hilfsblättern für: oben Mondalter 1 bis 29½, rechts Wochentag mit astrologischen Zeichen, unten kleine Sekunde und links Datum. Zwischen den Stundenzahlen sind die Monate und deren Länge in Tagen angegeben. Für diese Angabe ist kein Zeiger vorgesehen. Feuervergoldetes Spindelwerk mit Kette und Schnecke.

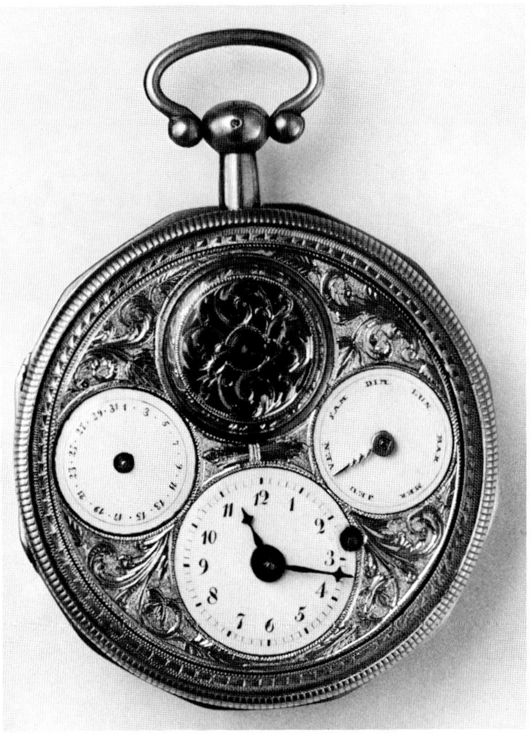

221 △

222 ▽

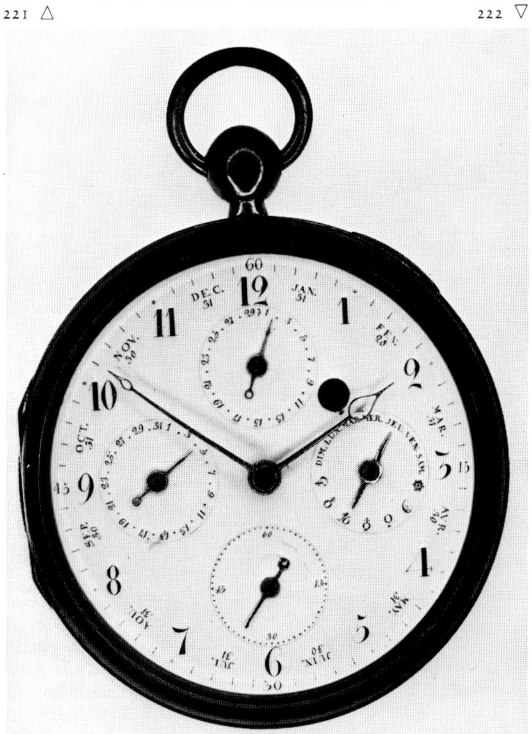

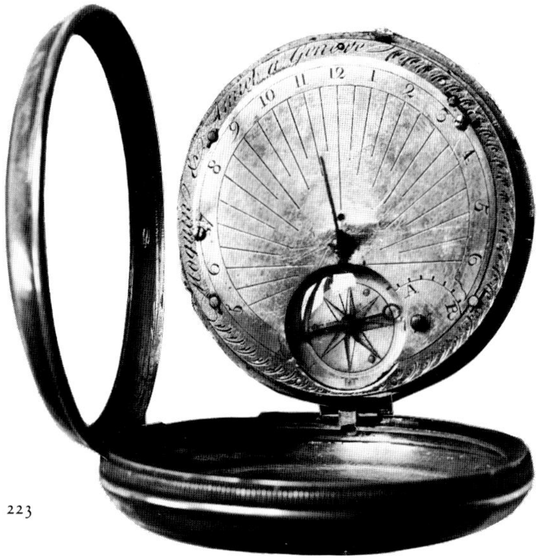

223

223–223 B Silbertaschenuhr mit Sonnenuhr und Kompaß, Genf, 1800. Signiert: Moquin & Amiel Genève. Glatte Gehäuseschale mit gerippter Wandung. Emailzifferblatt mit Datum und Mondphasenangaben. Zeiger mit Loch für Mondphase, Zeiger mit Löffel für Datum, die anderen beiden für Stunden und Minuten. Auf der rückwärtigen geschlossenen Platine ist eine Sonnenuhr eingraviert. Am Scharnier befindet sich ein kleiner Kompaß, daneben rechts Index für die Regulierung der Uhr. Spindelwerk mit Kette und Schnecke. ∅ = 57.

223 B

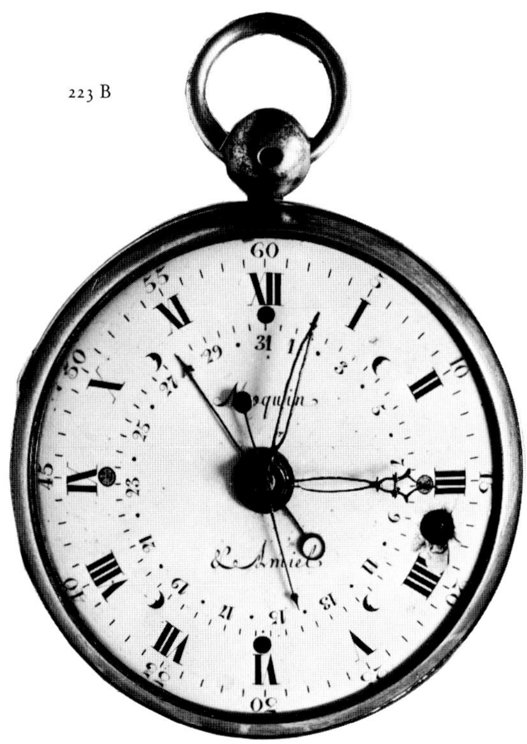

224 Taschenuhr mit spiralförmigem Zifferblatt, französisch, um 1820. Glattes Gehäuse, Emailzifferblatt mit spiralförmig angeordneten Ziffern. Die Spirale läuft von innen nach außen im Uhrzeigersinn. Zwischen den Stundenzahlen XII bis XII stehen die arabischen Minuten-Zahlen. Der Zeiger, als kleine Sonne dargestellt, kreist in 4 Stunden einmal. Im Zentrum sich drehende Datumscheibe mit vergoldetem Zeiger. Einfaches Spindelwerk mit Kette und Schnecke.

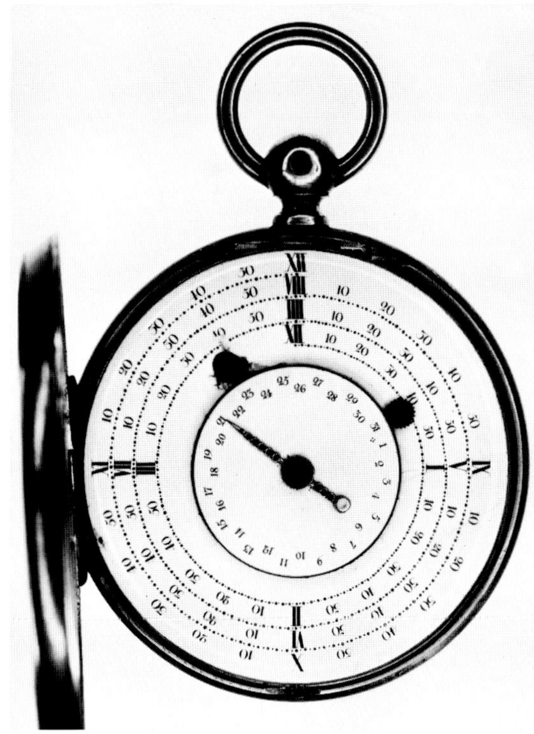

225 Taschenuhr mit Tag- und Nacht-Einteilung, französisch, um 1820. Signiert: Robert & Comp. Guillochiertes Gehäuse. Emailzifferblatt mit 24-Stunden-Teilung, obere Hälfte weiß mit Sonne, unten schwarz mit Mond. Zwei kleine Hilfszifferblätter für Datum und Mondphasen. Vergoldete Zeiger. Spindelhemmung. ∅ = 55. ▷

226 Weltzeituhr, englisch, um 1820. Signiert: Edw(ard) Howard, London. Glattes Gehäuse und Übergehäuse. Emailzifferblatt mit vier um je drei Stunden versetzten Zifferringen. Außen für »England« 12 Uhr oben, dann »Rusia« mit 3 Uhr oben, »Mexico« mit 6 Uhr oben und ganz innen »Brasil« mit 9 Uhr oben beginnend. Vergoldete Zeiger. Feuervergoldetes Spindelwerk mit Kette und Schnecke. ∅ = 60. ▷

227–228 Taschenuhr mit zwei Zifferblättern, Westschweiz, um 1800. Signiert: Robert Fils & Cie, La Chaux-de-Fonds. Glatte Gehäusewandung. Zwei Emailzifferblätter, vorn: 24-Stunden-Teilung in Blau (für die Nacht mit Sternen), und in Weiß (für den Tag mit Sonne). Im blauen Feld weißer Zahlenring mit Mondalter 1 bis 29½ und vier Mondphasen. Oben im weißen Feld Regulierzifferblatt mit Angabe: Retard und Avance. Rückwärtiges Zifferblatt mit großer Sekunde aus der Mitte. Darunter kleines 12-Stunden-Zifferblatt 1 bis 12. Oben kleines Hilfszifferblatt für Datum und Wochentag. Außen großer Ring für die Monate mit Anzahl der Tage, die durch einen doppelten Zeiger gewiesen werden, der gleichzeitig auch die Tierkreiszeichen angibt. Vergoldetes Werk mit Ankerhemmung. ∅ = 60.

229–230 Taschenuhr mit zwei Zifferblättern, französisch, um 1820. Glattes Gehäuse mit feingravierter Wandung. Zifferblatt vorn mit 24-Stunden-Teilung, oben weiß mit Sonne für den Tagteil und unten schwarz mit Sternen und Mond für die Nacht. Im unteren Zifferblatteil kleines Hilfszifferblatt für Mondalter und Mondphasen und in dessen Zentrum Regulierzifferblatt mit kleinem Zeiger. Oben im Tagteil kleines Hilfszifferblatt für Datum und Wochentage. Auf der Rückseite: Emailzifferblatt mit Kalenderangaben. Äußerer Ring: Monat März und Tagesanzahl (31), 2. Ring nach innen: Heiligennamen. 3. Ring: Sonnenaufgang 6 Uhr, 4. Ring: Sonnenuntergang 6 Uhr, 5. Ring: Tierkreiszeichen = Widder, 6. Ring: Sonnenscheindauer = 12 Stunden und 7. Ring ganz innen: Nachtlänge 12 Stunden. Alle Angaben werden mit einem gemeinsamen 7teiligen Zeiger angezeigt. Feuervergoldetes Werk mit Kette und Schnecke. ∅ = 50.

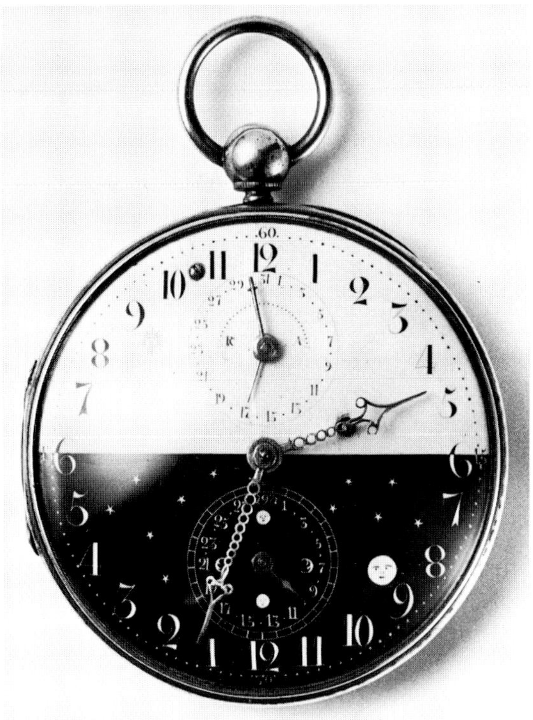

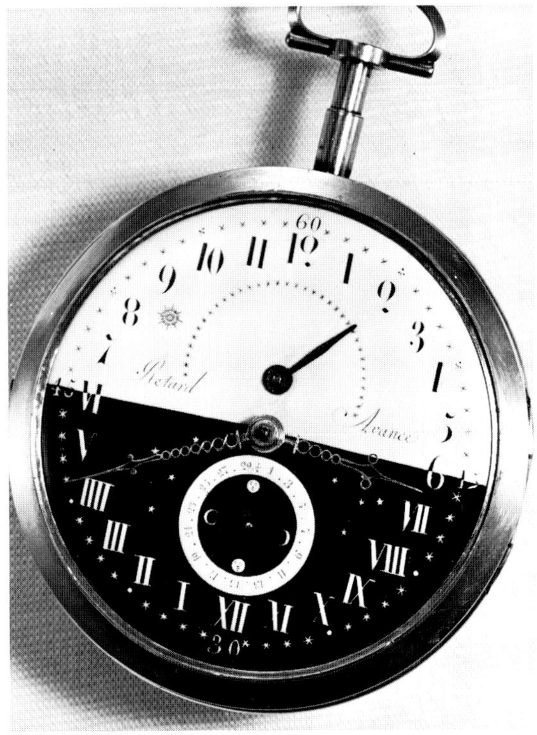

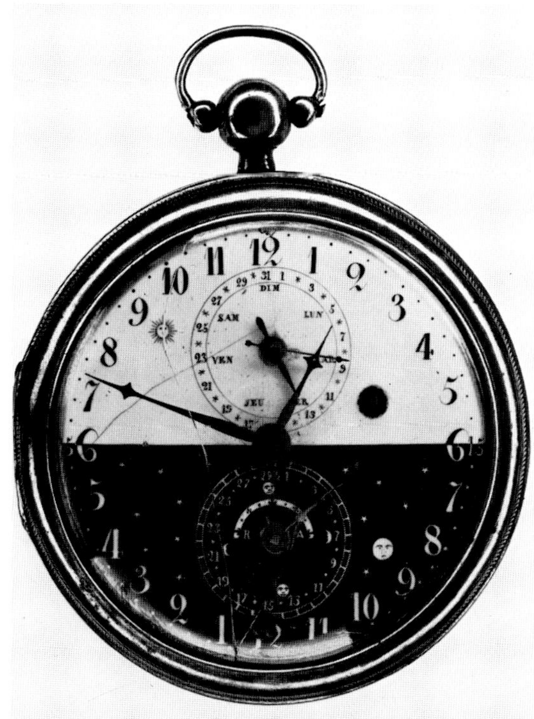

225 △ 226 ▽ 227 △ 228 ▽ 229 △ 230 ▽

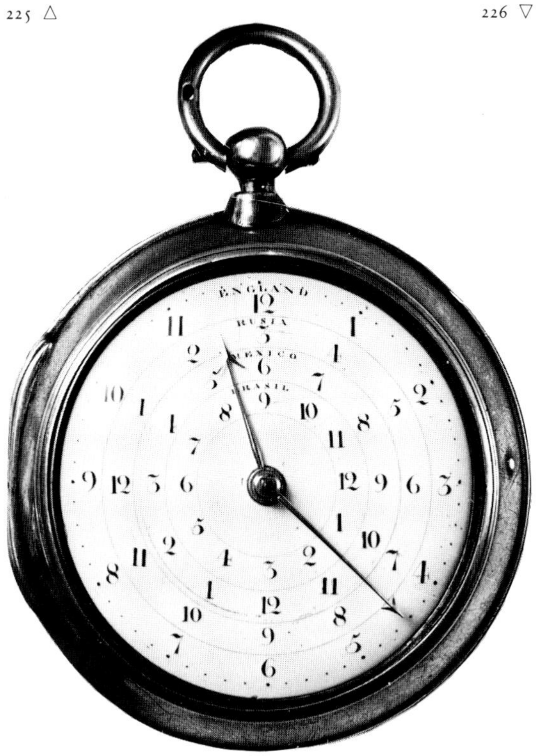

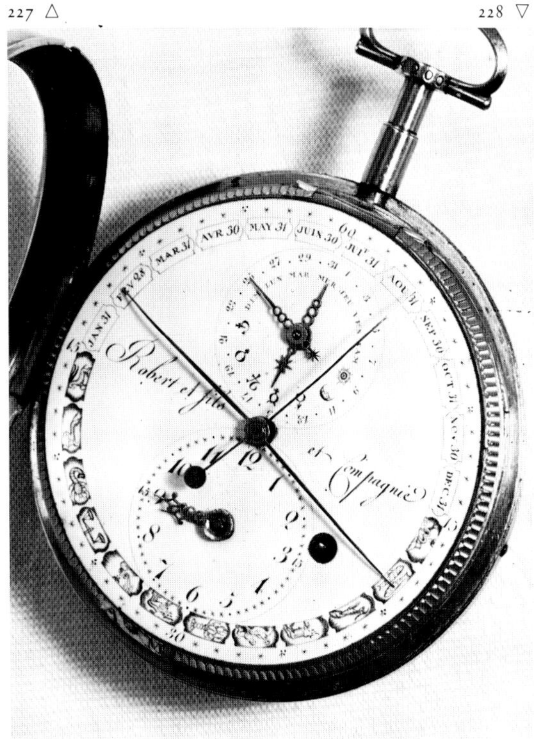

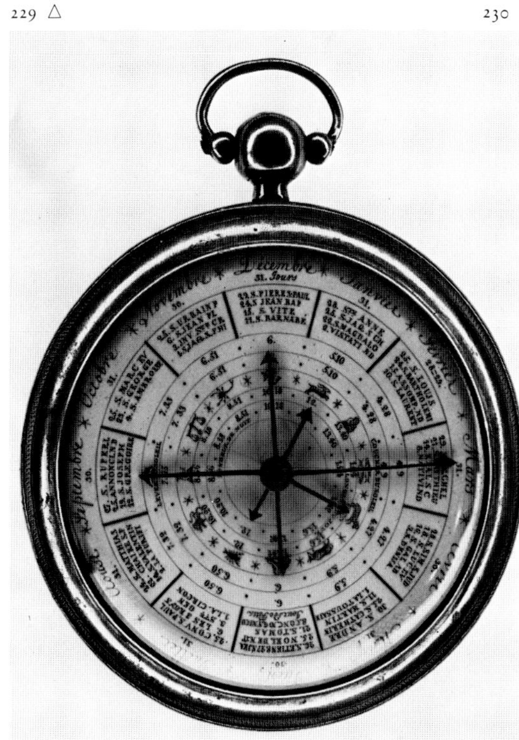

Taschenuhren mit automatischem Aufzug
Abb. 231–248

231–233 Taschenuhrwerk mit automatischem Aufzug, (vermutlich von Abraham Louis Perrelet), Le Locle, um 1770. Feuervergoldetes Spindelwerk mit Rotoraufzug, der zentral über dem Werk gelagert ist. An der Rotorschwungmasse befindet sich ein Stahlring mit 6 Einschnitten, in den ein kleiner Hebel einrastet und den Rotor blockiert, wenn die Feder aufgezogen ist. Auf der Zifferblattseite erkennt man den Schlagwerkmechanismus für $^1/_8$-Stundenschlag. Die »Viertelstaffel A« hat acht Stufen sowie den Rechenhebel E. Dadurch wird die Stunde in acht Teile = $7^1/_2$ Minuten geteilt. Der Stundenstaffelstern C ist am Vollzieher B befestigt. D = Stundenschlag-Rechen. Spindelhemmung mit Kette und Schnecke.

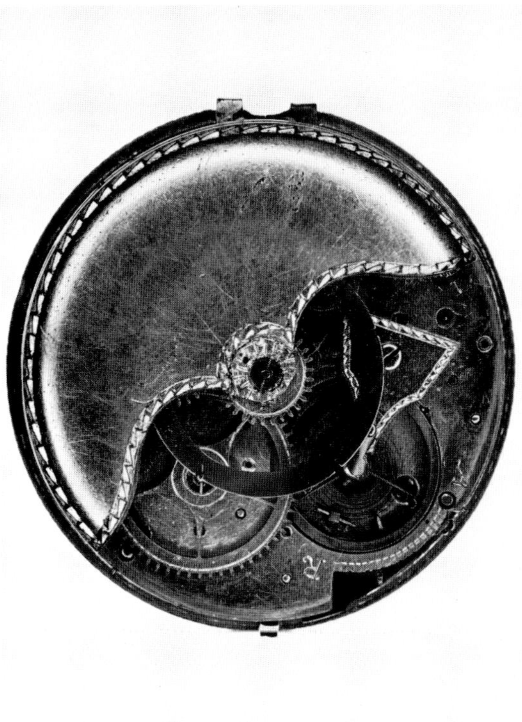

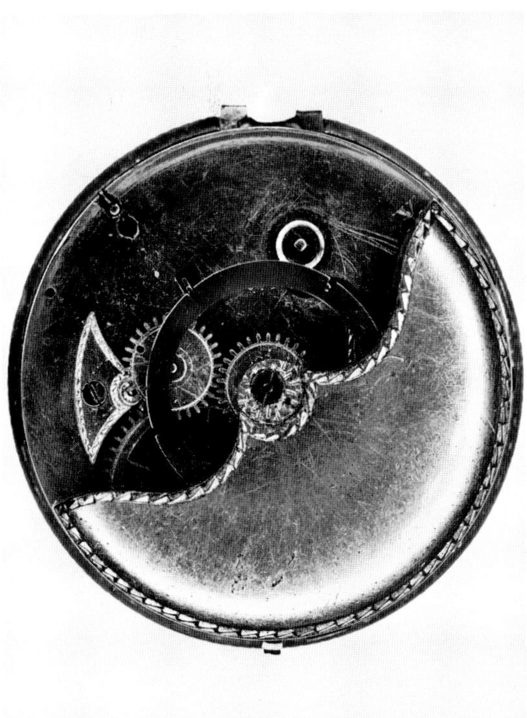

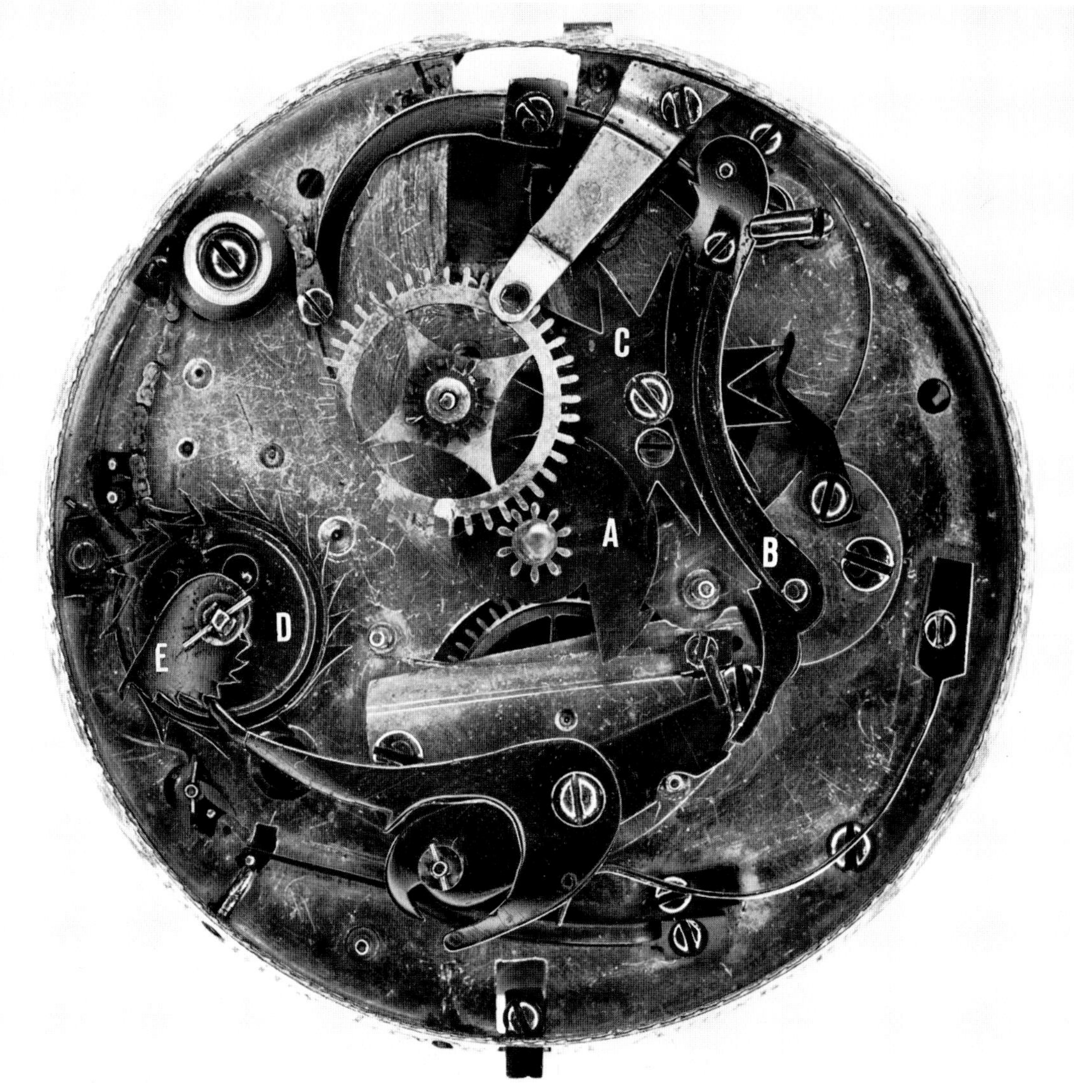

234–235 Taschenuhr mit automatischem Aufzug, französisch, 1780. Signiert: Ramboz à Paris. Vergoldetes Gehäuse mit gravierter Wandung. Emailzifferblatt mit großer Zentrumsekunde und nach unten gerücktem Stundenzifferblatt. Nach oben gerücktes kleines Regulierzifferblatt. Feuervergoldetes Werk mit auf der Rückseite befestigter Schwingmasse. Die Unruhe befindet sich unter dem Zifferblatt. Zylinderhemmung. ∅ = 48.

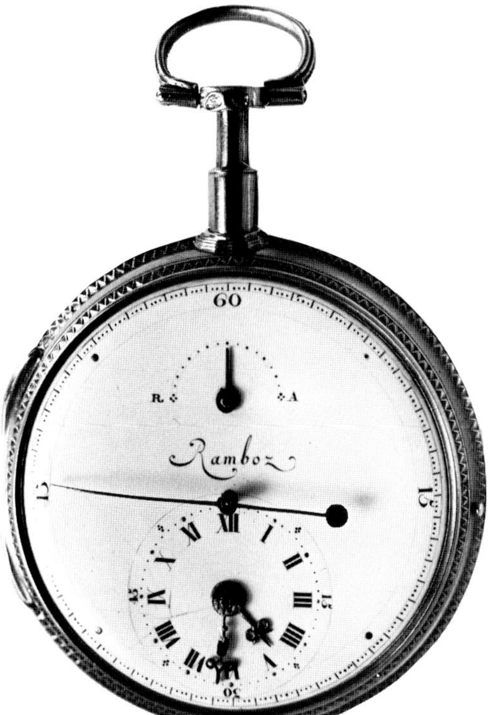

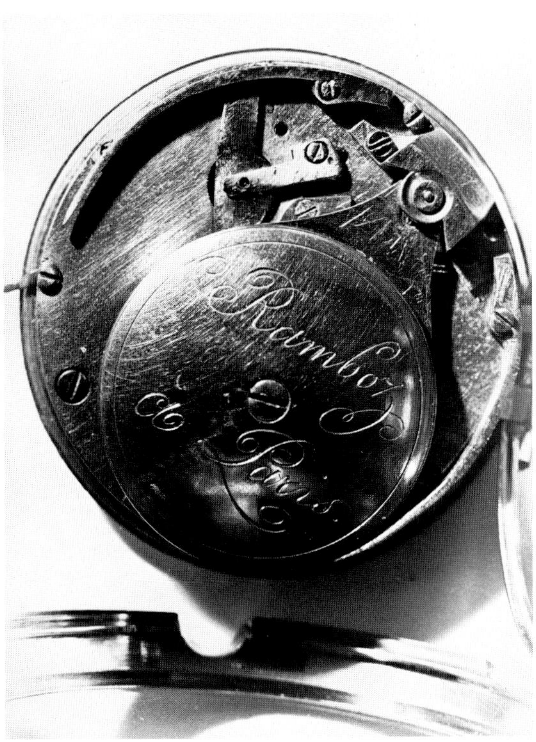

236–237 Goldtaschenuhr mit automatischem Aufzug, französisch, um 1806. Signiert: Odin. Goldgehäuse mit gerippter Wandung. Emailzifferblatt mit kleinem Sekundenzeiger, links Gangreserveanzeige und rechts Thermometer im Reaumur. Feuervergoldetes Werk mit Schwingmasse aus Platin. Die Schwingmasse wirkt auf zwei Federhäuser nach dem Pedometersystem. Das Werk hat zusätzlich Viertelstundenrepetition und Chronometerhemmung. ∅ = 59.

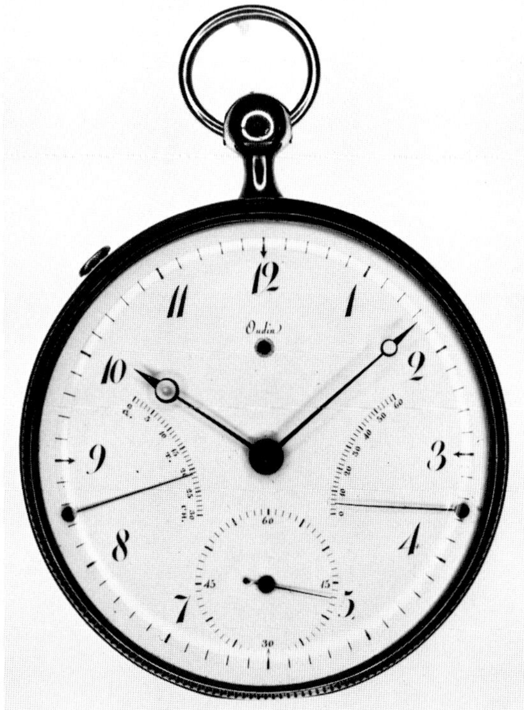

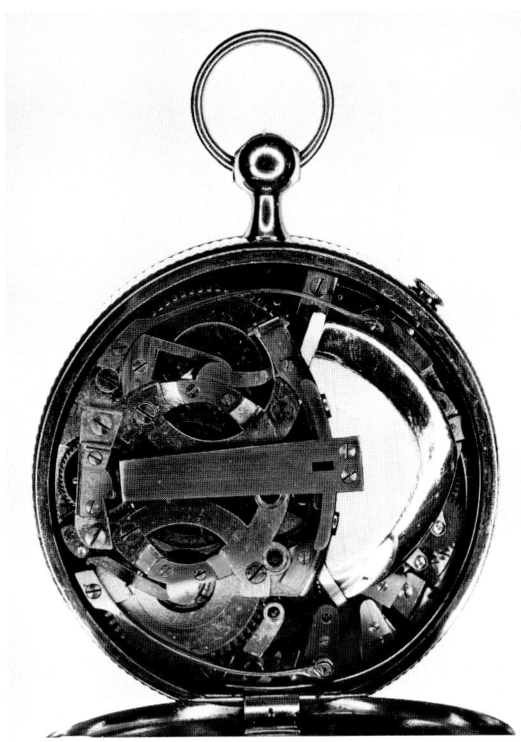

238–239 Taschenuhr mit automatischem Aufzug, Petersburg, um 1820. Signiert: Jean Fazy à Petersbourg. Silbergehäuse mit gerippter Wandung. Emailzifferblatt mit kleiner Sekunde. Vergoldetes Werk mit Messingschwingmasse (Pedometersystem). Das Gehäuse ist auch hinten verglast, so daß man die Schwingmasse beobachten kann.

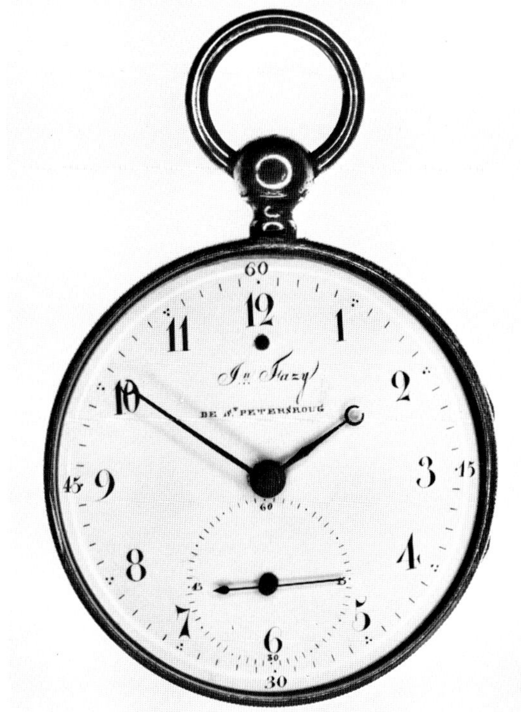

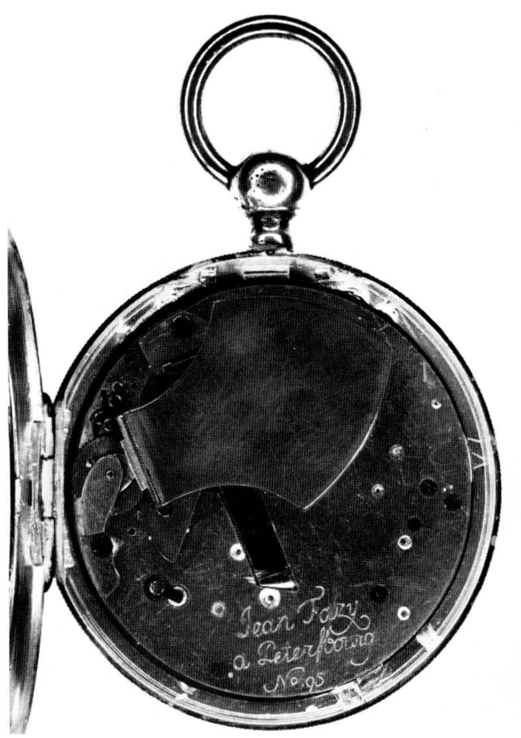

240, 240A Silbertaschenuhr mit Zentrumsekunde und automatischem Aufzug, französisch, um 1790. Glattes, an den Wandungen graviertes Silbergehäuse. Weißes Emailzifferblatt mit bunten Blumen und aus der Mitte nach unten gerücktem Stundenzifferblatt mit kleinen vergoldeten Zeigern. Aus der Mitte großer Sekundenzeiger, der auf dem äußeren Zahlenring halbe Sekunden anzeigen kann. Zwischen den Blumen kleines Regulierzifferblatt. Zylinder-Hemmung. Über der Platine Schwingmasse für den automatischen Aufzug nach dem Pedometersystem. ∅ = 45.

241 Silbertaschenuhr mit automatischem Aufzug, französisch, um 1790. Glattes Silbergehäuse mit feingerippter Wandung. Emailzifferblatt mit vergoldeten Zeigern. Feuervergoldetes Werk mit Viertelstundenrepetition. Schlagwerkauslösung durch Herausziehen eines Hebels am Gehäuserand. Große herzförmige Schwingmasse aus Messing (Pedometersystem). Zylinderhemmung. ∅ = 60.

242 Goldemailuhr mit automatischem Aufzug, englisch, um 1775. Signiert: Jaquet-Droz & Leschot, Londres. Emailzifferblatt. Glatte Gehäuseschale mit bunter Emailmalerei: Blumenvase vor Landschaftshintergrund. Feuervergoldetes Spindelwerk mit fein graviertem Spindelkloben. Darüber sitzt an langem Hebel die Schwingmasse (Pedometersystem). Spindelhemmung. ∅ = 49.

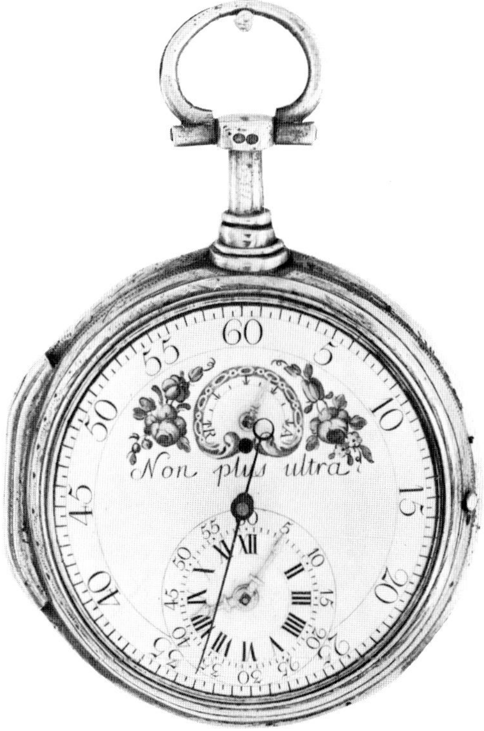

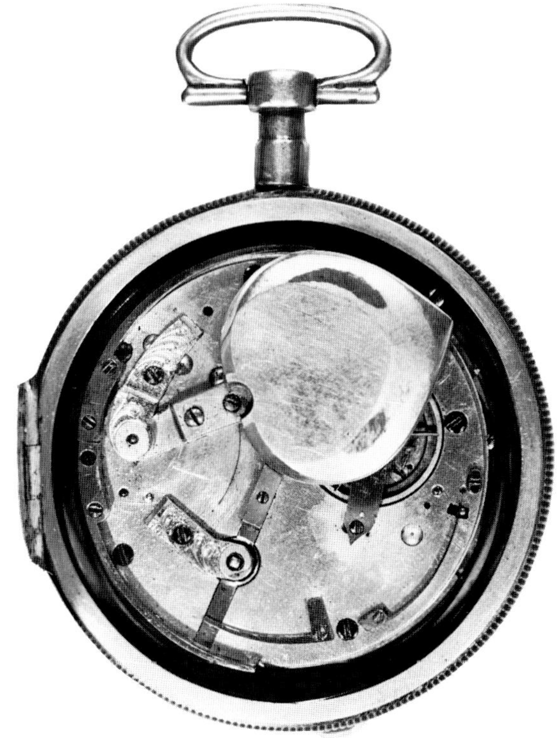

240 △

240 A ▽

241 △

242 ▽

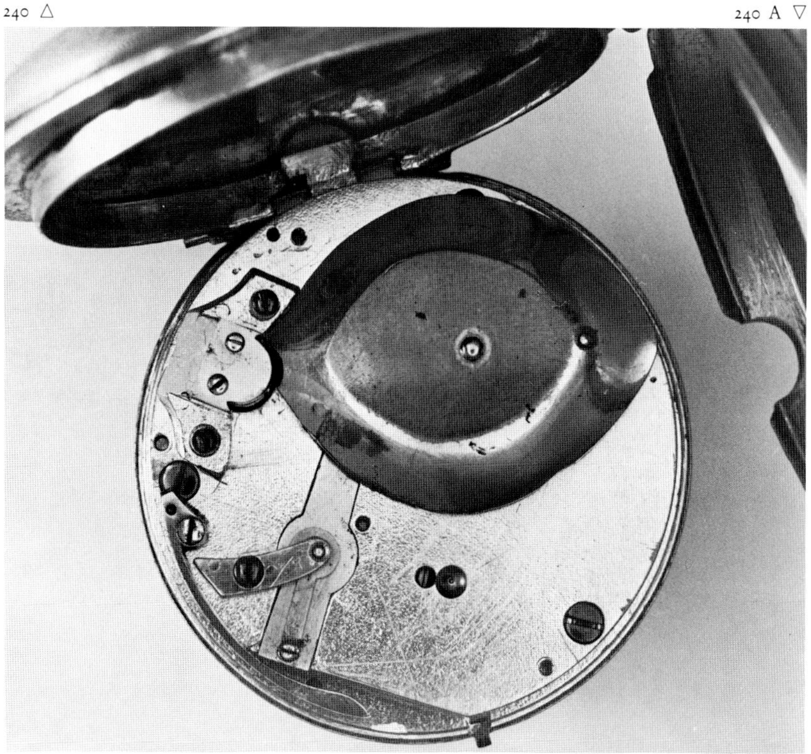

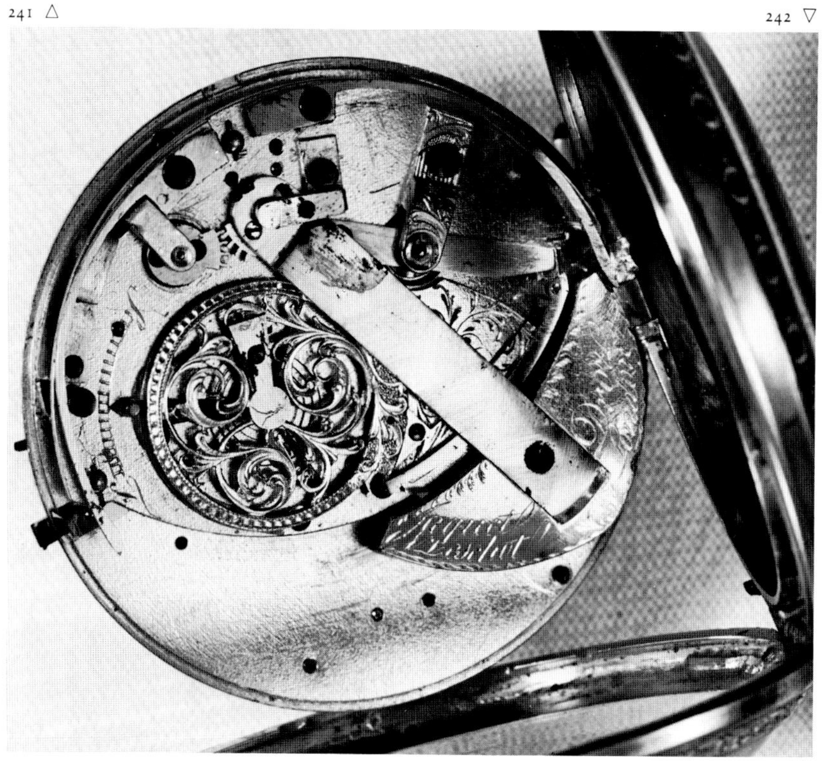

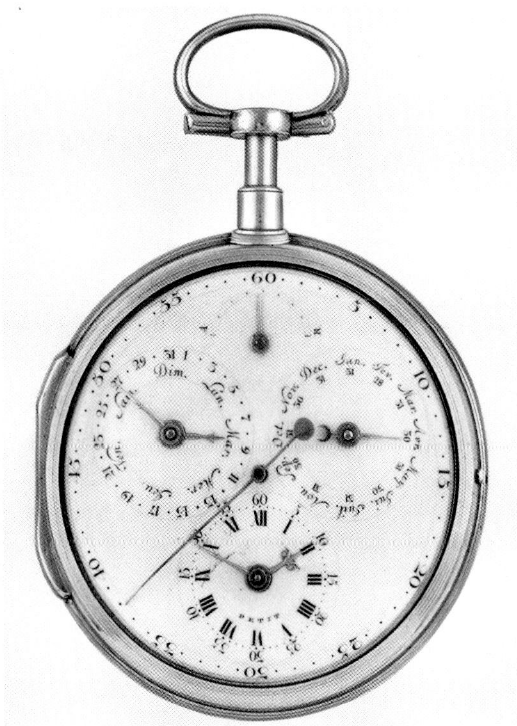

242/1–2 Goldtaschenuhr mit automatischem Aufzug und astronomischen Angaben, französisch, um 1790. Signiert: Frères Petit à Paris. Kanneliertes Rotgoldgehäuse mit großem Seitenscharnier. Weißes Emailzifferblatt mit äußerer Skala für die Sekunde aus der Mitte. Unten Stunden- und Minutenangaben. Links Datum (1–31) und Wochentagangaben (2 Zeiger) und rechts Monate mit Tagesanzahl. Oben Regulierzifferblatt. Feine Goldzeiger. Feuervergoldetes Werk mit über der Platine befindlicher runder Schwingmasse. Zylinderhemmung. ∅ = 50.

242/3–4 Goldtaschenuhr mit automatischem Aufzug und Auf- und Abwerk, französisch, um 1790 (vermutlich L. Duchène & Cie., Genève). Glattes Rotgoldgehäuse mit verdecktem Scharnier. Weißes Emailzifferblatt mit zentraler anhaltbarer Sekunde aus der Mitte. Unten Stunden- und Minutenangaben. Oben Datum (1–31) und Anzeige der Gangreserve (ohne Stundenangabe). Vergoldete Lochform-Zeiger. Feuervergoldetes Werk mit obenliegender sichelförmiger Schwingmasse nach dem Pedometerprinzip. Deutlich sichtbar die beiden ›Prellfedern‹, jeweils durch zwei gebläute Schrauben gehalten, als Anschlag für die Schwingmasse. Zylinderhemmung unter dem Zifferblatt. ∅ = 57.

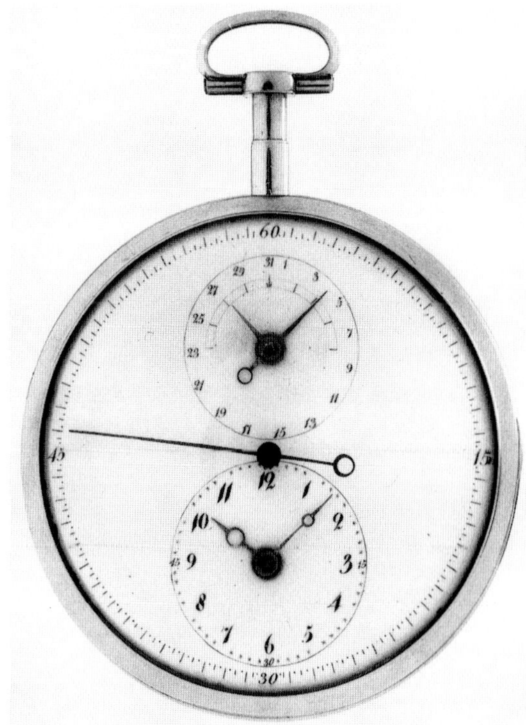

242/1 △ 242/2 ▽ 242/3 △ 242/4 ▽

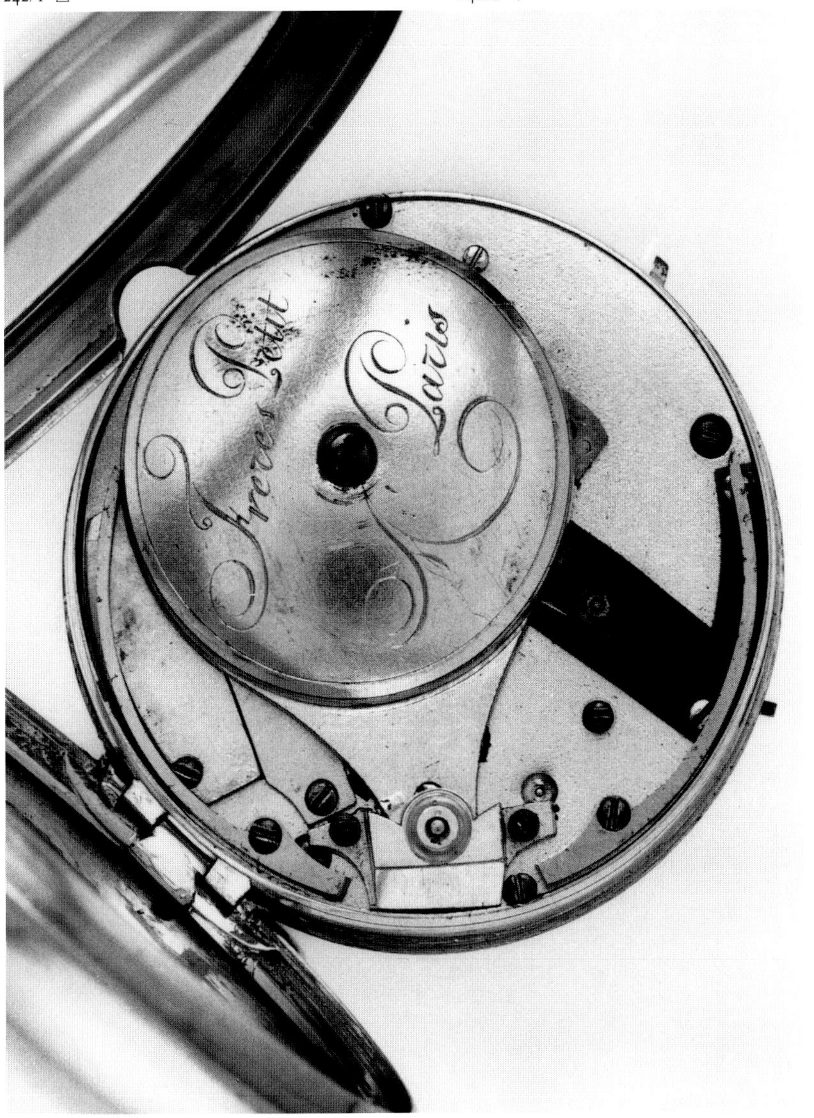

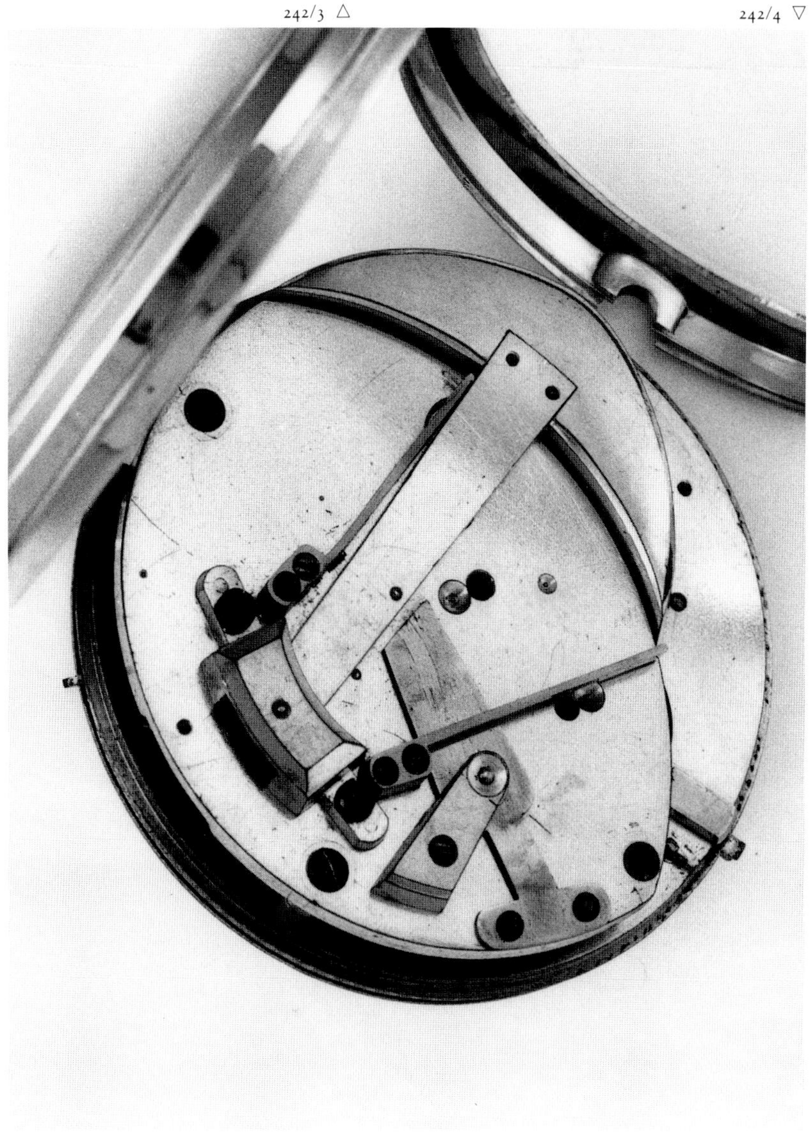

242/5-6 Goldtaschenuhr mit automatischem Aufzug, Viertelrepetition und astronomischen Angaben, deutsch, um 1890. Signiert: Th. Walther, Fürstenwalde (Spree). Glattes Rotgoldgehäuse mit Goldcuvette. Schieber für die Schlagwerkauslösung seitlich in der Wandung. Vergoldetes Zifferblatt mit weißen Kartuschen für die Stundenangaben. Links oben Fenster für Datum, rechts oben Fenster für Mondphase. Mitte oben Hilfszifferblatt für Wochentage. Links 24-Stundenzifferblatt mit Weltzeitangaben. Rechts unten Zeiger für Februare mit 28 oder 29 Tagen. Unten Monatsangaben und Gangreservenanzeige. Vergoldetes Werk mit Schwingmasse nach dem Pedometerprinzip. Schlagwerk auf zwei Tonfedern. Ankerhemmung mit Kompensationsunruh. ∅ = 59.

243 Silbertaschenuhr mit automatischem Aufzug. Genf, um 1800. Signiert: L(oui)s Duchène & Comp(a-n)ie. Glattes Gehäuse mit graviertem Monogramm. Emailzifferblatt mit exzentrischem Stundenblatt und nach oben gerücktem Datumblatt 1 bis 31, innen Regulierzifferblatt. Feuervergoldetes Werk mit Aufzug nach dem Pedometersystem und Zylinderhemmung. ∅ = 54.

244 Goldtaschenuhr mit automatischem Aufzug. Westschweiz, um 1890. Signiert: Perpetual Loehr Patent. Glattes Gehäuse. Emailzifferblatt mit Stahlzeigern, kleiner Sekunde und seitlich angeordneter Gangreserve-Anzeige für 56 Stunden. Vergoldetes Ankerwerk mit zusätzlichem Schlüsselaufzug. ∅ 45.

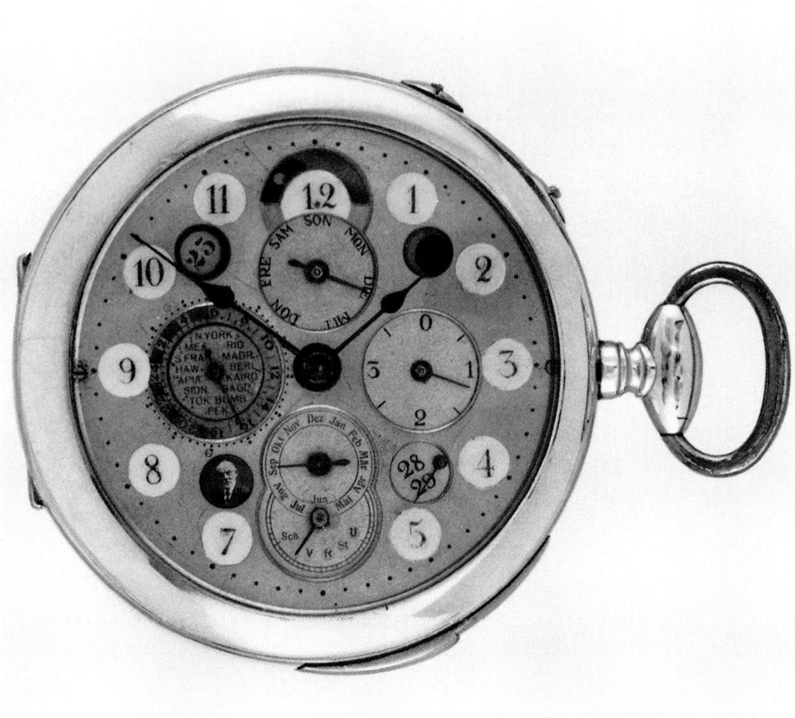

242/5 △

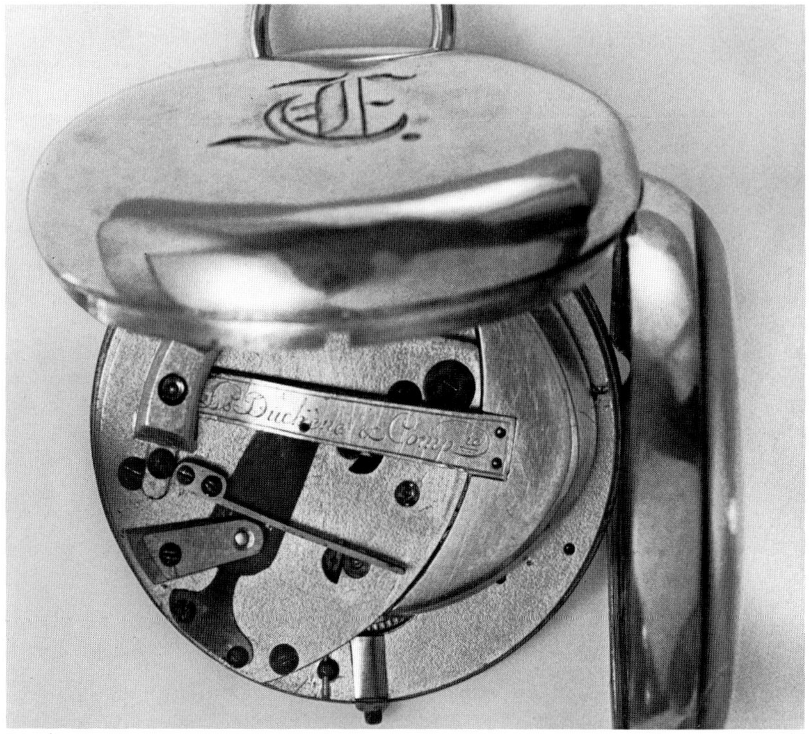

243 △

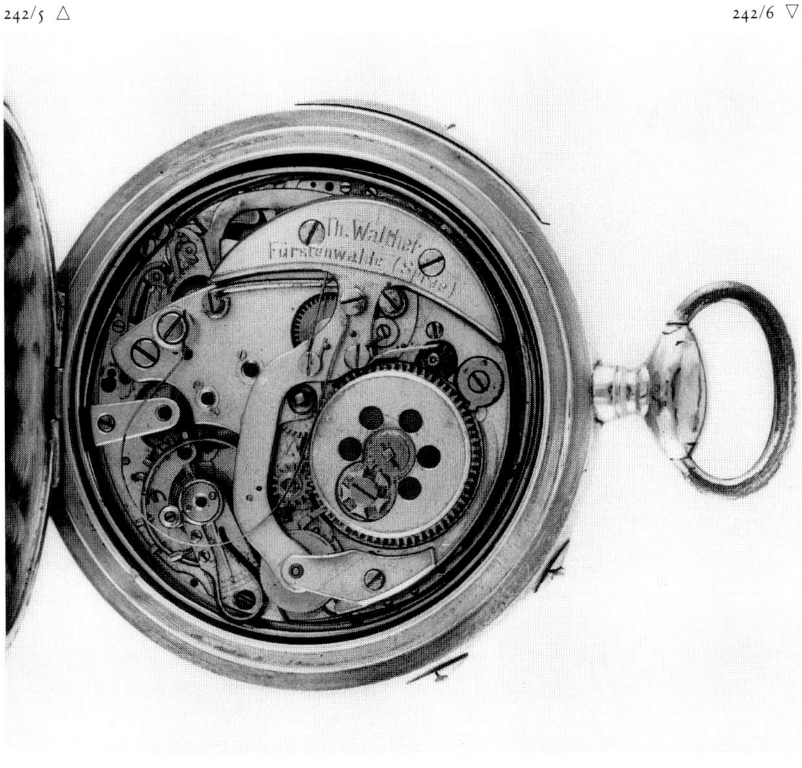

242/6 ▽

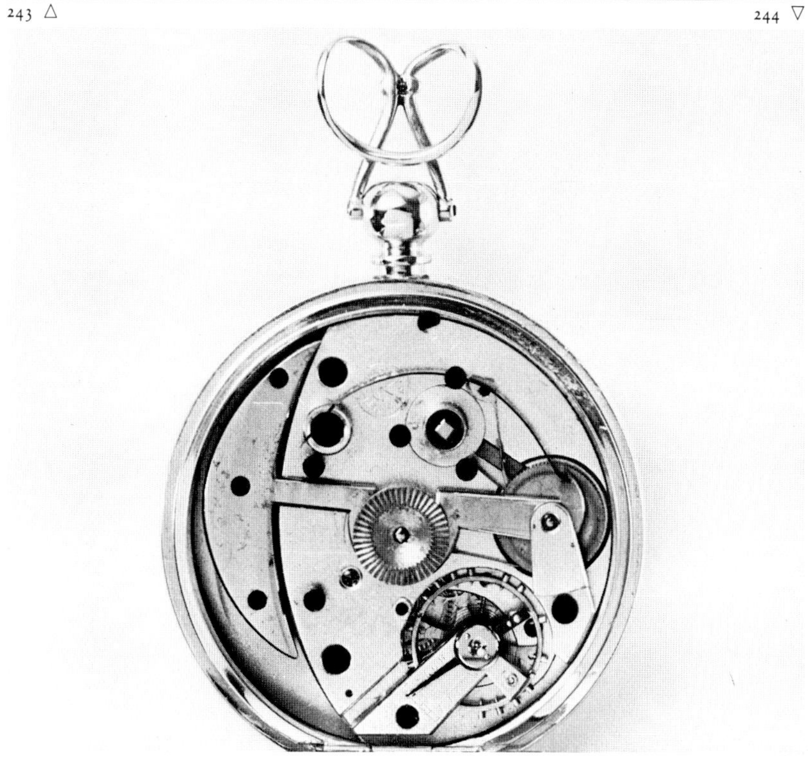

244 ▽

245–246 Silbertaschenuhr mit automatischem Aufzug, englisch, um 1880. Signiert: Loehr Patent Nr. 345. Erste in Serie gefertigte Taschenuhr mit Selbstaufzug nach dem Pedometersystem von Hahn in Landeron, Schweiz. Graviertes Silbergehäuse. Emailzifferblatt mit kleiner Sekunde und 56 Stunden Gangreserveanzeige. Vergoldete Zeiger. Neusilber-Werk mit zusätzlichem Schlüsselaufzug. Die Krone dient der Zeigerstellung. Unruhe mit Breguet-Spirale und Ankerhemmung. ∅ = 50.

247–248 Goldsavonnette mit automatischem Aufzug und Auf- und Abwerk, deutsch, um 1890. Signiert: A. Lange & Söhne, Glashütte b. Dresden. Glattes 18-Karat-Goldgehäuse – Form Lucia – mit à-goutte-Schlüssen und Goldcuvette. Weißes Emailzifferblatt mit geraden arabischen Zahlen und roten Zahlen 1–60 für die Minutenangaben und unten kleiner Sekunde. Oben Auf- und Abanzeige für 30 Stunden bei der ›12‹. Goldzeiger.

248 Werkansicht von Abb. 247. Lapediertes Neusilberwerk mit fünf geschraubten Goldchatons und vergoldeten Gravuren. Zwischen Decksteinen gelagerte Hemmung. Anker und Ankerrad aus Gold. Unruhkloben mit Feinregulierung und Diamantdeckstein. Große Kompensationsunruh mit Goldschrauben. Die Schwingmasse hat ein Platingewicht und bewegt sich zwischen den Platinen. Der Aufzug ist in beide Richtungen wirksam und kann auf Handaufzug umgeschaltet werden. ∅ = 54.

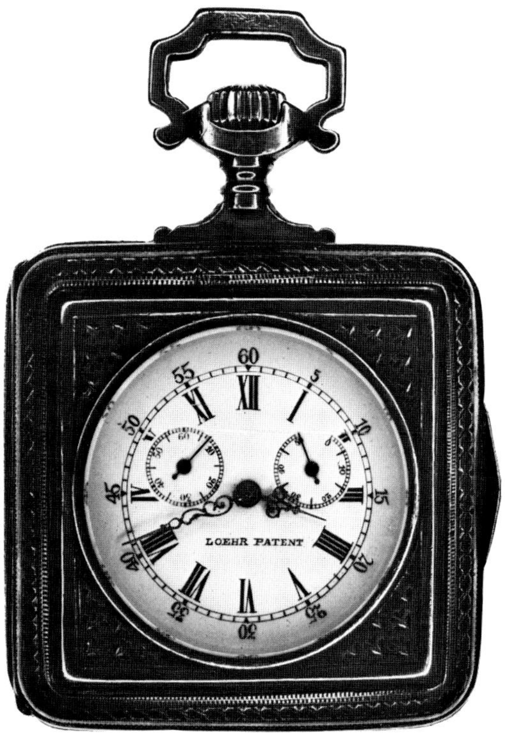

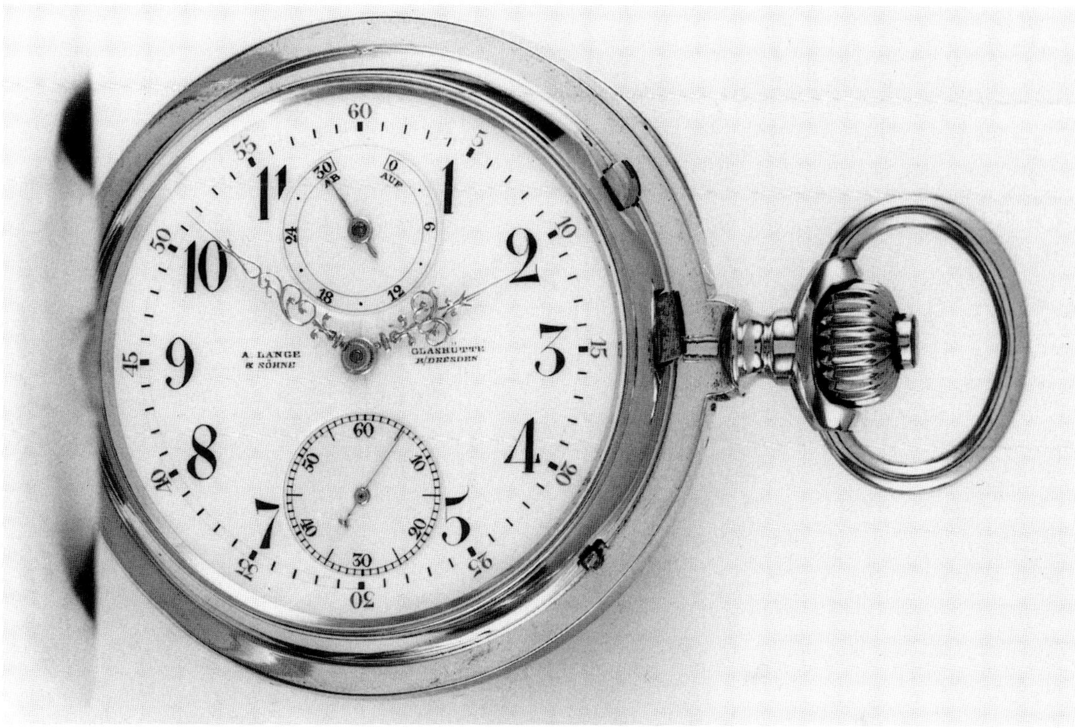

247 △

248 ▽

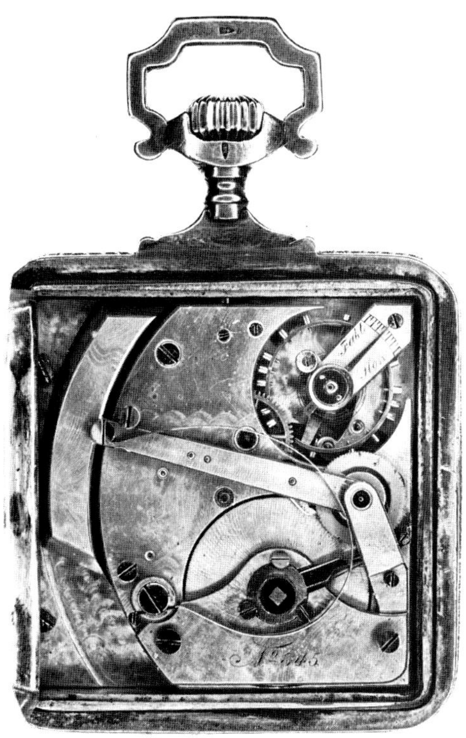

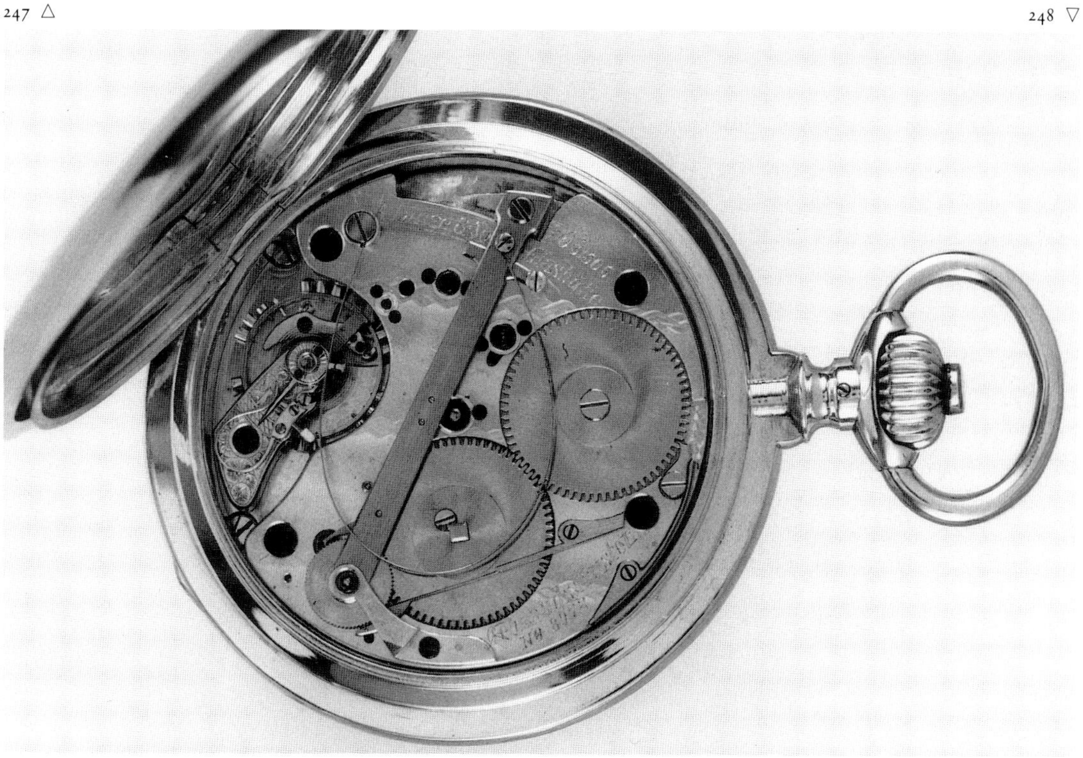

Schlüssel für Taschenuhren
Abb. 249–264

249 Kurbelschlüssel in Eisen, 17. Jahrhundert. Feststehende Kurbelschlüssel mit einer oder zwei »Flöten« (Innenvierkant). Drehbare durchbrochene Schlüsselblätter.

250 Kurbelschlüssel in Eisen mit Gelenken, 17. und 18. Jahrhundert. Diese Schlüssel sind an der Kette hängend gestreckt (siehe Mitte) und werden zum Aufziehen der Uhr zweimal geknickt. Sie besitzen nur eine Flöte.

251 Feststehende Eisenschlüssel, 17. und 18. Jahrhundert. Ornamental durchbrochenes Schlüsselblatt mit fest angesetzter Flöte, allgemein aus einem Stück hergestellt. In der Mitte Schlüssel mit Goldmontierung.

252 Silberschlüssel, 19. Jahrhundert. Die Schlüssel zeigen bäuerliche Motive oder Münzen und waren für einfache Spindeluhren gedacht. Die Flöten sind allgemein einzeln eingesetzt.

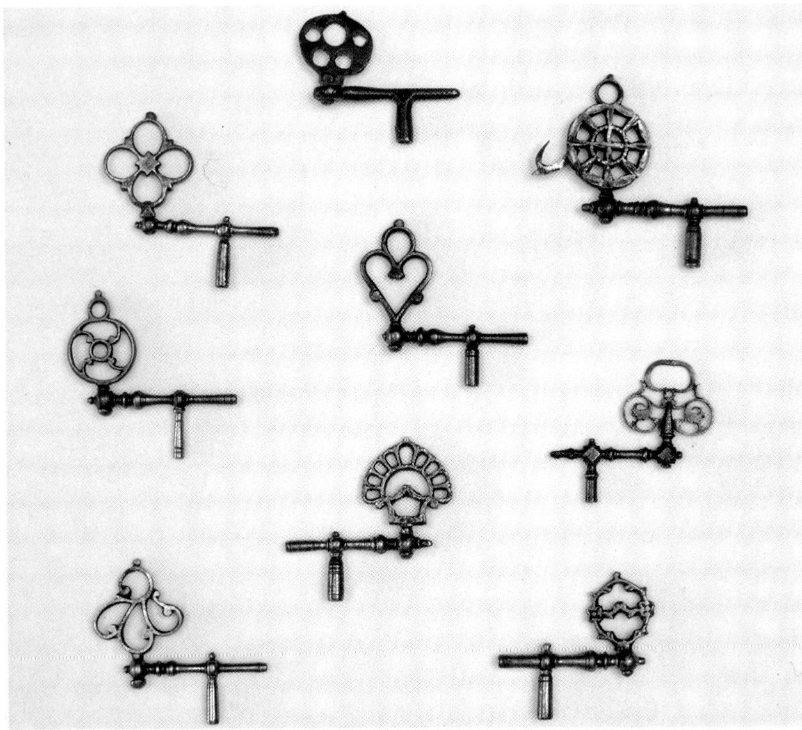

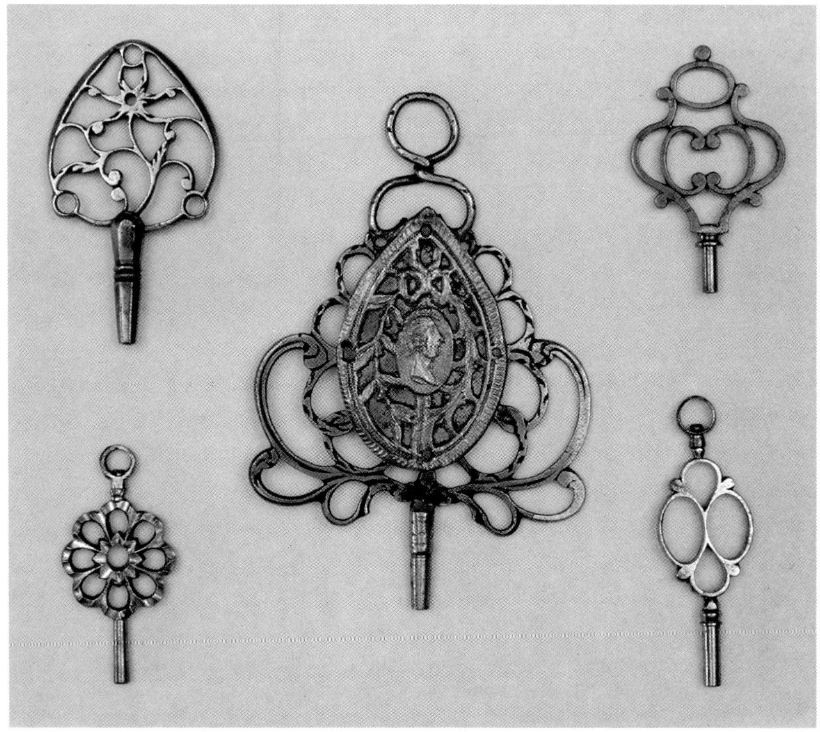

249 △ 250 ▽ 251 △ 252 ▽

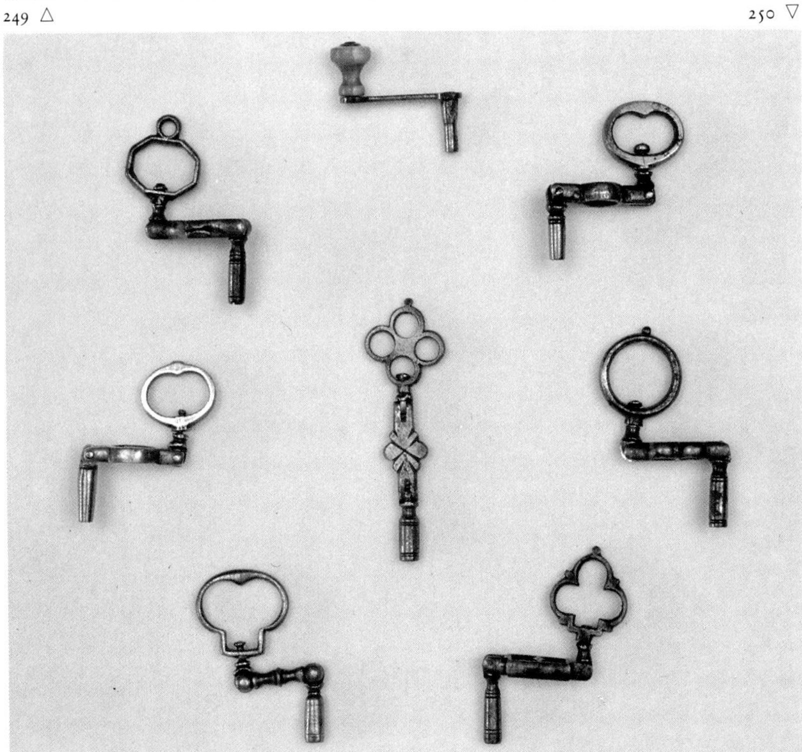

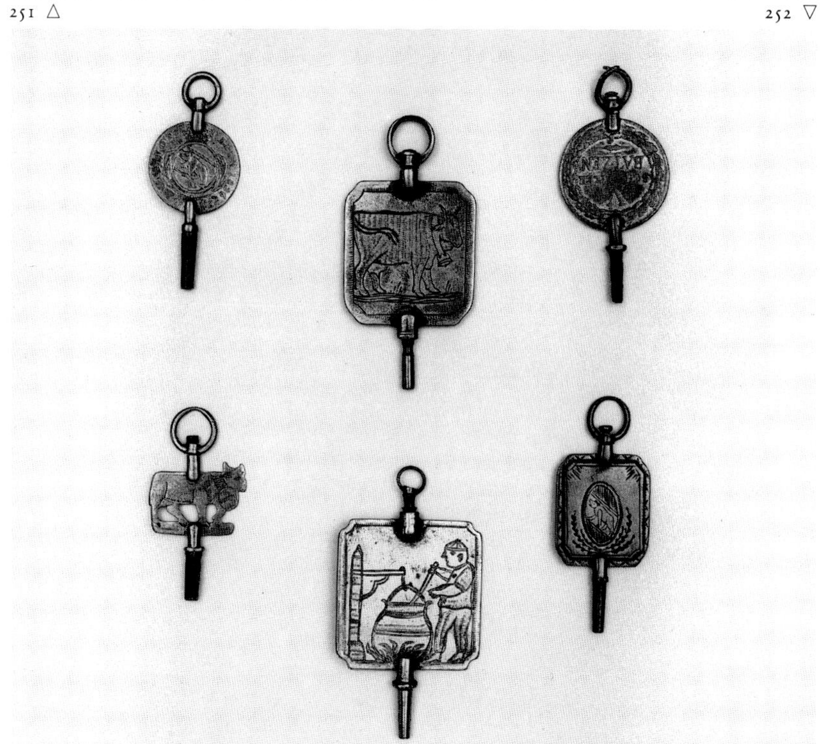

253 Kleine Schlüsselsammlung aus dem 17., 18. und 19. Jahrhundert, teils mit Ratsche in verschiedenen Materialien, Gold, Silber und Eisen. Einige Schlüssel sind mit Steinen besetzt.

254 Kleine Schlüsselsammlung mit verschiedenen Motiven. 18. und 19. Jahrhundert.

255 Mittlere Schlüsselsammlung verschiedener Motive aus dem 18. und 19. Jahrhundert, teils mit Steinen und mit Ratsche. Die Materialien sind Gold, Silber und Messing.

256 Kleine Schlüsselsammlung verschiedener Motive aus dem 18. und 19. Jahrhundert.

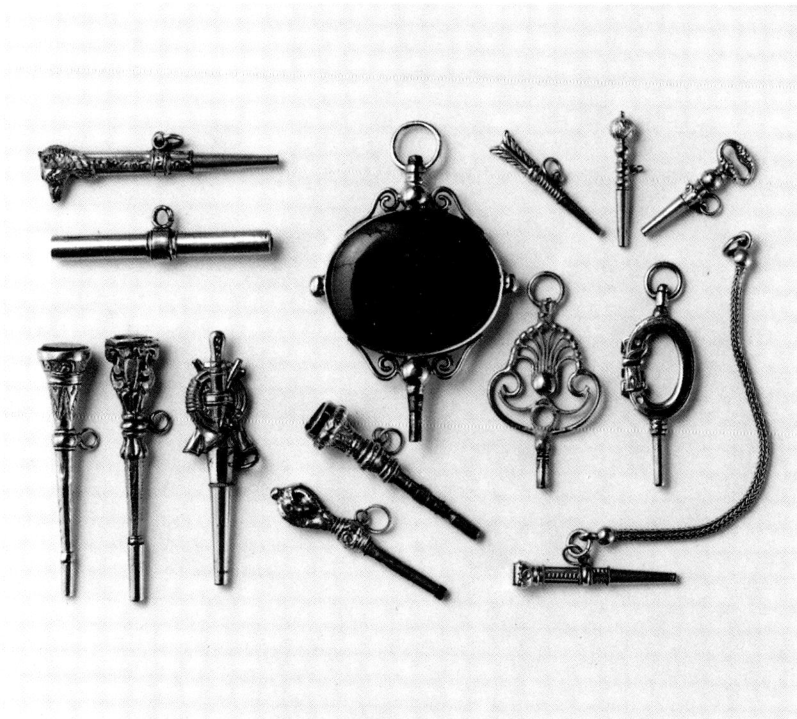

253 △

254 ▽

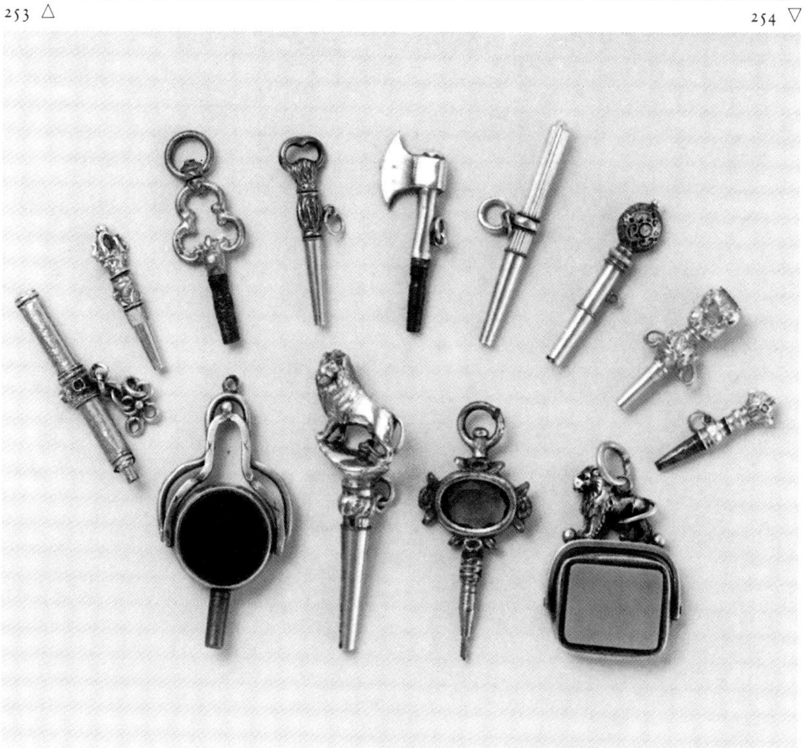

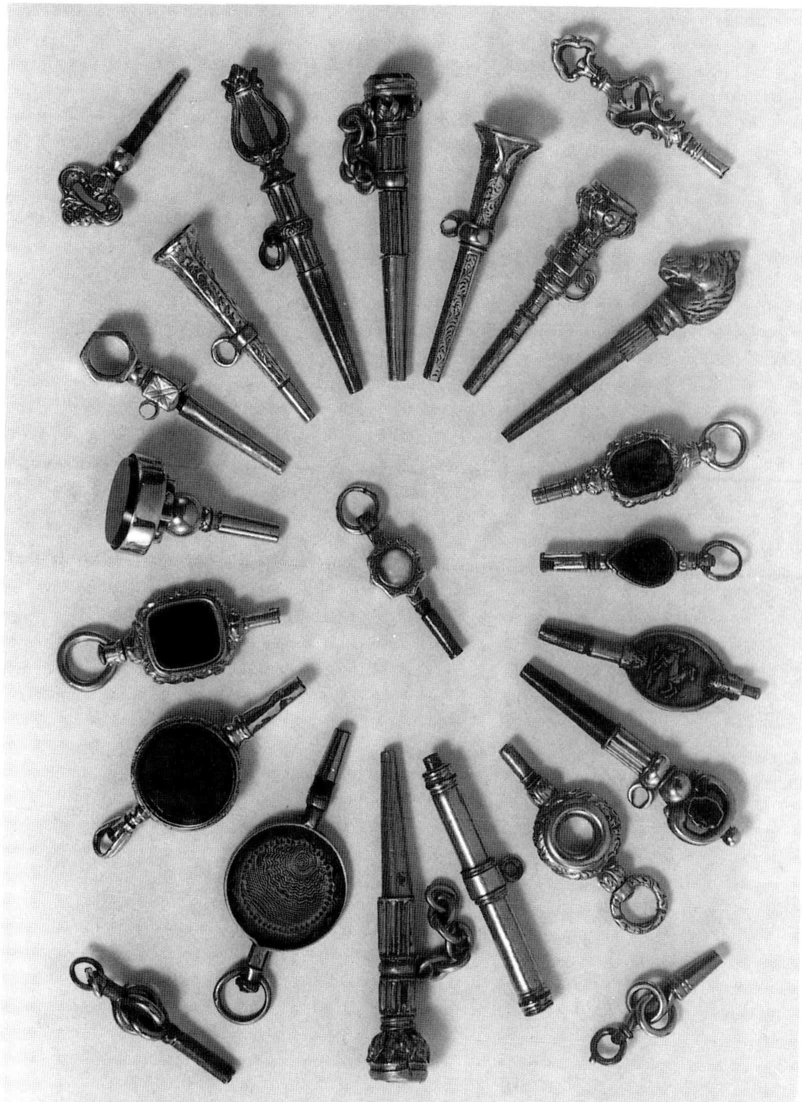

255 △

256 ▽

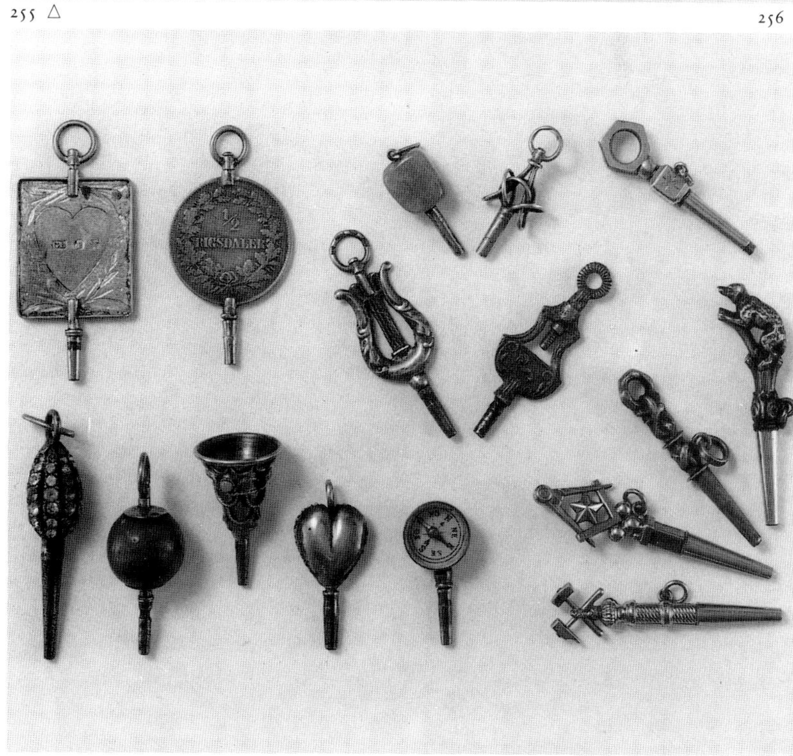

257 Petschaften als Anhänger an Châtelaines aus dem 18. Jahrhundert. Häufig waren die beweglichen Teile (Karneol, Amethyst oder Metall) graviert mit Namen oder Wappen zur Siegelung von Briefen.

258 Berlocken mit Musikwerken aus dem frühen 19. Jahrhundert waren beliebte Anhänger an das Châtelaine. Die Gehäuse waren meist aus Gold mit Emaileinlagen und oft dem Stil des Châtelaine angepaßt. Die Spielwerke waren kleine Zungenspielwerke (s. Abb. 349–350). Aufgezogen wurden die Spielwerke durch den Bügelring. Die Auslösung des Spielwerkes geschah durch einen kleinen Schieber im unteren Gehäuse.

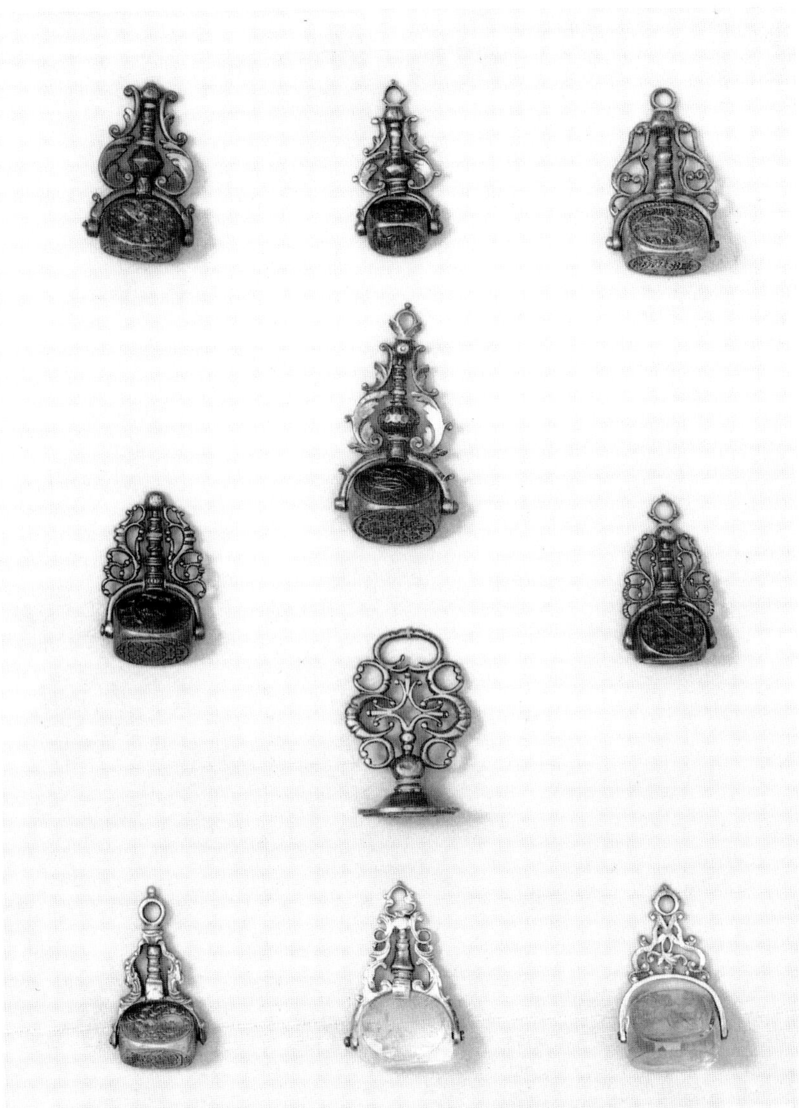

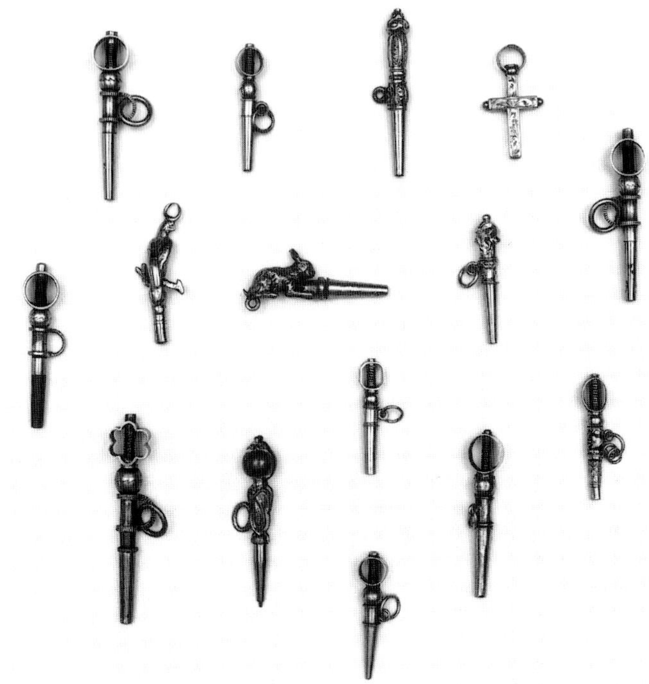

257 △ 258 ▽ 259 △ 260 ▽

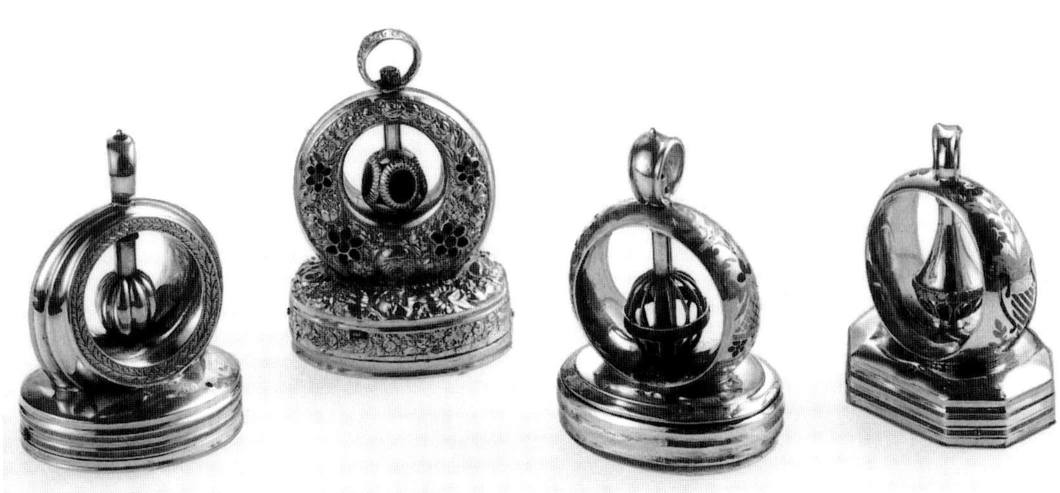

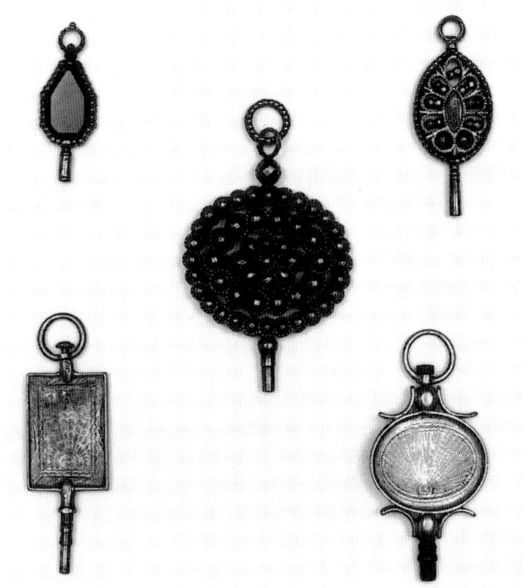

◁ **259 Sammlung kleiner Goldschlüssel** meist mit Ratsche nach dem System von Breguet. Je nach Verwendung in der Uhr, ob sie von vorn (französisch) oder von hinten (englisch) aufgezogen wurden, war die Ratsche rechts- oder linkssperrend.

◁ **260 Schlüssel des 19. Jahrhunderts.** Die oberen drei mit böhmischen Granaten besetzt, die unteren zwei aus Gold mit guillochierter Platte.

261 Goldschlüssel mit mechanischer Anzeige, französisch, um 1800. Signiert: Etienne Tavernier, Paris. Der Schlüssel hat beidseitig ein kleines Zifferblatt, hinten mit Mondphasen- und Mondalterangaben und vorn Datum und Wochentag. Beim täglichen Aufziehen einer Uhr werden die Kalenderangaben über eine innere Mechanik weitergestellt.

262 Goldschlüssel mit Mosaikbildern, um 1800. Mosaikbilder waren eine Modeerscheinung des Klassizismus. In Miniaturausführung fanden sie auch auf Uhrenschlüsseln (Messing oder Gold) Anwendung.

263 Uhrenschlüssel in Pistolenform aus verschiedenen Materialien, 1. Hälfte 19. Jahrhundert.

264 Gold-Musikschlüssel, um 1820. Ähnlich wie in Berlocken hat man auch Schlüssel mit kleinen Zungenspielwerken gebaut. Goldgehäuse mit beidseitigen Emailmedaillons.

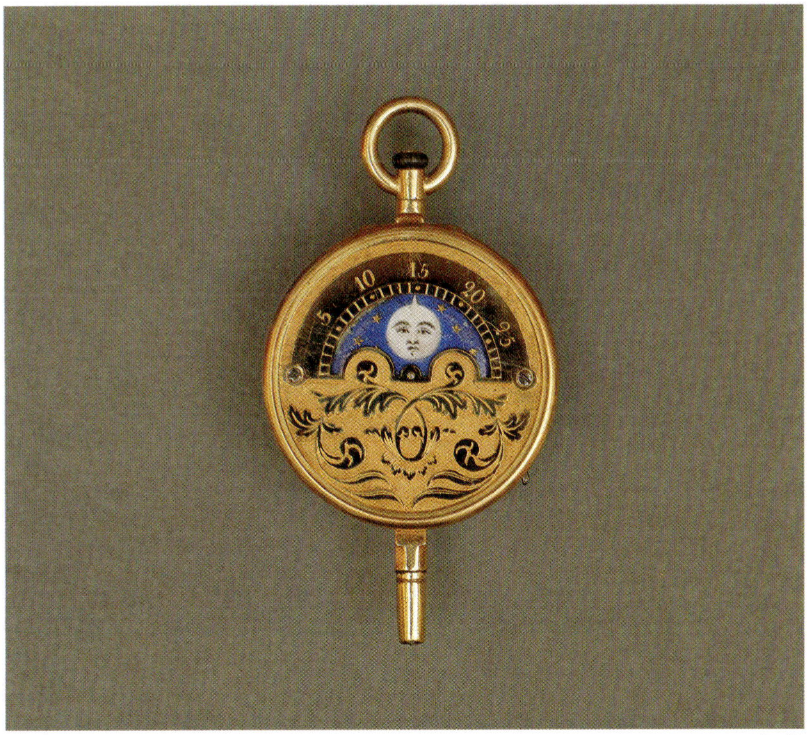

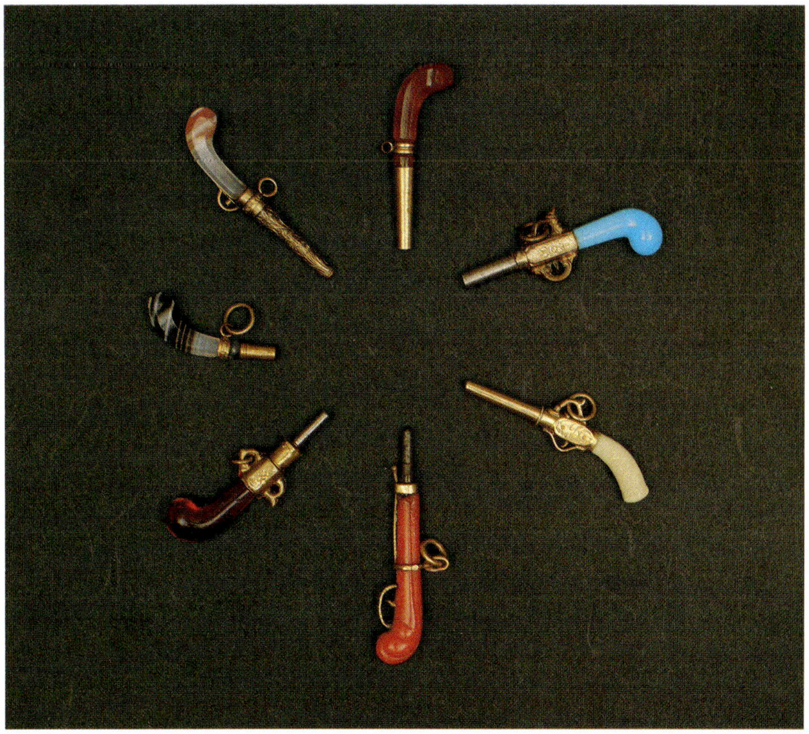

261 △ 262 ▽ 263 △ 264 ▽

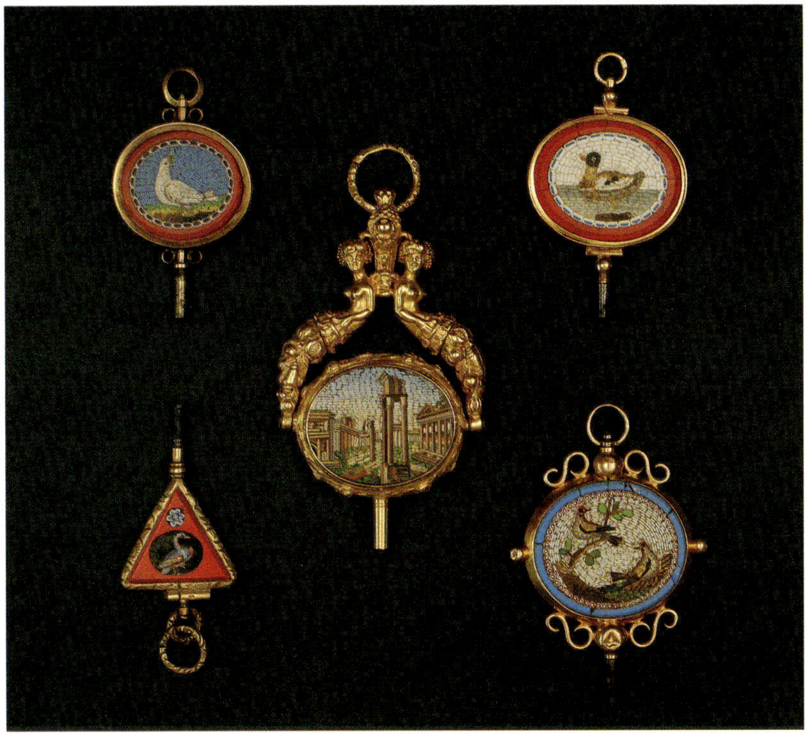

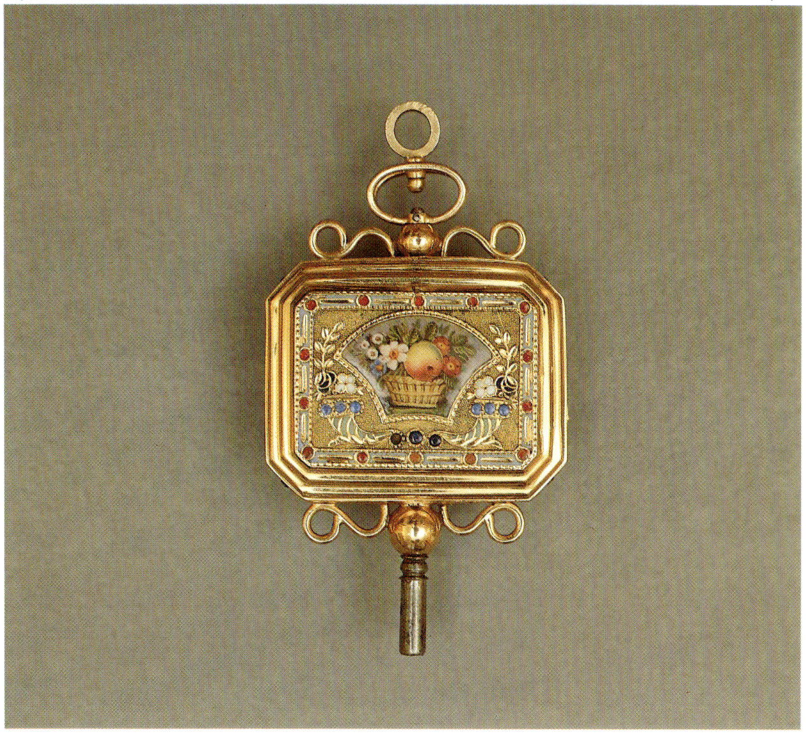

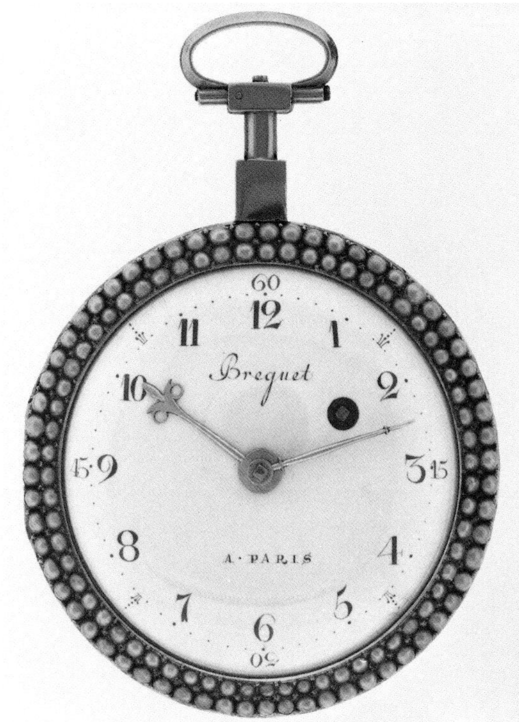

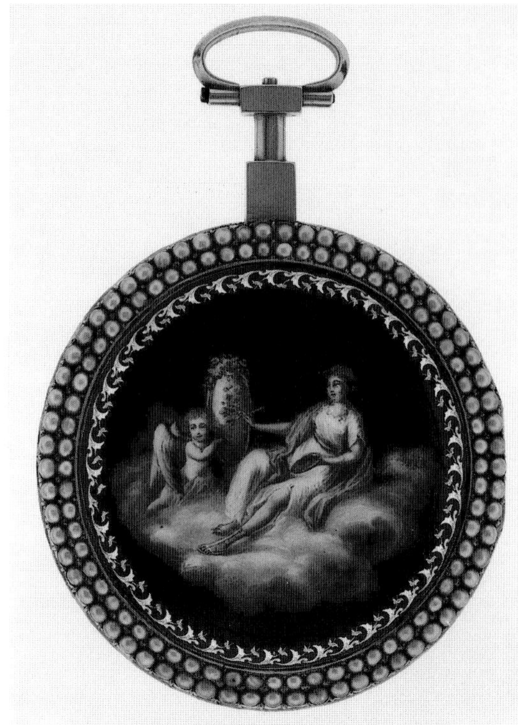

265 Trachten-Uhrenkette mit mehreren Uhrenschlüsseln (Münzen und bäuerliche Motive) in Silber. Mitte 19. Jahrhundert.

266–267 Goldemailuhr mit Perlen, französisch, um 1800. Signiert: Breguet à Paris. Goldgehäuse mit beidseitig anlaufender, doppelter Perlenlunette. Die Schale zeigt auf blauem transluzidem Emailgrund eine figürliche Szene auf einer Wolke. Weißes Emailzifferblatt mit arabischen Zahlen und Goldzeigern. Feuervergoldetes Spindelwerk mit Kette und Schnecke. Spindelhemmung. ∅ = 56.

265 ▽ 266 △ 267 △ 268 ▽

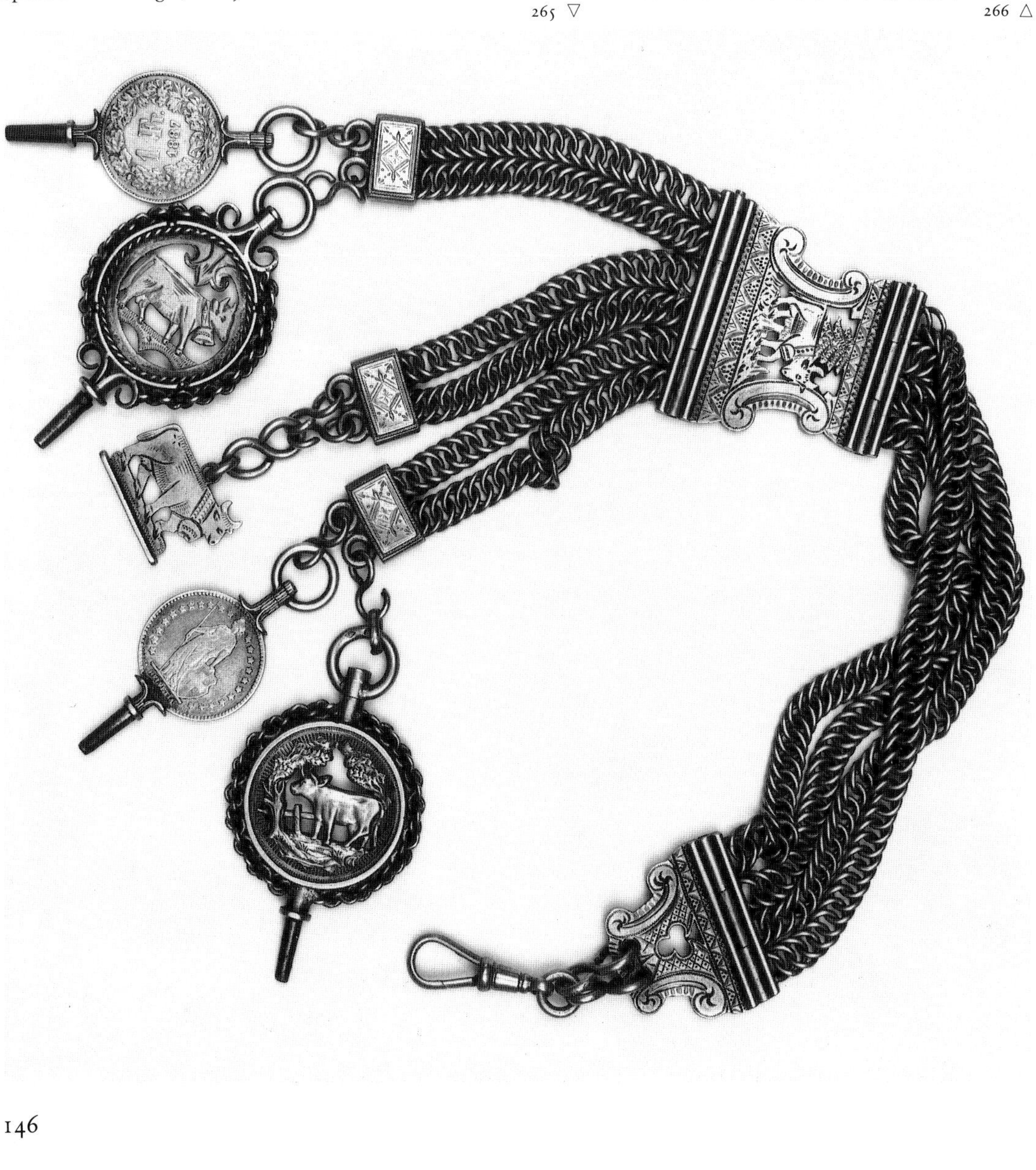

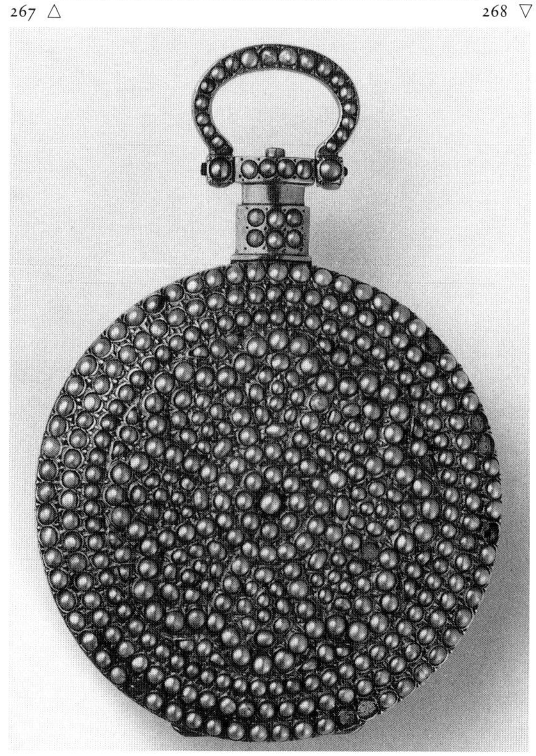

268 Perlentaschenuhr, französisch, um 1800. Signiert: Fleurier Nr. 5241. Gehäuse mit umlaufenden Perlenlunetten verziert, ebenso die Gehäuseschale. Emailzifferblatt mit Zentralsekunde. Feuervergoldetes Werk mit Duplexhemmung. ∅ = 58.

270 Goldemailuhr mit Châtelaine, wohl französisch, um 1800. Das Gehäuse hat doppelt umlaufende Perlenlunette, die strahlenförmig guillochierte Schale ist mit kobaltblauem transluzidem Email bemalt. Châtelaine im Stil des Gehäuses mit Schlüssel, Petschaft und Berlocken. Feuervergoldetes Spindelwerk mit Kette und Schnecke. ∅ = 37. ▷

269 Goldchâtelaine mit Kristallgehänge und Wedgwood-Medaillons, englisch, um 1800. Brosche und Uhrenschlüssel mit Wedgwood-Medaillons (Josiah Wedgwood 1730-1795) mit kleinem Emailschildchen. Als Petschaft kleines Golddöschen. L = 120. ▷

271 Goldemailuhr mit Châtelaine, englisch, um 1810. signiert: Hamlet, Princes St. London Nr. 1013. Goldgehäuse mit beidseitig umlaufender Perlenlunette. Schale mit transluzidem, kobaltblauem Emailgrund und polychromem Muster. Châtelaine mit emaillierter Glieder- und Perlenkette. Emailzifferblatt mit vergoldeten Zeigern. Spindelwerk mit Kette und Schnecke. ∅ = 50. ▷▷

272 Goldemailuhr mit Châtelaine, französisch, um 1840. Signiert: A(n)dré Perrée Paris. Gehäuseschale mit verschieden grünem, opakem Email, dazwischen Goldpunkte. Mittelrosette mit inkrustierten Brillantsplittern in opakem rosa Emailband. Châtelaine mit kleinen durch Goldkettchen verbundenen Medaillons. Brillantsplitter bilden das Monogramm MD. Schlüssel und Petschaft sind original. Weißes Emailzifferblatt. Frühes Ankerwerk. ∅ = 31, Châtelaine L = 131. ▷▷

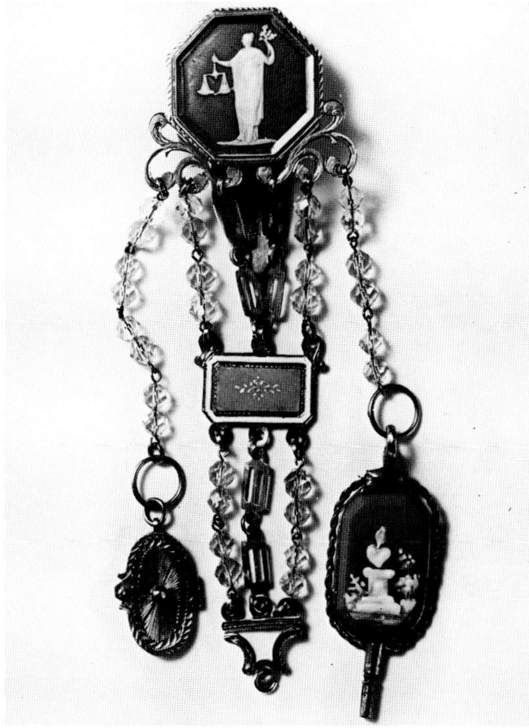

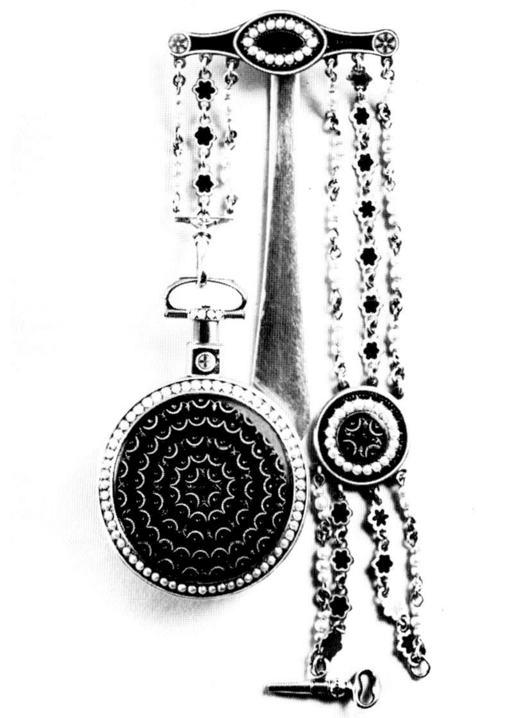

269 △ 270 ▽ 271 △ 272 ▽

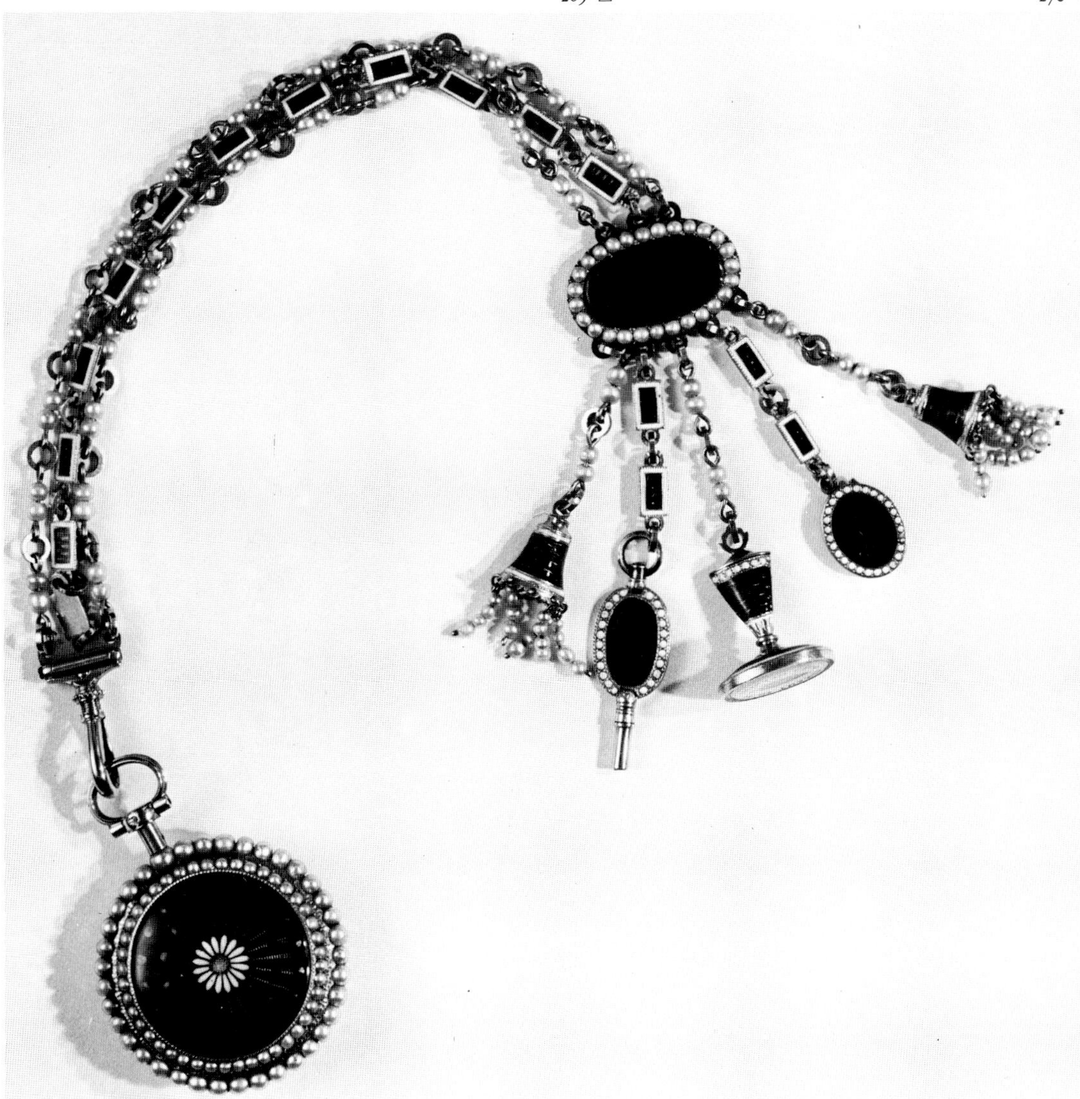

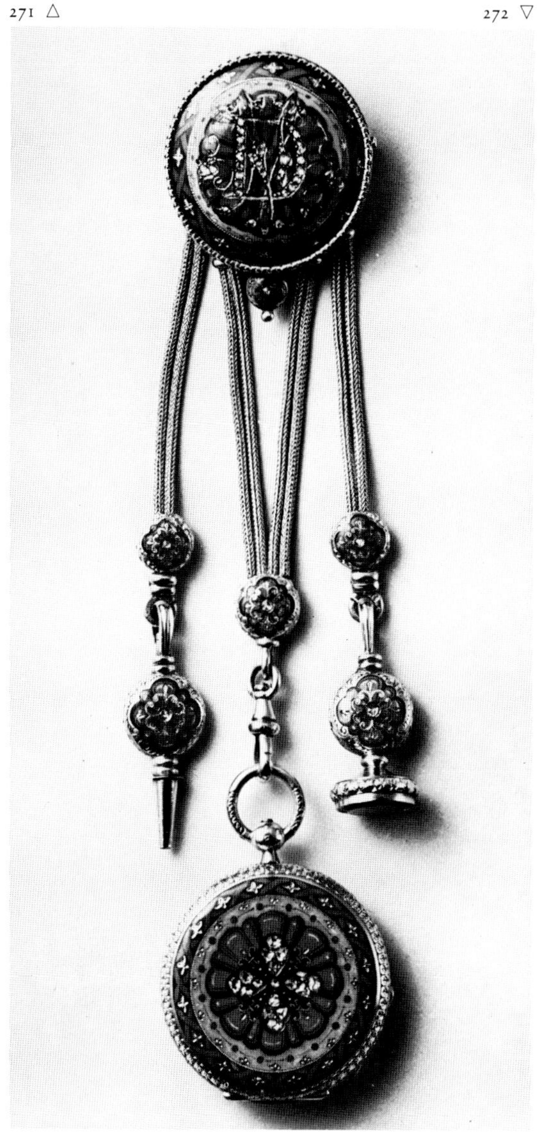

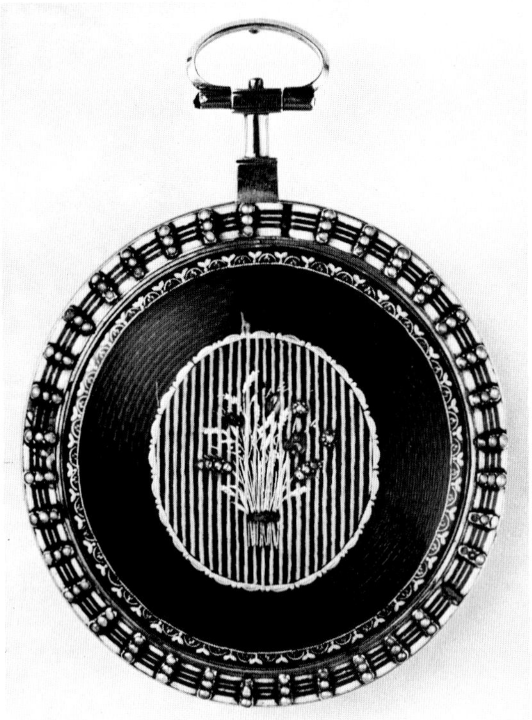

273 △

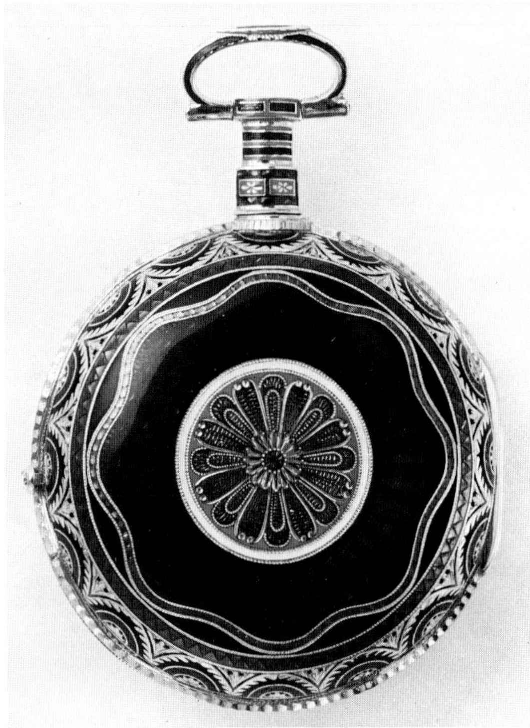

274 △

273 **Goldemailuhr mit Perlen,** französisch, um 1800. Signiert: Guex à Paris. Gehäuse mit beidseitig umlaufender blaußweißer Emaillunette, unterbrochen durch kurze radiale Perlstäbe. Die kobaltblaue opake Gehäuseschale zeigt in der Mitte ein Blumenbukett mit inkrustierten Brillantrosen in feinem Goldrahmen. Emailzifferblatt mit Stahlzeigern, Feuervergoldetes Spindelwerk mit Kette und Schnecke. ∅ 53.

274 **Goldemailuhr mit Übergehäuse,** englisch, um 1800. Signiert: Ilbery London 6240. Glattes Gehäuse mit rotblau verzierter Schale. Zwei Aufzuglöcher in der Gehäuseschale für Gehwerk und Schlagwerk. An der Wandung sind feine Schallöcher. Das strahlenförmig guillochierte Übergehäuse in blauer und roter Emailarbeit ist an der Wandung teils graviert und teils durchbrochen. Emailzifferblatt mit Goldzeigern und großer Sekunde aus der Mitte. Feuervergoldetes Werk, graviert und ziseliert. Duplexhemmung. ∅ = 64.

275 **Goldemailuhr mit Perlen,** englisch, um 1810. Signiert: Ilbery London. Goldgehäuse mit beidseitig umlaufender großer Perlenlunette. Die Wandung ist mit polychromem Email gefaßt. Die Gehäuseschale zeigt in hervorragender Emailmalerei einen Höfling, der einer jungen Dame eine Kette überreicht. Emailzifferblatt mit Goldzeigern und großer Sekunde aus der Mitte. Feuervergoldetes und graviertes Werk mit Duplexhemmung. ∅ = 60.

275 ▽

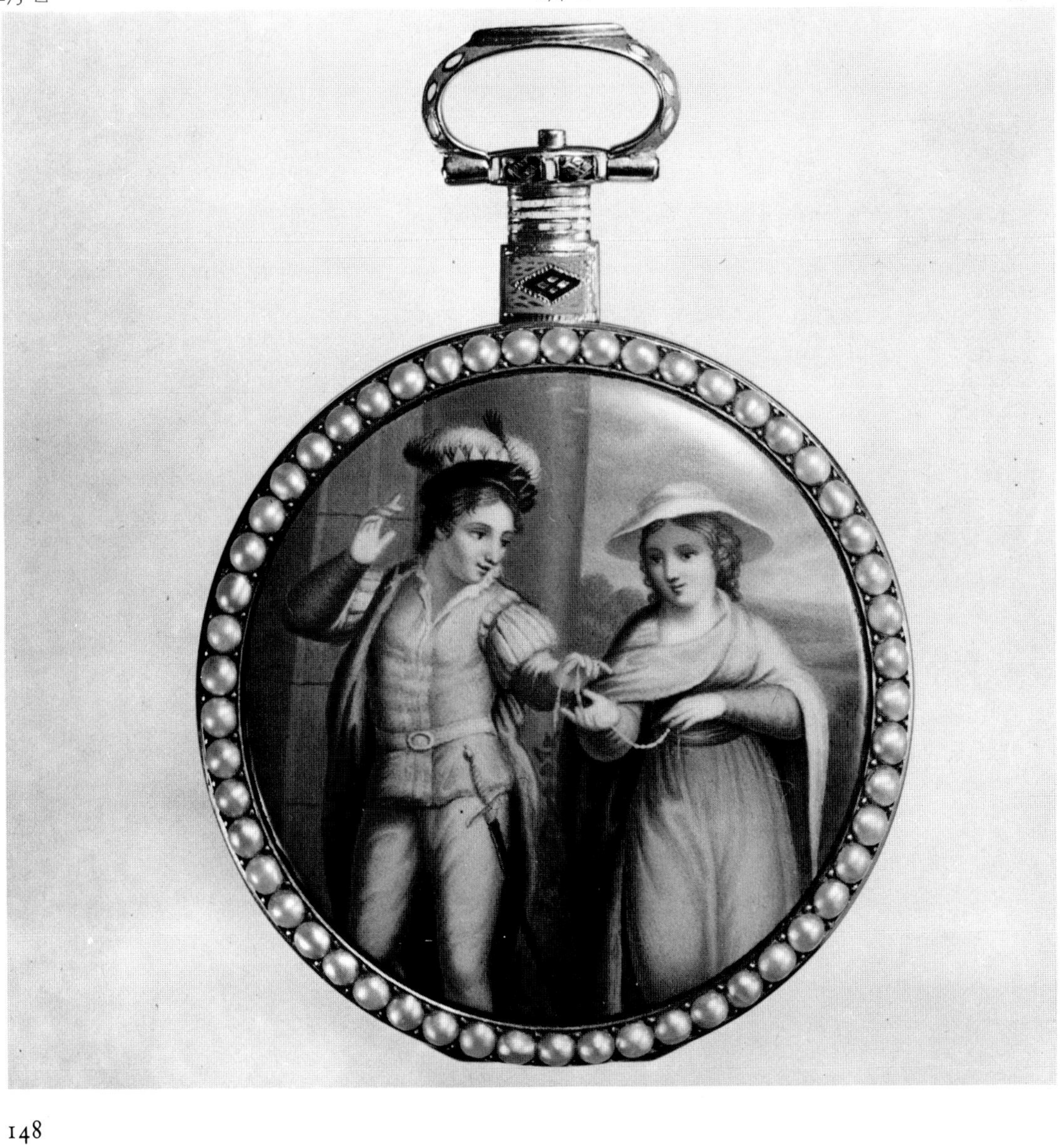

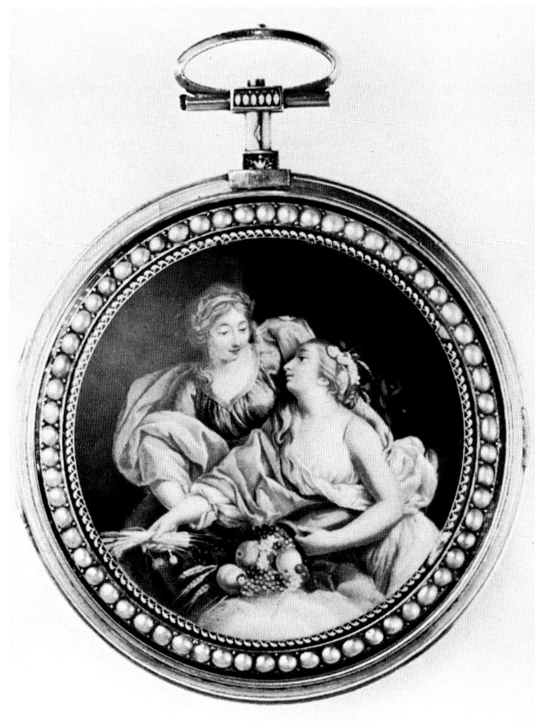

276 △

276 **Goldemailuhr mit Perlen,** französisch, um 1800. Signiert: Clary. Glattes Goldgehäuse mit beidseitig umlaufender Perlenlunette. Die Gehäuseschale zeigt unter verglastem Übergehäuse zwei junge Damen mit Getreide und Früchten in bunter Emailmalerei. Emailzifferblatt mit Goldzeigern, Spindelwerk mit Kette und Schnecke. ∅ = 58.

277 Goldemailuhr mit Perlen, englisch, um 1800. Signiert: William Anthony London 1871. Gehäuse mit doppelter beidseitig umlaufender Perlenlunette. Die Gehäuseschale ist strahlenförmig guillochiert und mit kobaltblauem transluzidem Email bemalt. Emailzifferblatt mit großer Sekunde aus der Mitte und goldenen Zeigern. Feuervergoldetes graviertes und ziseliertes Werk mit Stoppvorrichtung. Große fünfschenklige polierte Stahlunruhe. Werk mit Duplexhemmung. ∅ = 66.

278 Silberemailuhr mit Perlen, Fleurier, um 1810. Signiert: J. B. (Jean Frederic Bovet). Gehäuse mit beidseitig umlaufender Perlenlunette. Die Schale zeigt auf dunklem Emailgrund zwei Frauen mit Blumen vor einer Urne, gerahmt von Trauergehänge. Emailzifferblatt mit großer Sekunde aus der Mitte und feinen Stahlzeigern. Das feuervergoldete gravierte und ziselierte Werk mit Duplexhemmung ist mit einem verglastem Deckel abgedeckt. ∅ = 48.

279 Vergoldete Silberemailuhr mit Musikwerk, Paris, um 1820. Gehäuse mit beidseitig umlaufenden Perlenlunetten und inkrustierten roten und weißen Steinen. Die Schale zeigt auf guillochiertem kobaltblauem transluzidem Emailgrund drei Pfauenfedern mit bunten Verzierungen. Emailzifferblatt mit feinen Goldzeigern. Feuervergoldetes Werk mit Musikwerk.

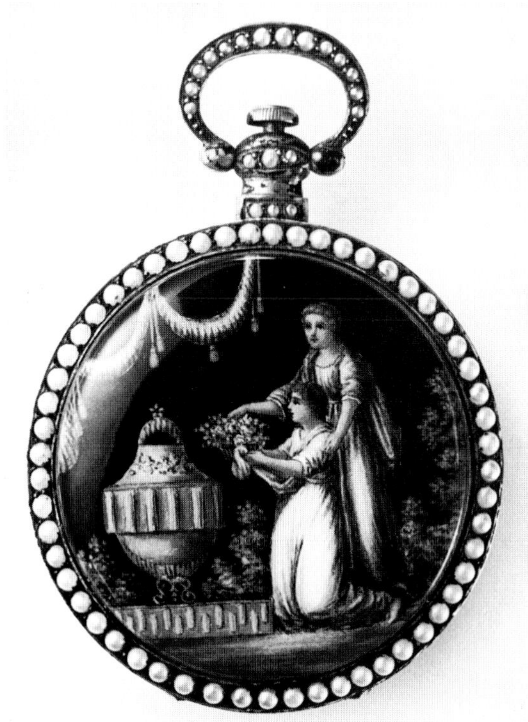

278 △

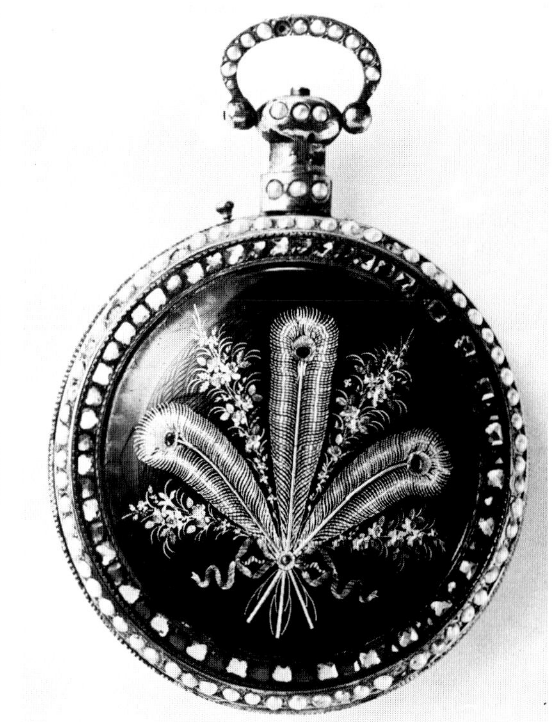

279 △

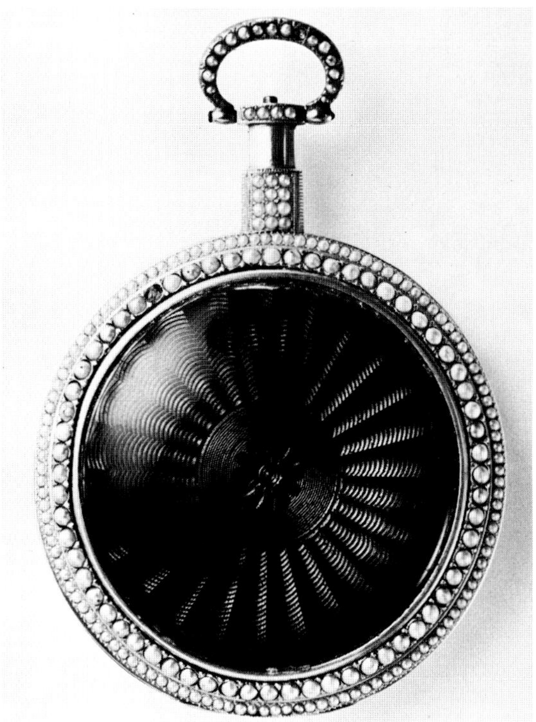

277 △

Auslösung des Spielwerkes durch Drücker im Pendant. (Melodie: »Freut euch des Lebens . . .«). Spindelhemmung. ∅ = 62.

280 Vergoldete Silberemailuhr mit Perlen, Fleurier, um 1830. Signiert: Bovet Fleurier 245. Gehäuse mit beidseitig umlaufender Perlenlunette und feingerippter Wandung. Die Schale zeigt in bunter Emailmalerei eine Eberjagd in Indien. Emailzifferblatt mit großer Sekunde aus der Mitte und feinen Goldzeigern. Feuervergoldetes graviertes und ziseliertes Werk mit Ankerhemmung, dessen Anker eine extrem lange Gabel hat. ∅ = 56.

280 ▽

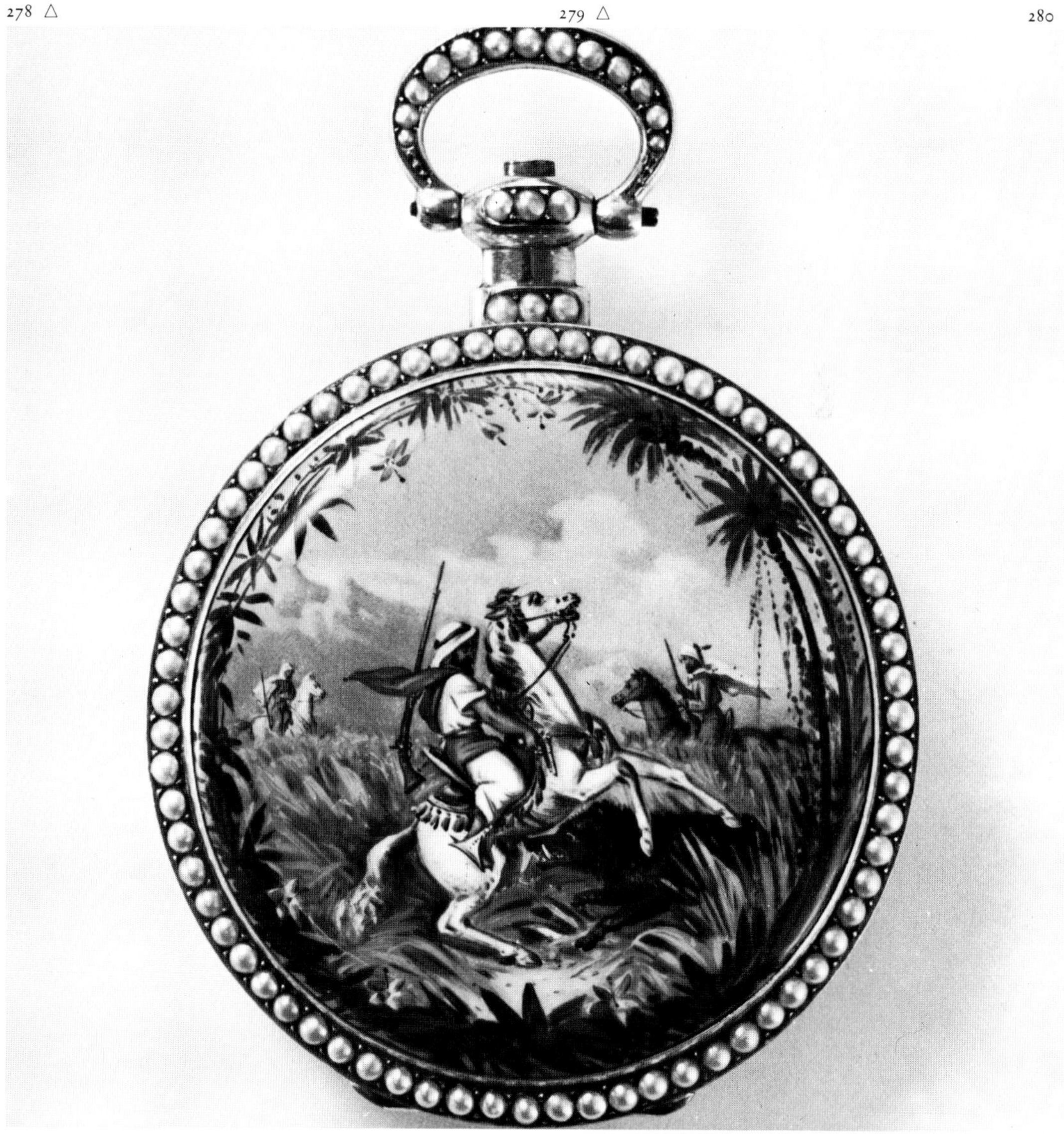

281 Goldemailuhr mit Perlen, englisch, um 1810. Signiert: Barrauds Cronhill London 9904. Gehäuse mit feingerippter Wandung und beidseitig umlaufender Perlenlunette. Die strahlenförmig guillochierte Gehäuseschale zeigt auf braunrotem, rosettenförmigem Emailgrund ein buntes Blumenbukett in Emailfarben. Emailzifferblatt mit kleiner Sekunde und Goldzeigern. Staubschutz mit Fenster über der gravierten und durchbrochenen Spindelbrücke. Feuervergoldetes Werk mit Zylinderhemmung. ∅ = 61.

282 Vergoldete Silberemailuhr mit Perlen, Genf, um 1820. Signiert: Dimier Genève. Gehäuse mit beidseitig umlaufender Perlenlunette. Die Schale zeigt auf zitronengelbem opakem Emailgrund ein buntes Blumenbukett. Emailzifferblatt mit feinen Stahlzeigern. Über dem feuervergoldeten Werk mit polierten Stahlbrücken und Duplexhemmung befindet sich ein verglaster Deckel. ∅ = 64.

283 Silberemailuhr mit Perlen, Westschweiz, um 1820. Signiert: Vaucher Fleurier. Gehäuse mit beidseitig umlaufender Perlenlunette und fein gerippter Wandung. Die Schale zeigt auf opakem türkisblauem Grund ein buntes Blumenbukett. Emailzifferblatt mit großer Sekunde aus der Mitte und Stahlzeigern. Die Brücken des Werkes sind aus poliertem Stahl. Duplexhemmung. ∅ = 56.

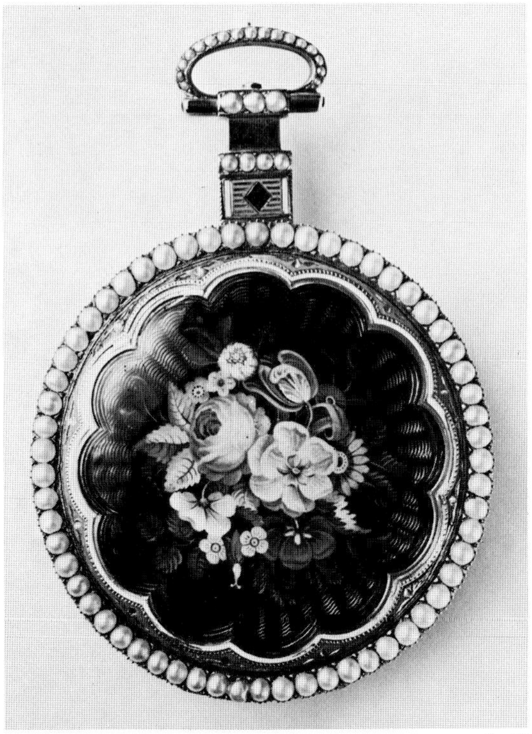

281 △

282 ▽

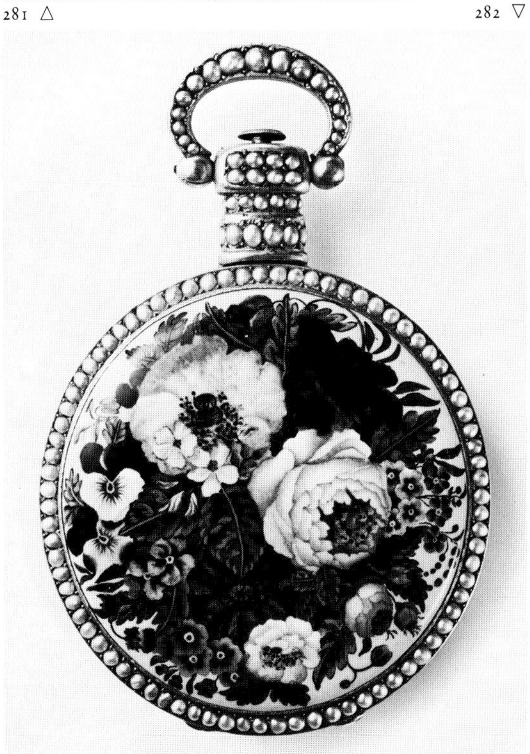

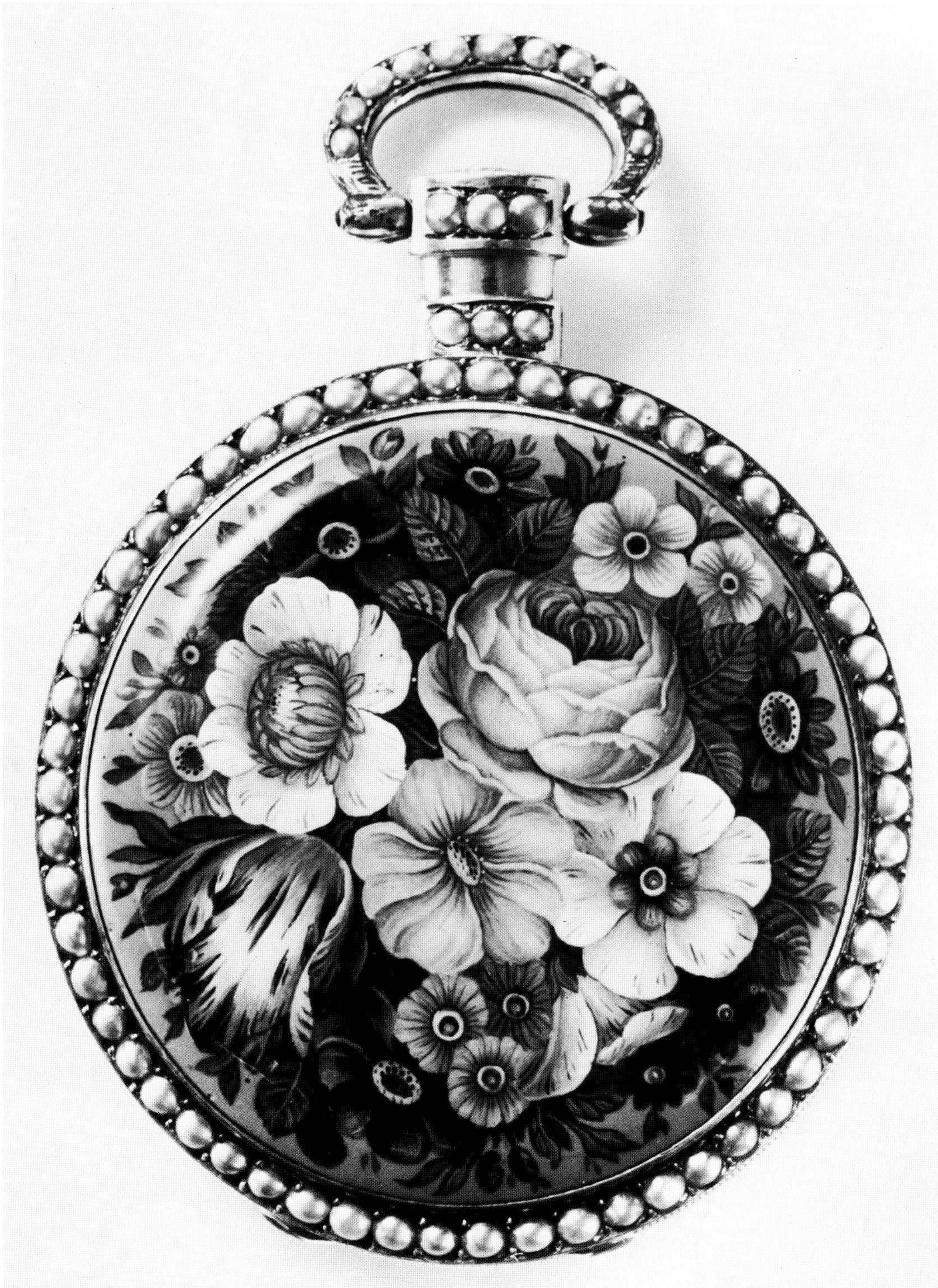

284 Goldemailuhr mit Perlen, englisch, um 1820. Signiert: Just & Son London. Gehäuse mit beidseitig umlaufender Perlenlunette und emaillierter Wandung. Die Schale zeigt auf transluzidem hellgrünem Emailgrund ein Taubenpaar zwischen bunten Blumen. Emailzifferblatt mit großer Sekunde aus der Mitte und feinen Stahlzeigern. Feuervergoldetes, graviertes und ziseliertes Werk mit Duplexhemmung. ∅ = 52.

285 Goldemailuhr, Paris, um 1820. Flaches Gehäuse. Die Schale zeigt in bunter Emailmalerei auf dunkelrotem Grund ein Blumenbukett. Silberzifferblatt mit guillochiertem Zentrum und feinen Stahlzeigern. Vergoldetes flaches Werk mit Zylinderhemmung und Steinzylinder. ∅ = 50.

286 Silberemailuhr, Fleurier, um 1820. Signiert: Bovet Fleurier. Vergoldetes, graviertes und ziseliertes Silbergehäuse. Die Schale zeigt in bunter Emailmalerei ein Blumenbukett auf transluzidem rosa Grund. Verglastes, graviertes und ziseliertes feuervergoldetes Werk mit Duplexhemmung. ∅ = 58.

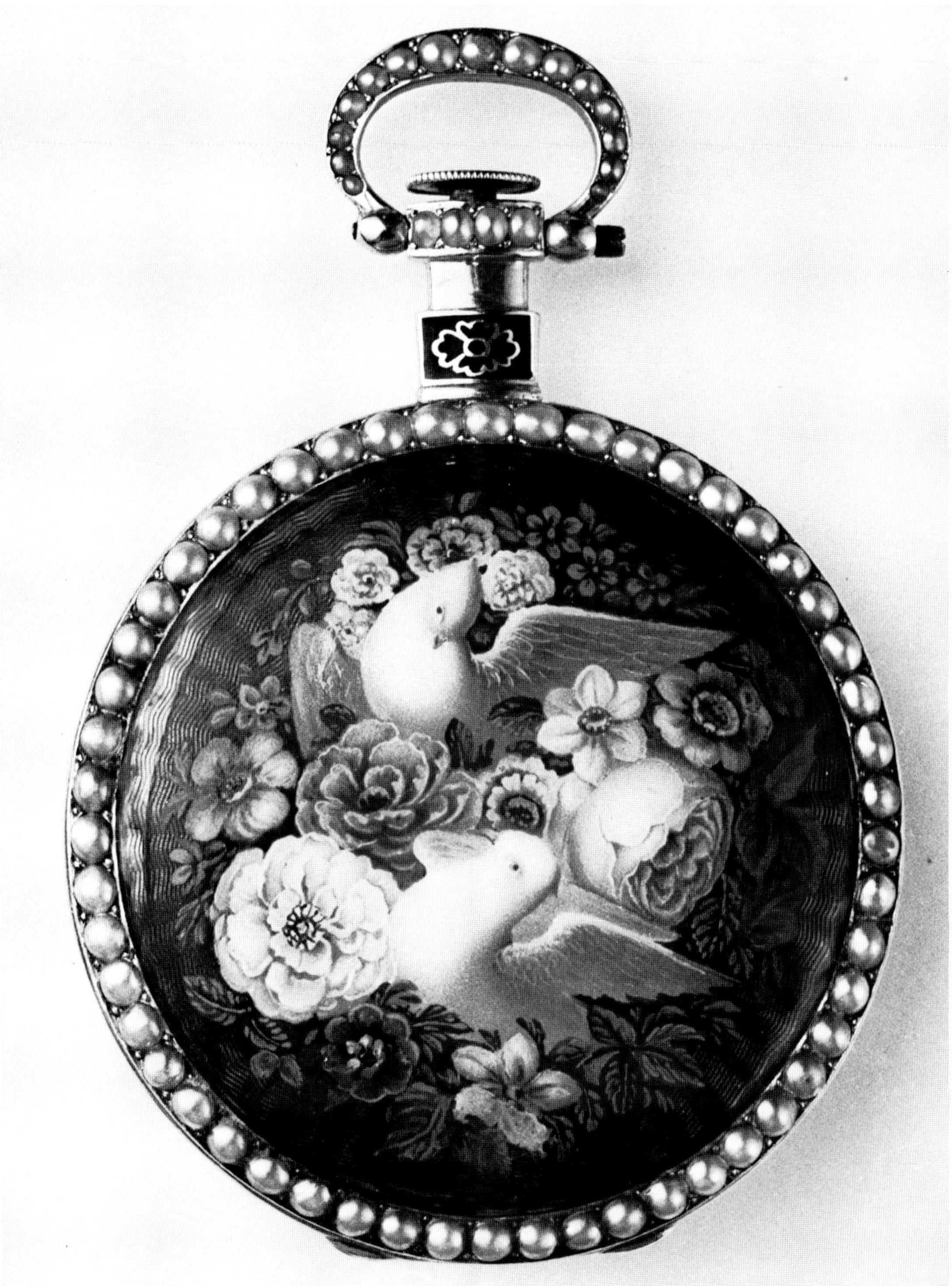

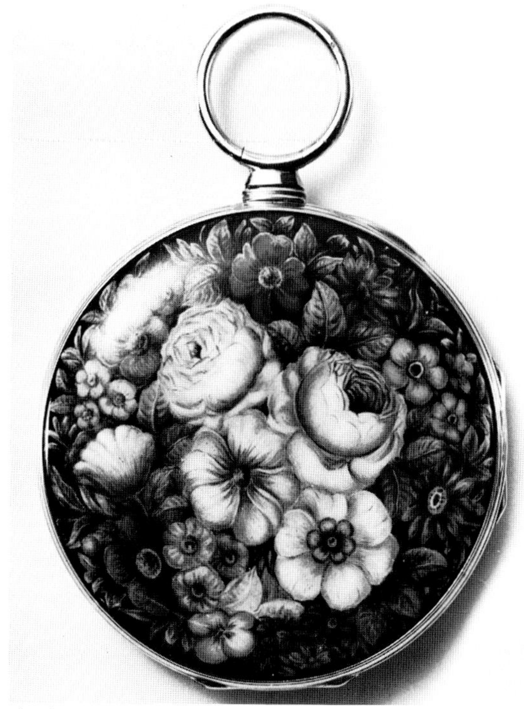

285 △

286 ▽

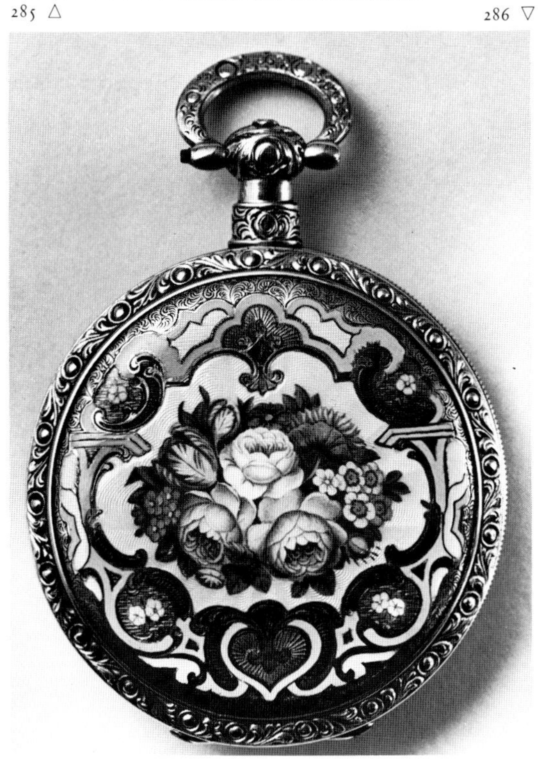

287 Goldemail-Ringuhr in Form eines Käfers. Genf, um 1890. Fein gravierter Goldring mit aufgesetztem, grün emailliertem Käfer, der einen schwarzen Kopf und rote Rubin-Augen hat. Unter den aufklappbaren mit Brillantrosen besetzten Flügeln verbirgt sich das Zifferblatt. Im Körper ist ein kleines Werk mit Zylinderhemmung eingelassen. L = 20.

288 Goldemail-Armreif mit Uhr, französisch, um 1790. Signiert: (Pierre) Gregson à Paris. Gehäusehalterung mit buntemaillierten Blättern und Perlen verziert. Achteckige Lunette mit inkrustierten Brillantrosen besetzt. Emailzifferblatt mit sichtbarer brillantrosenbesetzter Unruhe und feinen Stahlzeigern. Vergoldetes Werk mit Zylinderhemmung. ∅ = 60.

289 Goldring in Form eines Käfers, Genf, um 1890. Weißgoldring mit aufgesetztem Käfer, der aufklappbare Flügel hat. Unter den mit Brillanten und Saphiren besetzten Flügeln verbirgt sich das Silber-Zifferblatt. Der Käfer hat einen Onyx-Kopf mit roten Rubin-Augen. In den gravierten und emaillierten Körper ist das Uhrwerk eingelassen. Aufzug durch Anheben und Drehen einer Seitenstrebe. Zylinderwerk. L = 22.

290 Goldring mit Uhr, Genf, um 1810. Achteckige Perlenlunette. Porzellanzifferblatt mit zwei geflügelten blumenstreuenden Putten und feinen Stahlzeigern. Vergoldetes Werk mit Zylinderhemmung. L = 36.

291 Anhängeruhr in Form eines Damenschuhes. Genf, um 1800. Buntemailliertes Goldgehäuse mit einer Inschrift über dem Spann: »Souvenir d'Amitié«. Unter der aufklappbaren Schuhspitze verbirgt sich ein weißes Emailzifferblatt mit feinen Stahlzeigern. Im Schuhkörper ist ein feuervergoldetes Werk mit Spindelhemmung eingelassen. L = 65.

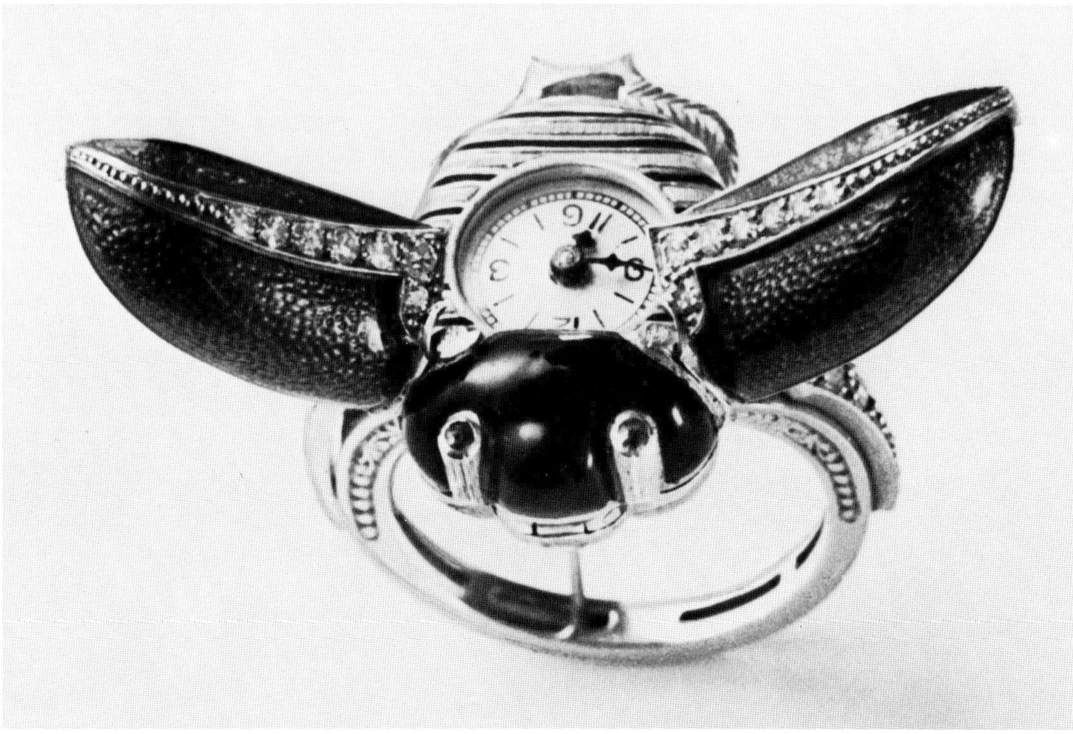

287 △

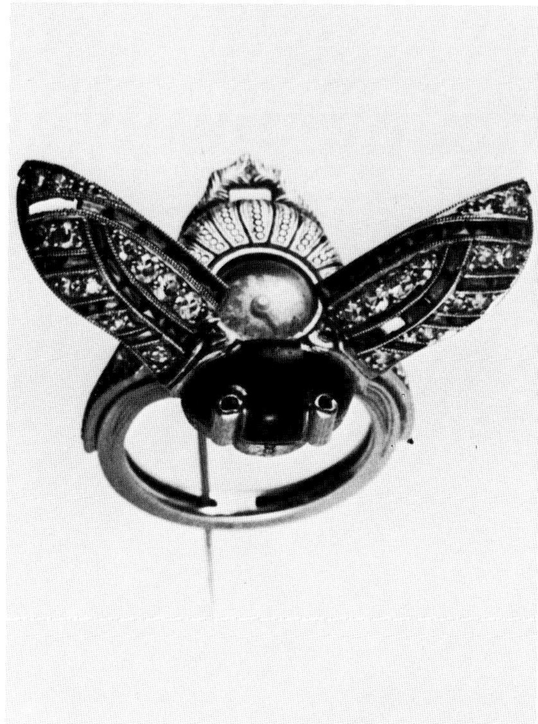

289 △

288 ▽

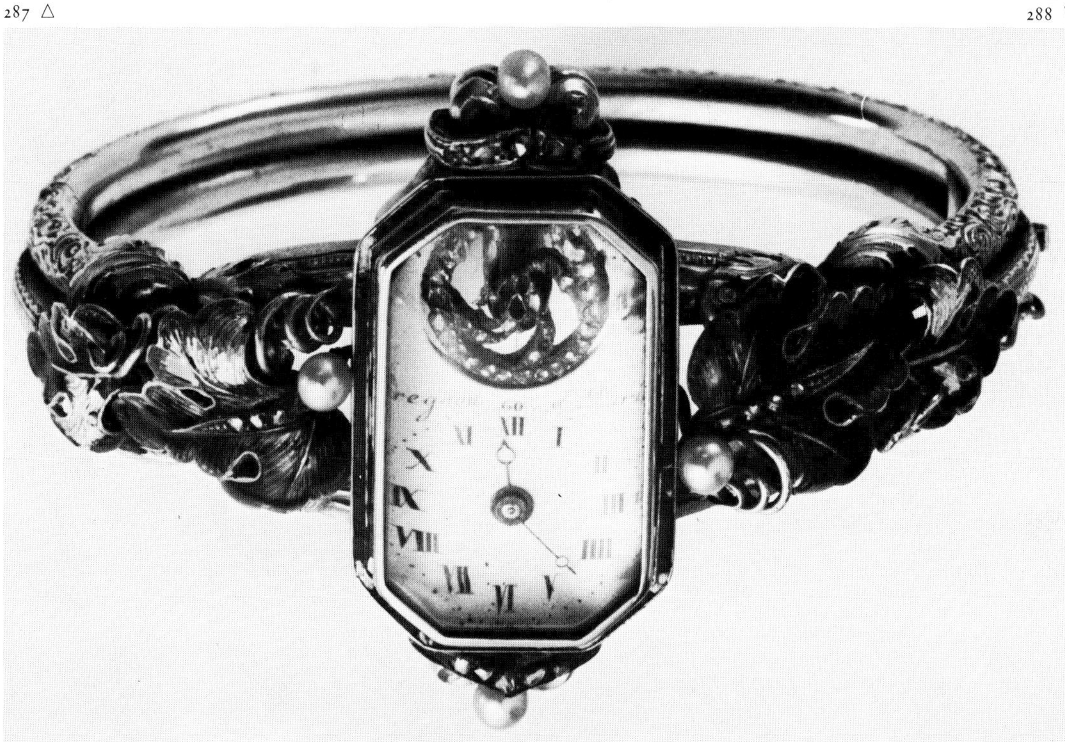

290 ▽

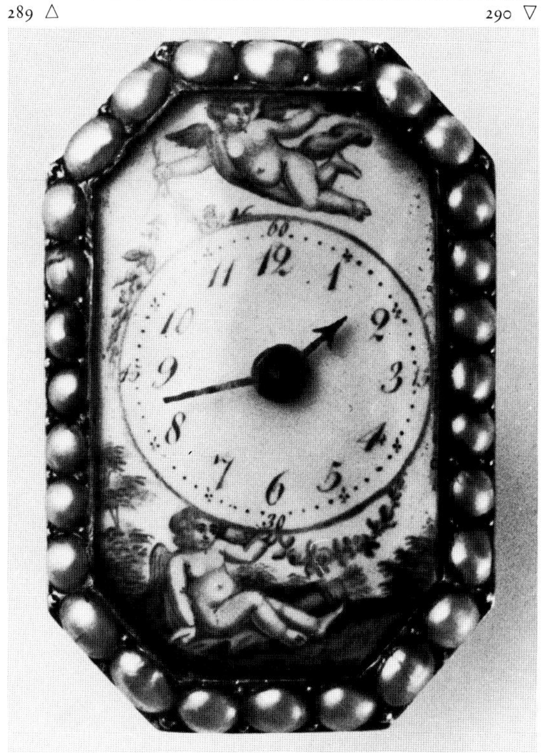

292 Goldstiefel mit Uhr »à 4-couleurs«, französisch, um 1800. Die Reliefarbeit aus mehrfarbigem Gold zeigt Girlanden und kleine Putten mit Hündchen. Der Deckel, unter dem ein Emailzifferblatt mit feinen Goldzeigern sichtbar wird, ist in gleicher Art gearbeitet. Das feuervergoldete Spindelwerk mit Kette und Schnecke ist in den Stiefel eingelassen. L = 75.

293/1–2 Goldemailanhängeuhr, französisch, um 1820. Schildförmiges Goldgehäuse mit gravierter Wandung. Beidseitig in Silber gefaßte Brillantrosen. Rückseitig verglaste kleine Emailminiaturen mit Blumen. Auf der Vorderseite (293/1) kleines Emailzifferblatt. Unter rosettenförmig gewellter Emaillunette vierschenklige mit Brillantrosen besetzte Unruh. Vergoldetes Spindelwerk mit Kette und Schnecke. H = 35.

294 Goldemail-Savonnette in Muschelform, französisch, um 1800. Signiert: Toutlemode à Paris Nr. 1807. Gehäuse mit beidseitig umlaufenden Perlschnüren. Feingravierte Gehäuseschale mit blauen und weißen Emaileinlagen. Emailzifferblatt mit feinen Stahlzeigern. Feuervergoldetes Spindelwerk mit Kette und Schnecke. ∅ = 33.

295 Goldemailuhr mit Viertelstundenrepetition, englisch, um 1785. Signiert: Ja(me)S Cox London. Graviertes, an den Wandungen durchbrochenes Gehäuse. Das rosettenförmig verzierte Übergehäuse ist mit bunten Steinen besetzt. In der Schale sternförmiger kleiner Sprungdeckel mit geflügelten Fabeltieren in buntem Email. Die Innenseite zeigt eine freizügige Liebesszene. Emailzifferblatt mit zentralem kleinem Zifferring und feinen Goldzeigern umrahmt von einer ländlichen Szene. Auslösung des Schlagwerkes durch Drücken des Pendants. Feuervergoldetes Werk mit Spindelhemmung. ∅ = 40.

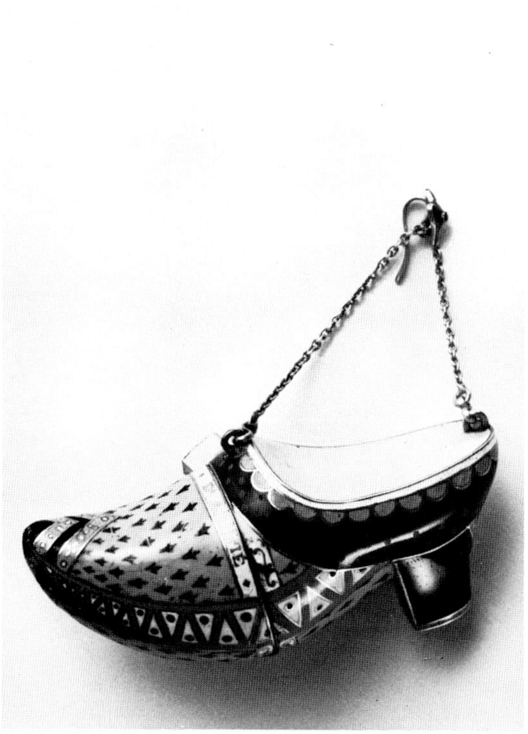

291 △

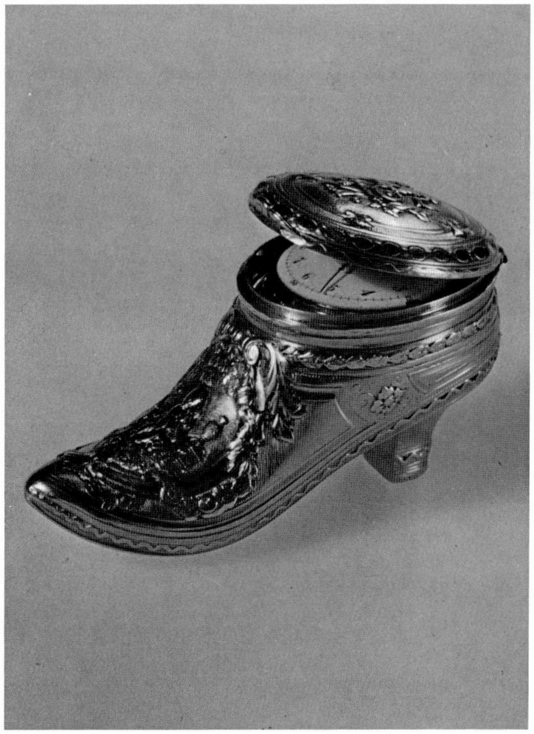

292 △

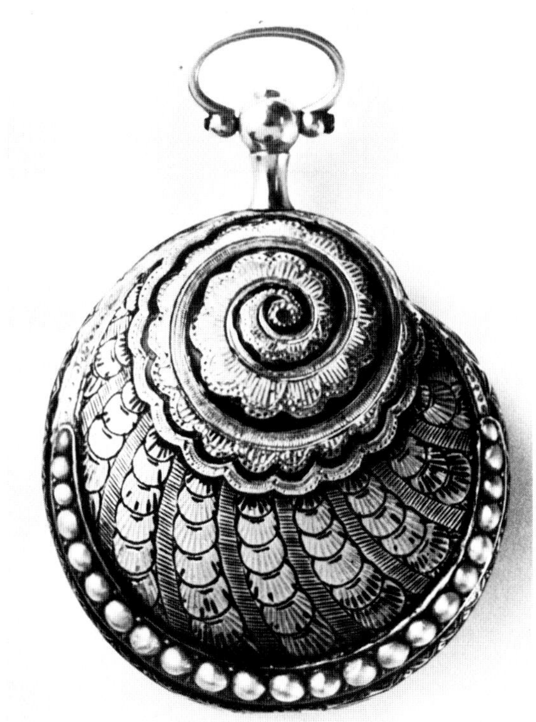

294 △

293/1 ▽

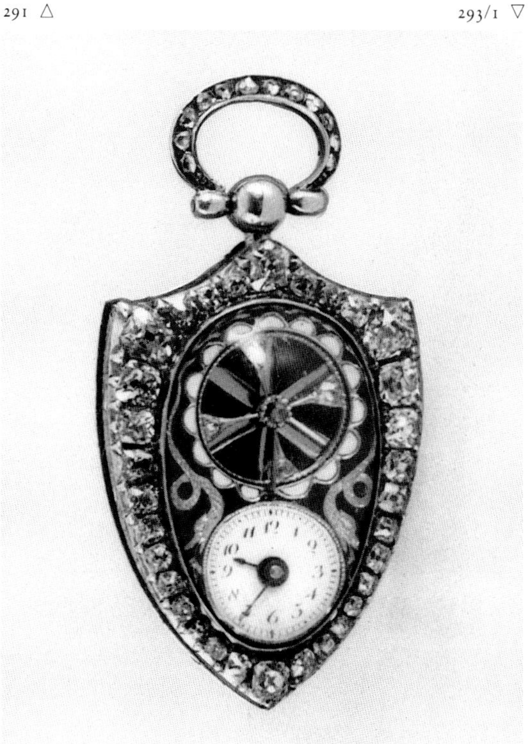

293/2 ▽

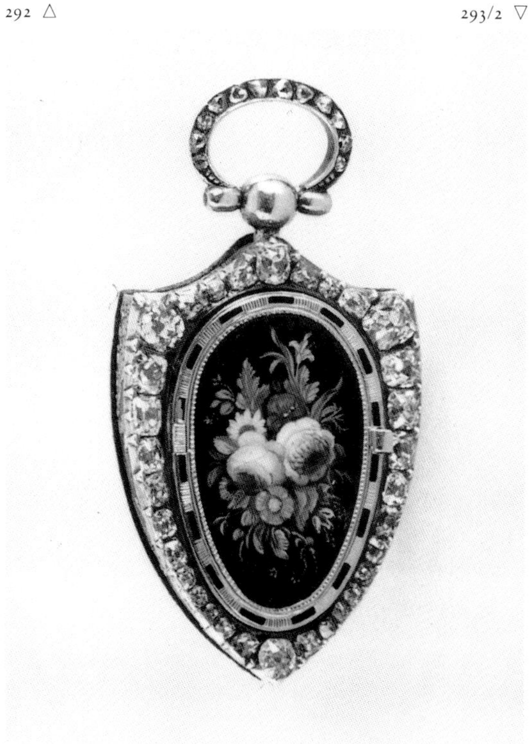

295 ▽

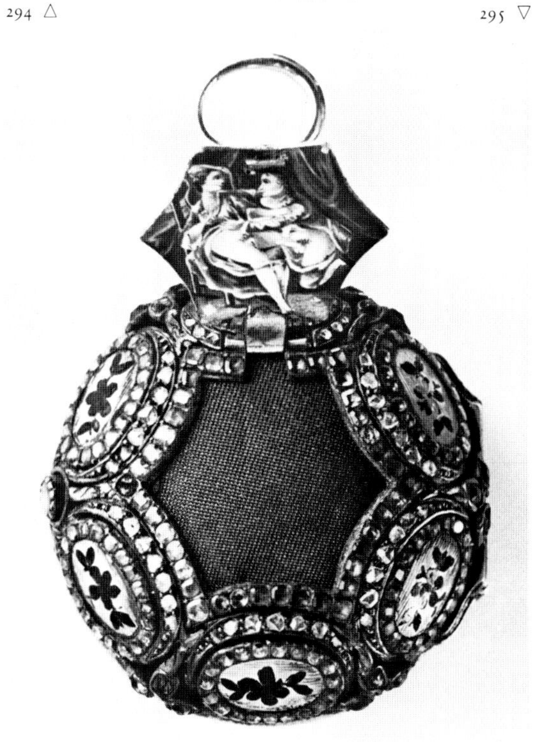

296 Kleine Anhänger-Ballonuhr, Genf, um 1820. Gehäuse mit blaugelbem Emailstreifen, unten mit bunten Blumen und kleinem Perlenkranz verziert. Emailzifferblatt mit vergoldeten Zeigern. Innen ist ein kleines feuervergoldetes Werk mit Spindelhemmung, Kette und Schnecke eingebaut. ∅ = 25, H = 27.

297 Anhängeruhr in Tulpenform, um 1810. Signiert: L. C. Wien. Goldgehäuse mit aufklappbaren, zartlilafarbenen Blütenblättern, goldenen Staubgefäßen, roter transluzider Knospe und grünen Blättern. Emailzifferblatt mit Goldzeigern. Feuervergoldetes Werk mit Kette, Schnecke und Spindelhemmung. H = 45.

298 Ein Paar Goldemail-Anhängerührchen in Form von Erdbeeren. Westschweiz, um 1800. Signiert: Alavic Frères. Gehäuse mit transluzidem rotem und opakem grünem Email bemalt. Oben graviert und teils ziseliert. Emailzifferblätter mit Stahlzeigern. Feuervergoldete Werke mit Kette, Schnecke und Spindelhemmung. H = 25.

299 Anhängeruhr in Form einer Melone, französisch, um 1800. Gehäuse graviert und emailliert, in der Mitte aufklappbar. Emailzifferblatt mit Stahlzeigern. Feuervergoldetes Spindelwerk mit Kette und Schnecke. ∅ = 22, H = 27.

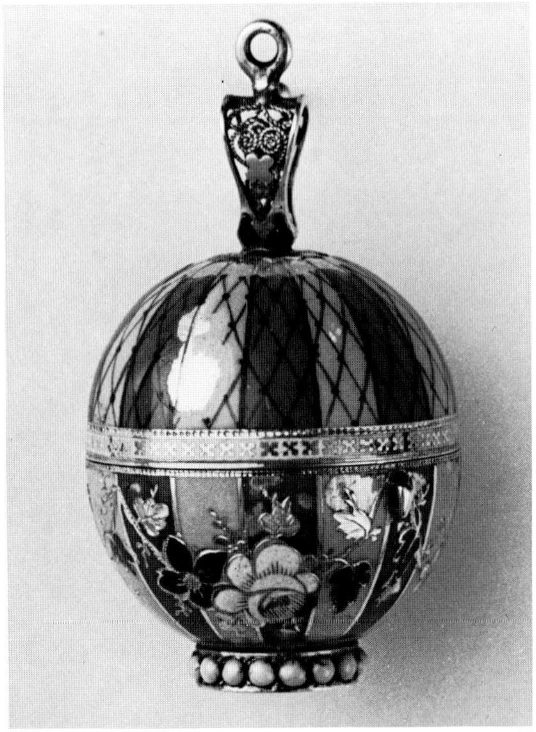

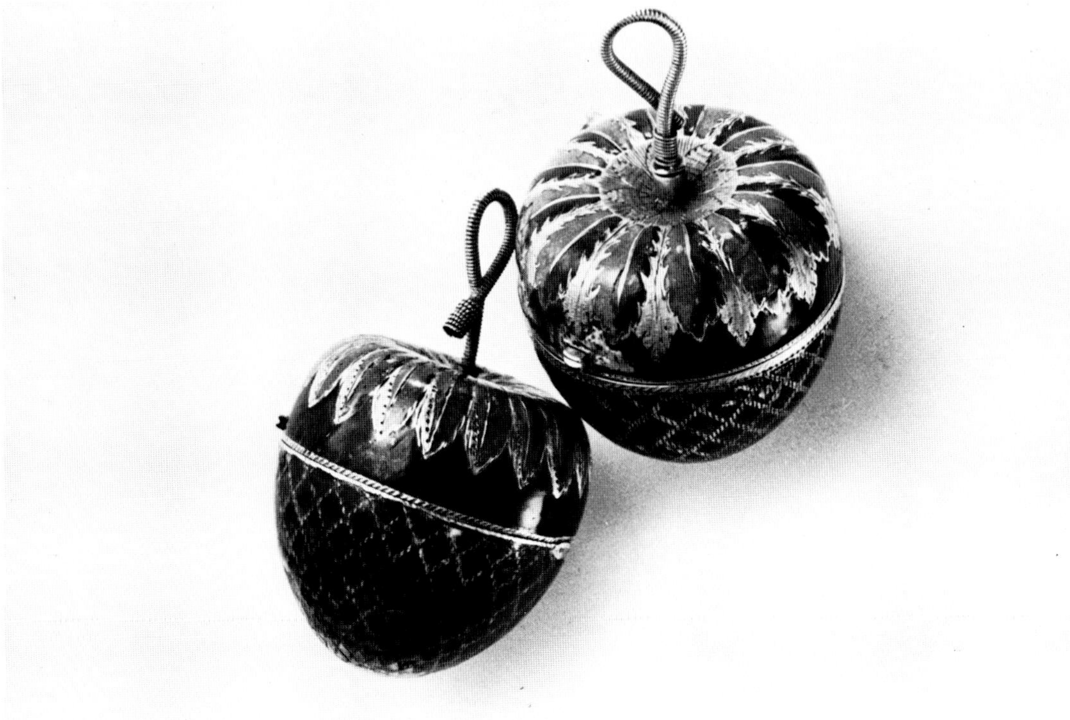

296 △ 297 ▽ 298 △ 299 ▽

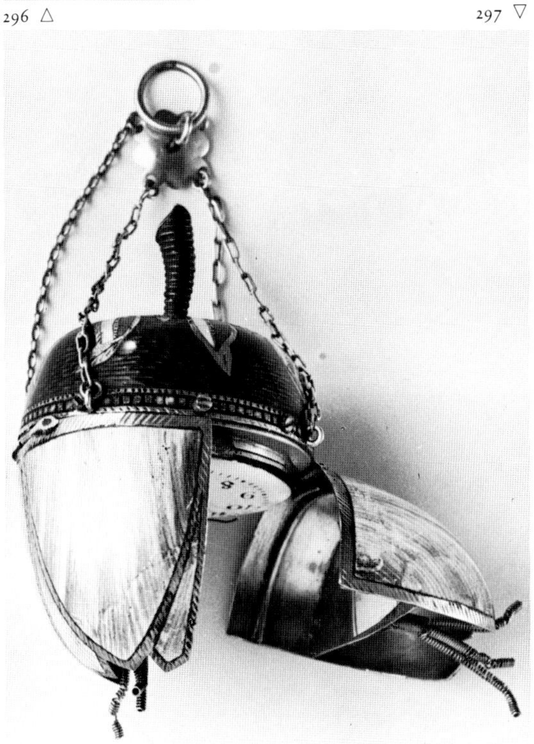

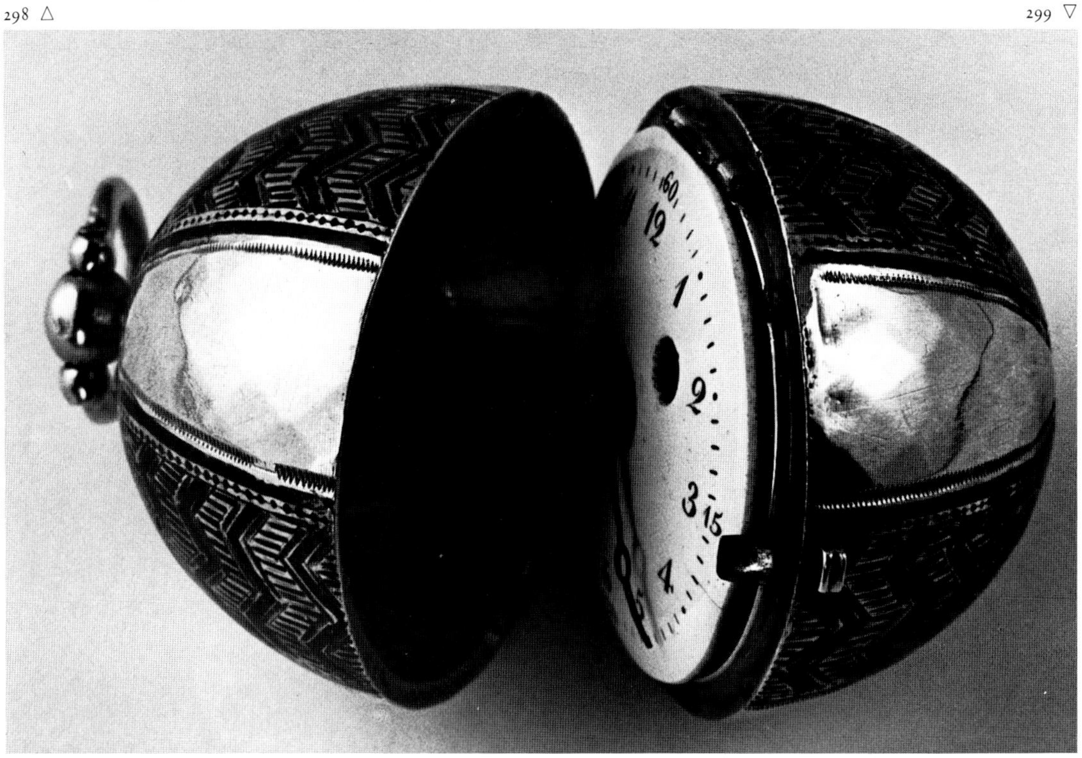

299/1 Sammlung kleiner Goldemailuhren, Anfang 19. Jahrhundert, in Form von Birnen, Melonen, Käfer, Lyra und als Ringuhr. Die Goldgehäuse sind aufklappbar und jeweils innen mit einem kleinen Spindelwerk versehen.

299/1 ▽

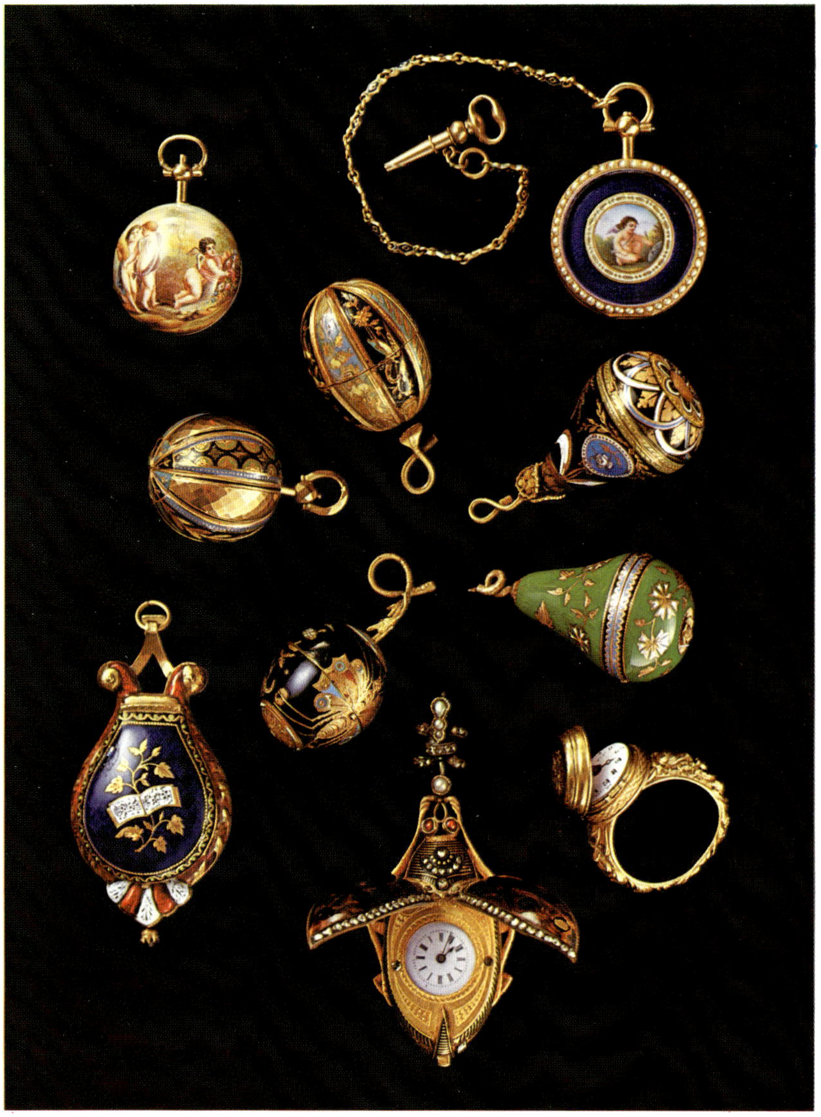

299/2–3 Goldschlüssel mit astronomischen Angaben, französisch, um 1800. Signiert: Etienne Tavernier, Paris. Vorderseite zeigt außen das Datum 1–31 mit blauem Stahlzeiger, mittig mit goldenen Zahlen und Symbolen das Mondalter 1–29 mit Goldzeiger und innen den Wochentag mit blauem Stahlzeiger. Die Rückseite (Abb. 299/3) zeigt mit zwei Zeigern die Sonnenauf- und -untergänge, bezogen auf die oben separat angezeigten Monatsangaben. Der innere Mechanismus wird durch einen Stift in der Flöte betätigt, jeweils beim täglichen Aufziehen einer Uhr.

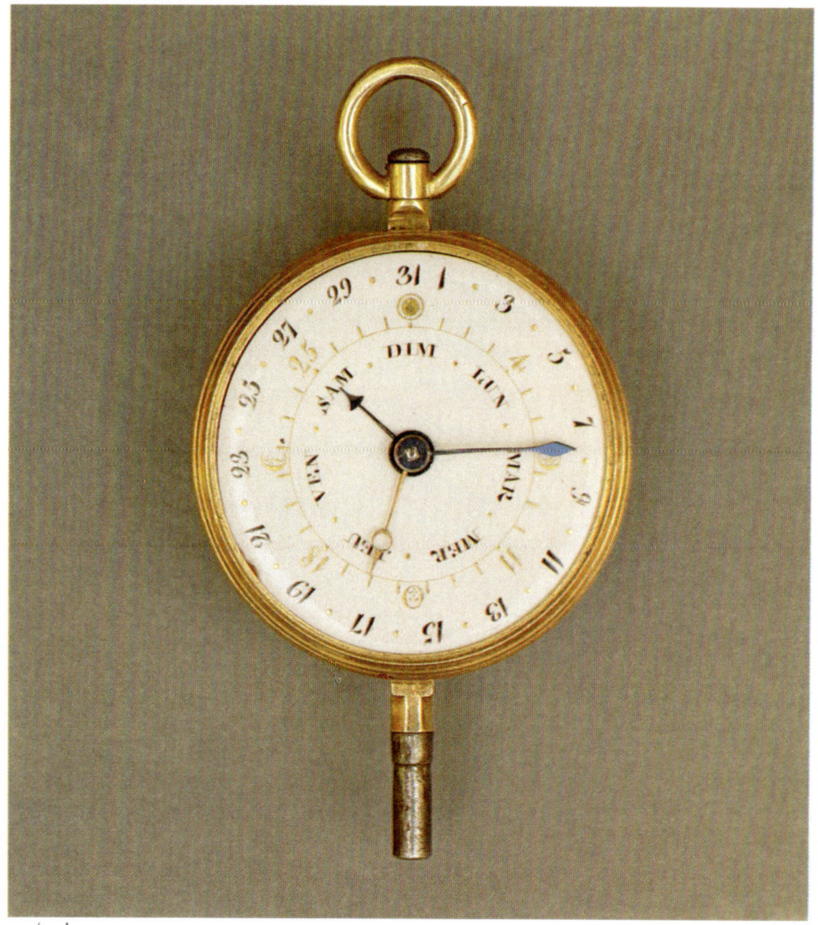

299/2 △

299/3 ▽

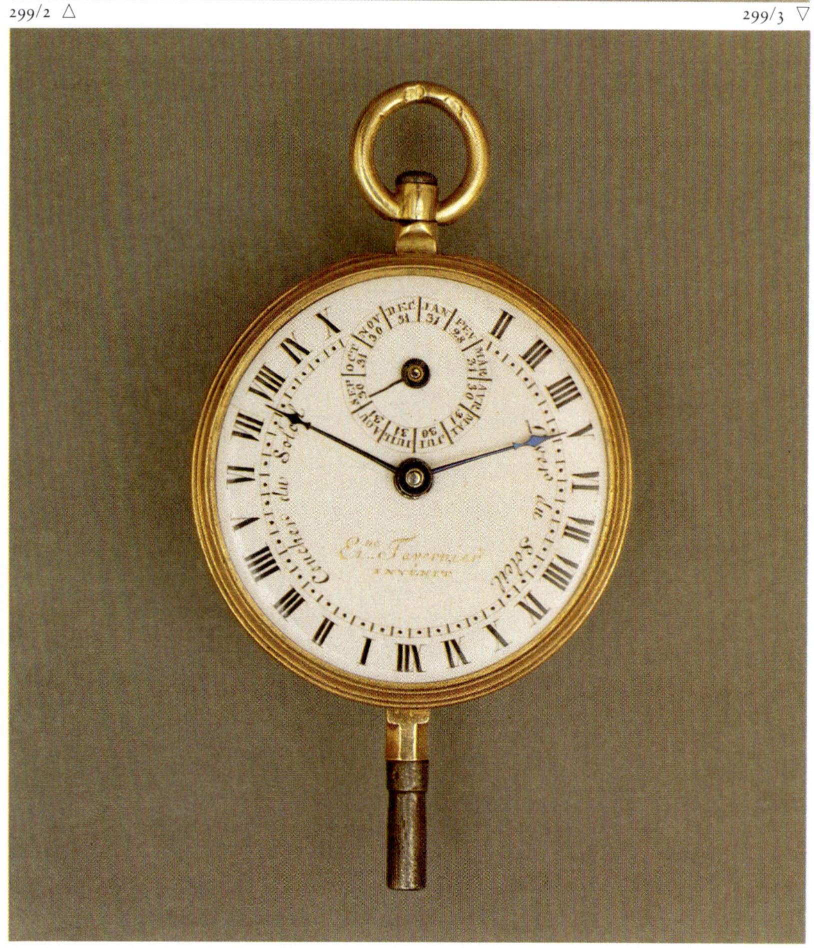

299/4 Goldlorgnon mit Uhr, um 1850. Signiert: »Repassé par H. Kreitz à St. Petersbourg.« Feingraviertes Gehäuse mit Stahlzeigern. Flaches im Stiel eingelassenes vergoldetes Werk mit Zylinderhemmung. L = 85.

299/5 Email-Goldlorgnon mit Uhr, Genf, um 1840. Signiert: Gögel & Olivet à Genève. Goldgehäuse graviert mit Blumen und Rocaillen. Der Deckel über dem Zifferblatt zeigt in polychromer Emailmalerei zwei Damen in Landschaftsvedute umgeben von goldenem Rankenwerk. Kleines weißes Emailzifferblatt mit Stahlzeigern. Am Griff je einen Druckknopf für den Sprungdeckel über der Uhr und das Herausspringenlassen der Brille. Vergoldetes flaches Werk mit Zylinderhemmung. L = 85.

299/6 Email-Goldlorgnon mit Uhr, Genf, um 1850. Signiert: Patek i. Sa. w. Genewie, Nr. 3765. Goldgehäuse mit feiner Blumengravur. Sprungdeckel mit schwarzem Email und eingesetzten Brillantrosen. Kleines Emailzifferblatt mit römischen Zahlen, daneben Reguliervorrichtung. Vergoldetes 8-steiniges Werk mit Zylinderhemmung. Im Griff zwei Drücker jeweils für den Sprungdeckel und die Brillengläser. L = 82.

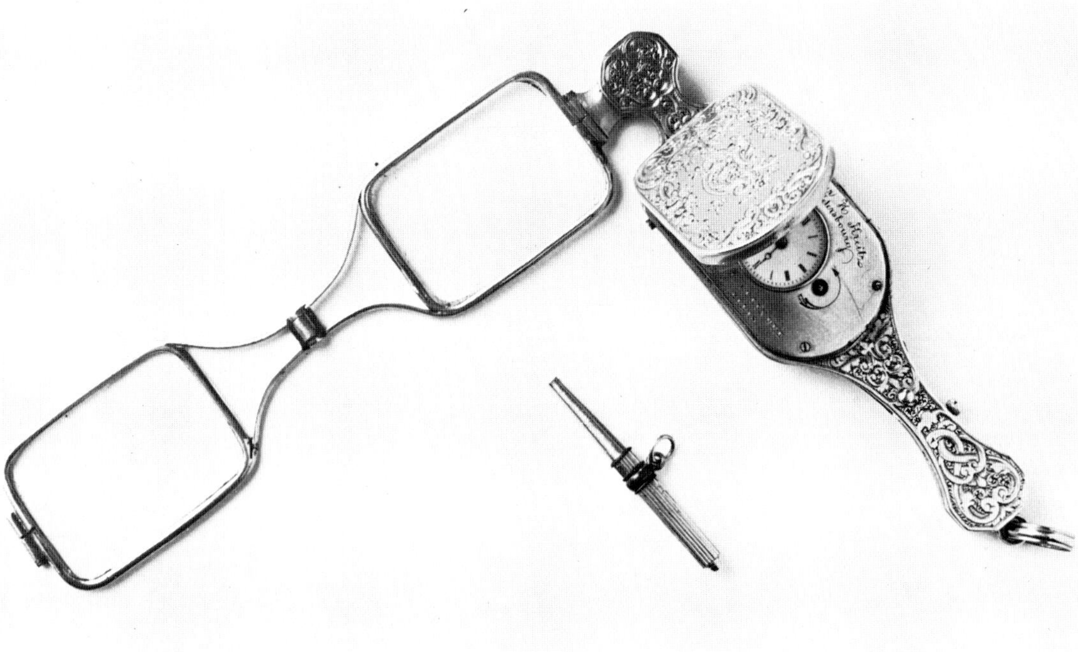

299/4 △

299/5 ▽

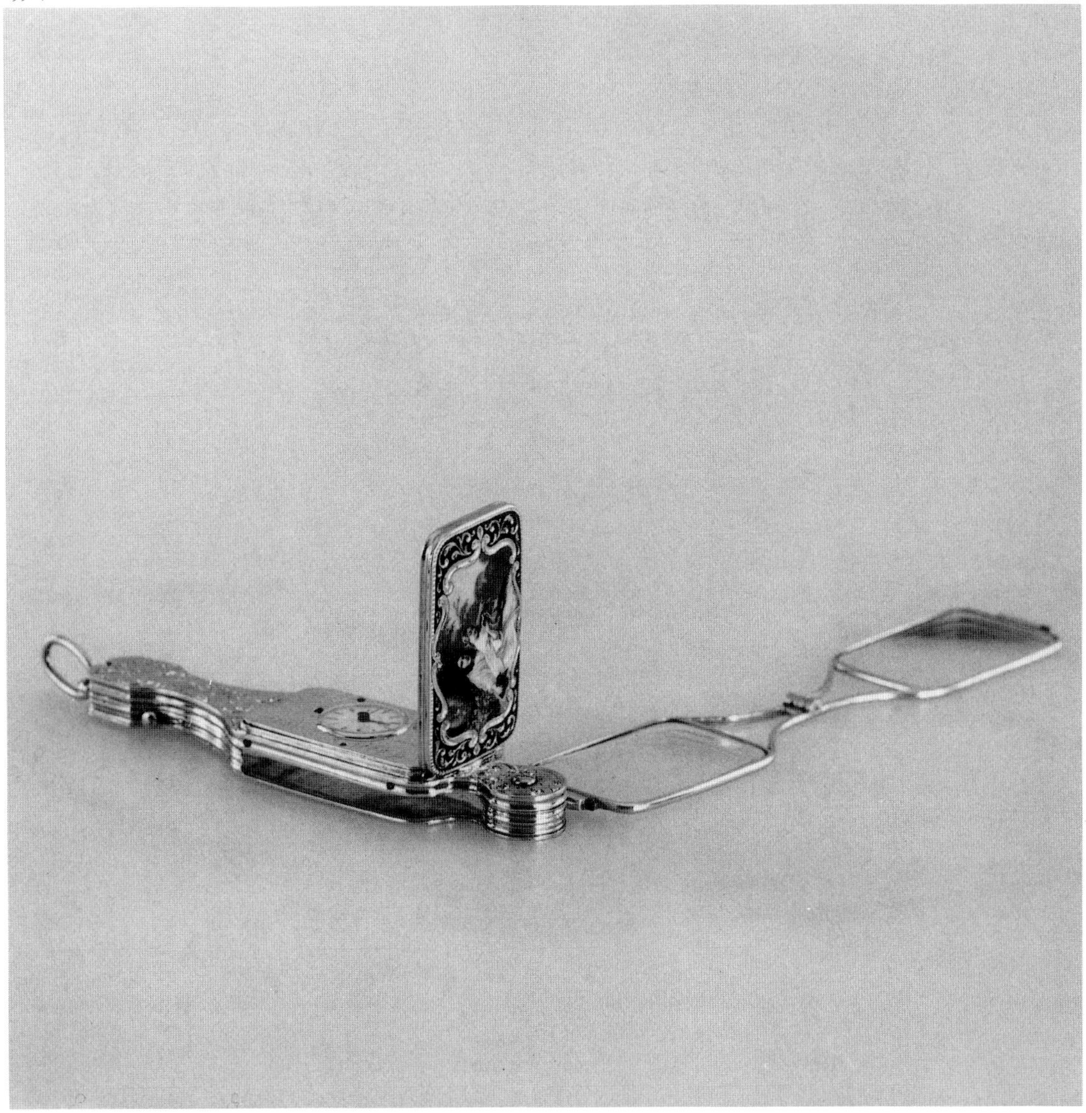

299/6 ▽

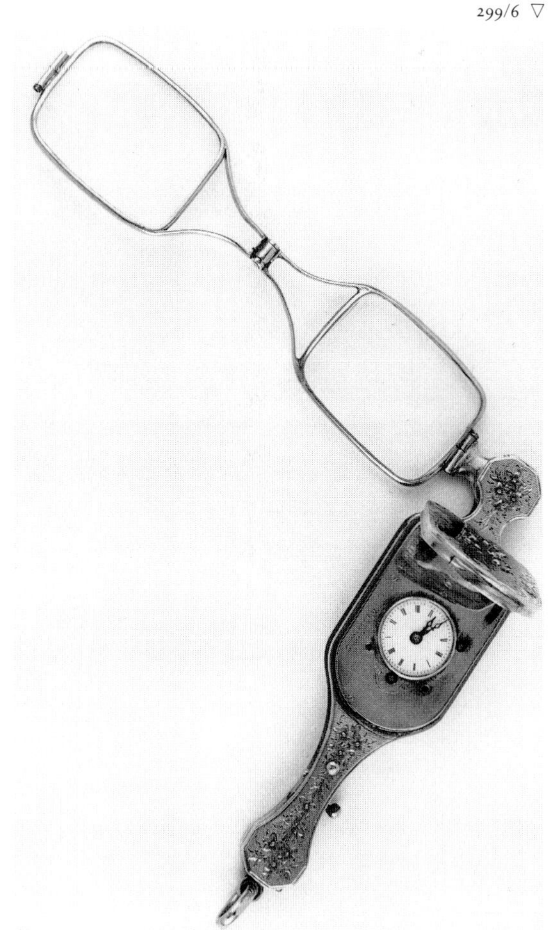

300 Silberemailuhr in Form eines Cellos, französisch, um 1800. Signiert: Vauchez à Paris. Das guillochierte Gehäuse ist mit mahagonifarbenem Email bemalt. Steg mit Silberdraht-Saiten »bespannt«. Feingravierter, aufklappbarer Boden. Silberzifferblatt mit Stahlzeigern und kleinem Parfümbehälter im Boden. Innenseite des Gehäuses weißemailliert. Feuervergoldetes Spindelwerk mit Kette und Schnecke. L = 90.

301 Silberemailuhr in Form einer orientalischen Harfe, Genf, um 1800. Signiert: Ruegger à Genève. Vergoldetes Silbergehäuse mit schuppenförmigen Türkisen. Hals und Körper ornamental durchbrochen und graviert. Das gebogene Griffbrett läuft in einen Widderkopf aus. Resonanzdecke mit ausgeschnittenem Stern und Halbmond. Silberdraht-Saiten. Emailzifferblatt mit Stahlzeigern. Feuervergoldetes Spindelwerk mit Kette und Schnecke. H = 100.

302 Goldemailuhr in Form einer Mandoline, deutsch, um 1800. Signiert: G. Schulz à Schw(äbisch) Hall. Goldener aufklappbarer, mit verschiedenfarbigem – teils opakem und teils transluzidem – Email bemalter Korpus, der zusätzlich durch feine Gravuren verziert ist. Figürlich bemalte Front mit Gold-Saiten. Griffbrett und Wirbelkopf emailliert. Spindelwerk mit Kette und Schnecke. L = 64.

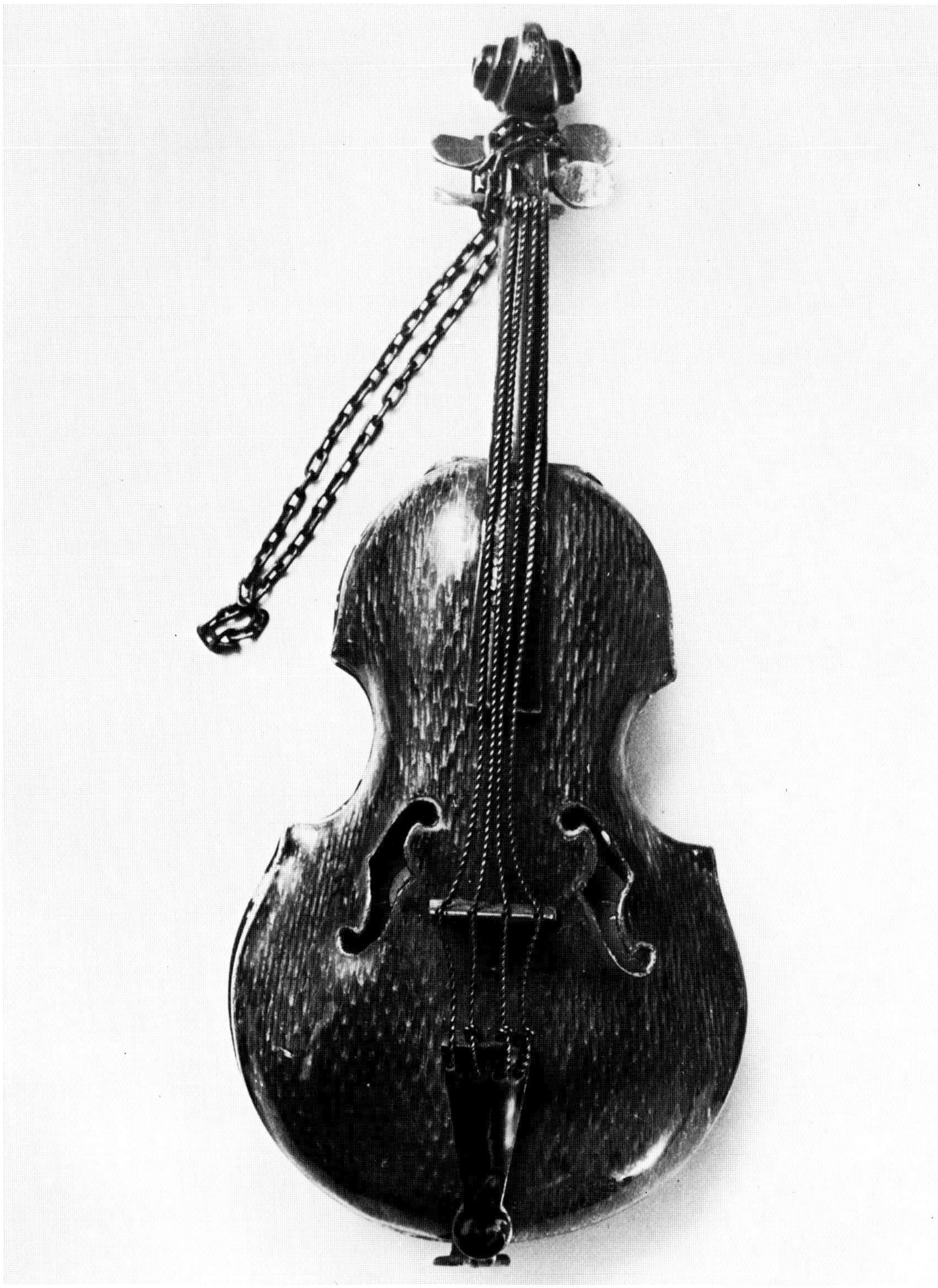

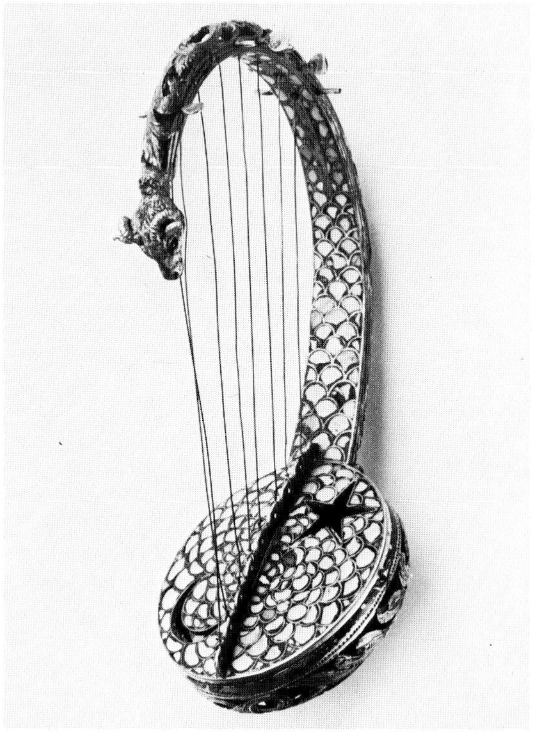

301 △ 302 ▽

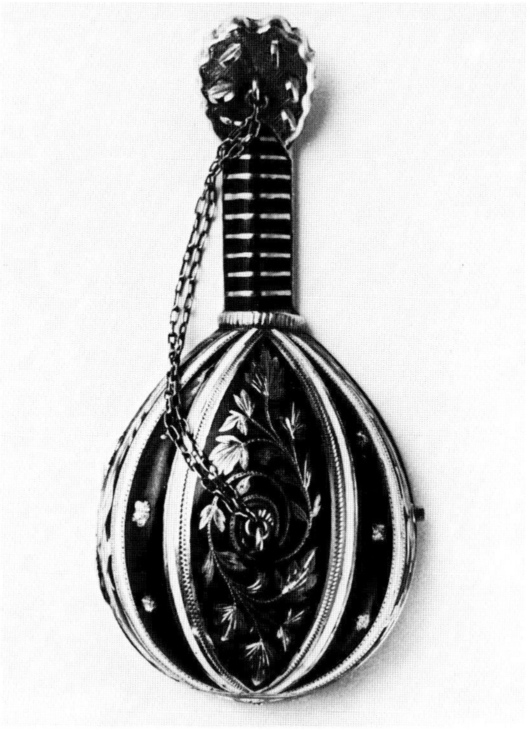

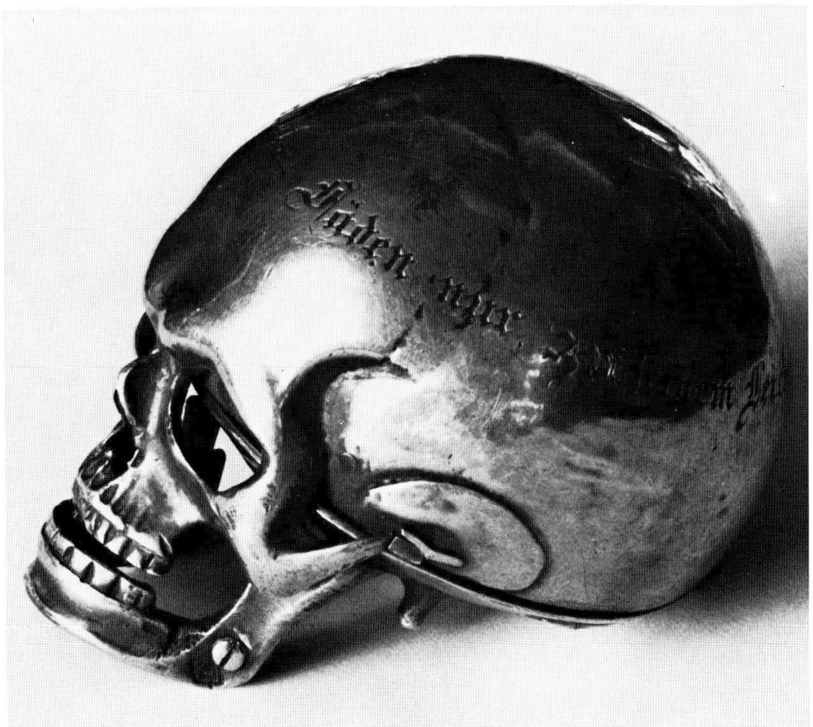

303 △

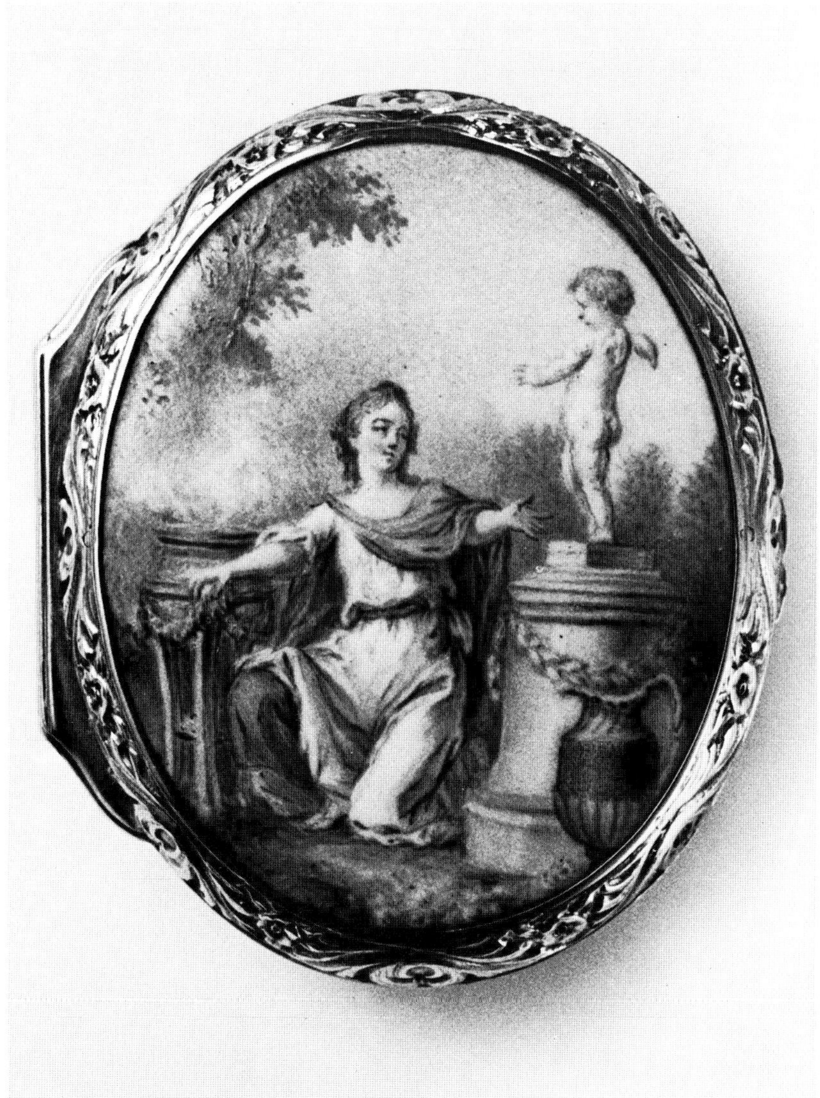

305 △

304 ▽

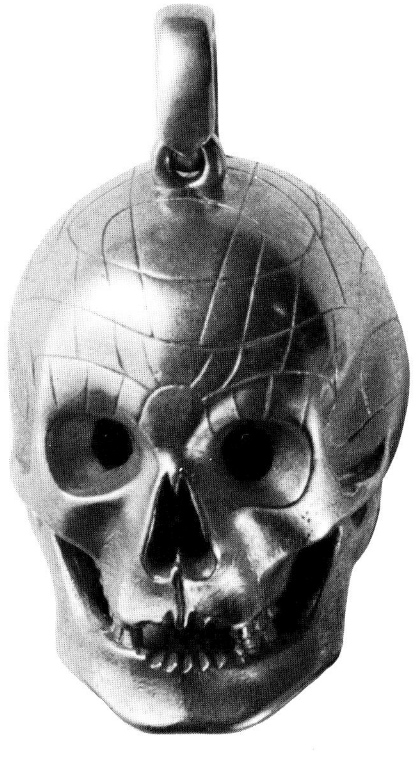

306 ▽

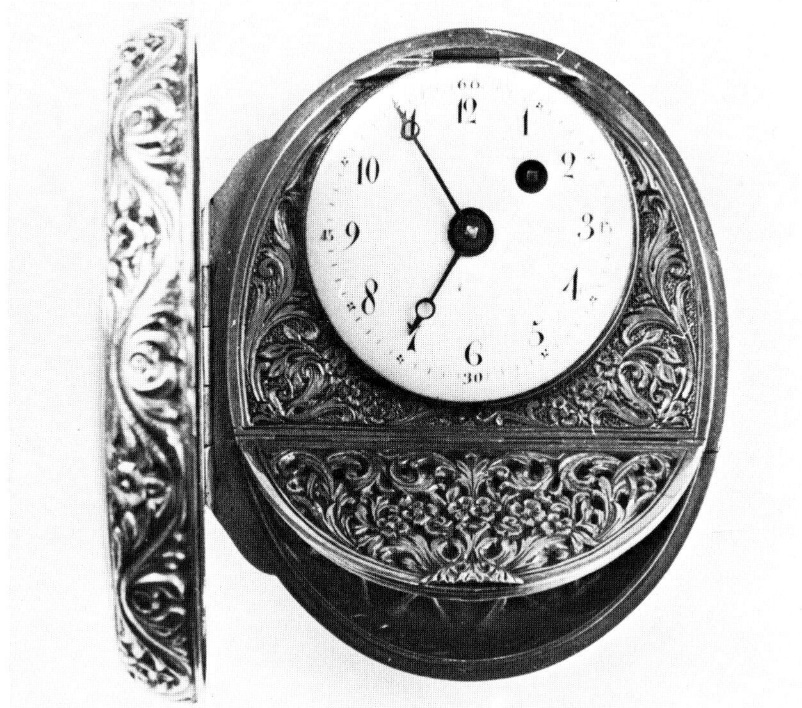

◁ 303 **Totenkopf-Uhr,** um 1790. Signiert: Moulinie Bautte & Moynier, Genève. Silbergehäuse als Totenschädel geformt mit aufklappbarem Unterkiefer. Darunter befindet sich ein graviertes Silberzifferblatt mit einem Stahlzeiger. Spindelwerk mit Kette und Schnecke im Schädel eingearbeitet. ∅ ~ 50 x 37.

◁ 304 **Totenkopf-Uhr,** Genf, um 1850. Feuervergoldetes Bronzegehäuse mit aufklappbarem Unterkiefer. Emailzifferblatt mit Stahlzeigern, Im Inneren des Kopfes befindet sich das Uhrwerk mit Zylinderhemmung. L = 28.

◁ 305–306 **Goldemaildose mit Uhr,** französisch, um 1830. Ovale an den Wandungen getriebene und gravierte Dose. Die Schale zeigt eine Emailminiatur: Mädchen in Parklandschaft mit Putte und Urnen. Deckelinnenseite mit von Girlanden gerahmtem Wappen. Gravierte Front mit Emailzifferblatt und ornamental durchbrochenem kleinem Deckel im unteren Teil der Dose für Riechschwämmchen oder Pillen. Spindelwerk mit Kette und Schnecke. L = 52.

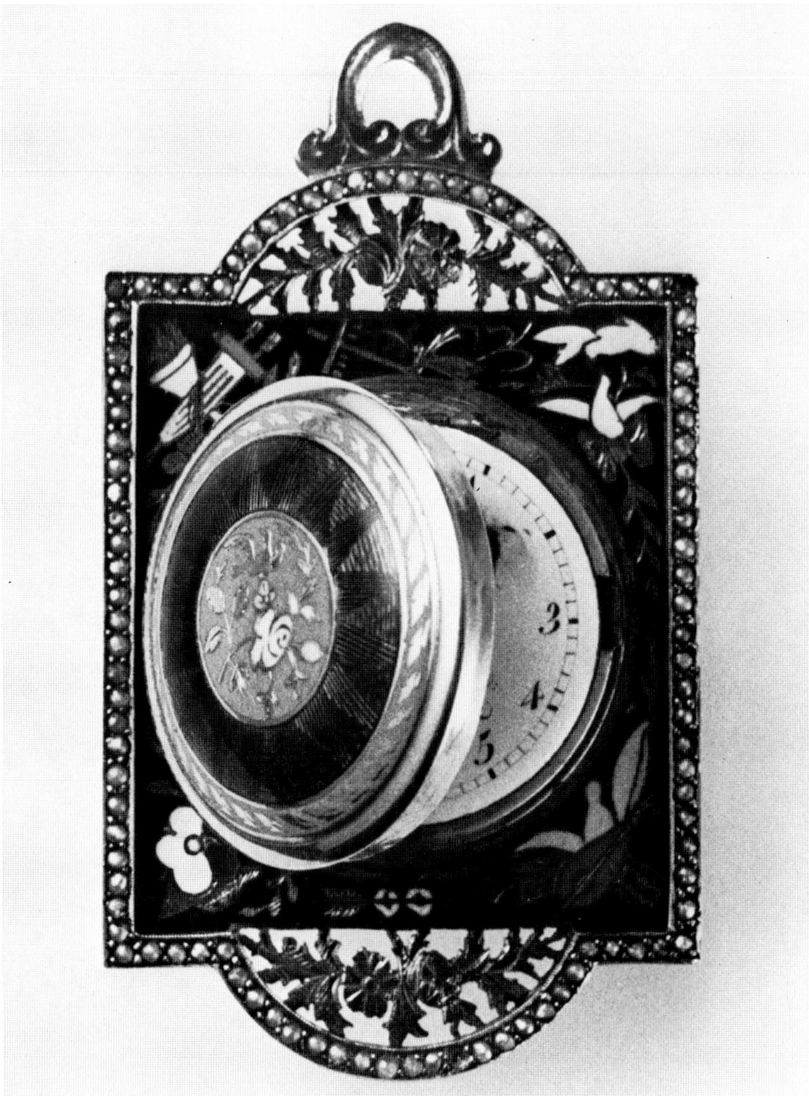

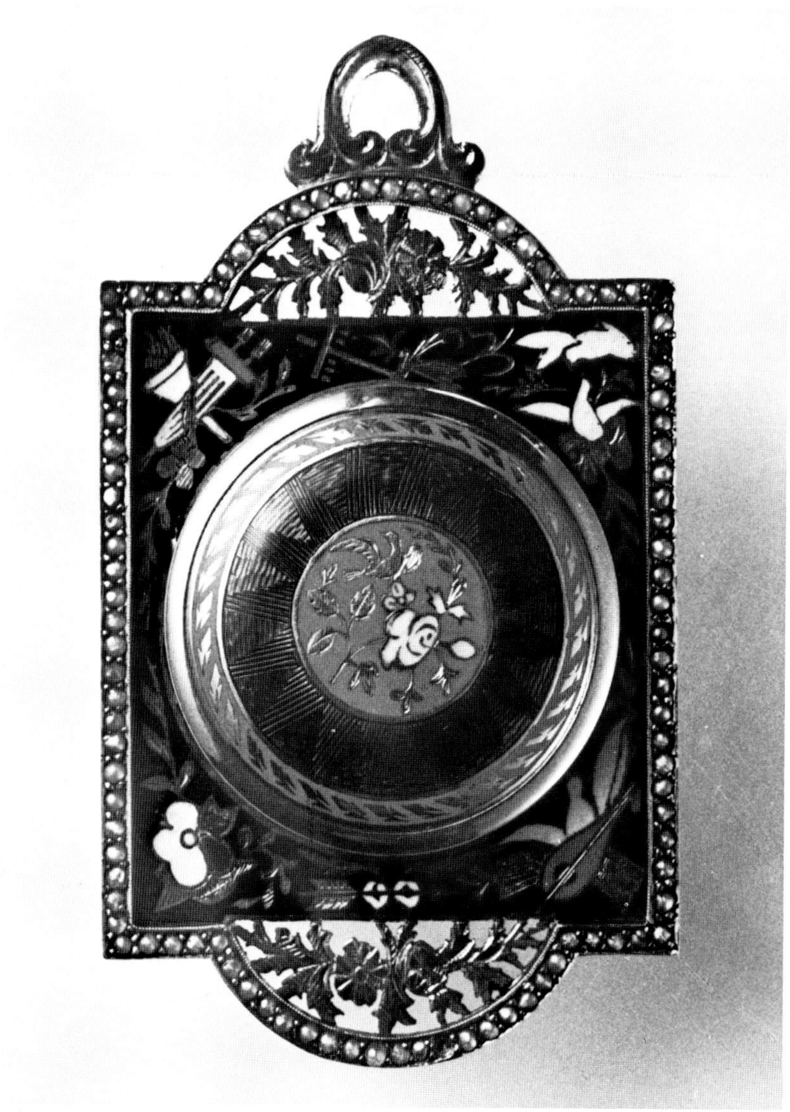

307 308

307–308 **Goldemail-Anhängeruhr,** Genf, um 1800. Signiert: Moilliet & Cie. Gehäuse mit beidseitig umlaufendem Perlenrand und oben und unten durchbrochenen Bögen. Die Front ist in mehrfarbigem Email mit Emblemen der Musik und der Jagd, der guillochierte Deckel über dem Zifferblatt mit rotem und hellblauem transluzidem Email bemalt. Emailzifferblatt mit Stahlzeigern. Feuervergoldetes Spindelwerk mit Kette und Schnecke. L = 60, B = 35.

309–310 Gold-Automatenuhr, Genf, um 1820. Glattes Gehäuse. Die Schale zeigt in bunter Emailmalerei eine Landschaft mit rosa Bergen im Hintergrund, im Vordergrund einen Reiter, Hunde und einen Brunnen, an dem eine Frau steht. Wenn der Automat ausgelöst wird, pumpt die Frau rechts am Brunnen, so daß Wasser ausläuft, der Esel trinkt daran und der Reiter läßt seinen Falken steigen. Die Figuren sind in mehrfarbigem Gold gearbeitet. Emailzifferblatt mit Goldzeigern.

311 Zweiseitige Golduhr mit Automat, Genf, um 1800. Signiert: Robert & Courvoisier. Goldgehäuse mit fein profilierter Wandung. Die Gehäuseschale zeigt in bunter Emailmalerei eine Küferei mit See, Schloß, Burg und Bergen im Hintergrund. Im Vordergrund zwei Figuren in mehrfarbigem Gold bei der Arbeit, sowie Fässer, Brunnen und Werkzeuge. Beim Auslösen des Automaten beginnen die Küfer zu hämmern und zu hobeln, während rechts das Wasser fließt und im Faß daneben das Feuer »brennt«. Emailzifferblatt mit Breguet-Zeigern. Vergoldetes Werk mit Ankerhemmung. ∅ = 58.

309 ▽

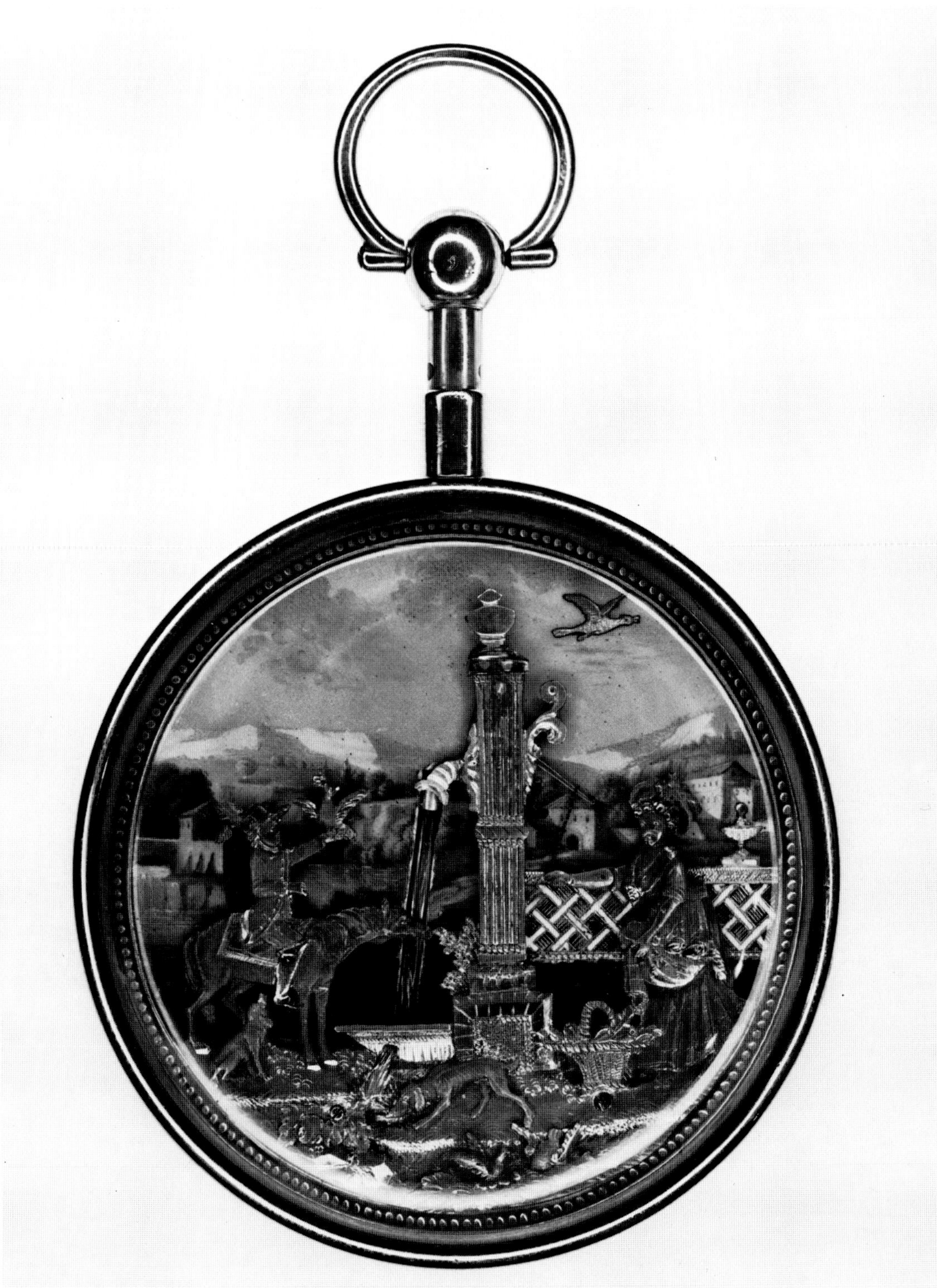

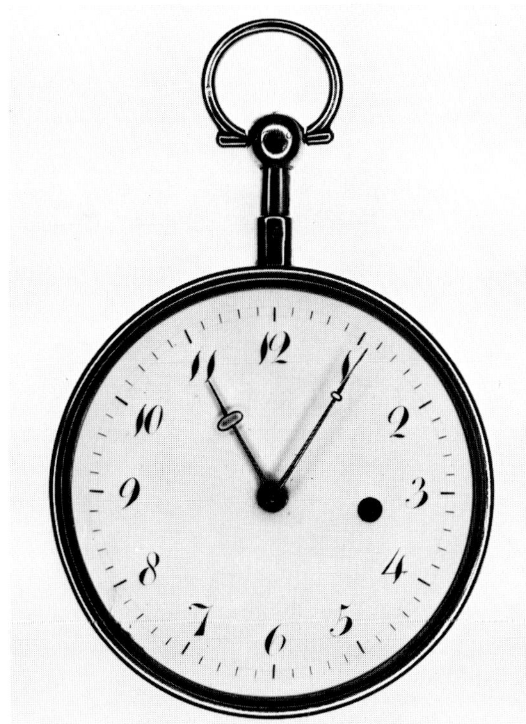

310 △

311 ▽

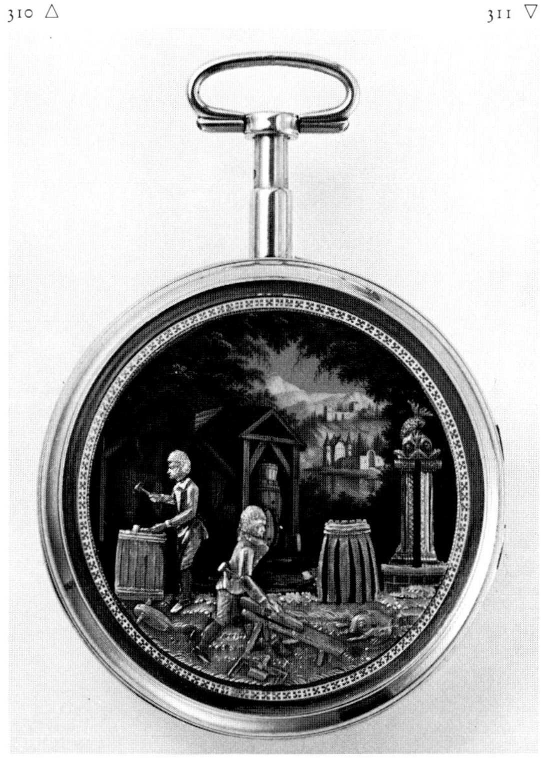

312 Goldemailuhr mit Jaquemarts und Automat (Barking Dog), Genf, um 1820. Glattes Goldgehäuse. Die Schale zeigt in bunter Landschaftsmalerei und unter kobaltblauem Himmel zwei geflügelte Putten, die die Stunden und Viertelstunden auf kleine Glocken schlagen. Unten erkennt man einen Hund, der eine Gans jagt. Putten und Tiere sind in mehrfarbigem Gold gearbeitet. Auslösung des »Schlagwerkes« und des Automaten durch Drücken des Pendants. Beim Schlagen bewegt der Hund seinen Kopf. Feuervergoldetes Werk mit Kette, Schnecke und Spindelhemmung. ∅ = 55.

313 Goldemailuhr mit Jaquemarts und Viertelstundenrepetition, Genf, um 1815. Glattes Goldgehäuse. Die Front zeigt oben vor hellblauem Grund zwei Figuren, die beim Repetieren an silbernen Glocken (symbolisch) die Stunden und Viertelstunden schlagen. Im unteren Teil in bunter Emailmalerei spielende Kinder. Im Zentrum kleines Emailzifferblatt mit Goldzeigern. Feuervergoldetes Werk mit Kette, Schnecke und Spindelhemmung. ∅ = 51.

314 Goldemailuhr mit Jaquemarts, Automat und Viertelstundenrepetition, französisch, um 1800. Signiert: Chevalier & Cochet Nr. 6382. Glattes Goldgehäuse. Die in mehrfarbigem Gold gearbeitete Front zeigt auf hellblauem Emailgrund: Darstellung eines Tempeleinganges mit zwei geflügelten Putten und Vasensäulen. Zentrales Emailzifferblatt mit Stahlzeigern. Darunter Wasserbecken mit davorliegendem Hund. Beim Auslösen des Automaten schlagen die Putten an die Glocken (Stunden und Viertelstunden), Wasser fließt in das Becken und der Schwan beginnt zu trinken. Schlagwerk auf Gehäuseglocke. Feuervergoldetes Spindelwerk mit Kette und Schnecke. ∅ = 60.

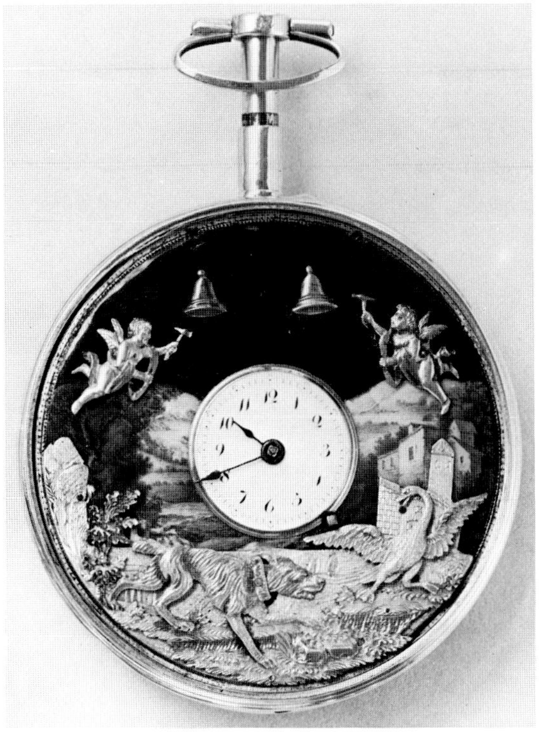

312 △

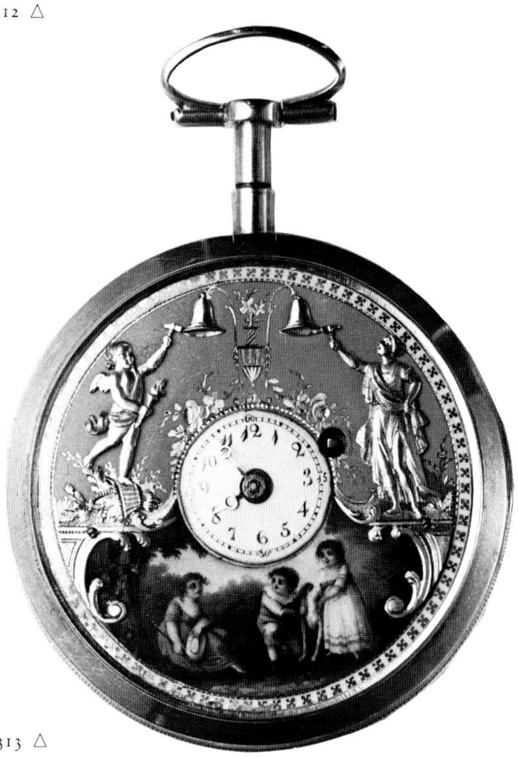

313 △

314 ▷

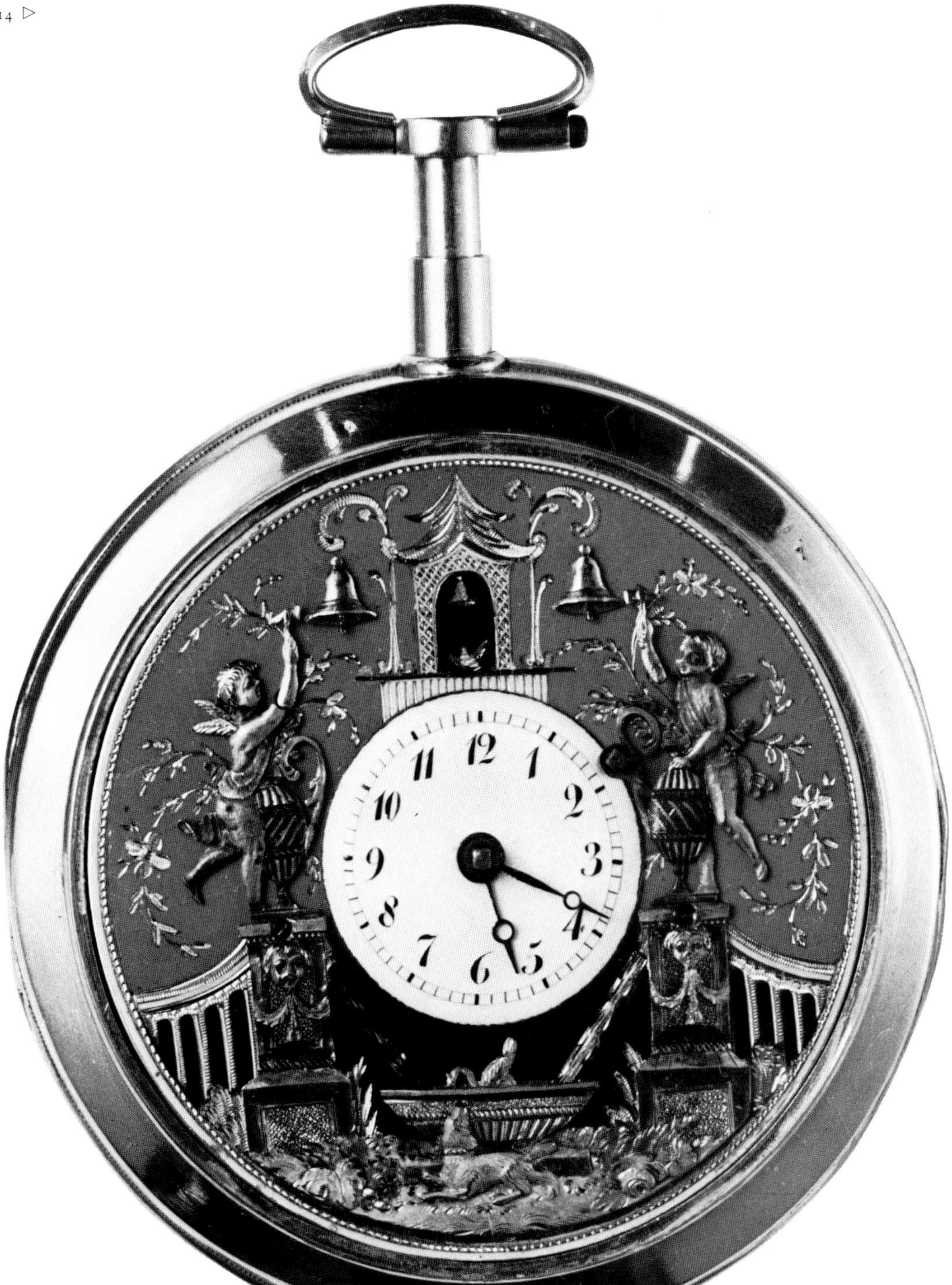

315–316 Silbertaschenuhr mit Skelettwerk und Minutenrepetition, Westschweiz, um 1820. Glatte Gehäuseschale. Schmaler Emailzifferring mit Stahlzeigern. Feuervergoldetes, skelettiertes Werk mit polierten Stahlhebeln. Viertel- und Stundenstaffel auf der Zifferblattseite unter Glasabdeckung. Minutenstaffel auf der Rückseite. Weit ausladende polierte Stahlhämmer auf blauweißen Schlangengong. Die Enden der gewellten Tonfedern laufen in einen Schlangenkopf aus. Auslösen des Schlagwerkes durch Knopf im Pendant. Werk mit Stiftenhemmung. ∅ = 56. ▽

317 Goldautomat mit 3 Jaquemarts und Viertelstundenrepetition, Genf, um 1810. Signiert: Duchene & Fils 4562 (Luigi et Fils Genf 1790–1820). Guillochierte Schale. Schmaler Emailzifferring mit Stahlzeigern. Zentrum in mehrfarbigem Gold und kulissenartig ausgeschnitten. Unter dem Säulenbogen schlagen zwei geflügelte Putten die Viertelstunden mit kleinen Hämmern an Glocken, während im darüberliegenden Fensterausschnitt ein Mann erscheint, die Stunden auf eine Glocke schlägt und anschließend wieder verschwindet. Feuervergoldetes Spindelwerk mit Kette und Schnecke. ∅ = 58.

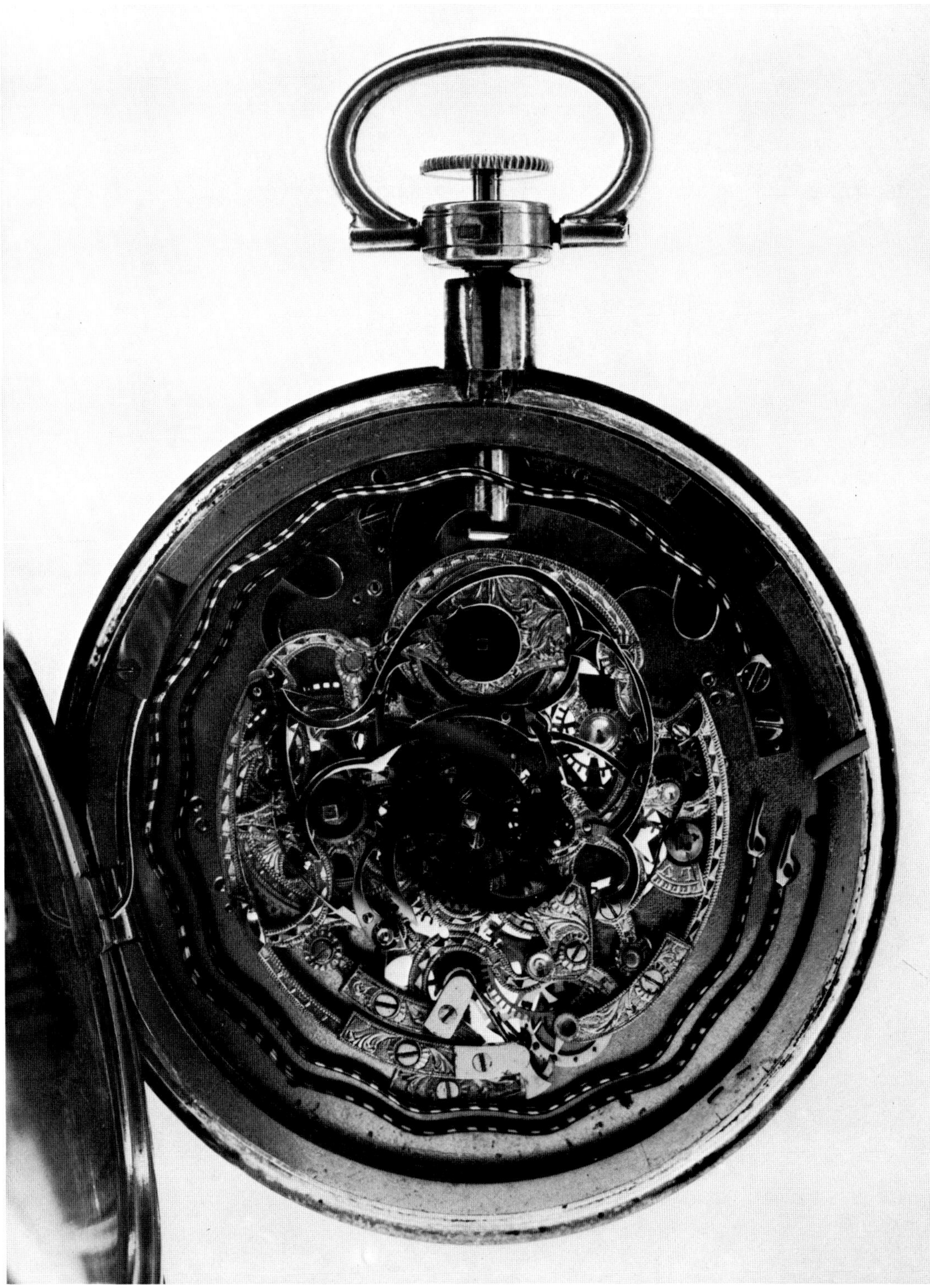

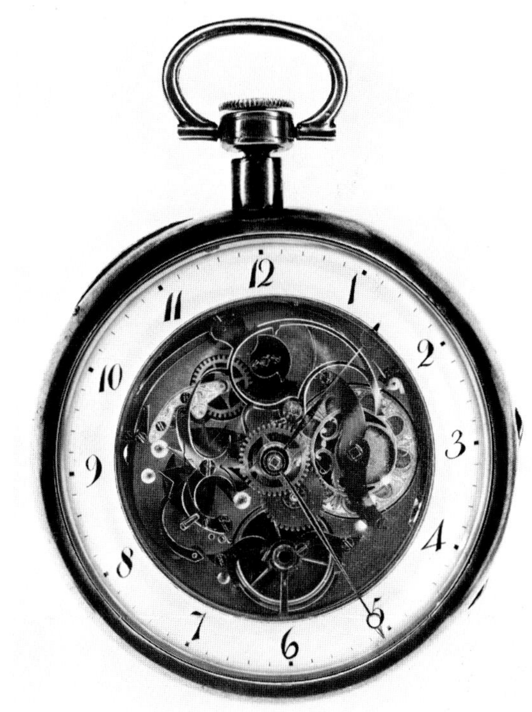

316 △

317 ▽

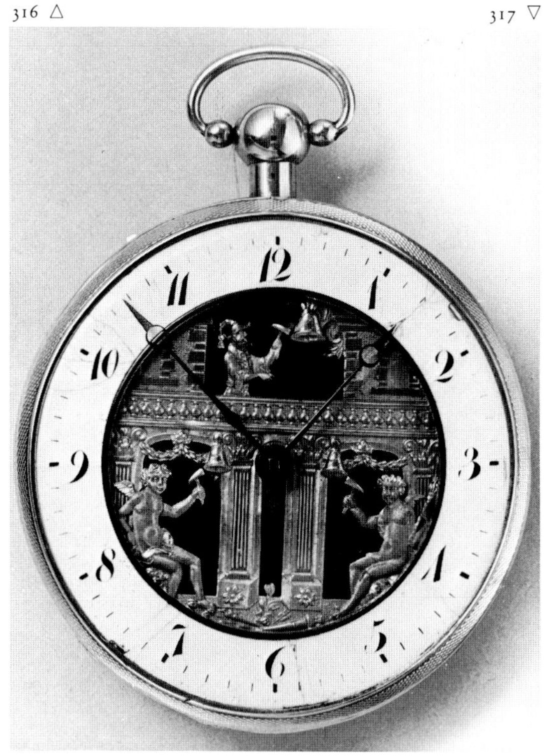

318 Goldautomat mit 3 Jaquemarts, französisch, um 1820. Glattes Gehäuse. Skelettierte, in verschiedenfarbigem Gold gearbeitete Front. Zwei Figuren in griechischen Gewändern schlagen die Viertelstunden an Glocken. Unten sitzt Amor, Köcher und Bogen zur Seite gestellt, und schlägt die Stunden, dazwischen Blumendekor mit Vögeln. Guillochiertes Metallzifferblatt mit kleinen Emailkartuschen für die Zahlen 1 bis 12 und die Minutenstriche. Spindelwerk mit Kette und Schnecke.

319 Goldautomat mit 4 Jaquemarts und Viertelstundenrepetition, Genf, um 1810. Guillochierte Gehäuseschale. Schmaler Emailzifferring mit Stahlzeigern. Im Zentrum kulissenartig ausgeschnittene, in verschiedenfarbigem Gold gearbeitete Schmiede mit Esse unter Mauerbogen. Beim Auslösen des Schlagwerkes beginnen die beiden Schmiede zu arbeiten, während oben die zwei kleinen Putten die Stunden und Viertelstunden auf kleine Glocken schlagen. Feuervergoldetes Spindelwerk mit Kette und Schnecke. ∅ = 55.

320 Goldautomat mit 2 Jaquemarts und erotischem Figurenautomaten um 1800. Signiert: Berthoud à Paris. Fein guillochiertes Gehäuse mit gerippter Wandung. Skelettierte, in verschiedenfarbigem Gold gearbeitete Front. Zwei Musen schlagen die Stunden und Viertelstunden auf Glocken. Mit einem kleinen Hebel läßt sich unten ein in Gold gearbeiteter Vorhang öffnen, unter dem ein erotischer Automat erscheint. Im Zentrum kleines Email-Ringzifferblatt. Feuervergoldetes Spindelwerk mit Kette und Schnecke. ∅ = 55. ▽

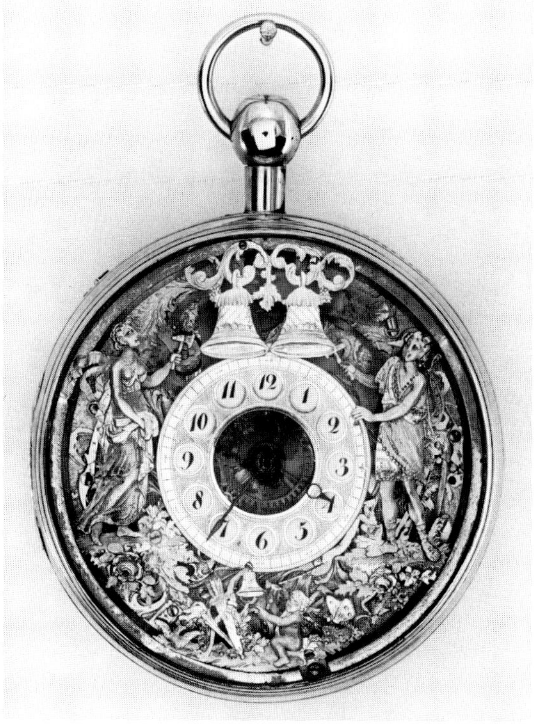

318 △ 319 ▽

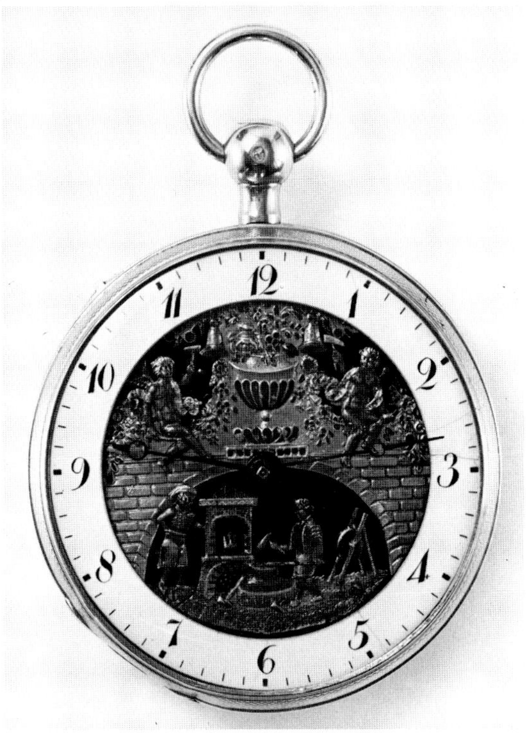

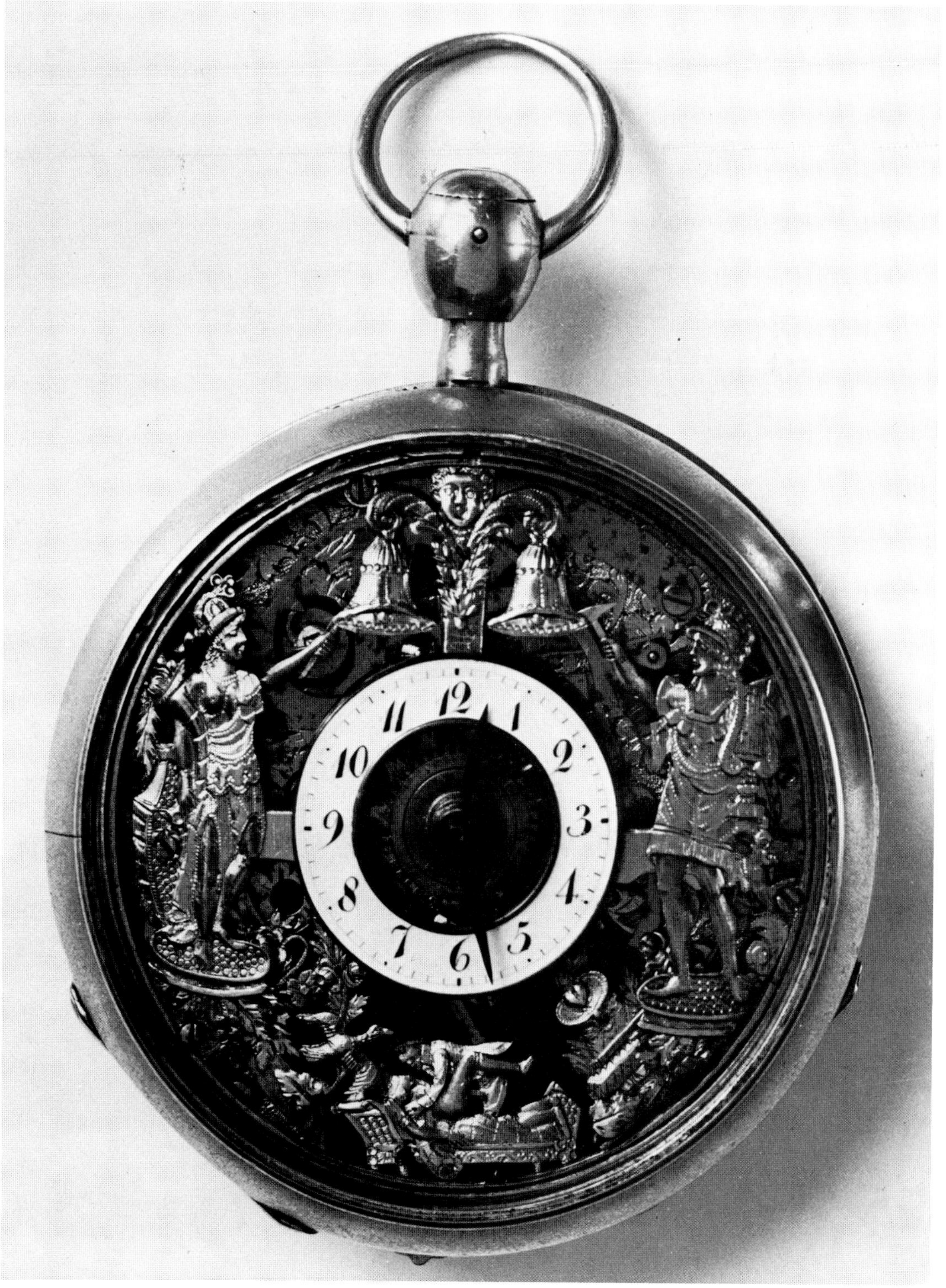

320/1 Goldemailtaschenuhr mit Musikautomat, Genf, um 1820. Glattes Roségoldgehäuse mit gerippter Wandung. Die Frontseite zeigt in polychromer Emailmalerei und »4-couleur« Montierung eine Szene mit einem musizierenden Paar. Während der eine Musiker dirigiert, spielt die Frau mit zwei Holzklöppeln auf einer Zumbal und bewegt ihren Kopf vor und zurück. Oben weißes Emailzifferblatt mit arabischen Zahlen und Goldzeigern. Feuervergoldetes Werk mit Kette und Schnecke, Spindelhemmung. ∅ = 58.

320/3–5 siehe rechte Seite

Links Mitte: **Goldautomatenuhr mit Viertelstundenrepetition**, Genf, um 1810. Fein profiliertes Goldgehäuse. Emailzifferblatt mit Stahlzeigern. Die verglaste hintere Gehäuseschale zeigt in polychromer Emailmalerei im Hintergrund eine Kücheneinrichtung, davor spielende Kinder und kleine Kätzchen in mehrfarbigem Gold. Links vom plastischen Kamin eine Spinnerin, rechts davor ein »wassergetriebener« Bratspieß und ein »sprudelnder« Brunnen. Schlagwerkauslösung durch Drücken des Pendants. Schlag auf Glocke. Auslösen des Automaten durch kleinen Stift am Gehäuse. Zylinderhemmung. ∅ = 60. ▷

Oben: **Goldautomatenuhr mit Viertelstundenrepetition und Musikwerk**, Paris, um 1800. Glattes Gehäuse. Die Zifferblattfront zeigt in polychromer Emailmalerei eine Parklandschaft. Im Vordergrund sitzt links eine Harfenspielerin und in der Mitte ein Cherubin, der mit einem Schmetterling auf einer Schaukel spielt. Die Figuren und die Bäume sind aus mehrfarbigem Gold. Nach oben aus der Mitte gerücktes goldenes Zifferblatt mit feinen Stahlzeigern. Musikspielwerk mit Automaten lösen sich stündlich selbständig aus. Schlagwerkauslösung durch Drücken des Pendants. Zylinderhemmung. ∅ = 65. ▷

Unten: **Goldautomatenuhr**, Genf, um 1820. Glattes Goldgehäuse, Zifferblattfront mit Darstellung einer biblischen Szene aus dem Alten Testament. Vor bunt emailliertem Hintergrund steht Moses auf dem Berg Sinai, über ihm das Auge Gottes, zu seinen Füßen die Gläubigen. Beim Auslösen des Automaten durch Drücken des Pendants bewegt Moses den Kopf, klopft mit dem Stab dreimal an den Berg, breitet seine Arme aus und Wasser fließt aus dem Fels, das von den Gläubigen aufgefangen wird. Auf neuerliche Bewegung Moses hin schließt sich der Berg wieder. Unten im perlenverzierten Oval erkennt man zwei Putten, die Stunden und Viertelstunden mit Hämmerchen an eine Glocke schlagen. Links kleines Emailzifferblatt mit vergoldeten Zeigern. Werk mit Zylinderhemmung. ∅ = 68. ▷

320/1 ▽

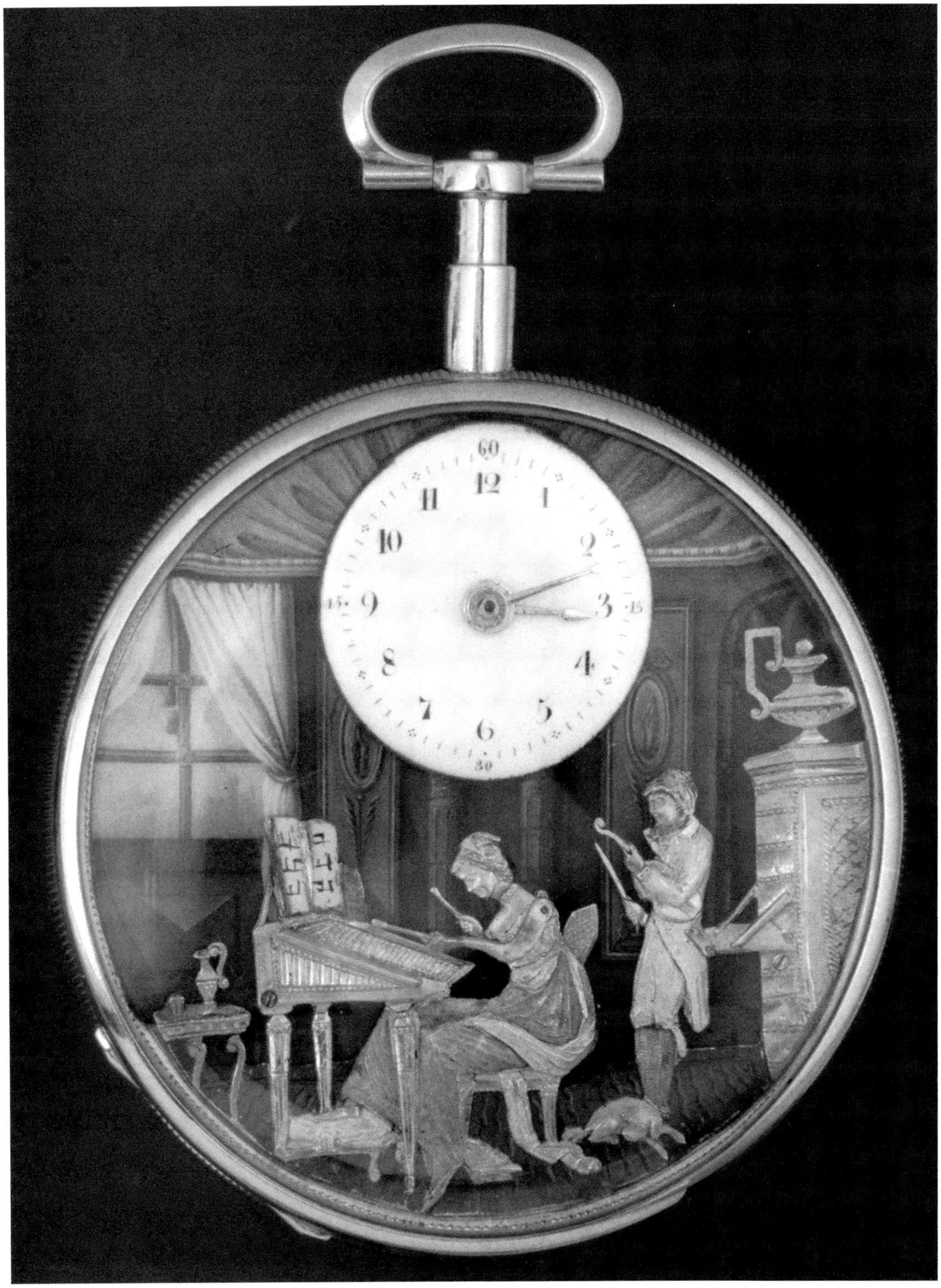

320/2 Goldemailtaschenuhr mit Automat, Genf, um 1790. Glattes Roségoldgehäuse mit beidseitig Perlenrändern. Schale mit kobaltblauem transluzidem Email. Darunter Automat mit einer ländlichen Szene: Schaukelndes Mädchen und Galan in feiner »4-couleur« Repoussé-Technik auf blauem Emailgrund. Weißes Emailzifferblatt mit römischen Zahlen und Lochform-Goldzeigern. Feuervergoldetes Werk mit Kette und Schnecke, Spindelhemmung. ∅ = 58.

320/2 ▽

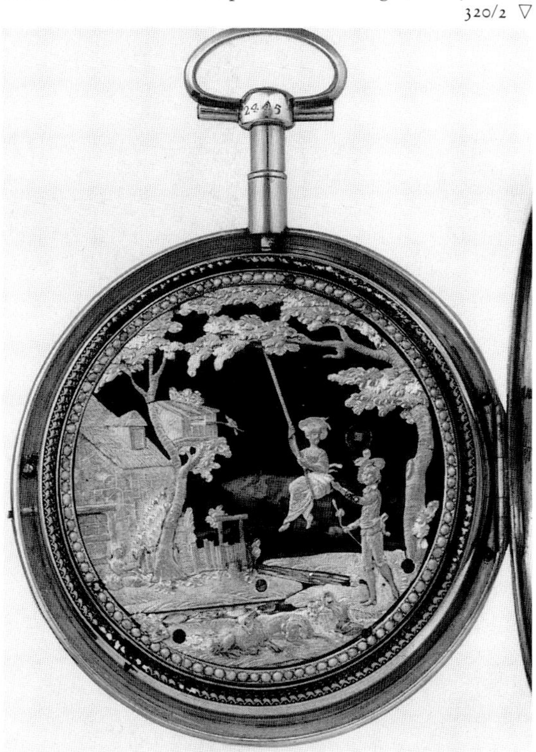

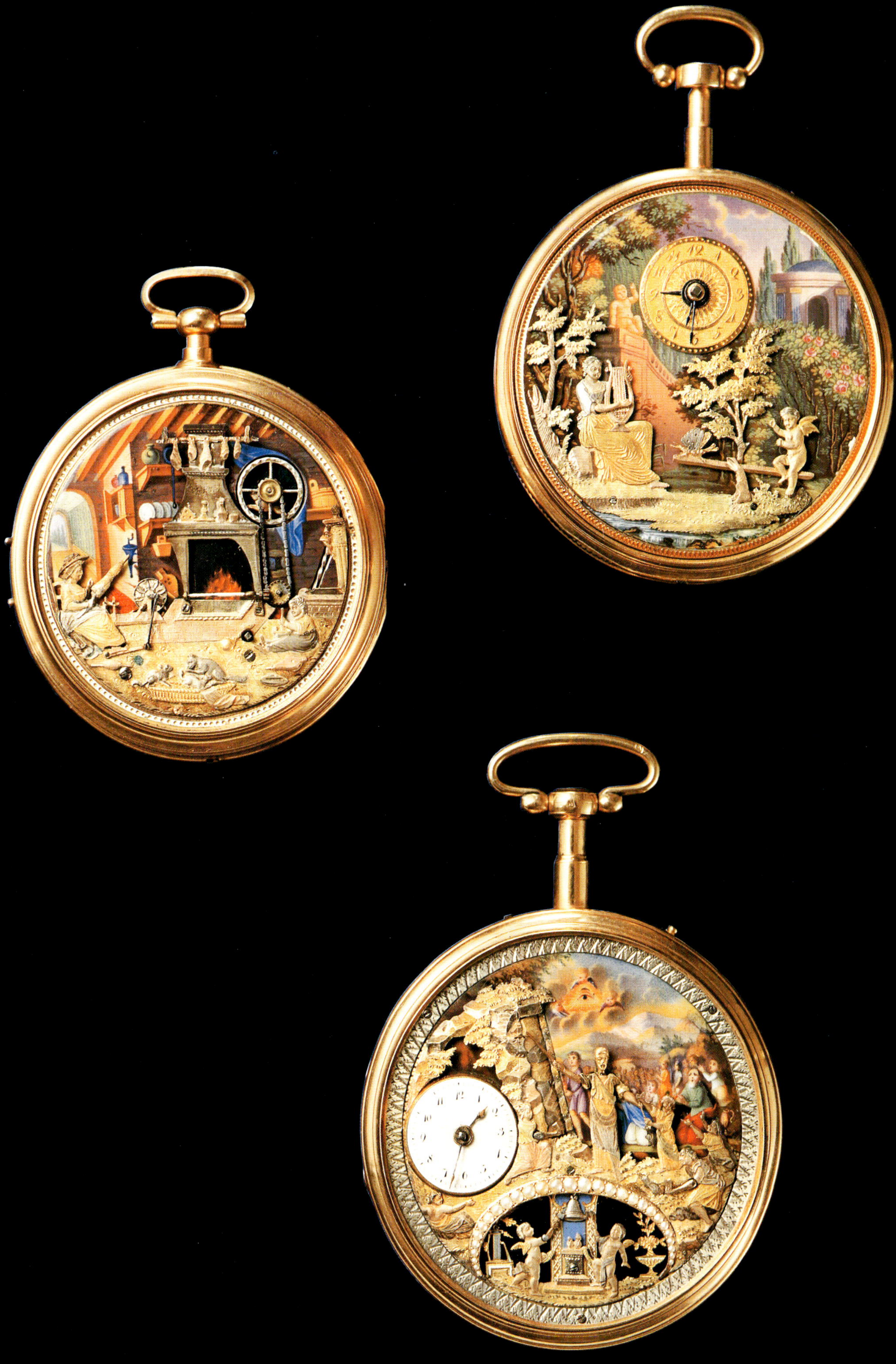

321 Goldtaschenuhr mit 2 Jaquemarts und Viertelstundenrepetition, französisch, um 1820. Glattes Gehäuse mit breiter Wandung und guillochierter Schale. Goldene Front mit kleinem nach unten versetztem Emailzifferblatt, feine Stahlzeiger. Oben zwei in mehrfarbigem Gold gearbeitete Figuren, die die Stunden und Viertelstunden auf nur eine große Silberglocke schlagen. Auslösung des Schlagwerkes durch Drücken des Pendant. ∅ = 56.

322 Goldtaschenuhr mit 2 Jaquemarts und Viertelstundenrepetition, französisch, um 1815. Feinguillochiertes Gehäuse mit gerippter Wandung. Guillochierte Front mit dunkelblauem transluzidem Email gefaßt. Im Zentrum Emailzifferblatt flankiert von zwei Figuren in Trachten aus der Zeit, welche die Stunden und Viertelstunden auf Silberglocken schlagen. Auslösung des Schlagwerkes durch Drücken des Pendants. Feuervergoldetes Spindelwerk mit Kette und Schnecke. ∅ = 55.

323 Goldautomat mit 3 Jaquemarts, französisch, um 1820. Signiert: Breguet à Paris. Feinguillochiertes Gehäuse mit schräg gerippter Wandung. In mehrfarbigem Gold gearbeitete skelettierte Front mit drei Figuren, von denen die beiden oberen die Viertelstunden und die kleinere unten die Stunden auf Glocken schlagen. Auslösen des Schlagwerkes (auf drei Tonfedern) durch Drücken des Pendants. Feuervergoldetes Spindelwerk mit Kette und Schnecke. ∅ = 55.

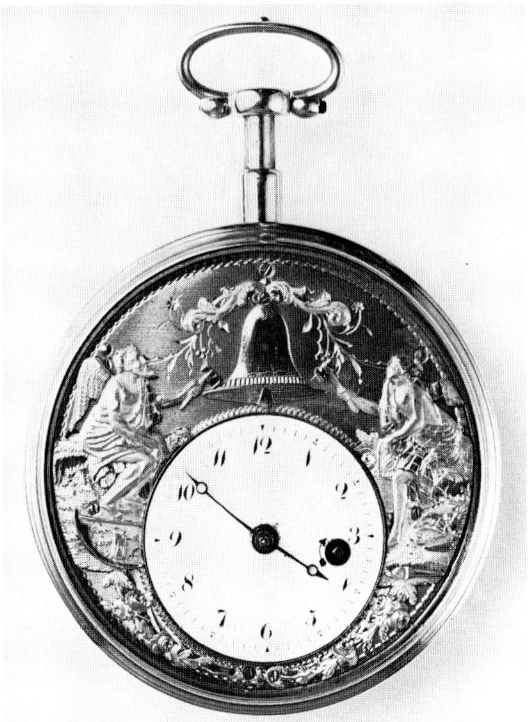

321 △

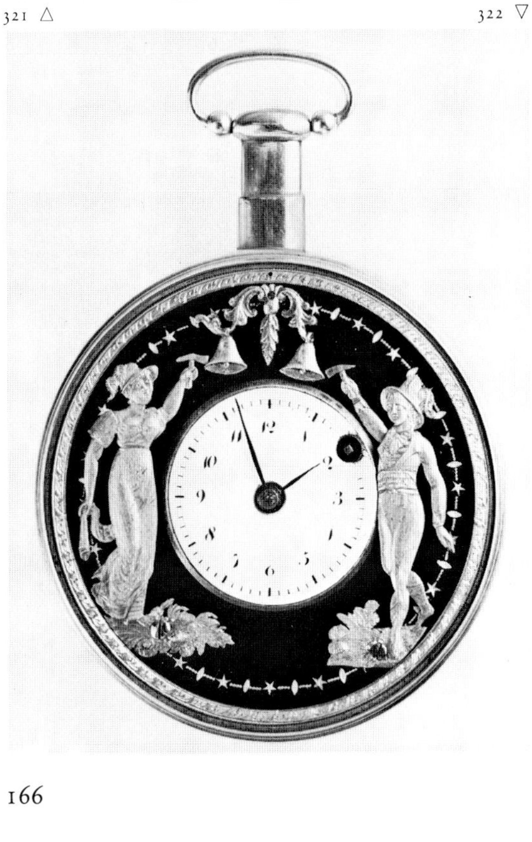

322 ▽

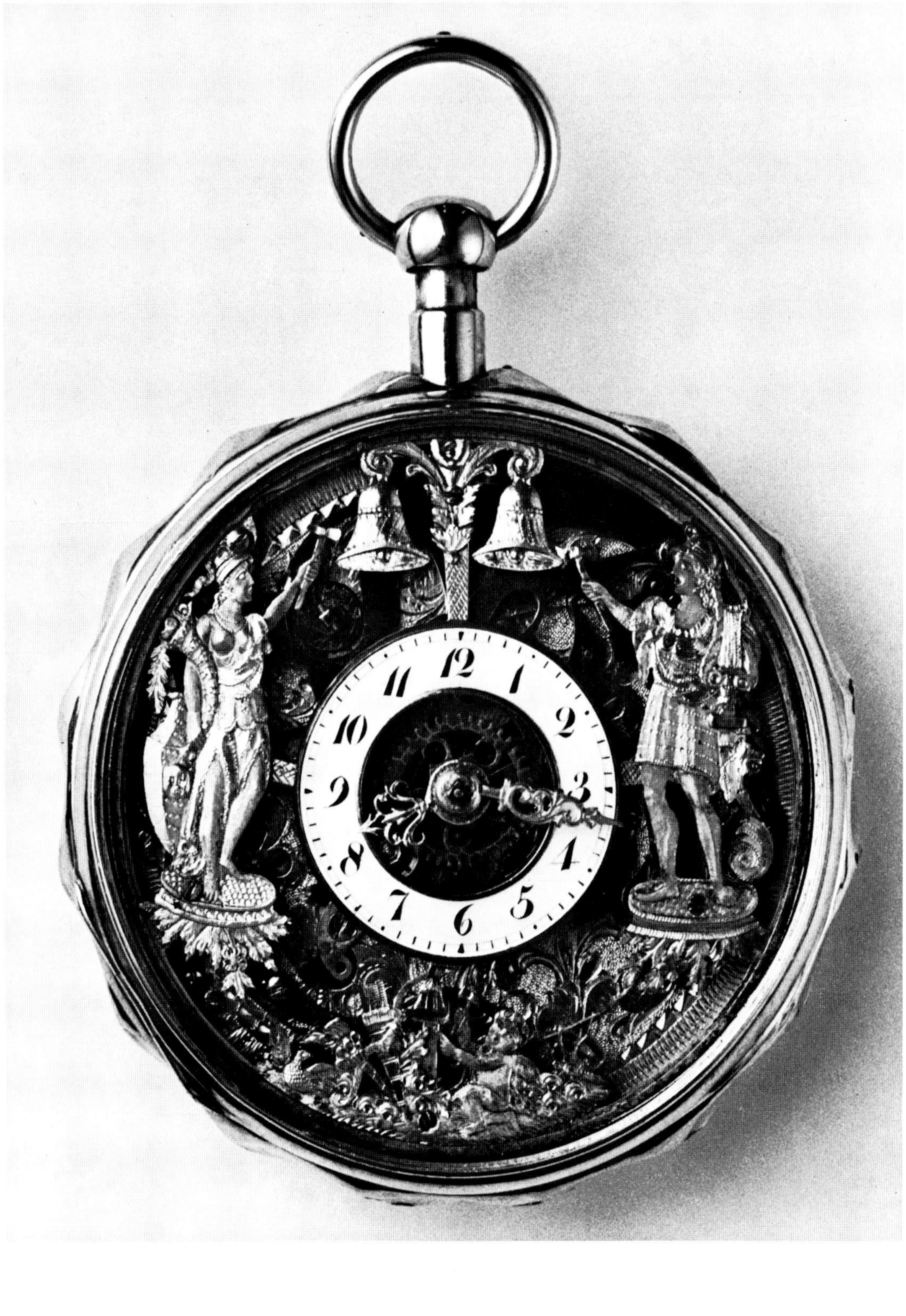

324 Silberautomat mit 2 Jaquemarts und Viertelstundenrepetition, französisch, um 1820. Signiert: Breguet et Fils Nr. 7821. Glattes Gehäuse. In mehrfarbigem Gold gearbeitete skelettierte Front. Rechts und links zwei Figuren, die die Viertelstunden und Stunden auf 2 Glocken schlagen. Unten kleiner Geißbock, der während des Viertelschlages zu fressen beginnt. Im Zentrum schmaler Zifferring mit Emailkartuschen und vergoldeten Zeigern. Auslösen des Schlagwerkes durch Drücken des Pendants. Spindelwerk; umgebaut auf Ankerhemmung. ∅ = 60.

325 Goldautomat mit 3 Jaquemarts und Viertelstundenrepetition auf 3 Tonfedern, Genf, um 1830. Glattes Gehäuse. Das weiße Emailzifferblatt wird von zwei Figuren in griechischen Gewändern auf guillochiertem mit kobaltblauem transluzidem Emailgrund flankiert, die die Viertelstunden auf silberne Glocken schlagen. Unten schlägt eine kleine Putte die Stunden. Auslösen des Schlagwerkes durch Drücken des Pendants. Feuervergoldetes Spindelwerk mit Kette und Schnecke. ∅ = 56.

326 Vergoldeter Silberautomat mit 2 Jaquemarts und Viertelstundenrepetition, französisch, um 1820. Signiert: Breguet. Gehäuse mit blumenförmig gearbeiteter Schale. Emailzifferblatt mit vergoldeten Zeigern auf guillochiertem Grund. Aufgesetzte in mehrfarbigem Gold gearbeitete Putten, die Viertelstunden und Stunden auf Glocken schlagen. Unten in gleicher Arbeit Hündchen, Vogel und Blumen. Spindelwerk mit Kette und Schnecke. ∅ = 56.

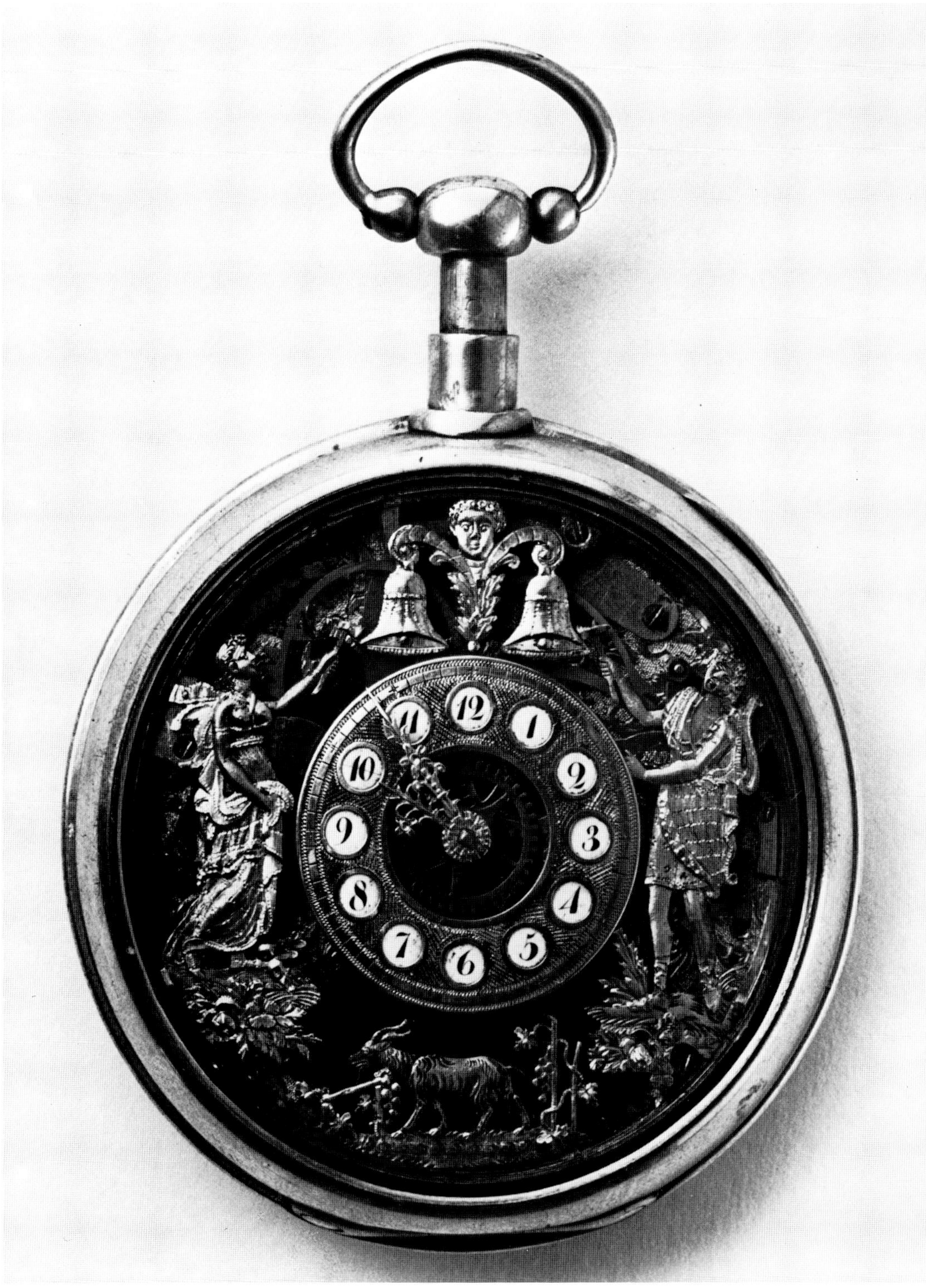

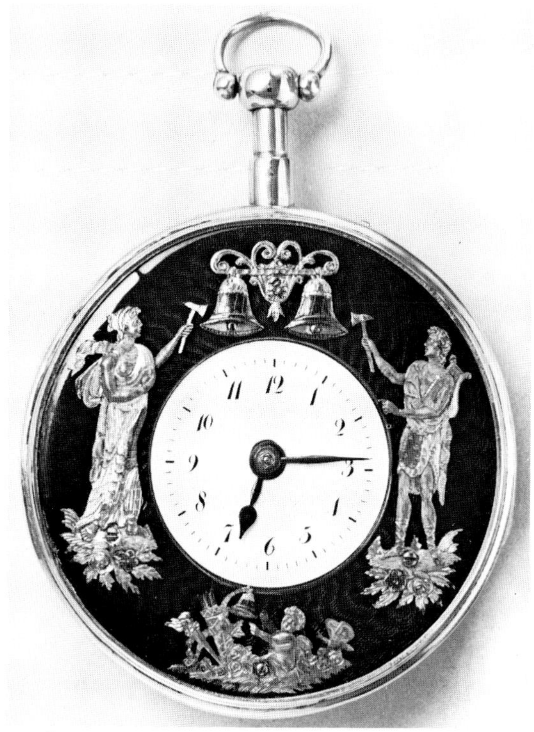

325 △

326 ▽

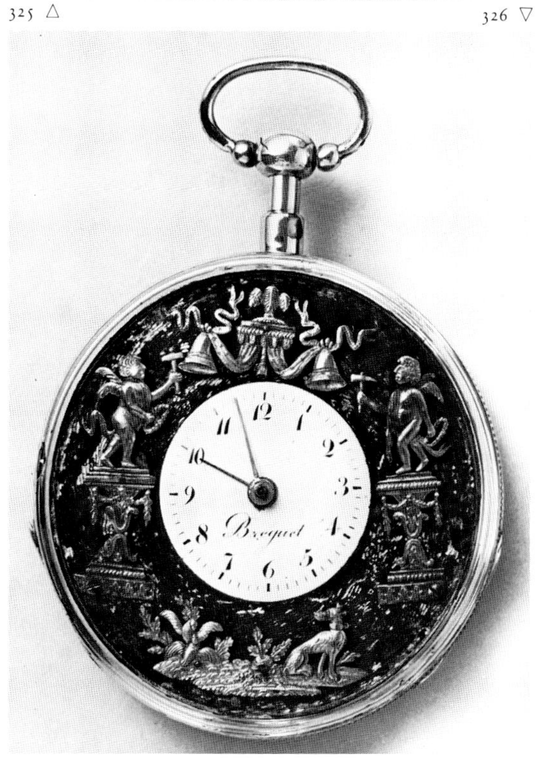

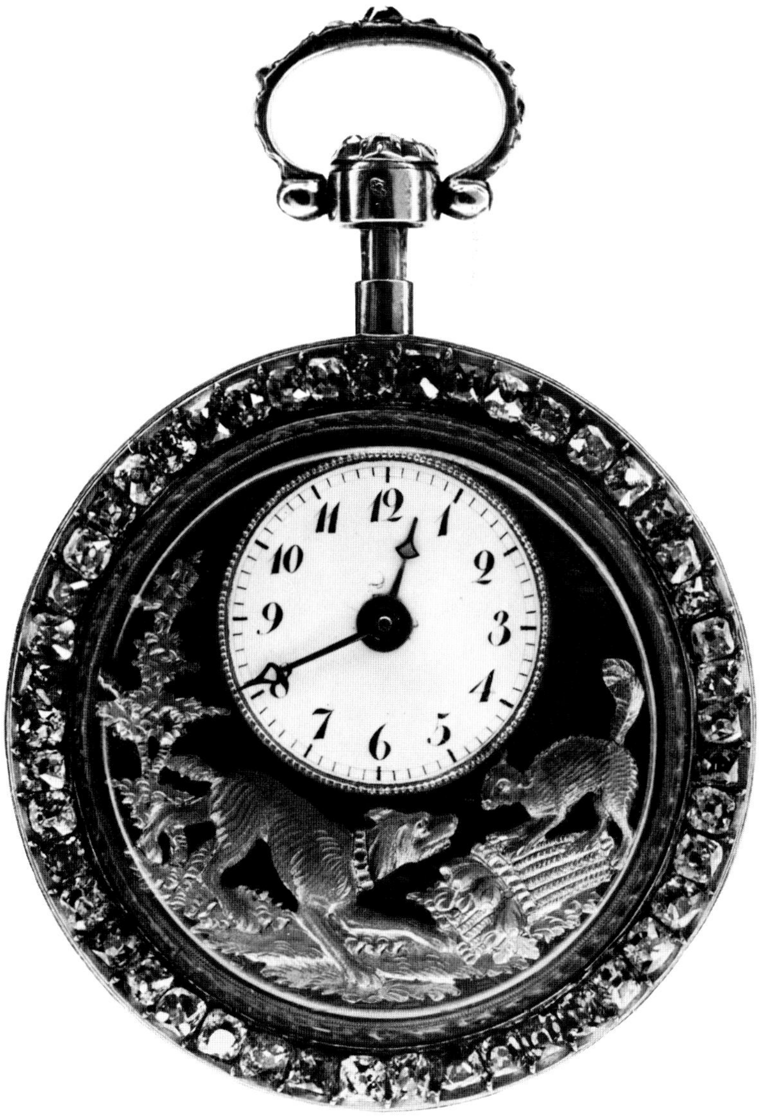

◁ 327–329 **Goldemailautomat mit bellendem Hund** (Barking Dog), Genf, um 1820. Signiert: Piguet & Meylan. Gehäuse mit beidseitig umlaufender Brillantlunette und gravierter Wandung mit Emaileinlagen. Guillochierte Schale mit rotem transluzidem Email und eingelegten Goldblumengirlanden. Guillochierte, mit kobaltblauem transluzidem Email versehene Front. Beim Auslösen des Automaten wackeln Hund und Katze mit Kopf und Schwanz. Der Hund bellt die Stunden. Das Bellen wird mittels eines kleinen Blasebalges über eine Zungenpfeife erzeugt. Nach oben gerücktes Emailzifferblatt mit Stahlzeigern. Feuervergoldetes Werk mit Zylinderhemmung. ∅ = 40.

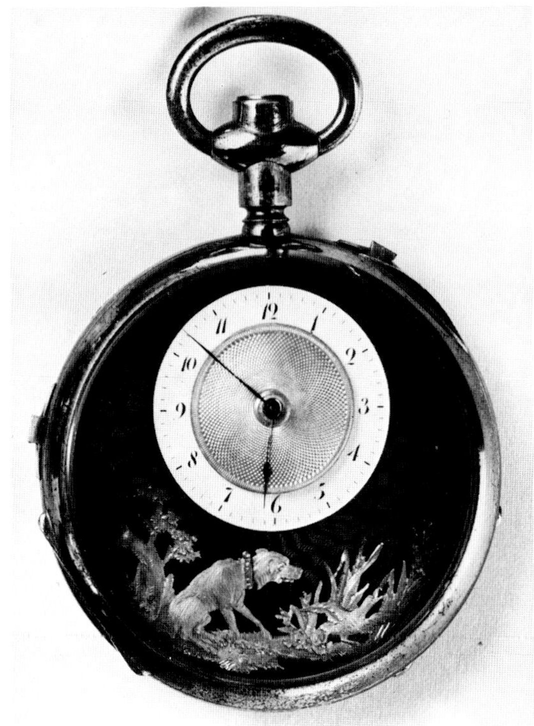

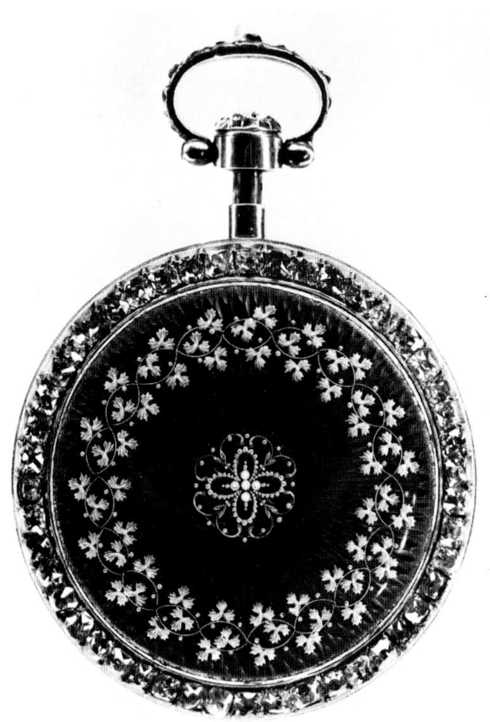

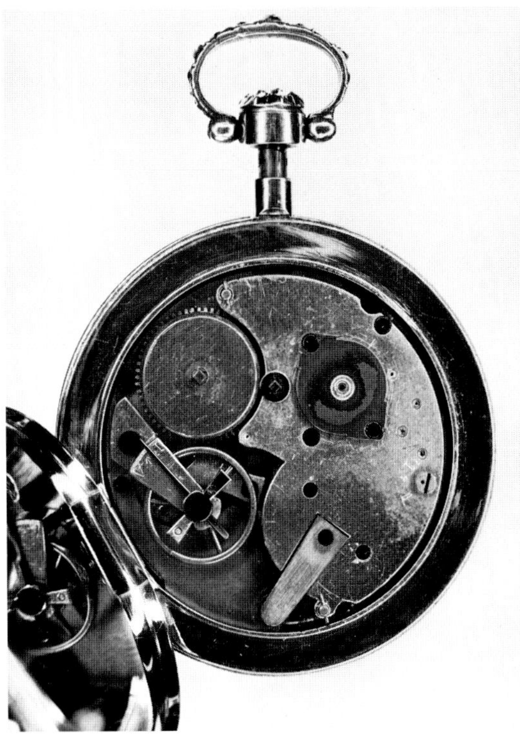

330 **Vergoldeter Kupferautomat mit bellendem Hund (Barking Dog) und Viertelstundenrepetition,** Genf, um 1820. Glattes Gehäuse. Kobaltblaue Emailfront auf guillochiertem Grund mit aus der Mitte nach oben gerücktem Emailzifferblatt und erhöhtem, guillochiertem Zentrum. Feine Stahlzeiger. Darunter der in mehrfarbigem Gold gearbeitete Automat: Jagdhund mit auffliegender Ente. Beim Auslösen des Automaten durch Drücken des Pendants bewegt der Hund den Kopf und bellt die Stunden und Viertelstunden. Das Bellen wird über einen Blasebalgmechanismus erzeugt. Seitliche Schlagwerkauslösung auf zwei Tonfedern. Feuervergoldetes Werk mit Zylinderhemmung. ∅ = 60.

331–333 Silbertaschenuhr mit erotischem Automaten und Viertelstundenrepetition, französisch, um 1830. Graviertes und ziseliertes Silbergehäuse, Emailzifferblatt mit Stahlzeigerrn. Auf dem Staubdekkel befindet sich eine kleine Klappe, die mittels Knopfdruck aufspringt. Darunter befinden sich in mehrfarbigem Gold gearbeitete Figuren, die sich beim Auslösen des Automaten durch Drücken des Pendants heftig bewegen. Der Automat wird durch einen Exzenterhebel über der Spindelbrücke von innen her betätigt. Feuervergoldetes Spindelwerk mit Kette und Schnecke. ∅ = 56.

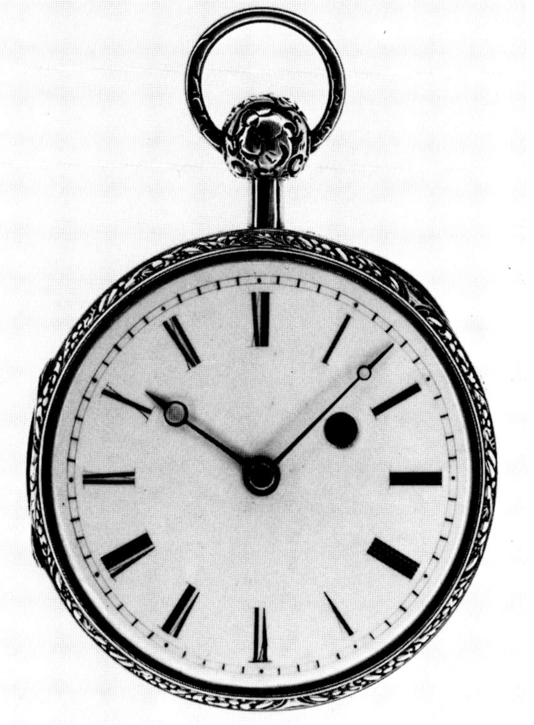

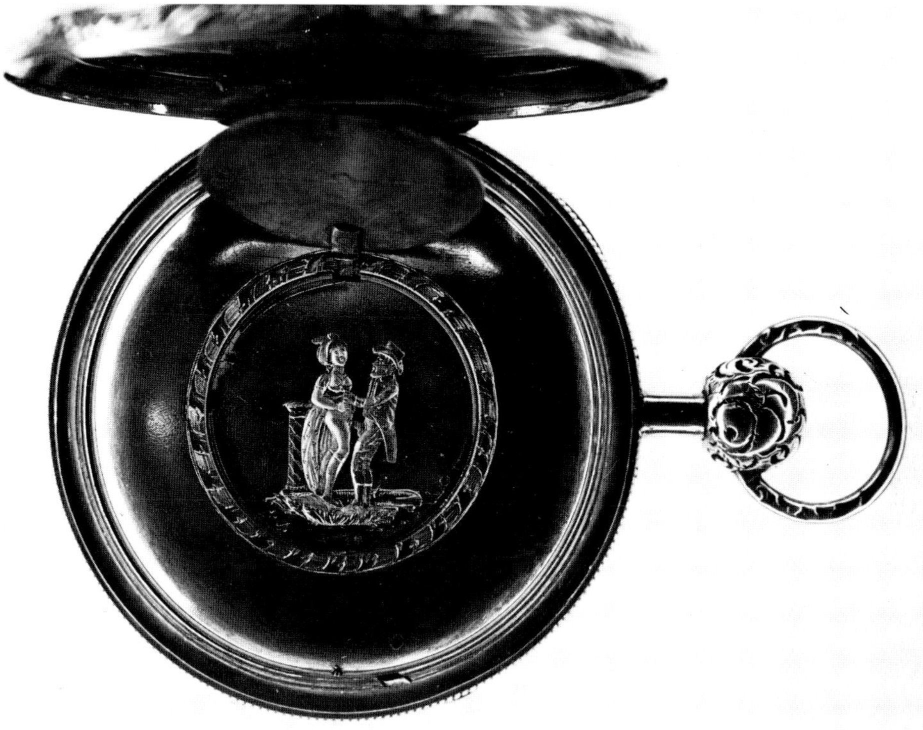

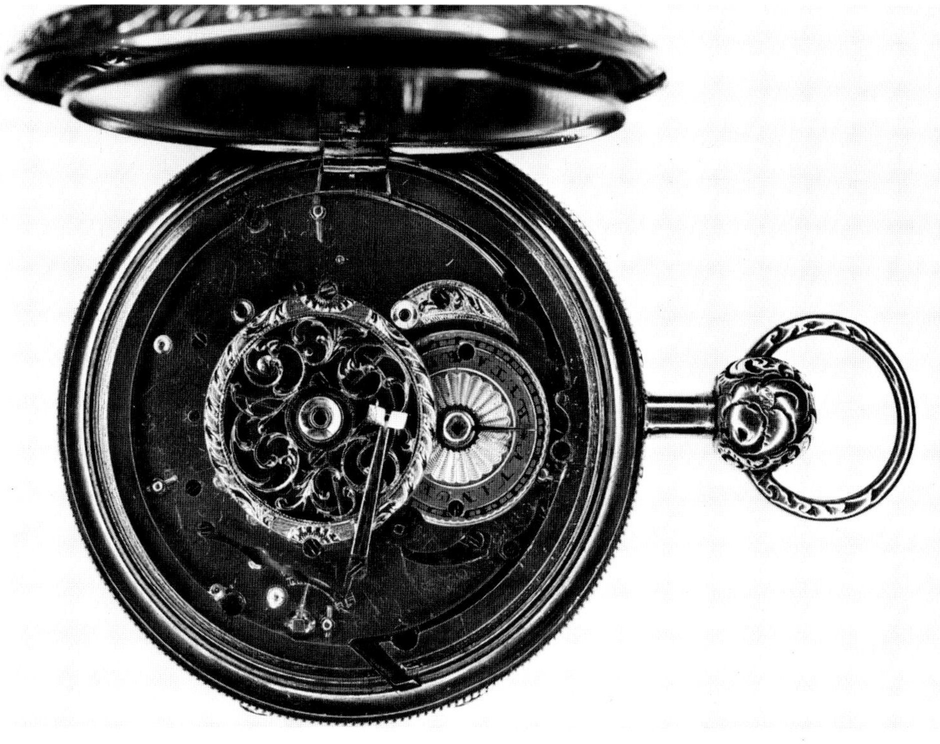

334 Goldtaschenuhr mit wanderndem Zahlenzeiger und Viertelstundenrepetition, Westschweiz, um 1840. Signiert: Du Bois & Fils (Le Locle). Strahlenförmig guillochiertes Gehäuse. Silberzifferblatt mit Drittelkreisausschnitt und Minutenskala 1 bis 60. Auf dem Minutenzeiger ist gleichzeitig die Stunde angegeben. Wenn der Zeiger rechts verschwindet, kommt sogleich links ein neuer mit einer höheren Stundenzahl (z. B. 7) hervor. Das Zentrum zeigt in mehrfarbigem Gold Diana im Jagdwagen von Vögeln gezogen. Amor begleitet sie. Feuervergoldetes Werk; auf gebläuter Platine polierte Stahlhebel und Tonfedern in Schlangenform mit Köpfen an den Enden. Zylinderhemmung. ∅ = 60.

335–336 Goldtaschenuhr mit wandernden Zahlen und Viertelstundenrepetition, Westschweiz, um 1810. Signiert: Perrin Frères. Guillochiertes Gehäuse mit gerippter Wandung. Goldzifferblatt mit Drittelkreisausschnitt und Emailminutenskala 1 bis 60. Auf dem Minutenzeiger mit Emailkartusche bedeutet die 9 = 9 Uhr. Wenn die 9 rechts verschwindet, erscheint links ein neuer Zeiger mit der 10. Das Zentrum des Zifferblattes ist fein graviert mit Dame, Urne, Garten und Springbrunnen. Das feuervergoldete Werk ist teils skelettiert und teils graviert. Offenliegende polierte Stahlhebel für Schlagwerk auf 3 Tonfedern in Schlangenform mit Köpfen an den Enden. Dreischenklige Unruhe mit Zylinderhemmung. ∅ = 60.

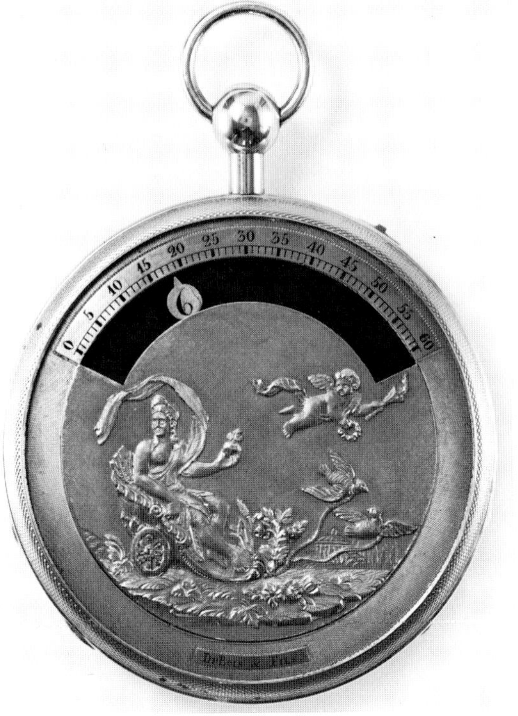

334 △

335 ▽

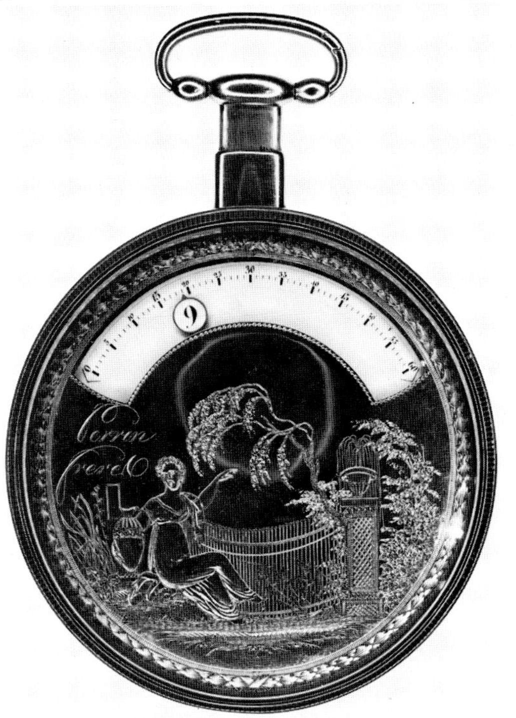

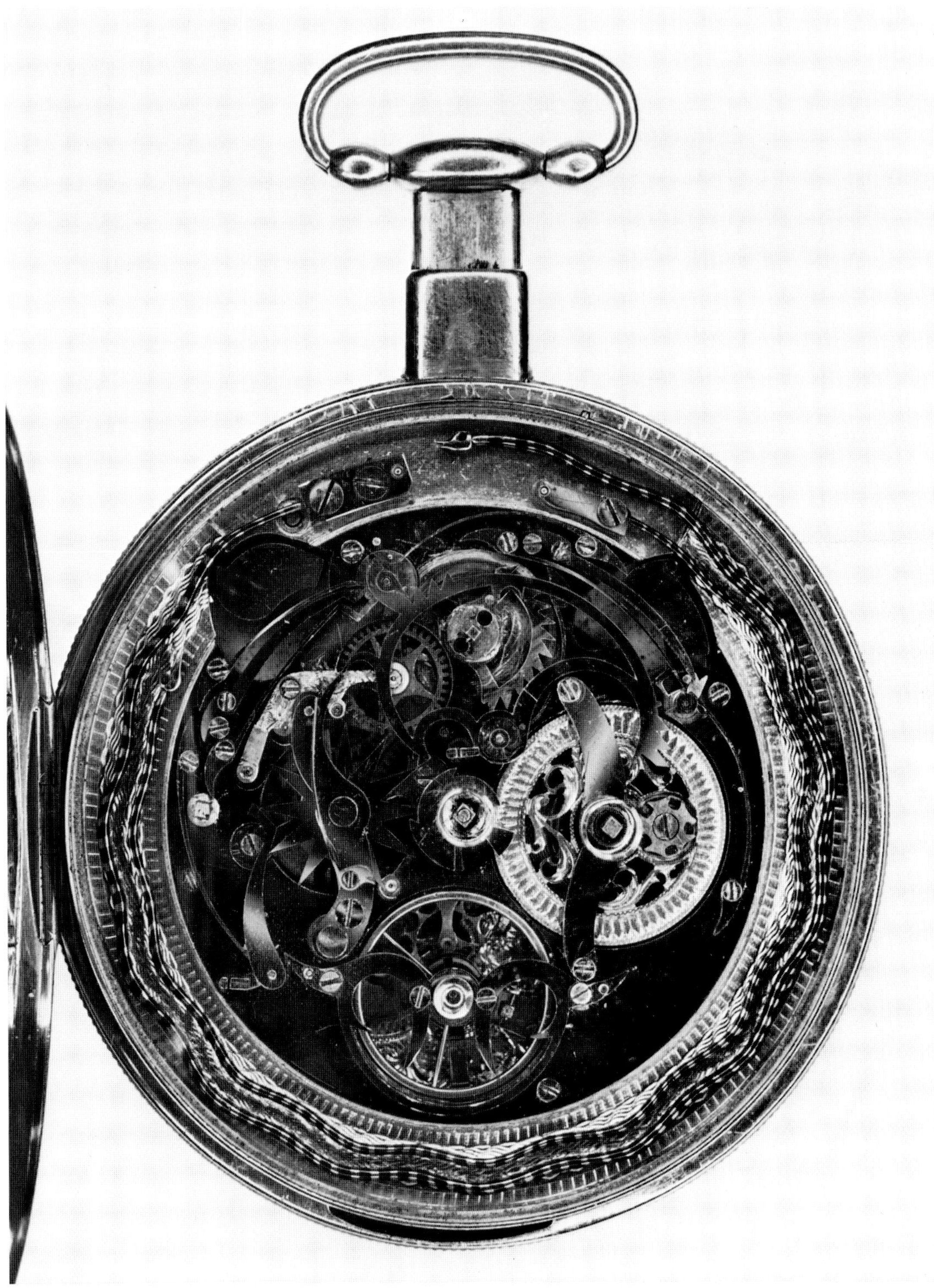

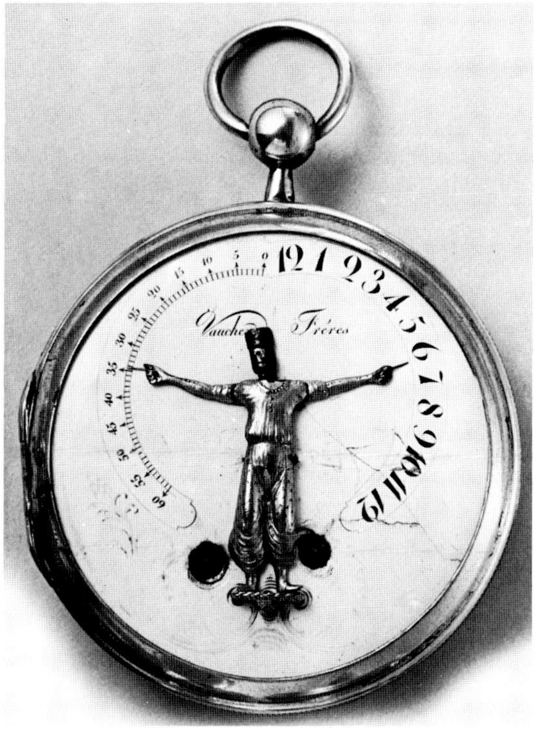

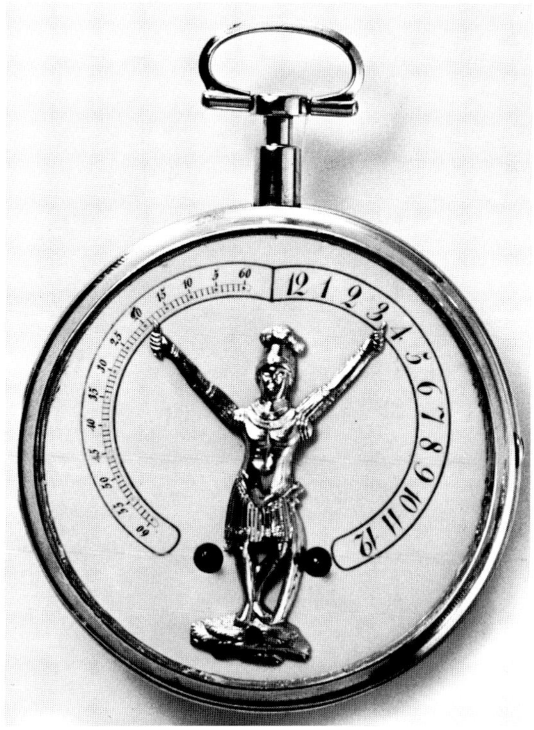

338 △

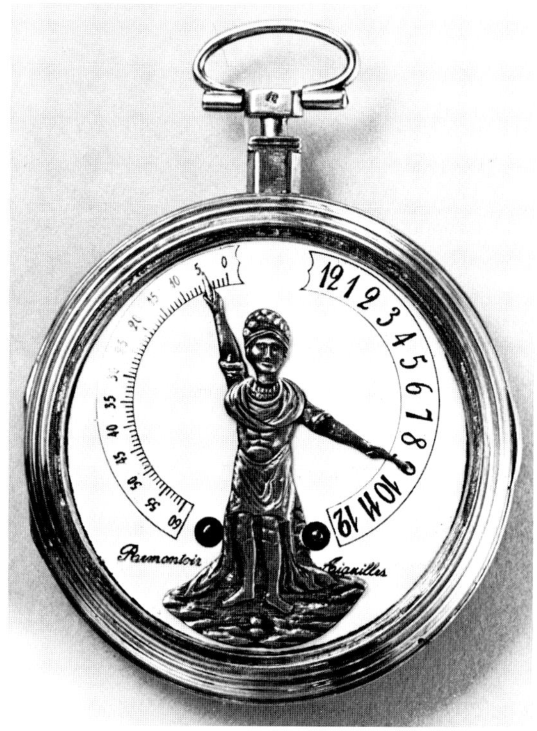

339 △

337 Silberuhr mit vergoldetem Figurenautomat, Genf, um 1820. Signiert: Vaucher Frères 3416. Glattes Silbergehäuse. Emailzifferblatt mit aufgesetzter Figur im türkischen Gewand, welche beim Gang der Unruhe den Kopf bewegt und mit ausgestreckten Armen die Stunden (rechts) und Minuten (links) zeigt. Feuervergoldetes Spindelwerk mit Kette und Schnecke. ∅ = 56.

338 Goldtaschenuhr mit Figurenzeiger, Genf, um 1820. Signiert: C. H. 1067 Henry Courvoisier. Glattes Gehäuse. Weißes Emailzifferblatt mit halbkreisförmigem Stunden- und Minutenkranz. Als Zeiger dienen die Arme des plastisch aufgesetzten Kriegers, die durch Drücken des Pendants in die entsprechende Position springen. Zwei »Aufzugsvorrichtungen«, links für die Zeigerstellung, rechts für das Gehwerk, feuervergoldetes Spindelwerk mit Kette und Schnecke. ∅ = 56.

339 Goldautomat mit Figurenzeiger, Genf, um 1820. Glattes Gehäuse. Emailzifferblatt mit halbkreisförmigem Stunden- und Minutenkranz. Als Zeiger dienen die Arme der plastisch aufgesetzten Figur, die durch Drücken des Pendants in entsprechende Position springen. Durch den Gang der Unruhe wird der Kopf der Figur leicht bewegt. Feuervergoldetes Spindelwerk mit Kette und Schnecke. ∅ = 53.

340 Goldtaschenuhr mit Figurenzeiger, Westschweiz, um 1800. Glattes Gehäuse. Emailzifferblatt mit halbkreisförmigem Stunden- und Minutenkranz. Plastisch aufgesetzte Goldfigur, die durch Drücken des Pendants ihre Arme auf die entsprechende Uhrzeit springen läßt. Feuervergoldetes Werk mit Kette, Schnecke und Spindelhemmung. ∅ = 58.

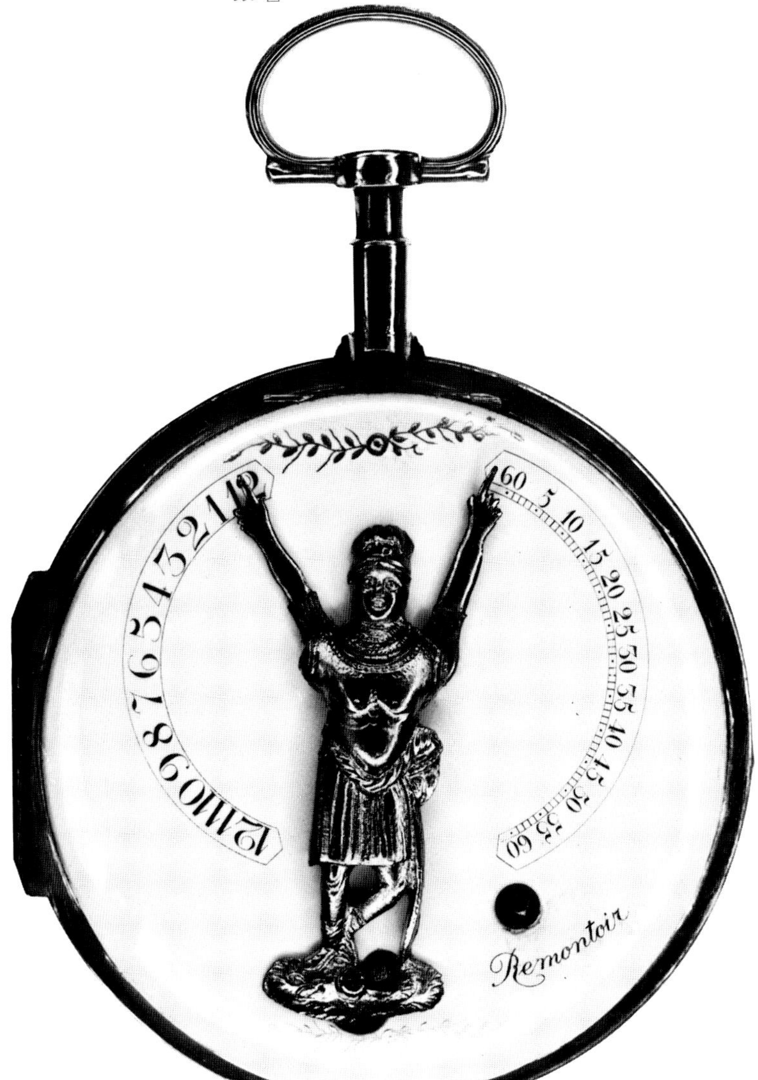

340 ▷

Taschenuhren mit Musikwerken
Abb. 341–356

In der 2. Hälfte des 18. Jahrhunderts werden erstmals kleine Glockenspielwerke in Taschenuhren eingebaut. Ihr Ursprung ist wahrscheinlich England. Es wurden meist nur fünf kleine Silberbronze-Glocken übereinander angeordnet, die von ebensoviel Hämmern angeschlagen wurden. Später finden sich für fünf Glocken auch 10 Hämmer. Sie wurden von einer flachen Walze, aus der radial Stifte herausragten, betätigt. Die erzeugten Melodien waren kurz und einfach. Eine große Schwierigkeit war die Herstellung der Glocken. Sie hatten meist nur einen Durchmesser von 10–15 mm, ihre Dicke betrug nur wenige zehntel Millimeter, weshalb sie zerbrechlich wie Glas waren. Nur wenigen begabten Uhrmachern war es vergönnt, Taschenuhren mit Glockenspielwerken herzustellen.

341

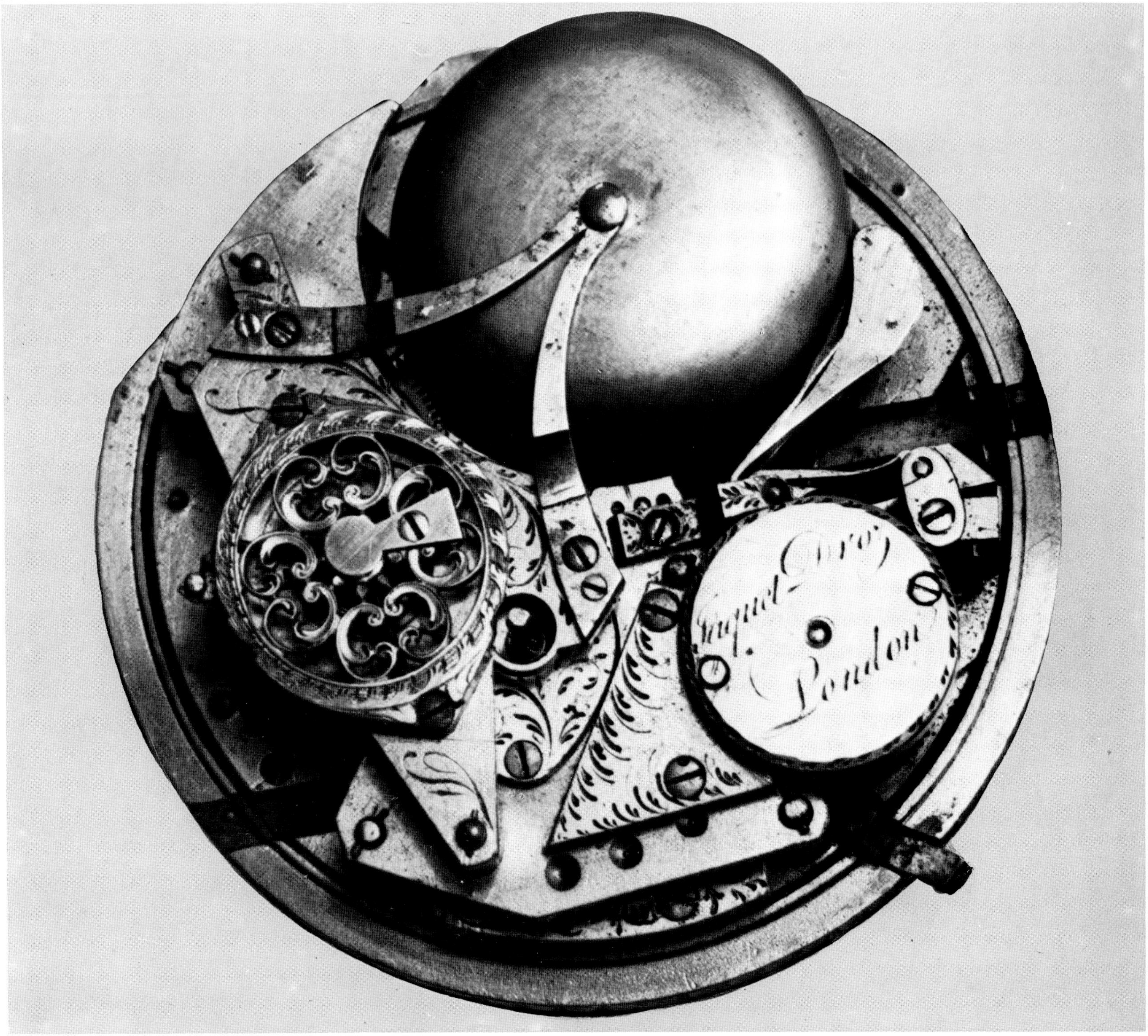

341–344 Goldemailuhr mit Musikwerk, London, um 1790. Signiert: Jaquet-Droz, London. Ziseliertes und graviertes Gehäuse mit umlaufender Perlenlunette und feindurchbrochener Wandung. Die Schale zeigt in bunter Emailmalerei vor landschaftlichem Hintergrund eine große Vase auf einer Säule mit einem Blumenbukett. Weißes Emailzifferblatt mit großer Sekunde aus der Mitte und vergoldeten Zeigern. Der Sekundenzeiger läuft zwischen dem Stunden- und Minutenzeiger. Die innere Gehäuseschale ist fein graviert und vollkommen durchbrochen mit Blumenornamenten im Zentrum. Dem feuervergoldeten Spindelwerk ist ein Musikspielwerk mit fünf Glocken angegliedert, das durch Drücken des Pendants ausgelöst werden kann. ∅ = 61, H = 26.

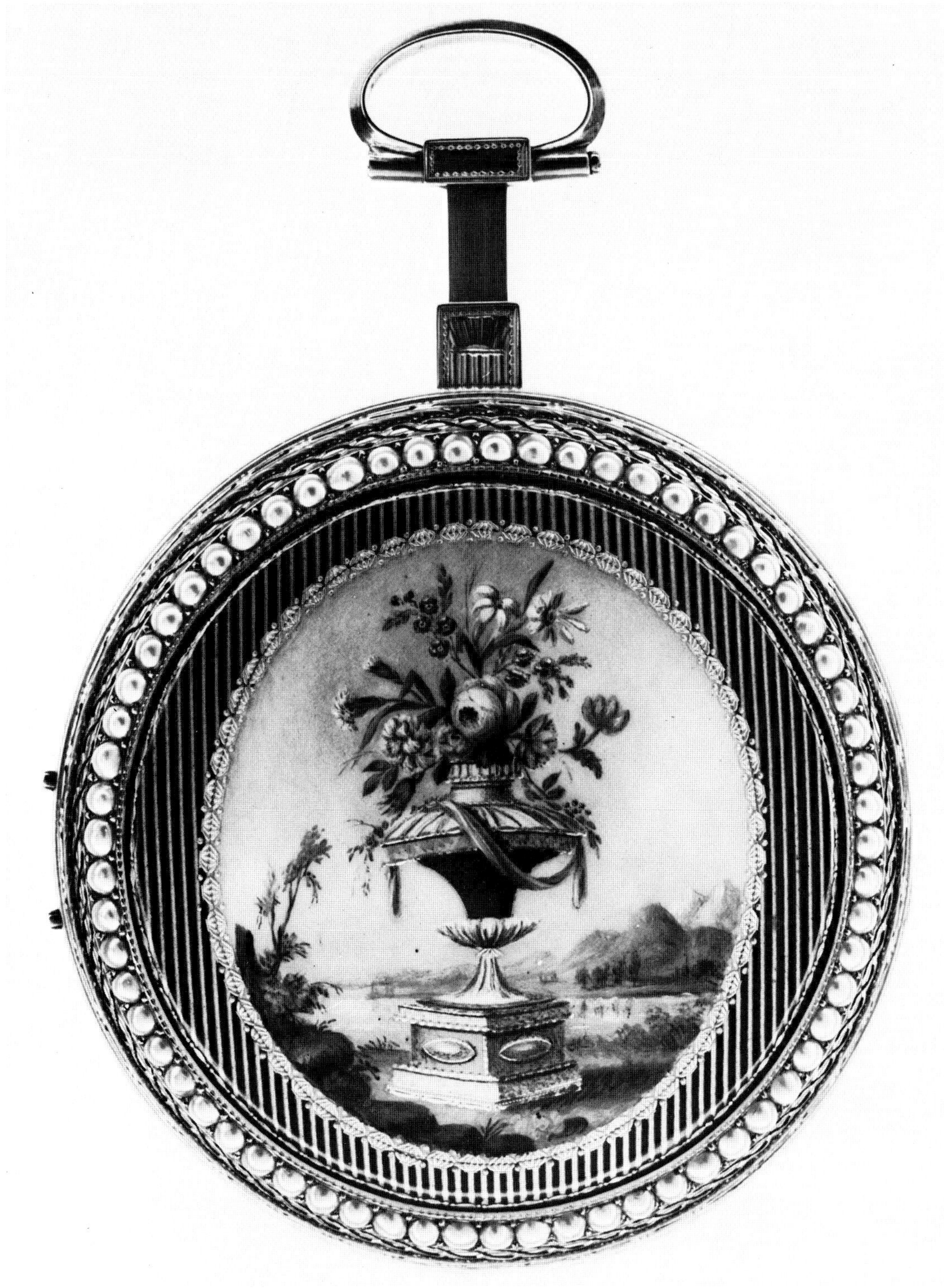

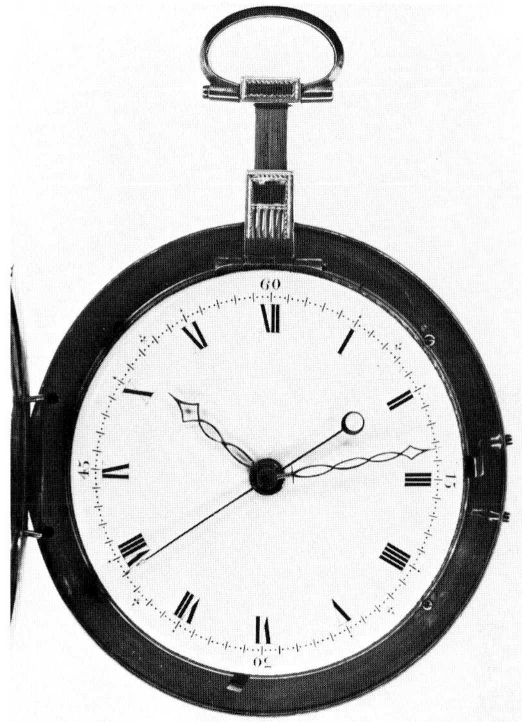

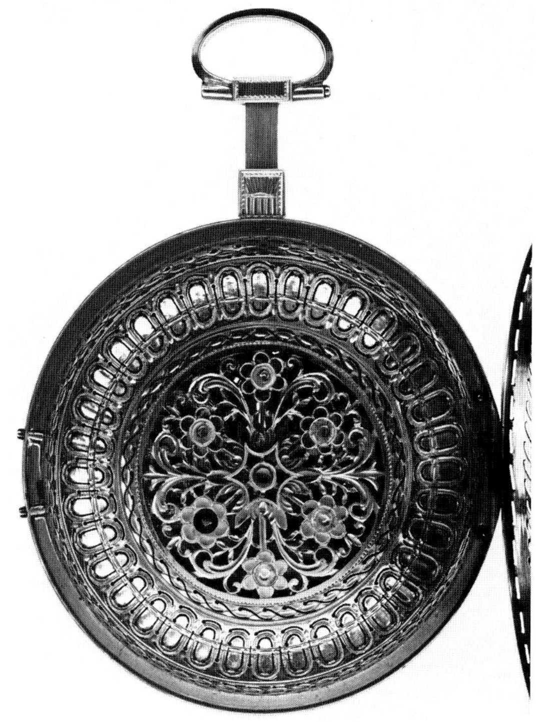

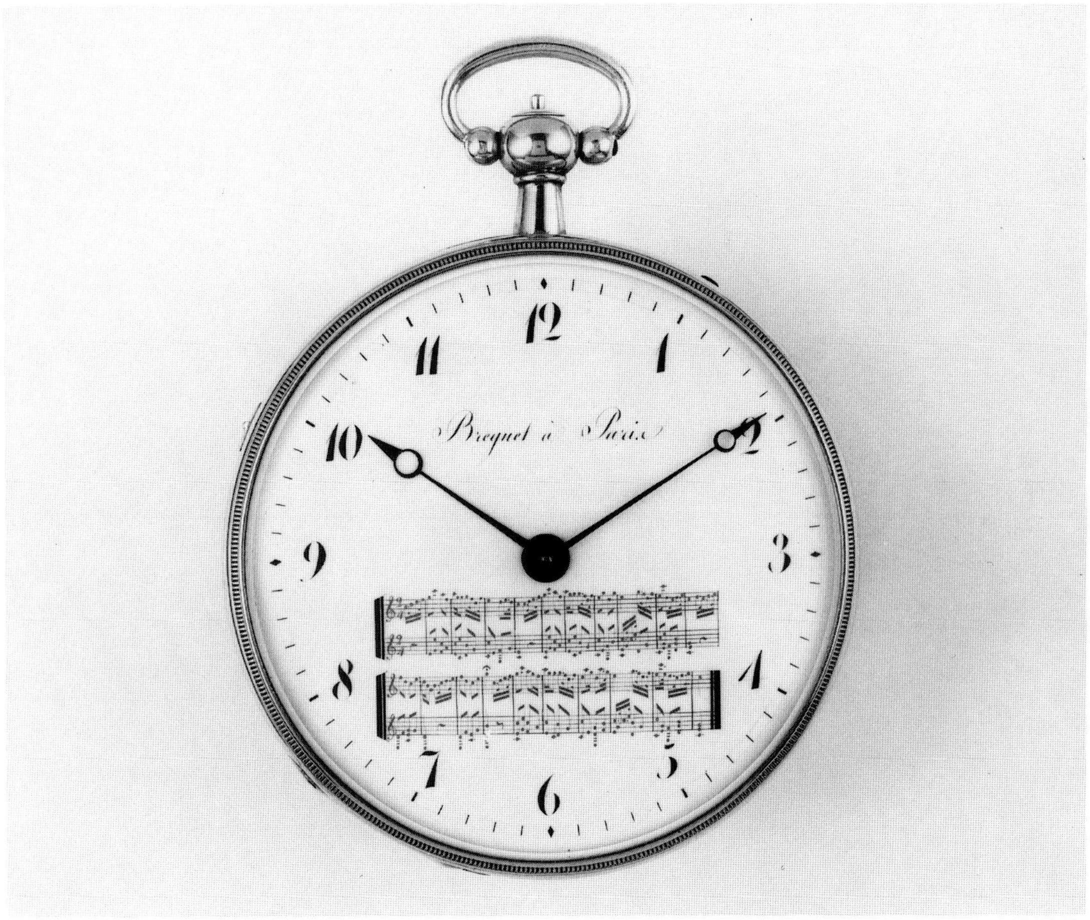

344/1 △

344/2 ▽

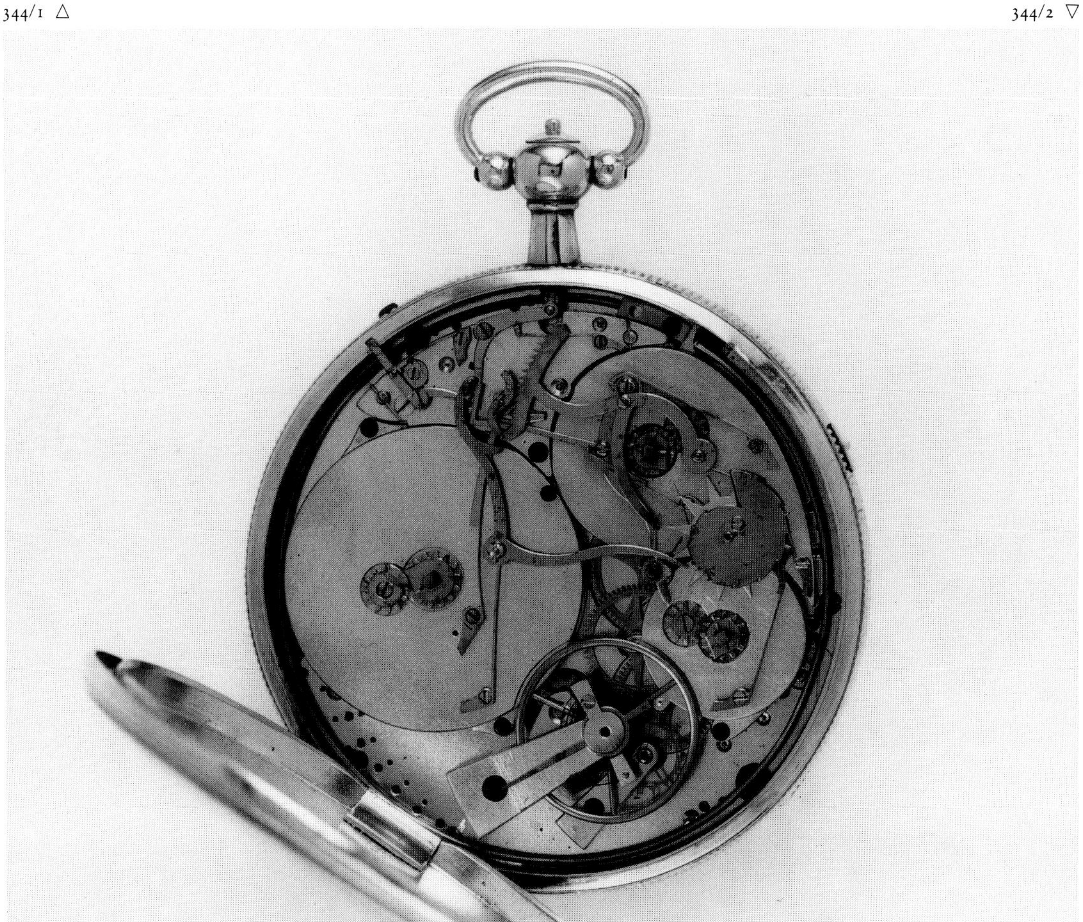

344/1–2 Goldtaschenuhr mit Selbstschlag und Musikspielwerk, französisch, um 1830. Signiert: Breguet à Paris. Rotgoldgehäuse mit geripptem Mittelteil und auf den Lunetten Rändeldekor. Auf der Cuvette bezeichnet: Breguet & Fils à Paris. Nr. 16907. Weißes Emailzifferblatt mit arabischen Zahlen. Im unteren Teil in goldener Schrift doppelte Notenzeile des spielenden Musikstückes. Gebläute Lochform-Stahlzeiger. Vergoldetes Werk mit drei Federhäusern. Links für das Musikspielwerk, rechts oben für das Stunden- und Halbstundenschlagwerk und rechts unten für das Gehwerk, jeweils mit sichtbar angeordneten Stellungen. Oben liegend angeordneter Schlagwerkmechanismus mit polierten Hebeln (Abb. 344/2). Schlagwerk auf 2 Tonfedern. Zylinderhemmung mit dreischenkliger Unruh. Ø = 68.

344/3–6 siehe rechte Seite

Oben: **Goldautomatenuhr mit Viertelstundenrepetition und Musikwerk,** Genf, um 1800. Das Goldgehäuse ist »à 4-couleurs« gearbeitet. Polychromes Emailzifferblatt mit aufgesetzten Figuren in mehrfarbigem Gold: Lyraspielerin und Triangelspieler mit Hündchen. Beim Auslösen des Automaten bewegen sich die Musikanten während das Musikwerk spielt. Oben kleines Emailzifferblatt mit feinen Stahlzeigern und zentraler Sekunde. Werk mit Zylinderhemmung. Ø = 55. ▷

Links: **Goldautomatenuhr** »à 4-couleurs« mit Musikwerk, um 1820. Signiert: Piguet & Meylan à Genève. Glattes Goldgehäuse mit gerippter Wandung. Goldfront mit nach oben gerücktem Zifferblatt und Stahlzeigern. Im Vordergrund in mehrfarbigem Gold gearbeitete Landschaftsstaffage mit 2 Musikanten, ihre Instrumente spielend. Gleichzeitig zeigen sich in einem kleinen Fenster 5 verschiedene Frauenfiguren. Auslösen des Musikwerkes und des Automaten auf Anfrage. Werk mit Zylinderhemmung. Ø = 58. ▷

Rechts: **Goldautomatenuhr »Coppersmith«,** Fleurier, um 1820. Gehäuse mit beidseitig umlaufender Perlenlunette. Fein gravierte und guillochierte Gehäuseschale mit transluzidem kobaltblauem Email gefaßt. Die fein bemalte Zifferblattfront zeigt eine Schmiede mit 2 in mehrfarbigem Gold gearbeitete Figuren und einen sprudelnden Delphinbrunnen. Beim Auslösen des Automaten beginnen die Figuren zu arbeiten und der Delphin speit Wasser. Nach oben aus der Mitte gerücktes Emailzifferblatt mit feinen Stahlzeigern. Unten im Gehäuse ein Stift zum Auslösen des Automaten. Ø = 58. ▷

Unten: **Goldautomatenuhr** »Barking Dog« mit Musikwerk und Viertelstundenrepetition, Genf, um 1820. Profiliertes Goldgehäuse. Kobaltblauer Eamilgrund mit nach oben gerücktem Zifferblatt. Feine Stahlzeiger und Sekunde aus der Mitte. Darunter in mehrfarbigem Gold ein Hund, der Vögel jagt. Der Viertelstundenmechanismus betätigt eine Walze, die statt des üblichen Schlagens ein Bellen erzeugt. Selbständige stündliche Auslösung des Spielwerkes, die auch auf Anfrage betätigt werden kann. Werk mit Zylinderhemmung. Ø = 62. ▷

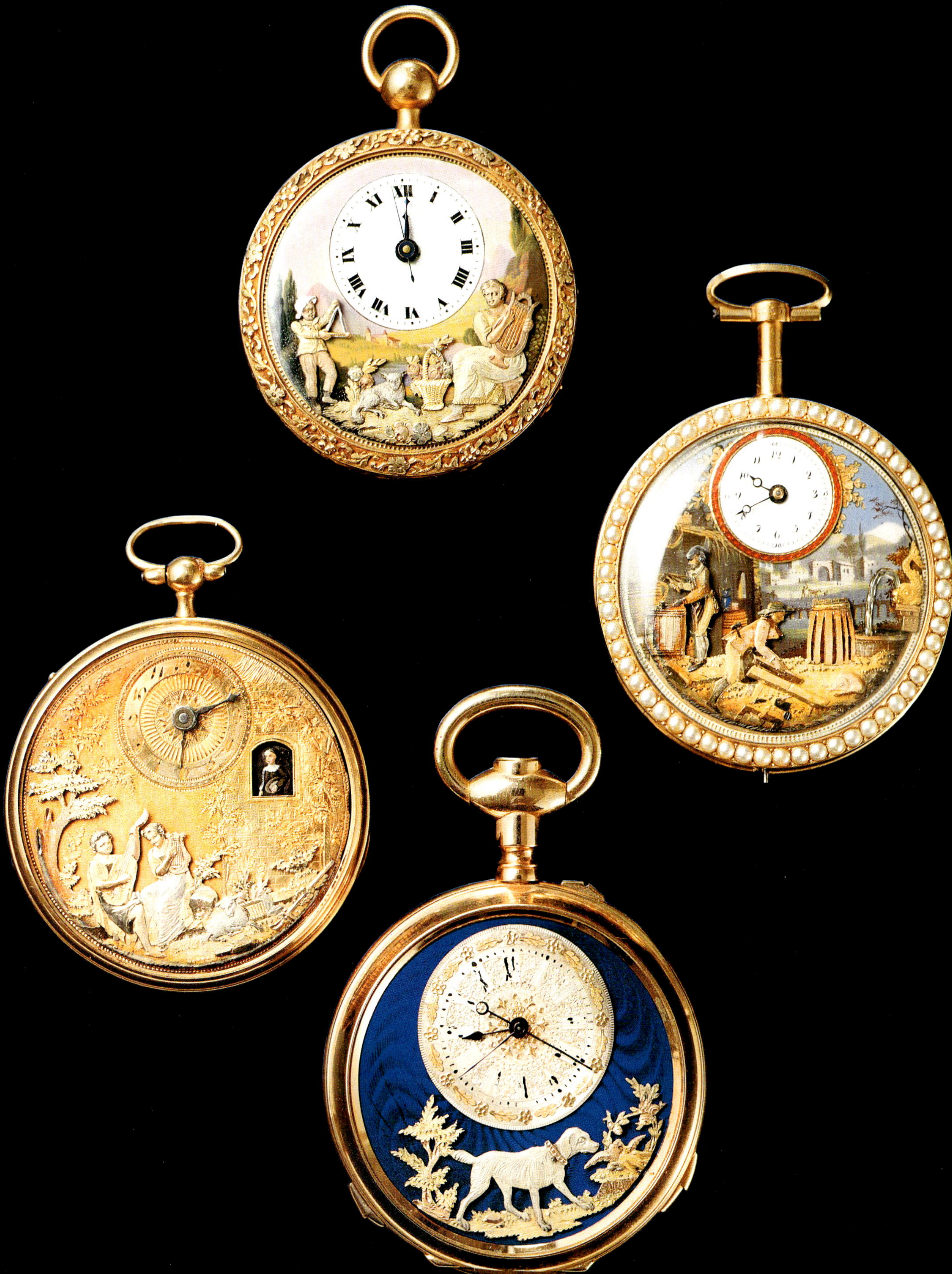

345 Taschenuhrwerk mit Viertelrepetition und Walzenspielwerk, Genf, um 1820. Hier ist dem Viertelrepetierwerk ein Musikwerk angegliedert worden. Es wurde stündlich vom Gehwerk ausgelöst oder es konnte separat betätigt werden. Feuervergoldetes Werk mit Zylinderhemmung. ∅ = 54.

Seit 1800 werden anstatt Glocken in Musikwerken Tonfedern verwendet, die direkt von den Stiften in der Walze angerissen wurden. Diese Erfindung geht auf A. Favre zurück. Da die Tonfedern sehr viel weniger Platz benötigten, konnte die Stimmenzahl beträchtlich erhöht werden. 30 bis 40 Tonfedern sind keine Seltenheit. Walzenspielwerke mit Tonfedern wurden hauptsächlich in Genf hergestellt. Zuerst bestanden die Tonfedern aus einzelnen oder doppelten Zungen, später fertigte man den ganzen »Kamm« aus einem Stück. P. S. Meylan und I. D. Piguet ersetzten um 1810 die Walze durch eine Scheibe (s. Abb. 323). Nun konnten auch die »dicken« Musiktaschenuhren, die eine reine Modeerscheinung in der Zeit von 1810 bis 1840 waren, sehr viel flacher gebaut werden.

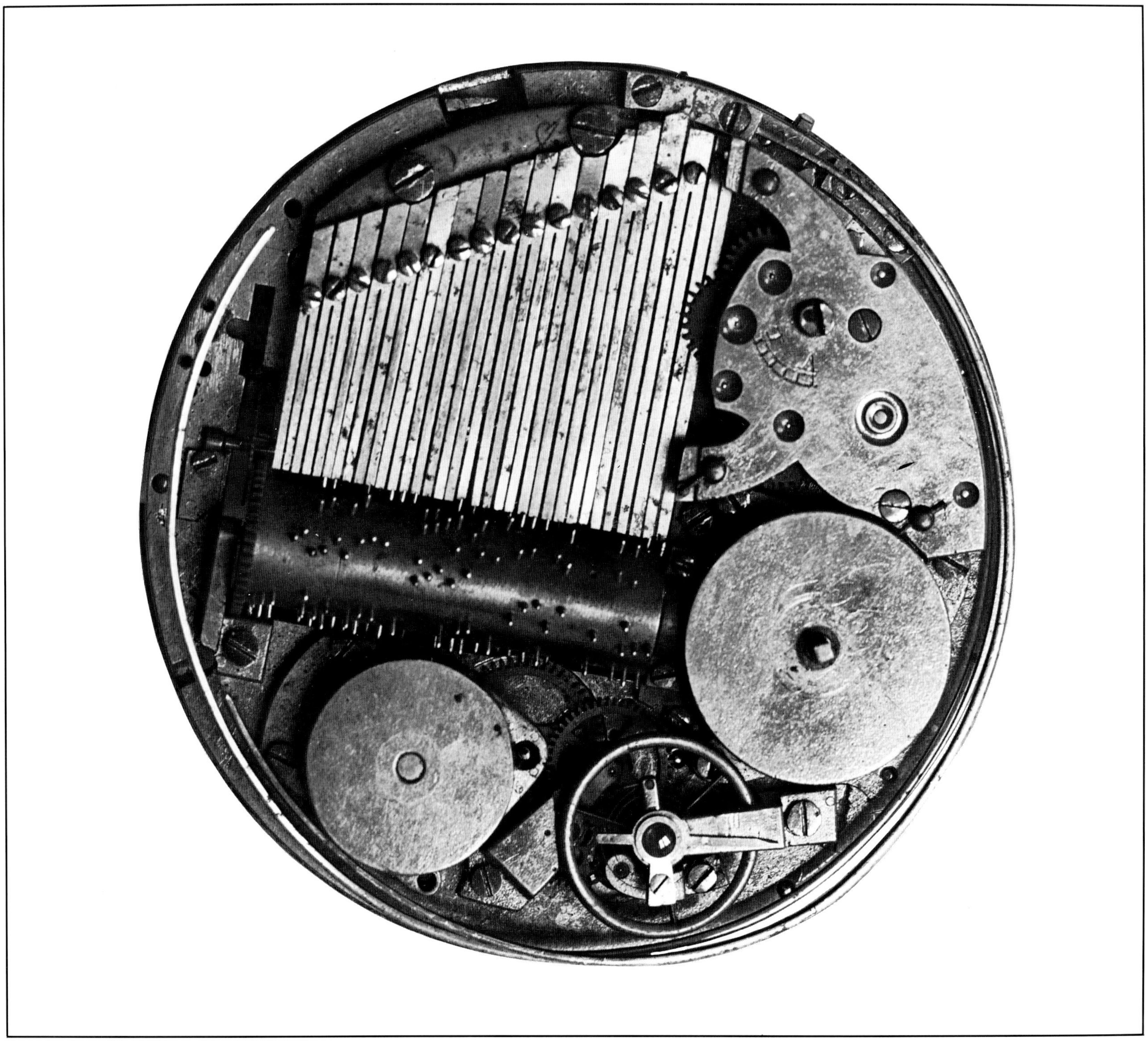

346–348 Goldtaschenuhr mit Musik-Automat. Genf, um 1820. Signiert: J(ea)n P(ier)re Desire à Genève. Guillochiertes Goldgehäuse mit gerippter Wandung. Emailzifferblatt mit Stahlzeigern. Feuervergoldetes Werk mit Viertelstundenrepetition und Musik-Walzenspielwerk. Auslösen des Automaten durch Drücken des Pendants. Der erotische Automat mit drei Personen verbirgt sich unter einer kleinen gravierten Klappe, die man aufspringen lassen kann. Die drei Personen treiben ein freizügiges Liebesspiel. Wird der Deckel geschlossen, zeigt die Gravur »symbolisch« das Werben eines jungen Mannes um eine im Park sitzende Frau. Auf dem Federhaus für das Gehwerk ist das »Regulierzifferblatt« eingraviert: A = avance, R = retard. Das große Federhaus links ist für das Musikspielwerk. Zylinderhemmung ist bei diesen Werken üblich. ∅ = 66.

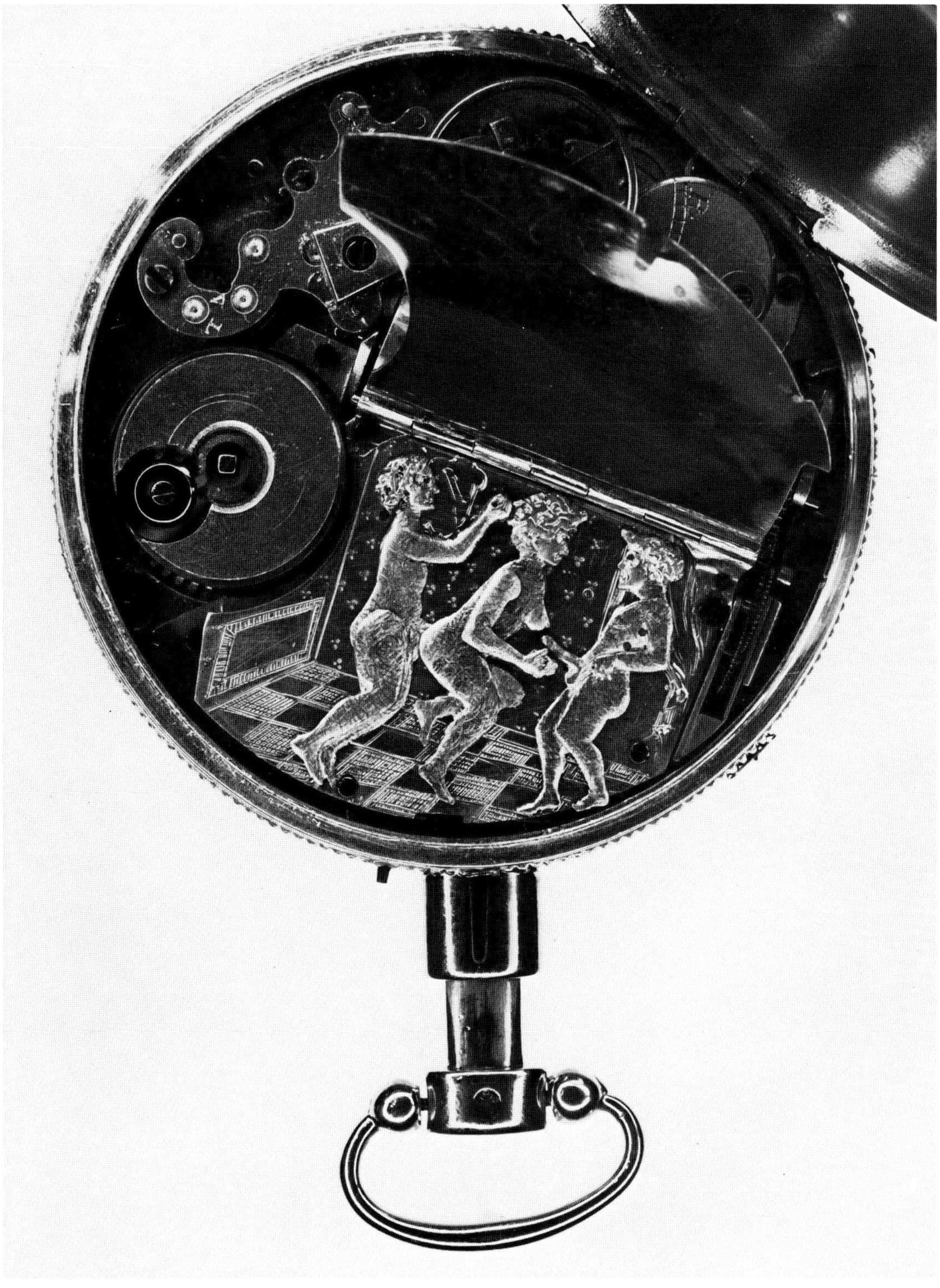

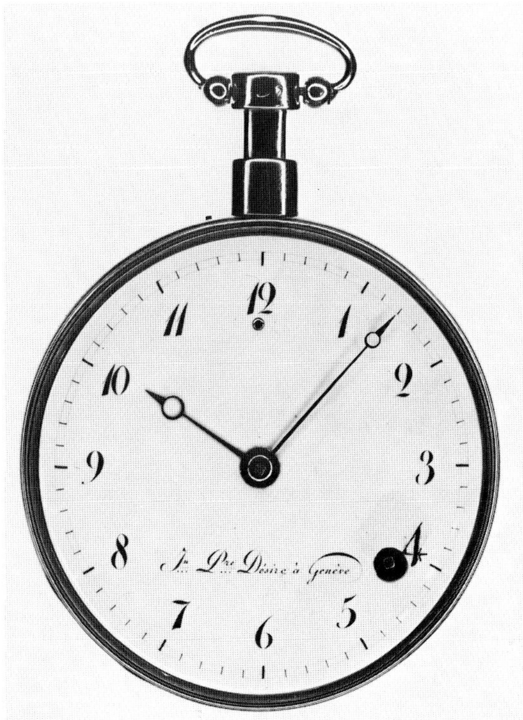

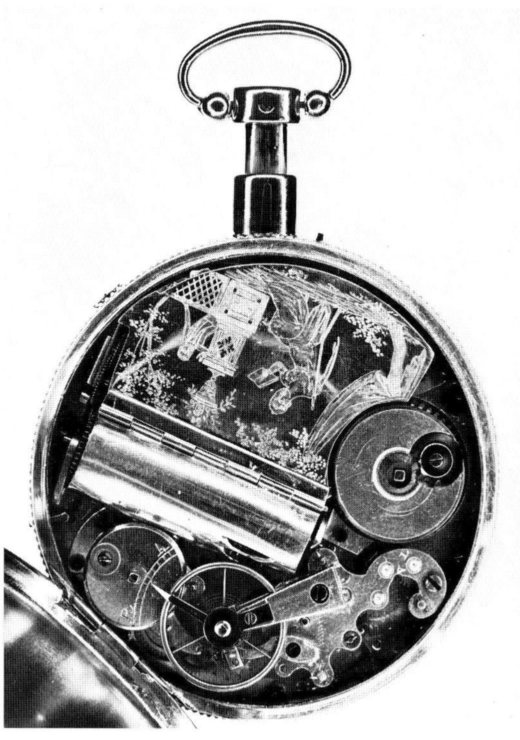

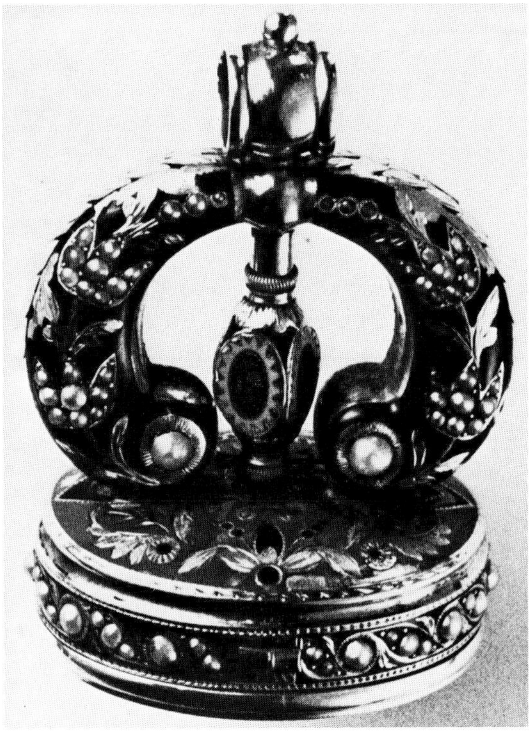

351 Goldtaschenuhr mit Musikwerk und Viertelstundenrepetition, Genf, um 1830. Glattes Gehäuse mit fein gerippter Wandung. Weißes Emailzifferblatt mit feinen Stahlzeigern. Am Gehäuse seitlicher kleiner Schieber für die Spielwerkarretierung. Auslösen des Repetierwerkes durch Drücken des Pendants. Feuervergoldetes Werk mit automatischer stündlicher Spielwerkauslösung. Die Ablaufgeschwindigkeit des Musikspielwerkes wird bei nachlassender Federkraft automatisch nachgeregelt. Zylinderhemmung. ∅ = 55.

352 Goldtaschenuhr mit Musikwerk und Viertelstundenrepetition, Genf, um 1820. Guillochiertes Gehäuse mit glatter Wandung. Emailzifferblatt. Feuervergoldetes Werk mit polierten Stahlhebeln. Selbsttätige stündliche Auslösung des Spielwerkes. Viertelrepetition durch Drücken des Pendants. Unter dem Zifferblatt sind 28 Zungen, die über und unter die Stiftscheibe greifen. Dadurch kann die Scheibe gegenüber einer Walze sehr flach gehalten werden. Zylinderhemmung mit linkslaufendem Zylinderrad. ∅ = 65.

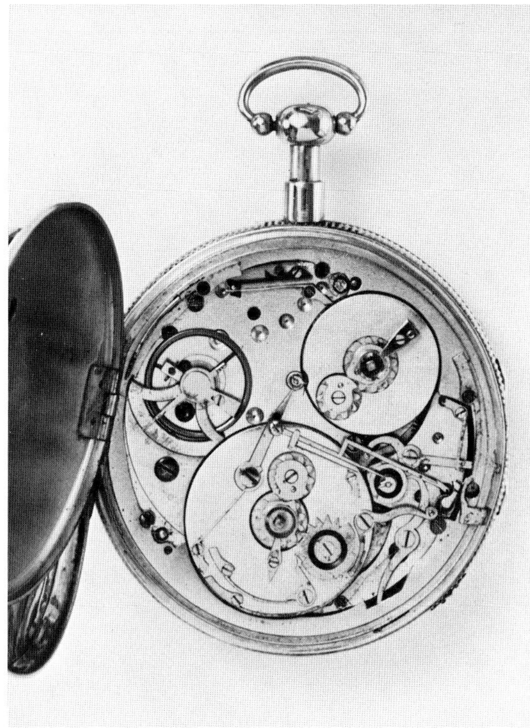

351 △

352 ▽

349–350 Goldemail-Berlocke mit Walzenspielwerk, Genf, um 1810. Das getriebene, gravierte und ziselierte Gehäuse ist mit Perlen und transluzidem Email verziert, ebenso die stilisierten Fische über dem ovalen Sockel. Durchgehende Aufzugswelle im Ringknopf. Aufklappbarer Sockelboden. Spielwerk mit Walze und Zungen. Auslösen des Spielwerkes durch seitlichen Schieber an der Gehäusewandung. ∅ = 35, H = 52.

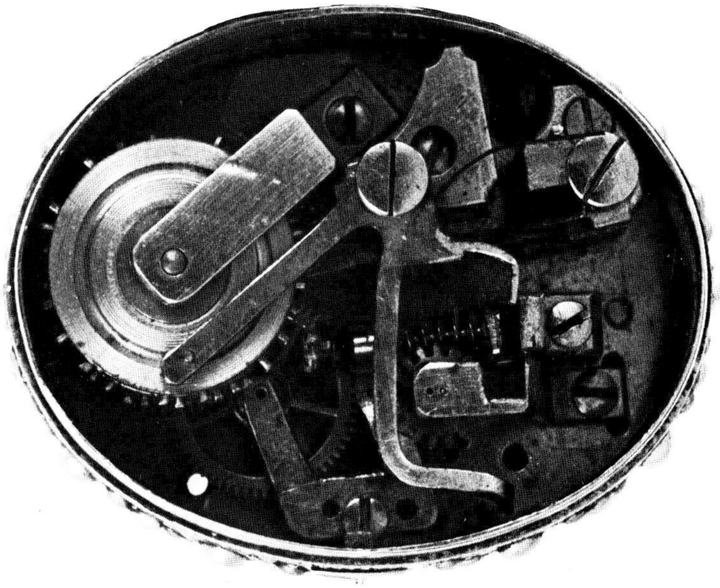

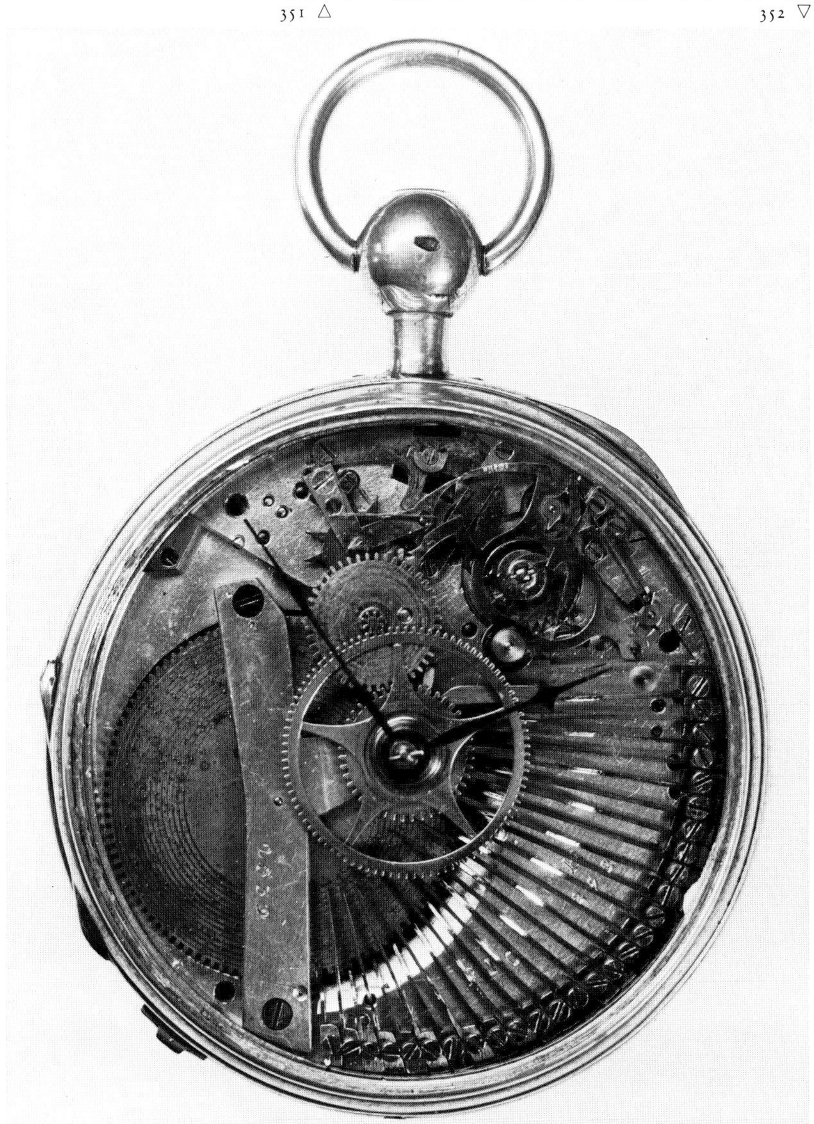

△ 350

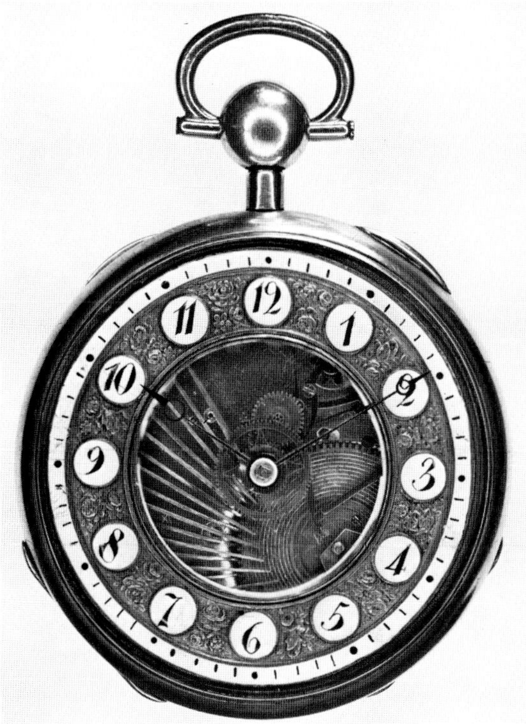

353 △ 354 ▽

353–354 Silbertaschenuhr mit Musikwerk und Viertelstundenrepetition, Genf, um 1820. Glattes Silbergehäuse. Schmales Ringzifferblatt mit Emailkartuschen und verglastem Zentrum. Feuervergoldetes Werk mit polierten Stahlhebeln. Großes Federhaus für das Spielwerk mit automatischer Ablaufregulierung (A–B) bei nachlassender Federspannung. Selbständige stündliche Auslösung des Spielwerkes, die auch manuell beliebig oft wiederholt werden kann. Auslösung des Schlagwerkes durch Drücken des Pendants. Viertel- und Stundenrechen liegen rechts oben über der Platine. Zylinderhemmung mit linkslaufendem Zylinderrad. ∅ = 62.

355–356 Goldtaschenuhr mit Musikwerk und Viertelstundenrepetition, französisch, um 1830. Signiert: Blondeau. Guillochiertes Goldgehäuse mit fein gerippter Wandung. Geprägtes Goldzifferblatt mit Goldzeigern. Feuervergoldetes Werk mit polierten Hebeln. Die Schlagwerkhebel und auch die Musikwerkhebel liegen über der Platine. Federhaus M gehört zum Musikspielwerk, Federhaus G zum Gehwerk. Selbsttätige stündliche Auslösung des Spielwerkes; Auslösen des Schlagwerkes durch Drücken des Pendants. Dreischenklige Unruhe mit flacher Spirale und Temperaturkompensation an der Spirale nach Breguet. Zylinderhemmung. ∅ = 58.

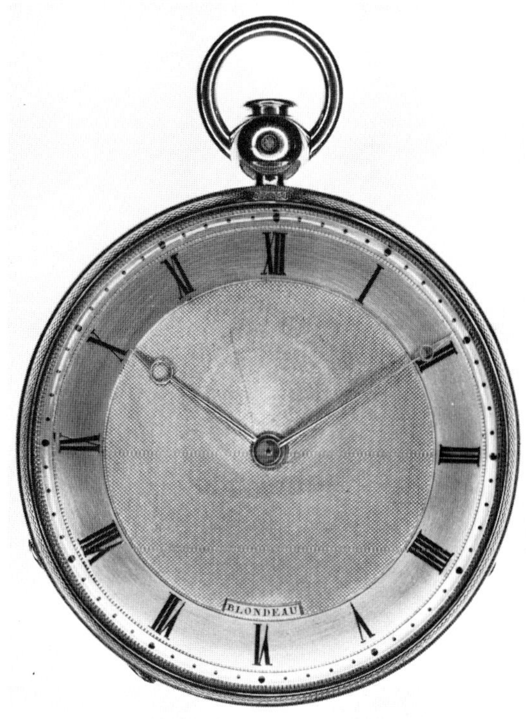

355 △ 356 ▽

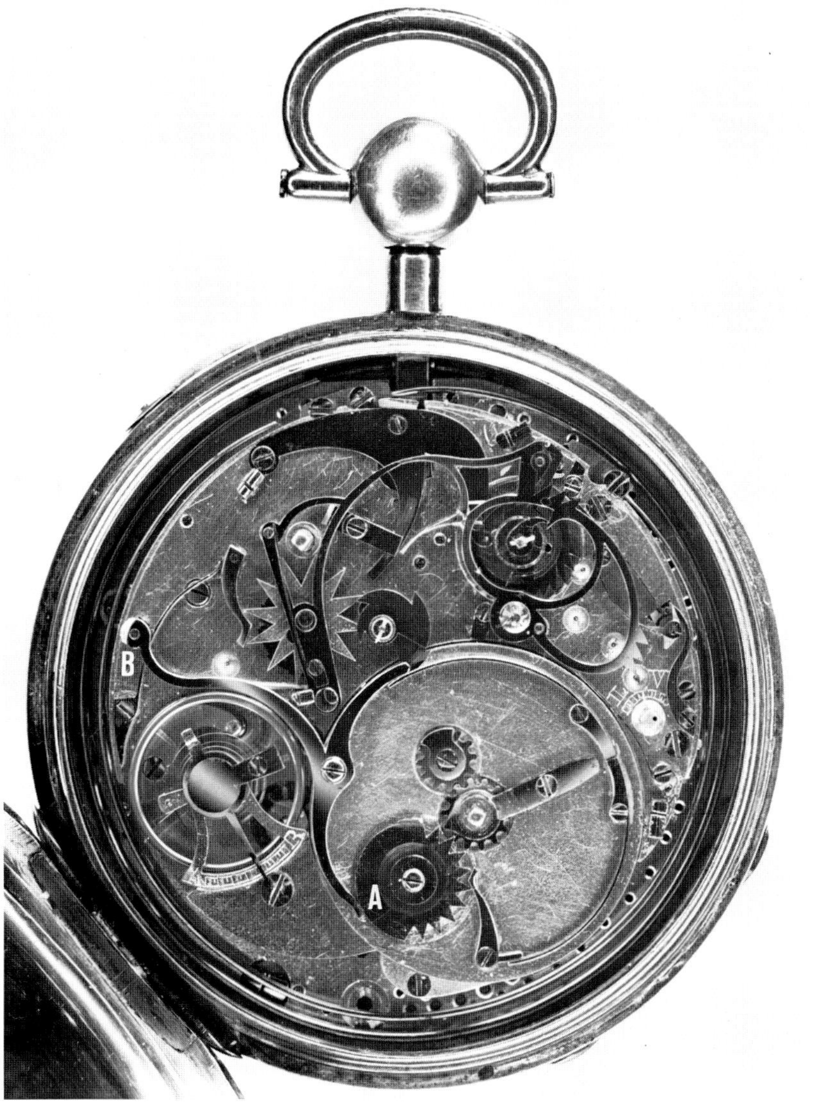

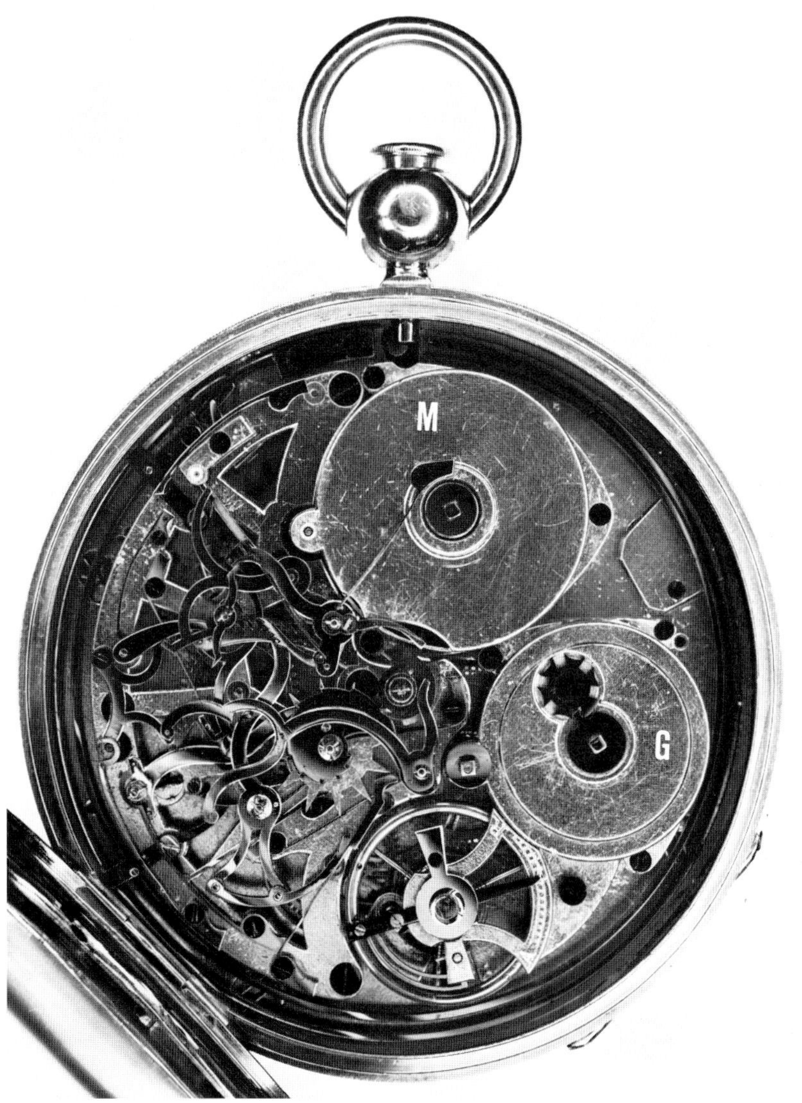

357 Vergoldete Taschenuhr mit Viertelstundenrepetition, französisch, um 1830. Guillochiertes Gehäuse mit glattem Rand. Vergoldetes Zifferblatt mit Emailkartuschen für die Zahlen und bunt emailliertes Zentrum mit Amor auf einem Steitwagen, Tauben und brennenden Herzen. Feuervergoldetes Werk mit Kette und Schnecke. Auslösen des Schlagwerkes durch Drücken des Pendants. Spindelhemmung.

358 Goldtaschenuhr mit Viertelstundenrepetition, französisch, um 1820. Fein guillochiertes Gehäuse mit gerippter Wandung. Geprägtes Goldzifferblatt mit Emailkartuschen und Wellenzeigern. Feuervergoldetes Werk mit Kette und Schnecke. Auslösen des Schlagwerkes durch Drücken des Pendants. Spindelhemmung. ∅ = 45.

359 Silbertaschenuhr mit Viertelstundenrepetition, französisch, um 1830. Signiert: Breguet Fils. Strahlenförmig guillochiertes Gehäuse mit feingerippter Wandung und Lunette. Emailzifferblatt mit Stahlzeigern. Feuervergoldetes Wer mit gravierter Platine und polierter Stahlspindelbrücke. Auslösen des

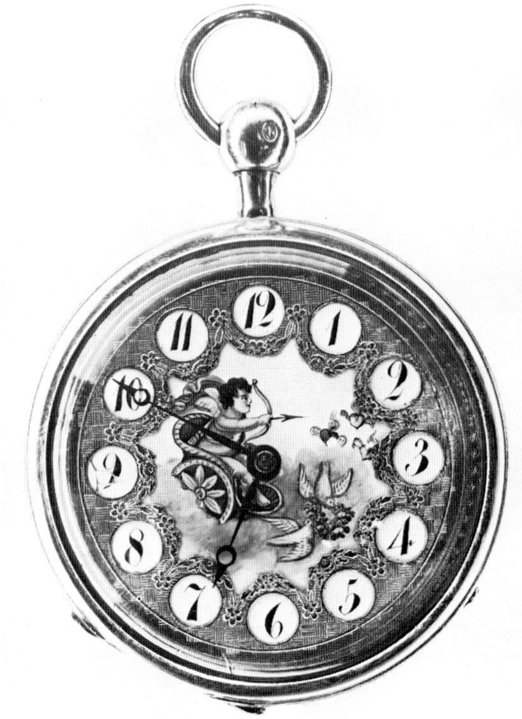

357 △

358 ▽

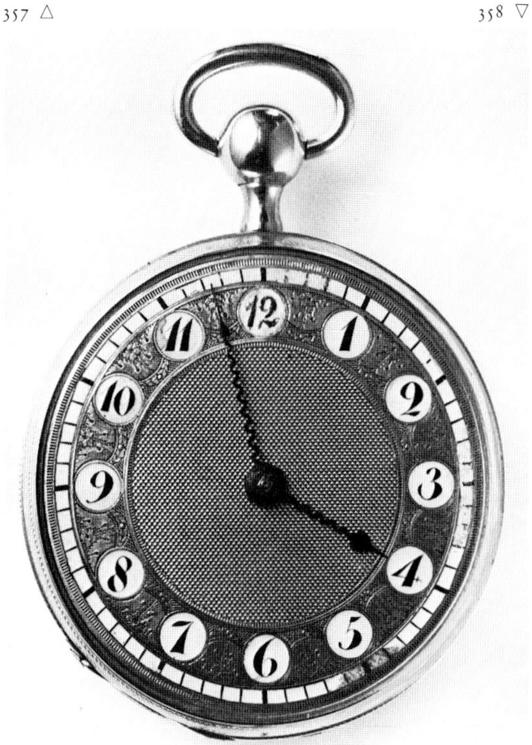

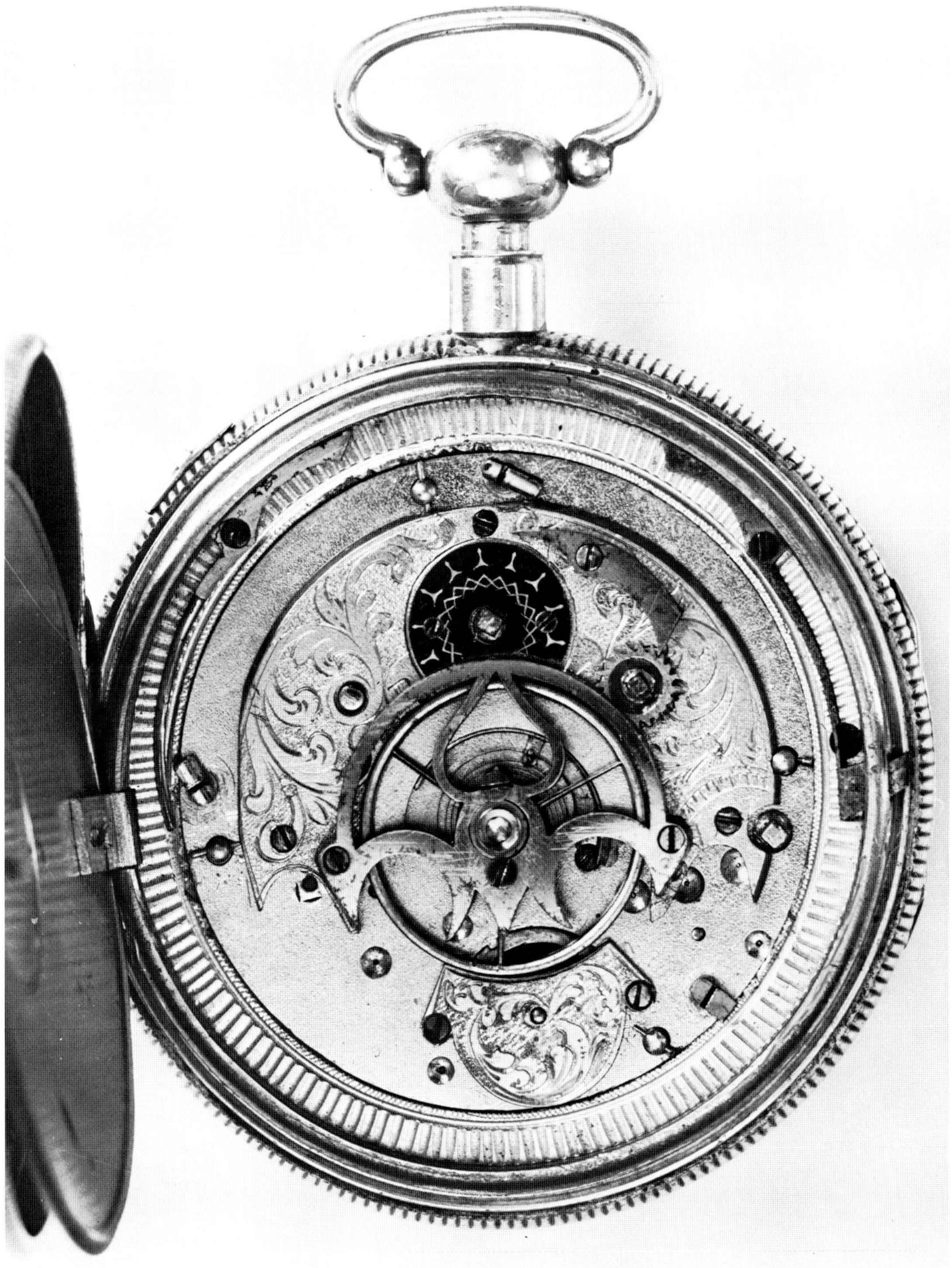

Schlagwerkes durch Drücken des Pendants. Spindelhemmung. ∅ = 55.

360 Goldtaschenuhr mit Viertelstundenrepetition, französisch, um 1840. Signiert: Giteau, Elève de Monsieur Breguet Palais Royal 140 N 415. Glattes Gehäuse mit guillochierter Wandung. Silberzifferblatt mit Breguet-Zeigern und geprägtem Zentrum. Vergoldetes Werk in der Art Breguets mit Kompensationsunruhe und fliegendem Federhaus. Zylinderwerk. ∅ = 54.

361 Goldtaschenuhr mit Viertelstundenrepetition, Kette und Original Schlüssel, französisch, um 1813. Signiert: Breguet et fils 2523. Fein guillochiertes Gehäuse. Silberzifferblatt mit Stahlzeigern und aus der Mitte nach rechts gerückter kleiner Sekunde zwischen III und IIII. Vergoldetes Werk mit Zylinderhemmung. ∅ = 42.

362 Golduhr mit erotischem Automat und Viertelstundenrepetition, französisch, um 1810. Signiert: Lépine. Fein guillochiertes Gehäuse. Silberzifferblatt mit geprägtem Zentrum und Stahlzeigern nach Breguet. Nach unten versetztes Fenster mit goldenem Verschluß und seitlichem Schieber. Dahinter in mehrfarbigem Gold gearbeiteter Figurenautomat, der sich beim Auslösen des Schlagwerkes durch Drücken des Pendants in Bewegung setzt. Feuervergoldetes Werk mit Kette, Schnecke und Spindelhemmung. ∅ = 55.

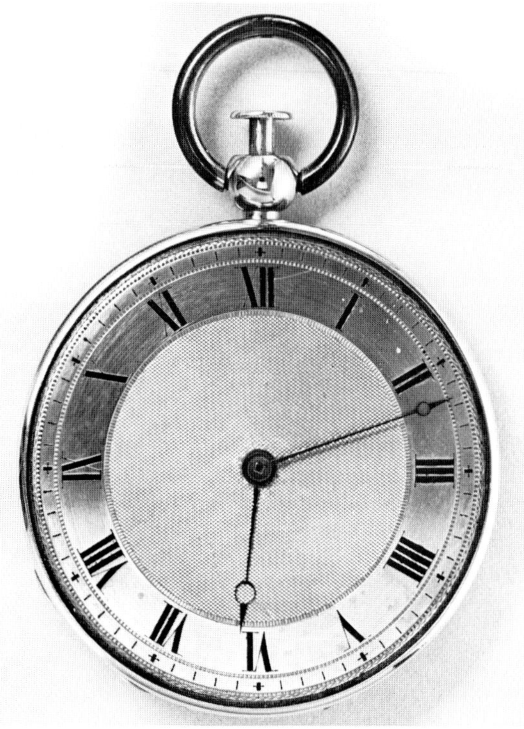

360 △ 361 ▽

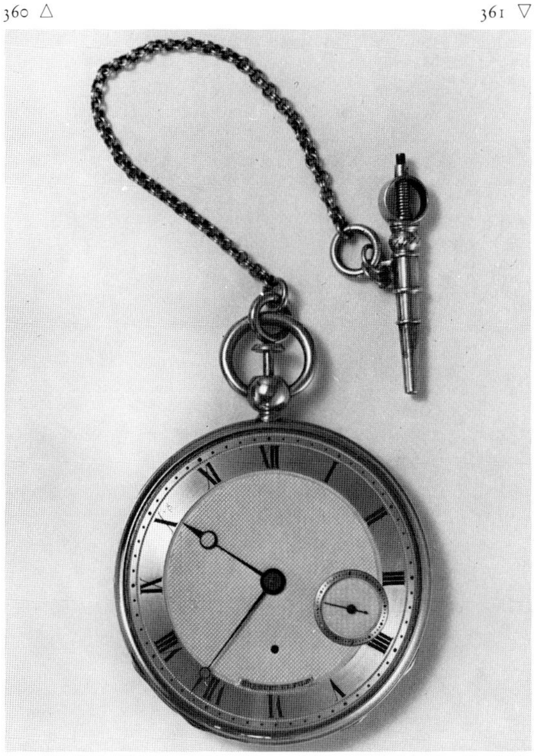

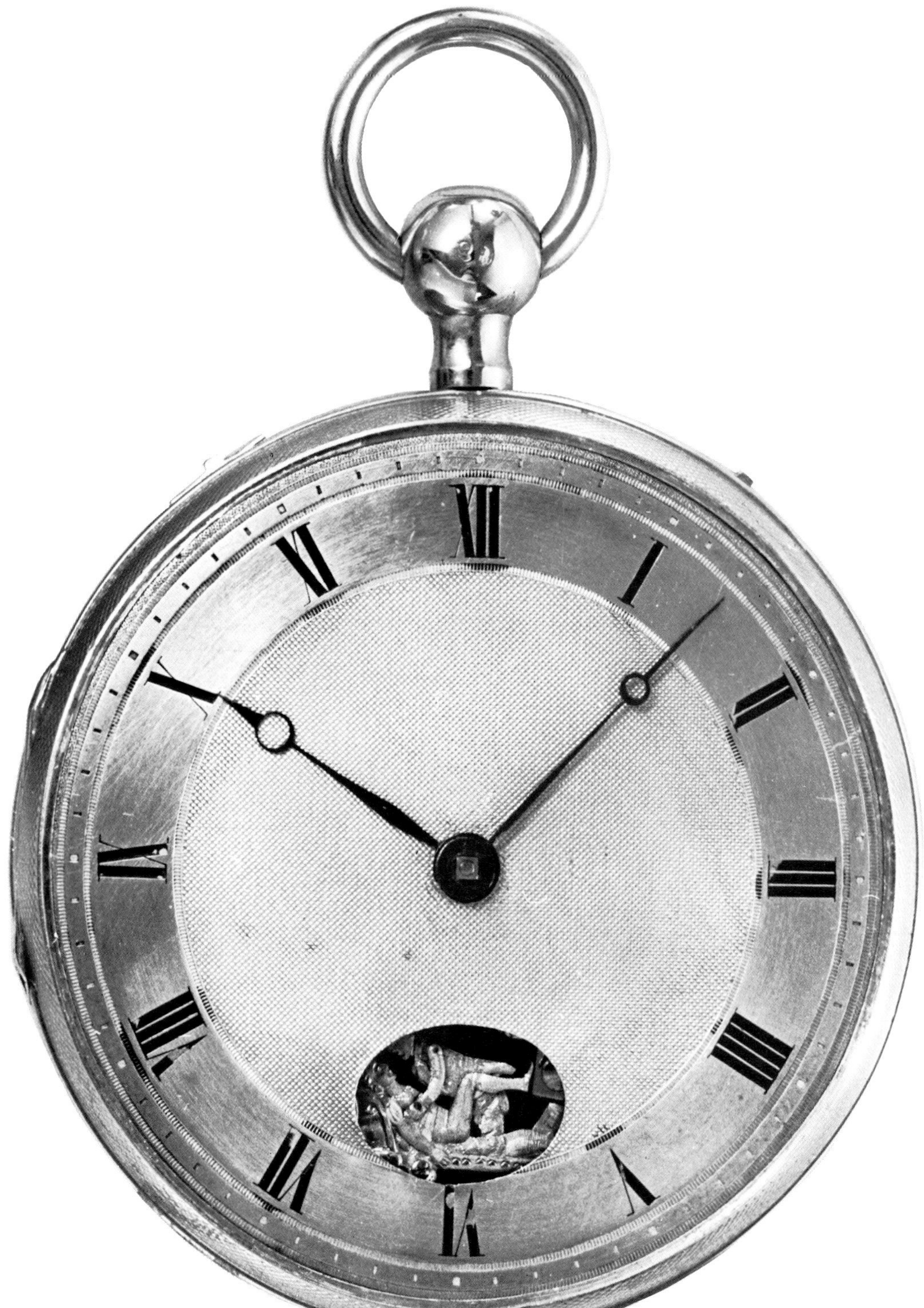

362 ▷

363–365 Goldtaschenuhr mit Viertelstundenrepetition und Kalender, französisch, um 1805. Signiert: Hil(ai)re Bassereau. Glattes Goldgehäuse mit gerippter Wandung. Goldzifferblatt mit geprägtem Zentrum, kleiner Sekunde und Stahlzeigern. Im Staubdekkel Kalender aus der Mitte für 1 bis 31 Tage. Am äußeren Rand Zeitgleichungstabelle für alle Monate von 5 bis 5 Tagen. Vergoldetes Werk mit einzelnen Räderbrücken. Fünfschenklige Unruhe mit Temperaturkompensation an der Spirale. Chronometerhemmung mit Wippe.

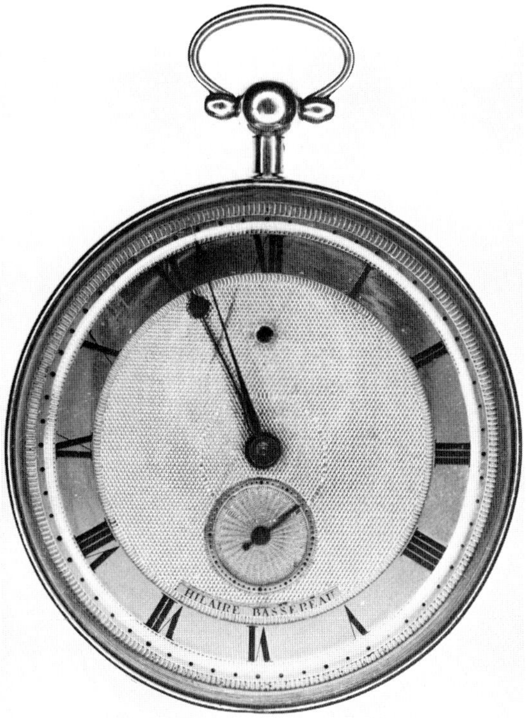

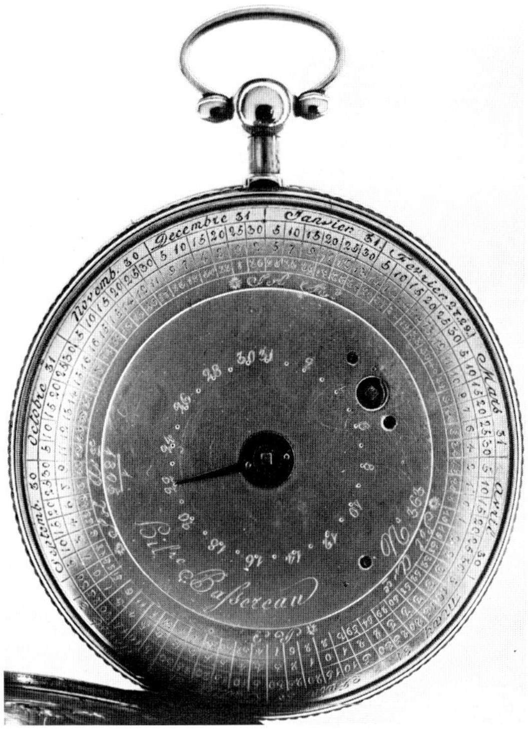

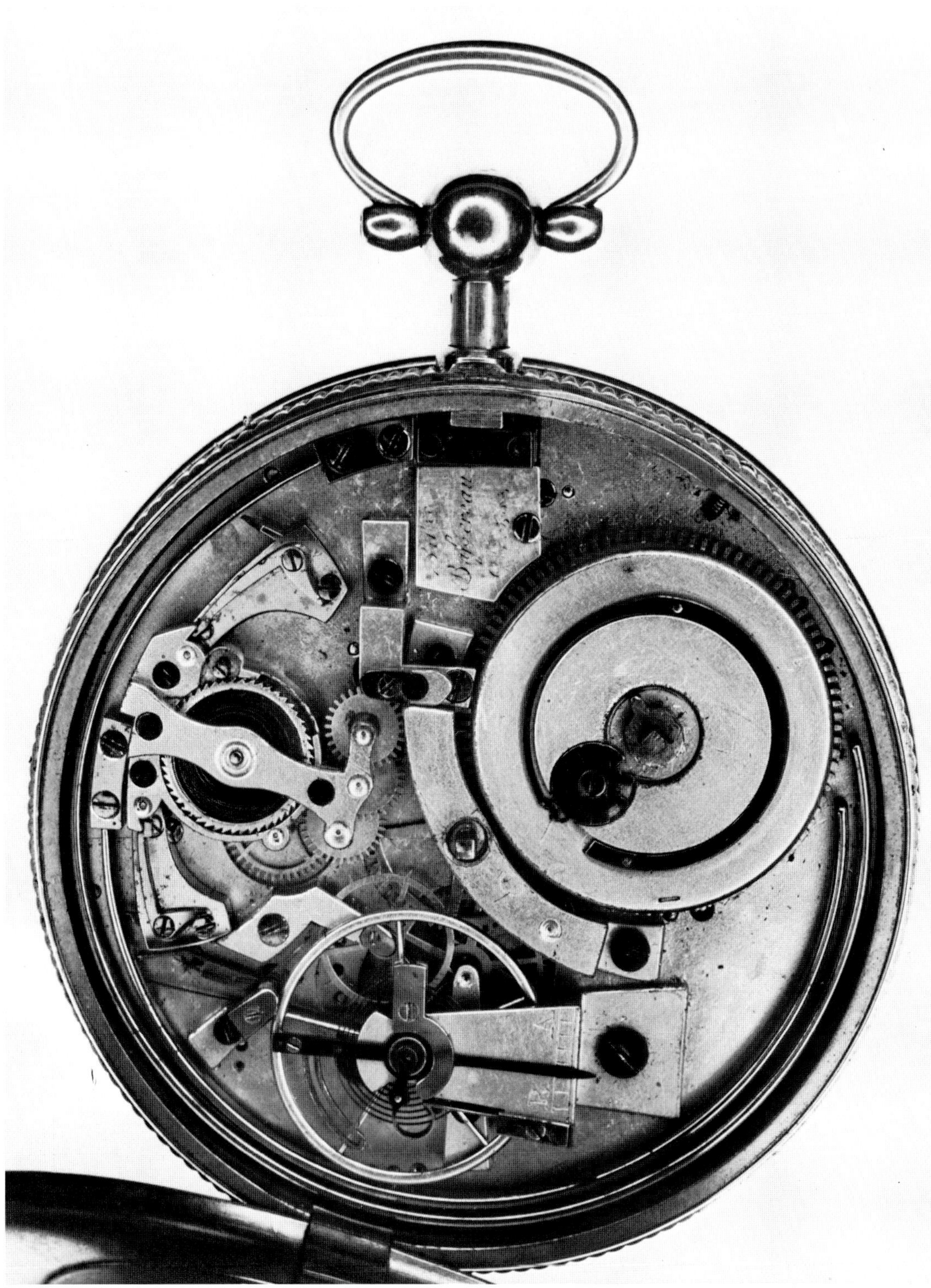

366–368 Goldtaschenuhr mit Viertelstundenrepetition, französisch, um 1840. Guillochiertes Gehäuse mit seitlichem Schieber zum Abstellen des Schlagwerkes. Geprägtes Silberzifferblatt mit vergoldeten Zeigern. Unter dem Zifferblatt (Abb. 366) erkennt man links oben die polierten Schlagwerkhebel. Auslösen des Schlagwerkes durch Drücken des Pendants. Das vergoldete Werk hat einzelne Räderbrücken und 6 Rubinlager für Unruhe und Zylinderrad. Zylinderhemmung. ∅ = 34.

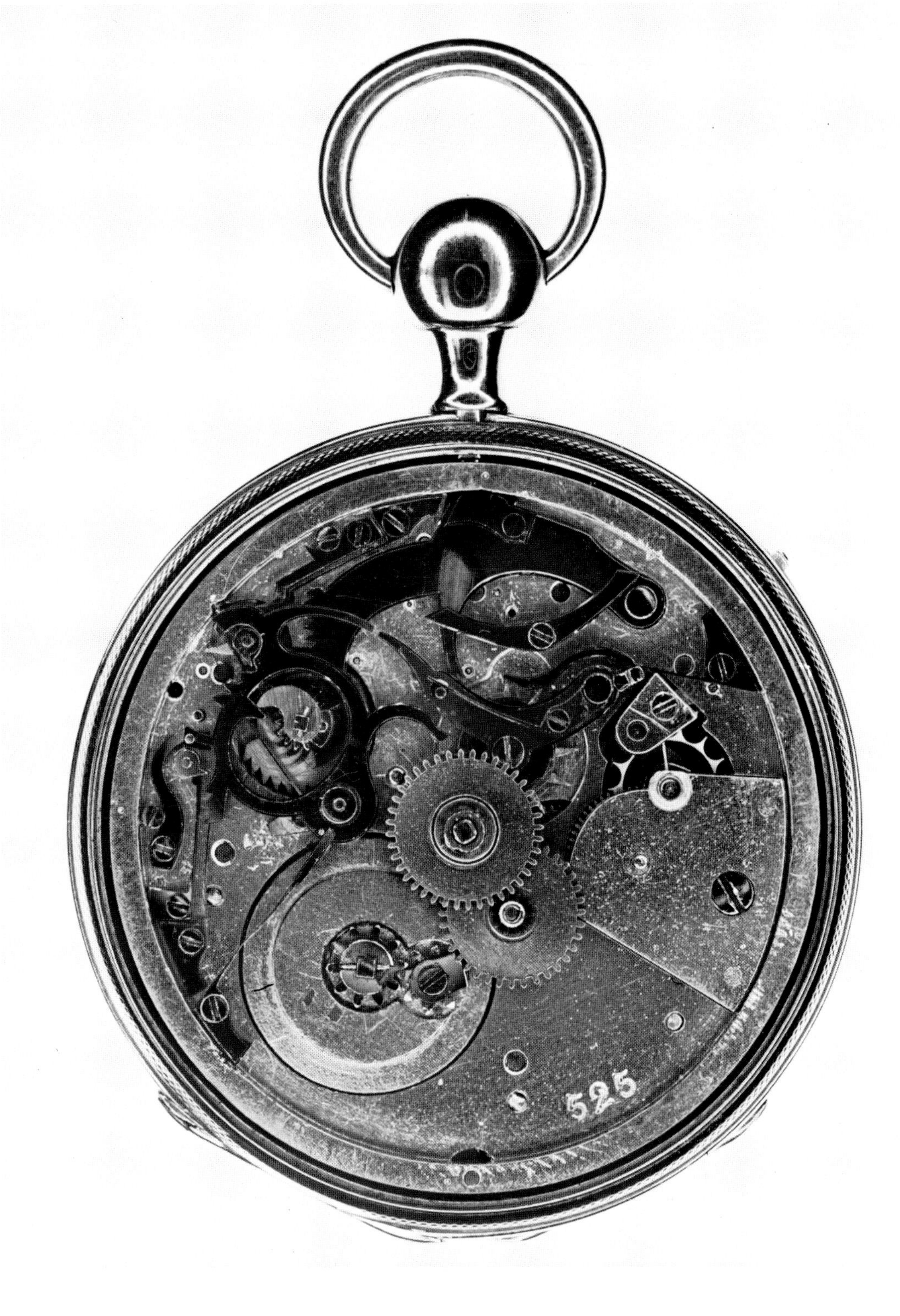

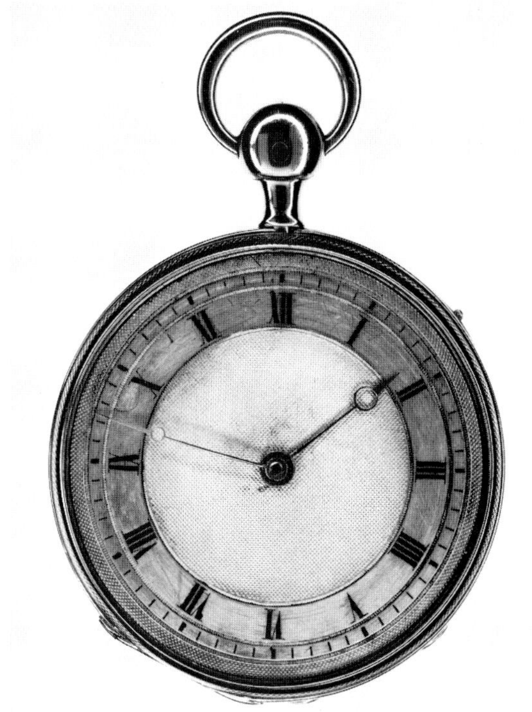

367 △

368 ▽

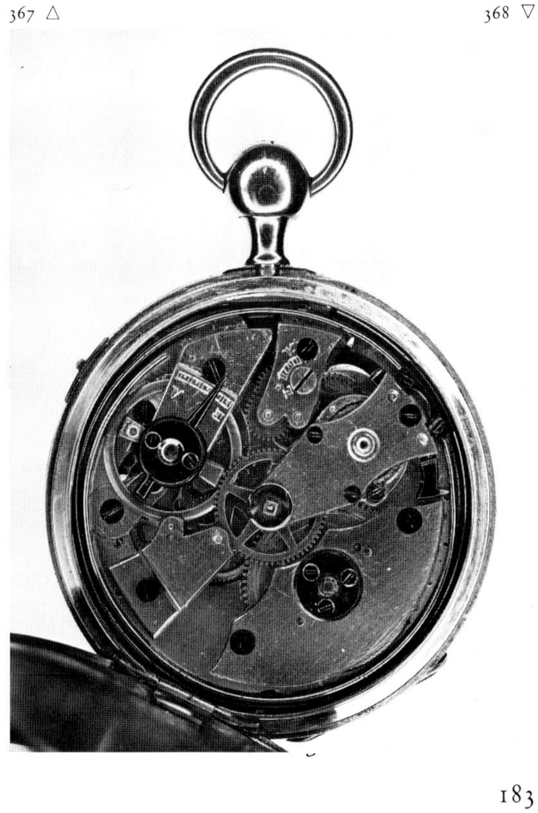

369–373 Silbertaschenuhr mit Viertelstunden-Drehrepetition, französisch, um 1840. Signiert: Courtener à Strasbourg. Glattes Gehäuse. Weißes Emailzifferblatt mit Stahlzeigern. Feuervergoldetes Werk mit Kette und Schnecke. Aufziehen des Viertelschlagwerkes durch Drehen der Krone. Beim Loslassen läuft das Schlagwerk ab. Der Aufzughebel A ist unter der Viertelstaffel V gelagert. Alle Hebel, auch der Viertelrechen R, sind poliert. Die Unruhe mit flacher Spirale hat große Goldschrauben im Reif. Ebenso ist auch das Duplexrad aus Gold. Der Finger F unter den Unruhschenkeln ist gut zu erkennen. Duplexhemmung. ∅ = 60.

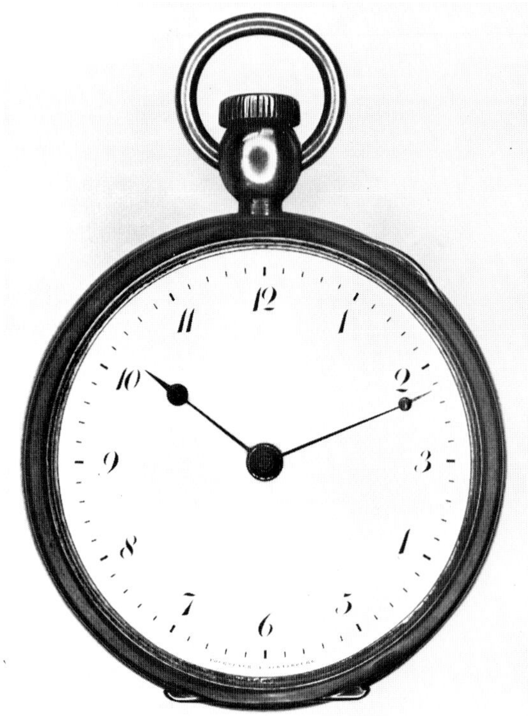

369 △

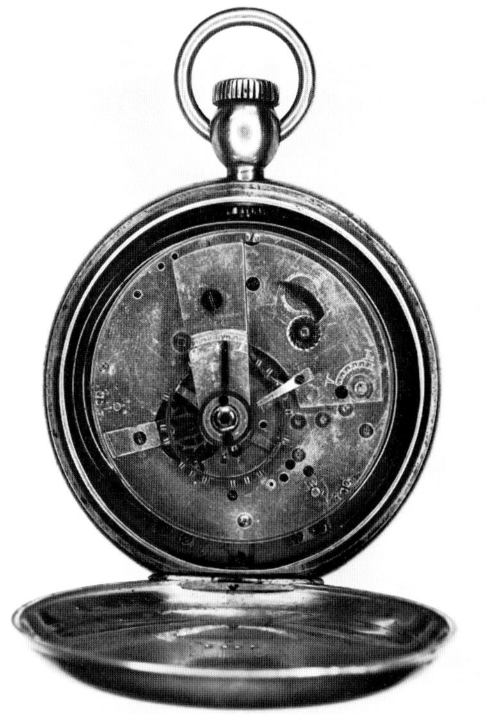

370 △

371 ▽

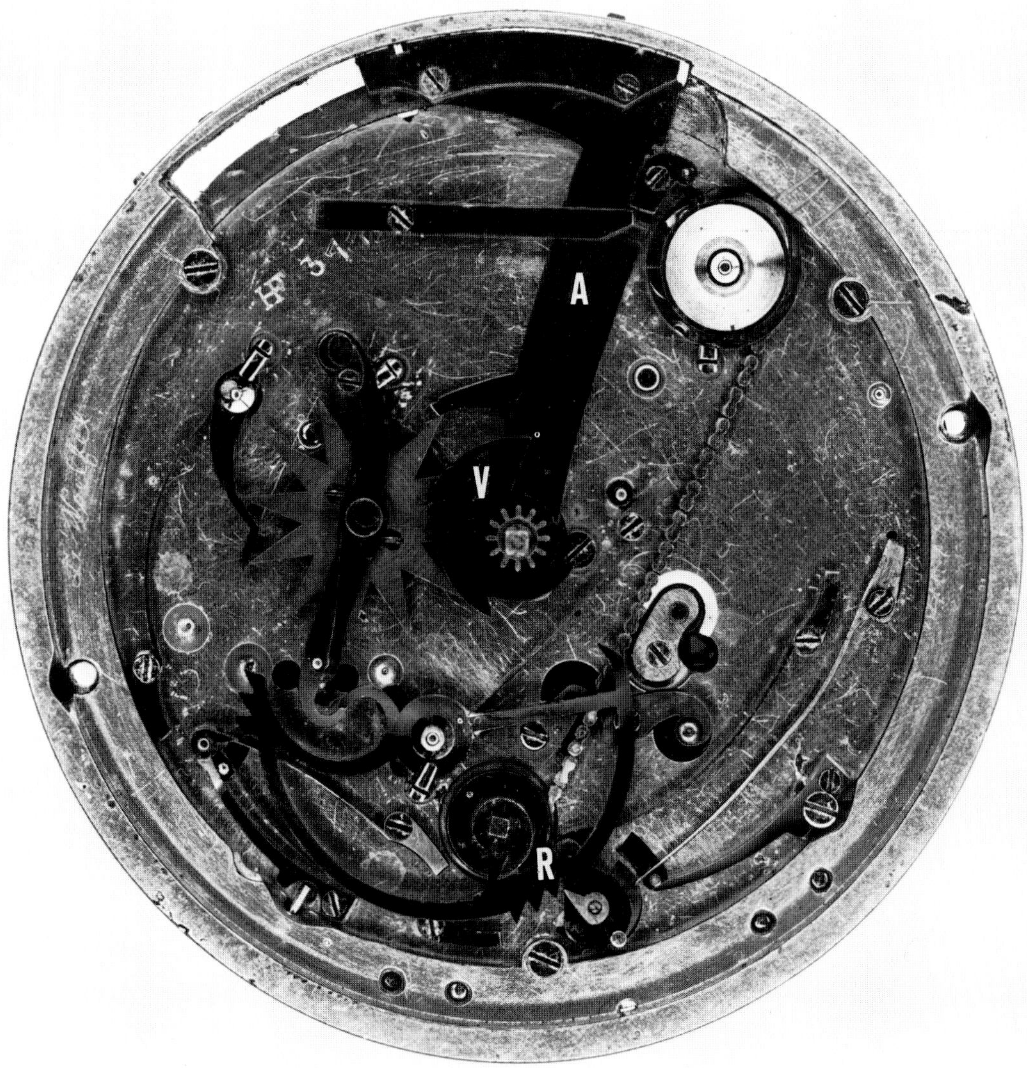

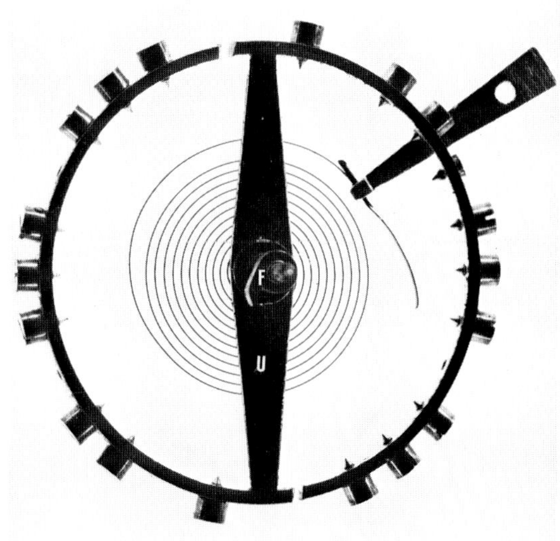

372 △

373 ▽

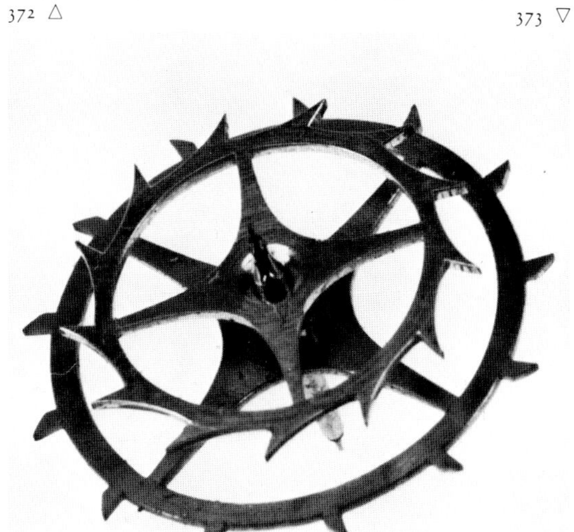

374–376 Goldtaschenuhr mit Minutenrepetition, Westschweiz, um 1840. Glattes Goldgehäuse. Emailzifferblatt mit kleiner Sekunde bei der III und Stahlzeigern. Unter dem Zifferblatt erkennt man genau in der Mitte des Werkes die vierarmige Minutenstaffel. Jeder Arm hat 14 kleine Stufen, die den »14 Minuten« einer Viertelstunde entsprechen. Links davon erkennt man den Minutenrechen kurz über dem Federhaus. Auslösen des Schlagwerkes durch Drücken des Pendants. Schlag auf Tonfedern. Das Werk hat einzelne Räderbrücken, Kompensationsunruhe, flache Spirale und Duplexhemmung.

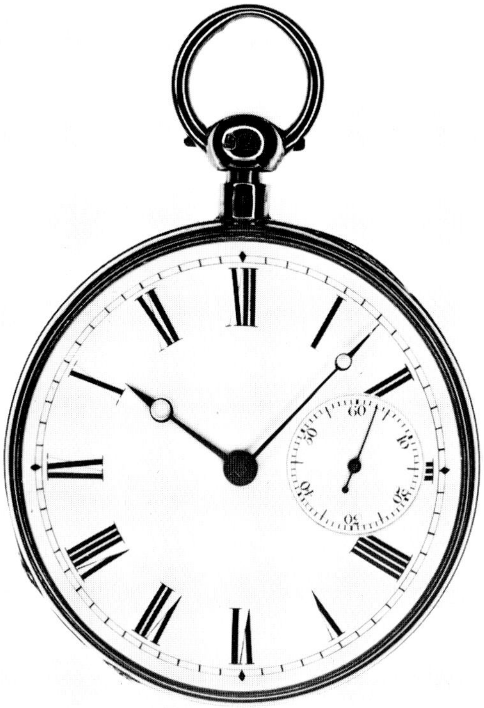

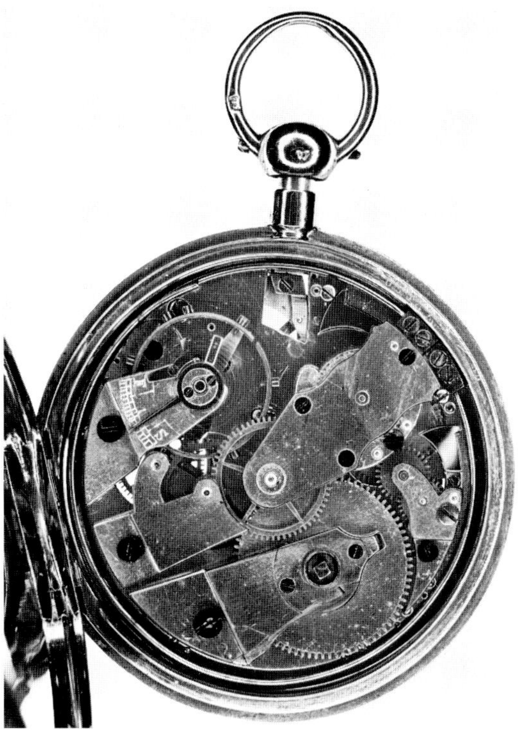

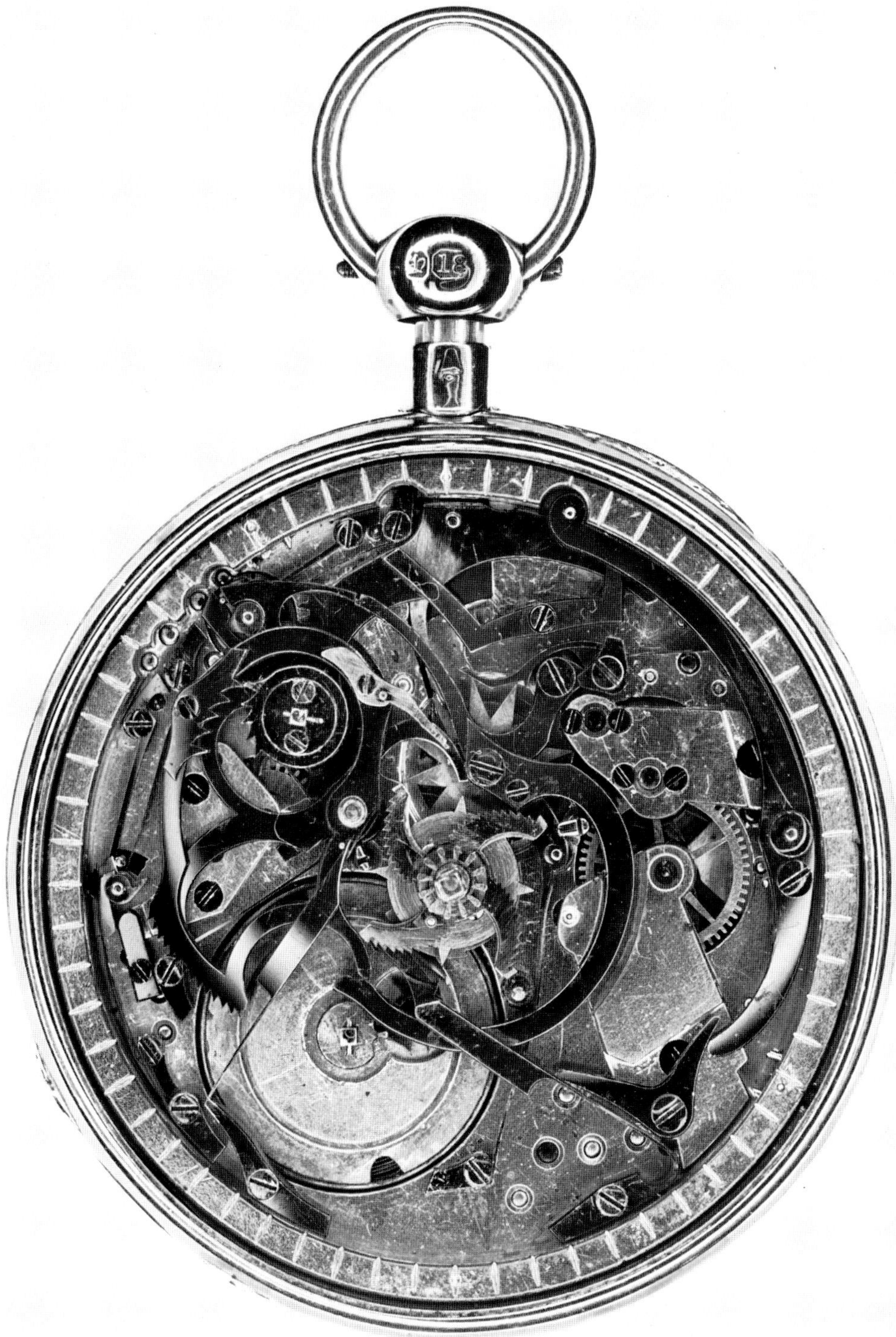

377–378 **Goldtaschenuhr mit Viertelstundenrepetition,** französisch, um 1820. Signiert: Le Roy Her Du Roi. Guillochiertes Gehäuse mit gerippter Wandung. Geprägtes Goldzifferblatt mit Stahlzeigern. Vergoldetes Werk mit einzelnen Räderbrücken. Offenes Schlagwerkfederhaus. Auslösen des Schlagwerkes durch Drücken des Pendants. Große Unruhe mit Temperaturkompensation an der Spirale. Zylinderhemmung.

379 + 381 **Goldtaschenuhr mit Viertelstundenrepetition,** französisch, um 1830. Signiert: Breguet et Fils. Glattes Gehäuse. Emailzifferblatt mit Stahlzeigern. Vergoldetes Werk mit einzelnen Räderbrücken. Offenes Schlagwerkfederhaus. Auslösen des Schlagwerkes durch Drücken eines Knopfes im Pendant. Große Unruhe mit Temperaturkompensation an der Spirale. Zylinderhemmung mit Steinzylinder.

377 ▽

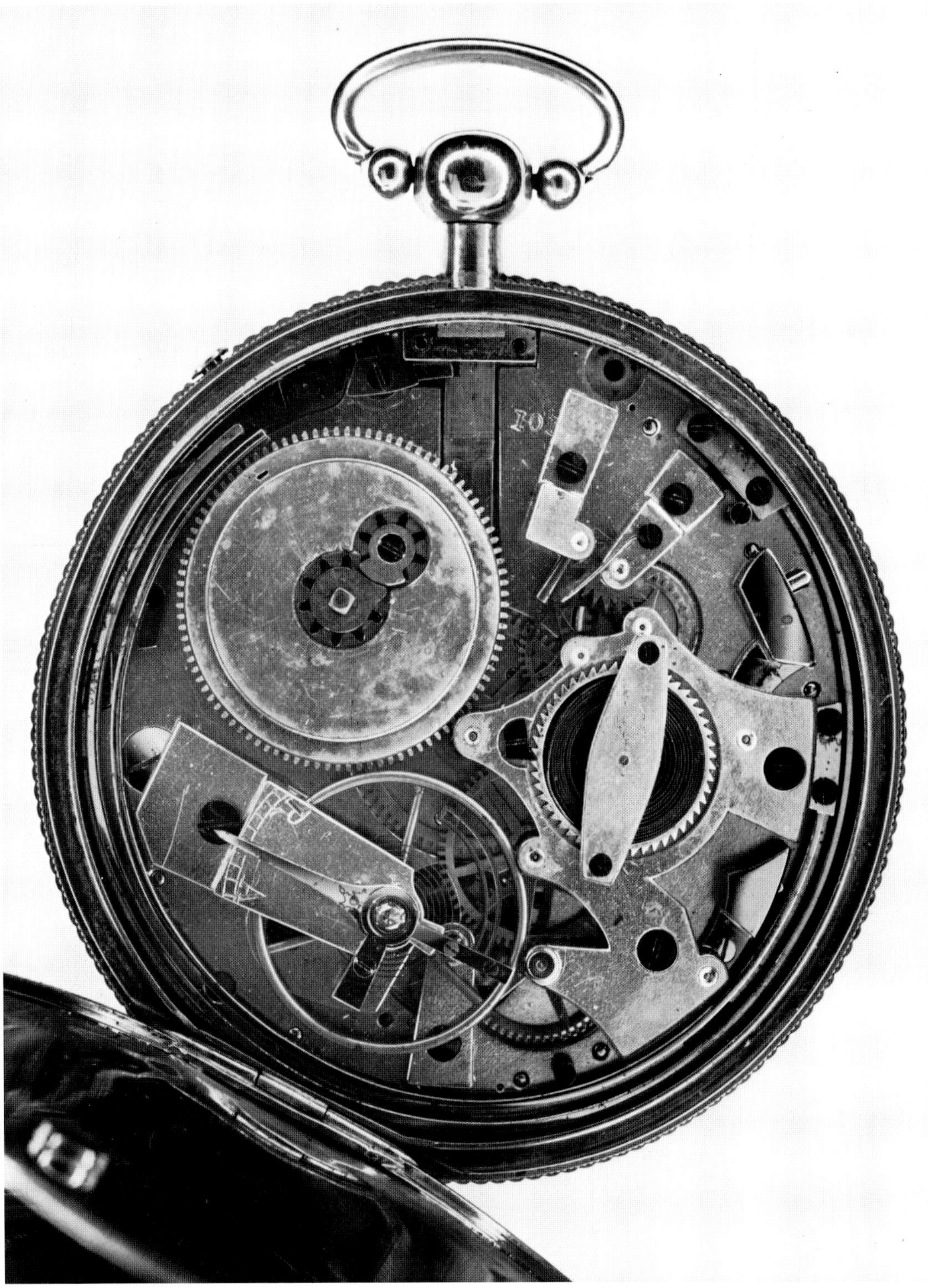

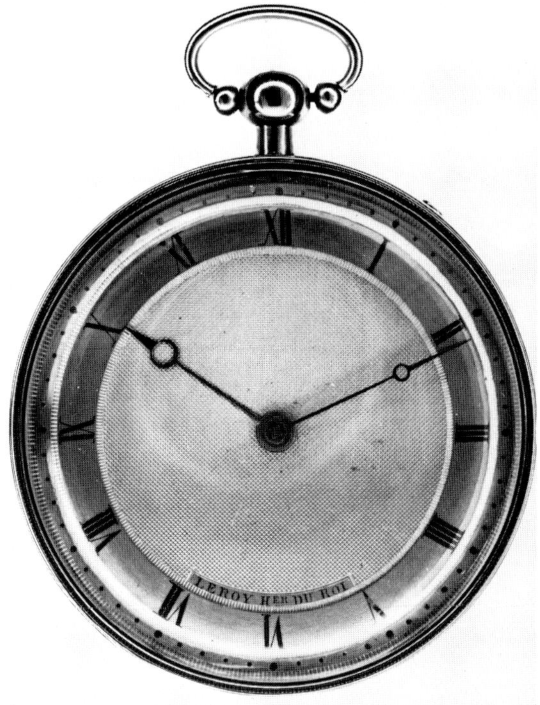

378 △

379 ▽

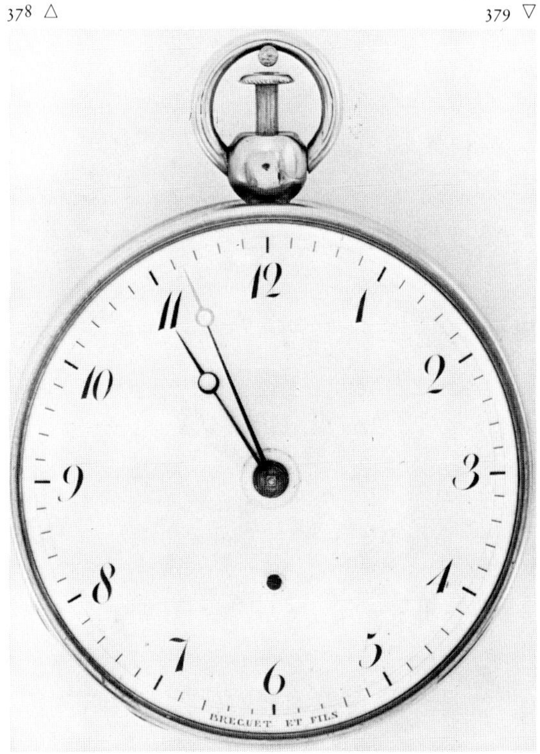

380 + 382 Goldtaschenuhr mit Viertelstundenrepetition, französisch, um 1820. Signiert: Breguet. Glattes Gehäuse, Emailzifferblatt mit kleiner Sekunde bei der VIII und Stahlzeigern. Vergoldetes Werk mit einzelnen Räderbrücken. Auslösen des Schlagwerkes durch Drücken des Pendants. Große aufgeschnittene Kompensationsunruhe mit »Breguet«-Spirale und parachute (Stoß)-sicherung. Chronometerhemmung mit Wippe. ∅ = 60.

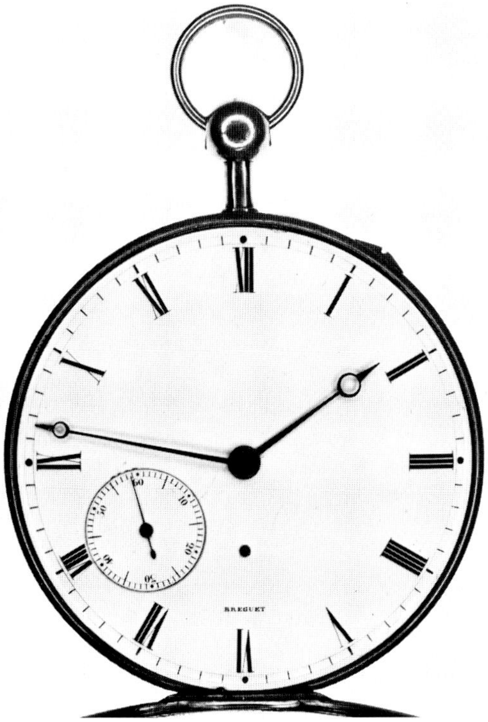

380 △

381 ▽

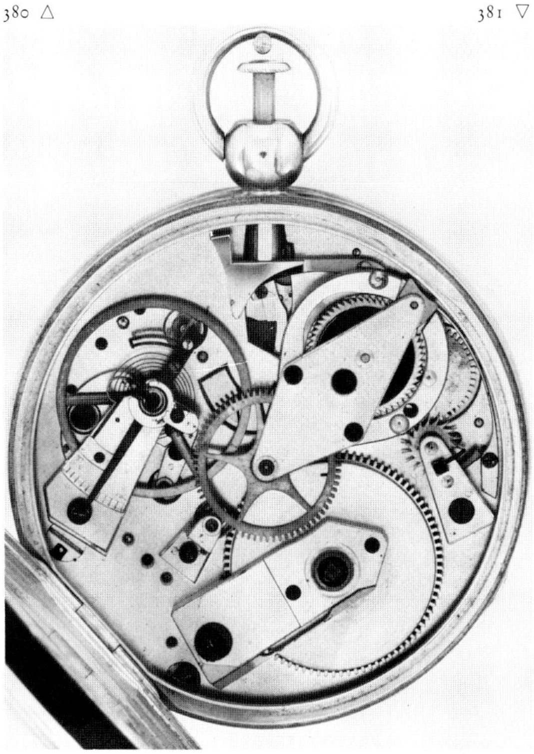

382 ▽

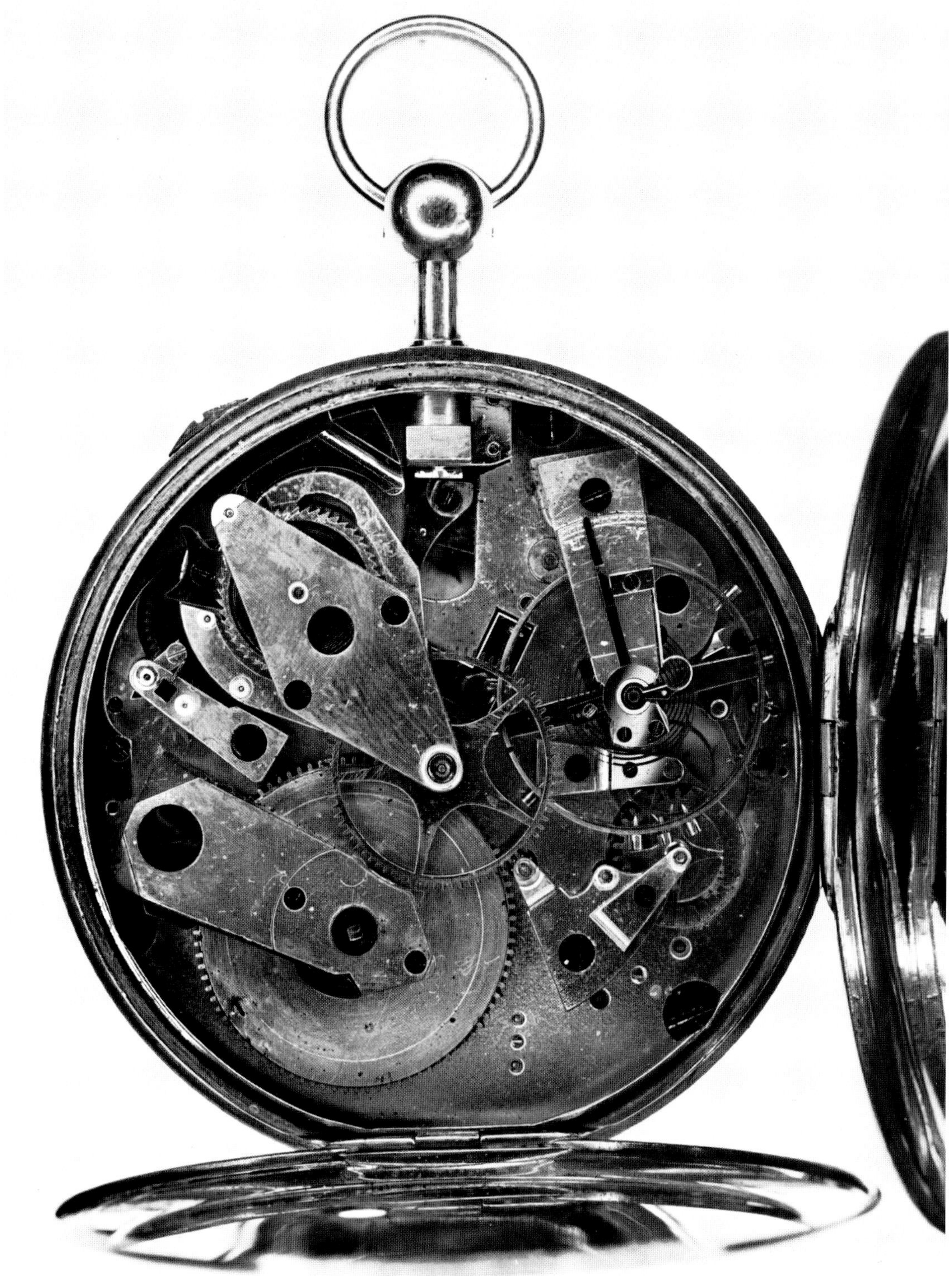

383–384 Goldtaschenuhr mit Viertelstundenrepetition, Genf um 1840. Signiert: Vacheron & Constantin. Fein guillochiertes Gehäuse mit gerippter Wandung, Emailzifferblatt mit kleiner Sekunde bei der III und feinen Stahlzeigern. Vergoldetes Werk mit einzelnen Räderbrücken. Auslösen des Schlagwerkes durch Drücken des Pendants. Unruhe mit Stoßsicherung und Kompensation an der Spirale. Zylinderhemmung. ∅ = 56.

385–386 Skelettierte Goldtaschenuhr mit Viertelstundenrepetition, französisch, um 1870. Signiert: Marchand. Die Signatur und ein Foto des Erbauers ist unter einer Miniatur-Lupe (Abb. 385) ungefähr bei der 5 plaziert. Beidseitig verglastes Gehäuse. Kleines Zifferblatt links unten Abb. 385. Unter dem Glas über dem Werk goldene Ranken, Girlanden, Reben und Eichenlaub. Oben ein großes M als Monogramm. Von beiden Seiten sichtbar skelettiertes Werk, teils vergoldet, teils graviert und mit feinen polierten Stahlhebeln versehen. Sich drehende zentrale Silberkuppel mit aufgesetzten Sternen für die Minutenanzeige. Rechts

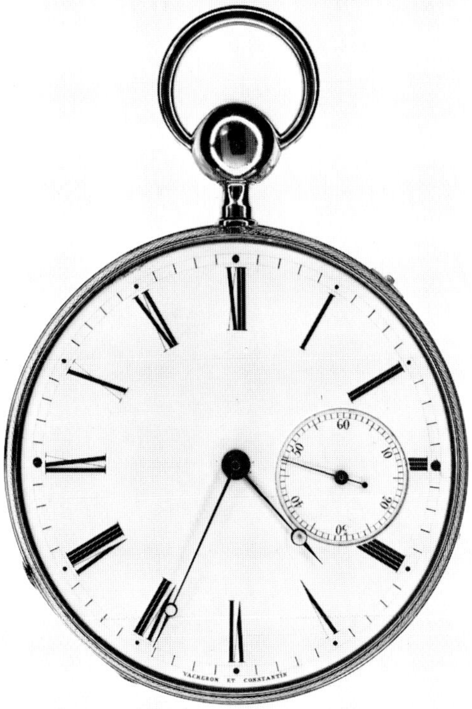

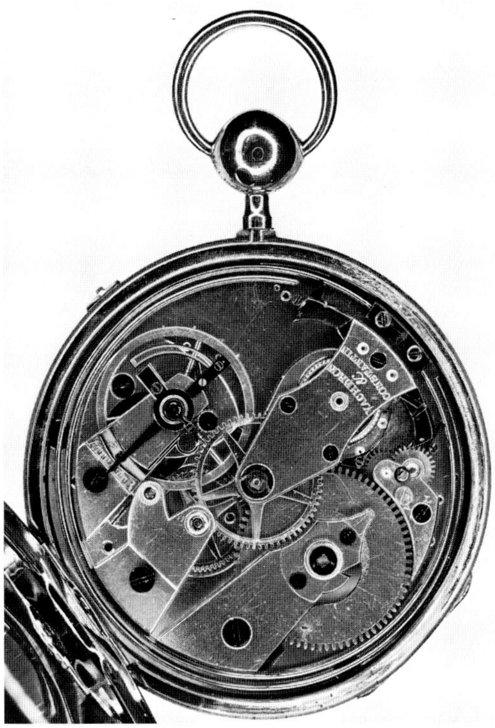

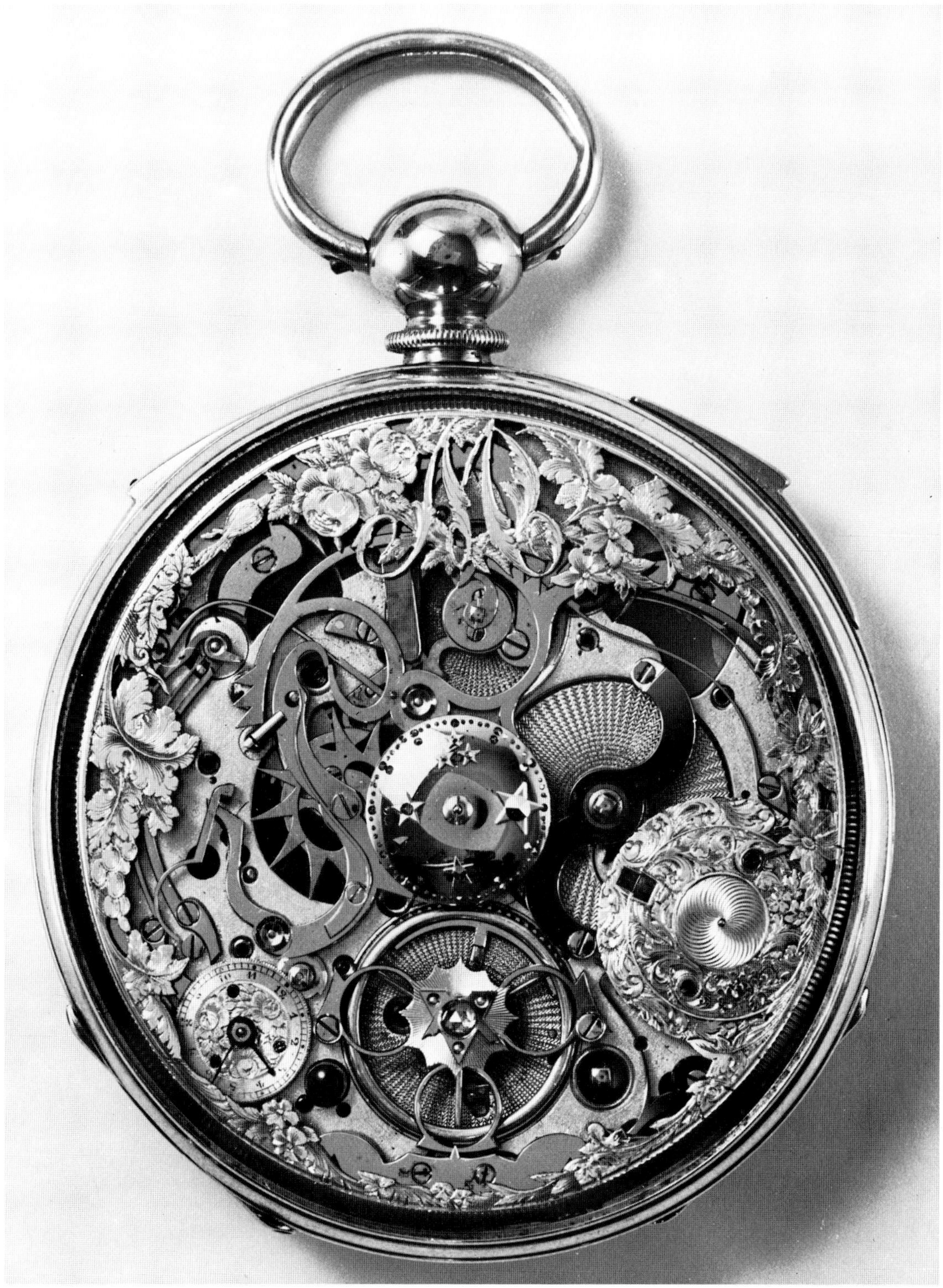

bei der IIII kleine Fenster für Datum und Wochentagangabe. Rückseite (Abb. 386): Zentrale sternförmige Scheibe für Stundenangabe. Auslösen des Schlagwerkes durch seitlichen Gehäuseschieber. Dreischenklige Unruhe unter offener Brücke mit Kommahemmung. ∅ = 55.

387–388 Goldtaschenuhr mit Viertelstundenrepetition, Westschweiz, 1860. Glattes Gehäuse. Emailzifferblatt mit kleiner Sekunde und feinen Stahlzeigern. Vergoldetes Werk mit einzelnen Räderbrücken und Steinlagern. Auslösen des Schlagwerkes durch Schieber am Gehäuse. Schlag auf Tonfedern. Große, aufgeschnittene Kompensationsunruhe, Breguet-Spirale und Chronometerhemmung mit Wippe. ∅ = 54.

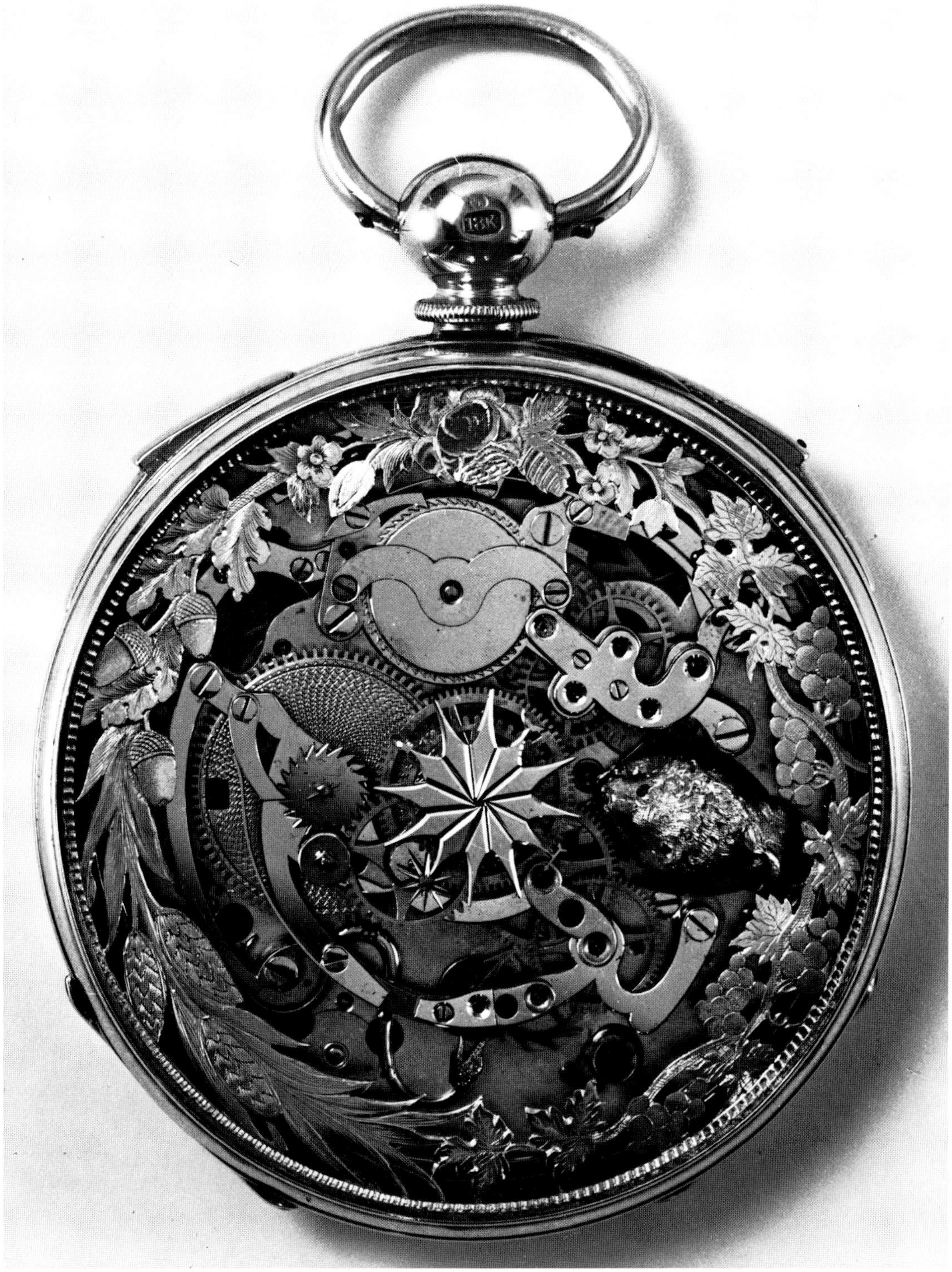

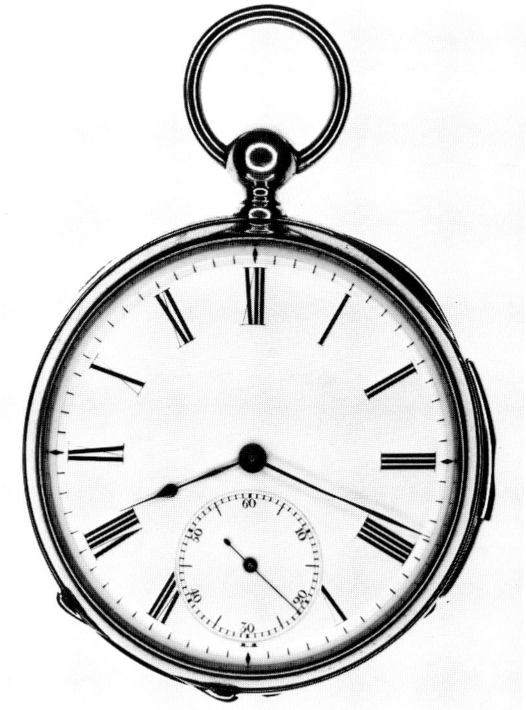

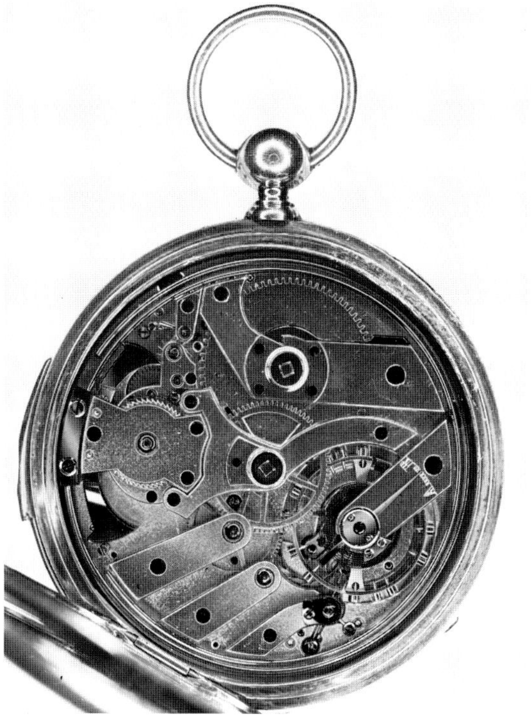

389 Silbertaschenuhr mit Emailminiatur, französisch, um 1830. Signiert: Breguet et Fils. Glattes Gehäuse mit gerippter Wandung. Guillochierte vergoldete Front mit nach unten gerücktem kleinen Emailzifferblatt und vergoldeten Zeigern. Seitlich zwei Silbermedaillons mit Putten. Oben aufklappbares »Wappenschild mit Löwen und Krone«, dahinter in polychromer Emailmalerei: Maria mit Kind. Feuervergoldetes Spindelwerk mit Kette und Schnecke. ∅ = 50.

390 Silbertaschenuhr mit verstecktem Emailbild, französisch, um 1820. Signiert: Breguet et Fils Nr. 8189. Polygones vergoldetes Gehäuse mit gerippter Wandung. Die verglaste Gehäuseschale zeigt in bunter Emailmalerei zwei zärtlich spielende Putten mit einem Vogelkäfig unter einem Silberrahmen. Darüber die Inschrift: »L'Amour Instruit L'Innocence«. Wenn man den Silberrahmen aufklappt, erkennt man die Absicht der zärtlichen Annäherung. Emailzifferblatt mit Stahlzeigern. Feuervergoldetes Spindelwerk mit Kette und Schnecke. ∅ = 58.

391–392 Spiegeluhr mit verstecktem Emailbild, französisch, um 1840. Signiert: Breguet et Fils à Paris. Achteckiges Gehäuse mit gerippter Lunette und verspiegelter Front. Nach unten gerücktes in Goldrand gefaßtes Emailzifferblatt. Per Knopfdruck springt der Spiegel auf und gibt eine freizügige erotische Szene in bunter Emailmalerei frei. Feuervergoldetes Spindelwerk mit Kette und Schnecke. ∅ = 58.

393 Silbertaschenuhr mit Datum, deutsch, um 1795. Signiert: Johan Fischer, à Marburg. Glattes Silbergehäuse mit Verschluß für Aufzug auf der Rückseite. Weißes Emailzifferblatt mit geraden römischen Zahlen und Datum. Vergoldete Zeiger. Außen in roten Zahlen die Datumangabe von 1 bis 31. Feuervergoldetes Werk mit Kette, Schnecke und Spindelhemmung. ∅ = 60. ▷

394 Silber-Taschenuhr, Westschweiz, um 1800. Signiert: Jaquet Droz (Neuenburg). Glattes Gehäuse. Emailzifferblatt mit vergoldeten Zeigern. Spindelwerk mit Kette und Schnecke. ∅ = 52. ▷

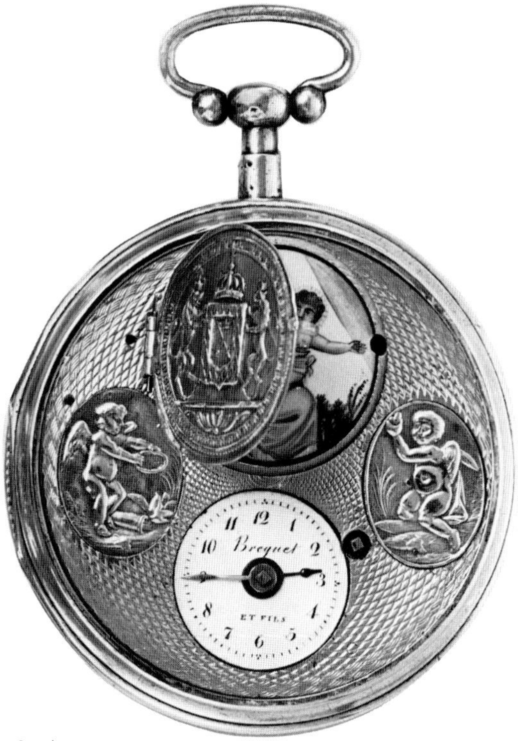

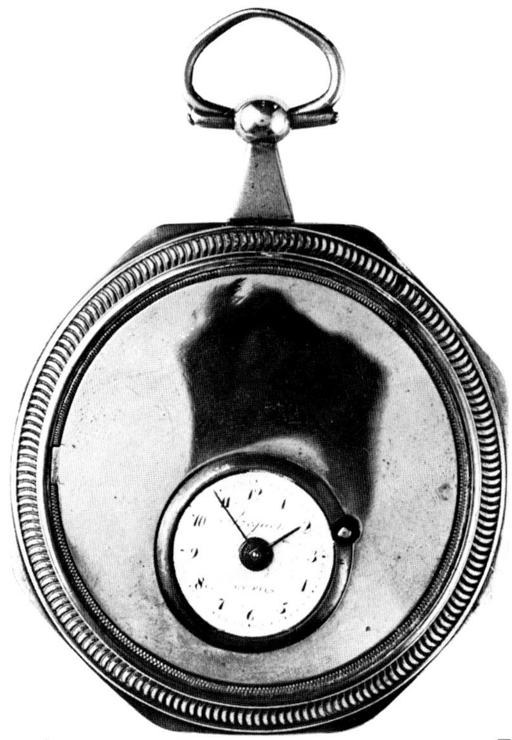

389 △ 390 ▽ 391 △ 392 ▽

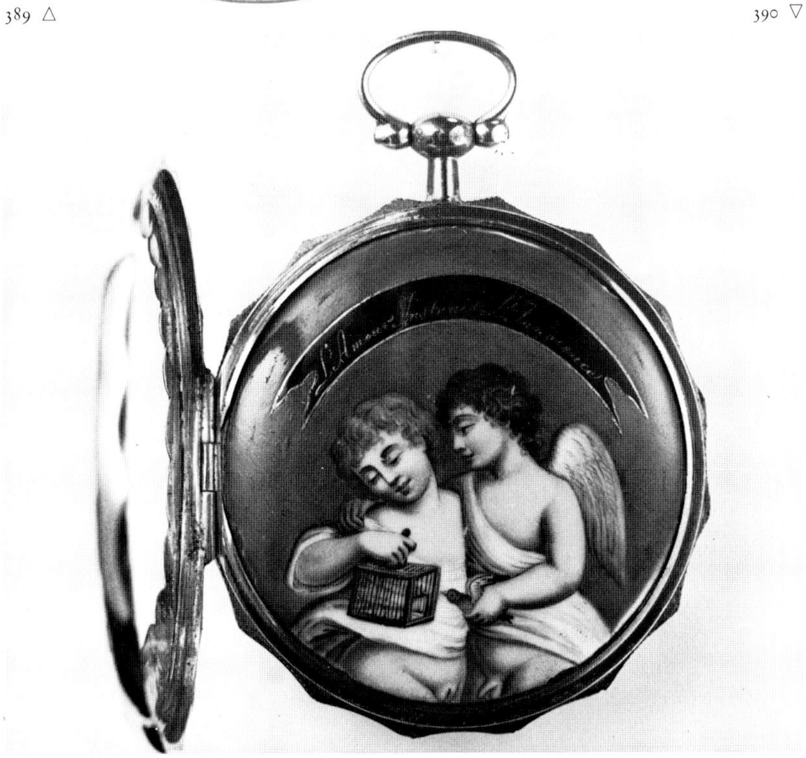

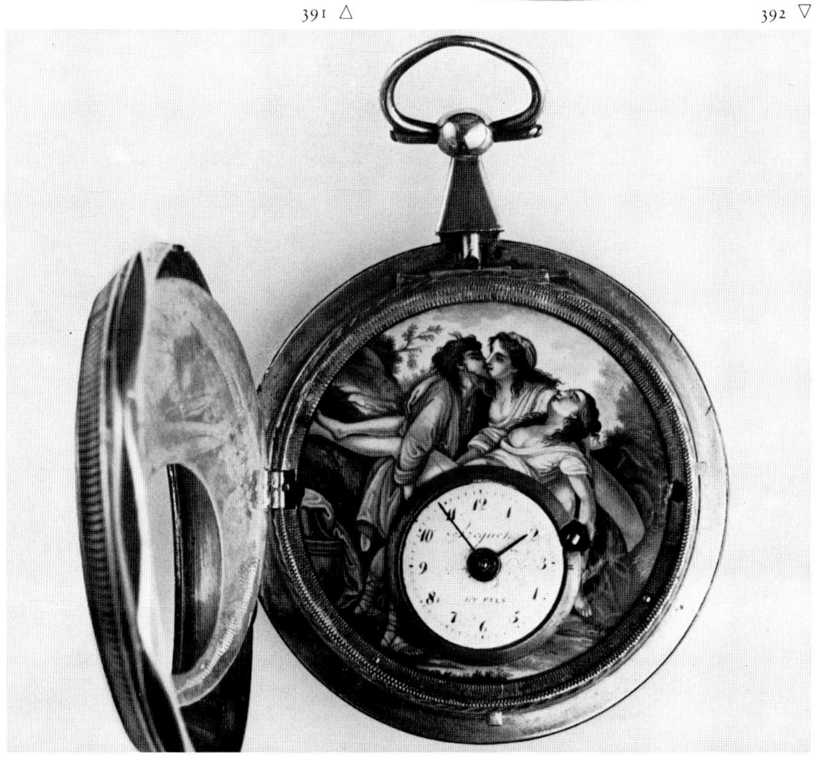

395 Silbertaschenuhr (Bilderuhr) mit kleinem Automaten, englisch, um 1800. Signiert: Cha(rle)s Goldworthy London. Glattes Innengehäuse, feine Gravur am Übergehäuse. Im Hintergrund Windmühle mit drehenden Flügeln. Spindelwerk mit Kette und Schnecke. ∅ = 65.

396 Silbertaschenuhr mit kleinem Automaten, englisch, um 1800. Signiert: J. Wellington London. Glattes Innen- und Übergehäuse. Emailzifferblatt mit bemaltem Zentrum. Im Torbogen erscheinen abwechselnd verschiedene Soldaten. Feuervergoldetes Spindelwerk mit Kette und Schnecke. ∅ = 56.

397 Goldtaschenuhr mit Datum, französisch, um 1820. Glattes Gehäuse. Aus der Mitte nach unten gerücktes Zifferblatt mit Datumkreis 1 bis 31. Oben in bunter Emailmalerei eine Paradieslandschaft, in der Mitte Adam und Eva unter dem Apfelbaum. Um beide kreist eine Schlange. Feuervergoldetes Spindelwerk mit Kette und Schnecke. ∅ = 58.

398 Silbertaschenuhr, französisch, um 1800. Glattes Silbergehäuse. Weißes Emailzifferblatt mit sichtbarer Unruhe. Geschliffener Rubin als Deckstein. Feuervergoldetes Werk mit Kette und Schnecke und geschlossener gravierter Vollplatine. Großes Regulierzifferblatt auf der Rückplatine. Spindelhemmung. ∅ = 52.

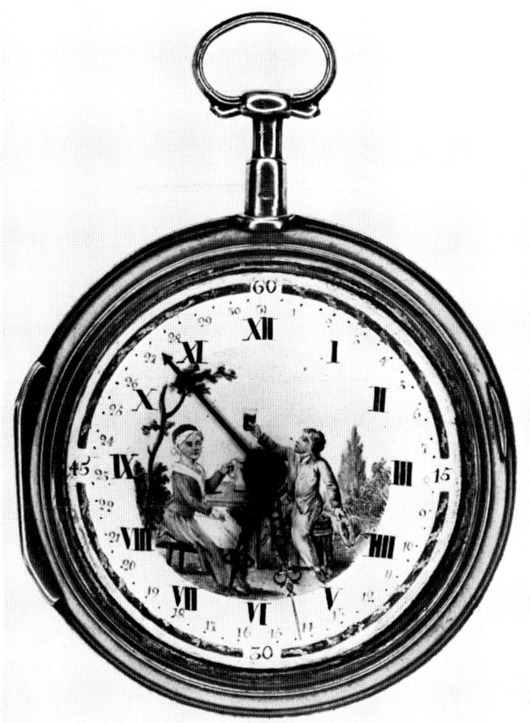

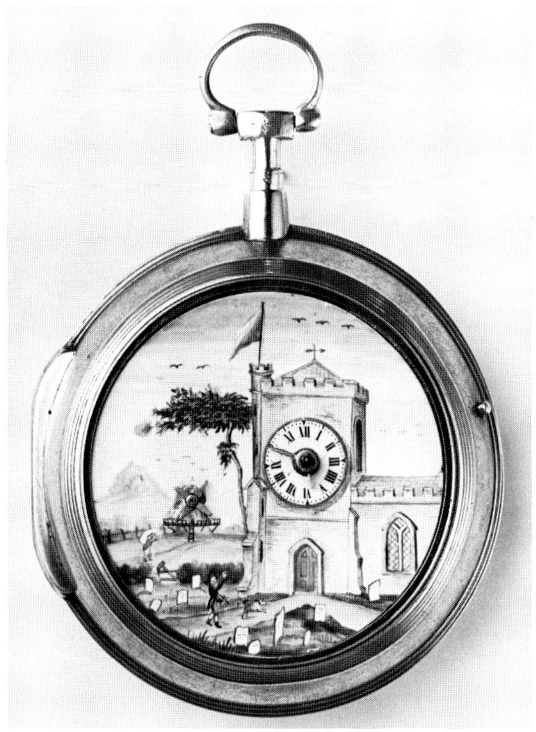

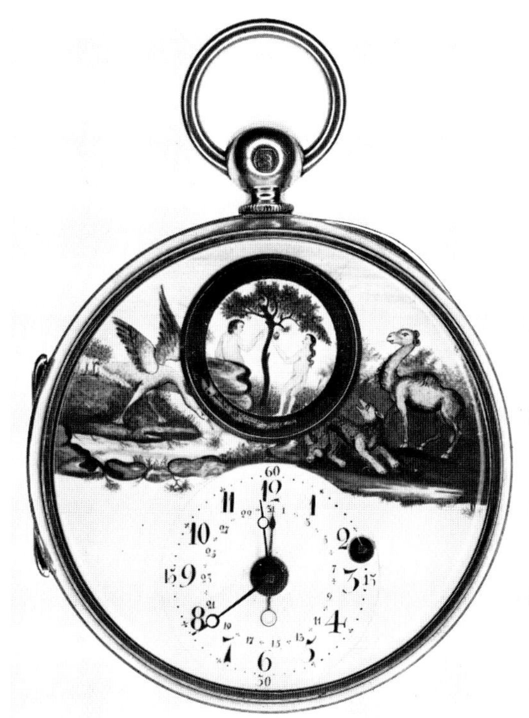

393 △ 394 ▽ 395 △ 396 ▽ 397 △ 398 ▽

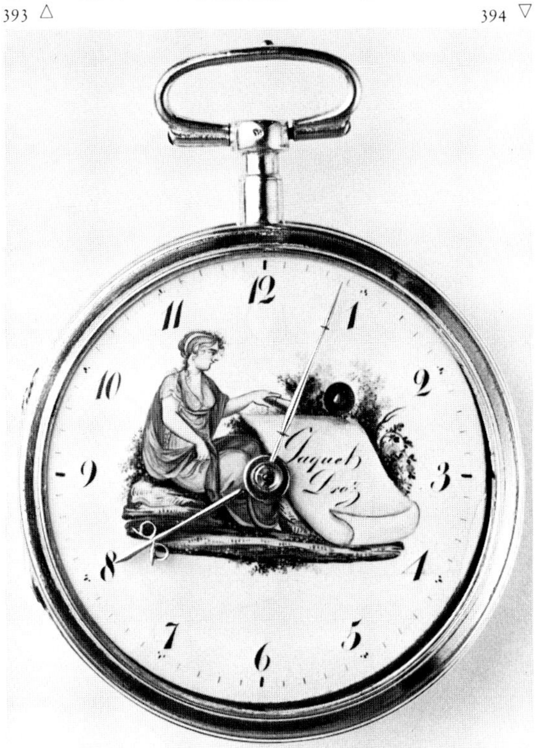

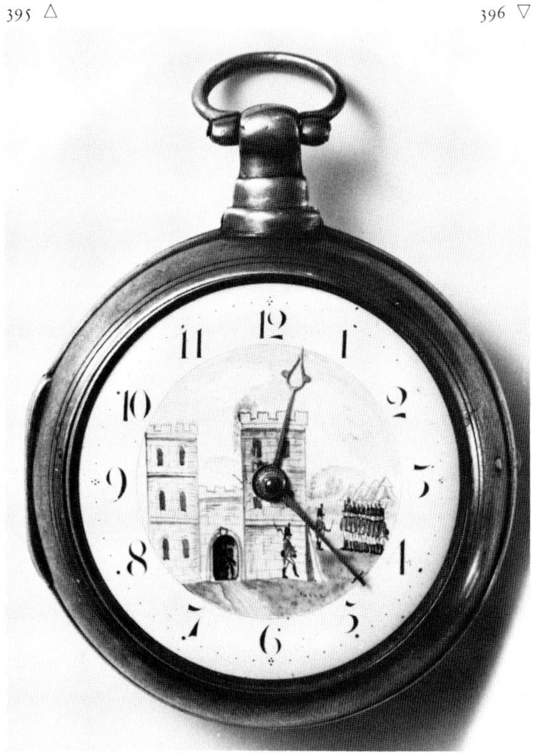

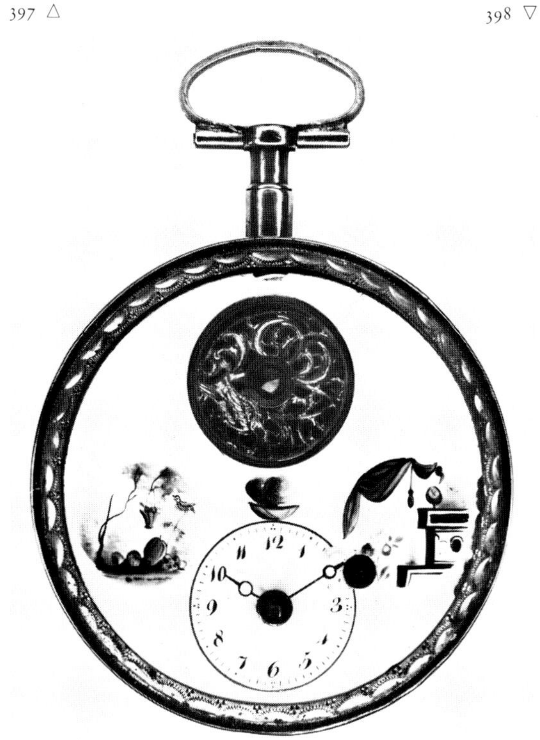

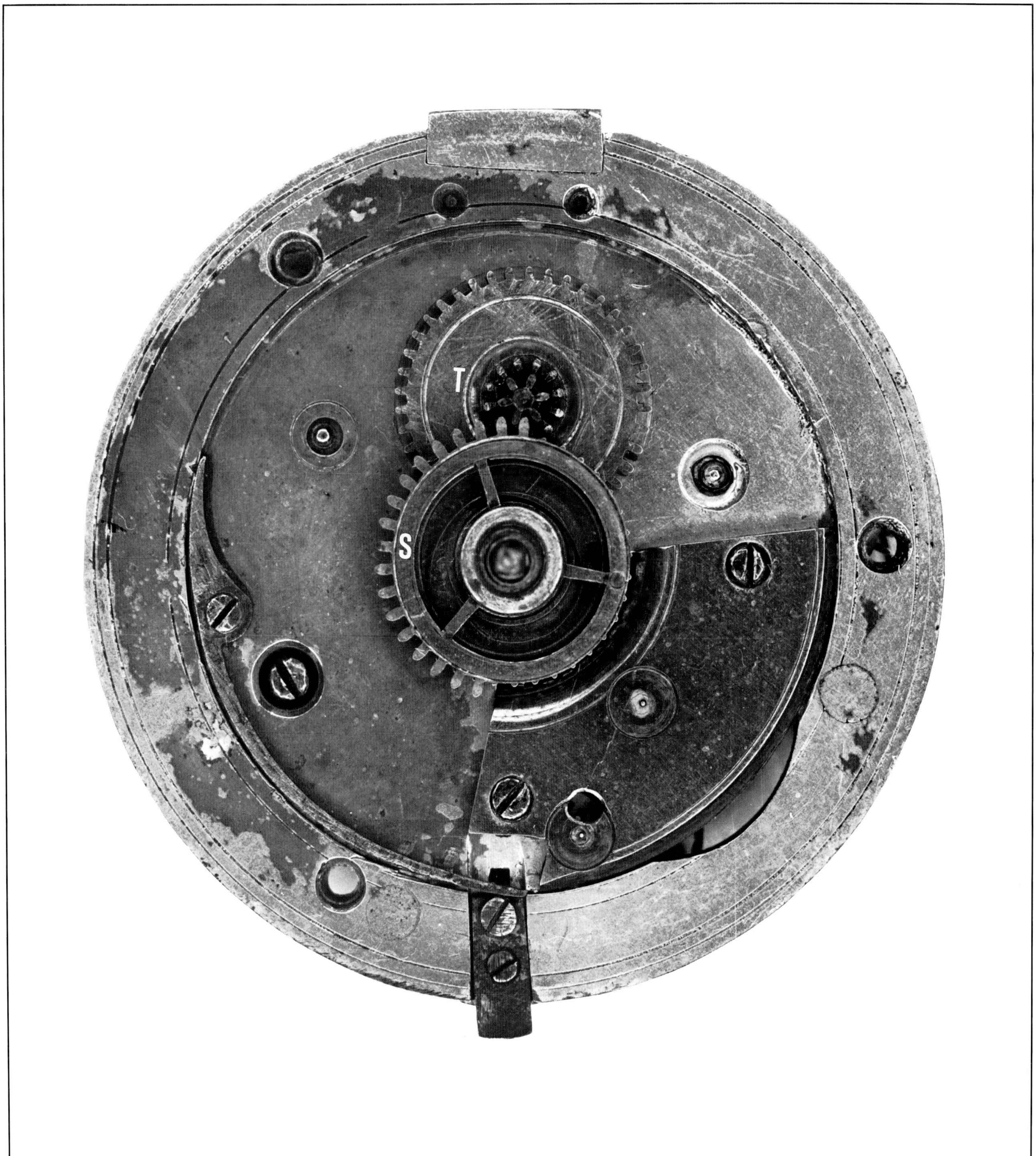
T
S

399–402 Vergoldete Kupfertaschenuhr mit springendem Zeiger, deutsch, um 1790. Signiert: Joh(ann) Aloysins Wahlrab in Sulzbach. Vergoldetes Kupfergehäuse mit guillochierter Lunette. Übergehäuse mit braunrotem Schildpatt belegt und Silbernägeln verziert. Weißes Emailzifferblatt mit bemaltem Zentrum: Angler im Boot; im Hintergrund ein Schloß. Stundenteilung von 6 Uhr zu 6 Uhr über 180°. Minutenangaben unten durchlaufend über 360°. Um genau 6 Uhr springt der Stundenzeiger von rechts 6 Uhr untenherum nach links 6 Uhr. Dies wird durch ein doppeltes Stundenrad S und ein doppeltes Wechseltrieb T erreicht. Es liegen zwei Stundenräder übereinander, die durch eine Spiralfeder verbunden sind. Das obere Rad ist nur zur Hälfte verzahnt und hat auch nur halbsoviele Zähne. Das Wechseltrieb hat ein Zähneverhältnis 1:2. Dadurch macht das obere Stundenrad in 12 Stunden nur 180° Drehung. Um 6 Uhr verläßt der letzte Zahn das Wechseltrieb und rutscht durch, weil sich die Spiralfeder durch den doppelten Drehwinkel des unteren Stundenrades gespannt hatte. Feuervergoldetes Spindelwerk mit Kette und Schnecke. Silbernes Regulierzifferblatt auf der Platine. In der Spindelbrücke roter Rubin-Deckstein für oberes Unruhlager. ∅ = 65.

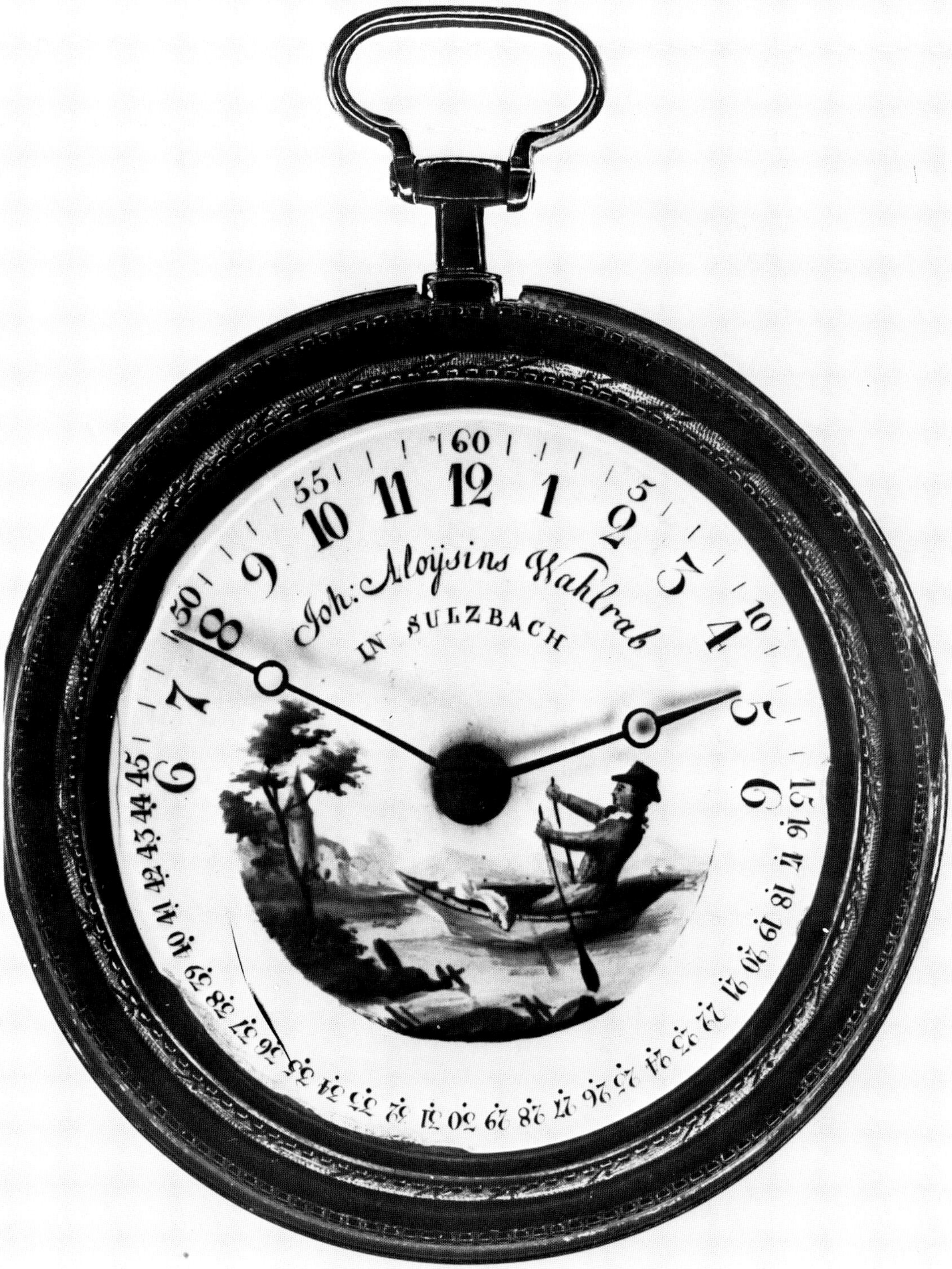

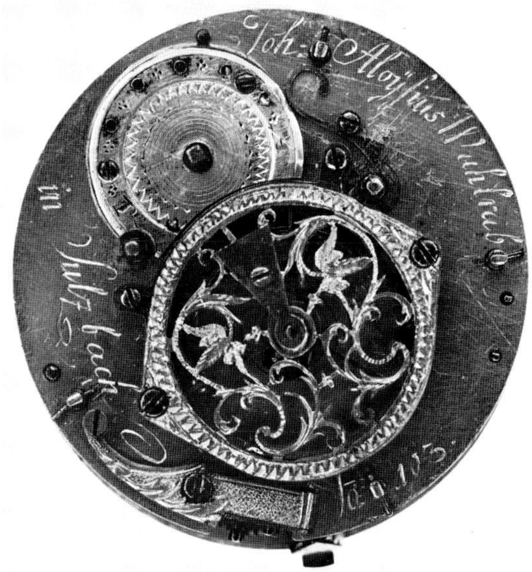

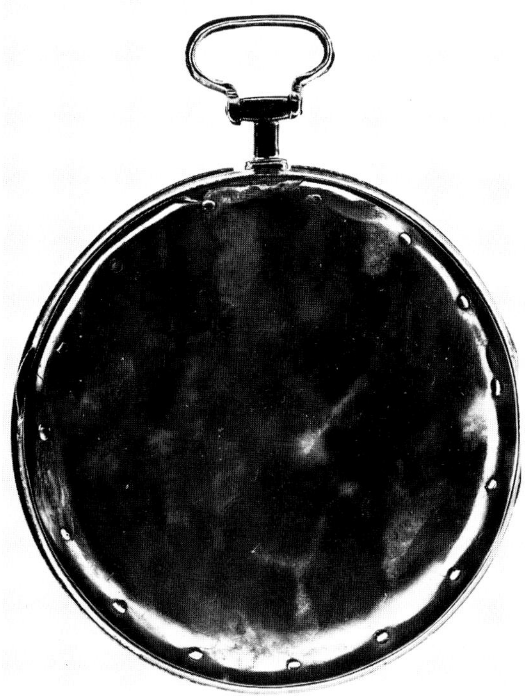

403–407 Silbertaschenuhr mit drei Übergehäusen, englisch, um 1840. Signiert: Edward Prior London. Graviertes und getriebenes Kapselgehäuse. Dann folgt ein Schildpattübergehäuse mit Ziernägeln und ziselierter Lunette. Das nächste Übergehäuse ist aus Silber und fein graviert mit Motiven des Krieges. Es hat eine gravierte Wandung und inliegend ein »Clock-Paper« mit der Darstellung des Chronos, einer Sanduhr und eines Totenschädels, den Symbolen der Zeit und ihrer Vergänglichkeit (Abb. 404). Die Uhr war für den orientalischen Markt bestimmt und hat auf dem weißen Emailzifferblatt türkische Zahlen und Stahlzeiger (Poker + Beetle). Das feuervergoldete Werk hat Kette, Schnecke und Spindelhemmung. Der gravierte und ziselierte Spindelkloben zeigt im Durchbruch die Initialen des Uhrmachers E. P. Durchbrochene Platinenabdeckung mit Regulierzifferblatt, die Zahlen sind hier ebenfalls türkisch. ∅ = 70.

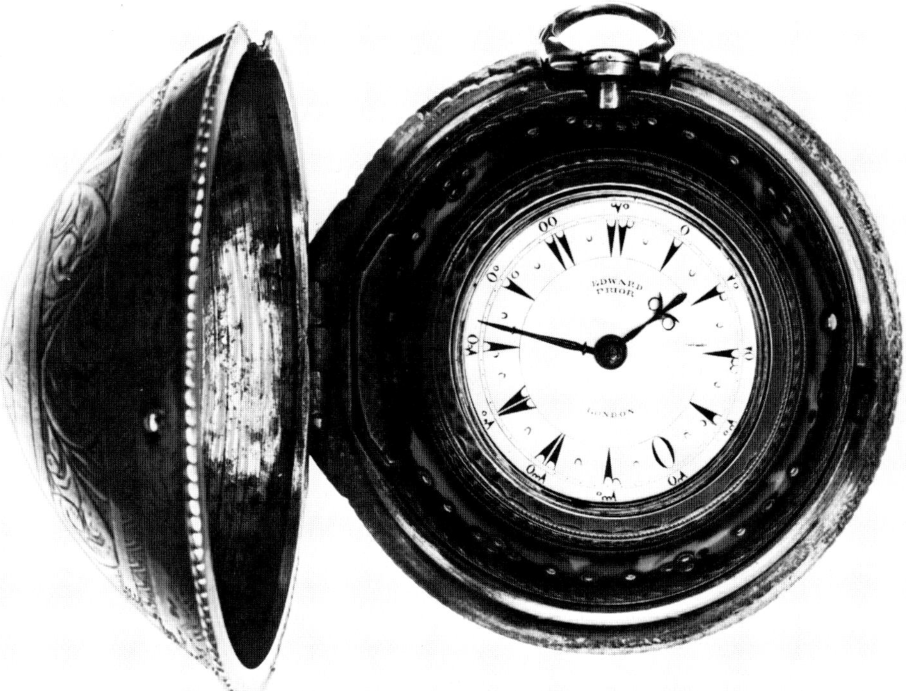

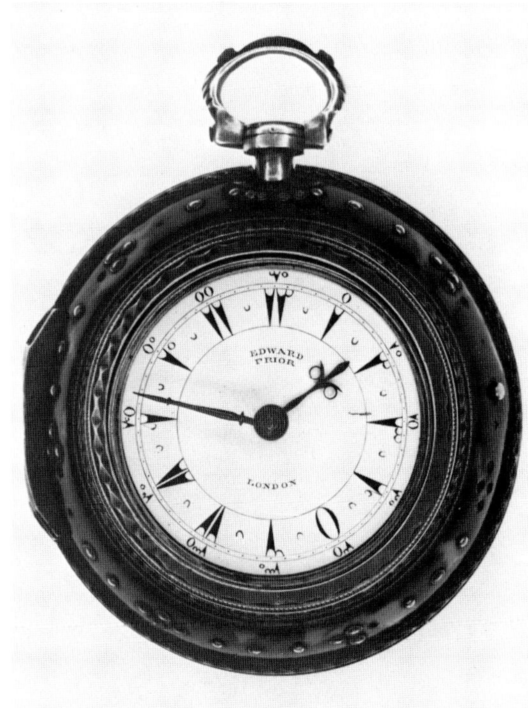

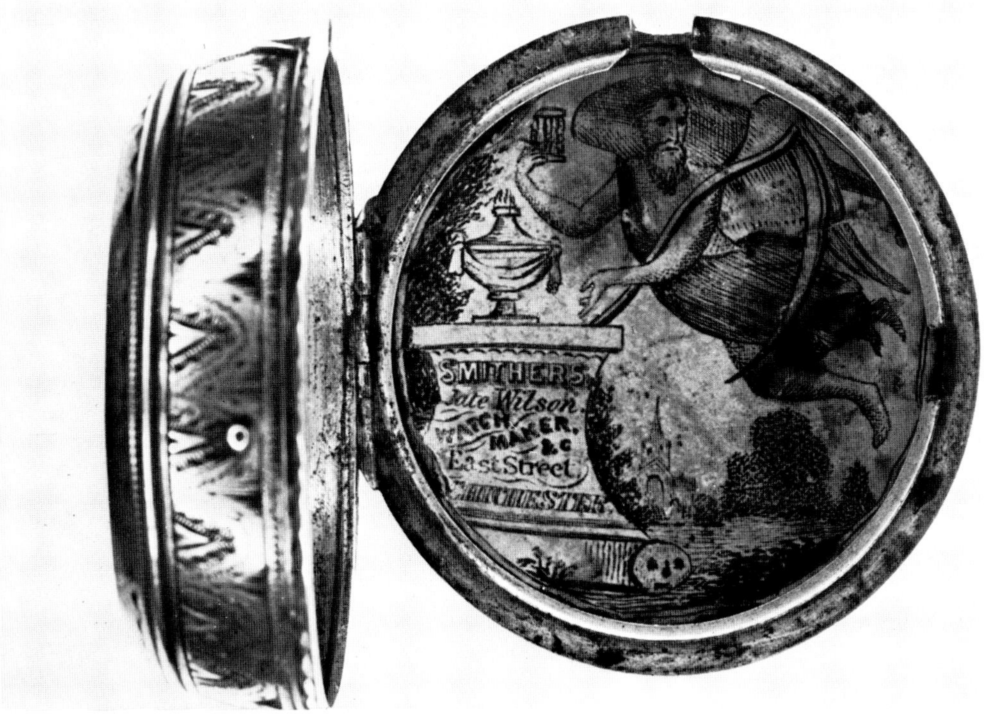

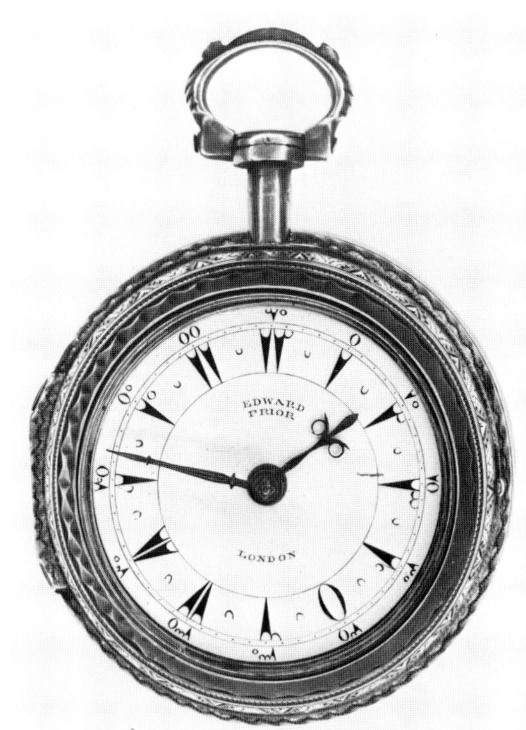

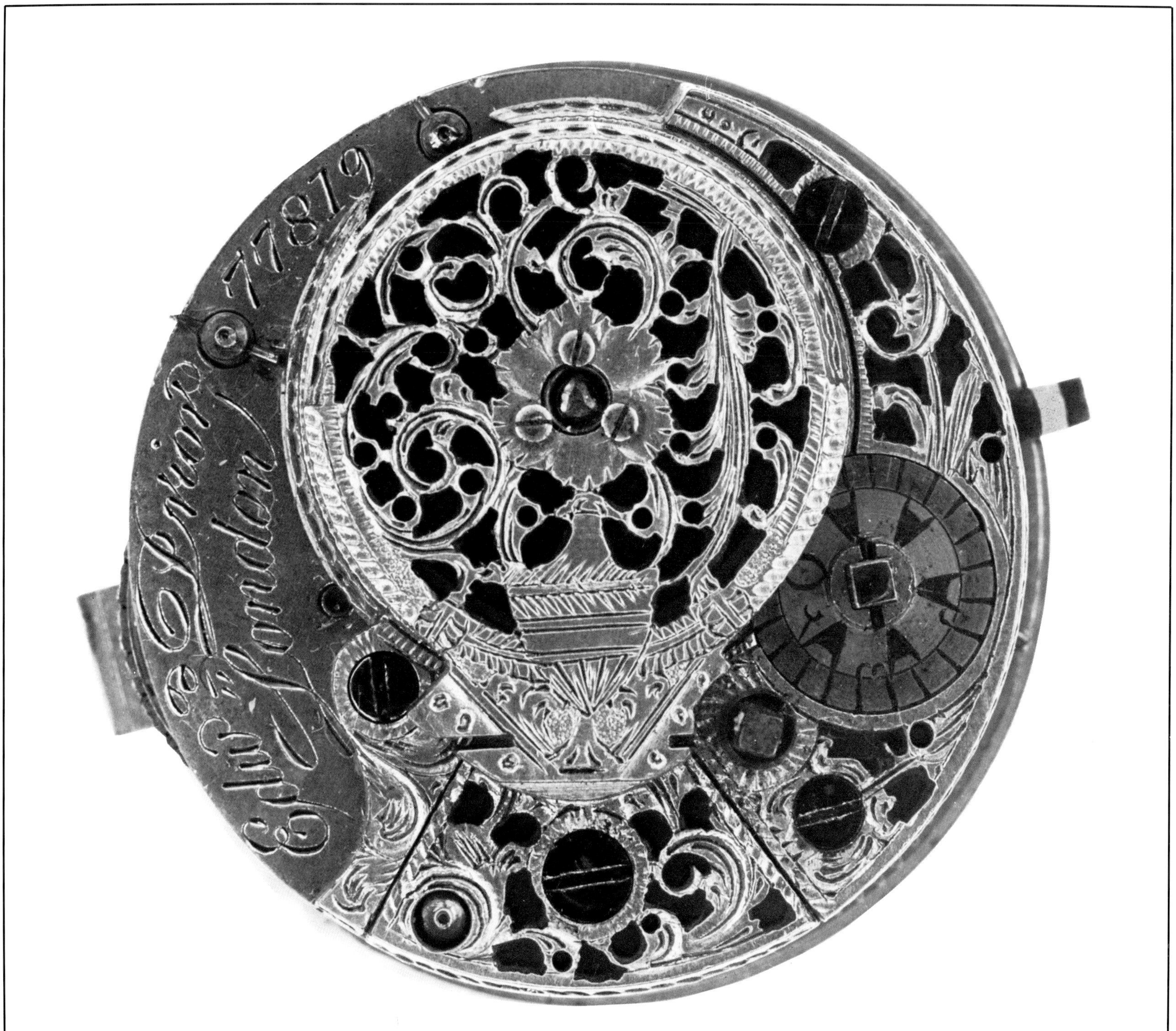
Edwd Prior
London
77879

408–410 Silbertaschenuhr mit zwei Übergehäusen, englisch, um 1815. Signiert: Rivers & Son London. Glattes Innengehäuse, graviertes Zwischengehäuse. Übergehäuse mit grünem Leder überzogen und Silbernägeln verziert. Auf der Rückseite ein stilisiertes Blumenbukett. Emailzifferblatt mit türkischen Zahlen und Stahlzeigern. Feuervergoldetes Spindelwerk mit Kette und Schnecke. Gravierte und ziselierte Platinenabdeckung mit silbernem Regulierzifferblatt, das arabische Zahlen hat. Feingravierter, ziselierter und durchbrochener Spindelkloben mit Blumen, Sonne und Vogel. ∅ = 58.

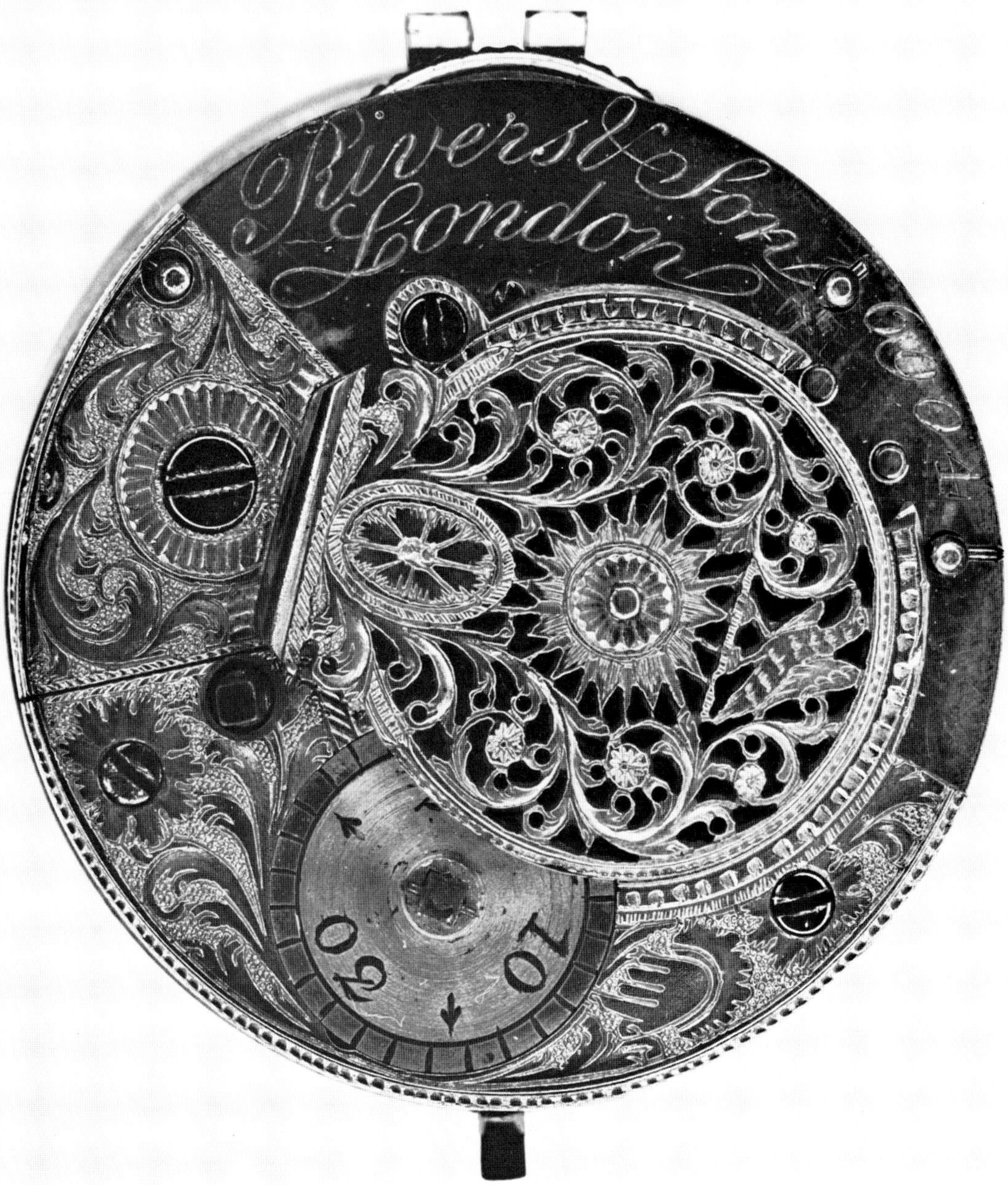

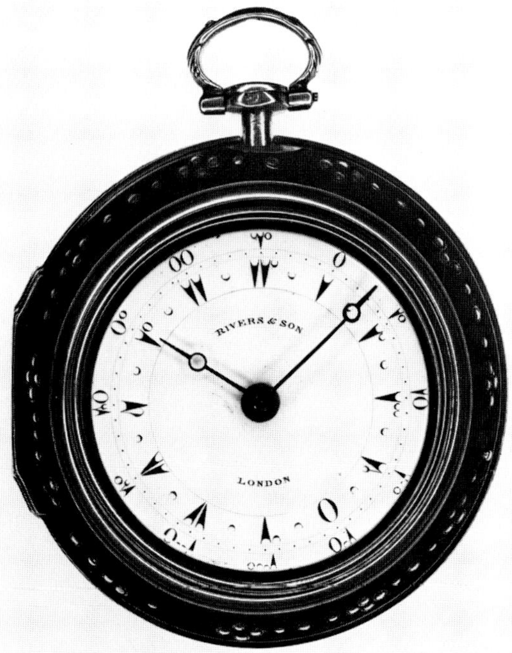

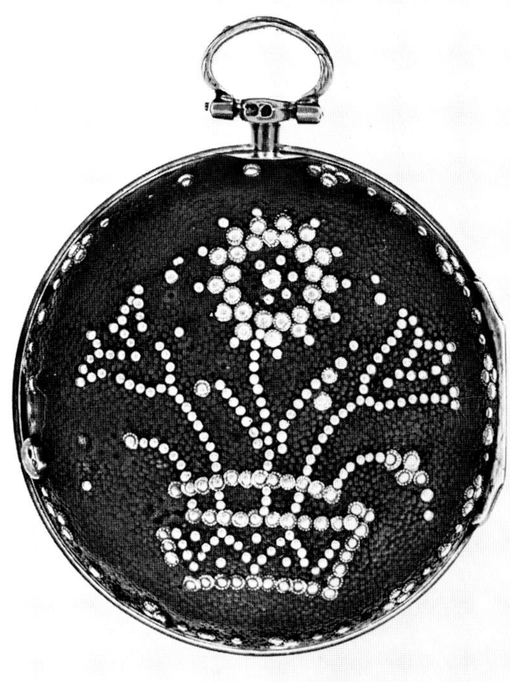

411–412 Goldemailuhr, englisch, um 1800. Signiert: W(illiam) Hitchcock London. Die Gehäuseschale ist blutjaspisfarben emailliert. Im Zentrum kleine Silberrosette mit inkrustierten Brillantrosen, gerahmt von Silbergirlande mit inkrustierten Rubinen und Brillantrosen. Die Lunette ist ebenfalls mit Brillantrosen und Rubinen besetzt. Geprägtes Goldzifferblatt mit Stahlzeigern. Feuervergoldetes Spindelwerk mit Kette und Schnecke. ∅ = 35.

413 Silbertaschenuhr mit Spezialaufzug »Pull winding«, englisch, um 1828. Signiert: Tho(mas) Porthouse London. Glattes Gehäuse. Emailzifferblatt mit Stahlzeigern. Feuervergoldetes Werk mit seltenem Aufzug. Im Pendant befindet sich ein Knopf an einer Kette, den man herausziehen kann. Dabei werden zwei Federn gespannt, die normale Gehwerkfeder und eine kleinere »Knopf-Rückholfeder«, die den Knopf wieder in den Pendant hineinzieht. Spindelhemmung. ∅ = 50.

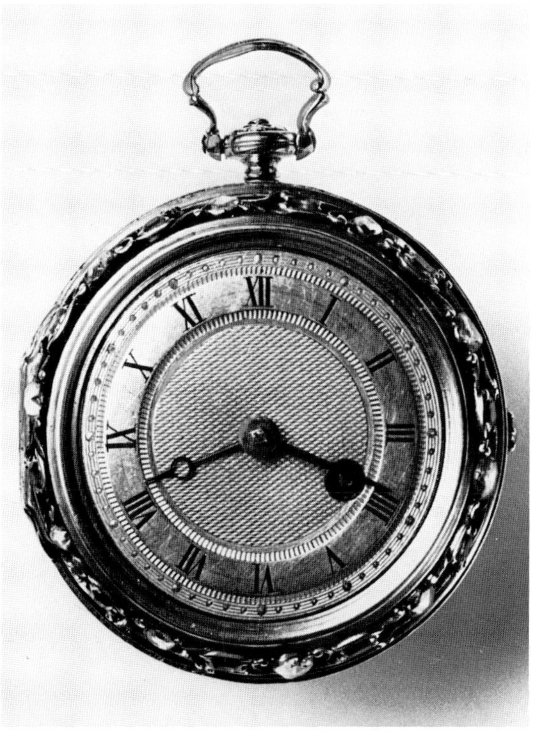

411 △ 412 ▽

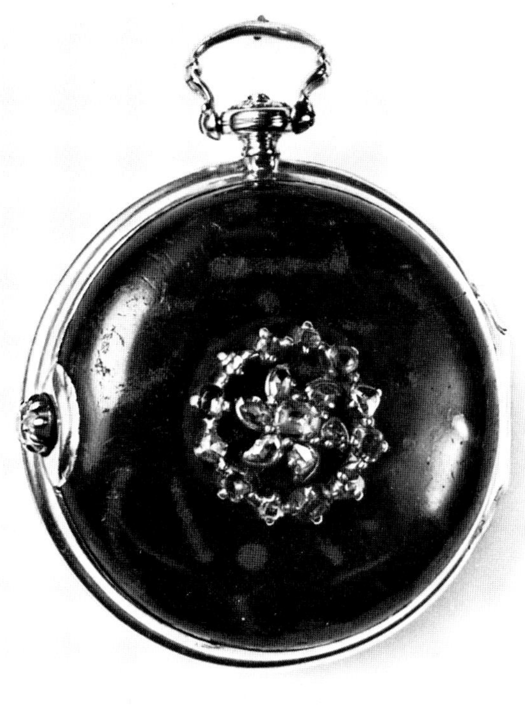

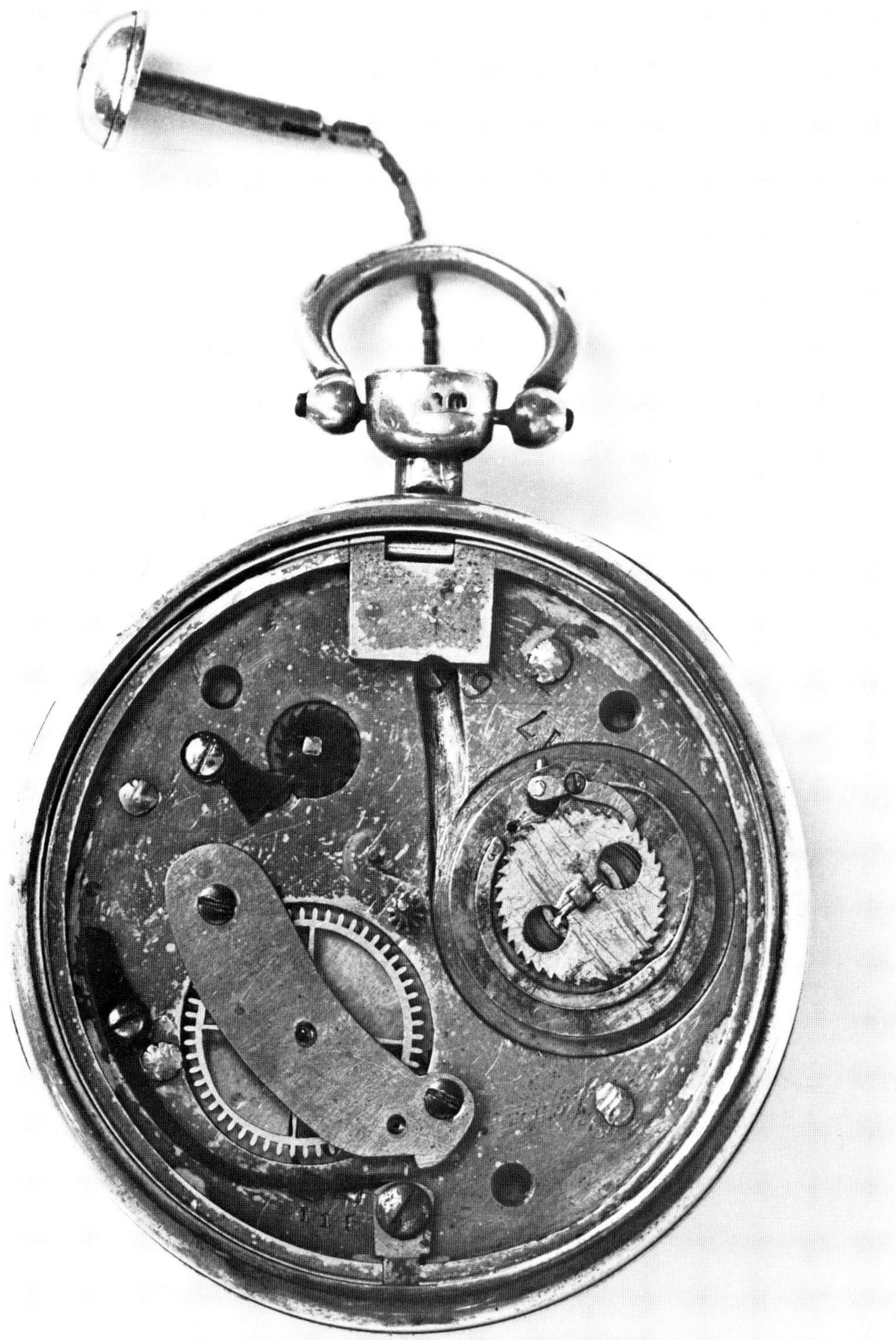

414–415 Taschenuhr mit Neusilbergehäuse, französisch, um 1840. Glatte Gehäuseschale mit gerippter Wandung. Weißes Emailzifferblatt mit Stahlzeigern. Feuervergoldetes Spindelwerk mit profilierten Pfeilern, Kette und Schnecke. Gravierte und ziselierte Platinenabdeckung mit zwei eingelegten grünen Steinen und Messing-Regulierzifferblatt. Silberne Spindelbrücke mit der Darstellung: Christus am Kreuz. ∅ = 45.

416–417 Kleine Goldtaschenuhr mit gerippter Wandung, französisch, um 1820. Glattes Gehäuse. Goldzifferblatt mit Emailkartuschen und Stahlzeigern. Feuervergoldetes Spindelwerk mit Kette und Schnecke. Vollständig gravierte und ziselierte Platine. Silbernes Regulierzifferblatt in durchbrochener Halterung. Spindelbrücke graviert und großzügig durchbrochen. ∅ = 38.

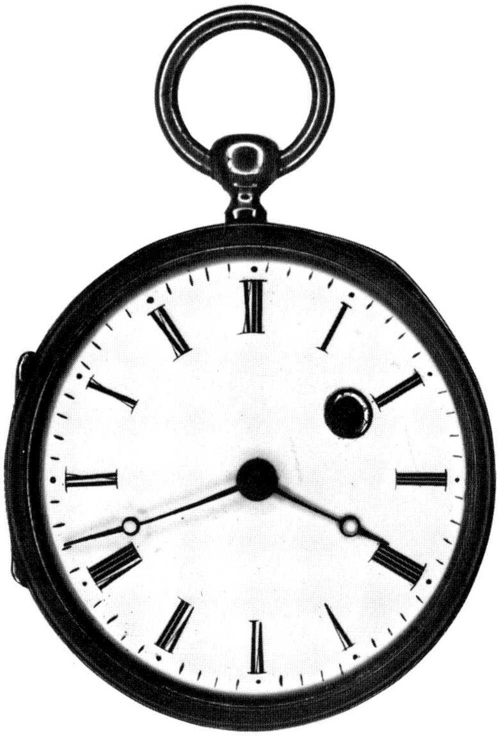

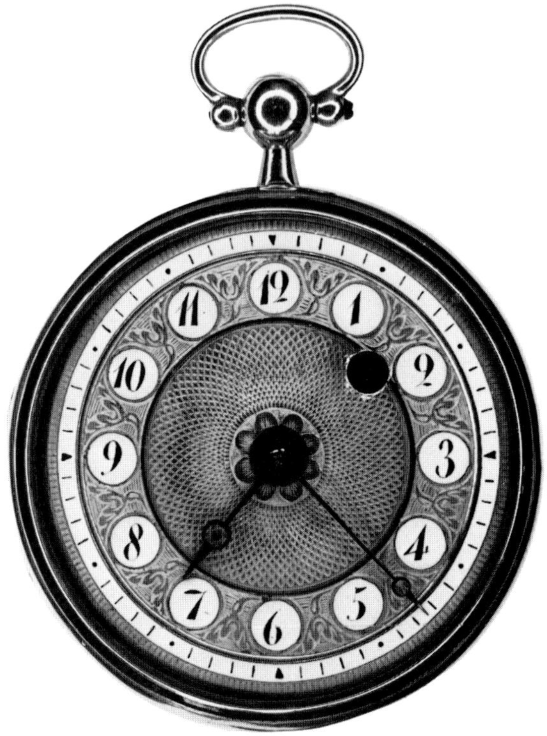

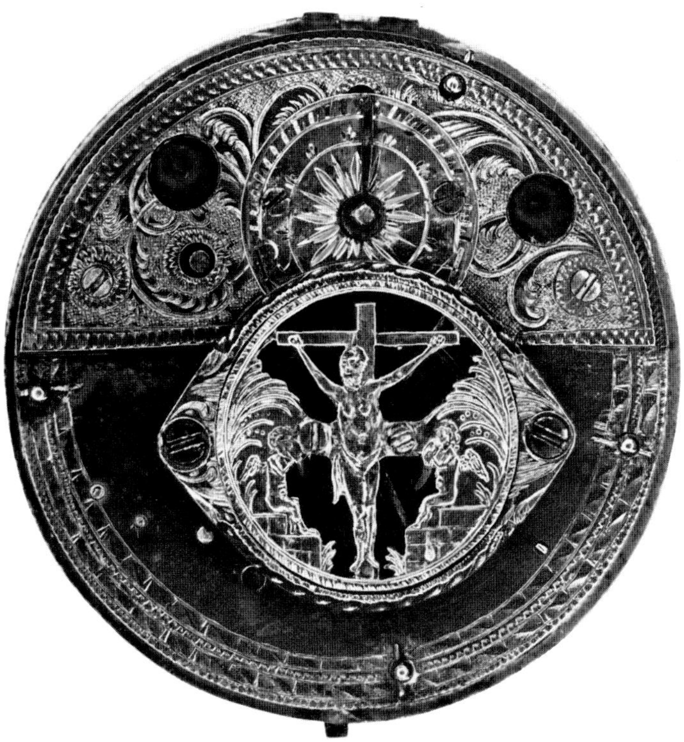

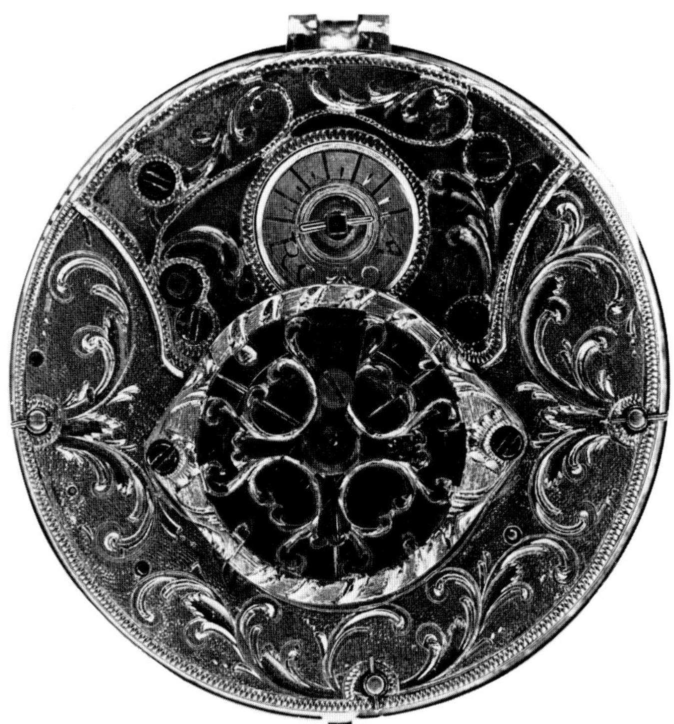

418–419 Taschenuhrwerk einer Spindeluhr mit Scheinpendel, englisch, um 1830. Signiert: G. van Boemel, London. Feuervergoldetes Werk mit profilierten Pfeilern, Kette und Schnecke. Die geschlossene, gravierte Spindelbrücke hat unten ein Bogenfenster, umrandet von einem polierten Stahlrahmen. Die Brücke ist versilbert. Im Fenster erkennt man das kleine Scheinpendel, das sich mit der Unruh bewegt. Bei abgenommener Brücke wird die einfache Konstruktion eines Scheinpendels sichtbar, indem nur eine kleine »Pille« auf einen Unruhschenkel gesetzt wurde. Links silbernes Regulierzifferblatt. ∅ = 44.

420 Taschenuhrwerk einer Spindeluhr, deutsch, um 1790. Signiert: Roman, Melly & Roux, Constance Nr. 3420. Emailzifferblatt mit Stahlzeigern, feuervergoldetes Werk mit Kette und Schnecke. Silbernes Regulierzifferblatt. In der durchbrochenen Spindelbrücke sind die Initialen der Uhrmacher R M R & C eingearbeitet. Spindelhemmung. ∅ = 45.

421 Taschenuhrwerk einer Spindeluhr, deutsch, um 1790. Signiert: Boillat à Constance Nr. 145. Emailzifferblatt mit Stahlzeigern. Feuervergoldetes Spindelwerk mit Kette und Schnecke. Die obere Platine ist am Rand mit einer gravierten Girlande verziert. Silbernes Regulierzifferblatt. Gravierte und durchbrochene Spindelbrücke, Spindelhemmung. ∅ = 45.

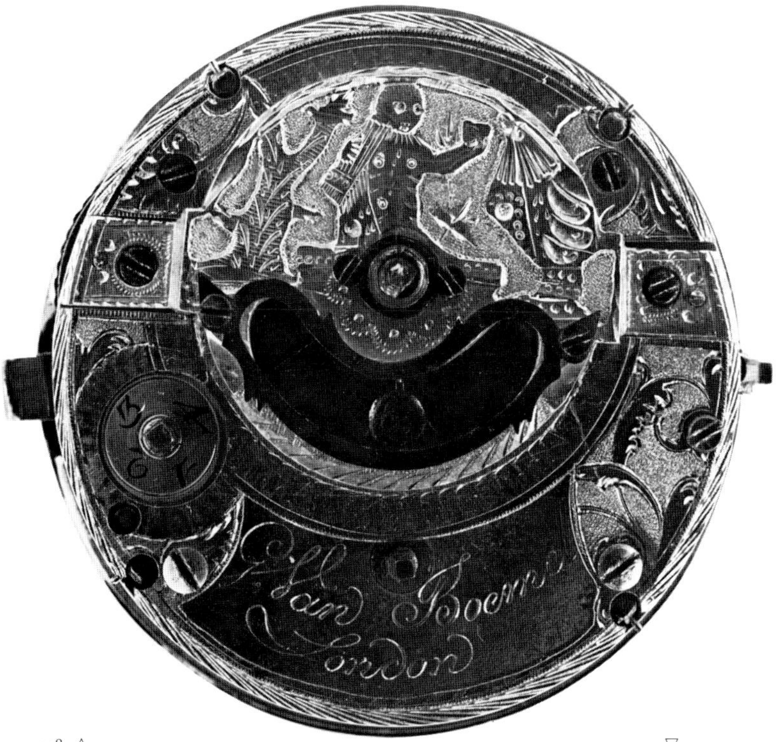

418 △

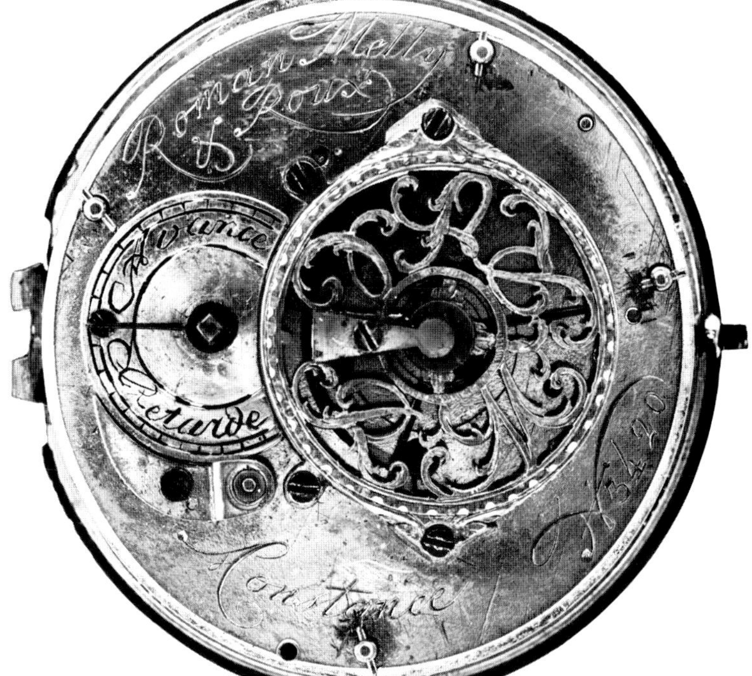

420 △

419 ▽

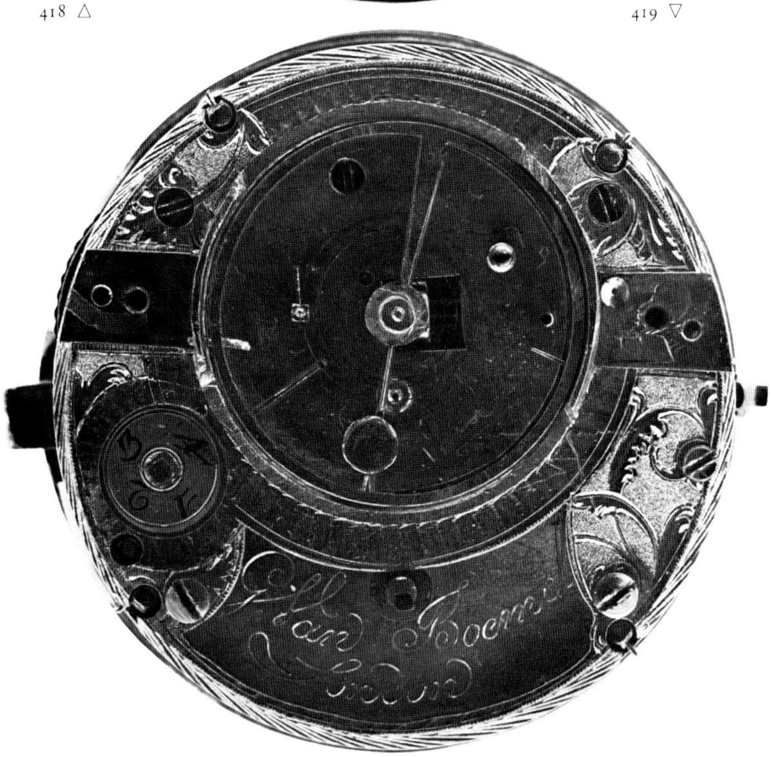

421 ▽

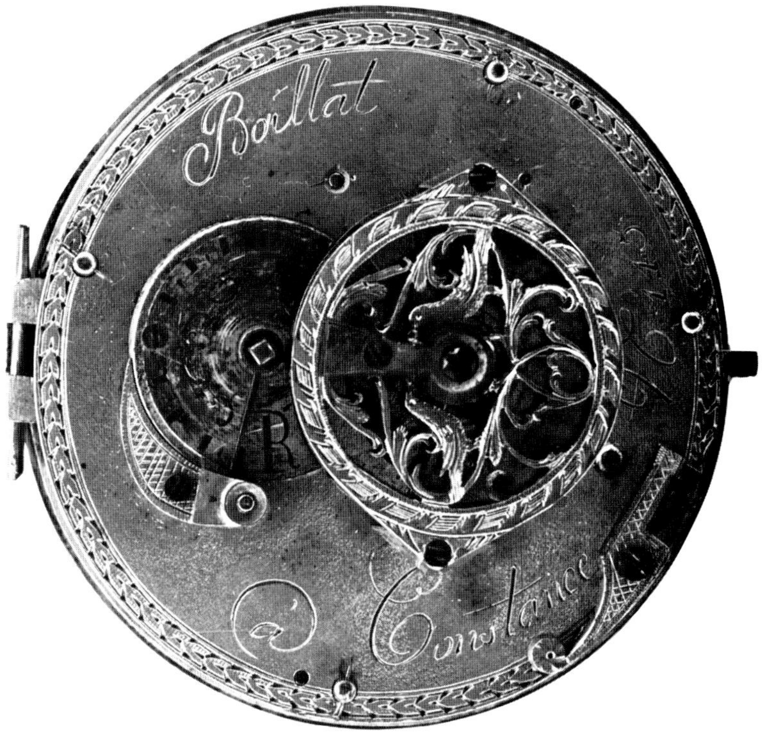

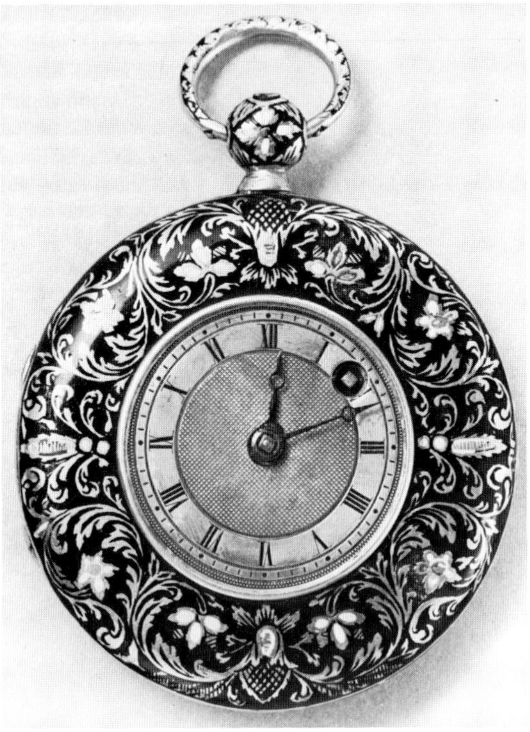

422 **Goldemailuhr,** Genf, um 1840. Signiert: J(ean) F(rançois) Bautte & Cie Genève 48415. Gehäuse in feiner Grubenschmelztechnik mit goldenen und weißen Ranken auf opakem schwarzem Emailgrund. Sprungdeckel mit verglastem Fenster. Silberzifferblatt mit feinen Stahlzeigern. Feuervergoldetes Spindelwerk mit Kette und Schnecke. ∅ = 39.

423 **Goldemailuhr,** französisch, um 1840. Signiert: Robin à Paris. Fein graviertes und ziseliertes flaches Goldgehäuse. Die Schale zeigt in bunter Emailmalerei ein Brustbild: Napoleon I., gerahmt von dunklen Emailfeldern. Emaizifferblatt mit feinen Goldzeigern. Vergoldetes Werk mit Ankerhemmung. ∅ = 45.

424 **Emailtaschenuhr,** Westschweiz, um 1840. Guillochiertes und graviertes Gehäuse. Im Zentrum der Schale in bunter Emailmalerei Brustbild einer jungen Dame mit Laute, gerahmt von dunklem Emailband. Emailzifferblatt mit feinen Stahlzeigern. Vergoldetes Werk mit Zylinderhemmung. ∅ = 36.

422 △

423 ▽ 424 ▽

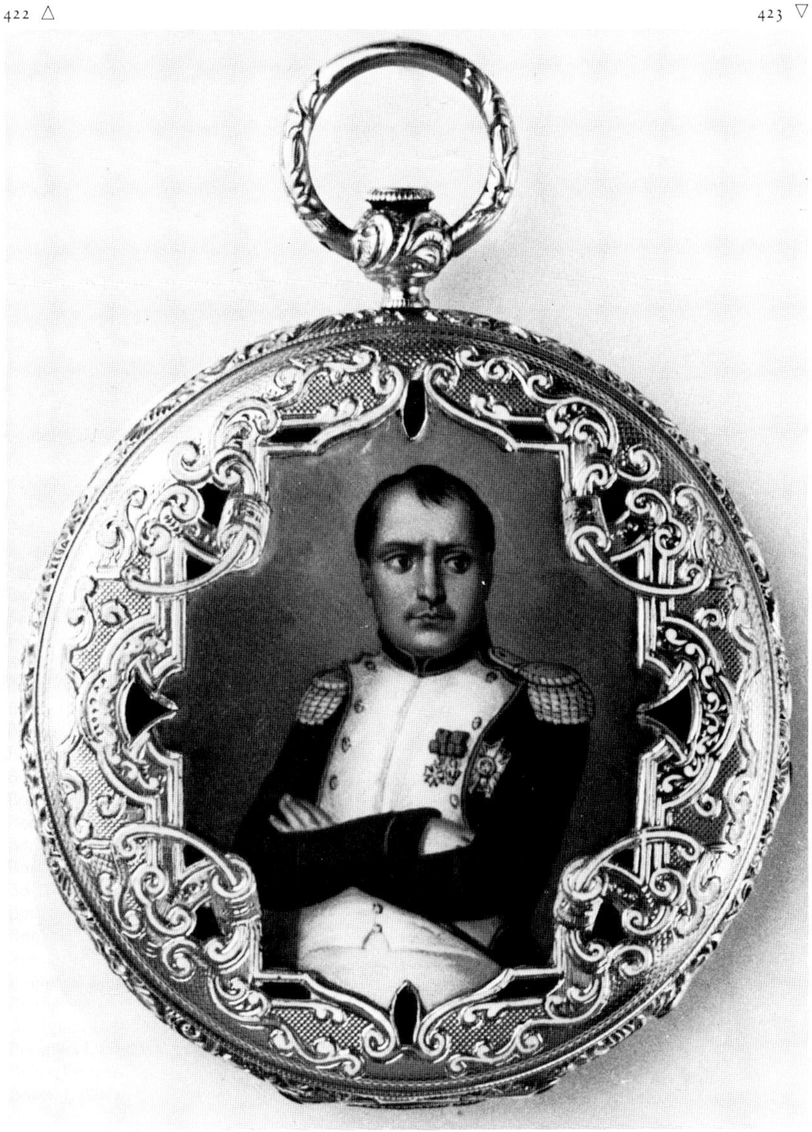

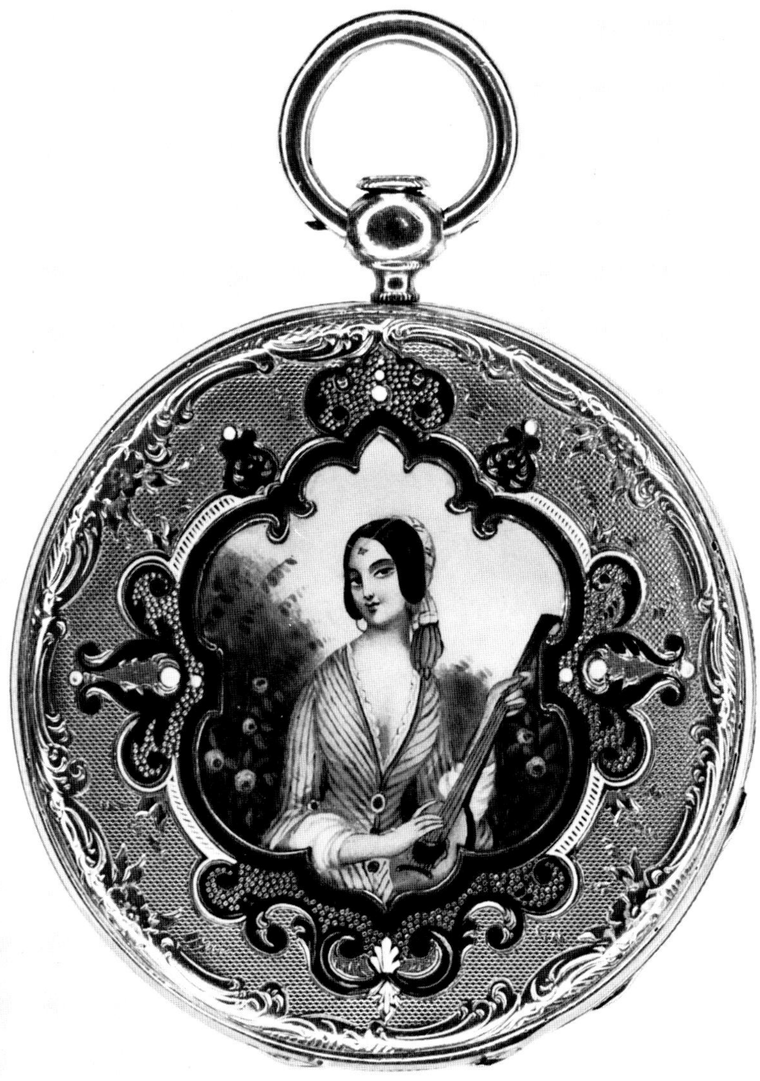

425 Goldemailuhr, Westschweiz, um 1850. Fein graviertes und ziseliertes flaches Gehäuse. Die Gehäuseschale zeigt in polychromer Emailmalerei ein »offenherzig« lesendes Mädchen, gerahmt von dunklem Emailband. Emailzifferblatt mit Stahlzeigern. Vergoldetes Werk mit Ankerhemmung. ∅ = 41.

426 Kleine Goldemailuhr mit Viertelstundenrepetition, französisch, um 1830. Beidseitig bunt emailliertes Gehäuse in Grubenschmelztechnik. Silberzifferblatt mit graviertem Zentrum und feinen Stahlzeigern. Vergoldetes Werk mit einzelnen Räderbrücken. Auslösen des Schlagwerkes durch Drücken des Knopfes im Pendant. Zylinderhemmung. ∅ = 38.

427 Goldemailuhr, Genf, um 1830. Signiert: Jn. Pansier à Genève. Graviertes und ziseliertes Goldgehäuse, gerahmt von einer durchbrochenen Girlande aus Blättern und Delphinen in mehrfarbigem Gold. Die Gehäuseschale zeigt in polychromer Emailmalerei zwei kleine Mädchen. Silberzifferblatt mit fein graviertem Zentrum und Goldzeigern. Vergoldetes Werk mit Zylinderhemmung. ∅ = 43.

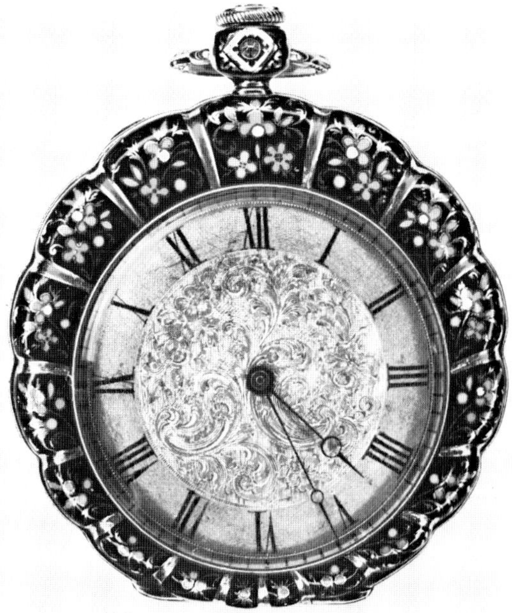

426 △

425 ▽

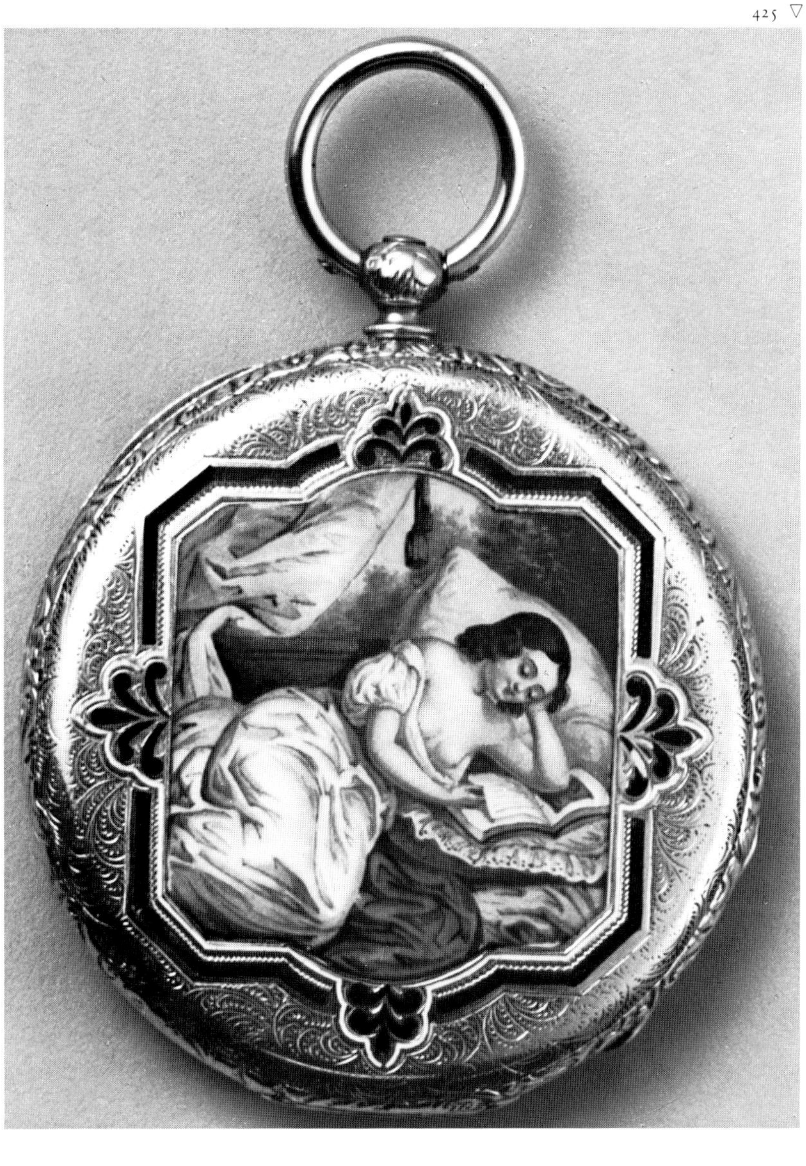

427 ▽

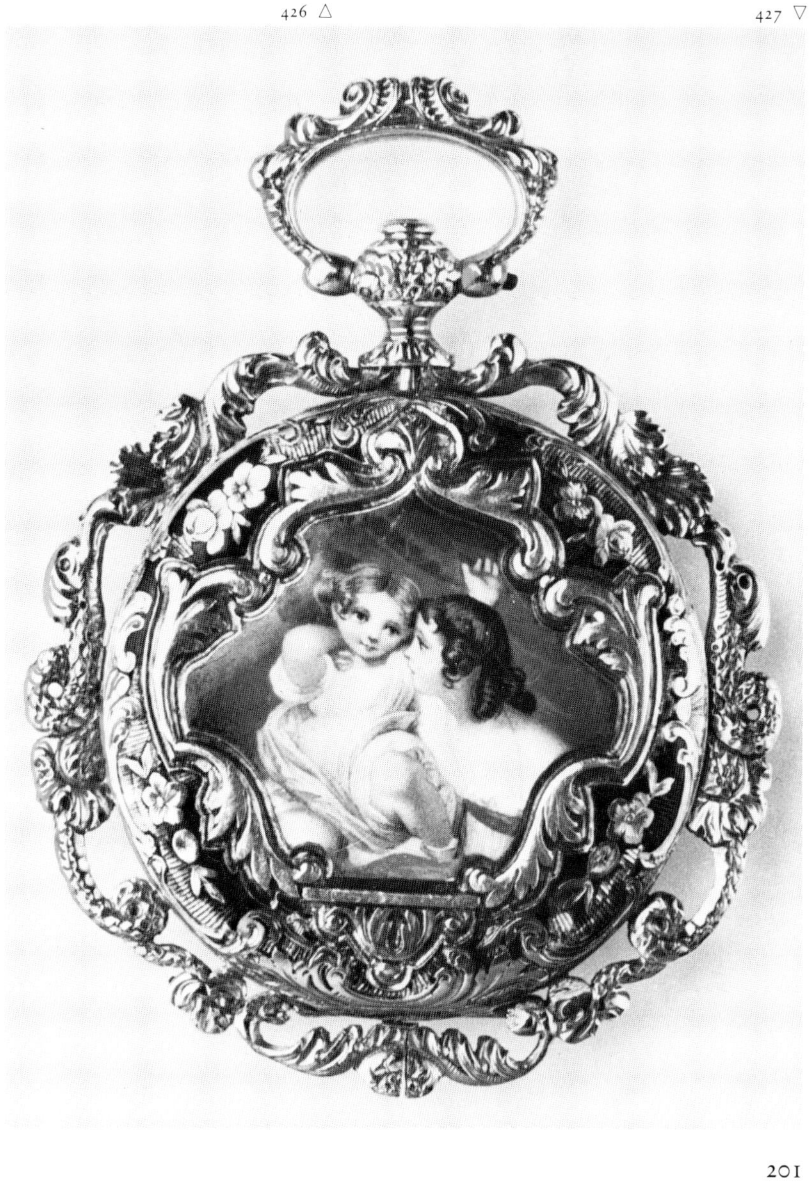

428–429 Goldemailuhr mit Tastzeiger (Montre à tact), französisch, um 1825. Signiert: Basile-Charles Le Roy, Paris au Palais royal. Beidseitig guillochiertes Goldgehäuse mit transluzidem Email und feinen Goldranken. Am Rand sind 12 Perlen im Goldband gefaßt, die die 12 Stunden darstellen, dazwischen kleine Saphire. Der große, mit inkrustierten Brillantrosen besetzte Zeiger kann gemeinsam mit der Schale bis auf Anschlag gedreht werden. Über ihn und die Perlen kann die Zeit abgetastet werden. Feuervergoldetes Werk mit Kommahemmung. ∅ = 43.

430–431 Skelettierte Golduhr mit Miniatur, französisch, um 1830. Beidseitig verglastes Gehäuse. Das feuervergoldete Werk hat die Form einer zweihenkeligen Vase. Emailzifferblatt mit Stahlzeigern. Auf der Rückseite kleine Emailminiatur, eine zärtliche Szene darstellend. Über dem Bild freisichtbare Unruh mit großem Diamantdeckstein. Das Werk hat Spindelhemmung. ∅ = 54.

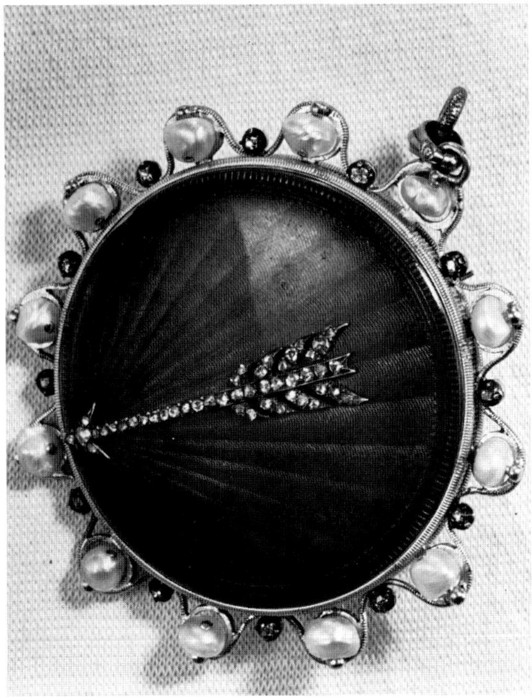

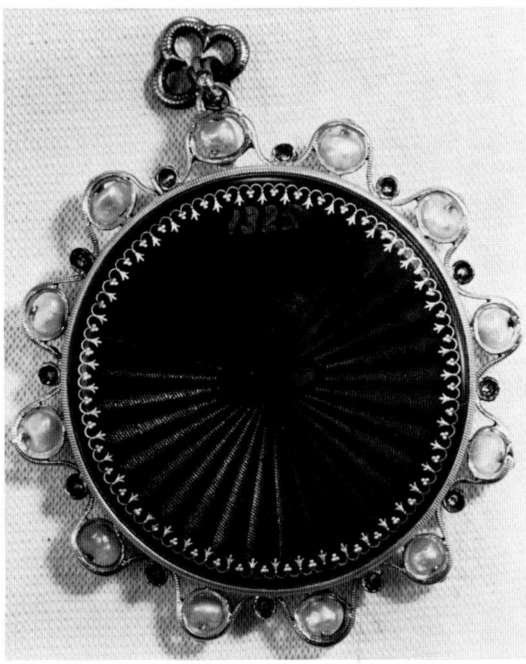

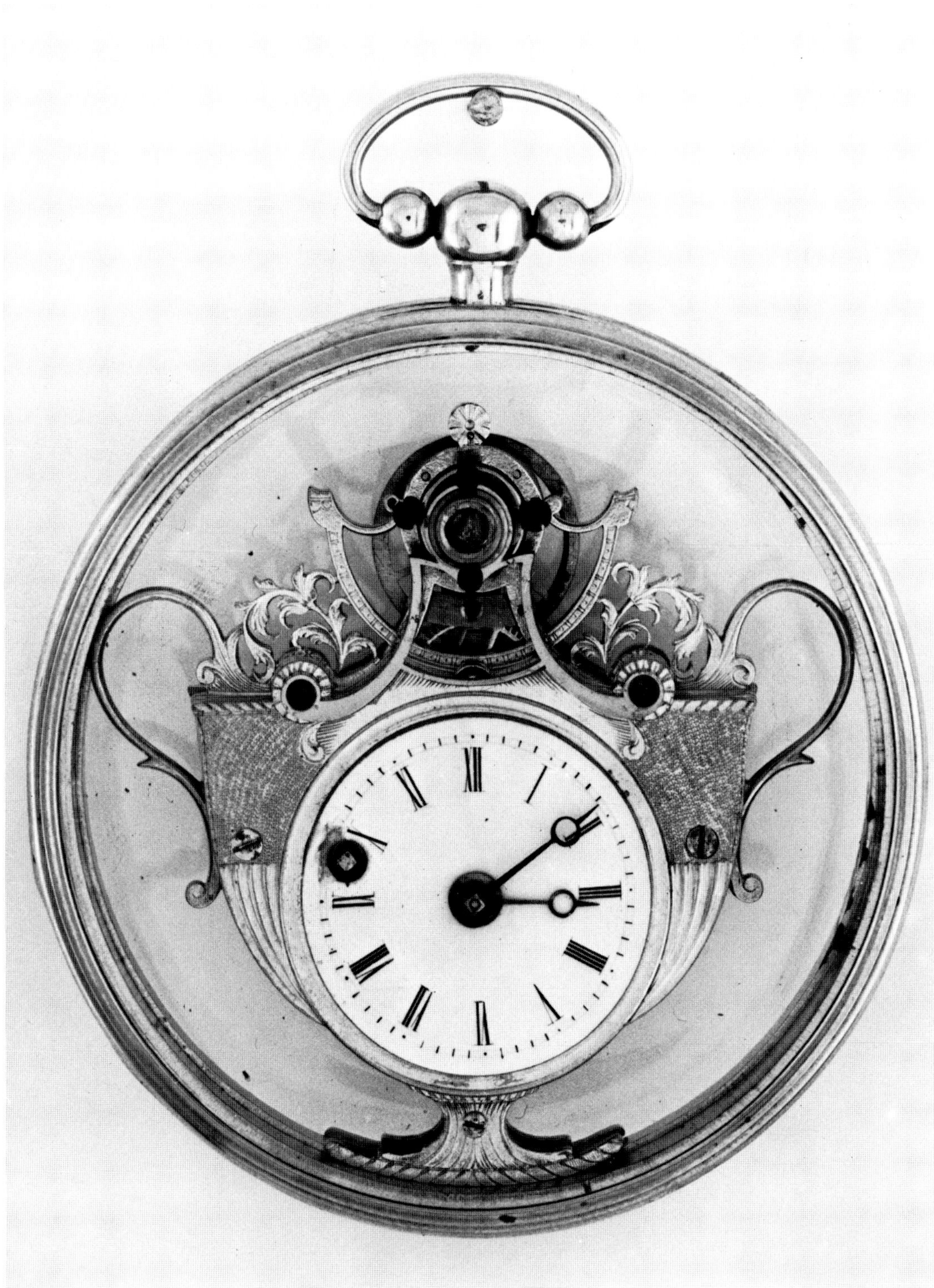

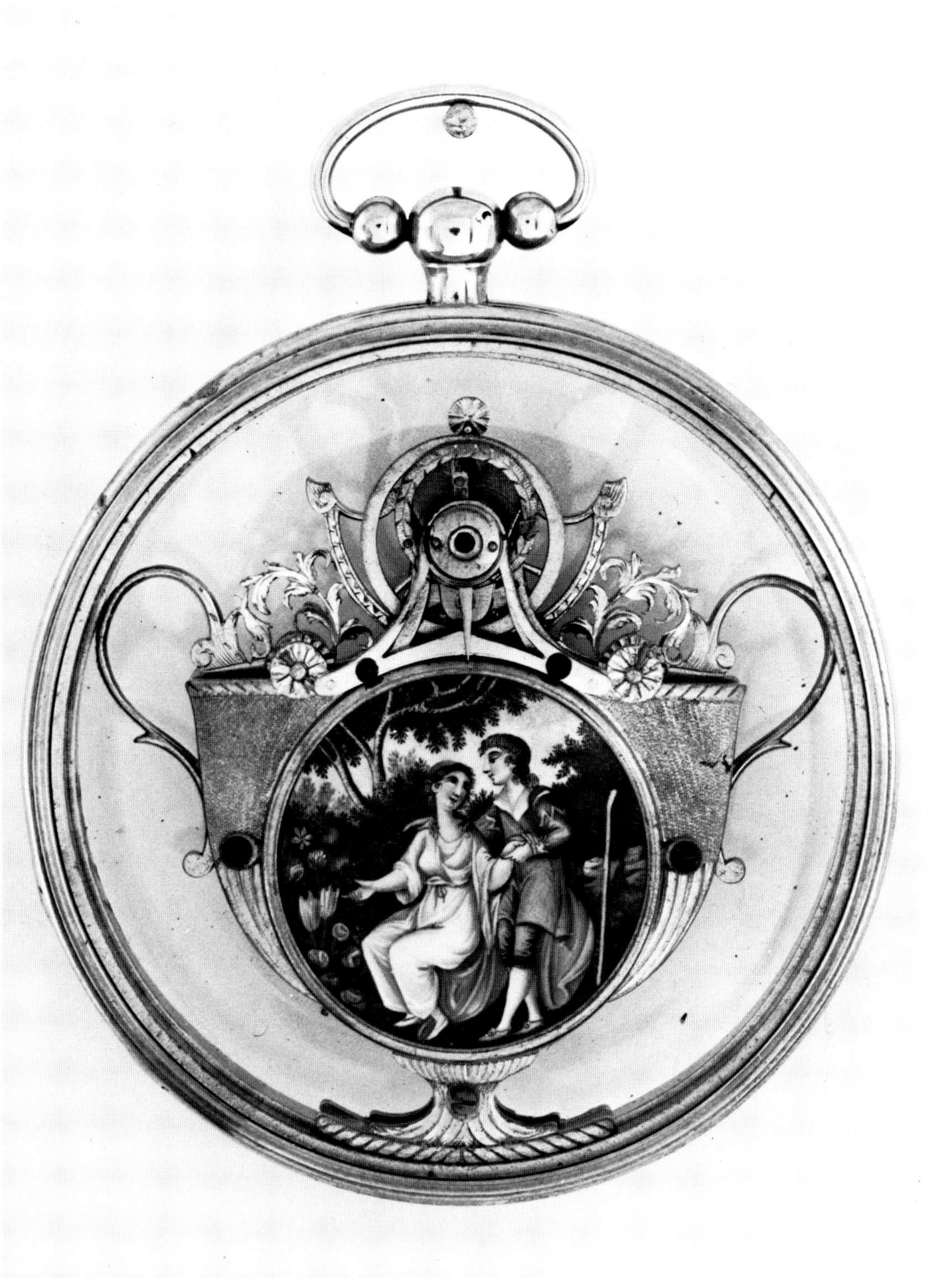

432–433 Goldtaschenuhr »á 4 couleurs«, Genf, um 1830. Ziseliertes Gehäuse mit beiseitig umlaufender, aufgesetzter Blättergirlande in mehrfarbigem Gold und je 12 kleinen gefaßten Rubinen. Im Zentrum der Schale kleines Blumenbukett mit gefaßten Rubinen, gerahmt von aufgesetzter Blätter- und Blumengirlande in mehrfarbigem Gold. Goldzifferblatt mit exzentrischem Zifferring und erhabenen Zahlen, schachbrettartig geprägtes Zentrum, darüber in verschiedenfarbigem Gold aufgesetzte Girlanden. Vergoldete Zeiger. Vergoldetes Spindelwerk mit Kette und Schnecke. ∅ = 45.

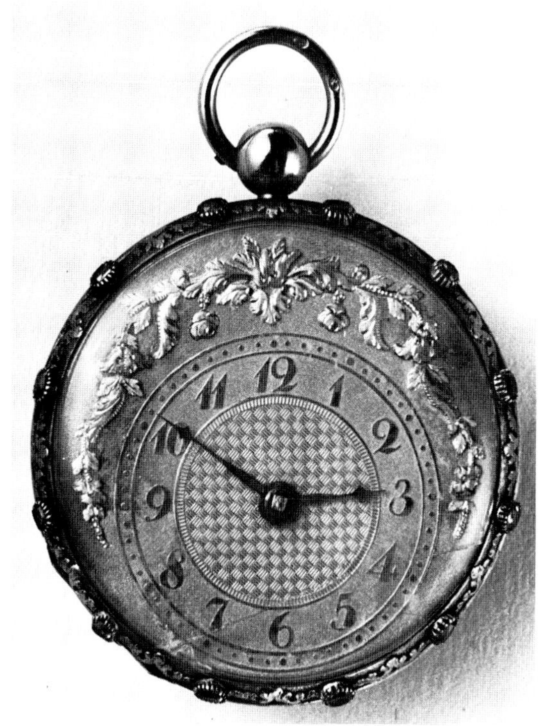

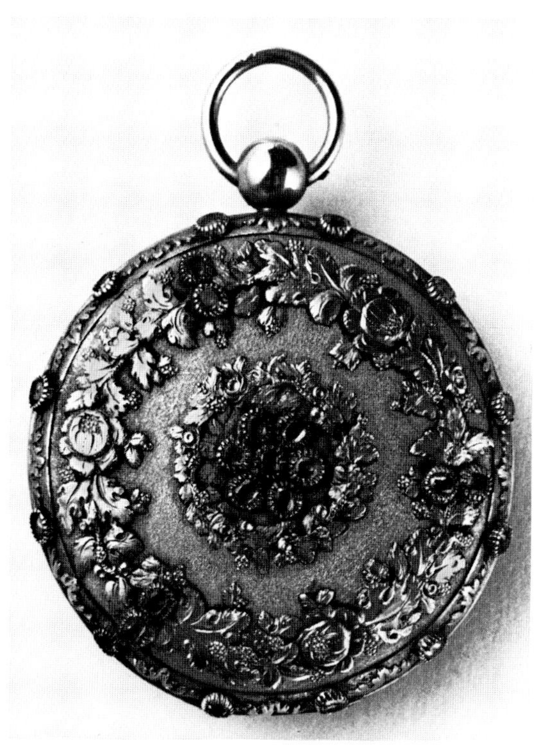

434 Goldemailuhr, französisch, um 1820. Signiert auf dem Staubdeckel: Leroy et Fils H(orlo)gers du Roy à Paris. Flaches Gehäuse mit gewellter Wandung. Fein geprägtes vergoldetes Zifferblatt mit geprägtem Zentrum und Goldzeigern. Vergoldetes Werk mit Ankerhemmung. ∅ = 42.

435 Sehr flache Goldemailuhr, französisch, um 1840. Signiert: Lépine. Fein graviertes Gehäuse. Die Schale zeigt eine galante Szene. Silberzifferblatt mit feiner Blumengravur und Goldzeigern. Werk mit Zylinderhemmung. ∅ = 45.

436 Golduhr, Genf, um 1830. Fein guillochiertes und graviertes Gehäuse. Geprägtes Silberzifferblatt mit Goldzeigern. Im Pendant kleiner Knopf zum Öffnen der Gehäuseschale. Werk mit Zylinderhemmung. ∅ = 35, L = 160.

437 Golduhr mit Brosche, Genf, um 1860. Fein graviertes Gehäuse. Im Zentrum kleine Emaileinlagen. Brosche mit Ansteckbügel. Emailzifferblatt mit feinen Stahlzeigern. Vergoldetes Werk mit Zylinderhemmung. ∅ = 34, L = 85.

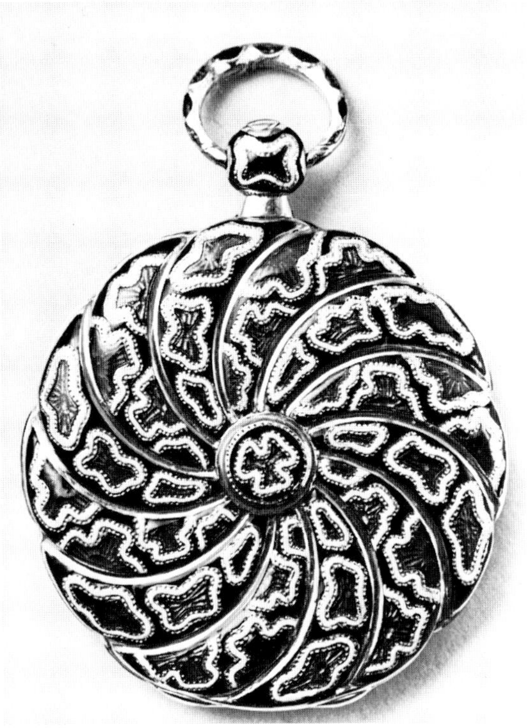

434 △

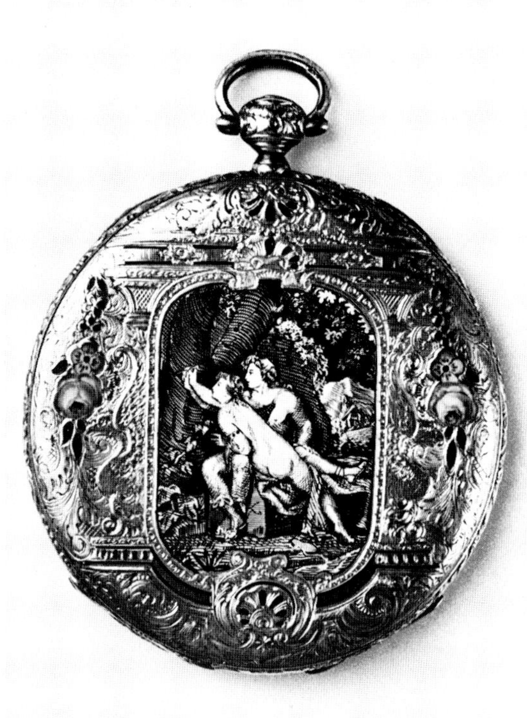

436 ▽ 435 △

437 ▽

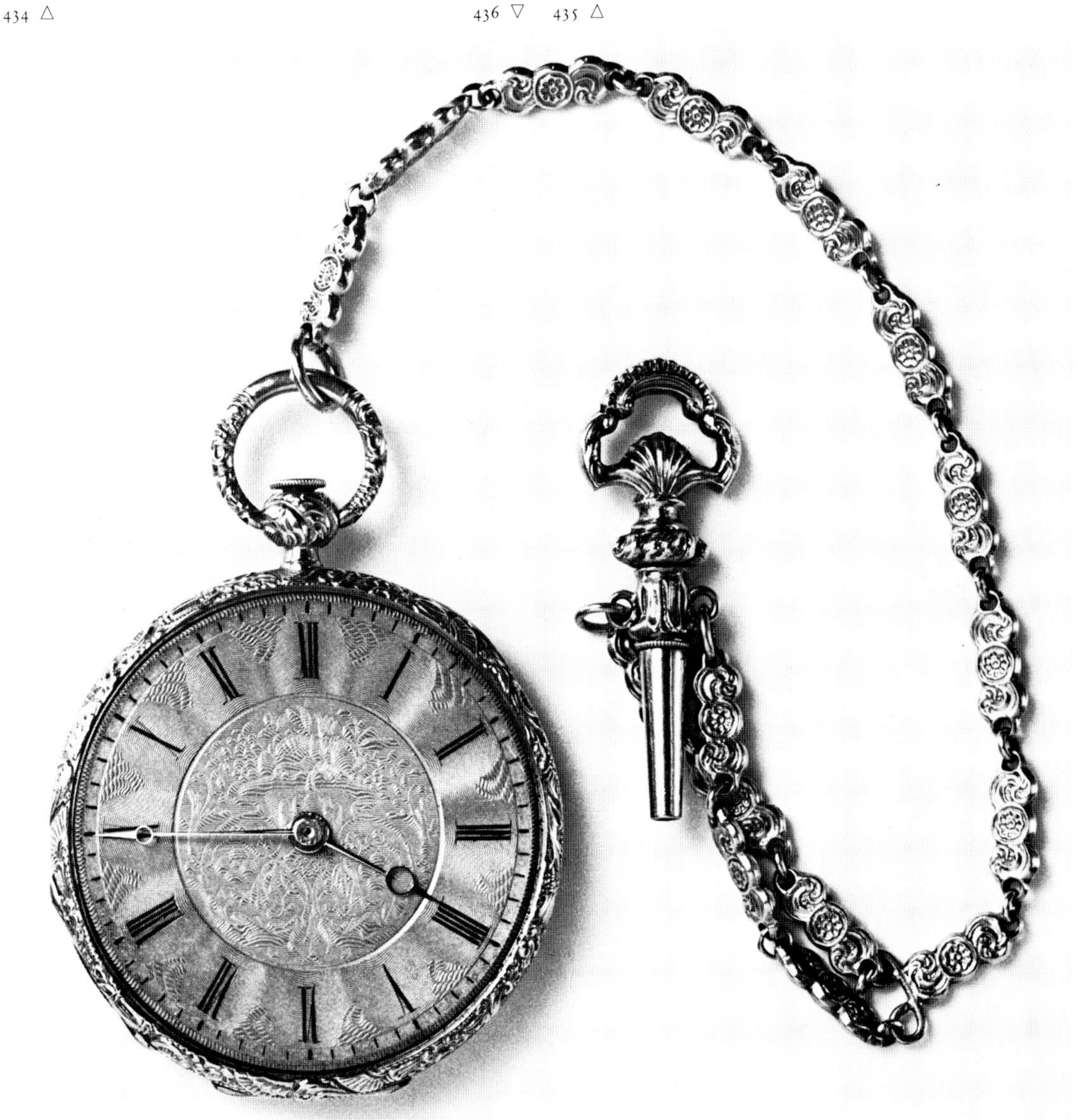

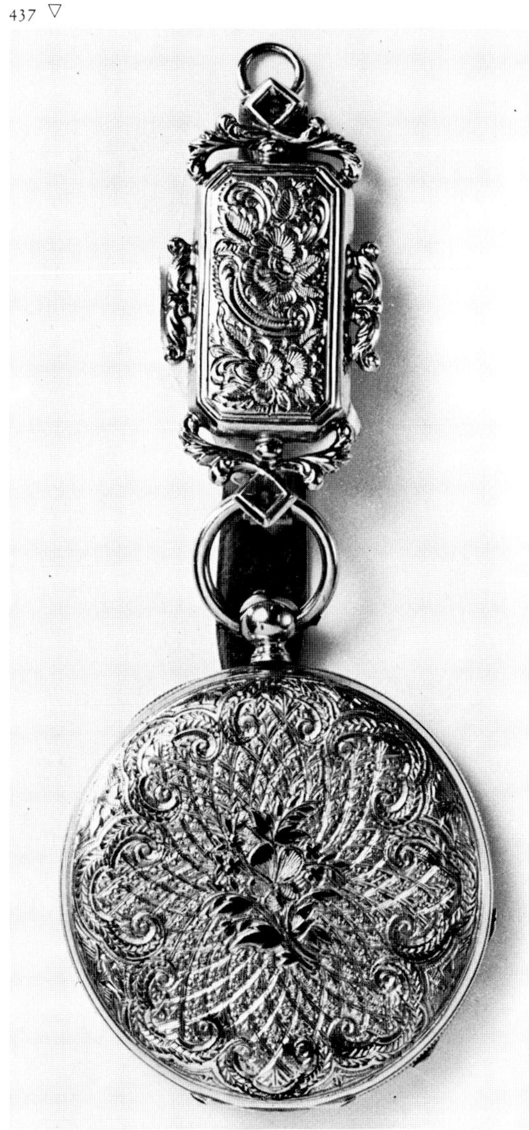

438–439 Silbertaschenuhr, Westschweiz, um 1860. Guillochiertes Gehäuse. Versilbertes Zifferblatt mit feinen Gravuren und aufgelegten vergoldeten Girlanden. Vergoldete Zeiger. Vergoldetes, graviertes Werk mit stark skelettierter Brücke. Ankerhemmung. ∅ = 52.

440 Silbertaschenuhr, englisch, um 1874. Graviertes und geprägtes Gehäuse. Emailzifferblatt mit nachträglich bemaltem Zentrum und Stahlzeigern. Vergoldetes Werk mit abnehmbarem Staubdeckel. Englische Spitzzahnhemmung. ∅ = 58.

441 Skelettiertes Taschenuhrwerk, Westschweiz, um 1880. Emailzifferblatt mit kleiner Sekunde und feinen Zeigern. Skelettierte 3/4-Platine mit eingesetztem kleinem Kompaß. Zylinderhemmung. ∅ = 48.

442–443 Silbertaschenuhr, Westschweiz, um 1880. Glattes Gehäuse. Emailzifferblatt mit kleiner Sekunde und feinen Stahlzeigern. Vergoldetes Werk mit einzelnen Brücken und Schlüsselaufzug. Nur Unruhe und Zylinderrad in Steinlagern. Zylinderhemmung. ∅ = 48.

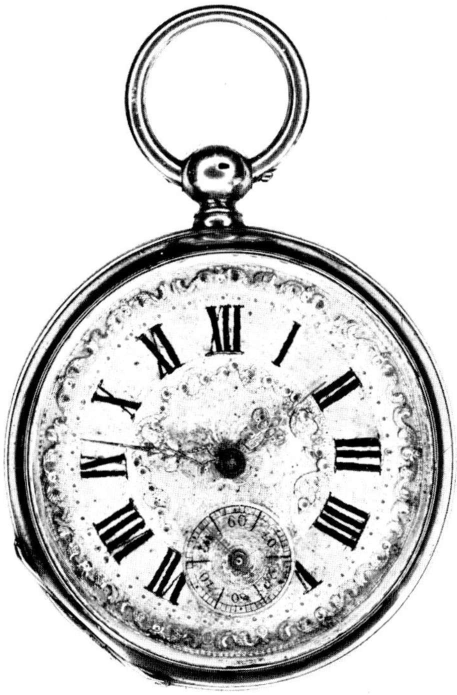

438 △

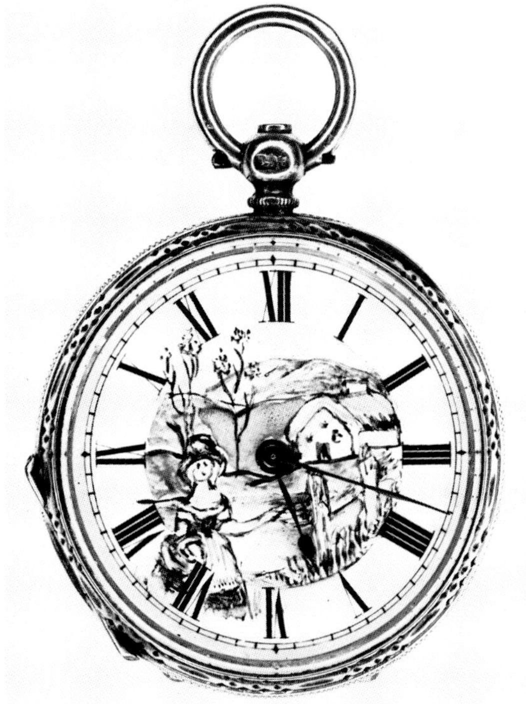

440 △

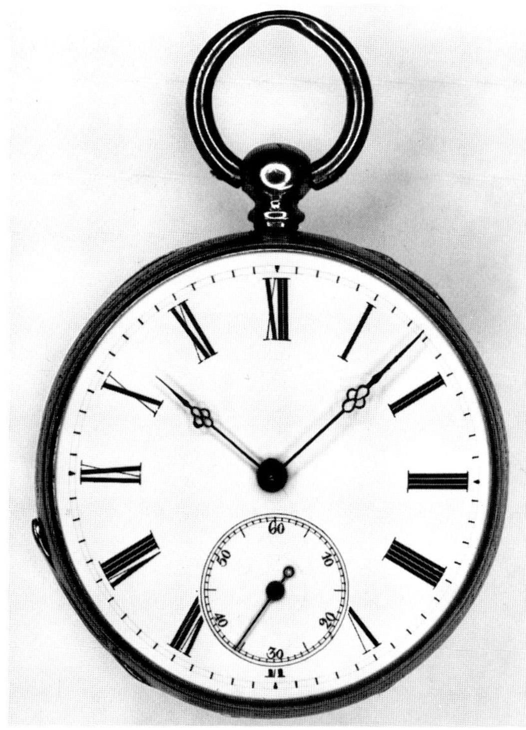

442 △

439 ▽

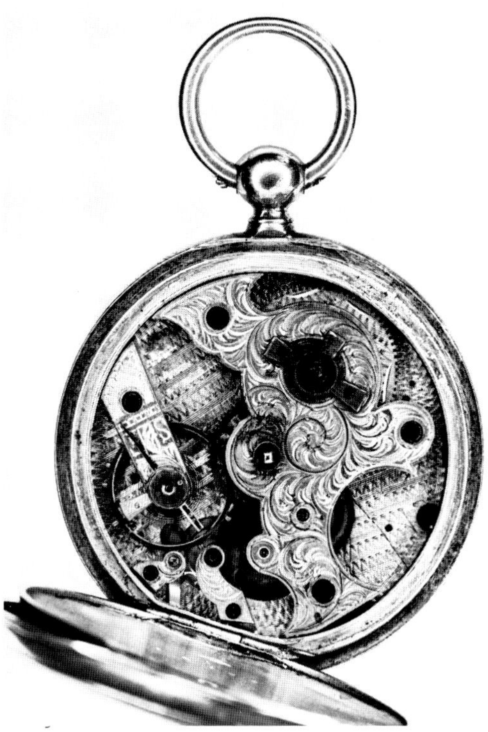

441 ▽

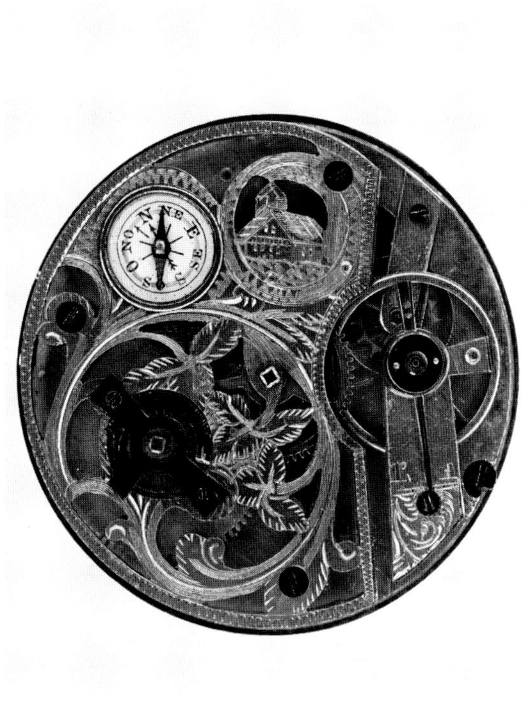

443 ▽

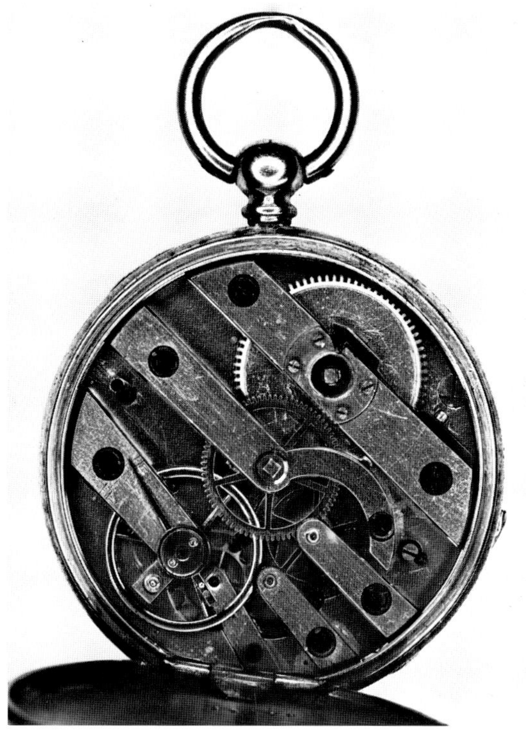

Taschenuhren aus Holz und Bein
Abb. 444–451

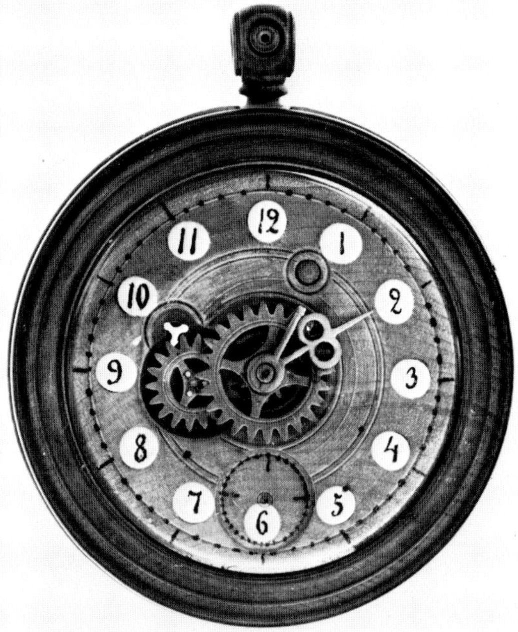

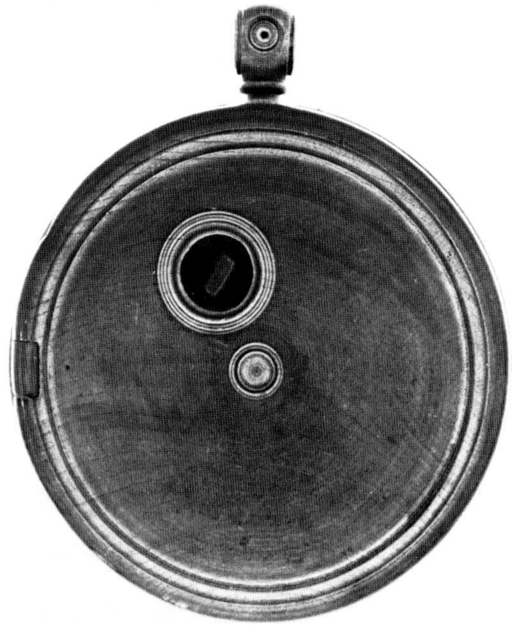

444 △ 446 ▽ 445 △

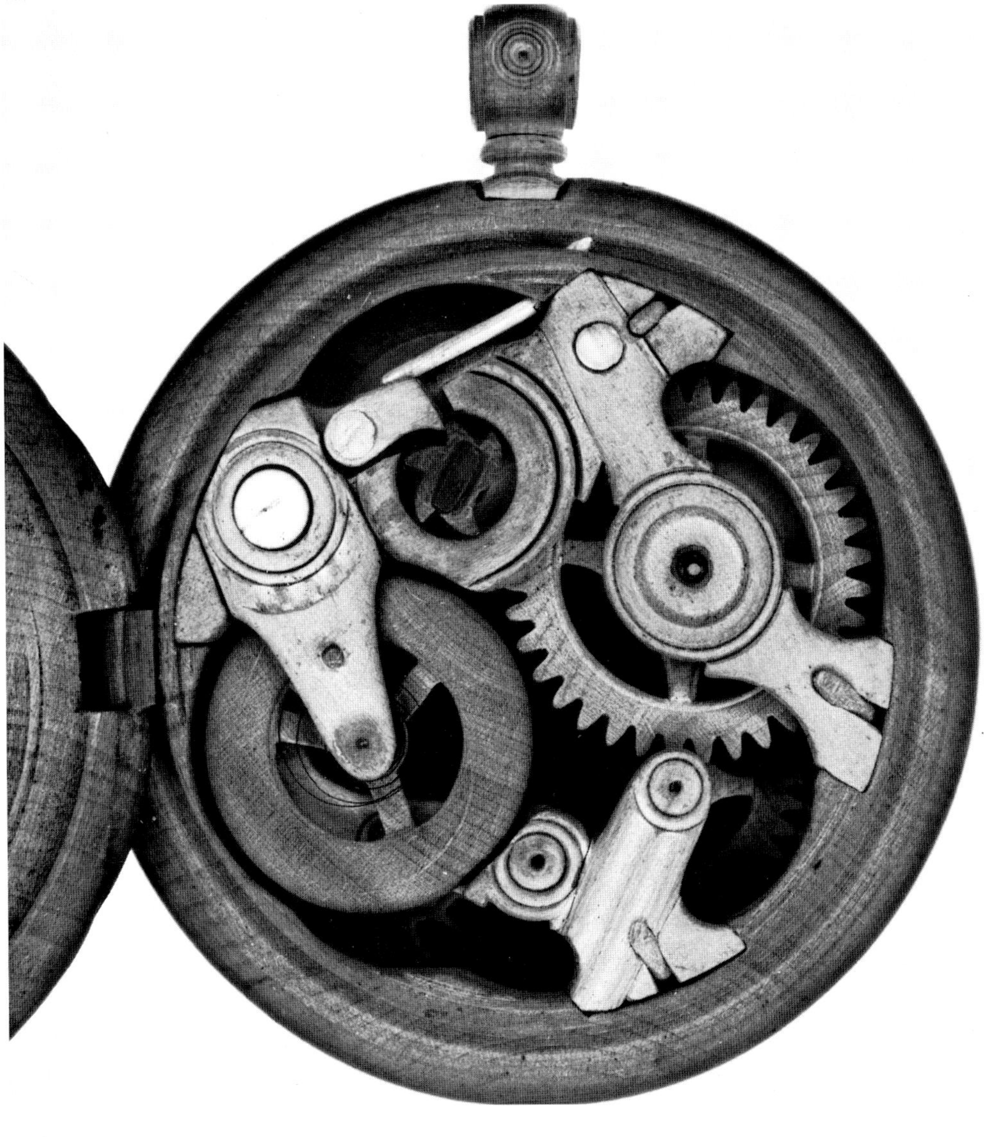

444–446 Holztaschenuhr, russisch, um 1850. Birkenwurzelholzgehäuse mit Loch im hinteren Deckel für einen Spezial-Schlitzschlüssel. Holzzifferblatt mit kleiner Sekunde und eingelegten Beinkartuschen. Offenliegendes Zeigerwerk mit Holzzeigern. Das Werk ist teils aus Palmholz, Schrauben und Triebe aus Bein. Nur die Achsen, die Spirale und die Antriebsfeder sind aus Stahl. Die Hemmung ist eine Art Verschmelzung von Rollen- und Zylinderhemmung. ∅ = 51.

448 + 450 Bein-Taschenuhr, russisch, um 1850. Signiert: Bronnikoff. Glattes Beingehäuse. Zifferblatt und Zeiger aus Bein. Kleine Sekunde. Werk und Räder aus Bein, nur Spirale, Feder und Wellen aus Stahl. Sautroghemmung. ∅ = 49. ▷

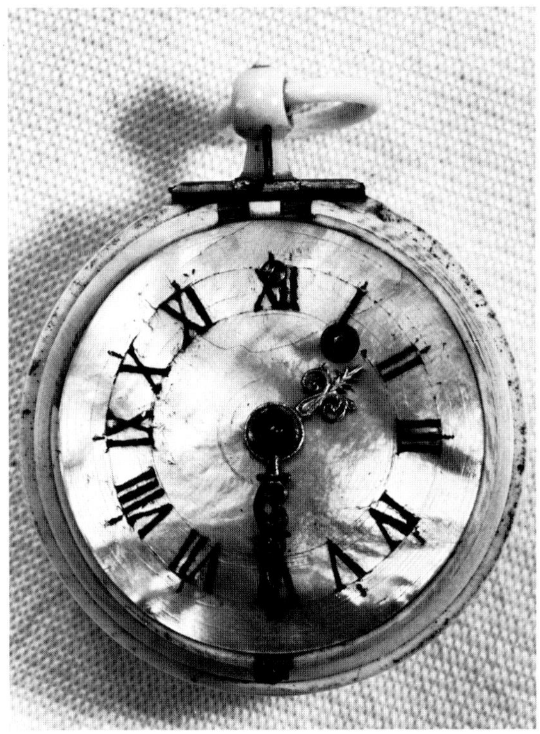

447 + 449 Elfenbein-Taschenuhr, um 1870. Glatte Gehäuseschale aus Elfenbein. Zifferblatt mit aufgemalten Zahlen, wohl aus Perlmutter, mit vergoldeten Zeigern. Werk vollständig aus Elfenbein. Spindelhemmung. ∅ = 38.

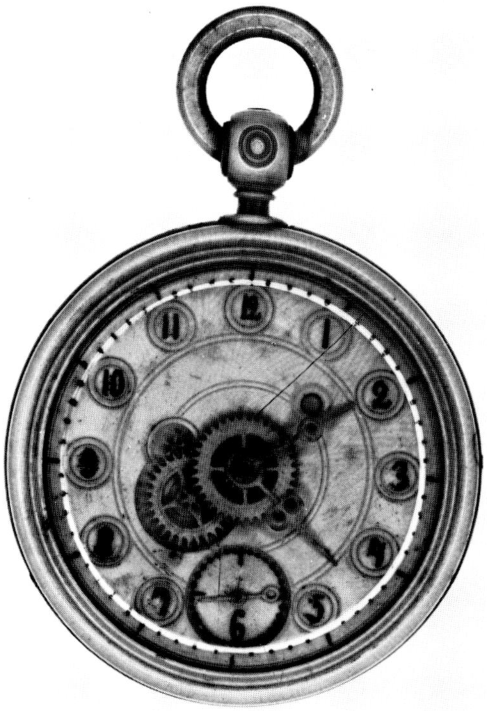

448 △

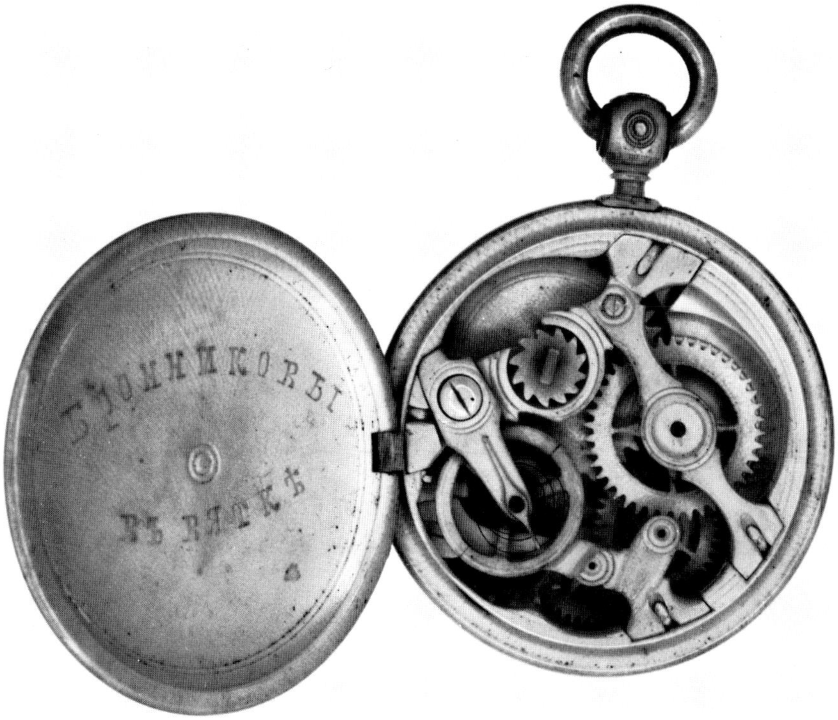

449 ▽ 450 △

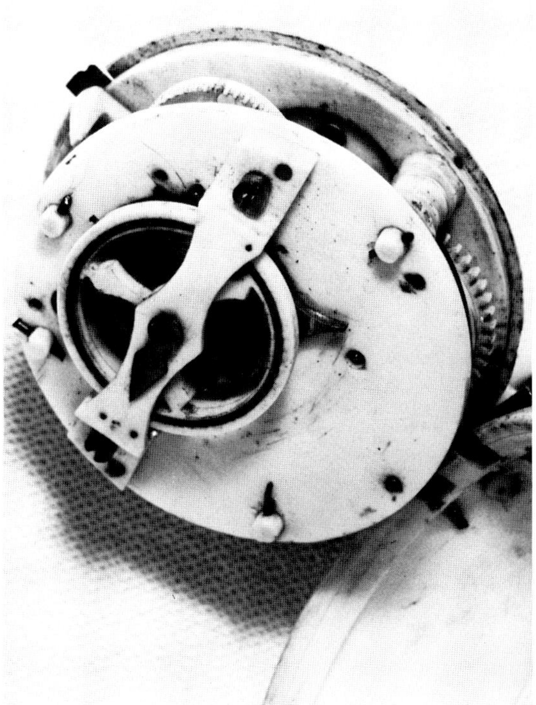

451 ▽

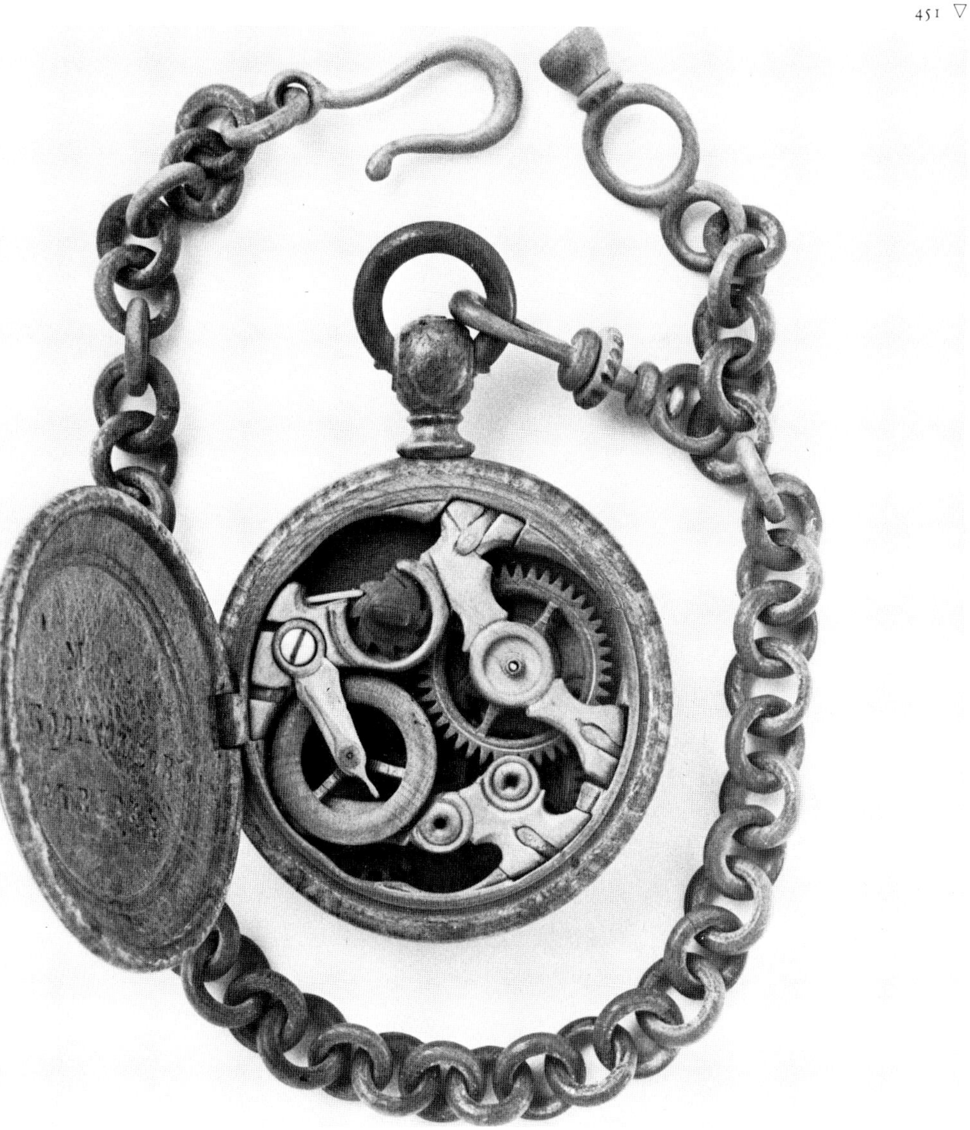

451 Holztaschenuhr, russisch, um 1850. Signiert: H. S. Bronnikoff und Sohn (Wjata-kirow). Das Birkenwurzelholzgehäuse ist außen glatt und hinten geschlossen. Zum Aufziehen der Uhr muß der Deckel geöffnet werden. Holzzifferblatt mit eingelegten Beinkartuschen und feinen Holzzeigern. Offenes Zeigerwerk. Das Werk ist aus Palmholz, Schrauben, Wellen, Sperrfeder und teilweise die Triebe aus Bein. Santig-Hemmung. Hölzerne Kette, Haken und Schlüssel. ∅ = 49. ▷

Taschenuhren mit springender Sekunde
»seconde montre indépendante« und
»seconde foudroyante«
Abb. 452–462

452–453 Silbertaschenuhr mit zwei Federhäusern, Westschweiz, um 1820. Guillochiertes und graviertes Gehäuse mit gerippter Wandung. Emailzifferblatt mit großer springender Sekunde aus der Mitte und Stahlzeigern. Der Sekundenzeiger kann mit seitlichem Schieber am Gehäuse gestoppt werden. Feuervergoldetes Werk mit separatem Sekundenwerk. Federhäuser mit Stellung. Das Sekundenwerk wird nur alle Sekunde vom Gehwerk freigegeben, deshalb springende Sekunde. Zylinderhemmung. ∅ = 54.

454 Taschenuhrwerk mit springender, unabhängiger Sekunde, Westschweiz, um 1820. Der Sekundenzeiger läuft zwischen dem Stunden- und dem Minutenzeiger. Das Sekundenwerk liegt hier unter dem Zifferblatt, das zugehörige Federhaus auf der linken Seite. Das Wechselrad A des Zeigerwerkes liegt hier unter dem Sekundenrad B des Sekundenwerkes. Das Stundenrad liegt (abgenommen) über der Sekundenwerk-Brücke C, dadurch kommt das Sekundenrohr für den Zeiger in die Mitte der drei Wellen. Das Zylinderrad gibt den Finger D alle Sekunde frei, der dann eine Umdrehung machen kann. Der Sekundenzeiger springt um einen Schritt vor. Zylinderhemmung.

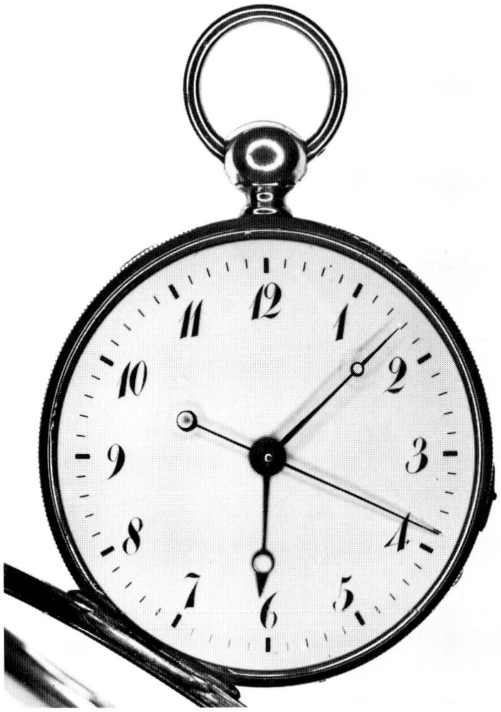

452 △

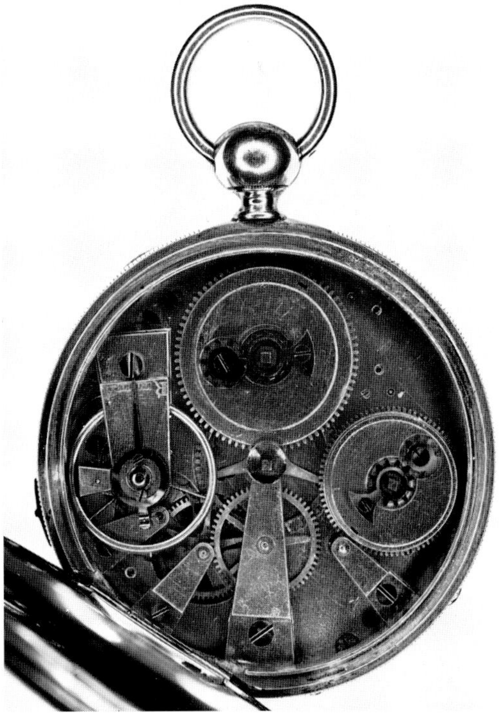

453 ▽

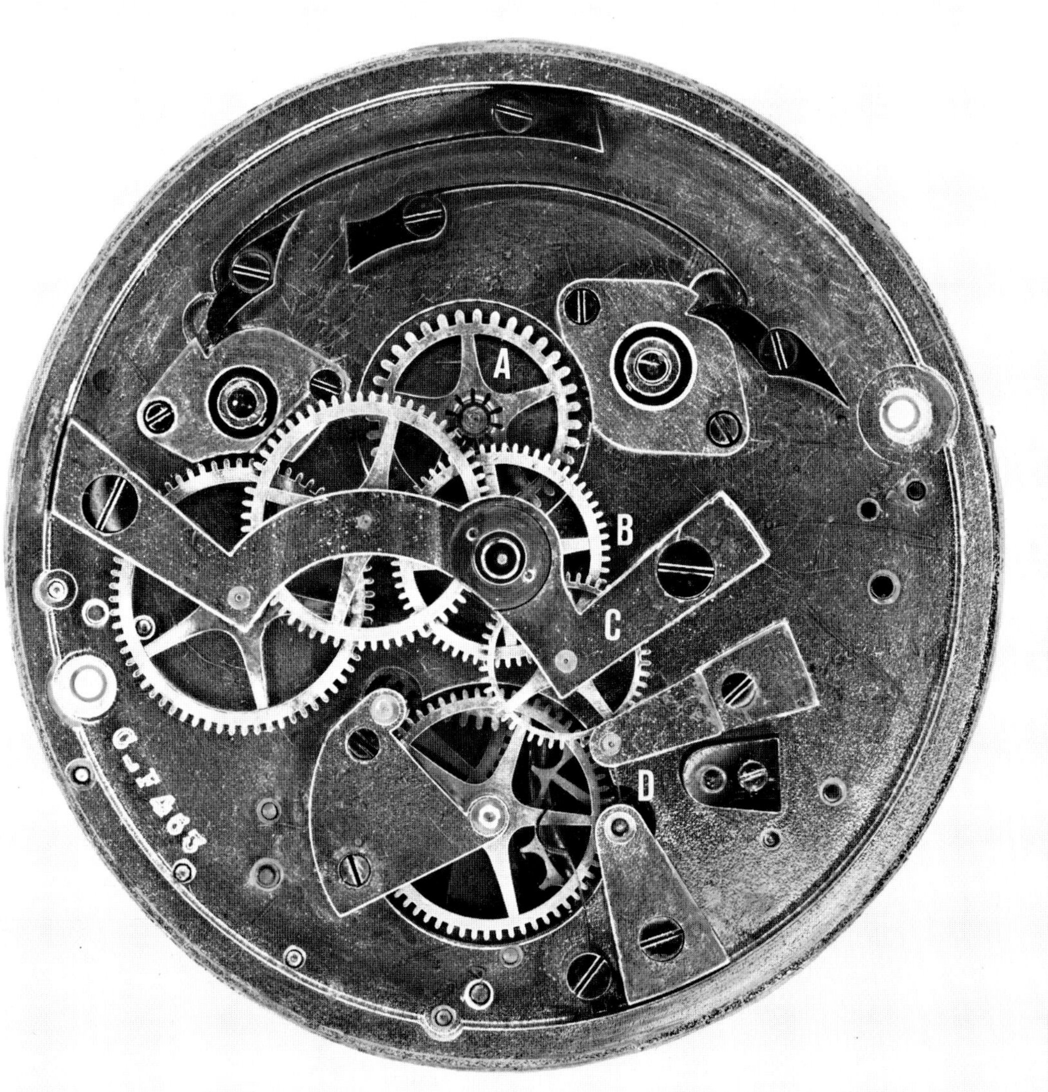

455–456 Goldtaschenuhr mit springender Sekunde »seconde morte«, Westschweiz, um 1850. Guillochiertes Gehäuse mit gravierter Wandung. Silberzifferblatt mit großer Sekunde aus der Mitte und vergoldeten Zeigern. Sekunde kann mit seitlichem Schieber am Gehäuse gestoppt werden. Der Sekundenzeiger bewegt sich zwischen Stunden- und Minutenzeiger. Feuervergoldetes Werk mit fliegenden Federhäusern und einzelnen Räderbrücken. Beide Federhäuser mit Malteserkreuz-Stellung (Genfer Aufhaltung), als Überdrehsicherung. Unruhe mit flacher Spirale und Zylinderhemmung. ∅ = 50. ▷

457–458 Taschenuhrwerk mit unabhängiger Sekunde »seconde indépendant«, Westschweiz, um 1860. Vergoldetes Werk mit einzelnen Räderbrücken. Zwei getrennte Federhäuser für Sekunden- und Gehwerk. Der zentrale Sekundenzeiger ist mit dem Hebel A und dem Klinkenrad B stoppbar (vergl. Abb. 457 rechts bei der III). Betätigt wurde der Hebel durch Drücker im Pendant. Große Kompensationsunruhe mit Breguet-Spirale und Präzisions-Ankerhemmung. ▷

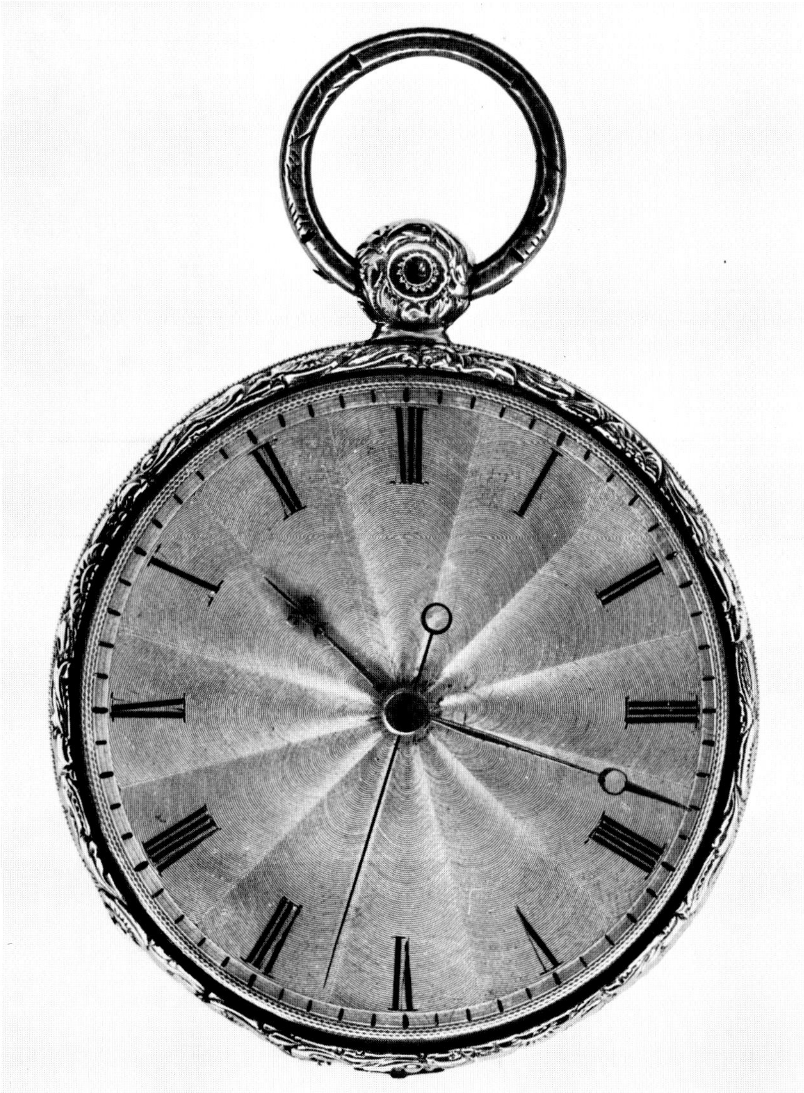

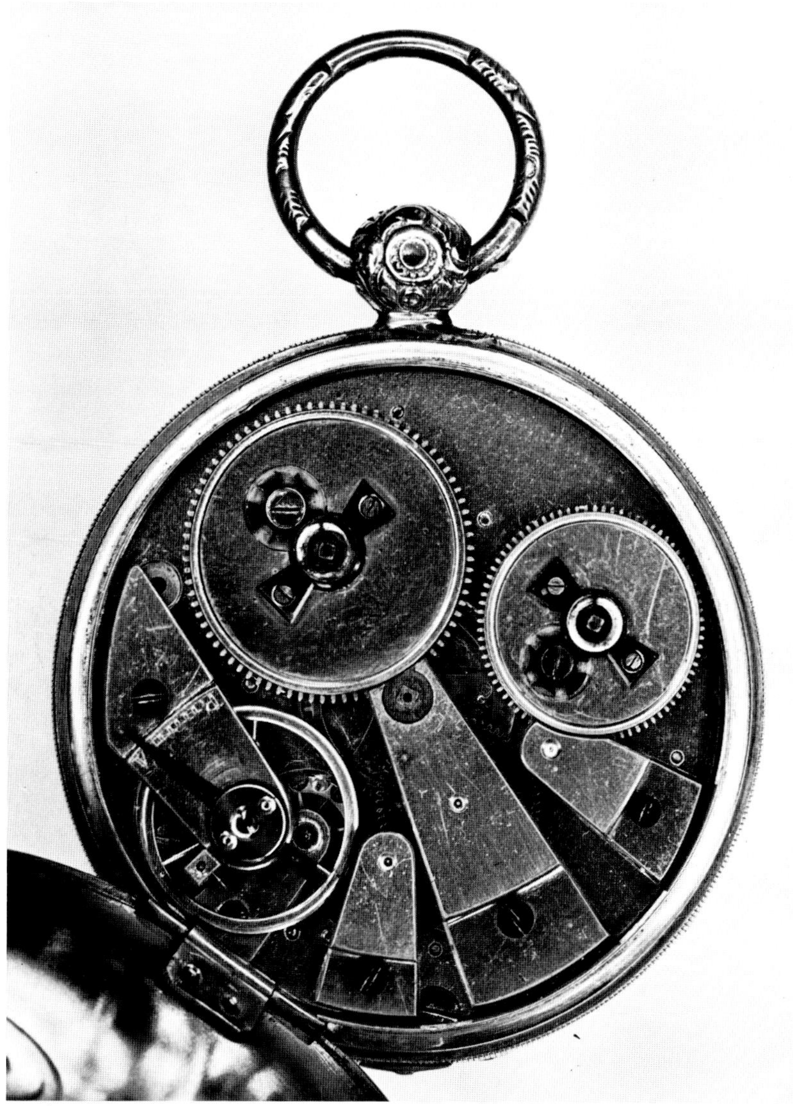

455 △

457 ▽

456 △

458 ▽

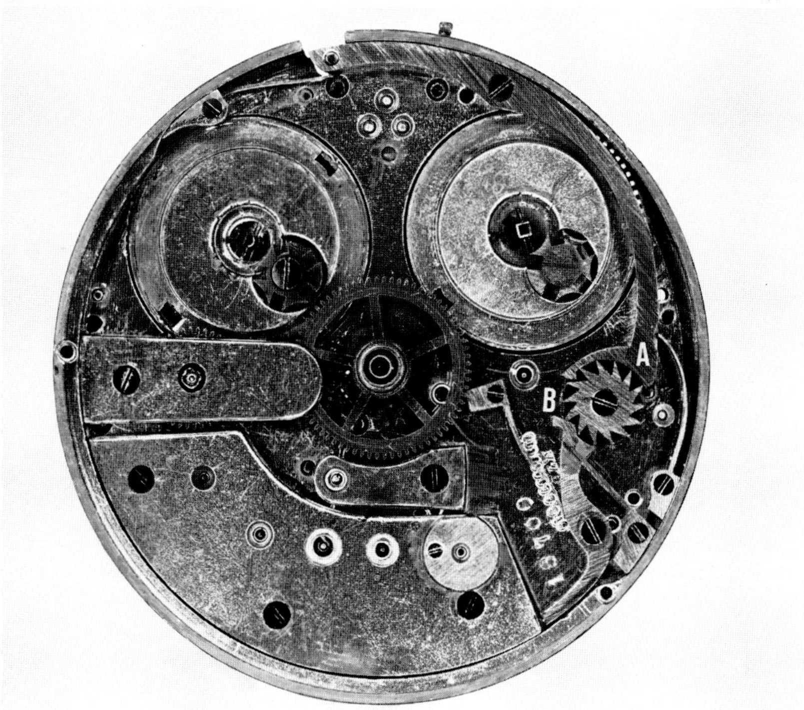

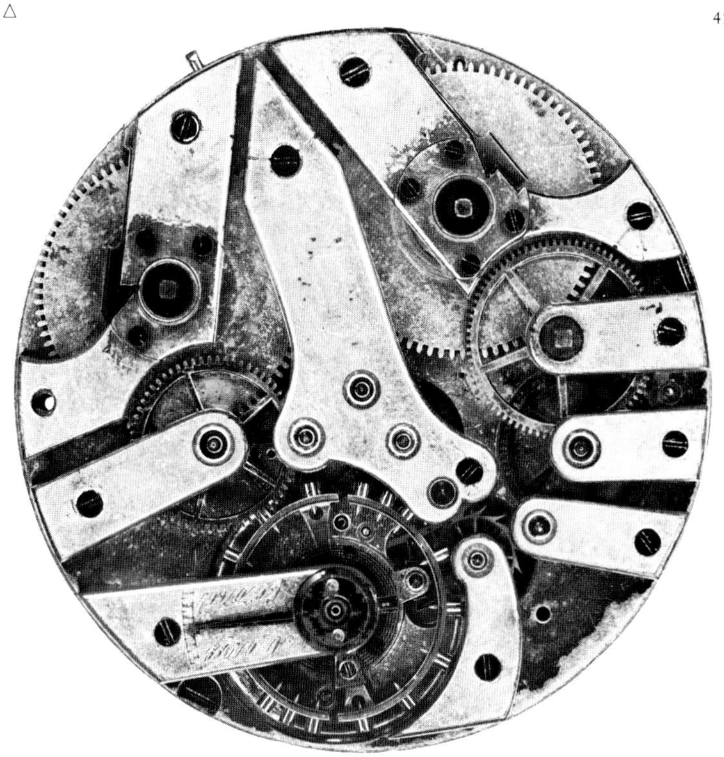

458/1–2 Goldsavonnette mit Chronograph und springender Sekunde (seconde foudrayante), Kopenhagen, um 1870. Signiert: Jules Jürgensen, Copenhagen Nr. 10597. Guillochiertes Goldgehäuse mit à-goutte-Schlüssen und geripptem Mittelteil. Weißes Emailzifferblatt mit schlanken römischen Zahlen und außen roter 1/5-Sekundenteilung für den Chronographenzeiger. Bei der ›VI‹ Hilfszifferblatt für die springende 1/5-Sekunde. Feine Lochform-Zeiger in Stahl. Neusilberwerk mit zwei Federhäusern (Abb. 458/2), rechts für das Gehwerk und links für die springende 1/5-Sekunde. Chronographenmechanismus unter dem Zifferblatt. Große Kompensationsunruh mit Goldschrauben. Schweizer Ankerhemmung. ∅ = 55.

458/3–4 Silbertaschenuhr mit springender Sekunde (seconde morte), französisch, um 1820. Signiert: Perusset, Elève de Breguet. Guillochiertes Silbergehäuse. Guillochiertes Silberzifferblatt mit römischen Zahlen und unten vertiefter mitlaufender Sekundenanzeige. Goldzeiger für Stunden und Minuten. Großer zentraler und anhaltbarer Sekundenzeiger aus der Mitte. Abb. 458/4 zeigt das vergoldete Werk mit einzelnen Brücken. In der Mitte zentrales ›Klinkenrad‹ für die springende Sekunde, das von einem 6-zähnigen Stern auf der Ankerradwelle weitergeschaltet wird. Kompensatinsunruh mit Goldschrauben und zylindrischer Spirale. Frühe Kolbenzahnhemmung. ∅ = 55.

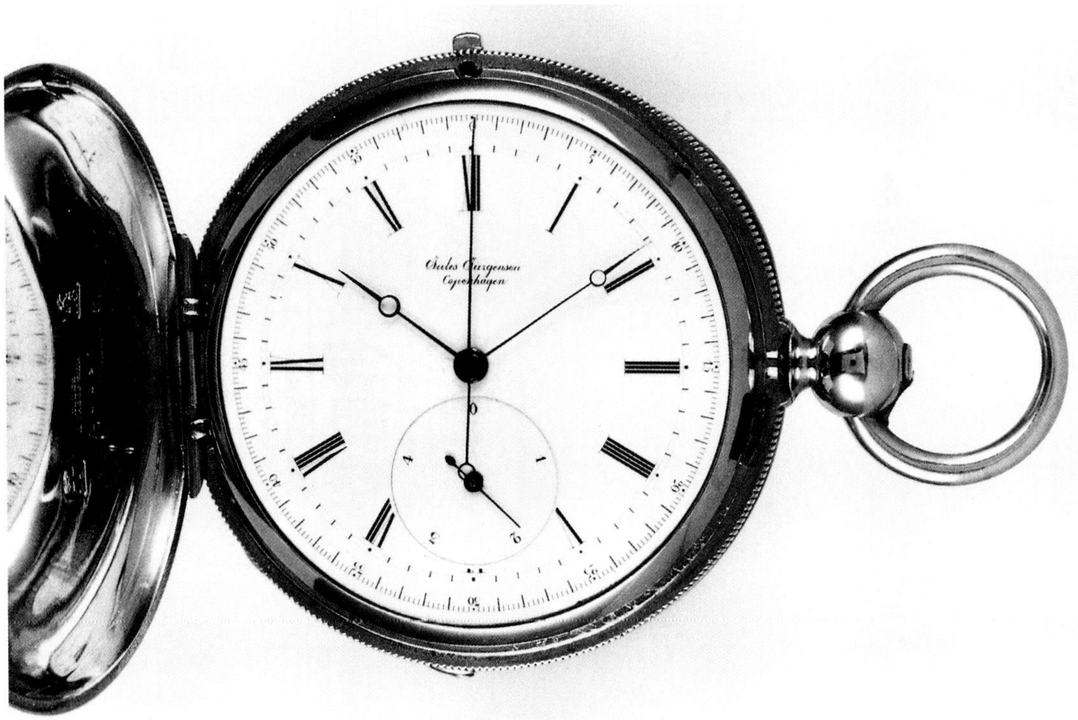

458/1 △

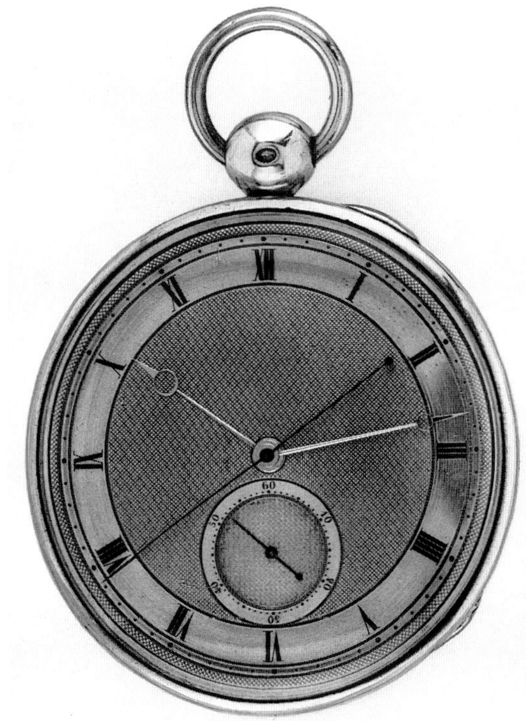

458/3 △

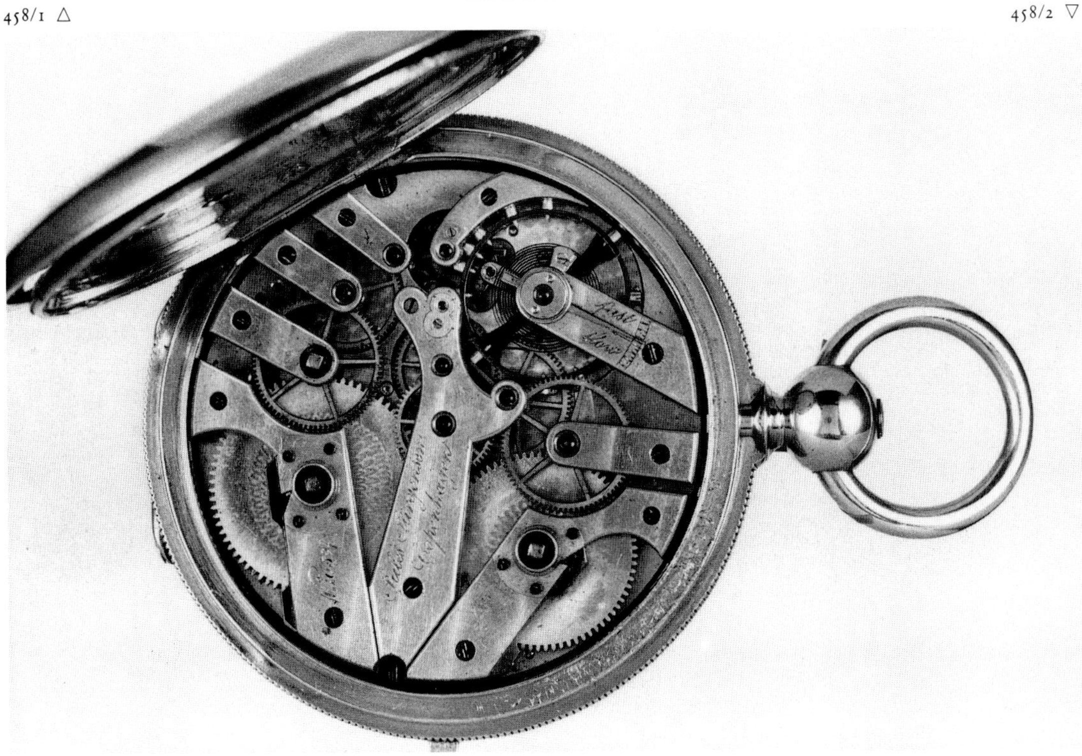

458/2 ▽

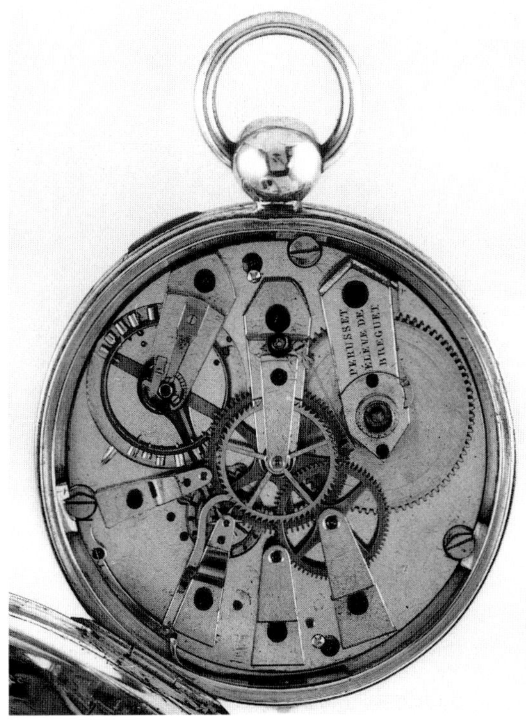

458/4 ▽

459–460 Silbertaschenuhr mit zwei Federhäusern, Westschweiz, um 1850. Glattes Gehäuse, Emailzifferblatt mit großer springender Sekunde aus der Mitte und feinen Stahlzeigern. Der Sekundenzeiger kann mit seitlichem Schieber am Gehäuse gestoppt werden. Vergoldetes Werk mit einzelnen Räderbrücken. Alle Räder laufen in Steinlagern. Das Sekundenwerk wird durch das Ankerrad alle Sekunde freigegeben. Kompensationsunruhe mit Breguet-Spirale und Ankerhemmung. ∅ = 55.

461–462 Goldtaschenuhr mit zwei Federhäusern, Genf, um 1860. Signiert: Ulysse Beting Le Locle. Guillochiertes Gehäuse mit gerippter Wandung. Emailzifferblatt mit großer springender Sekunde aus der Mitte und feinen Stahlzeigern. Der Sekundenzeiger kann mit seitlichem Schieber am Gehäuse gestoppt werden. Vernickeltes Werk mit einzelnen Räderbrükken. Große aufgeschnittene Unruhe mit Breguet-Spirale. Chronometerhemmung mit Wippe. ∅ = 49.

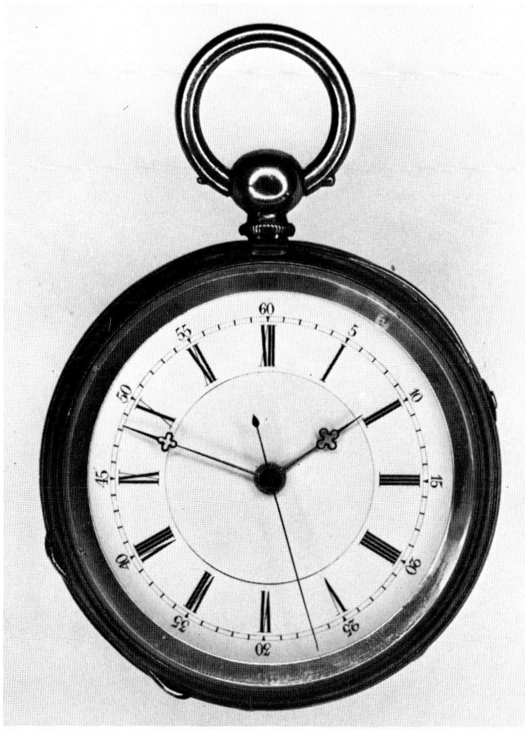

459 △

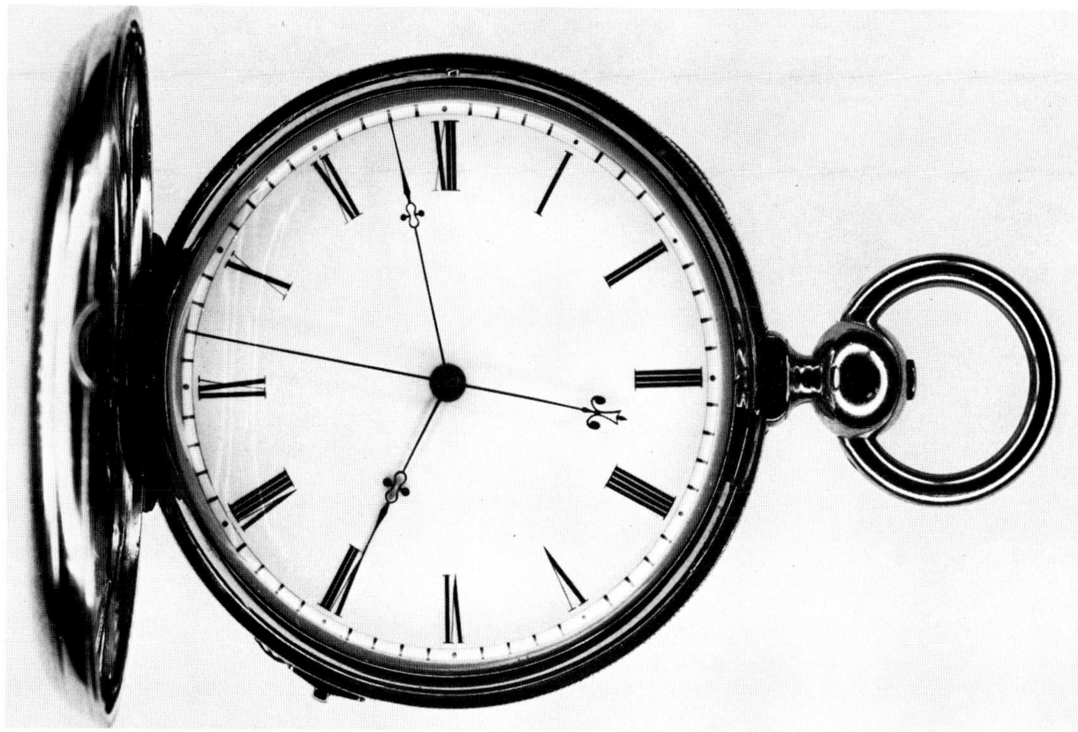

461 △

460 ▽

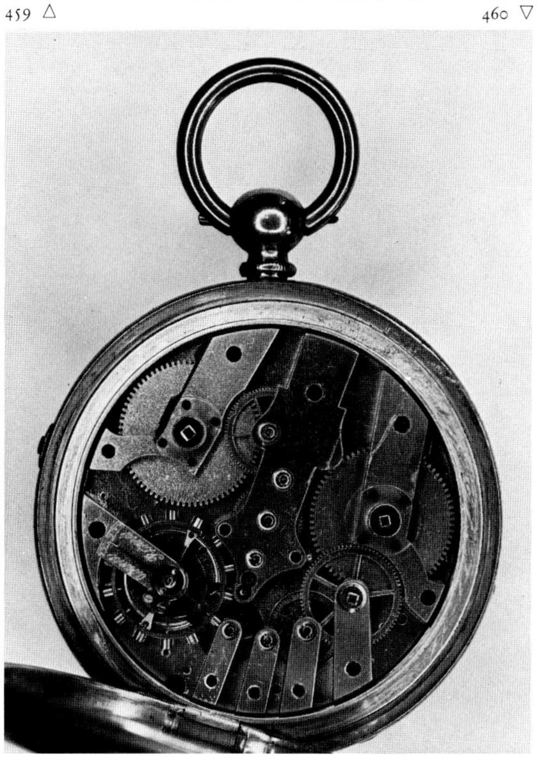

462 ▽

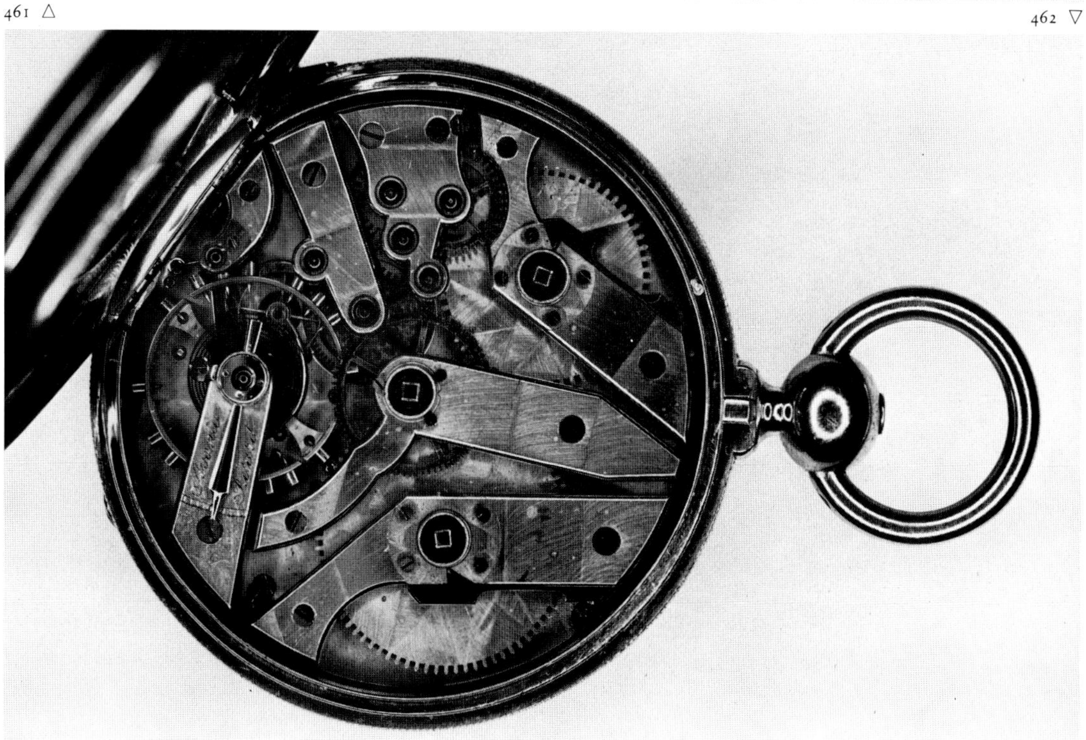

463–464 Taschenuhrwerk mit zwei Federn, deutsch, um 1790 (aus der Werkstatt Hahn, Echterdingen?). Feuervergoldetes Werk mit zwei offenen »Federhäusern« als Antrieb, die gemeinsam in ein Zwischenrad vor dem Minutenrad greifen. Beide Federn werden gleichzeitig mit einem Schlüssel aufgezogen. Runde durchbrochene Brücke über den Federhäusern mit Regulierzifferblatt für den Rückerzeiger. Kleine Messingunruhe und Zylinderhemmung. ∅ = 45.

465 Taschenuhrwerk mit zwei Federhäusern, Fleurier, um 1850. Emailzifferblatt mit römischen Zahlen und feinen Stahlzeigern. Feuervergoldetes und ziseliertes Werk. Bei diesem Werk sind zwei Federhäuser parallel geschaltet und greifen in ein Zwischenrad, das vor dem Minutenrad liegt. Hierdurch erreicht man mehr Kraft und eine Laufzeit von 8 Tagen. Zylinderhemmung. ∅ = 50.

466 Taschenuhrwerk mit zwei Federhäusern, Westschweiz, um 1850. Emailzifferblatt mit feinen Stahlzeigern. Vergoldetes Werk mit einzelnen Räderbrücken. Beide Federhäuser greifen gemeinsam in ein Zwischenrad, das vor dem Minutenrad liegt. Jede Feder muß separat aufgezogen werden, sie sind gleich groß und liegen unter symmetrisch angeordneten Brücken. Duplexhemmung. ∅ = 48.

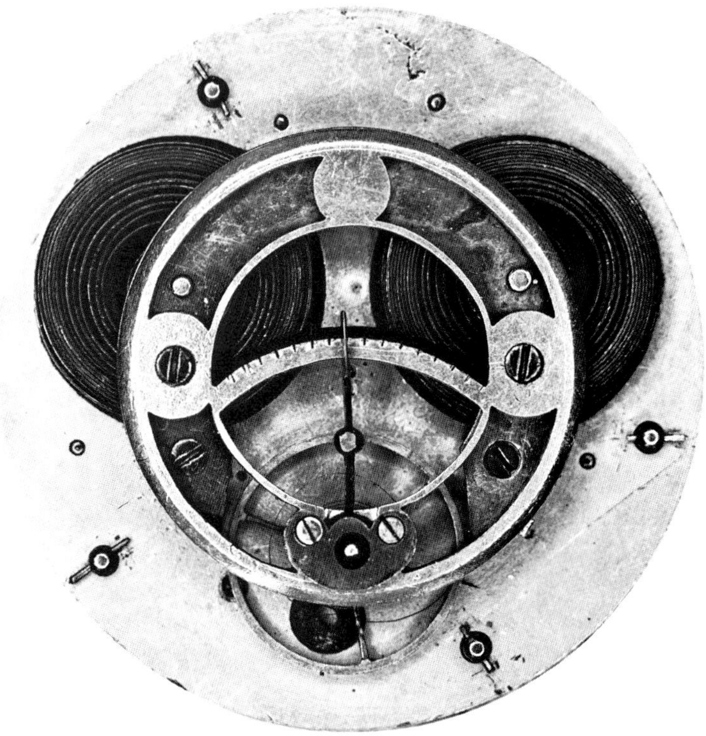

463 △

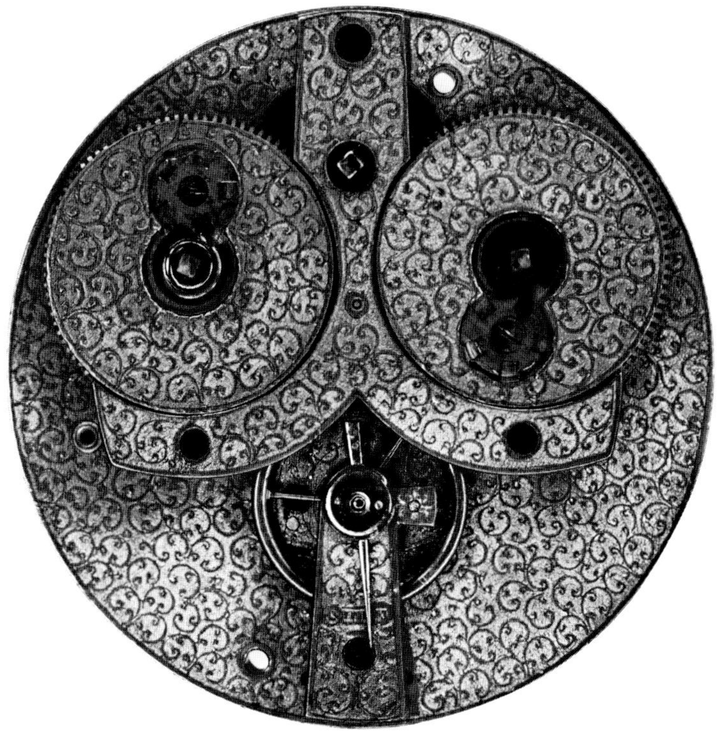

465 △

464 ▽

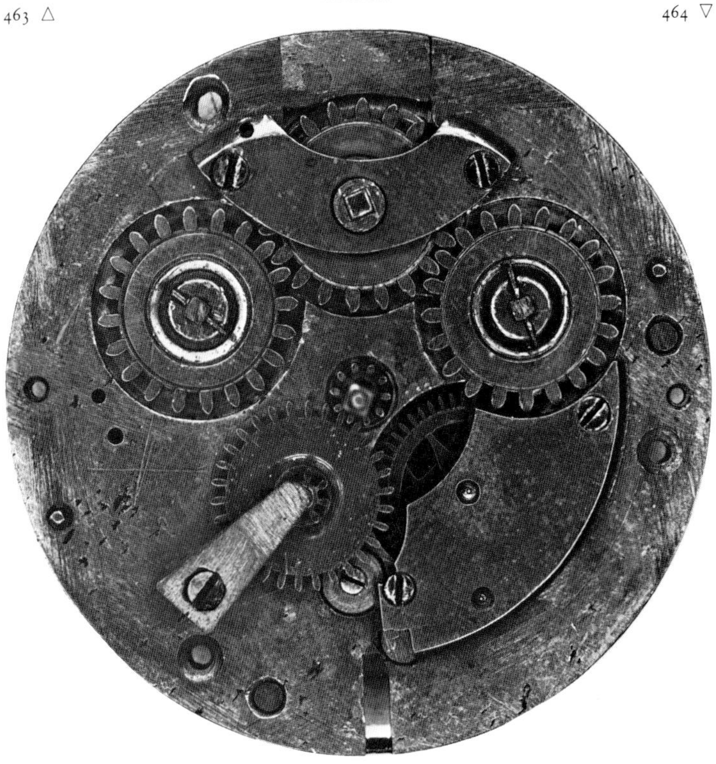

466 ▽

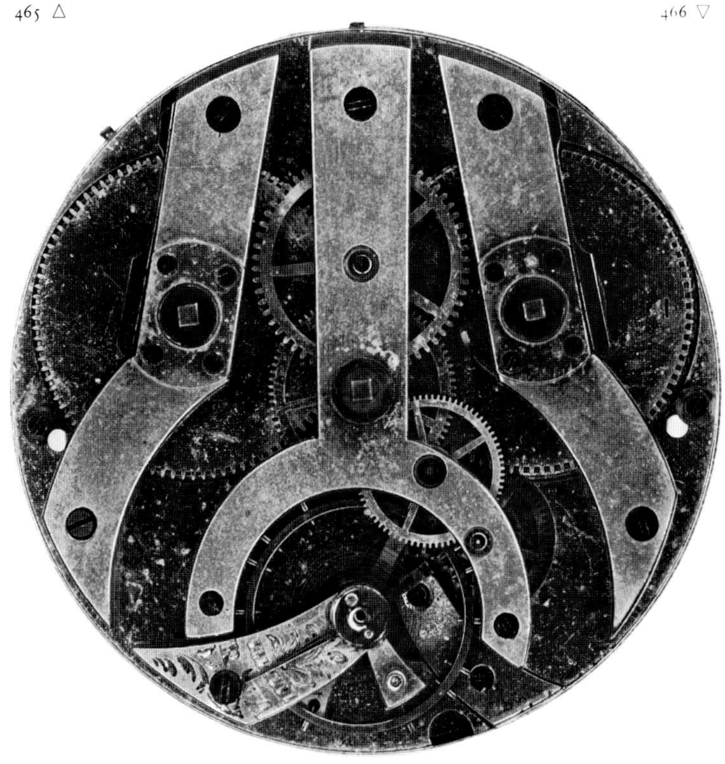

467–468 Taschenuhr mit 14-Tage-Werk, französisch, um 1850. Signiert: Gontard et Cie Paris Nr. 419. Emailzifferblatt mit kleiner Sekunde. Vergoldetes Werk mit großem Federhaus über der Platine und zentralem Aufzug mit Spezialschlüssel, der gleichzeitig den Gangreservezeiger stellt (3–15 Tage). Die Zeiger(stell)welle befindet sich im Aufzugvierkant. Das nur 3 mm hohe Räderwerk mit einem zusätzlichen Zwischenrad, Hemmung und Unruhe liegt unter dem Zifferblatt. Das Zeigerwerk (ausgebaut) wird vom Zwischenrad getrieben. Mit einer Klinke, die in das zentrale Federrad greift, kann die Uhr abgestellt werden. Der Sekundenzeiger sitzt auf einem zusätzlich eingebauten 2. Sekundenrad. Zylinderhemmung. ∅ = 46.

469 Taschenuhrwerk mit zwei Federhäusern, Westschweiz, um 1850. Weißes Emailzifferblatt mit kleiner Sekunde und feinen Stahlzeigern. Vergoldetes Werk mit einzelnen Räderbrücken. Die gleichgroßen Federhäuser müssen getrennt aufgezogen werden. Beide greifen in ein gemeinsames Zwischenrad. Die Uhr geht 8 Tage. Duplexhemmung. ∅ = 46.

470 Goldtaschenuhr mit Jahreswerk, Westschweiz, um 1880. Signiert: E. Bovet à Bienne. Graviertes Gehäuse mit gerippter Wandung von Jules Louis Jacot. Darstellung: »Die Erntearbeiter von Marais-Pontins« nach dem Bild von Léopold Robert. Guillochiertes und graviertes Zifferblatt mit nach unten gerücktem Zifferring. Darüber gravierte Landschaft. Vergoldetes Werk mit einzelnen gravierten Brücken. Großes graviertes Federhaus. Durch zwei Zwischenräder vor dem Minutenrad erreichte man eine Laufzeit von 370 Tagen. Zylinderhemmung. ∅ = 57.

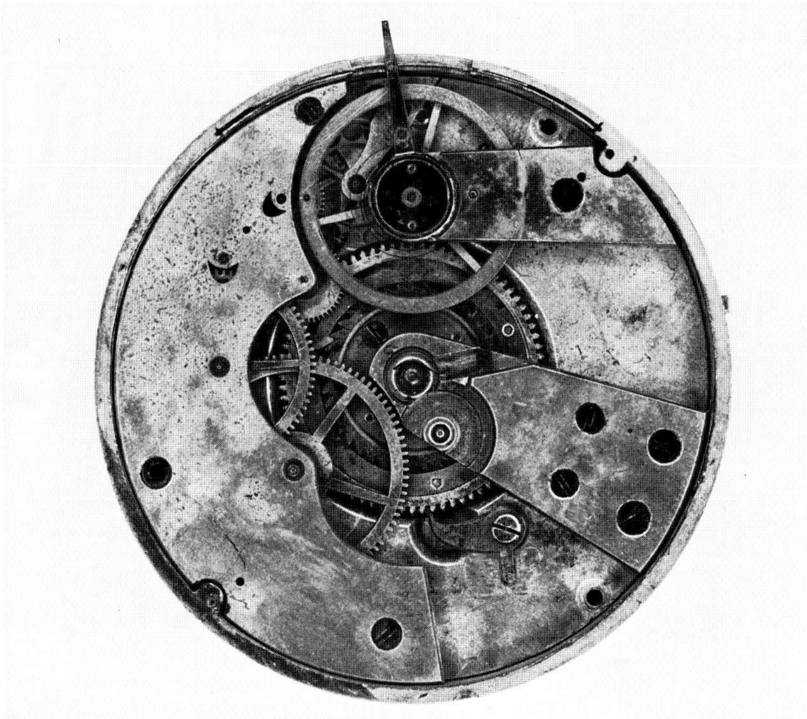

467 △

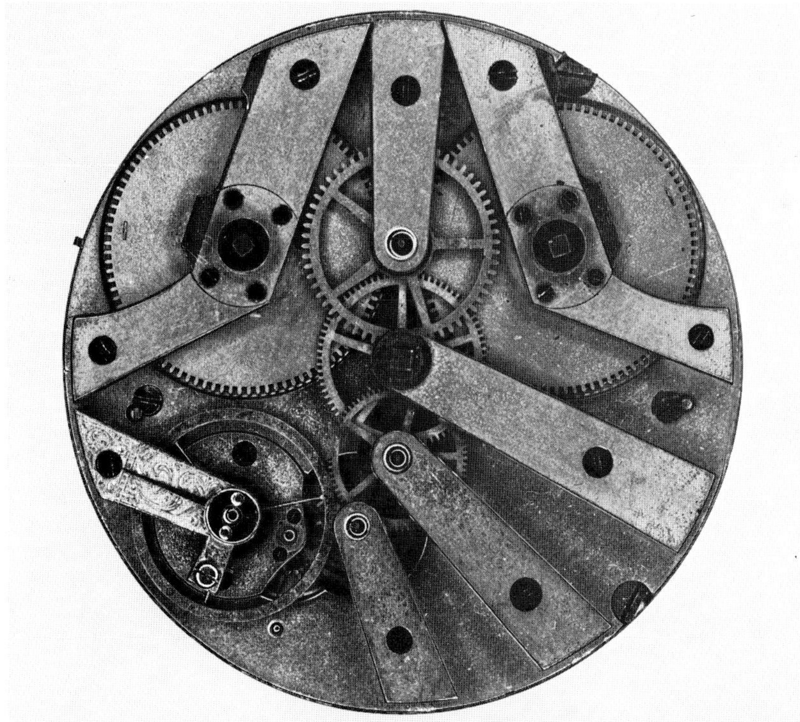

469 △

468 ▽

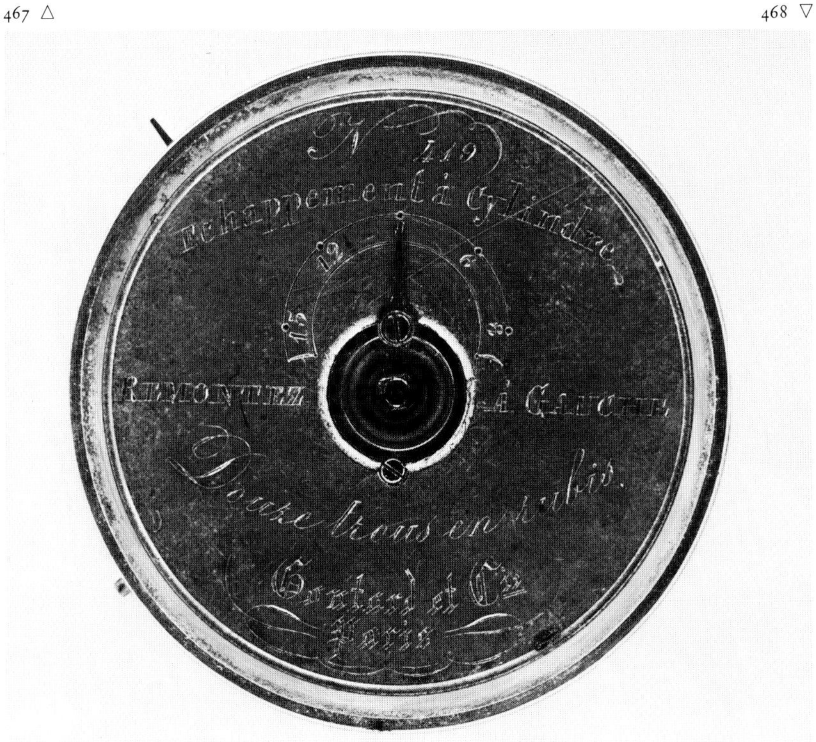

470 ▽

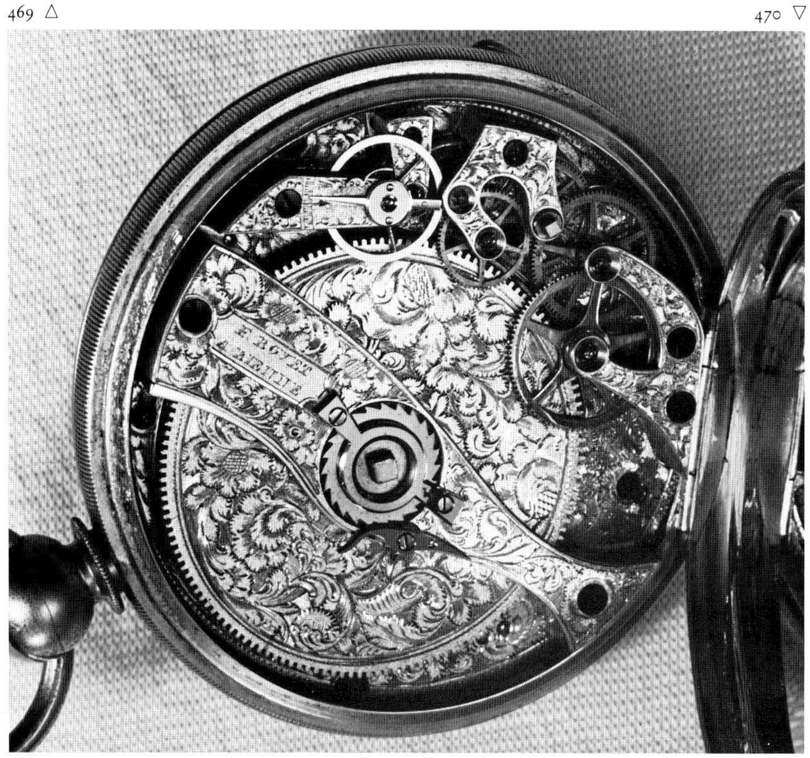

Taschenuhren mit ungewohnter Anzeige
Abb. 471–491

471 Goldtaschenuhr mit Buchstabenzifferblatt, um 1820. Signiert: Urban Jürgensen 547. Fein guillochiertes Gehäuse mit gerippter Lunette. Silberzifferblatt mit Buchstaben anstatt Zahlen bei 1 beginnend: CHARLS SELBY. Vernickeltes Werk mit einzelnen Räderbrücken und fliegendes Federhaus. Zylinderhemmung. ∅ = 50.

472 Goldtaschenuhr mit Fensterzeiger, Genf, um 1820. Signiert: D. Bachelard et Fils à Genève. Guillochiertes Gehäuse mit glattem Rand. Silber-Ringzifferblatt mit nur Minutenangaben. Große, sich stündlich drehende Scheibe mit gravierten Jagdszenen: Reiter, Hund und Fuchs zwischen Blumen. Auf der Stundenscheibe großer festmontierter Zeiger mit Zifferfenster, in dem die Stundenangaben erscheinen. Der Wechsel erfolgt beim Überschreiten der 60 (Minute). Vergoldetes Werk mit Zylinderhemmung. ∅ = 51.

473 Silbertaschenuhr mit Würfelspiel, Westschweiz, um 1830. Glattes Silbergehäuse mit gerippter Wandung. Geprägtes Silberzifferblatt mit nach unten gerücktem Zifferring. Oben drei kleine Fenster, in denen Würfelscheiben rotieren, wenn man den Knopf im Pendant betätigt. Vergoldetes Werk mit Spindelhemmung. ∅ = 59.

474 Goldtaschenuhr mit springendem Zeiger, französisch, um 1820. Signiert: J(ako)b Mochelle à Paris. Fein guillochiertes Gehäuse mit glattem Rand. Geprägtes Silberzifferblatt mit halbkreisförmigem Stundenring und blauen Stahlzeigern. Unten separate Minutenanzeige. Nach 2 × 6 Stunden springt der Stundenzeiger von der rechten VI zur linken VI. Vergoldetes Zylinderwerk in der Art der Breguetwerke. ∅ = 50.

475 Silberhalbsavonnette »Montre de Suscription« Paris, um 1812. Geheimsignatur auf dem Zifferblatt Nr. 872 Breguet, auf der Platine: Breguet N. 872. Guillochiertes Silbergehäuse in Goldmontierung. Gerippte Wandung mit 12 Goldnoppen. Sprungdeckel mit kleinem verglasten Fenster. Emailzifferblatt mit 5-Minuten-Teilung und nur einem Stahlzeiger. Zentrum mit kleinem Zifferring. Vergoldetes Werk mit Zylinderhemmung und Saphir-Deckstein. ∅ = 61.

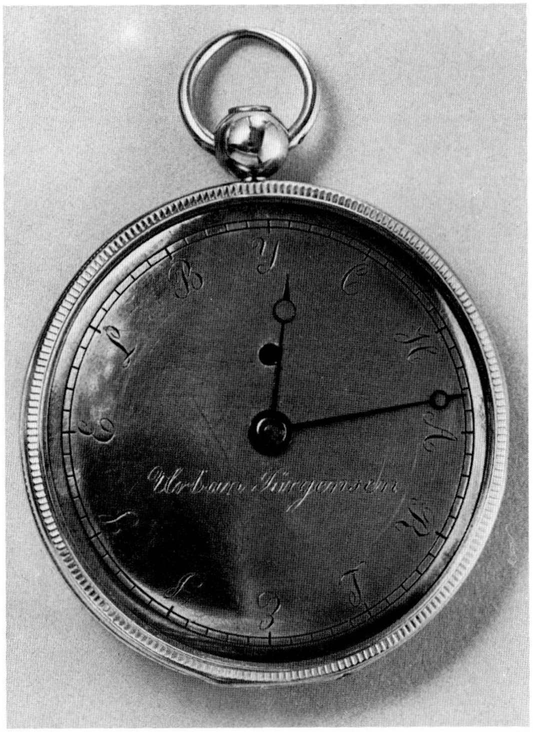

471 △

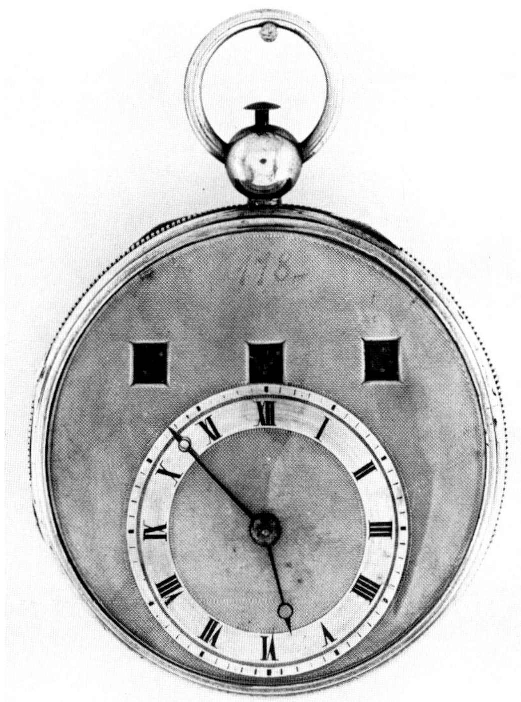
473 △

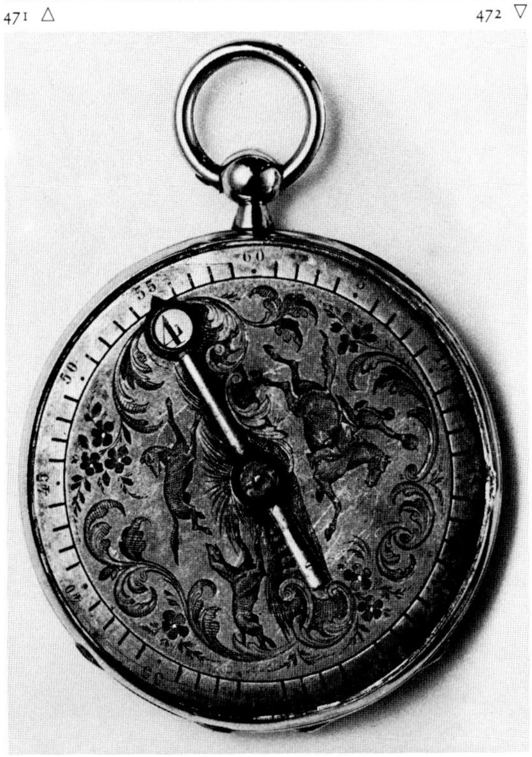
472 ▽

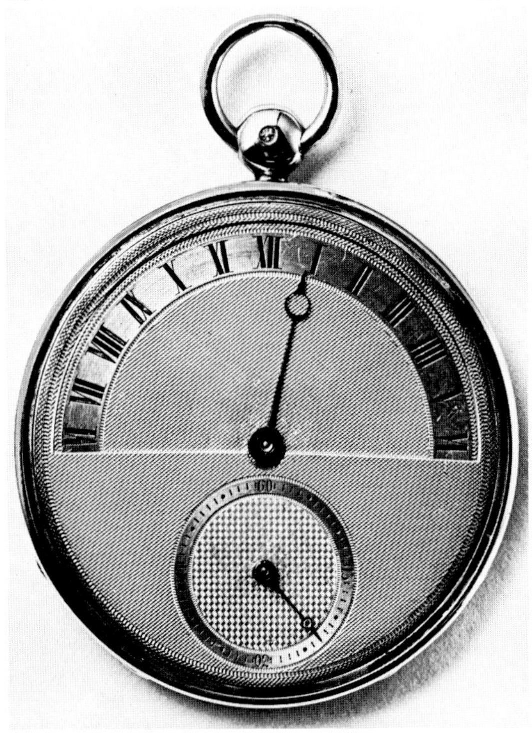
474 ▽

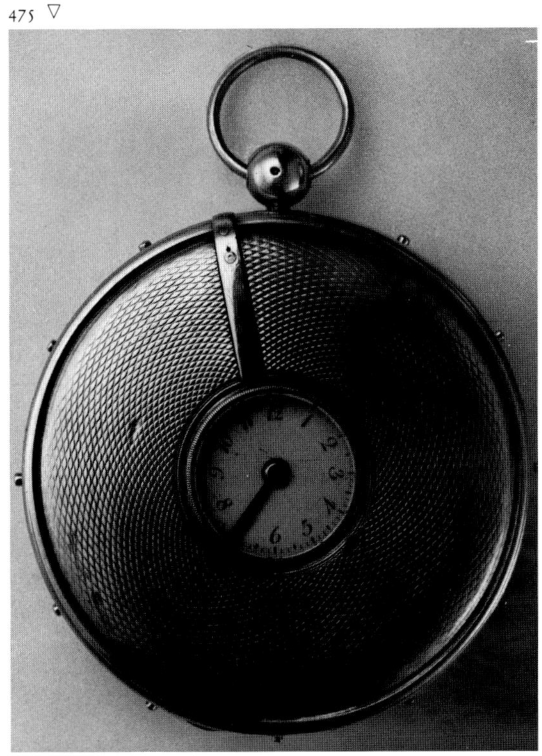
475 ▽

476 Flache Goldemailuhr mit Stunden- und Minutenfenster, Paris, um 1840. Gehäuse in Grubenschmelztechnik mit Goldranken auf opakem schwarzem Emailgrund. In der Gehäuseschale rundes Stundenfenster und ovales Minutenfenster. Die Minutenscheibe dreht sich kontinuierlich, die Stundenscheibe springt. Flaches vergoldetes Zylinderwerk. ∅ 42.

477 **Flache Golduhr** in Grubenschmelzemail-Technik, Genf, um 1840. Signiert: J(ea)n F(rançoi)s Bautte et Cie à Genève. Goldgehäuse in Grubenschmelztechnik mit goldenen Blumen und Ranken auf opakem schwarzem Grund. Im Zentrum der Schale zwei Fenster für Minuten und Stunden. Die Minuten werden durch eine sich drehende, die Stunden durch eine springende Scheibe angegeben. Flaches, vergoldetes Werk mit Zylinderhemmung. ∅ = 51.

478 **Goldemailuhr mit Stundenfenster und Kalender,** Genf, um 1830. Signiert: Bautte & Moynier à Genève. Gehäuse in Grubenschmelztechnik mit Goldranken auf opakem dunkelblauem Emailgrund. Geprägtes Silberzifferblatt mit Stundenfenster, links Datumkreis 1 bis 31 und rechts kleine Sekunde mit Stahlzeigern. Vergoldetes Werk mit Zylinderhemmung. ∅ 34.

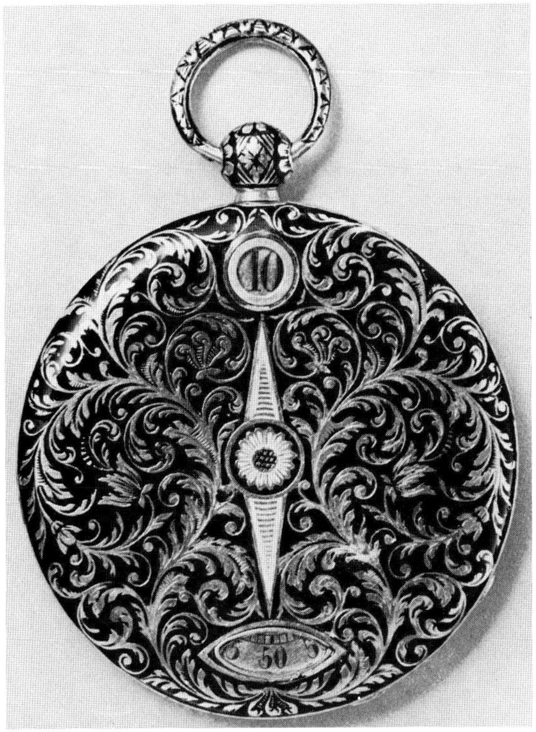

476 △ 477 ▽

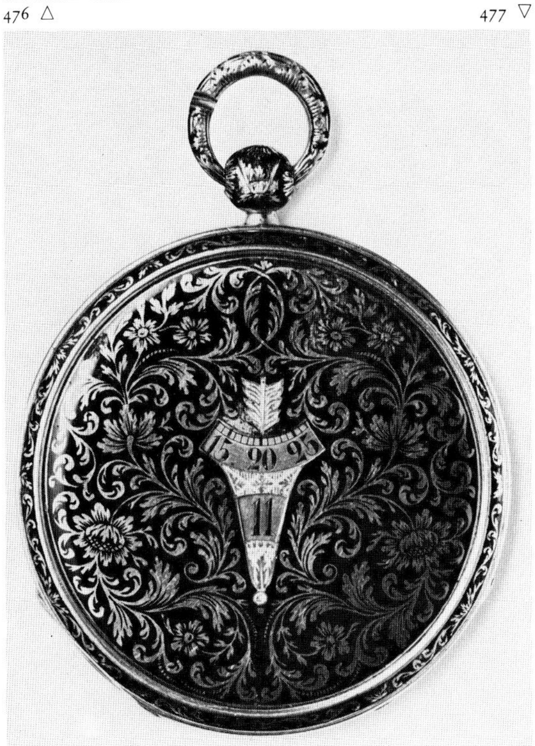

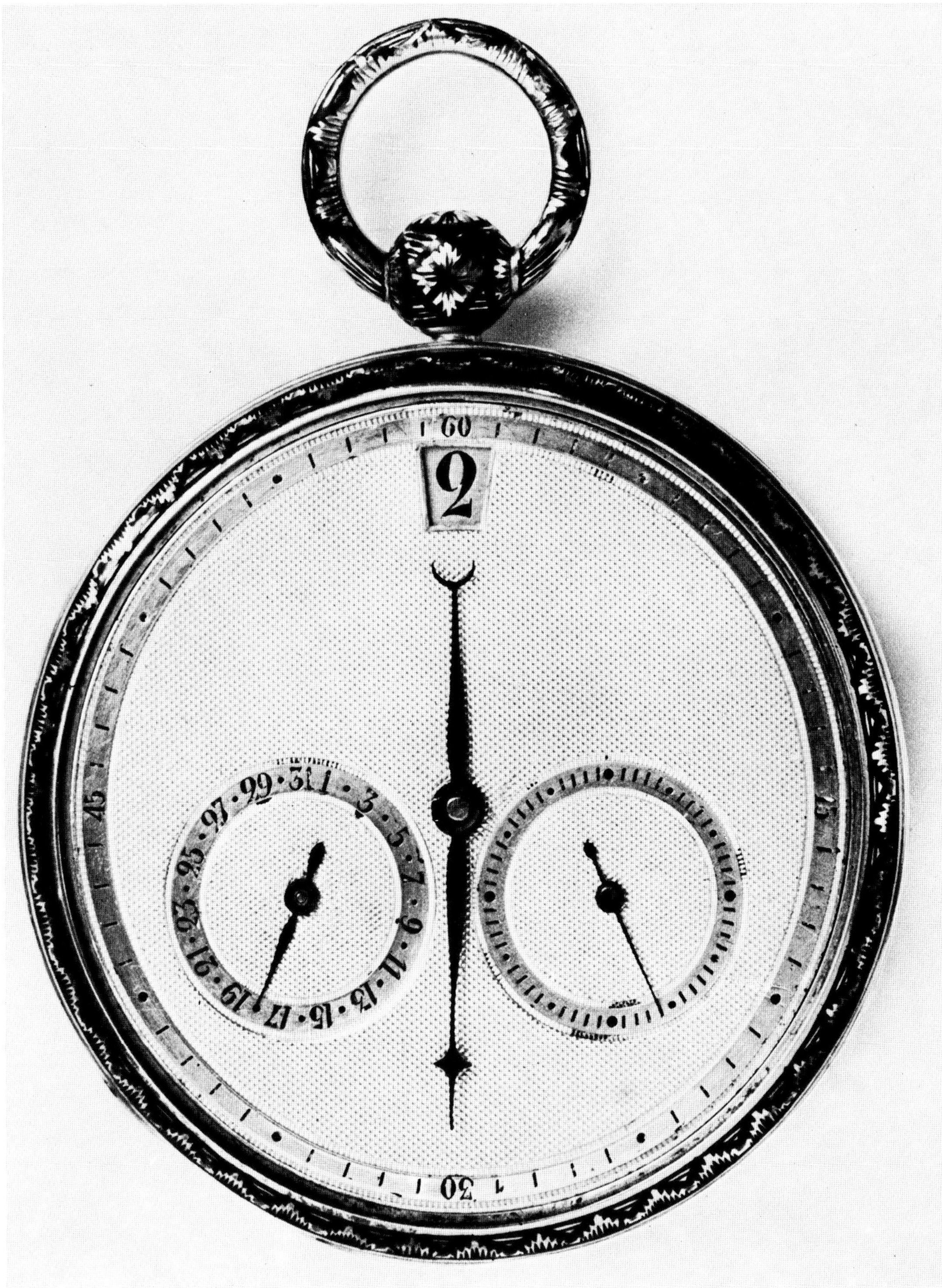

479 Flache Goldtaschenuhr, französisch, um 1825. Signiert: Breguet. Goldgehäuse mit guillochierter Schale und Lunette. Fein geprägtes Silberzifferblatt mit rundem Fenster, nach unten gerücktem großem Minutenkranz und kleiner Sekunde. Im Fenster erscheinen die Stunden. Großer Goldzeiger. Vergoldetes Werk mit Zylinderhemmung. ∅ = 50.

480 Flache Golduhr mit Datum, französisch, um 1830. Gehäuseschale und Lunette guillochiert. Geprägtes Silberzifferblatt mit nach unten gerücktem großen Minutenkranz, nach oben gerücktem Sekundenkranz, kleinem Datumring mit den Angaben 1 bis 31 und bogenförmigem Fenster für die Stundenangaben. Gold- und Stahlzeiger. Vergoldetes Werk mit Zylinderhemmung. ∅ = 52.

481 Silbertaschenuhr mit Stundenfenster, Neuenburg, um 1825. Fein guillochiertes Gehäuse mit Goldrand. Geprägtes Silberzifferblatt mit nach unten gerücktem Minutenkranz, kleiner Sekunde und Fenster für Stundenangaben. Vergoldetes Werk mit Zylinderhemmung. ∅ = 48.

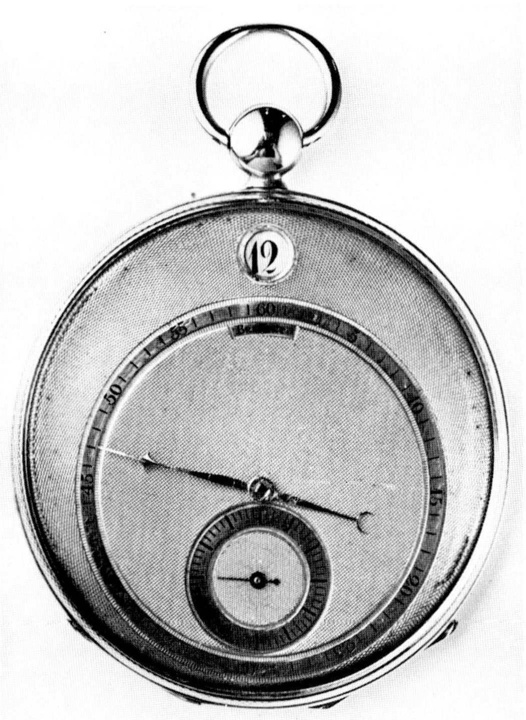

479 △

480 ▽

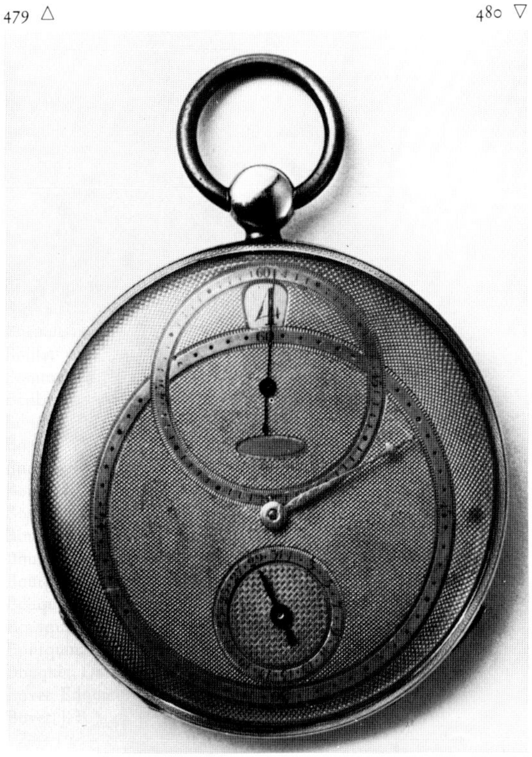

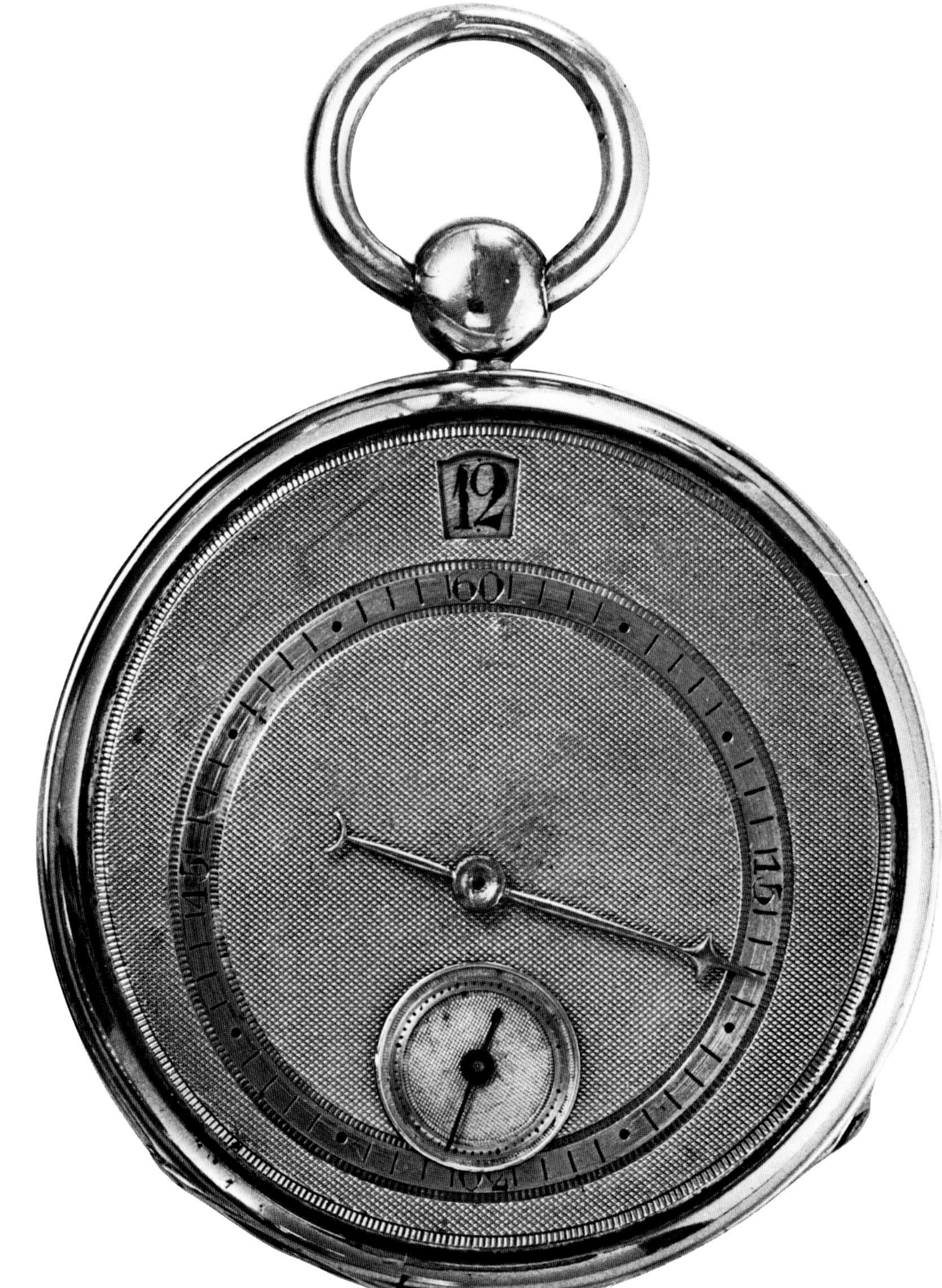

481

482–483 Silbertaschenuhr »Montre Souscription« Paris, um 1800. Signiert: Breguet Nr. 449, auf dem Zifferblatt: H. Beaufort Invenit Fecit. Glattes Silbergehäuse mit guillochierter Schale. Weißes Emailzifferblatt mit nur einem Zeiger. Es hat außen eine 5-Minuten-Teilung bei der 1, 2, 3 = 10, 20, 30 Minuten bedeuten soll. Die Entfernung bis zum nächsten Strich entspricht 5 Minuten. Zifferblatt mit zwei Schrauben von vorne befestigt. Zentralaufzug. Feuervergoldetes Werk mit Steinzylinderhemmung, Unruh mit Stoßsicherung und Temperatur-Kompensation an der Spirale. ∅ = 62.

484–485 Goldtaschenuhr »Montre Souscription«, Paris, um 1800. Signiert: Breguet Nr. 3166, auf dem Zifferblatt: Geheimsignatur. Auf der Gehäuseschale bezeichnet: B 3166. Guillochiertes Gehäuse mit 12 Goldnoppen. Großes Emailzifferblatt mit 5-Minuten-Teilung und nur einem Zeiger. Zentralaufzug durch den Zeiger. Vergoldetes Werk mit großer zweischenkliger Unruhe, Stoßsicherung und Temperatur-Kompensation an der Spirale. Steinzylinderhemmung. ∅ = 62.

486–487 Goldtaschenuhr »Montre Souscription« Paris, um 1800. Signiert: Breguet 446, auf dem Zifferblatt Breguet et Fils. Glattes Rotgoldgehäuse. Großes Emailzifferblatt mit 5-Minuten-Teilung und nur einem Zeiger. Zentraler Aufzug durch die Zeigerwelle. Feuervergoldetes Werk mit zentralem Federhaus, großer Unruhe mit Stoßsicherung, Temperatur-Kompensation an der Spirale und Steinzylinderhemmung. ∅ = 62.

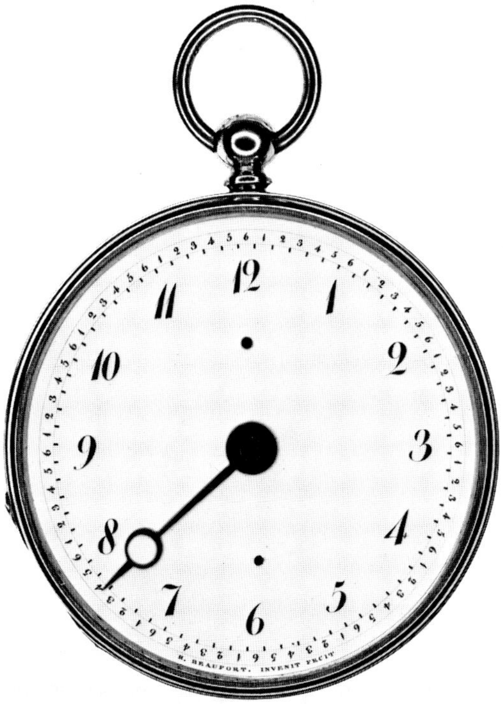

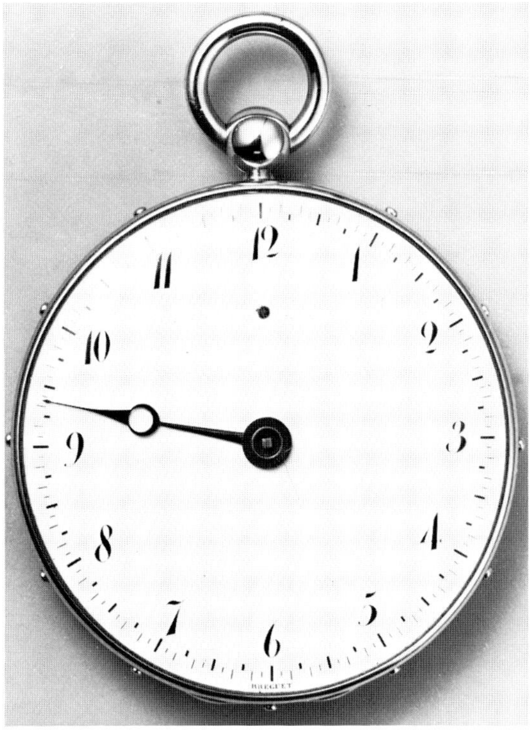

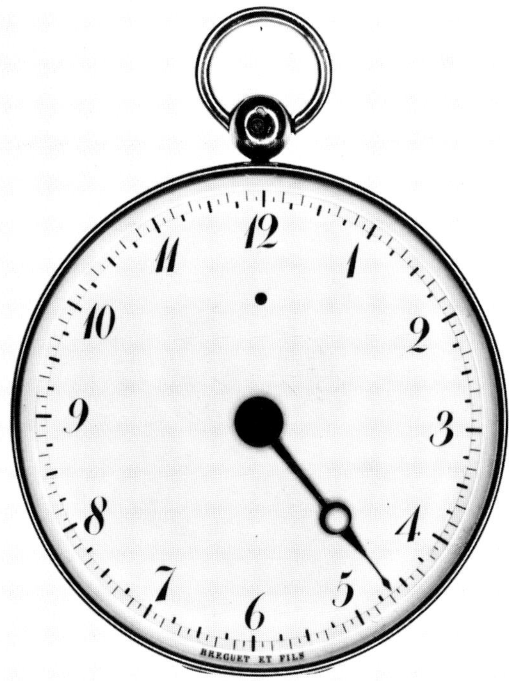

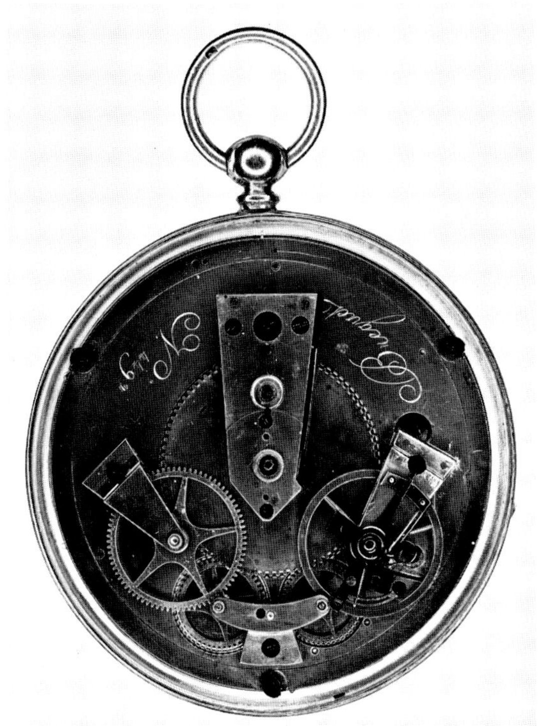

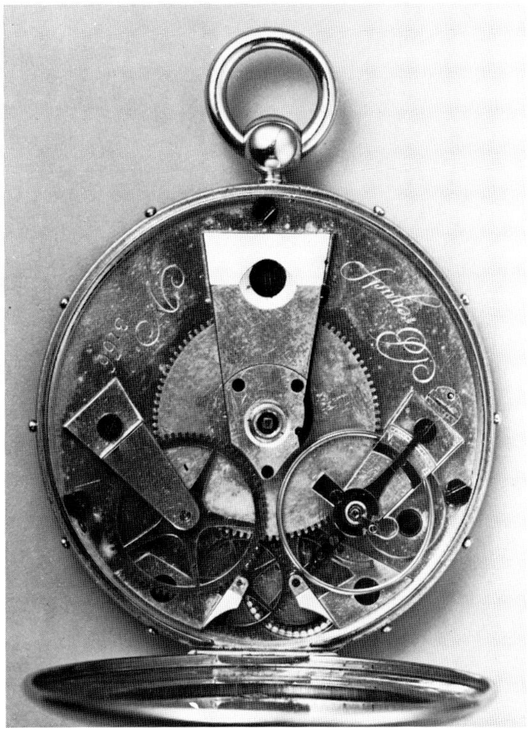

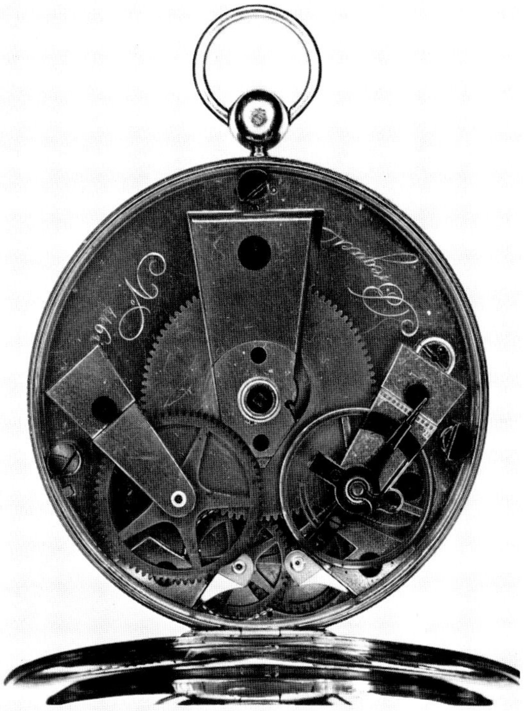

488–491 Silbertaschenuhr mit Chronograph (sogenannter Ink writer) und doppelseitigem Zifferblatt, Paris, um 1825. Signiert: Breguet et Fils No. 4129. Guillochierter silberner Gehäuserand mit goldenen Glasrändern und Bügel. Vorn weißes Emailzifferblatt mit 60-Sekunden-Teilung und Zentralsekundenzeiger mit Schreibvorrichtung. Die gestoppte Zeit wird auf dem Zifferblatt mit Tinte durch kleine Punkte markiert. Der winzige »Tintenbehälter« befindet sich im doppelten Zeiger. Links kleines Hilfszifferblatt mit 10-Minuten-Zähler. Rückseitiges Zifferblatt in der Art der Souscriptions-Uhren mit 10-Minuten-Teilung und nur einem Zeiger. Unterhalb der XII Geheimsignatur. Stoppvorrichtung bei der VI. Feuervergoldetes Werk mit einzelnen Räderbrücken. Zweischenklige Kompensationsunruhe. Unruhkloben mit Stoßsicherung S in Abb. 490 und untere Stoßsicherung S in Abb. 491. Das Hemmrad hat 20 Zähne. Ankerhemmung. ∅ = 61.

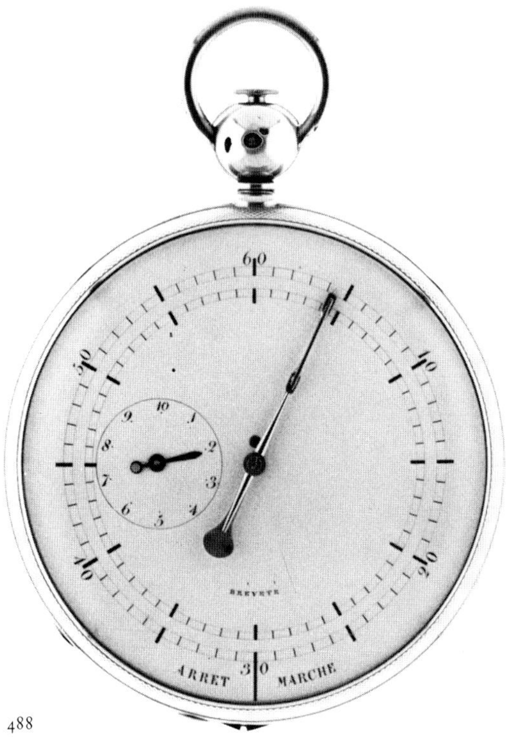

488

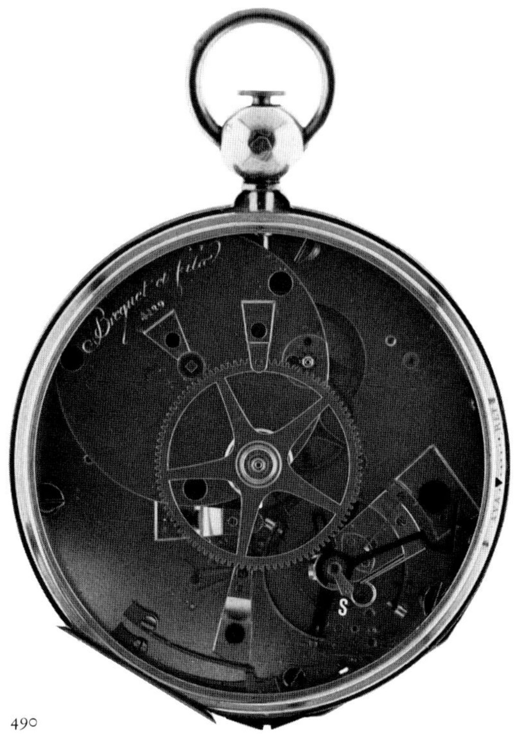

490

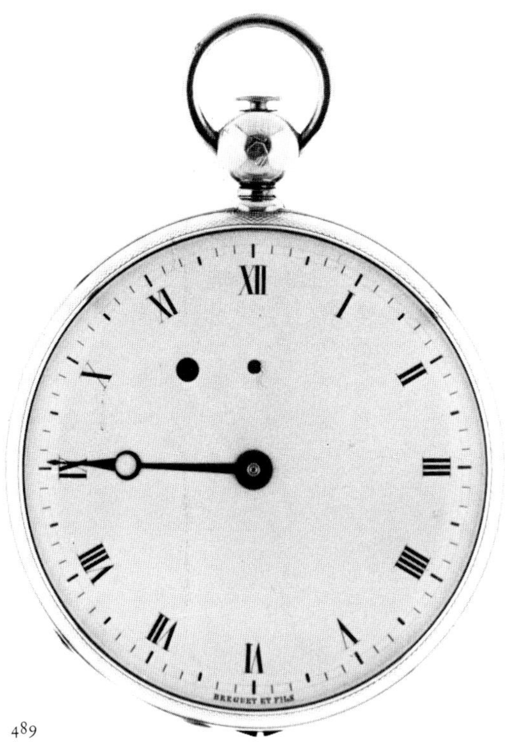

489

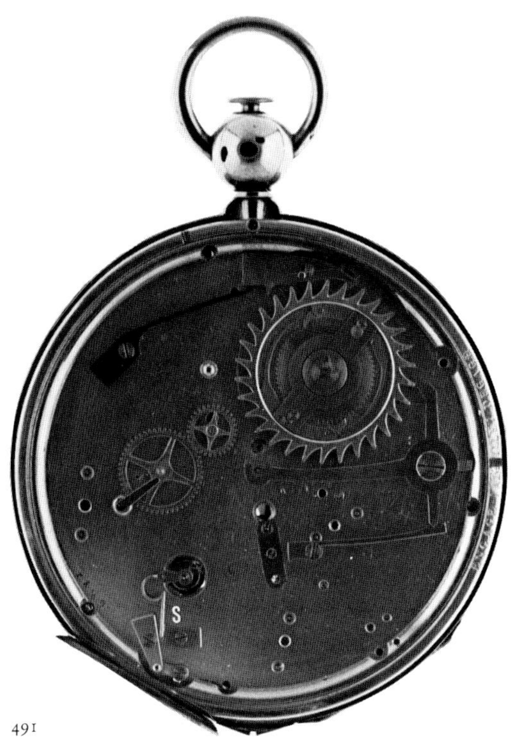

491

491/1–3 Goldtaschenuhr mit Viertelrepetition und springender Stunde, französisch, um 1820. Signiert: Mugnier, Horloger de LL. MM. II. Guillochiertes Rotgoldgehäuse mit glatter Wandung. Guillochiertes Silberzifferblatt mit römischen Zahlen und asymmetrisch gesetzter Datum- (links) und Sekundenanzeige (rechts). Gebläute Lochform-Stahlzeiger. 491/2 zeigt die Ansicht unter dem Zifferblatt mit der Schlagwerkskadatur. Schlagwerkauslösung durch Drücker im Pendant. Viertel-Doppelschlag auf eine Tonfeder. Abb. 491/3 zeigt das vergoldete Brückenwerk mit gebläuten Schrauben. Alle Stahlteile sind poliert und gebläut. Die Hemmung ist unter dem Zifferblatt angeordnet. Temperaturkompensation nur an der Spirale, Parachute-Stoßsicherung. Ø = 48.

491/4–5 Goldtaschenuhr mit zwei anhaltbaren Sekundenzeigern, französisch, um 1820. Signiert: Breguet. Guillochiertes Goldgehäuse. Im Rückendeckel bezeichnet: B 3168/T 3635 (gefertigt von Tavernier). Auf der Cuvette bezeichnet: Breguet Horloger De La Marine Royale Nr. 3168. Seitlich vom Pendant je ein Drücker zum Starten oder Anhalten eines Sekundenzeigers. Die Drücker können arretiert werden. Guillochiertes Silberzifferblatt mit äußerer 60-Sekundenteilung. Unten kleines Zifferblatt für Stunden und Minuten. Der Zentralsekundenzeiger (schwarz) läßt sich nur durch Anhalten des ganzen Werkes stoppen. Abb. 491/5 zeigt das vergoldete Werk mit polierten Stopphebeln. Zweiarmige Kompensationsunruh mit innenliegenden Schrauben. Ankerhemmung. Ø = 75.

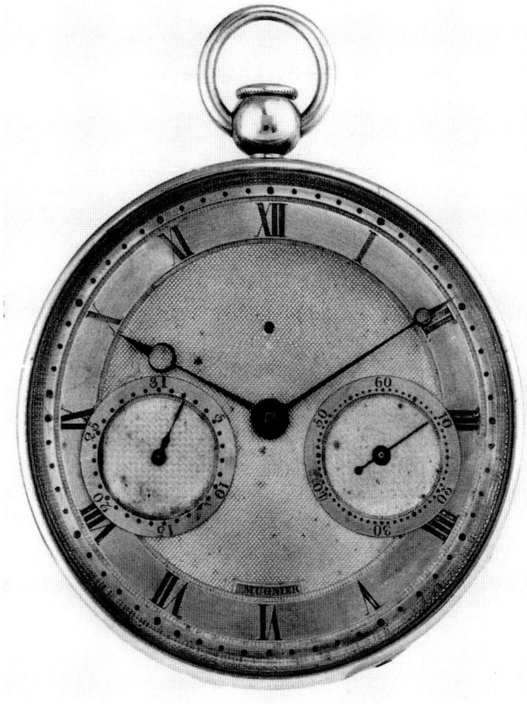

491/1 △

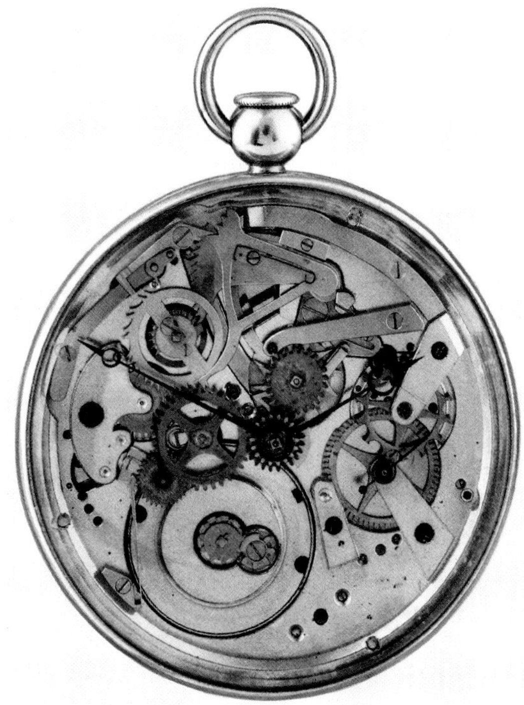

491/2 △

491/3 ▽

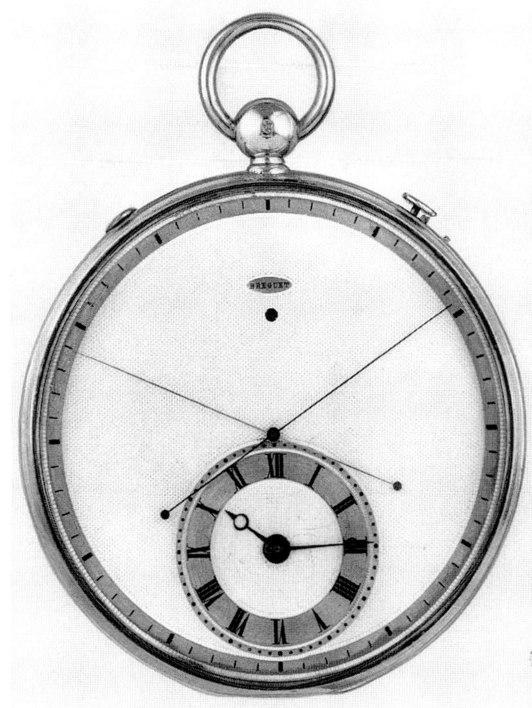

491/4 △

491/5 ▽

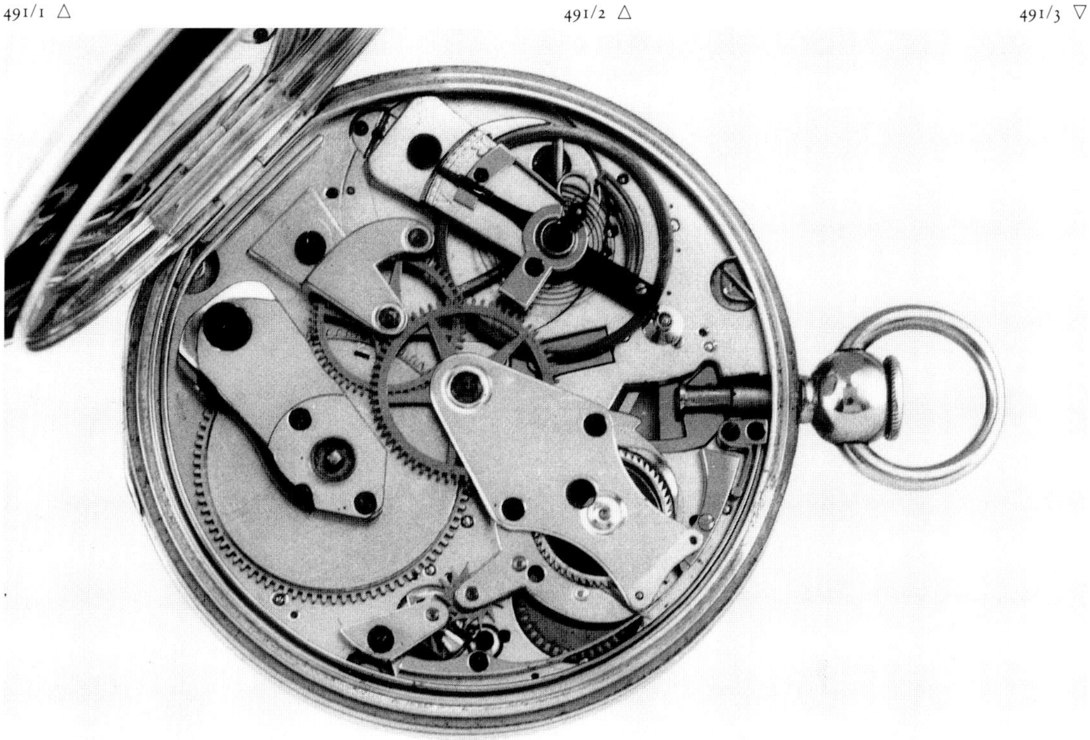

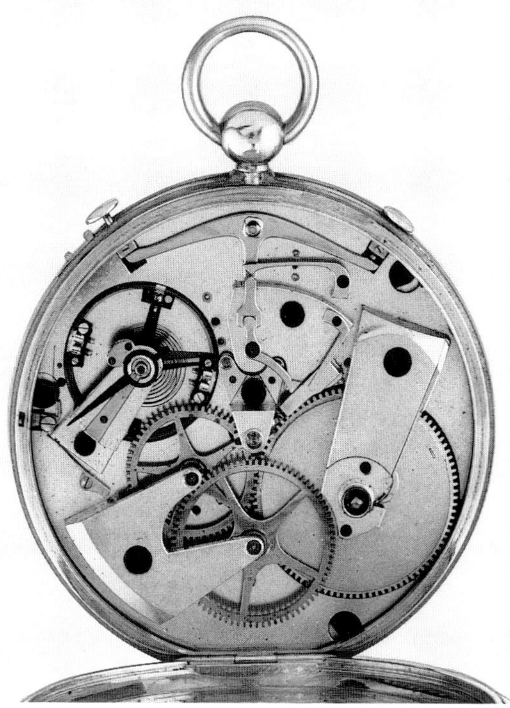

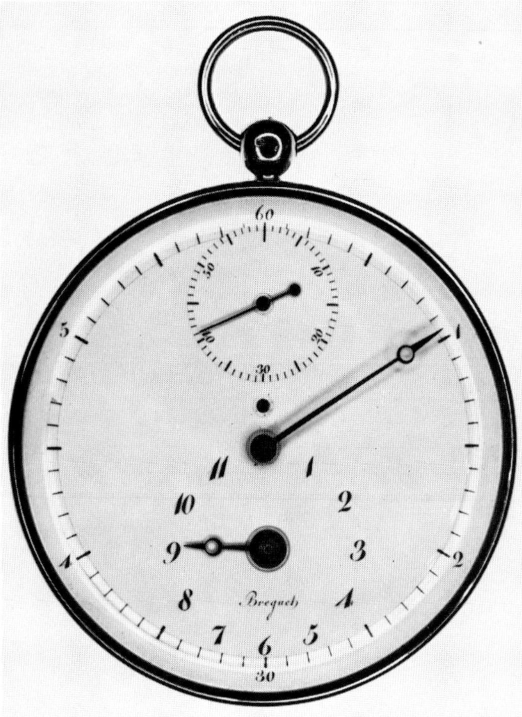

492 △

493 ▽

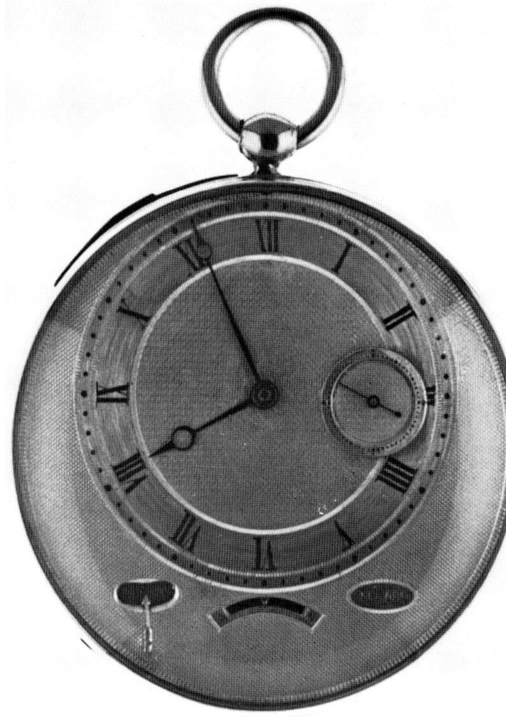

494 △

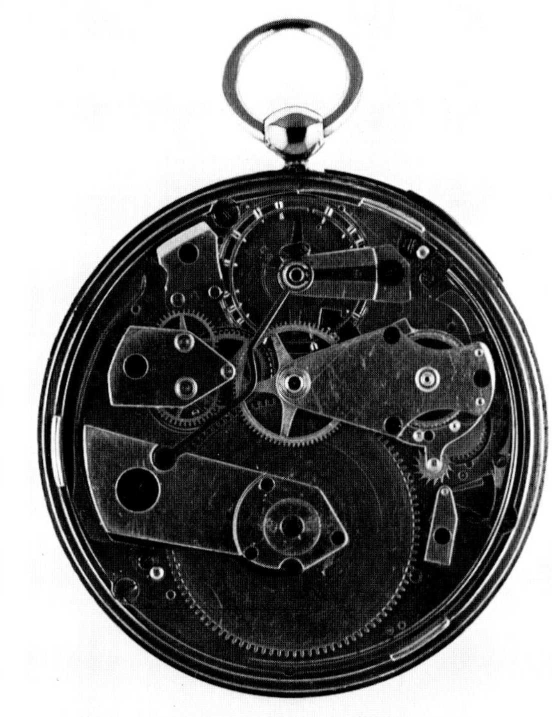

495 △

492–493 Goldchronometer, Paris, um 1820 (?). Signiert: Breguet Nr. 224. Glattes Goldgehäuse. Großes Emailzifferblatt mit nach unten gerücktem Stundenkranz und nach oben gerückter kleiner Sekunde mit drei Stahlzeigern. Vergoldetes Werk mit Kette und Schnecke. Große dreischenklige und dreiteilig aufgeschnittene Kompensationsunruhe mit Goldschrauben und zylindrischer Spirale. Unruhlager mit Stoßsicherung. Chronometerhemmung. ∅ = 65.

494–495 Goldtaschenuhr mit $7\frac{1}{2}$-Minuten-Repetition und Datum, Paris, um 1821. Signiert: Breguet No. 3446. Guillochiertes Gehäuse, Schale mit Bajonettverschluß. Silberzifferblatt mit nach oben gerücktem Stundenkranz, über der III kleine Sekunde. Unten ein ovales Fenster für Datum und ein Kreisbogen für die Regulieranzeige, rechts: Signaturschild. Flaches vergoldetes Werk mit großem Federhaus. Zweischenklige Kompensationsunruhe mit aufgebogener Spirale und Stoßsicherung. Messing-Ankerrad mit langem Breguet-Anker. ∅ = 48. Die Uhr wurde am 23. Mai 1821 an Lord Hughes Ball Hughes für 5000.- französische Frs. verkauft.

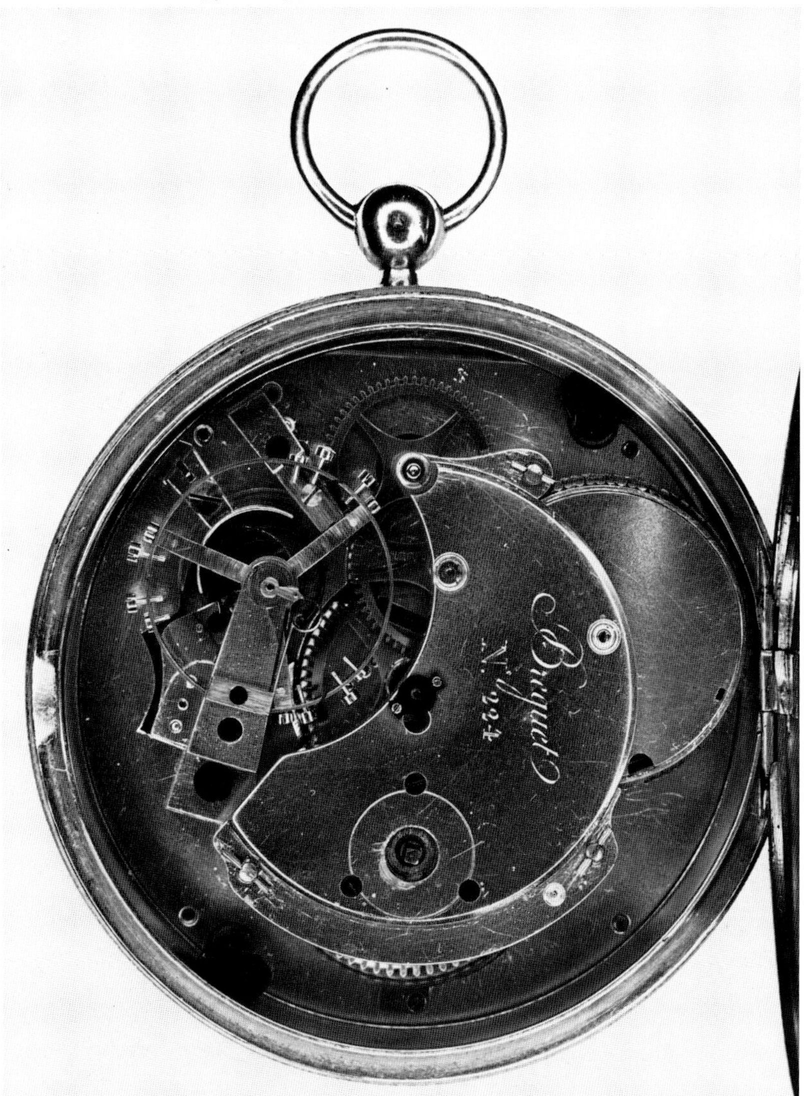

496–498 Goldemailuhr »Montre à tact«, Paris, um 1810. Signiert: Breguet Nr. 2304. Über dem großen Namenszug ist kaum erkennbar die Geheimsignatur: Breguet, die nur bei schrägem Lichteinfall erkennbar wird. An der gerippten Gehäusewandung befinden sich 12 Perlen, die den 12 Stunden entsprechen. Die Skalen sind beidseitig strahlenförmig guillochiert und miz transluzidem gelblichen Email bedeckt. Zusätzlich ist der Rand mit Goldblumen verziert. In der vorderen Schale ist ein nach oben versetztes verglastes Fenster, in dem das kleine Zifferblatt erscheint. Auf der linken Schale ist ein großer Pfeil montiert. Zeiger und Schale stehen mit dem Werk in Verbindung und können bis auf Anschlag gedreht werden, so daß über die Pfeilspitze und die Perlen am äußeren Rand im Dunkeln die Zeit abgetastet werden kann. Flaches vergoldetes Werk mit Steinzylinderhemmung. ∅ – 38.

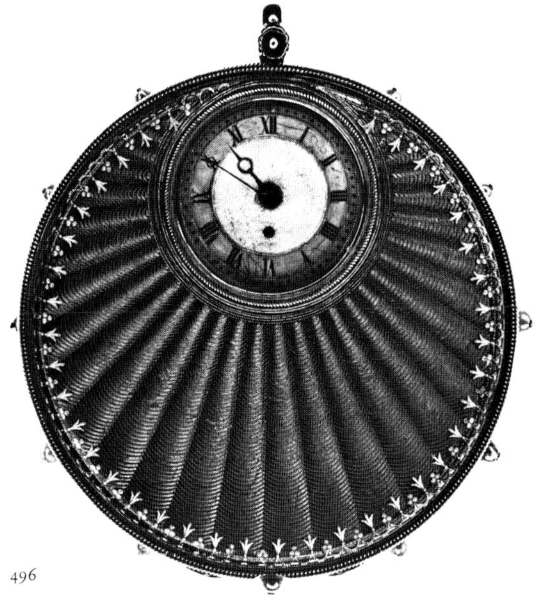
496

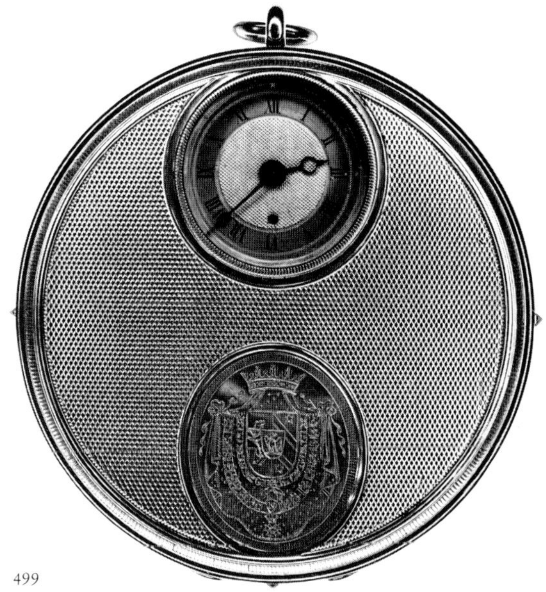
499

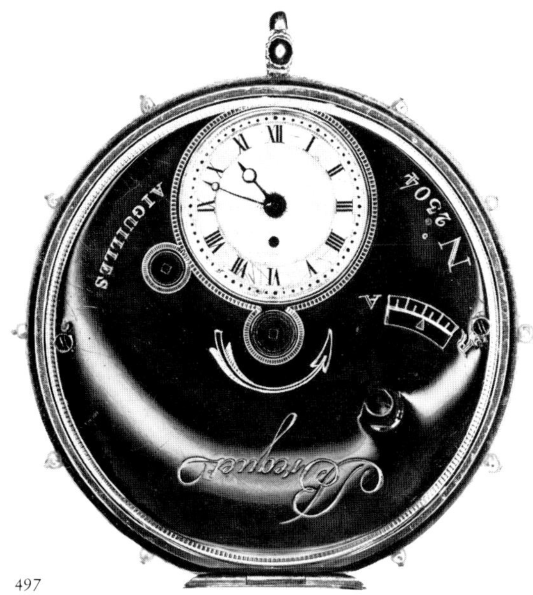
497

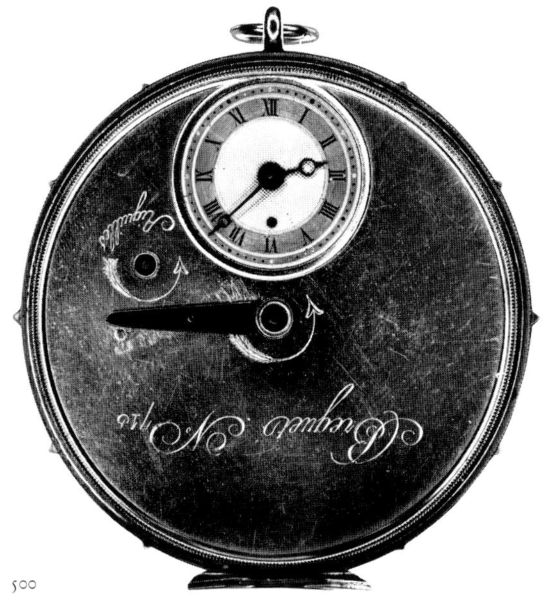
500

499–501 Goldtaschenuhr mit Kalender »Montre à tact«, Paris, um 1810. Signiert: Breguet N 715. Guillochiertes Gehäuse mit gerippter Wandung und 12 Goldnoppen als Tastknöpfe. In der vorderen Gehäuseschale befindet sich ein verglastes, nach oben gerücktes Fenster, dahinter ein Goldzifferblatt mit Stahlzeigern, unten das Wappen Napoleon I. Die Rückseite ist strahlenförmig guillochiert mit aufgesetztem erhabenem Zeiger und verglastem Fenster, in dem Kalenderangaben erscheinen. Der hintere Zeiger kann bis auf Anschlag gedreht werden. Über ihn können im Dunkeln die Stunden abgetastet werden. Flaches vergoldetes Werk mit Steinzylinder. ∅ = 38.

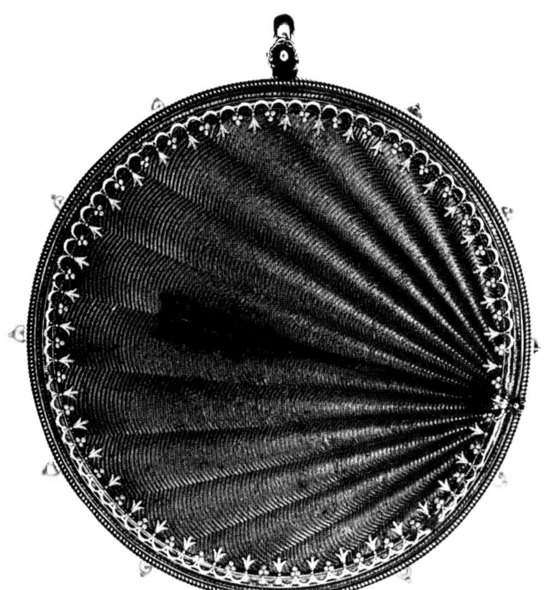
498

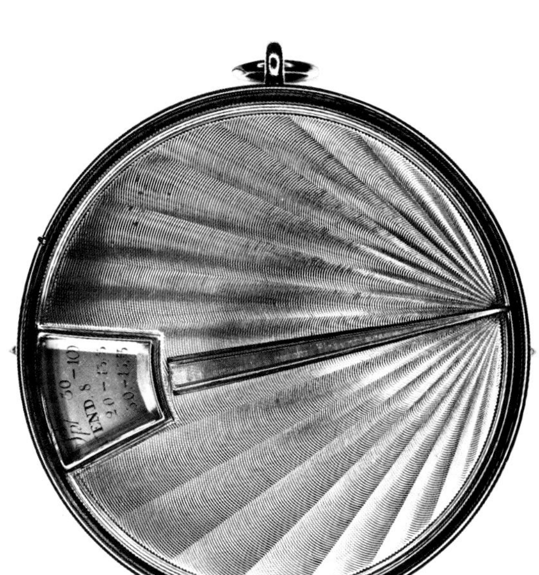
501

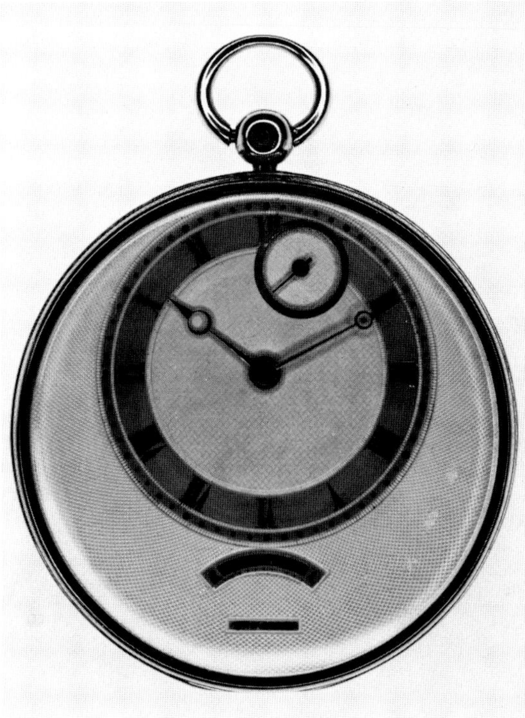

502 △

502 Goldtaschenuhr, Paris, um 1810. Signiert: Breguet. Guillochiertes Gehäuse mit glatter Wandung und Aufzugloch in der Schale. Geprägtes Silberzifferblatt mit nach oben gerücktem Zahlenring I bis XII für Stunden und Minuten, weiter oben (zwischen XII und I) ein kleiner Sekundenkranz und unten kleiner Kreisausschnitt für die Regulieranzeige.

503–504 Skelettierte Goldtaschenuhr mit Viertelstundenrepetition, Paris, 1855. Hergestellt als Einzelstück von Rebillier 1855 zur Weltausstellung in Paris. Gehäuserand in Gold. Werkplatte, Brücken und Unruhe aus Bergkristall, die Räder des Schlagwerkes und des Zeigerwerkes aus Achat, wobei das Wechselrad mit seinem Trieb aus einem Stück besteht. Der Zeigerstellmechanismus und das Innere der Zahnräder besteht aus Kristall, während die Zahnkränze der Räder aus Gold gefertigt sind. Zwei kleine Brücken und deren Schrauben sind aus Saphir, die übrigen aus Gold und in den Kristall geschraubt, wie jene aus Saphir. Auslösen des Schlagwerkes durch seitlichen Schieber am Gehäuse. Flache Goldspirale und Duplexhemmung. ∅ = 39.

503 ▽

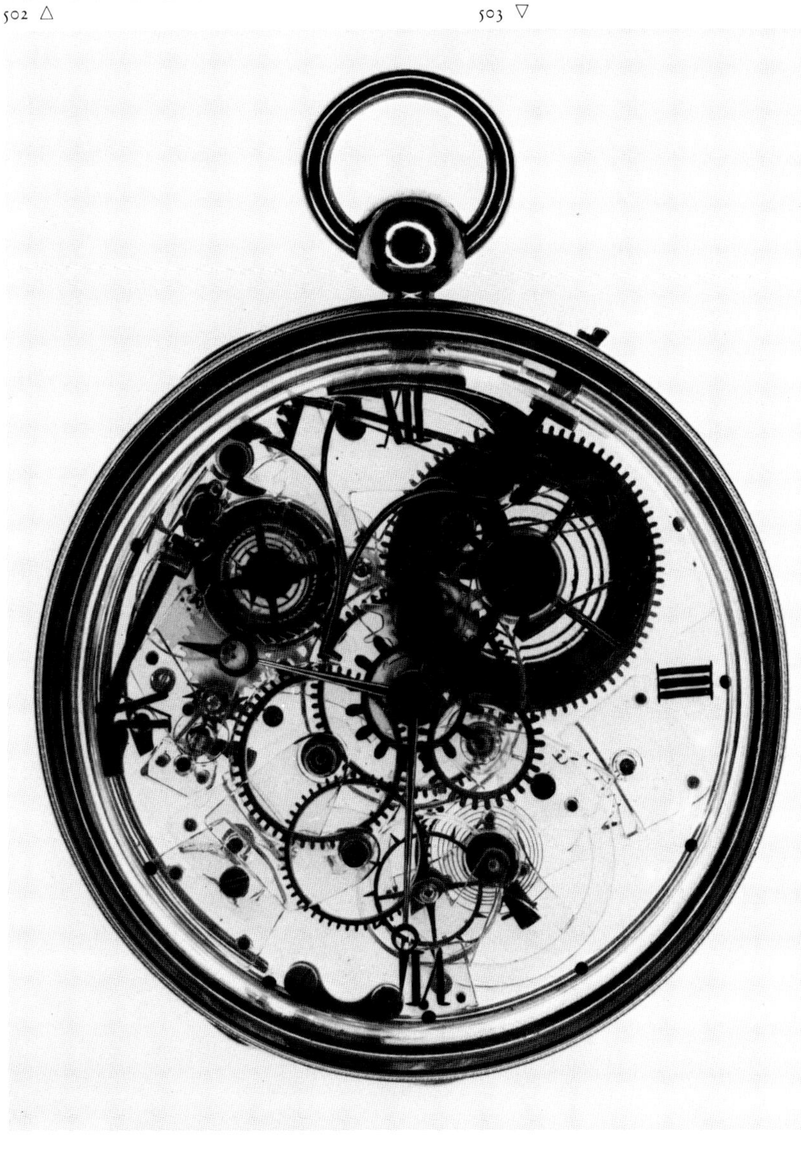

504 ▽

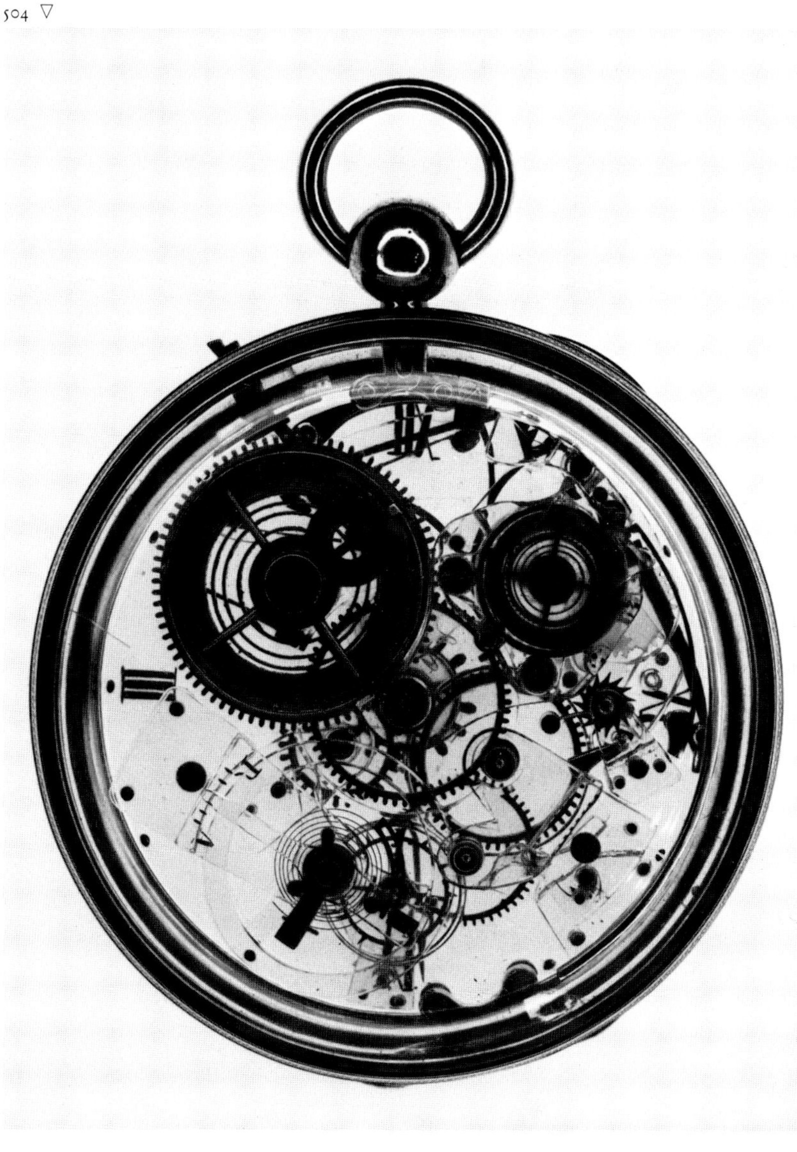

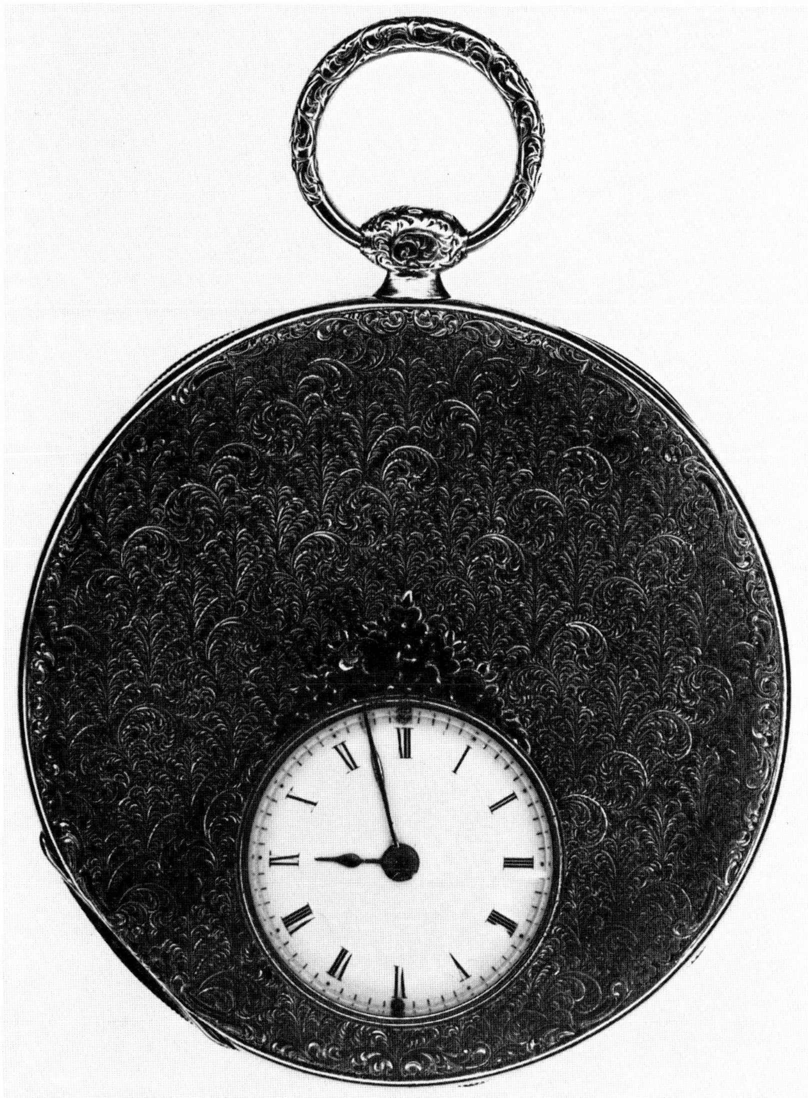

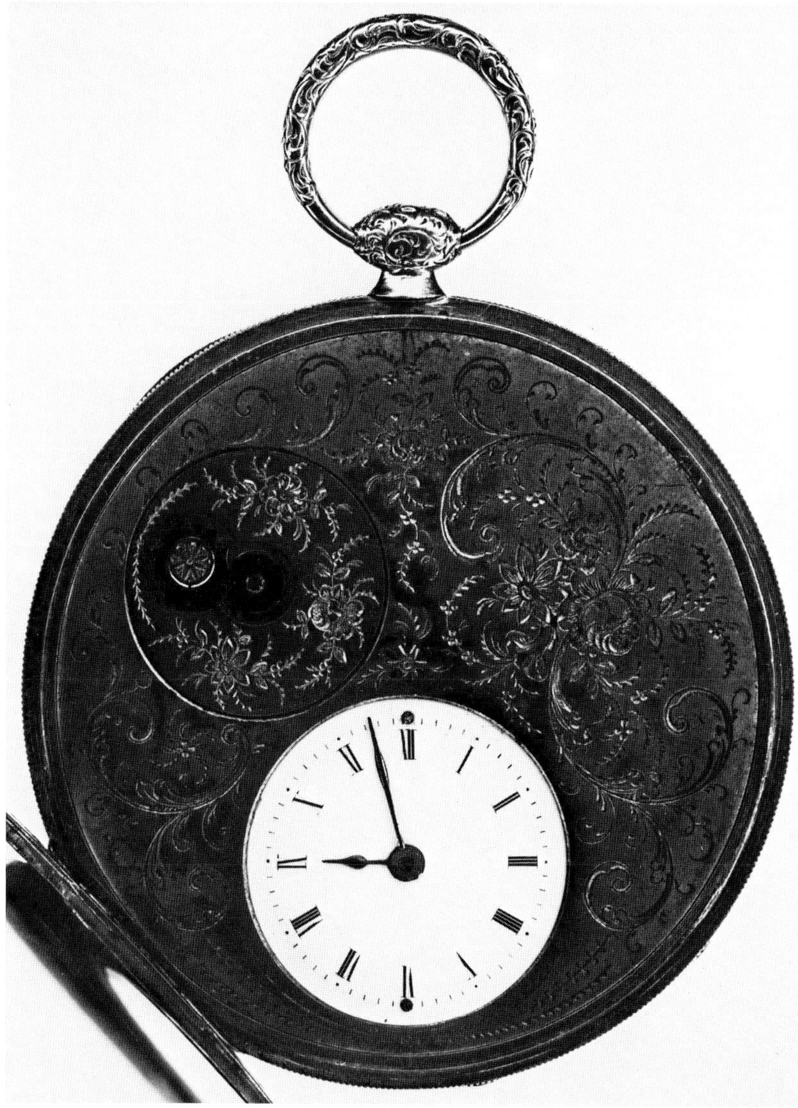

505–507 **Extrem flache Goldtaschenuhr,** Genf, um 1840. Beide Schalen mit Farnkrautmotiven graviert. Vordere Schale mit kleinem Glasfenster. Kleines nach unten gerücktes Emailzifferblatt mit feinen Goldzeigern. Zifferblattgrund und Federhausboden floral graviert. Flaches Werk mit geschlossener gravierter Platine. Höhe des Werkes nur 1,2 mm. Aufzug und Zeigerstellung nur mit Vierkantschlüssel möglich. Zylinderhemmung. (Die Uhr stammt vermutlich aus dem Hause Fatio Junod, Genève). ∅ = 38.

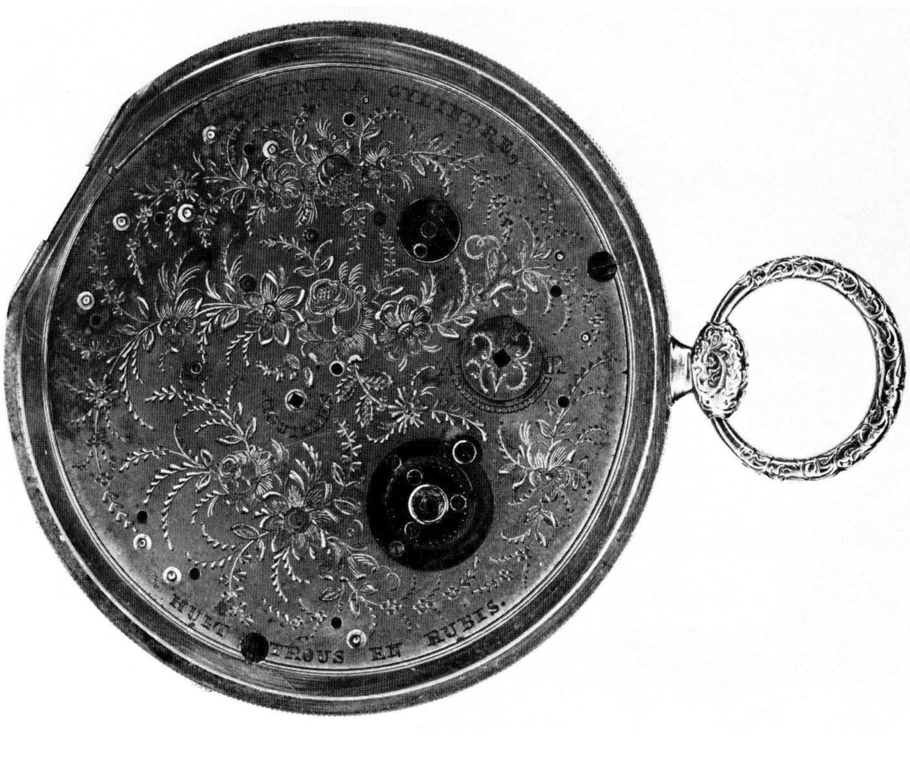

508 Silbertaschenuhr, Westschweiz, um 1850. Guillochiertes Gehäuse mit gerippter Wandung. Emailzifferblatt mit zwei Zifferringen für getrennt einstellbare Zonenzeiten, links römische Zahlen und rechts arabische Zahlen. Aus der Mitte große Sekunde, unten kleine Sekunde. Mit seitlichem Hebel am Gehäuse ist der Sekundenzeiger (durch Anhalten des Werks) stoppbar. Vergoldetes Werk mit ausgeschnittener Platine und Duplexhemmung.

509 Goldsavonette mit unabhängiger Sekunde, »seconde indépendante«, Genf, um 1830. Signiert: Moulinier Genève. Fein guillochiertes Gehäuse mit gerippter Wandung. Emailzifferblatt mit zwei Zifferringen für Zonenzeiten, großer Sekunde aus der Mitte und nach unten gerückte kleine Sekunde. Je ein seitlicher Schieber am Gehäuse bei 20 Sekunden und 40 Sekunden zum Stoppen des unabhängigen Sekundenwerkes (das Gehwerk läuft weiter!) und der kleinen Sekunde. Vergoldetes Werk mit zwei Federhäusern und einzelnen Räderbrücken. Ankerhemmung. ∅ = 47.

510 Goldtaschenuhr, französisch, um 1840. Signiert: (Jean François) H(en)ri Motel 217 H(orlo)ger De La Marine R(oya)le. Lunette und Gehäuse fein guillochiert. Fein geprägtes Silberzifferblatt mit zwei Zifferringen für Zonenzeiten, großer Sekunde aus der Mitte und nach unten gerückter kleiner Sekunde. Die große Sekunde ist mit einem Schieber unten am Gehäuse stoppbar. Vergoldetes Werk mit Stoßsicherung und Temperaturkompensation. Zylinderhemmung. ∅ = 57.

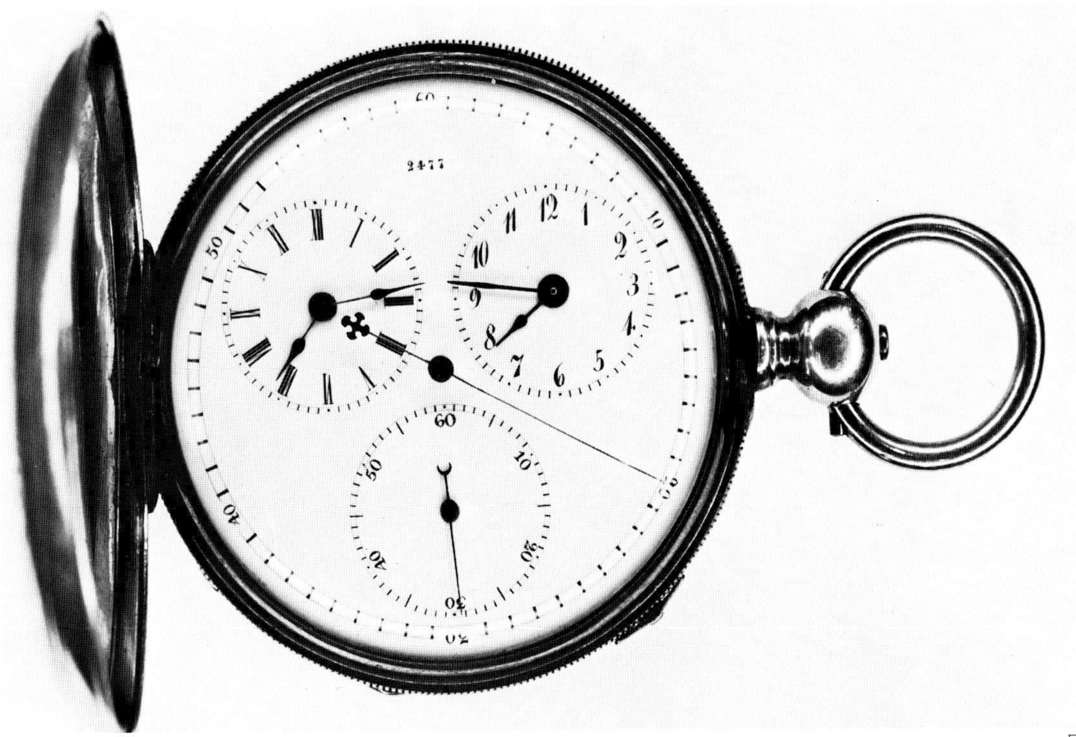

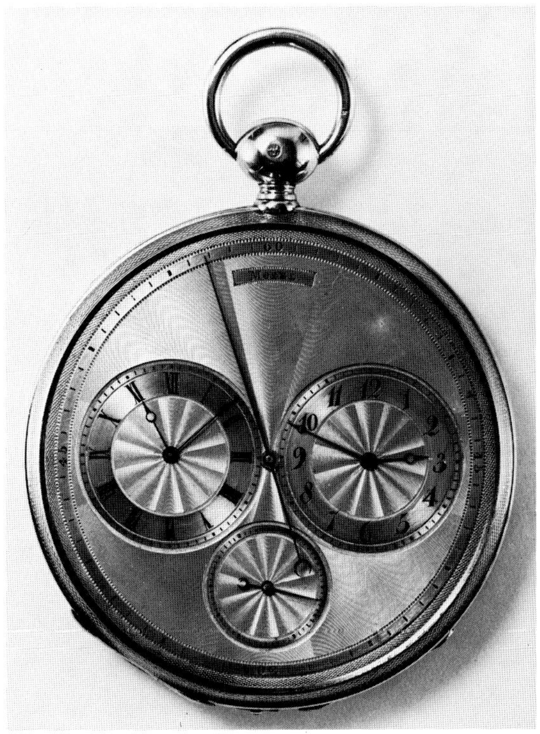

508 △ 509 ▽ 510 △ 511 ▽

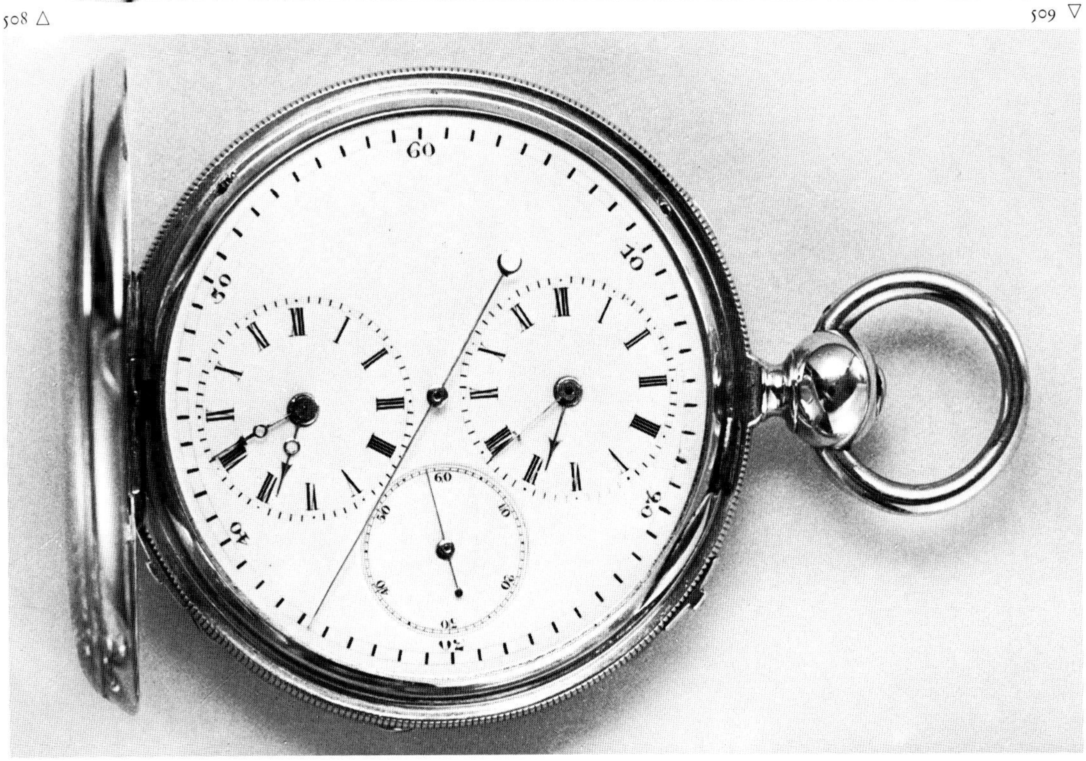

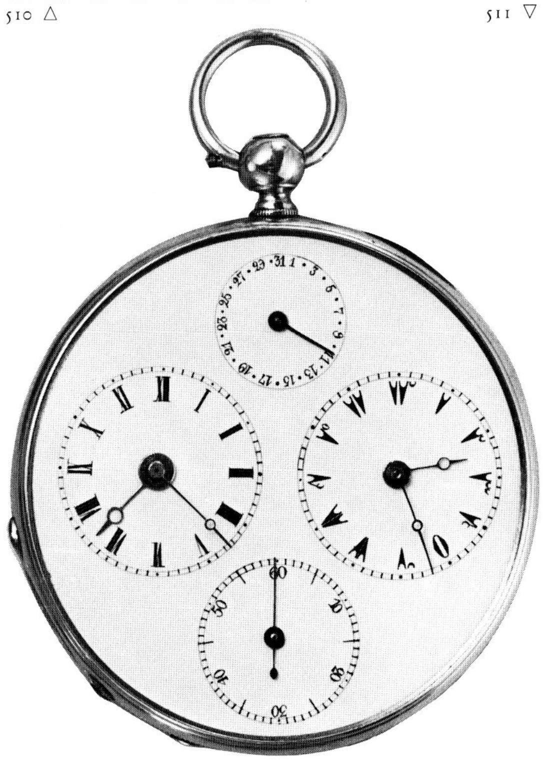

511 Goldtaschenuhr, Westschweiz, um 1840. Signiert: Lebet & Fils à Buttes en Suisse. Ornamental graviertes und ziseliertes Gehäuse. Auf der Schale Medaillon mit Emblemen der Musik. Emailzifferblatt mit zwei Zahlenkränzen, links türkische, rechts römische Zahlen. Unten kleine Sekunde, oben Datumangaben. Zeigerwerke einzeln von hinten verstellbar. Vergoldetes Werk mit Zylinderhemmung. ∅ = 50.

512–513 Große vergoldete Taschenuhr mit zwei Unruhen, London, um 1768. Signiert: Johan(n) Georg Thiell Invenit & Fecit Nr. 1, London. Vergoldetes Bronzegehäuse. Emailzifferblatt mit zwei Zifferringen und zwei kleinen Sekundenzeigern. Vergoldetes Werk mit zwei Federhäusern (als Remontoir geschaltet über einen Aufzug) und zwei Unruhen. Das rechte Werk (Abb. 513) hat eine Bimetallkompensation in sehr komplizierter Ausführung. Die Hemmung ist einer Spindelhemmung (im Prinzip) ähnlich. Sie hat ein doppeltes Hemmrad, ein zehnzähniges außen verzahntes und ein darunterliegendes innenverzahntes Rad. ∅ = 100.

514 Silbertaschenuhr mit zwei kompletten Werken, Le Locle, um 1840. Glattes Gehäuse mit gerippter Wandung. Emailzifferblatt mit zwei Zifferringen und einer kleinen Sekunde, oben bunter Blumenstrauß. Vergoldetes Werk mit zwei getrennten Systemen, die fast symmetrisch aufgebaut sind. Alle Lager in großen von unten geschraubten Chatons. Beide Unruhen mit flacher Spirale und Ankerhemmung. ∅ = 52.

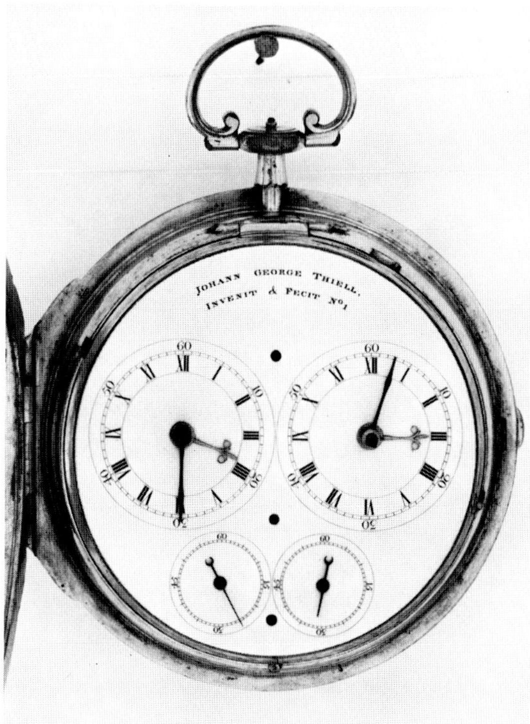

512 △

514 ▽

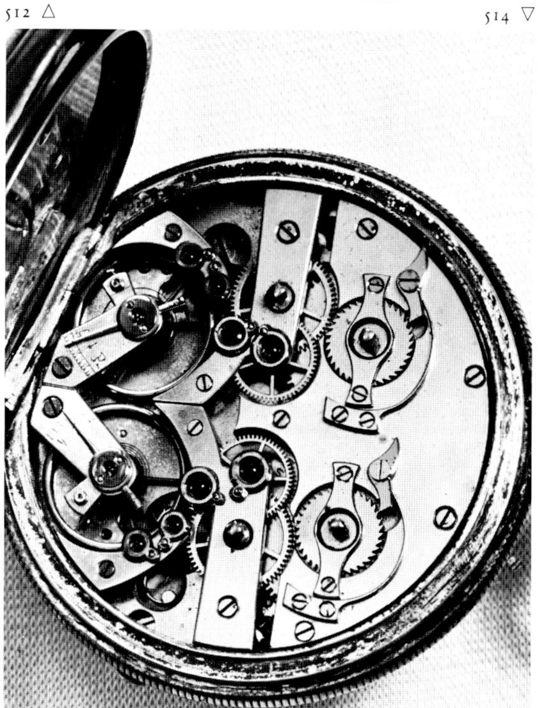

513

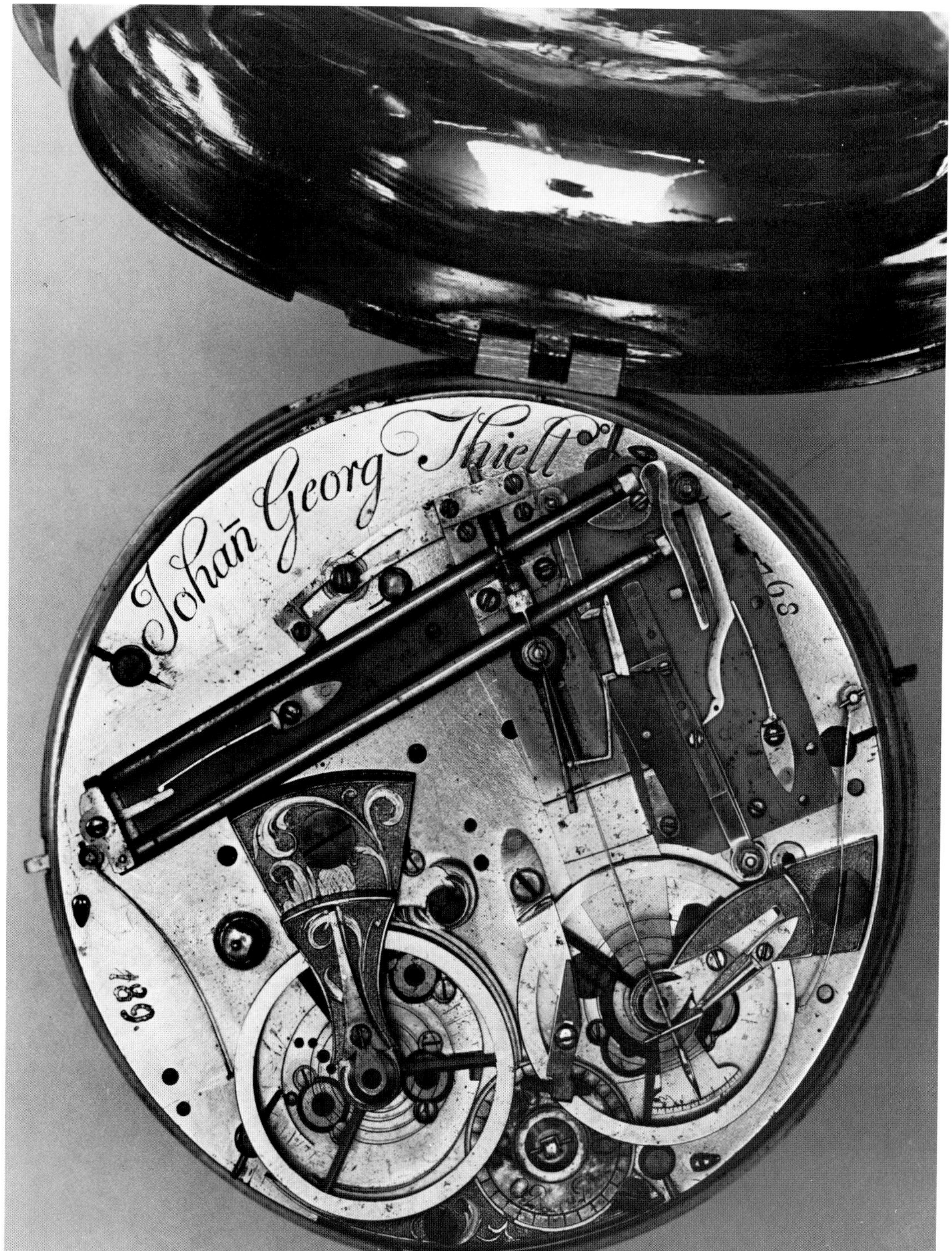

519 Taschenchronometer mit Auf- und Abwerk, Datum und Kompaß, Schweiz, um 1867. Signiert: Hi. Grandjean & Cie., Locle, London. Guillochiertes Goldgehäuse mit fünfteiligem Scharnier und schräg gerippter Wandung. Mit Ranken gravierte Goldcuvette. Weißes Emailzifferblatt mit römischen Zahlen. Rechts Datumanzeige 1–31. Links kleiner Kompaß. Oben Gangreserve für 1–30 Stunden und unten kleine Sekunde. Vergoldetes Werk mit Kette und Schnecke. Kompensationsunruh mit zylindrischer Spirale und Diamantdeckstein. Chronometerhemmung mit ▷ Wippe.

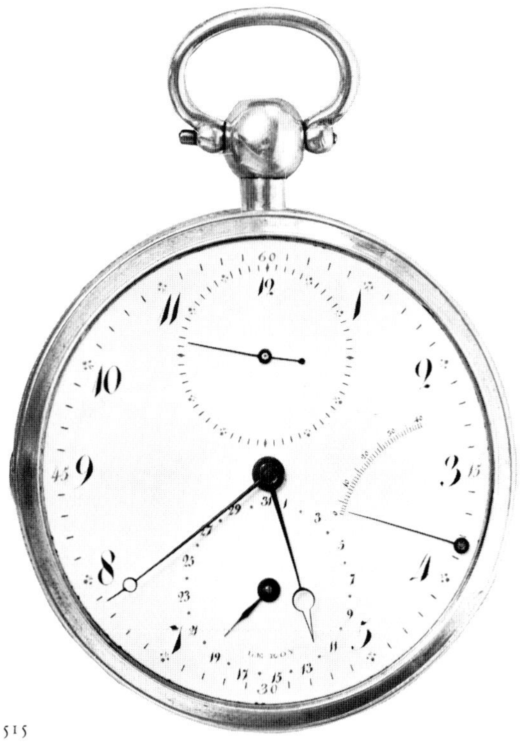

515

515 Silbertaschenuhr mit automatischem Aufzug, »selfwindingwatch«, Paris, 1790. Signiert: Le Roy. Silbergehäuse mit gerippter Wandung (nicht original). Weißes Emailzifferblatt mit nach oben gerückter kleinen Sekunde, unten Datum 1 bis 31 und rechts 40-Stunden-Gangreserveanzeige. Stahlzeiger nach Breguet. Seitlich gelagerter Aufzug mit »Kugellaufgewicht«. Vergoldetes Werk mit Kommahemmung.

517 Goldtaschenuhr mit Minutenrepetition, Paris, um 1839. Signiert: Breguet et Fils 3215. Glattes (späteres) Gehäuse. Emailzifferblatt mit sechs feinen Stahlzeigern. Aus der Mitte 270° Datumkreis, unten kleine Sekunde und Wochentage, links oben zwischen 10 und 11 Gangreserve für 60 Stunden. Vergoldetes Werk mit automatischem Aufzug durch Platingewicht über exzentrischer Achse. Auslösen der Minutenrepetition auf Gehäuseglocke durch Drücken des Knopfes im Pendant. Zusätzliche Viertelrepetition mit Hebel am Gehäuserand auf Wandung. Unruhe mit Temperaturkompensation, umgebaut auf Ankerhemmung. ∅ = 54. ▷

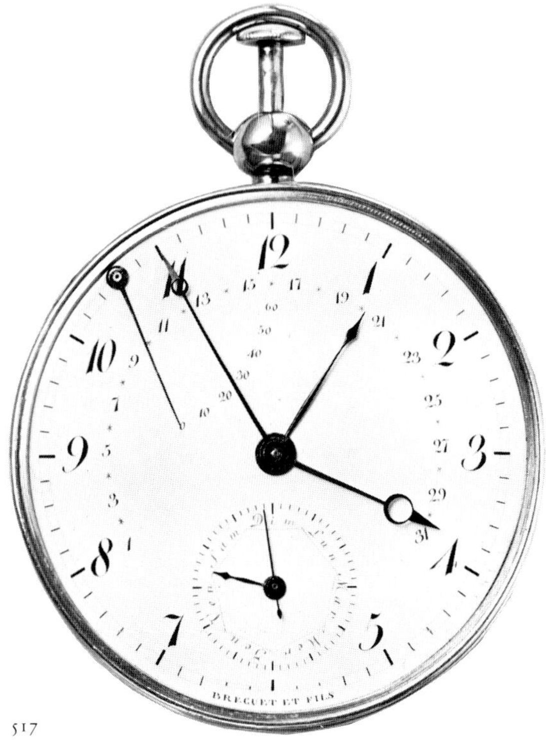

517

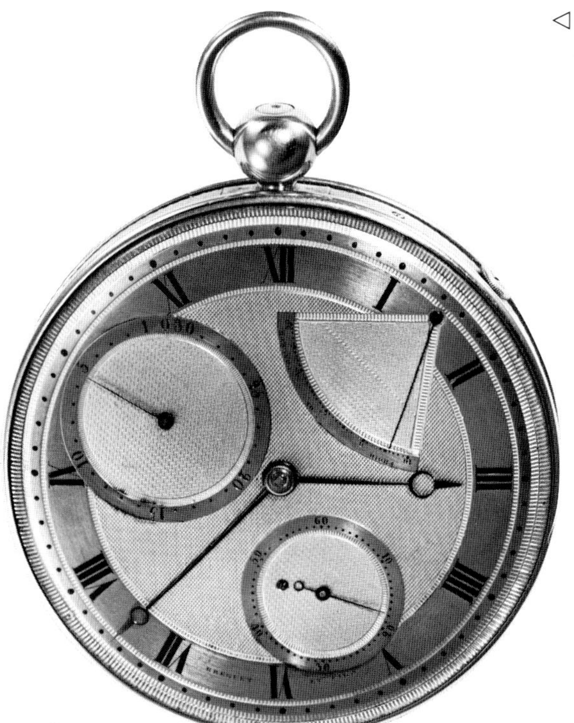

516

◁ **516 Goldtaschenuhr mit Minutenrepetition und automatischem Aufzug,** Paris, um 1815. Signiert: Breguet et Fils Nr. 28. Guillochiertes Goldgehäuse. Geprägtes Silberzifferblatt mit drei Hilfsblättern. Nach unten gerückt, zwischen V und VI kleine Sekunde, rechts zwischen I und II Bimetall-Thermometer von 10° bis 30° Reaumur und zwischen IX und XI 30-Stunden-Gangreserve. Aufzugsgewicht graviert. Vergoldetes Werk mit Ankerhemmung und Stoßsicherung. ∅ = 57.

518 Goldtaschenuhr mit Viertelstundenrepetition, Paris, um 1800. Signiert: Breguet et Fils. Glattes Gehäuse. Geprägtes Silberzifferblatt mit Goldzeigern, nach unten gerückter kleiner Sekunde und Monatsangaben im Gegenuhrzeigersinn. Bei der IX kleines Fenster für Datumangabe. Links oben Kreissegment für 60-Stunden-Gangreserve und rechts oben Kreissegment für Äquationsangabe. Kompensationsunruhe mit Parachute-Aufhängung, Zylindrische Spirale mit Endkurven. ∅ = 55. ▷

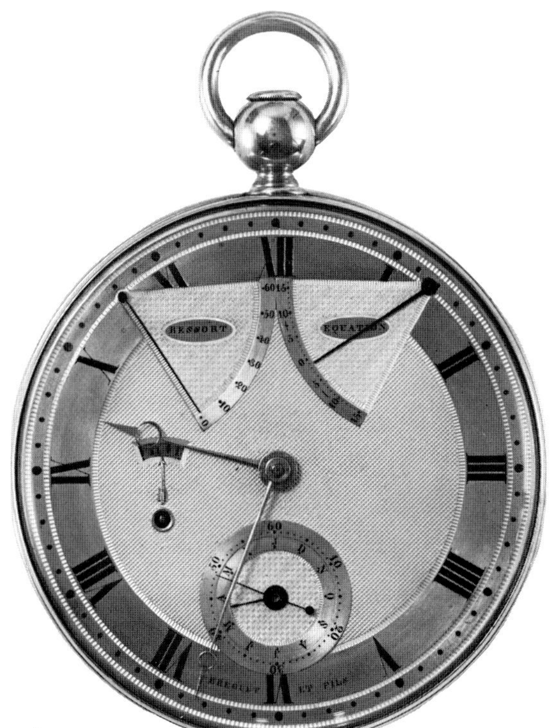

518

520 Silbertaschenuhr mit 8-Tagewerk, englisch, um 1870. Signiert: James Hoddel & Co., London, Patent. Beidseitig verglastes Silbergehäuse mit Kordelband. Weißes Emailzifferblatt mit römischen Zahlen. Oben Skala für die Gangreserve 1–8 Tage und unten kleine Sekunde. Gebläute Stahlzeiger in Birnenform. Vergoldetes Platinenwerk mit verschraubten Chatons. Zwei Federhäuser als Antrieb über Kette und Schnecke mit auf der Platine angeordneten Federvorspannungsgesperren. Englische Spitzzahn-Ankerhemmung. ∅ = 52.

521 Silbertaschenuhr mit Auf- und Abwerk, englisch, um 1880. Signiert: Victor Kullberg, Liverpool Road, London. Glattes amerikanisches Coin-Silbergehäuse mit Goldbügelkopf und -bügelring. Weißes Emailzifferblatt mit römischen Zahlen. Oben vertiefte Skala für die Gangreserve 1–30 Stunden und unten kleine Sekunde. Blaue Birnenform-Stahlzeiger. Vergoldetes Platinenwerk mit gebläuten Schrauben. Antrieb über gegenläufige Kette und Schnecke. Große Kompensationsunruh mit Goldschrauben und Breguet-Spirale. Unruhkloben mit Diamantdeckstein. Englische Spitzzahnhemmung. ∅ = 56.

522/1–2 Goldchronometer mit Auf- und Abwerk, Schweiz, um 1850. Signiert: Philibert Perret, Geneve, No. 101. (Späteres) glattes Savonnettegehäuse. Weißes Emailzifferblatt mit römischen Zahlen. Oben Gangreserve für 1–30 Stunden und unten kleine Sekunde. Räder in verschraubten Chatons. Große Kompensationsunruh mit Goldschrauben und zylindrischer Spirale mit Sicherung gegen das Galoppieren. Chronometerhemmung mit Feder. Chronometerrad in Gold. ∅ = 53.

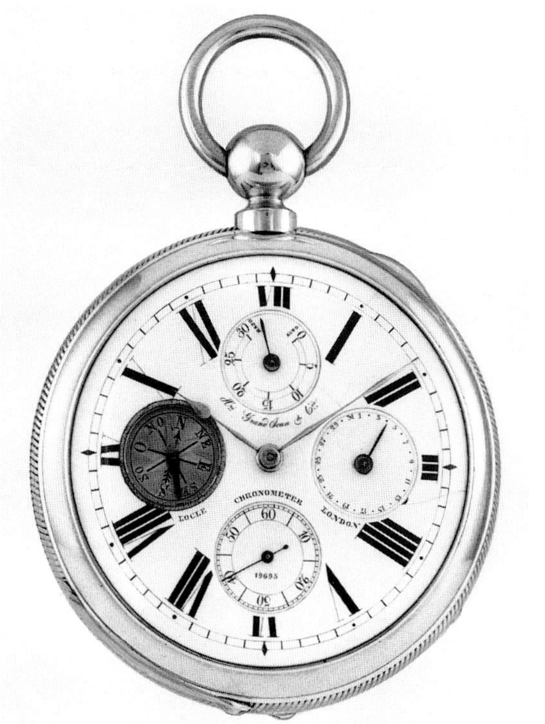

519 △

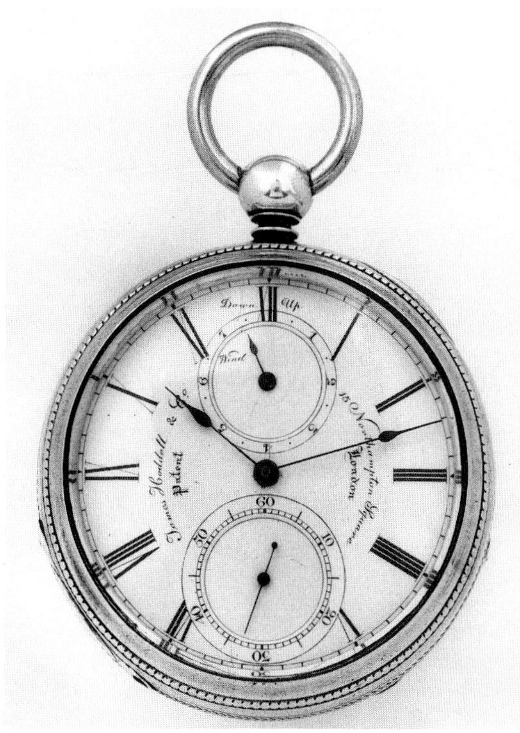

520 △

522/1 ▽

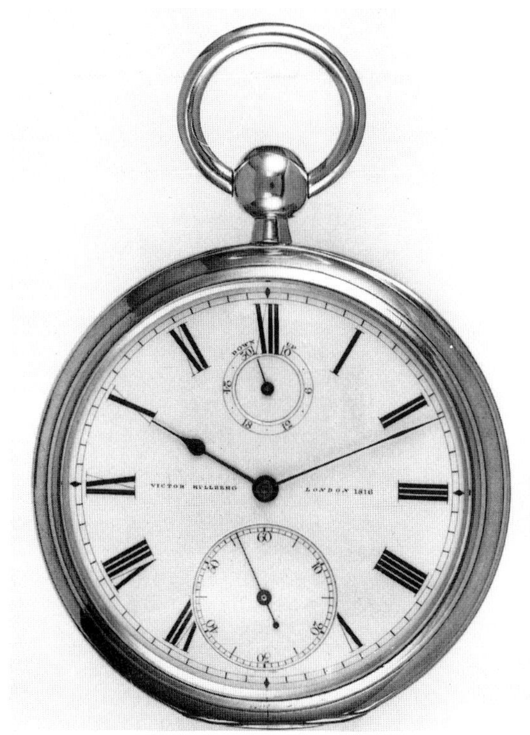

521 △

522/2 ▽

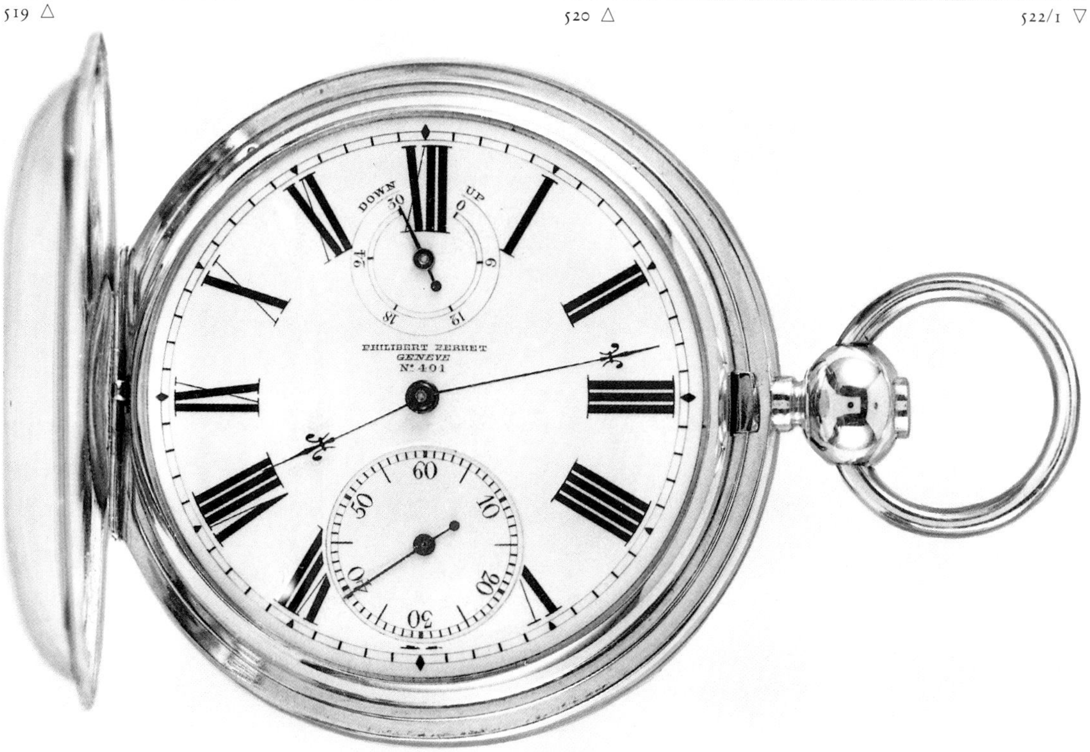

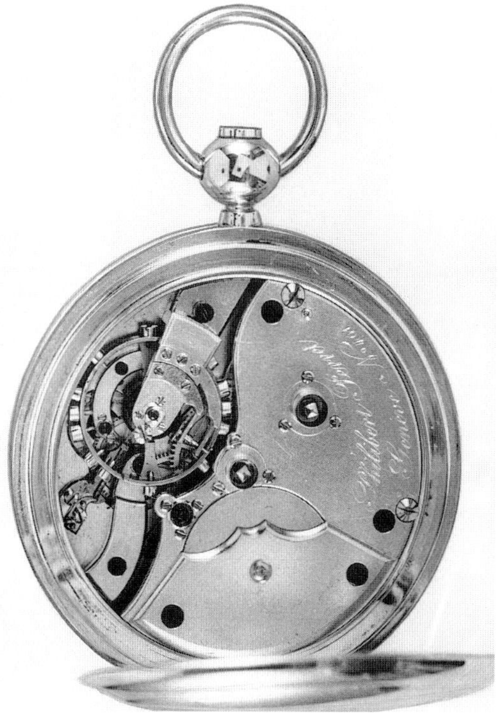

523+525 Taschenchronometer, London, um 1779. Signiert: John Arnold, London Invt. et Fecit No. 16/64. Glattes Silbergehäuse (consular case). Weißes Emailzifferblatt mit nach unten gerückter kleiner Sekunde und Stahlzeigern. Vergoldetes Vollplatinenwerk mit Kette und Schnecke. Alle Zapfen laufen in geschraubten Chatons mit Steinlagern. Die Unruhe mit zylindrischer Spirale ist über die Platine angeordnet. Sie hat zwei S-förmige Bimetallstreifen eingebaut, die radial kleine Gewichte bewegen, um eine Temperaturkompensation zu erzielen. Arnoldsche Chronometerhemmung. ∅ = 75.

524 + 526 Taschenchronometer, London, um 1800. Signiert: J(oh)n R(oger) Arnold London Invt. et Fecit No. 1940. Glattes Silbergehäuse (consular case) mit Signatur: D. W. Weißes Emailzifferblatt mit kleiner Sekunde und Stahlzeigern. Vergoldetes Vollplatinenwerk mit Kette und Schnecke. Die abnehmbare Federhausbrücke ermöglicht ein Ersetzen der Feder ohne Zerlegen des Werkes. Obenliegendes Gesperr für die Federspannung. Gravierter Unruhkolben mit großem Diamant-Deckstein. Obenliegende Bimetall-

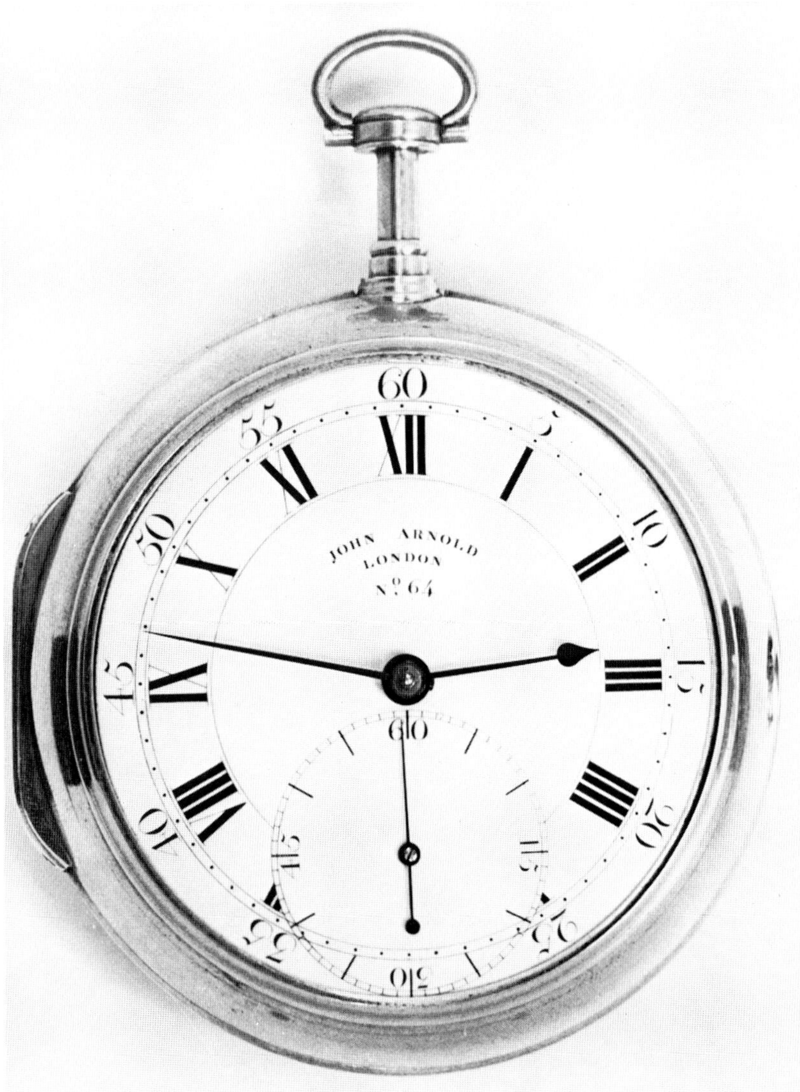

523

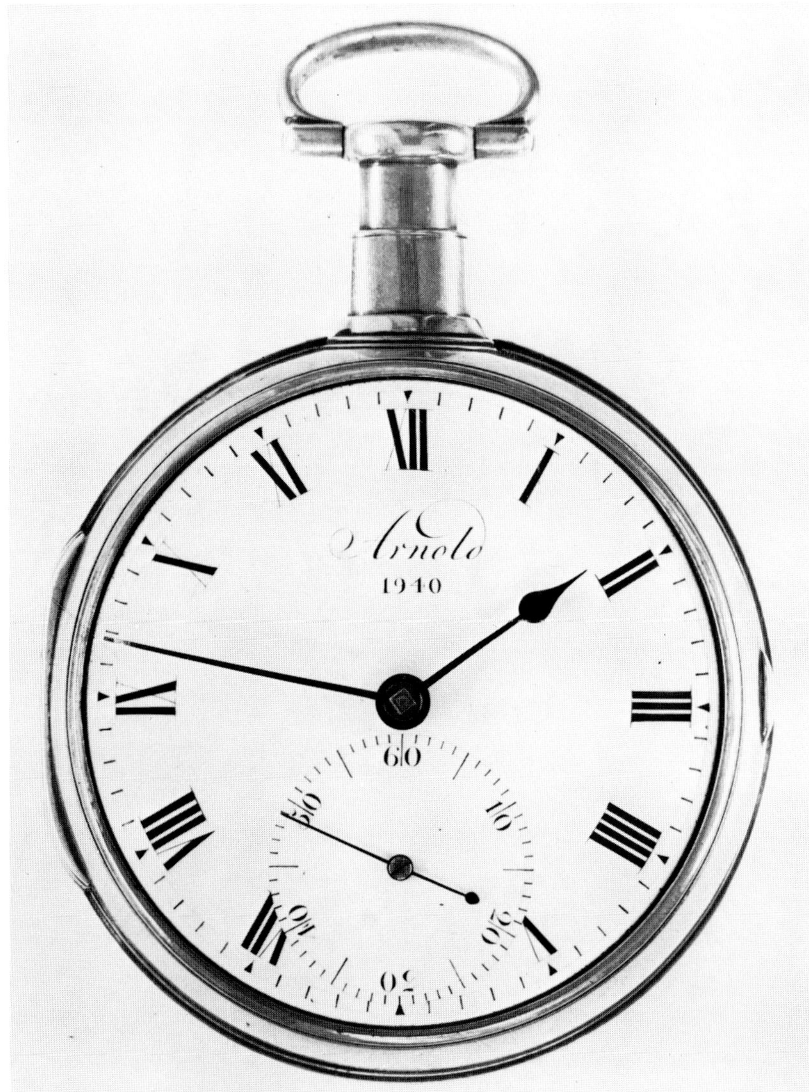

524

unruhe, Arnoldsche Z-Balance mit zwei konzentrisch und zwei radial wirkenden Regulierschrauben. Zylindrische Goldspirale und Chronometerhemmung mit Feder. ∅ = 62.

527 Taschenchronometer, London, um 1810. Signiert: John Arnold & Son, London Inv. et Fecit Nr. 164/465. Glattes Silbergehäuse. Emailzifferblatt mit Stahlzeigern und kleiner Sekunde. Vergoldetes Werk mit Kette, Schnecke und Vollplatine. Aufgesetzter gravierter und durchbrochener Unruhkolben. Dreischenklige Messingunruhe mit Bimetallstreifen und konzentrisch verstellbaren Gewichten. Zylindrische Spirale und Chronometerhemmung. ∅ = 54.

528 Taschenchronometer mit Viertelstundenrepetition, London, um 1790. Signiert: J(oh)n R(oger) Arnold inv. et Fecit Nr. 2106 London. Glattes Goldgehäuse. Emailzifferblatt mit kleiner Sekunde und vergoldeten Zeigern. Vergoldetes Werk mit Kette, Schnecke und Vollplatine. Aufgesetzte Federhausbrücke und Unruhkloben. Repetition durch Drücken des Pendants. Zweiteilige Kompensationsunruhe mit konzentrisch verstellbaren Regulierschrauben und Hilfskompensation. Zylindrische Spirale und Chronometerhemmung.

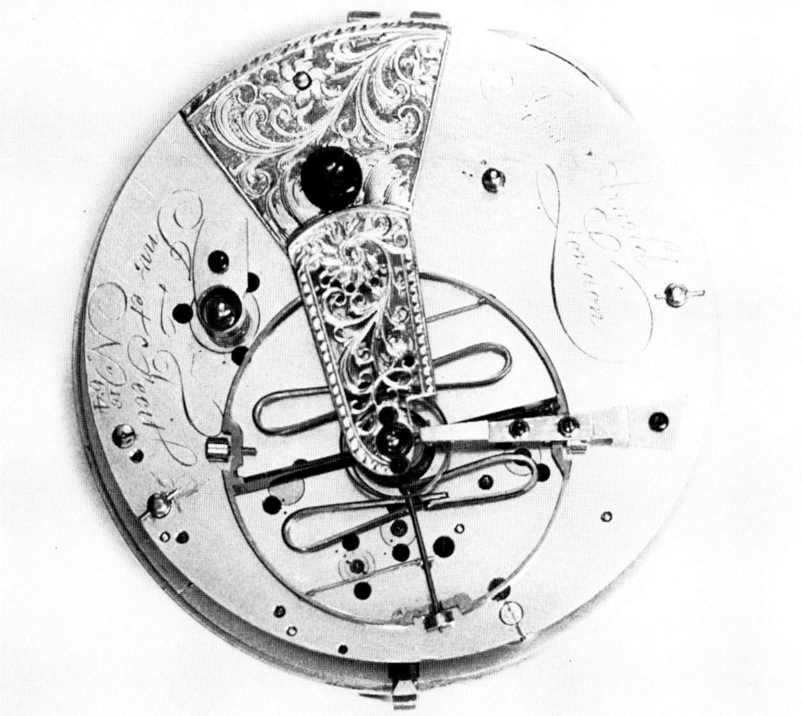

525 △

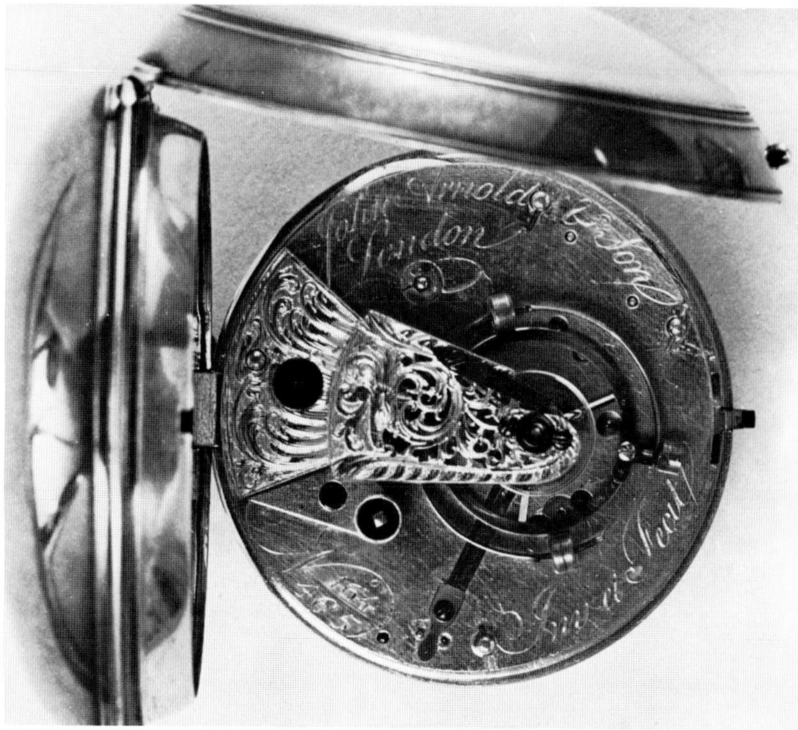

527 △

526 ▽

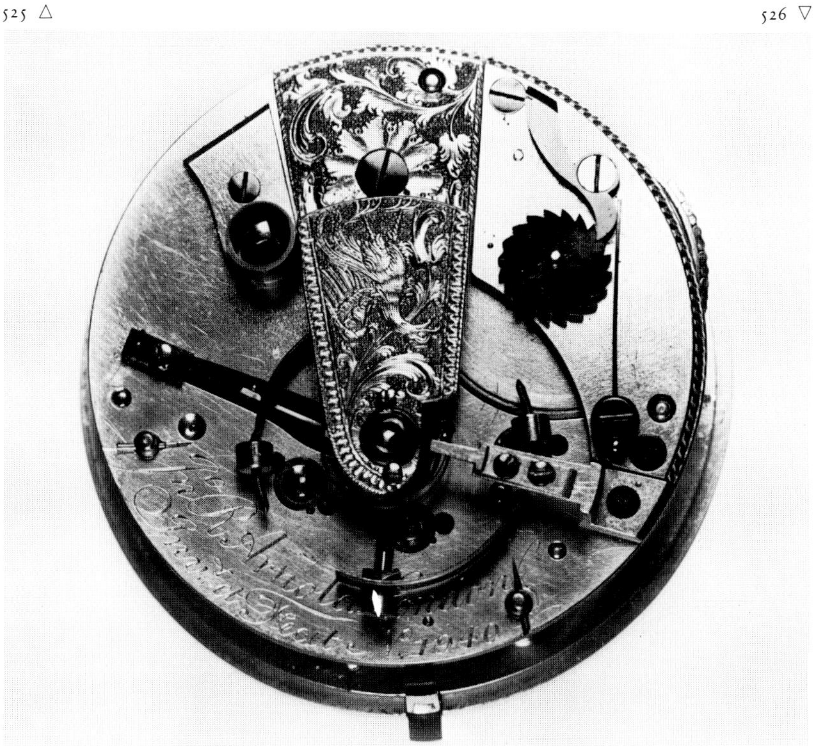

528 ▽

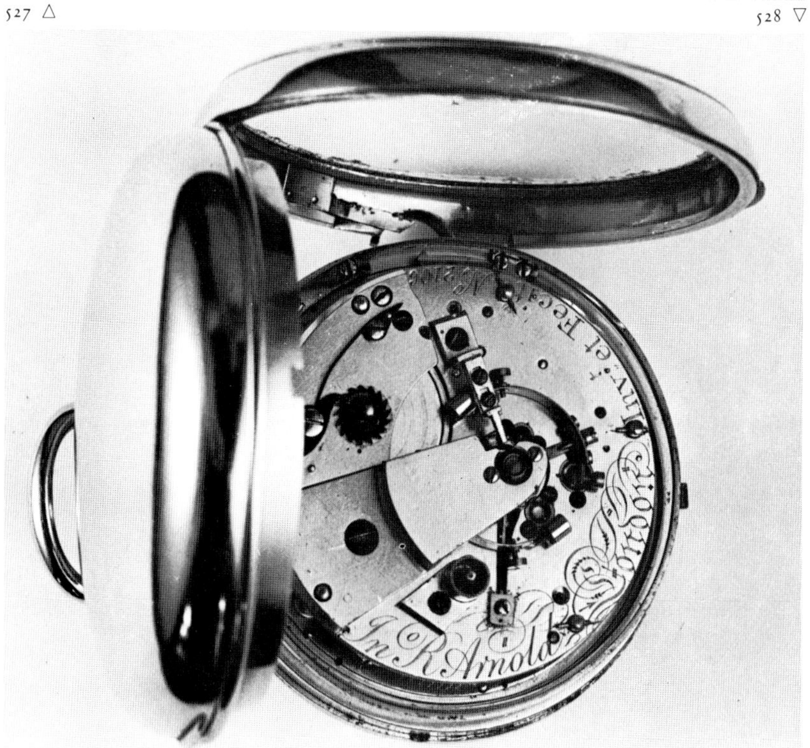

529 Taschenchronometerwerk, London, um 1801. Signiert: Thomas Earnshaw, Invt. et Fecit No. 3023. Zugehörig glattes Goldgehäuse mit Übergehäuse. Weißes Emailzifferblatt mit arabischen Zahlen, kleiner Sekunde und Stahlzeigern. Earnshaw verwendete bei seinen Uhren häufig arabische Zahlen. Vergoldetes Werk mit Kette, Schnecke und Vollplatine. Aufgesetzte Federhausbrücke und Unruhkolben. Polierte dreischenklige Stahlunruhe mit flacher Spirale und »sugar-tongs« -Zuckerzangen-Kompensation. Die »sugar-tongs«-Kompensation dient gleichzeitig als Rückerzeiger. Sie ist auf einer Platte befestigt, die ihren Drehpunkt konzentrisch zum Unruhlager hat. Am Gehäusescharnier ist die Regulierskala. Diese Temperaturkompensation an der Spirale funktioniert ähnlich wie die Spiralkompensation am Rückerzeiger von Breguet-Uhren (Z 15). Bei steigender Temperatur verengt sich der Schlüssel, beim Abkühlen weitet er sich. Earnshaw-Chronometerhemmung. ∅ = 64.

530 Taschenchronometer mit Übergehäuse, London, um 1810. Signiert: Thomas Earnshaw Invt. et Fecit Nr. 777 London 3386. Glattes Gehäuse und Übergehäuse. Emailzifferblatt mit kleiner Sekunde und Goldzeigern. Aufgesetzte Federhausbrücke und gravierter Unruhkloben. Große dreischenklige polierte Stahlunruhe mit flacher gebläuter Spirale und »sugar-tongs«-Kompensation, Earnshaw-Chronometerhemmung. ∅ = 56.

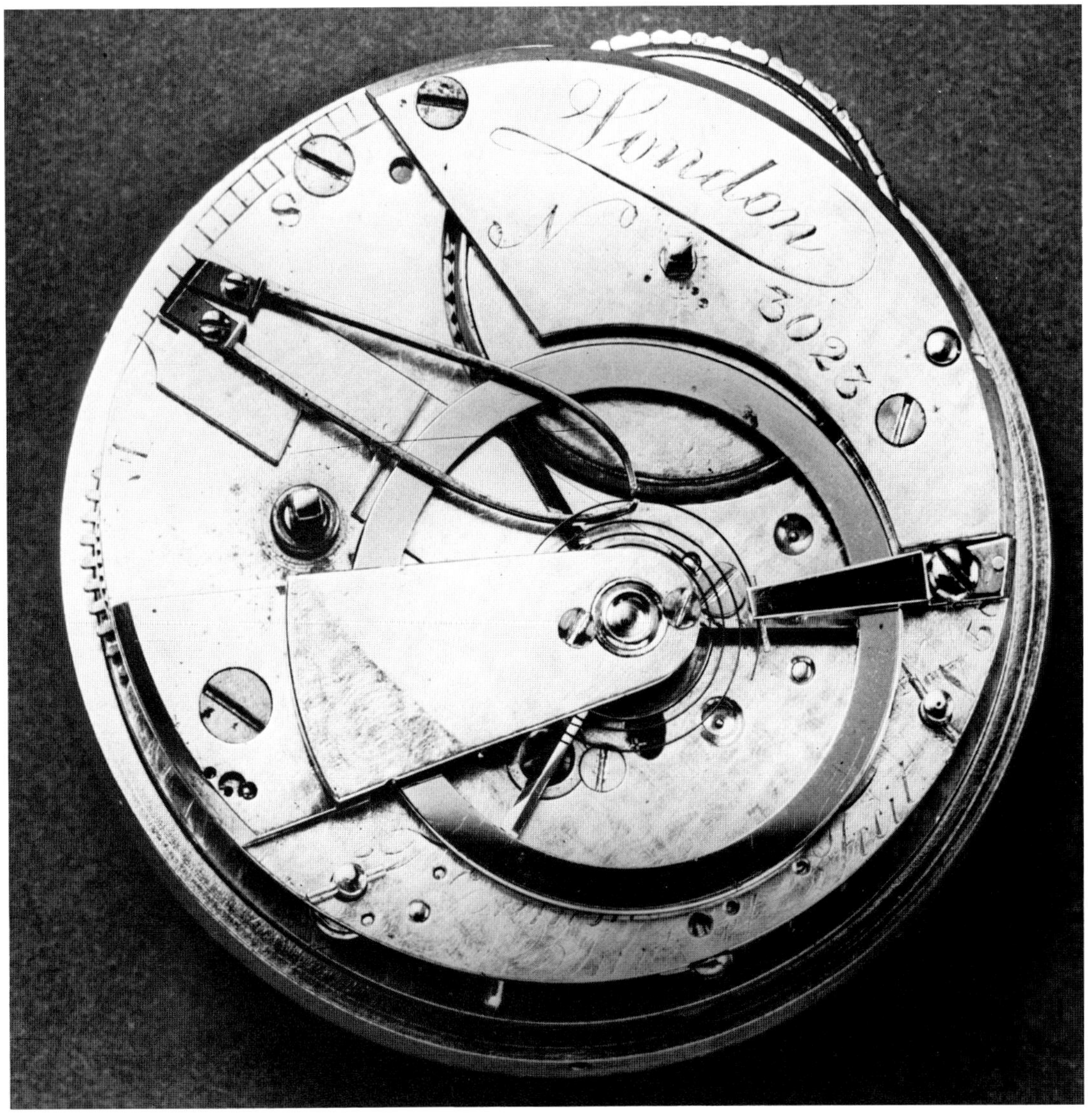

529

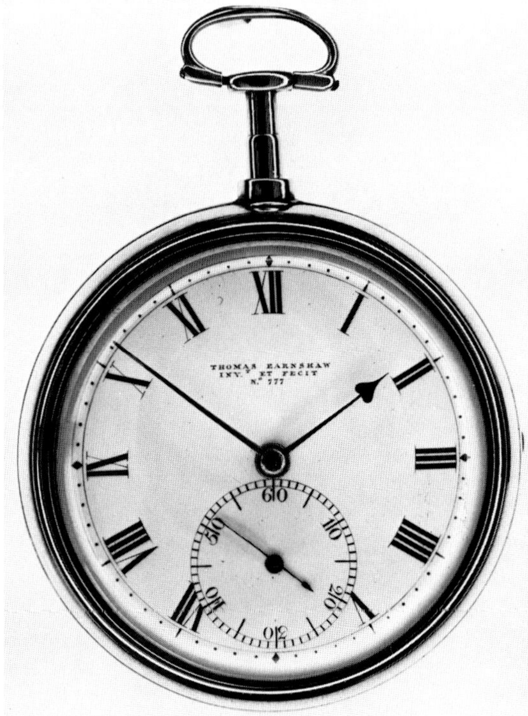

530 △

531 ▽

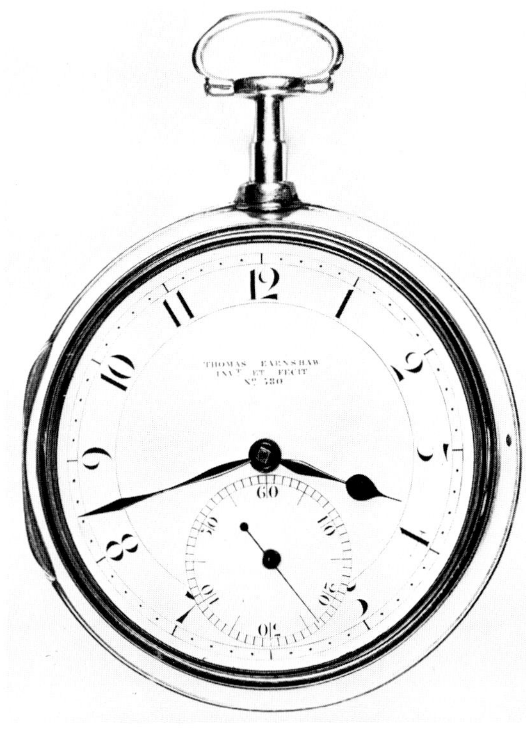

531 Taschenchronometer mit Übergehäuse, London, um 1801. Signiert: Tho(ma)s Earnshaw Invt. et Fecit No. 580 und auf der Federhausbrücke: London No. 3023. Glattes Goldgehäuse und Übergehäuse mit Hallmarke 1801 und Signatur TC. Messing-Werk mit Kette, Schnecke und Vollplatine. Aufgesetzte Federhausbrücke und Unruhkloben mit geschraubtem Deckstein und Steinlager. Polierte Stahlunruhe mit flacher Spirale und »sugar-tongs«-Kompensation. Earnshaw-Chronometerhemmung. ∅ = 56. ▷

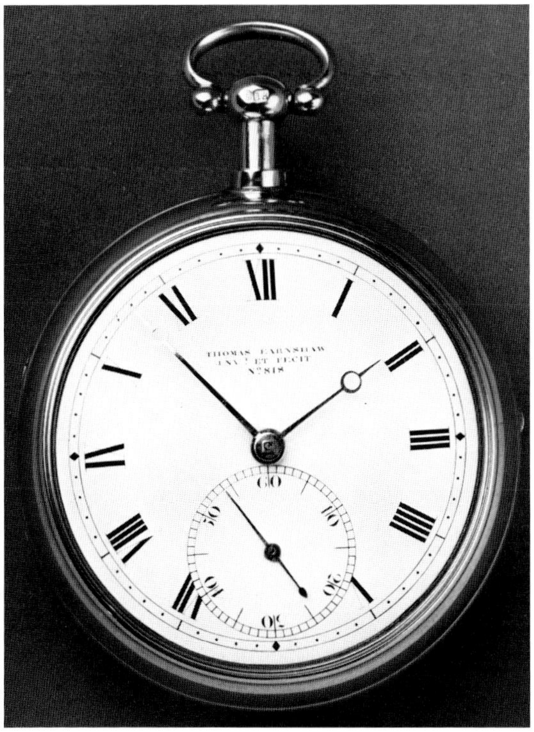

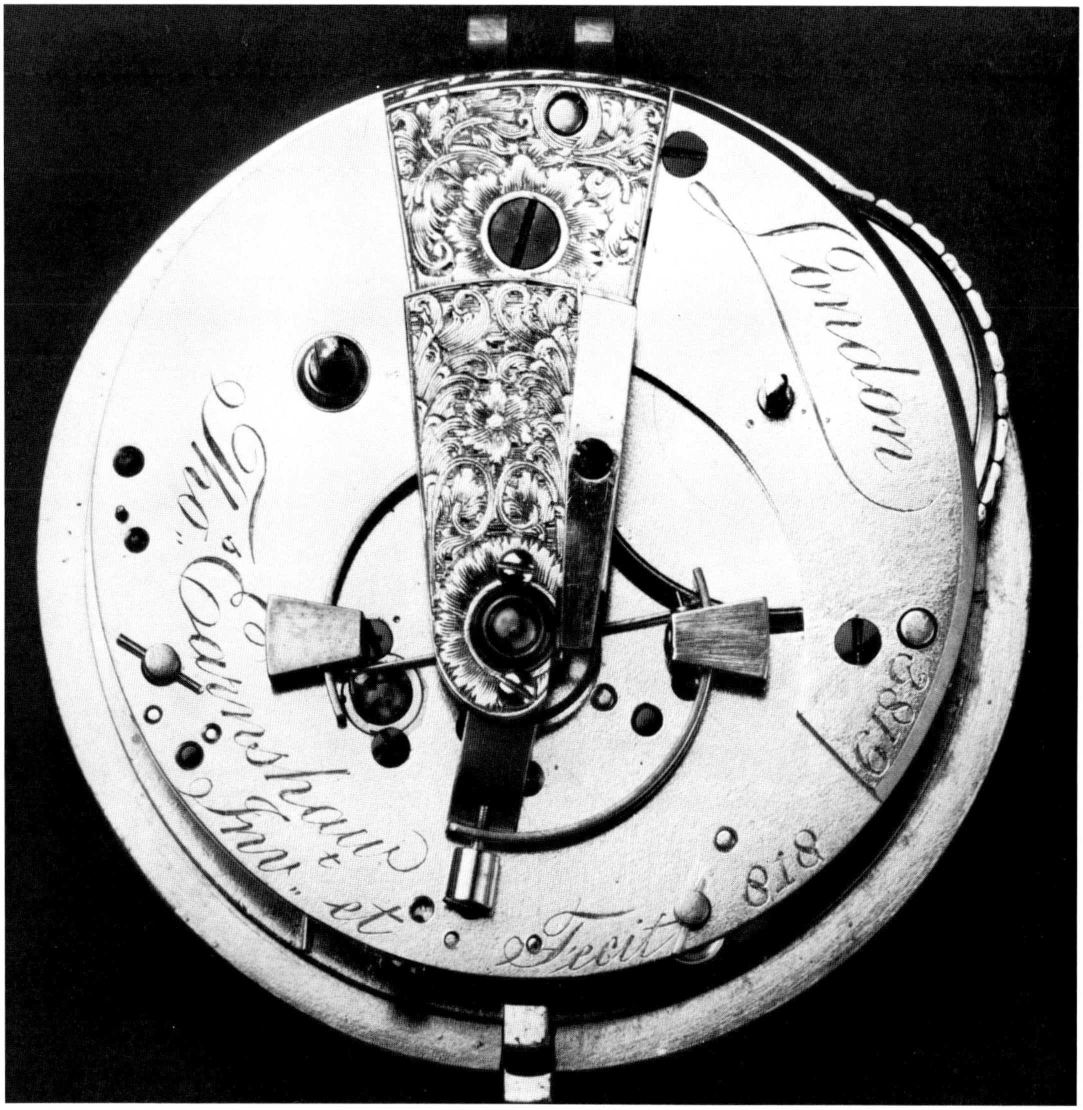

532–533 Taschenchronometer mit Übergehäuse, London, um 1813. Signiert: Tho(ma)s Earnshaw Invt. et Fecit 818 London 3819. Glattes Goldgehäuse und Übergehäuse. Emailzifferblatt mit kleiner Sekunde und Goldzeigern. Vergoldetes Werk mit Kette, Schnecke und Vollplatine. Aufgesetzte Federhausbrücke und gravierter Unruhkloben mit geschraubtem Steinlager. Große zweischenklige Unruhe mit konzentrisch verschiebbaren Gewichten, Hilfskompensation und gebläuter zylindrischer Spirale. Earnshaw-Chronometerhemmung. ∅ = 56. △ ▷

534–536 Gold-Taschenchronometer mit 5-Minuten-Repetition, London, um 1808. Signiert: Pennington London 117/511. Glattes Goldgehäuse und Übergehäuse mit Hallmarke 1808 London und Signatur JN. Weißes Emailzifferblatt mit kleiner Sekunde und Goldzeigern. Vergoldetes Werk mit Kette, Schnecke und Vollplatine. Aufgeschraubte Federhausbrücke und Unruhkolben mit Diamant-Deckstein. Pennington-Unruhe mit Hilfskompensation und gebläuter zylindrischer Stahlspirale. Auf der Zifferblattseite erkennt man den 5-Minuten-Repetiermechanismus nach dem System Stogdon. (Matthew Stogdon oder Stogden erfand um 1712 einen Repetiermechanismus mit festem Stern). Die 5-Minuten-Staffel A sitzt auf dem Viertelrohr und wird vom Viertelrechen B mit 12 Zähnen, je einem für 5 Minuten, abgetastet. Auslösen des Schlagwerkes durch Drücken des Pendants. Arnoldsche Chronometerhemmung mit Feder auf Zug. ∅ = 65.

537–538 Taschenchronometer, London, um 1815. Signiert: Robert Pennington London No. 162. Glattes Silbergehäuse. Weißes Emailzifferblatt mit kleiner Sekunde und Goldzeigern. Vergoldetes Werk mit Kette, Schnecke und Vollplatine. Aufgesetzte Federhausbrücke und Unruhkloben mit Diamant-Deckstein. Große Kompensationsunruhe mit Regulierschrauben und zylindrischer Spirale. Chronometerhemmung nach Earnshaw. ∅ = 54. ▷

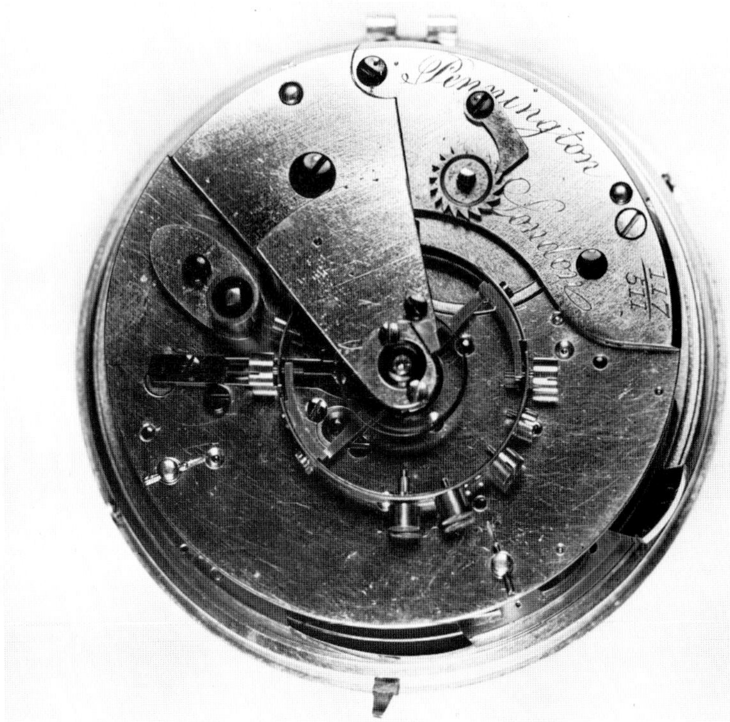

534 △

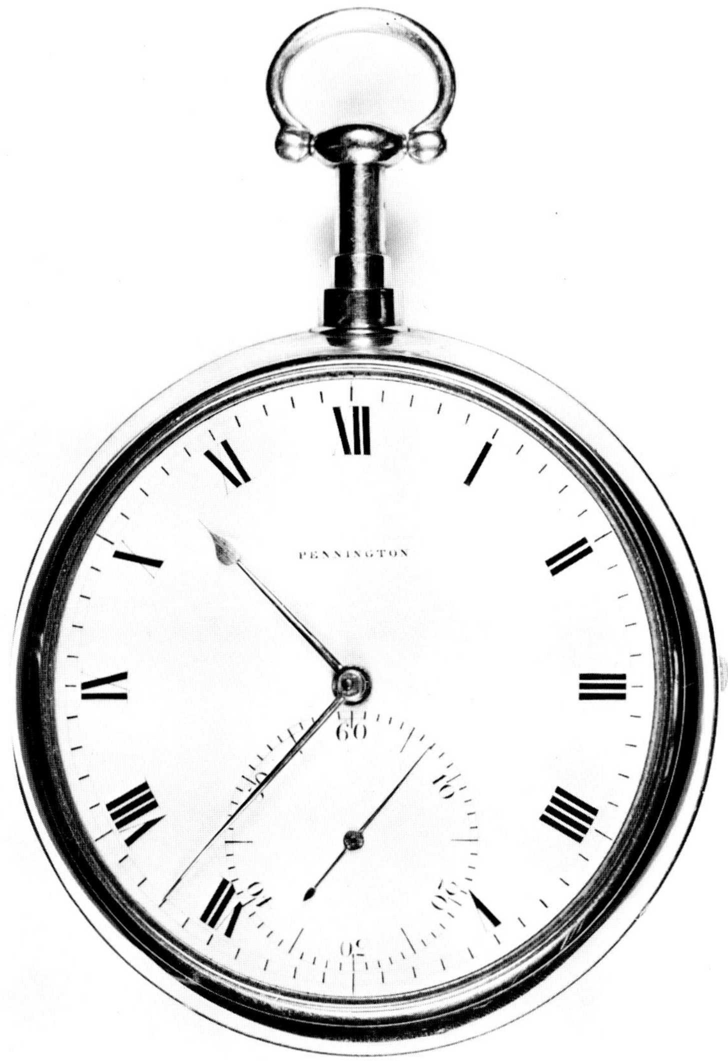

535 ▽

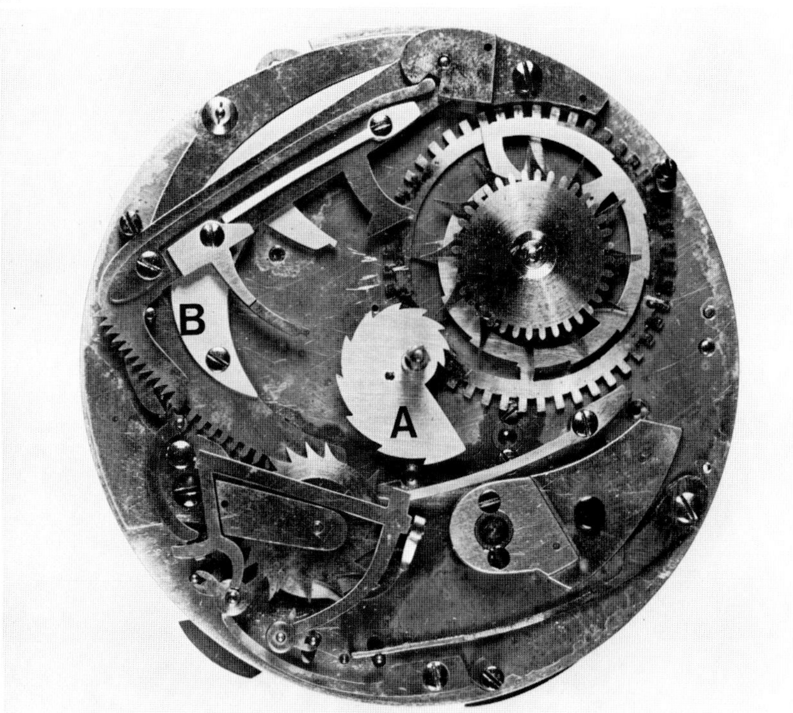

536 △

539–540 Taschenchronometer mit Übergehäuse, englisch, um 1788. Signiert: Tho(ma)s Reid Edingburgh Chron. 26. Glattes Silbergehäuse und Übergehäuse mit Hallmark London 1788 und Signatur WL. Weißes Emailzifferblatt (sog. Regulator-Zifferblatt) mit nach oben gerücktem Stundenblatt, nach unten gerückter kleiner Sekunde und zentralem Minutenzeiger. Vergoldetes Werk mit Kette, Schnecke und Vollplatine. Gravierter Unruhkloben. Dreischenklige Messingunruhe mit zwei Bimetallarmen, Regulierschrauben und gebläuter zylindrischer Spirale. Arnoldsche Federchronometerhemmung mit großer Stein-Hebelscheibe. ∅ = 59 ▷▷

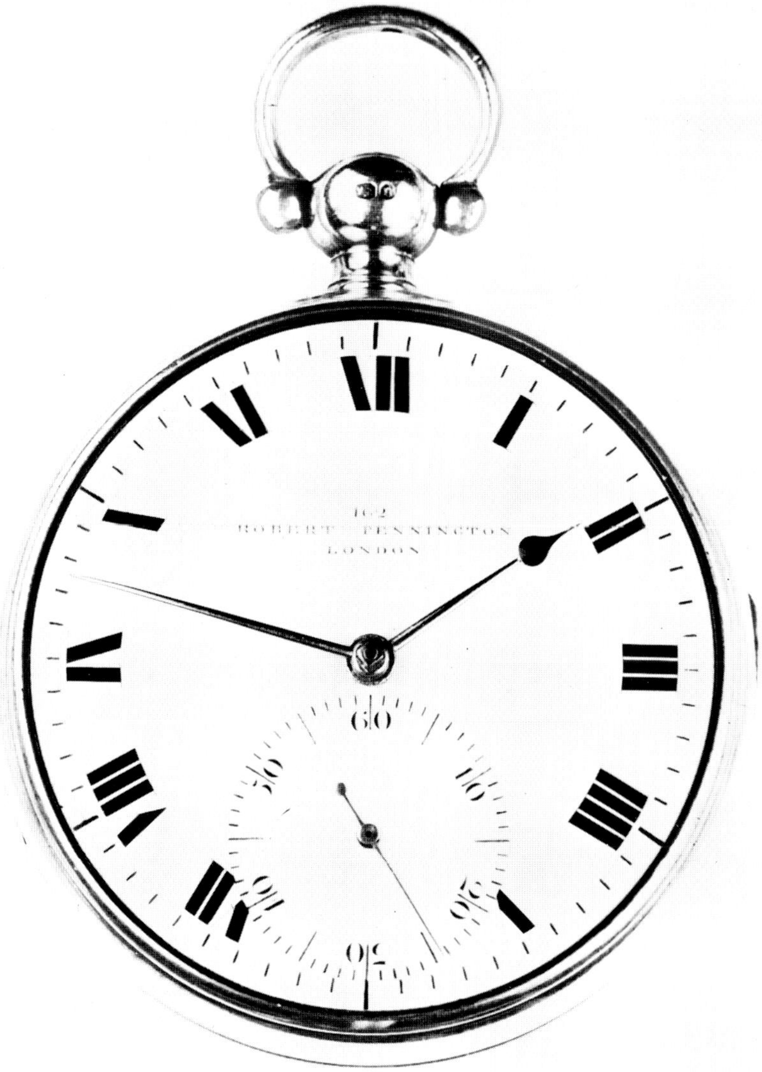

537 △

538 ▽

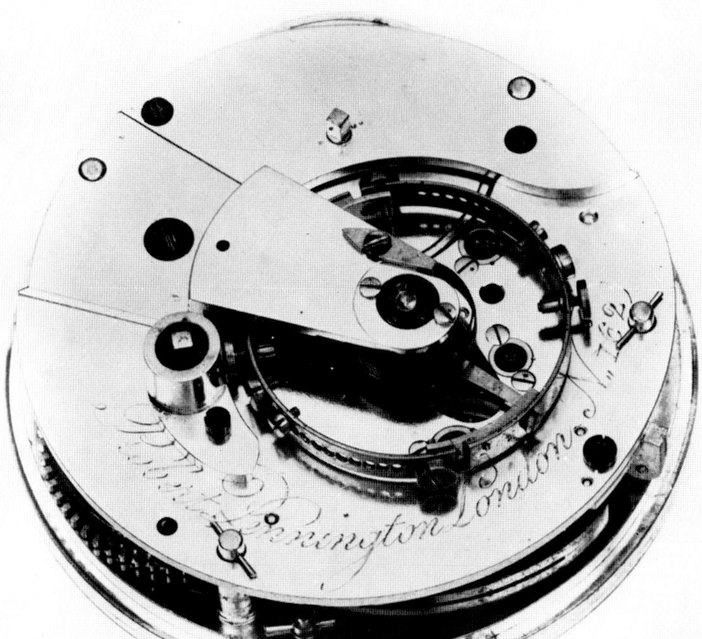

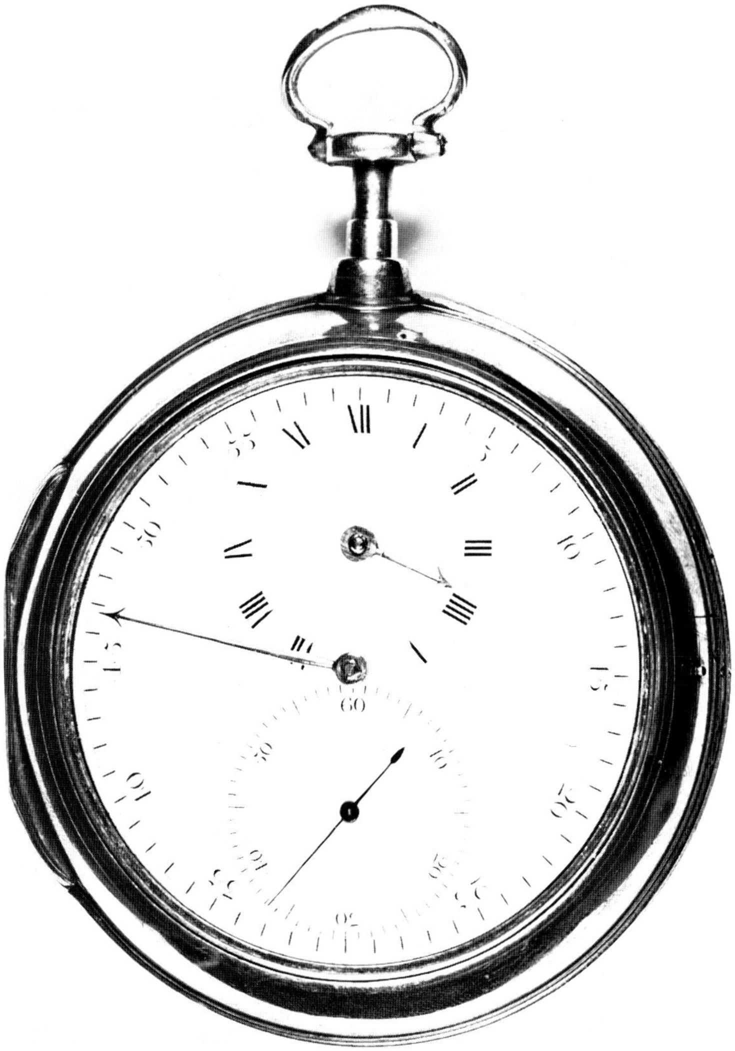

539 △

540 ▽

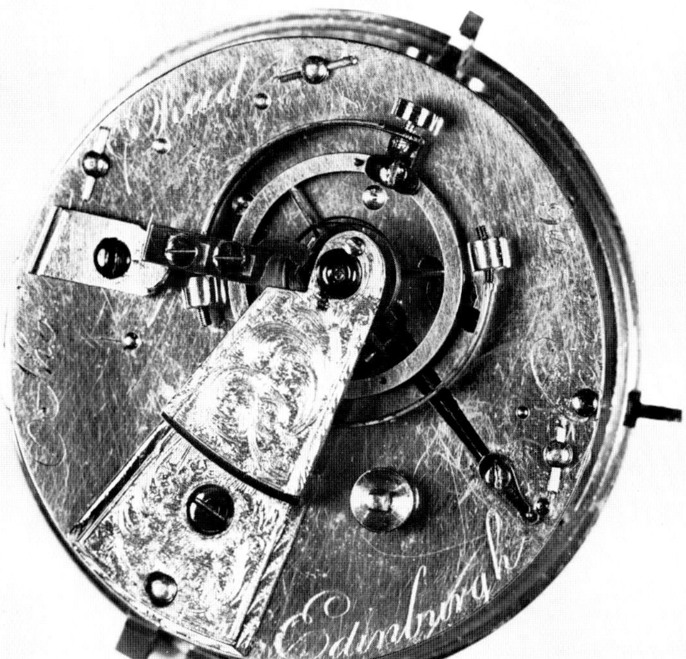

541 Taschenchronometer, Paris, um 1813. Signiert: Louis Berthoud No. 2320. Vergoldetes Messinggehäuse. Weißes Emailzifferblatt mit nach oben gerücktem Stundenblatt und unten kleiner Sekunde. Minutenzeiger aus der Mitte. Vergoldetes Werk mit Kette, Schnecke und Vollplatine mit Durchbrüchen. Unruhwelle in »Rollen« gelagert zur Verminderung der Reibung. Flache Unruhe mit zylindrischer Spirale und Chronometerhemmung. ∅ = 63.

542–543 Taschenchronometer, Paris, um 1800. Signiert: Par. Louis Berthoud 2390. Massives glattes Goldgehäuse. Weißes Emailzifferblatt mit kleiner Sekunde und Goldzeigern. Feuervergoldetes Werk mit Kette, Schnecke und Vollplatine. Auffällig sind drei fünfspeichige Räder, die das Unruhlager bilden und eine Art Rollenlager oder Kugellager darstellen. Dadurch sollte die Zapfenreibung vermindert werden. Kompensationsunruhe mit zylindrischer Spirale und Chronometerhemmung. ∅ = 63.

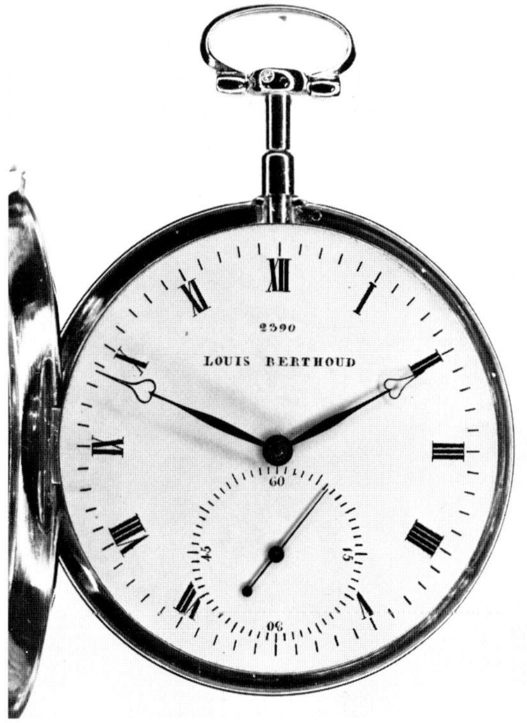

542 △

543 ▽

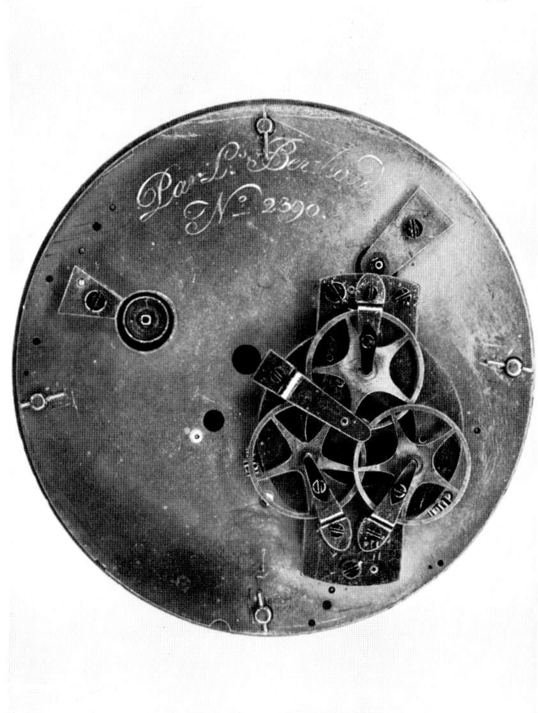

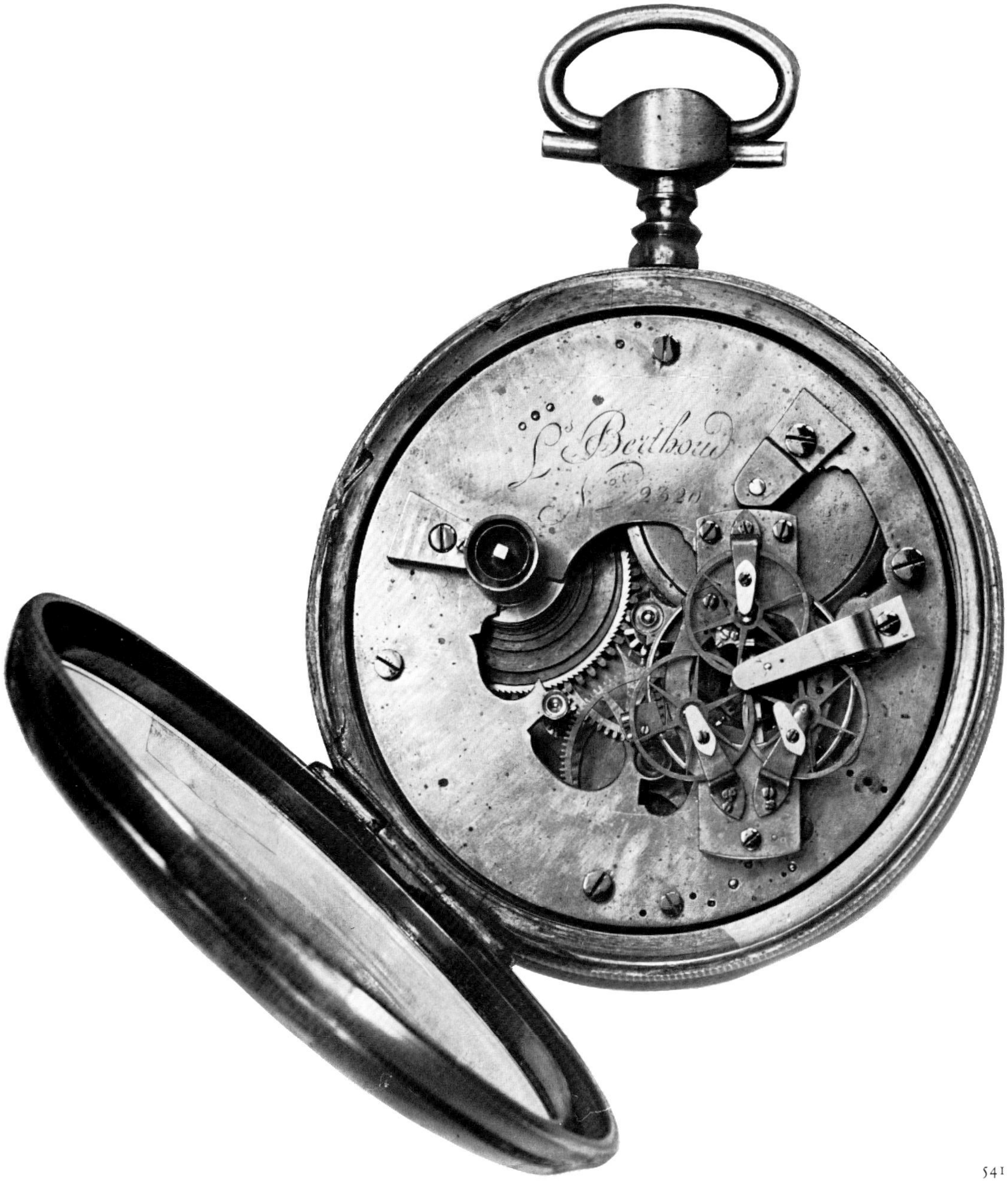

541

544 **Taschenchronometer,** London, um 1796. Signiert: Barraud Cornhill London Jamison Portsea; auf der Federhausbrücke: Chronometer Nr. 159. Einfaches glattes Silbergehäuse. Weißes Emailzifferblatt mit kleiner Sekunde und Goldzeigern. Weißes Emailzifferblatt mit kleiner Sekunde und Goldzeigern. Vergoldetes Werk mit Kette, Schnecke und Vollplatine. Aufgesetzte Federhausbrücke und gravierter Unruhkloben mit Diamant-Deckstein. Geschraubte Chatons mit Steinlagern. Große aufgesetzte Federhausbrücke und gravierter Unruhkloben mit Diamant-Deckstein. Arnoldsche Kompensationsunruhe mit zylindrischer Spirale. Chronometerhemmung nach Arnold. ∅ = 60.

545 **Taschenchronometer,** London, um 1800. Signiert: Barraud Cornhill London 178. Vergoldetes Gehäuse. Emailzifferblatt mit nach oben gerücktem Stundenblatt und kleiner Sekunde, Minute aus der Mitte und Goldzeiger. Vergoldetes Werk mit Kette, Schnecke und Vollplatine. Zweischenklige Kompensationsunruhe in Arnoldscher Z-Form und mit blauer zylindrischer Spirale. Chronometerhemmung nach Earnshaw. ∅ = 59.

546 **Taschenchronometer mit Übergehäuse,** London, um 1818. Signiert: Barrauds' Cornhill London 941. Glattes Silbergehäuse und Übergehäuse mit Werkbefestigung bei der VI. Hallmark London 1818 und Signatur JD. Weißes Emailzifferblatt mit nach oben gerückter kleiner Sekunde und blauen Stahlzeigern. Vergoldetes Werk mit Kette, Schnecke und Vollplatine. Aufgesetzte Federhausbrücke und gravierter Unruhkloben. Kompensationsunruhe nach Pendleton (Robert Pendleton, 1780–1816, erfand die Verbesserung einer Hilfskompensation am Unruhreif) mit gebläuter zylindrischer Spirale. Chronometerhemmung nach Earnshaw. ∅ = 58.

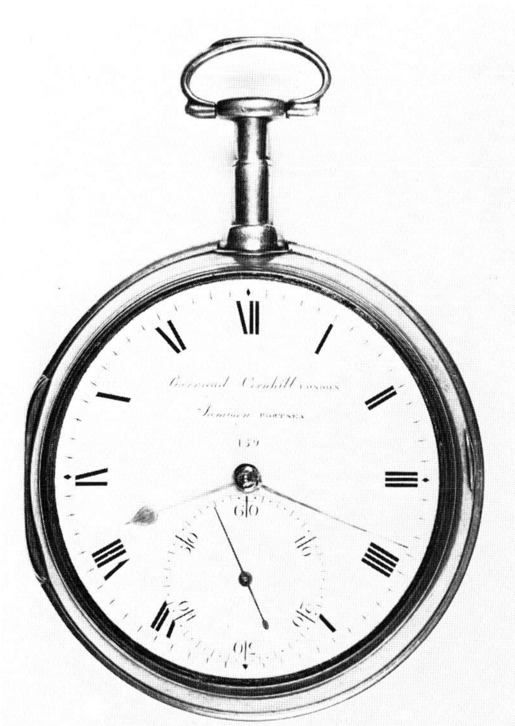

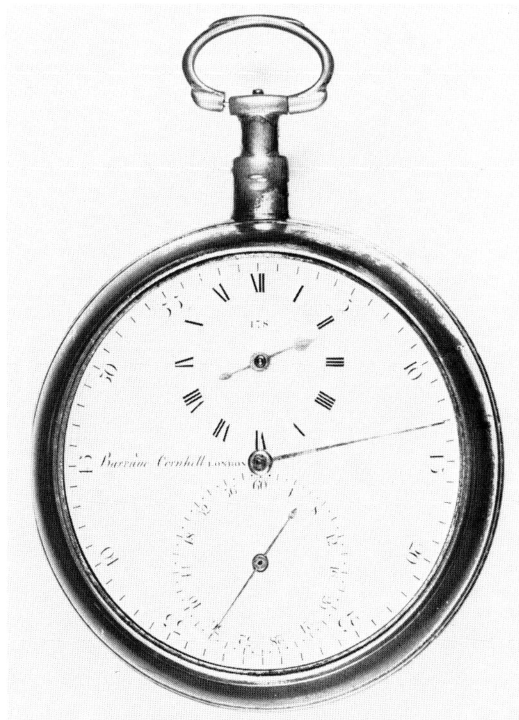

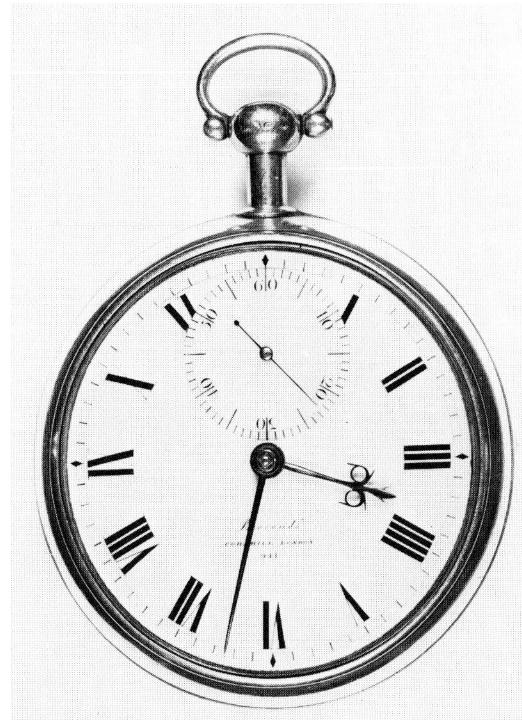

547 **Taschenchronometer-Werk,** London, um 1814. Signiert: Barrauds' Cornhill London 858. Vergoldetes Werk mit aufgesetzter Federhausbrücke und graviertem Unruhkloben mit Diamant-Deckstein. Kette und Schnecke mit obenliegendem Gesperr für die Federvorspannung. Große zweischenklige Unruhe mit schweren Regulierschrauben und Hilfskompensation nach Pennington. Gebläute zylindrische Spirale und Chronometerhemmung nach Earnshaw. ▷

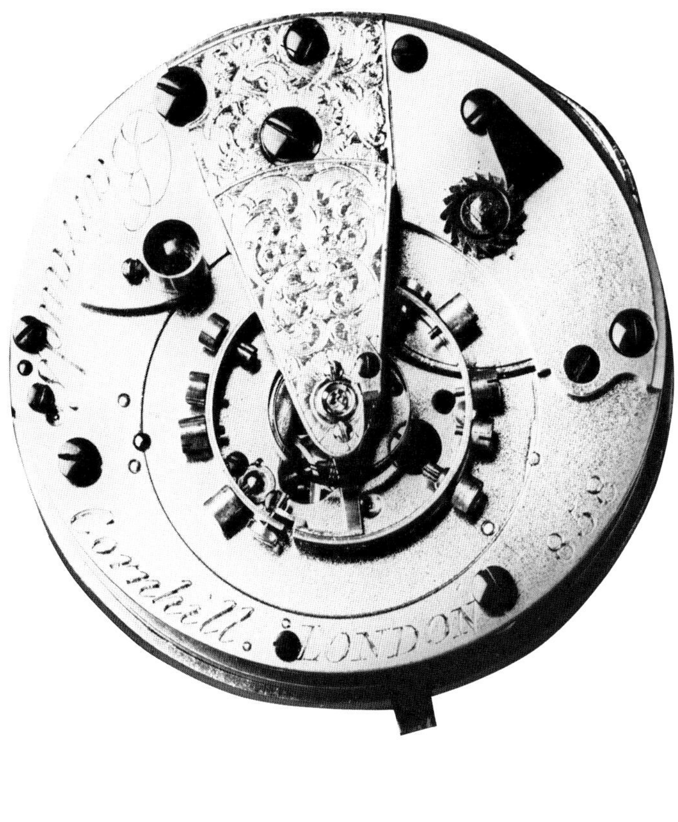

548–549 Taschenchronometer mit 5-Minuten-Repetition, London, um 1808. Signiert: (Sigismund) Rentzsch, London. Guillochiertes Goldgehäuse mit gerippter Wandung und Glasschutz über dem Werk. Massives Goldzifferblatt mit kleiner Sekunde, feinen Stahlzeigern und satiniertem Zentrum. Vergoldetes Werk mit Kette, Schnecke und Vollplatine. Alle Zapfen laufen in Steinlagern, auch die Schnecke. Gravierte und ziselierte Federhausabdeckung und Unruhkloben mit großem Diamant-Deckstein. Auslösen des Schlagwerkes auf zwei Tonfedern durch Drücken des Pendants. Feine Kompensationsunruhe nach Earnshaw mit konzentrisch verschiebbaren Reguliergewichten, flacher Spirale und massiver Rubinrolle als Hebelscheibe. Chronometerhemmung nach Earnshaw.

550 Taschenchronometer mit Übergehäuse, London, um 1784. Signiert: Wright in the Poultry London No. 2228. Glattes Goldinnen- und Übergehäuse mit Hallmark: London 1784. Weißes Emailzifferblatt mit kleiner Sekunde und Goldzeigern. Vergoldete Vollplatine mit gravierter Federhausbrücke und großem geschraubtem Stein-Chaton für die Schnecke. Gravierter und durchbrochener Unruhkolben mit großem Diamant-Deckstein. Gebläute Spirale mit Bimetallunruhe und verstellbaren Gewichten. Chronometerhemmung nach Earnshaw mit gespaltener Feder. ∅ = 56.

548

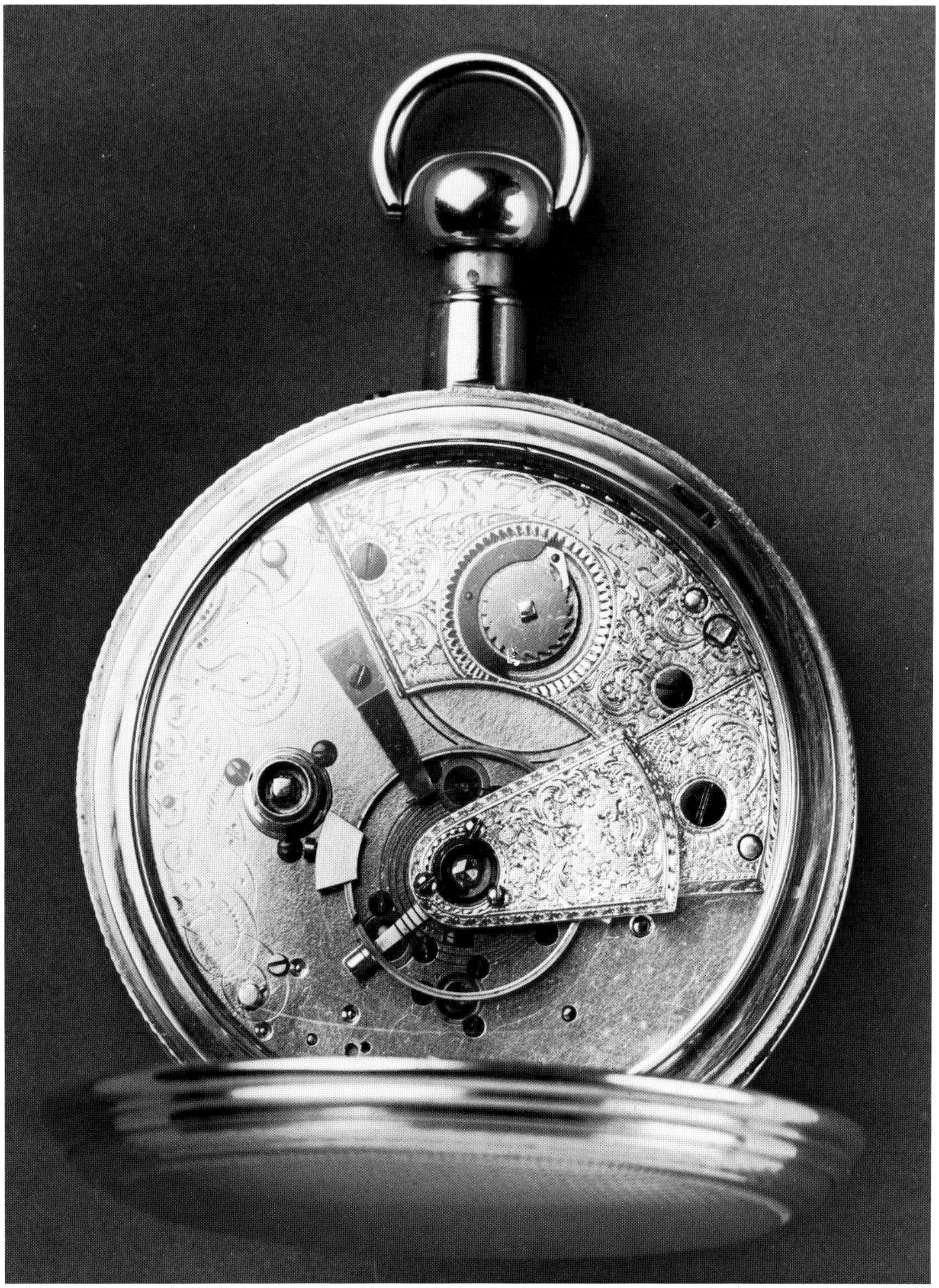

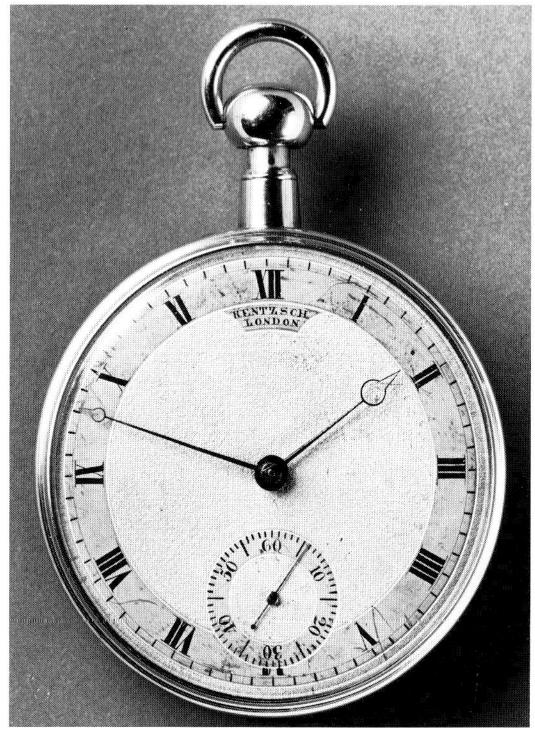

549 △

550 ▽

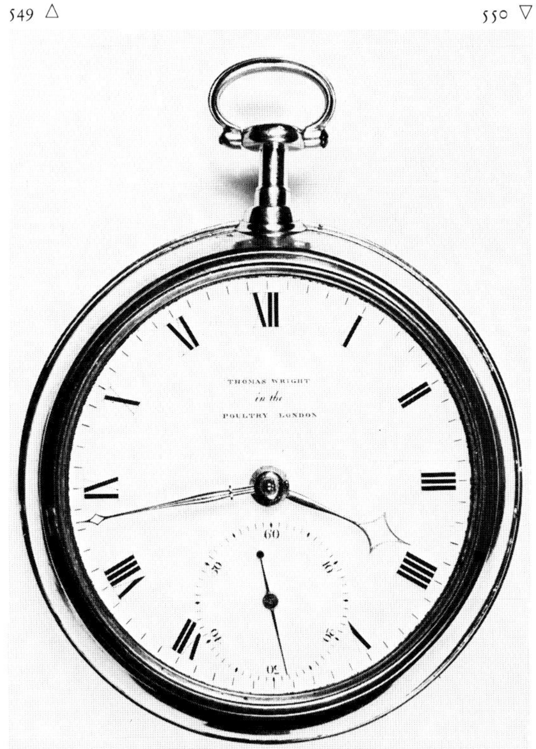

551+553 **Taschenchronometer,** London, um 1860. Signiert: A(smus) Johannsen & Co 149, Minories London 6068. Glattes Silbergehäuse. Emailzifferblatt mit kleiner Sekunde und Stahlzeigern. Vergoldetes Werk mit Kette, Schnecke und Vollplatine. Aufgesetzte Federhausbrücke und Unruhkloben mit Diamant-Deckstein. Alle Zapfen laufen in Steinlagern. Große Kompensationsunruhe mit 18 Regulier- und Gewichtsschrauben und gebläuter zylindrischer Spirale. Chronometerhemmung nach Earnshaw. ∅ = 75.

553

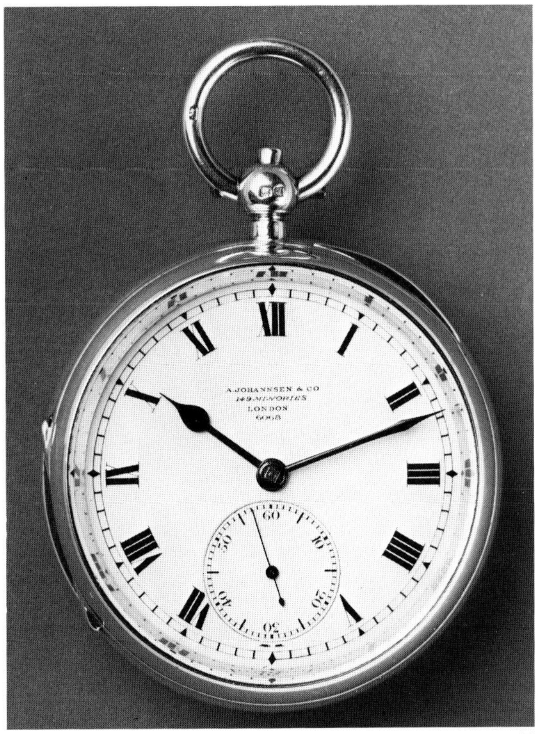

551 △

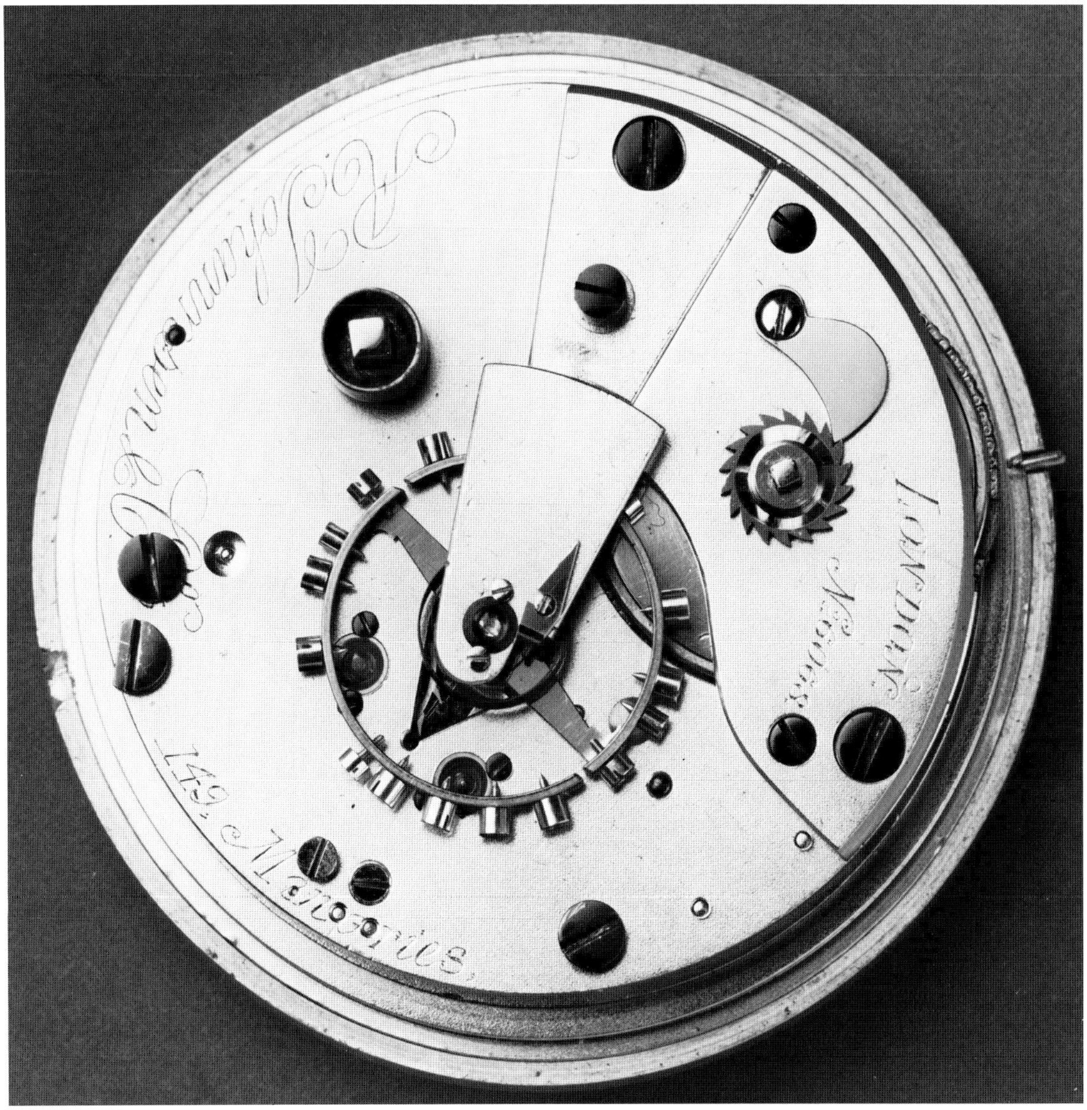

552 ▽

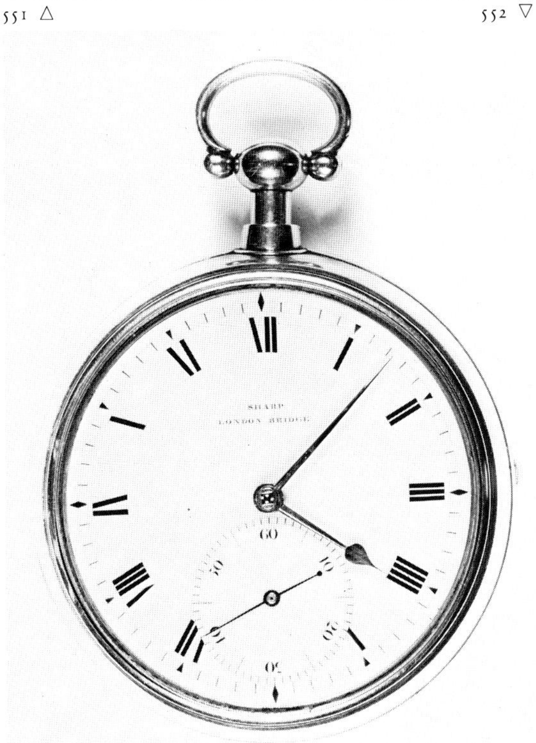

◁552 **Taschenchronometer,** London, um 1810. Signiert: Sharp London Bridge No. 187. Glattes Goldgehäuse und Übergehäuse. Weißes Emailzifferblatt mit kleiner Sekunde und Goldzeigern. Gehäuse mit Hallmark London 1810 und Signatur DW. Vergoldetes Werk mit Kette, Schnecke und gravierter Vollplatine. Aufgesetzte Federhausbrücke und gravierter Unruhkloben mit Diamant-Deckstein und Rückerzeiger. Zweischenklige Unruhe mit zwei konzentrischen Schiebegewichten und flacher gebläuter Spirale. Chronometerhemmung nach Earnshaw. ∅ = 58.

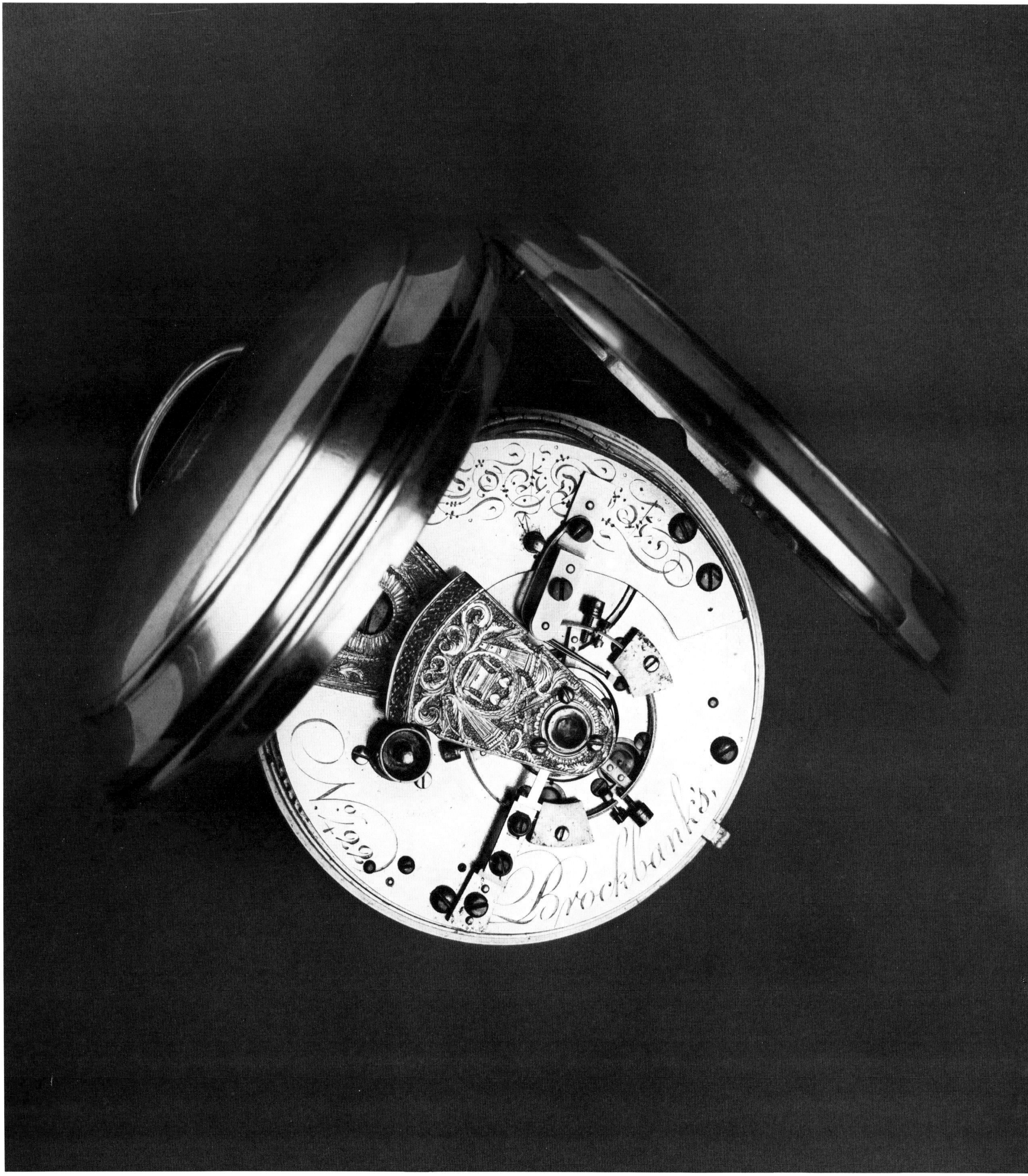
Brocklbanks

◁ 554–555 **Taschenchronometer,** London, um 1788. Signiert: Brockbanks London Nr. 422. Glattes Silbergehäuse. Emailzifferblatt mit kleiner Sekunde und Goldzeigern. Vergoldetes Werk mit Kette, Schnecke und Vollplatine. Gravierter und ziselierter Unruhkloben mit großem Diamant-Deckstein. Dreiteilige Kompensationsunruhe mit massiven konzentrisch verschiebbaren Gewichten. Eine Zusatzeinrichtung ist die Überschwingsicherung »overbanking protection«, Hemmung nach Peto »Peto cross detent escapement«. (Peto war Meister bei Brockbanks. Seine Hemmung wurde von Breguet in seinen Tourbillons verwendet).

556–557 **Taschenchronometer,** London. Signiert: Cha(rle)s Smith, 122 Bunhill Row, London Nr. 833. Fein guillochiertes Gehäuse. Weißes Emailzifferblatt mit nach oben gerücktem Stundenblatt, kleiner Sekunde und Minute aus der Mitte. Vergoldetes Werk mit Kette, Schnecke und Vollplatine. Gravierter und ziselierter Unruhkloben mit Diamant-Deckstein. Große feine Unruhe nach Arnold mit konzentrisch verstellbaren Reguliergewichten und zylindrischer gebläuter Spirale. Chronometerhemmung nach Arnold. ∅ = 54.

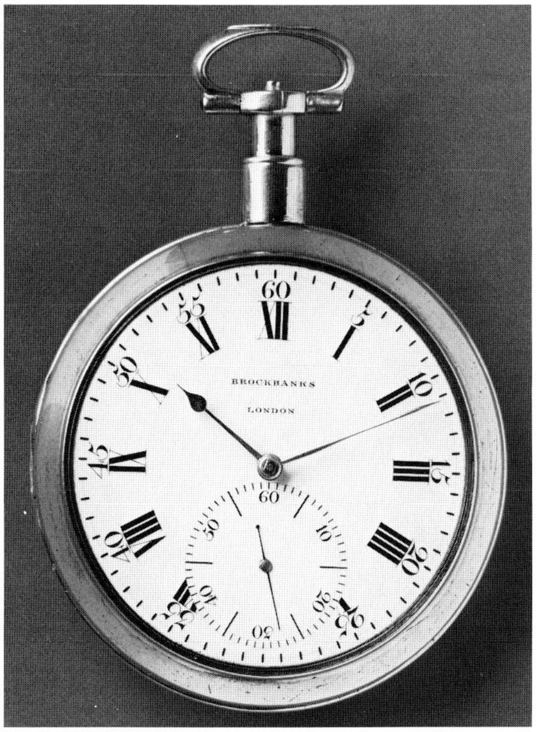

555 △ 556 ▽

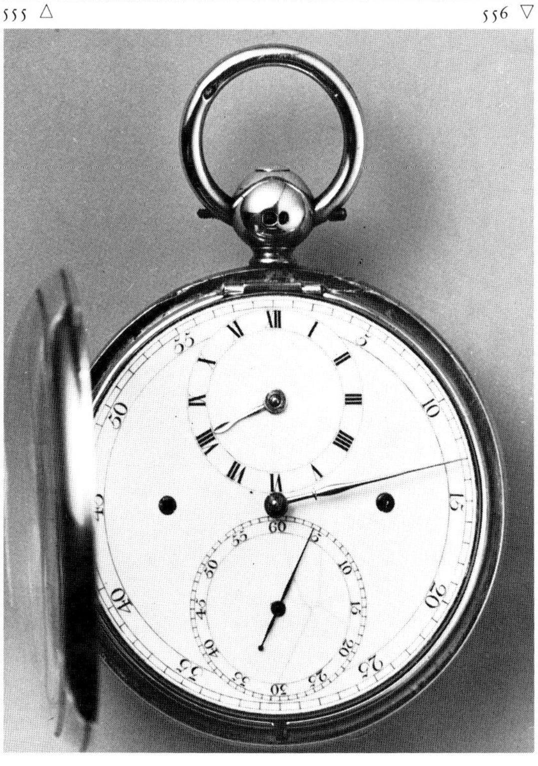

557

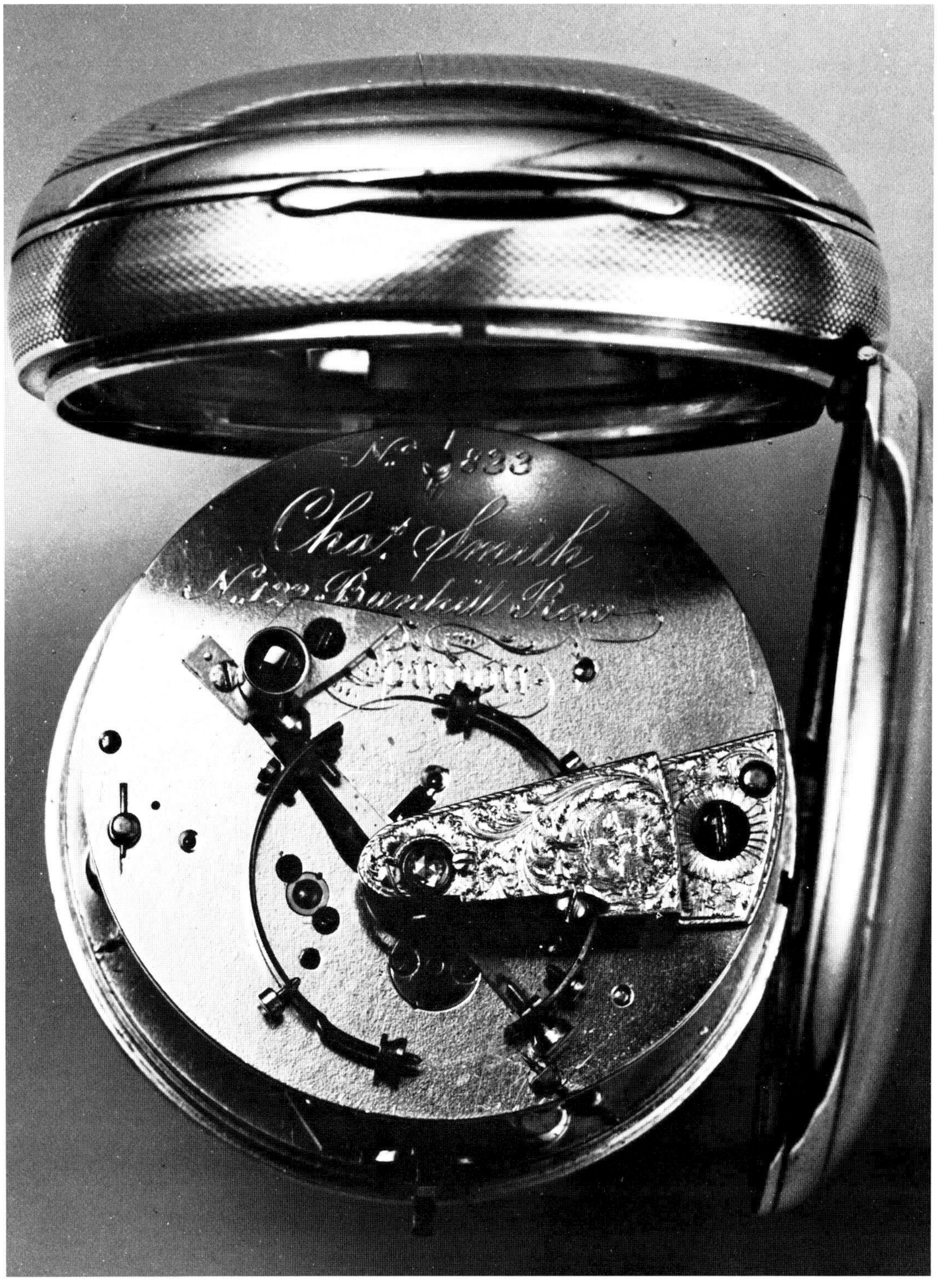

558–559 Taschenchronometer, London, um 1836. Signiert: John Carter 61 Cornhill London No. 2033. Silbergehäuse mit Hallmark London 1836 und Signatur JH. Messingwerk mit Sonnenschliff, Kette, Schnecke und Vollplatine. Aufgesetzter Unruhkloben. Zapfen teils in Steinlagern. Große Kompensationsunruhe mit 10 Gewichts- und Regulierschrauben und zylindrischer gebläuter Spirale. Chronometerhemmung nach Earnshaw. ∅ = 60.

560–561 Taschenchronometer, Paris, um 1819. Signiert: Breguet et Fils No. 3230 »Horloger De La Marine Royale«. Silbergehäuse mit Punzierung B 3230/666. Silberzifferblatt mit nach oben gerückter kleiner Sekunde und geprägtem Zentrum. Vergoldetes Werk mit Kette, Schnecke und Vollplatine mit Federhausbrücke. Aufgesetzter Unruhkloben. Große Kompensationsunruhe mit konzentrisch verschiebbaren Gewichten. Zylindrische Spirale »Detente à Ressort«. Chronometerhemmung. ∅ = 58.

562–563 Taschenchronometer, London, um 1840. Signiert: Robert Molyneux 30 Southampton Row London No. 2280. Silbergehäuse mit Hallmark London 1840 und Signatur JD. Emailzifferblatt mit kleiner Sekunde und feinen Stahlzeigern. Vergoldetes Werk mit Kette, Schnecke und 2/3-Platine. Die Kompensationsunruhe hat 12 Gewichts- und Regulierschrauben. Die Uhr hat eine Gangreserve von 65 Stunden. Zylindrische blanke Spirale aus Palladium. Chronometerhemmung nach Earnshaw. ∅ = 62.

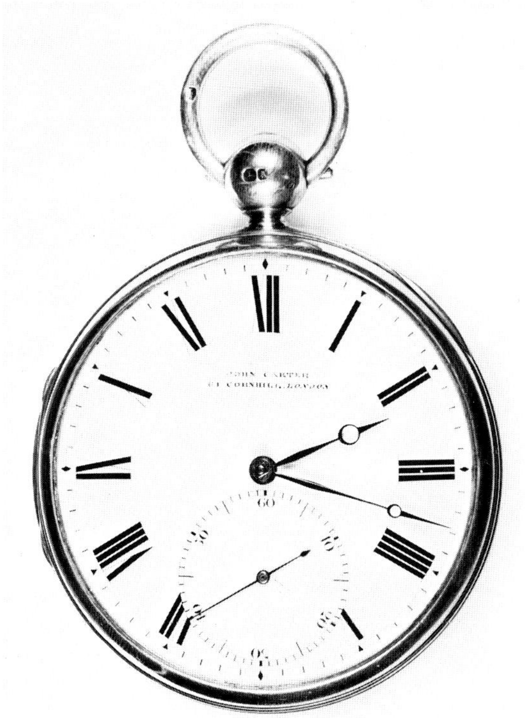
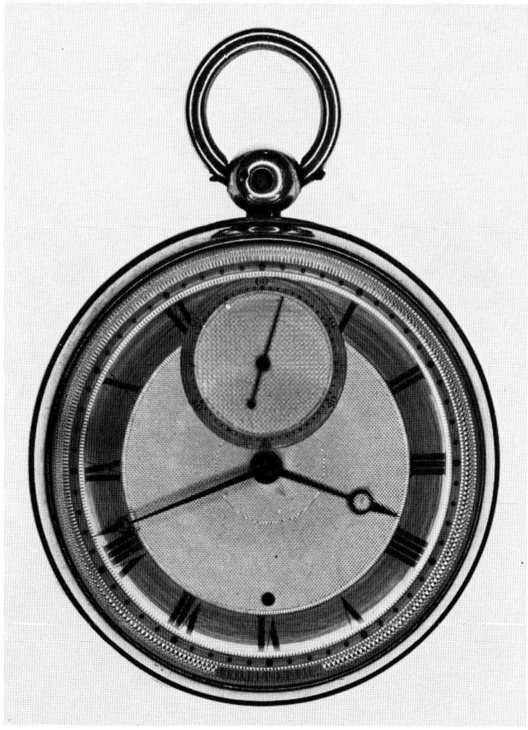
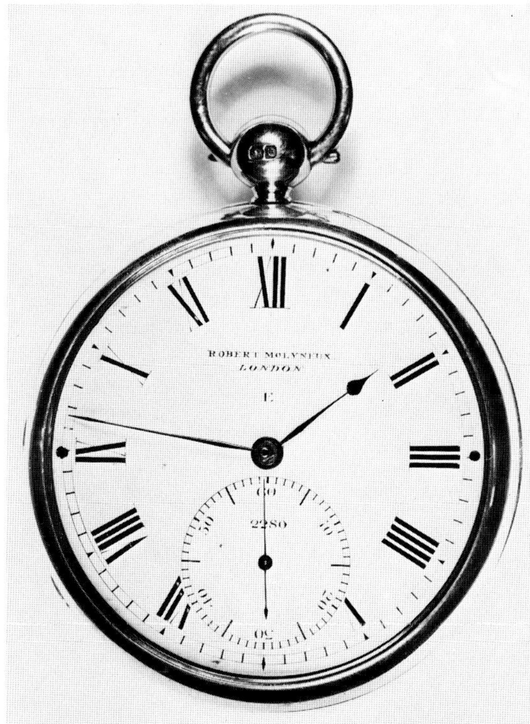
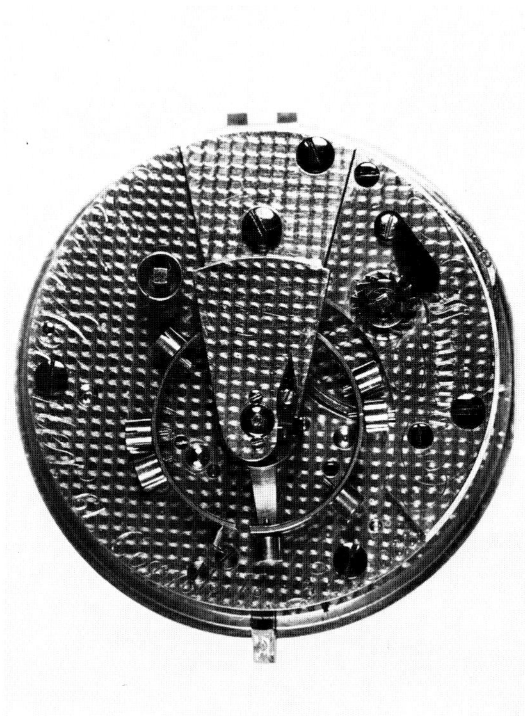
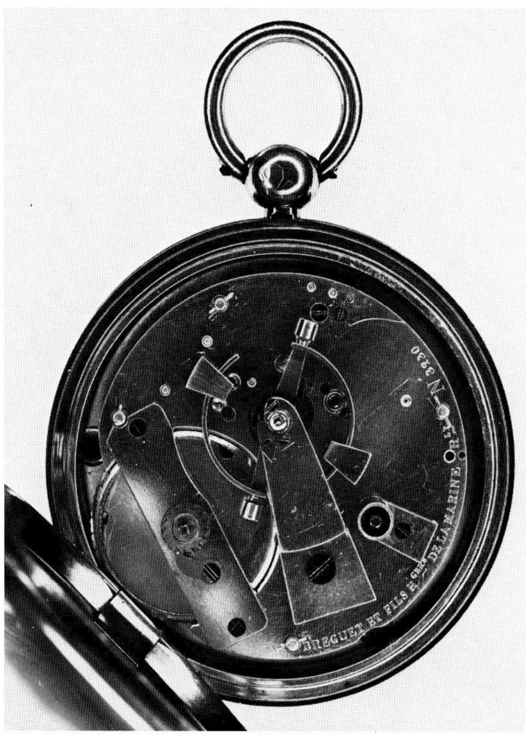
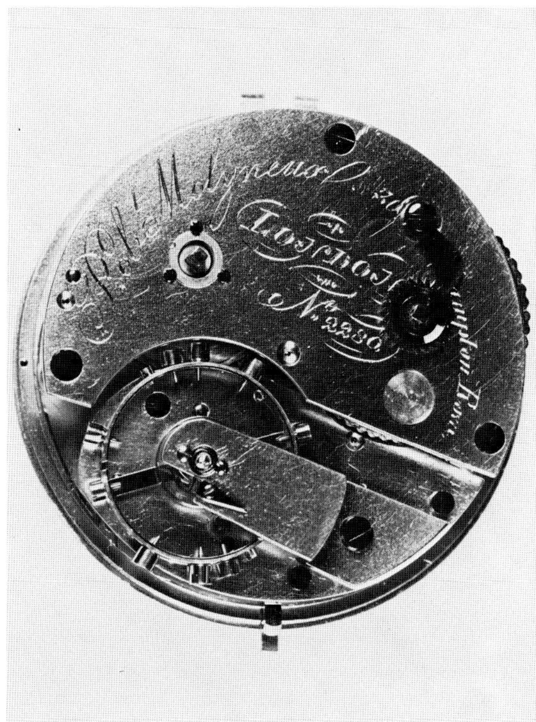

564–565 Taschenchronometer, Genf, 1850. Signiert: Philibert Perret Genève Nr. 62. Graviertes und ziseliertes Gold-Savonette-Gehäuse. Emailzifferblatt mit kleiner Sekunde und feinen Stahlzeigern. Vergoldetes Werk mit Kette, Schnecke und ¾-Platine. Alle Zapfen, auch die Schnecke, laufen in geschraubten Chatons mit Rubinlagern. Zylindrische Spirale und Chronometerhemmung nach Earnshaw. ∅ = 48.

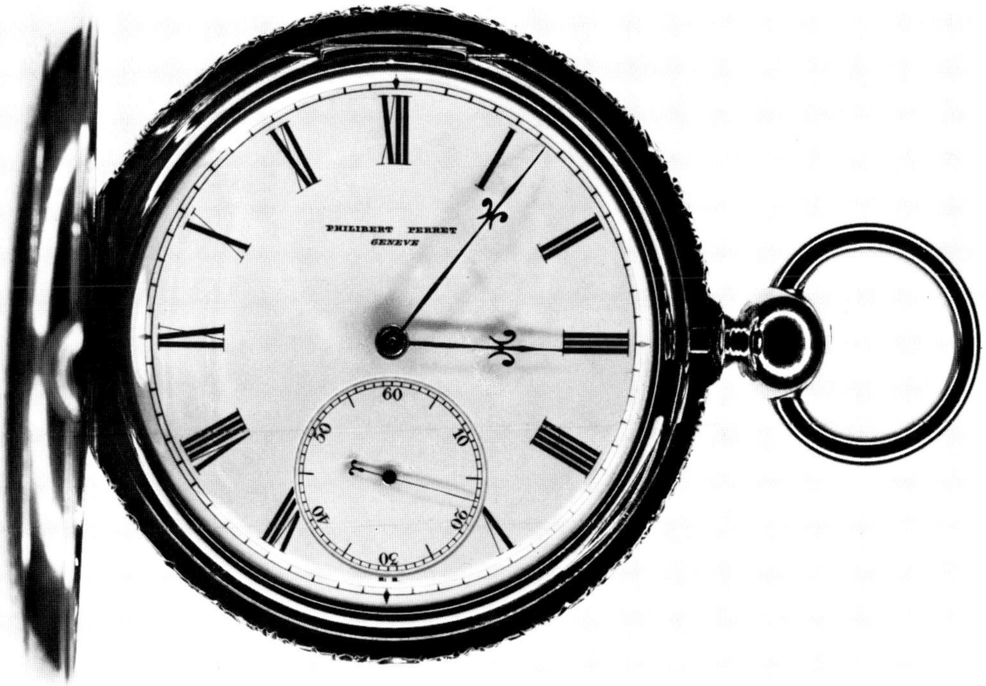

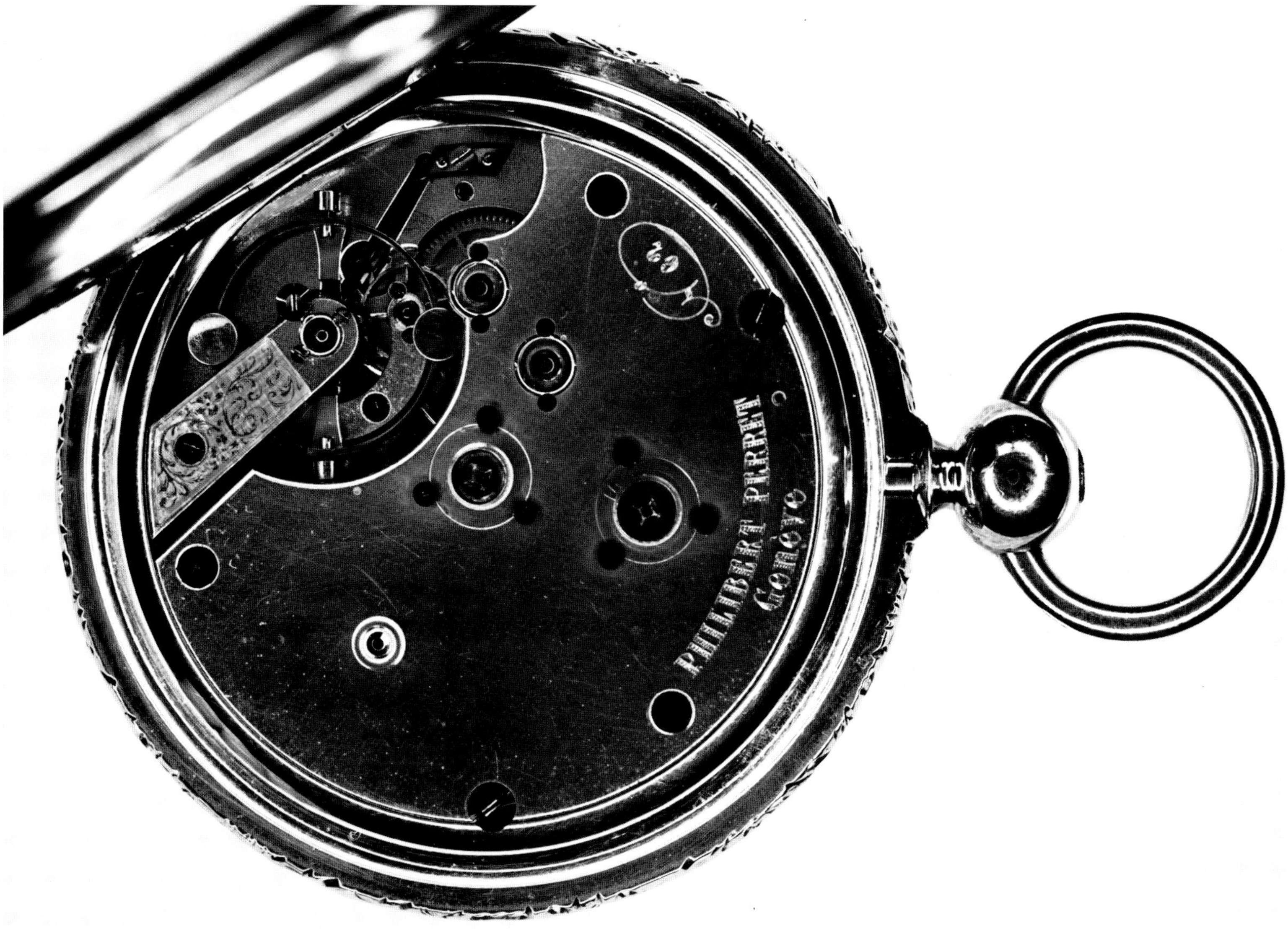

565/1–2 Goldtaschenchronometer, englisch, um 1830. Signiert: Parkinson & Frodsham, London, Nr. 2702. Zweibödiges Goldgehäuse mit gerippter Wandung. Weißes Emailzifferblatt mit römischen Zahlen und unten kleiner Sekunde. Birnenform-Goldzeiger. Feuervergoldetes Werk mit Kette und Schnecke. Kompensationsunruh mit verschiebbaren Gewichten und Regulierschrauben. Zylindrische Spirale mit Endkurven. Chronometerhemmung mit Feder. ∅ = 58.

565/3–4 Silbertaschenchronometer, französisch, um 1820. Signiert: H(en)ri Motel, H(orlo)ger de la Marine R(oya)le, Nr. 148. Glattes Silbergehäuse mit Goldscharnieren. Silberzifferblatt mit römischen Zahlen und unten kleiner Sekunde. Kleines Fenster unterhalb der ›XII‹ mit Anzeige für ›aufgezogen‹ oder ›abgelaufen‹ durch Farbsymbole. Vergoldetes Werk mit Kette und Schnecke und Gegengesperr. Vierschenklige Stahlunruh mit Messingreif, Gewichten und Regulierschrauben. Zylindrische Spirale, Unruhkloben mit Diamantdeckstein. Chronometerhemmung mit Feder. ∅ = 58.

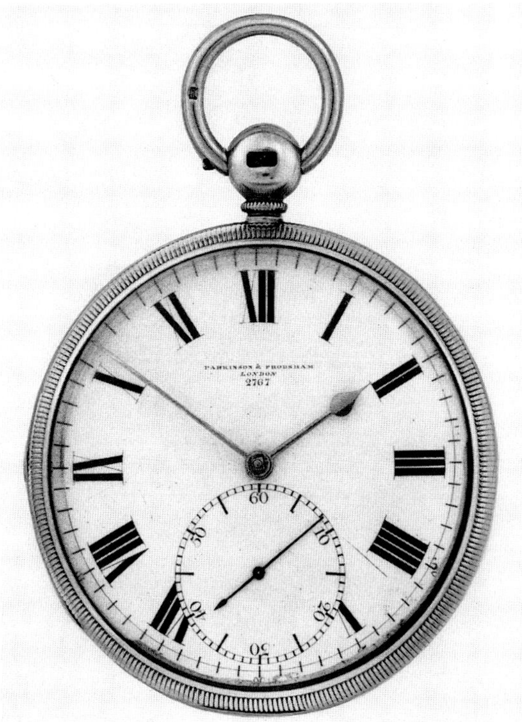

565/1 △

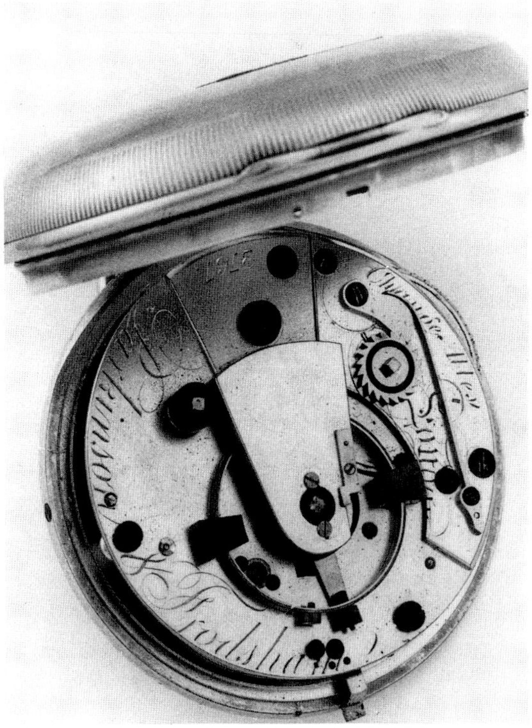

565/2 △

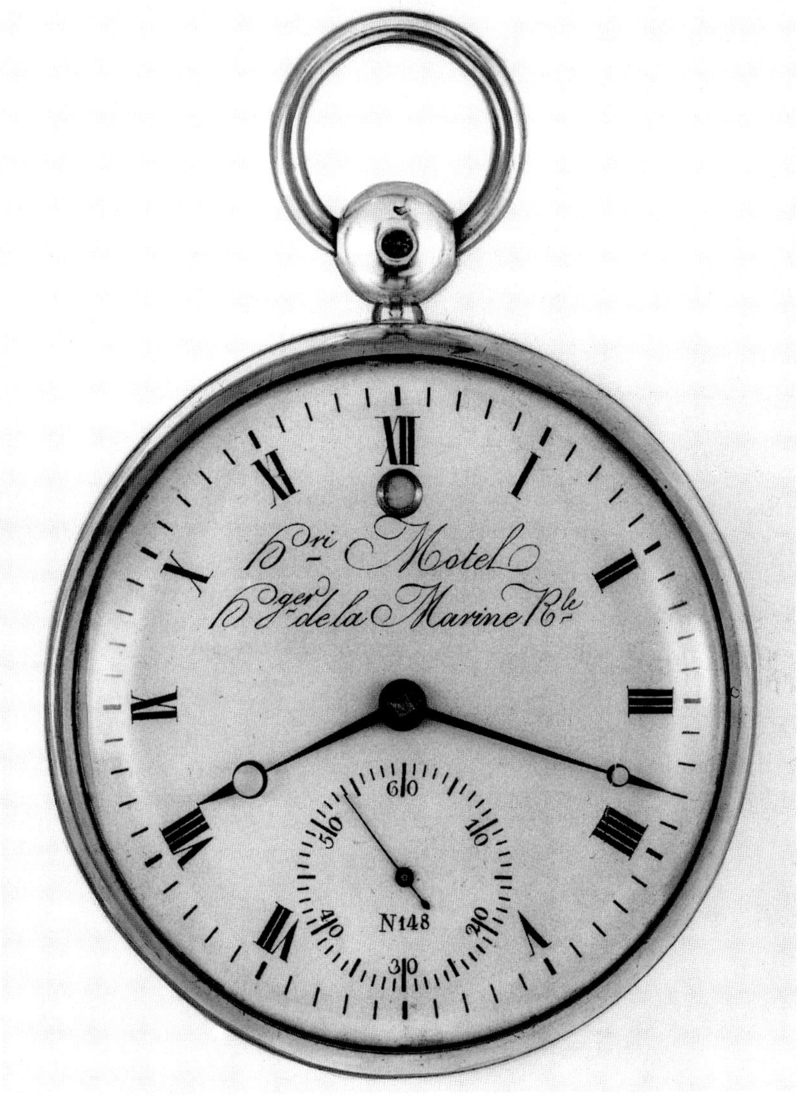

565/3 ▽

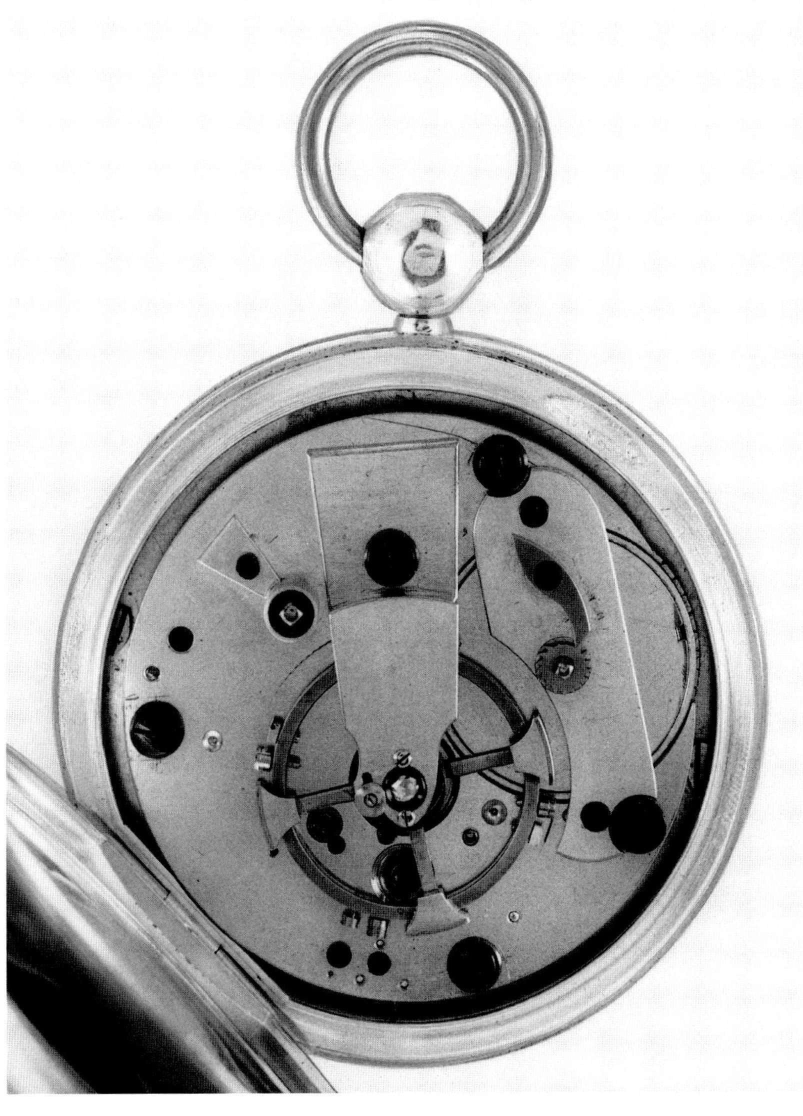

565/4 ▽

565/5–6 Silbertaschenchronometer, dänisch, um 1825. Signiert: R. Bredrup, Kobenhavn. Guillochiertes Silbergehäuse mit dänischer Verkäufersignatur auf der Silbercuvette. Weißes Emailzifferblatt mit römischen Stunden- und arabischen Minutenzahlen 5–60, gebläute Lochform-Zeiger. Vergoldetes Vollplatinenwerk mit gebläuten Schrauben. Umlaufendes Federhaus mit besonderer Stellung. Kompensationsunruh mit flacher Spirale. Chronometerhemmung mit Feder. ∅ = 55.

565/7–8 Silbertaschenchronometer, deutsch, um 1820. Signiert: Fr(iedrich) Gutkaes in Dresden, Nr. 5, 1820. Glattes Silbergehäuse mit profilierten Rändern. Regulatorzifferblatt in weißem Email mit zentralem Minutenzeiger, oben separatem Stundenzeiger und unten kleiner Sekunde. Gebläute Stahlzeiger. Unter Staubschutzdeckel feuervergoldetes Werk mit Kette, Schnecke und Gegengesperr. Zweischenklige Messing-Stahl-Kompensationsunruh mit zwei Gewichtsschrauben in Olivenform und zwei Regulierschrauben. Zylindrische Spirale. Chronometerhemmung nach Arnold. ∅ = 62.

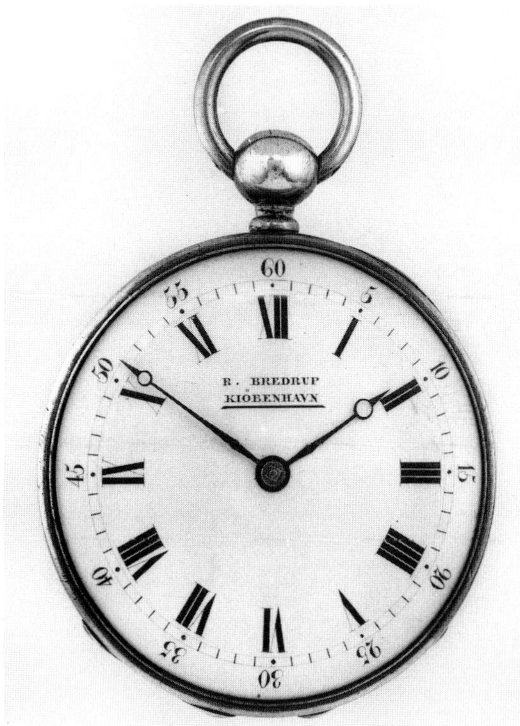

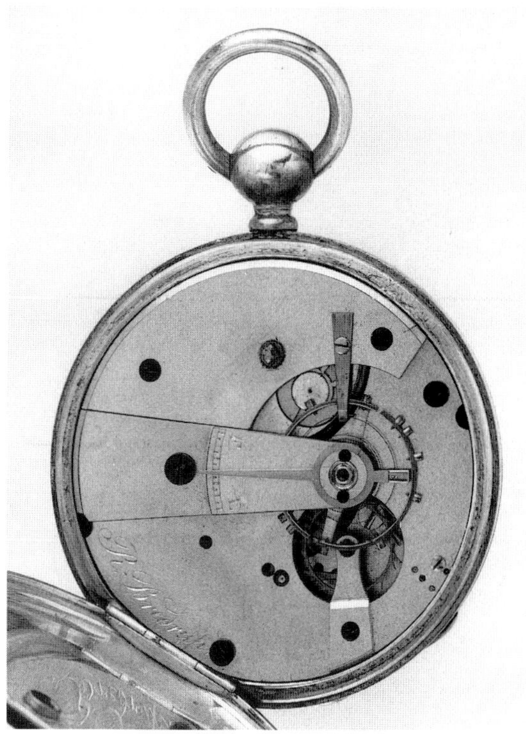

565/7 ▽

565/5 △

565/6 △

565/8 ▽

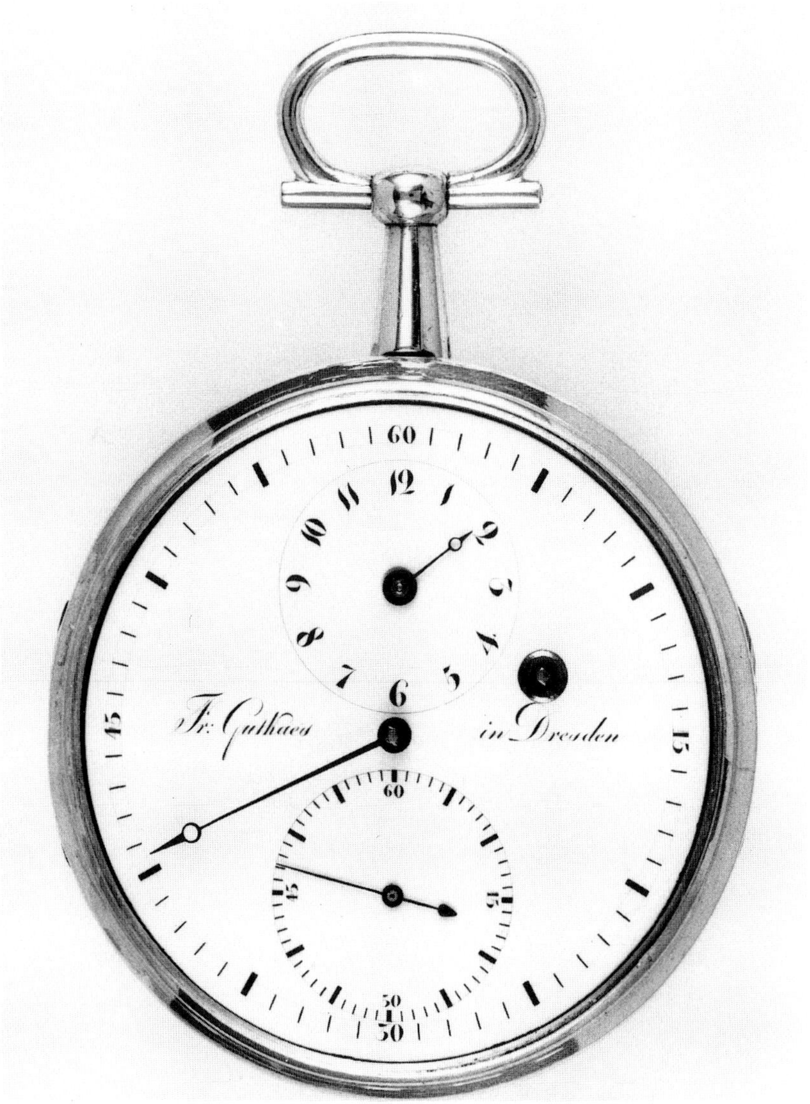

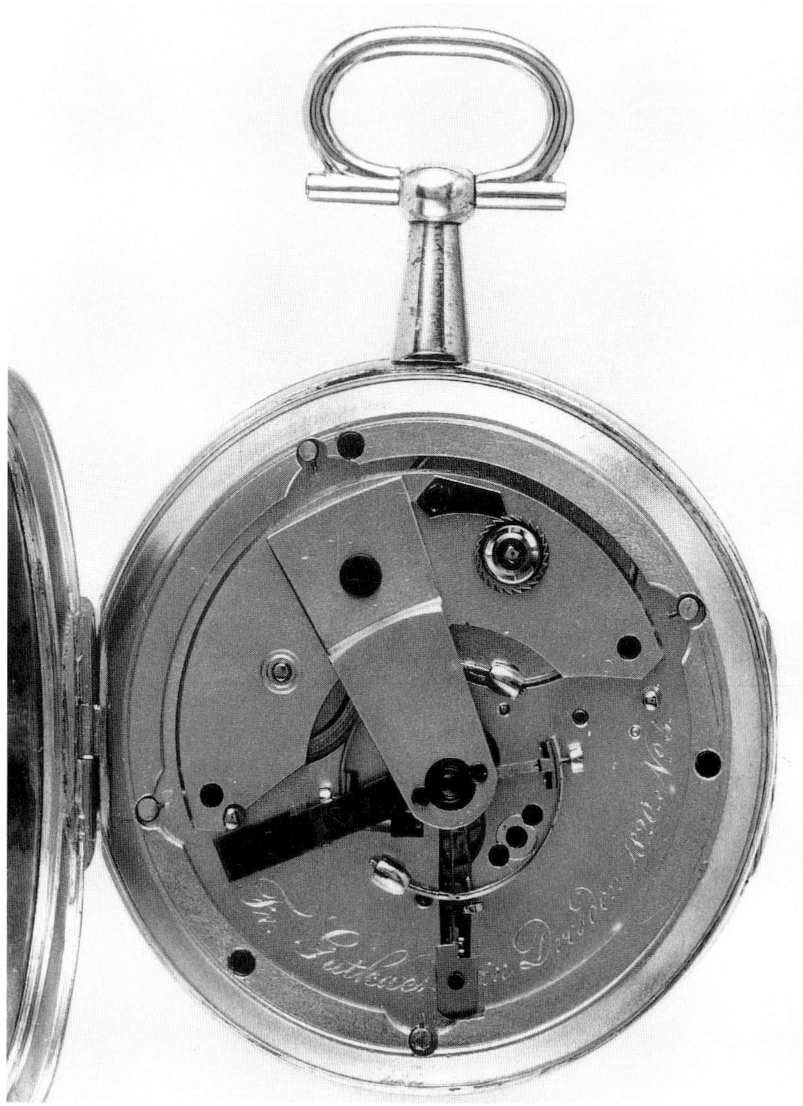

566–567 **Taschenchronometer,** Fleurier, um 1860. Signiert: Leguir & Yersin Fleurier 2187. Gold-Savonnette-Gehäuse. Weißes Emailzifferblatt mit kleiner Sekunde und feinen Stahlzeigern. Vergoldetes Werk mit Kette und Schnecke, einzelnen Räderbrücken und geschraubten Chatons mit Rubinlagern. Große Unruhe mit 14 Gewichts- und Regulierschrauben und zylindrischer Spirale. Chronometerhemmung mit Wippe. ∅ = 50.

568–569 **Taschenchronometer,** englisch, um 1880. Signiert: Hedgethorne Brighton No. 1985. Goldgehäuse mit Hallmark 1972 London. Signiert: ATO. Emailzifferblatt mit kleiner Sekunde und nach oben gerücktem Auf- und Abwerk mit 30-Stunden-Gangreserveanzeige und Goldzeigern. Vergoldetes Werk mit Kette, Schnecke und ¾-Platine. Alle Zapfen in Chatons mit Rubinlagern. Unruhkloben graviert und ziseliert. Große Unruhe mit 12 Gewichts- und Regulierschrauben und Diamant-Deckstein. Zylindrische Spirale und Chronometerhemmung nach Earnshaw. ∅ = 53.

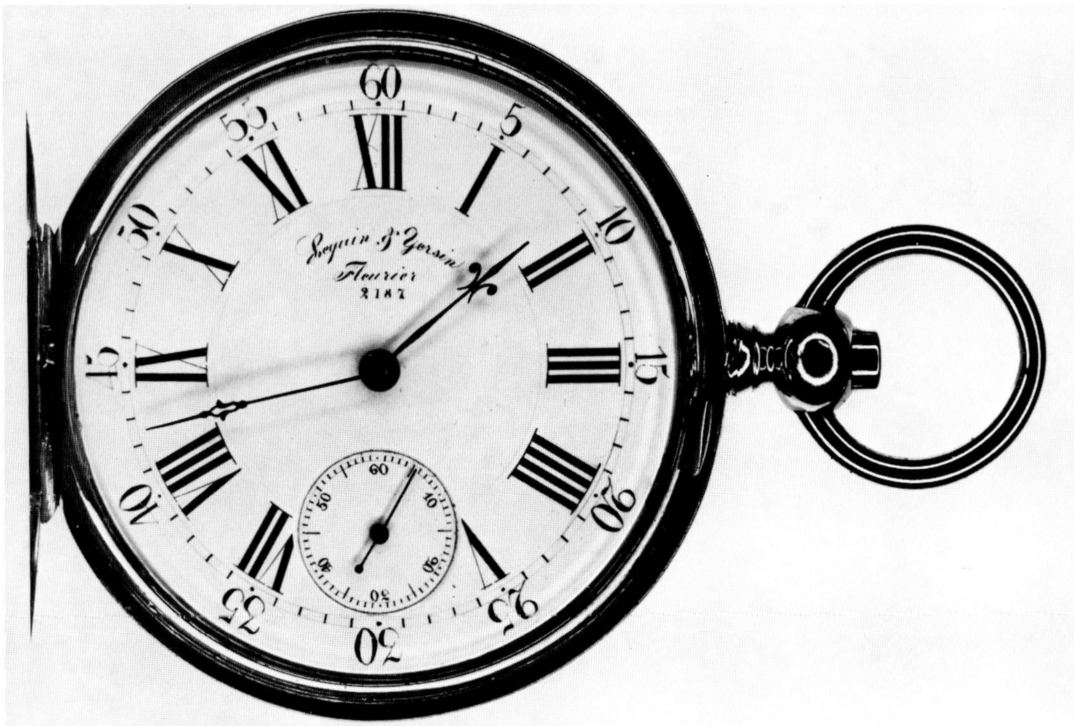

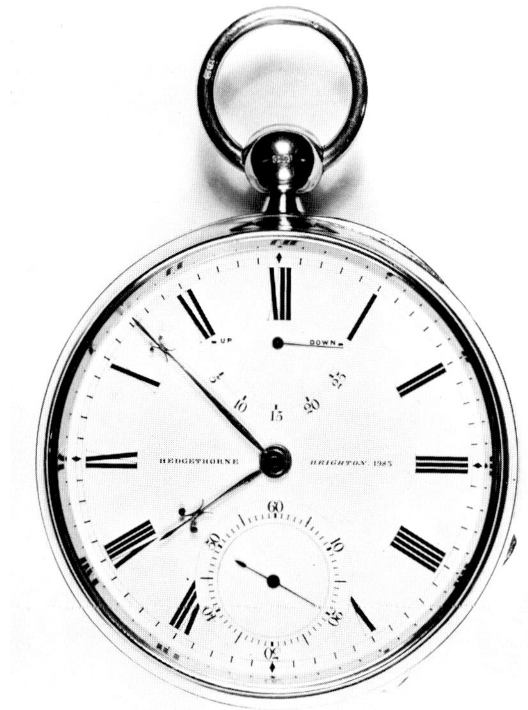

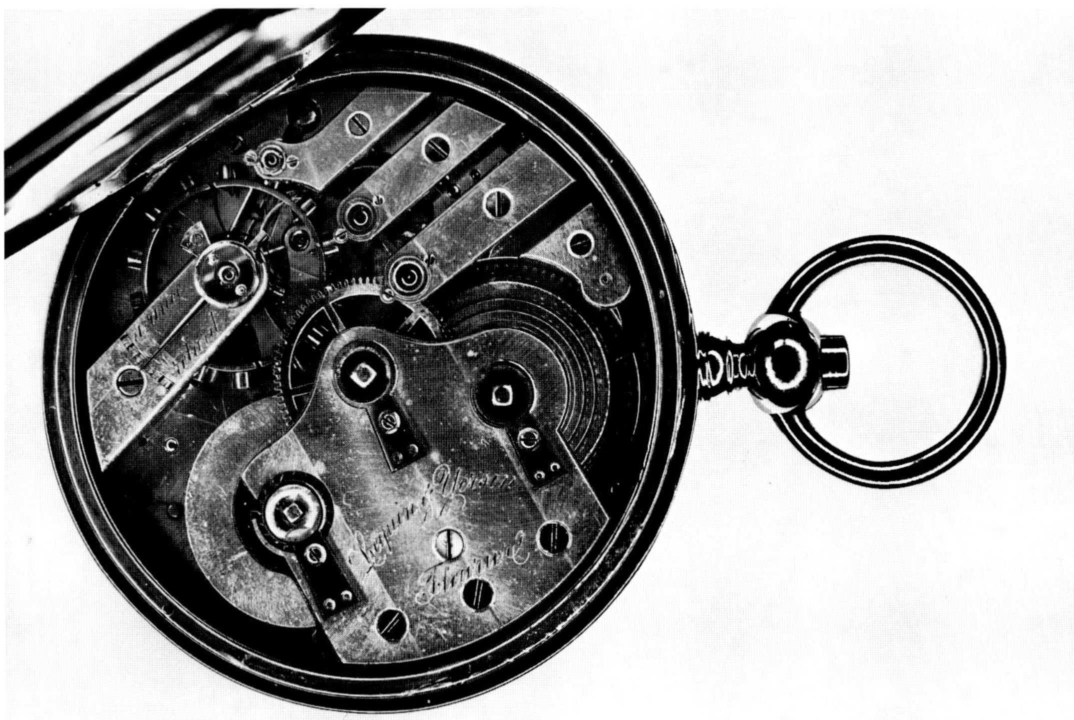

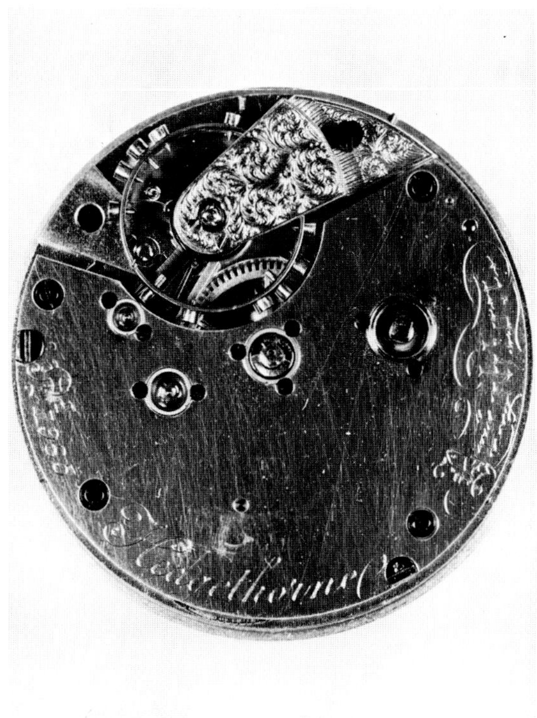

Taschenuhren mit Kronenaufzug

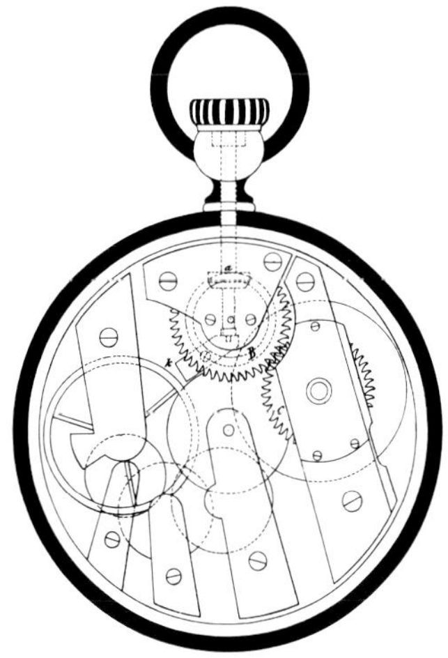

570/1 Rückseite der Taschenuhr Nr. 1291 mit 18kt Goldgehäuse von Patek & Co., also hergestellt nach dem Ausscheiden François Czapeks. Verkauft am 26. August 1846 an Frau Kisielew. Das Portrait in polychromer Emailmalerei stellt Kisielew jun. dar.

570/2 Unterzifferblattansicht; Diese Zeigerstellmechanik wurde nur versuchsweise ausgeführt (s. S. 50). Die Ankopplung des Zeigerwerks an die Aufzugswelle zum Zeigerstellen geschieht hier durch Verschwenken des auf einem drehbaren Hebel gelagerten Wechselrades.

570/3 Zifferblattansicht; schlichtes 18kt Goldgehäuse mit graviertem Deckel; weißes Emailzifferblatt; elegante Breguetzeiger aus gebläutem Stahl; Kronenaufzug. Verkauft am 4. August 1847.

570/4 Unterzifferblattansicht; erste Zeigerstellmechanik Adrien Philippes mit »Schiebetrieb«, geschützt durch das französische Patent Nr. 1317 vom 22. April 1845 (s. S. 51).

570/5 **Silbertaschenuhr mit frühem Kronenaufzug,** englisch, um 1825. Signiert: Ino. R. Arnold, London, Nr. 66. Glattes Savonnettegehäuse. Weißes Emailzifferblatt mit kleiner Sekunde. Birnenform-Goldzeiger. Feuervergoldetes Werk. Patentierter Kronenaufzug nach Thomas Prest. Rückerzeiger mit bimetallischer Temperaturkompensation. Zylinderhemmung mit Rubinzylinder. ∅ = 53.

570/6 **Halbsavonnette mit frühem Kronenaufzug,** englisch, um 1857. Signiert: E. J. Dent, London. Guillochiertes Goldgehäuse. Weißes Emailzifferblatt mit kleiner Sekunde. Gebläute Zeiger. Vergoldetes Werk mit Nielsen-Aufzug. Duplexhemmung. ∅ = 46.

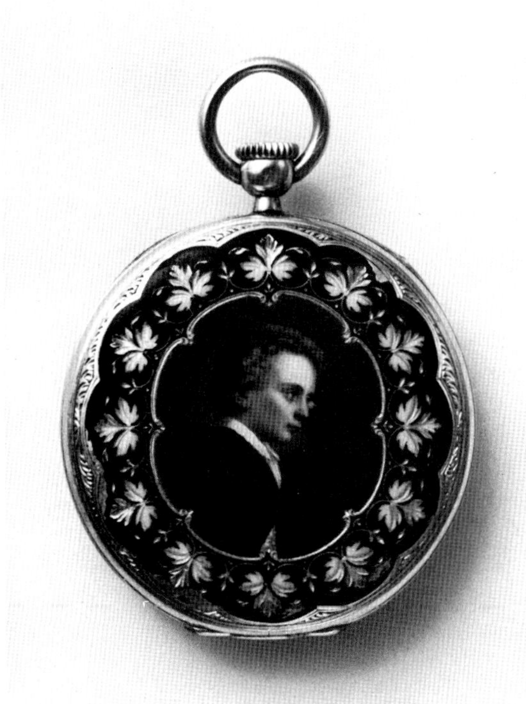

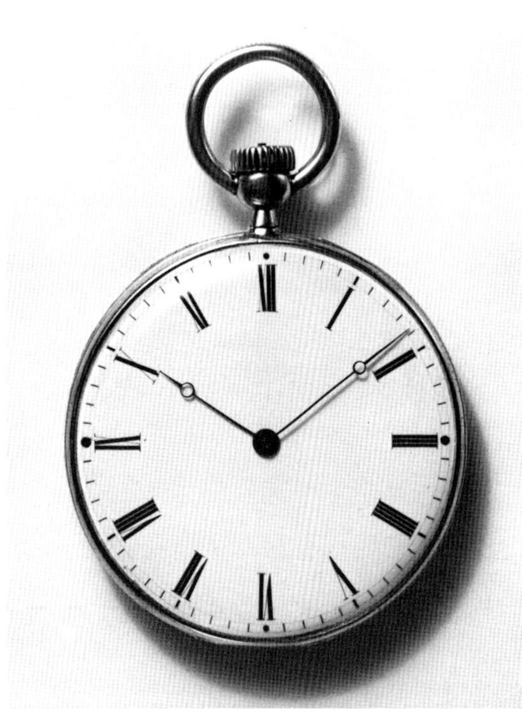

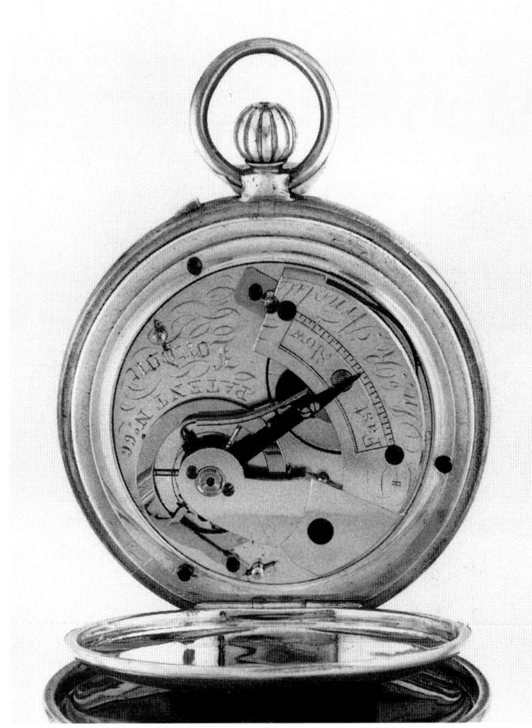

570/1 △ 570/2 ▽ 570/3 △ 570/4 ▽ 570/5 △ 570/6 ▽

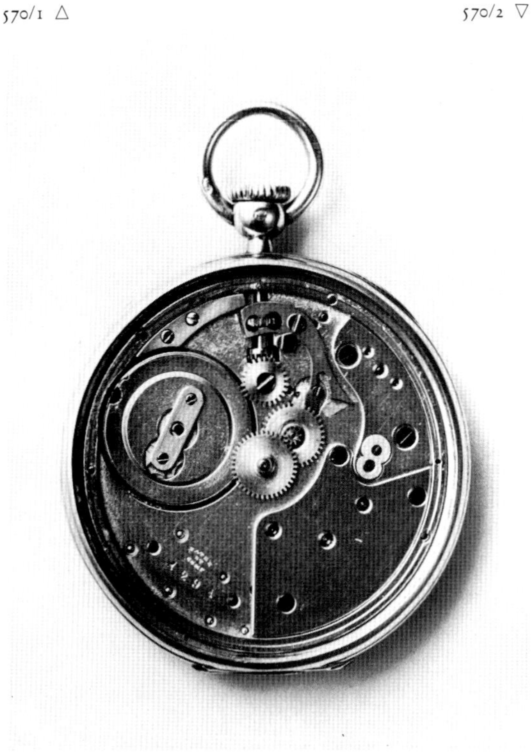

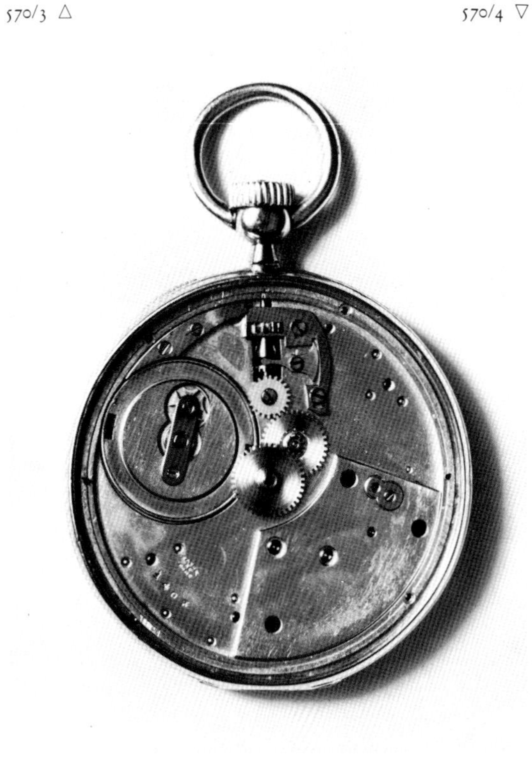

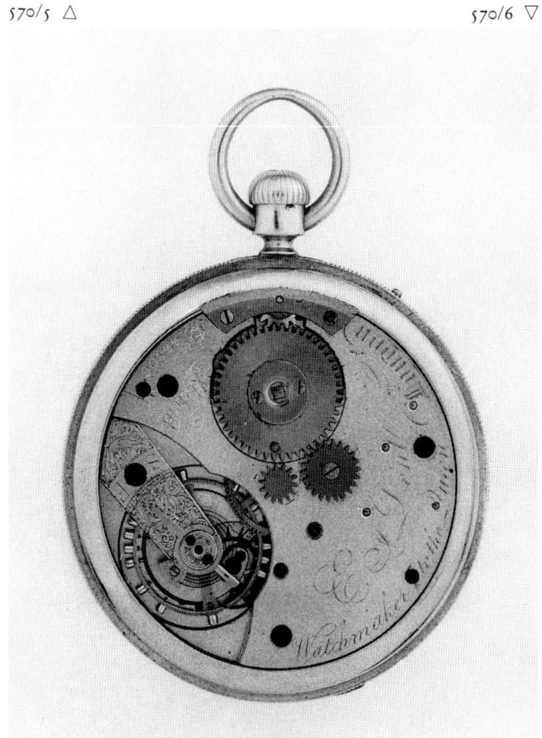

571/1 Goldtaschenuhr ›Chronometro-Gondolo‹, Schweiz, um 1907. Signiert: Patek, Philippe & Cie., Genève. Guillochiertes Rotgoldgehäuse. Weißes Emailzifferblatt mit römischen Zahlen, unten kleine Sekunde. Birnenform-Goldzeiger. Vergoldetes Brükkenwerk. Alle Räder in Gold. Große Kompensationsunruh mit Breguet-Spirale, Feinregulierung mit Schnecke, Ankerhemmung. ∅ = 56.

271/2 Goldtaschenuhr ›Chronometro Gondolo‹, Schweiz, um 1920. Signiert: Patek, Philippe & Cie., Genève. Guillochiertes Rotgoldgehäuse. Weißes Emailzifferblatt mit arabischen Zahlen 0–23 und unten kleiner Sekunde. Birnenform-Goldzeiger. Vergoldetes Brückenwerk mit Goldrädern. Große Kompensationsunruh mit Breguet-Spirale, Feinregulierung mit Schnecke. Ankerhemmung. ∅ = 56.

572/1–2 Goldsavonnette, Schweiz, um 1894. Signiert: Patek, Philippe & Cie., Genève. Guillochiertes Goldgehäuse mit à-goutte-Schlüssen. Weißes Emailzifferblatt mit römischen Zahlen und kleiner Sekunde. Gebläute Birnenform-Zeiger. Neusilberwerk in Qualität Extra. Feinregulierung mit Schnekke. Große Kompensationsunruh mit Breguet-Spirale. Ankerhemmung. ∅ = 51.

573 Goldtaschenuhr, Schweiz, um 1929. Signiert: Patek, Philippe & Cie., Genève. Glattes Goldgehäuse. Silberzifferblatt mit erhabenen Zahlen. Lochform-Goldzeiger. Neusilberwerk mit Feinregulierung. Kompensationsunruh mit Goldschrauben. Ankerhemmung. ∅ = 44.

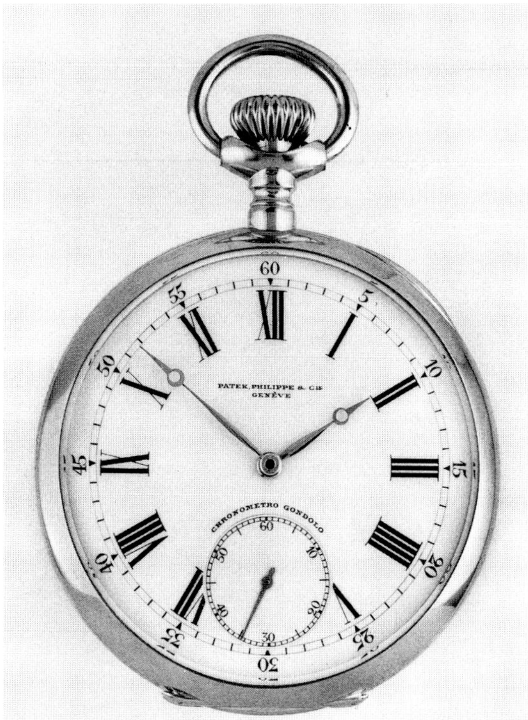

571/1 △

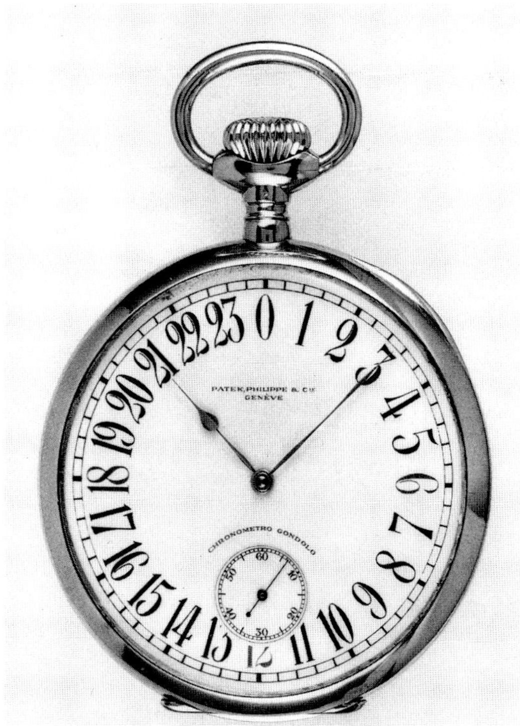

571/2 △

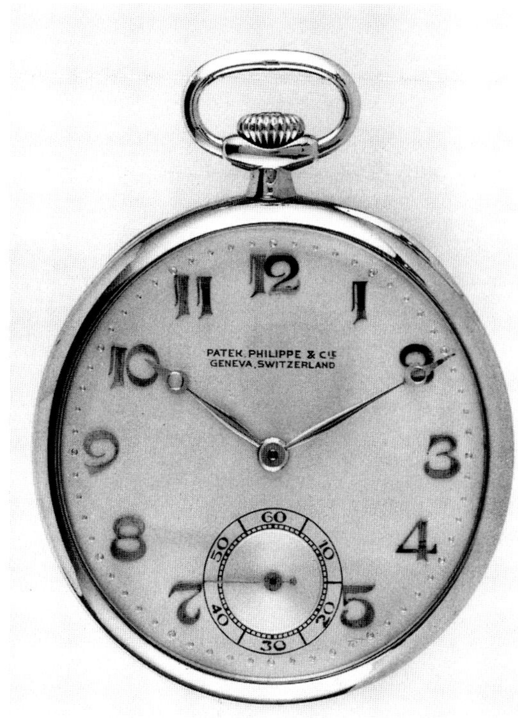

573 △

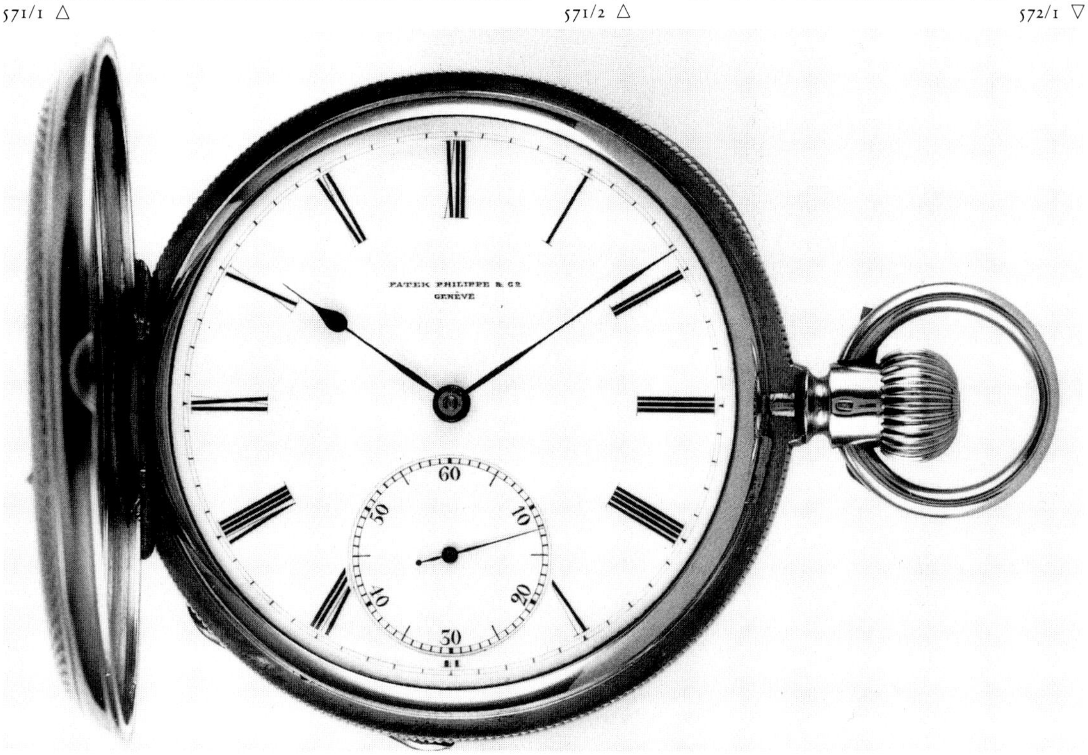

572/1 ▽

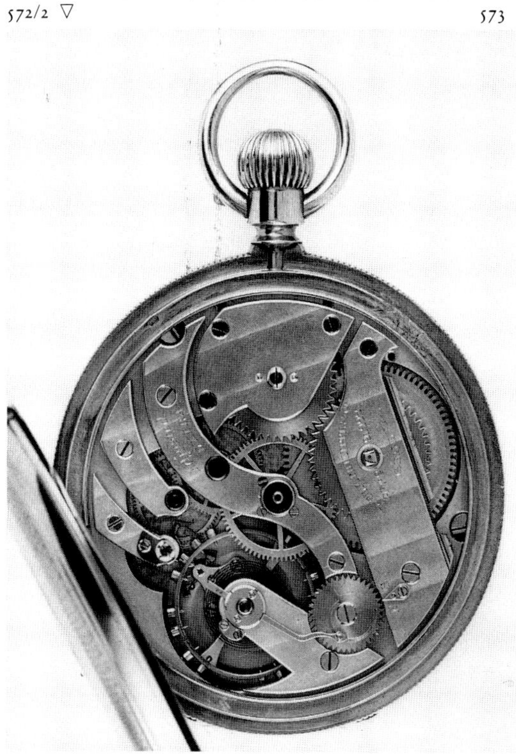

572/2 ▽

574 Goldtaschenuhr mit Übergehäuse, Paris, um 1870. Signiert: Breguet. Feinguillochiertes Gehäuse mit gerippter Wandung. Das guillochierte Übergehäuse hat außen am Rand 12 Tastknöpfe, den 12 Stunden entsprechend, und einen massiven beweglichen Zeiger, der in Verbindung mit dem Gehäuse gedreht werden kann. Die Zeit kann hiermit abgetastet werden. Ankerhemmung. ∅ = 43.

575 Gold-Savonnette »à 4-couleurs« amerikanisch, um 1890. Signiert: E(dward) Howard & Co Boston. Nr. 207973. Graviertes und ziseliertes Goldgehäuse mit in mehrfarbigem Gold aufgelegten Verzierungen und eingesetzten Brillanten im Zentrum der Schale. Emailzifferblatt mit feinen Stahlzeigern und kleiner Sekunde. Werk mit Ankerhemmung. ∅ = 55.

576 Goldtaschenuhr mit zwei Zifferblättern, englisch, um 1860. Signiert: E. Whitel, 20 Cockspurs London. Graviertes Goldgehäuse mit ziselierter Wandung. Zwei Zifferblätter: vorn Emailzifferblatt mit türkischen Zahlen, kleiner Sekunde und feinen Goldzeigern. Rückseitig Metallzifferblattring mit römischen Zahlen und feinen Stahlzeigern. Im Zentrum erkennt man Teile des Werkes: Unruhkloben, Aufzugsräder und eine Tierkreisscheibe. Chronometerhemmung mit Feder. ∅ = 53.

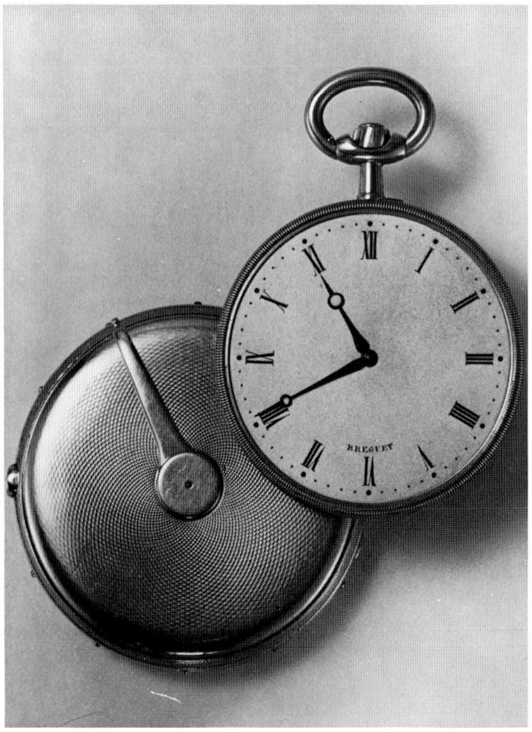

574 △

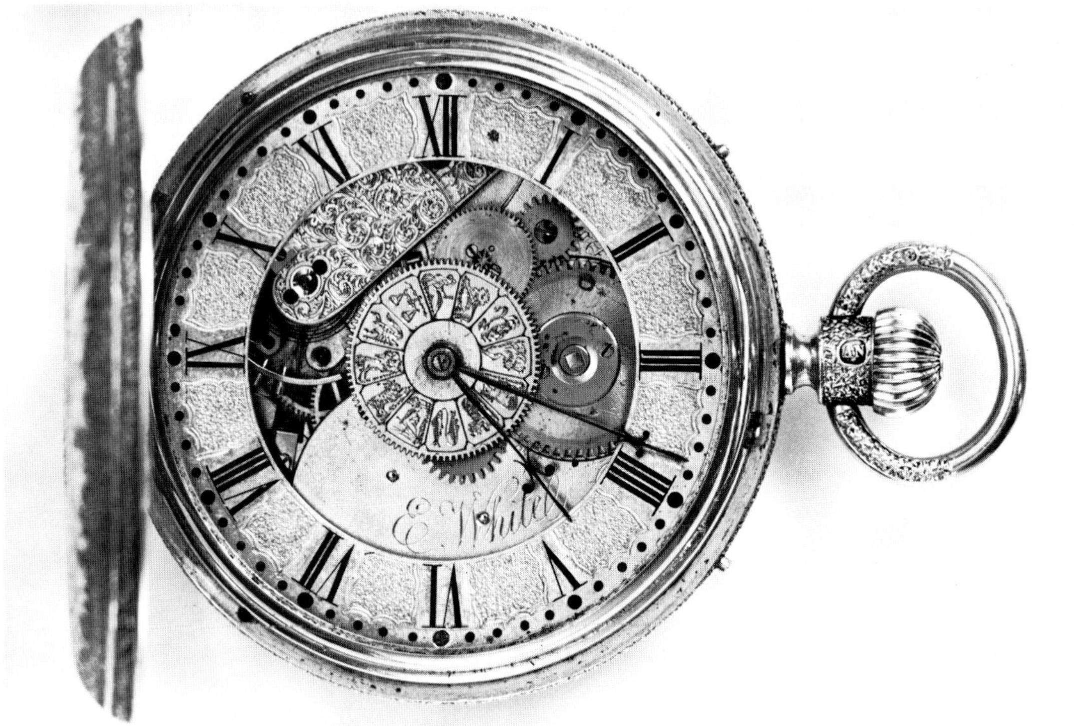

576 △

575 ▽

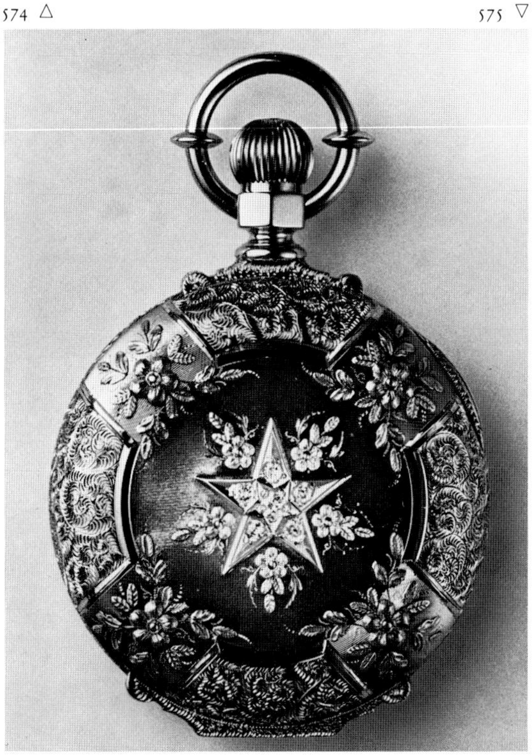

577 ▽

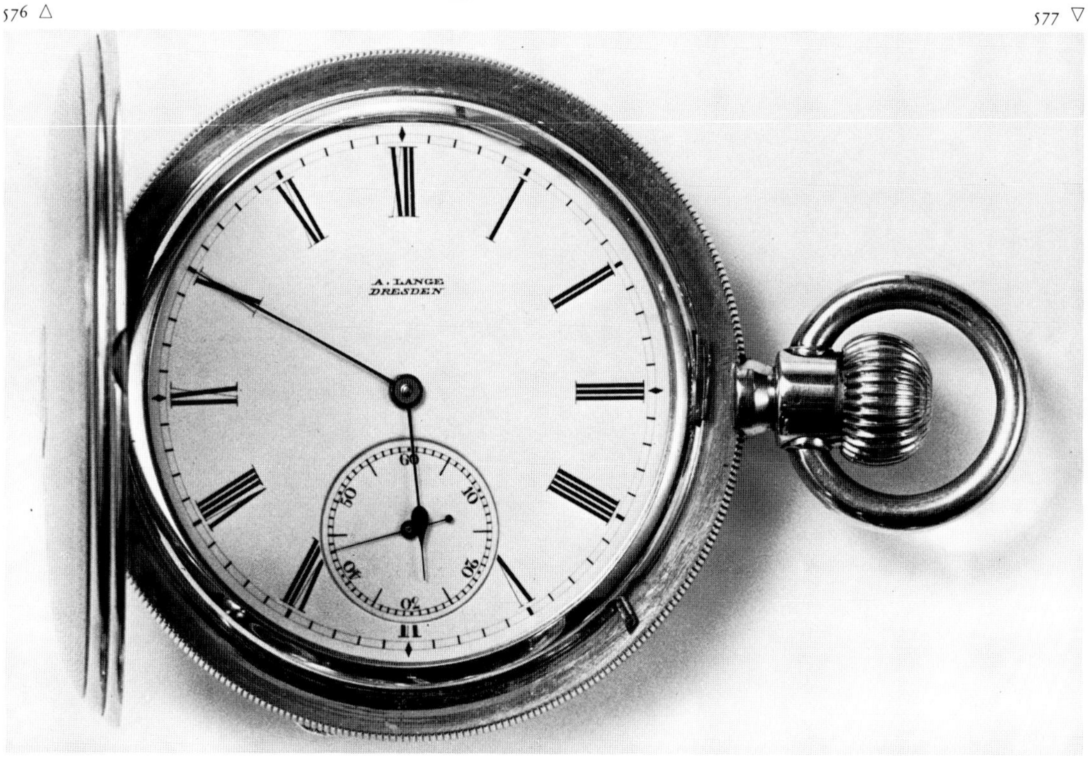

◁577 **Gold-Savonette,** Dresden, um 1875. Signiert: A(dolph) Lange Dresden Nr. 8558. Guillochiertes Gehäuse mit gerippter Wandung. Emailzifferblatt mit Stahlzeigern und kleiner Sekunde. Unter dem Glasrand Hebel für Zeigerstellung. Vergoldetes Werk mit Gold-Anker und Gold-Ankerrad. Große Unruhe mit Goldschrauben Breguet-Spirale. ∅ = 55.

578 **Goldtaschenuhr,** Genf, um 1880. Signiert: Vacheron & Constantin Genève. Guillochiertes Gehäuse mit gerippter Wandung und Lunette. Emailzifferblatt mit kleiner Sekunde und feinen vergoldeten Zeigern. Vergoldetes Werk mit einzelnen Räderbrücken. Kompensationsunruhe mit Breguet-Spirale und Ankerhemmung mit Vacheron-Anker. ∅ = 49.

579 **Taschenuhrwerk** in der Art von Vacheron & Constantin, Genf, um 1870. (Nicht signiert) Vergoldete einzelne Räderbrücken. Federhausbrücke und Kronradbrücke getrennt. Aufzugsräder mit Wolfszahn-Verzahnung. Große Kompensationsunruhe mit Flachspirale. Schweizer-Ankerhemmung mit Vacheron-Anker. Dieser hat nach vorn führende verlängerte Palettenarme, ähnlich wie ausgebreitete Arme zum Ausbalancieren des Ankers. ∅ = 46.

580–581 **Gold-Savonnette,** Westschweiz, um 1870. Signiert: Ch. Suchy & Fils. Guillochiertes Gehäuse mit Sprungdeckel. Emailzifferblatt mit kleiner Sekunde und feinen blauen Stahlzeigern. Vernickeltes Werk mit geraden Räderbrücken und Rubinlagern in geschraubten Chatons. Kompensationsunruhe mit Breguet-Spirale. Schweizer-Ankerhemmung. ∅ = 55.

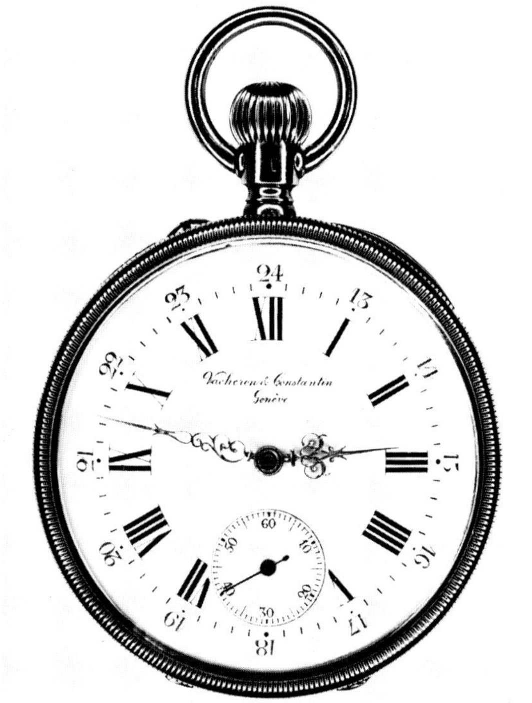

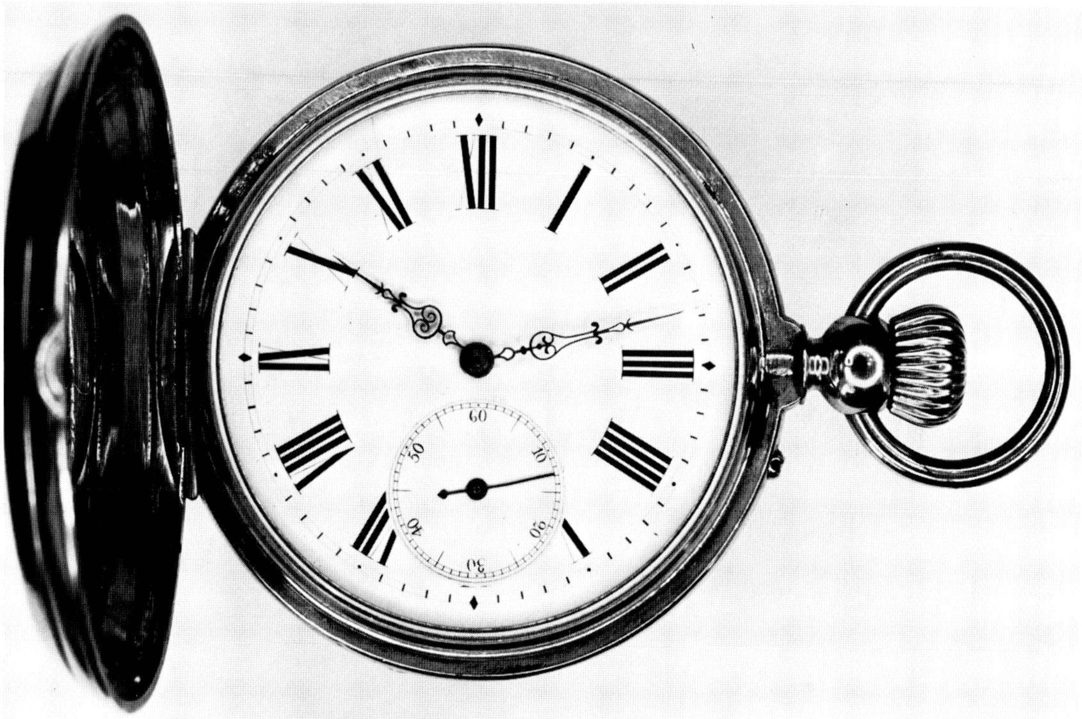

578 △ 579 ▽ 580 △ 581 ▽

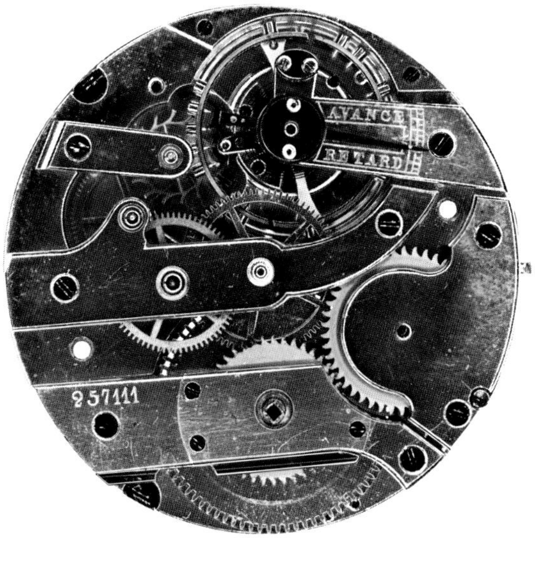

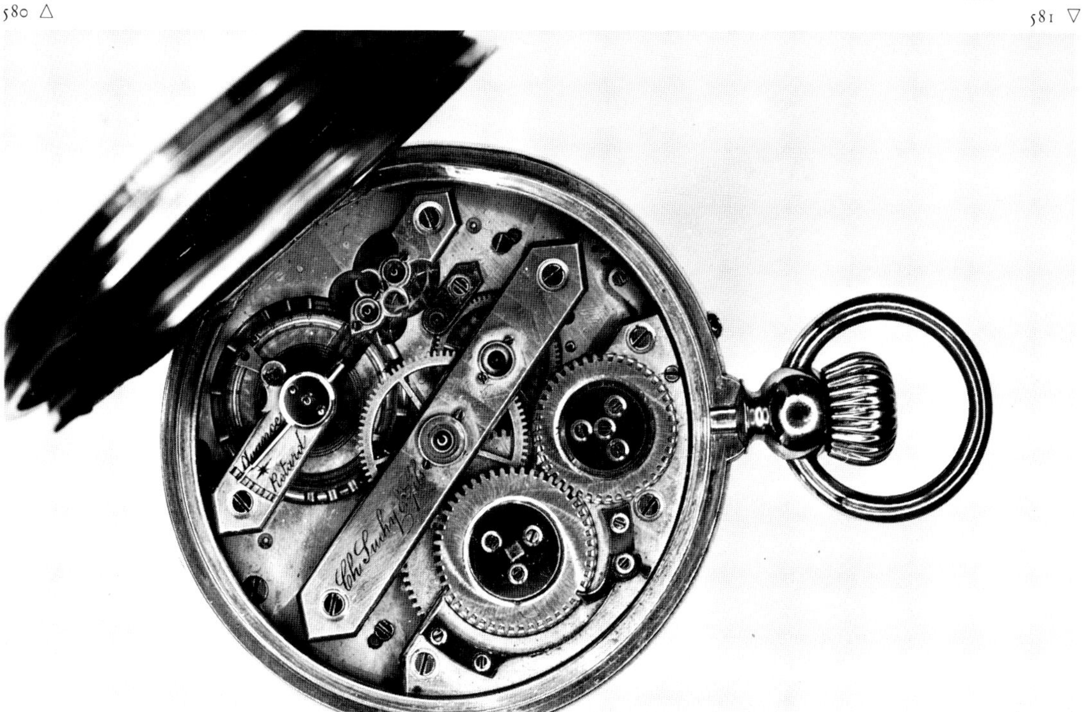

582–583 Goldtaschenuhr mit Auf- und Abwerk, amerikanisch, um 1900. Signiert: Waltham, Mass., U.S.A. Glattes Goldgehäuse, weißes Emailzifferblatt mit arabischen Zahlen und unten kleiner Sekunde. Bei der ›12‹ Anzeige für die Gangreserve 0–24 Stunden. Neusilberwerk mit geschraubtem Mittelchaton. Unruhkloben mit Feinregulierung. Große Kompensationsunruh mit Breguet-Spirale. Ankerhemmung. ∅ = 52.

584–585 Savonnette, amerikanisch, um 1880. Signiert: C(erbin). W(atch). Co. Graviertes Gehäuse mit ziselierter Wandung. Emailzifferblatt mit kleiner Sekunde und vergoldeten Zeigern. Vergoldetes Werk mit Vollplatine, aufgesetzter Federhausbrücke und graviertem Unruhkloben. Zapfen laufen in Rubinlagern mit geschraubten Chatons. Obenliegende Kompensationsunruhe mit flacher Spirale und langem Rückerzeiger mit silberner Skala. Ankerhemmung. ∅ = 53.

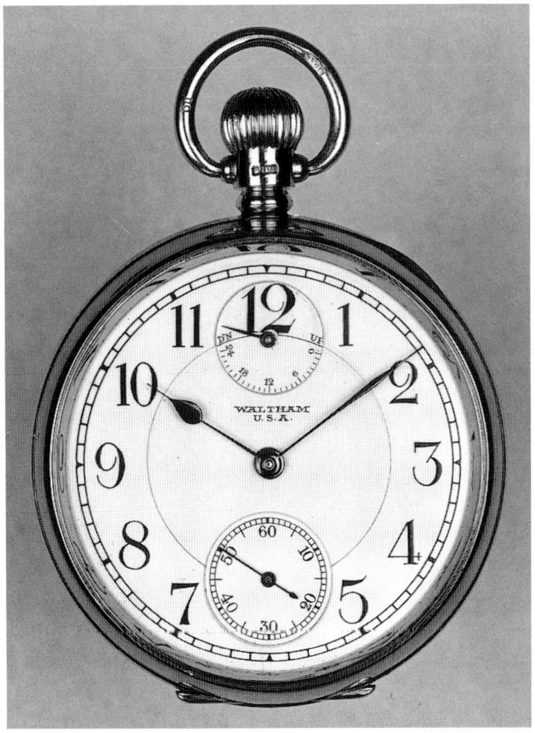

582 △ 583 ▽

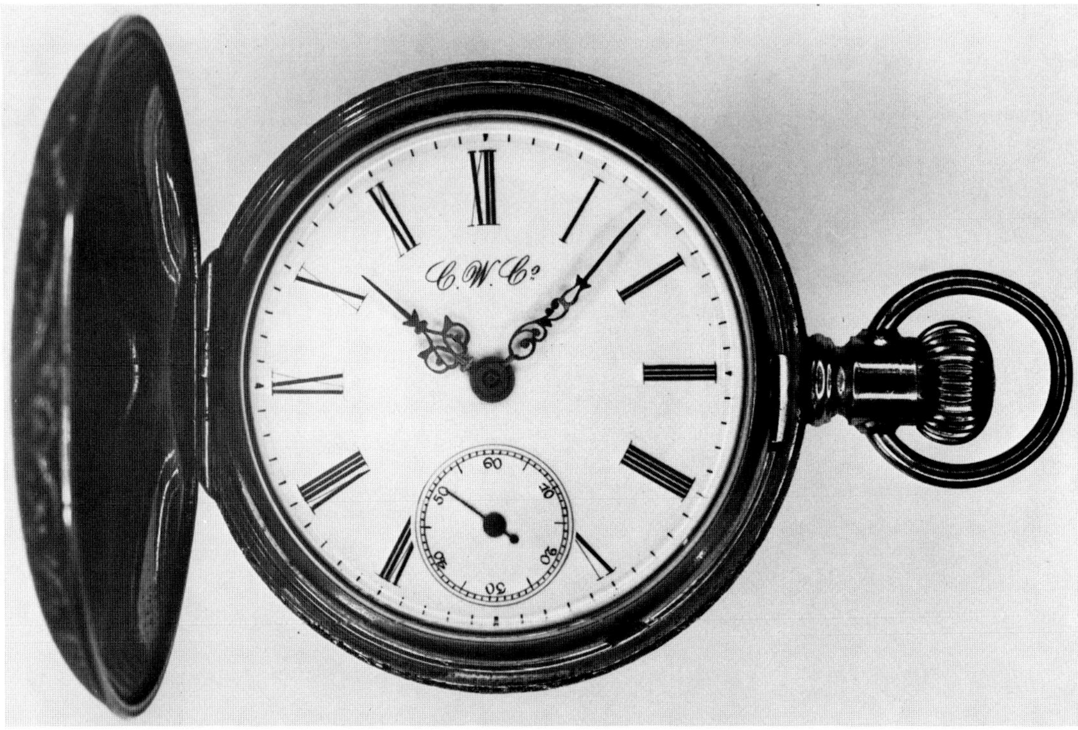

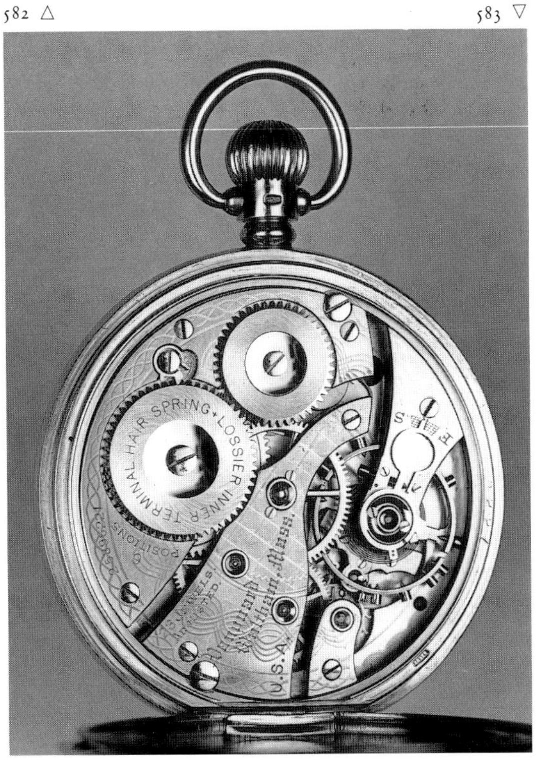

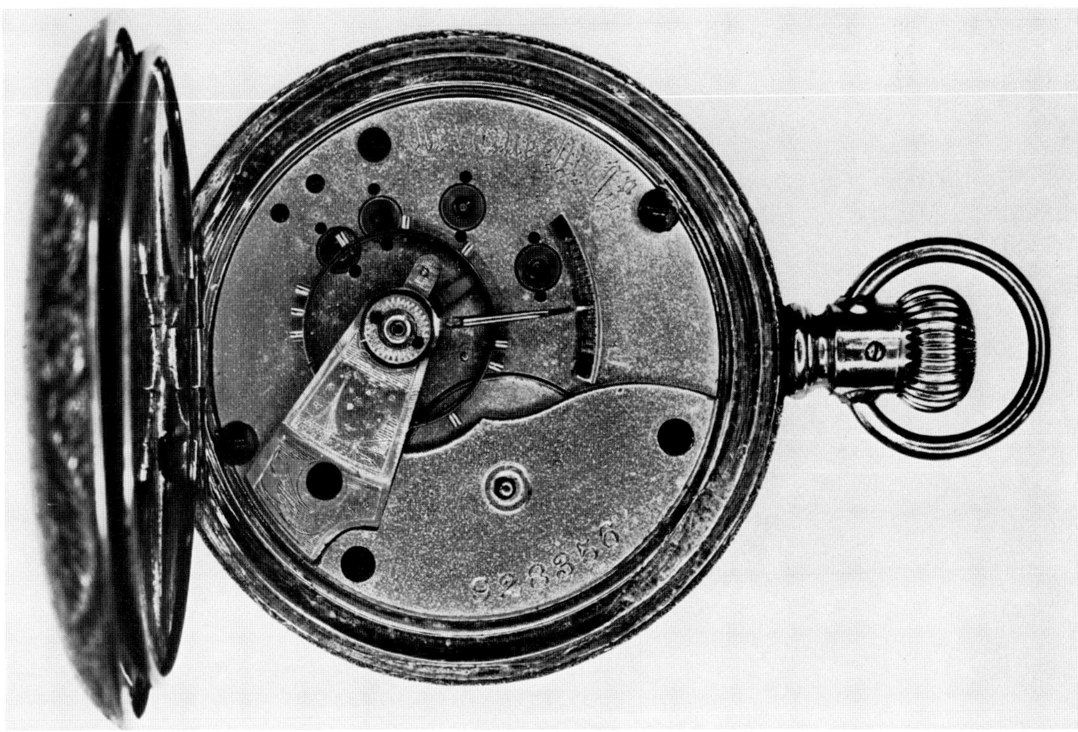

586–587 Gold-Savonnette, amerikanisch, um 1880. Signiert: Keystone Watch Co. Graviertes Gehäuse mit gerippter Wandung. Weißes Emailzifferblatt mit kleiner Sekunde und vergoldeten Zeigern. Seitlicher Hebel am Glasrand für Zeigerstellung. Vergoldetes Werk mit $^{3}/_{4}$-Platine und verglaster Abdeckung der Unruhe. Unruhkloben mit Feinregulierung. Kompensationsunruhe und Ankerhemmung. Ø = 52.

588–589 Goldtaschenuhr, amerikanisch, um 1880. Signiert: Am(erica)n Watch Co., Waltham Mass(achusetts). Graviertes Goldgehäuse mit grob gerippter Wandung. Auf dem Emailzifferblatt in braunem Ton zwei Portraits. Signiert: Diener & Rothacker Mexico. Goldzeiger und kleine Sekunde. Vernickeltes und guillochiertes (Feinschliff-)Werk mit $^{3}/_{4}$-Platine. Alle Zapfen laufen oben in Rubinlagern mit geschraubten Chatons. Unruhkloben mit Feinregulierung. Große Kompensationsunruhe mit Breguet-Spirale und Ankerhemmung. Ø = 52.

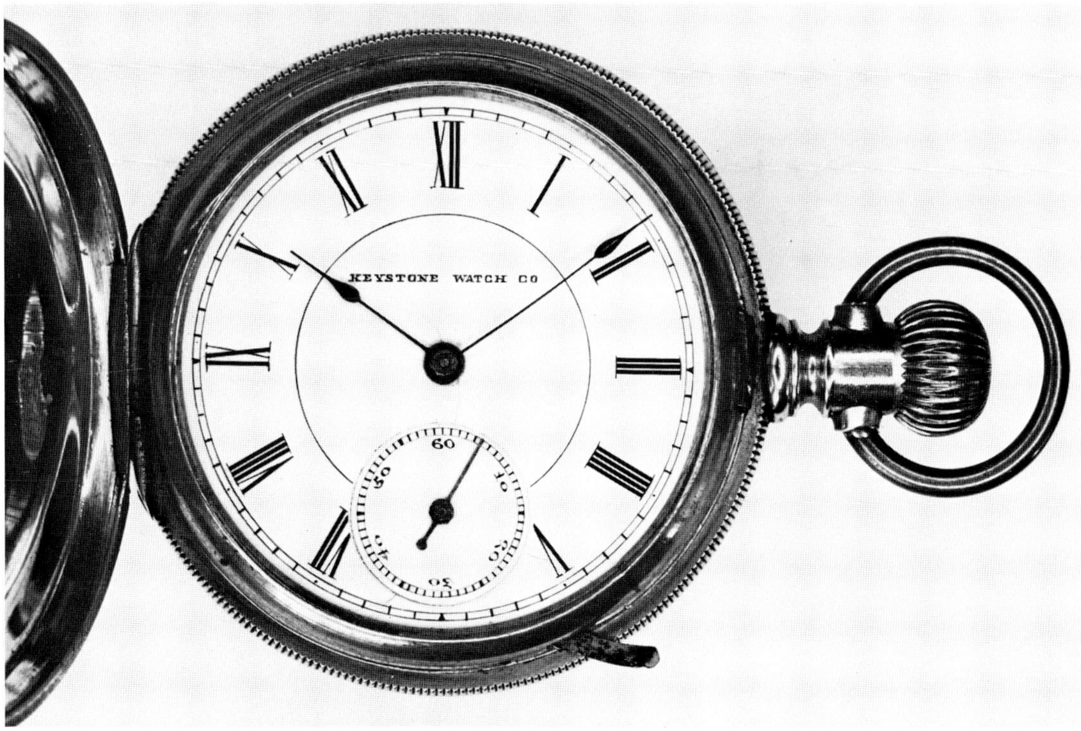

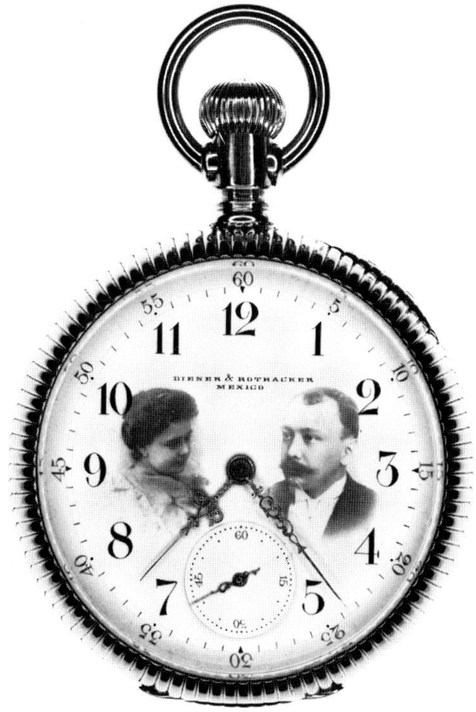

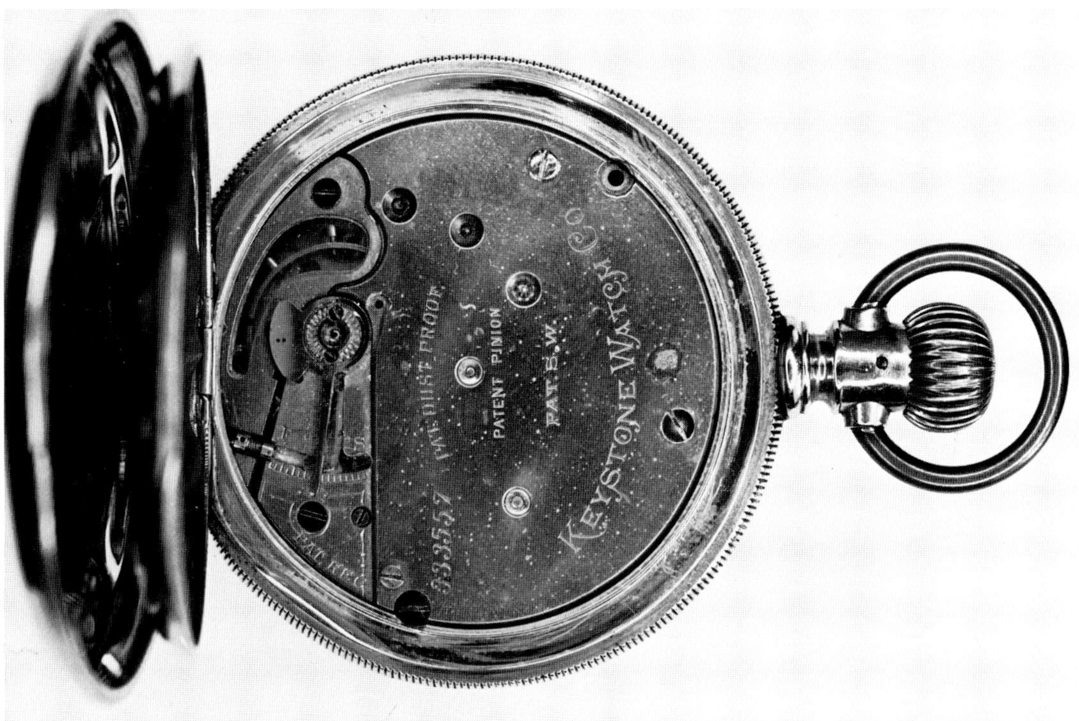

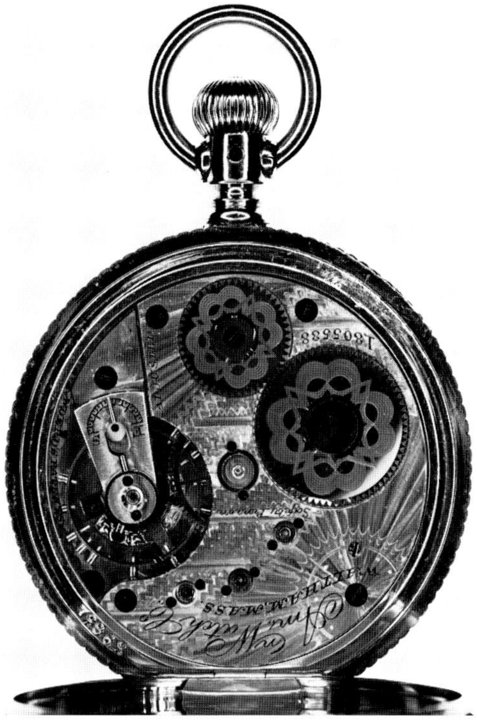

590–591 Goldsavonnette mit 3-Brücken-Werk, Schweiz, um 1890. Signiert: Girard Perregaux, auf dem Zifferblatt Verkäufersignatur: Jens, F., Pedersen, New York. Glattes Savonnette-Goldgehäuse mit gerändelter Wandung und à-goutte-Schlüssen, Goldcuvette. Weißes Emailzifferblatt mit radial gestellten arabischen Zahlen und unten kleiner Sekunde. Außen rote arabische Minutenzahlen 5–60. Violette Lochform-Zeiger. Neusilberwerk mit drei Silberbrücken und je einem Goldchaton. Auf dem Federhaus bezeichnet: Giard Perregaux, Patented, March 25th 1884. Große Kompensationsunruh mit Goldschrauben und Breguet-Spirale ohne Rückerzeiger. Spezielle Ankerhemmung von Girard Perregaux (siehe Text). ∅ = 55.

592/1–2 Goldtaschenuhr mit Auf- und Abwerk, englisch, um 1886. Signiert: Spink & Son, London. Glattes Goldgehäuse mit Goldcuvette, Hallmark von 1886. Weißes Emailzifferblatt mit römischen Zahlen und unten vertiefter kleiner Sekunde. Oben Anzeige für Gangreserve 0–30 Stunden. Birnenform-Goldzeiger. Vergoldetes Werk mit geschraubten Chatons. Auf der Platine bezeichnet: Spink & Son, Gracechurch Street, London, Nr. 1564. Große Kompensationsunruh mit Goldschrauben und Duo-in-Uno-Spirale. Diamantdeckstein. Spitzzahn-Ankerhemmung. ∅ = 52.

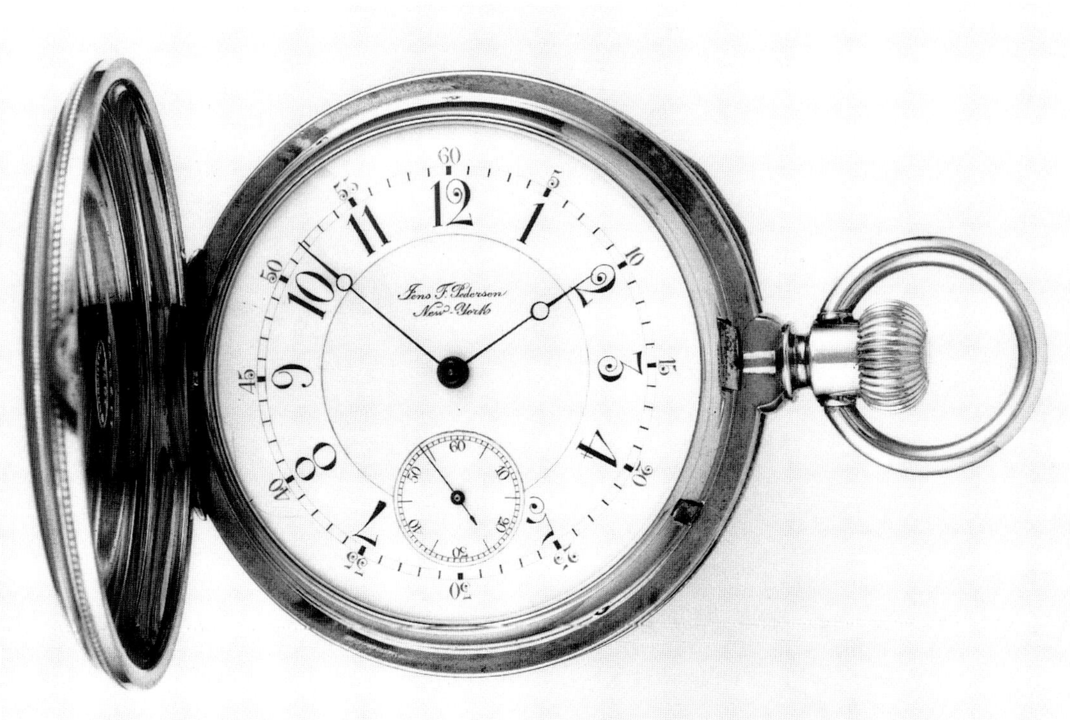

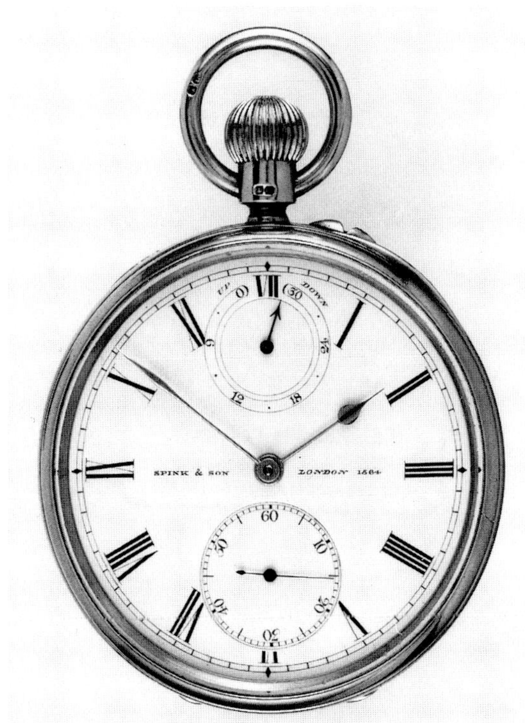

590 △

591 ▽

592/1 △

592/2 ▽

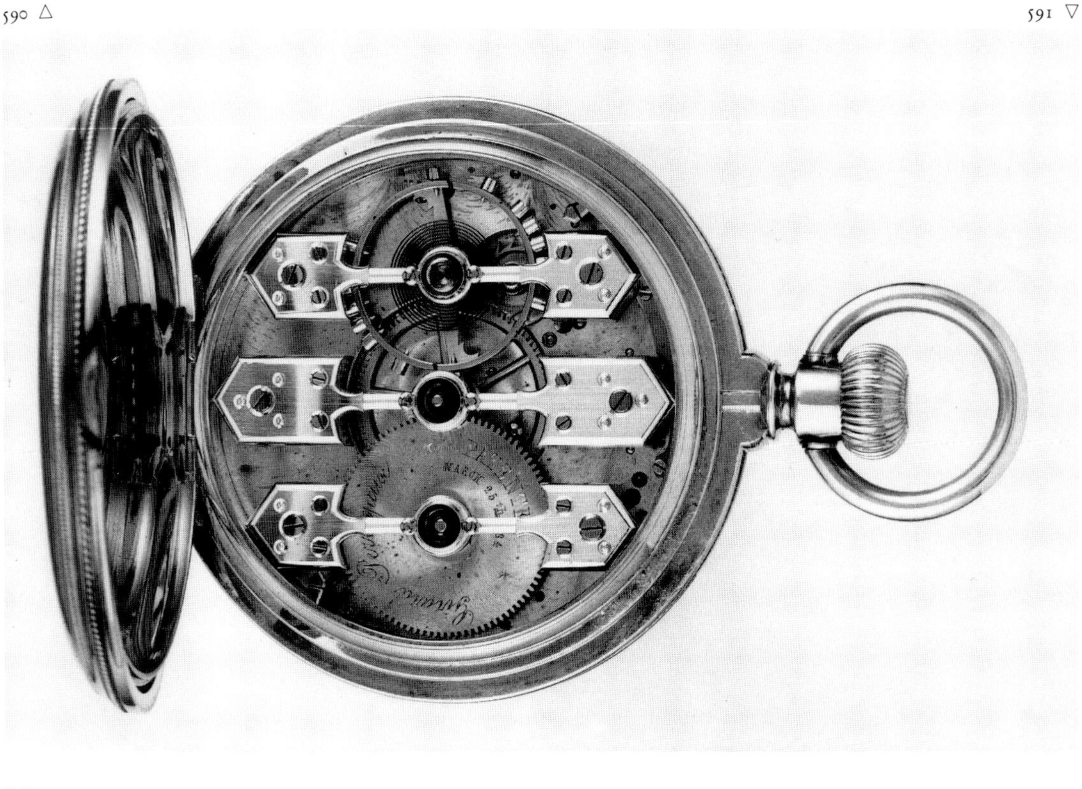

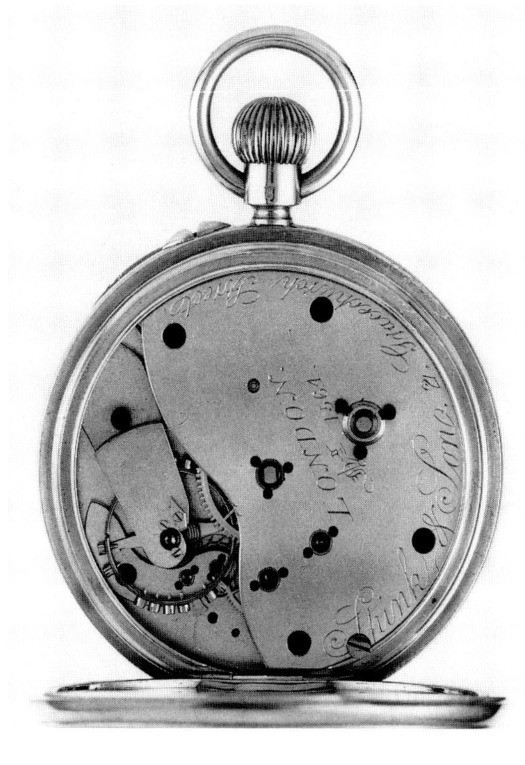

593/1–2 Goldtaschenchronometer, Schweiz, um 1900. Signiert: F. Guignard & Fils, Vevey. Goldgehäuse mit à-goutte-Schlüssen. Weißes Emailzifferblatt mit römischen Zahlen und unten kleiner Sekunde. Birnenform-Goldzeiger. Vergoldetes Brückenwerk mit geschraubtem Minutenradchaton. Goße Kompensationsunruh mit doppelten Endkurven an der Spirale und langem Rückerzeiger. Chronometerhemmung mit kurzer Wippe – Bauart Uhrmacherschule La Chaux-de-Fonds – und Gangrad in Gold. Sicherheitsvorrichtung gegen das ›Galoppieren‹. ∅ = 54.

594/1–2 Goldtaschenuhr mit Auf- und Abwerk, Schweiz, um 1920. Signiert: Paul Ditisheim, Solvil. Glattes Goldgehäuse mit à-goutte-Schlüssen und Goldcuvette. Dreistufiges Emailzifferblatt mit arabischen Zahlen und unten kleiner Sekunde. Oben Anzeige der Gangreserve von 0–36 Stunden. Gebläute Lochform-Zeiger in Stahl. Versilbertes Brückenwerk, Ankerrad unter Deckstein. Monometallische Unruh mit Ditisheim-Hilfskompensation und Elinvar-Spirale. Spezielle Feinregulierung. Ankerhemmung. ∅ = 52.

595/1–2 Silbertaschenuhr (Beobachtungsuhr), Schweiz, um 1960. Signiert: Zenith, Chronomètre. Glattes Silbergehäuse. Weißes Emailzifferblatt mit römischen Zahlen und unten kleiner Sekunde. Oben Anzeige für die Gangreserve für 48 Stunden. Brünierte Lochform-Zeiger. Lapediertes Neusilberwerk, Kaliber 5011, monometallische Glucidur-Unruh mit Breguet-Spirale. Reguliersystem mit Stoßsicherung, 19 Rubis, Ankerhemmung. ∅ = 60.

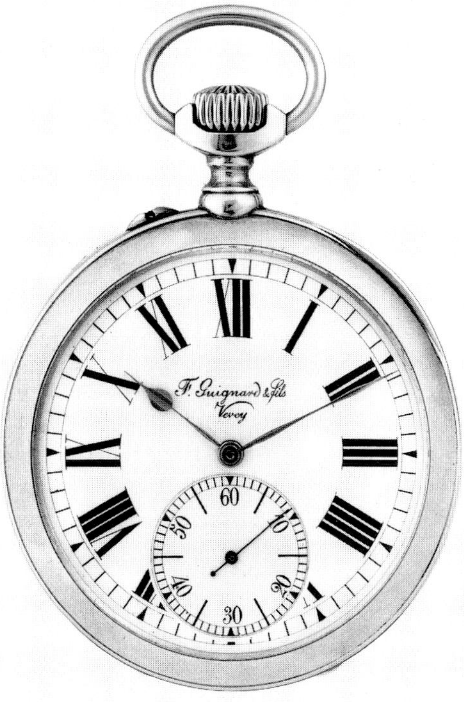

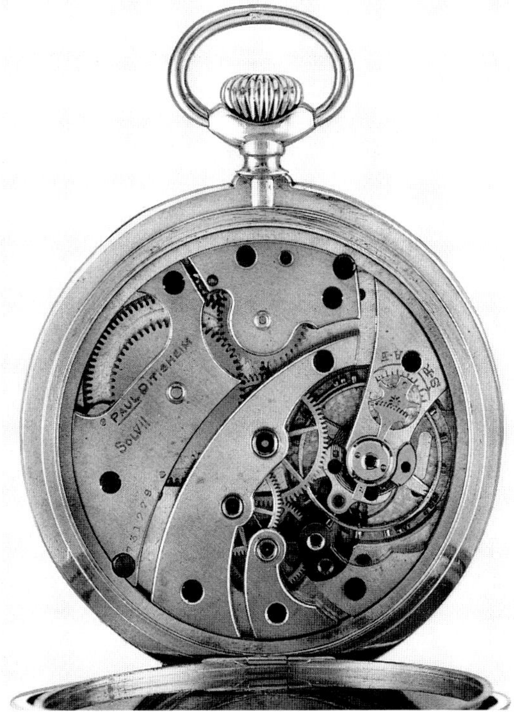

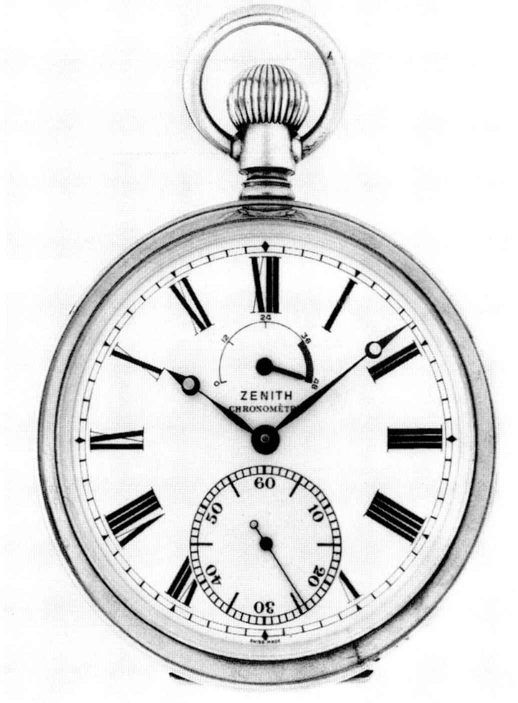

593/1 △ 593/2 ▽ 594/1 △ 594/2 ▽ 595/1 △ 595/2 ▽

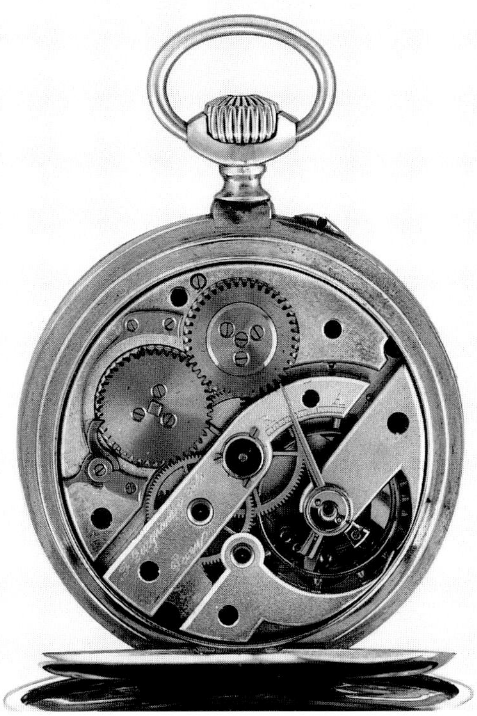

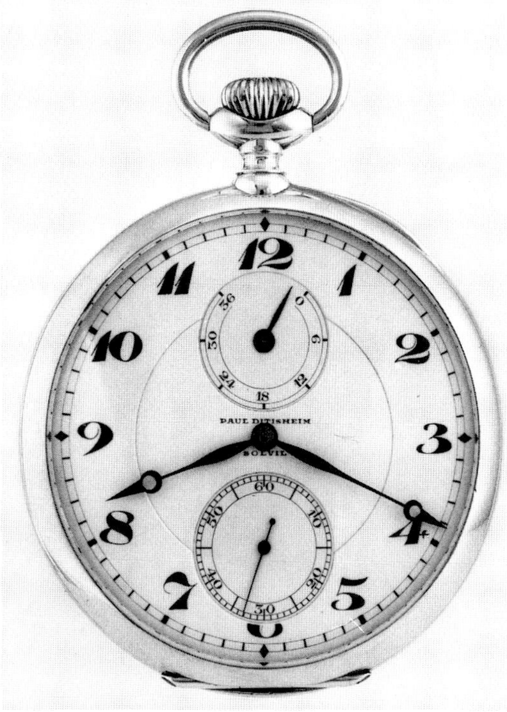

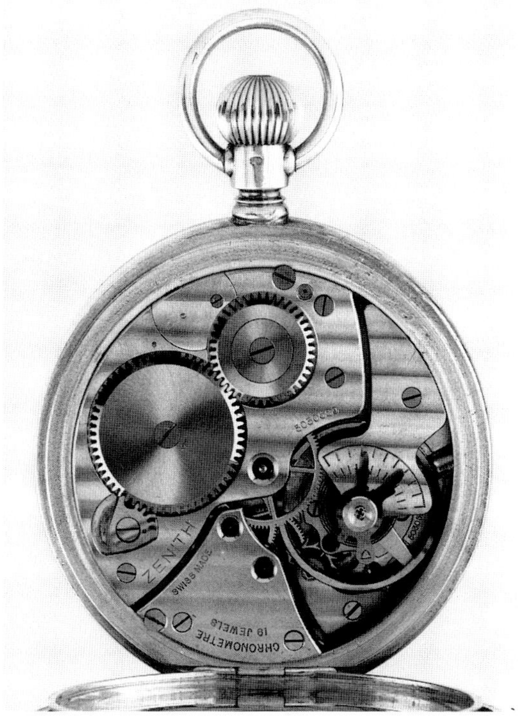

596–599 Goldemailuhr, Westschweiz, um 1900. Diese Uhr wurde für Peter I. (1844, Karageorgiewitsch, von 1903–1918 König von Serbien) gefertigt. Im Deckel steht: »Königlicher S. R. P. Hofuhrmacher KRH Braĉa 3 Pabovica, Belgrad.« Beide Gehäuseschalen sind am Rand graviert und ziseliert. Jeweils in der Mitte ein ovales Medaillon. Auf der Vorderseite das Portrait Peters I. mit Ordensbrust, gerahmt von Emailmäandern. Die Rückseite zeigt das königliche Wappen mit Krone und Königsmantel. Weißes Emailzifferblatt mit kleiner Sekunde und Goldzeigern. Vergoldetes Werk mit einzelnen Brücken. Unruhe mit Breguet-Spirale und Ankerhemmung. ∅ = 50.

600 Kleine Anhänger-Goldemailuhr mit Perlen. Westschweiz, um 1800. Goldgehäuse im Stil Louis-seize mit Perlenlunette. Im Zentrum der Schale Emailbild. Emailzifferblatt mit Goldzeigern. Vergoldetes Werk mit einzelnen Räderbrücken und Zylinderhemmung. ∅ = 36.

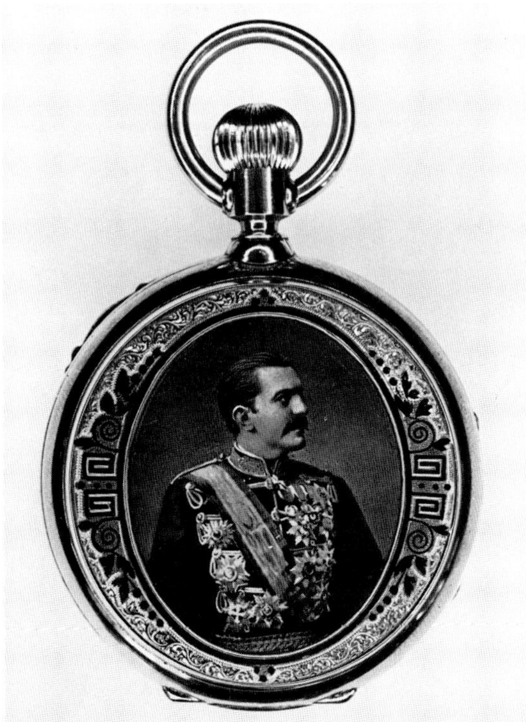

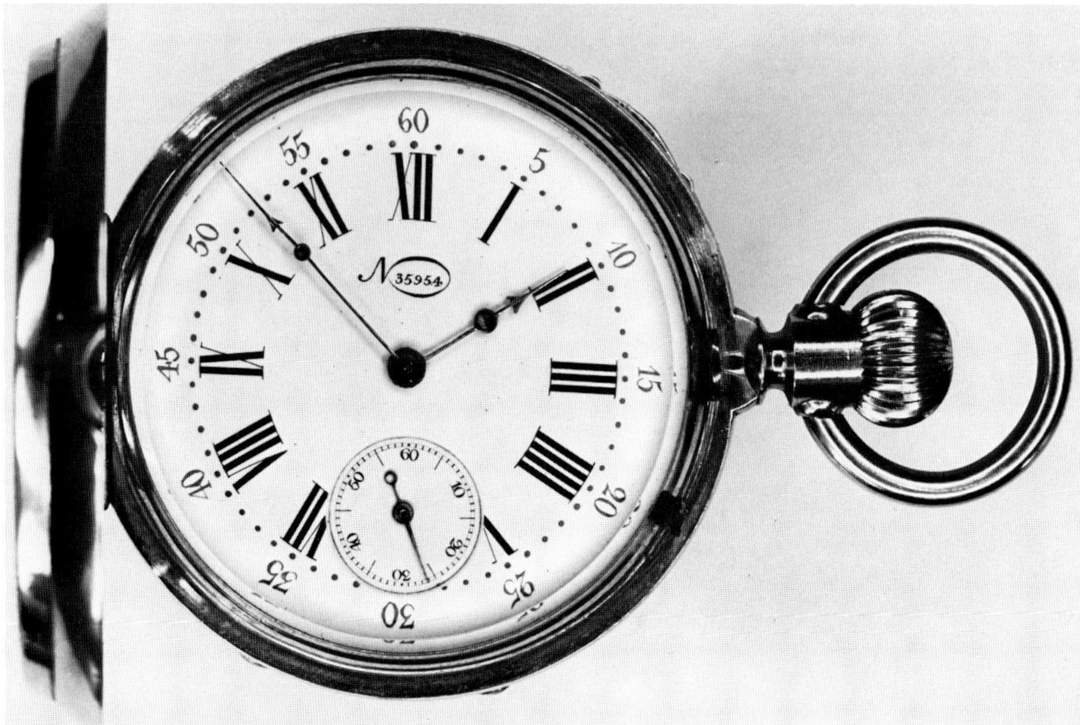

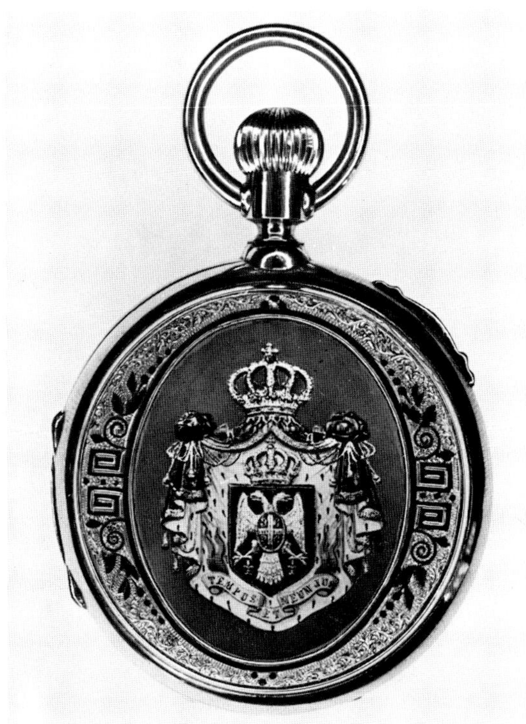

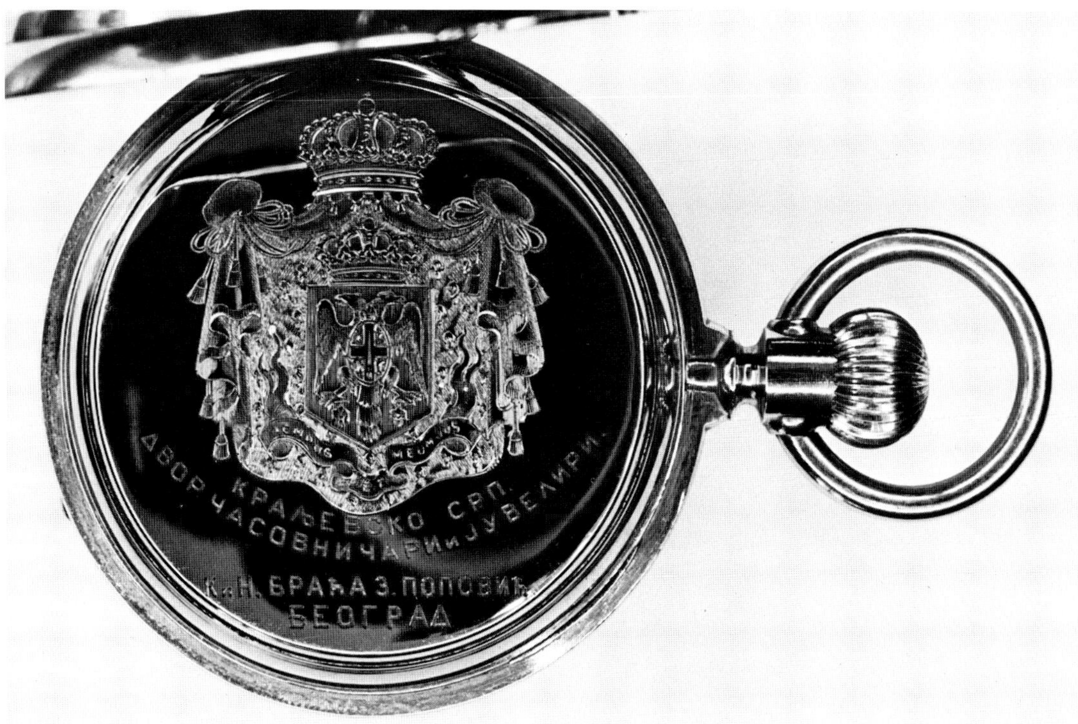

601 Goldemail-Savonnette, Genf, um 1885. Signiert: Beaumont 108495 »Made in Switzerland«. Beide Gehäuseschalen zeigen in polychromer Emailmalerei das Portrait eines orientalischen Fürsten. Emailzifferblatt mit kleiner Sekunde und feinen Stahlzeigern. Auf dem Zifferblatt die Firmenbezeichnung: Dhrangadhra. Vergoldetes Werk mit Ankerhemmung. ∅ = 50.

602 Kleine Goldemailuhr, Genf, um 1850. Signiert: Le Compte Genève. (Auf dem Staubdeckel: Examined by Dent Watchmaker to the Queen 33 Cockspur Street London.) Gravierte und ziselierte Schale mit transluzidem Emailfond. Graviertes Goldzifferblatt mit feinen Stahlzeigern, Werk mit Zylinderhemmung. ∅ = 34.

603 Silbertaschenuhr, Westschweiz, um 1900. Glattes Gehäuse mit seitlichem Drücker für die Zeigerstellung. Schale mit Emailportrait. Emailzifferblatt mit feinen Stahlzeigern. Vergoldetes Werk mit Ankerhemmung. ∅ = 48.

604 Silberemailuhr, Genf, um 1900. Signiert: Aralda. Englisches Gehäuse mit beidseitig umlaufender Perlenlunette. Neben dem Pendant mit großer Krone Drücker für die Zeigerstellung. Emailzifferblatt mit kleiner Sekunde und feinen Stahlzeigern. Vergoldetes Werk mit Ankerhemmung. ∅ = 48.

605 Flache Goldemail-Savonnette, Genf, um 1900. Signiert: J. W. Benson. Gravierter und ziselierter Gehäuserand. Schale mit Portrait eines indischen Fürsten. Silberzifferblatt mit kleiner Sekunde und feinen Stahlzeigern. Vergoldetes Zylinderwerk. ∅ = 48.

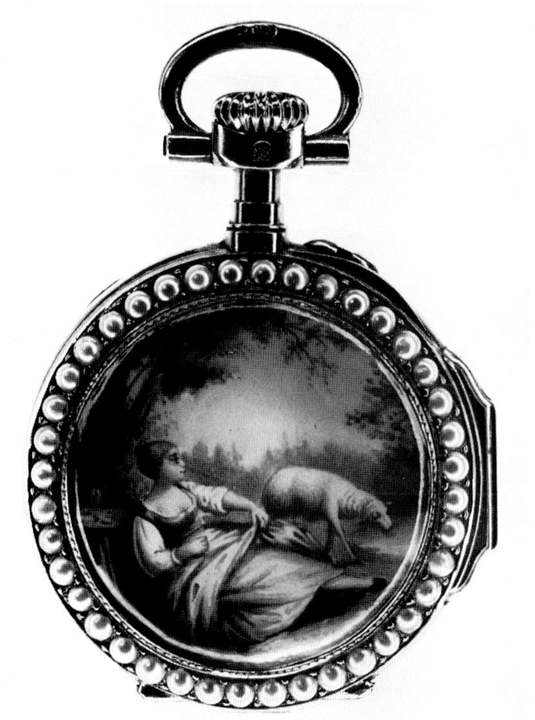

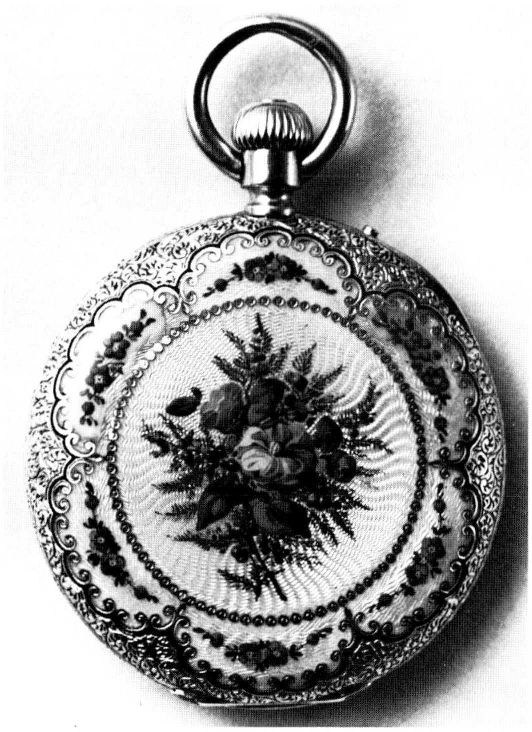

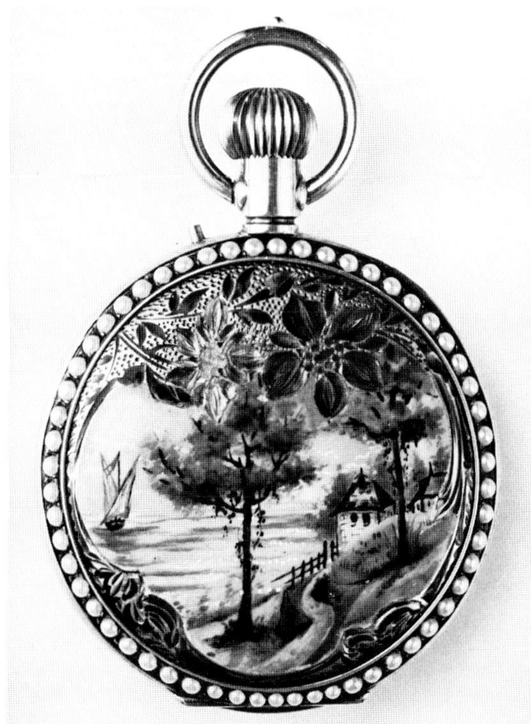

600 △ 601 ▽ 602 △ 603 ▽ 604 △ 605 ▽

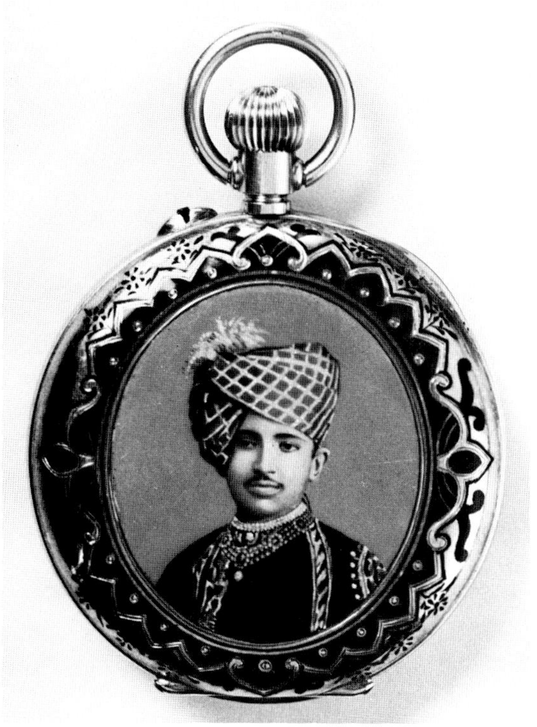

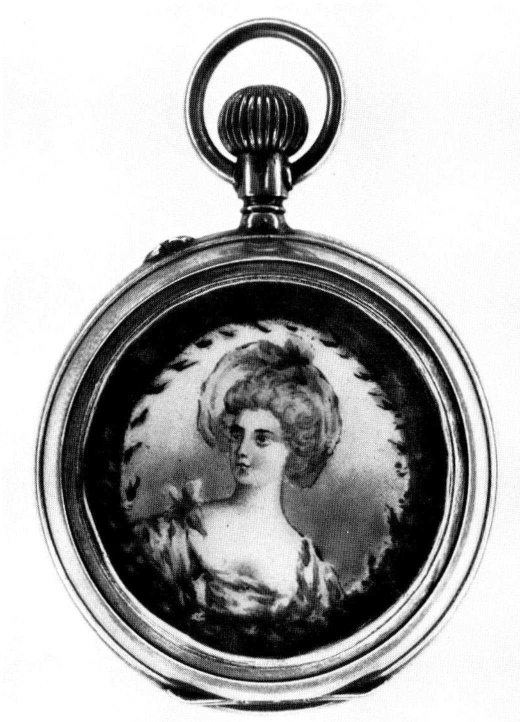

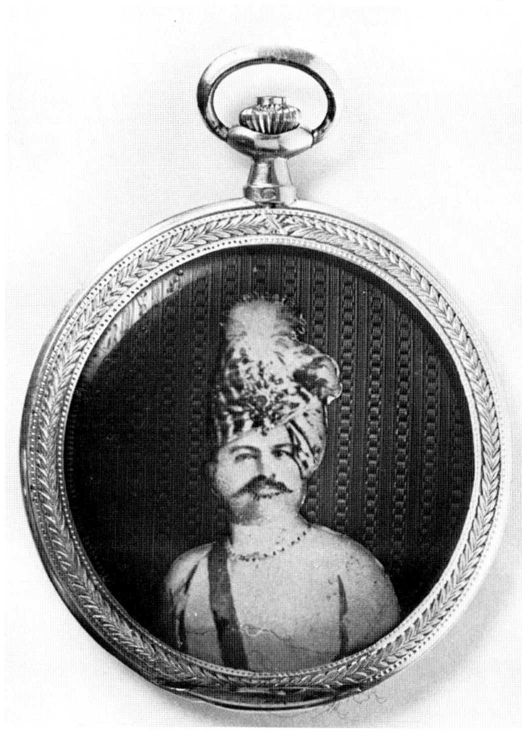

605/1–2 Goldsavonnette, deutsch, um 1900. Signiert: Adolf Schneider, Dresden. Flachbödiges amerikanisches Rotgoldgehäuse mit graviertem Schmuckmonogramm. Weißes Emailzifferblatt mit römischen Zahlen und unten kleiner vertiefter Sekunde. Gebläute Birnenform-Zeiger. Neusilberwerk mit fünf geschraubten Chatons. Gravierter Unruhkloben mit Diamantdeckstein. Goldanker und Goldankerrad. Große Kompensationsunruh mit Goldschrauben und Breguet-Spirale. Werk unter Glasabdeckung. ∅ = 58.

605/3–4 Goldankerchronometer, deutsch, um 1900. Signiert: A. Lange & Söhne, Glashütte in Sachsen. Guillochiertes Goldgehäuse mit à-goutte-Schlüssen und Goldcuvette. Weißes Emailzifferblatt mit vertieftem Mittelteil und unten kleiner Sekunde. Arabische Zahlen und Goldzeiger im Stil Louis XV. Vergoldetes Werk mit geschraubten Chatons. Werk unter Glasabdeckung. Gravierter Unruhkloben mit Diamantdeckstein und Schwanenhalsfeinregulierung. Große Kompensationsunruh mit Goldschrauben und Breguet-Spirale. Goldanker und -ankerrad. ∅ = 56.

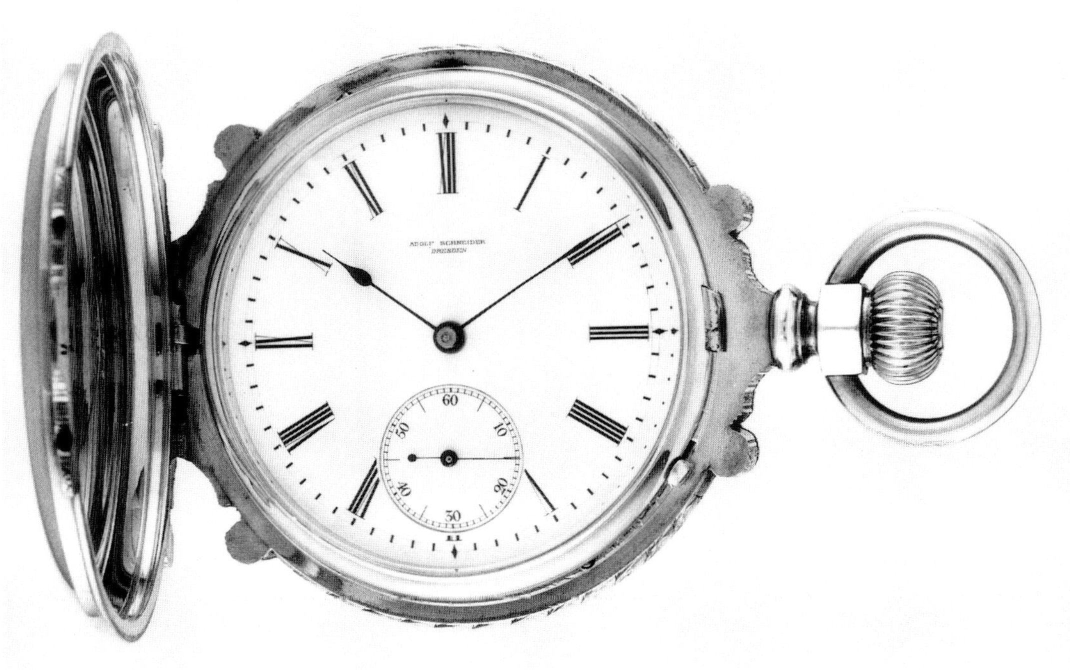

605/1 △

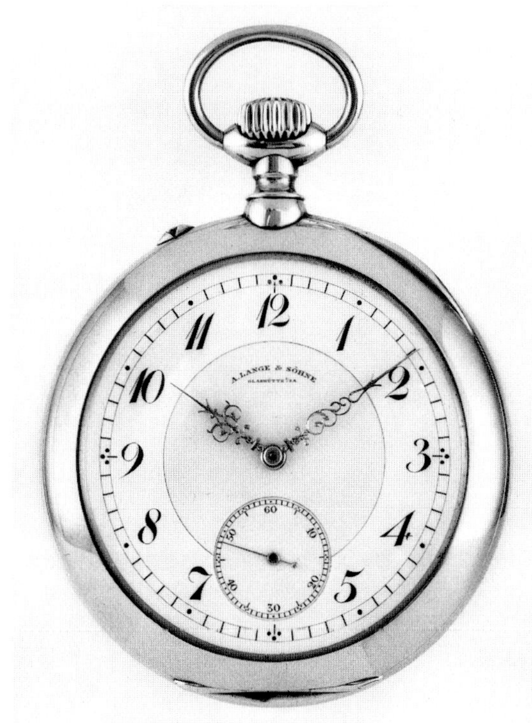

605/3 △

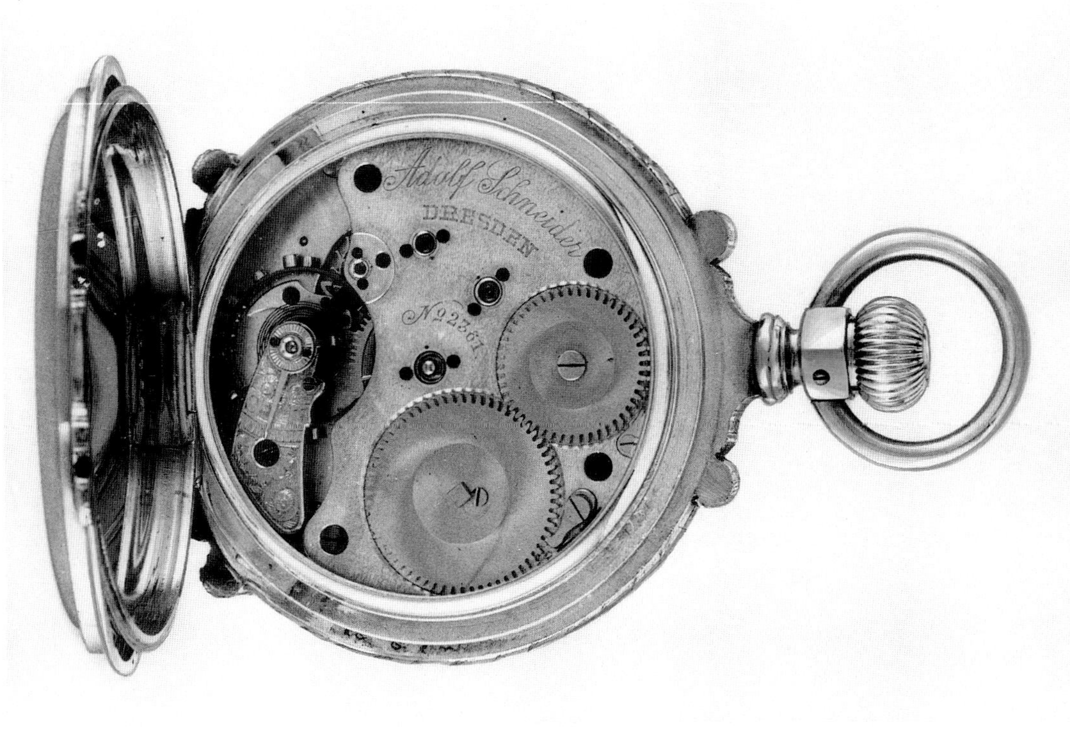

605/2 ▽

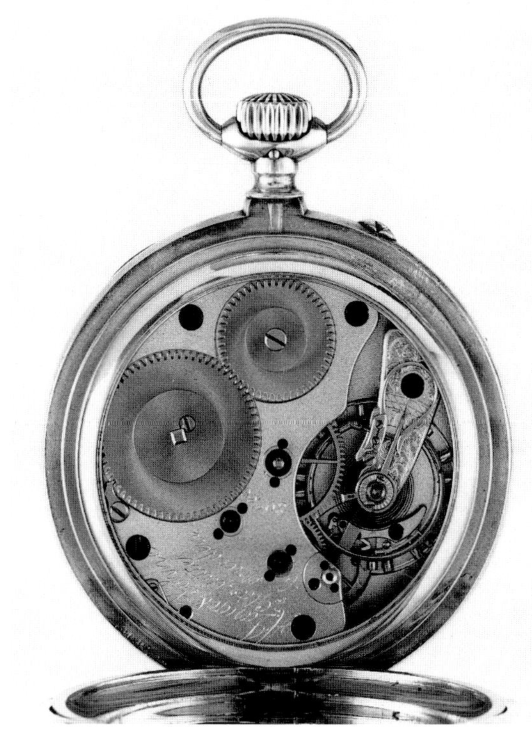

605/4 ▽

605/5–6 Goldsavonnette mit Chronometerhemmung, deutsch, um 1900. Signiert: A. Lange & Söhne, Glashütte bei Dresden. Glattes Rotgoldgehäuse mit à-goutte-Schlüssen und fünfteiligem Scharnier. Zwei Wurffedern für den Sprungdeckel, Goldcuvette. Dreiteiliges weißes Emailzifferblatt mit arabischen Stunden- und roten Minutenzahlen und unten kleiner Sekunde. Feine Louis-XV.-Goldzeiger. Vergoldetes Platinenwerk mit Antrieb über Kette und Schnecke. Verschraubte Goldchatons. Große Kompensationsunruh mit Goldschrauben und zylindrischer Spirale mit Endkurven. Gravierter Unruhkloben mit Diamantdeckstein. Vorrichtung zur Verhinderung des ›Galoppierens‹. Chronometerhemmung mit Feder. ∅ = 57.

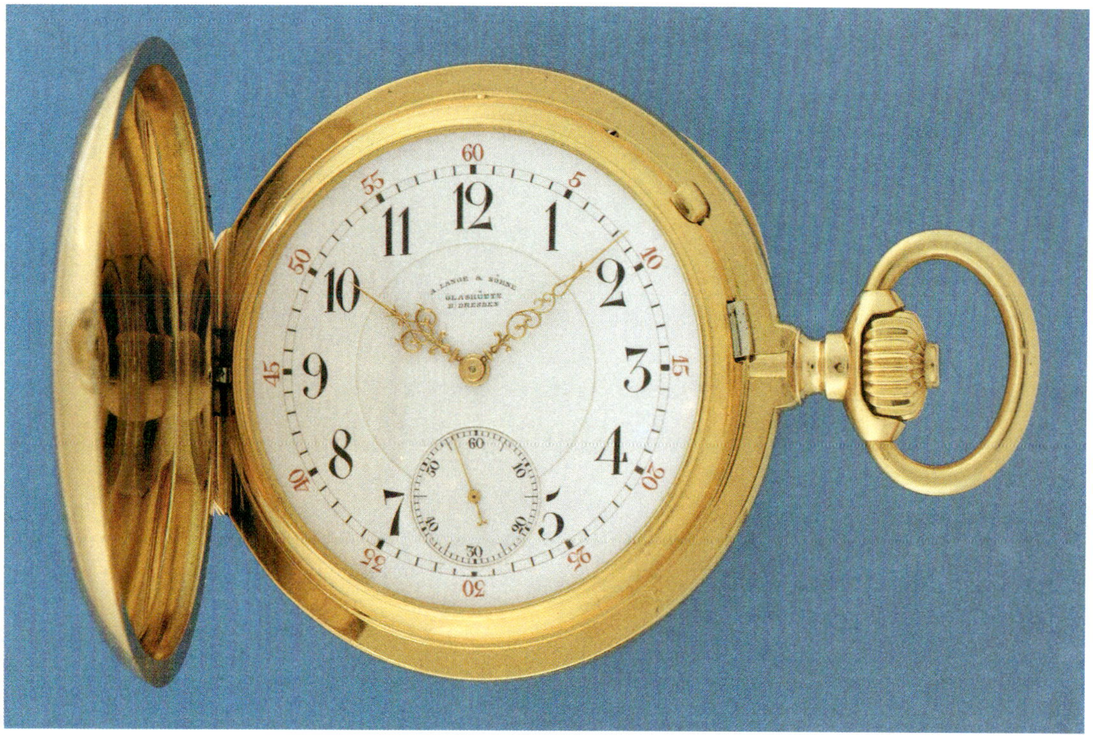

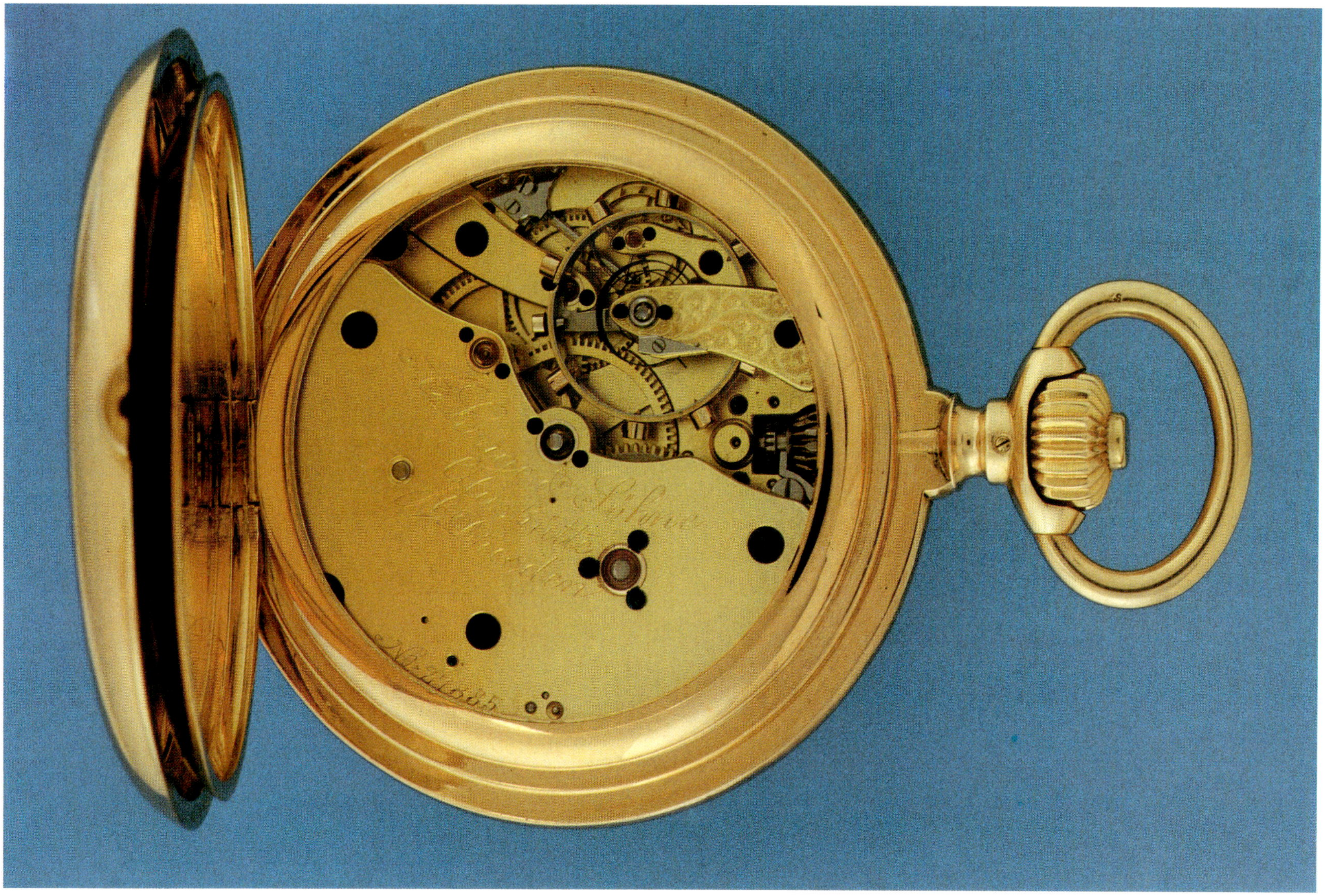

606 **Gold-Savonnette,** Schweiz, um 1890. Signiert: International Watch Co. Graviertes und guillochiertes Gehäuse. Emailzifferblatt mit kleiner Sekunde und vergoldeten Zeigern. Vergoldetes Werk mit geschraubten Chatons. Kompensationsunruhe mit Breguet-Spirale und Feinregulierung. Präzisions-Ankerhemmung. ∅ = 49.

607 **Goldtaschenuhr,** Westschweiz, um 1890. Signiert: Longines. Glattes Goldgehäuse. Zeigerstellung durch Ziehen an der Krone. Emailzifferblatt mit kleiner Sekunde und feinen Zeigern. Vergoldetes Werk mit geschraubtem Minutenrad-Chaton. Große Kompensationsunruhe mit Breguet-Spirale und besonderer Feinregulierung. Präzisions-Ankerhemmung. ∅ = 54.

608–609 **Goldtaschenuhr mit Chronometerhemmung,** Westschweiz, um 1900. Glattes Goldgehäuse mit seitlichem Drücker für die Zeigerstellung. Emailzifferblatt mit kleiner Sekunde und feinen Stahlzeigern. Neusilber-Werk mit einzelnen Räderbrücken und Feinschliff. Geschraubtes Minutenrad- und Chronometerrad-Chaton. Große Kompensationsunruhe mit Breguet-Spirale. Chronometerhemmung mit Feder.

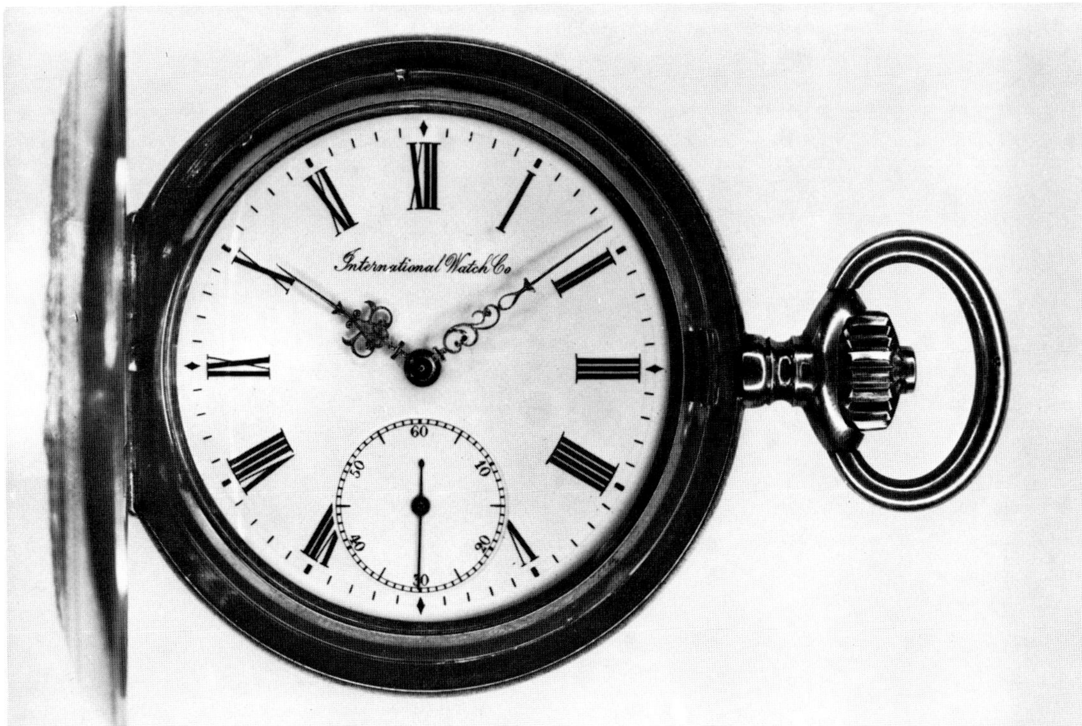

606 △

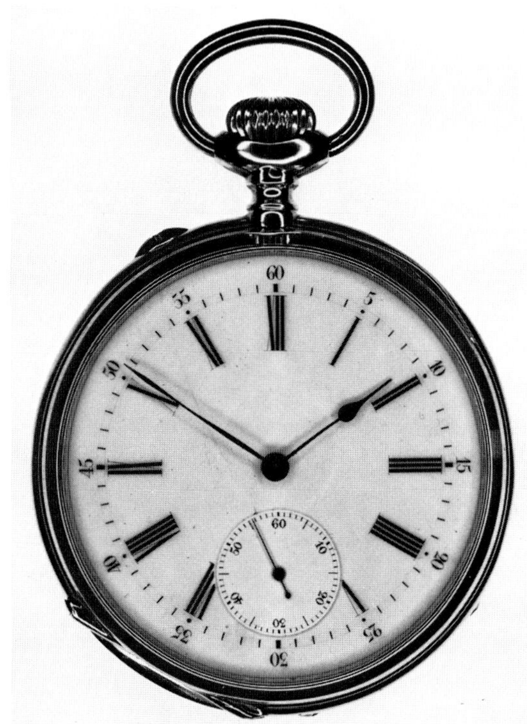

607 ▽

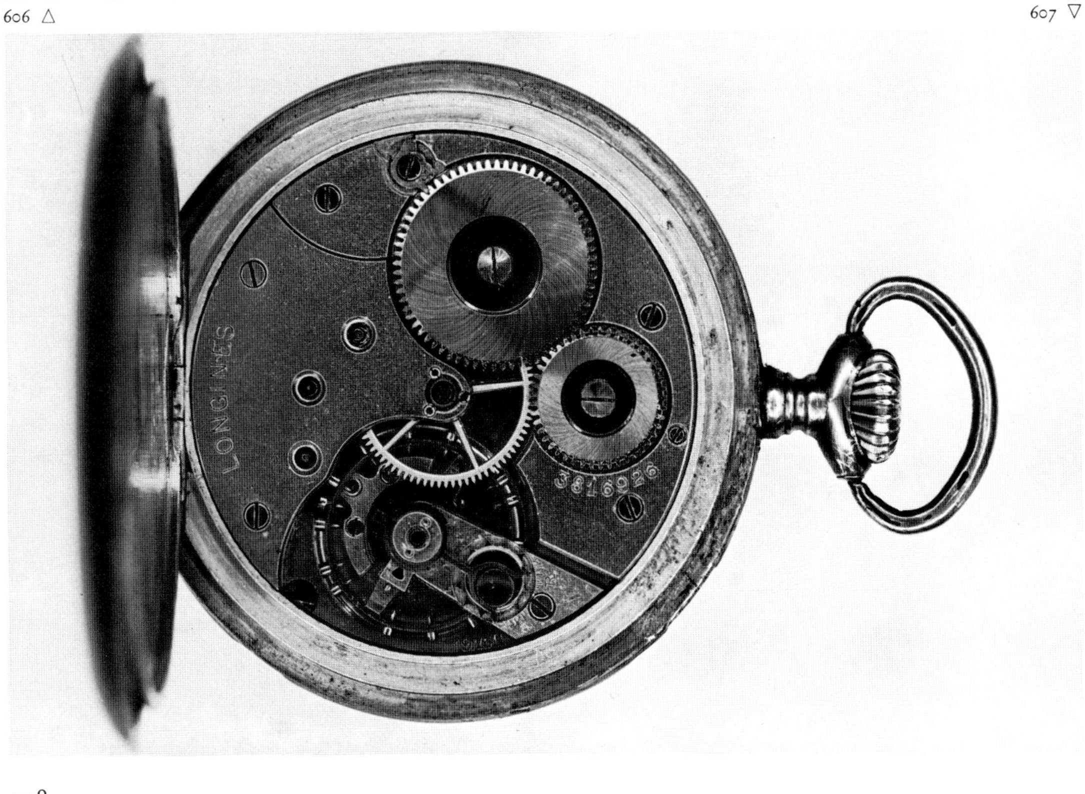

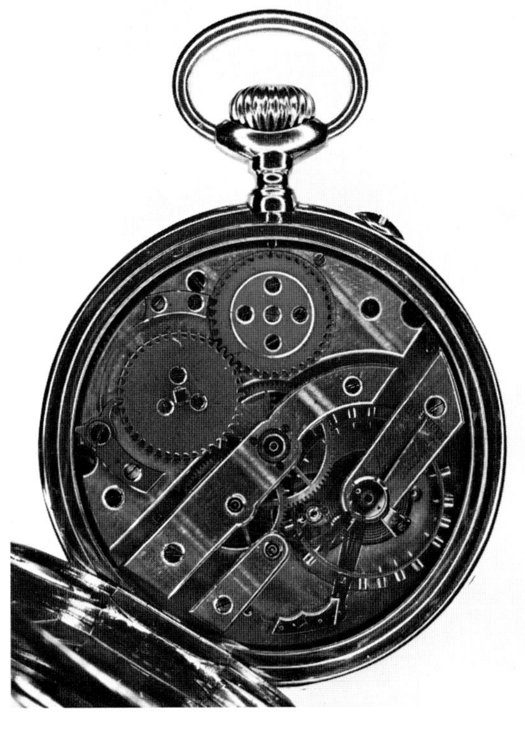

610–611 Silbertaschenuhr mit Reliefgehäuse, Schaffhausen, um 1905. Signiert: Aug(ust) Ericsson. (Auf dem Werk Stempel. IWC.) Das Modell des Gehäuses wurde von Holy Frs. gefertigt. Emailzifferblatt mit kleiner Sekunde und Stahlzeigern. Vergoldetes Werk mit Kompensationsunruhe und Präzisions-Ankerhemmung. ∅ = 48.

612–613 Skelettuhr, La Chaux-de-Fonds, um 1890. Beidseitig verglastes Gehäuse. Fein skelettiertes Metallzifferblatt mit Stahlzeigern. Vollkommen skelettierte Räderwerksbrücken und Grundplatine mit geschraubtem Minutenrad-Chaton. Große Kompensationsunruhe mit Breguet-Spirale und Schweizer Ankerhemmung. ∅ = 52.

614–615 Silbertaschenuhr, Westschweiz, um 1900. Guillochierte Gehäuseschale mit glattem Rand. Emailzifferblatt mit kleiner Sekunde und blauen Stahlzeigern. Vergoldetes Werk mit einzelnen Brücken. Kompensationsunruhe mit Breguet-Spirale und Feinregulierung. Präzisions-Ankerhemmung. ∅ = 54.

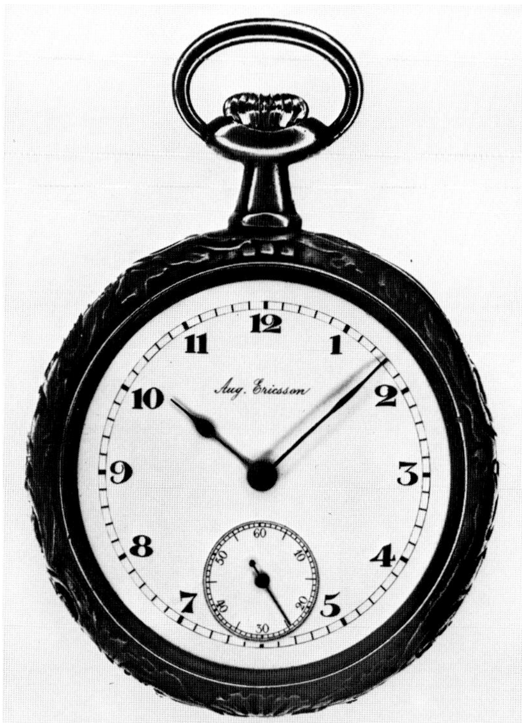

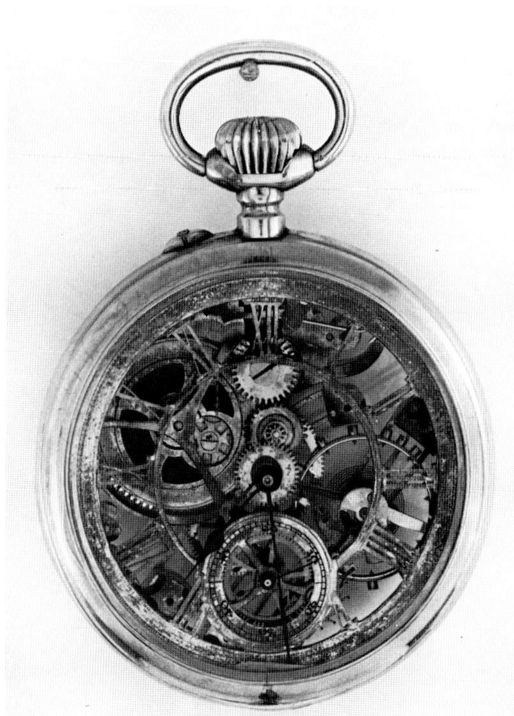

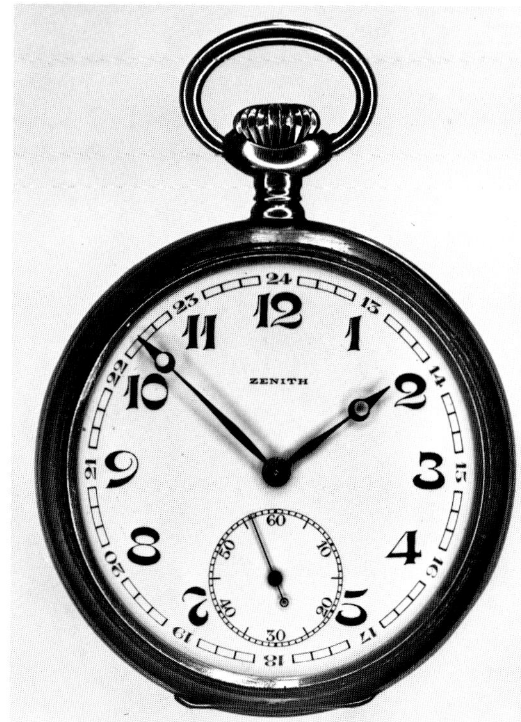

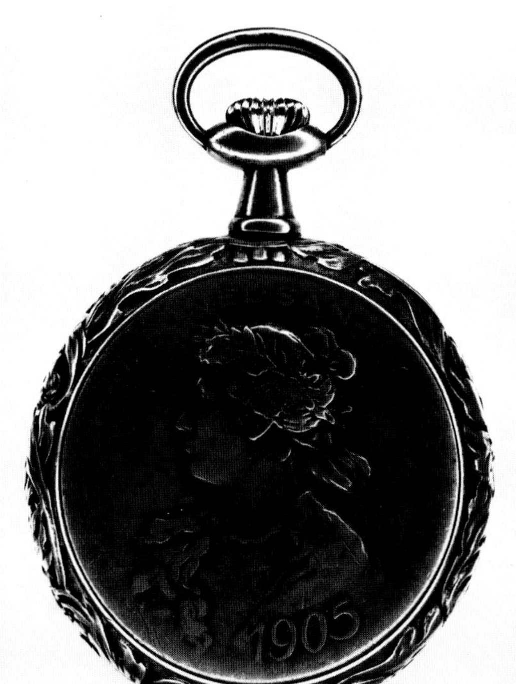

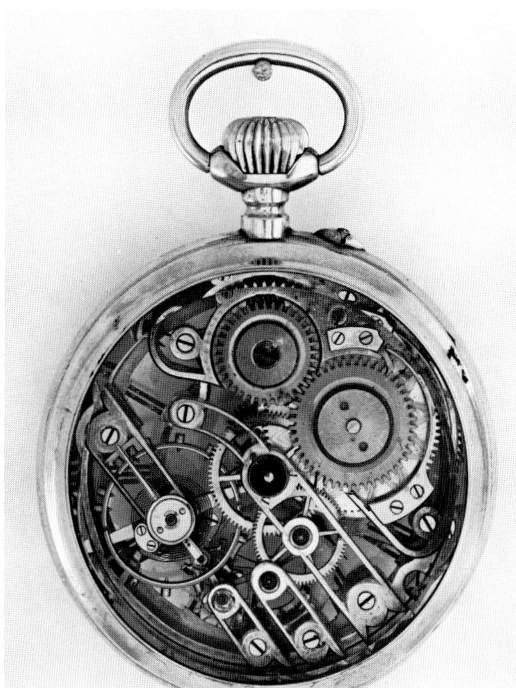

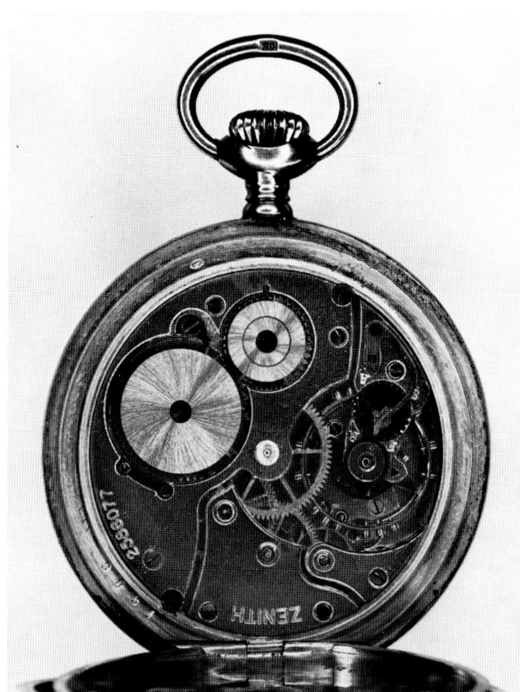

616–617+620 Jugendstil-Gold-Savonnette, Westschweiz, um 1910. Signiert: Sureté. Beidseitig graviertes und ziseliertes Gehäuse. Die Schalen zeigen Anemonen und Klatschmohn im Jugendstil. Vergoldetes Metallzifferblatt mit kleiner Sekunde und Stahlzeigern. Vergoldetes Werk mit einzelnen Räderbrücken. Ankerhemmung. ∅ = 50.

618–619+621 Gold-Savonnette, Westschweiz, um 1900. Feingravierte und ziselierte Gehäuseschalen mit kleinem Monogrammwappen. Emailzifferblatt mit kleiner Sekunde und vergoldeten Zeigern. Vergoldetes Werk mit einzelnen Räderbrücken. Kompensationsunruhe und Ankerhemmung. ∅ = 54.

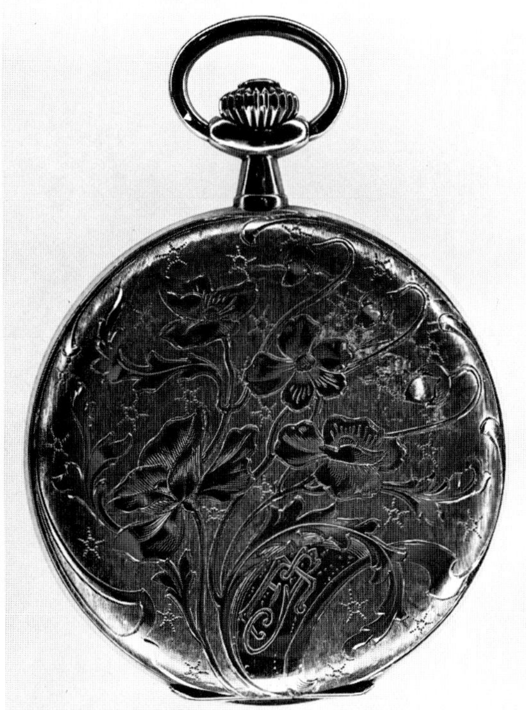

616 △

618 ▽

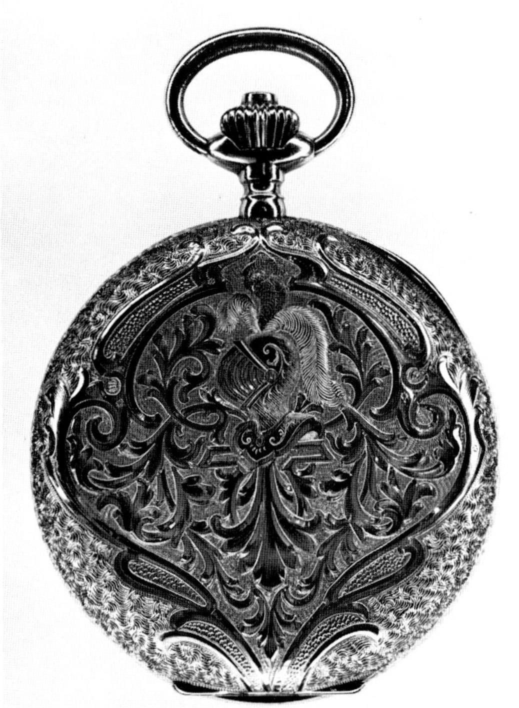

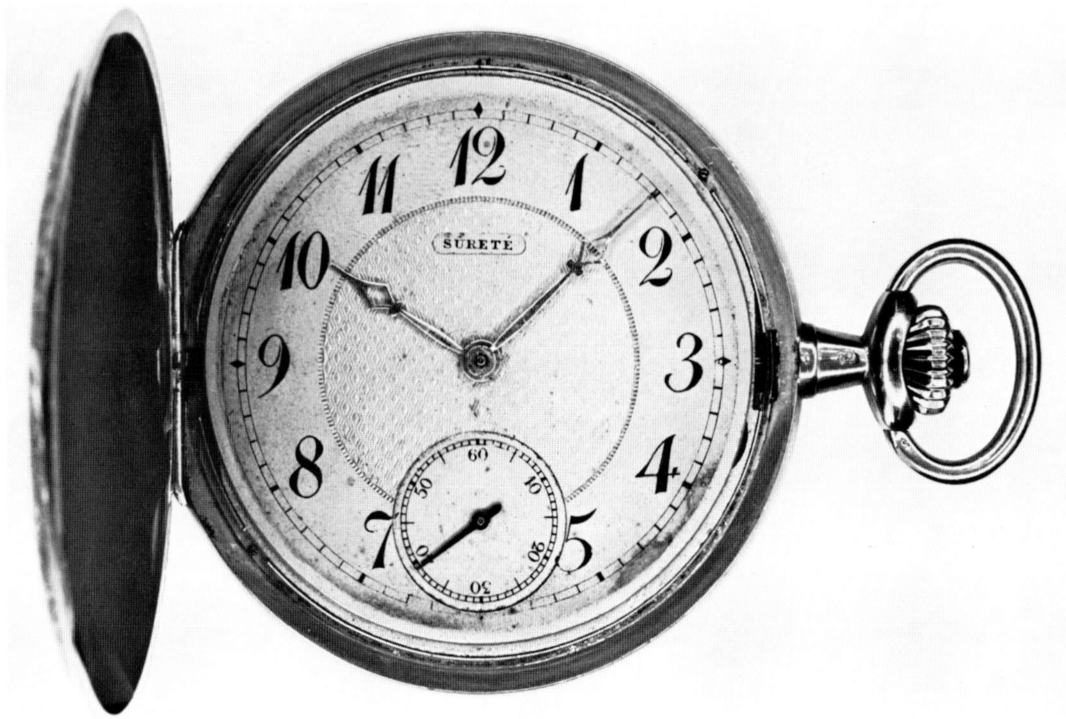

617 △

619 ▽

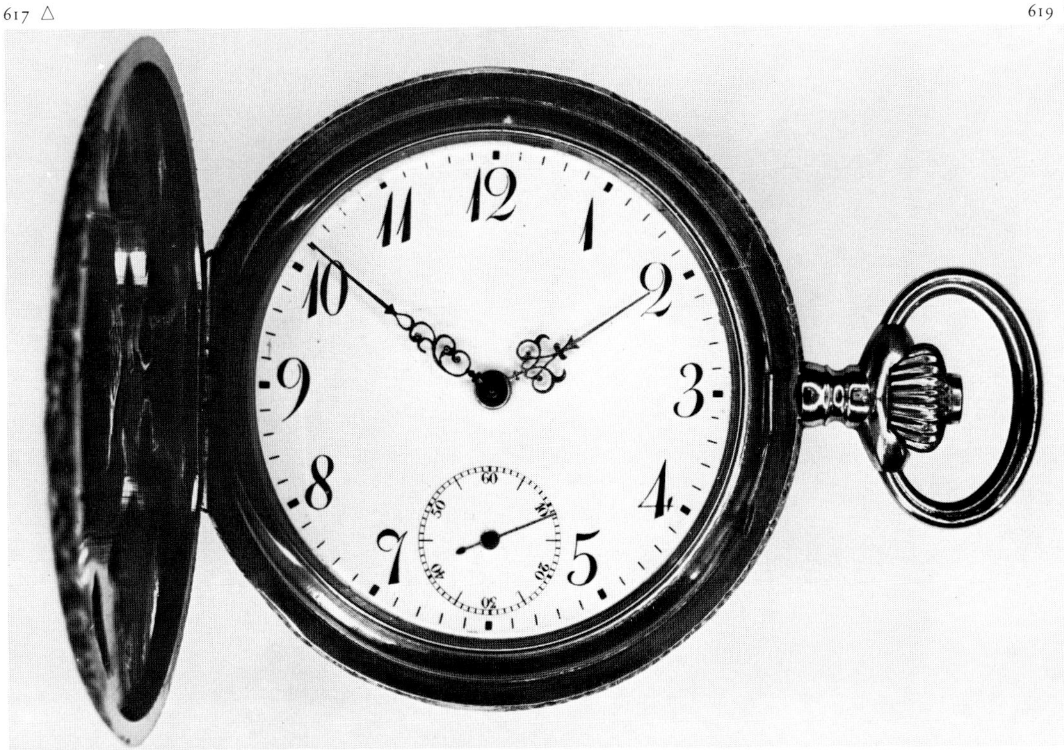

622–624 Goldtaschenuhr, Schaffhausen um 1890. Massives guillochiertes Gehäuse mit seitlichem Scharnier und großem Monogramm HG auf der Schale. Kleiner freistehender Drücker für die Zeigerstellung neben dem Pendant. Emailzifferblatt mit kleiner Sekunde und Goldzeigern. Neusilber-Werk mit einzelnen Räderbrücken und geschraubten Chatons. Große Kompensationsunruhe mit Breguet-Spirale. Ankerhemmung.

625 Silbertaschenuhr mit Reliefgehäuse, Westschweiz, um 1890. Signiert: International Watch Co. Reliefiertes Gehäuse mit glattem Rand. Emailzifferblatt mit kleiner Sekunde und feinen Zeigern. Vergoldetes Werk mit einzelnen Brücken. Kompensationsunruhe mit Breguet-Spirale. Präzisions-Ankerhemmung.

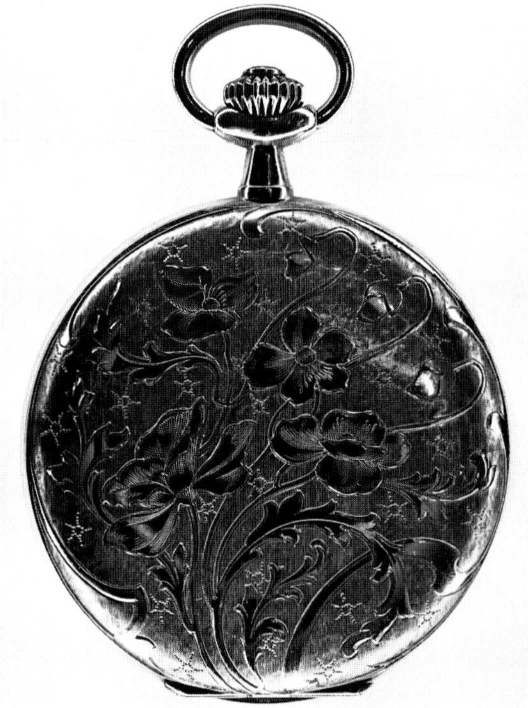

620 △

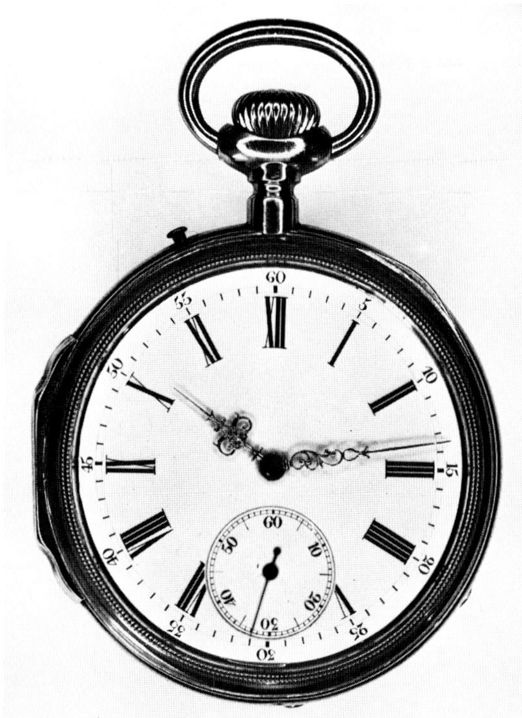

622 △

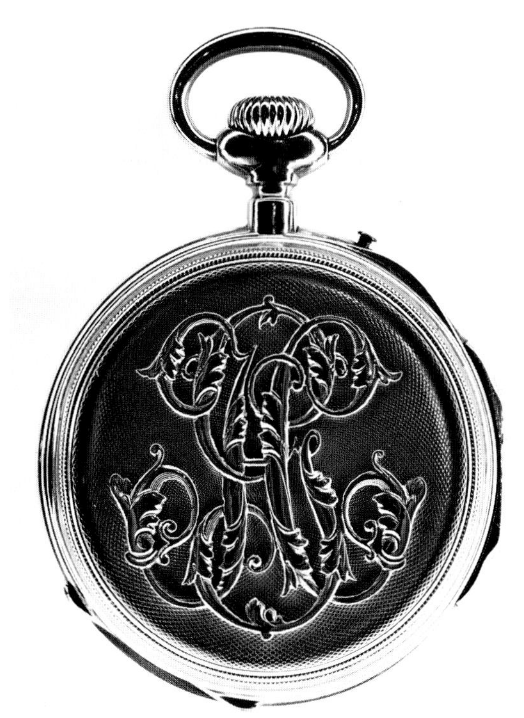

624 △

621 ▽

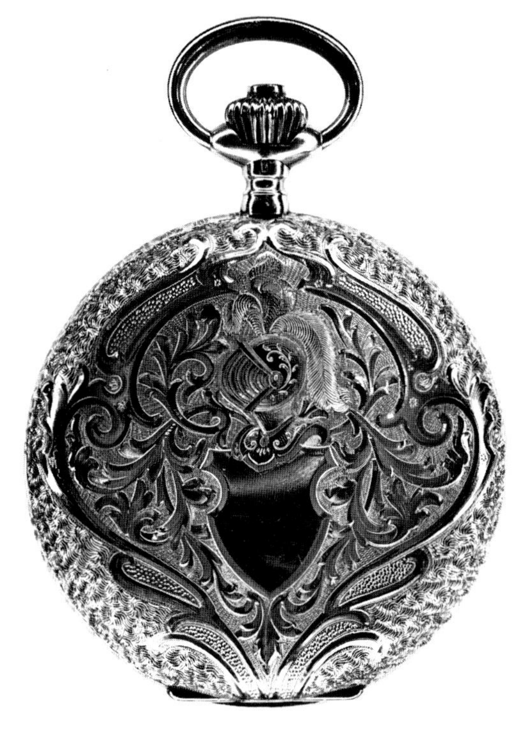

623 ▽

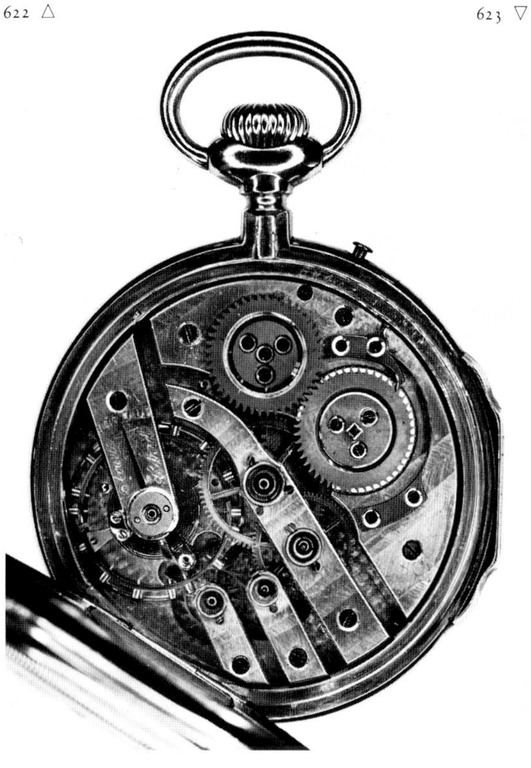

625 ▽

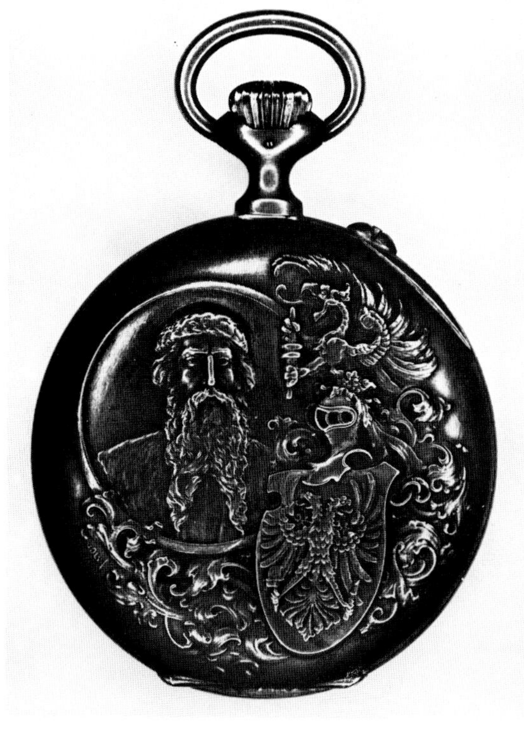

626 Taschenuhr mit Scheinpendel und Emailminiaturen, Westschweiz, um 1890. Signiert: J. Ullmann & Co Shanghai »Exclusiv«. Glattes Stahlgehäuse mit vergoldetem Pendant. Polychrom emailliertes Zifferblatt mit nach oben gerücktem Zifferring und Stahlzeigern. Unter der VI kleines Fenster für Scheinpendel. Seitlich die Portraits des Zaren und der Zarin. Vergoldetes Werk mit Ankerhemmung. ∅ = 48.

627 Taschenuhr, sogenannte »Kühle-Uhr«, Westschweiz, um 1900. Metallgehäuse mit gerippter Wandung. Auf der Schale ist eine bäuerliche Szene eingraviert. Emailzifferblatt mit rotschwarzen Zahlen, kleiner Sekunde und vergoldeten Zeigern. Am Rand und im Zentrum in bunter Emailmalerei Kühe und Hirten. Vergoldetes Werk mit einzelnen Brücken und Zylinderhemmung. ∅ = 53.

628 Silbertaschenuhr, Westschweiz, um 1900. Glattes Gehäuse mit guillochierter Schale. Die Lunette hat innen einen gravierten bogenförmigen Rand über dem Zifferblatt. Emailzifferblatt mit bunten Blumen und Blättern, kleiner Sekunde und vergoldeten Zeigern. Vergoldetes Werk mit einzelnen Räderbrücken und Zylinderhemmung. ∅ = 52.

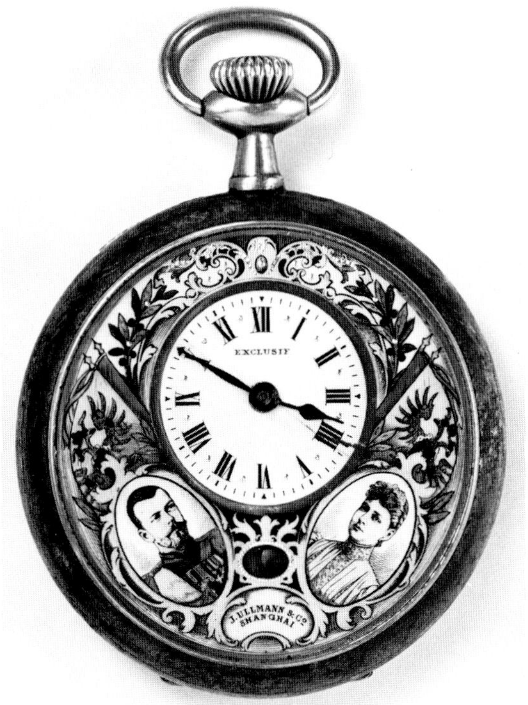

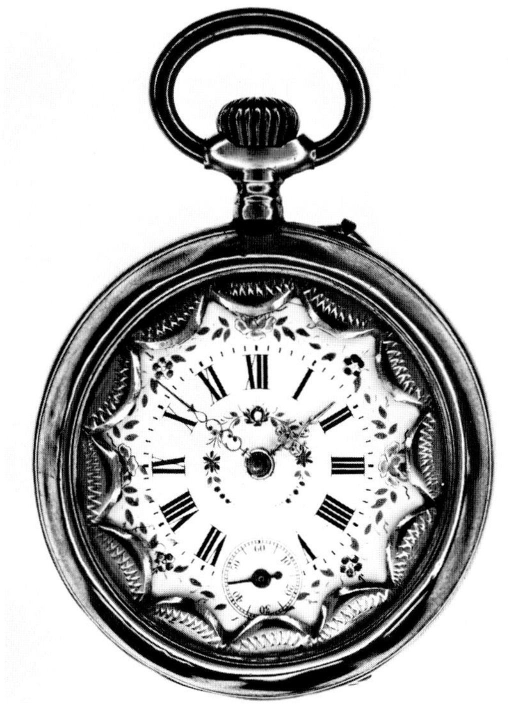

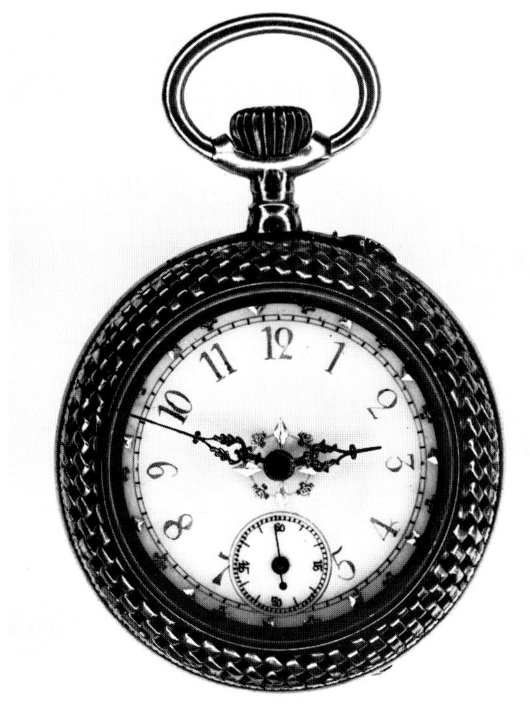

626 △ 627 ▽ 628 △ 629 ▽ 630 △ 631 ▽

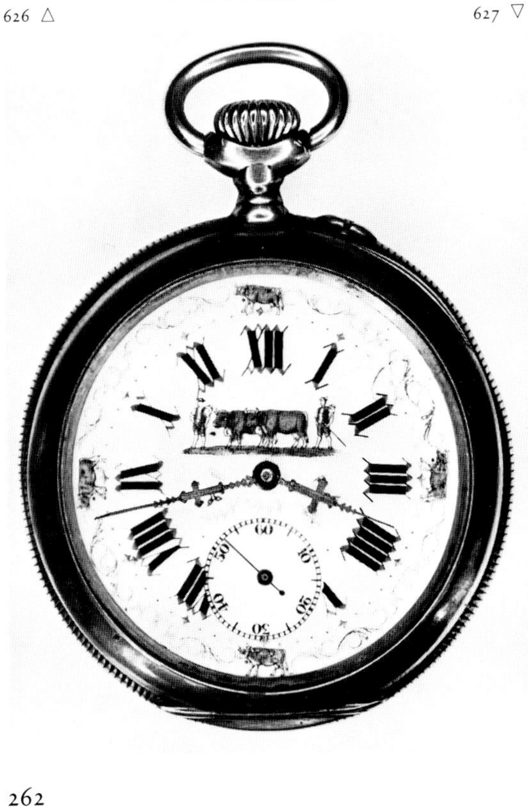

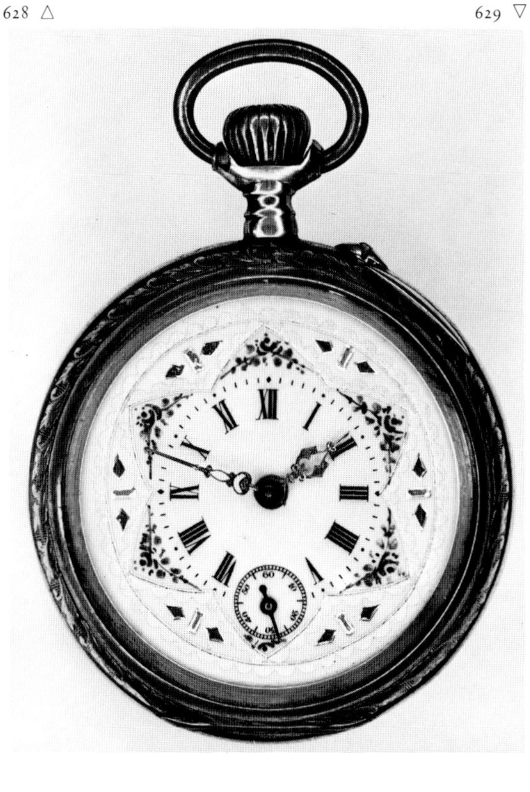

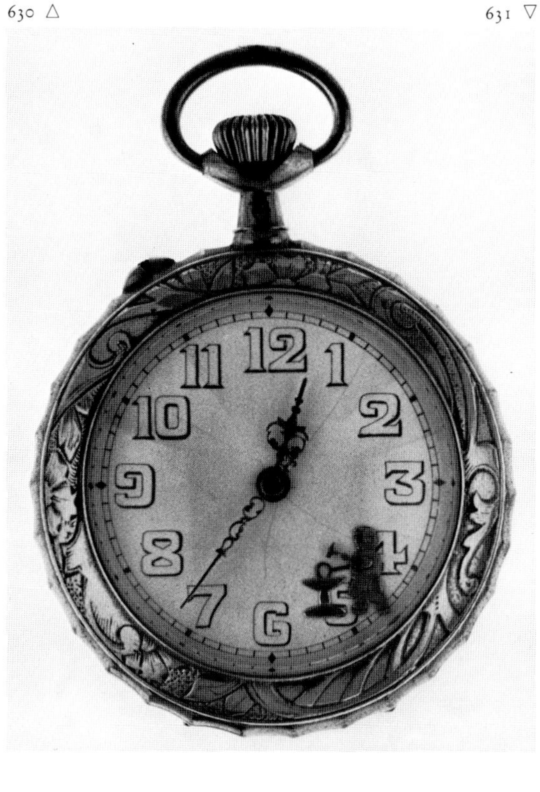

629 Silbertaschenuhr, Westschweiz, um 1910. Fein graviertes Gehäuse. Emailzifferblatt mit bunten Blumen und Goldpunkten, kleiner Sekunde und vergoldeten Zeigern. Vergoldetes Werk mit einzelnen Räderbrücken. Kompensationsunruhe mit Ankerhemmung. ∅ = 49.

630 Kleine Taschenuhr, Schweiz, um 1910. Reliefartiges Schachbrettmuster auf dem Gehäuse. Weißes Emailzifferblatt mit Goldpunkten und kleinen Rosen, kleiner Sekunde und vergoldeten Zeigern. Vergoldetes Werk mit einzelnen Brücken. Ankerhemmung. ∅ = 34.

631 Taschenuhr mit Automatenfigur, Westschweiz, um 1915. Graviertes Gehäuse mit Blumenornamenten und zwei Pferden auf der Rückseite. Weißes Emailzifferblatt mit einem kleinen hämmernden Schmied bei der 5. Der »hämmernde« Arm wird vom Anker bewegt. Vergoldetes Werk mit Ankerhemmung. ∅ = 55.

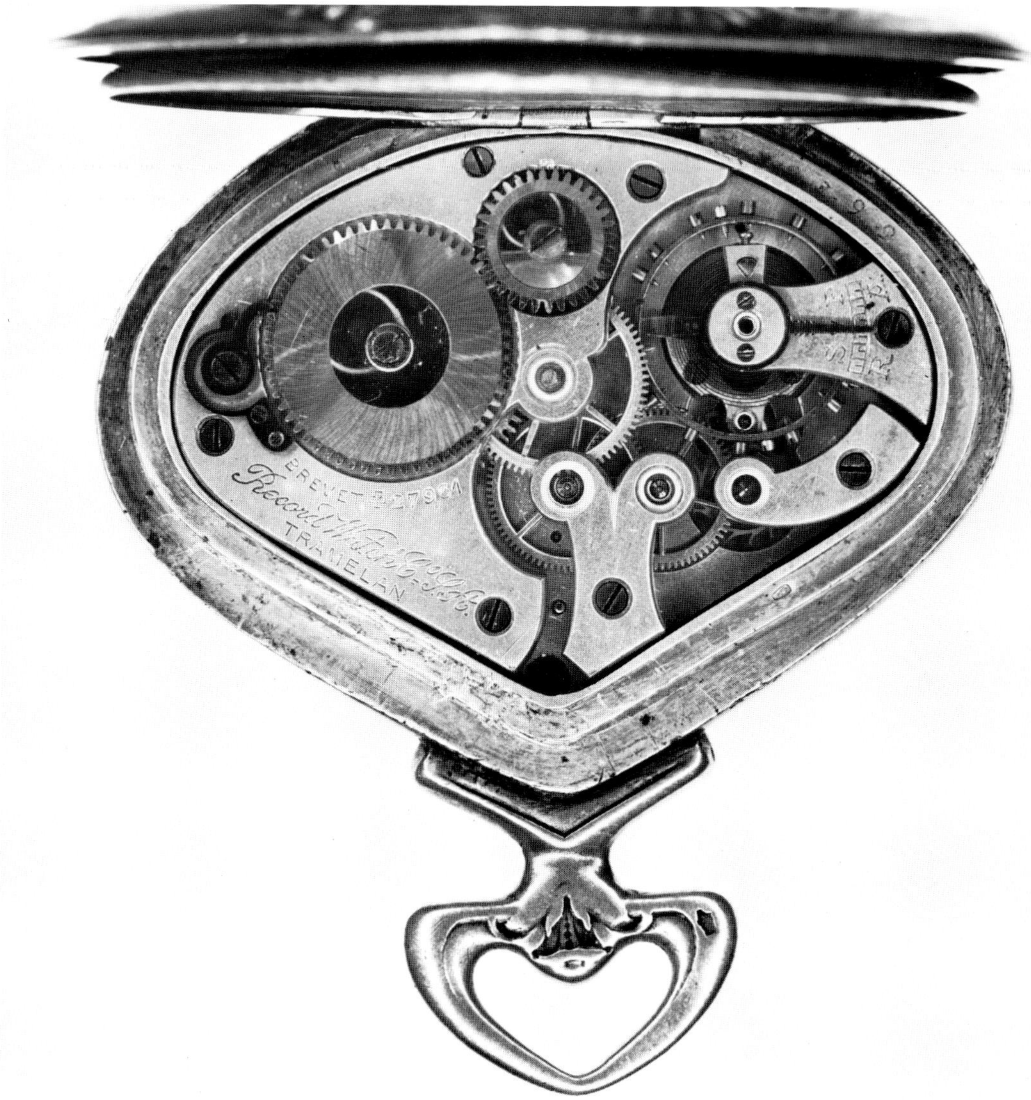

632

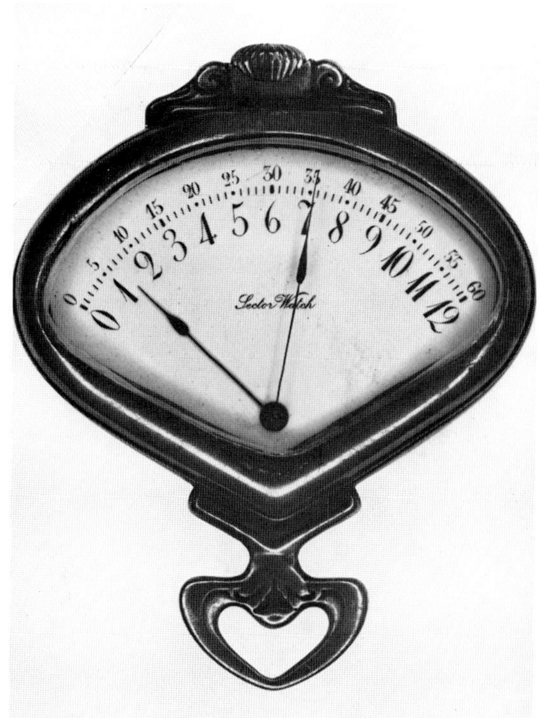

633 △

634 ▽

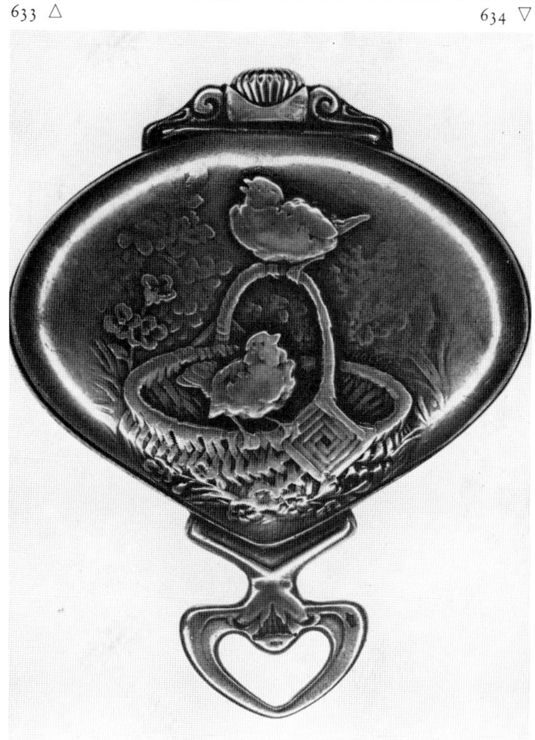

632–634 Jugendstiluhr, sogenannte »Sector Watch«. Signiert: Record Watch C. S. A. Tramelan. Sektorförmiges Silbergehäuse mit geprägter Schale. Emailzifferblatt mit feinen Stahlzeigern, die nur eine 120°-Bewegung machen. Wenn der Stundenzeiger oder der Minutenzeiger am rechten »Ende« des Zifferblattes angekommen ist, springt er auf Null zurück. Vergoldetes Werk mit einzelnen Räderbrükken. Kompensationsunruhe mit Breguet-Spirale und Ankerhemmung. ∅ = 61.

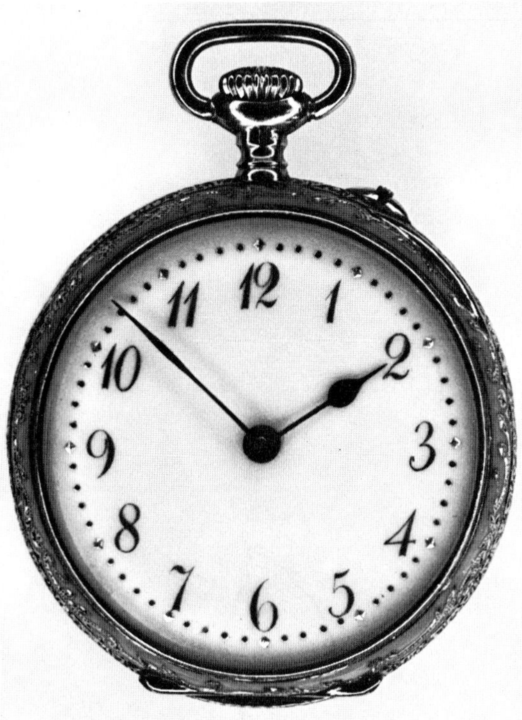

635–636 Emailtaschenuhr, Westschweiz, um 1910. Graviertes und ziseliertes Gehäuse. Die Schale zeigt in bunter Emailmalerei eine Seelandschaft (wohl im Tessin), gerahmt von Goldranken. Weißes Emailzifferblatt mit Stahlzeigern. Zeigerstellung durch Drükker neben dem Pendant. Vergoldetes Werk mit einzelnen Räderbrücken und Zylinderhemmung. ∅ = 36.

637–638 Silbertaschenuhr, Westschweiz, um 1910. Guillochiertes Gehäuse mit gerippter Wandung. Versilbertes Zifferblatt mit erhöhten vergoldeten Zahlen und zwei (ungleichen) Zeigern. Neusilber-Werk mit einzelnen Räderbrücken. Unruhe mit flacher Spirale und Ankerhemmung. ∅ = 46.

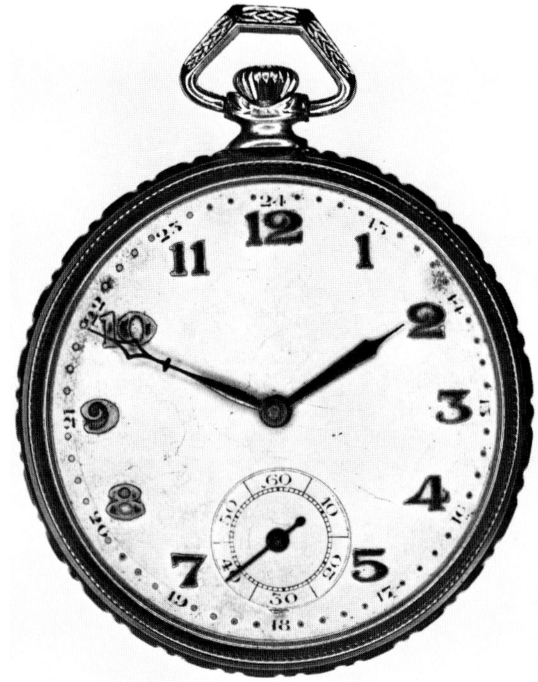

635 △ 636 ▽

637 △ 638 ▽

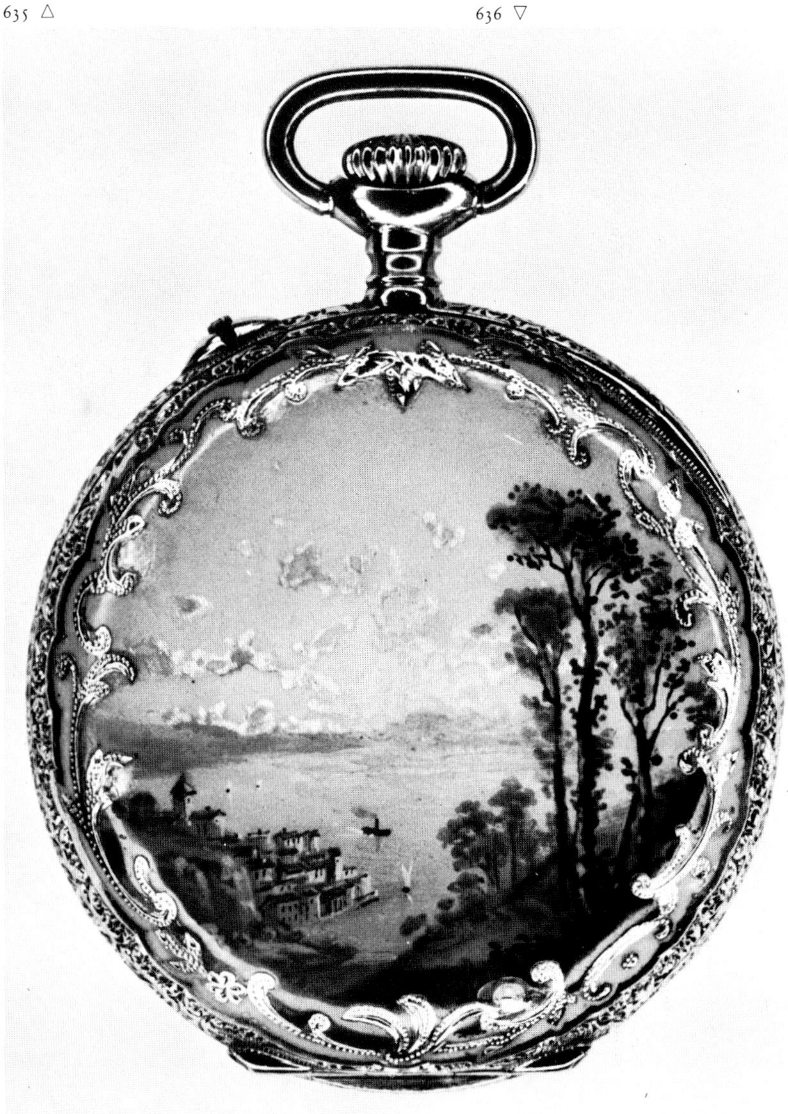

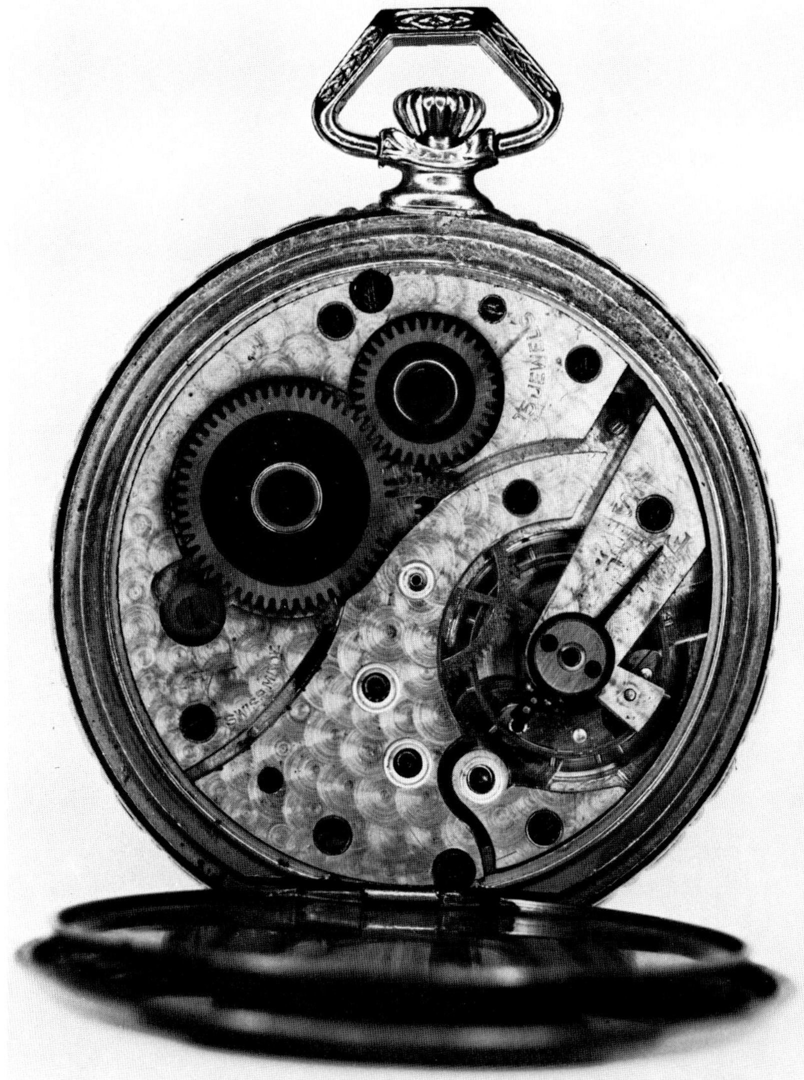

639–642 Flache Gold-Savonnette, Schweiz, um 1920. Signiert: H(einrich) J(ohann) Moser & Cie No. 55838. Glattes Goldgehäuse mit Monogramm auf der Schale. Weißes Emailzifferblatt mit kleiner Sekunde und feinen Stahlzeigern. Zeigerstellung durch Drücker am Gehäuserand. Im Staubdeckel Signatur in deutsch und russisch mit Firmenwappen. Neusilber-Werk mit einzelnen Räderbrücken und Feinschliff. Große Kompensationsunruhe mit Breguet-Spirale und Präzisions-Ankerhemmung. ∅ = 53.

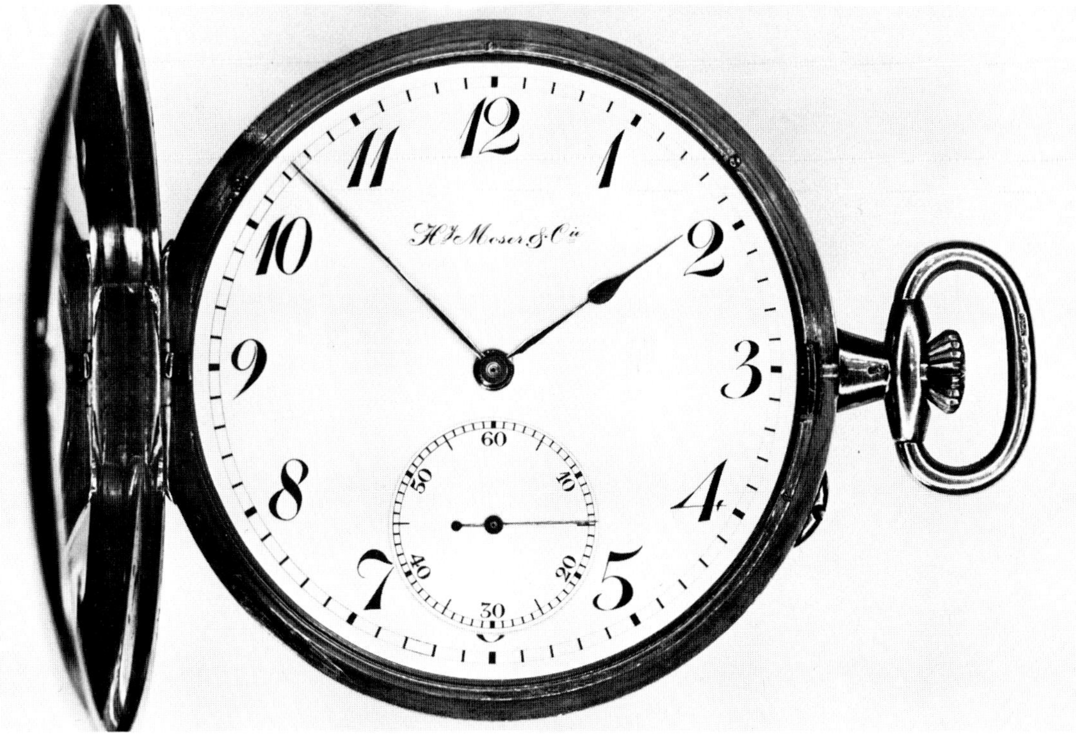

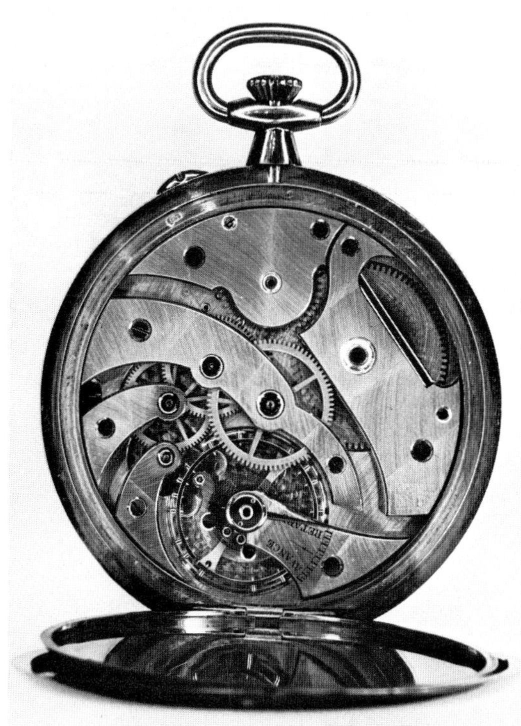

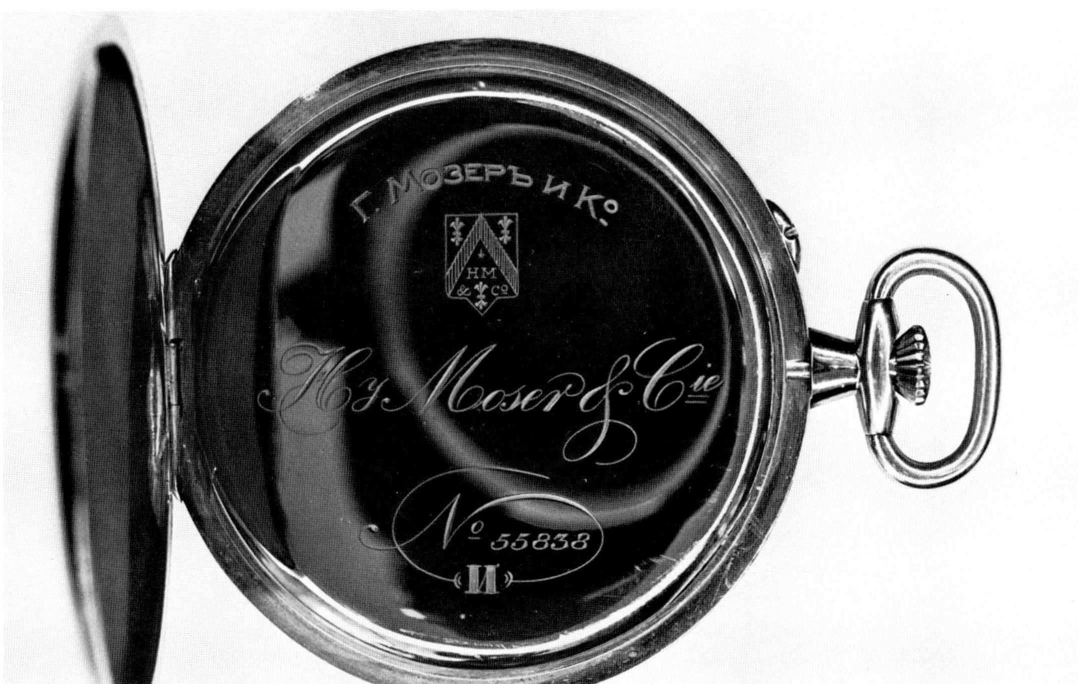

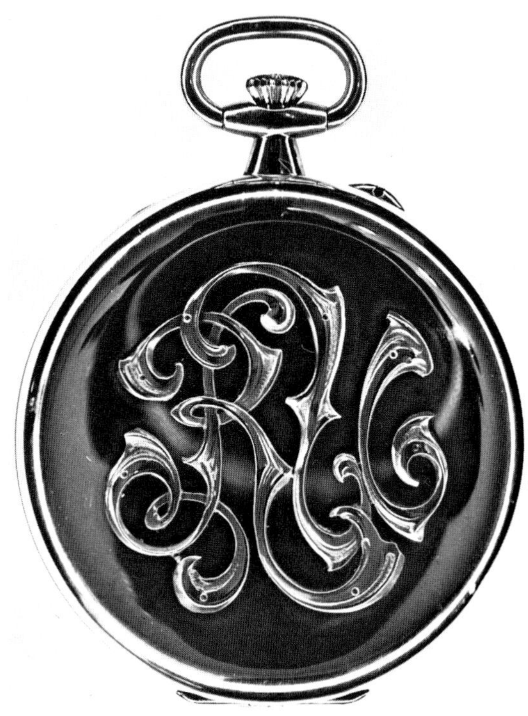

Schützenuhren
Abb. 643–654

643–644 Silber-Schützenuhr, Schaffhausen, 1892. Signiert: International Watch Co. Nr. 100001. Auf der Schale bezeichnet: Eidgenössisches Schützenfest Glarus 1892. Geprägtes Gehäuse mit ziselierter Lunette. Emailzifferblatt mit kleiner Sekunde und Stahlzeigern. Vergoldetes Werk mit geschraubtem Minutenrad-Chaton. Kompensationsunruhe mit Breguet-Spirale und Präzisions-Ankerhemmung. ∅ = 53.

645–646 Silber-Savonnette als Schützenuhr, Schaffhausen, 1897. Signiert: International Watch Co. Nr. 157295. Auf der Schale bezeichnet: XII. Deutsches Bundesschießen Nürnberg 1897. Beide Gehäuseschalen geprägt mit Schützen, Reichsadler und Eichenlaub. Emailzifferblatt mit kleiner Sekunde und feinen Stahlzeigern. Vergoldetes Werk mit einzelnen Räderbrükken und großer Kompensationsunruhe. Präzisions-Ankerhemmung. ∅ = 52.

647–648 Silber-Savonnette als Schützenuhr, Schaffhausen, 1901. Signiert: International Watch Co. Nr. 265538. Geprägtes Gehäuse mit Schützen, Stadtwappen, Reichsadler und Helmen. Auf der Schale bezeichnet: 19. Mitteldeutsches Bundesschießen 7.–14. Juli 1901 Zwickau i/S(achsen). Emailzifferblatt mit kleiner Sekunde und Stahlzeigern. Vergoldetes Werk mit einzelnen Brücken. Kompensationsunruhe mit Breguet-Spirale und Präzisions-Ankerhemmung. ∅ = 53.

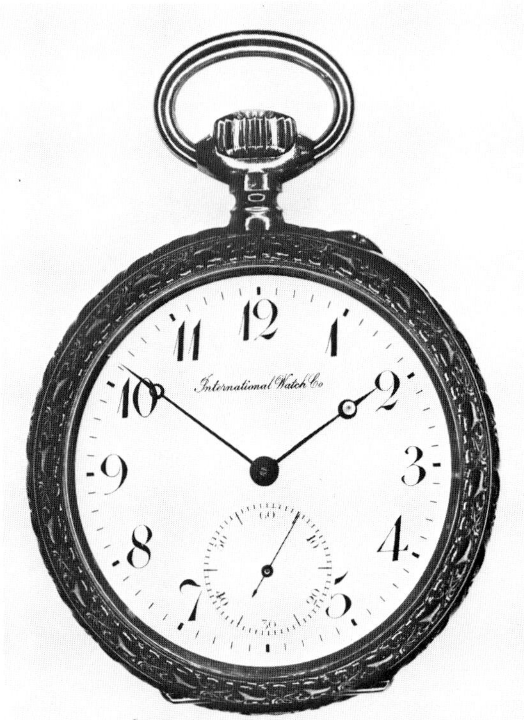

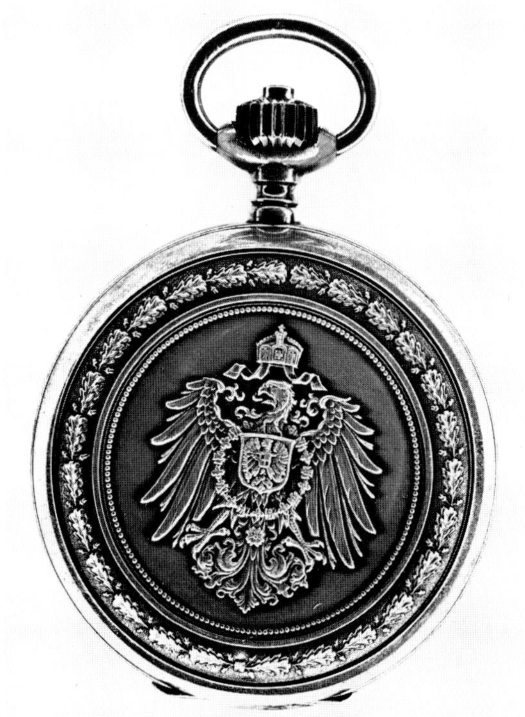

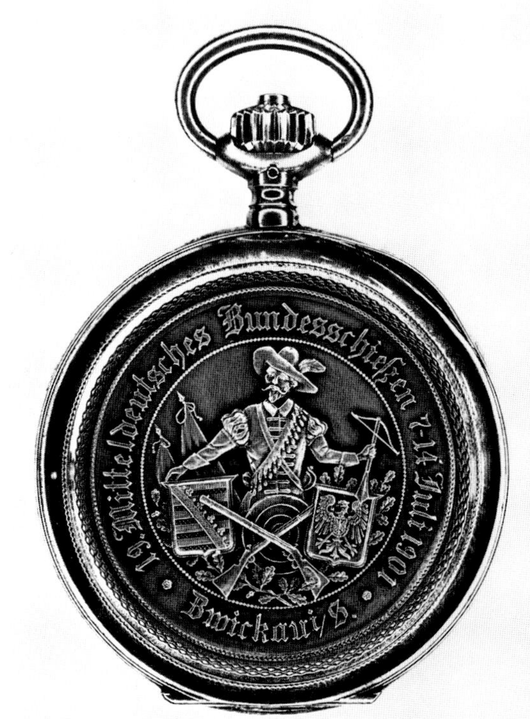

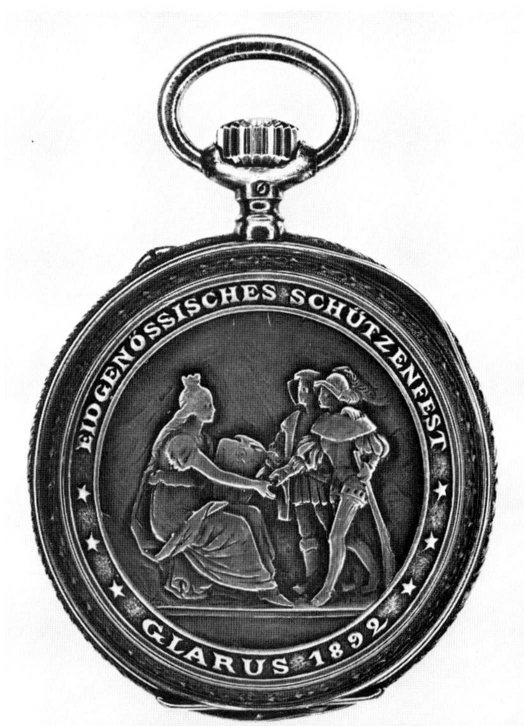

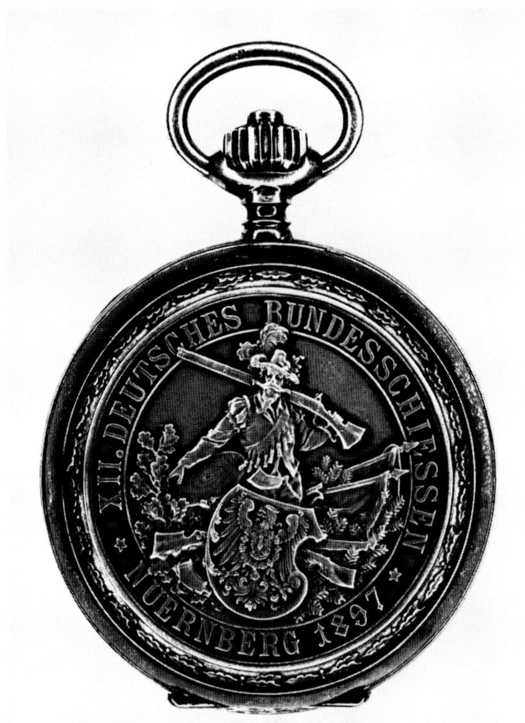

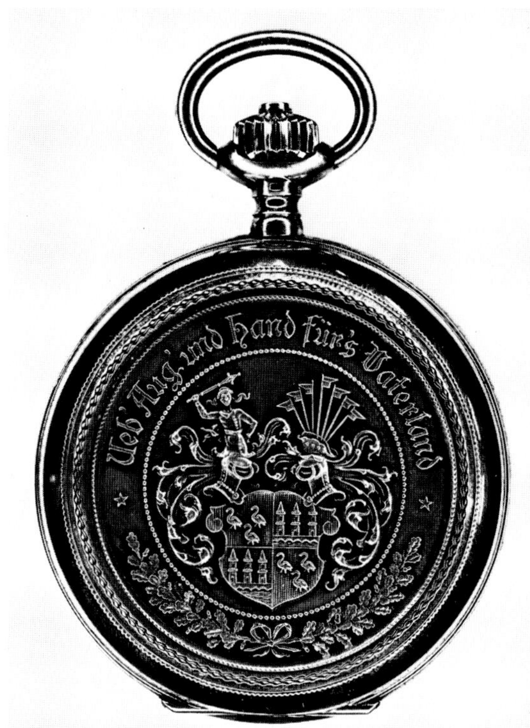

649–650 Silbertaschenuhr als Schützenuhr, Schaffhausen, 1912. Signiert: Uhrenfabrik von J. Rauschenbach, Schaffhausen. Geprägtes Gehäuse mit einer Stadtansicht von Frankfurt. Auf der Schale bezeichnet: 17. Deutsches Bundesschießen und Goldenes Jubiläumsschießen 1862–1912 Frankfurt A/M. Weißes Emailzifferblatt mit kleiner Sekunde und vergoldeten Zeigern. Vergoldetes Werk mit einzelnen Brükken. Große Kompensationsunruhe mit Breguet-Spirale und Präzisions-Ankerhemmung. ∅ = 53.

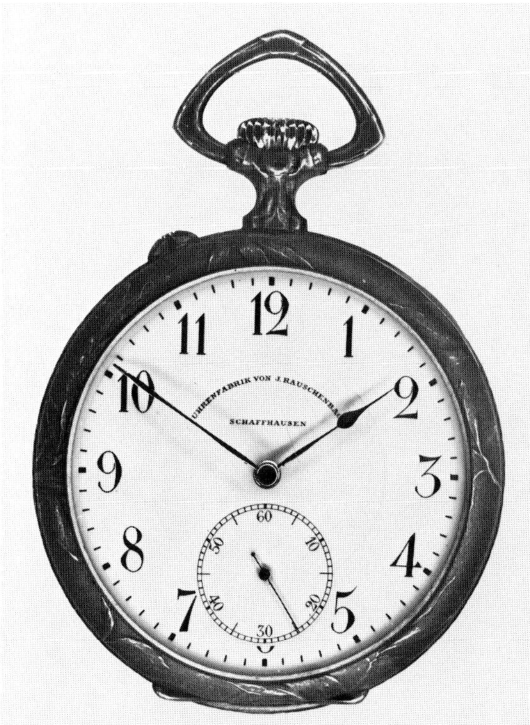

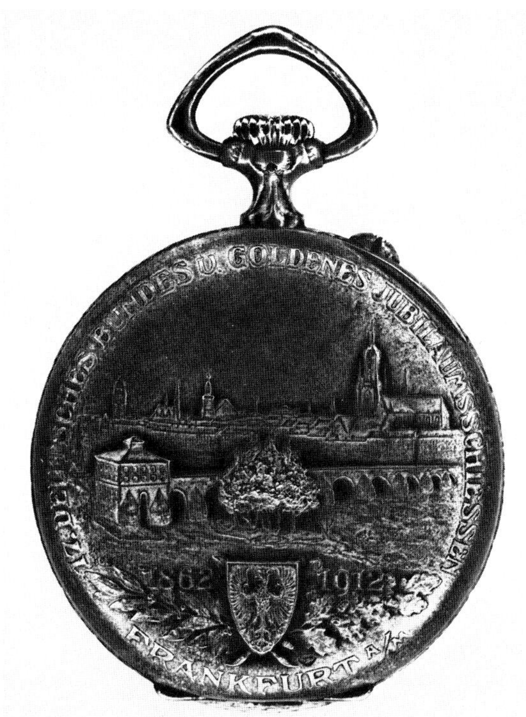

651–652 Silbertaschenuhr als Schützenuhr, Schaffhausen, 1906. Signiert: International Watch Co. Schaffhausen. Geprägtes Gehäuse mit glattem Rand. Auf der Schale bezeichnet: 15. Deutsches Bundesschießen, München 1906. Weißes Emailzifferblatt mit kleiner Sekunde und Stahlzeigern. Vergoldetes Werk mit einzelnen Brücken. Große Kompensationsunruhe mit Breguet-Spirale und Präzisions-Ankerhemmung. ∅ = 54.

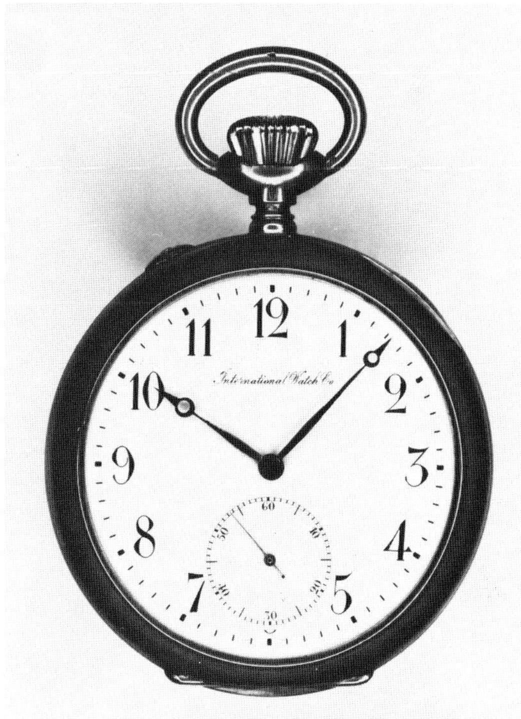

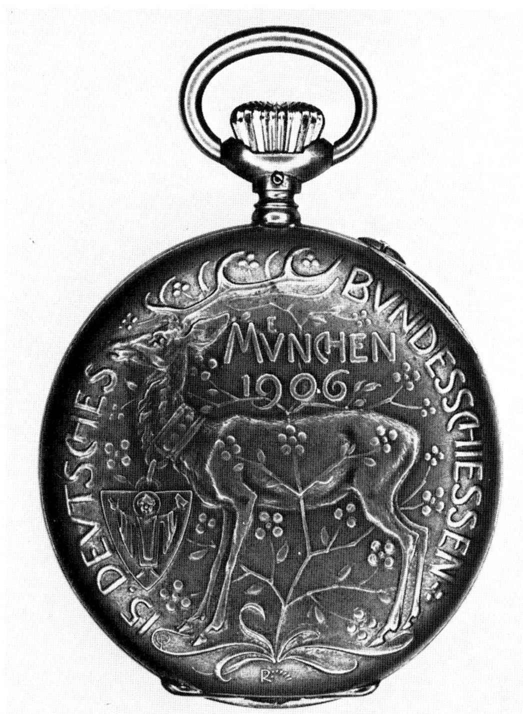

653–654 Silbertaschenuhr als Schützenuhr, Schaffhausen, 1927. Signiert: International Watch Co. Geprägtes Gehäuse mit Hirsch und Diana und glattem Rand. Auf der Schale bezeichnet: 18. Deutsches Bundesschießen München 1927. Weißes Emailzifferblatt mit kleiner Sekunde und Stahlzeigern. Vergoldetes Werk mit einzelnen Brücken. Kompensationsunruhe mit Breguet-Spirale. ∅= 53.

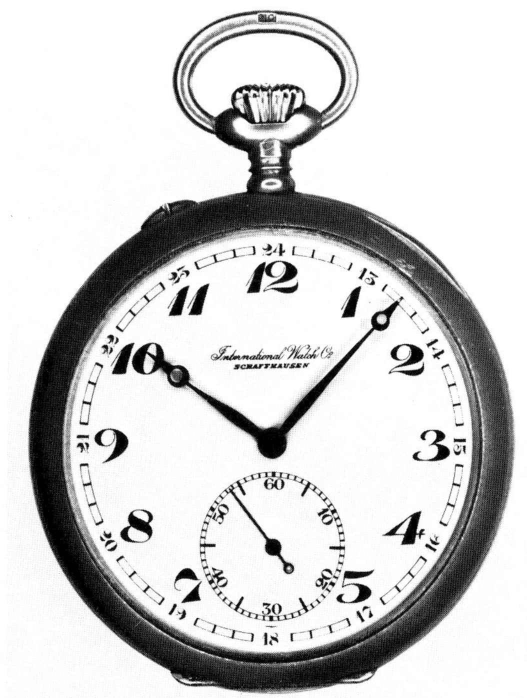

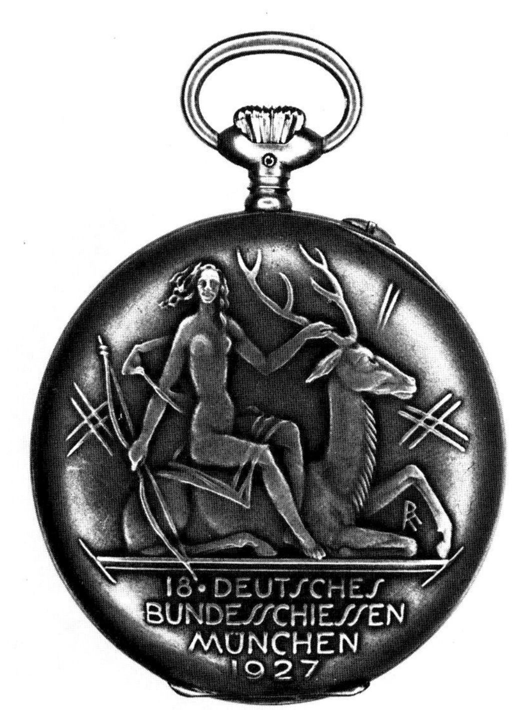

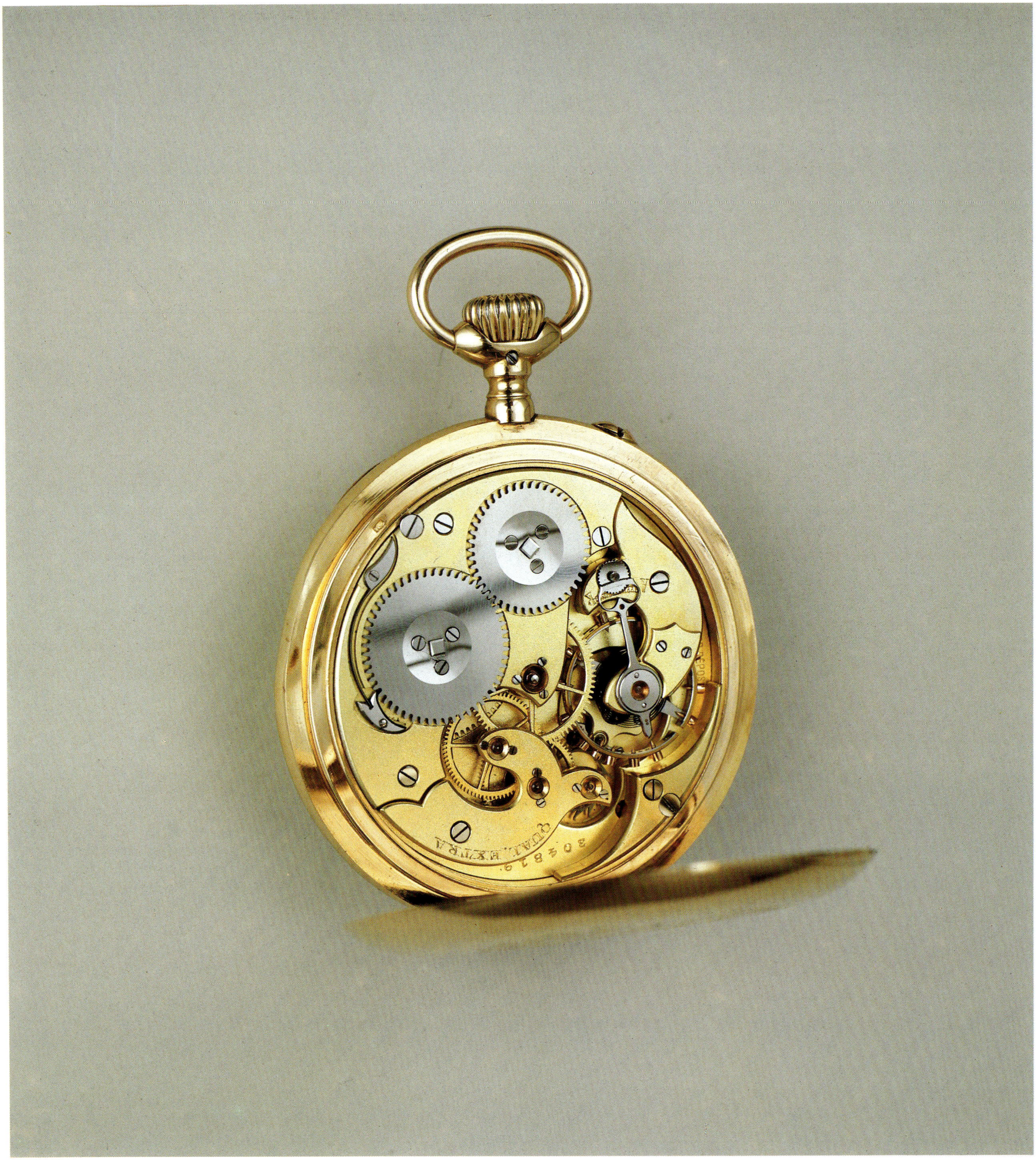

◁ **654/1 Goldtaschenuhr,** Schweiz, um 1900. Signiert: International Watch Co., Schaffhausen. Glattes Goldgehäuse. Weißes Emailzifferblatt mit arabischen Zahlen und kleiner Sekunde. Vergoldetes Werk (Kaliber 71). Brücke bezeichnet: Qualität Extra. Vier geschraubte Goldchatons. Unruh mit spezieller Feinregulierung. Kompensationsunruh mit Goldschrauben und Breguet-Spirale. Ankerhemmung. Ø = 52.

654/2 Goldtaschenuhr, Schweiz, um 1880. Signiert: International Watch Company, Schaffhausen. Glattes Goldgehäuse. Weißes Emailzifferblatt mit römischen Zahlen und kleiner Sekunde. Gebläute Stahlzeiger. Neusilberwerk mit geschlossener Platine (Kaliber Seeland), separate Federhausbrücke. Obenliegender Unruhkloben mit langem Rückerzeiger. Kompensationsunruh mit flacher Spirale. Ø = 44.

654/3 Silbertaschenuhr, Schweiz, um 1890. Signiert: International Watch Co. Glattes Silbergehäuse. Vergoldetes Werk (Kaliber 28) mit geschraubten Chatons. Gravierter Ankerrad- und Unruhkloben. Kompensationsunruh mit Goldschrauben und Breguet-Spirale. Ankerhemmung. Ø = 52.

654/4 Goldtaschenuhr, Schweiz, um 1870. Signiert: International Watch Co. Glattes gestuftes Goldgehäuse mit gerippter Wandung. Neusilberwerk mit Genfer Streifen (Kaliber Jones). Langer Rückerzeiger mit Indikation auf der Räderwerksplatine. Große Kompensationsunruh mit Goldschrauben und Breguet-Spirale. Ankerhemmung. Ø = 52.

654/5 Goldsavonnette, Schweiz, um 1890. Signiert: Im Gehäuse IWC-Stempel. Graviertes Goldgehäuse. Weißes Emailzifferblatt mit arabischen Zahlen und unten kleiner Sekunde. Vergoldetes Werk mit geschraubten Chatons (frühes Kaliber Elgin I. Qualität). Kompensationsunruh mit Breguet-Spirale. Ankerhemmung.

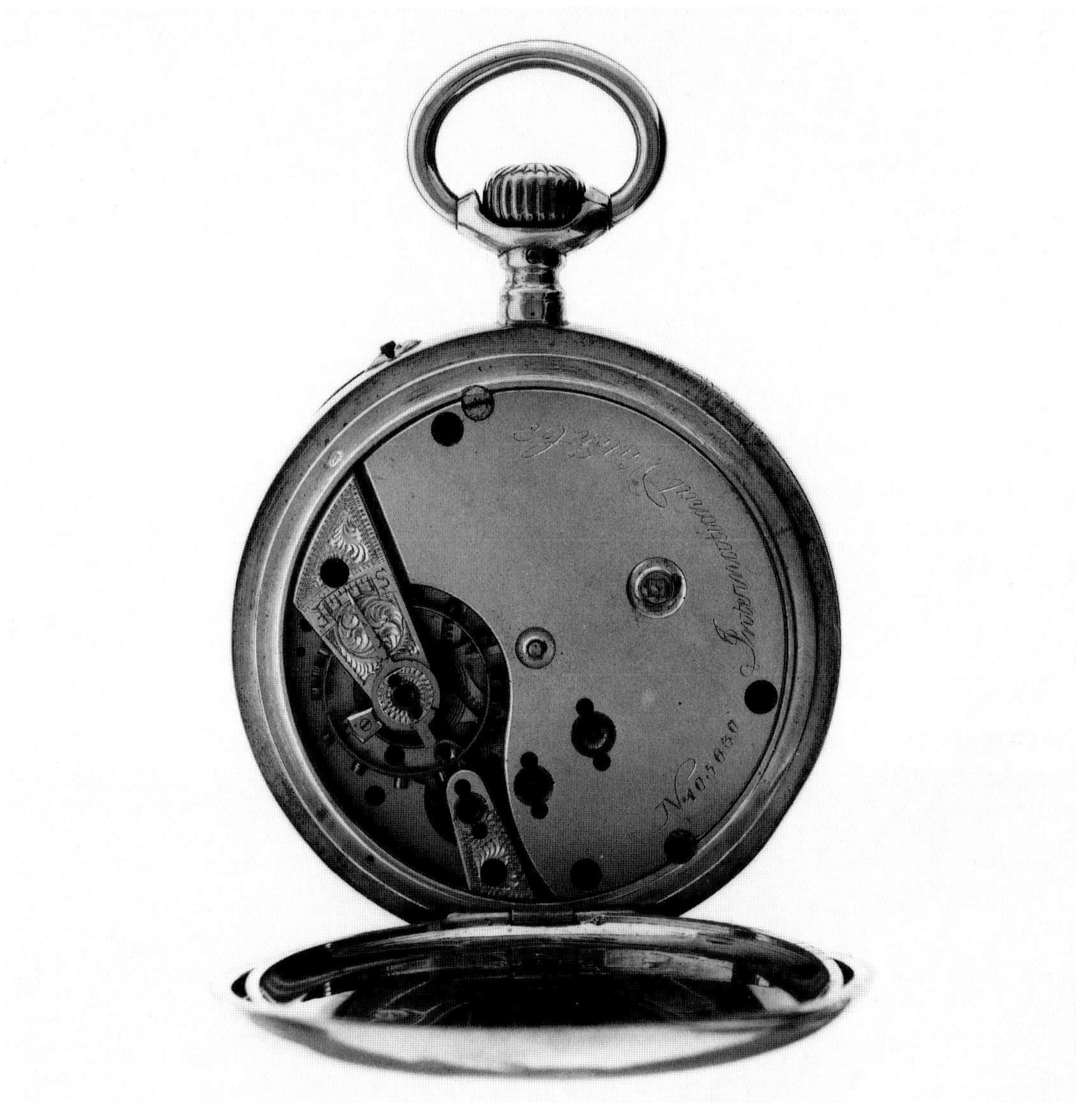

654/3 △

654/2 ▽

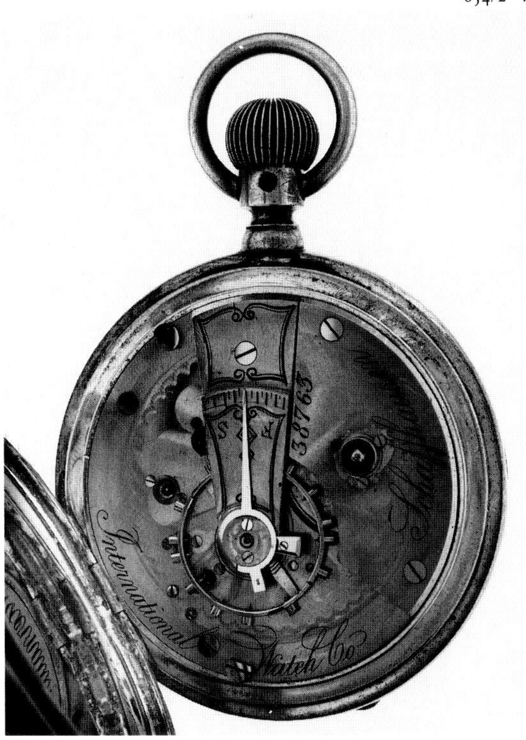

654/4 ▽

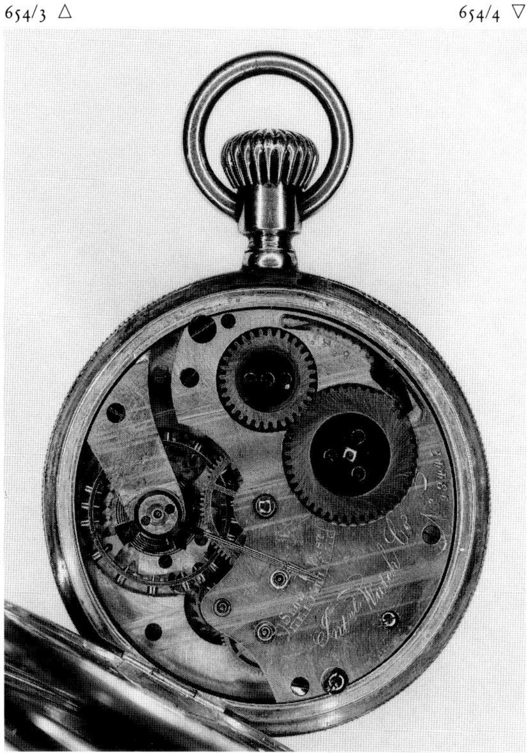

654/5 ▽

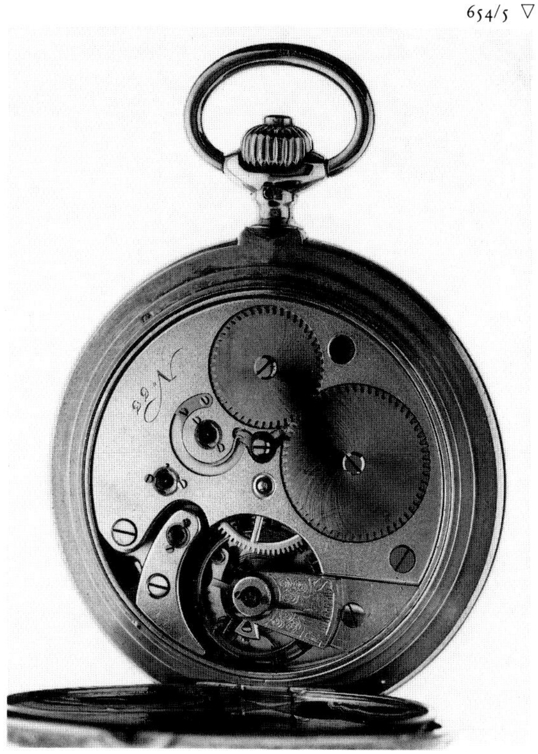

Eisenbahneruhren
Abb. 655–672

655–656 Große Eisenbahner-Taschenuhr, Westschweiz, um 1900. Guillochiertes Gehäuse mit alter Lokomotive auf der Schale. Emailzifferblatt mit kleiner Sekunde und 24-Stunden-Teilung. Vergoldete Zeiger. Großes Werk mit einzelnen Brücken und Ankerhemmung. ∅ = 63.

657 Große Eisenbahner-Taschenuhr, Westschweiz, um 1900. Signiert: Régulateur. Glattes Metallgehäuse mit geprägten Lunetten. Emailzifferblatt mit roten Kartuschen und kleiner Sekunde. Im Zentrum alte Lokomotive. Großes Werk mit einzelnen Brücken und Kompensationsunruhe mit Ankerhemmung. ∅ = 66.

658 Große Eisenbahner-Taschenuhr, Westschweiz, um 1890. Graviertes Silbergehäuse mit geprägter und verzierter Lunette. Emailzifferblatt mit kleinen bunten Blumen am Rand und im Zentrum; vergoldete Zeiger und kleine Sekunde. Vergoldetes Werk mit einzelnen Räderbrücken und Zylinderhemmung. ∅ = 67.

659 Eisenbahner-Taschenuhr, um 1890. Glattes Metallgehäuse mit abschraubbarer Lunette. Das Werk ist dann herausklappbar. Emailzifferblatt mit kleiner Sekunde und sehr großen Zahlen. Neusilber-Werk mit feinem Wellenschliff. Kompensationsunruhe mit Ankerhemmung. ∅ = 53.

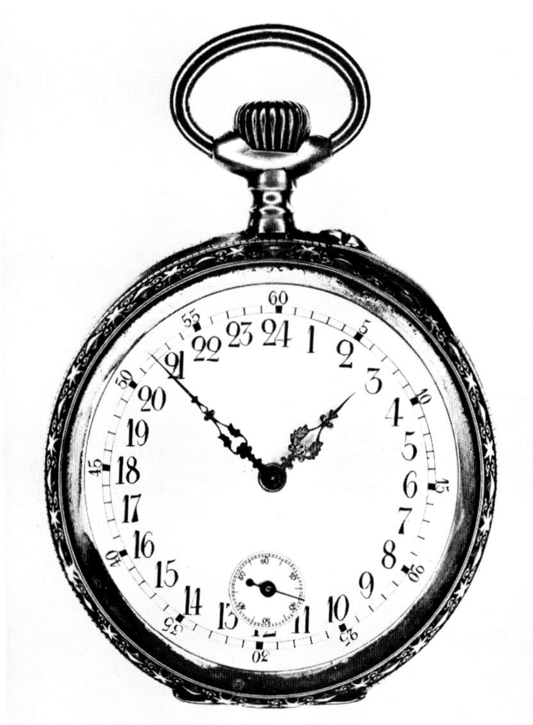

655 △ 656 ▽

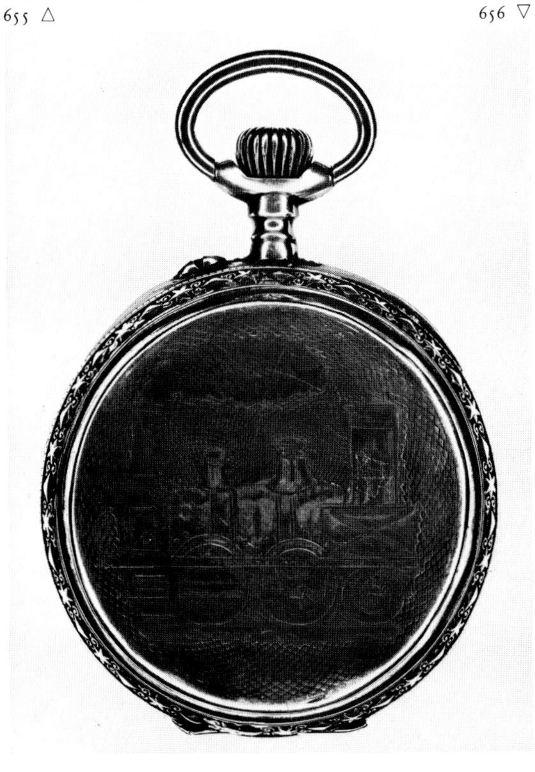

657

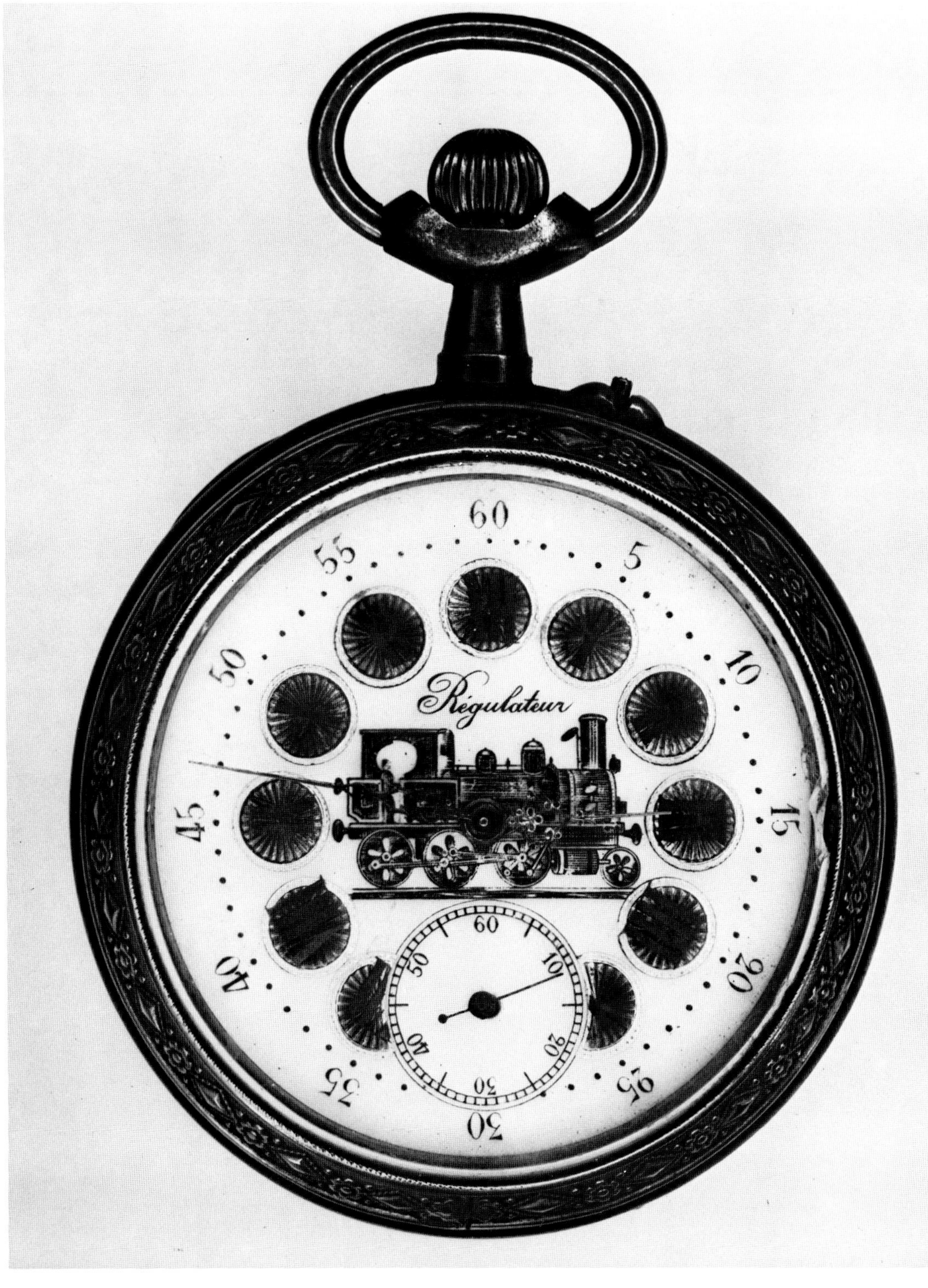

660 Große Eisenbahner-Taschenuhr, Westschweiz, um 1900. Glattes Gehäuse mit kleinem Drücker für die Zeigerstellung neben dem Pendant, weißes Emailzifferblatt mit großen römischen und arabischen Zahlen und kleiner Sekunde. Im Zentrum kleines Blumenbukett. Vergoldetes Werk mit einzelnen Räderbrücken. Ankerhemmung. ∅ = 68.

661 Eisenbahner-Taschenuhr, Westschweiz, um 1890. Signiert: Régulateur. Dunkles Stahlgehäuse mit ziselierter Lunette. Emailzifferblatt mit kleiner Sekunde und im Zentrum bunten Blümchen; vergoldete Zeiger. Vergoldetes Werk mit einzelnen Räderbrükken und Ankerhemmung. ∅ = 70.

662 Große Eisenbahner-Taschenuhr, Westschweiz, um 1890. Glattes Gehäuse mit seitlichem Drücker neben dem Pendant für die Zeigerstellung. Guillochiertes Metallzifferblatt mit blauen Emailkartuschen für die Stundenzahlen. Kleine Sekunde ohne Teilung, blaue Stahlzeiger. Vergoldetes Werk mit einzelnen Räderbrücken und Ankerhemmung. ∅ = 74.

663 Eisenbahner-Taschenuhr, Westschweiz, um 1920. Signiert: Perseo. Glattes Nickelgehäuse mit Verschraubung neben dem Pendant gegen unbefugtes Öffnen der Uhr. Emailzifferblatt mit kleiner Sekunde und blauen Stahlzeigern. Vergoldetes Werk mit einzelnen Räderbrücken. Kompensationsunruhe mit Breguet-Spirale und Ankerhemmung. ∅ = 60.

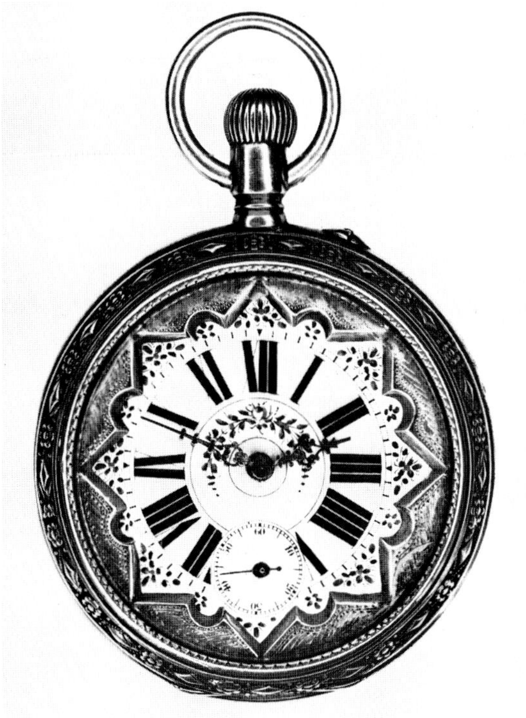

658 △

659 ▽

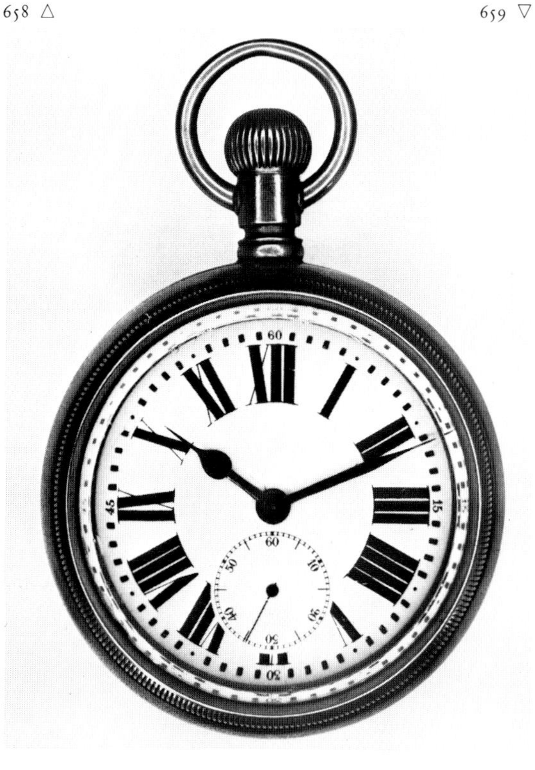

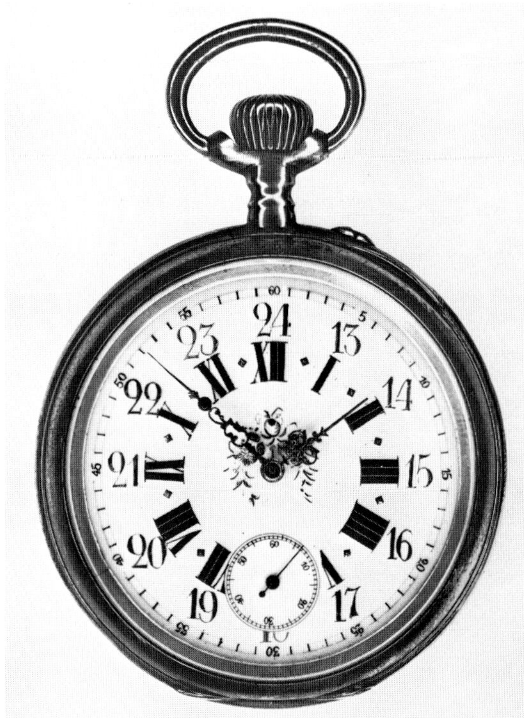

660 △

661 ▽

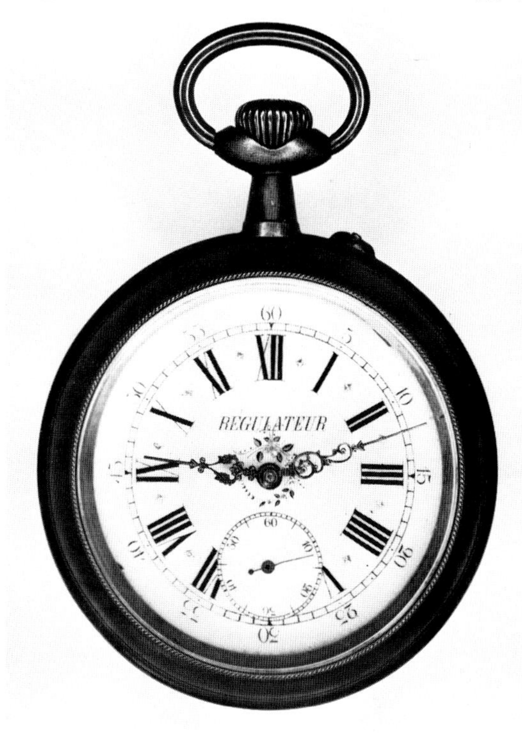

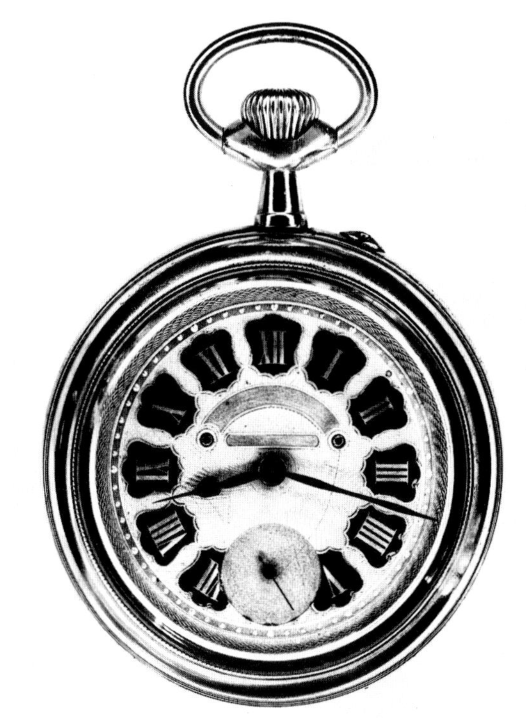

662 △

663 ▽

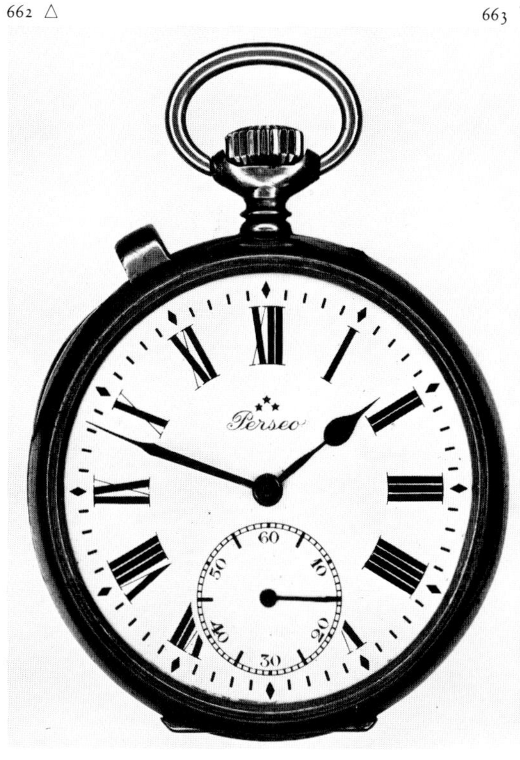

664–665 Große Taschenuhr mit Reliefgehäuse, Westschweiz, um 1910. Signiert: Anti-Magnétique Doxa. Geprägtes Gehäuse. Auf der Schale eine Jagdszene mit Jägern, Hunden und einem Wildschwein. Emailzifferblatt mit kleiner Sekunde und blauen Stahlzeigern. Vergoldetes Werk mit einzelnen Brükken. Kompensationsunruhe und Ankerhemmung. ∅ = 72.

666–667 Große Eisenbahner-Taschenuhr, Westschweiz, um 1900. Bezeichnet: Anti-Magnétique. Glattes Gehäuse mit alter Lokomotive auf der Gehäuseschale, gerahmt von Rosen und Blättern. Emailzifferblatt mit Kartuschen für die Stundenzahlen, kleiner Sekunde und Stahlzeigern. Vergoldetes Werk mit einzelnen Brücken. Große Unruhe mit Ankerhemmung. ∅ = 68.

668–669 Große Eisenbahner-Taschenuhr, Westschweiz, um 1910. Signiert: Doxa. Geprägtes Gehäuse mit moderner Dampflokomotive auf der Schale. Emailzifferblatt mit kleiner Sekunde und vergoldeten Zeigern. Vergoldetes Werk mit einzelnen Räderbrükken, Kompensationsunruhe mit Ankerhemmung. ∅ = 68.

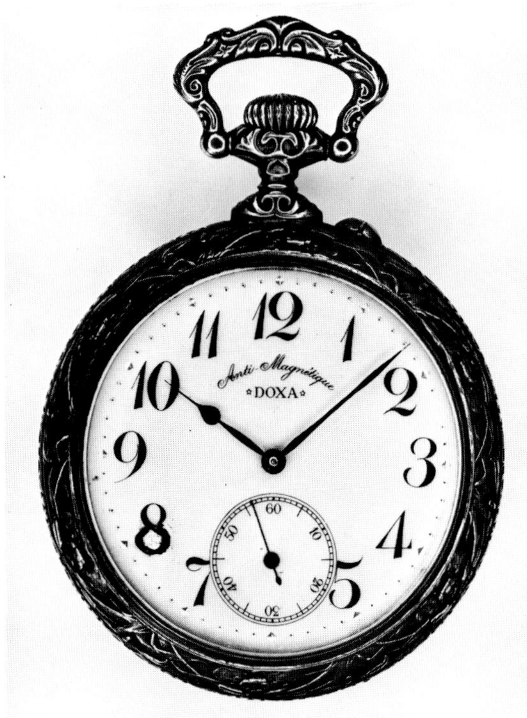

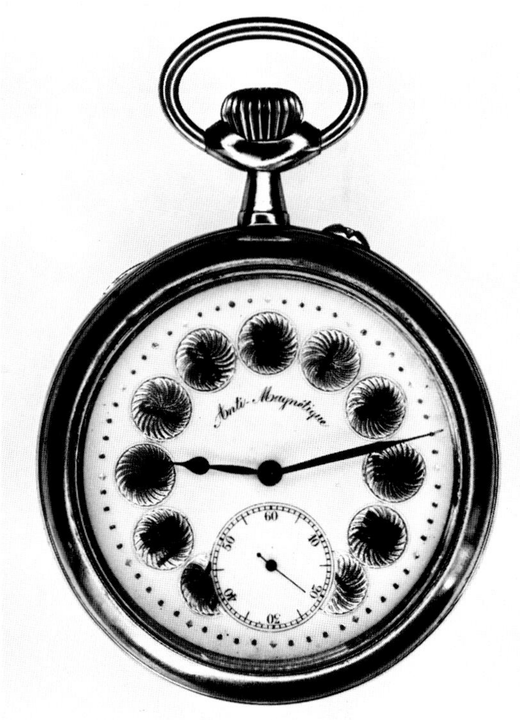

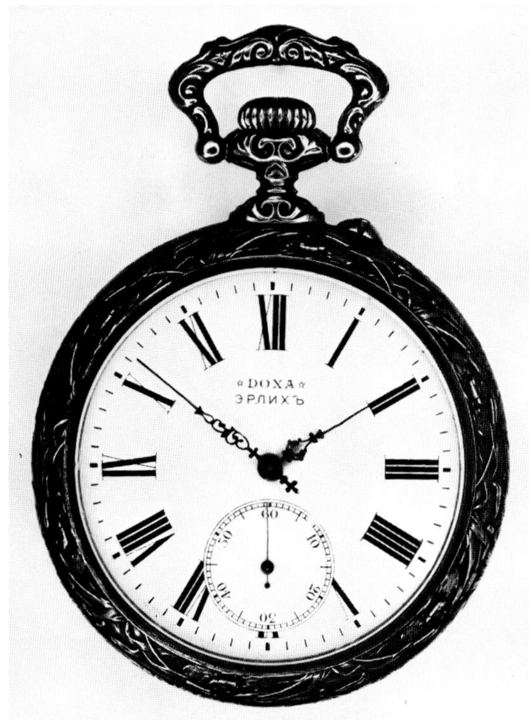

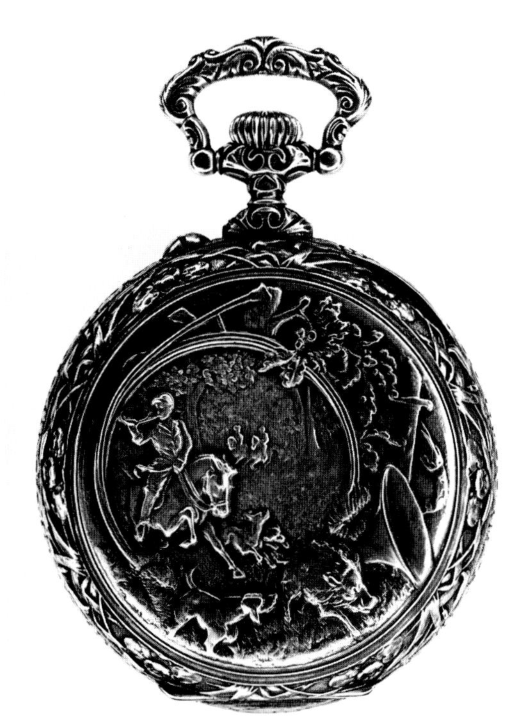

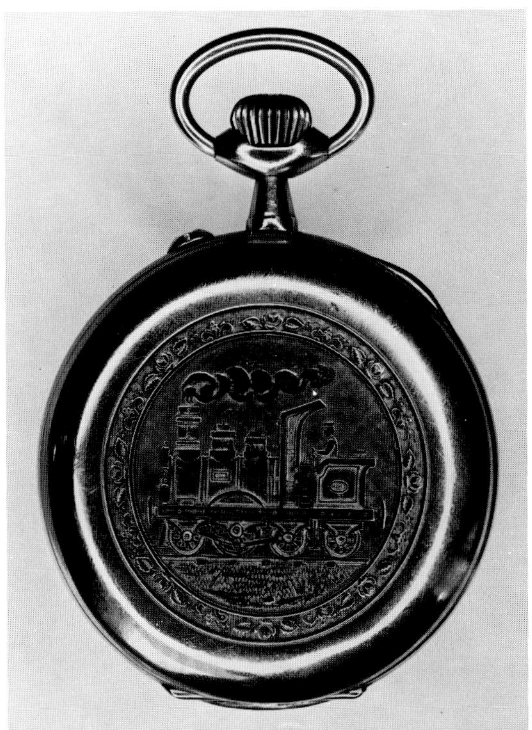

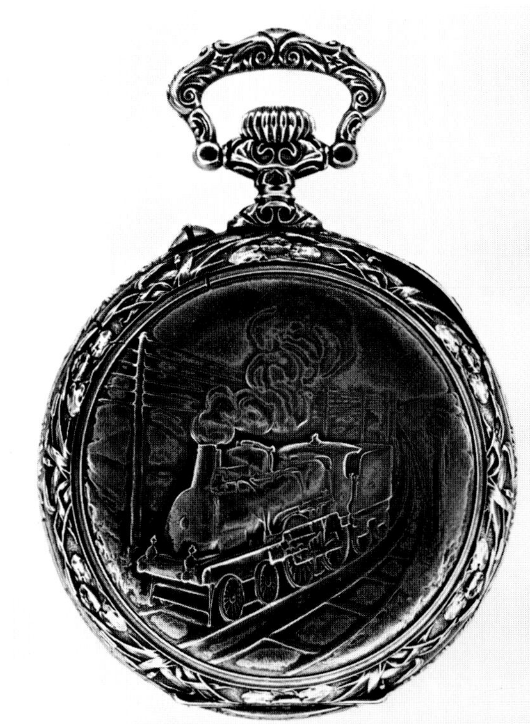

670–672 Große Taschenuhr, Westschweiz, um 1910. Auf dem Zifferblatt bezeichnet: I und mei Voda, mei Voda und i; I kenn mei Voda, mei Voda kennt mi. Glattes Gehäuse mit vergoldetem Pendant. Auf der Schale Bauer und Pferd umgeben von stilisierten Ranken. Weißes Emailzifferblatt mit großen römischen Zahlen und gemaltem Zentrum (Vater und Sohn in Bauerntracht). Roskopfwerk mit Stiftenanker-Hemmung. ∅ = 70.

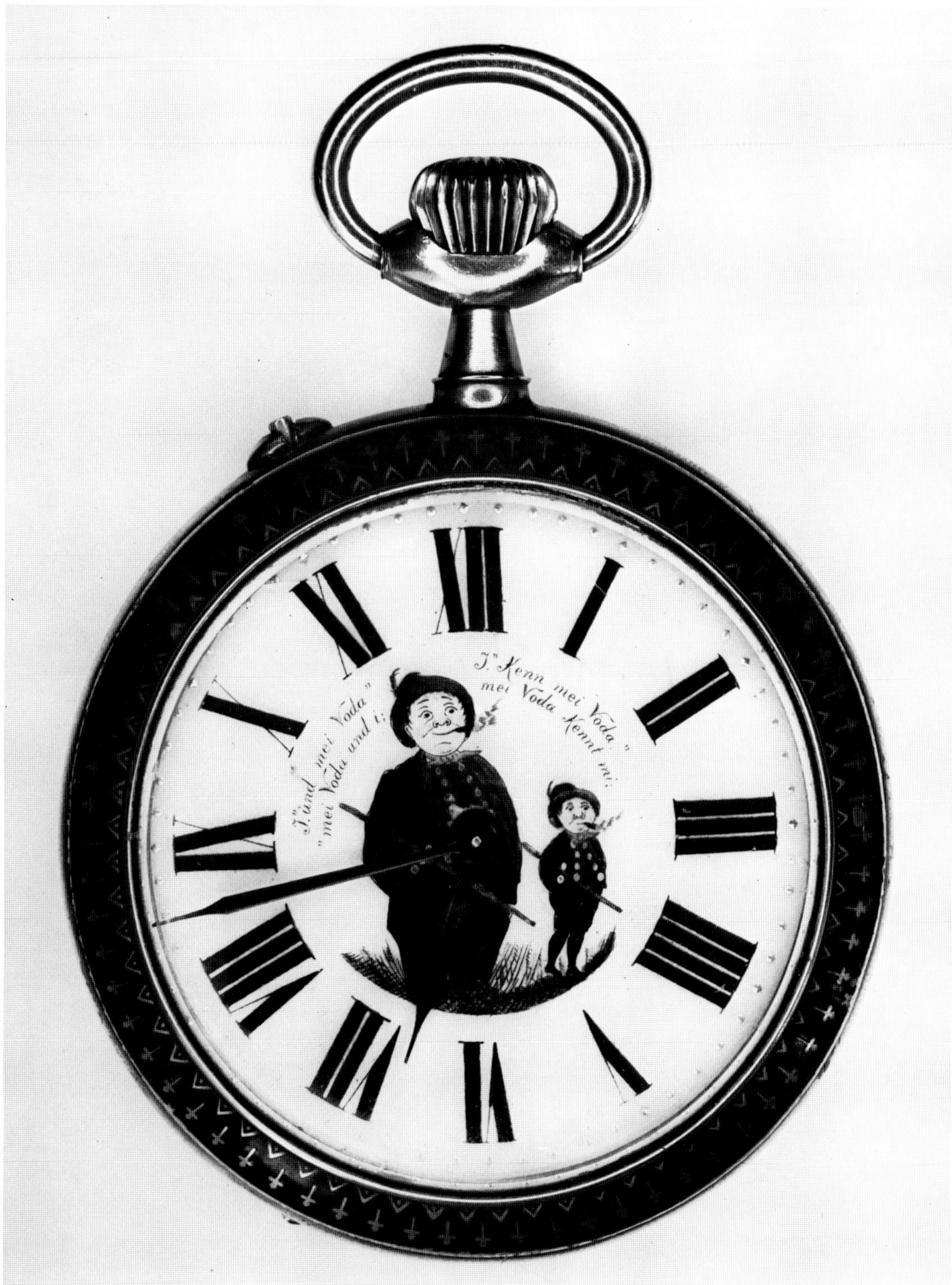

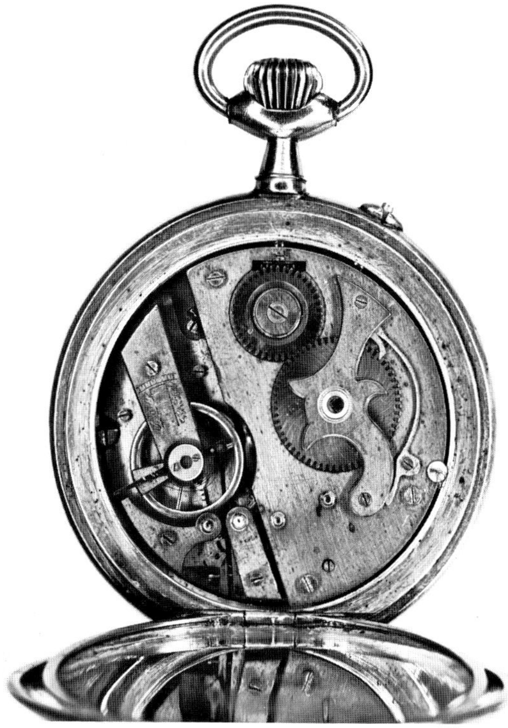

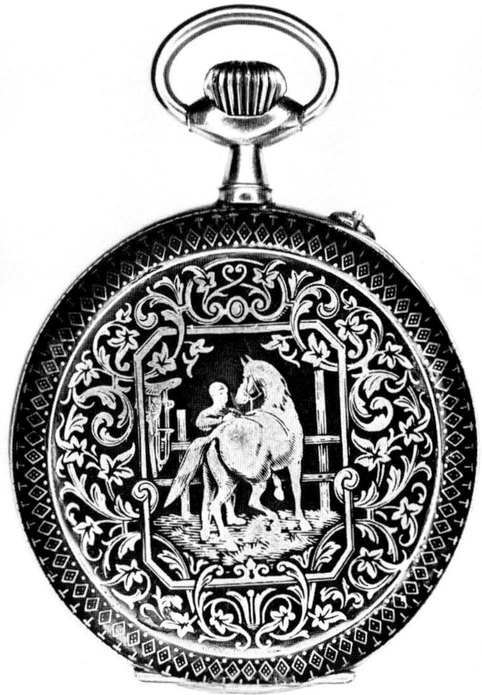

Freimaureruhren
Abb. 673–688

673–674 Freimaurer-Taschenuhr mit Stoppvorrichtung, englisch, um 1830. Signiert: J(oh)n Clarke, Beth(nal) Green Road London. Glattes Silbergehäuse mit Übergehäuse. Weißes Emailzifferblatt mit kleiner Sekunde. Feuervergoldetes Werk mit Kette und Schnecke. Gravierter und ziselierter Spindelkloben mit Freimaurer-Symbolen: Unten Winkelmaß und Zirkel auf der aufgeschlagenen Bibel als Symbole der drei großen Lichter. Darüber der Salomonische Tempel mit den Säulen Jakin (Lehrlingssäule) und Boaz (Gesellensäule), unter dem Bogen das strahlende Auge Gottes. Rechts innerhalb der Säulen die Jakobsleiter (hier mit 5 Sprossen) und links die Wasserwaage. Der Deckstein ist symbolisch mit drei Schrauben befestigt, das geometrische Dreieck darstellend (Meister, 1. Aufseher und 2. Aufseher).

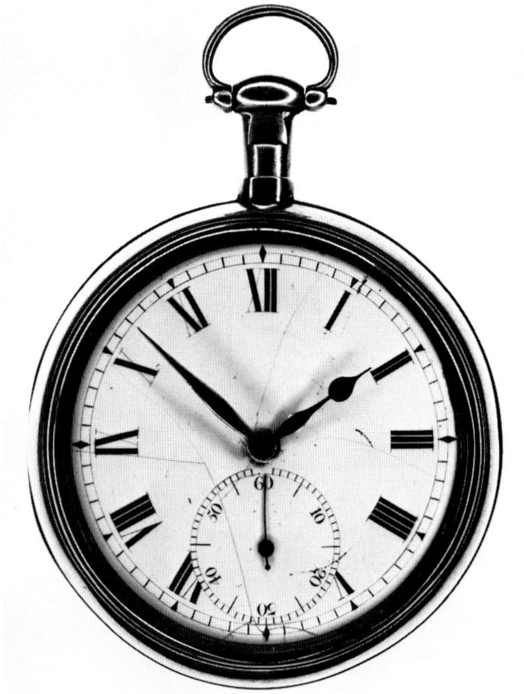

673 △

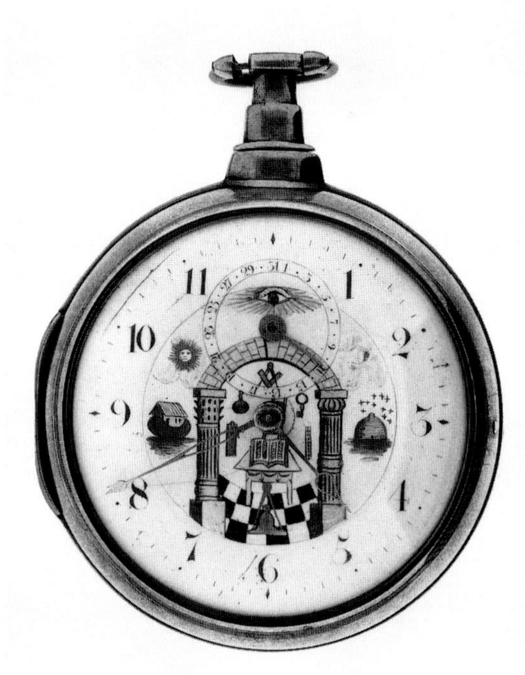

674/1 △

674 ▽

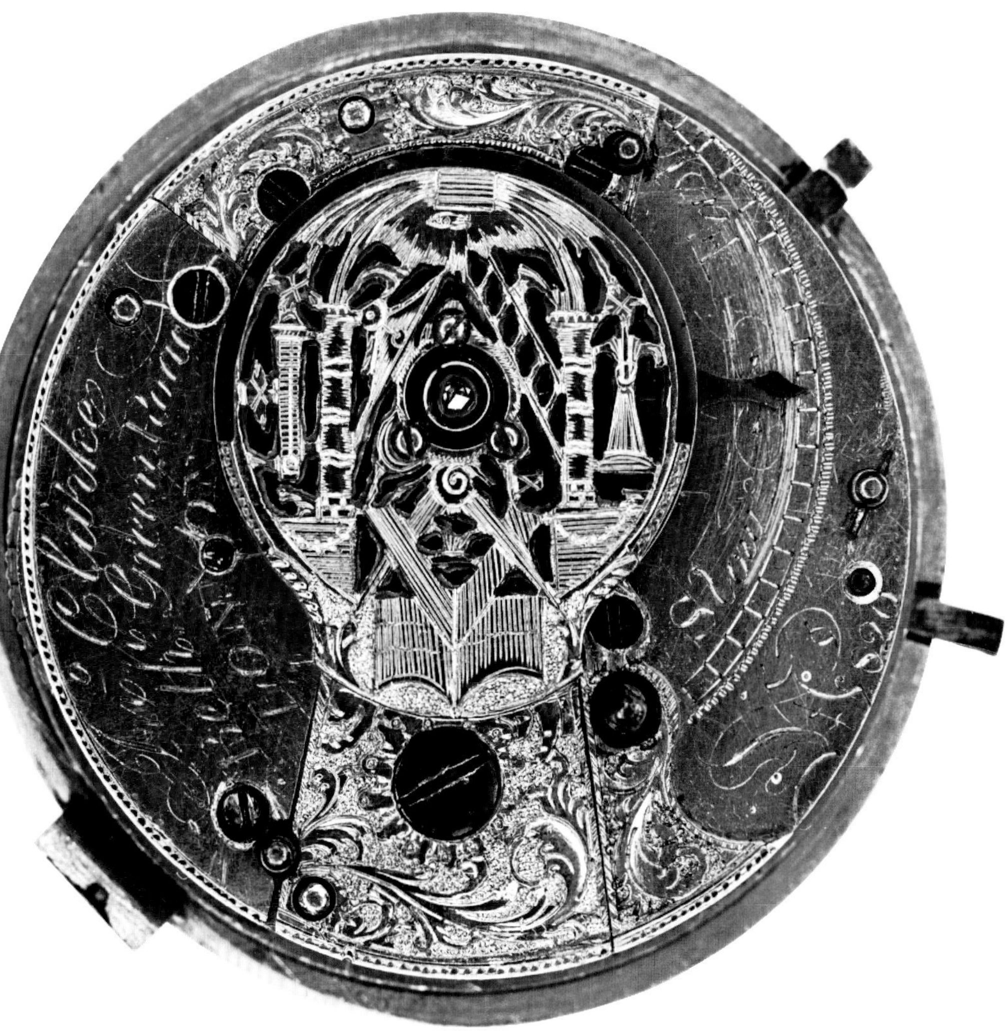

674/2 ▽

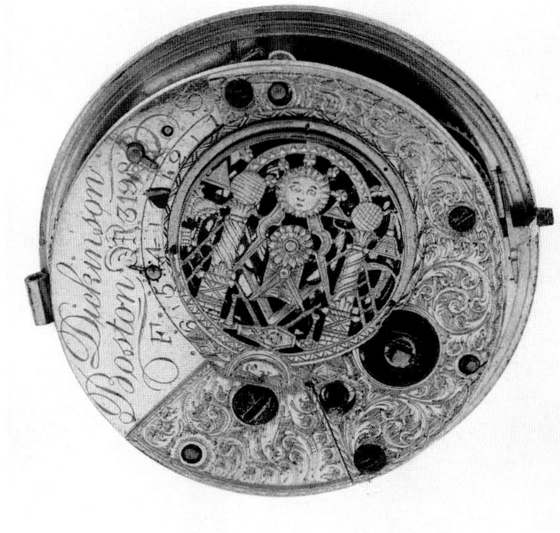

674/1–2 Freimaurer-Taschenuhr, englisch, um 1820. Signiert: Dickinson, Boston, Nr. 3198. Glattes Silbergehäuse mit glattem Übergehäuse. Weißes Emailzifferblatt mit Datumring 1–31 bei der ›12‹. Im Zentrum Freimaurerembleme (außen für eine Hochgradloge). Symbolische Darstellung des Tempels mit den beiden Säulen Jakin und Boaz auf mosaischem Grund. In der Mitte unter Winkelmaß und Zirkel die aufgeschlagene Bibel. Feuervergoldetes Werk mit gravierter und durchbrochener Spindelbrücke, ebenfalls Freimaurersymbole darstellend. Antrieb über Kette und Schnecke. Spindelhemmung.

676 Zwei Schlüssel für »Freimaureruhren«. Links: ▷ Steinmetzwerkzeuge. Rechts: Zirkel und Winkelmaß umschließen den fünfstrahligen Stern auf den drei gespaltenen Granatäpfeln.

675 Freimaurer-Taschenuhr, englisch, um 1820. Signiert: In. Ballock Box. Glattes Innengehäuse mit glattem Übergehäuse. Weißes Emailzifferblatt mit Freimaureremblemen als symbolisierte Zahlen in Anlehnung an römische Zahlen. Birnenform-Zeiger. Feuervergoldetes Werk mit Kette und Schnecke. Gravierter und durchbrochener Unruhkloben. Spindelhemmung. ∅ = 58.

677–678 Freimaurer-Taschenuhr, französisch, um 1900. Signiert: Asprey. Glattes Goldgehäuse mit feinen Emaileinlagen im Pendant. Die Schale zeigt auf weißem Grund Tierkreiszeichen und Freimaurer-Symbole: In der Mitte die Säulen Jakin und Boaz auf mosaischem Estrich. Unter dem Säulenbogen die aufgeschlagene Bibel, links die (englische) dreisprossige Jakobsleiter, rechts der Maßstab. Auf dem Estrich Winkelmaß, Zirkel und Wasserwaage. Außen links das mastlose Schiff (Arche), rechts der Bienenkorb als Symbole einer Hochgradloge. Über der Säule Jakin die aufsteigende Sonne, über der Säule Boaz der niedergehende Mond als Symbole der vier Gleichnisse.

678/1–2 Freimaurer-Goldtaschenuhr, Schweiz, um 1920. Relief-Goldgehäuse mit Freimaureremblemen und einer Umschrift A LA GLORIE DU GRAND ARCHITECTE DE L'UNIVERS. Weißes Emailzifferblatt mit bunten Freimaureremblemen als Zahlen und unten kleiner Sekunde. Gebläute Zeiger mit symbolisiertem Dreieck als Meisterzeichen. Versilbertes Werk mit Ankerhemmung. ∅ = 52.

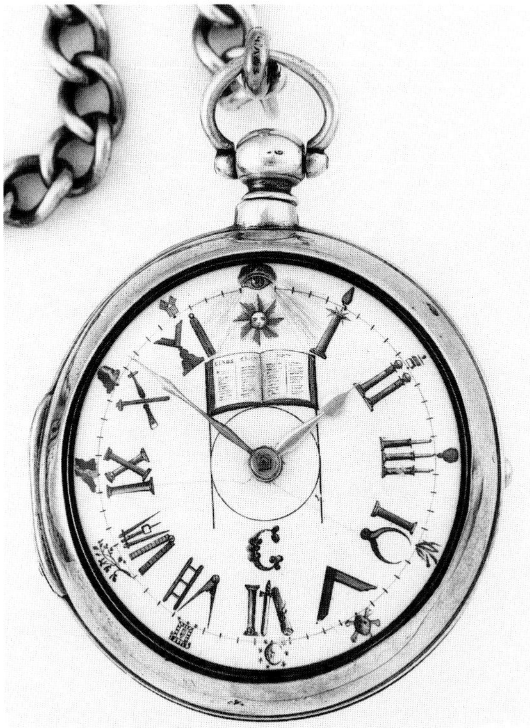

675 △

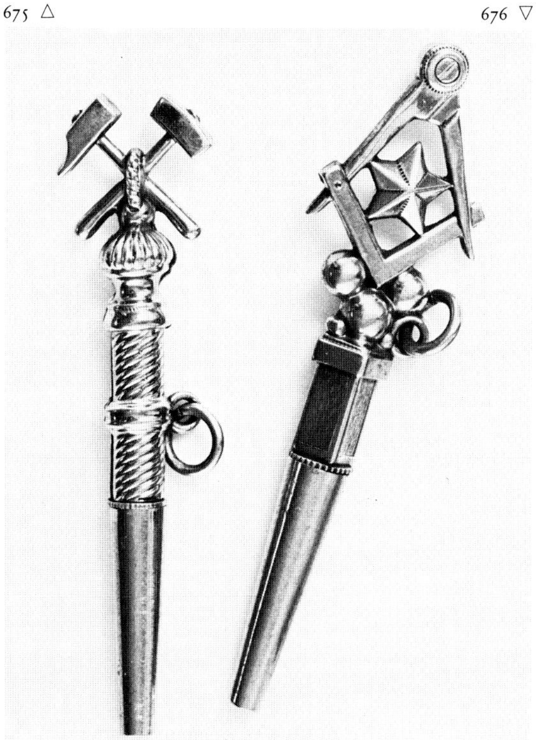

676 ▽

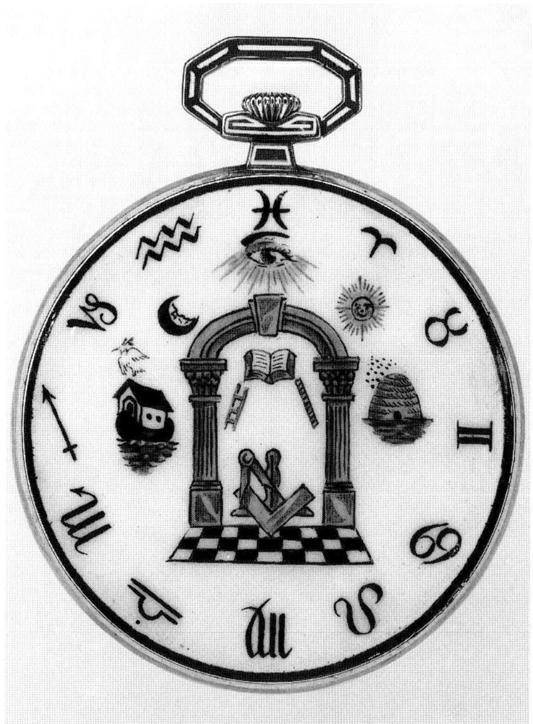

678 △

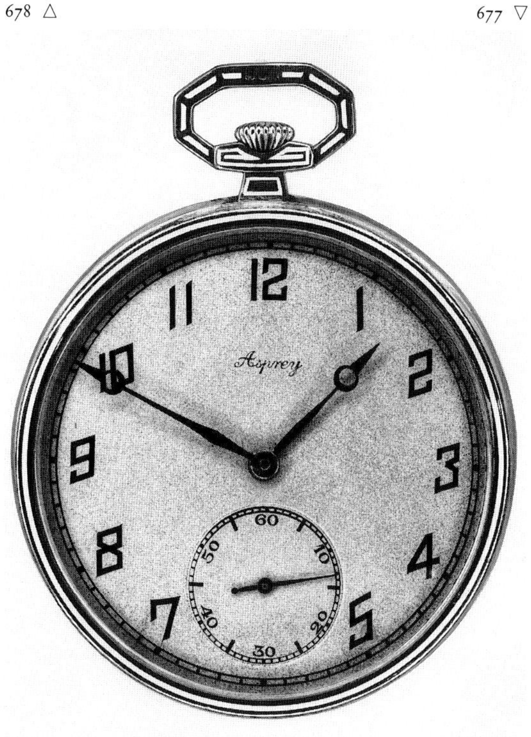

677 ▽

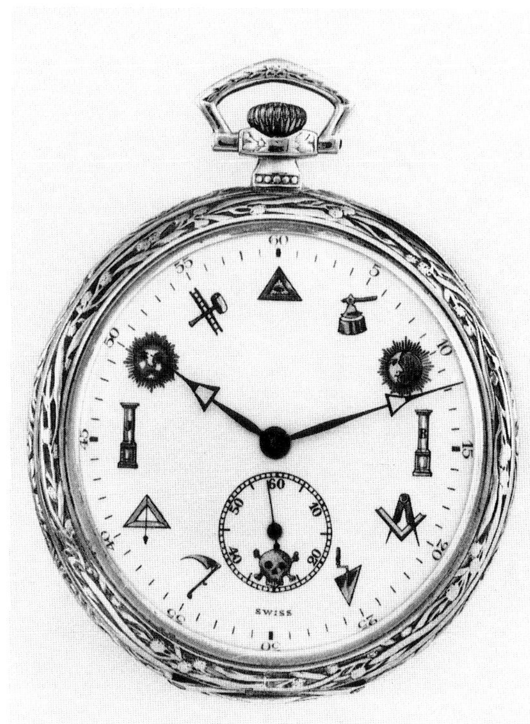

678/1 △

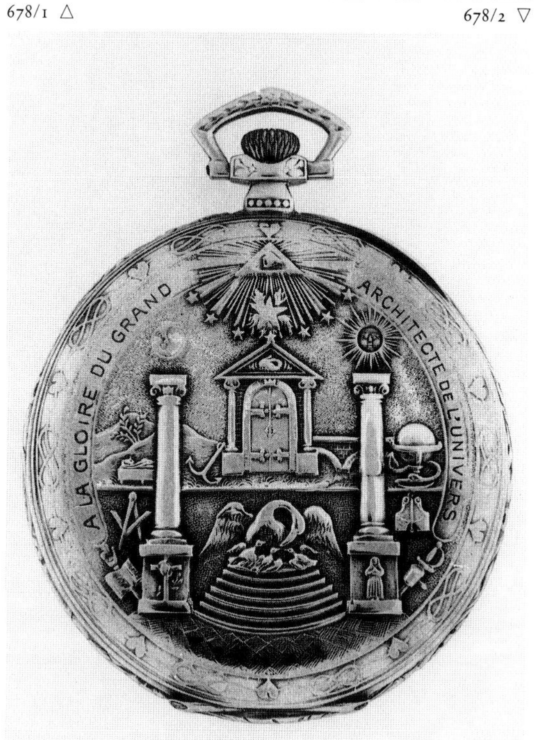

678/2 ▽

679–680 Freimaurer-Taschenuhr, Westschweiz, um 1920. Das dreieckige Gehäuse symbolisiert das mystische Dreieck der Loge: Meister, 1. Aufseher und 2. Aufseher. Auf der Lunette oben die strahlende Sonne, links unten Winkelmaß und Zirkel, in der linken Ecke der fünfstrahlige Stern. Daneben der Mond. In der Mitte unten Totenkopf mit gekreuzten Gebeinen als das Zeichen des vergänglichen Lebens und rechts das Auge Gottes im Dreieck. Darüber Meisterhammer und Maurerkelle. Das Emailzifferblatt hat anstatt Zahlen Freimaurersymbole: 1 = Meisterhammer, 2 = Lot oder Wasserwaage, 3 = der behauene (Gesellen) Stein, 4 = die Säule Boaz, 5 = niedergehender Mond, 6 = strahlendes Auge Gottes im Dreieck, 7 = aufsteigende Sonne, 8 = die Säule Jakin, 9 = der unbehauene (Lehrlings-)Stein, 10 = Zirkel, 11 = Maurerkelle und 12 = Totenschädel mit gekreuzten Gebeinen. In der Mitte der Phönix im Feuer, der sich symbolisch verjüngt. Vergoldete Zeiger mit Winkelmaß und Zirkel. Die Rückseite zeigt die Säulen J(akin) und B(oaz) mit je drei Granatäpfeln und das G im Dreieck, symbolisch für Geometrie stehend.

680/1–2 Freimaurer-Taschenuhr in Dreiecksform, Schweiz, um 1920. Gehäuse in Form des mystischen Dreiecks der Loge mit der Bruderkette. Weißes Emailzifferblatt mit bunten Freimaurersymbolen. Zeiger mit Winkelmaß und Dreieck. Rückseite: Siebenstufiger Aufgang zum Tempel mit den Säulen Jakin und Boaz. Im Giebel des Tempels die abgekürzte Inschrift: A La Glorie Du Grand Architecte De L'Univers. Innerhalb des Tempels die drei Lichter. Versilbertes Werk mit Ankerhemmung.

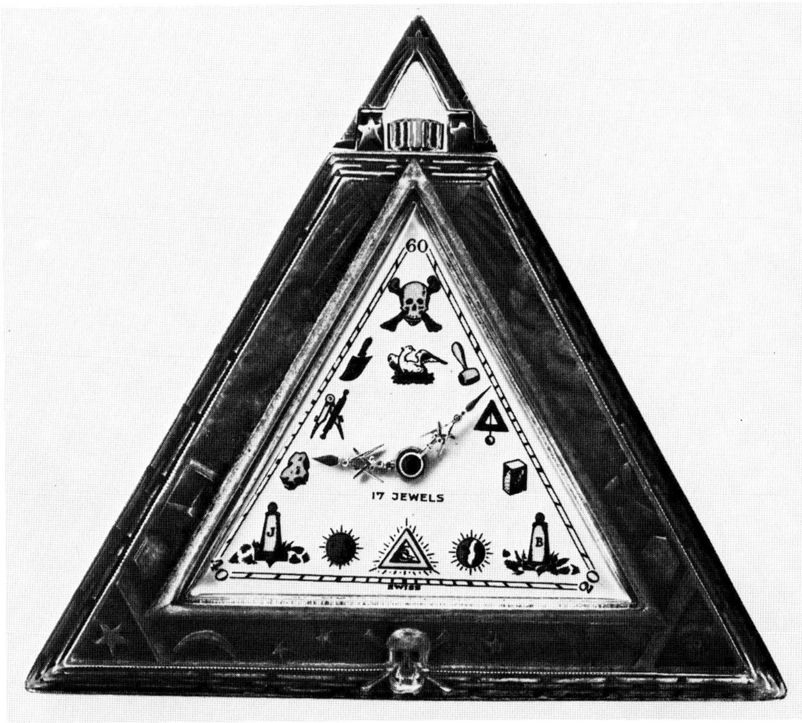

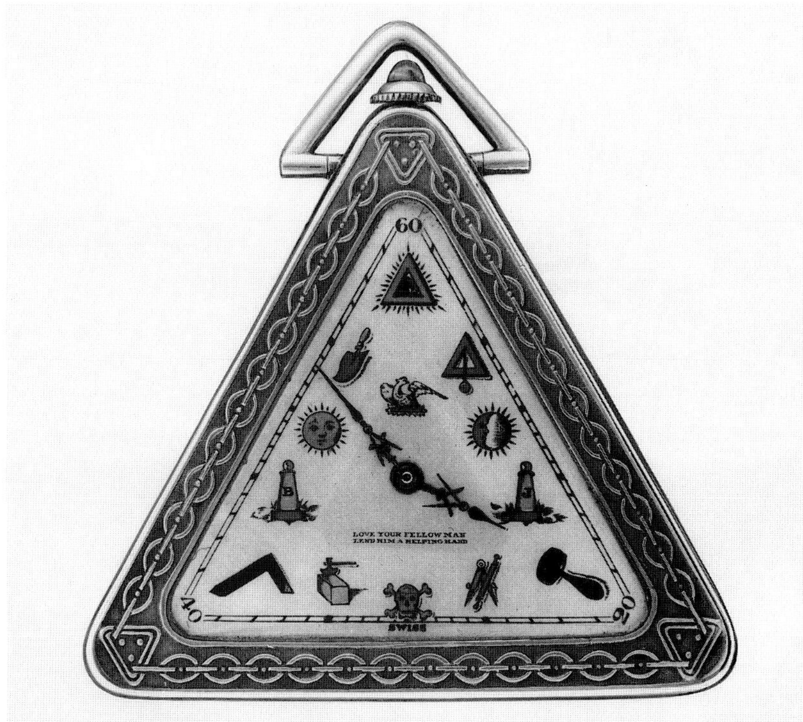

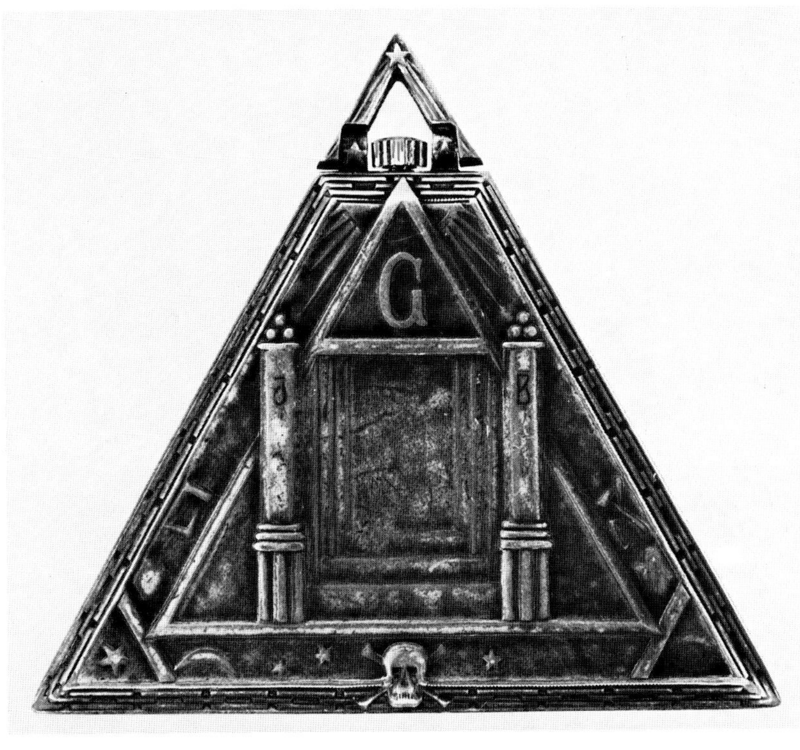

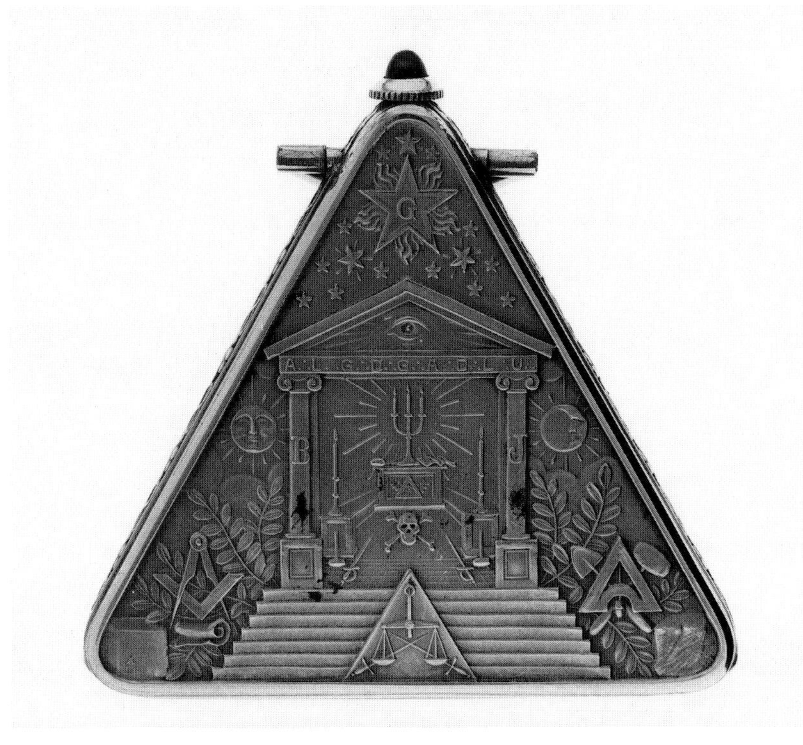

680/3 Freimaurer-Goldtaschenuhr, französisch, um 1870. Allseitig graviertes Rotgoldgehäuse, rückseitig mit Freimaurersymbolen. Großer Bügel mit Schmuckstein. Weißes Emailzifferblatt mit Freimaurersymbolen anstelle von Zahlen in feiner Grisaille-Malerei. Auf dem Zifferblatt bezeichnet: SAGESSE HONNEUR, VERTU, OUI JAMAIS NE REPOSE C'EST L'HEROISME DU MACON. Goldzeiger mit kleinen Schmucksteinen. Unter Goldcuvette vergoldetes Zylinderbrückenwerk. 53 × 60.

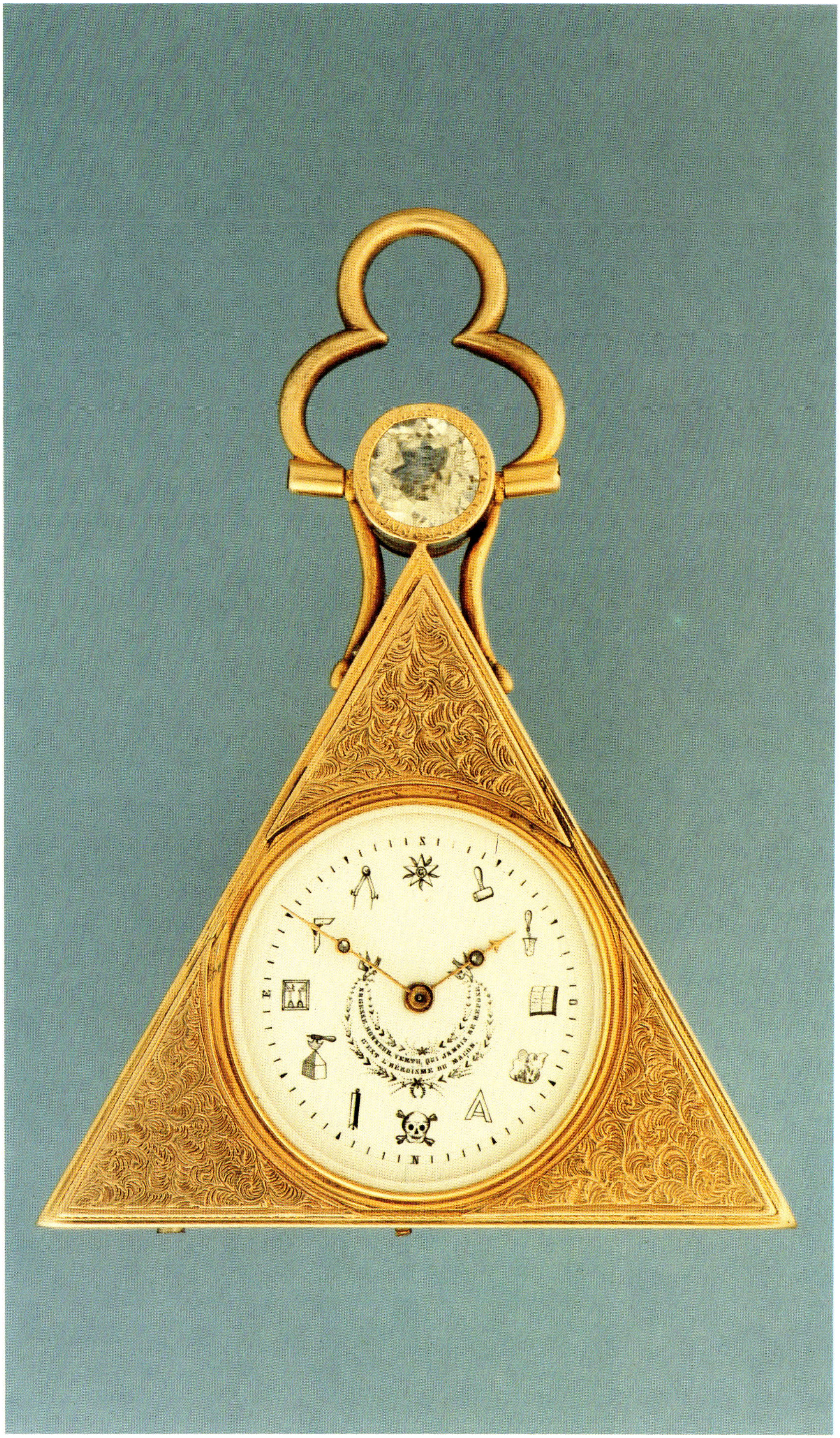

681–684 Freimaurer-Taschenuhr, Westschweiz, um 1920. Auf dem Zifferblatt bezeichnet: Aime ton semblable tends lui une main securable. Geprägtes dreieckiges Silbergehäuse mit großem Brillant im Pendant. Strahlenförmige Front mit den Buchstaben G(eometrie), J(akin) und B(oaz). Das Zifferblatt zeigt ähnliche Symbole wie Abb. 679, aber in anderer Reihenfolge. Statt dem unbehauenen Stein ist hier das Winkelmaß mit aufgeführt. Auf den Seiten der Uhr (Abb. 682) sind der Mond, Winkelmaß, Zirkel, Maurerkelle und Meisterhammer und die gekreuzten Schwerter zu sehen. Das Schwert galt als Symbol des Lichtes. Die Rückseite zeigt oben das Auge Gottes im Dreieck. Darunter der Salomonische Tempel mit den Säulen J(akin) und B(oaz). Dazwischen der Altar, auf dem zwei der »3 kleinen Lichter« stehen, in der Mitte die aufgeschlagene Bibel mit der zum Schwur erhobenen Hand. Hinter dem Altar der Stuhl des Meisters, darüber die strahlende Sonne. Tempelaufgang mit 3 (von 7) Stufen mit mosaischem Muster. Links der Akazienzweig, das Schwert, die aufgeschlagene Bibel und die schwörende Hand, rechts Winkelmaß, Hammer, Zirkel und Maurerkelle und wieder der Akazienzweig. Vergoldetes Werk mit Ankerhemmung.

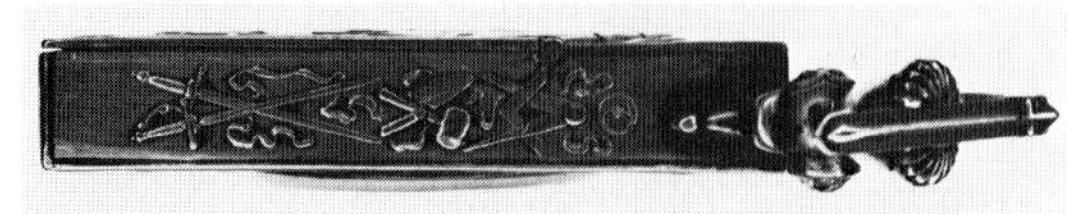

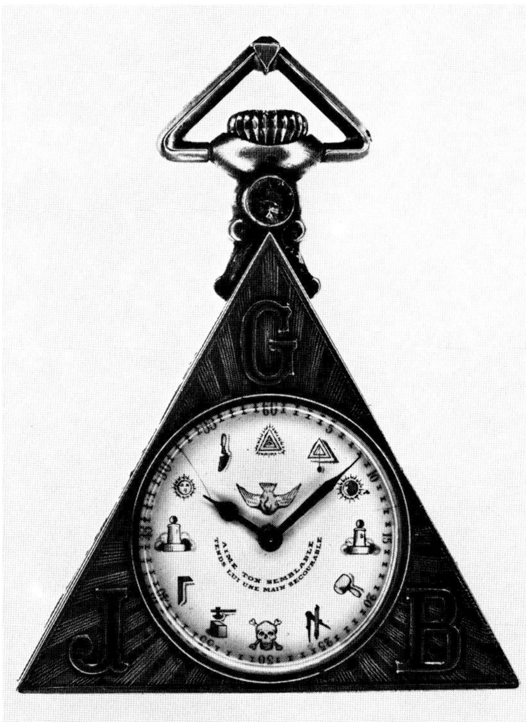

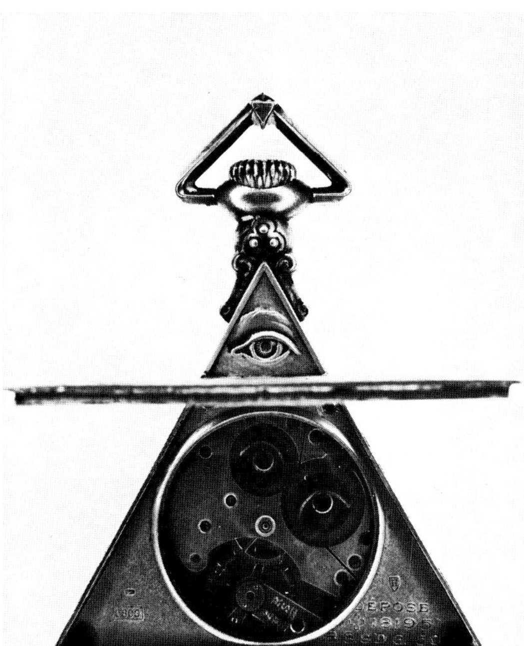

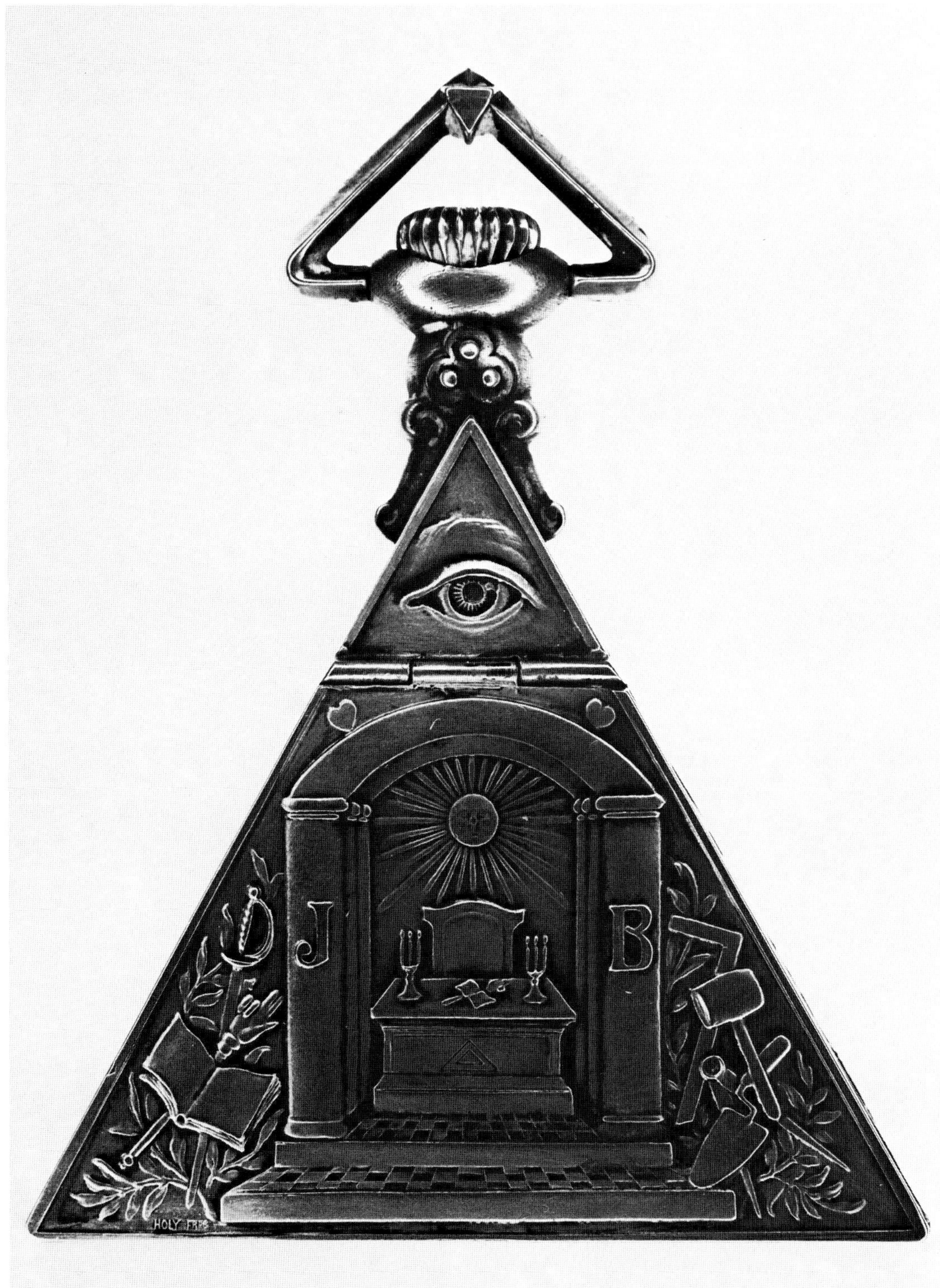

685 Freimaurer-Taschenuhr, Genf, um 1900. Signiert: Schwab & Brandt. Dreieckiges allseitig getriebenes Silbergehäuse mit Emblemen der Freimaurerei. Lunette mit der Bruderkette. Symbole auf dem Perlmutter-Zifferblatt wie in Abb. 679, jedoch sind hier (wahrscheinlich) die Buchstaben J + B auf den Säulen vertauscht. Über der Lehrlingssäule Jakin steht normalerweise die Sonne und über der Gesellensäule Boaz der Mond. Vergoldetes Werk mit Ankerhemmung. H = 50.

686 Freimaurer-Taschenuhr, Genf, um 1900. Signiert: G. Schwab-Loeillet à Genève. Dreieckiges Silbergehäuse mit Emblemen der Freimaurerei. Auf der Lunette vorn die Bruderkette, oben ein kleiner Diamant im Dreieck symbolisch als das Auge Gottes. Perlmutterzifferblatt mit Freimaurersymbolen als »Zahlen«. Gleiche Anordnung der (vertauschten) Buchstaben auf den Säulen wie in Abb. 685. Zeiger mit Dreieckspitzen. Werk mit Ankerhemmung. H = 60.

687–688 Freimaurer-Tischuhr mit blauem Lederetui, Genf, um 1890. Signiert: Schwab Loeillet. Dreieckiges vergoldetes Gehäuse mit Emailzifferblatt. Anstelle der Zahlen Symbole der Freimaurerei. Anordnung der Symbole wie in Abb. 685, aber hier mit richtiger Bezeichnung der Säulen. Auf dem Etui hinten die Buchstaben: J(akin), B(oaz) und G(eometrie), in der Mitte Winkelmaß und Zirkel mit Dreieck verschlungen und fünfstrahliger Stern. Unten der Salomonische Tempel mit den freistehenden Säulen Jakin und Boaz und einem 7stufigen Aufgang. Links der unbehauene Lehrlingsstein, rechts der kubische Stein des Gesellen. Poliertes Werk mit Ankerhemmung. H = 10,5.

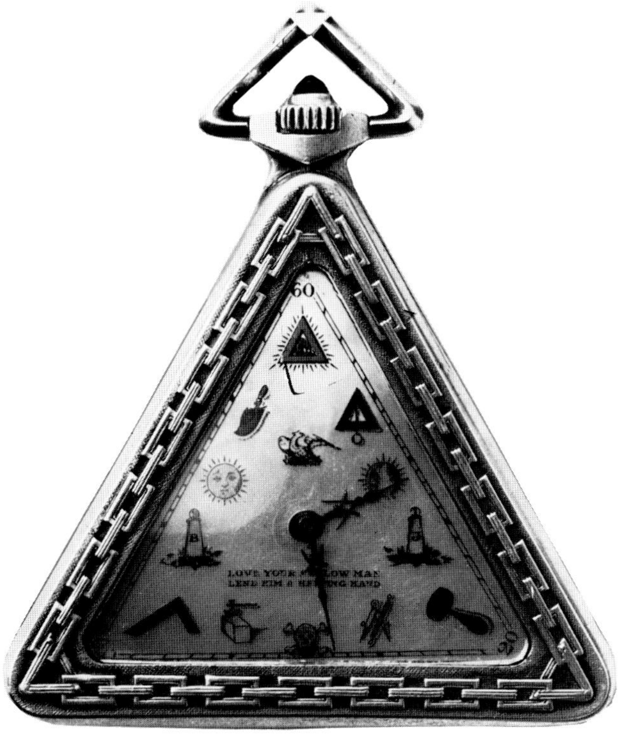

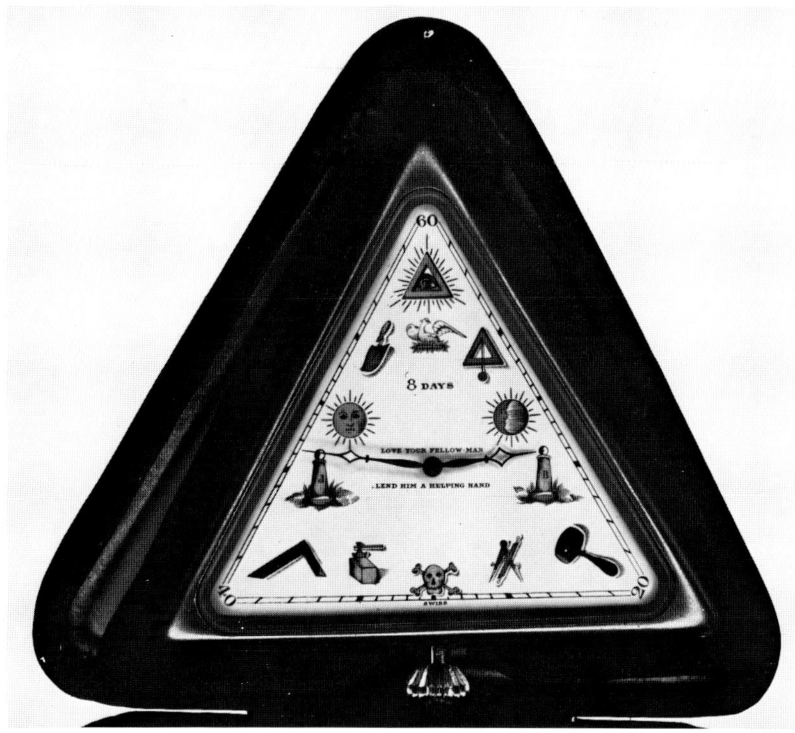

685 △

686 ▽

687 △

688 ▽

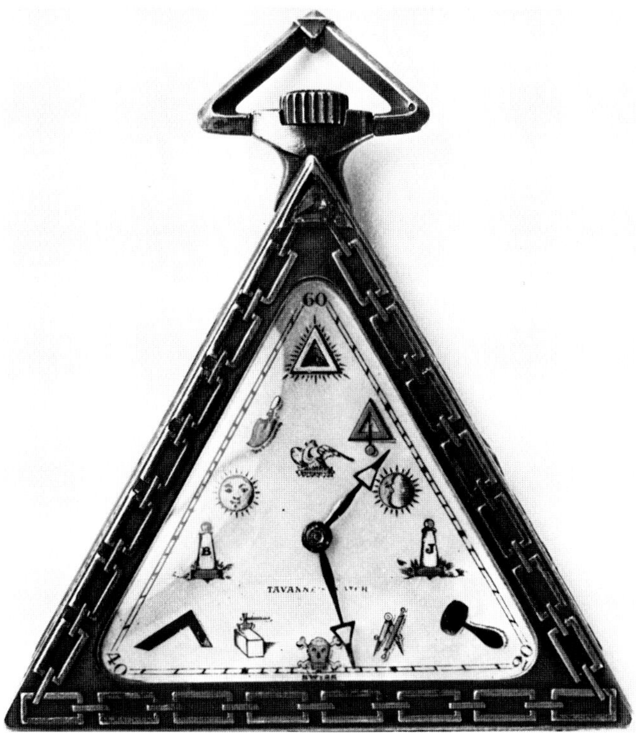

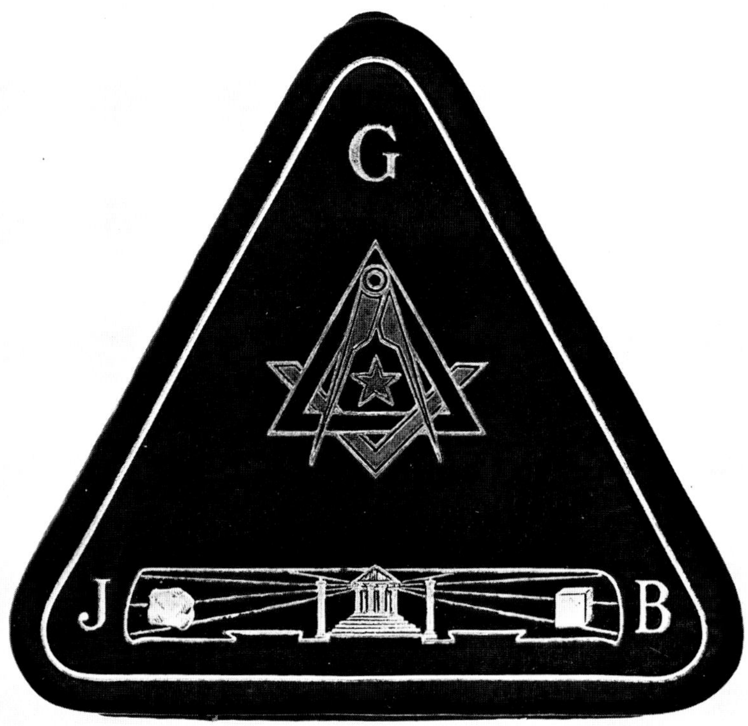

Taschenuhren mit komplizierten Werken von 1880 bis ca. 1970

Sprungzifferuhren
Abb. 689–722

689–692 Sprungzifferuhr, Schaffhausen, 1908. Signiert: International Watch Co. Nr. 9856. Diese Uhr wurde für Ferdinand I., Zar der Bulgaren, gefertigt. Glattes Gehäuse. Auf der Schale in farbigem Email das Wappen und die Krone des Zaren. Emailzifferblatt mit drei Fenstern und kleiner Sekunde. In den Fenstern werden oben die Stunden und unten die Minuten angezeigt. Vergoldetes Werk mit einzelnen Räderbrücken. Auf der Federhausbrücke runder IWC-Stempel. Unter dem Zifferblatt bezeichnet: Patent Pallweber. Der Hebel T mit dem Messingrad überträgt die Drehbewegung der Räder auf die Zifferscheiben. Kompensationsunruhe mit flacher Spirale und Ankerhemmung. ∅ = 49.

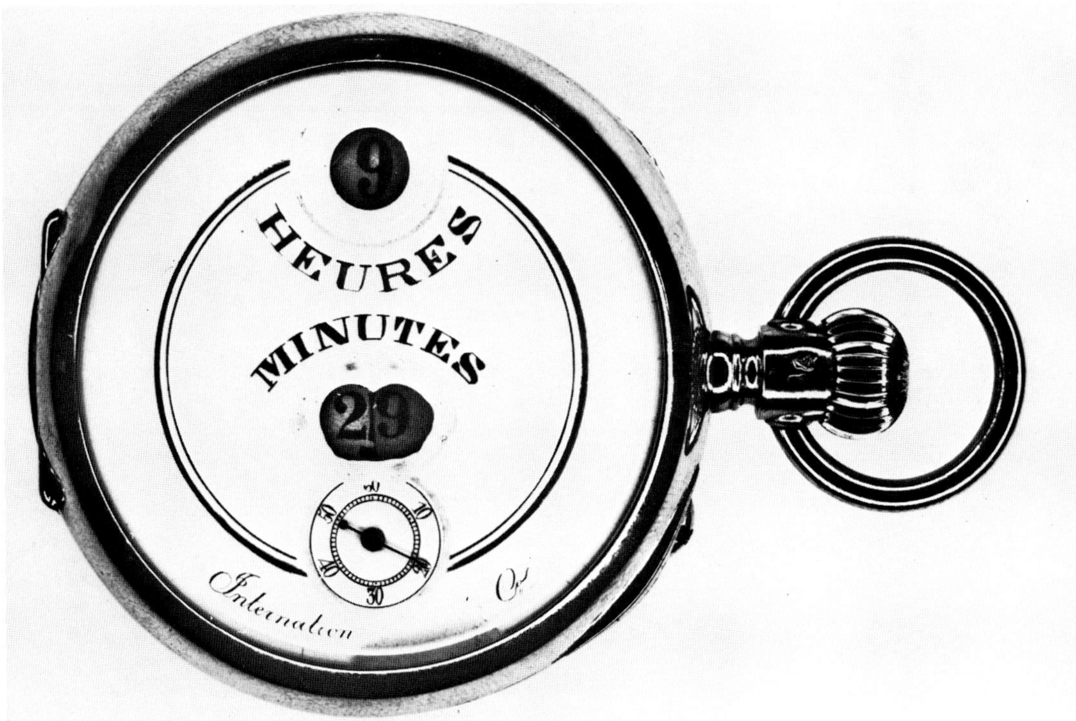

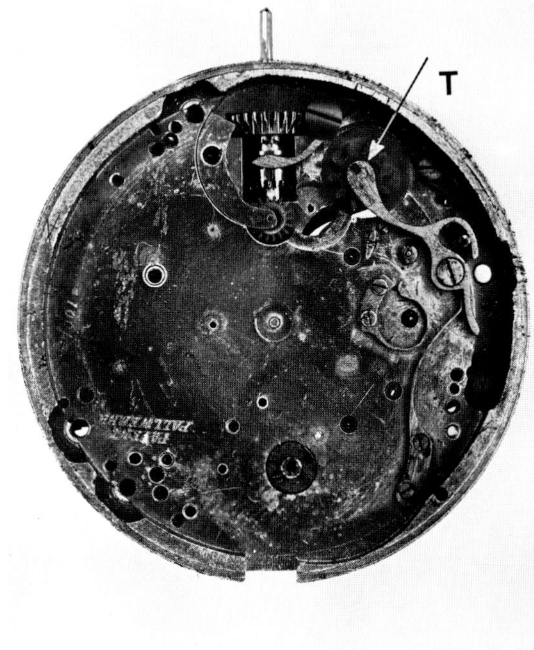

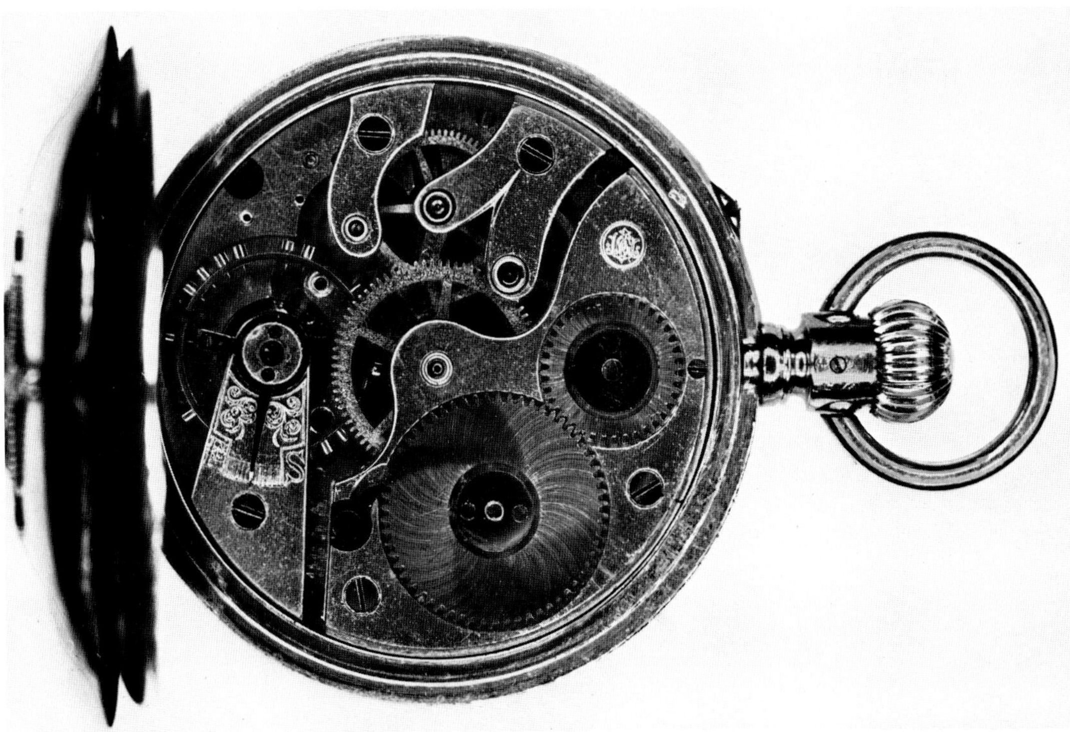

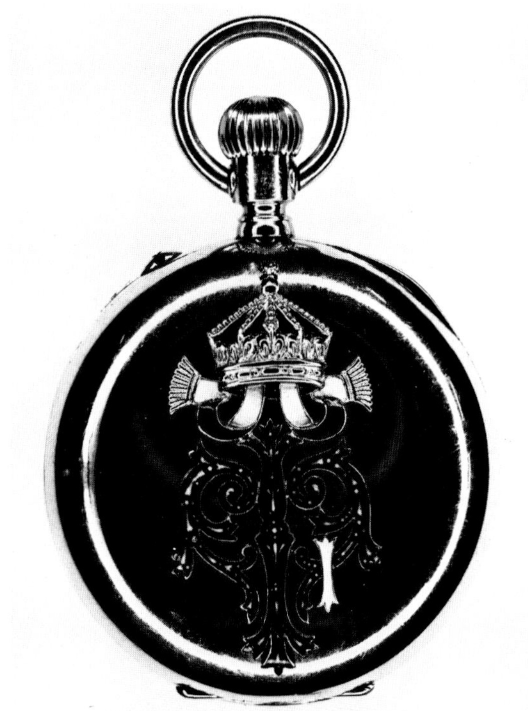

694 Zifferblattseite des IWC-Sprungziffer-Werkes des Kalibers 40 ohne Zifferscheiben. Die Zahlen werden nicht wie in Abb. 691 über ein kleines Trieb (T) weitergeschaltet, sondern über einen Schaltstern. Kompensationsunruhe mit flacher Spirale und Ankerhemmung. ∅ = 43.

693+695–696 Silber-Savonnette mit Sprungziffern, Schaffhausen, um 1885. Signiert: International Watch Co. Glattes Gehäuse. Weißes Emailzifferblatt mit zwei Fenstern und kleiner Sekunde. In dem Fenster oben werden die Stunden, in dem Fenster unten die Minuten angezeigt. Das vergoldete Werk ist unter dem Ankerkloben bezeichnet: Patent Pallweber und trägt auf der Federhausbrücke im Oval den IWC-Stempel. Das Kleinbodenrad hat fünf Zahnlücken, die den »Sprung« der Zifferscheiben verursachen. Kompensationsunruhe mit flacher Spirale und Ankerhemmung. ∅ = 49.

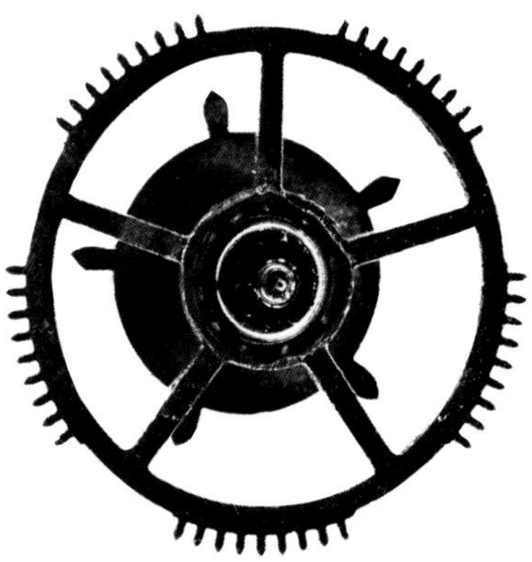

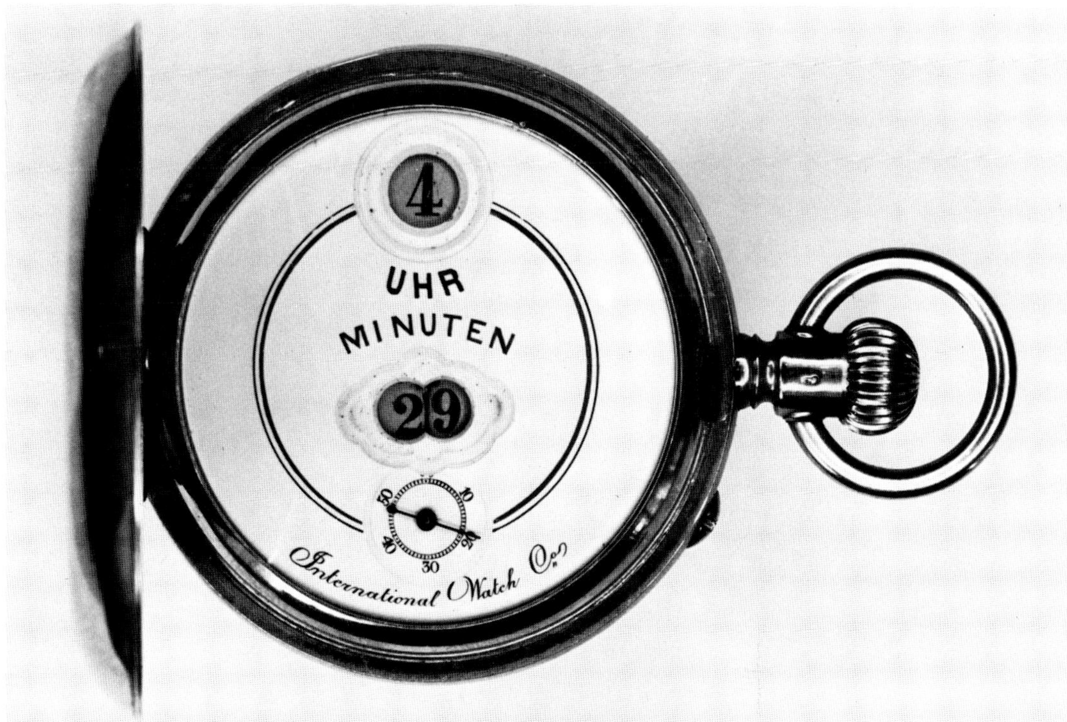

693 △

694 ▽

695 △

696 ▽

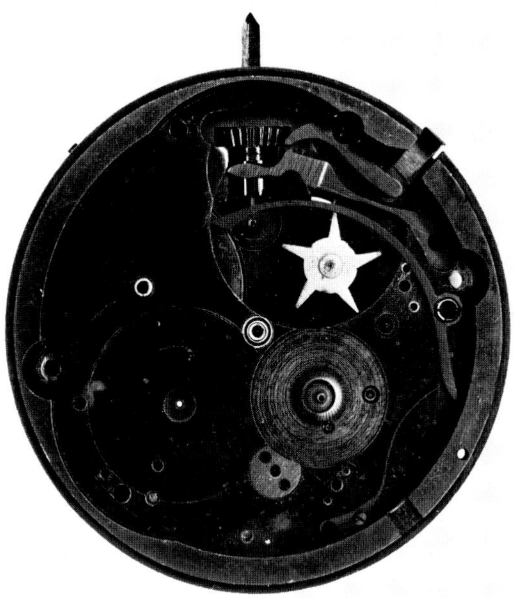

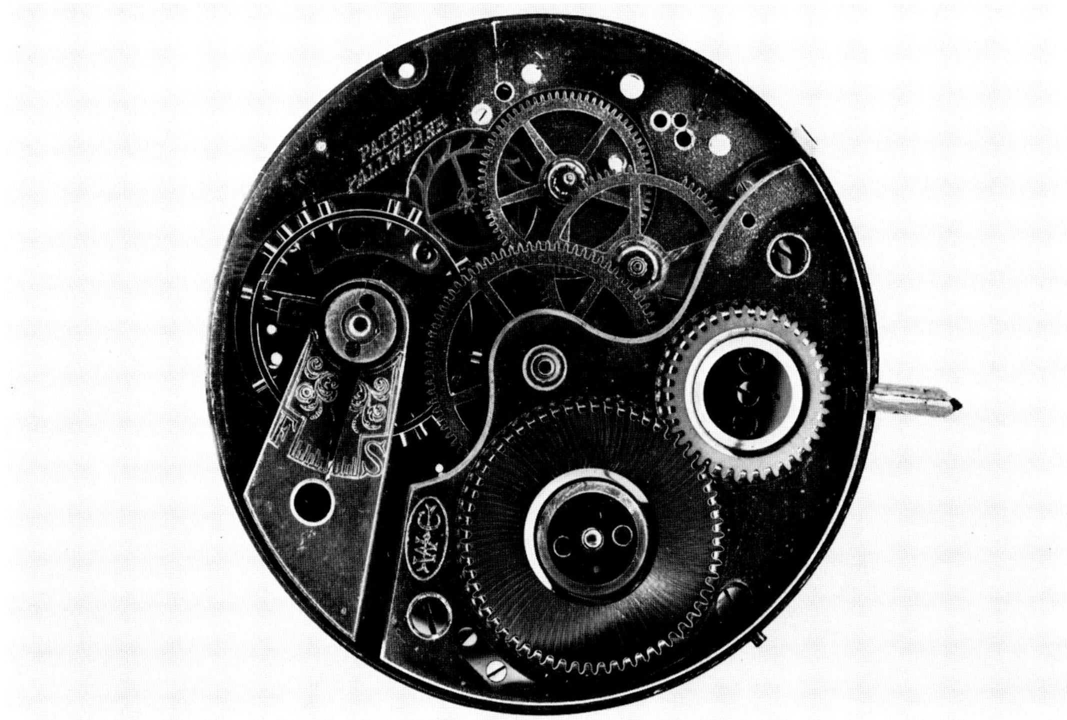

697–698 Sprungzifferscheiben des IWC-Werkes Kaliber 41 ohne Zifferblattabdeckung. Die Uhr zeigt 12 Uhr 50. Unterhalb der Zahlenscheiben erkennt man die »Verzahnung«, die ein unbeabsichtigtes »Weiterschalten« verhindert. S = Stundenscheibe, Z = Zehnerminutenscheibe, E = Einerminutenscheibe, N = Nase, mit der die Scheiben weiterbewegt werden.

699–700 Sprungzifferscheiben des IWC-Werkes Kaliber 40 ohne Zifferblattabdeckung. Die Uhr zeigt 3 Uhr 13. Die Weiterschaltung der Zifferscheiben erfolgt über einen Schaltstern (vergl. Abb. 694). Die »Verdrehsicherung« gegen unbeabsichtigtes »Weiterspringen« der Zahlenscheiben ist hier gut erkennbar. S = Stundenscheibe, Z = Zehnerminutenscheibe, E = Einerminutenscheibe. ∅ = 43.

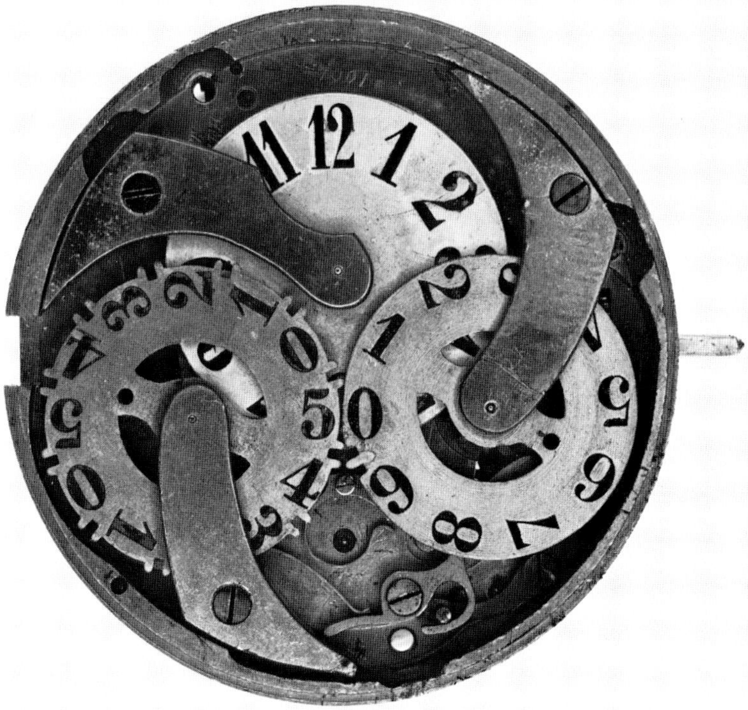

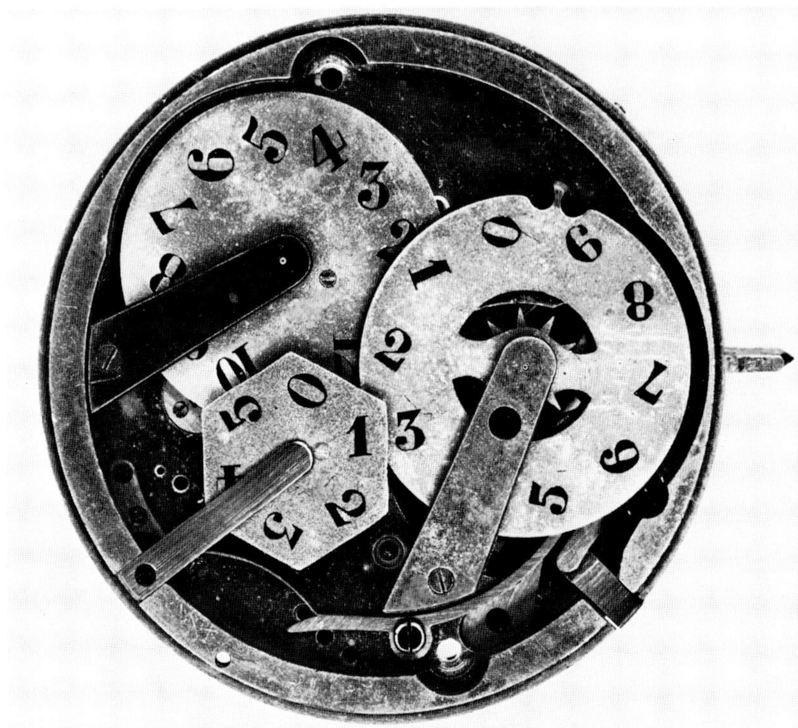

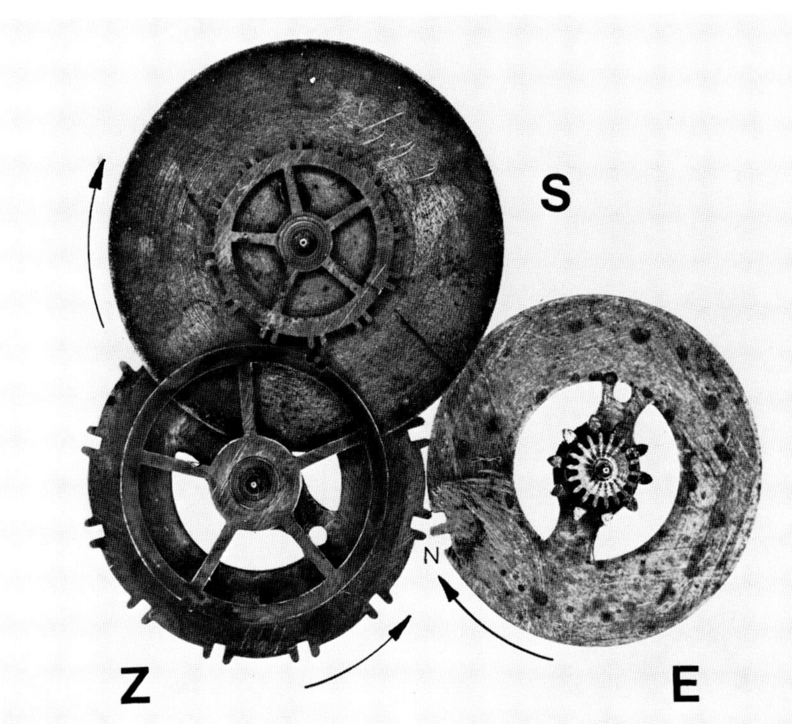

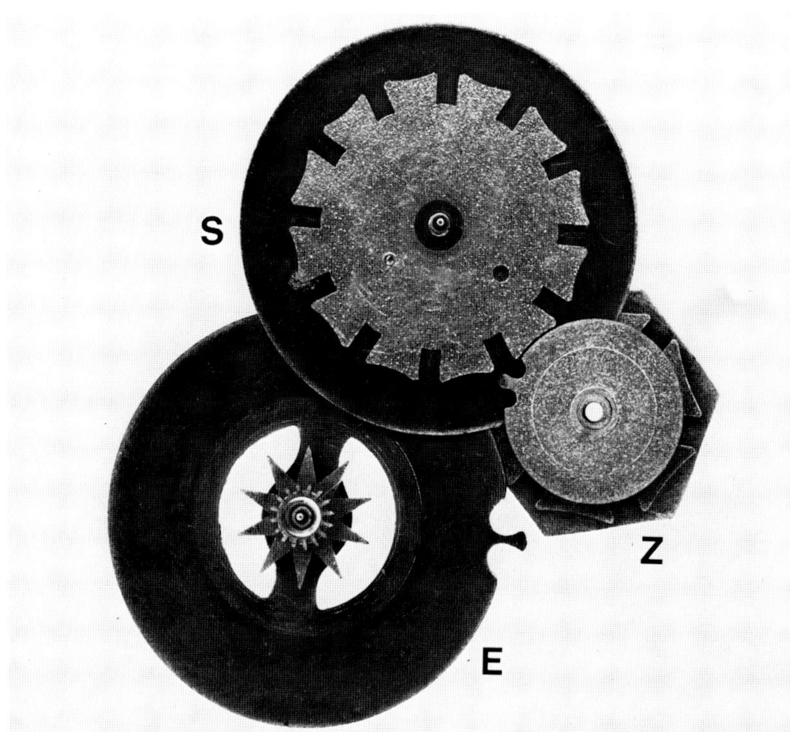

701–702 Kleine Goldsavonnette mit Sprungziffern, Westschweiz, um 1900. Auf dem Zifferblatt bezeichnet: Patent. Fein guillochiertes Gehäuse mit gerippter Wandung und kleinem rundem Fenster in der Schale. Vergoldetes Werk mit einzelnen Räderbrücken und graviertem Unruhkloben. Unruhe mit flacher Spirale und Zylinderhemmung. ∅ = 38.

703 Sprungzifferuhr, Westschweiz, um 1890. Bezeichnet: Systeme G. T. Breveté. Graviertes Silbergehäuse mit kleinem Drücker im Rand für Scheibenstellung. Graviertes Metallzifferblatt mit kleiner Sekunde, Stunden- und Minutenfenstern. Die Minuten springen alle 60 Sekunden um eine Zahl weiter. Vergoldetes Werk mit einzelnen Brücken, Kompensationsunruhe und Zylinderhemmung. ∅ = 49.

704 Sprungzifferuhr, Westschweiz, um 1890. Bezeichnet: Patent. Glattes dunkles Stahlgehäuse. Emailzifferblatt mit drei Fenstern und kleiner Sekunde. Im Fenster oben werden die Stunden, in den Fenstern unten die Minuten angezeigt. Vergoldetes Werk mit einzelnen Räderbrücken. Kompensationsunruhe mit Ankerhemmung. ∅ = 49.

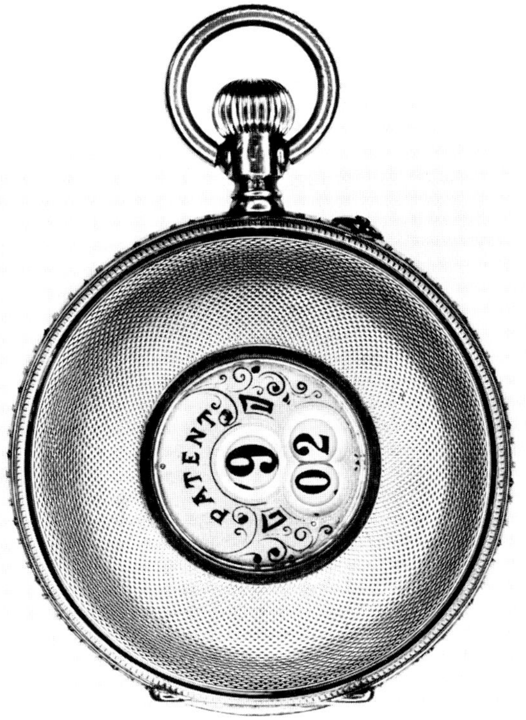

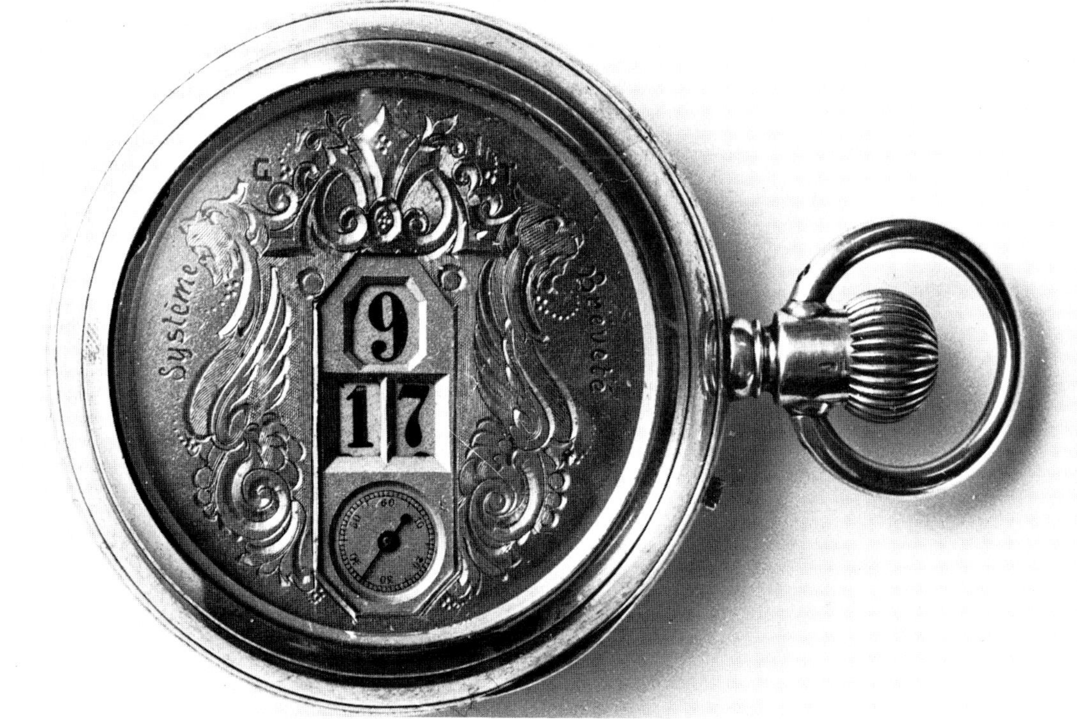

703 △

704 ▽

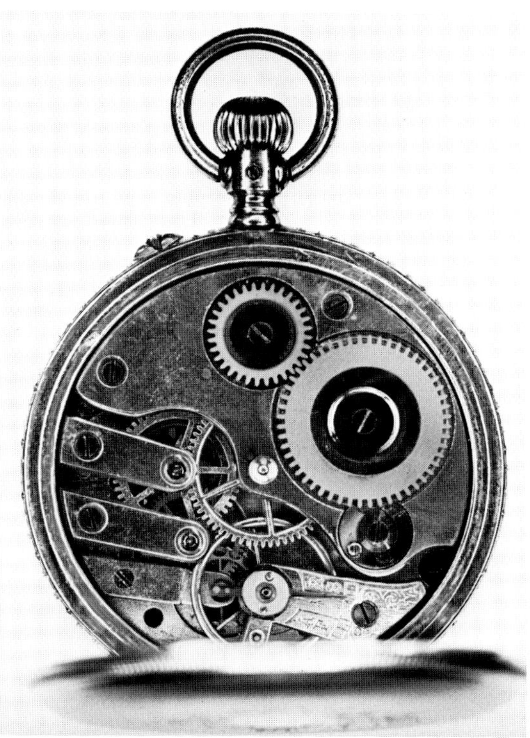

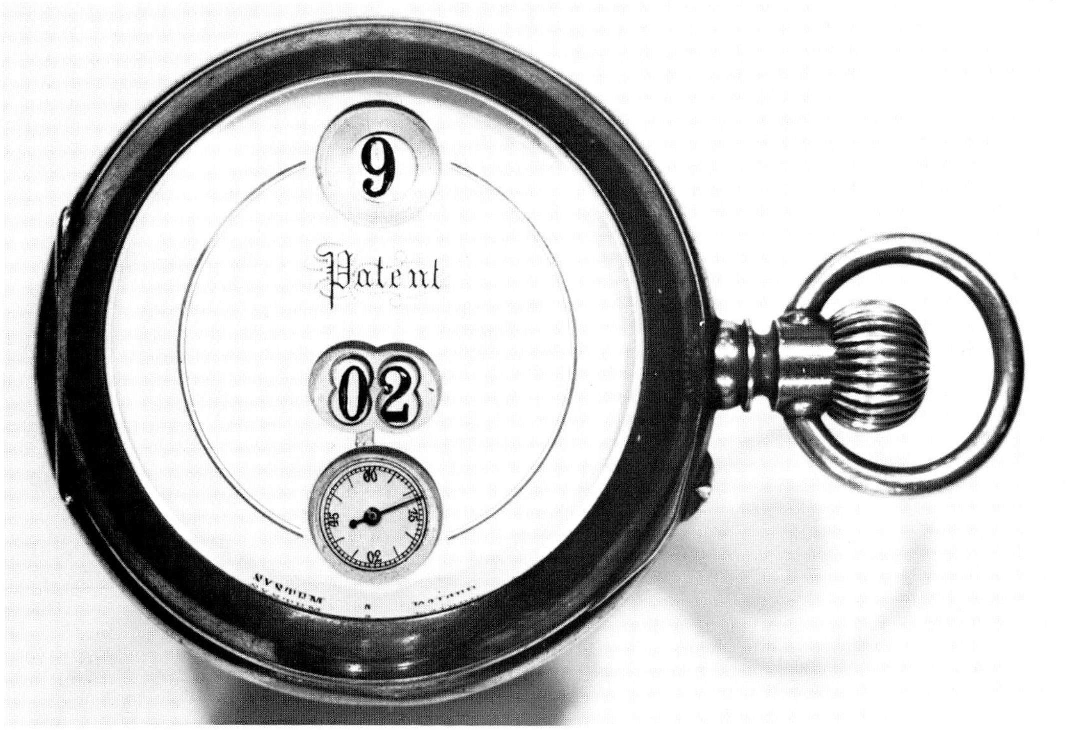

705–708 **Sprungzifferuhr,** Westschweiz, um 1900. Silbergehäuse mit glattem Rand. Rotgoldenes Zifferblatt mit Blumengravuren und kleiner Sekunde. Darunter versilberte Platte mit drei Fenstern für Stunden- und Minutenangabe. Die Zahlenscheiben sind miteinander durch Zahnräder verbunden. Vergoldetes Werk mit einzelnen Brücken. Kompensationsunruhe mit Breguet-Spirale und Ankerhemmung. ∅ = 49.

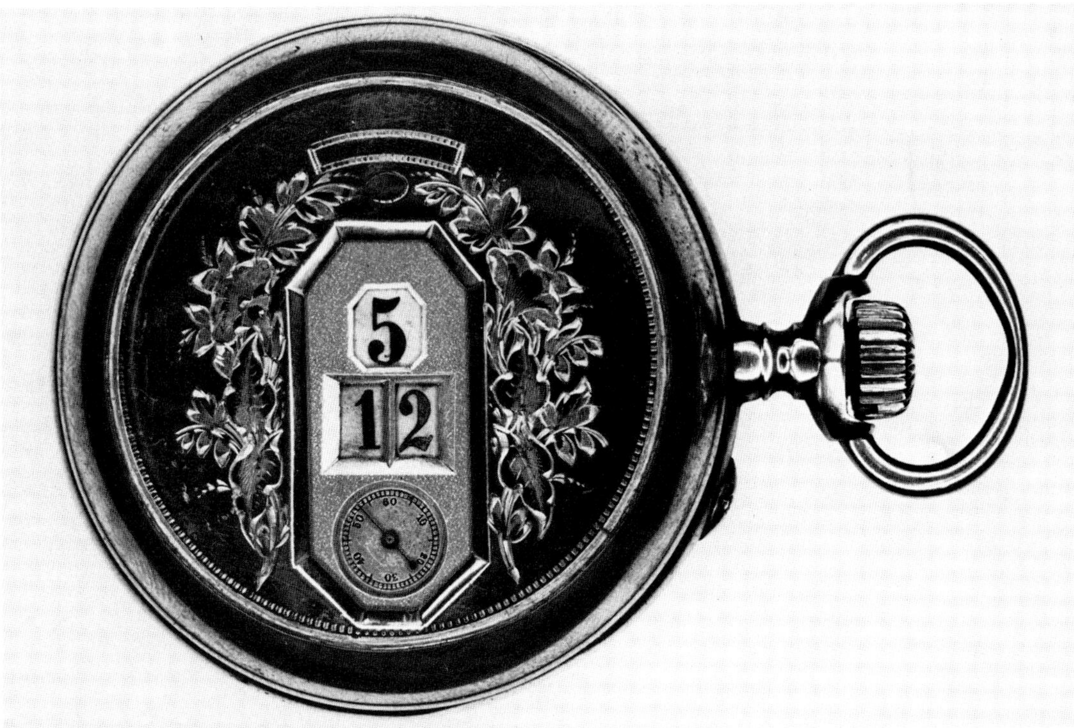

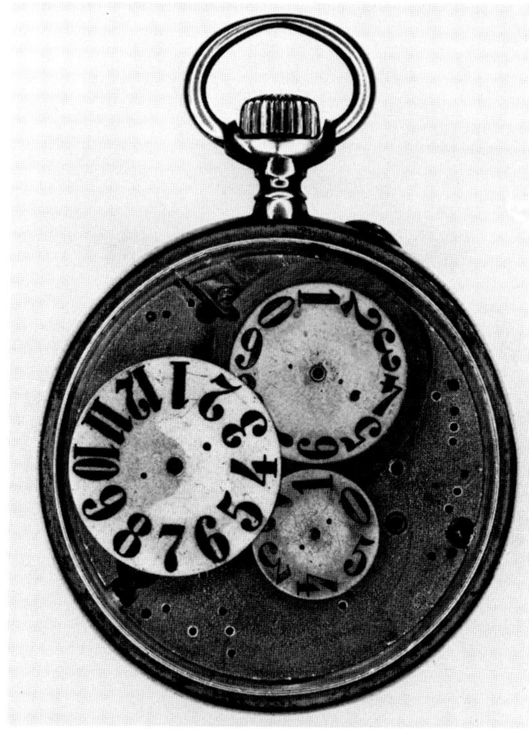

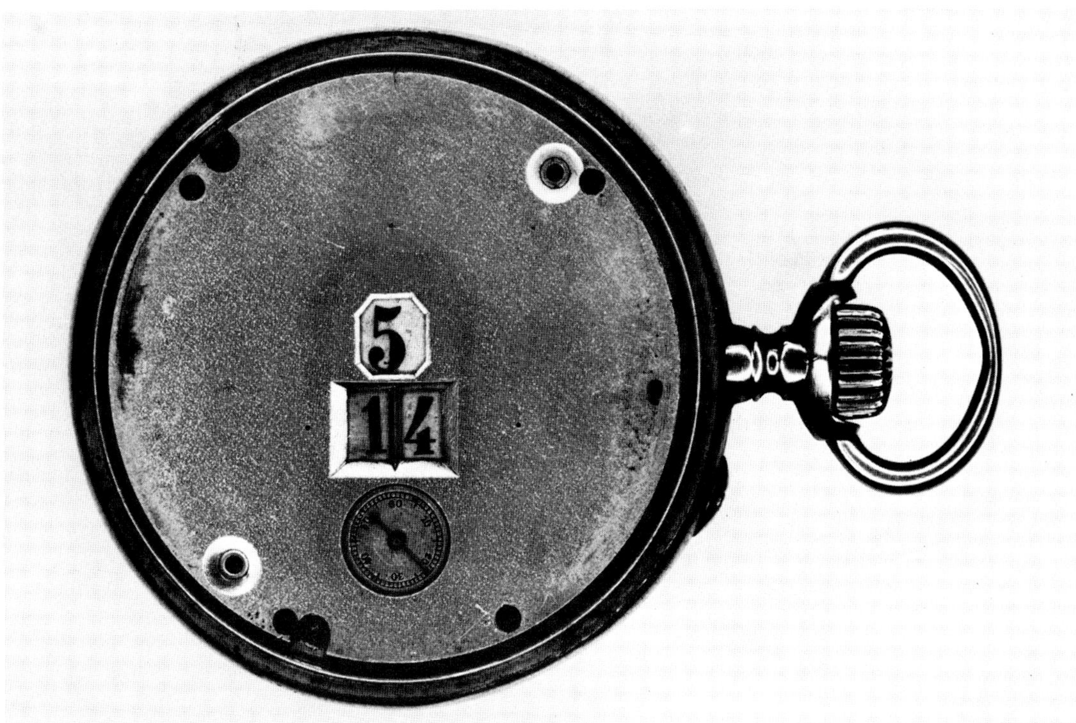

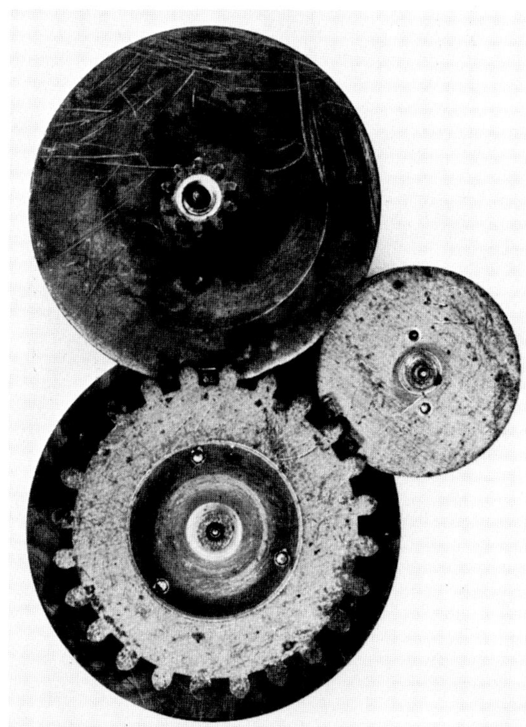

709–712 Sprungzifferuhr, Westschweiz, um 1890. Auf dem Zifferblatt bezeichnet: Système Breveté. Auf dem Werk: GT im ovalen Kreis. Silbergehäuse mit glattem Rand und seitlichem Drücker für die Zahlenscheibenverstellung neben dem Pendant. Weißes Emailzifferblatt mit feinen bunten Blumen und kleiner Sekunde. Im Zentrum drei Fenster für Stunden- und Minutenangabe. Vergoldetes Werk mit einzelnen Räderbrücken. Das Kleinbodenrad hat unterhalb des Radkranzes eine kleine Federtrommel mit acht Zähnen, die in einen Schlitz der Sekundenradwelle greifen können und in bestimmten Zeitabständen durchrutschen. Hiermit werden auf der Zifferblattseite die Zahlenscheiben geschaltet. Die Feder der Trommel spannt sich innerhalb von 60 Sekunden vor und hat so ständig genügend Kraftreserven. Abb. 709 zeigt den Schlitz in der Sekundenradwelle. Kompensationsunruhe mit Ankerhemmung. ∅ = 49.

Anmerkung: Die Bezeichnung: GT PATENT bezieht sich auf das Patent der Firma Gedeon Thommens, Waldenburg bei Basel, das in England unter der Nr. 7154 vom 11. Juni 1885 patentiert wurde.

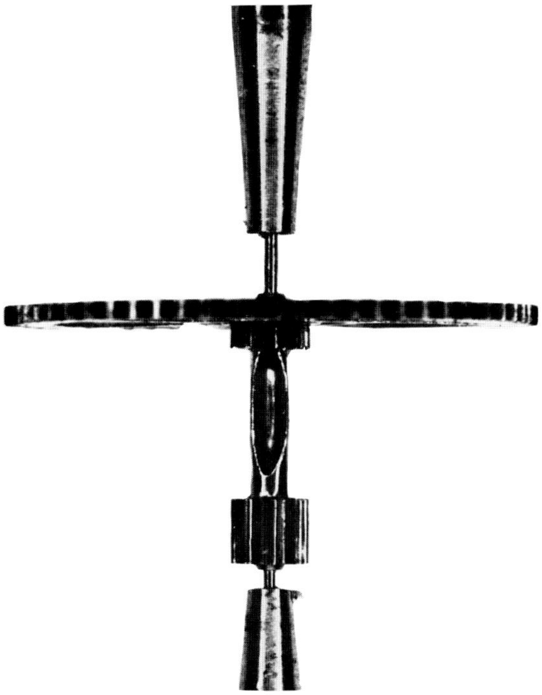

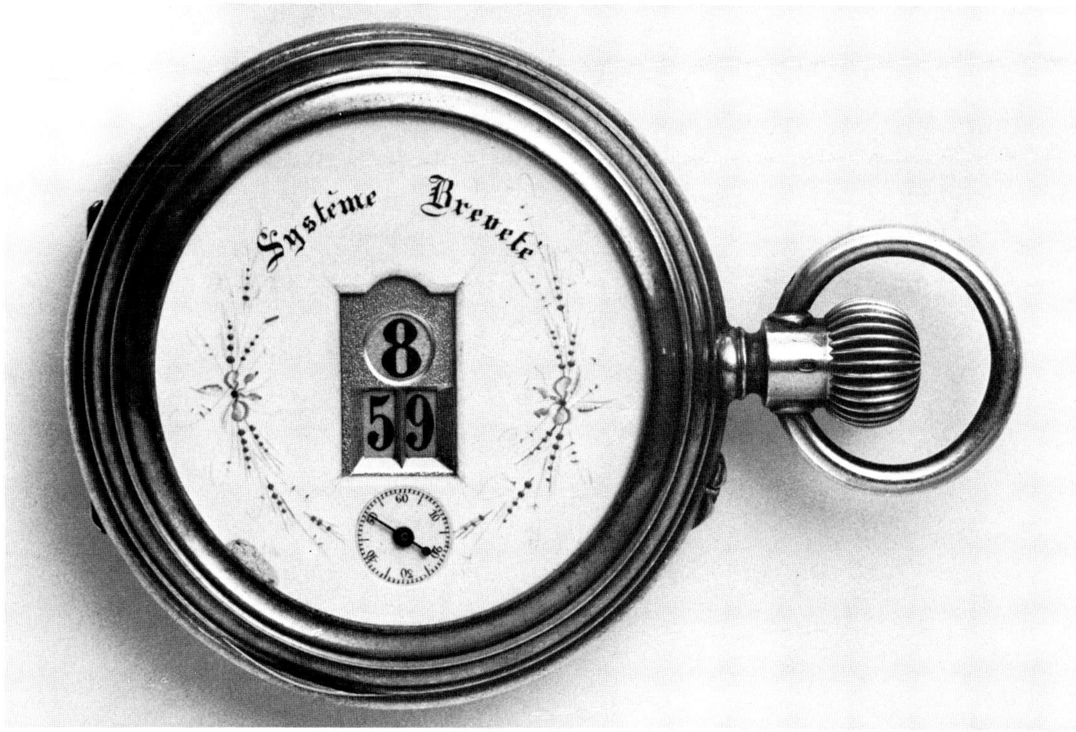

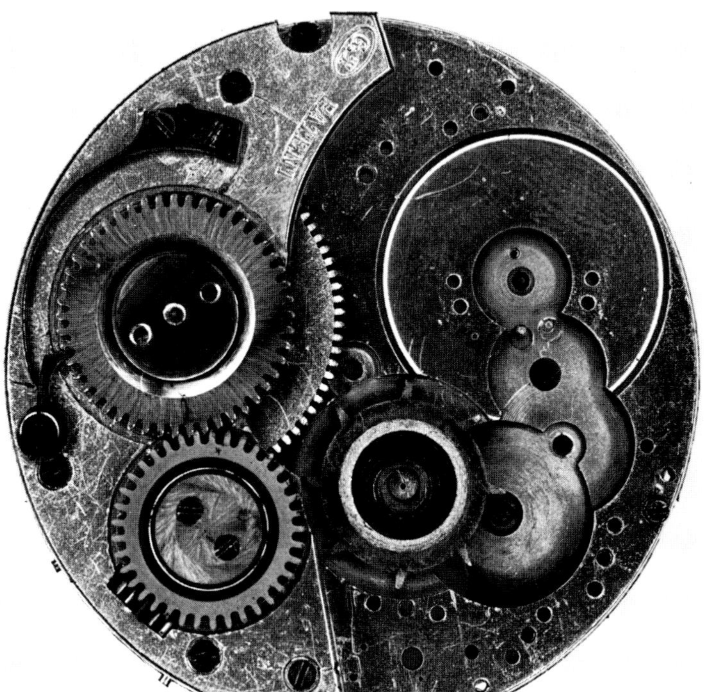

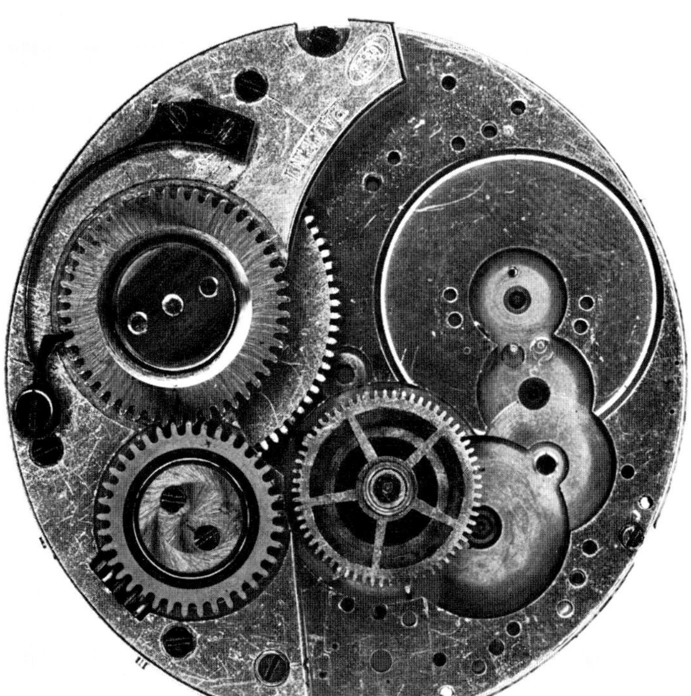

712/1–2 Sprungzifferuhr, deutsch, um 1890. Signiert: A. Lange & Söhne, Glashütte bei Dresden. Glattes Silbergehäuse. Weißes Emailzifferblatt mit einem Fenster für die Stunden und einem Doppelfenster für die Minuten. Sekundenangabe mit Zeiger. Seitlich feine Blumenmalerei. Vergoldetes Werk mit Antrieb über zwei Federhäuser. Das zweite Federhaus treibt die Sprungzifferanzeige. Auf der Platine sichtbar sieben geschraubte Chatons. Große Kompensationsunruh mit Goldschrauben und Breguet-Spirale. Gravierter Unruhkloben mit Diamantdeckstein. 26 Steine, davon 6 im Räderwerk für die Anzeige. Anker und Ankerrad aus Gold. Die Konstruktion dieses Werkes ließ sich die Firma Dürrstein & Co. im Deutschen Reich 1885 unter der Nr. 35996 patentieren.

712/3 Ansicht unter dem Zifferblatt mit den drei Ziffernscheiben; oben für die Stunden 1–12, links für die Zehner-Minuten 0–5 und rechts für die Einer-Minuten 0–9.

712/4 Ansicht des Werkes, wie es von der Firma Dürrstein hergestellt wurde. Auf der Platine bezeichnet: Deutsches Reichs Patent Nr. 35996. Das Werk hat – im Gegensatz zu Abb. 712/2 – keine geschraubten Chatons.

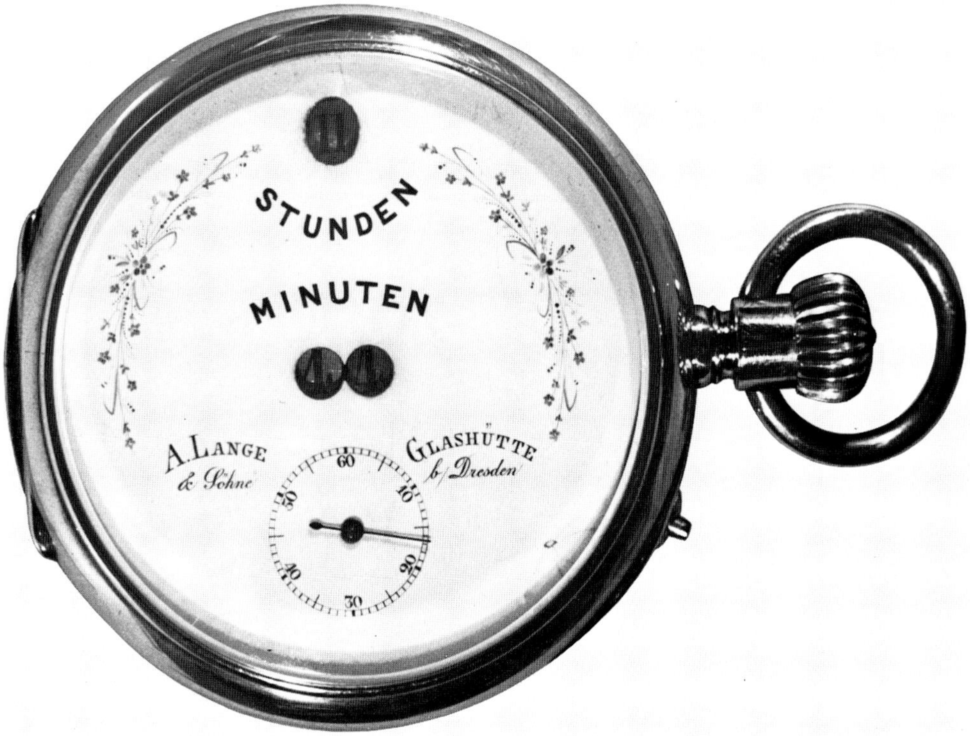

712/1 △

712/2 ▽

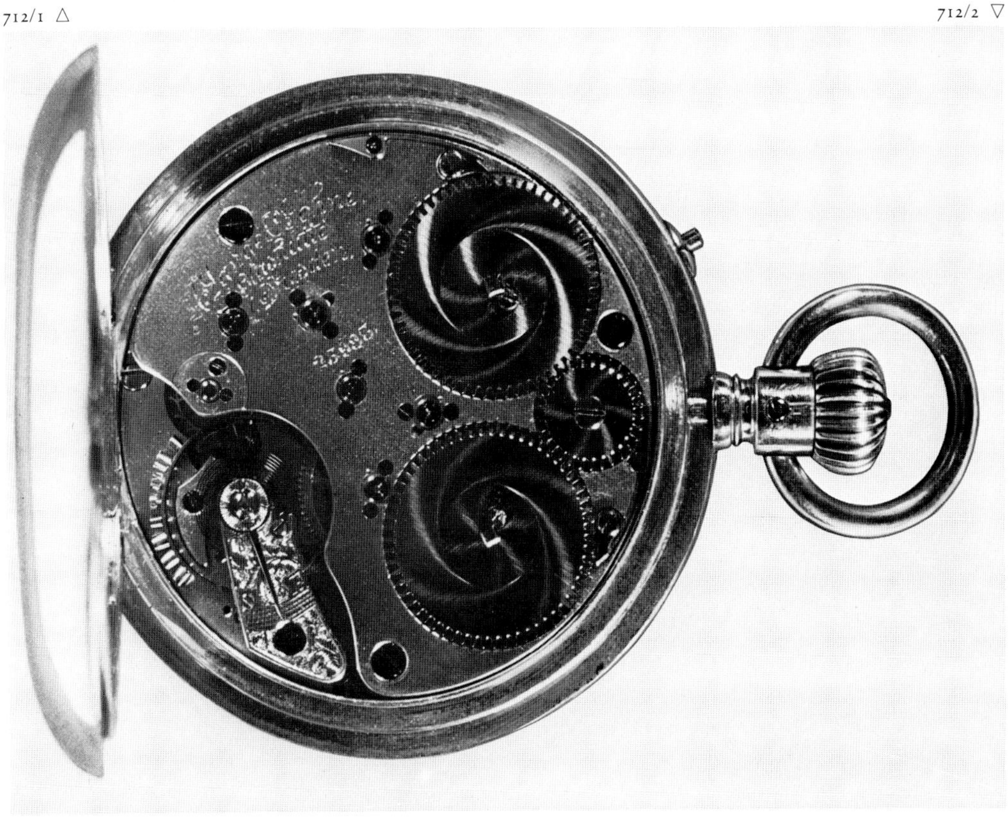

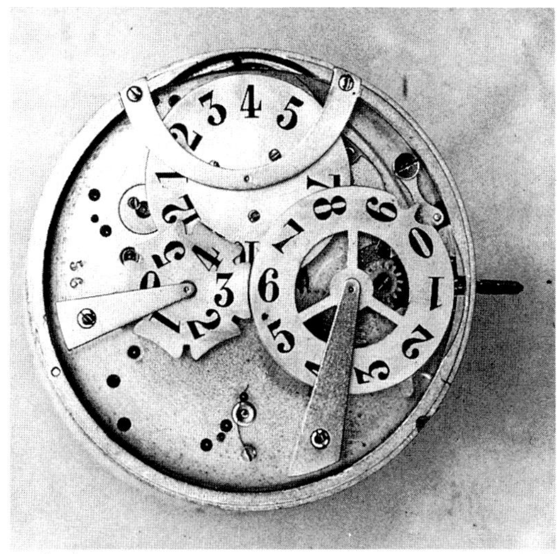

712/3 △

712/4 ▽

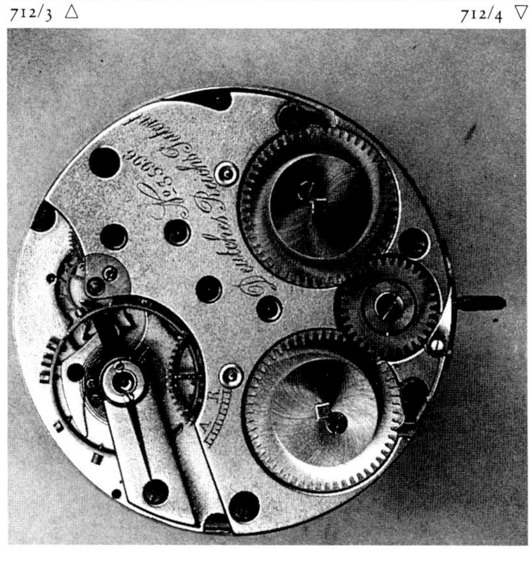

712/5 Sprungzifferuhr, deutsch, um 1890. Glattes Rotgoldgehäuse mit Goldcuvette. Emailzifferblatt mit einem Fenster für die Stunden und einem Doppelfenster für die Minuten; unten kleine Sekunde mit Zeiger. Auf dem Zifferblatt bezeichnet: Deutsches Reichs Patent Nr. 35996. Vergoldetes Werk mit zwei Federhäusern. Ankerwerk. ∅ = 50.

712/6 Sprungzifferuhr, Schweiz, um 1890. Signiert: Manufacture de Cortébert Watch Co. Patent Pallweber. Brüniertes Stahlgehäuse. Weißes Emailzifferblatt mit Fenstern für Stunden und Minuten und unten kleiner Sekunde. Vergoldetes Werk mit Ankerhemmung. ∅ = 53.

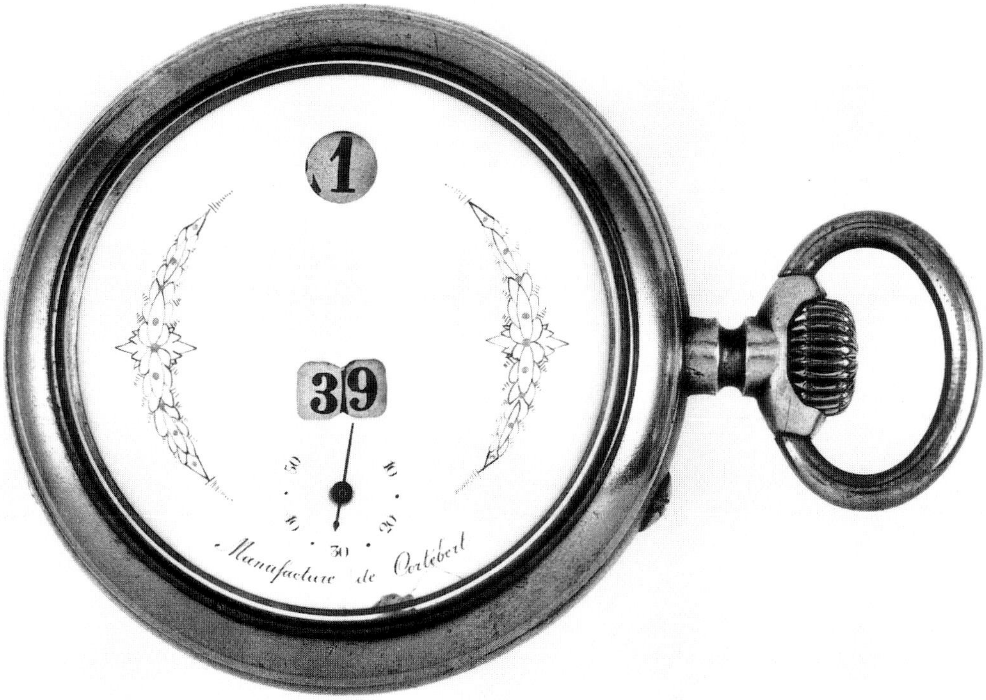

712/5 ▽ 712/6 △

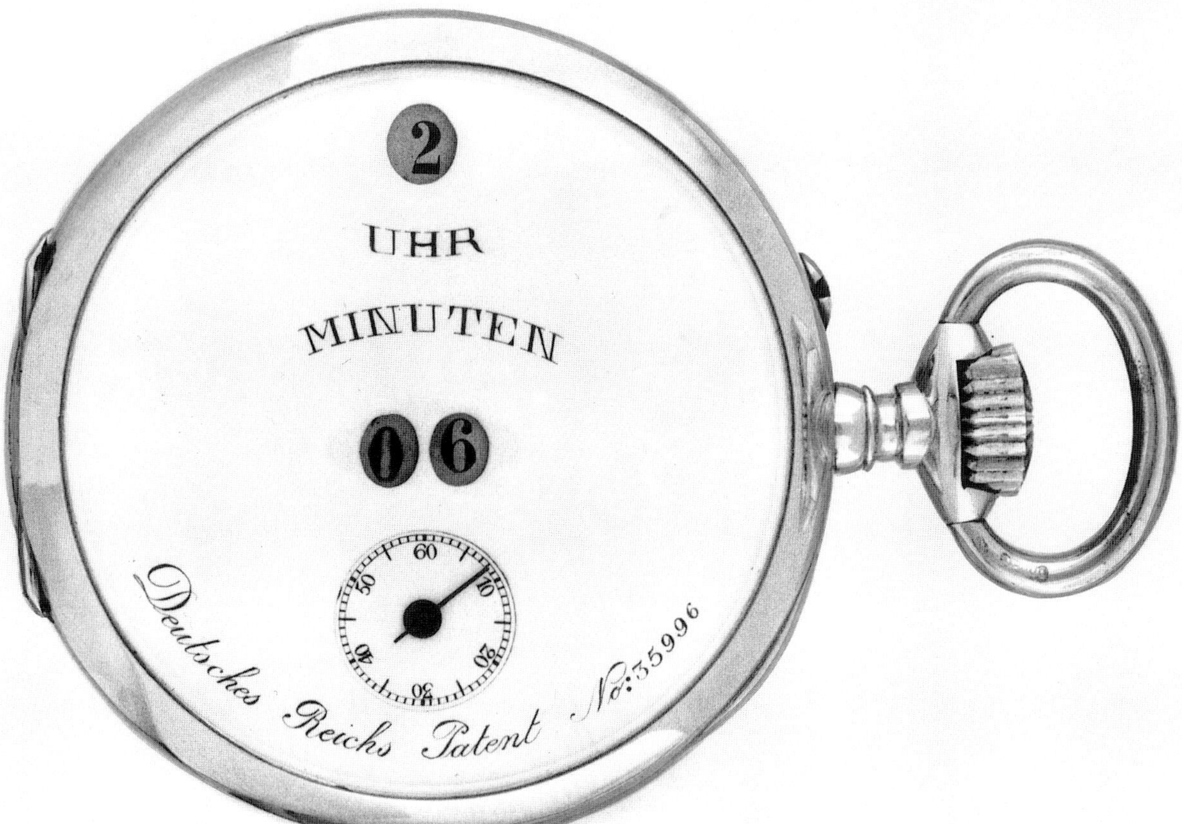

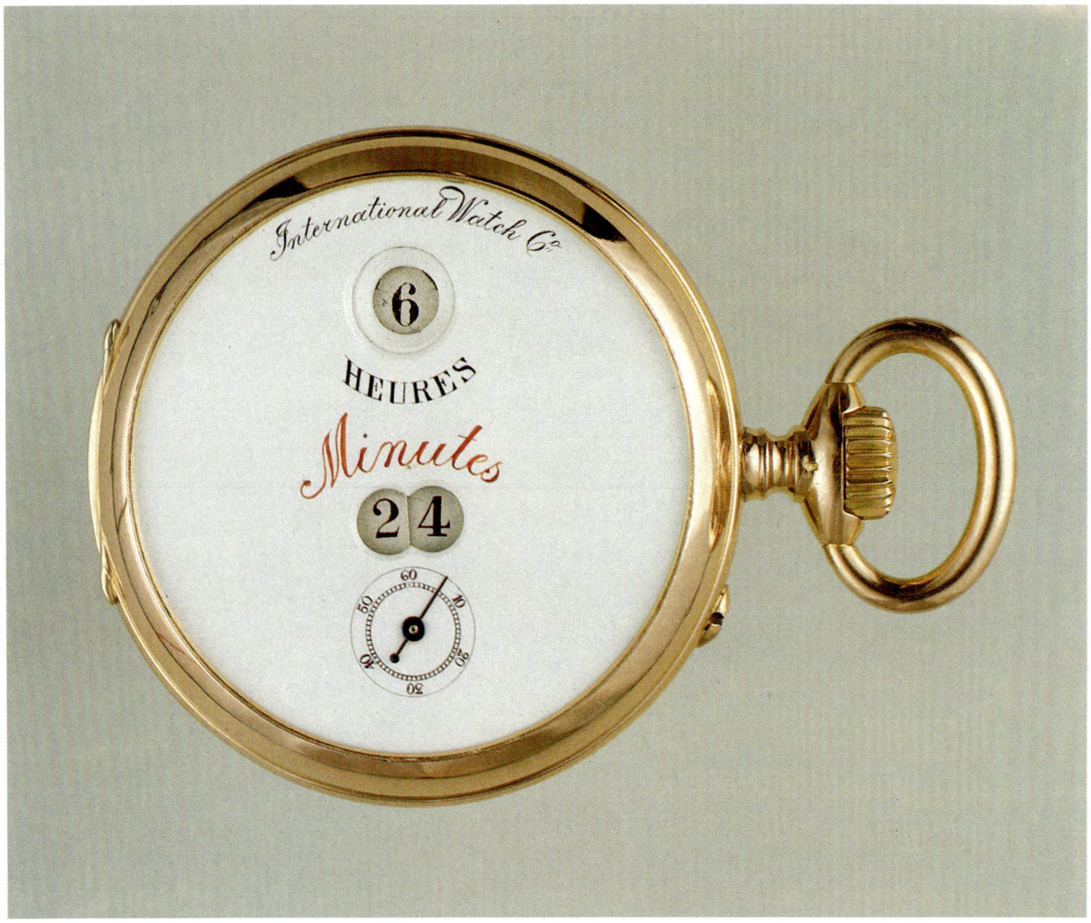

712/7 Sprungzifferuhr, Schweiz, um 1885. Signiert: International Watch Co., Patent Pallweber. Glattes Rotgoldgehäuse mit Goldcuvette. Weißes Emailzifferblatt mit Fenster für Stunden und Minuten. Im Bogen über dem Stundenfenster bezeichnet: International Watch Co und darunter HEURES in schwarzer Schrift. Das Minutenfenster ist mit roter Schrift überschrieben: Minutes. Unten kleine Sekunde mit normalem Sekundenzeiger. In der Gehäusewandung rechts vom Pendant Drücker für die Zeiteinstellung durch sprungartiges Vorrücken der Zahlen, wenn gleichzeitig die Krone gedreht wird.

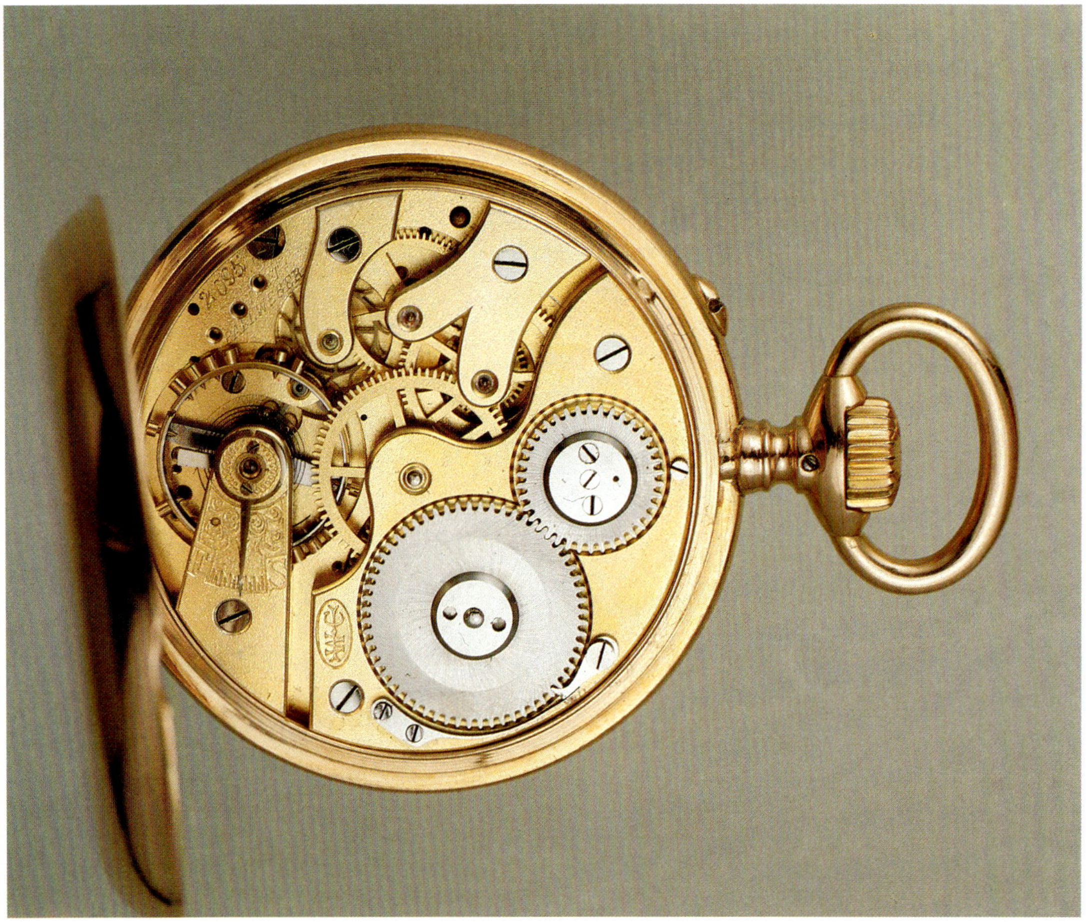

712/8 Werkansicht von Abb. 712/7. Vergoldetes Werk, Kaliber 41, Pallweber II. Auf der Federhausbrücke ovaler IWC-Stempel. Auf der Grundplatine bezeichnet: PATENT PALLWEBER NR. 2095. Aufzugsräder mit Zierschliff. Gravierter Unruhkloben. Kompensationsunruh mit flacher Spirale. Ankerhemmung.

713–716 Sprungzifferuhr, Westschweiz, um 1890. Signiert: A(eby) & L(andry). Glattes Silbergehäuse mit guillochierter Schale. Emailzifferblatt mit feinen Blumen. Auf dem Zifferblatt bezeichnet: Patent G. T. (Patent Gedeon Thommens bezogen auf die Anzeigemechanik). Darunter dreieckige versilberte Platte mit drei Fenstern für Stunden-, Minutenangabe, unten kleine Sekunde mit Zeiger. Die Bezeichnung A & L bezieht sich auf Aeby & Landry. Die drei Zahlenscheiben liegen teils über- und teils nebeneinander. Die Schaltung erfolgt alle 60 Sekunden über einen nur halbhohen Triebzahn im Sekundenrad, an dem das Kleinbodenrad durchrutscht, bis einer der verlängerten Radzähne des Kleinbodenrades gegen den noch verbleibenden ›halbhohen‹ Triebzahn schlägt. Werk mit einzelnen Räderbrücken, Kompensationsunruh mit Breguet-Spirale und Ankerhemmung. ∅ = 48.

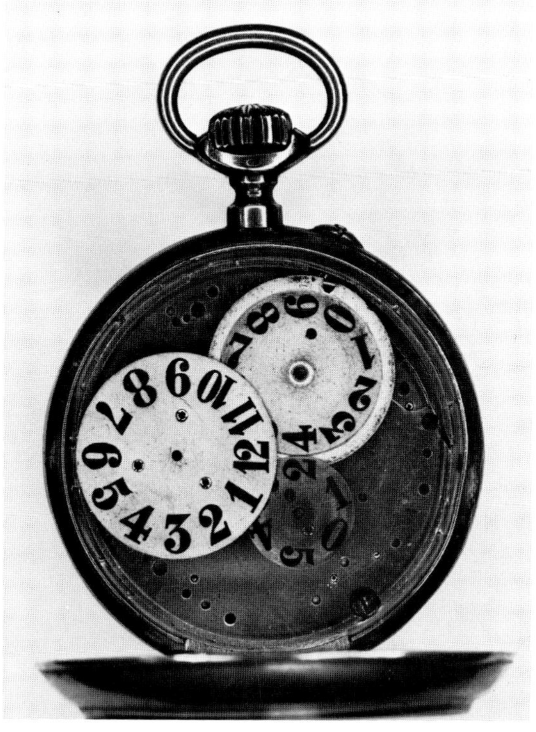

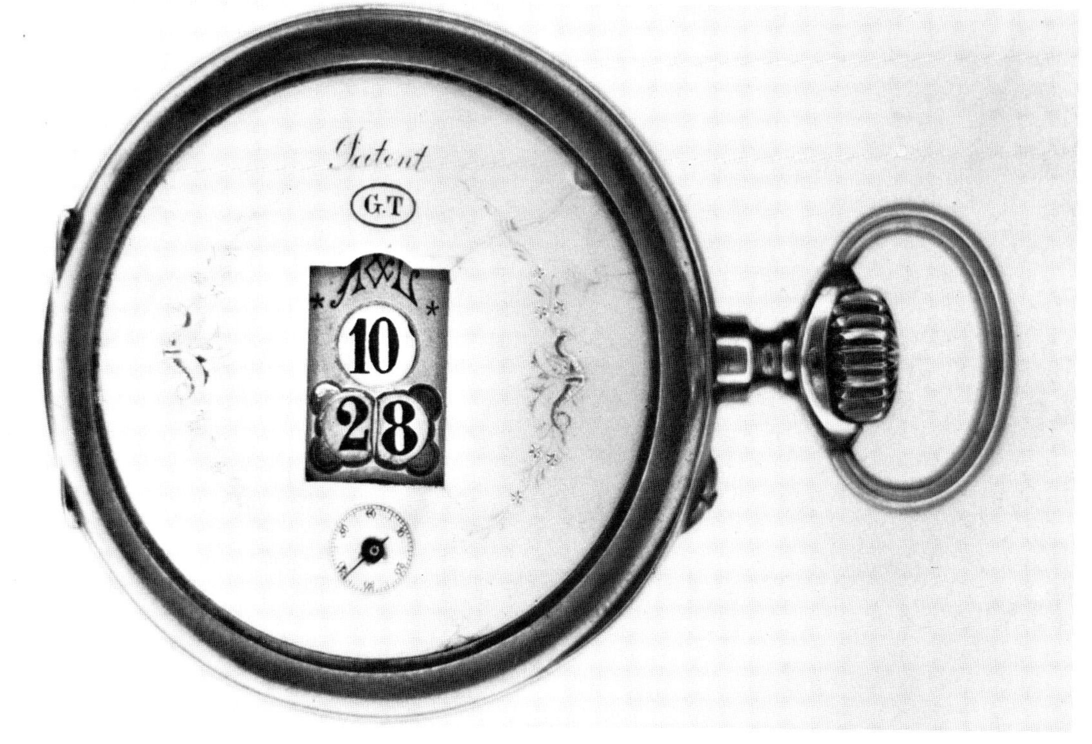

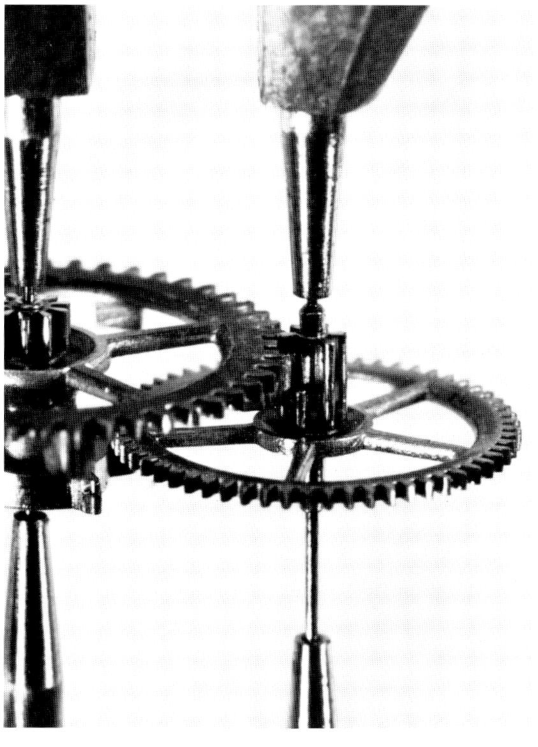

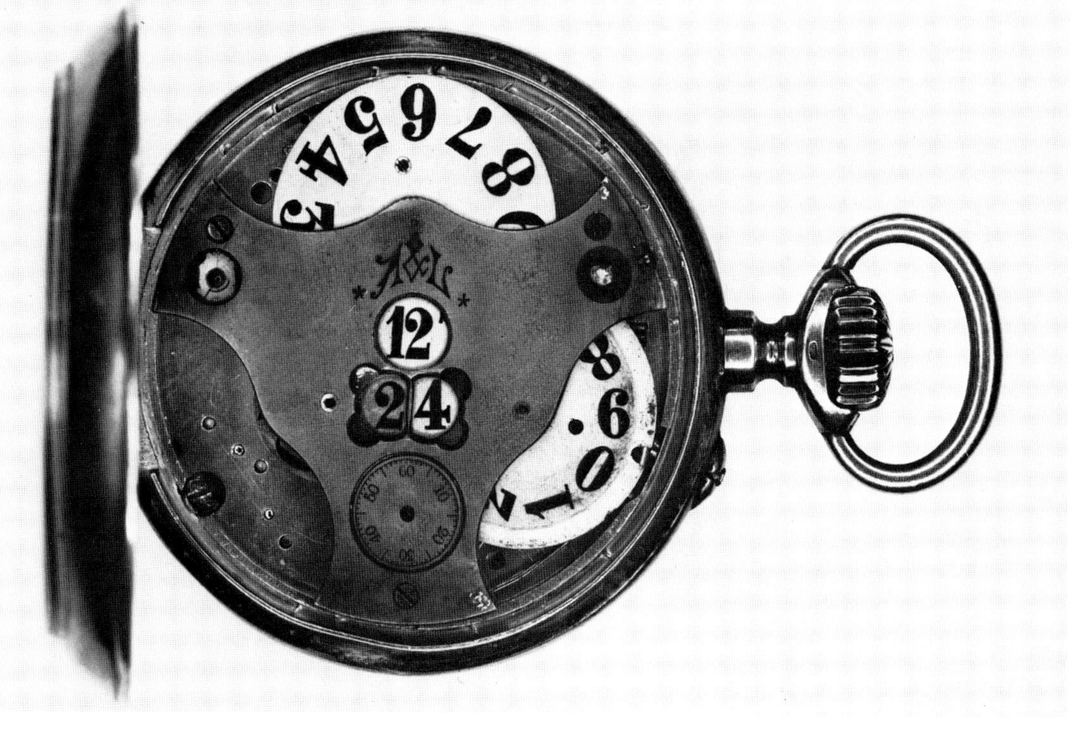

717 Silbertaschenuhr mit automatischer Umschaltung von Tag- auf Nachtstunden, französisch, um 1900. Auf dem Zifferblatt bezeichnet: Breveté SGDG France Etranger Modèles Déposés. Fein guillochiertes Gehäuse mit glattem Rand. Versilbertes Zifferblatt mit 12 runden Fenstern und Stahlzeigern. Um 12 Uhr und 24 Uhr schalten die Zahlen um, wodurch die Anzeige für Tag- und Nachtstunden gegeben ist. Vergoldetes Werk mit Ankerhemmung. ∅ = 50.

718 Taschenuhr mit doppelt springender Stunde, französisch, um 1920. Auf dem Zifferblatt bezeichnet: Discus Patent. Glattes Silbergehäuse mit Tulaeinlagen. Versilbertes Zifferblatt mit zwei Stundenfenstern (16 Uhr und 4 Uhr), die eine Tag- und Nachtstundenanzeige ermöglichen. Unten kleine Sekunde und ein Zeiger für die Minutenangabe aus der Mitte. Die Stundenzahlen springen gemeinsam, 1 bis 12 zusammen, dann immer 1–12 als Wiederholung und außen 13 bis 24 für die Nachtstunden. Werk mit Ankerhemmung. ∅ = 50.

719 Taschenuhr mit springendem Minutenzeiger, Westschweiz, um 1900. Auf dem Zifferblatt bezeichnet: Piccardo Modernsta Patent & Cie LTDA. Glattes Gehäuse. Guillochiertes Silberzifferblatt mit Halbkreis-Minutenkranz, Stundenfenster und kleiner Sekunde. Nach 60 Minuten springt der Minutenzeiger von 60 auf 0 zurück, gleichzeitig erscheint die nächste Stunde im Fenster. Vergoldetes Werk mit Ankerhemmung. ∅ = 54. ▽

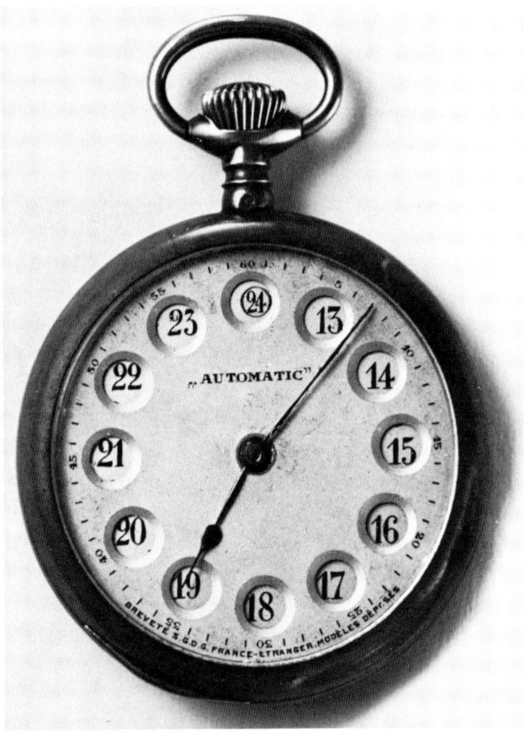

717 △

718 ▽

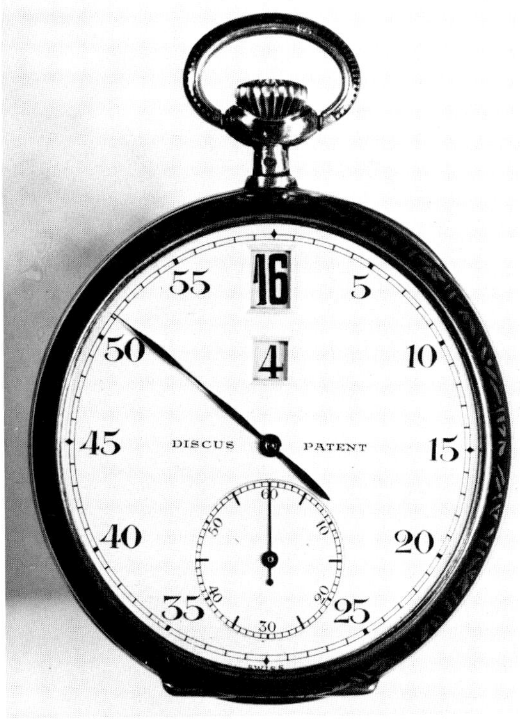

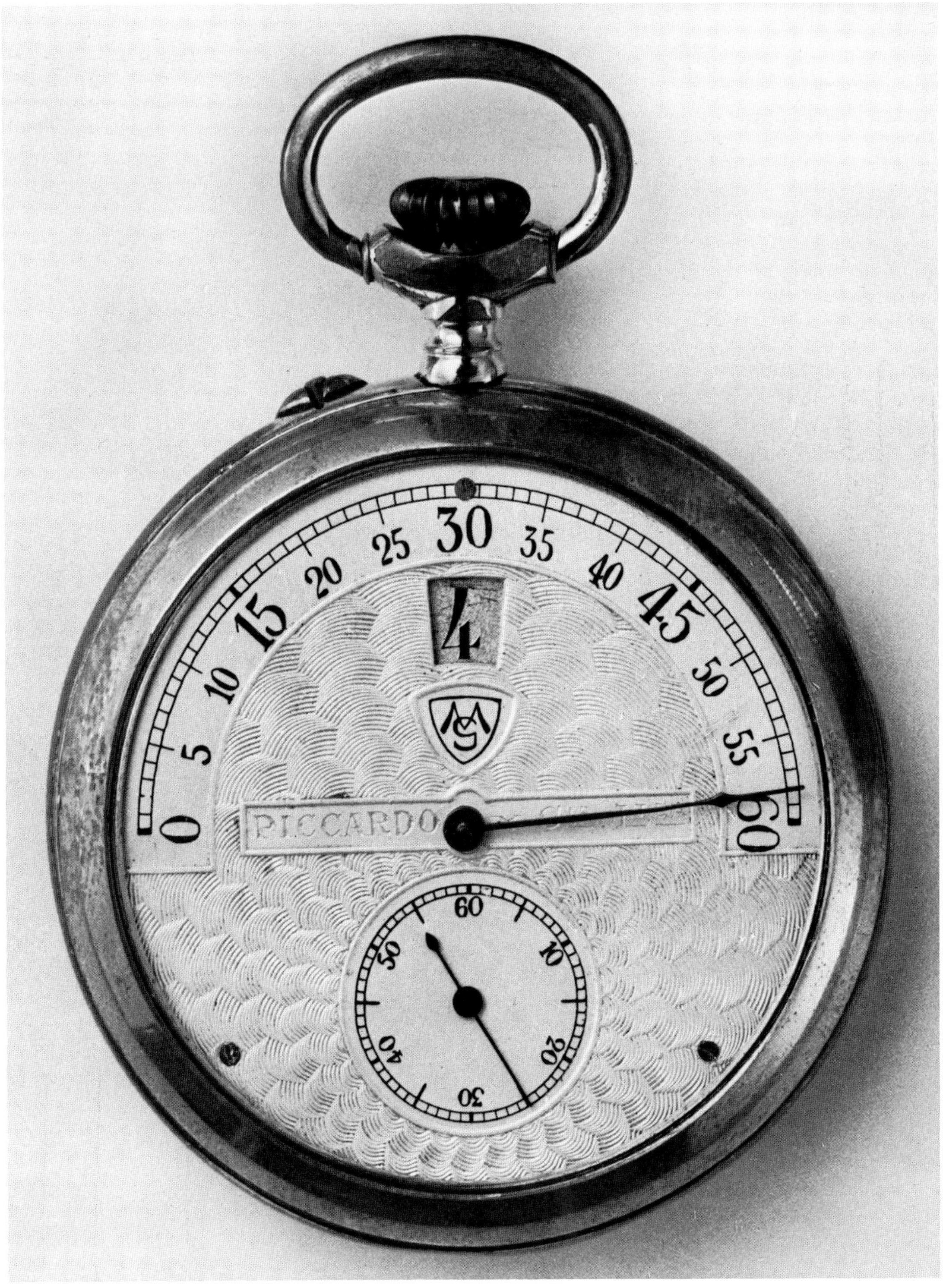

720 Goldtaschenuhr mit »wandernden Ziffern«, Genf, um 1890. Glattes Gehäuse. Versilbertes Zifferblatt mit halbkreisförmigem Fenster und Minutenskala. Darunter rundes Zifferfenster mit Stundenangaben (12 Uhr), welches gleichzeitig als »Minutenzeiger« funktioniert. Die Uhr zeigt 12 Uhr und $11^{1}/_{2}$ Minuten. Wenn die 12 bei 60 Minuten verschwindet, kommt bei 0 ein Fenster mit einer 1 (1 Uhr) zum Vorschein. Präzisionsankerwerk. ▽

721 Silbertaschenuhr mit 24-Stunden-Anzeige, französisch, um 1900. Auf dem Zifferblatt bezeichnet: Chronométre Breveté S.G.D.G. Glattes Gehäuse, versilbertes Zifferblatt mit 12 runden Stundenfenstern. Darunter bewegliche Scheibe mit schwarzen Zahlen 1 bis 12 in Email. Wird der Knopf in der Krone gedrückt, erscheinen in den Fenstern rote Zahlen 13 bis 24 für die Nachtstunden. Bei der 6 kleine Sekunde, feine Stahlzeiger. Vergoldetes Werk mit Ankerhemmung. ∅ = 49.

722 Vergoldete Taschenuhr mit Minuten- und Stundenfenster, französisch, um 1900. Glattes Gehäuse. Großflächig gravierte Zifferblattfront mit kleiner Sekunde. Darunter im Kreisbogen die Minutenangaben auf einer sich drehenden Scheibe. In der Mitte rundes Stundenfenster mit stündlich umschaltenden Zahlen. Werk mit einzelnen Räderbrücken und Ankerhemmung. ∅ = 50.

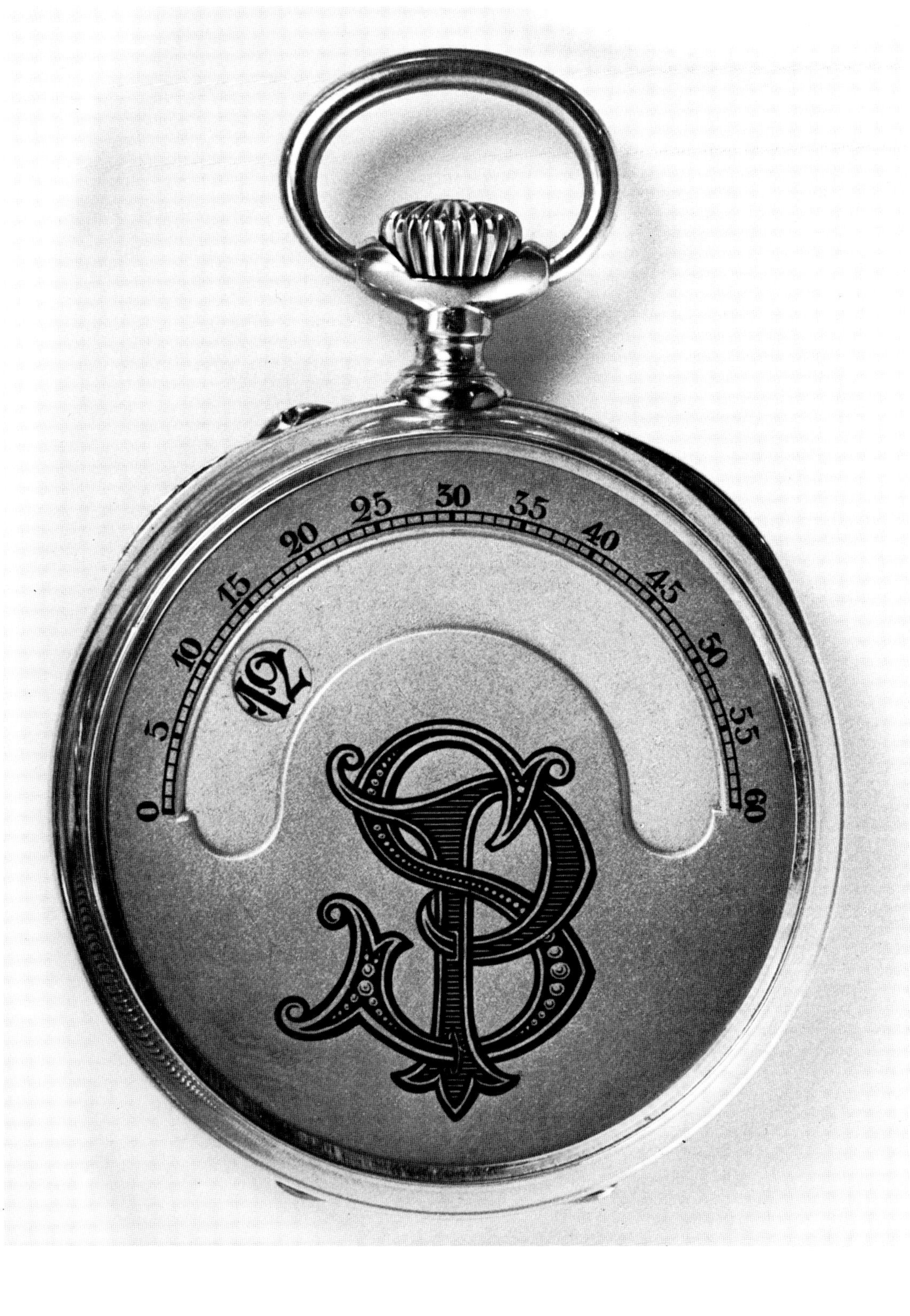

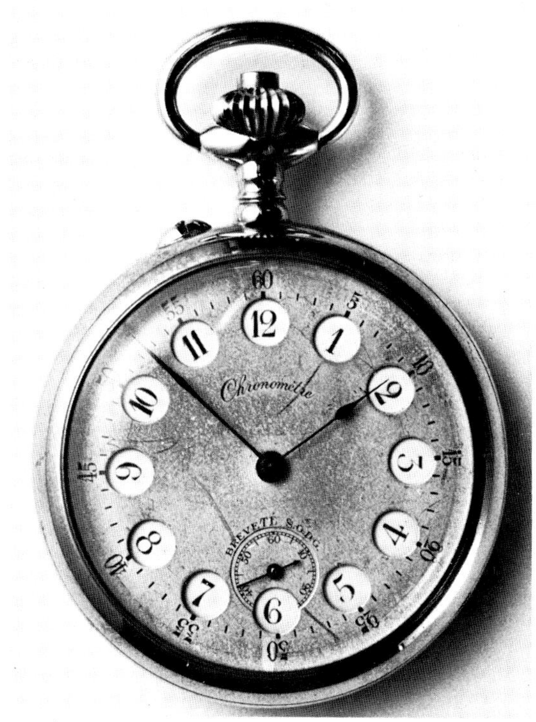

721 △

722 ▽

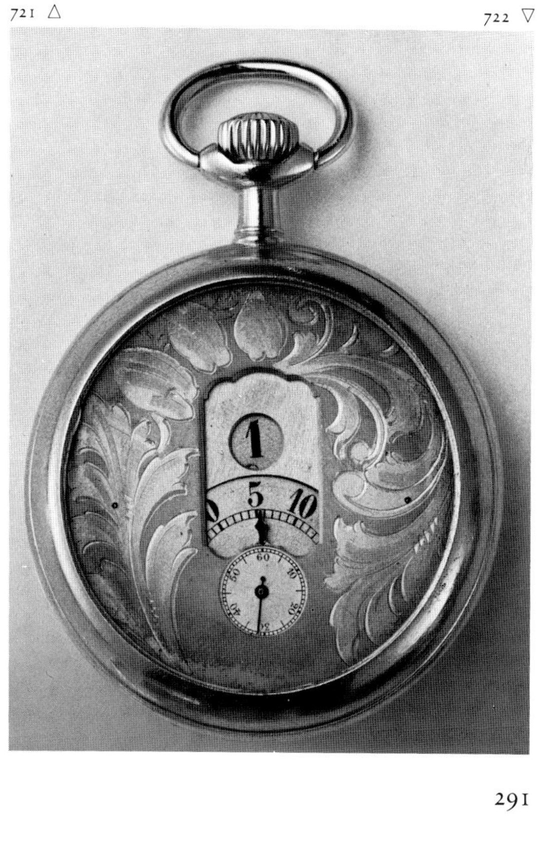

723–724 Taschenuhr mit Direktaufzug, Genf, um 1900. Signiert: Isaac Grasset & Cie à Genève 423. Glattes Gehäuse mit vergoldetem Deckel. Emailzifferblatt mit kleiner Sekunde und vergoldeten Zeigern. Vergoldetes Werk mit einzelnen Räderbrücken. Die Aufzugsfeder schlingt sich »direkt« um die Aufzugswelle; sie hat kein eigenes Federhaus. Kompensationsunruhe mit Breguet-Spirale und Ankerhemmung. ∅ = 50. ▽

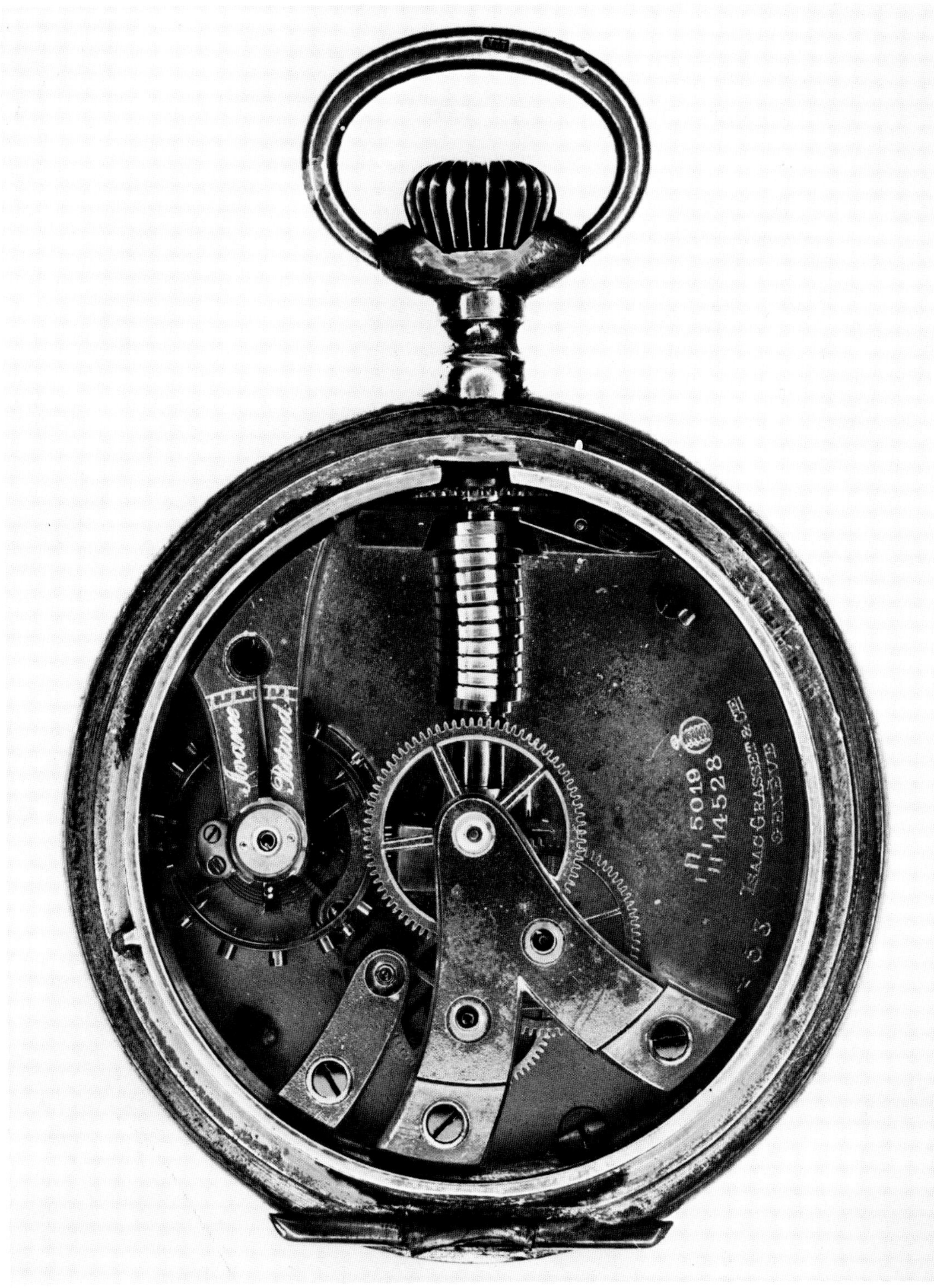

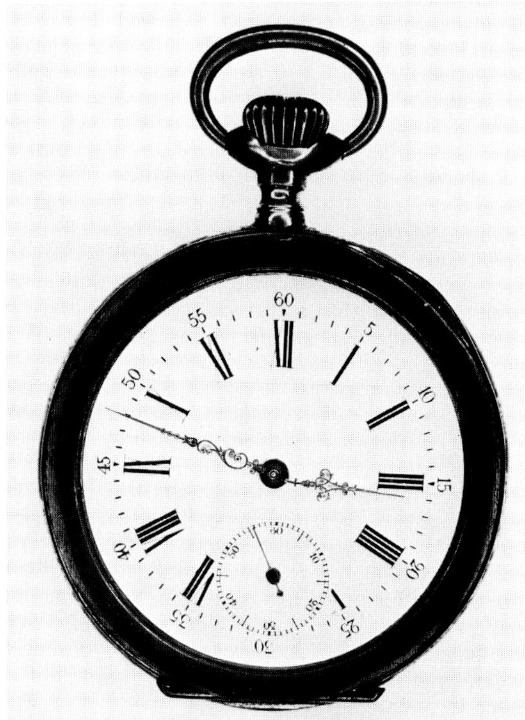

724 △

725 ▽

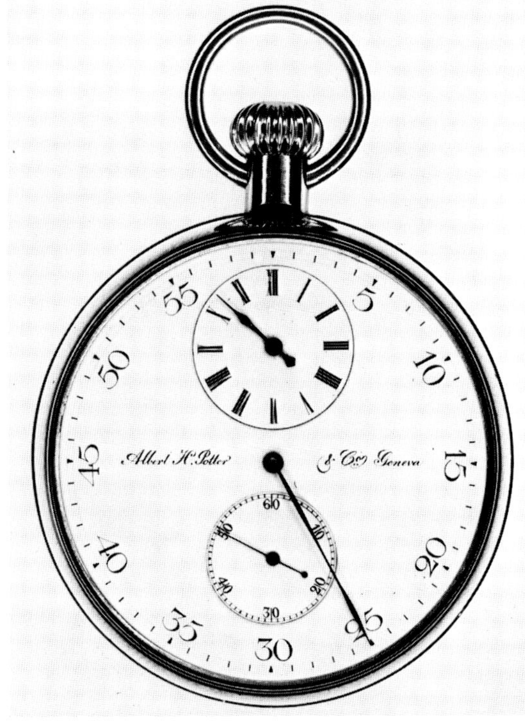

725–726 Goldtaschenuhr, Genf, um 1890. Signiert: Albert H. Potter & Co Geneva. Glattes Gehäuse. Weißes Emailzifferblatt mit nach oben gerücktem Stundenblatt und kleiner Sekunde. Feine Stahlzeiger und große Minutenzahlen. Versilbertes Werk mit nur einer schmalen Räderbrücke mit geschraubten Chatons. Dem Minutenrad sind hier vier Räder nachgeschaltet, weil nach jeder Unruh-Doppelschwingung das »Hemmrad« mit einem Stift eine volle Umdrehung gemacht hat. Große Kompensationsunruhe mit Breguet-Spirale (siehe Seite 20, Potter-Hemmung). ▽

727–728 Goldtaschenuhr mit Regulator-Zifferblatt, Schweiz, um 1880. Signiert: Albert H. Potter & Co., Genève, Nr. 40. Glattes Goldgehäuse mit à-goutte-Schlüssen (später). Weißes Emailzifferblatt mit außen großer Minutenskala 5–60, rechts vertiefter Sekunde und links Stundenangaben I–XII. Gebläute Stahlzeiger. Lapediertes Neusilberwerk unter Glasschutz. Geteilte Werkplatte in stilisiertem ›AP‹ (Albert Potter). Gleichgewichtsanker und Ankerrad unter Decksteinen. Große Kompensationsunruh mit Goldschrauben und Breguet-Spirale. ∅ = 52.

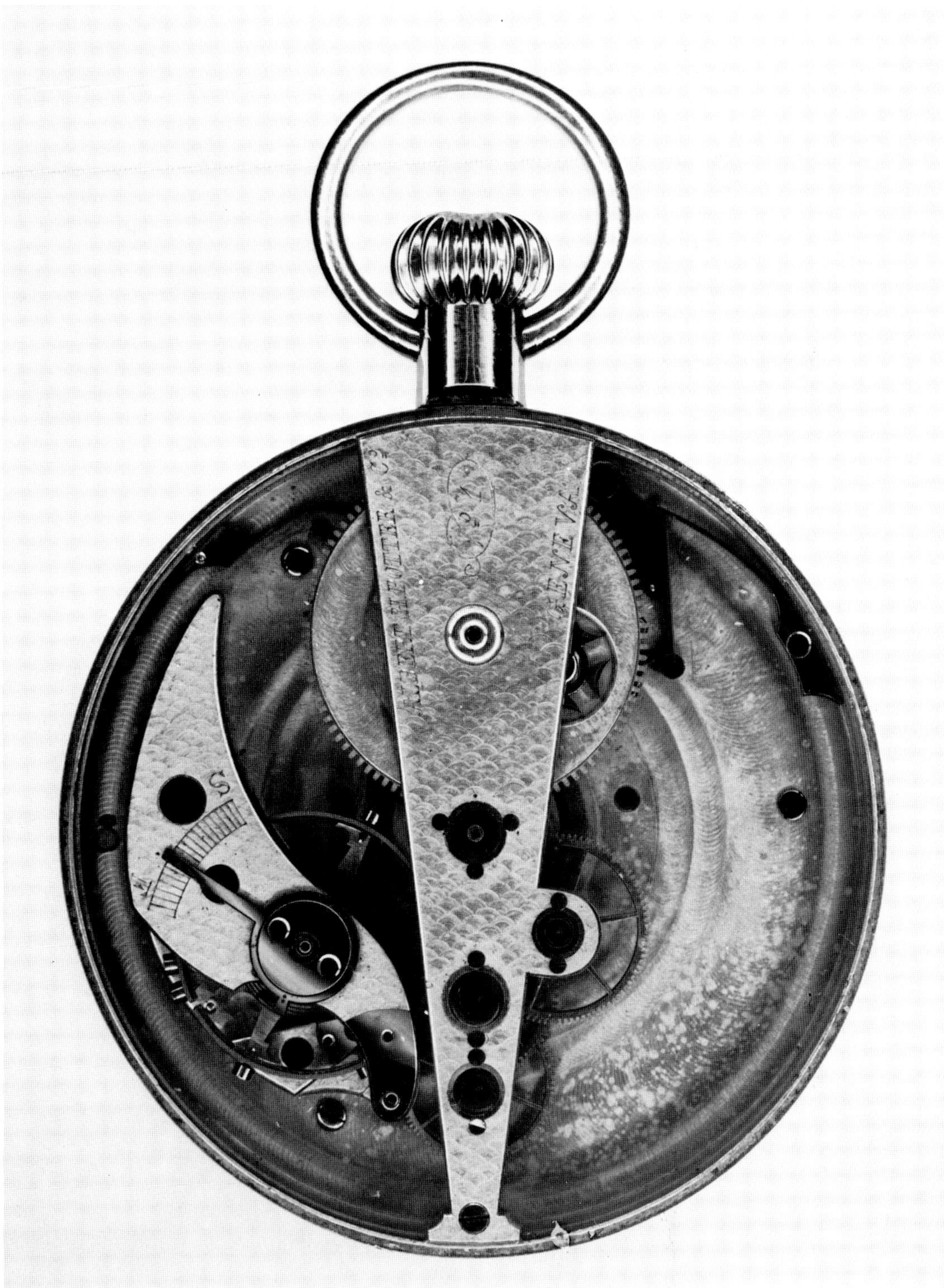

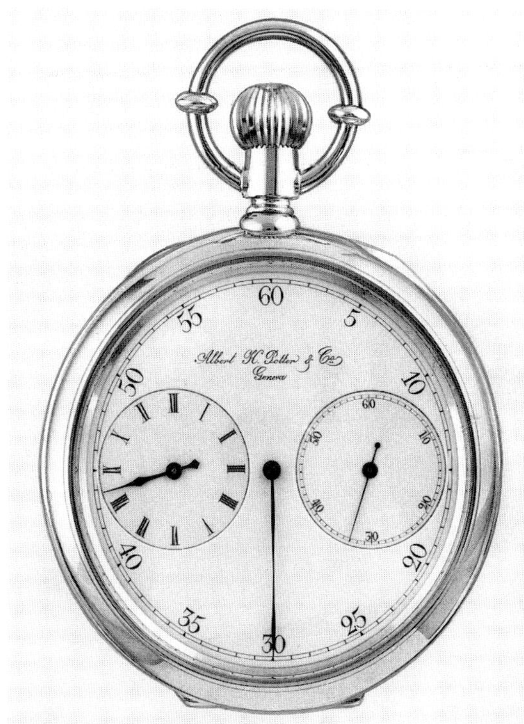

727 △

728 ▽

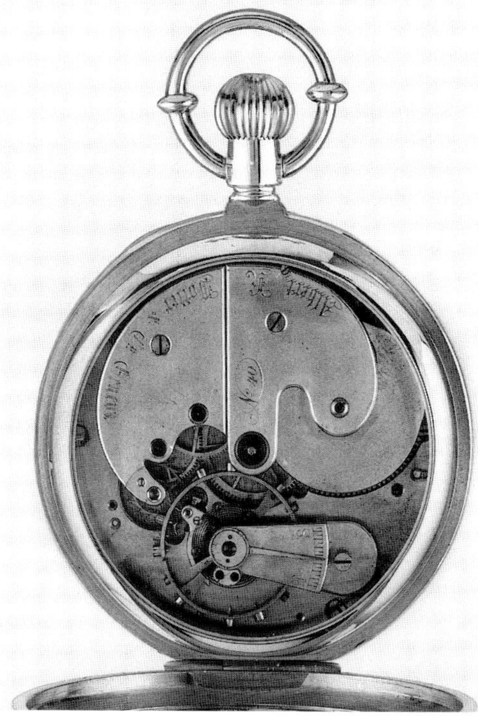

729 Skelettierte Goldtaschenuhr, Genf, um 1880. Beidseitig verglastes Goldgehäuse mit seitlichem Drücker für die Zeigerstellung. Schwarzer Emailzifferring mit türkischen Zahlen, kleiner Sekunde und vergoldeten Zeigern. Skelettiertes Zentrum mit sichtbarem Räderwerk. Unruhe mit flacher Spirale und Ankerhemmung. ∅ = 46.

730 Goldtaschenuhr mit doppelseitigem Chronograph, französisch, um 1880. Auf dem Zifferblatt bezeichnet: Mensor Deposé. Glattes Gehäuse, Emailzifferblatt mit kleiner Sekunde, Chronographenkontrolle (1–30) und Stopper. Chronographenkontrolle mit roter ¾-Kreismarkierung 3 bis 15. Rückseitig Emailzifferblatt mit Chronographen im Gegenuhrzeigersinn und kleinem Farbsektor mit Stahlzeiger. Verschiedenfarbige Indikationen für Sekunde, Meter und Markierungen. Vergoldetes Werk mit Zylinderhemmung. ∅ = 55.

731 Klosteruhr, französisch, um 1880. Geprägtes Silbergehäuse mit ausgeformtem Pendant und Resten alter Vergoldung. Die Gehäuseschale zeigt in getriebener Arbeit Christus am Kreuz. Auf dem Staubdeckel bezeichnet: Hora Christi (Modèle Déposé). Approuvée par N.S.P. le Pape. Emailzifferblatt mit römischen Zahlen und den 12 Stationen des Kreuzweges in lateinischer Schrift (beginnt 30 Minuten nach der 6. Stunde, dem Ave-Maria-Läuten). Zwei Zeiger mit den Emblemen der Zeit und ein vergoldeter Zeiger für die Gebetsstunden. Werk mit Ankerhemmung. ∅ = 46.

732 Taschenuhr »1776«, Signiert: Henry O. Stauffer Nr. 2816 Les Ponts-de-Martel. Diese Uhr wurde wohl zur 100jährigen Wiederkehr der »Unabhängigkeit der USA 1776« gebaut. Emailzifferblatt mit kleiner Sekunde. Große Kompensationsunruhe mit Breguet-Spirale und Ankerhemmung. ∅ = 56.

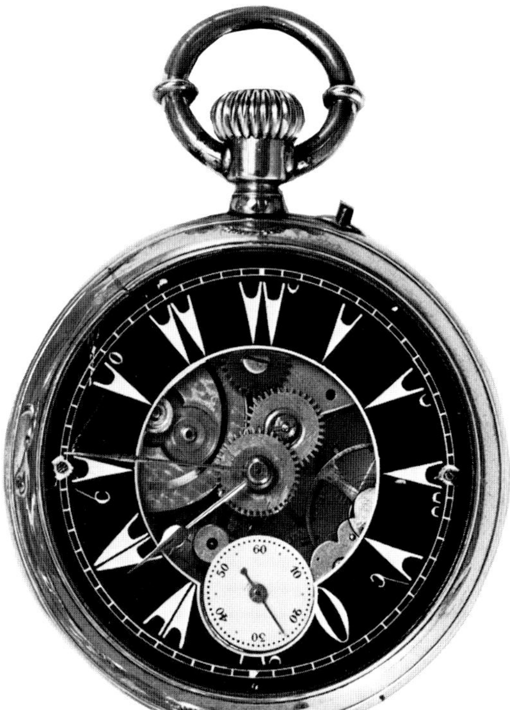

729

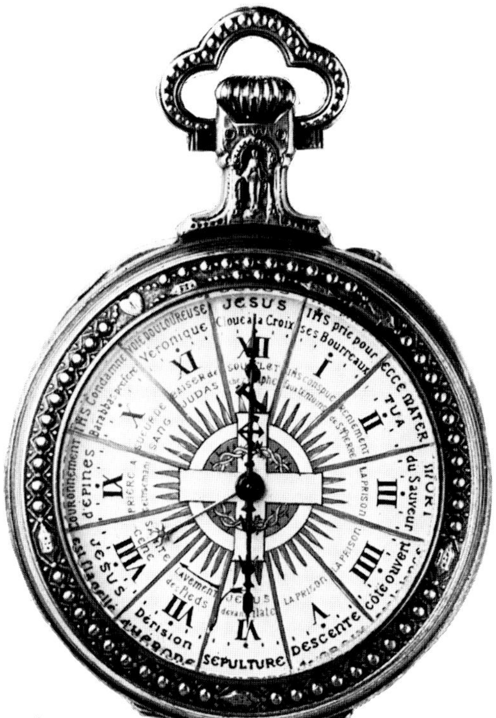

731 △

732 ▽

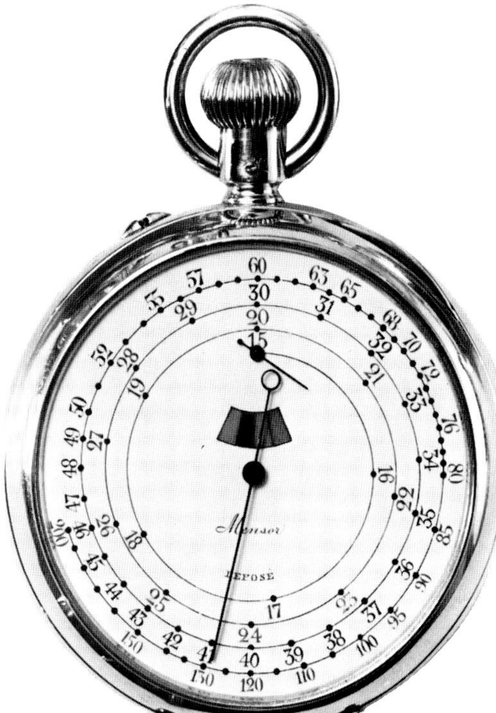

730

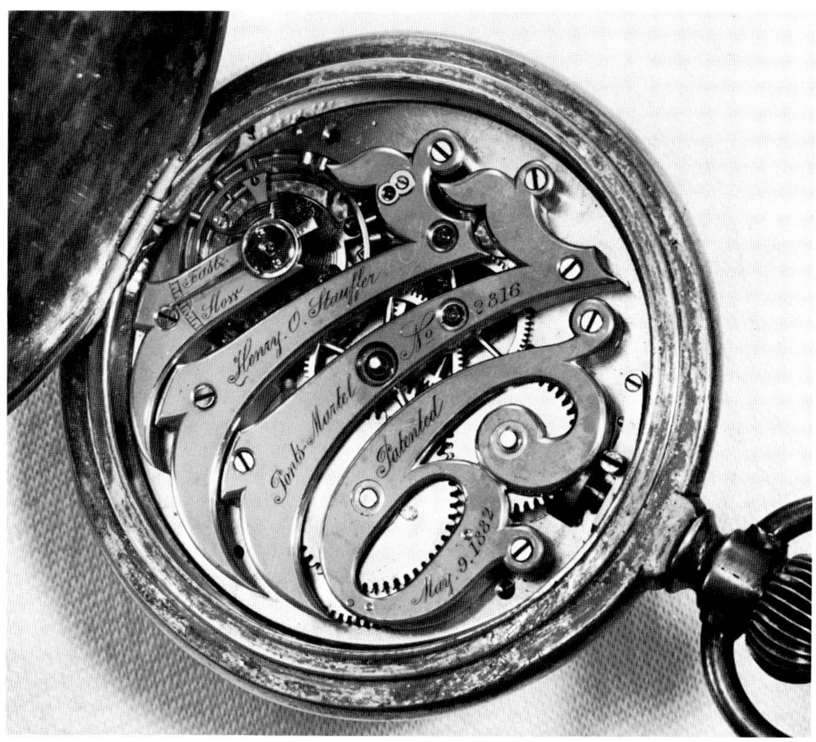

733 **Goldtaschenuhr mit vier Zeigern,** Schweiz, um 1890. Auf dem Zifferblatt und dem Staubdeckel bezeichnet: Longines, Nacib k. Djezvedjian & Son Constantinople. Graviertes Gehäuse. Emailzifferblatt mit zwei Zifferringen: Innen rote türkische Zahlen mit Goldzeigern, außen schwarze römische Zahlen mit Stahlzeigern und kleiner Sekunde. Vergoldetes Werk mit Ankerhemmung. ∅ = 47.

734 **Taschenuhr** »1789« zur Wiederkehr des 100. Ausrufungsjahres der Verfassung in den USA. Signiert: Timothée Stauffer Les Ponts-de-Martel. Vergoldetes Gehäuse. Emailzifferblatt. Die einzelnen Räderbrücken sind in der Form der Zahlen »1780« gestaltet. Kompensationsunruhe mit Breguet-Spirale und Ankerhemmung. ∅ = 50.

735 **Taschenwecker,** Westschweiz, um 1900. Glattes Nickelgehäuse mit gerippter Lunette, mit der durch Drehen der Weckerzeiger gestellt wird. Emailzifferblatt mit schwarzen I bis XII und roten 13 bis 24 Zahlen und Stahlzeigern. Wecker und Gehwerk werden durch die Krone aufgezogen. Ankerhemmung. ∅ = 53.

736 **Taschenwecker,** Signiert auf der Rückseite: Junghans. Dunkles Stahlgehäuse mit zwei Drückern neben dem Pendant, links für Zeigerstellung, rechts für den Weckerzeiger. Weißes Emailzifferblatt mit kleiner Sekunde und Resten von Leuchtmasse. Versilbertes Werk mit Weckerwerk auf Glocke. Ankerhemmung. ∅ = 49.

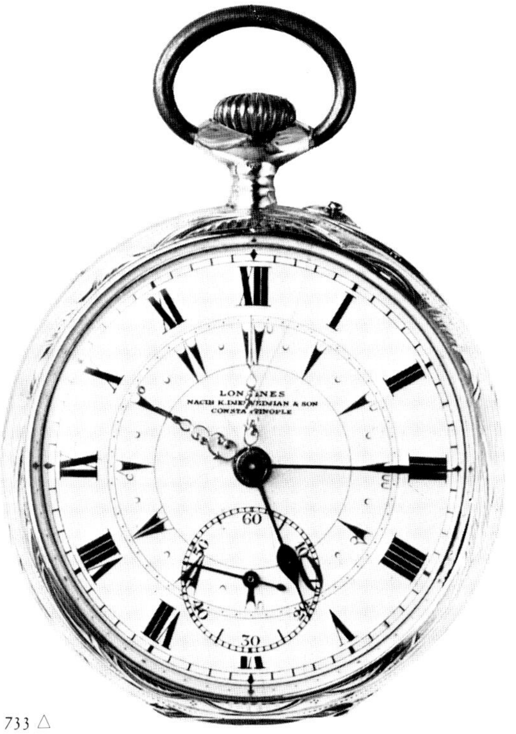

733 △

734 ▽

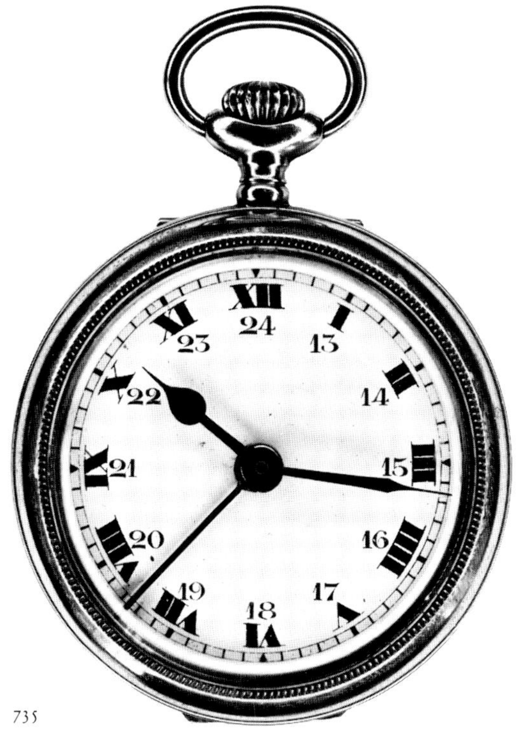

735

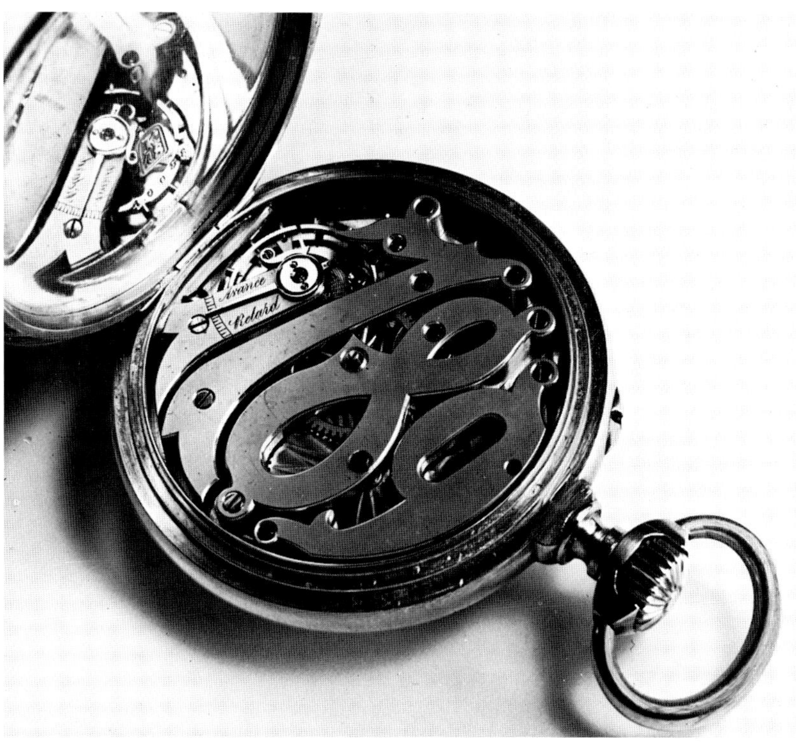

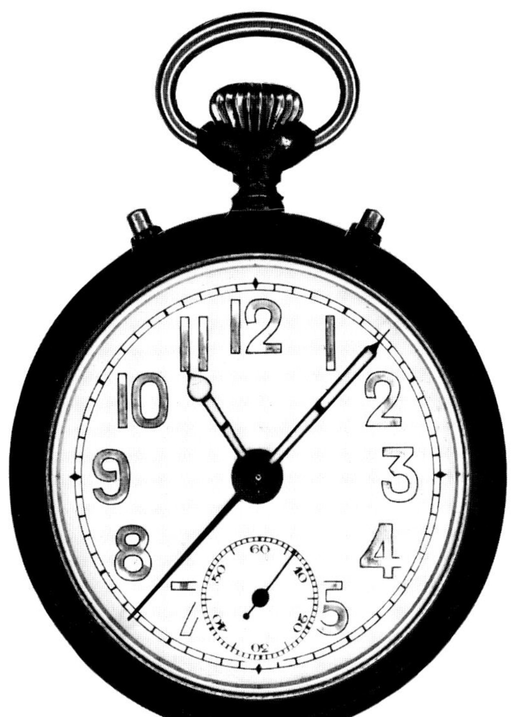

736

737 Taschenuhr »Montre Mystérieuse«, französisch, um 1880. Beidseitig verglastes Gehäuse. Glaszifferblatt mit auf Glas montierten Zeigern. Die Zeiger mit den Glasscheiben werden »unsichtbar« angetrieben, so daß ihre Bewegung »mystérieuse« erscheint. In Wirklichkeit sind die Scheiben außen verzahnt und werden vom Räderwerk angetrieben, das sehr klein ist und sich unter der Blende im oberen Gehäuseteil befindet (vgl. Abb. 739). Bei den frühen Uhren dieser Art befand sich das Gesperr für den Aufzug oben in der Krone (vgl. Abb. 740). Vergoldetes Werk mit Zylinderhemmung. ∅ = 49.

738 Goldtaschenuhr »Montre Mystérieuse«, französisch, um 1880. Die Uhr wurde hier auf eine Kette gelegt, um sichtbar zu machen, daß Zifferblatt und Zeigerscheiben durchsichtig sind. Werk mit Zylinderhemmung. ∅ = 48.

739 Werkansicht einer »Montre Mystérieuse«. Wegen des durchsichtigen Glaszifferblattes stehen die Zahlen hier in Spiegelschrift. Unter dem Pendant liegt das bogenförmig gestaltete kleine Zylinderwerk. Hier ist bereits ein moderner Kupplungsaufzug eingebaut.

740 Krone mit Sperrkegel einer älteren »Montre Mystérieuse«. In der Krone war zusätzlich ein Kompaß eingebaut.

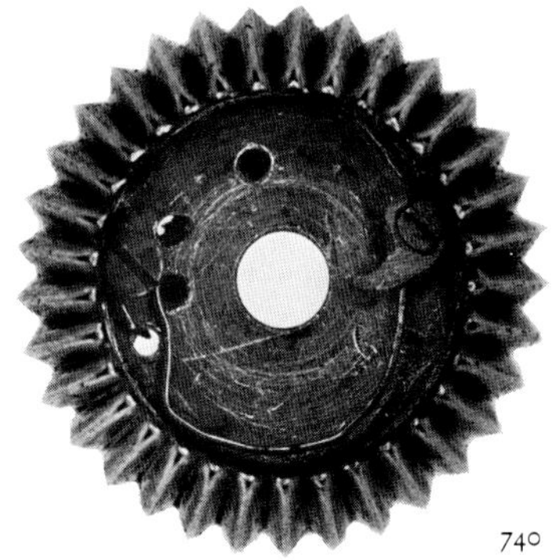

740

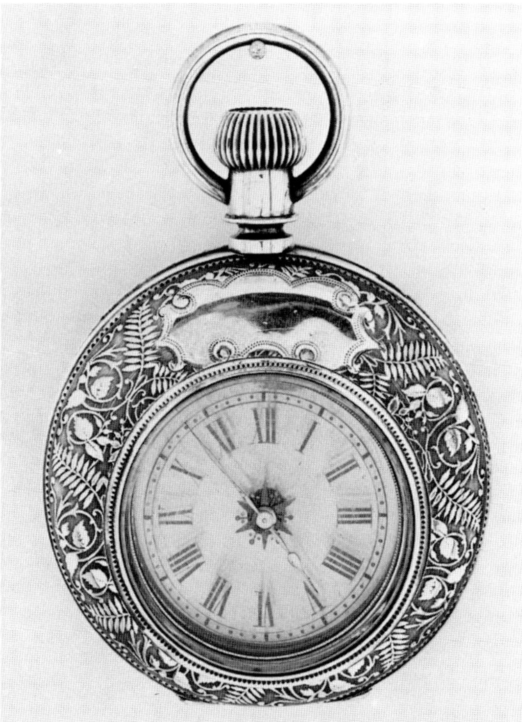

737 △

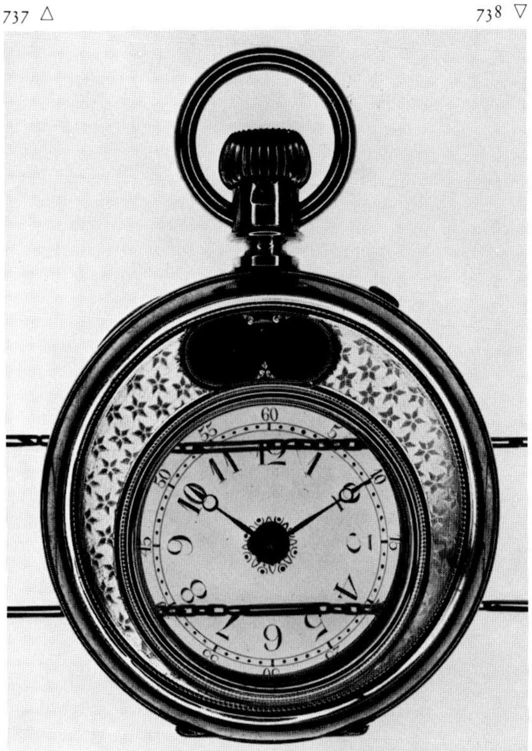

738 ▽

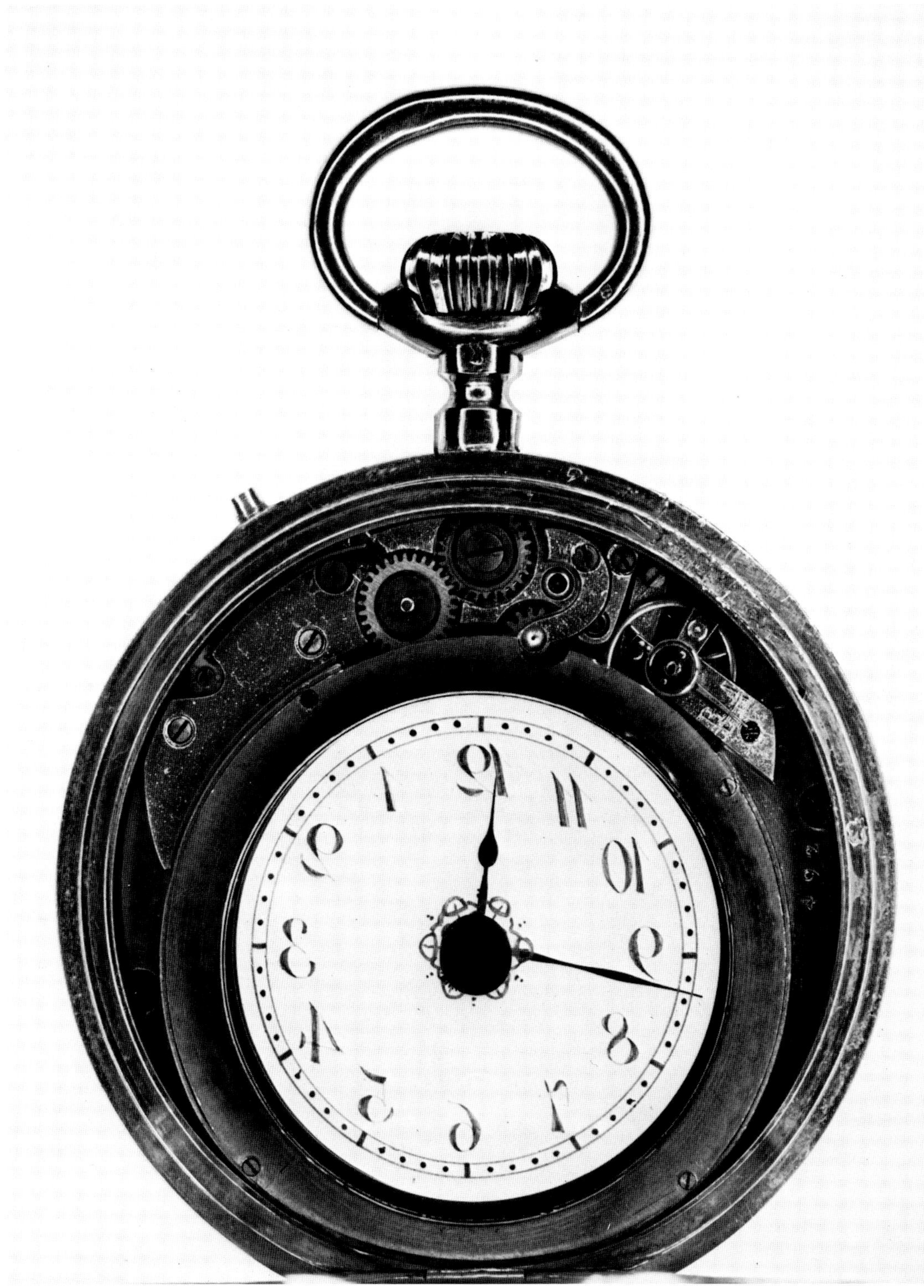

739 ▽

741 Taschenuhr mit 8-Tage-Werk. Westschweiz, um 1910. Glattes Gehäuse. Metallzifferblatt mit gravierter Unruhbrücke und sichtbarer Unruhe. Rückseitig großes Federhaus mit äußerer Verzahnung, die als Gesperr dient. Ankerhemmung. ∅ = 50.

742 Taschenuhr. Signiert: Hebdomas. 8 Jours, 8 Tage. Weißes Emailzifferblatt mit zwei Hilfsblättern, rechts für Wochentage und links für das Datum. Oben Stundenanzeige mit zentraler Sekunde, unten sichtbare Unruhe und gravierte Unruhbrücke. Vergoldetes Werk mit großem Federhaus. ∅ = 45.

743 Savonnette-Taschenuhr mit 8-Tage-Werk, Westschweiz, um 1890. Signiert: J. Ullmann & Co. 8 Days China, ähnlich Abb. 741/742. Werk mit großem Federhaus und Ankerhemmung. ∅ = 42.

744 Große Taschenuhr mit 4-Wochen-Werk, Westschweiz, um 1900. Brüniertes Gehäuse. Weißes Emailzifferblatt mit nach oben gerücktem Stundenblatt, große Sekunde aus der Mitte. Unten Fenster für Unruhe. Vergoldetes Werk mit Ankerhemmung. ∅ = 80.

745–746 Taschenuhr mit Rechenschieber um das Zifferblatt, französisch, um 1900. Nickelgehäuse mit zwei Drehern: rechts für den Läufer und links für die Zunge. Der Rechenschieber besteht aus Metallringen, die sich konzentrisch drehen lassen. Vergoldetes Werk mit indirektem Antrieb für den Sekundenzeiger. Zylinderhemmung. ∅ = 70.

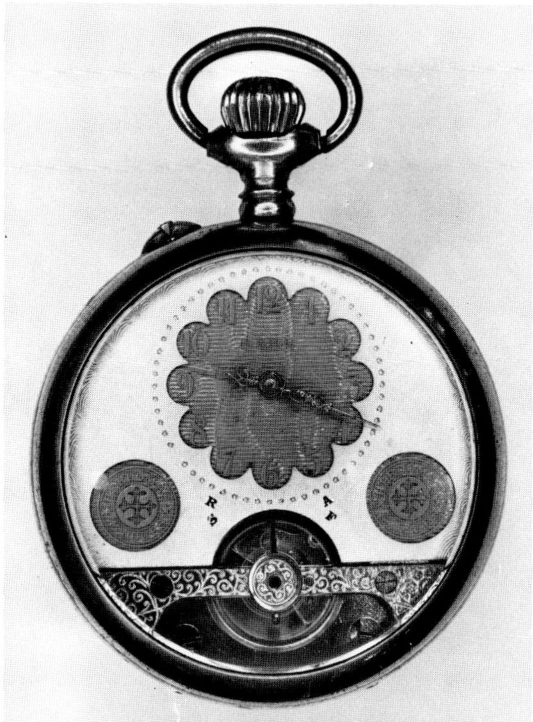

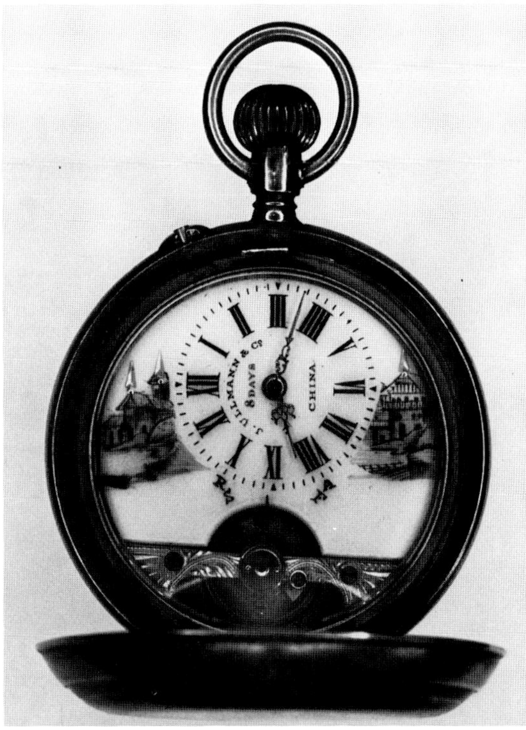

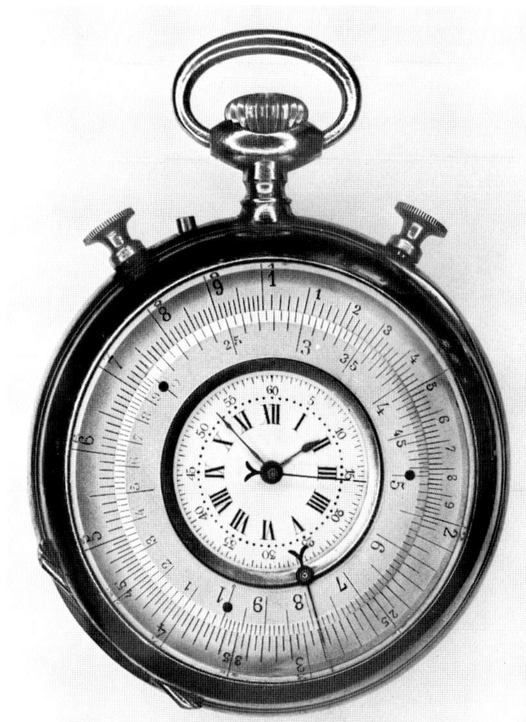

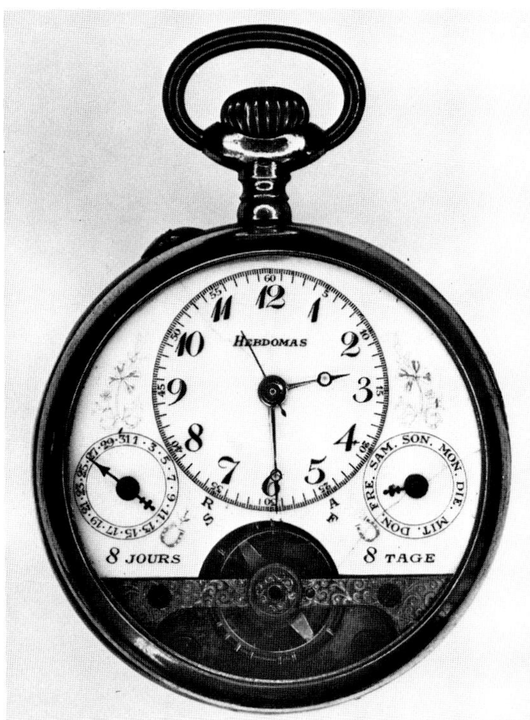

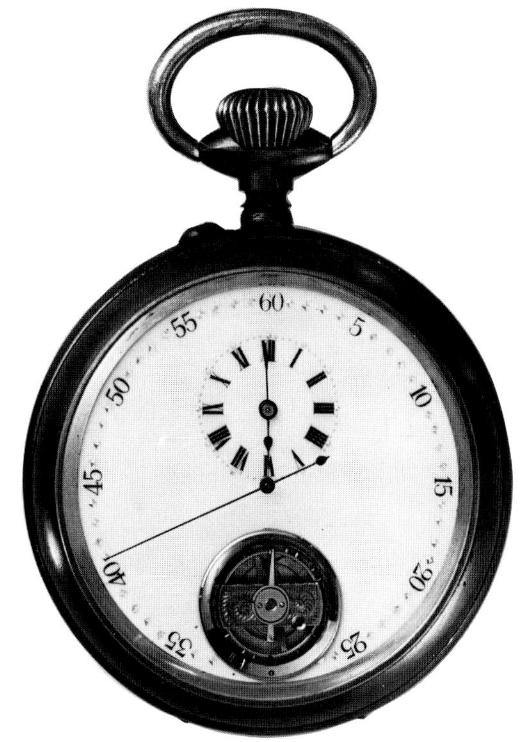

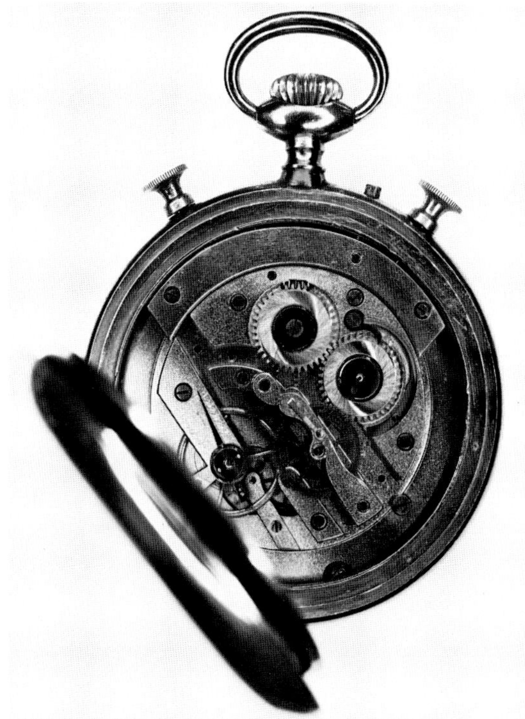

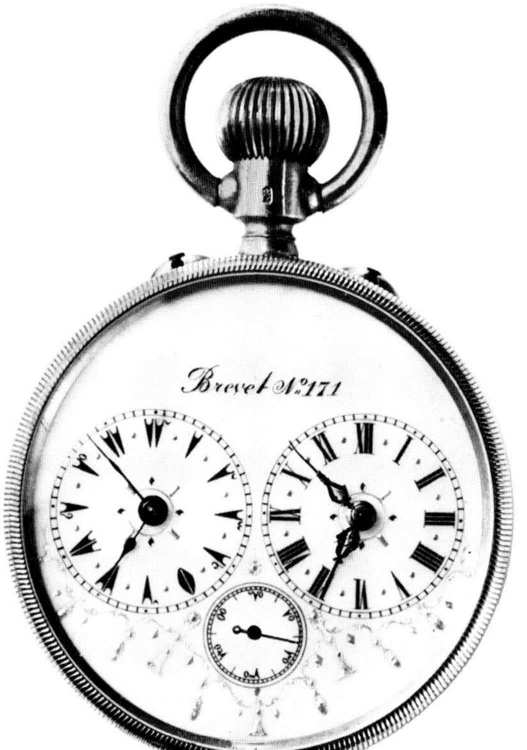

747

747 Goldtaschenuhr mit zwei Zeitanzeigen, französisch, um 1880. Flaches, beidseitig verglastes Gehäuse mit gerippter Wandung. Weißes Emailzifferblatt mit links türkischen und rechts mit römischen Zahlen. Unten kleine Sekunde und Goldgirlanden. Die Zeigerwerke können getrennt mit der Krone durch Drücken je eines Knopfes neben dem Pendant unabhängig voneinander eingestellt werden. Vergoldetes Werk mit Ankerhemmung. ∅ = 48.

749 Silbertaschenuhr mit zwei Zeitanzeigen und Datum, Westschweiz, um 1890. Gouillochiertes Gehäuse mit glattem Rand und zwei Drückern neben dem Pendant. Emailzifferblatt mit bunten Blümchen, zwei Zeigerwerken, links mit römischen und rechts türkischen Zahlen. Oben Datum (1–31) in türkischen Zahlen, ebenso die kleine Sekunde unten, um die außen eine Wochentagangabe liegt. Die Zeigerwerke können getrennt gestellt werden. Vergoldetes Werk mit einzelnen Räderbrücken und Ankerhemmung. ∅ = 50.

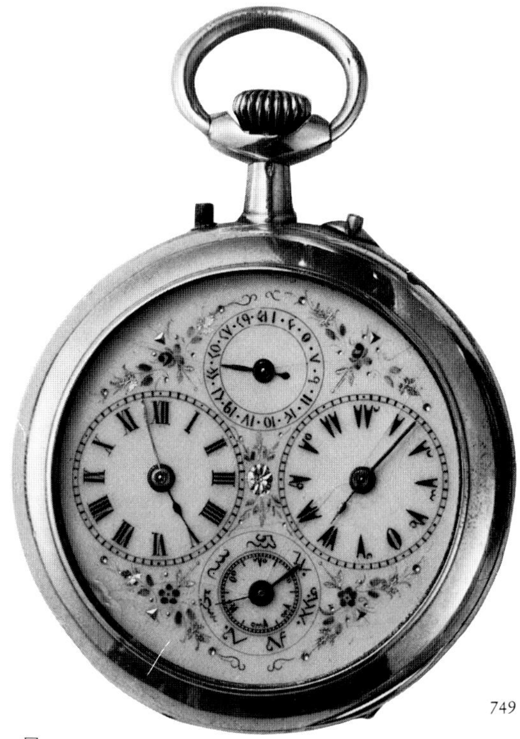

749

750 ▽

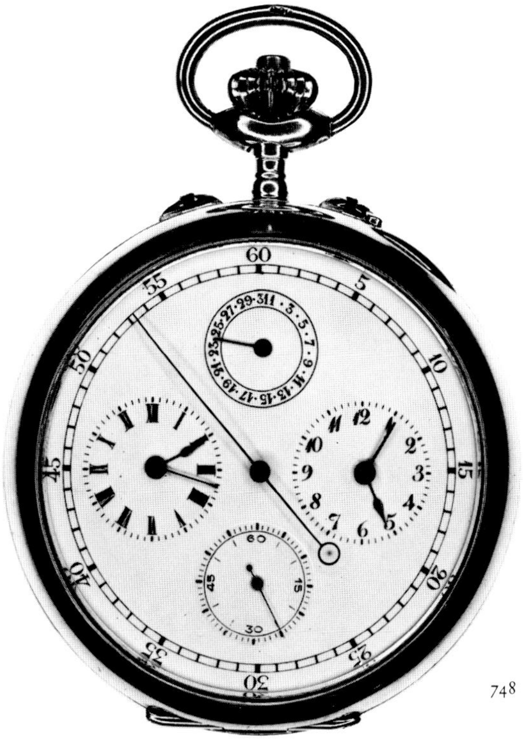

748

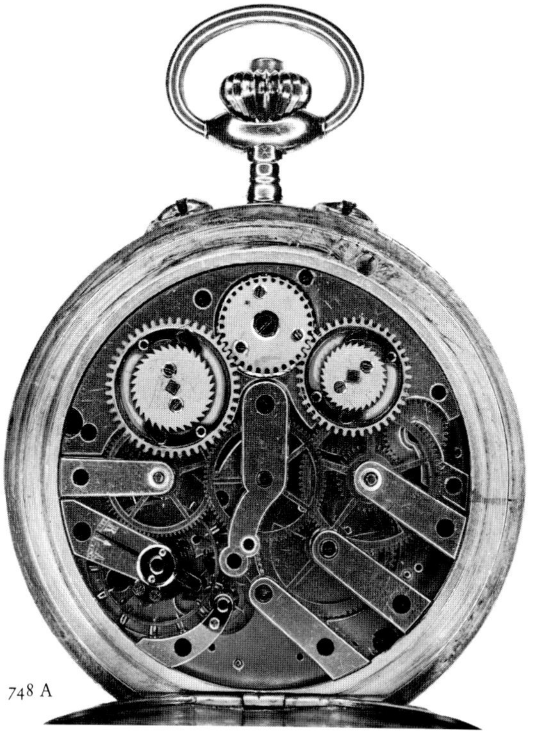

748 A

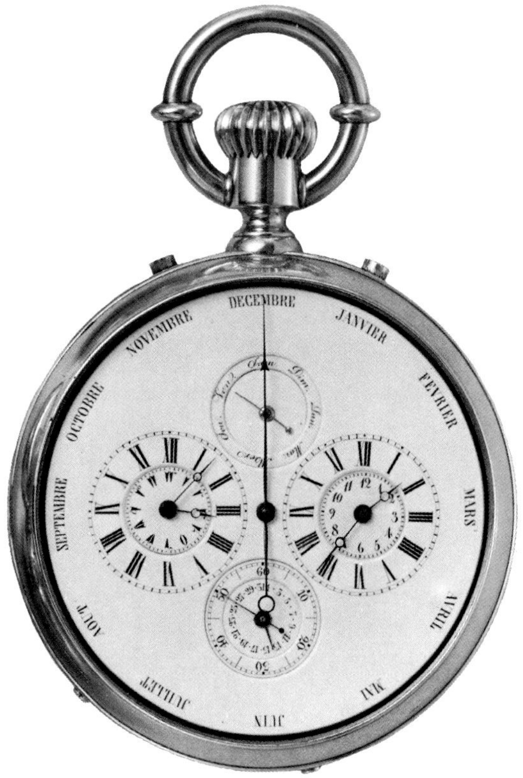

748–748A Goldtaschenuhr mit zwei Zeitanzeigen, Westschweiz, um 1900. Glatte Gehäuseschale. Weißes Emailzifferblatt mit zwei Stundenblättern rechts und links und zugehörigen Drückern. Oben Datumanzeige 1–31, unten kleine Sekunde 1–60. Aus der Mitte große unabhängige, aber stoppbare springende Sekunde durch Drücker in der Krone. Gleichzeitiger Aufzug beider Federhäuser über die Krone. Das zweite Federhaus treibt nur die unabhängige springende Sekunde. Kompensationsunruhe mit Breguet-Spirale und Präzisionsankerhemmung.

750 Goldtaschenuhr mit zwei Zifferblättern, Genf, um 1890. Glattes Gehäuse mit zwei Drückern für je ein Stundenzifferblatt. Weißes Emailzifferblatt mit Monatsnamen. Im Zentrum vier kleine Hilfsblätter für: links Stunden und Minuten mit römischen und türkischen Zahlen, rechts Stunden und Minuten mit römischen und arabischen Zahlen. Oben Wochentage, unten kleine Sekunde mit Datumkreis 1 bis 31. 8 feine Stahlzeiger. Rückseite: Goldzifferblatt mit Halbkreisausschnitt und Bezeichnung für Lever/Midi und Coucher in Goldschrift auf kobaltblauem Email, als Indikationen Sonne und Mond. Der untere Teil zeigt in feiner Gravur Aurora und Luna auf der Erdkugel. Zylinderhemmung. ∅ = 55.

751/1 Goldsavonnette mit zwei Zeitanzeigen, Schweiz, um 1890. Signiert: Montre Hamidié Brevetée Inventée par C. d'I. RAFAILLI Exécutée par E. LEGRAND. Horloger de la Marine Paris. Glattes Goldgehäuse mit à-goutte-Schlüssen. Drehbare Ziffernringe mit türkischen Minuten- und Stundenzahlen, im Zentrum graues Zifferblatt mit römischen Zahlen. Mit der Hilfskrone (bei der ›4‹) werden die Ziffernringe gedreht. Neusilber-Brückenwerk mit Zentralsekunde mit indirektem Antrieb. Ankerhemmung. ∅ = 52.

751/2–4 Goldsavonnette mit zwei Zeitanzeigen, Schweiz, um 1865. Signiert: Patek, Philippe & Cie., Genève. Auf der Cuvette bezeichnet: A. H. Rodanet & Cie., Fournisseurs de S. M. L'Empereur, Rue Vivienne 38, Paris. Guillochiertes Goldgehäuse. Weißes Emailzifferblatt mit römischen Zahlen, oben Hilfszifferblatt für Zonenzeit; unten kleine Sekunde. Birnenform-Stahlzeiger. Die Zonenzeit wird durch eine flache Krone in der Cuvette (bezeichnet: Petites Aiguilles) separat eingestellt. Vergoldetes Brückenwerk. Große Kompensationsunruh mit Goldschrauben und flacher Spirale. Ankerhemmung. ∅ = 47.

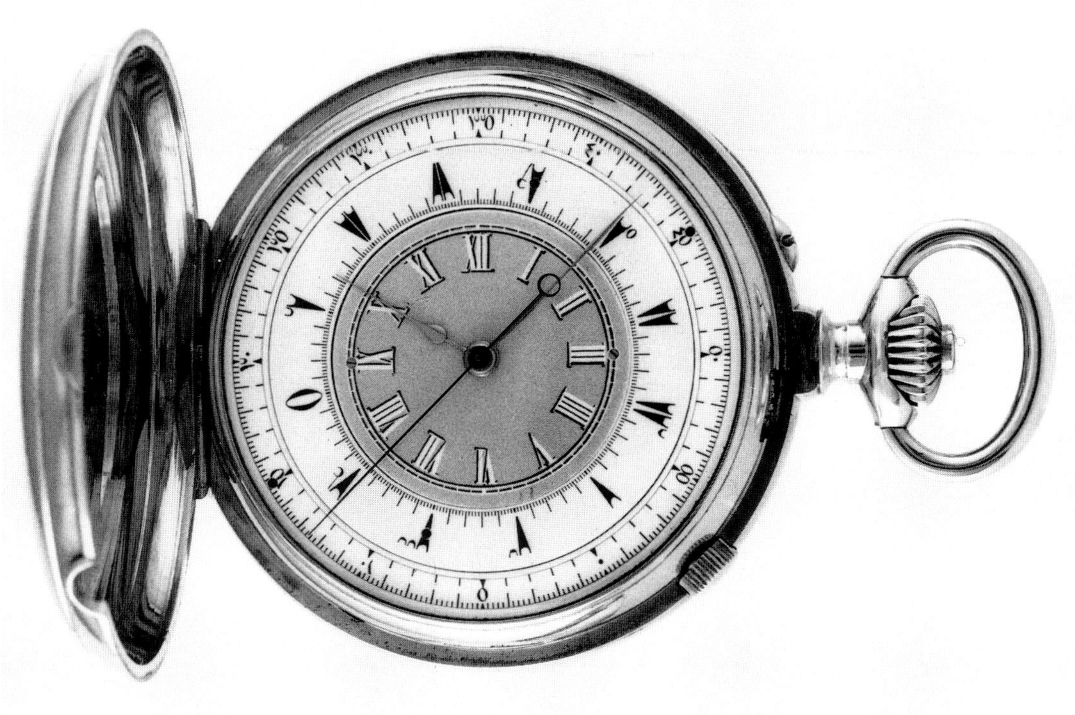

751/1 △

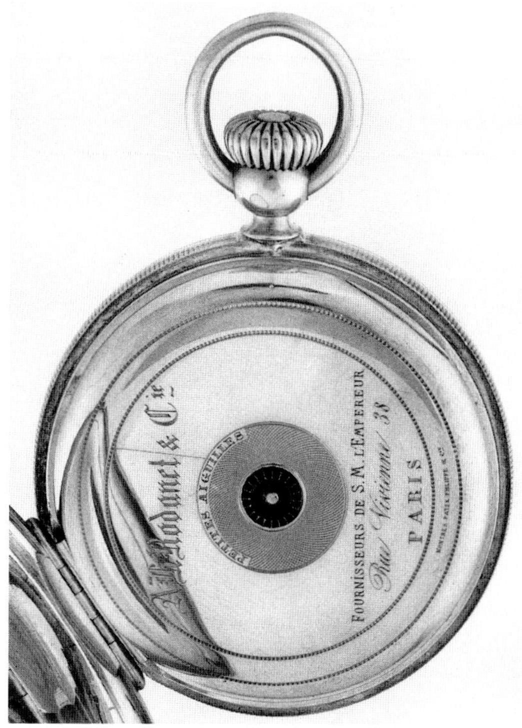

751/3 △

751/2 ▽

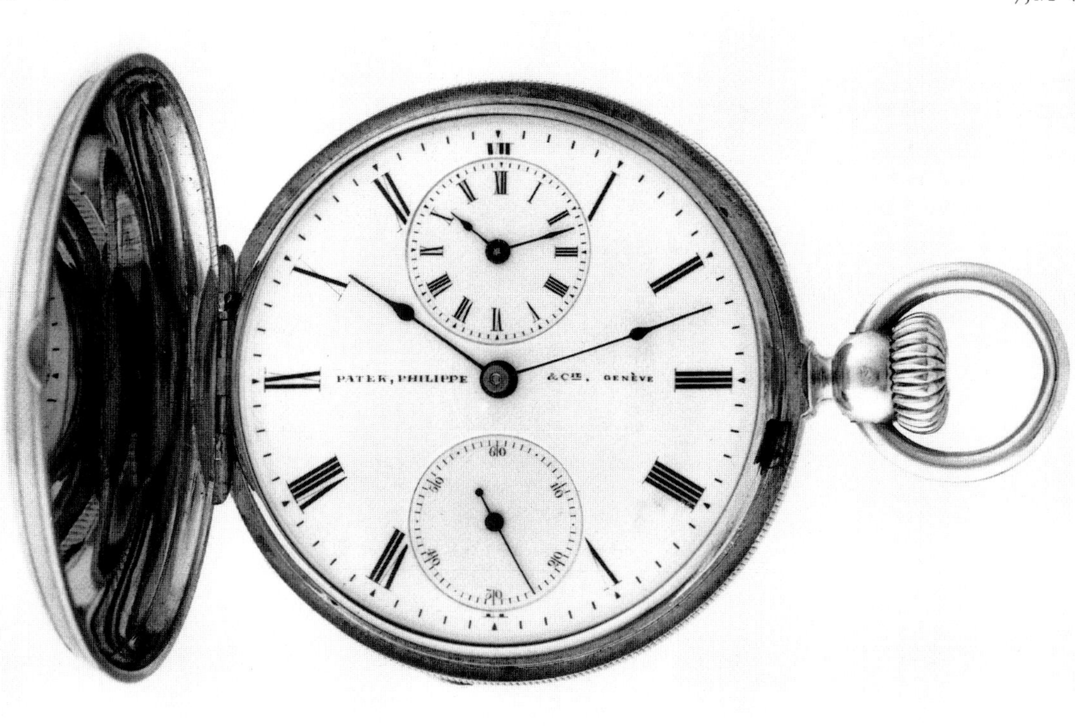

751/4 ▽

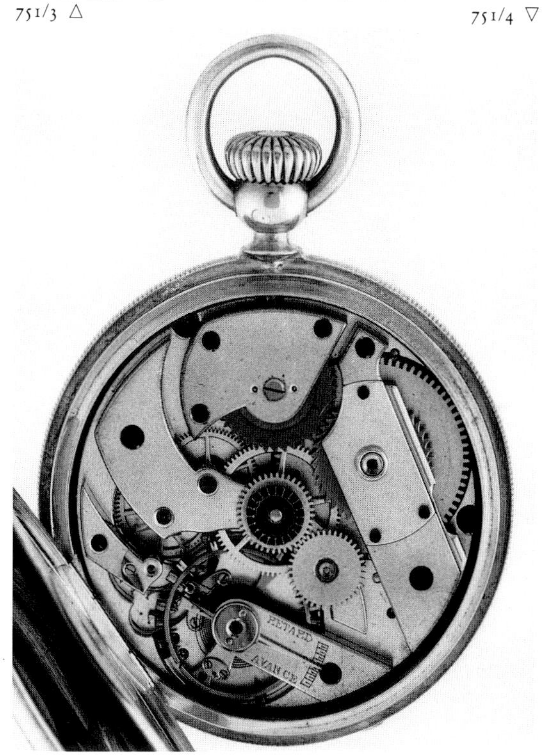

751/5–6 Goldsavonnette mit zwei Minutenzeigern, Schweiz, um 1890. Signiert: Patek, Philippe & Cie., Genève. Auf der Cuvette bezeichnet: A. H. Rodanet, Paris, No. 11185 (des Hauses Rodanet). Glattes Rotgoldgehäuse. Weißes Emailzifferblatt mit römischen Zahlen und unten kleiner Sekunde. Zwei Gold-Stahl-Minutenzeiger. Die Minutenzeiger galten für Ort- und Bahnhofszeit, die einmal fest eingestellt wurde. Lapediertes Neusilber-Brückenwerk. Unruhkloben mit Feinregulierung über Schnecke. Große Kompensationsunruh mit Goldschrauben und Breguet-Spirale. Ankerhemmung. ∅ = 50.

751/7 Taschenuhr mit zwei Zeitanzeigen, amerikanisch, um 1930. Signiert: Rockford Watch Co., Winnebago. Verschraubtes Neusilbergehäuse mit ziselierten Rändern. Weißes Emailzifferblatt mit arabischen Zahlen und roten Minutenzahlen 5–60; unten kleine Sekunde. Gebläute Birnenform-Zeiger, zusätzlich goldener Stundenzeiger für Zonenzeit. Neusilberwerk mit Zierschliff und geschraubten Chatons. Kompensationsunruh mit Breguet-Spirale und Feinregulierung, Ankerhemmung. ∅ = 50.

751/8–10 Goldsavonnette mit zwei Minutenzeigern, Schweiz, um 1870. Signiert: Patek, Philippe & Co. à Genève. Auf der Federhausbrücke bezeichnet: Vincento Saavedra, Madrid. Beidseitig ziseliertes und graviertes Gehäuse mit graviertem Bügelring und Bügelkopf. Weißes Emailzifferblatt mit römischen Zahlen und unten kleiner Sekunde. Gebläute Birnenform-Zeiger. Ein zusätzlicher Gold-Minutenzeiger für die Anzeige der Ortszeit im Unterschied zur Bahnhofszeit. Vergoldetes Brückenwerk. Große Kompensationsunruh mit Goldschrauben und flacher Spirale. Ankerhemmung.

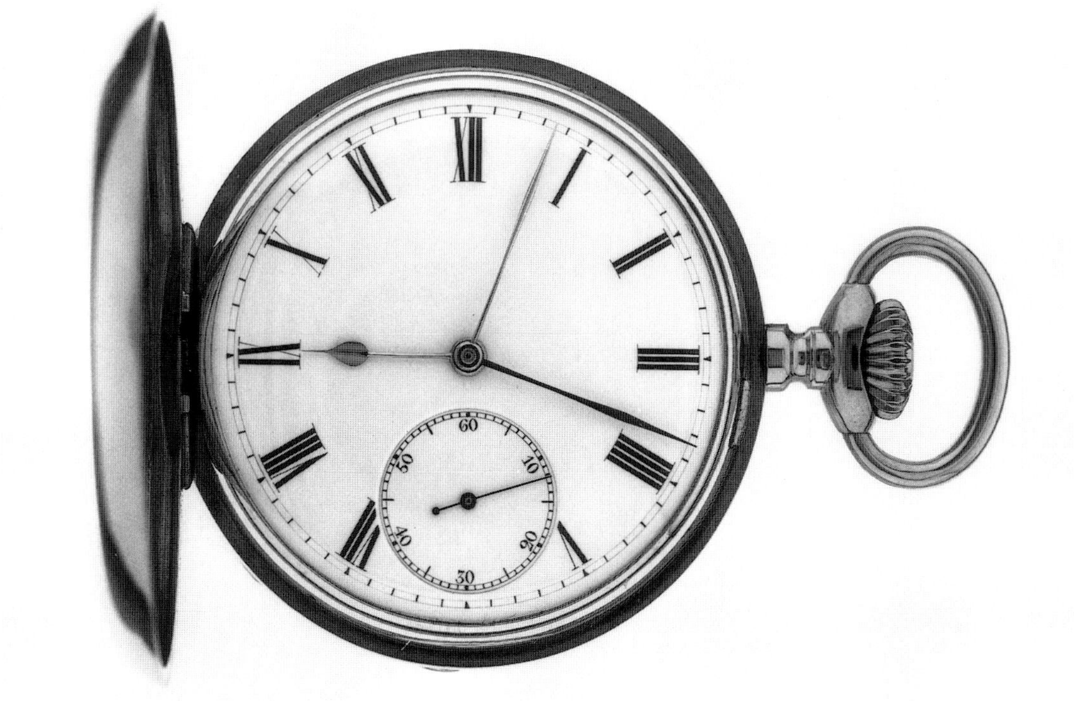

751/5 △

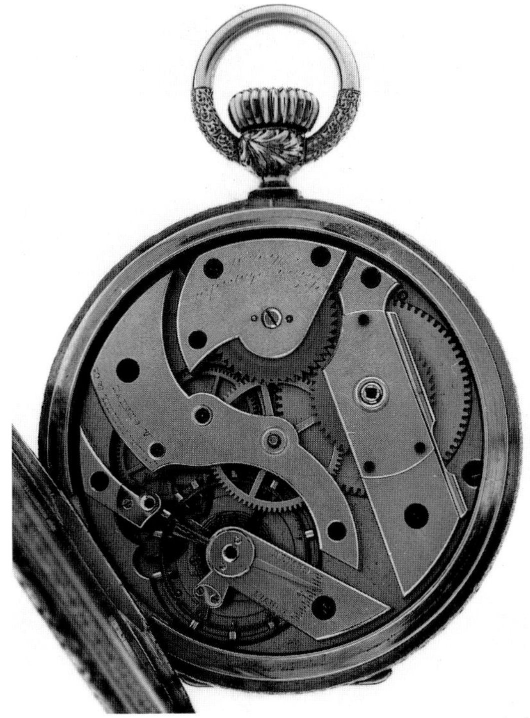

751/8 △

751/6 ▽

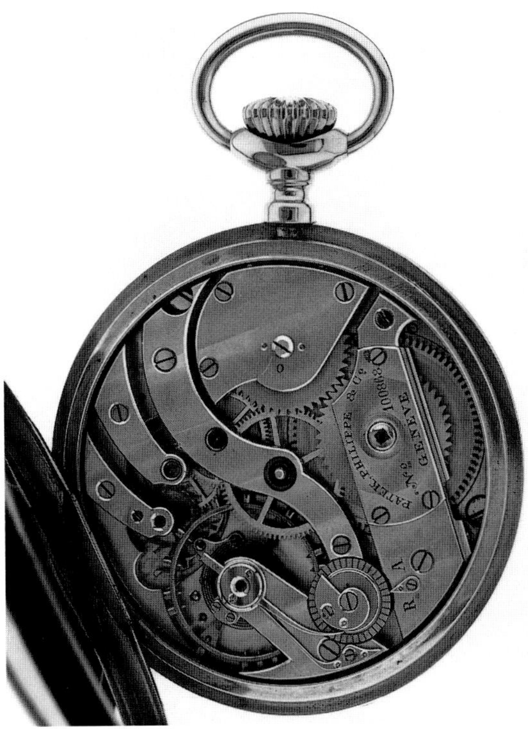

751/7 ▽

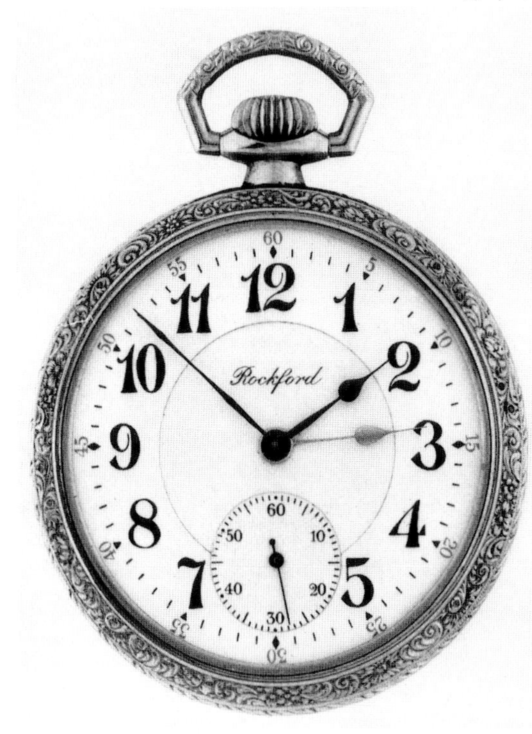

751/9 ▽

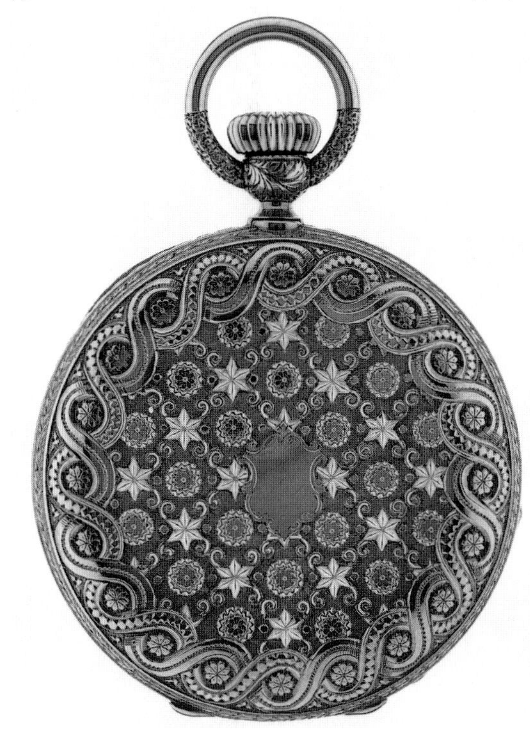

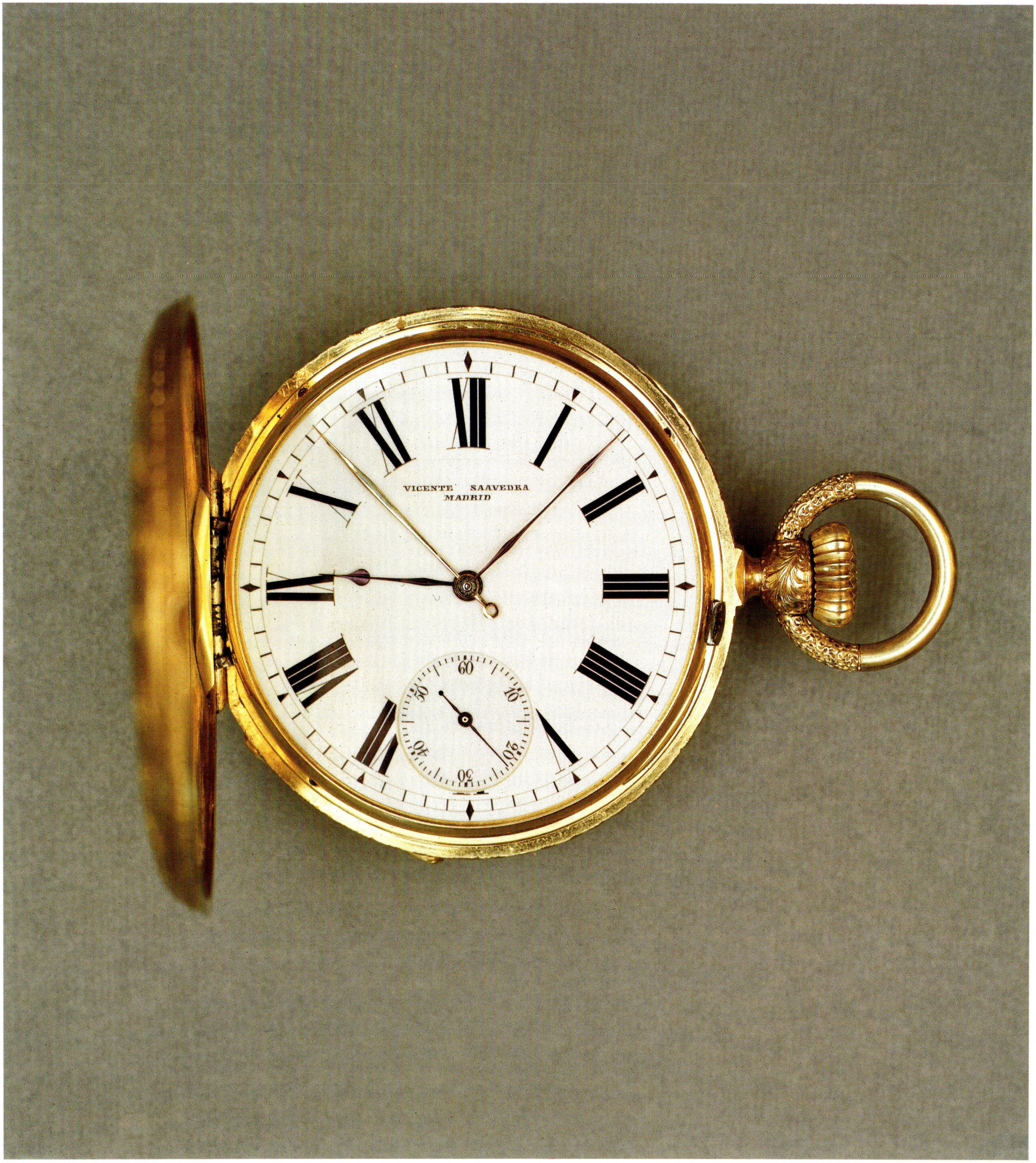
VICENTE SAAVEDRA
MADRID

752/1–4 Doppelseitige Goldtaschenuhr, englisch, um 1880. Signiert: J. W. Benson, London. Kanneliertes Goldgehäuse mit drehbarem Bügel und beidseitig Glasrändern. Gehäuse punziert: ›FT‹ (F. Thoms). Zwei weiße Emailzifferblätter. Vorne mit römischen Zahlen und unten kleiner Sekunde. Gebläute Stahlzeiger. Hinten mit persischen Zahlen und unten kleiner Sekunde. Gebläute Lilienzeiger. Beide Zifferblätter sind auf ihrer Rückseite von Willis signiert. Vergoldetes Werk mit gebläuten Schrauben und in geschraubten Chatons gefaßte Saphire. Zwei komplette unabhängige Uhrwerke mit je einer Kompensationsunruh, Breguet-Spirale mit zwei aufgebogenen Endkurven und englischer Spitzzahnhemmung. Unruhkloben mit Schwanenhalsfeinregulierung. Abb. 752/3 zeigt eine Ansicht unter dem vorderen Zifferblatt mit den Zeigerwerken, die jeweils separat gestellt werden können. Daneben sind die Sperräder für die Federhäuser erkennbar, das linke mit einem zusätzlichen Drehsinnumkehrrad. Ø = 58.

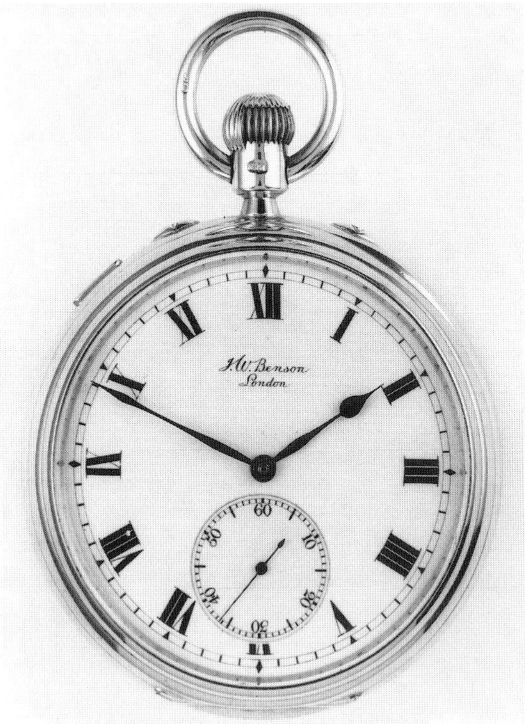

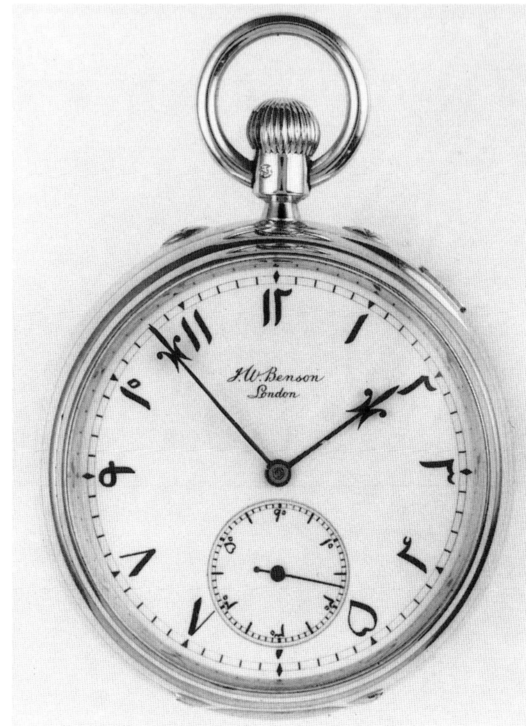

752/1 △

752/3 ▽

752/2 △

752/4 ▽

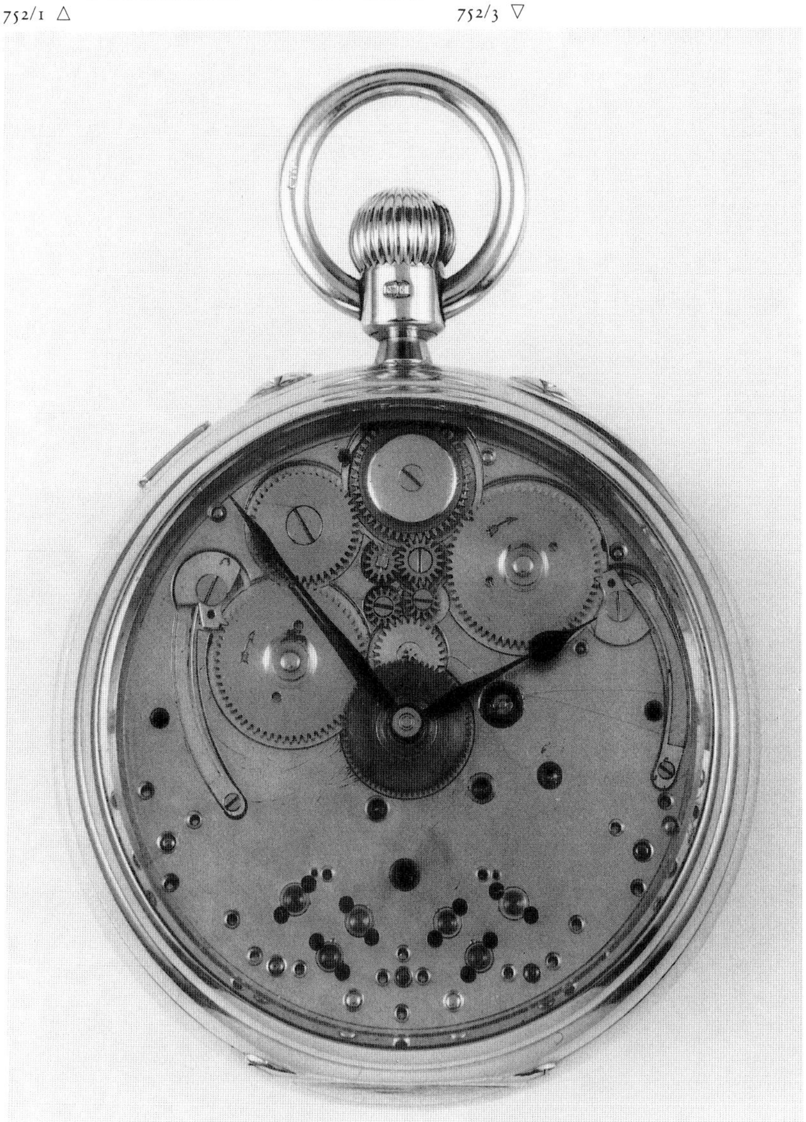

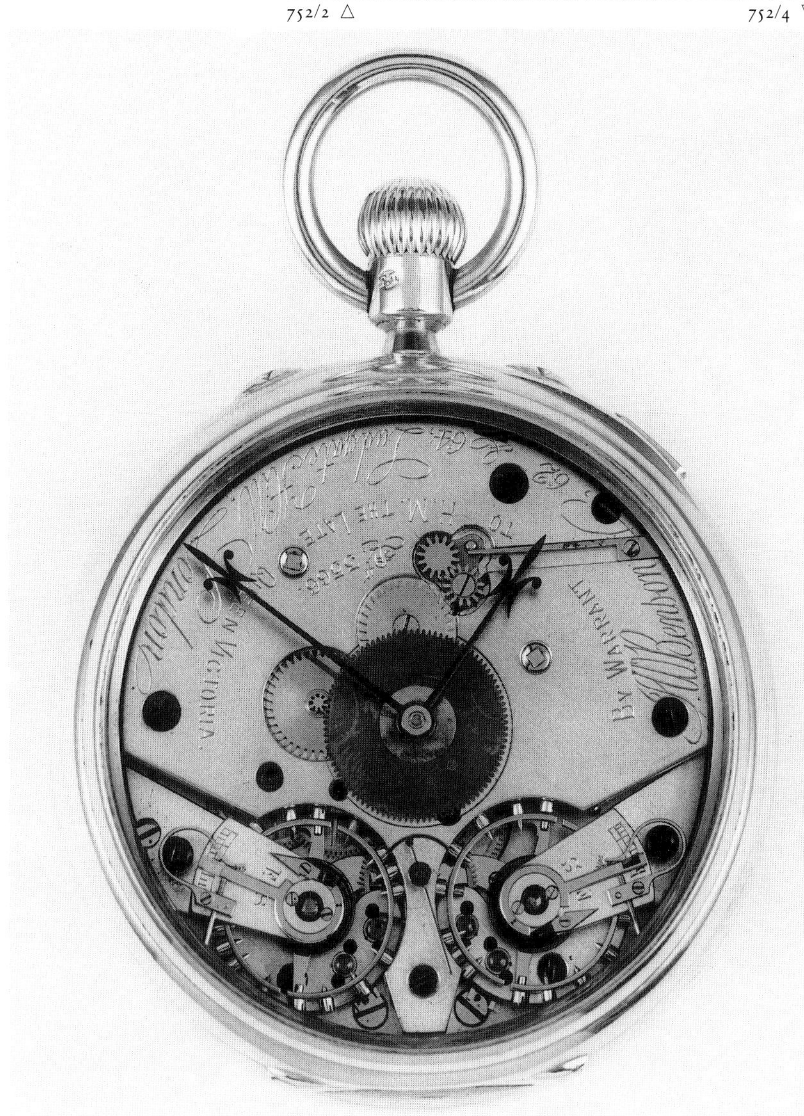

753–754 Goldtaschenuhr mit zwei kompletten einzelnen Werken, La Chaux-de-Fonds, um 1880. Signiert: Dd. Lebet Fils Victor Buttes, Suisse. Glattes Goldgehäuse mit zwei Drückern für die Zeigerwerke. Weißes Emailzifferblatt mit zwei Stundenblättern, rechts mit türkischen und links mit römischen Zahlen. Unten Kreisbogen für Bimetall-Thermometer. Große Sekunde aus der Mitte. Vergoldetes Werk mit einzelnen Räderbrücken und doppeltem Aufzug über die Krone. Beide Federn werden im gleichen Drehsinn aufgezogen. Das rechte Werk hat Ankerhemmung, das linke eine Chronometerhemmung mit Wippe. Beide haben Kompensationsunruhen mit Breguet-Spiralen.

752 Goldtaschenuhr mit zwei Unruhen, um 1933. Signiert: Albert G. Piguet Le Sentier. Beidseitig verglastes glattes Gehäuse. Emailzifferblatt mit Stahlzeigern. Versilbertes Werk mit feinem Diamantschliff. Von einem Federhaus werden über ein Differentialgetriebe (Planetengetriebe) zwei Unruhen mit je einem Anker und einem Hemmrad getrieben. Beide Kompensationsunruhen haben Breguet-Spirale und Feinregulierung. ∅ = 48. ▷

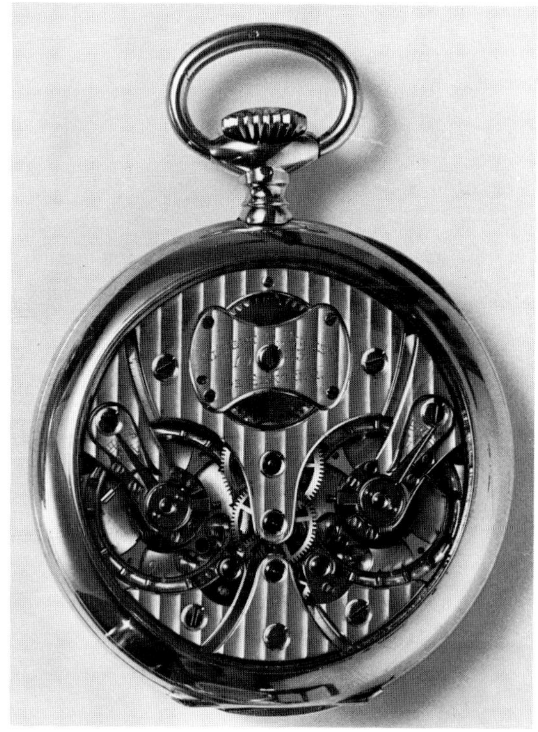

752 △

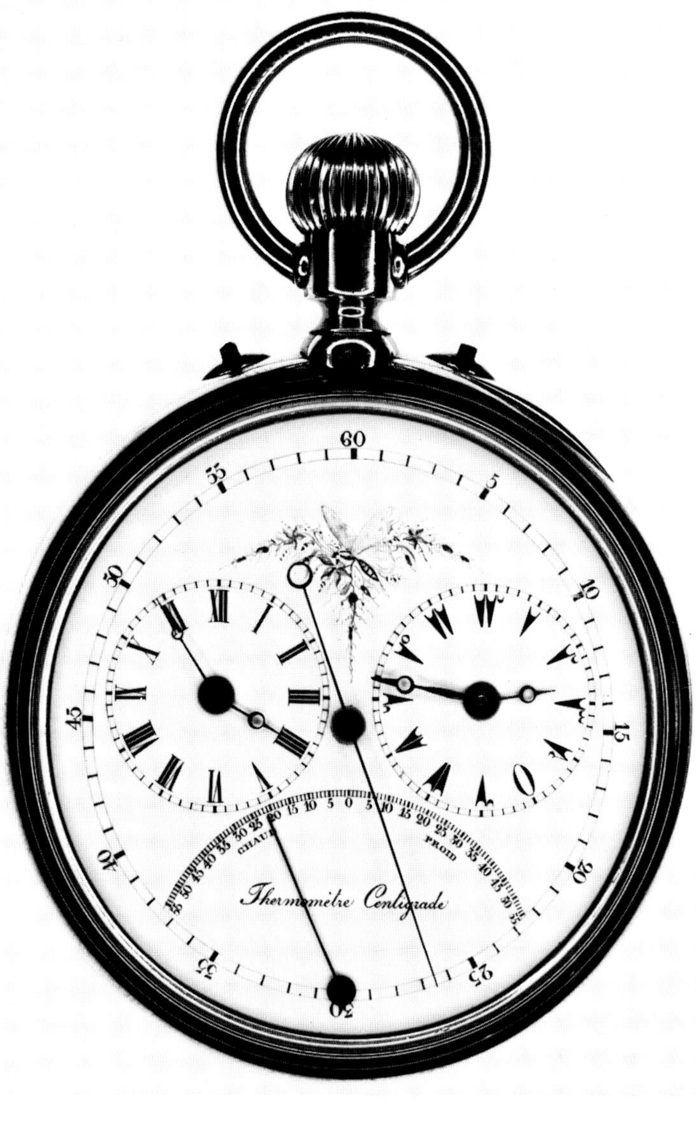

753

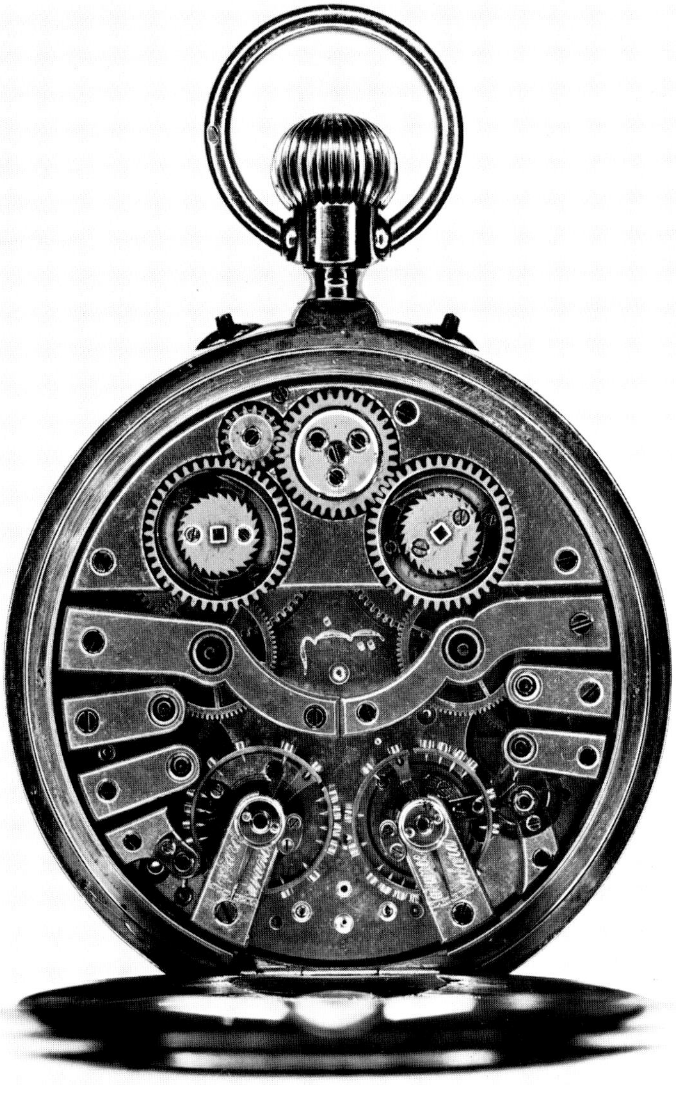

754

Taschenuhren mit Datum und Kalender
Abb. 755–767

755–756 Taschenuhr mit Datum, Westschweiz, um 1890. Glattes Gehäuse mit zwei seitlichen Drückern für Zeigerstellung und Datum. Emailzifferblatt mit kleiner Sekunde, großem Datumkreis, Datumzeiger aus der Mitte. Werk mit einzelnen Räderbrücken, einfacher Unruhe mit flacher Spirale und Zylinderhemmung.

757–758 Goldsavonnette mit astronomischen Angaben, französisch, um 1890. Auf dem Zifferblatt bezeichnet: Calendrier Breveté. Gehäuse mit Sprungdeckel. Emailzifferblatt mit kleiner Sekunde und Stahlzeigern. Im Zentrum Ausschnitt für Mondphase. Rückseitig Zifferblatt mit versilbertem Außenring für Wochentage im 5-Wochen-Zyklus. Innen kleines Fenster für Monatsangaben mit Anzahl der Tage, im Zentrum Datumkreis mit Stahlzeiger. Ankerhemmung. ∅ = 53.

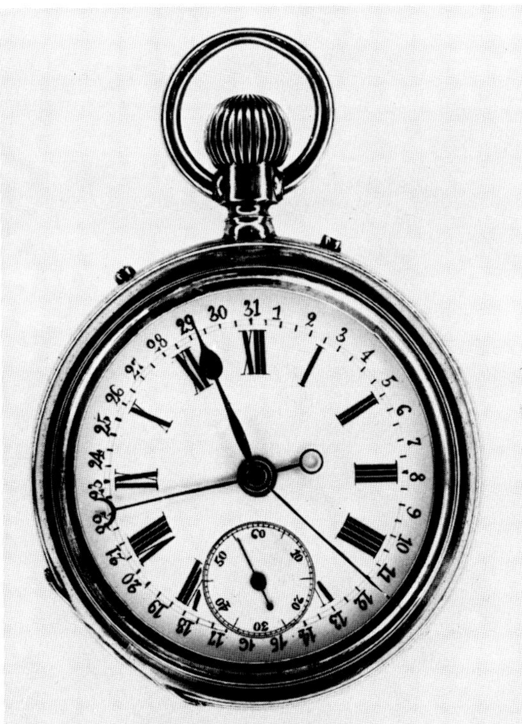

755 △

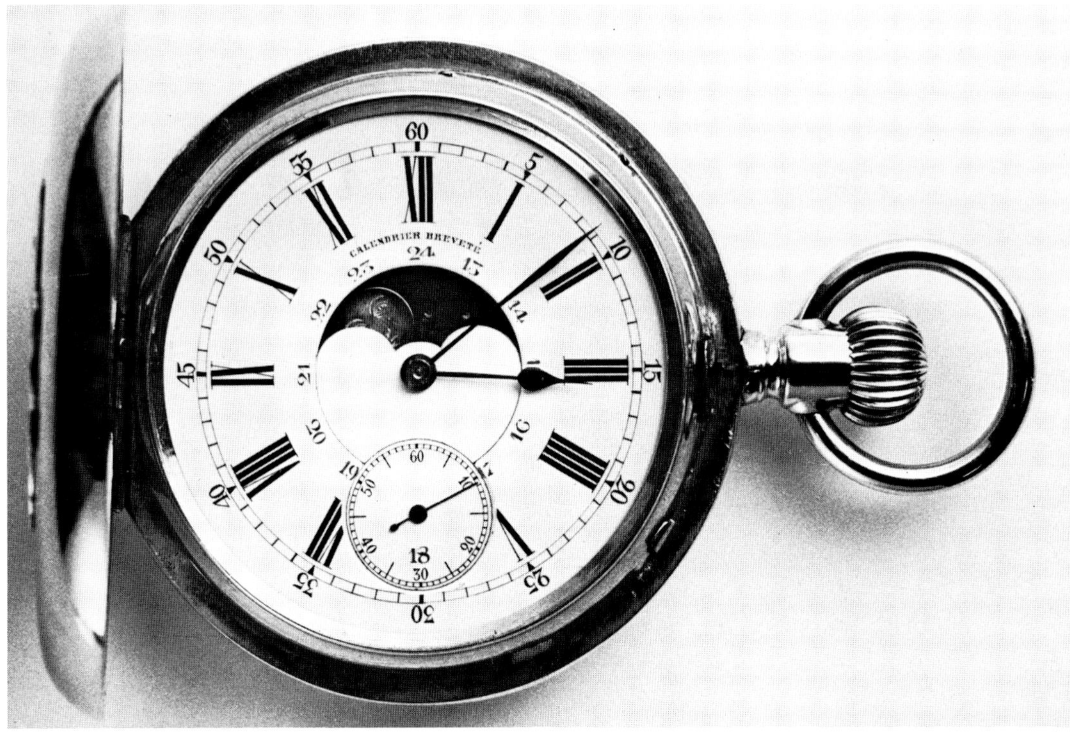

757 △

756 ▽

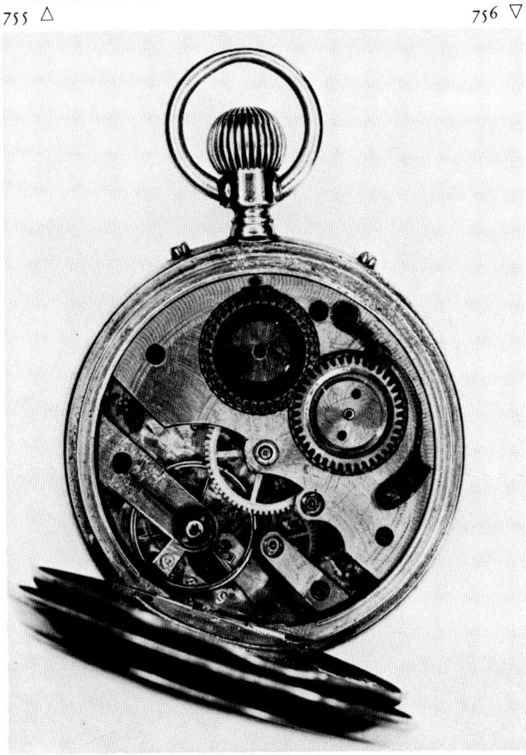

758 ▽

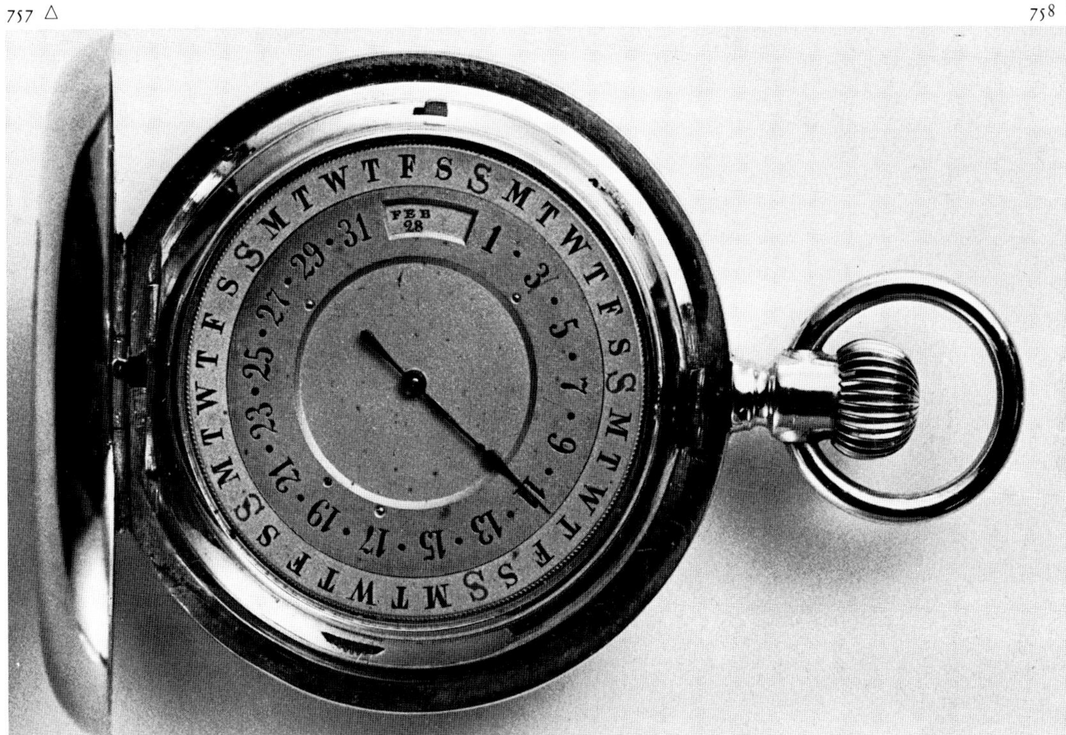

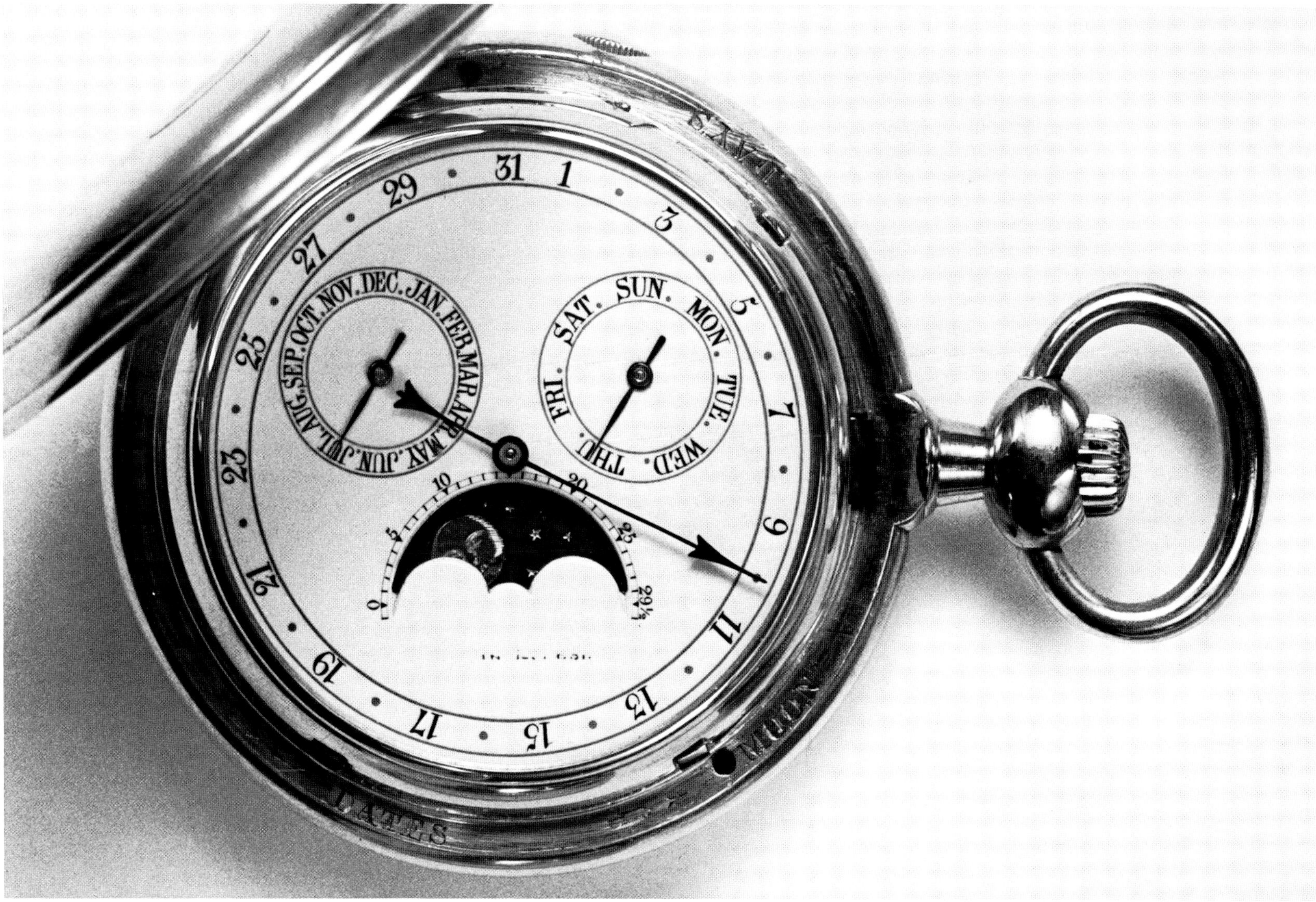

760 ▽

761 ▽

759 △

759 Goldsavonnette mit doppelseitigem Zifferblatt, englisch, um 1890. Signiert: B.H.J./S.D.G. Durch mehrmaliges Öffnen und Schließen des Sprungdeckels wird die Uhr aufgezogen. Emailzifferblatt mit Zentralsekunde und Fünftelsekundenteilung. Drehbarer Zwischenring für Zeitvergleiche. Vergoldete Zeiger. Rückseitig Emailzifferblatt mit zentralem Datumzeiger, links Monate, rechts Wochentage, unten Mondphase und Mondalter. Ankerhemmung. ∅ = 54.

760 Goldtaschenuhr mit doppelseitigem Zifferblatt, englisch, um 1881. Hinten bezeichnet: »Registered 18. March 1881«. Beidseitig verglastes Gehäuse. Emailzifferblatt mit vergoldeten Zeigern und kleiner Sekunde. Rückseitig versilberter Außenring mit Tagesangaben im 5-Wochen-Zyklus, innen Datumkreis und Fenster für die Monate. Im Zentrum Mondphasen. Ankerhemmung. ∅ = 48. ▷

761 Goldsavonnette mit doppelseitigem Zifferblatt, Genf, um 1890. Glatte Gehäuseschalen. Emailzifferblatt mit kleiner Sekunde, Mondphase und Mondalter. Rückseitig Emailzifferblatt mit Datumzeiger aus der Mitte, oben Wochentage, unten Monatsangaben. Aufklappbares poliertes Werk mit zwei Platinen und Ankerhemmung. ∅ = 55. ▷ ▷

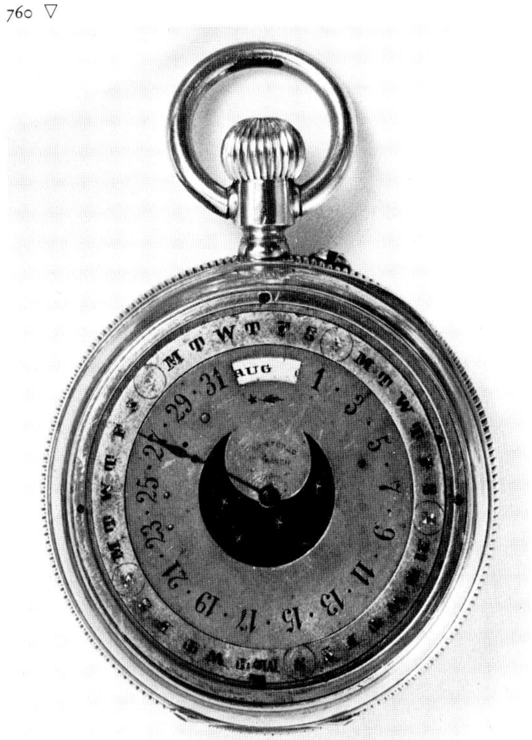

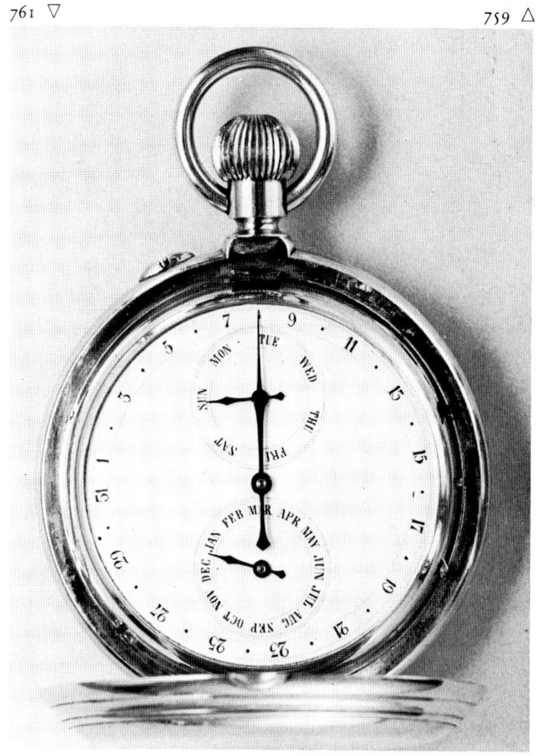

762–764 Silbertaschenuhr mit Kalender, Westschweiz, um 1900. Guillochiertes Gehäuse mit glattem Rand. Emailzifferblatt mit kleiner Sekunde und vergoldeten Zeigern. Im Zentrum der Schale rundes verglastes Fenster, in dem der Wochentag, das Datum und der Monat mit sich drehenden Scheiben angezeigt wird. Das Kalenderwerk wird durch kleine Sternräder justiert. Werk mit Kompensationsunruhe, flacher Spirale und Ankerhemmung. ∅ = 53.

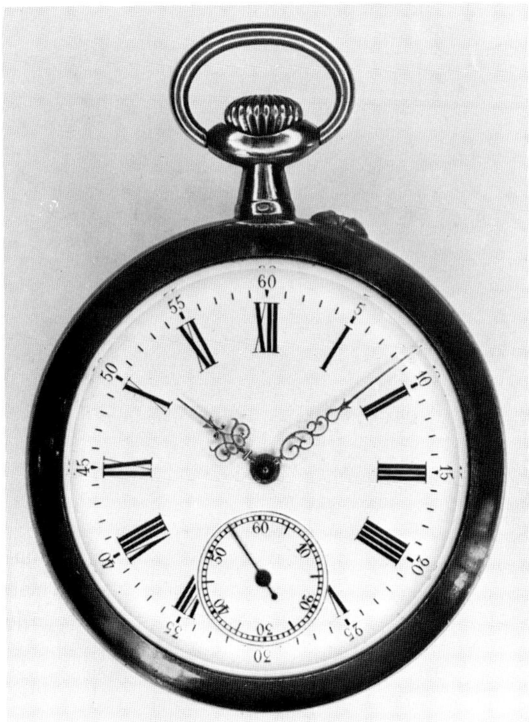

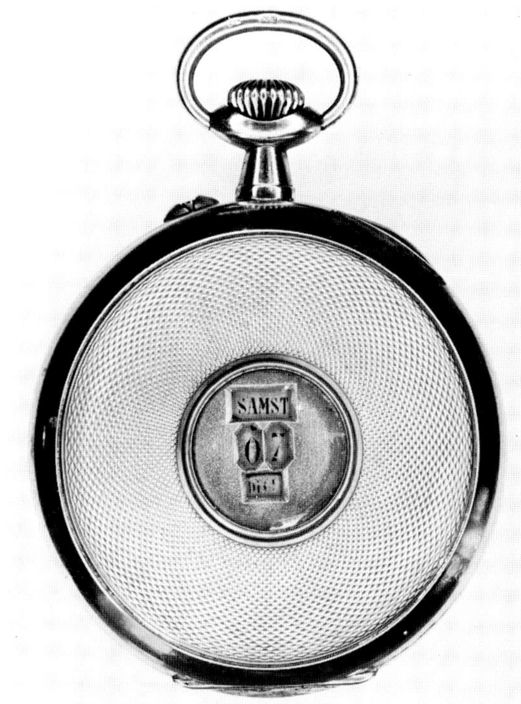

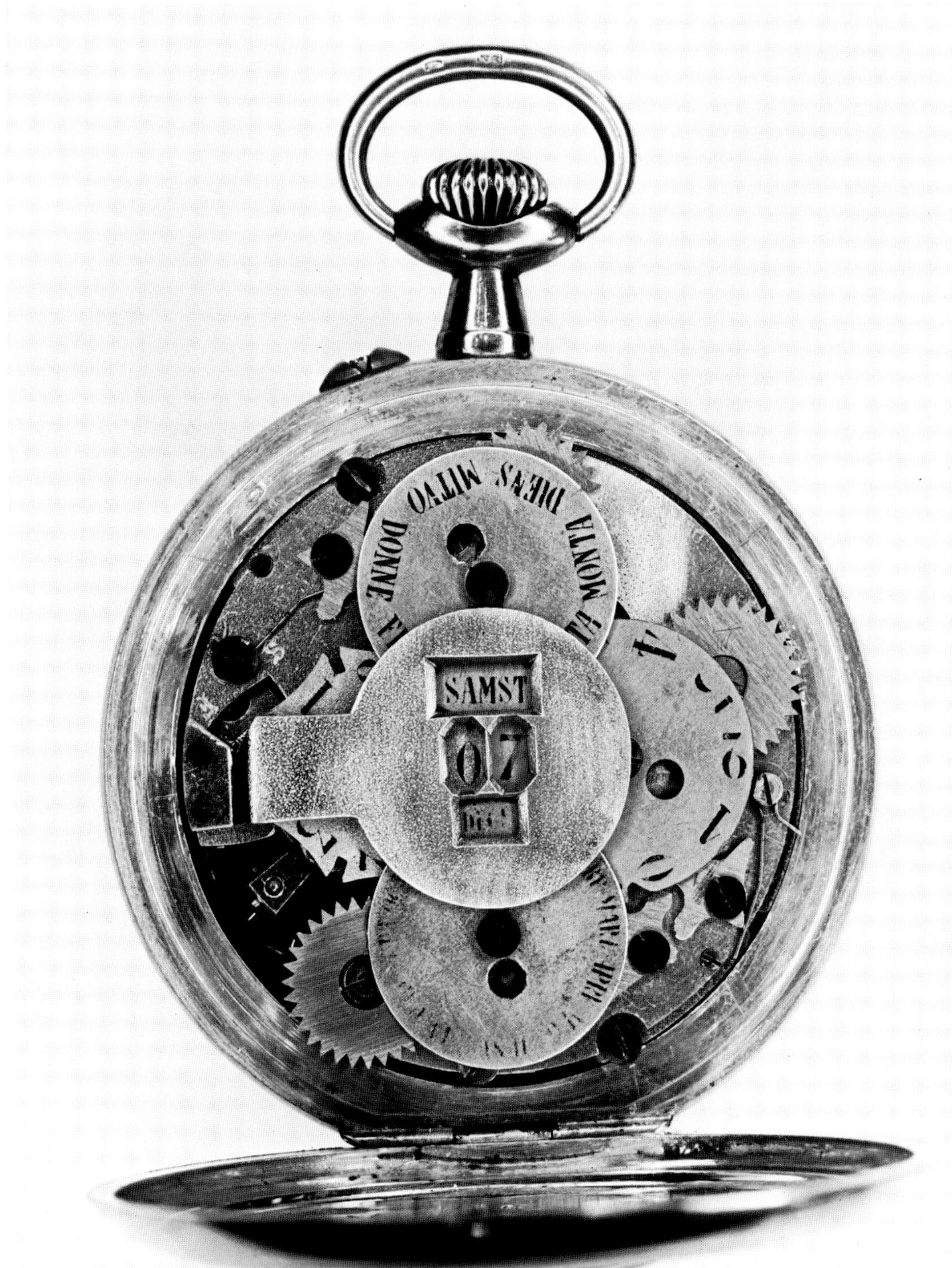

765 Große Silbertaschenuhr mit astronomischen Angaben, Genf, um 1890. Bezeichnet: The Atlas Watch. Massives Gehäuse. Emailzifferblatt mit drei Hilfsblättern für Datum, Wochentage und kleiner Sekunde. Im Zentrum der Sekunde die Mondphase. Werk mit Ankerhemmung. ∅ = 70.

766 Große Taschenuhr mit astronomischen Angaben, Westschweiz, um 1880. Signiert: Henry Lewis & Co. 172 New Bond S.T.W. Glattes Nickelgehäuse mit fünf seitlichen Drückern für die Indikationen. Emailzifferblatt mit vier Hilfszifferblättern: oben für die Monate, links für das Datum, rechts für die Wochentage und unten kleine Sekunde und Mondphase. Werk mit Ankerhemmung. ∅ = 85.

767 Große Silbertaschenuhr, Westschweiz, um 1910. Guillochiertes Gehäuse. Emailzifferblatt mit vier Hilfszifferblättern, für Datum, Monate, Wochentage und kleine Sekunde mit Mondphase. 6 vergoldete Zeiger. Die Indikationen werden durch Drücker unter der Lunette (hier abgenommen) justiert. Werk mit Ankerhemmung. ∅ = 70.

765

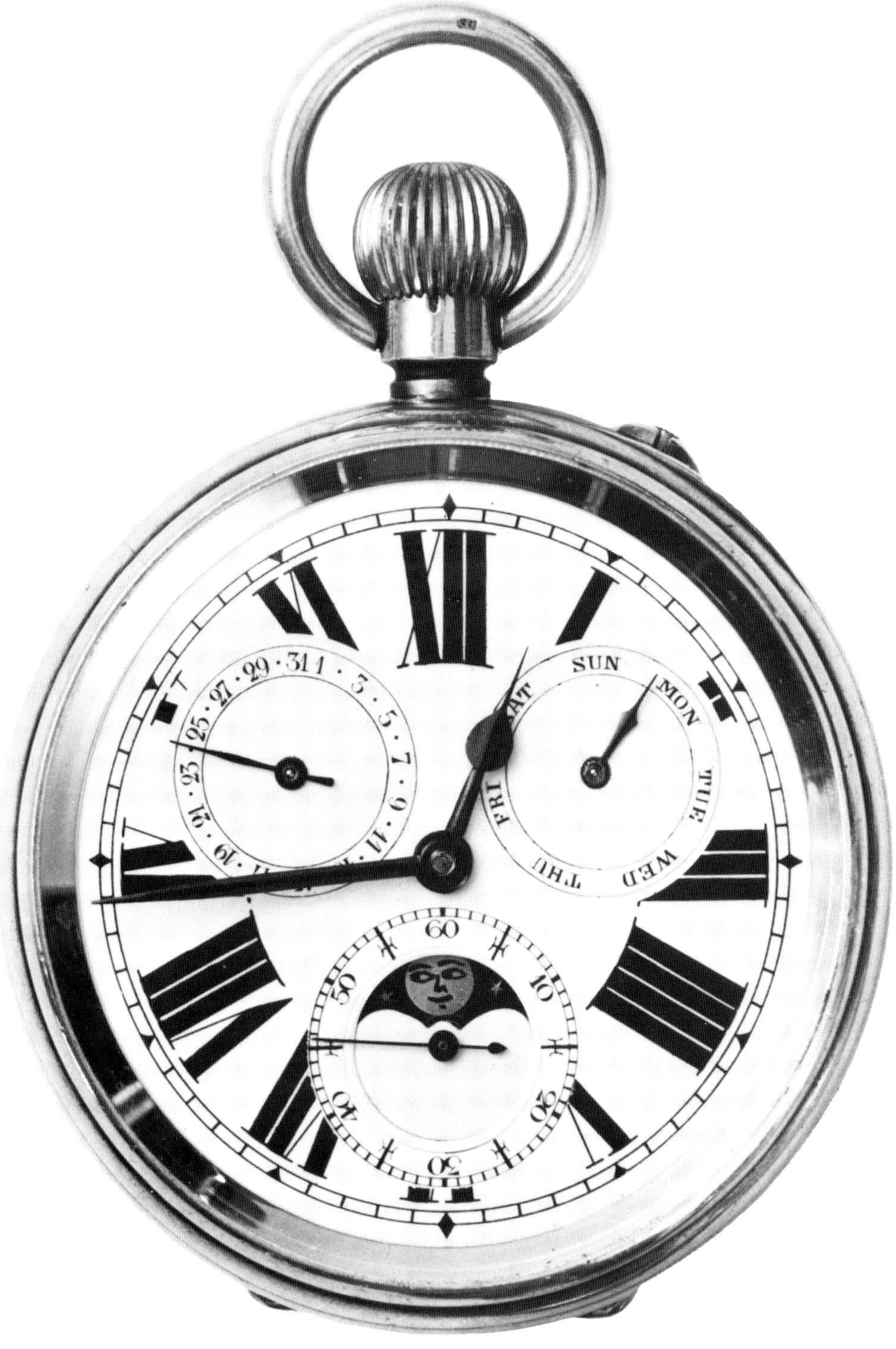

766

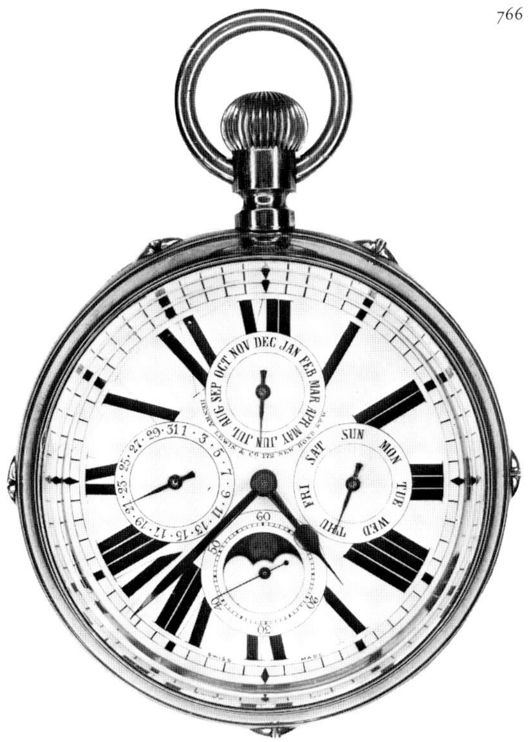

767

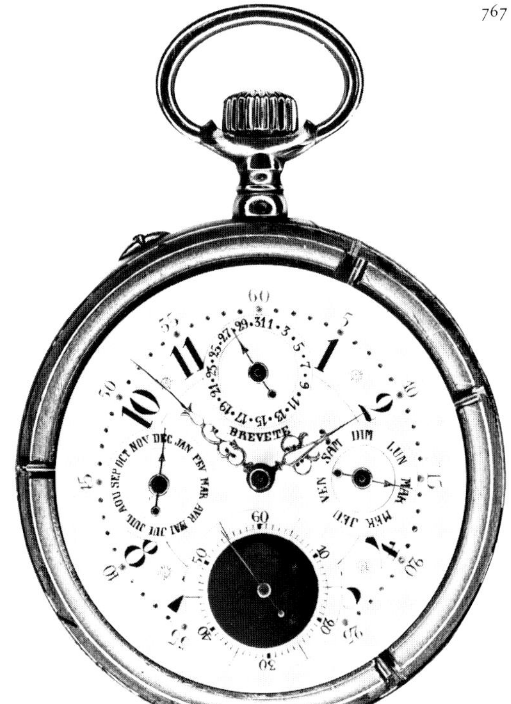

768 Doppelseitige Weltzeittaschenuhr, Genf, um 1880. Glattes Goldgehäuse. Vorne Emailzifferblatt mit Mondphase, Datum und Wochentag, kleiner Sekunde mit innenliegendem Monatskreis und feinen Stahlzeigern. Rückseitig 10 Zifferblätter für die Weltstädte: Paris, Vienna, Berlin, St. Petersburg, Rome, Constantinopole, New York, Madras, Tehran und Pekin. Werk mit Zylinderhemmung. ∅ = 53.

769 Weltzeittaschenuhr, amerikanisch, um 1900. Signiert: A.W.W. CO. Waltam Mass. Glattes Goldgehäuse. Emailzifferblatt mit römischen Ziffern und feinen Stahlzeigern. Im Zentrum Zifferscheibe für vergleichende Zeitanzeige mit rot markierten Städteangaben. Ankerhemmung. ∅ = 52.

770–771 Große doppelseitige Taschenuhr, Westschweiz, um 1890. Silbergehäuse mit gewelltem Rand. Emailzifferblatt mit drei Fenstern für Datum, Wochentage und Monate. Unten kleine Sekunde und Mondphase. Die Indikationen können durch kleine Drücker justiert werden. Rückseitiges Zifferblatt für 7 Zonenzeiten: Paris, Europe Centrale, Constantinople, Petersbourg, London, New York und Pretoria. Zwischen den Zifferkreisen kleine Goldblumen und Punkte. Werk mit Ankerhemmung. ∅ = 56.

772 Weltzeittaschenuhr, französisch, um 1900. Auf dem Zifferblatt bezeichnet: Déposé Nr. 4975. Brüniertes Stahlgehäuse mit seitlichem Drücker für die Zeigerstellung. Emailzifferblatt mit kleiner Sekunde und 6 Stundenblättern für die Zonenzeiten: Paris, Europe Centrale, Constantinople, Petersbourg, London und New York. Alle Zeigerwerke sind untereinander verbunden. Vergoldetes Werk mit Ankerhemmung. ∅ = 51.

768

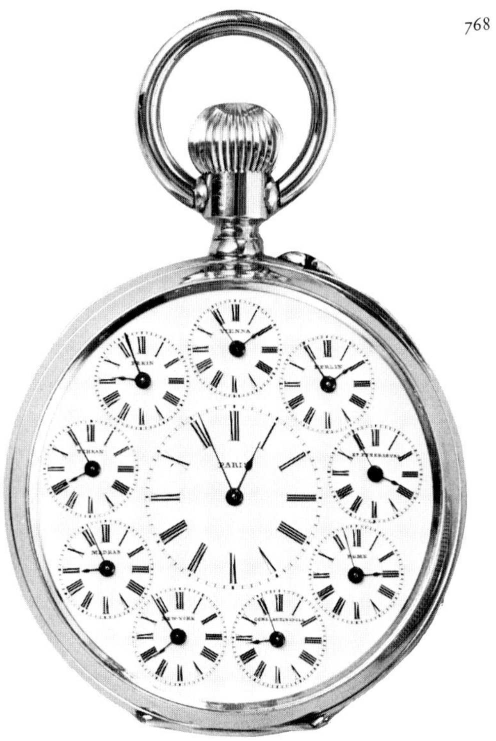

770

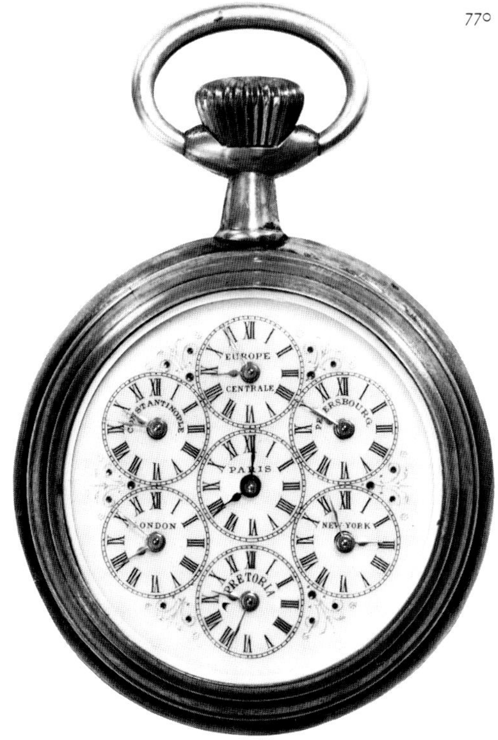

772

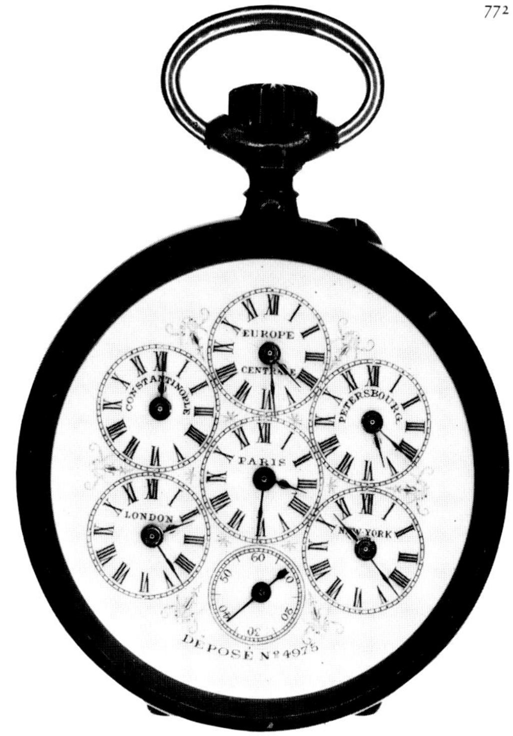

769

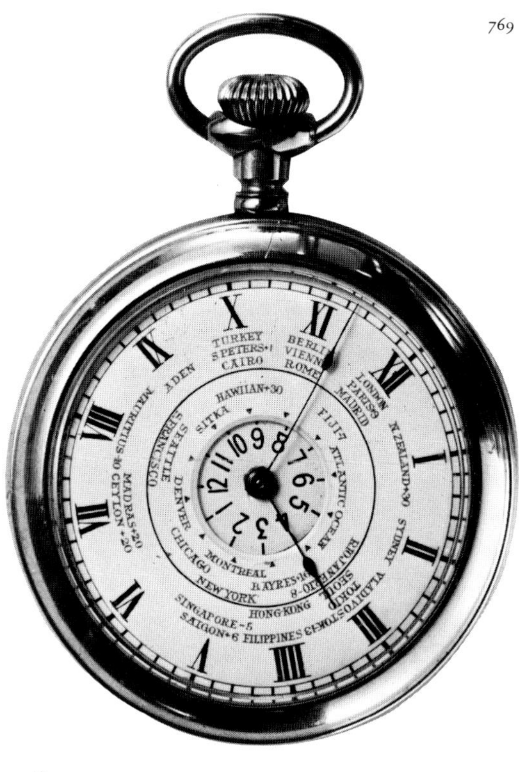

771

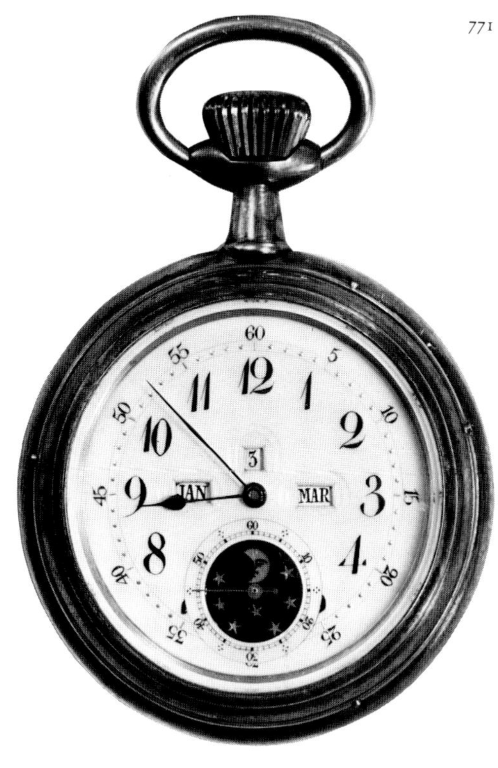

772a

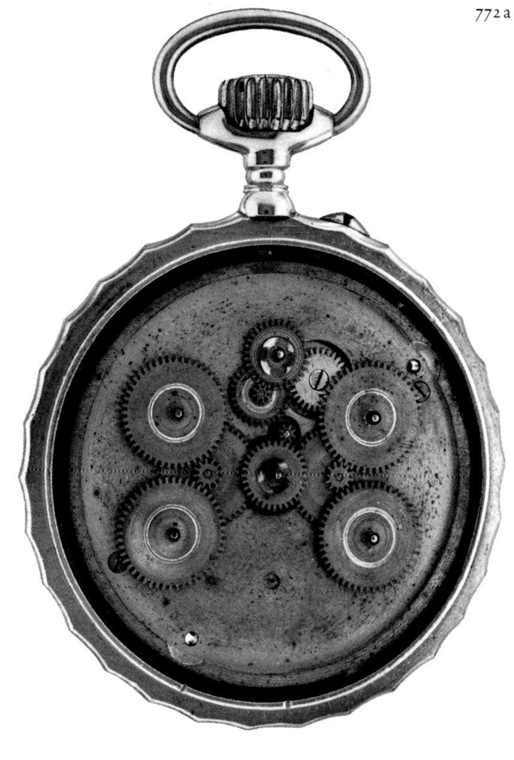

772/1 Doppelseitige Weltzeittaschenuhr, Schweiz, um 1880. Signiert: C. Marcks & Co., Bombay & Poona/Hri. Grandjean & Co. Guillochiertes Goldgehäuse mit glatter Wandung. Vorn Emailzifferblatt mit römischen Zahlen und vertiefter kleiner Sekunde. Gebläute Birnenform-Zeiger. Rückseitig unter verglaster Cuvette 24-Stundenring in weißem und grauem Email für Tag- und Nachtstunden. Im Zentrum rotierende Scheibe mit Ortsangaben. Vergoldetes Brückenwerk. Große Kompensationsunruh mit Breguet-Spirale und langem Rückerzeiger. Rückerskala auf der Minutenradbrücke. ∅ = 52.

772/2 Doppelseitige Weltzeittaschenuhr, Schweiz, um 1910. Bezeichnet: Patent-Swiss made. Glattes Goldgehäuse mit zwei Glasrändern. Beidseitig weiße Emailziffernringe mit schwarzen römischen Zahlen und goldener 24-Stundenangabe. In der Mitte je eine rotierende Scheibe mit Ortsnamen in farbigem Email. Vergoldetes Brückenwerk mit Gleichgewichtsanker, Kompensationsunruh mit Breguet-Spirale. Ankerhemmung. ∅ = 60.

772/3 Weltzeittaschenuhr, Schweiz, um 1960. Signiert: Patek, Philippe & Co., Genève. Flaches Rotgoldgehäuse mit gerippter Wandung. Drehbare Lunette mit Skala für 24 Zonenzeiten und mit 42 Ortsnamen. Im Zentrum rosafarbene Stundenskala mit Goldzeigern. Während sich der Stundenzeiger zweimal dreht, dreht sich der 24-Stundenzeiger einmal. Dadurch läßt sich über den Stundenzeiger für jeden Ort der Skala die tatsächliche Uhrzeit ablesen. Brükkenwerk mit Genfer Streifen. Unruhkloben mit Feinregulierung. ∅ = 44.

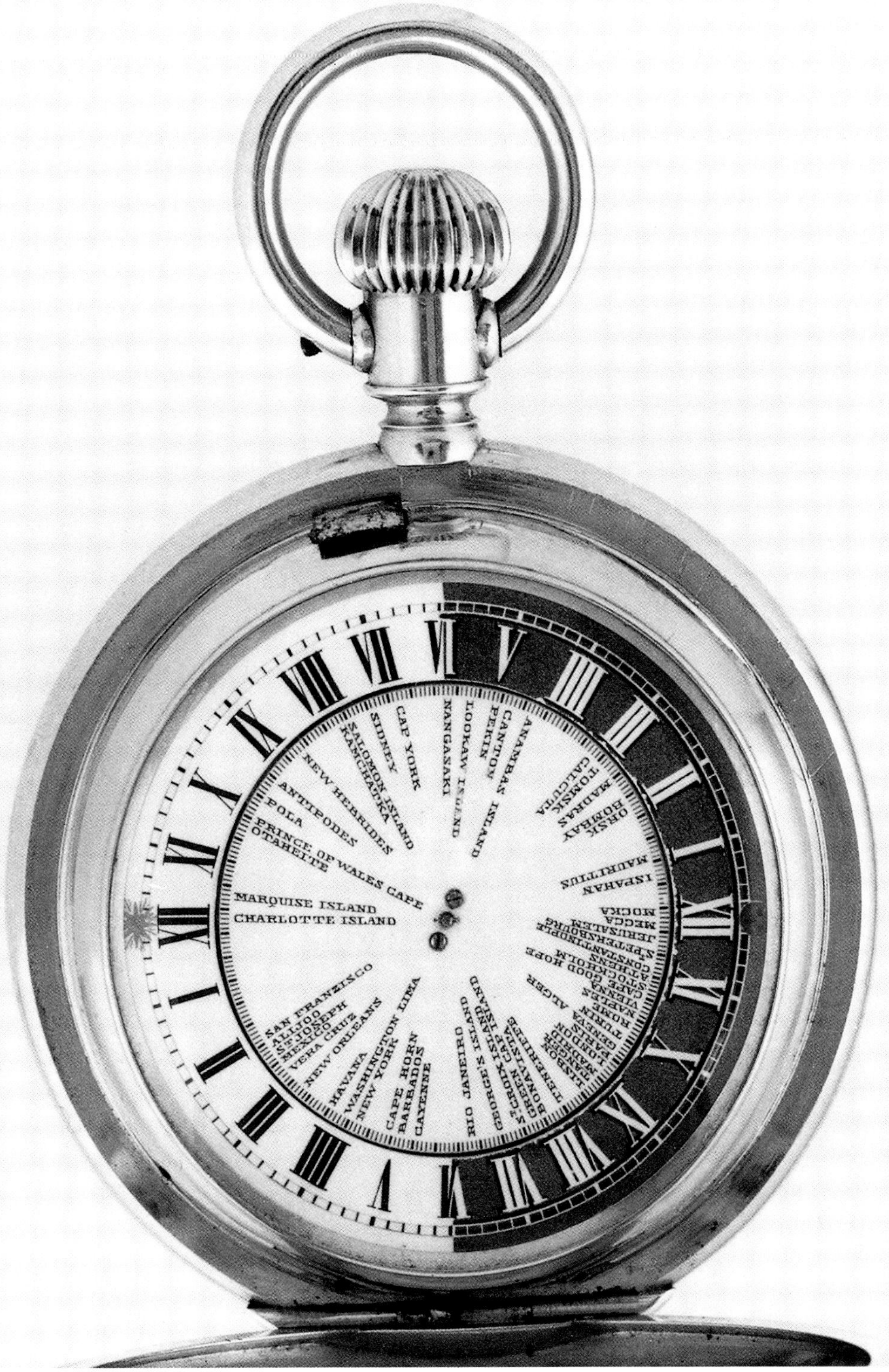

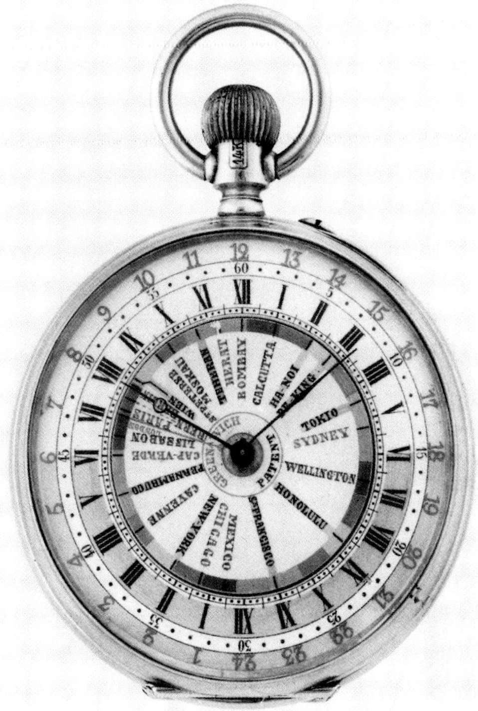

772/2 △

772/3 ▽

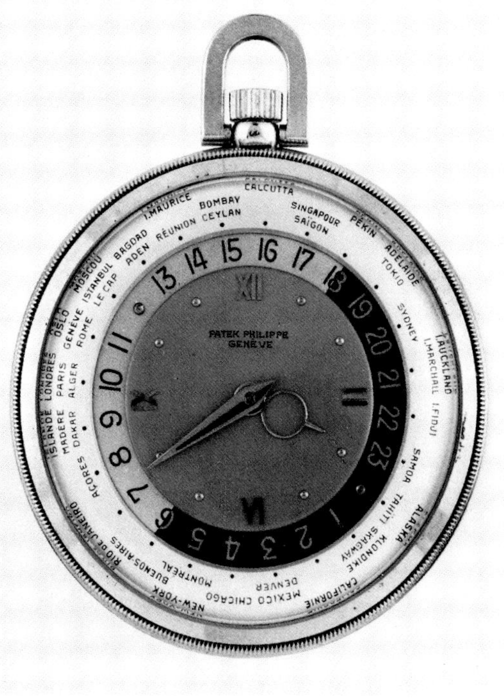

Taschenuhren mit Chronograph
Abb. 773–785

773 Taschenuhr mit Chronograph, Westschweiz, um 1900. Signiert: Chronoscope Patent Gurzelen. Glattes Gehäuse mit gerippter Wandung. Emailzifferblatt mit kleiner Sekunde und zwei Hilfsblättern für den Chronographen: links Sekunde, rechts Minutenzähler mit feinen Zeigern. Vergoldetes Werk mit einzelnen Räderbrücken. Der Chronographenmechanismus liegt unter dem Zifferblatt. Kompensationsunruhe mit flacher Spirale und Ankerhemmung.

774–775 Taschenuhr mit Chronograph, Westschweiz, um 1890. Glattes Gehäuse. Emailzifferblatt mit kleiner Sekunde und nach oben gerücktem Minutenzähler 1 bis 30. Chronographenzeiger aus der Mitte. Dieser kann durch Druck auf die Krone gestartet, gestoppt und auf Null (12 Uhr) gestellt werden. Vergoldetes Werk mit obenliegendem Chronographenmechanismus. Unterhalb der Krone ist das Klinkenrad (mit Dreieckzähnen) für den Minutenzähler. Ankerhemmung.

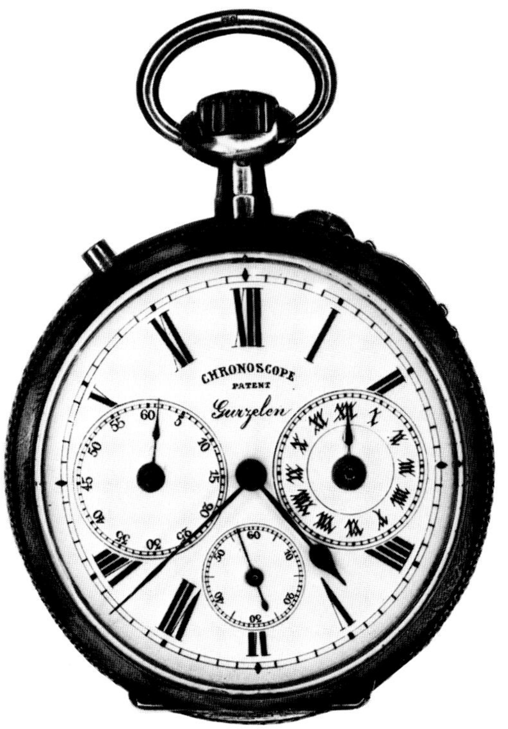

773 △

774 ▽

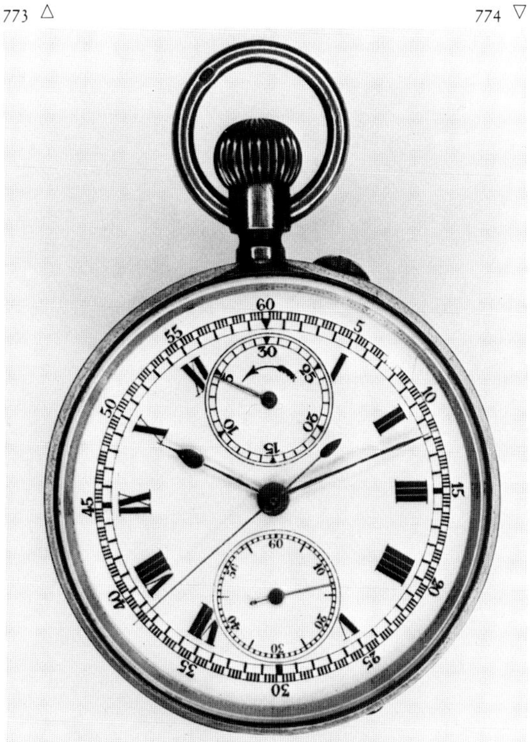

775

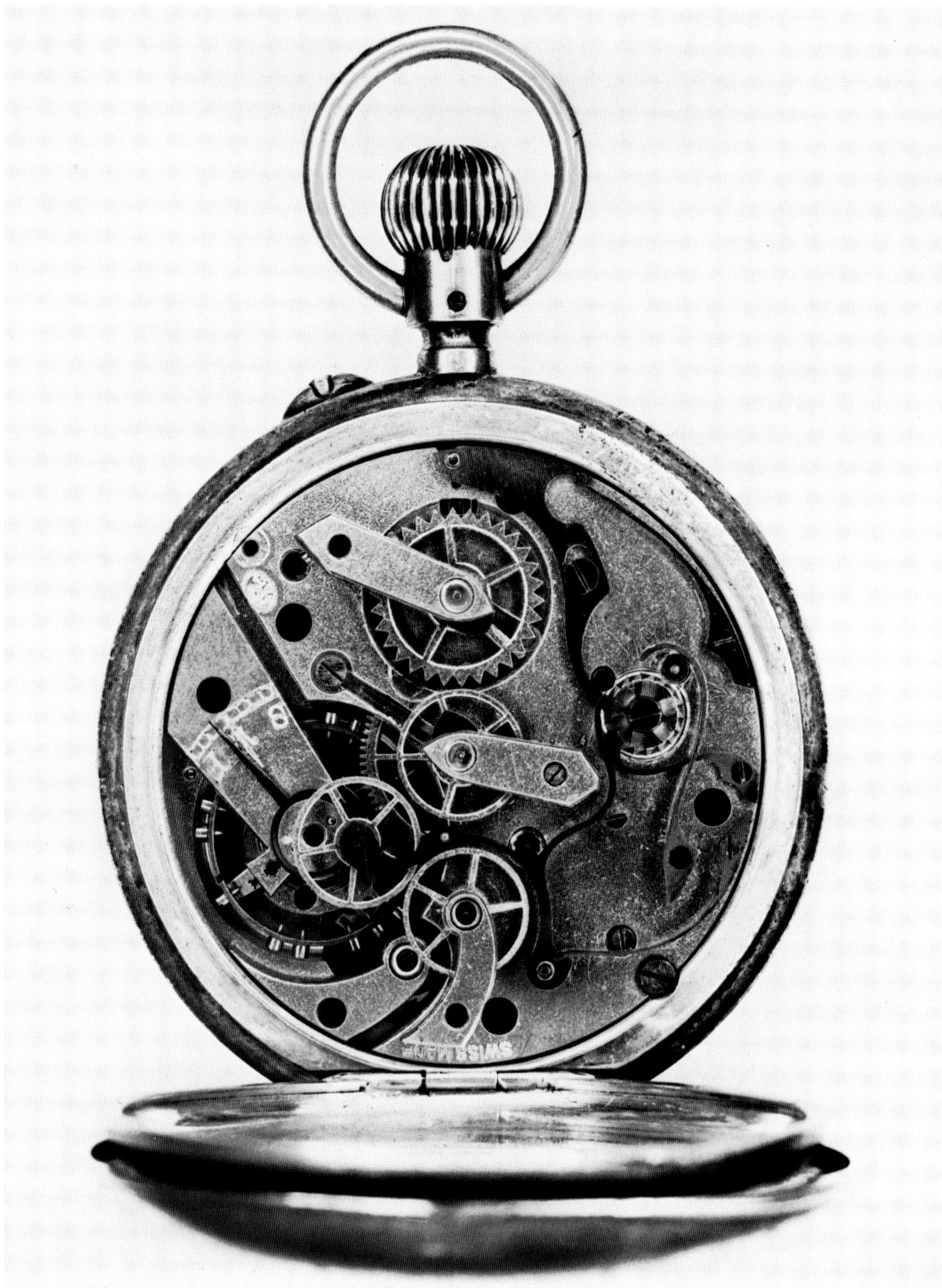

776–777 Goldtaschenuhr mit Chronograph, Westschweiz, um 1900. Glattes Goldgehäuse. Emailzifferblatt mit kleiner Sekunde, Chronographenzeiger und nach oben gerücktem Minutenzähler 1 bis 30. Mit dem Drücker in der Krone wird der Chronograph gestartet, gestoppt und auf Null gestellt. Versilbertes Werk. Obenliegender Chronographenmechanismus mit geschliffenen und polierten Hebeln. Kompensationsunruhe mit Breguet-Spirale und Ankerhemmung.

778–779 Goldtaschenuhr mit Rattrapante-Chronograph, Westschweiz, um 1900. Glattes Goldgehäuse mit seitlichen Drücker für den Rattrapante-Zeiger. Weißes Emailzifferblatt mit kleiner Sekunde, zwei Chronographenzeigern und nach oben gerücktem Minutenzähler. Versilbertes Werk mit obenliegendem Chronographenmechanismus. Im Zentrum das Doppelzeigerrad und die nach rechts unten führende Doppelzeigerzange (vgl. Kapitel »Chronograph mit Rattrapante«. Große Kompensationsunruhe mit Breguet-Spirale und Feinregulierung. Ankerhemmung.

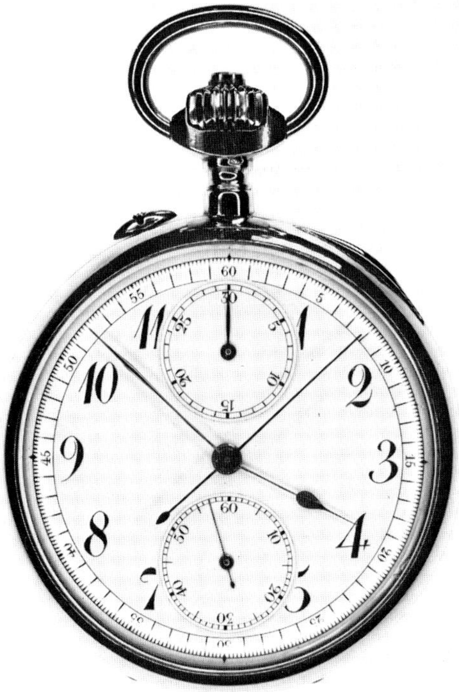

776 △

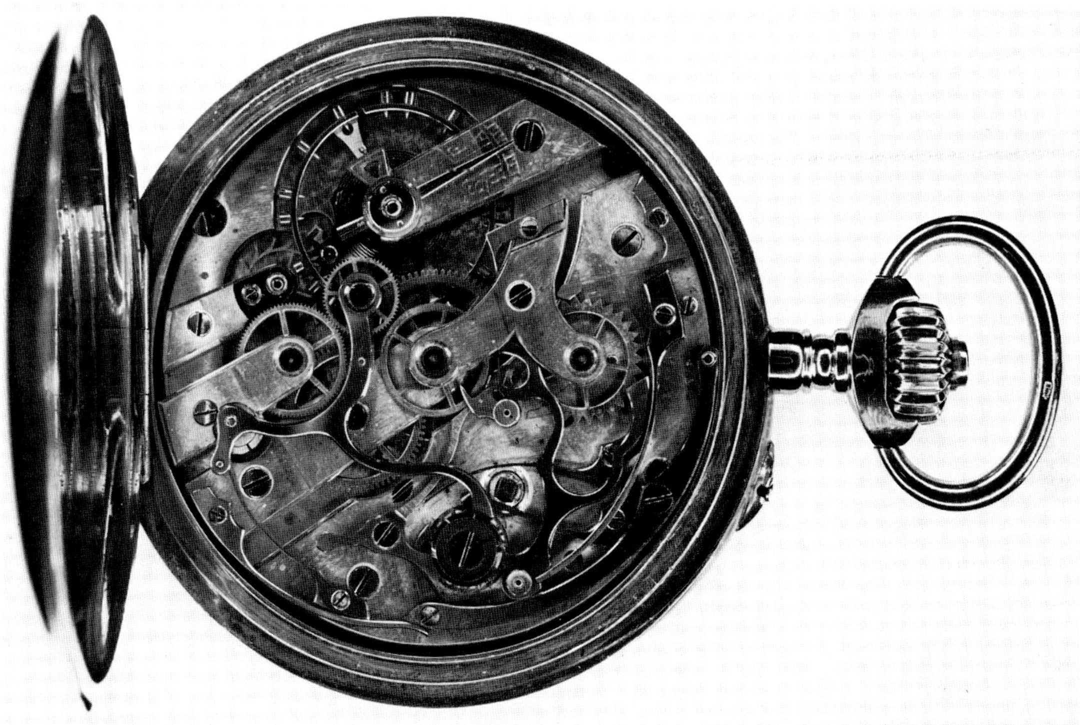

777 △

778 ▽

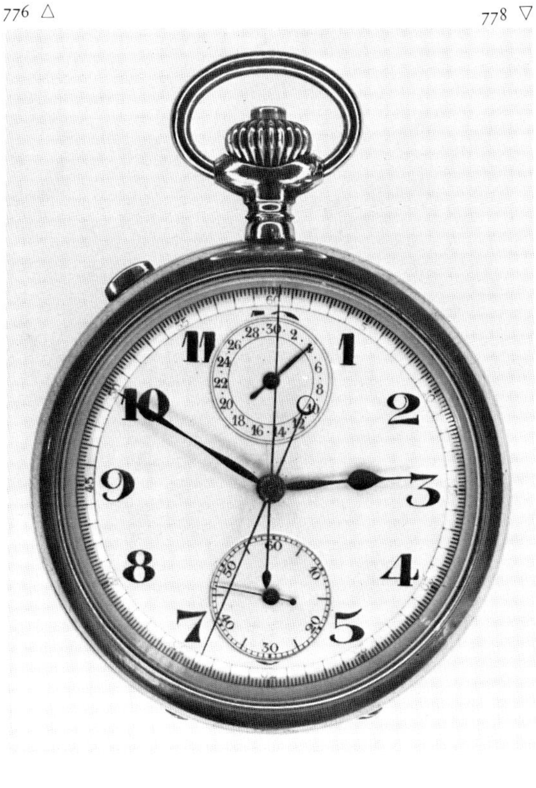

779 ▽

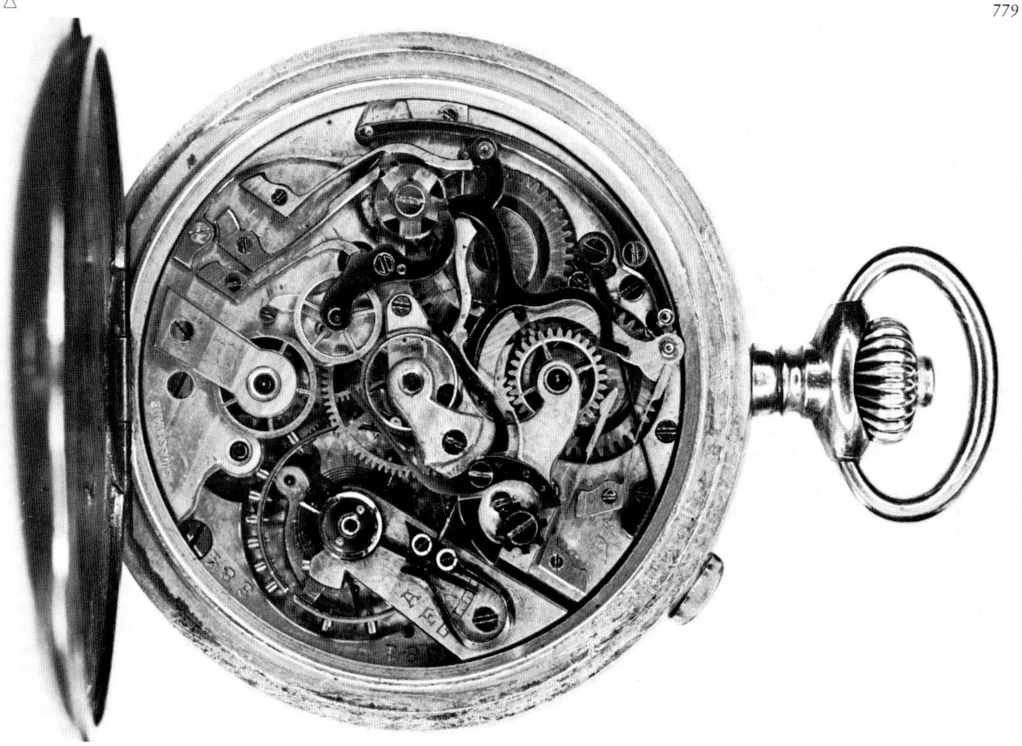

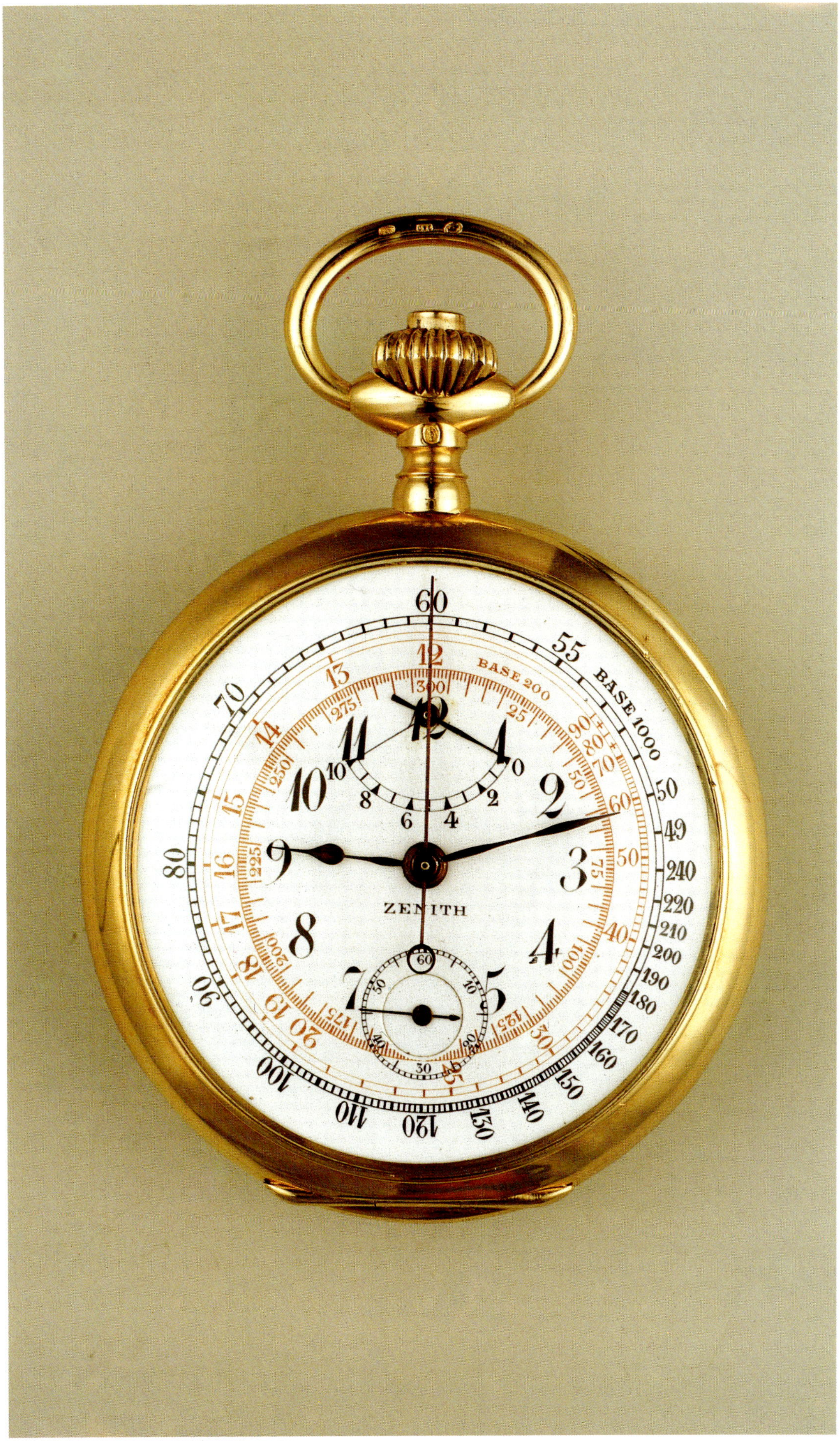

779/1–2 Goldtaschenuhr mit Chronograph, Westschweiz, um 1910. Signiert: Zenith. Glattes Goldgehäuse. Weißes Emailzifferblatt mit schwarzen arabischen Zahlen. Äußere Skala in Schwarz, bezeichnet: »Base 1000« mit Einteilung von 240–49 km/h und innen rote Skala, bezeichnet: »Base 250« mit einer Einteilung von 90–12 km/h. Nach innen gerichtete Einteilung 1–300 entsprechend einer 1/5-Sekundeinteilung. Oben bei der ›12‹ zurückspringender Minutenzähler (120°) für 1–10 Minuten. Unten bei der ›6‹ kleine Sekunde. Gebläute Stahlzeiger. Mit seiner Graduierung war der Chronograph für die Geschwindigkeitsmessung auf Strecken von 1000 oder 250 Metern bestimmt. Vergoldetes Werk mit sichtbar angeordneten, geschliffenen und anglierten Chronographenhebeln, Kompensationsunruh mit Breguet-Spirale. Patentierte Feinregulierung. Ankerhemmung. Ø = 50.

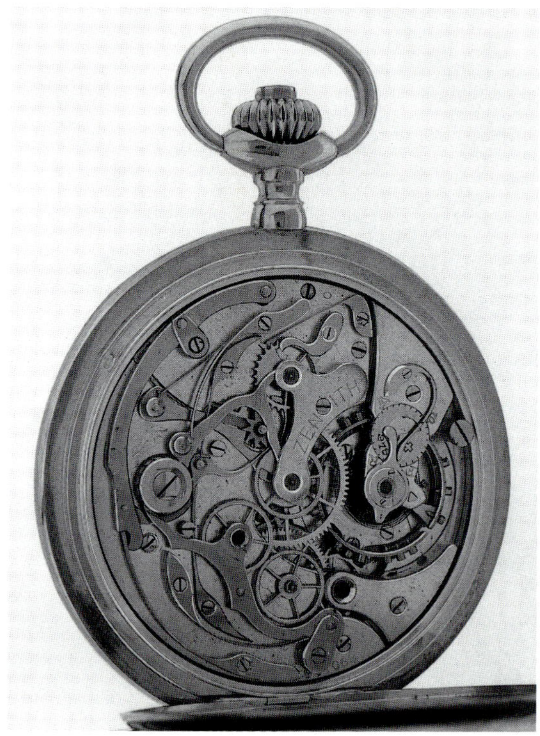

780 Goldtaschenuhr mit Chronograph und Minutenrepetition, Genf, um 1900. Signiert: Vacheron & Constantin, Genève 356067. Glattes Gehäuse mit seitlichem Schieber für die Schlagwerkauslösung. Emailzifferblatt mit kleiner Sekunde, nach oben gerücktem Minutenzähler, Chronographenzeiger aus der Mitte und roter Pulsskala 40 bis 200. Nach 30 Pulsschlägen wird über dem Chronographenzeiger die Pulsgeschwindigkeit abgelesen. Präzisions-Ankerwerk. ∅ 53.

781 Goldtaschenuhr mit Chronograph, Westschweiz, um 1900. Signiert: Longines Chronometro Medical. Glattes Gehäuse. Emailzifferblatt mit kleiner Sekunde und nach oben gerücktem Minutenzähler. Am äußeren Rand bezeichnet: »Gradué pour 30 Pulsations« und Teilung von 40 bis 200 für die Pulsmessung. Im inneren Kreis die Stunden 13 bis 24/0. Werk mit Kompensationsunruhe und Ankerhemmung.

782 Goldtaschenuhr mit Chronograph, Genf, um 1910. Signiert: Patek Philippe & Cie, Genève Suisse 156771. Glattes Gehäuse. Emailzifferblatt mit kleiner Sekunde und Stahlzeigern. Auf dem Zifferblatt bezeichnet: »Gradué pour 30 Pulsations« und dazu in Rot eine Teilung von 40 bis 200 für Pulsmessungen. Präzisions-Ankerwerk. ∅ = 50.

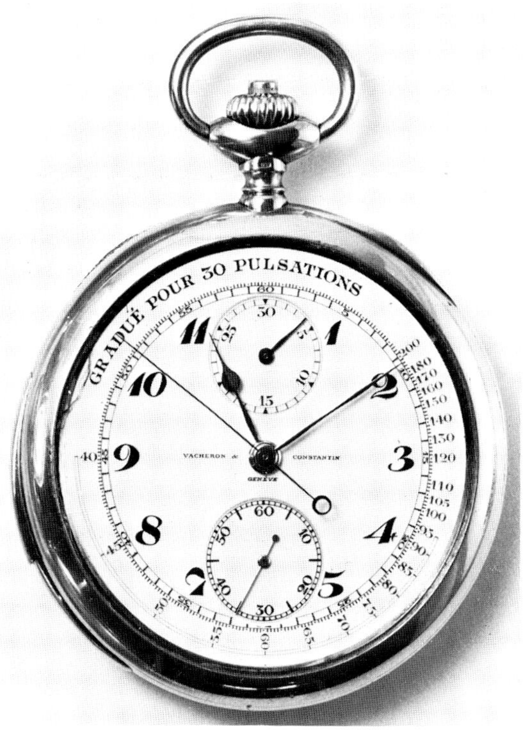

780 △

781 ▽

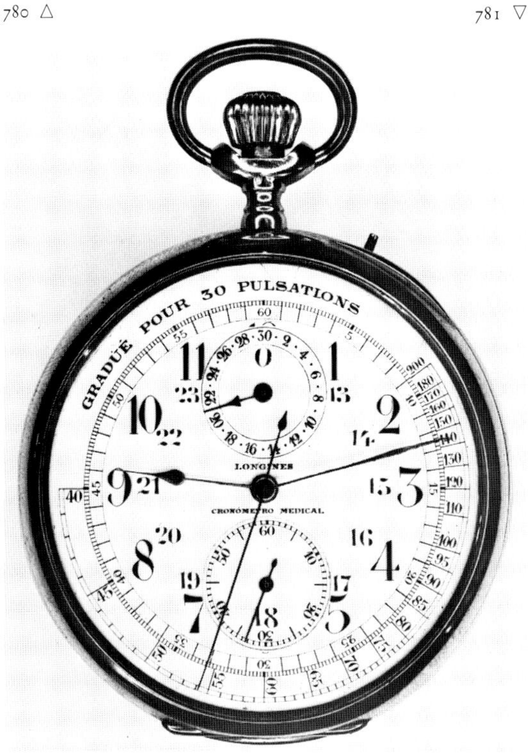

782

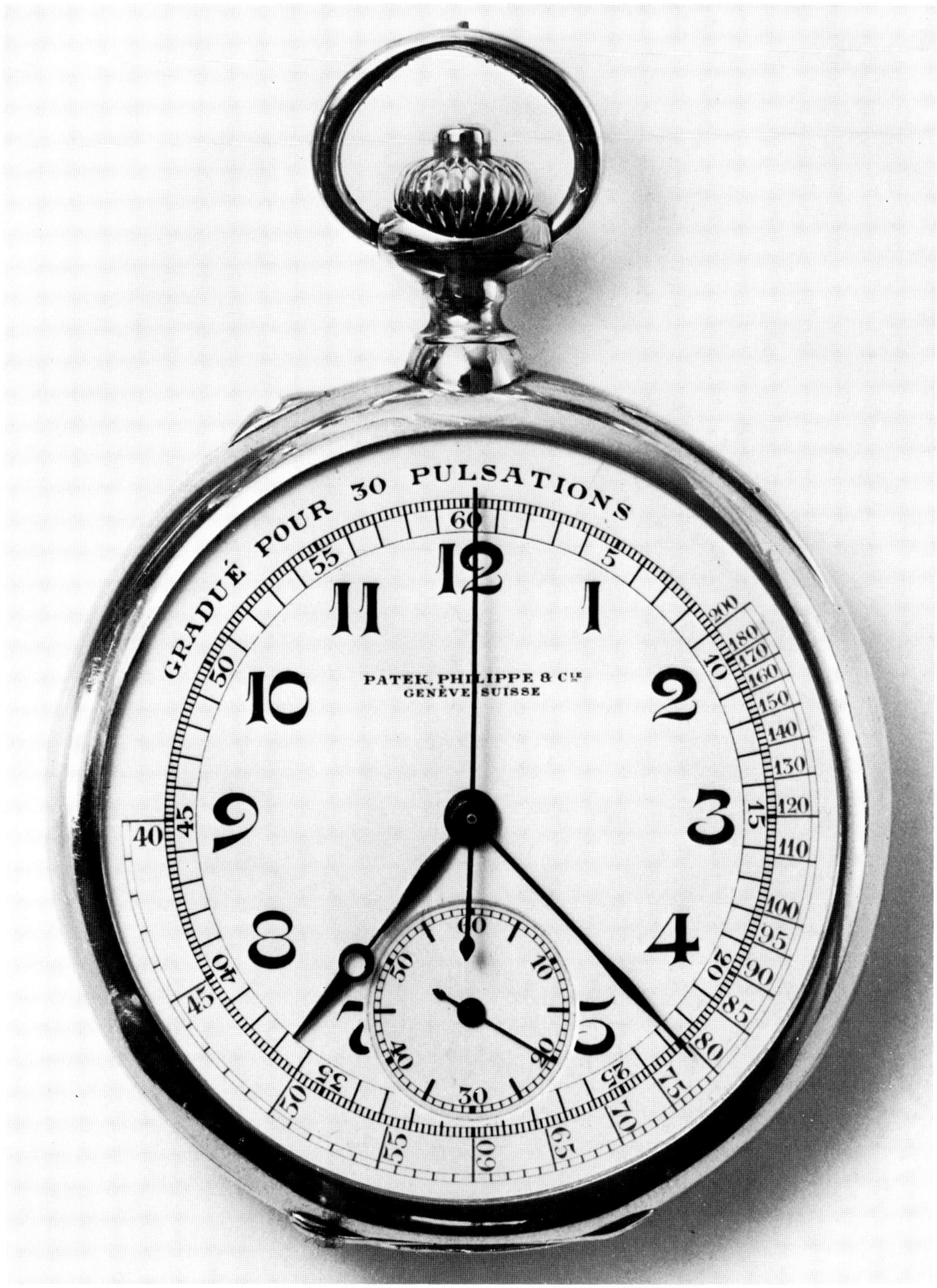

782/1–3 Goldsavonnette mit Chronograph, englisch, um 1890. Signiert: Army & Navy, 105. Victoria Stt., London, Nr. 4874. Glattes Goldgehäuse mit Drehbügel. Weißes Emailzifferblatt mit römischen Zahlen. Außen Sekundenskala 5–60 in 1/5-Sekundenteilung. Oben bei der ›12‹ Minutenzähler 1–60 und unten kleine Sekunde. 782/2 zeigt die Ansicht unter dem Zifferblatt. Rechts erkennt man den Wippenaufzug und links den Chronographenmechanismus mit Schaltrad. Lager des Räderwerkes (auch unter dem Zifferblatt) in geschraubten Chatons. Die Werknummer ist identisch auch auf dem Zifferblatt. Am unteren Rand eingeschlagene Nr. 6. 1892 weist auf Fremdlieferanten hin, da offenbar Army & Navy die Uhr nicht selbst hergestellt hat. 782/3 zeigt die Ansicht des Werkes. Vergoldetes Platinenwerk mit erhöhtem Federhaus. Separater Sekundenradkloben. Alle Lager in geschraubten Chatons. Anker und Ankerrad unter Decksteinen. Unruhkloben mit Diamantdecktstein, aber ohne Rückerzeiger. Große Kompensationsunruh mit Goldschrauben und freischwingender Spirale. Spitzzahnhemmung. ∅ = 54.

782/4–7 Goldtaschenuhr mit Chronograph, ▷ Genf, um 1890. Signiert: Vacheron & Constantin, Genève. Weißes Emailzifferblatt mit römischen Zahlen und unten kleiner Sekunde. Oben bei der ›12‹ 30-Minutenzähler. Äußere Skala 5–60 in 1/5-Sekundenteilung, darunter normale Minutenteilung. Abb. 782/6 zeigt das vergoldete Brückenwerk mit sichtbar angeordnetem Chronographenmechanismus. Ankerrad unter Decksteinen. Unruhkloben mit Schwanenhalsfeinregulierung. Große Kompensationsunruh mit Breguet-Spirale. Ankerhemmung. 782/5 zeigt den Chronographenmechanismus mit Schwenktrieb für

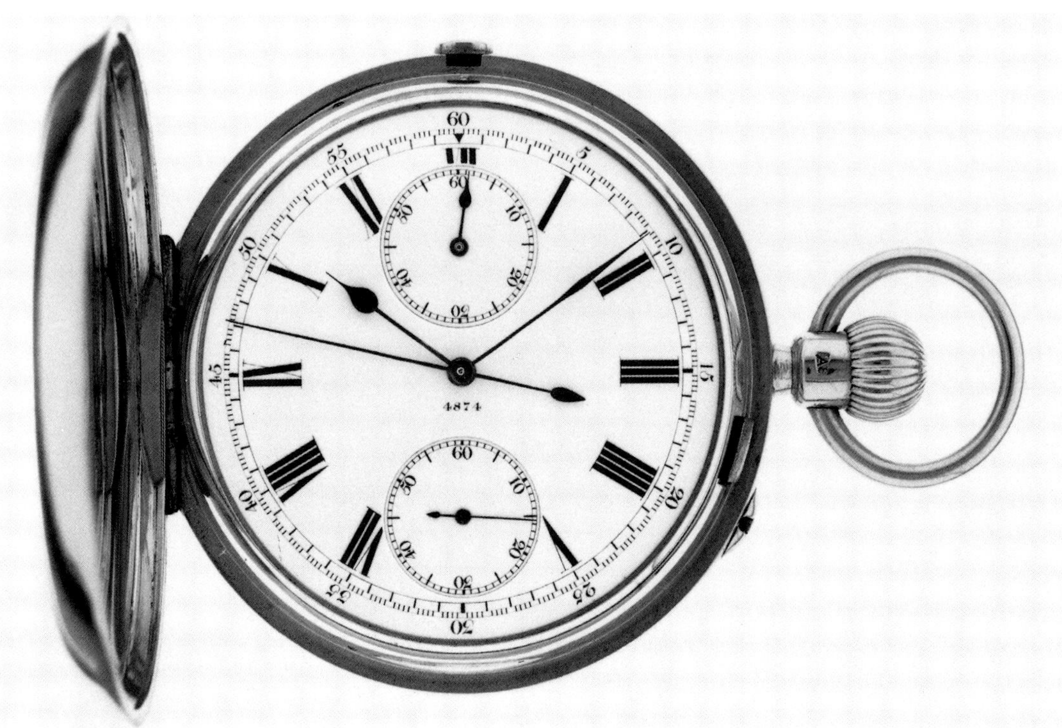

782/1 △

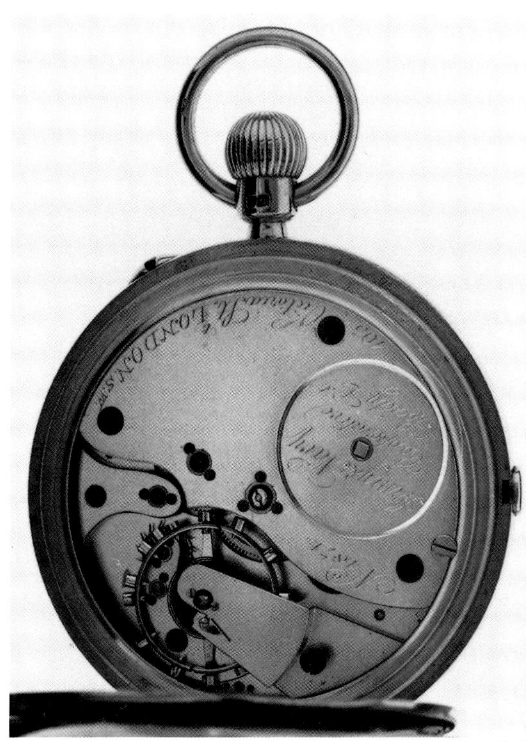

782/3

782/2 ▽

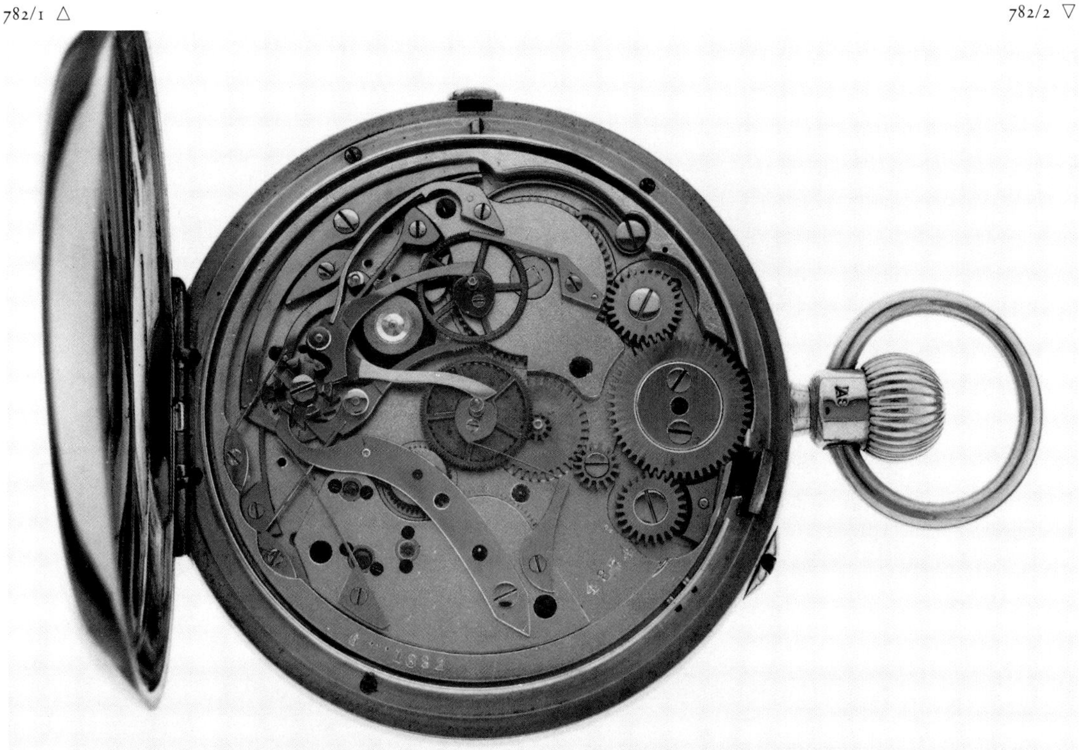

782/7

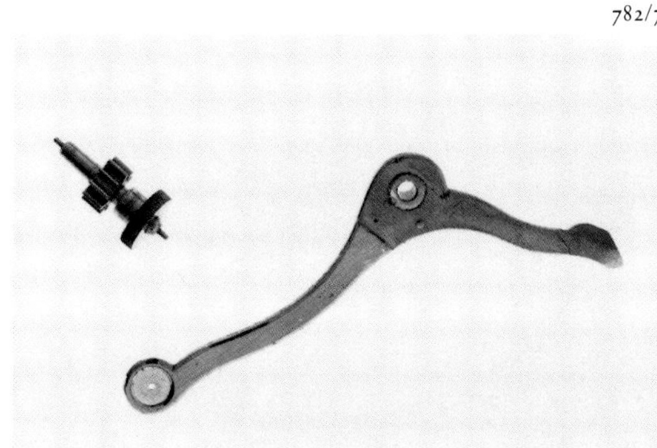

den Minutenzähler. Der Kloben über dem Chrono-Zentrumsrad ist abgenommen. Deutlich erkennbar die beiden Herzscheiben auf dem Chrono-Zentrumsrad und dem Minutenzählrad.

782/7 Schalthebel und Schwenktrieb für den Minutenzähler. Das Trieb wird ständig vom Minutenrad getrieben und im Moment des Startens in den Eingriff (feine Verzahnung) des Minutenzählers ›gekippt‹.

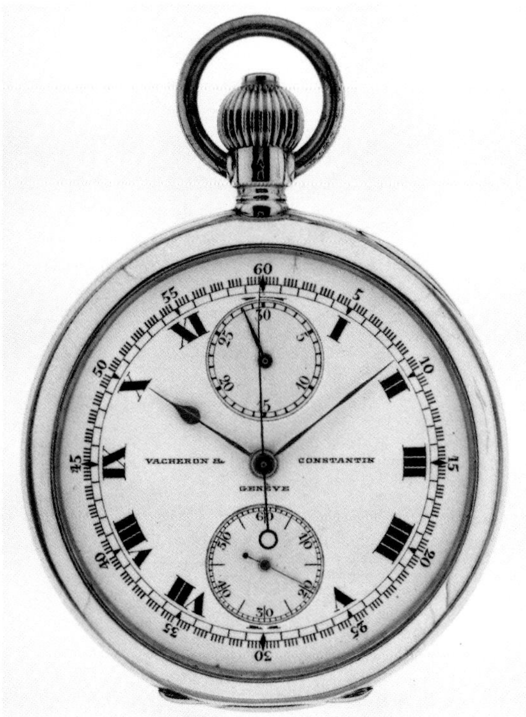

782/4 △

782/5 ▽

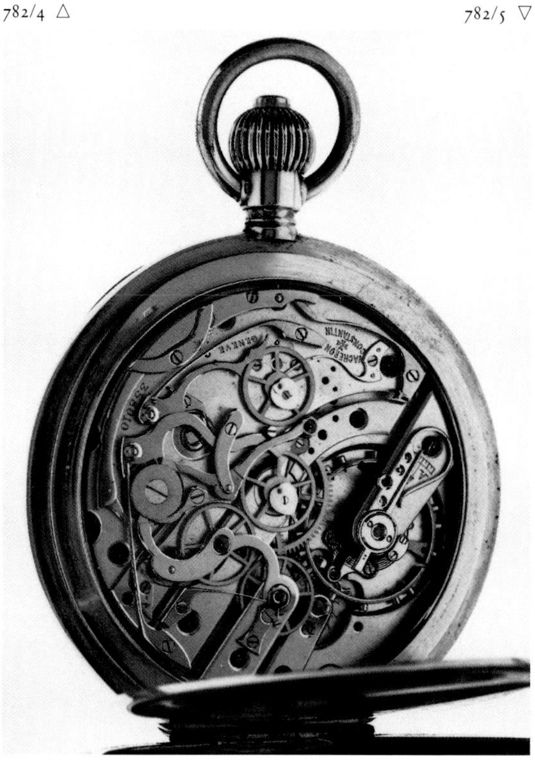

782/6

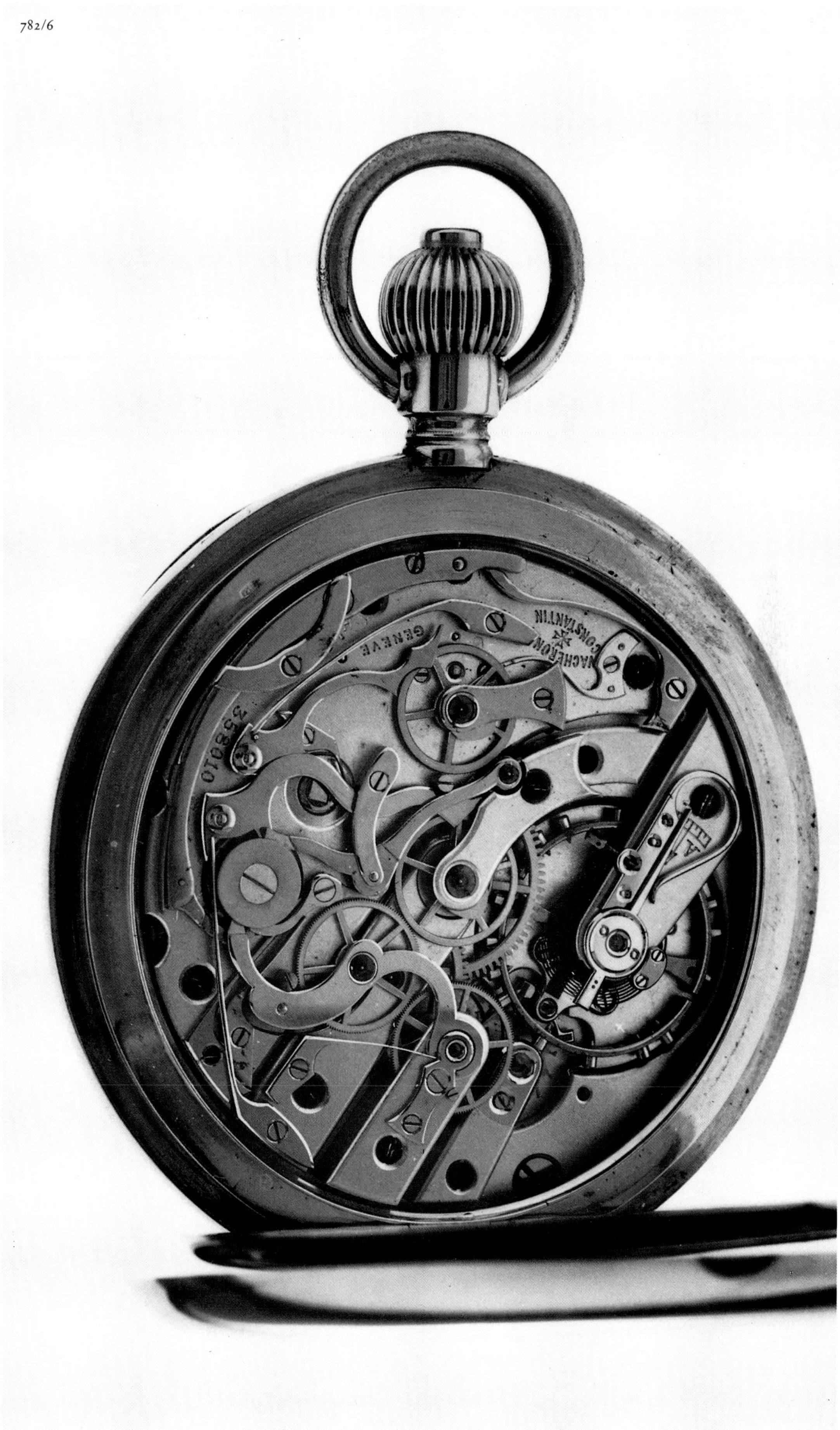

782/8–9 Goldtaschenuhr mit Chronograph-Rattrapante, Westschweiz, um 1890. Signiert: Ulysse Nardin, Locle. Guillochiertes Goldgehäuse mit glatter Wandung. Weißes Emailzifferblatt mit römischen Zahlen und unten kleiner Sekunde. Gebläute Stahlzeiger, vergoldeter Rattrapante-Zeiger. Versilbertes Werk mit sichtbar angeordnetem Chronographenmechanismus und obenliegender Doppelzeigerzange. Alle Hebel geschliffen und angliert. Drücker für den Rattrapante-Zeiger bei der ›11‹, Drücker für den Chrono-Zeiger in der Krone. Große Kompensationsunruh mit Goldschrauben und Breguet-Spirale. Ankerrad unter Decksteinen. Ankerhemmung. ∅ = 50.

782/10–11 Goldtaschenuhr mit Chronograph-Rattrapante, Genf, um 1890. Signiert: Baume, Nr. 3162, Patent Nr. 8408. Kanneliertes Gehäuse. Weißes Emailzifferblatt mit 60-Minutenzähler und unten kleiner Sekunde. Minutenskala mit 1/5-Sekundenteilung für den Chronographen. Gebläute Stahlzeiger in Birnenform. Vergoldetes Platinenwerk mit gebläuten Schrauben. Sichtbar angeordnete polierte Chronographenhebel. Das Patent bezieht sich auf die sofortige Nullstellung beider Chronographenzeiger, wenn beide Chrono-Zeiger gestoppt sind. D. h. im Gegensatz zu üblichen Rattrapantenmechanismen springen beide Zeiger durch Drücken der Krone gleichzeitig auf Null. Große Kompensationsunruh mit Goldschrauben und Breguet-Spirale. Ankerhemmung. ∅ = 54.

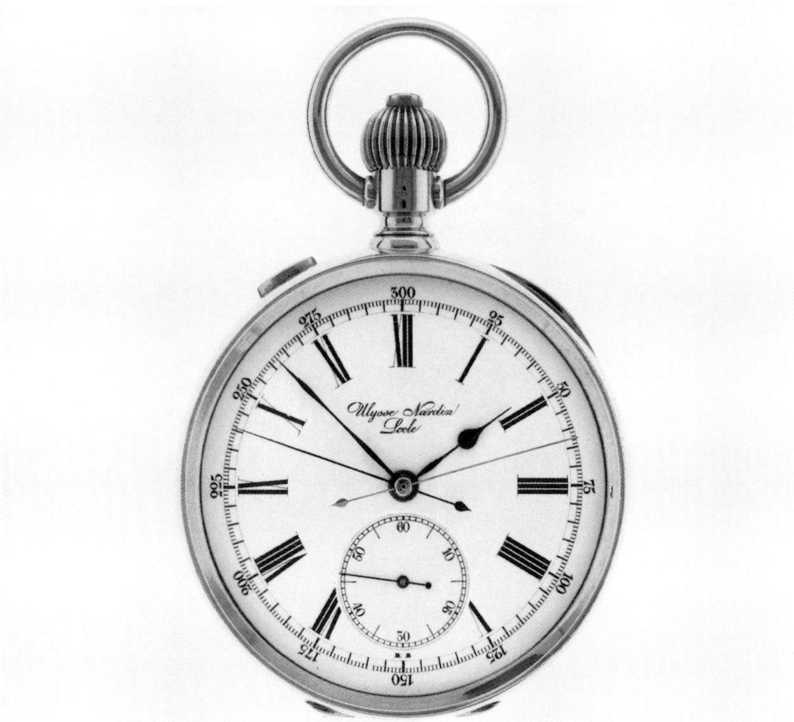

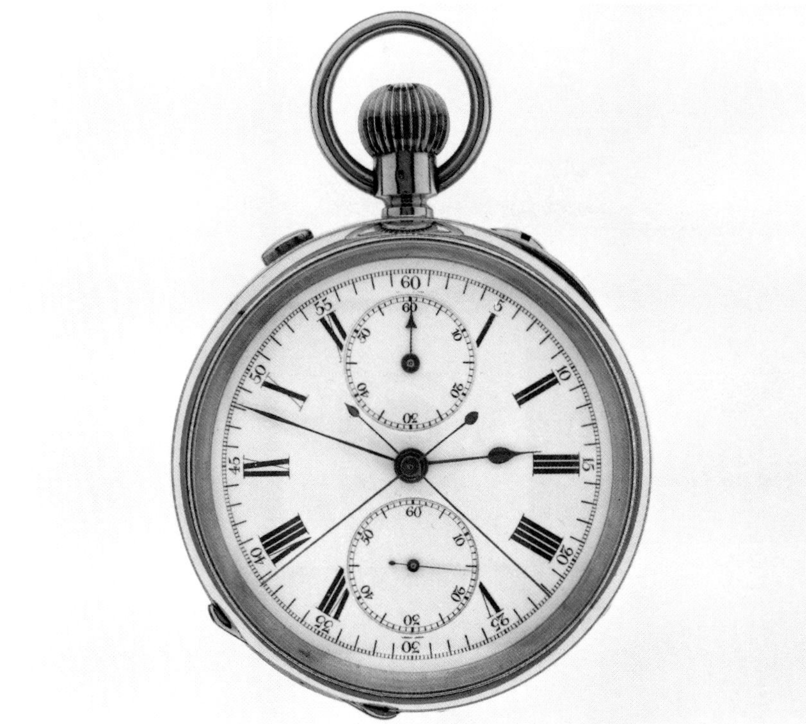

782/8 △ 782/9 ▽ 782/10 △ 782/11 ▽

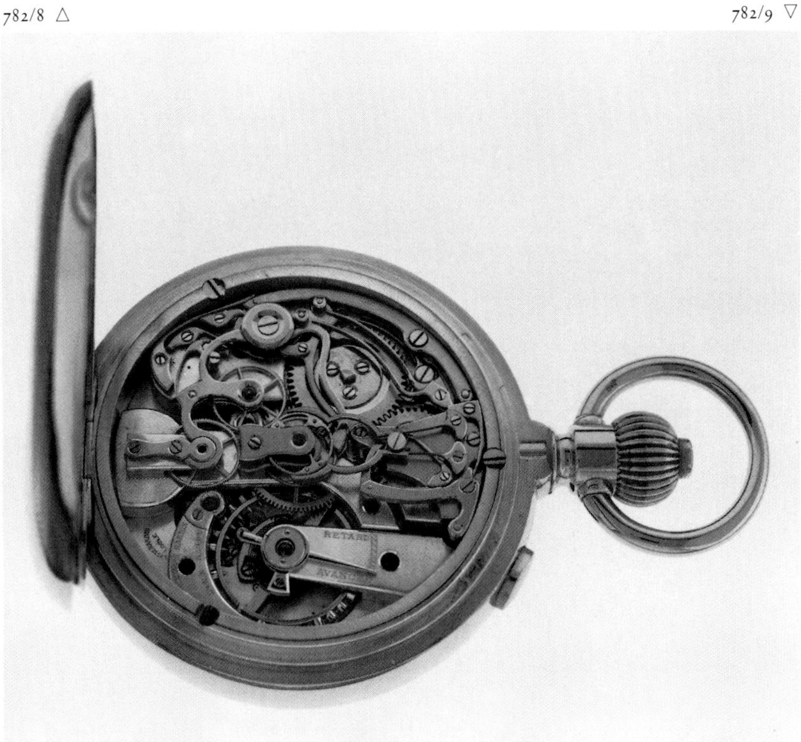

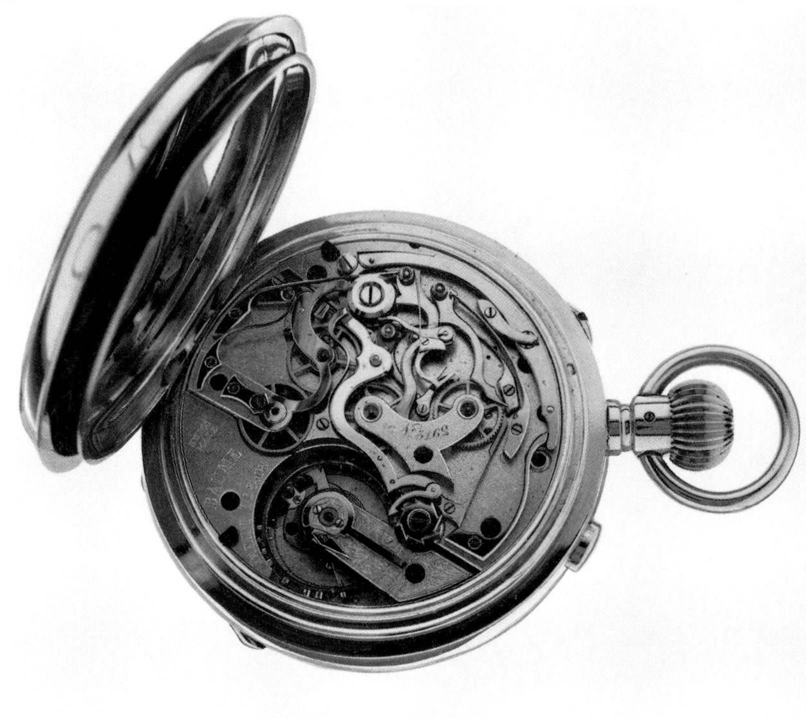

783/1–2 Taschenuhr mit drei Chronographenzeigern, Westschweiz, um 1895. Signiert: P.-L. Droz, Brennets. Brüniertes Stahlgehäuse. Weißes Emailzifferblatt mit römischen Zahlen und 30-Minuten-Zähler; unten kleine Sekunde. Minutenskala außen mit 1/5-Sekundenteilung. Drei Chronographenzeiger aus der Mitte, die nacheinander einzeln durch Drücken der Krone gestoppt werden können. Die Nullstellung folgt nach dem vierten Druck auf die Krone für alle drei Zeiger gemeinsam. Versilbertes Werk mit sichtbarem Chronographenmechanismus. Mehrstufiges Schaltrad für drei Blockierhebel. Drei übereinanderliegende Chrono-Zentrumräder. Große Kompensationsunruh mit Breguet-Spirale. Ankerhemmung. ∅ = 60.

783/3–4 Stahltaschenuhr mit Chronograph-Rattrapante, Schweiz, um 1920. Signiert: Longines. Glattes Stahlgehäuse mit Drücker für den Rattrapante-Zeiger bei der ›11‹ in der Gehäusewandung. Weißes Emailzifferblatt mit arabischen Zahlen und unten kleiner Sekunde. Oben Hilfszifferblatt für den Minutenzähler 1–30. Gebläute Stahlzeiger. Versilbertes Werk mit sichtbar angeordnetem Chronographenmechanismus. Sichtbare Doppelzeigerzange. Unruhkloben mit Feinregulierung und blauem Saphir-Deckstein. Monometallische Uhren mit Breguet-Spirale. Ankerhemmung. ∅ = 65.

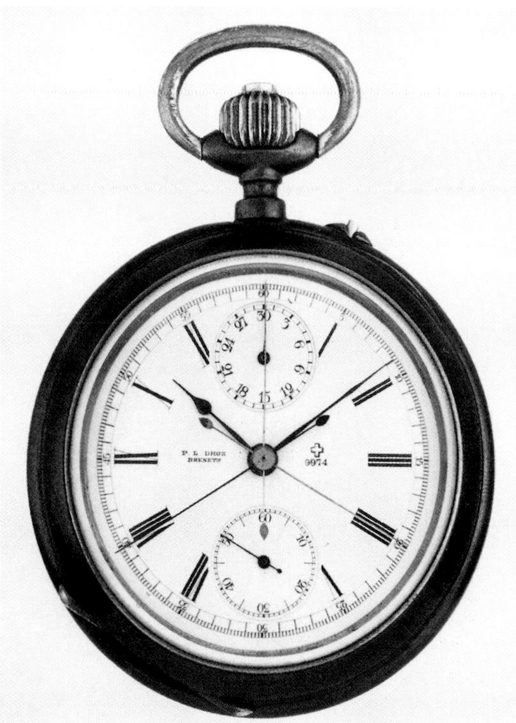

783/1 △

783/2 ▽

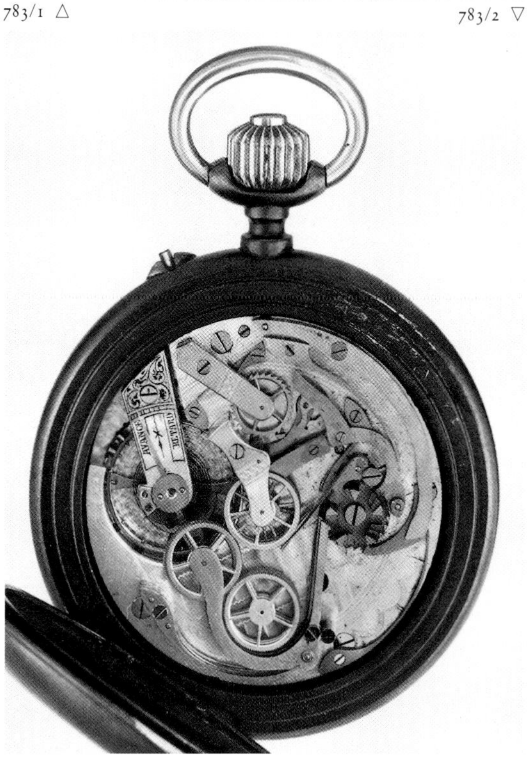

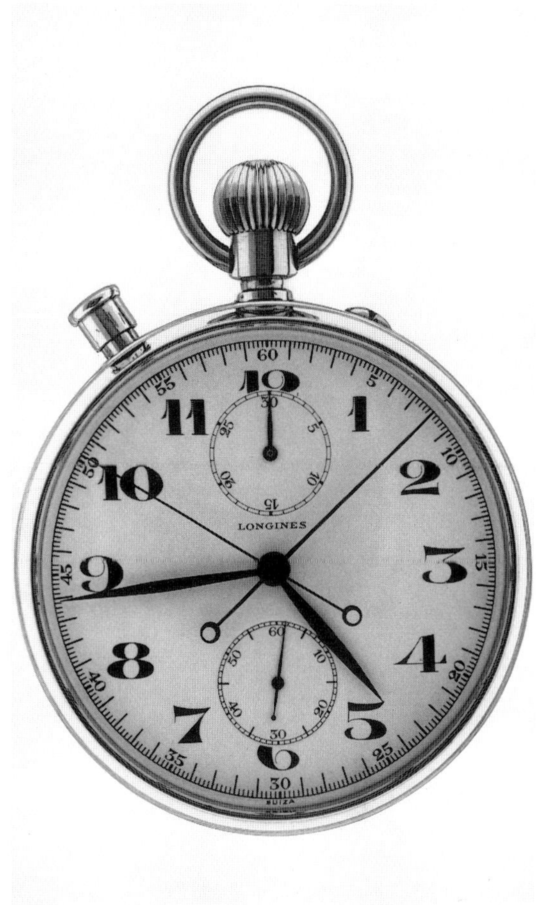

783/3 △

783/4 ▽

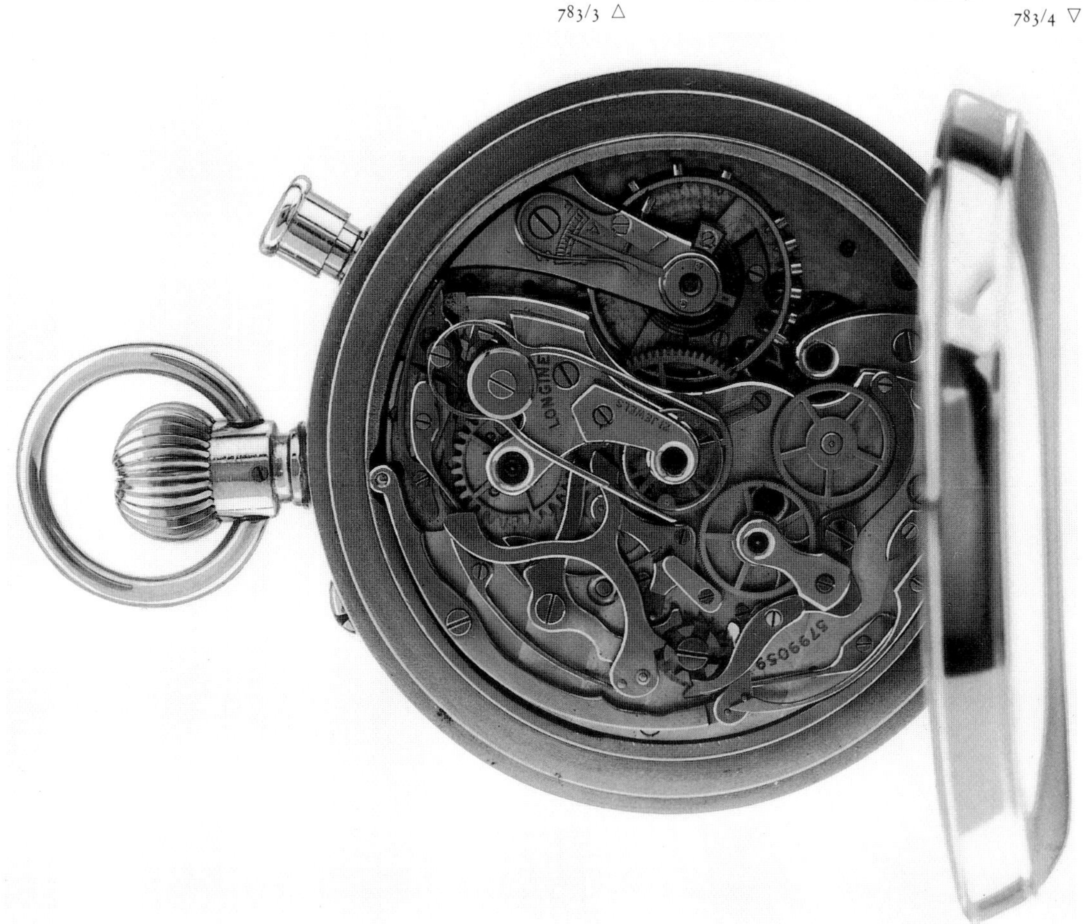

784–785 Goldtaschenuhr mit springender Sekunde und nur einem Federhaus, Genf, um 1900. Glattes Gehäuse mit seitlichem Drücker für die Zeigerstellung. Weißes Emailzifferblatt mit kleiner und großer Sekunde und feinen Stahlzeigern. Neusilber-Werk mit einzelnen Räderbrücken und zentralem Klinkenrad für die große springende Sekunde. Das Klinkenrad wird durch einen Finger auf dem Ankerrad weitergeschaltet. Aufzugsräder mit Wolfszahn-Verzahnung. Große Kompensationsunruhe mit Breguet-Spirale und Präzisions-Ankerhemmung.

785/1–2 Silbertaschenuhr mit springender Sekunde, Westschweiz, um 1890. Bezeichnet: Brevet (d. h. die Mechanik ist patentiert). Glattes Silbergehäuse. Weißes Emailzifferblatt mit arabischen Zahlen und unten kleiner Sekunde. Großer springender Sekundenzeiger aus der Mitte. Versilbertes Brückenwerk. In der Mitte zentrales Sekundenrad mit Klinkenmechanik. Auf der Welle des Ankerrades sitzt ein 5-zahniger Stern, der nach jeder fünften Halbschwingung das zentrale Sekundenrad um einen Zahn – entsprechend einer Sekunde – weiterschaltet. Kompensationsunruh mit Breguet-Spirale. Ankerhemmung. ∅ = 51.

785

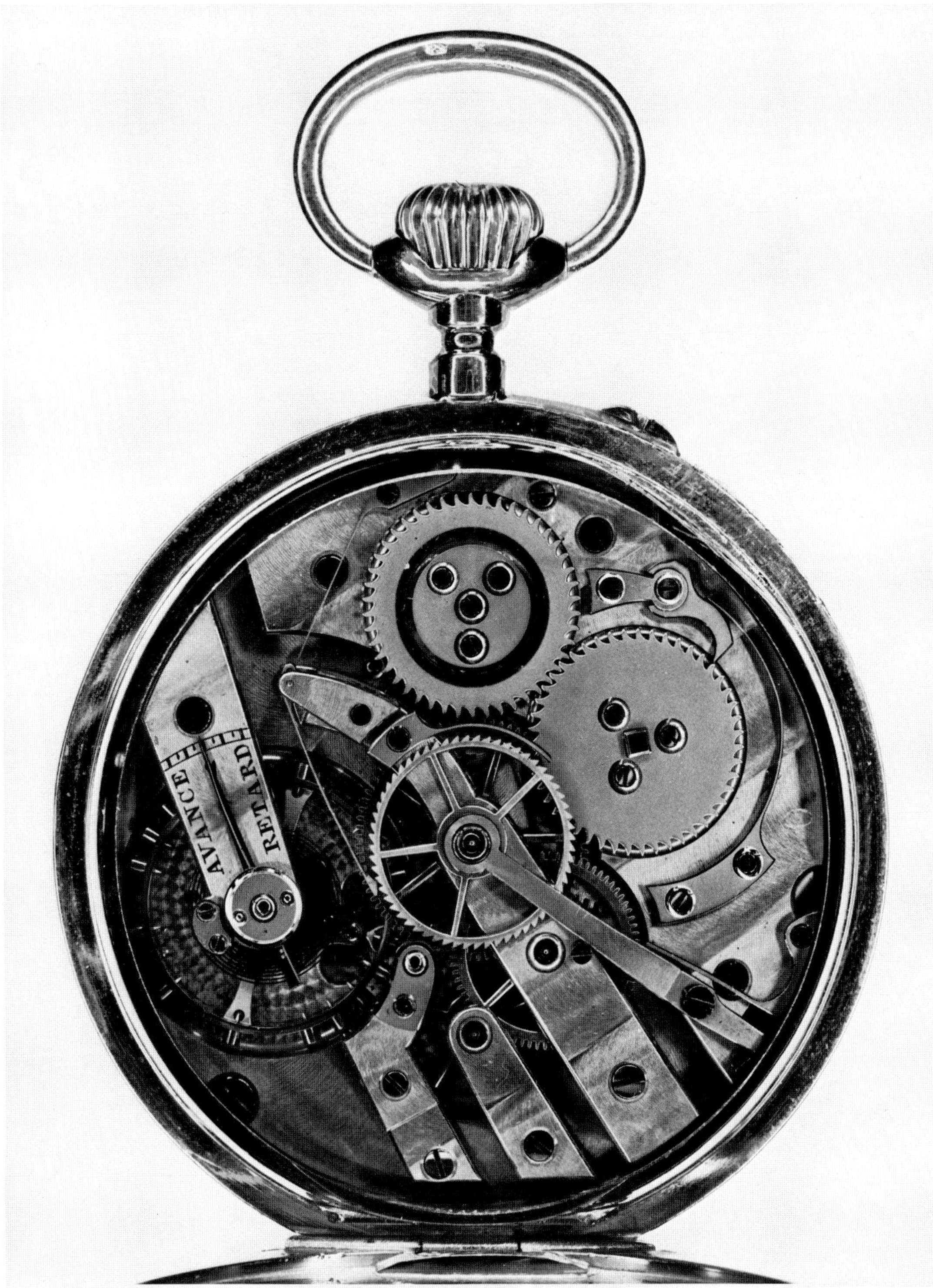

784 ▽

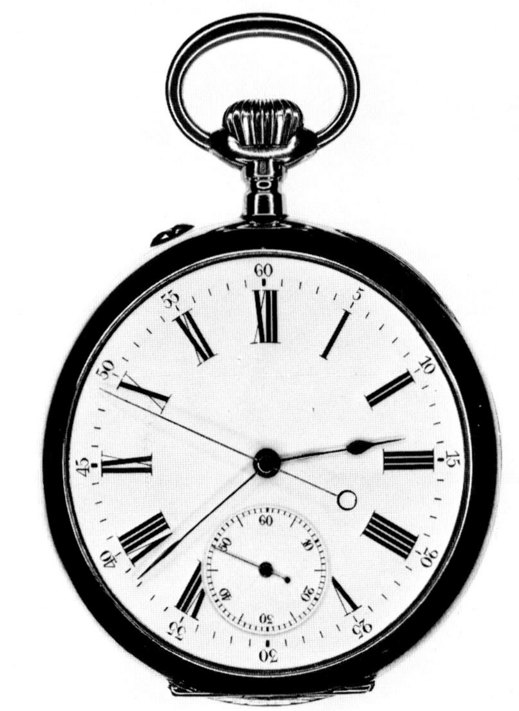

785/1 ▽

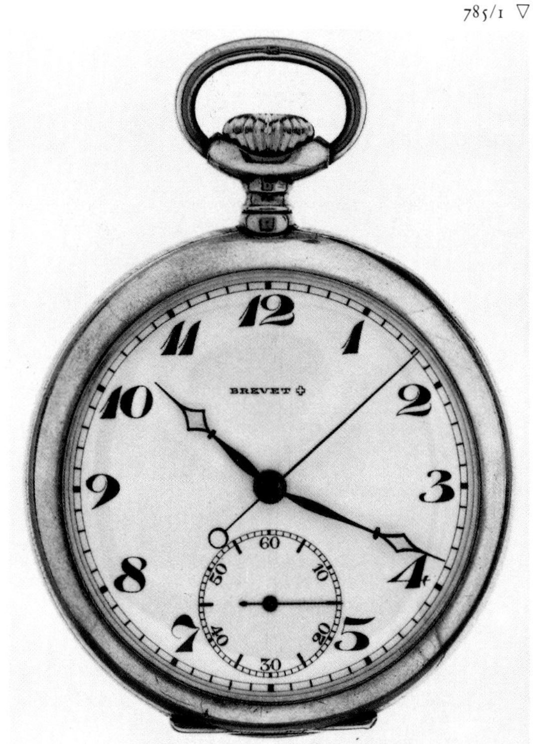

785/3–4 Goldtaschenuhr mit springender unabhängiger Sekunde. Genf, um 1904. Signiert: Patek, Philippe & Cie., Genève. Glattes Rotgoldgehäuse mit à-goutte-Schlüssen. In der Wandung Drücker und Arretierschieber zum Anhalten des Sekundenzeigers. Weißes Emailzifferblatt mit arabischen Zahlen. Gebläute Lochform-Stahlzeiger. Lapediertes Neusilber-Brückenwerk mit Genfer Streifen. Gleichzeitiger Aufzug beider Federhäuser. Das Räderwerk für die springende Sekunde ist über jenem für das Gehwerk angeordnet. In der Abb. 785/4 rechts: kleines Schaltrad zum Anhalten des Sekundenzeigers. Große Kompensationsunruh mit Goldschrauben und Breguet-Spirale. Präzisions-Ankerhemmung. ∅ = 52.

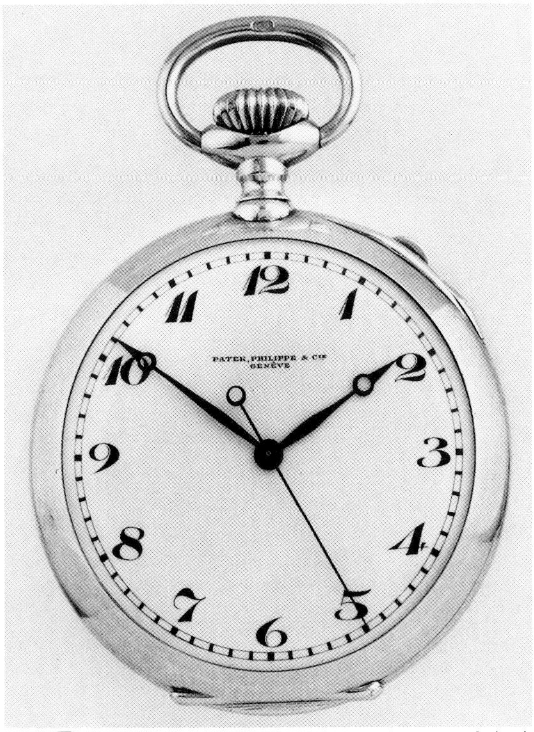

785/2 ▽ 785/3 △

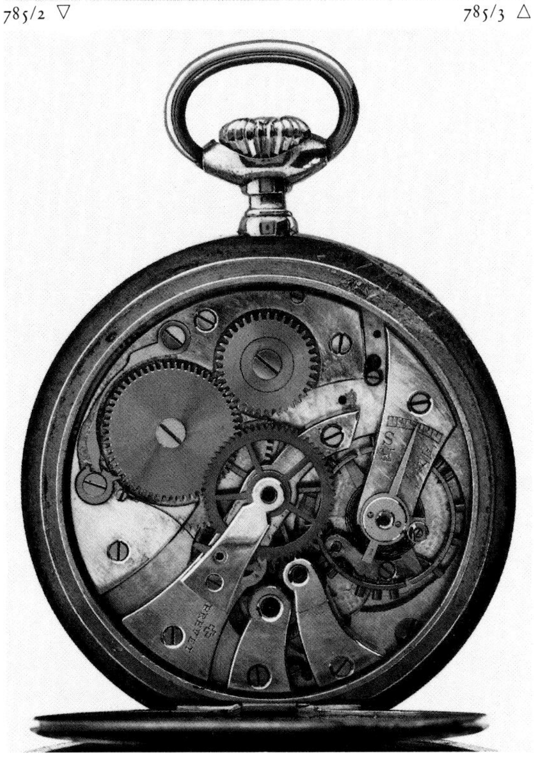

785/4

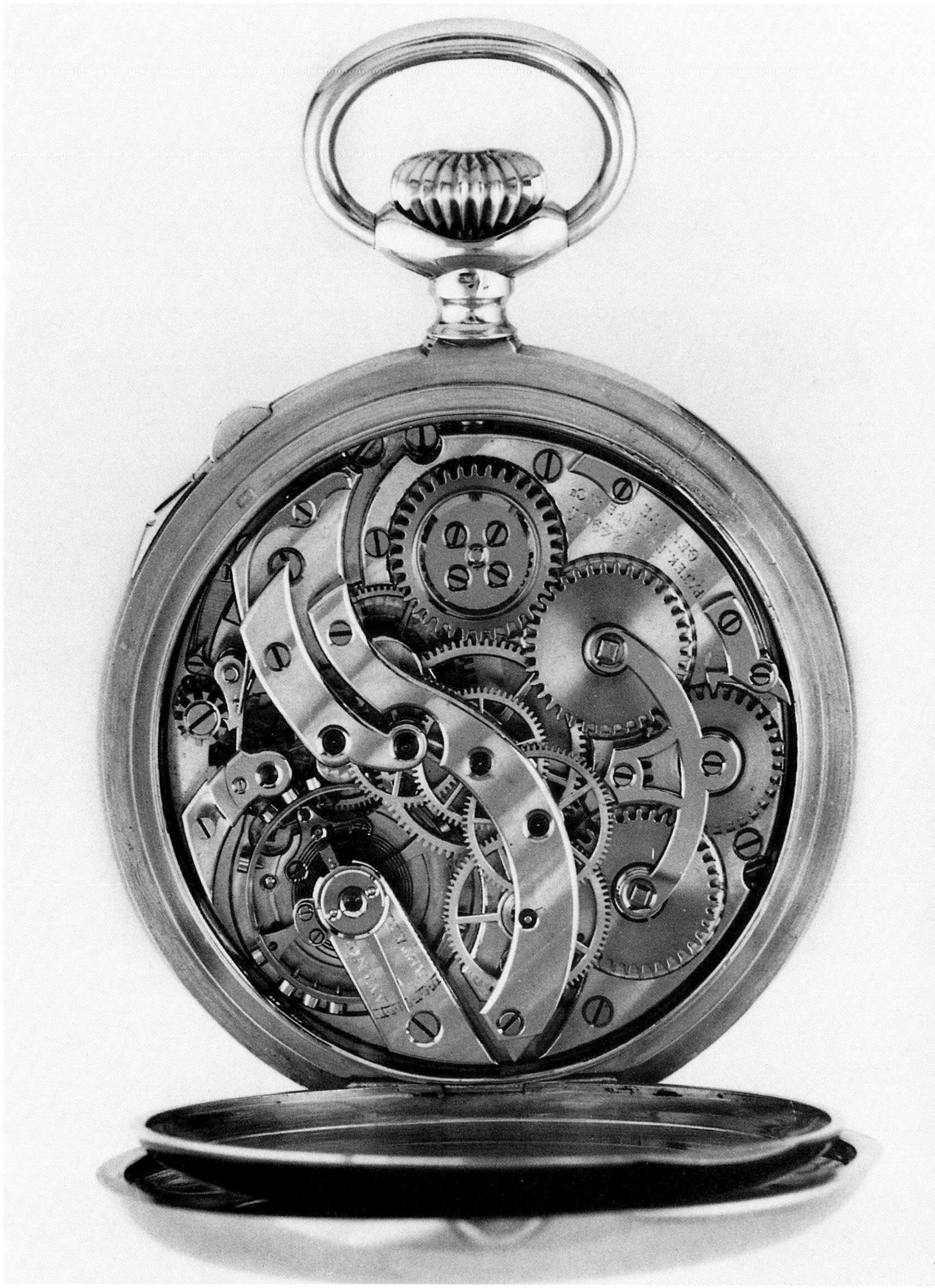

785/5–6 Goldtaschenuhr mit springender unabhängiger Sekunde, Viertelstundenrepetition und Datum. Glashütte, um 1890. Signiert: A. Lange & Söhne, Glashütte bei Dresden. Kanneliertes Goldgehäuse mit Schieber in der Gehäusewandung für die Schlagwerkauslösung. Weißes Emailzifferblatt mit arabischen Zahlen. Hilfszifferblätter für Datum und Wochentag. Aus der Mitte großer springender Sekundenzeiger, der mit dem Drücker in der Krone angehalten und gestartet werden kann. Viertelstundenschlag auf zwei Tonfedern. Unruhkloben mit Schwanenhalsfeinregulierung und Diamantdeckstein. Alle Räder des Geh- und Sekundenwerkes in geschraubten Chatons gelagert. Große Kompensationsunruh mit Goldschrauben und Breguet-Spirale. Ankerhemmung. Ø = 56.

785/7 Goldsavonnette mit springender unabhängiger Sekunde, um 1910. Signiert: A. Lange & Söhne, Glashütte i/Sa. In der Werkansicht erkennt man die etwas anders ausgeformte Brücke des Sekundenräderwerkes. Vgl. dazu Abb. 785/6 und 785/8.

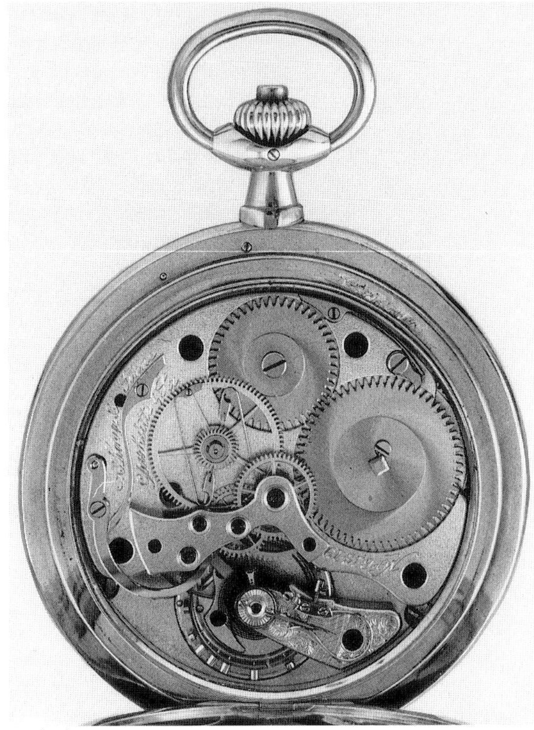

785/7 △

785/8 Goldtaschenuhr mit springender Sekunde, Dresden, um 1881. Signiert: A. Lange & Söhne Glashütte b./Dresden Nr. 13354. Glattes Goldgehäuse mit seitlichem Drücker für die Zeigerstellung. Weißes Emailzifferblatt mit kleiner und großer Sekunde und feinen Stahlzeigern. Vergoldetes Werk mit ¾-Platine, graviertem Unruhkloben mit Diamant-Deckstein und aufgesetzter Sekundenwerkbrücke. Große Kompensationsunruhe mit Goldschrauben und Breguet-Spirale. Ankerhemmung mit Gold-Ankerrad und Gold-Anker.

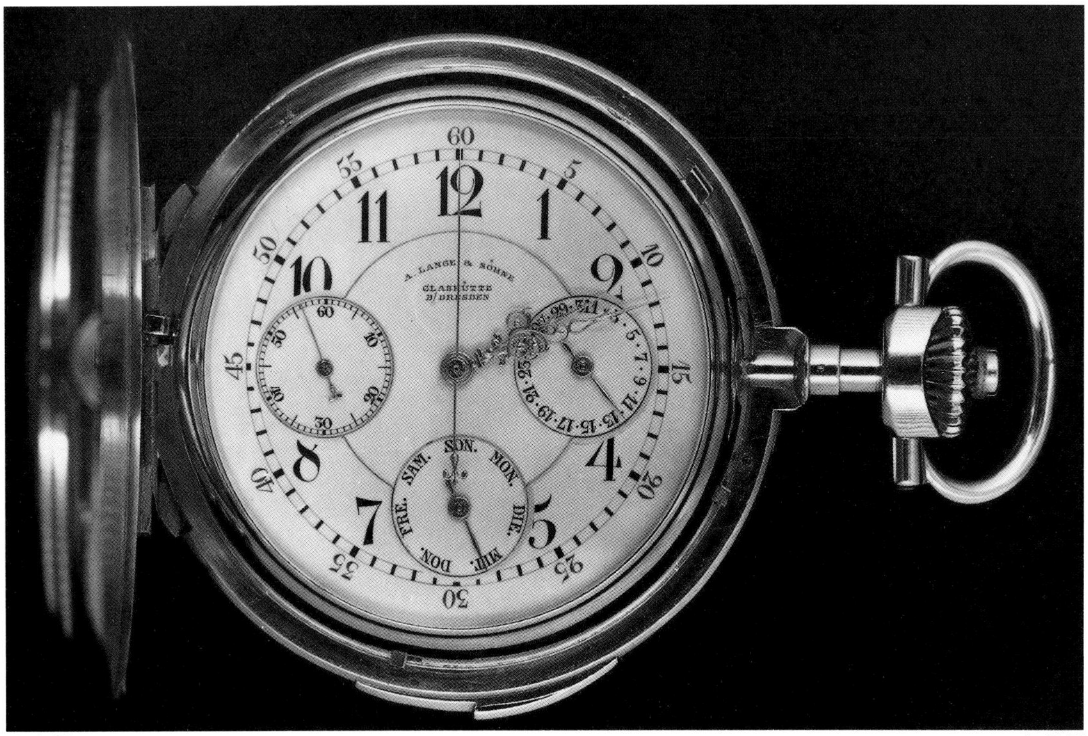

785/5 △

785/6 ▽

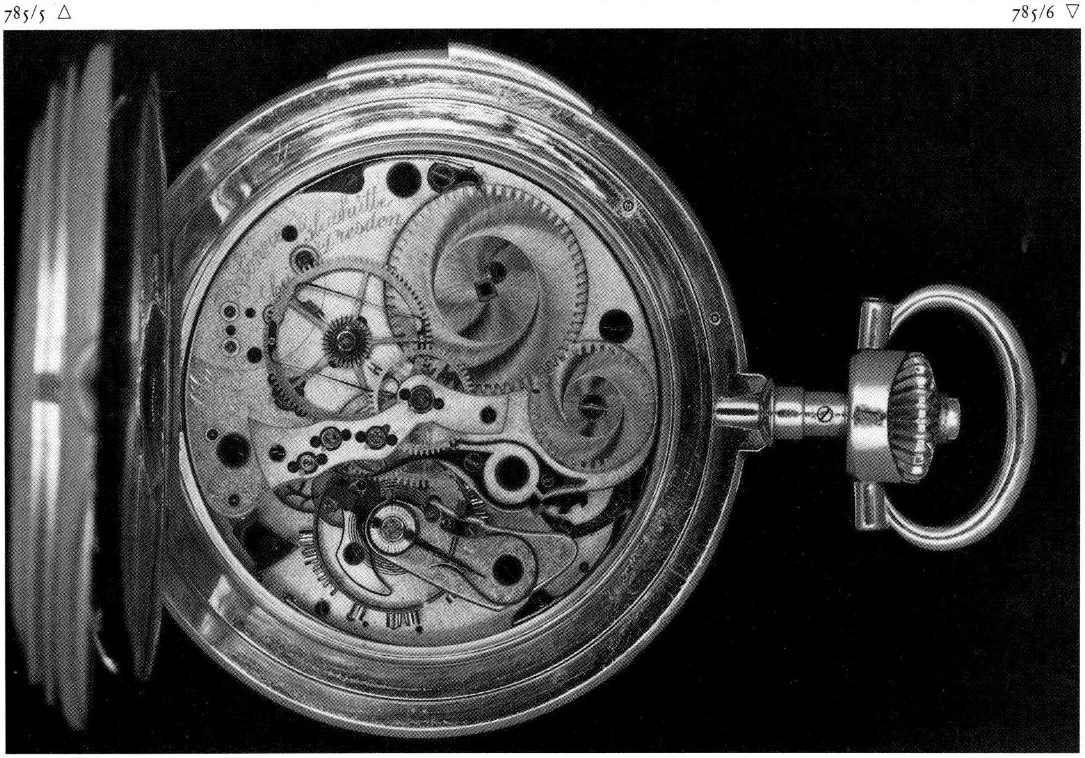

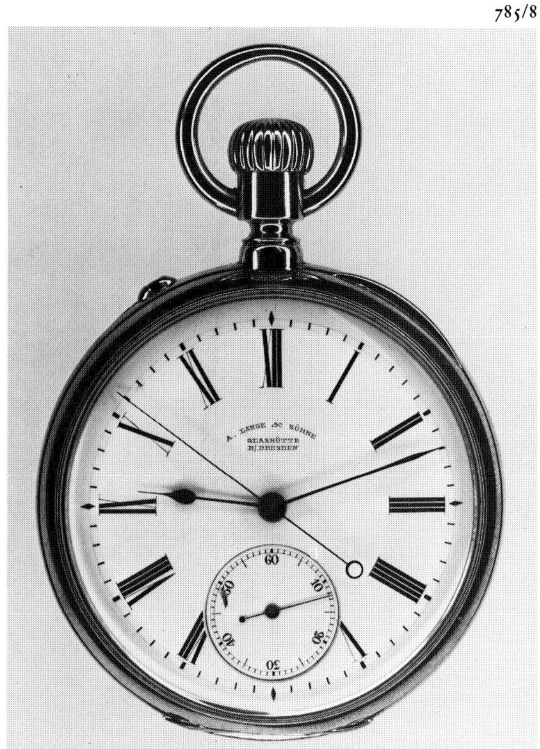

785/8

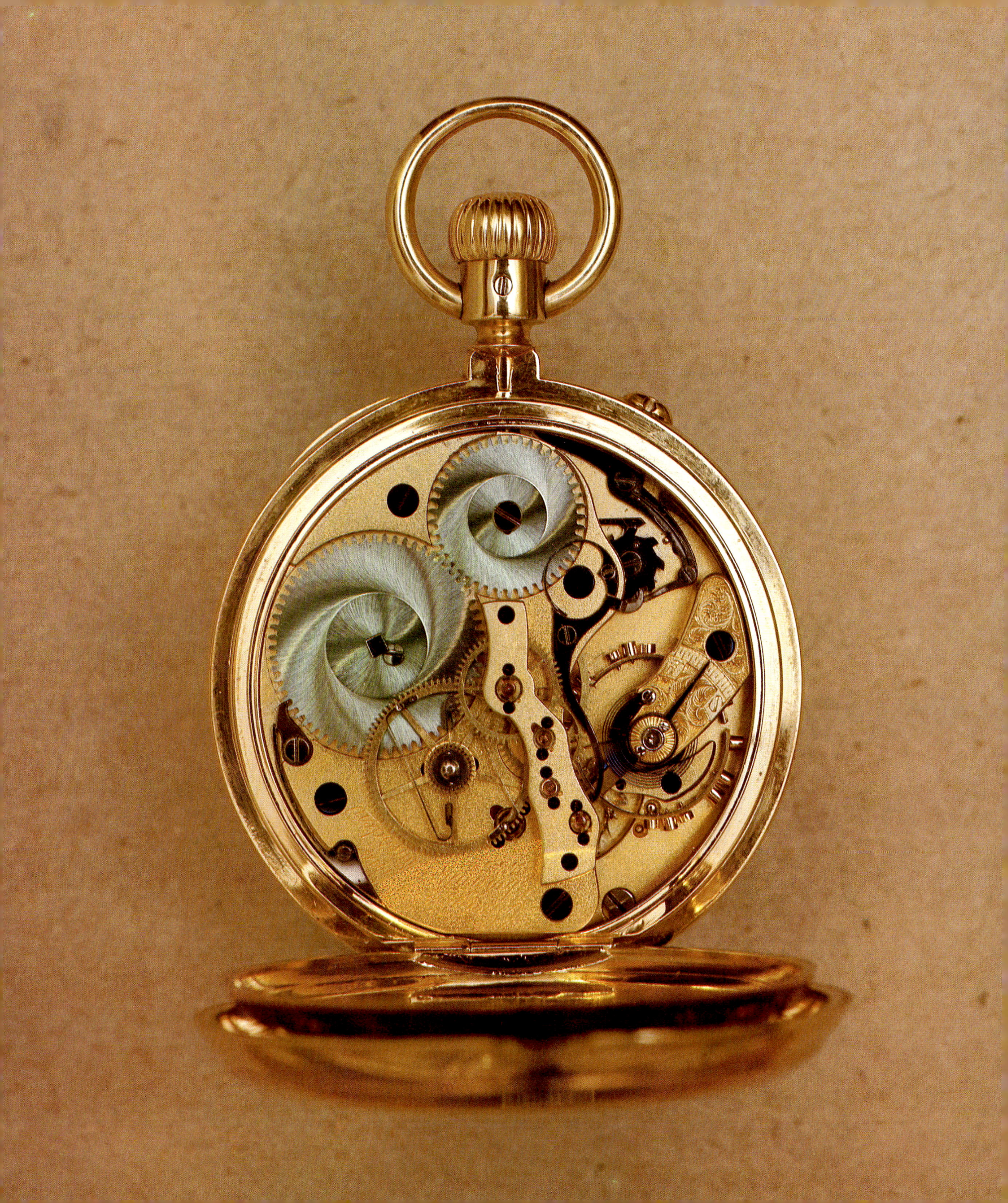

785/9–10 Goldtaschenuhr mit springender unabhängiger Sekunde. Anonym, Westschweiz, um 1880. Glattes Goldgehäuse. Weißes Emailzifferblatt mit römischen Zahlen. Goldzeiger in Form Fleurs de Lys. Großer Sekundenzeiger aus der Mitte, der mit dem Drücker in der Krone gestartet und gestoppt werden kann. Neusilberwerk mit Doppelaufzug für Geh- und Sekundenwerk. Das Sekundenwerk hat ein vollständig eigenes Räderwerk. Kompensationsunruh mit Goldschrauben und Breguet-Spirale. Ankerhemmung. ∅ = 53.

785/11 Cuvette der Uhr in Abb. 785/9–10 mit der Bezeichnung: Demi-Chronomètre, Secondes Imdépendantes, 32 Rubis, umrandet von einer Guillochierung. ▷

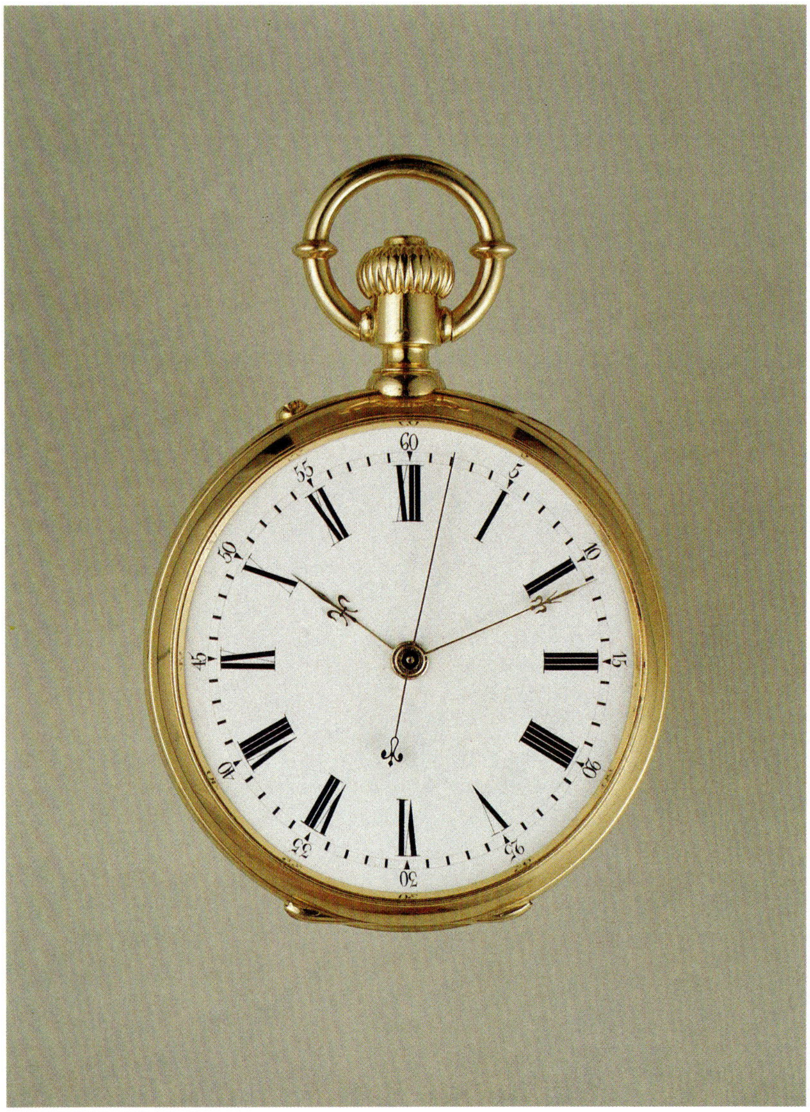

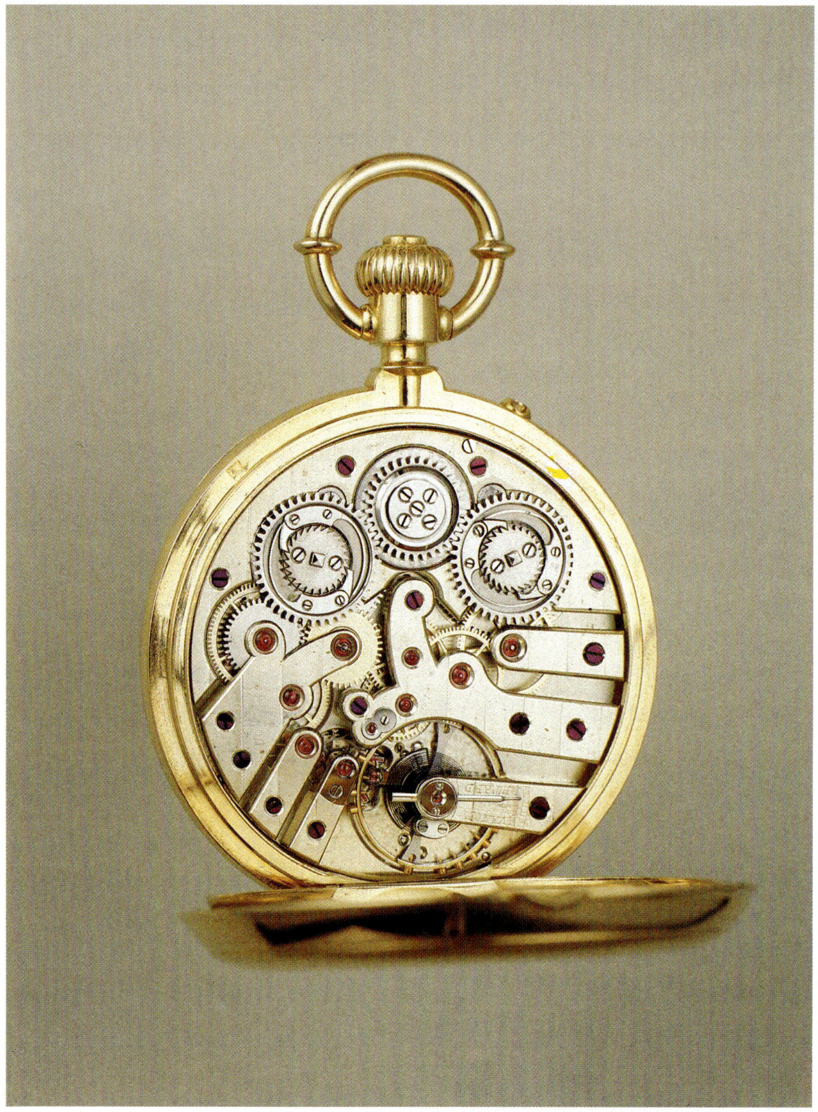

785/12–14 Goldtaschenuhr mit springender unabhängiger Sekunde. Westschweiz, um 1880. Signiert: Chs. F. Tissot & fils, Locle, Nr. 32285. Glattes Goldgehäuse, weißes Emailzifferblatt mit römischen Zahlen. Goldzeiger in Birnenform, großer Sekundenzeiger aus der Mitte in Stahl. Neusilberwerk mit Doppelaufzug; beim Rechtsdrehen der Krone wird das Gehwerk und beim Linksdrehen das Sekundenwerk aufgezogen. Der Drücker bei der ›11‹ dient der Zeigerstellung. Mit dem Drücker bei der ›1‹ kann der große Sekundenzeiger gestartet und gestoppt werden. Eine Nullstellung ist nicht möglich. Kompensationsunruh mit Goldschrauben und Breguet-Spirale. Ankerhemmung. ∅ = 54. ▷

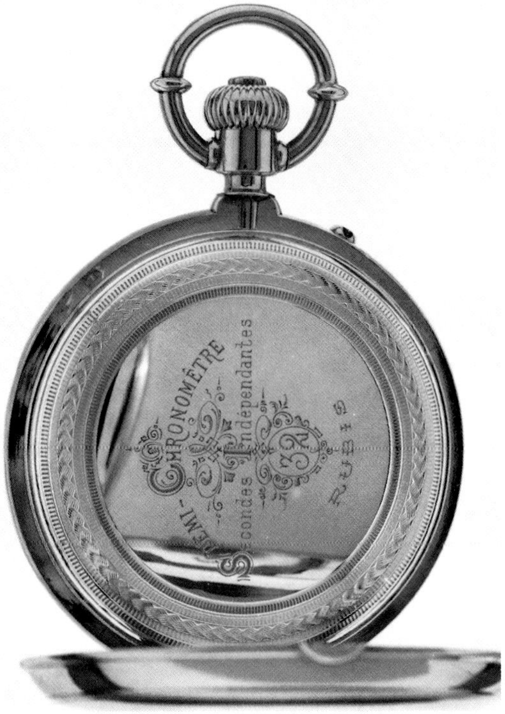

785/11 △

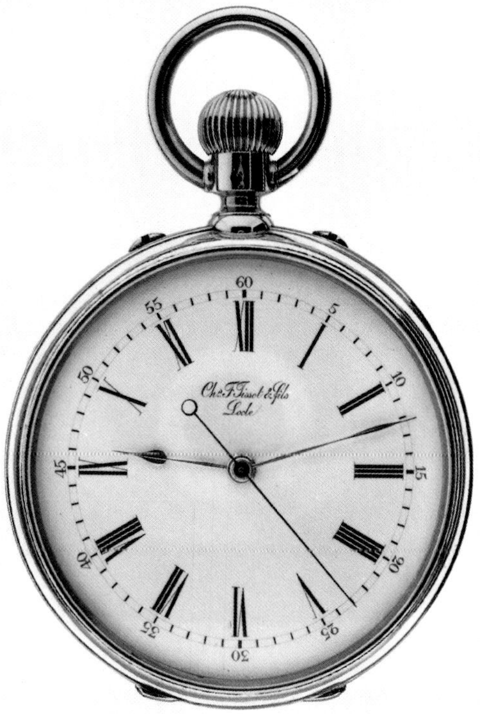

785/12 △

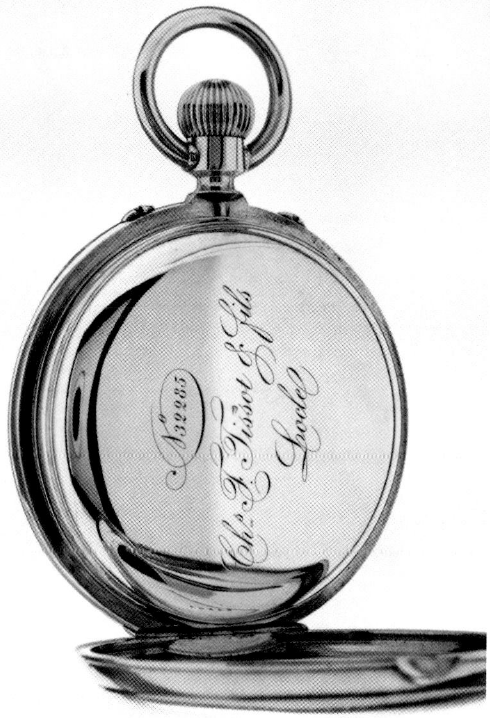

785/13 △

785/14 ▽

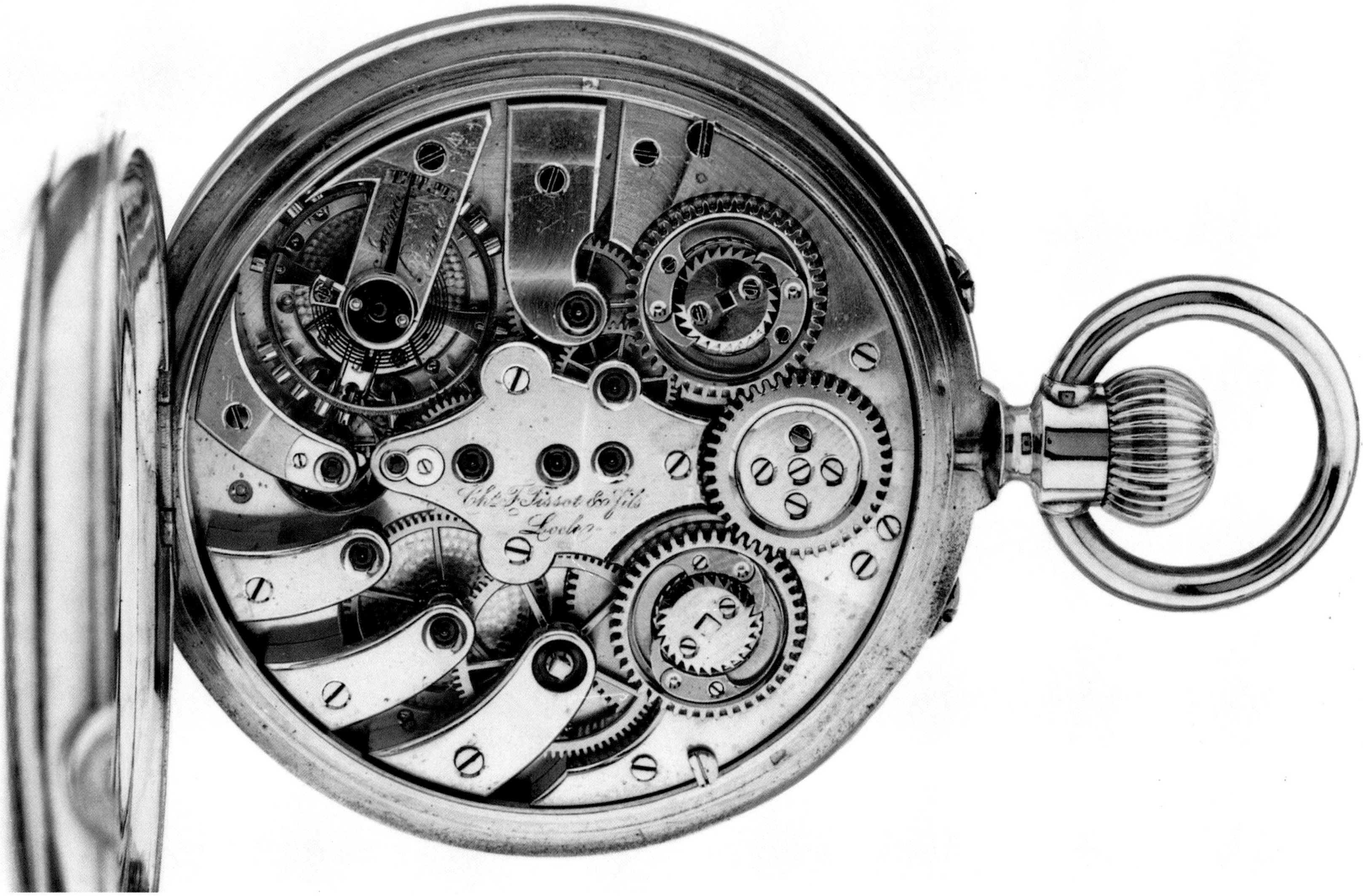

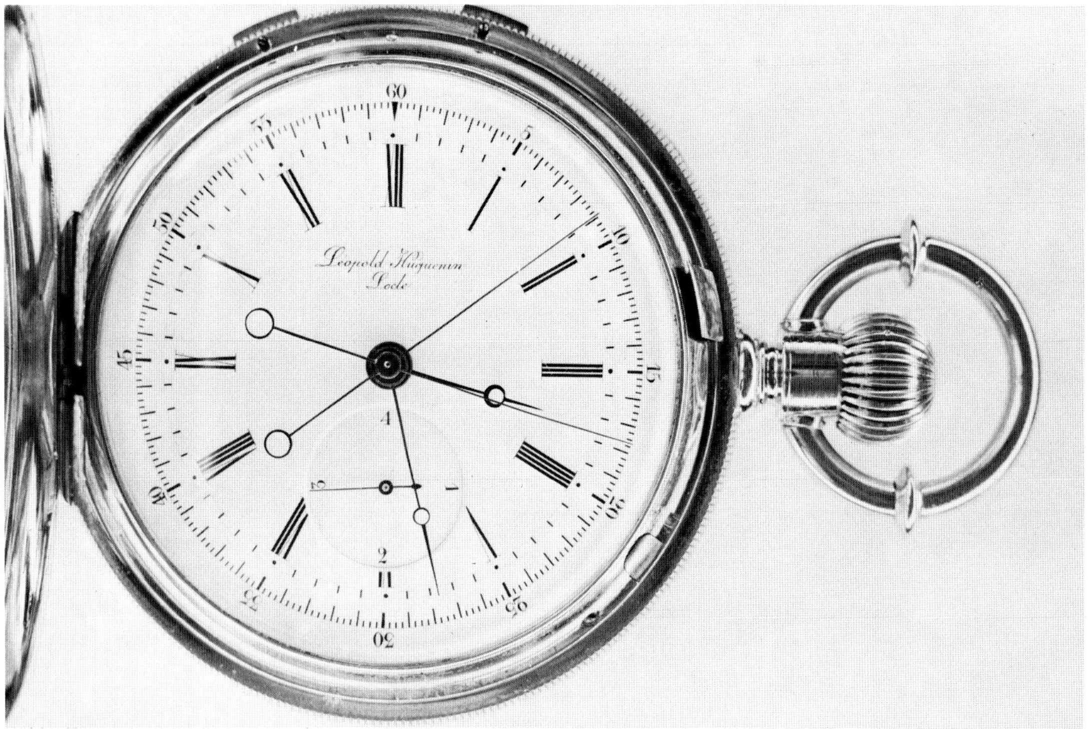

◁785/15–16 **Goldsavonnette mit blitzender ¼-Sekunde und Chronograph-Rattrapante.** Le Locle, um 1880. Auf dem Zifferblatt und Werk signiert: Léopold Huguenin Locle. Gehäuse mit zwei Drükkern für den Rattrapante-Chronographen. Weißes Emailzifferblatt mit kleiner ¼-Sekunde, die in 4 Sprüngen eine Umdrehung pro Sekunde macht. Aus der Mitte zwei Stahlzeiger für die Chronographen-Sekunde und je einen für Stunden und Minuten. Neusilber-Werk mit Feinschliff. Sekundenwerk und Gehwerk werden getrennt durch die Krone aufgezogen. Der Chronographenmechanismus liegt teils über den Räderwerksbrücken, teils unter dem Zifferblatt. Große Kompensationsunruhe mit Breguet-Spirale und Präzisions-Ankerhemmung.

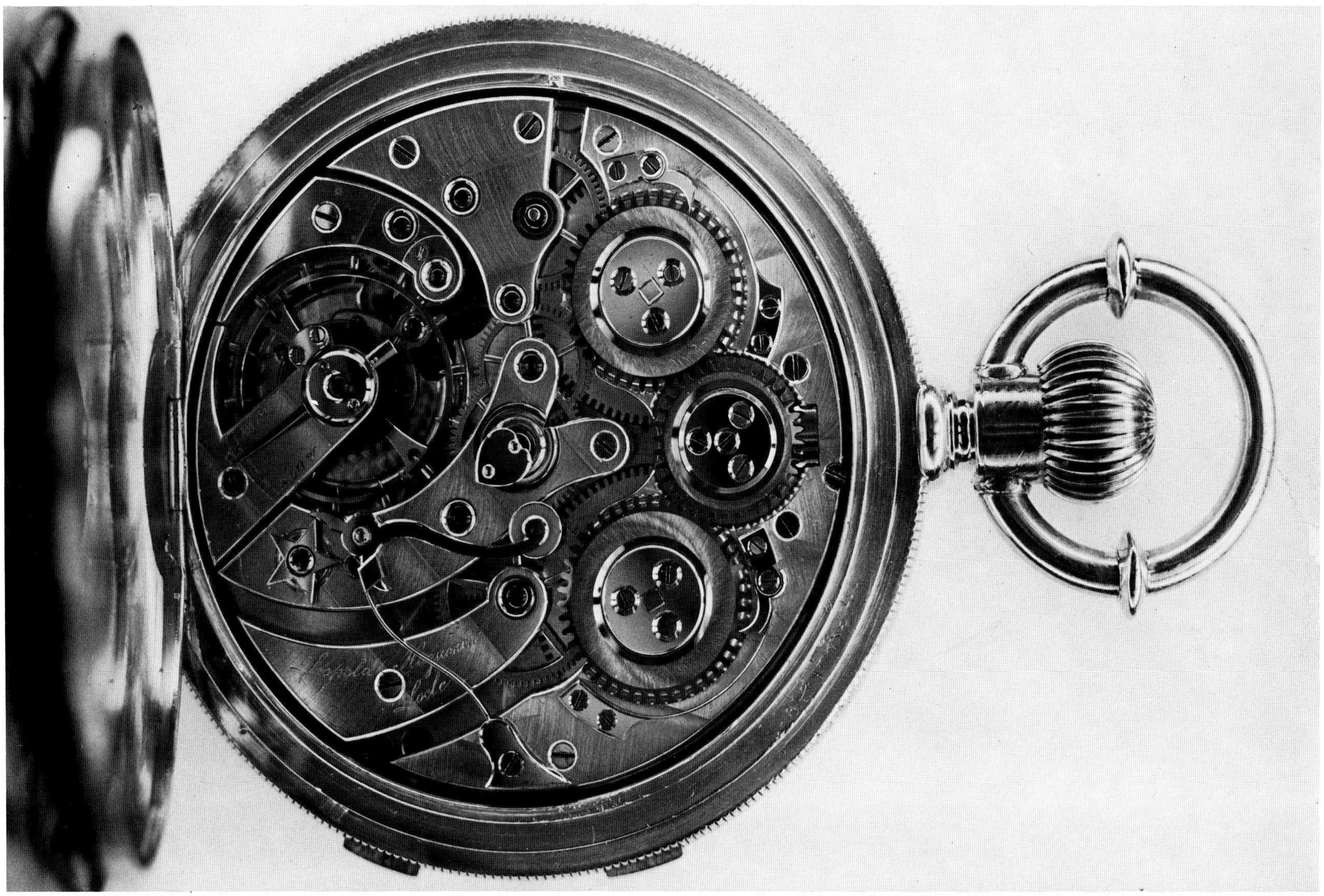

Taschenuhren mit »seconde foudroyante«
Abb. 785/15–785/34

785/17–18 Goldsavonnette mit blitzender ¼-Sekunde und Chronograph-Rattrapante. Westschweiz, um 1885. Signiert: H. L. Matile, Locle, Guillochiertes Rotgoldgehäuse mit à-goutte-Schlüssen und Goldcuvette. Weißes Emailzifferblatt mit römischen Zahlen und unten kleines ¼-Sekundenzifferblatt. Sekundenskala ganz außen mit ¼-Sekundenteilung. Violette Lochform-Stahlzeiger. Lapediertes Neusilberwerk mit Doppelaufzug für Geh- und Sekundenwerk. Teilweise sichtbar angeordnete Chronographenhebel über dem Werk. Der Rattrapantemechanismus befindet sich unter dem Zifferblatt. Beim Nullstellen geht auch der ¼-Sekundenzeiger auf Null zurück. Unruhkloben mit langem Rückerzeiger für Skala auf der Minutenradbrücke. Kompensationsunruh mit Breguet-Spirale. Ankerhemmung. ∅ = 58.

785/19–20 Goldsavonnette mit blitzender ⅕-Sekunde und Chronograph-Rattrapante. Westschweiz, um 1890. Signiert: Jules Jürgensen, Copenhagen. Guillochiertes Goldgehäuse mit à-goutte-Schlüssen. Weißes Emailzifferblatt mit römischen Zahlen und unten ⅕-Sekundenzifferblatt, deren Zeiger in fünf Sprüngen einen Umgang macht. Violette Lochform-Zeiger. Neusilber-Brückenwerk mit zwei Federhäusern und je einem Räderwerk für das Gehwerk und die blitzende Sekunde. Kompensationsunruh mit Goldschrauben und Breguet-Spirale. Ankerhemmung. ∅ = 54.

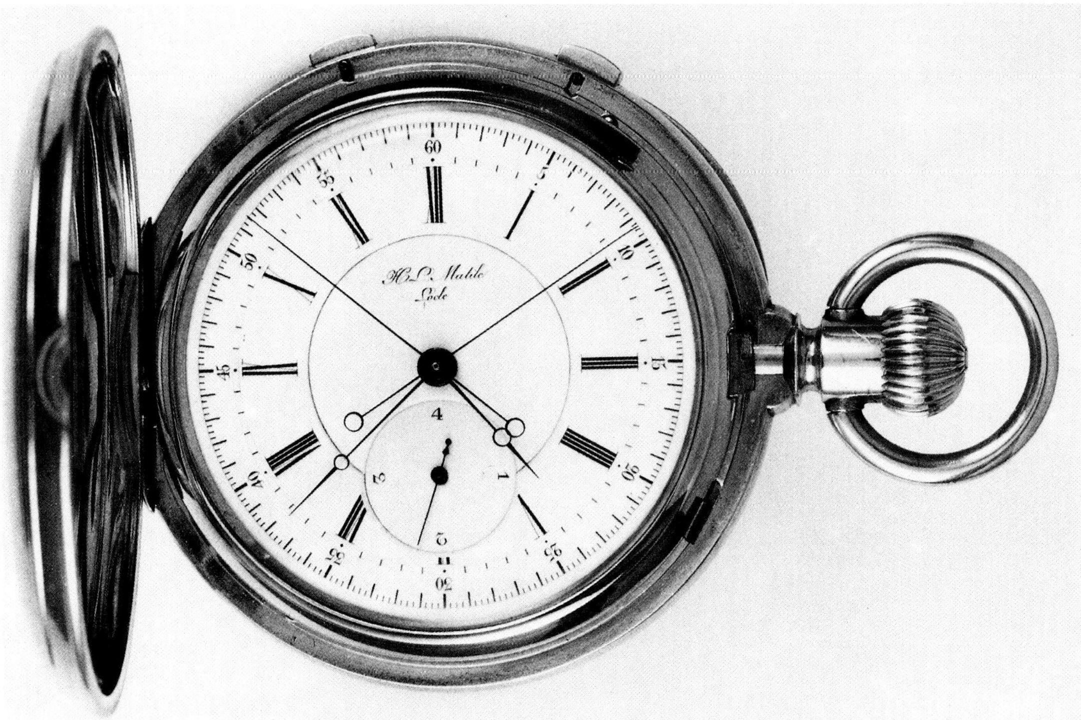

785/17 △

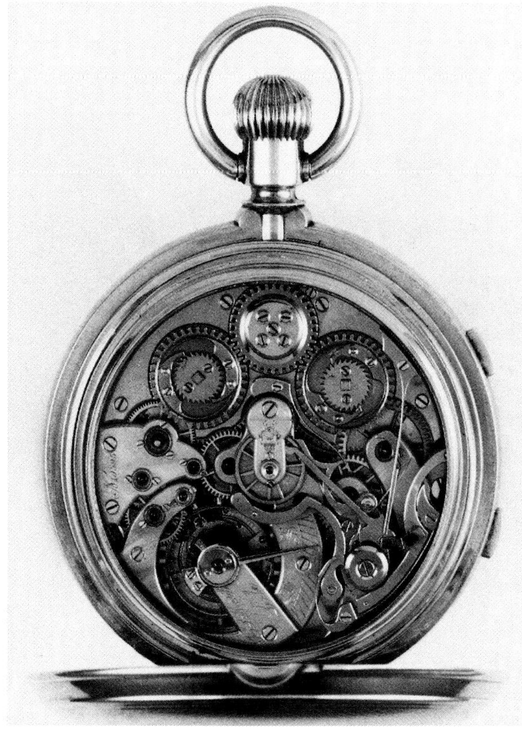

785/18 △

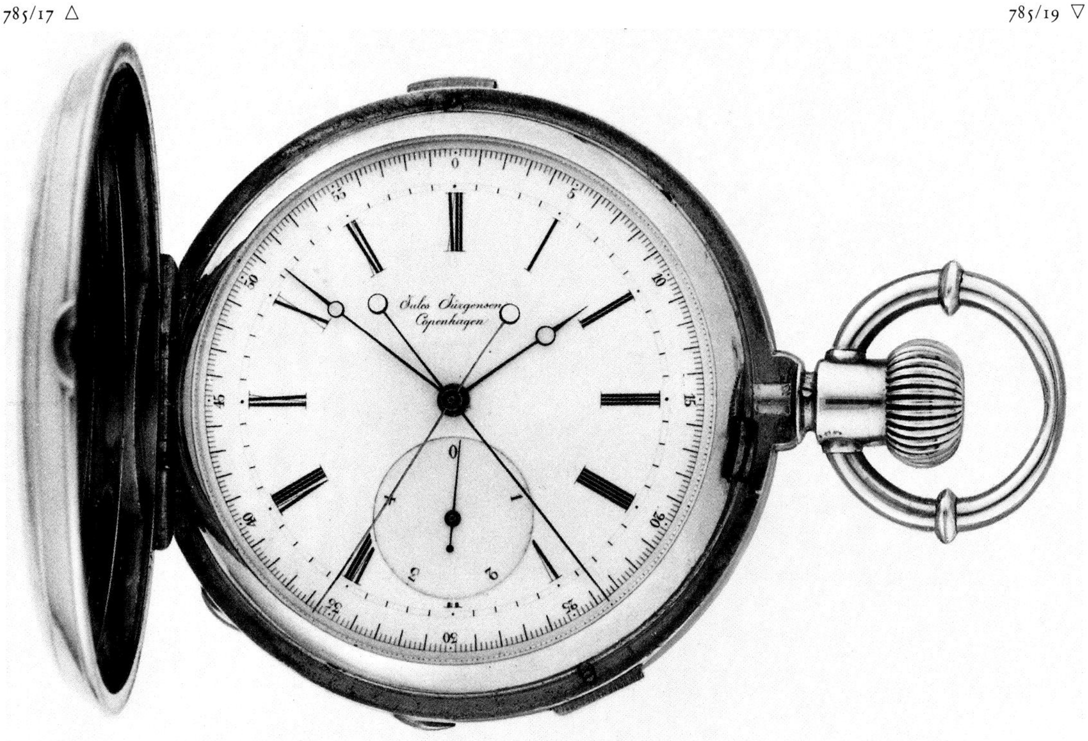

785/19 ▽

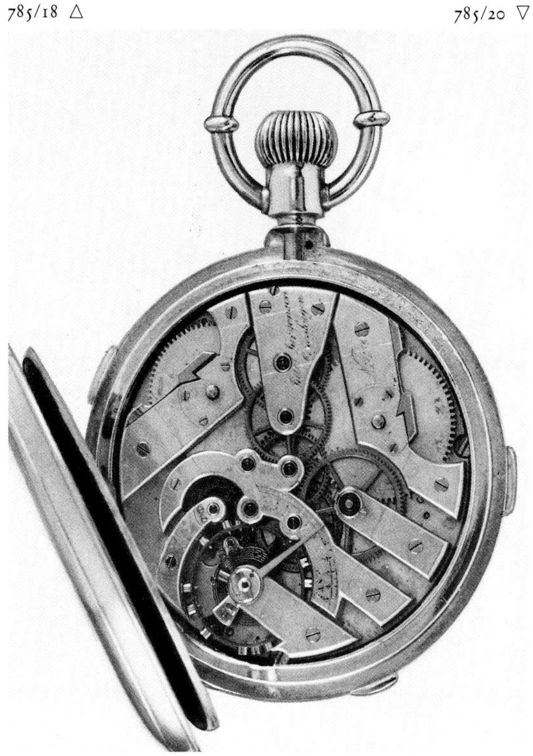

785/20 ▽

785/21–22 Taschenuhr mit blitzender ¼-Sekunde und Stoppvorrichtung, Westschweiz, um 1880. Signiert: Chs. E. Jacot, Chaux-de-Fonds (englisches Patent Nov. 1874). Glattes Silbergehäuse. Weißes Emailzifferblatt mit bei der ›12‹ angeordnetem kleinen Stunden- und Minutenzifferblatt. Außen Sekundenskala 5–55 in Sekundenteilung. Unten bei der ›6‹ Angaben der ¼-Sekunde durch umlaufenden Zeiger in vier Sprüngen. Vergoldetes Platinenwerk mit gebläuten Schrauben. Kleines ungeschenkeltes Stahl-Hemmrad mit zwei geformten Zähnen und entsprechend dazu geformter Anker mit zwei Stiften, die das Hemmrad abwechselnd um je eine viertel Umdrehung freigeben. ∅ = 55.

785/23–26 Goldtaschenuhr mit blitzender ¼-Sekunde und Chronograph-Rattrapante. Westschweiz, um 1890. Signiert: Tiffany & Co., New York. Glattes Goldgehäuse mit Drücker für den Rattrapante-Zeiger bei der ›11‹ in der Gehäusewandung. Weißes Emailzifferblatt mit römischen Zahlen und oben 30-Minutenzähler. Unten kleine blitzende Sekunde, deren Zeiger in vier Sprüngen einen Umgang macht. Gebläute Stahlzeiger.

785/23 Neusilberwerk mit sichtbar angeordneten Chronographenhebeln und großem Chrono-Zentrumrad. Unruhkloben mit Feinregulierung über Exzenter. Große Kompensationsunruh mit Goldschrauben und Breguet-Spirale. Ankerrad und Anker unter Decksteinen.

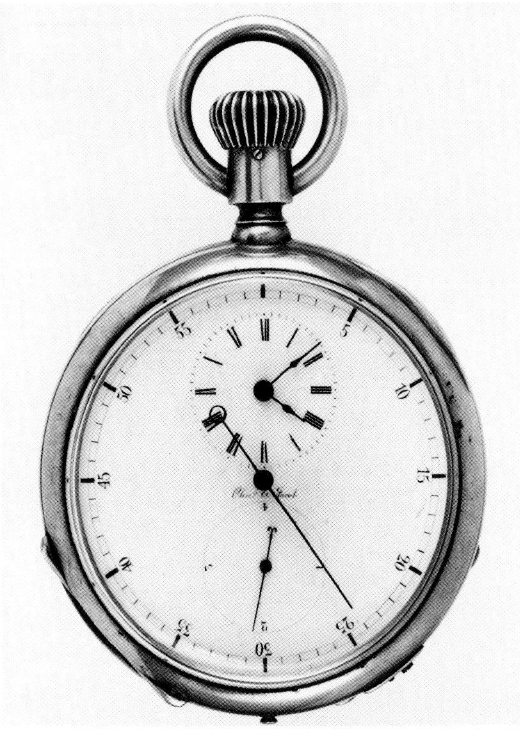

785/21 △

785/22 ▽

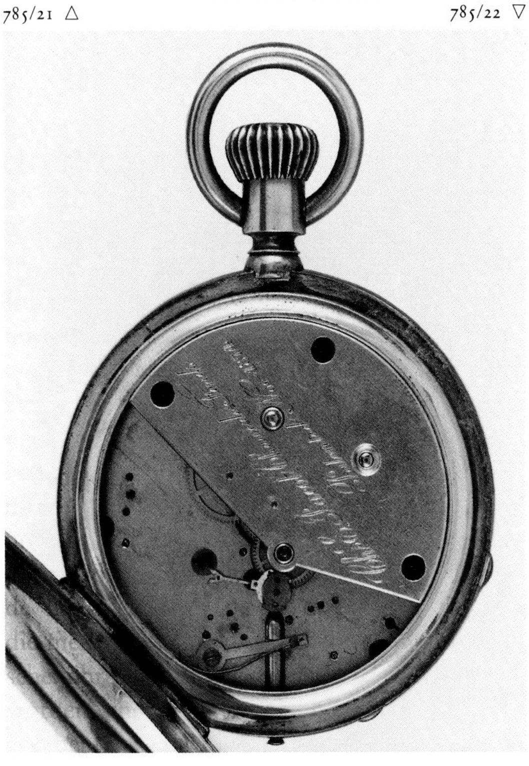

785/23

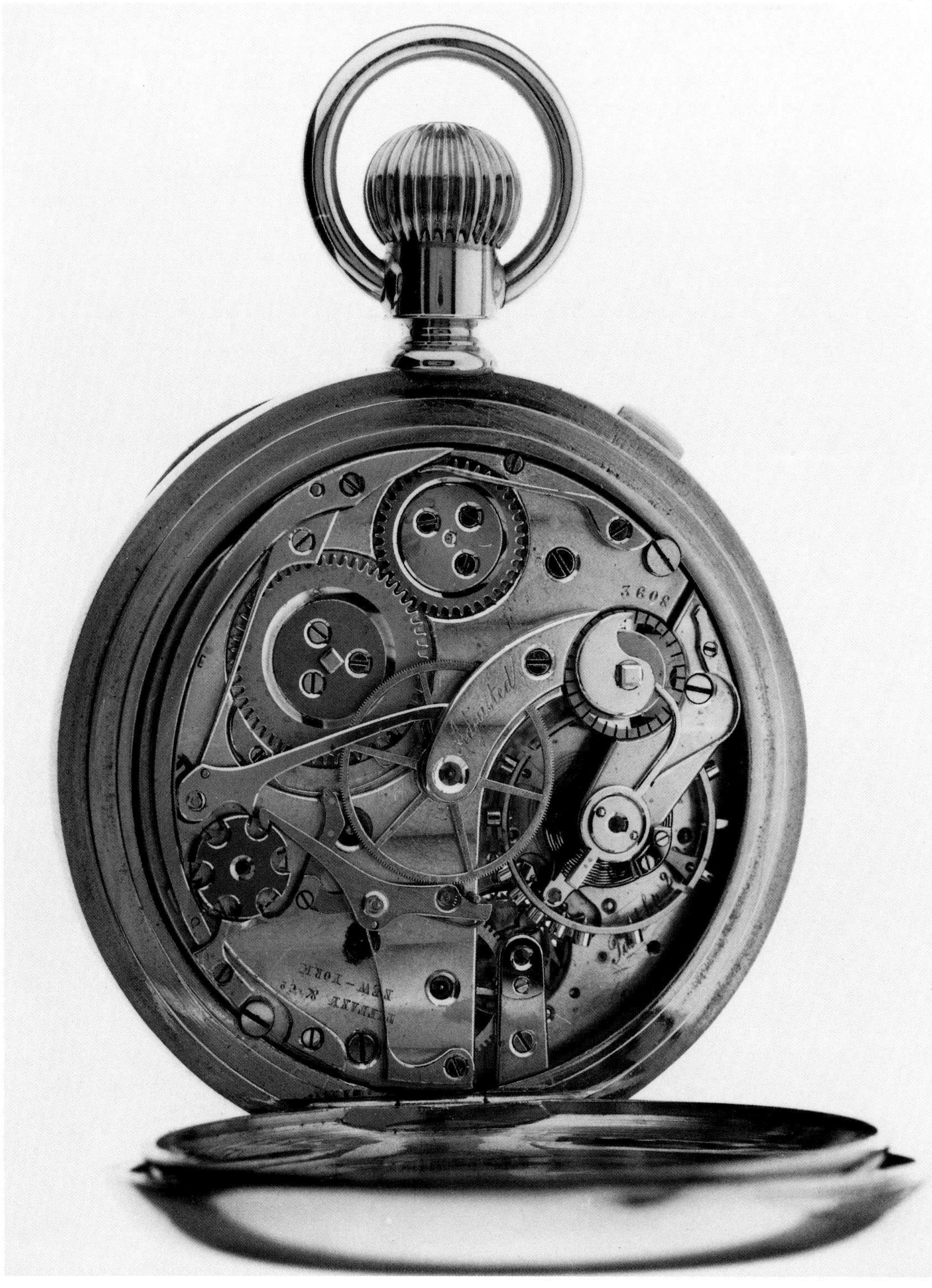

785/24 Ansicht unter dem Zifferblatt mit der Mechanik für den Rattrapante-Zeiger und der Stopp-Null-Stellvorrichtung für die blitzende Sekunde. Beim Nullstellen der Chrono-Zeiger geht auch die blitzende Sekunde auf Null.

785/25 Komplettes Räderwerk für Gehwerk, blitzende Sekunde und Chronograph-Rattrapante. In der oberen Reihe von links nach rechts: Federhaus, Minutenrad, Kleinbodenrad (mit Kraftspeicherfeder für die blitzende Sekunde), Sekundenrad, Ankerrad (mit Auslöserad für die blitzende Sekunde), Anker mit Gegengewichten und Unruh. Vom Minutenrad nach unten: Wechselrad, Viertelrohr und Stundenrad. Vom Kleinbodenrad nach unten: 1. Zwischenrad, 2. Zwischenrad (mit Feintrieb für das Chrono-Zentrumrad) und Vierfingertrieb mit Welle für den blitzenden Sekundenzeiger. Vom 2. Zwischenrad nach rechts: Chrono-Zentrumrad mit Herz und Rattrapanterad mit Steinrolle. Ganz unten: Hilfsräder für den Minutenzähler.

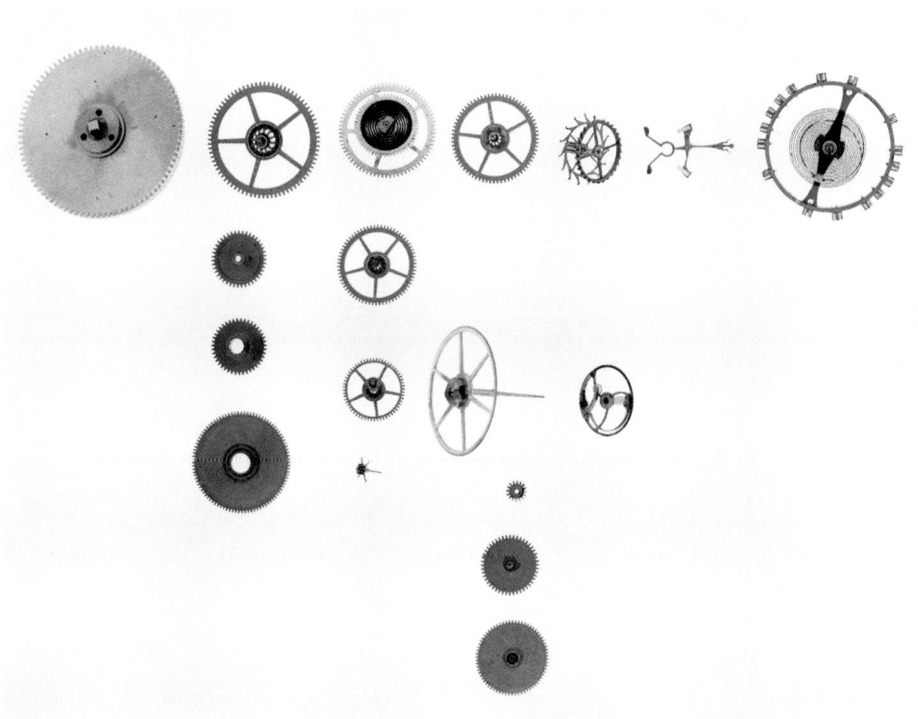

785/24

785/25 △

785/26 ▽

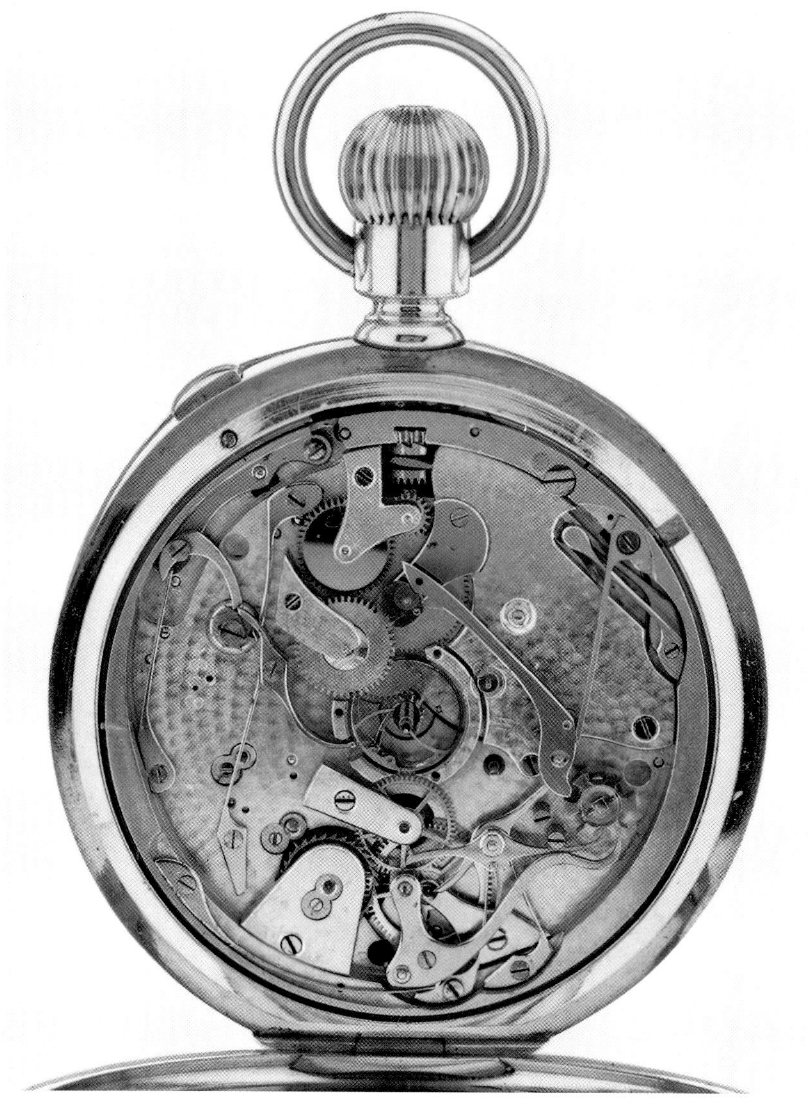

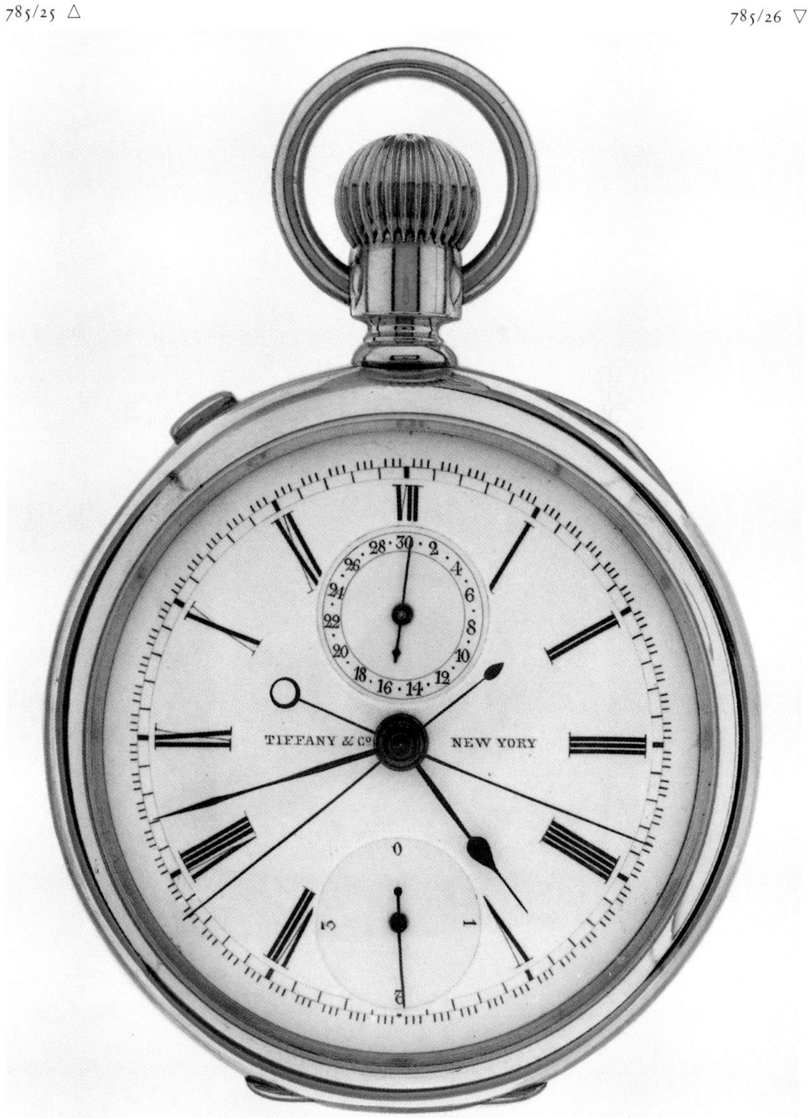

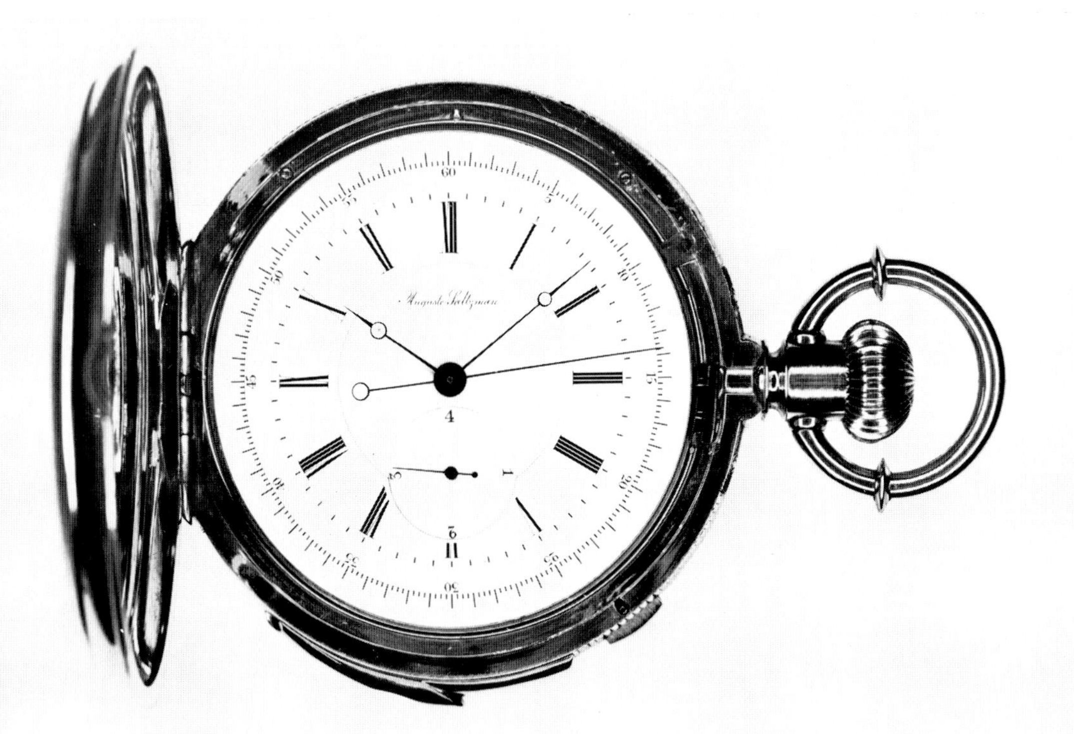

785/27–29 Goldsavonette »Grande complication« mit Minutenrepetition, ¼-Sekunde und Chronograph, La Chaux-de-Fonds, um 1880. Signiert: Auguste Saltzmann, La Chaux-de-Fonds Nr. 1387. Fein guillochiertes Gehäuse mit gerippter Wandung und seitlichem Schieber für die Schlagwerkauslösung. Zwischen IV und V kleiner Drücker für den Chronographen. Weißes Eamilzifferblatt mit kleiner ¼-Sekunde und großer Chronographen-Sekunde aus der Mitte. Feine Stahlzeiger. Der kleine Sekundenzeiger macht in vier Sprüngen eine Umdrehung pro Sekunde. Neusilber-Präzisionswerk mit 3 Federhäusern (Abb. 828). Sekundenwerk und Gehwerk können unabhängig durch Rechtsdrehen oder Linksdrehen der Krone aufgezogen werden. Die Gesperre liegen innerhalb der Aufzugsräder. Das Repetierwerk (rechts unten) wird durch den Gehäuseschieber aufgezogen. Kompensationsunruhe mit Breguet-Spirale und Präzisions-Ankerhemmung. Abb. 827 zeigt den Schlagwerk- und Chronographenmechanismus unter dem Zifferblatt. Links erkennt man die Viertel- und Minutenrechen für das Schlagwerk, rechts unten die Hebel für den Chronographen. Die drei gleichgroßen nicht geschenkelten Räder gehören zum Zeigerwerk. Alle Hebel sind geschliffen, die Kanten poliert, Platine und Brükken haben auf der Zifferblattseite »Sonnenschliff«.

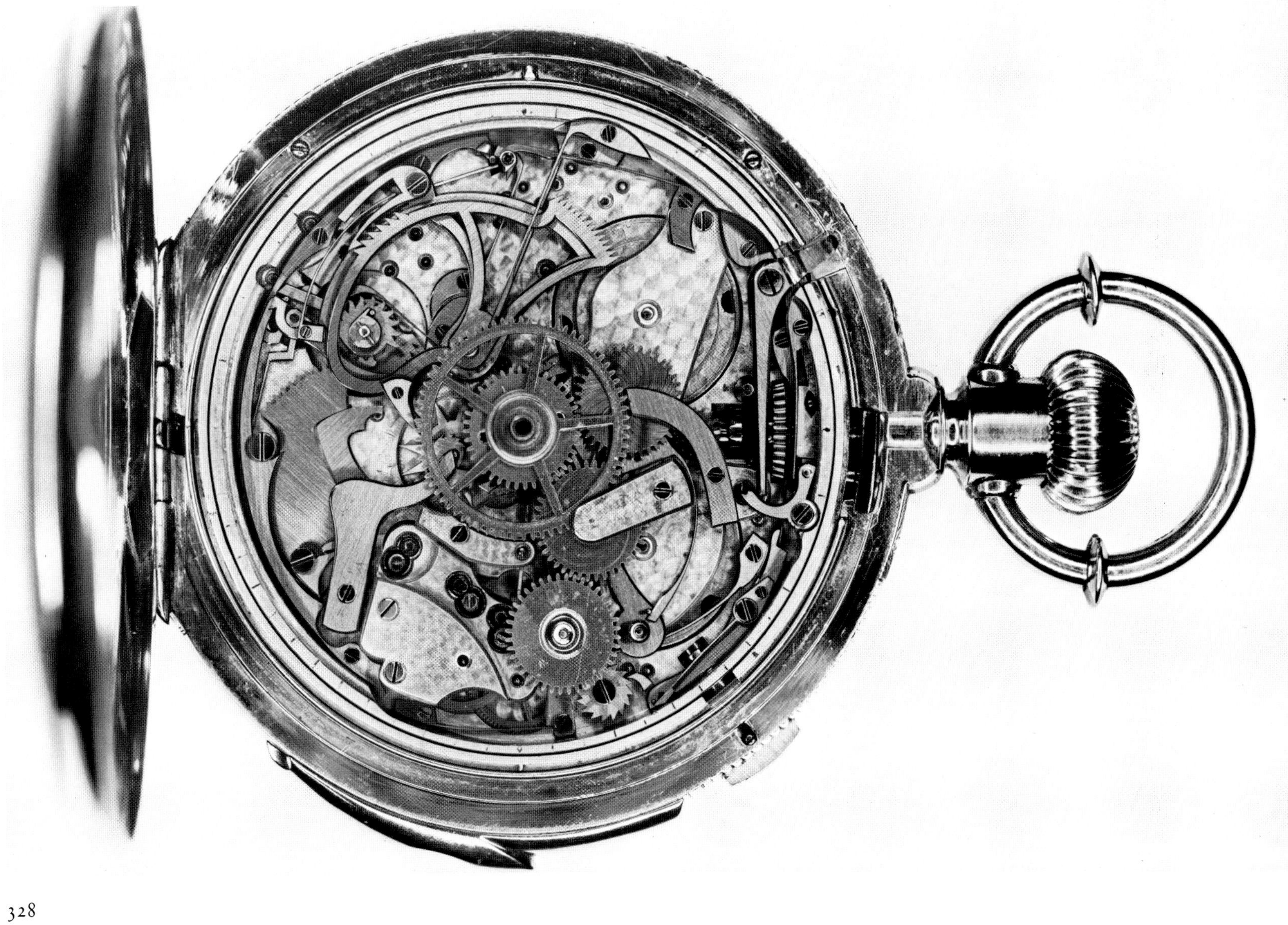

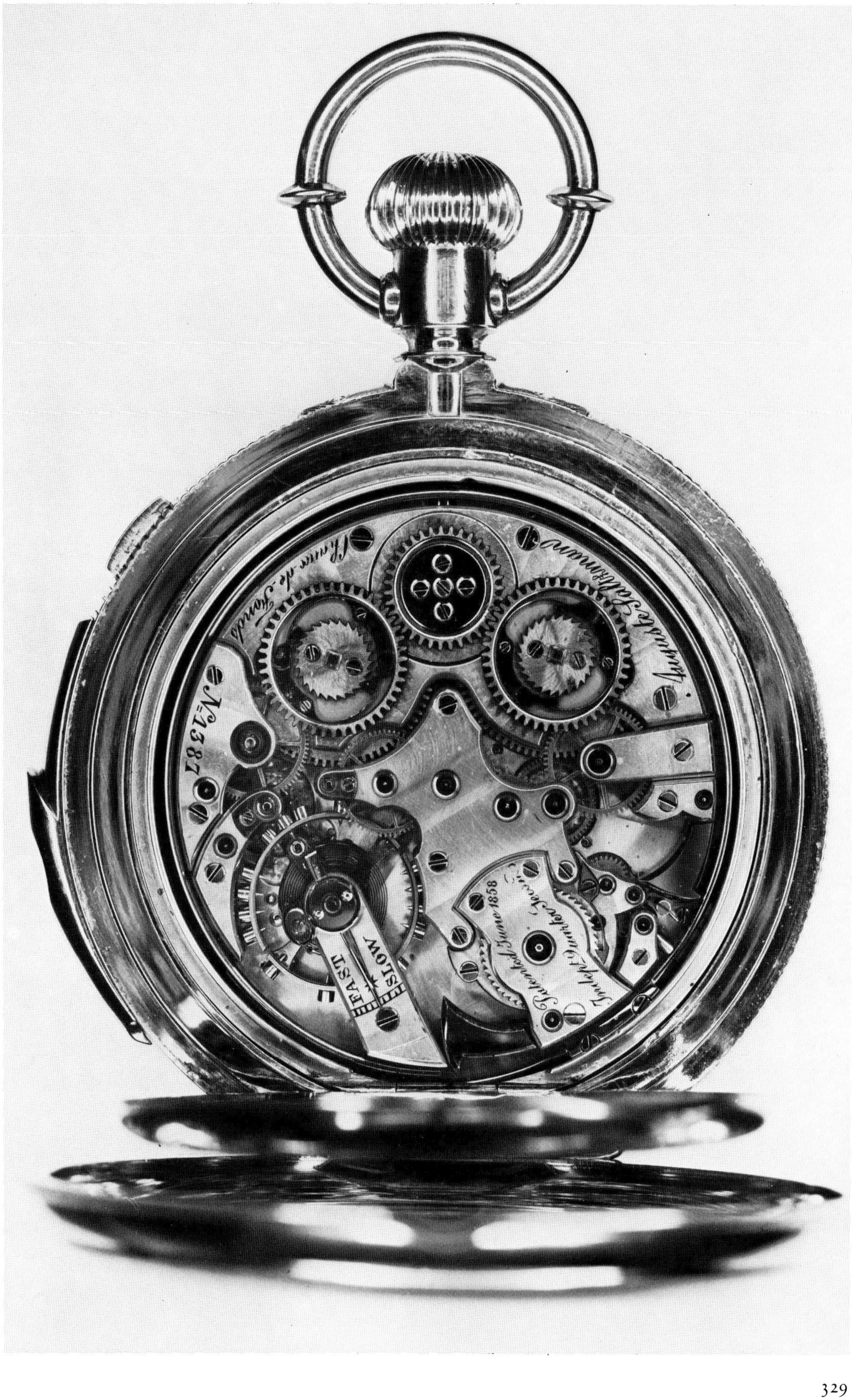
FAST
SLOW

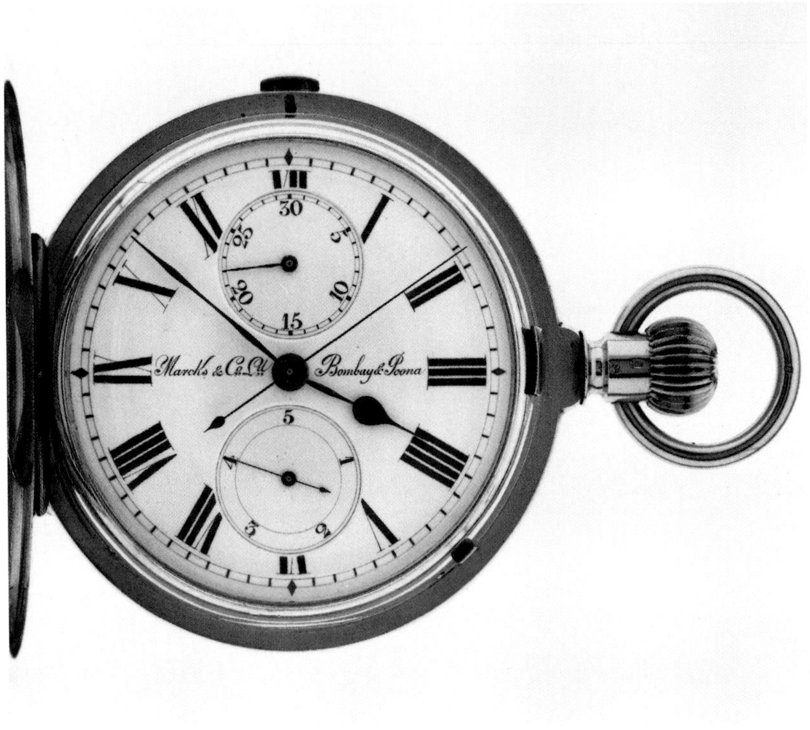

785/30 △

785/30–32 Goldsavonnette mit blitzender 1/5-Sekunde und Chronograph, englisch, um 1890. Signiert: Marcks & Co., Ld., Bombay & Poona. Glattes Goldgehäuse mit Drücker für den Chronographen bei der ›12‹ in der Gehäusewandung. Weißes Emailzifferblatt mit römischen Zahlen und oben Minutenzähler 1–30. Unten blitzende kleine Sekunde, die in fünf Sprüngen einen Umgang macht. Gebläute Stahlzeiger in Birnenform. 785/31 zeigt die Ansicht unter dem Zifferblatt. Deutlich erkennbar das 60-zähnige Schaltrad auf dem Ankerrad mit Dreieckszähnen für die blitzende Sekunde. Abb. 785/32 zeigt das vergoldete Werk mit Doppelaufzug und sichtbar angeordnetem Chronographenmechanismus. Große Kompensationsunruh mit Goldschrauben und Breguet-Spirale. Ankerhemmung. Ø = 55.

785/33–34 Goldtaschenuhr mit blitzender 1/5-Sekunde, Minutenrepetition und Chronograph-Rattrapante, Kopenhagen, um 1880. Signiert: Jules Jürgensen, Copenhagen. Guillochiertes Gehäuse mit seitlichem Schieber bei der ›III‹ für die Schlagwerkauslösung. Zwei Drücker bei ›IX‹ und ›XI‹ für die Chronographenzeiger. Weißes Emailzifferblatt mit römischen Zahlen und äußere Skala in 1/5-Sekunde. Unten blitzende kleine Sekunde, die in fünf Sprüngen einen Umgang macht. Neusilberwerk mit Doppelaufzug und zusätzlichem Federhaus für das Schlagwerk. Das Gehwerk und das Sekundenwerk werden durch Hin- und Herdrehen der Krone wechselseitig aufgezogen. Links unten Federhaus für das Minutenrepetierwerk, welches durch den Schieber aufgezogen wird. Schlagwerk auf zwei Tonfedern. Der Chronographenmechanismus liegt unter dem Zifferblatt. Das Sekundenwerk wird durch ein Schaltrad auf dem Ankerrad des Gehwerks ausgelöst. Kompensationsunruh mit Goldschrauben und Breguet-Spirale. Ankerhemmung. ▷

785/31 ▽

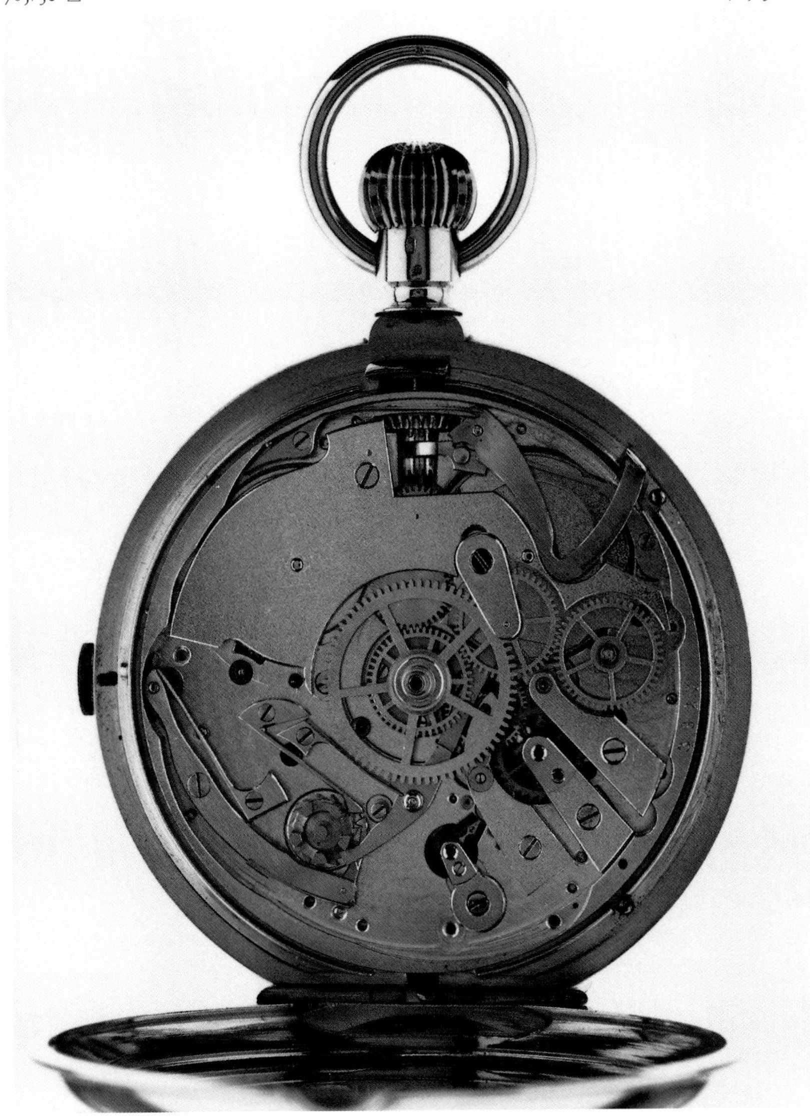

785/32

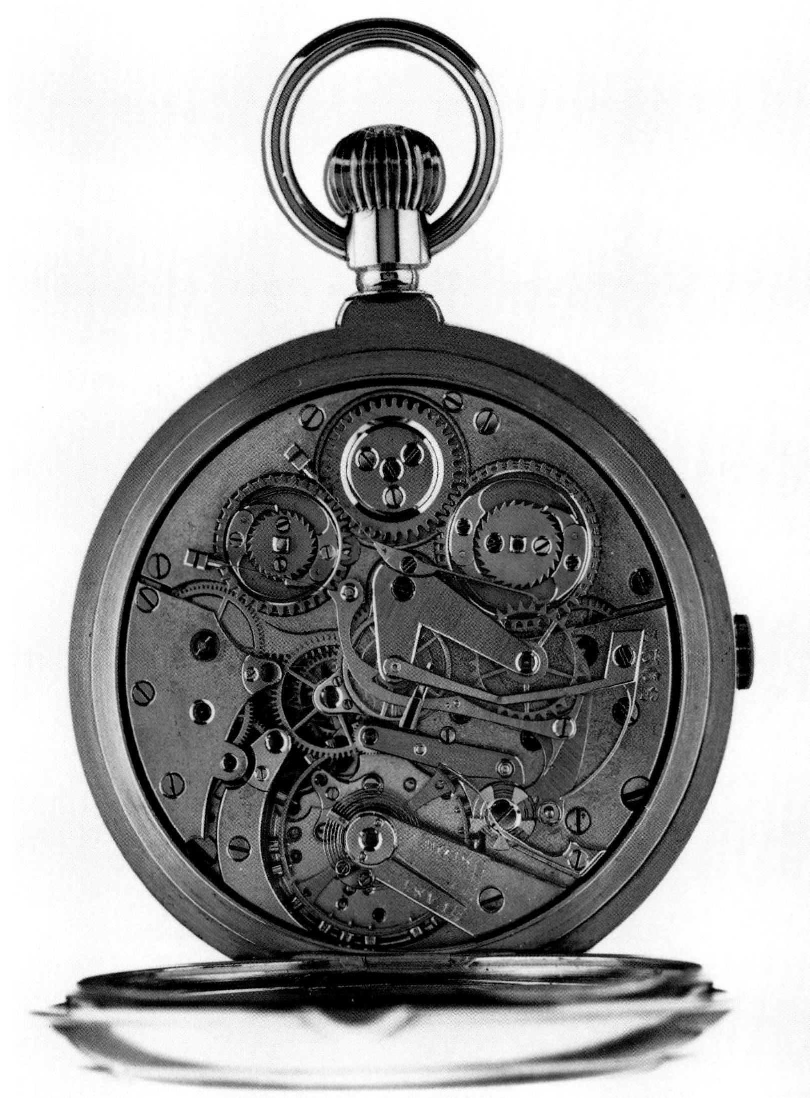

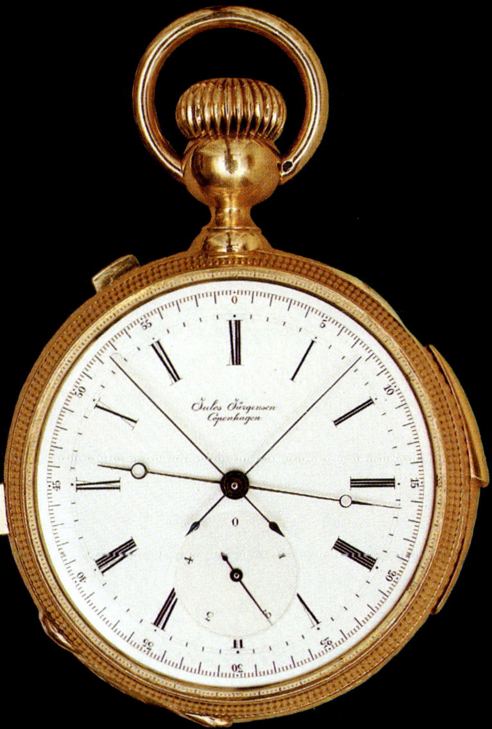
Jules Jürgensen
Copenhagen
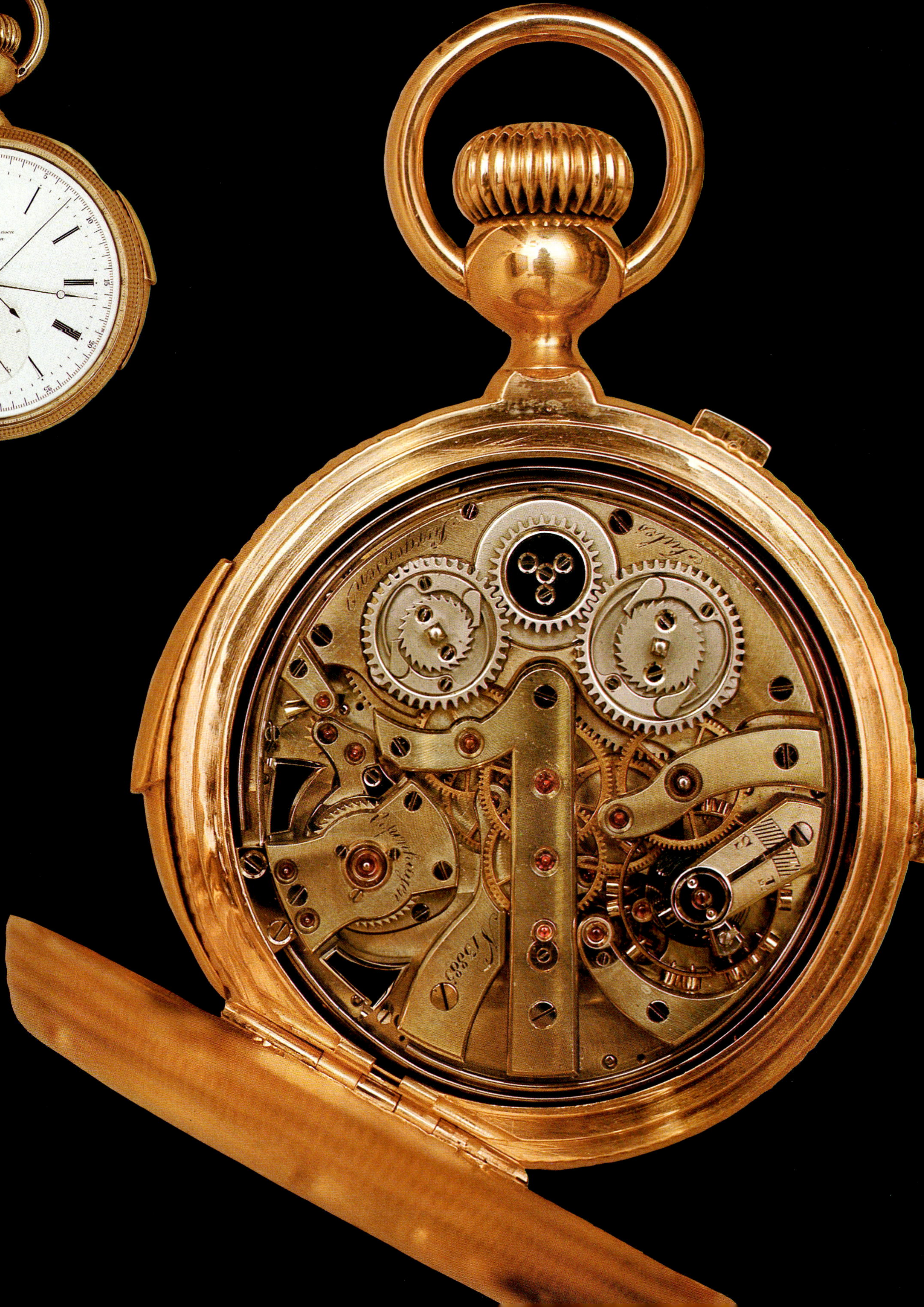

Taschenuhren mit Repetition
Abb. 785/35–800/4

785/35–36 Goldtaschenuhr mit Minutenrepetition, Westschweiz, um 1900. Signiert: E. Wüst, Rio de Janero (Verkäufersignatur). Glattes Goldgehäuse mit seitlichem Schieber in der Gehäusewandung. Weißes Emailzifferblatt mit arabischen Zahlen und unten kleiner Sekunde. Gebläute Stahlzeiger in Birnenform. Vergoldetes Werk mit gebläuten Schrauben. Schlagwerk in Steinen gelagert. Schlag auf zwei Tonfedern. Unruhkloben mit Schwanenhalsfeinregulierung. Ankerrad unter Deckstein. Große Kompensationsunruh mit Goldschrauben und Breguet-Spirale. Ankerhemmung. ∅ = 52.

785/37–38 Goldtaschenuhr mit Achtelrepetition, englisch, um 1880. Signiert: David Keys, Nr. 16664. Chronometermaker to the Admiralty, 15. Craven Street, Strand, London. Glattes Goldgehäuse mit seitlichem Schieber in der Gehäusewandung für das Schlagwerk. Weißes Emailzifferblatt mit römischen Zahlen und unten kleiner Sekunde. Gebläute Stahlzeiger in Birnenform. Schlagwerk auf zwei Tonfedern. Nach dem Viertelschlag-Doppelton ertönt, wenn mehr als die Hälfte eines Viertels vergangen ist, noch ein weiterer einzelner Ton, entsprechend einem Achtel. Gravierter Unruhkloben mit Diamantdeckstein. Große Kompensationsunruh mit Goldschrauben und Breguet-Spirale. Spitzzahn-Ankerhemmung. ∅ = 56.

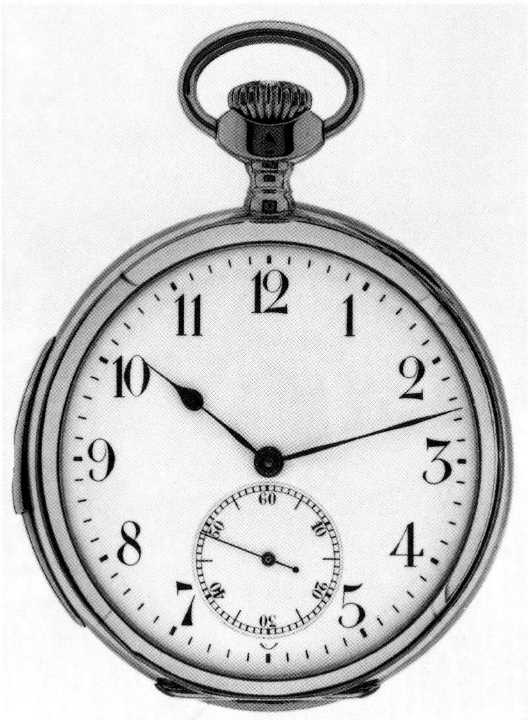

785/35 △

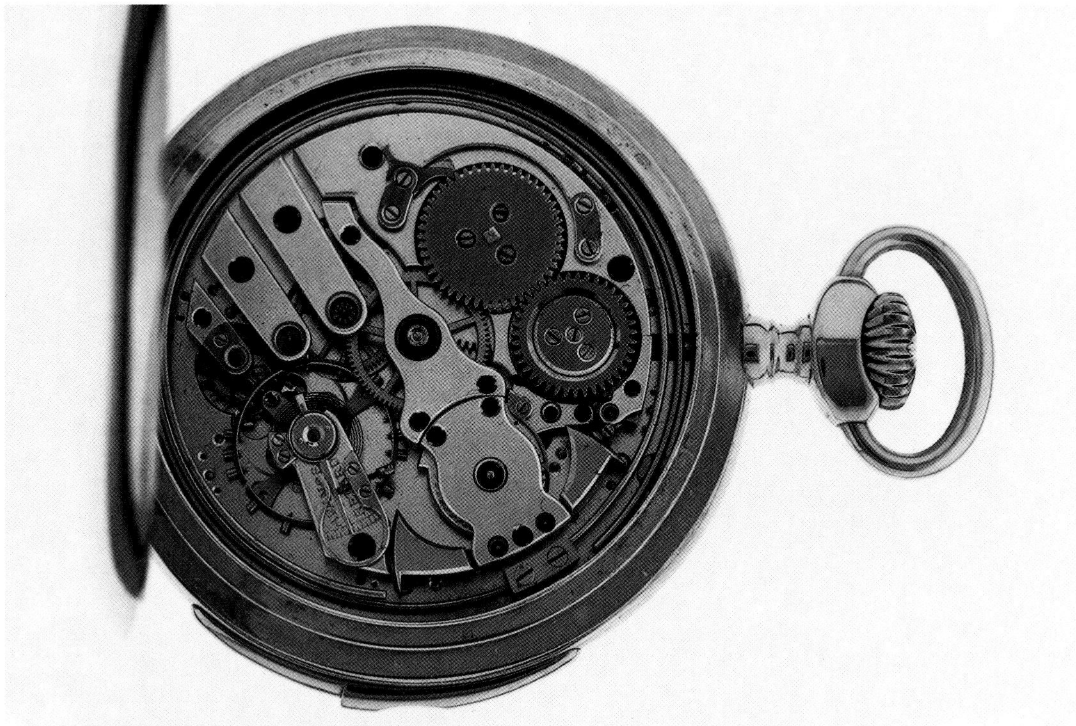

785/36 △

785/37 ▽

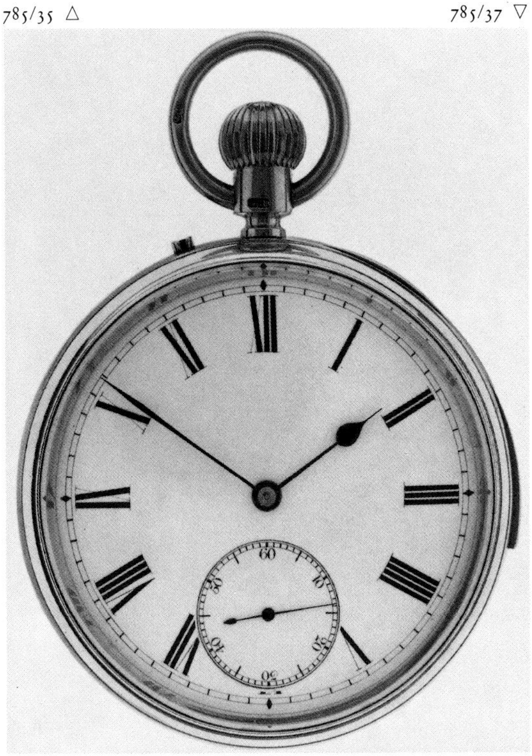

785/38 ▽

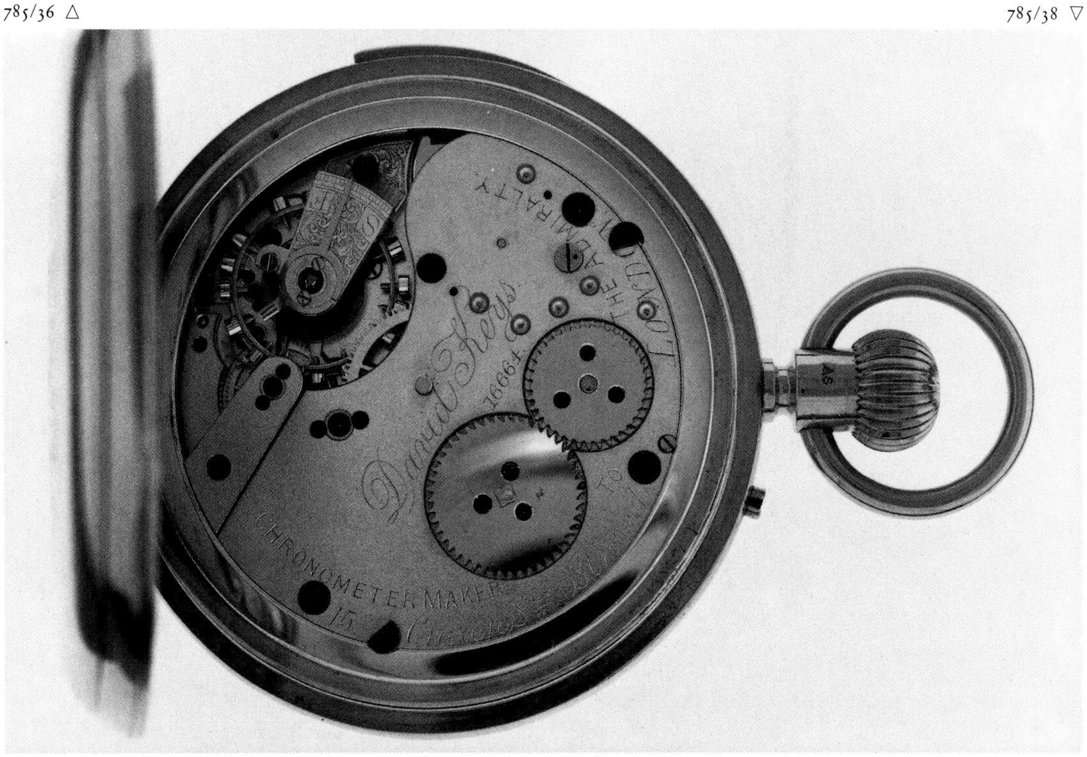

786–787 Goldsavonnette mit Viertelstundenrepetition, London (wohl Schweizer Export) um 1890. Signiert: Moburn Brothers London. Glattes Gehäuse mit gerippter Wandung und seitlichem Schieber für die Schlagwerkauslösung. Emailzifferblatt mit kleiner Sekunde und Stahlzeigern. Vergoldetes Werk mit einzelnen Räderbrücken und geschraubtem Minutenradchaton. Kompensationsunruhe mit Breguet-Spirale und Ankerhemmung.

788–789 Goldtaschenuhr mit Minutenrepetition, Westschweiz, um 1900. Signiert: Longines. Glattes Gehäuse mit seitlichem Schieber für die Schlagwerkauslösung und Drücker für die Zeigerstellung. Weißes Emailzifferblatt mit kleiner Sekunde und Stahlzeigern. Vergoldetes Werk mit einzelnen Räderbrücken. Kompensationsunruhe mit Breguet-Spirale und Präzisions-Ankerhemmung. ∅ = 56.

790 Goldtaschenuhr mit Minutenrepetition, Genf, um 1900. Signiert: Audemars, Piguet & Co. Brassus & Genève. Werk signiert: E. P. Roberts & Sons Pittsburgh/Swiss. Glattes Gehäuse mit seitlichem Schieber für die Schlagwerkauslösung. Weißes Emailzifferblatt mit kleiner Sekunde und Schlagenzeigern. Präzisionswerk mit Kompensationsunruhe und Ankerhemmung. ∅ = 46.

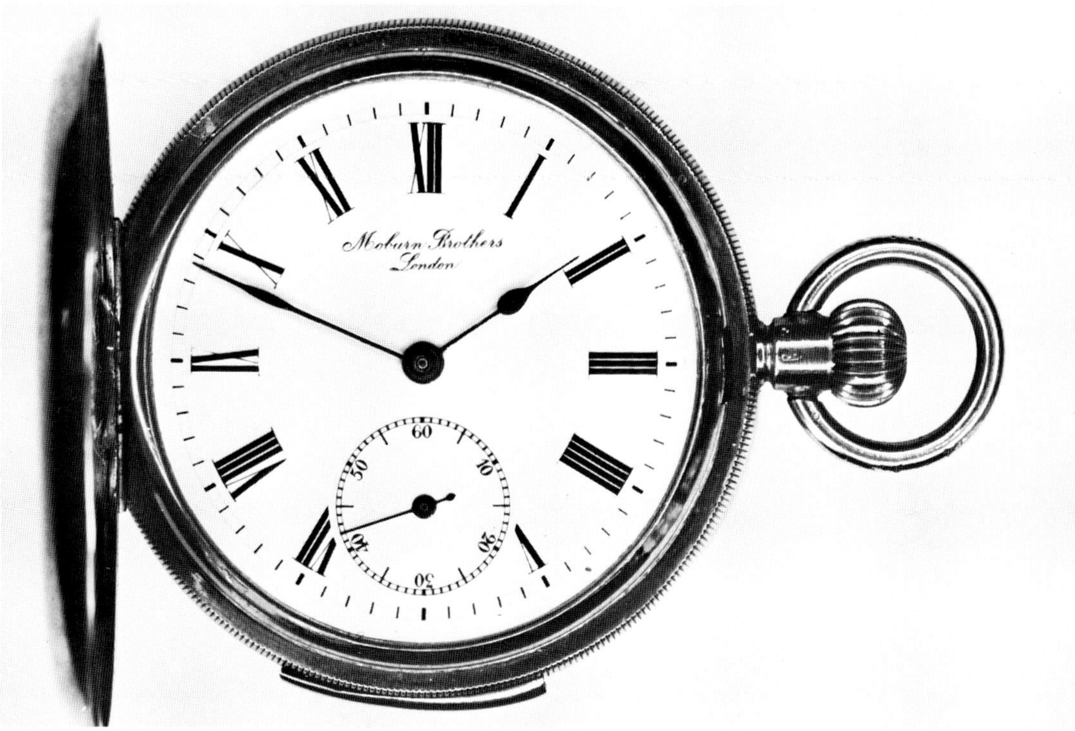

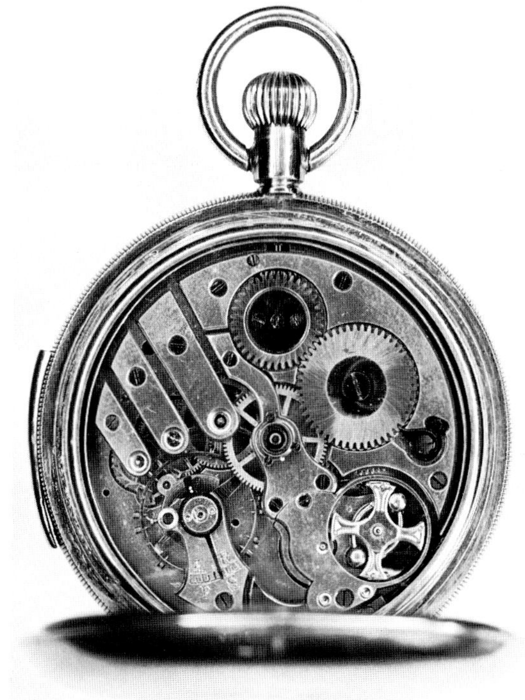

786 △ 788 ▽ 789 ▽ 787 △ 790 ▽

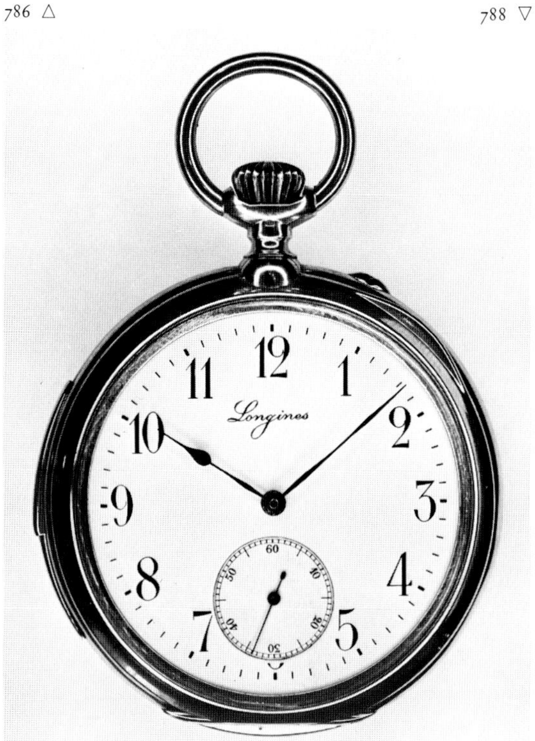

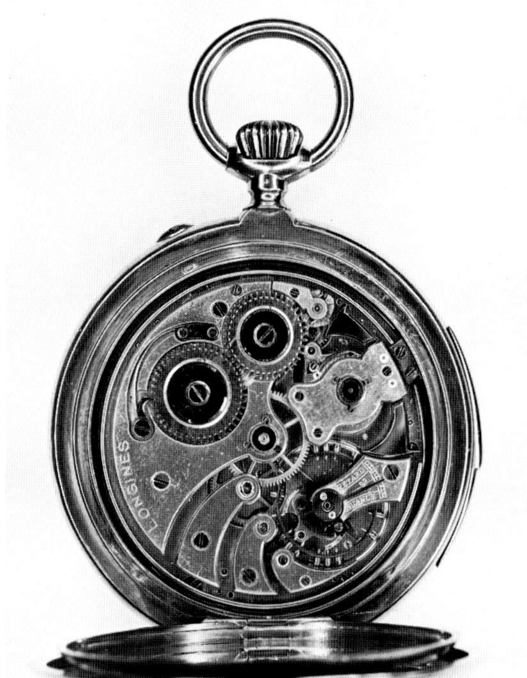

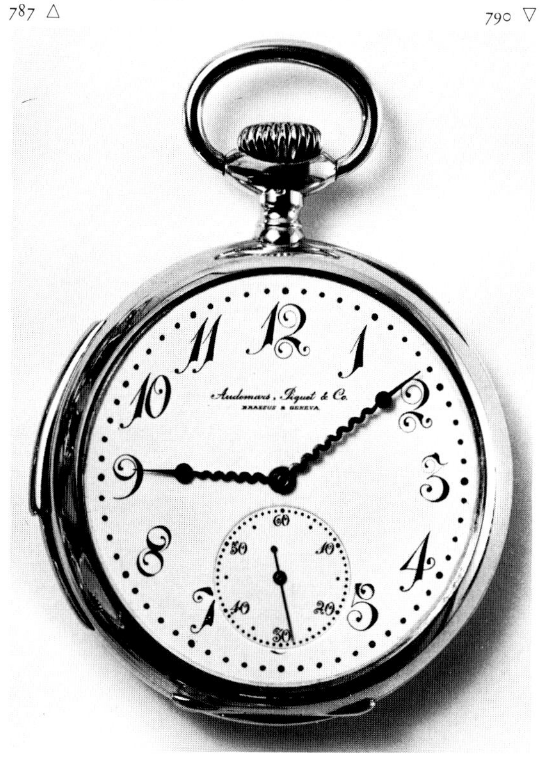

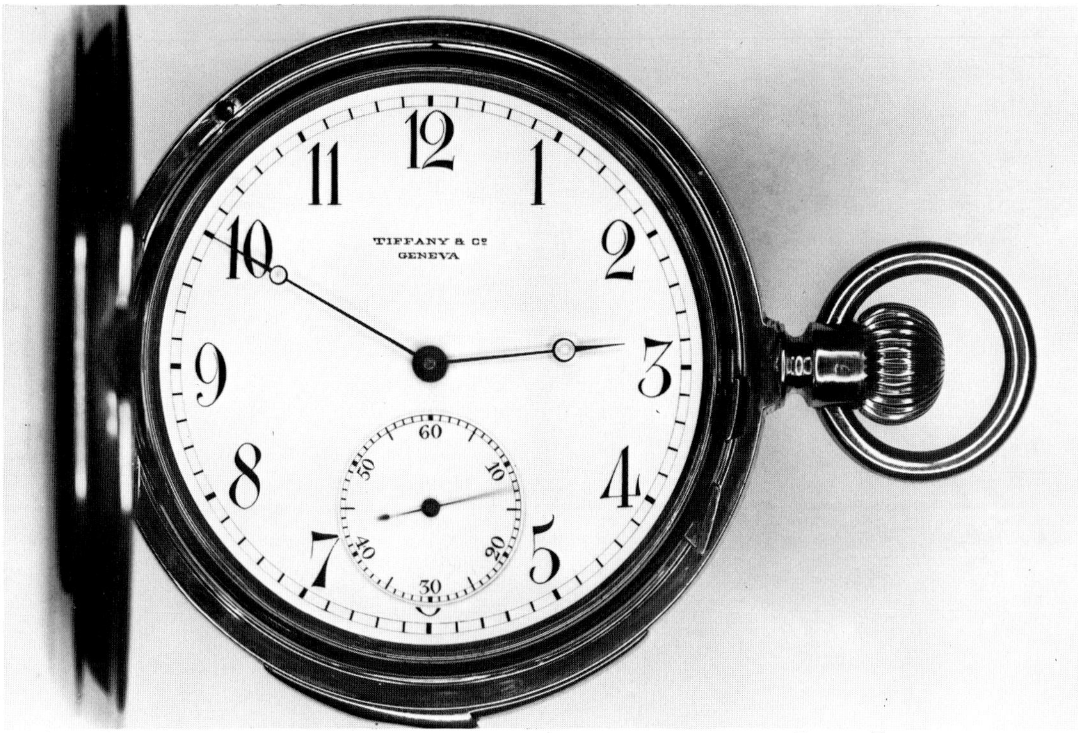

◁ **791–792 Goldsavonnette mit Minutenrepetition,** Genf, um 1890. Signiert: Tiffany & Co Geneva (Meylan). Glattes Gehäuse mit seitlichem Schieber für die Schlagwerkauslösung. Emailzifferblatt mit kleiner Sekunde und feinen Stahlzeigern. Neusilber-Präzisionswerk mit geschliffenen und polierten Schlagwerkhebeln. Kompensationsunruhe mit Breguet-Spirale und Präzisions-Ankerhemmung.

793–794 Skelettierte Goldtaschenuhr mit Minutenrepetition, Westschweiz, um 1910. Beidseitig verglastes Gehäuse mit seitlichem Schieber für die Schlagwerkauslösung und kleinem Drücker für die Zeigerstellung. Skelettiertes Metallzifferblatt mit freistehenden Zahlen und kleiner Sekunde. Feine Stahlzeiger. Skelettiertes vergoldetes Werk mit einzelnen Räderbrücken. Schlagwerkmechanismus im Detail erkennbar. Kompensationsunruhe mit Breguet-Spirale und Präzisions-Ankerhemmung.

791 △

792 ▽ 793 ▽

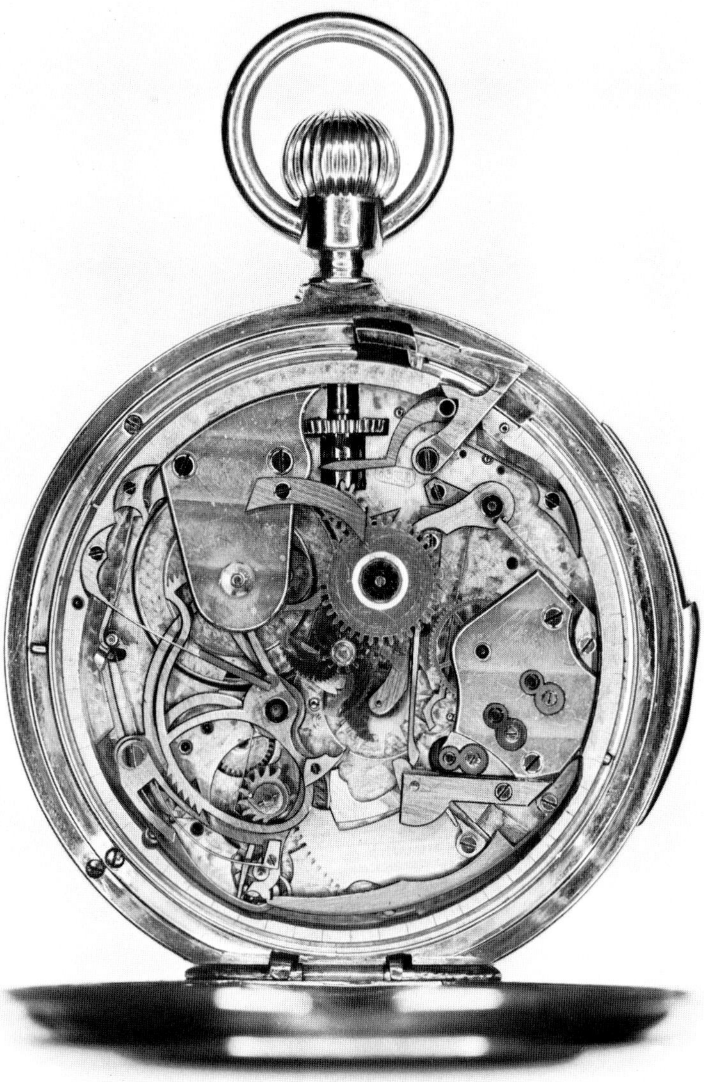

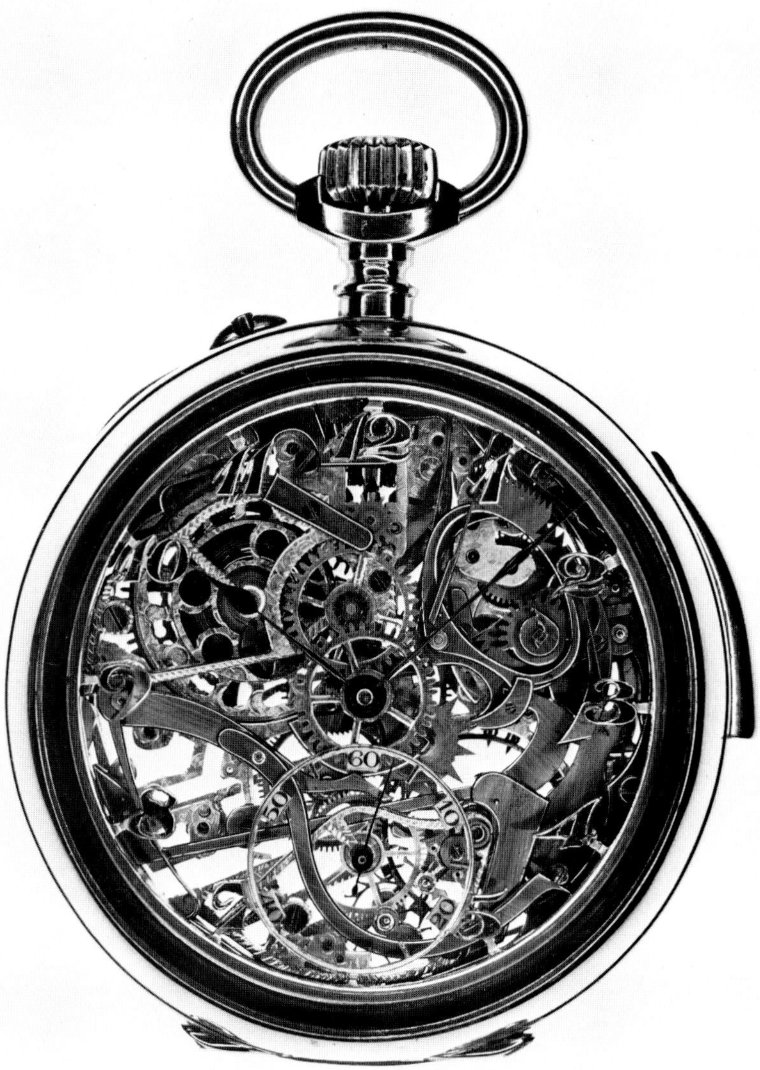

795–796 Goldsavonnette mit Fünfminutenrepetition, Genf, um 1900. Signiert: Tiffany & Co New York Nr. 77878. (Louis Audemars) Glattes Gehäuse mit seitlichem Schieber für die Schlagwerkauslösung. Emailzifferblatt mit kleiner Sekunde und Stahlzeigern. Versilbertes Werk mit geschraubtem Minutenradchaton. Kompensationsunruhe mit Breguet-Spirale und Feinregulierung. Präzisions-Ankerhemmung.

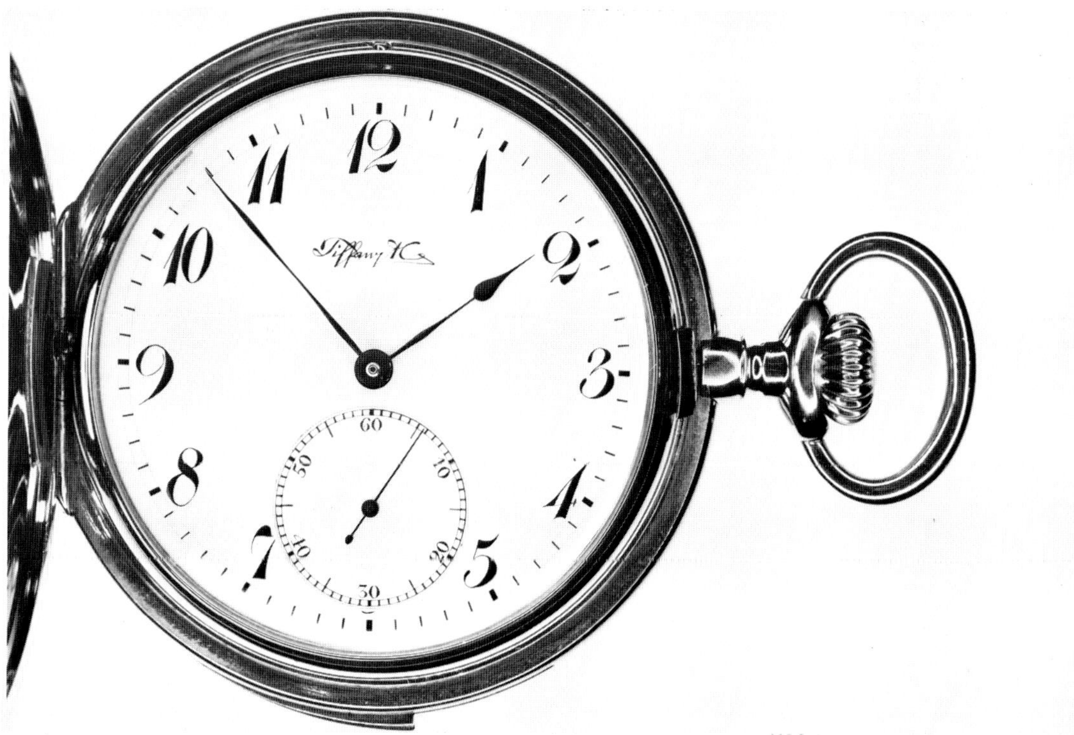

794 ▽

795 △

796 ▽

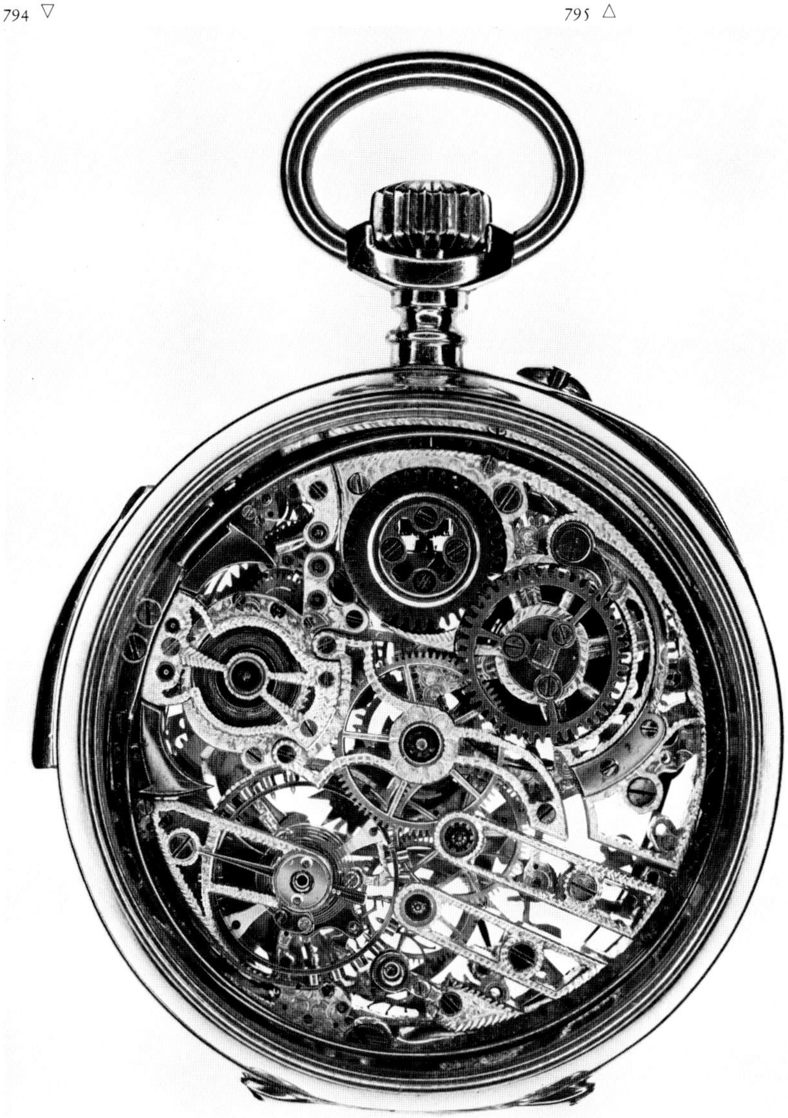

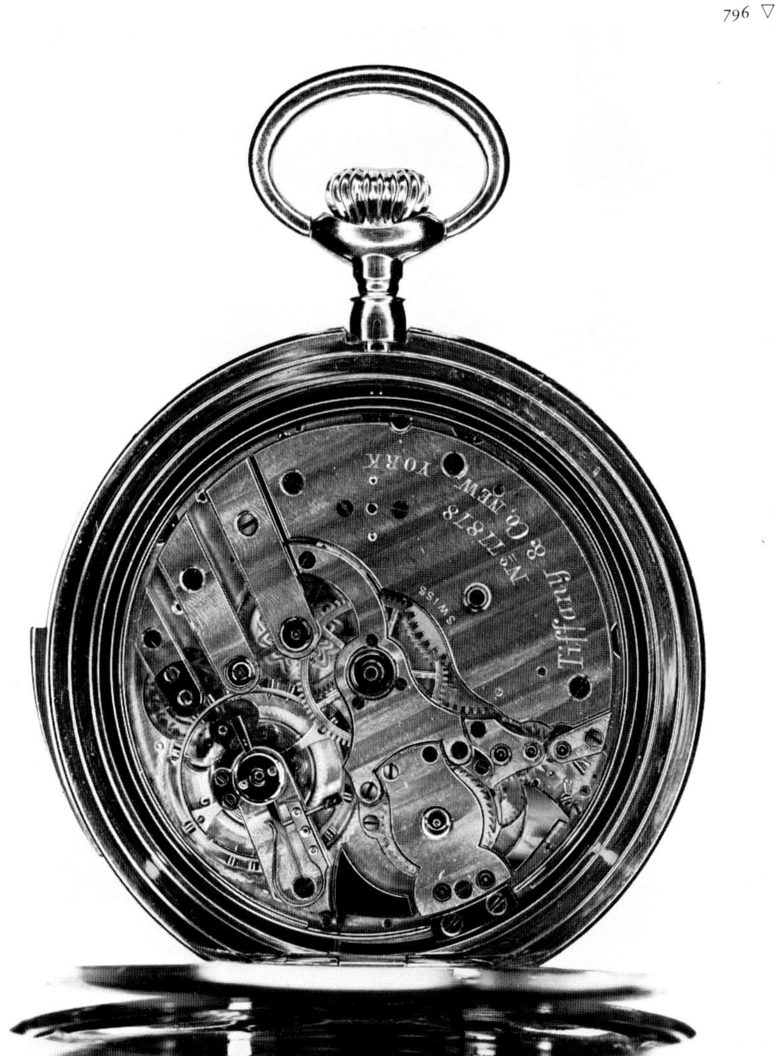

797–800 Sehr kleine Goldtaschenuhr mit Minutenrepetition, Genf, um 1890. Signiert: L(oui)s Audemars Brassus & Genève. Goldgehäuse mit glattem Rand und seitlichem Schieber für die Schlagwerkauslösung. Die Schale ist mit großen Brillanten und roten Rubinen besetzt. Emailzifferblatt mit Stahlzeigern. Das winzige Werk mit Minutenrepetition hat nur einen Durchmesser von 17 mm. Es hat Aufzugsräder mit Wolfszahn-Verzahnung, einzelne Räderbrücken, Kompensationsunruhe mit Breguet-Spirale und Präzisions-Ankerhemmung. ∅ = 20. Das Streichholz und das 50-Pfennig-Stück sollen die Kleinheit unterstreichen. Das 50-Pfennig-Stück liegt auf gleicher Höhe wie das Werk.

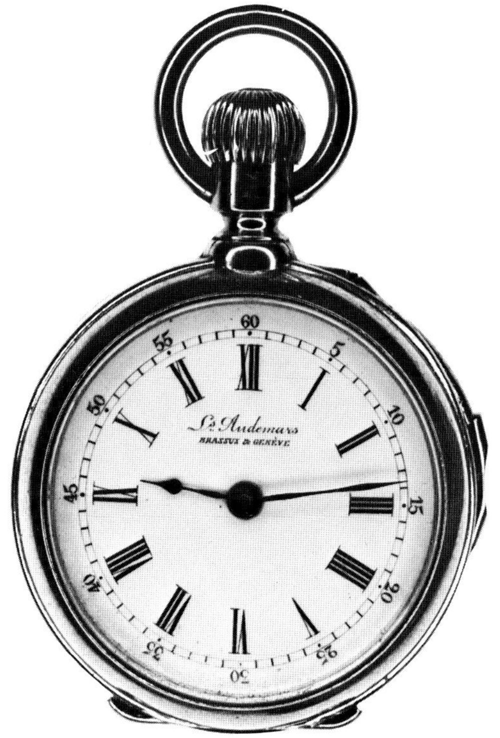

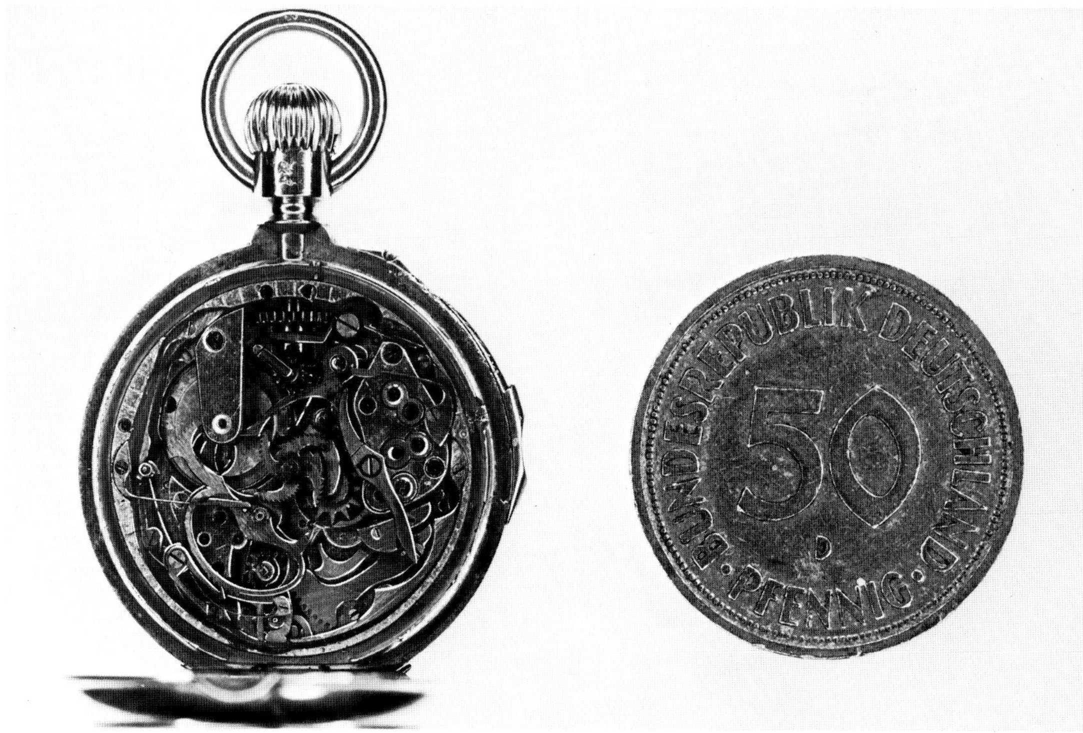

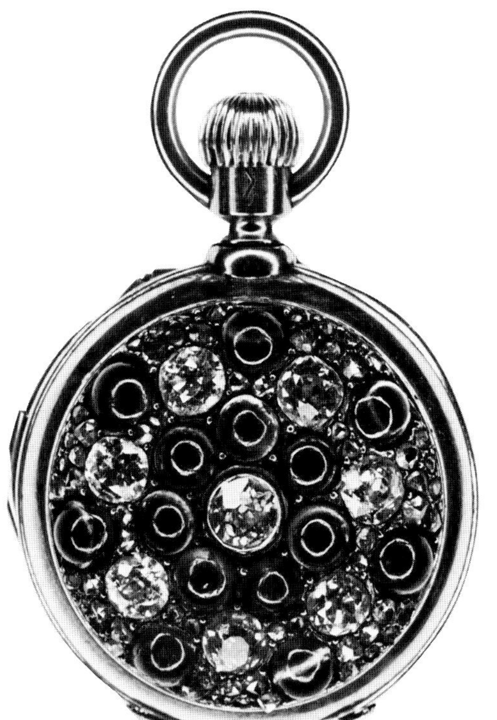

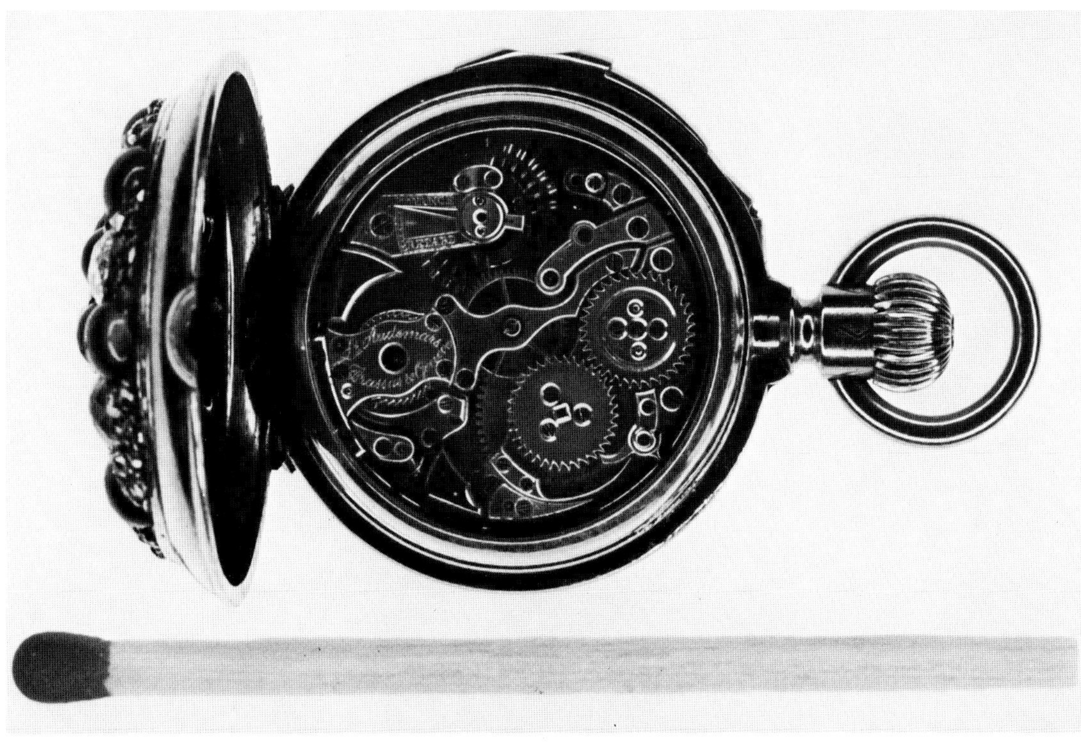

800/1–2 Goldtaschenuhr mit Minutenrepetition auf vier Tonfedern, Westschweiz, um 1890. Signiert: Anonym. Glattes Goldgehäuse mit seitlichem Schieber in der Wandung für die Schlagwerkauslösung. Weißes Emailzifferblatt mit arabischen Zahlen und unten kleiner Sekunde. Goldzeiger in Birnenform. Vergoldetes Brückenwerk mit sichtbaren Sperrädern. Schlagwerk in Steinen gelagert. Schlag mit vier Hämmern auf vier Tonfedern. Anker und Ankerrad unter Decksteinen. Kompensationsunruh mit Breguet-Spirale, Ankerhemmung. ∅ = 52.

800/3–4 Goldtaschenuhr mit Minutenrepetition, Genf, um 1900. Signiert: Ed. Koehn, Nr. 78694, Genève. (Auf dem Zifferblatt bezeichnet: A. Maurer).* Glattes Goldgehäuse mit seitlichem Schieber in der Wandung für die Schlagwerkauslösung. Weißes Emailzifferblatt mit arabischen Zahlen und unten kleiner Sekunde. Gebläute Lochform-Zeiger. Vergoldetes Brückenwerk mit verdeckten Sperrädern. Schlagwerk in Steinen gelagert. Schlag auf zwei Tonfedern. Ankerrad unter Decksteinen. Unruhkloben mit Schwanenhalsfeinregulierung. Kompensationsunruh mit Breguet-Spirale. Ankerhemmung. ∅ = 52.

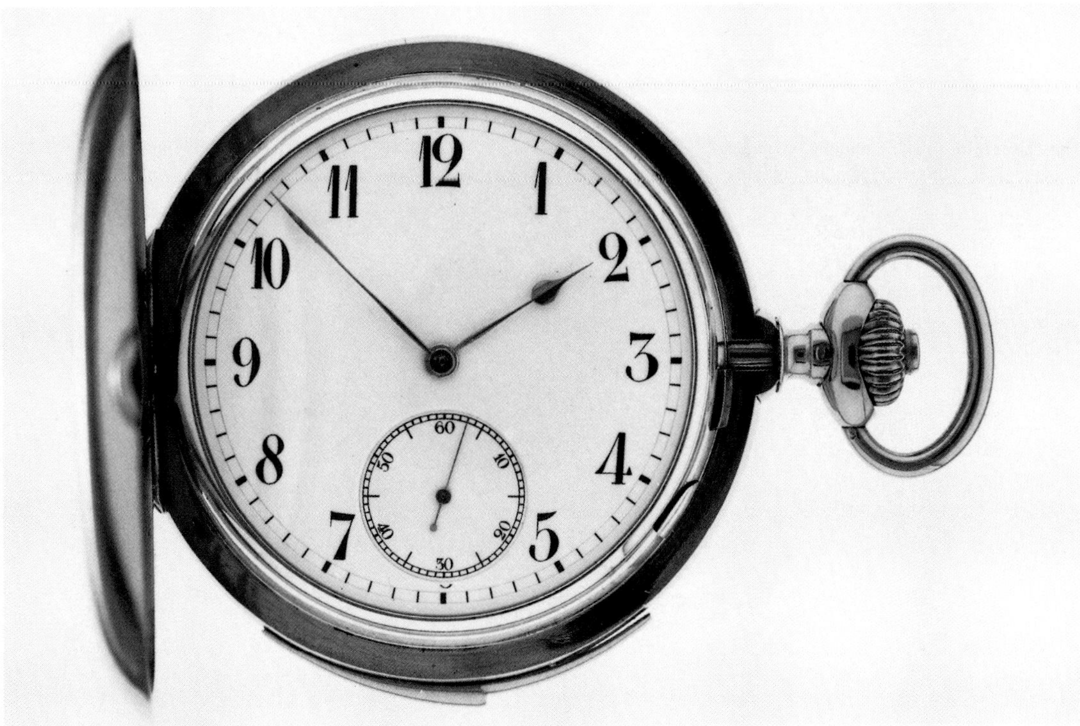

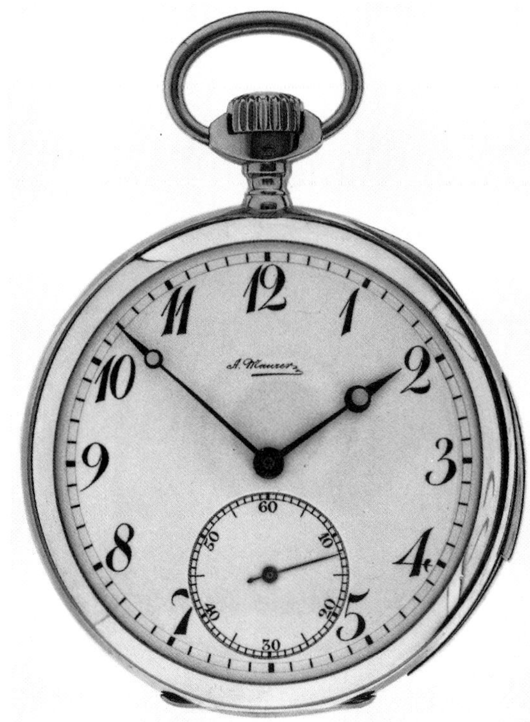

800/1 △ 800/2 ▽ 800/3 △ 800/4 ▽

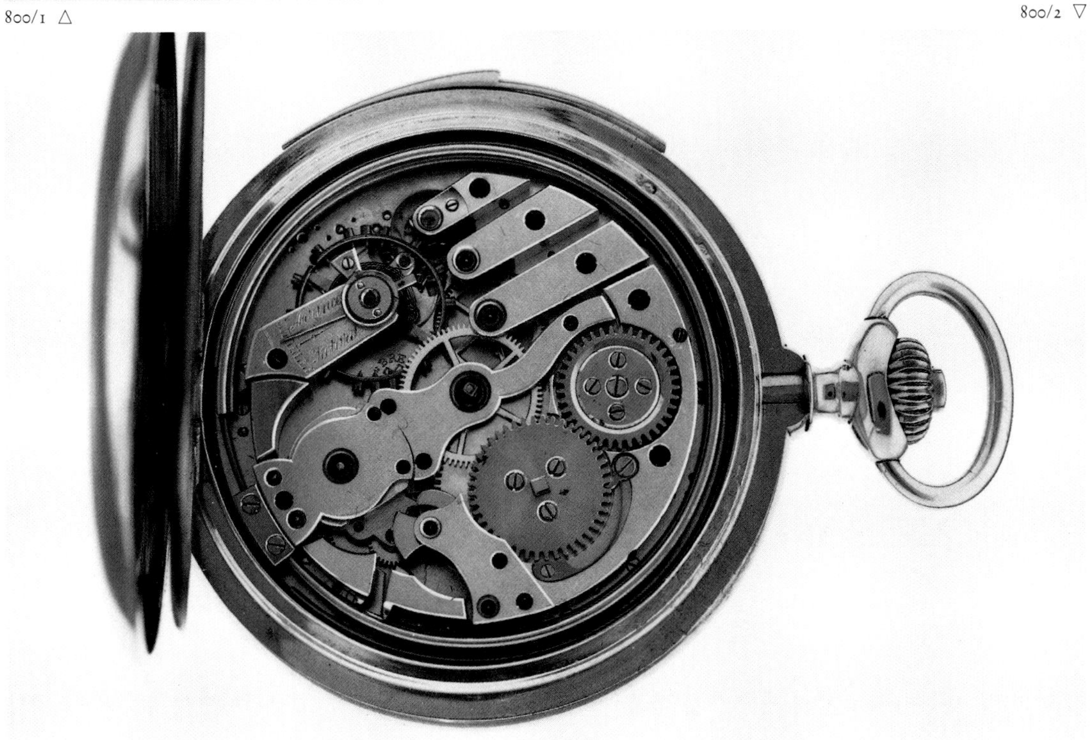

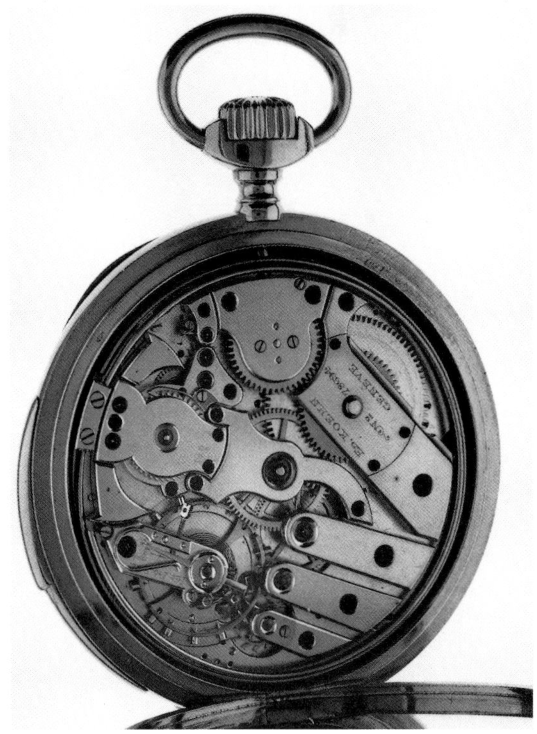

801–802 Silbertaschenuhr mit Minutenrepetition und Chronograph, Westschweiz, um 1890. Signiert auf dem Zifferblatt: R. G. Ford. Graviertes und ziseliertes Gehäuse mit seitlichem Schieber für die Schlagwerkauslösung und kleinem Drücker für die Zeigerstellung. Der Chronograph wird mit dem Drücker in der Aufzugskrone betätigt. Emailzifferblatt mit kleiner Sekunde und großem Chronographenzeiger aus der Mitte. Feine Stahlzeiger. Vergoldetes Werk mit einzelnen Räderbrücken und obenliegendem Chronographenmechanismus. Kompensationsunruhe mit Breguet-Spirale und Präzisions-Ankerhemmung. ∅ = 54.

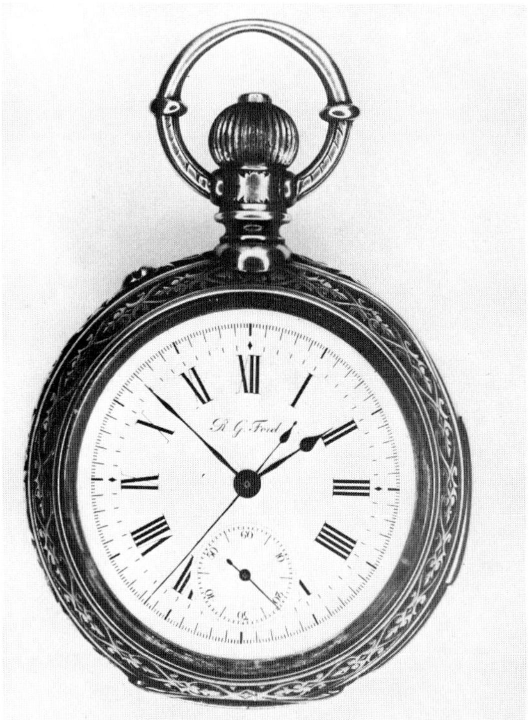

801 △

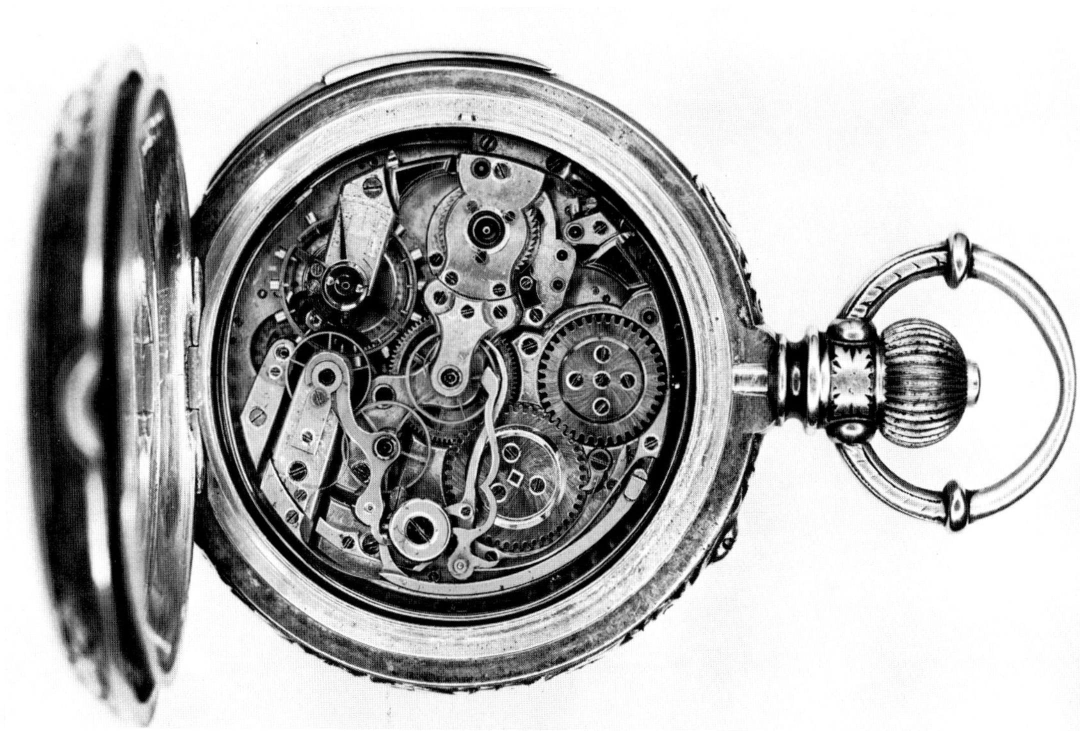

802 △

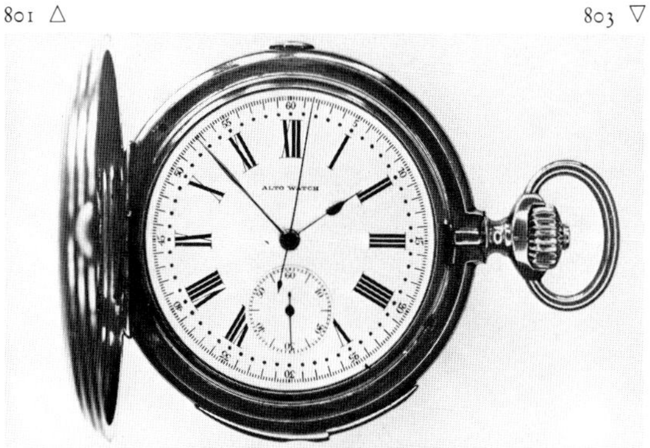

803 ▽

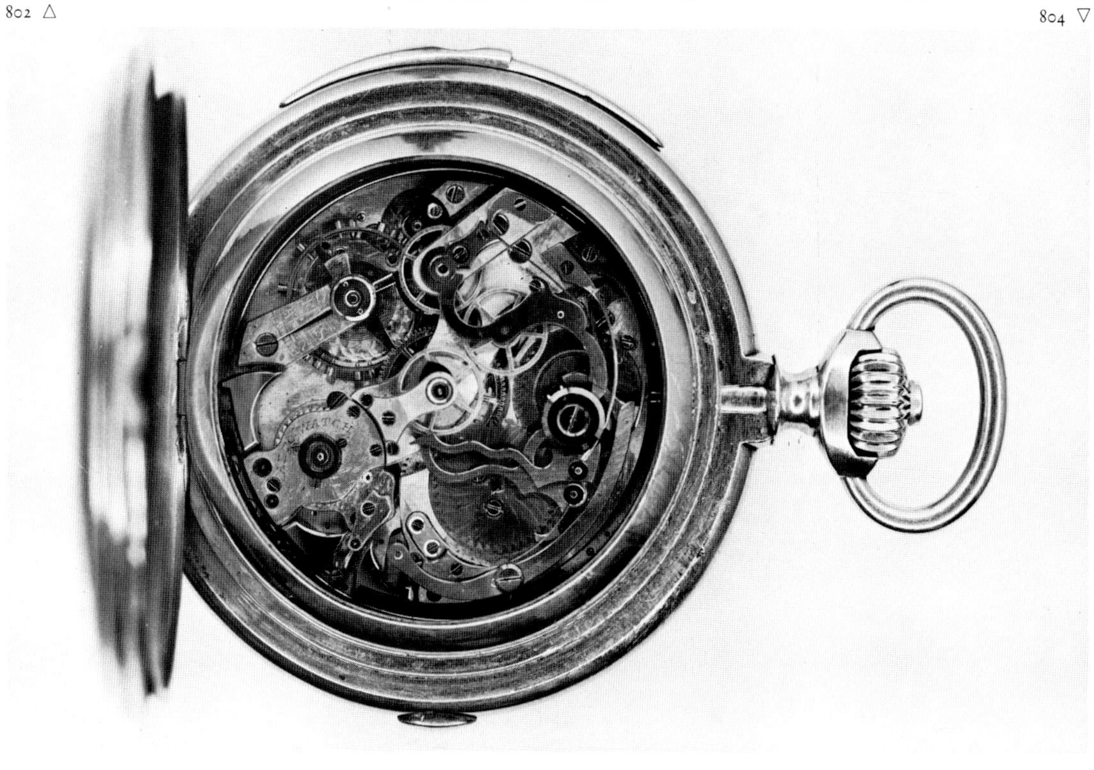

804 ▽

803–804 Goldsavonnette mit Minutenrepetition und Chronograph, Westschweiz, um 1900. Signiert: Alto Watch. Emailzifferblatt mit kleiner Sekunde und großem Chronographenzeiger aus der Mitte. Werk mit Glaslunette. Versilbertes Werk mit einzelnen Räderbrücken und obenliegendem Chronographenmechanismus. Das Schlagwerk hat 3 Hämmer und 3 Tonfedern. Kompensationsunruhe mit Breguet-Spirale und Präzisions-Ankerhemmung. ∅ = 63. ▷

805 Goldtaschenuhr mit Minutenrepetition und Chronograph, Genf, um 1902. Signiert: Patek Philippe & Cie, Genève 112244. Weißes Emailzifferblatt mit kleiner Sekunde, nach oben gerücktem Minutenzähler 1 bis 30 und feinen Goldzeigern. Auslösung des Schlagwerkes durch seitlichen Schieber. Der Chronograph wird mit dem Drücker in der Krone betätigt. Präzisionswerk mit Ankerhemmung. ∅ = 53.

806 Goldtaschenuhr mit Minutenrepetition und »Rattrapante«, Genf, um 1919. Signiert: Patek Philippe & Cie Genève; auf dem Zifferblatt: Bailey, Bank & Biddle Co. Gehäuse mit Schieber bei der 8 für die Schlagwerkauslösung und Drücker zwischen 10 und 11 für den Rattrapante-Zeiger. Weißes Emailzifferblatt mit unten kleiner Sekunde und oben Minutenzähler. Präzisionswerk mit Ankerhemmung. ∅ = 53.

807–808 Goldsavonette mit Minutenrepetition und Chronograph, Le Locle, um 1910. Signiert: Ulysse Nardin Locle Suisse. Glattes Gehäuse mit Schieber für die Schlagwerkauslösung. Drücker für den Chronographen bei der 12. Versilbertes Werk mit obenliegendem Chronographenmechanismus. Der Minutenzähler wird durch die Federhauswelle nach vorn zum Zifferblatt geführt. Werk mit Feinregulierung und Präzisions-Ankerhemmung.

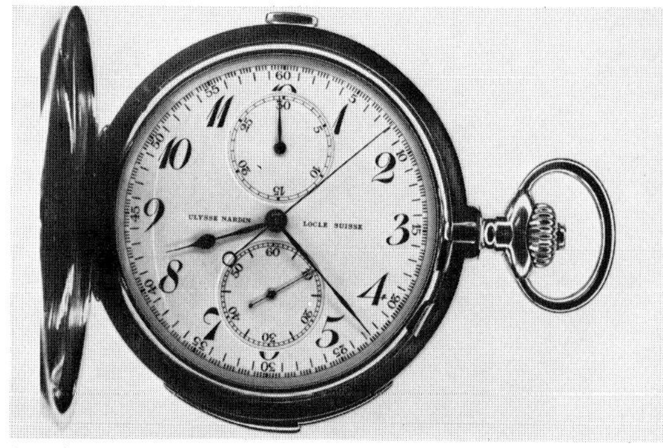

807 △ 808 ▽

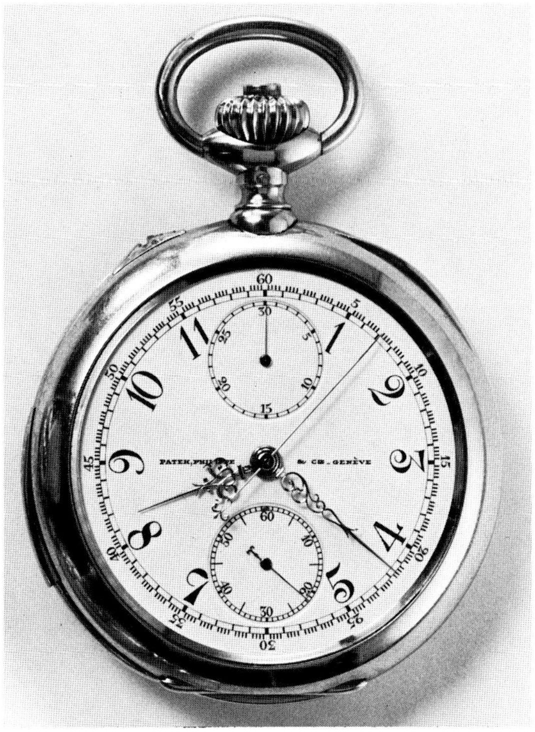

805 △ 806 ▽

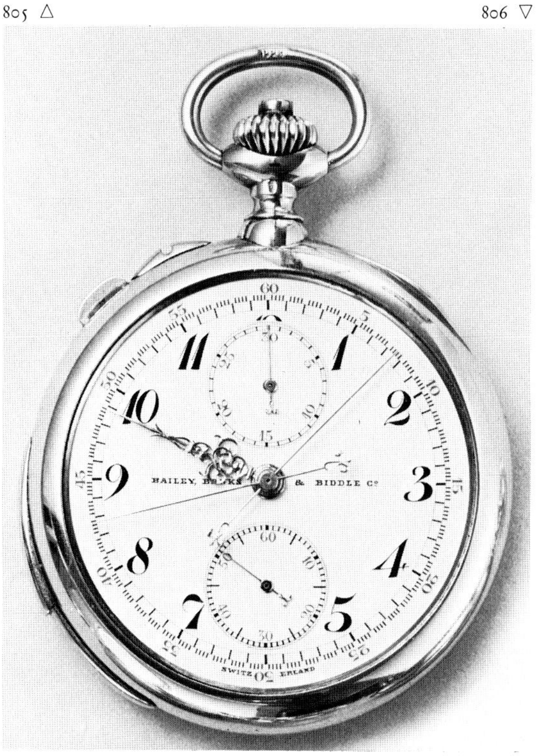

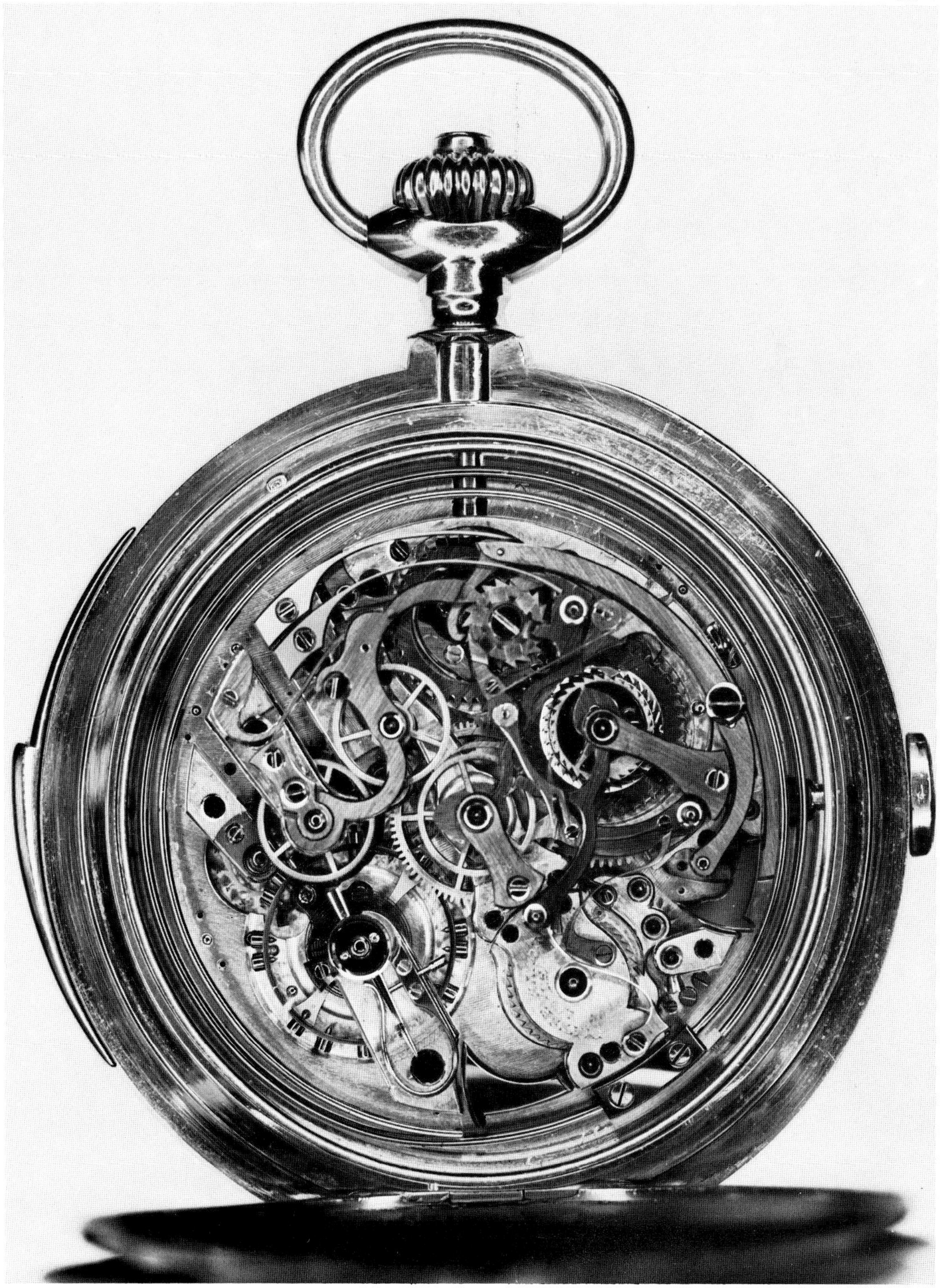

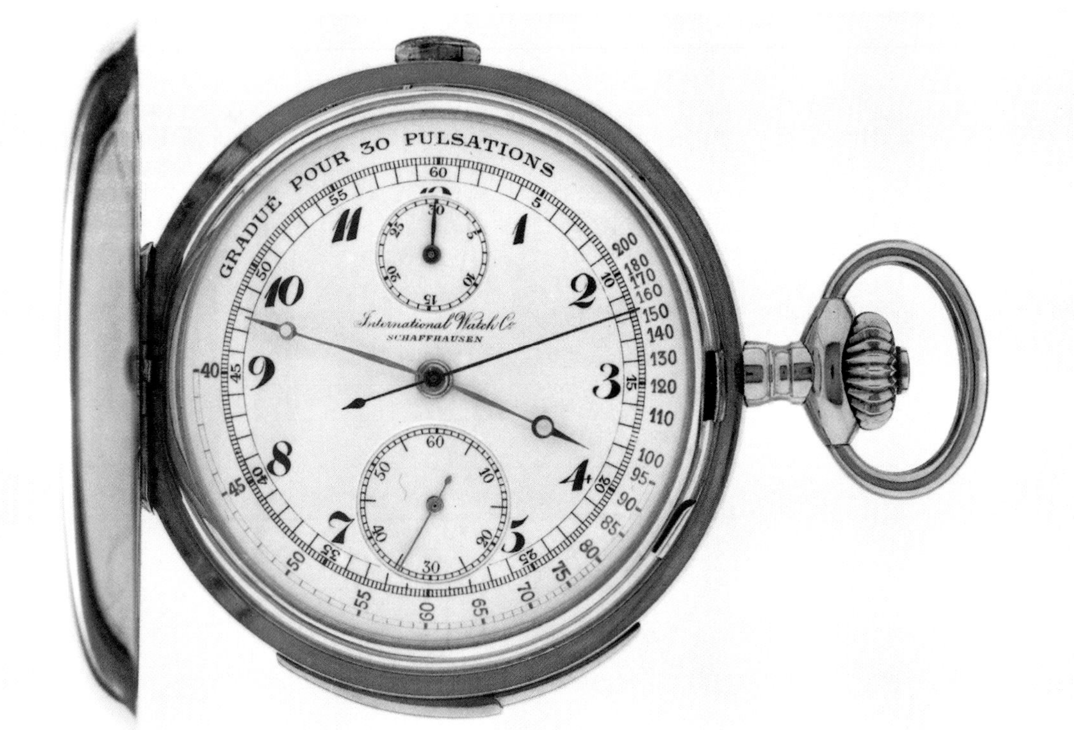

808/1–2 Goldsavonnette mit Minutenrepetition und Chronograph, Westschweiz, um 1910. Signiert: International Watch Co., Schaffhausen. Glattes Goldgehäuse mit seitlichem Schieber in der Wandung für die Schlagwerkauslösung. Oben bei der ›12‹ Drücker für den Chronographen. Weißes Emailzifferblatt mit arabischen Zahlen. Äußere Skala bezeichnet: Gradué pour 30 pulsations. »200–40« in roter Schrift. Minutenzähler von 1–30. Goldene Lochform-Zeiger. Versilbertes Werk mit sichtbar angeordnetem Chronographenmechanismus und springendem Minutenzähler. Schlagwerk auf zwei Tonfedern. Ankerrad unter Decksteinen. Große Kompensationsunruh mit Goldschrauben und Breguet-Spirale. Ankerhemmung. ∅ = 54.

808/1 △

808/2 ▽

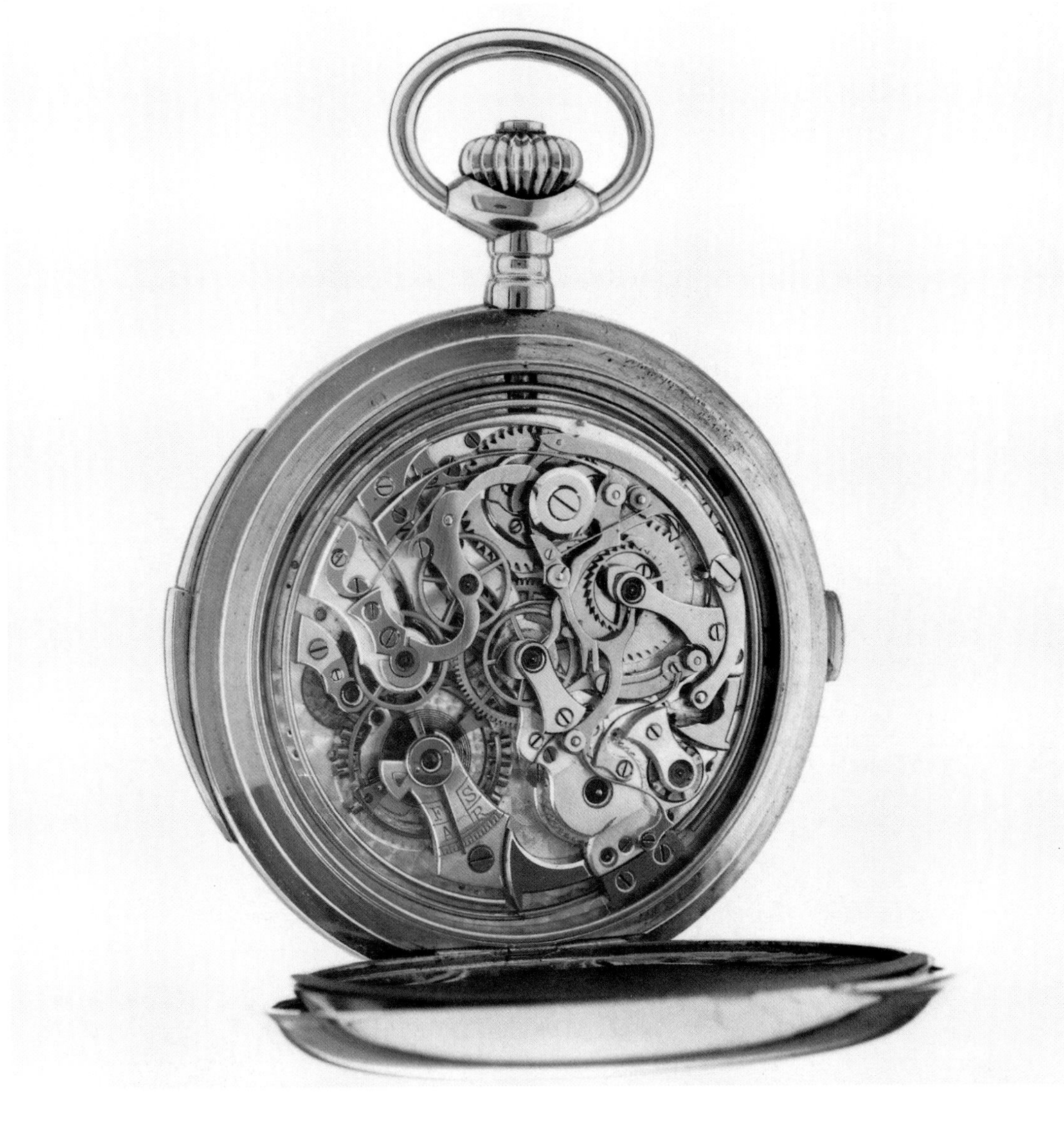

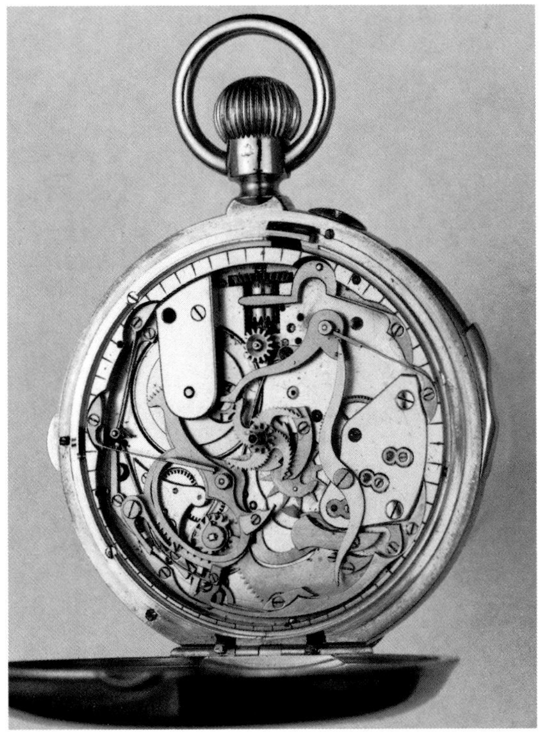

Ansicht unter dem Zifferblatt von Abb. 808/3. Unruh, Anker und Ankerrad unter Decksteinen. Gestrichelte Minutenteilung auf dem äußeren Platinenrand zum Justieren des Schlagwerks. Der gesamte Schlagwerkmechanismus mit Stunden- und Minutenstaffel ist hier sichtbar. Interne Werk-Nr. 12375.

808/3–4 Goldsavonnette mit Minutenrepetition und Chronograph, Westschweiz, um 1880. Signiert: L. Audemars, Brassus. Guillochiertes Goldgehäuse mit seitlichem Schieber in der Wandung für die Schlagwerkauslösung. Über der ›XII‹ Drücker für den Chronographen. Weißes Emailzifferblatt mit römischen Zahlen und unten kleiner Sekunde. Gebläute (Doppel-)Birnenform-Zeiger. Vergoldetes Platinenwerk mit sichtbar angeordnetem frühen Chronographenmechanismus. Alle Hebel mattiert und angliert. Zweiteiliges Schaltrad. Kompensationsunruh mit Goldschrauben und Breguet-Spirale. Ankerhemmung. ∅ = 54.

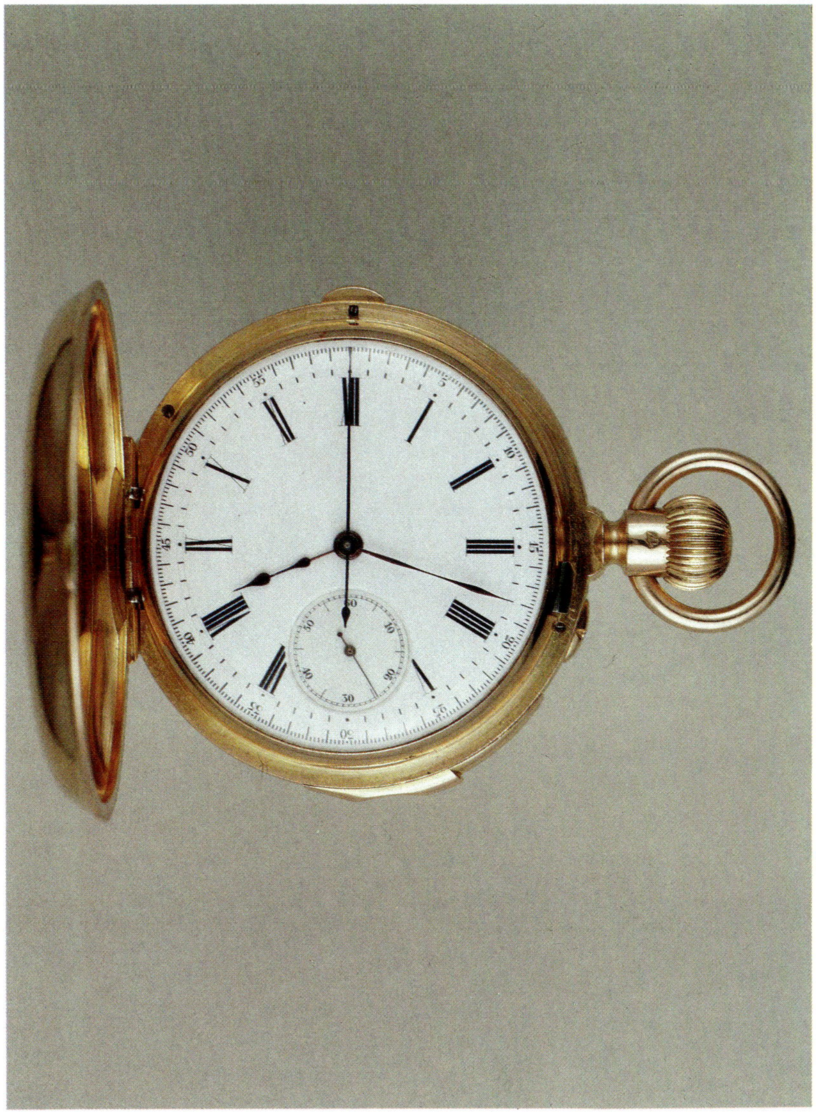

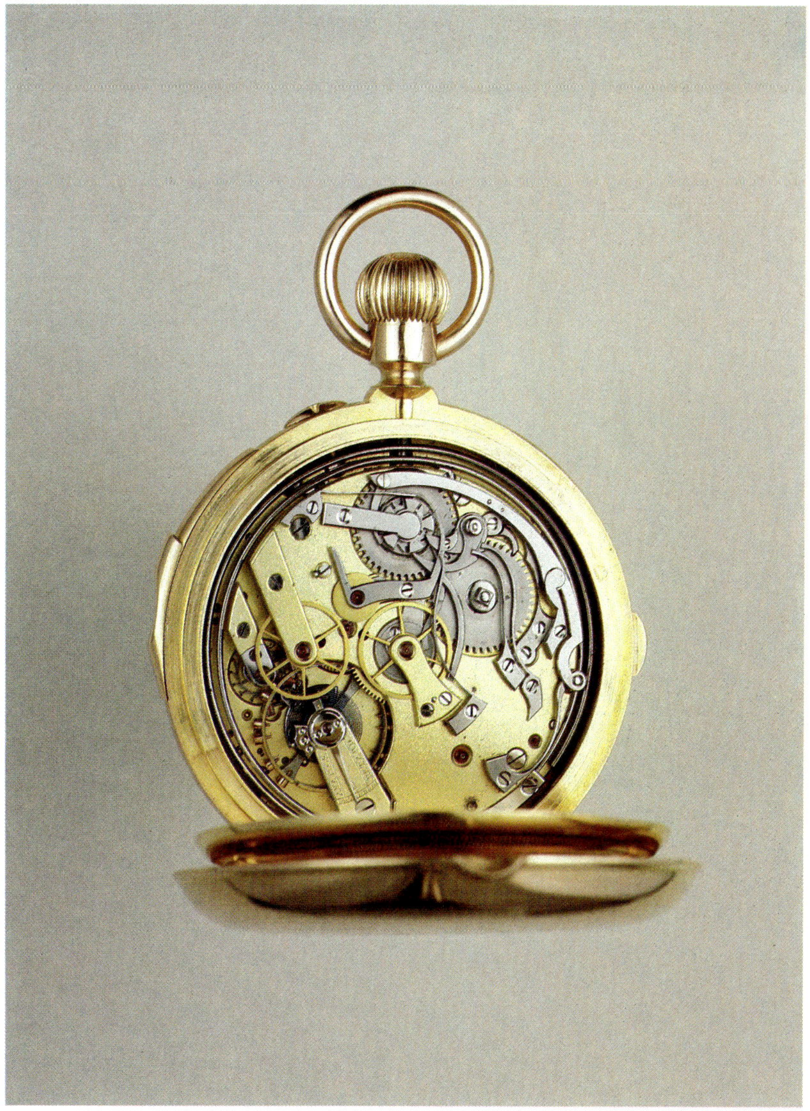

808/5–6 Goldsavonnette mit Minutenrepetition und Chronograph, Schweiz, um 1900. Signiert: Borel fils & Cie. Guillochiertes Goldgehäuse mit seitlichem Schieber in Wandung für die Schlagwerkauslösung. Drücker bei der ›2‹ für den Chronographen. Weißes Emailzifferblatt mit arabischen Zahlen und unten kleiner Sekunde. Äußere Skala in $\frac{1}{5}$-Sekundenteilung für den Chronographen. Vergoldetes Werk mit sichtbar angeordneten Chronographenhebeln. Rechts unten Fliehkraftregulator nach dem Prinzip Barbezart-Baillot. Schlagwerk auf zwei Tonfedern. Kompensationsunruh mit Goldschrauben und Breguet-Spirale. Ankerhemmung. ∅ = 52.

808/7–8 Goldsavonnette mit Minutenrepetition und Chronograph, Schweiz, um 1890. Glattes Goldgehäuse mit seitlichem Schieber für die Schlagwerkauslösung und Drücker über der ›XII‹ für den Chronographen. Weißes Emailzifferblatt mit römischen Zahlen und unten kleiner Sekunde. Äußere Skala in $\frac{1}{5}$-Sekundenteilung für den Chronographen. Gebläute Stahlzeiger in Birnenform. Vergoldetes Brückenwerk mit sichtbar angeordnetem Chronographenmechanismus. Schlagwerk auf vier Tonfedern (Westminsterschlag). Auf der Platine bezeichnet: Brevete 11948. Große Kompensationsunruh mit Goldschrauben und Breguet-Spirale. Ankerhemmung. ∅ = 54.

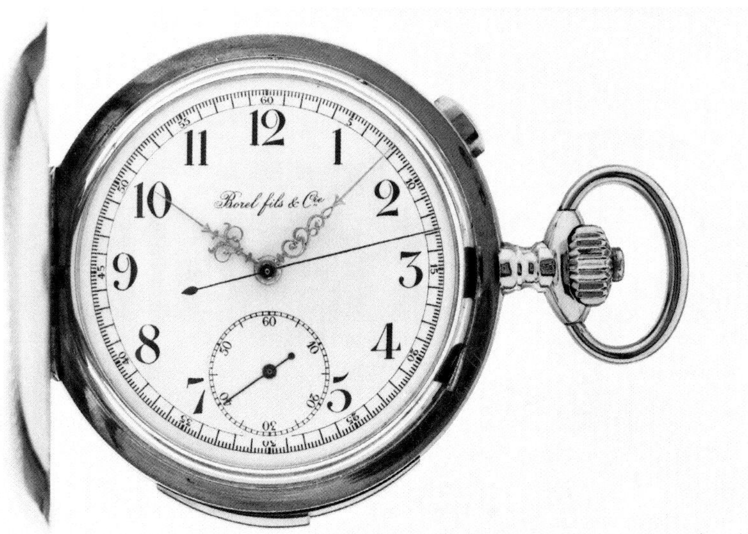

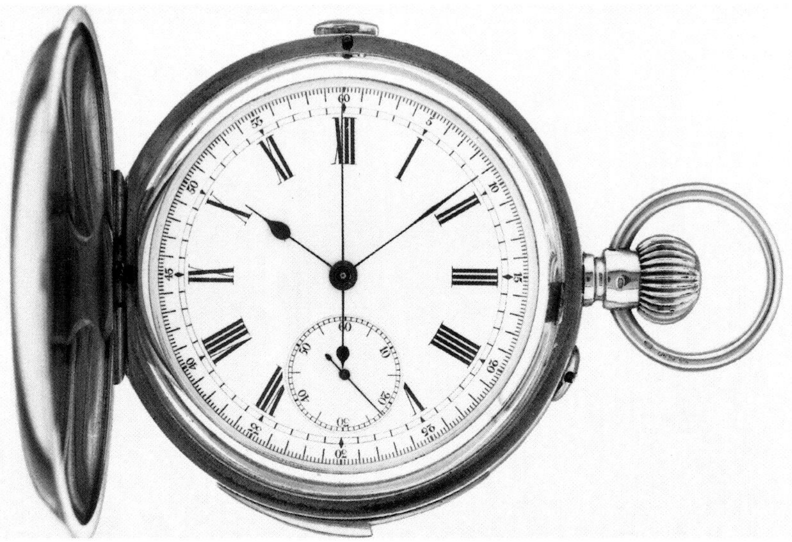

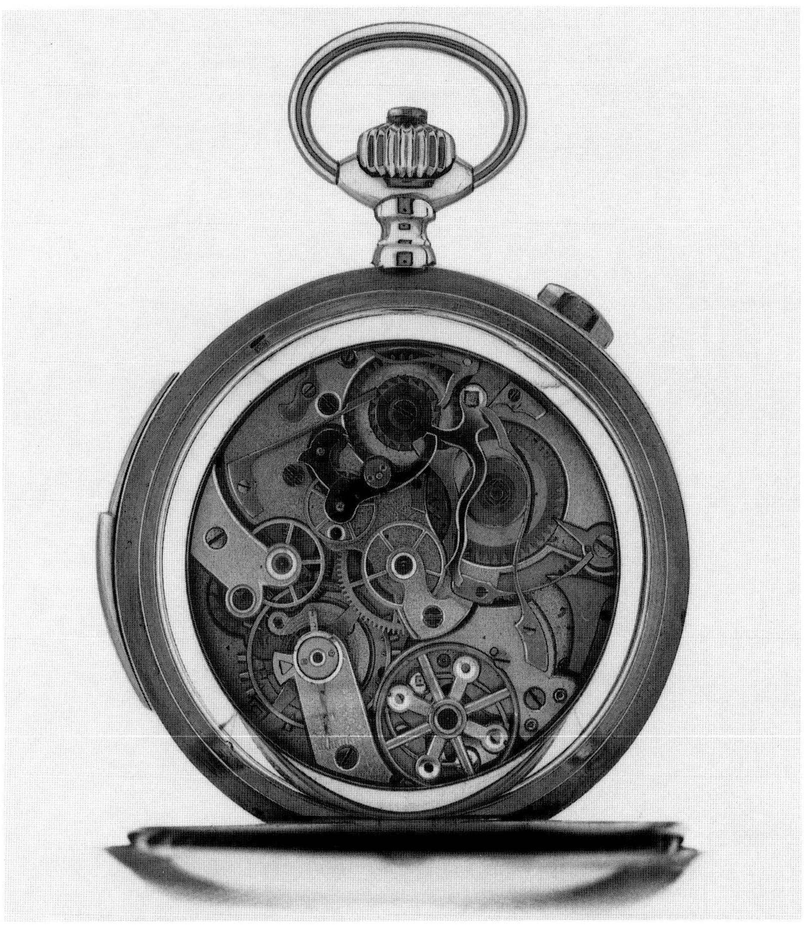

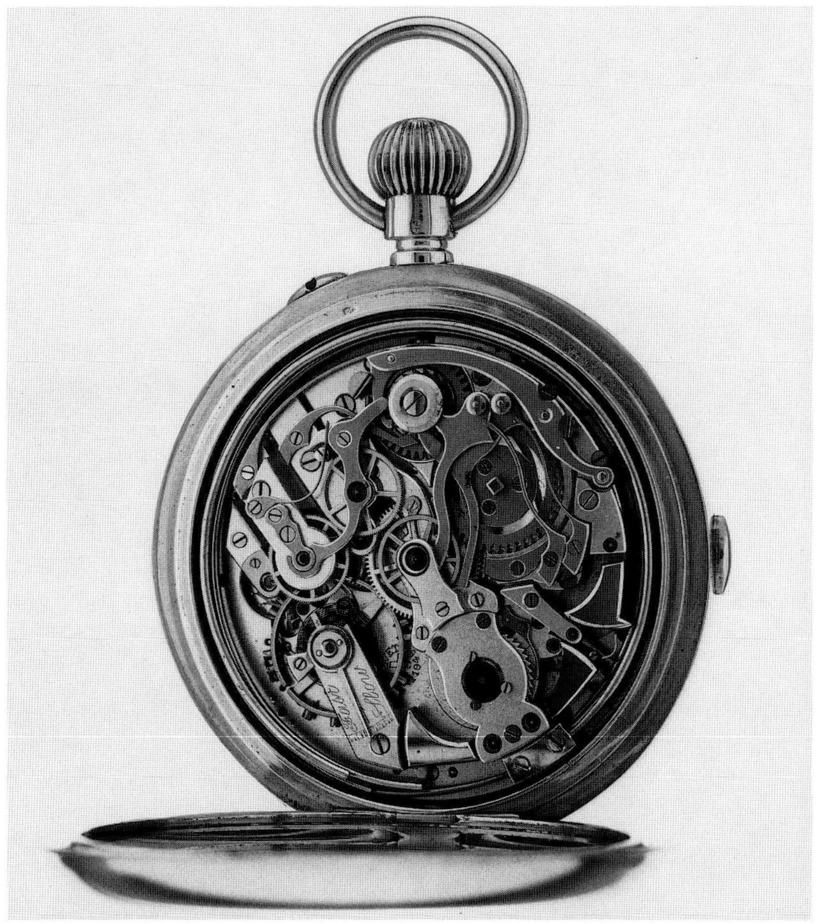

808/9–10 Goldsavonnette mit Minutenrepetition und Chronograph-Rattrapante. Westschweiz, um 1880. Signiert: Jules Jürgensen, Copenhagen. Glattes Goldgehäuse mit seitlichem Schieber in der Wandung für die Schlagwerkauslösung. Bei ›XII‹ und ›II‹ je einen Drücker für den Chronographen. Weißes Emailzifferblatt mit römischen Zahlen und oben Minutenzähler 1–60; unten kleine Sekunde. Äußere Skala in roter $1/5$-Sekundenteilung für den Chronographenzeiger. Feine gebläute Lochform-Stahlzeiger. Neusilber-Brückenwerk mit sichtbar angeordnetem Chronographenmechanismus. Polierte und anglierte Stahlhebel. Ein Teil des Chronographenmechanismus – z. B. die Doppelzeigerzange – befindet sich unter dem Zifferblatt. Schlagwerk auf zwei Tonfedern. Anker und Ankerrad unter Golddeckplättchen. Kompensationsunruh mit Goldschrauben und Breguet-Spirale. Ankerhemmung.

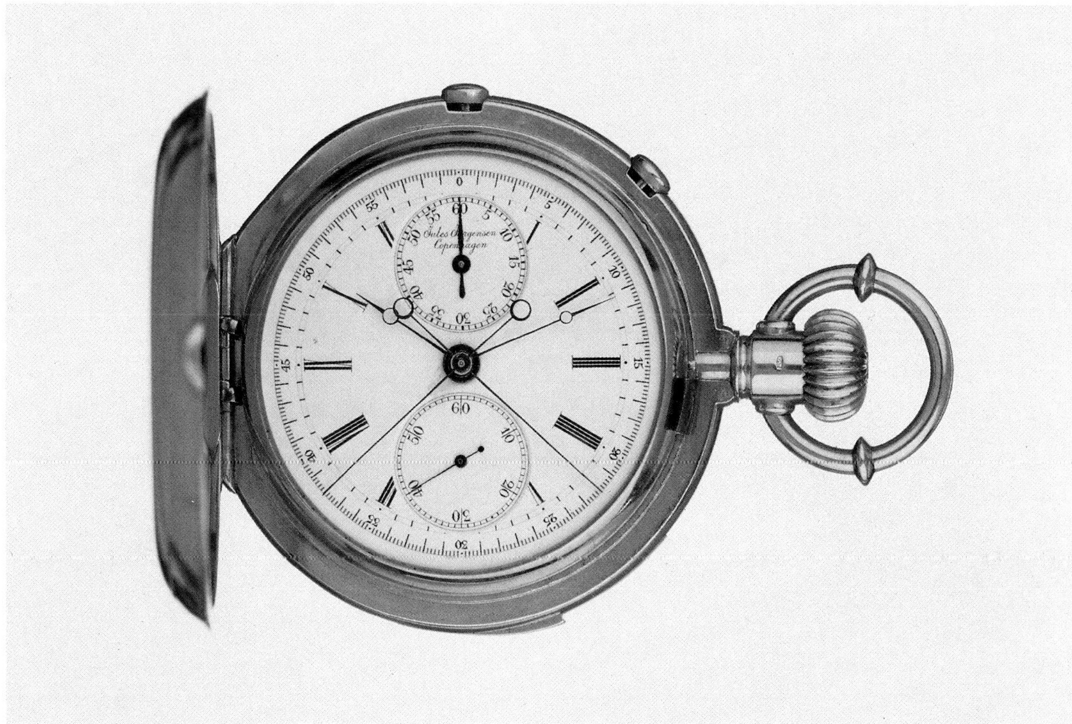

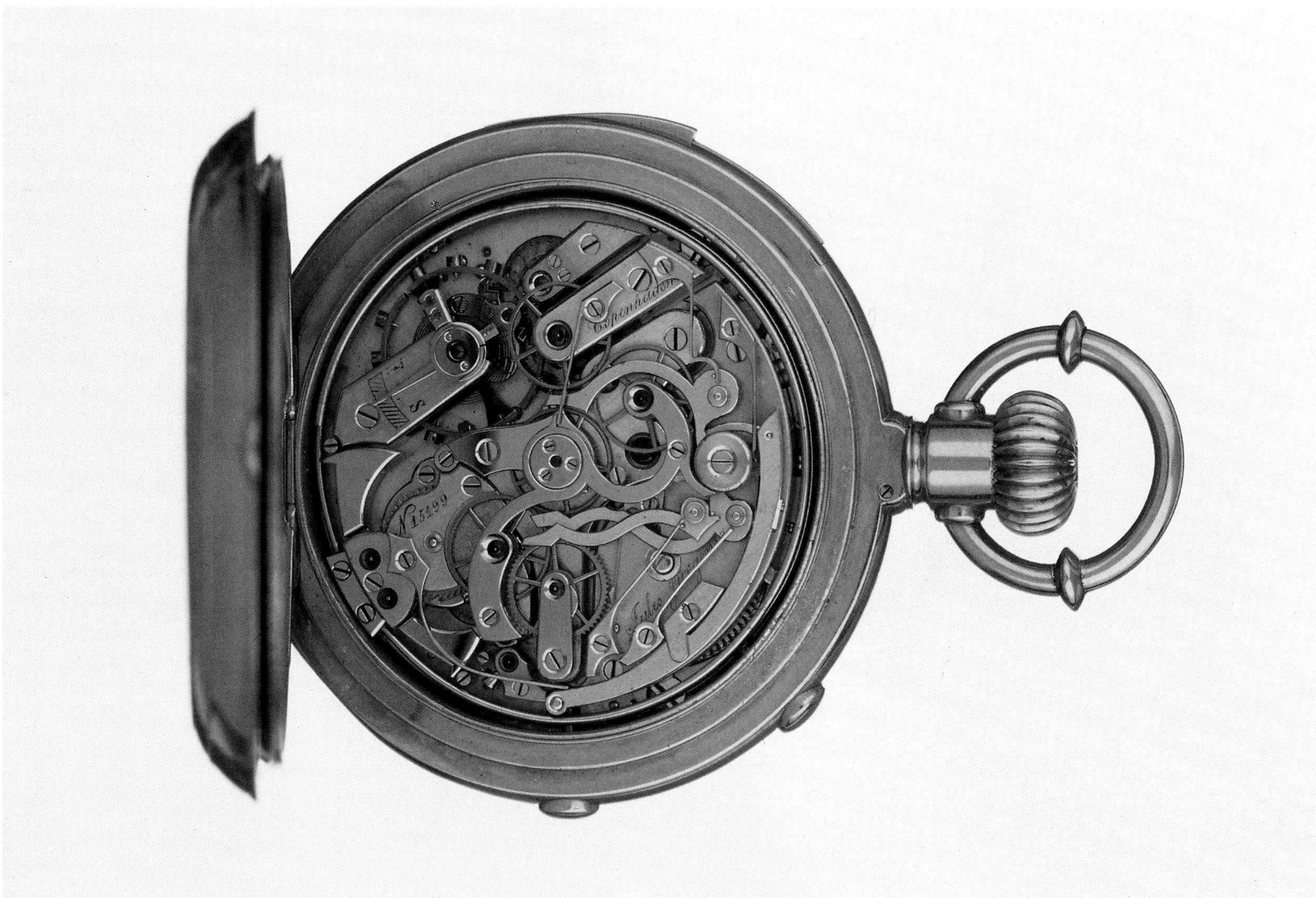

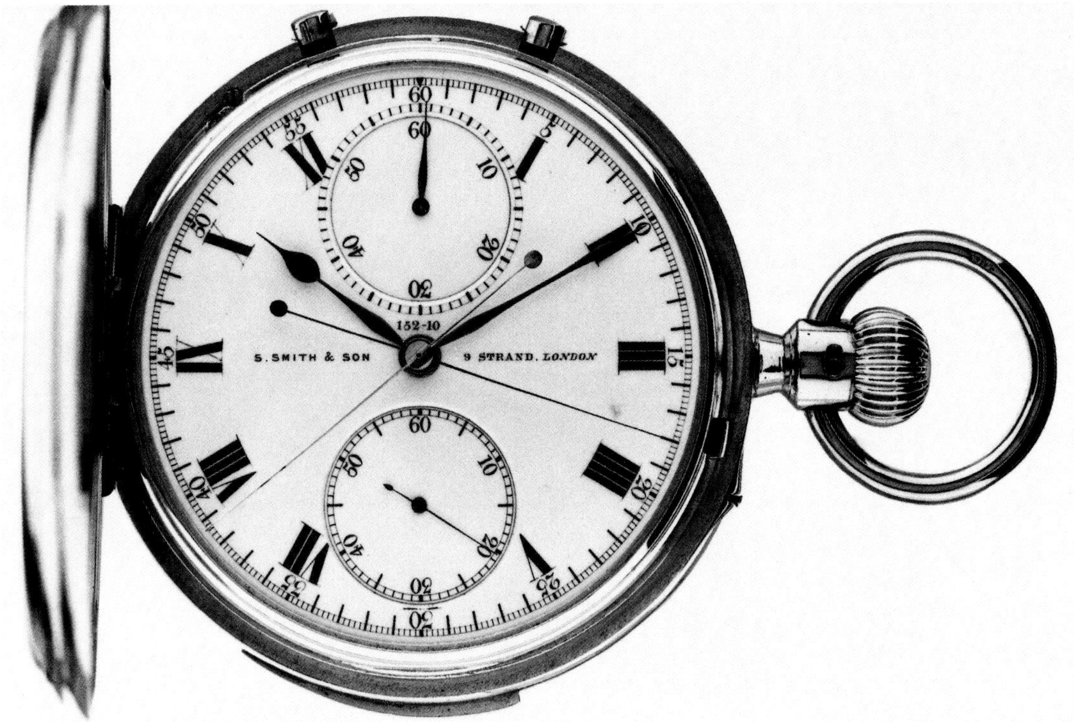

808/11–13 Goldtaschenuhr mit Minutenrepetition und Chronograph-Rattrapante, englisch, um 1890. Signiert: S. Smith & Son, 9. Strand, London. Glattes Goldgehäuse mit seitlichem Schieber in der Wandung für die Schlagwerkauslösung. Bei ›XI‹ und ›I‹ je ein Drücker für die beiden Chronographenzeiger. Weißes Emailzifferblatt mit römischen Zahlen und oben 60-Minutenzähler; unten kleine Sekunde. Äußere Skala in $^1/_5$-Sekundenteilung für die Chronographenzeiger. Chrono-Zeiger in Gold, Rattrapante-Zeiger gebläut. Abb. 808/12 zeigt die Ansicht unter dem Zifferblatt mit dem Schlagwerkmechanismus. Oben ist der Wippenaufzug erkennbar. Der Drücker links oben betätigt die Schaltklinke und das Schaltrad für die Doppelzeigerzange. Im Zentrum ist das Doppelzeigerrad – unter einer Brücke – erkennbar. Seitlich rechts die geschraubten Chatons für das Gehwerk. Abb. 808/13 zeigt das vergoldete Werk mit sichtbar angeordnetem Chronographenmechanismus. Geschliffene und anglierte Stahlhebel. Auf der Platine bezeichnet: Watchmakers to the Admeralty. Nr. 152–10. Große Kompensationsunruh mit Goldschrauben und Breguet-Spirale. Spitzzahn-Ankerhemmung. Ø = 58.

808/11 △

808/12 ▽

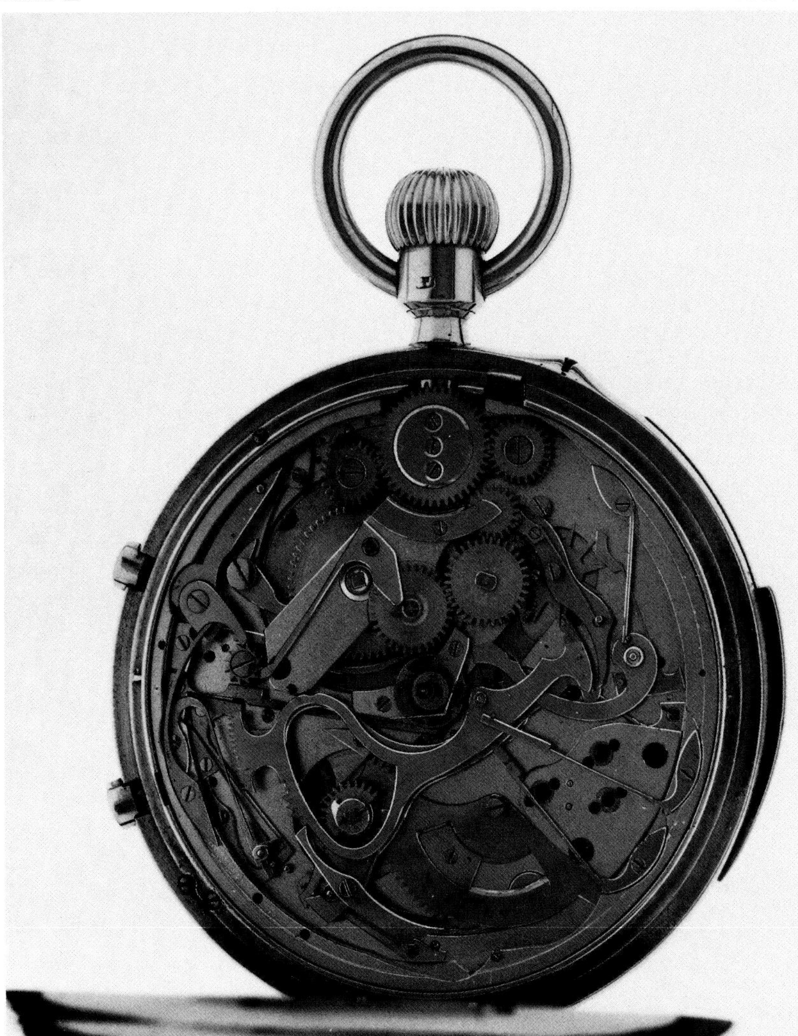

808/13 ▽

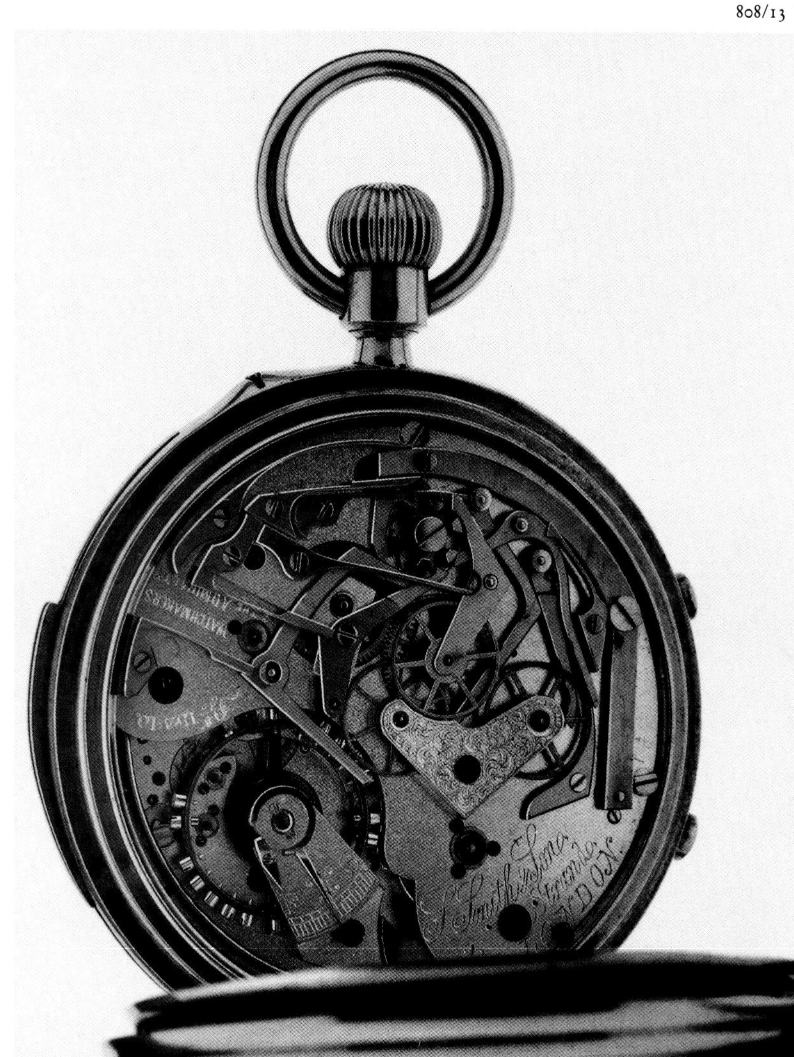

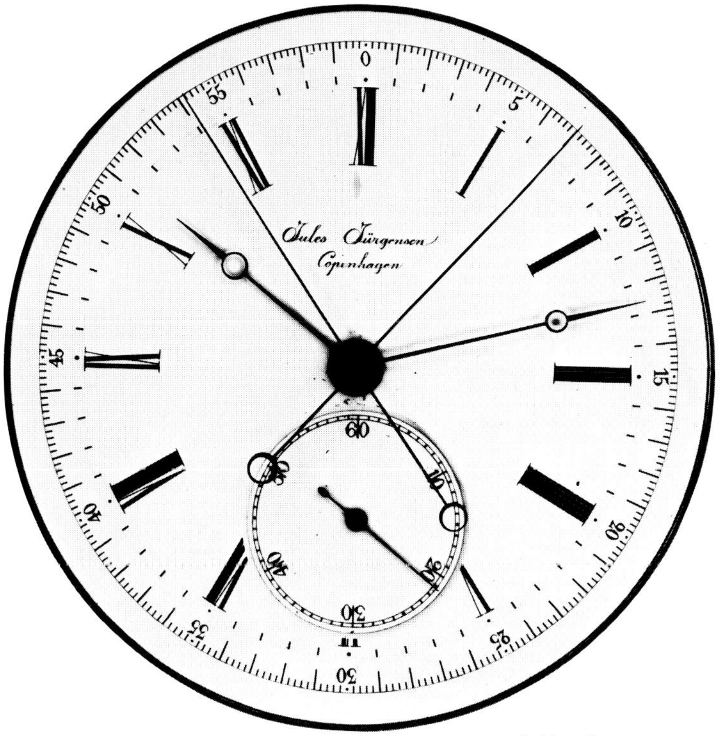

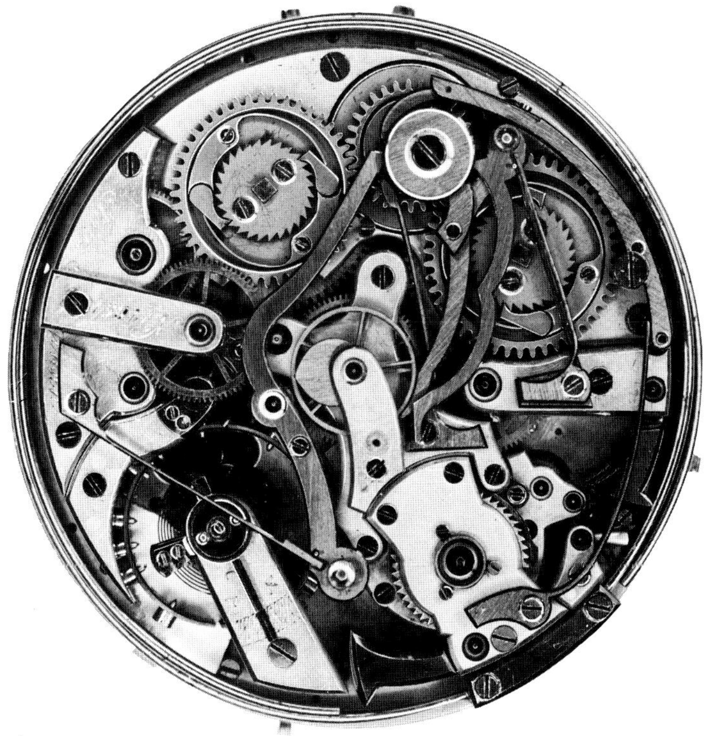

808/14 △ 808/15 △ 808/16 ▽

808/14–16 Taschenuhrwerk »Grande complication« mit Minutenrepetition und Doppel-Chronograph, Kopenhagen, um 1880. Signiert: Jules Jürgensen Copenhagen. Weißes Emailzifferblatt mit kleiner (normaler) Sekunde und 4 feinen Stahlzeigern aus der Mitte, zwei für den Chronographen und je einen für Minuten und Stunden. Neusilber-Werk mit Feinschliff und einzelnen Räderbrücken. Das unabhängig »springende« Sekundenwerk und das Gehwerk können getrennt aufgezogen werden. Die Gesperre liegen innerhalb der Aufzugsräder. Das Werk hat 3 Drücker. Es kann als springende Sekunde, als einfacher und als doppelter Chronograph geschaltet werden. Der zweite große Sekundenzeiger kann nicht nachspringen. Es können aber beide Sekundenzeiger einzeln gestoppt werden und in dieser Stellung auch gemeinsam weiterlaufen, z. B. in der Stellung wie dies Abb. 808/15 zeigt: Der Chronographenmechanismus liegt auf der Räderwerkseite. Mit einem Schieber wird das Schlagwerk aufgezogen. Abb. 808/16 zeigt die Sicht unter das Zifferblatt. Das Schaltrad für den Chronographen befindet sich rechts bei der ›II‹ und ist von dem Übertragungsrad = Minutenrad halb verdeckt. Zusätzlich ist ein Drehsinnumkehrungsrad = Wechselrad zum Viertelrohr, das lose auf einer Welle läuft, angeordnet. Das Zeigerstellrad – links oben – greift direkt in das Viertelrohr. Der Schlagwerkmechanismus befindet sich hauptsächlich seitlich links unten; deutlich erkennbar der Minutenrechen mit 14-zähnigem Segment für den Minutenschlag.

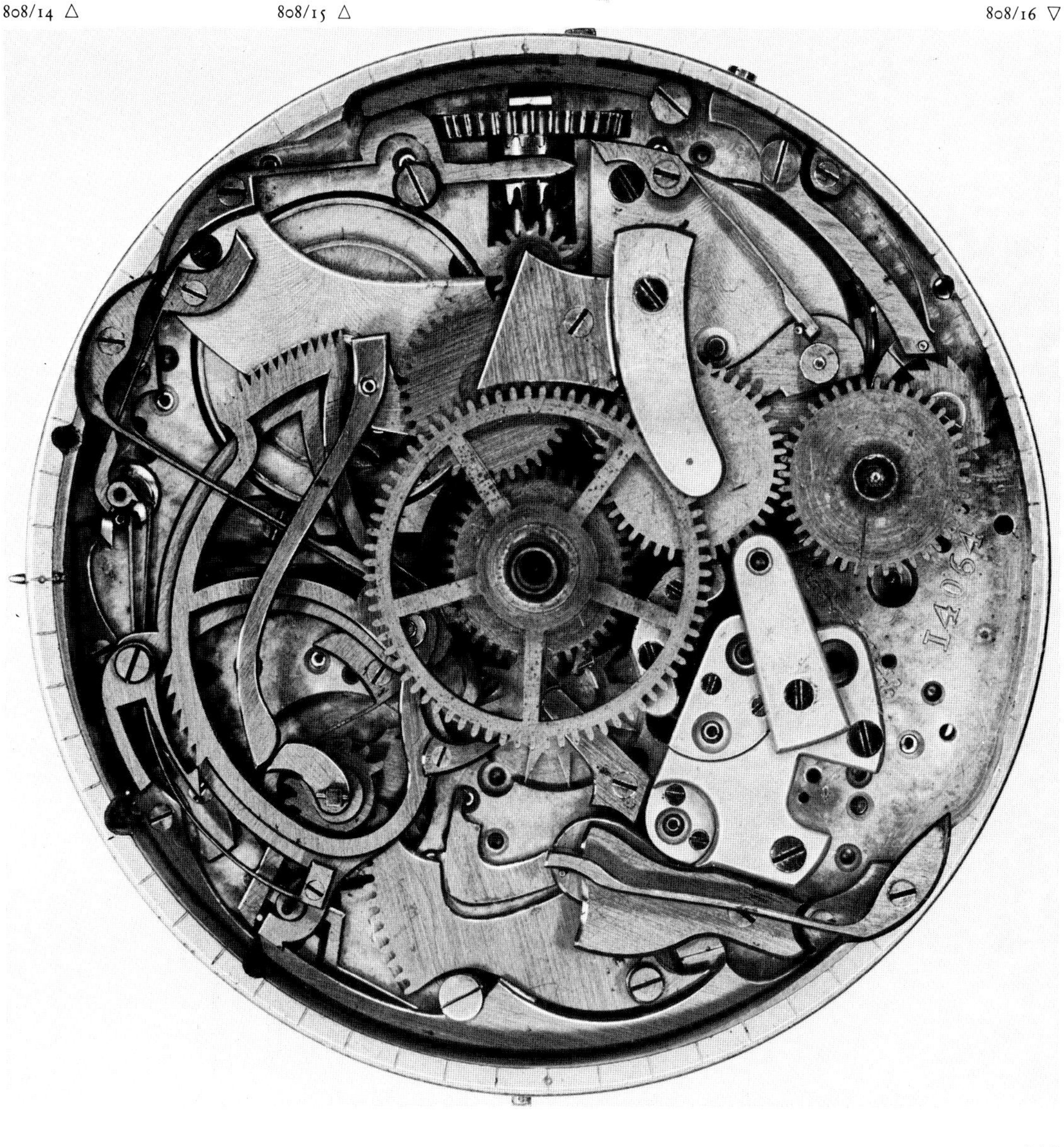

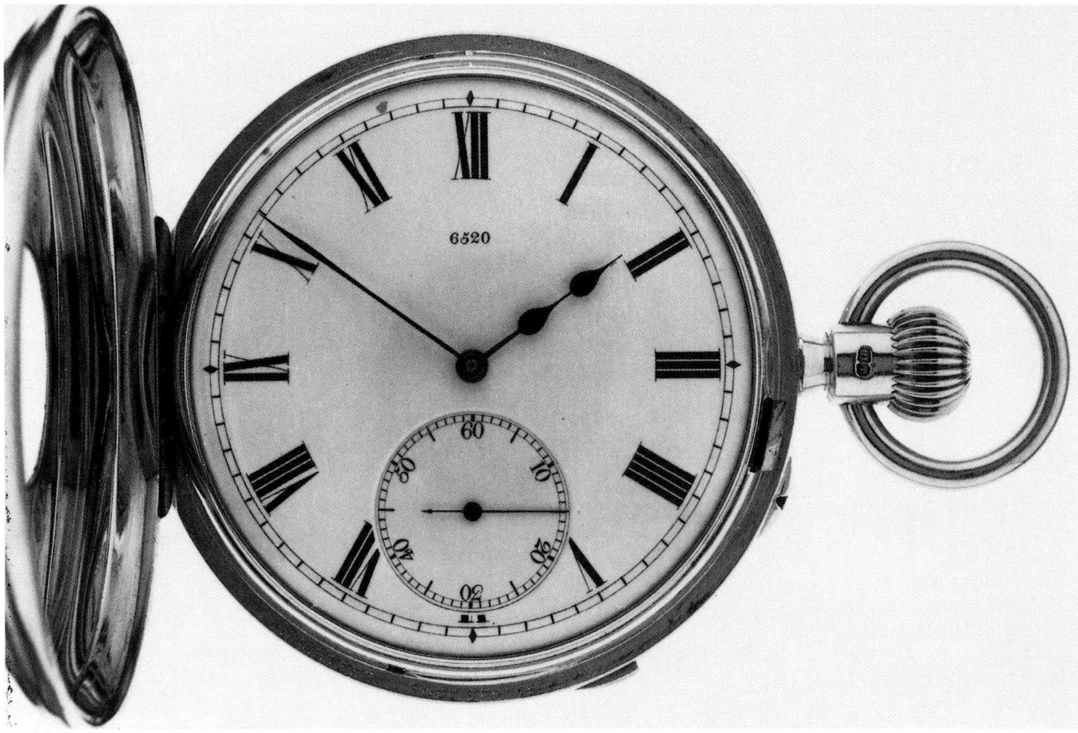

808/17 △

808/18 ▽

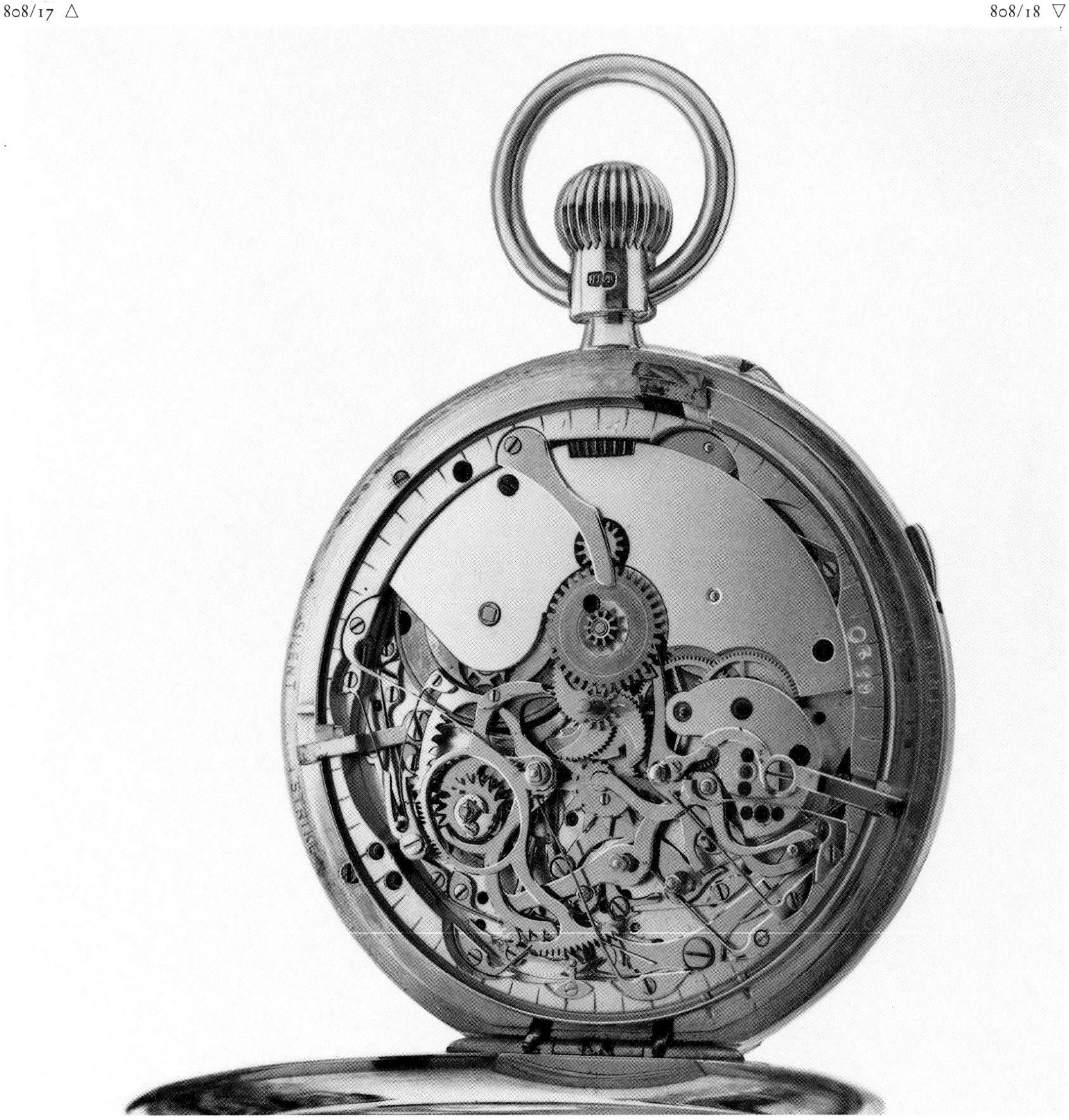

Taschenuhren mit Selbstschlag
Abb. 808/17–808/30

808/17–19 Gold-Halbsavonnette mit Selbstschlag und Minutenrepetition, englisch, um 1880. Signiert: Army & Navy, Co-operative Society Ld., 105. Victoria Street, London, S. W., Nr. 6520. Glattes Goldgehäuse mit seitlichem kleinen Schieber für die manuelle Schlagwerkauslösung. Weißes Emailzifferblatt mit römischen Zahlen und unten kleiner Sekunde. Gebläute Stahlzeiger in Doppelbirnenform. Bei der ›XII‹ unter dem Glasrand kleiner Schieber für die Stellungen SILENT & STRIKE und unten bei der ›VI‹ der Hebel

808/19 ▽

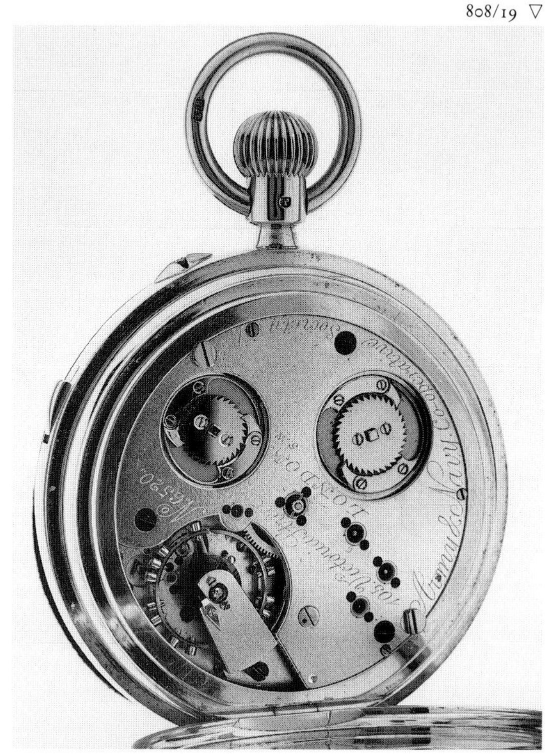

für QUARTERS und FULL STRIKE. 808/18 zeigt die Sicht unter das Zifferblatt mit dem vollständigen ›Selbstschlagmechanismus‹ bei abgenommenem Stundenrad. Seitlich links das Schlagwerkzentrumrad, umgeben von Viertel- und Minutenrechen. Im Zentrum und etwas darunter sind die Minutenstaffel, Viertelstaffel und Stundenstaffel erkennbar. Beim selbsttätigen Auslösen schlägt nur der Stunden- und Viertelschlag. Der Minutenrechen tritt nur bei manuellem Auslösen (Repetieren) in Tätigkeit. In der Stellung QUARTERS ertönt nur der Viertelschlag und zur vollen Stunde der Stundenschlag. In Stellung FULL STRIKE ertönt zu jedem Viertelschlag auch der Stundenschlag. In Abb. 808/19 ist die Werkansicht mit (Vollplatine) Doppelaufzugsgesperren zu sehen. Alle Räder in geschraubten Chatons. Große Kompensationsunruh mit Goldschrauben und freischwingender Breguet-Spirale. Spitzzahn-Ankerhemmung.

808/20

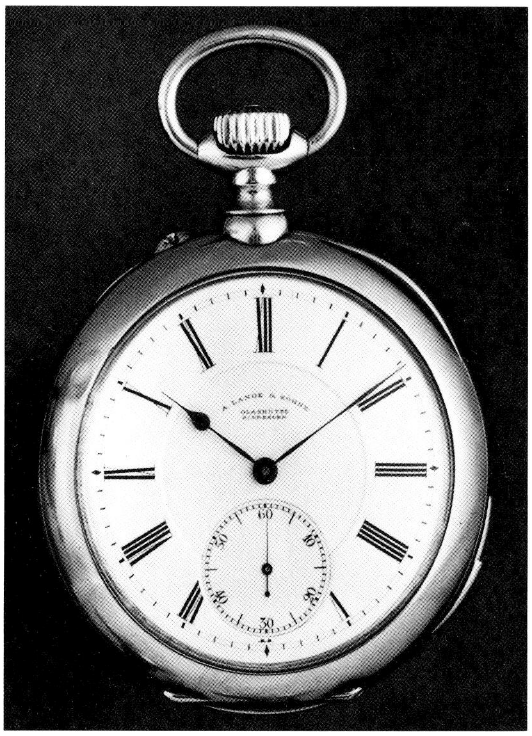

808/20–22 Goldtaschenuhr mit Selbstschlag und Viertelrepetition, deutsch, um 1904. Signiert: A. Lange & Söhne, Glashütte bei Dresden. Glattes Goldgehäuse mit kleinem seitlichen Schieber in der Wandung für die Schlagwerkauslösung, à-goutte-Schlüssen und fünfteiligem Scharnier. Umstellhebel für »grande und petite sonnerie« unter der Lunette. Abb. 808/21 zeigt die Sicht unter das Zifferblatt mit dem vollständigen Schlagwerkmechanismus. Stunden- und Viertelstaffel sind in der Werkmitte erkennbar. Beim Repetierenlassen wird das selbsttätige Schlagwerk ausgelöst. Schlag auf zwei Tonfedern. Emailzifferblatt mit römischen Zahlen und unten vertiefter kleiner Sekunde. Gebläute Stahlzeiger in Birnenform. Neusilber-Platinenwerk mit Doppelaufzug und geschraubten Goldchatons. Gravierter Unruhkloben mit Schwanenhalsfeinregulierung und Diamantdeckstein. Kompensationsunruh mit Goldschrauben und Breguet-Spirale. Ankerhemmung. ∅ = 55.

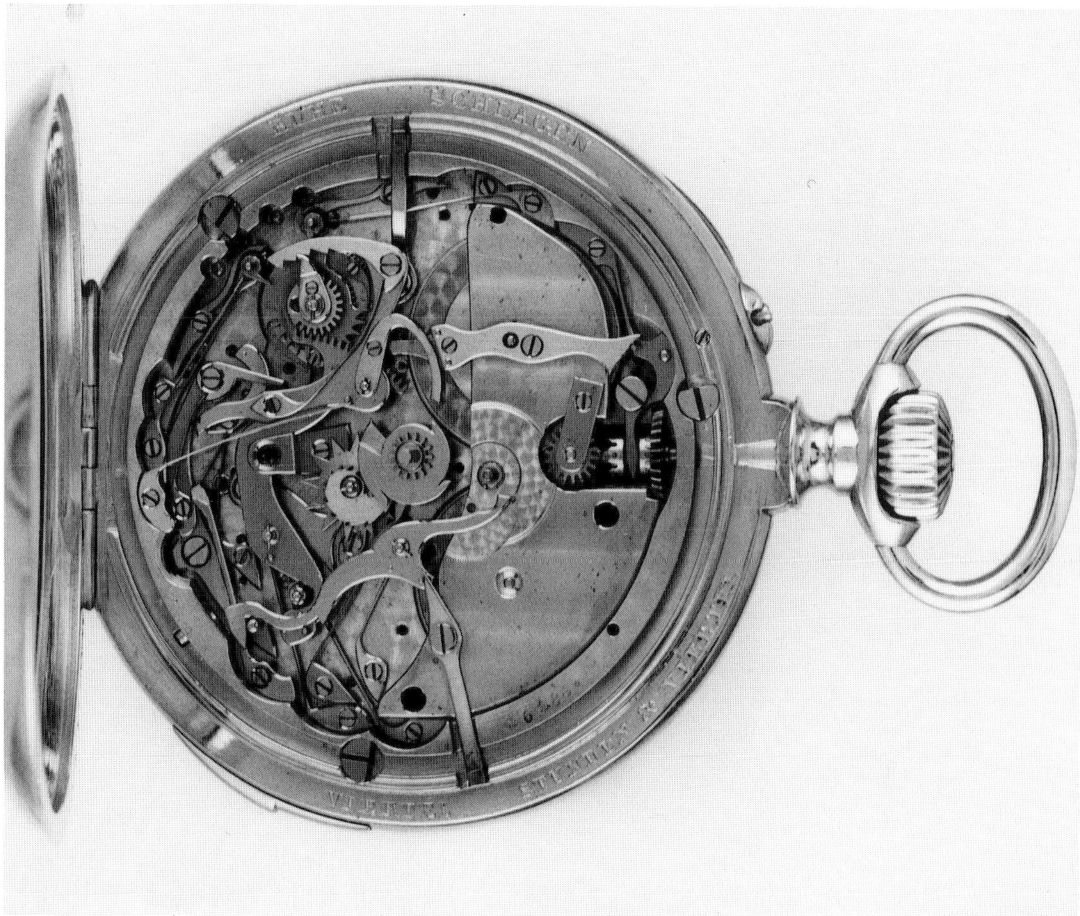

808/21 △

808/22 ▽

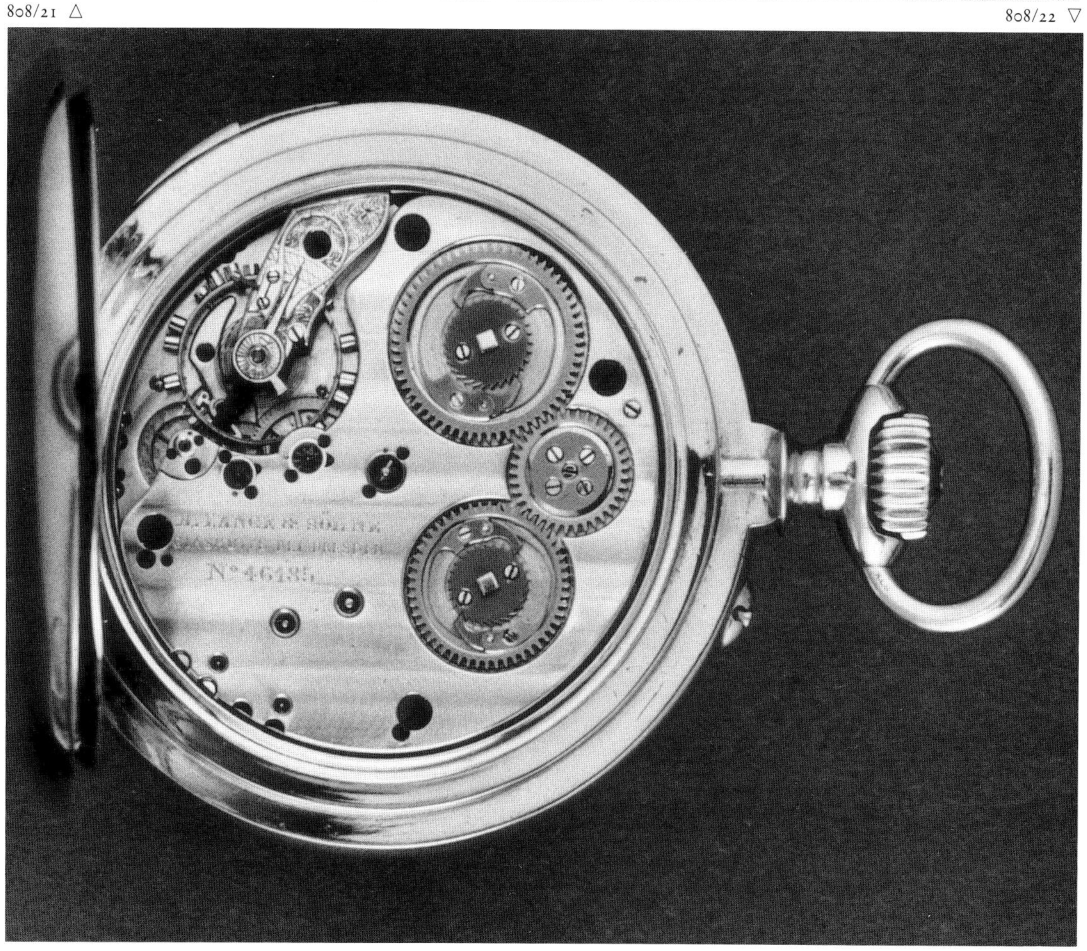

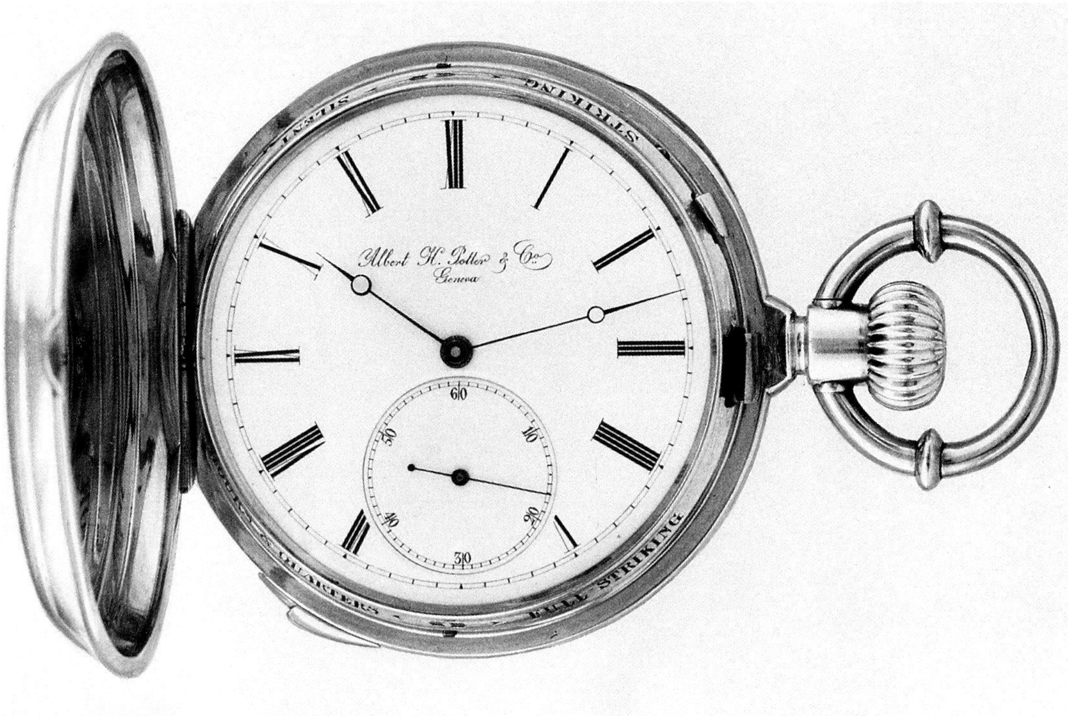

808/23–24 Goldsavonnette mit Selbstschlag und Minutenrepetition, Genf, um 1892. Signiert: Albert H. Potter & Co., Genève. Glattes Goldgehäuse mit kleinem Schieber für die Repetition und à-goutte-Schlüssen. Bei der ›XII‹ Hebel für die Stellungen SILENT und STRIKING und bei der ›VI‹ QUARTERS und FULL STRIKING. Weißes Emailzifferblatt mit römischen Zahlen und unten kleiner Sekunde. Gebläute Lochform-Zeiger. Lapediertes Neusilberwerk mit Doppelaufzug unter Glasschutz. Räder- und Schlagwerk teilweise in geschraubten Chatons. Gesperr für das Gehwerk links, für das Schlagwerk rechts. Beim Repetierenlassen werden auch die Minuten geschlagen. Schlagwerk auf zwei Tonfedern (Grande und petite Sonnerie). Große Kompensationsunruh mit Goldschrauben und Breguet-Spirale. Ankerhemmung. ∅ = 52.

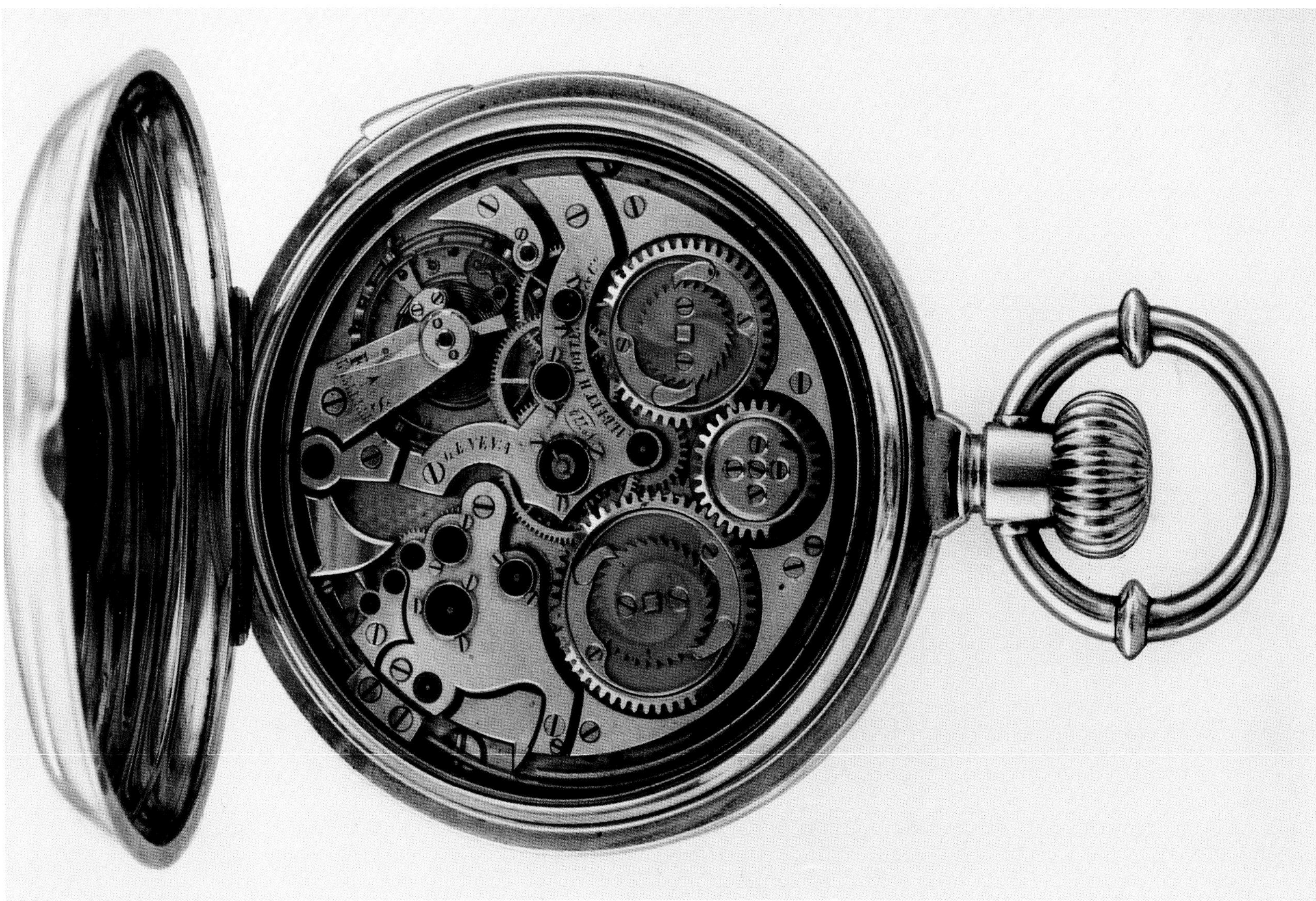

808/25–27 Goldsavonnette »Grande complication« mit Selbstschlag (nur Grande Sonnerie) durch 3 Hämmer auf 3 Tonfedern. Le Locle, um 1885. Signiert: Ulysse Nardin, Le Locle. Nr. 2148. Glattes Gehäuse mit seitlichem Drücker, der den Stundenschlag zu beliebiger Zeit auslösen kann und so eine Art Repetition darstellt. Weißes Emailzifferblatt mit feinen Stahlzeigern und kleiner Sekunde. Vergoldetes Präzisionswerk mit aufwendigem Aufzugssystem. Mit dem zentralen Aufzugsrad (Kronenrad) steht ein kleines Zahnrad auf einer Wippe im Eingriff. Dieses schwenkt beim wechselseitigen Aufziehen mit der Krone einmal nach rechts und einmal nach links und stellt so die Verbindung zu den Sperrädern auf den Federhäusern des Gehwerkes und des Schlagwerkes her. Das Selbstschlagwerk schlägt die Viertelstunden und Stunden entsprechend einer Stellung »Grande Sonnerie«. Eine »Petite Sonnerie« gibt es nicht. Abb. 808/27 zeigt die Zifferblattseite ohne Zifferblatt, Stundenrad und Wechselrad. Deutlich erkennt man die zentrale vierarmige Minutenstaffel. In Zeigerstellung wird mit dem Hebel A das Schlagwerk blockiert. Kompensationsunruh mit Breguet-Spirale und Präzisions-Ankerhemmung.

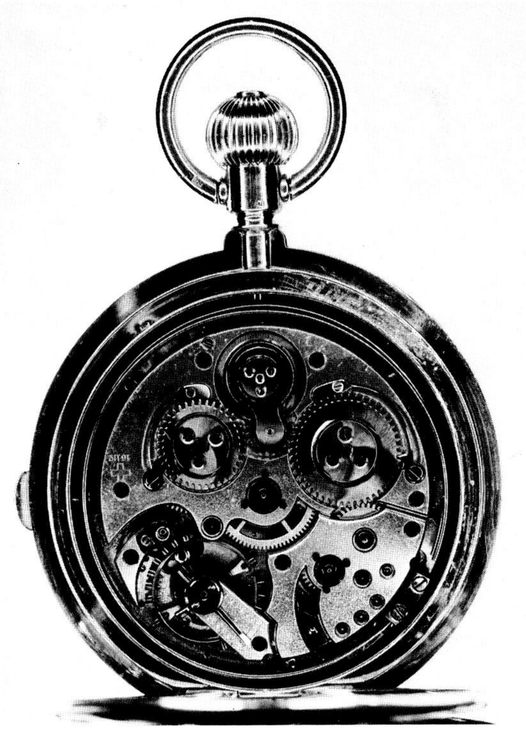

808/25 △

808/27 ▷

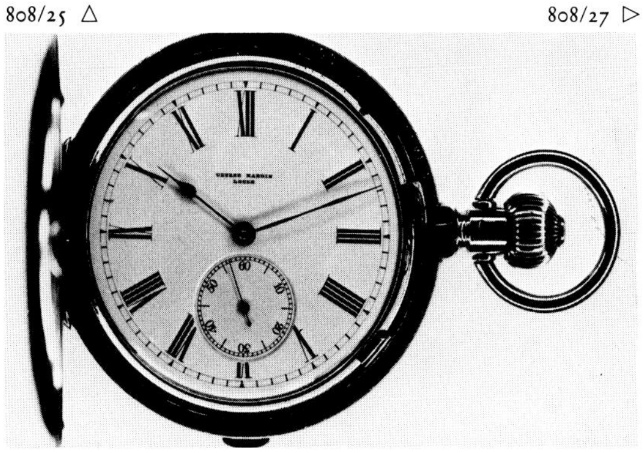

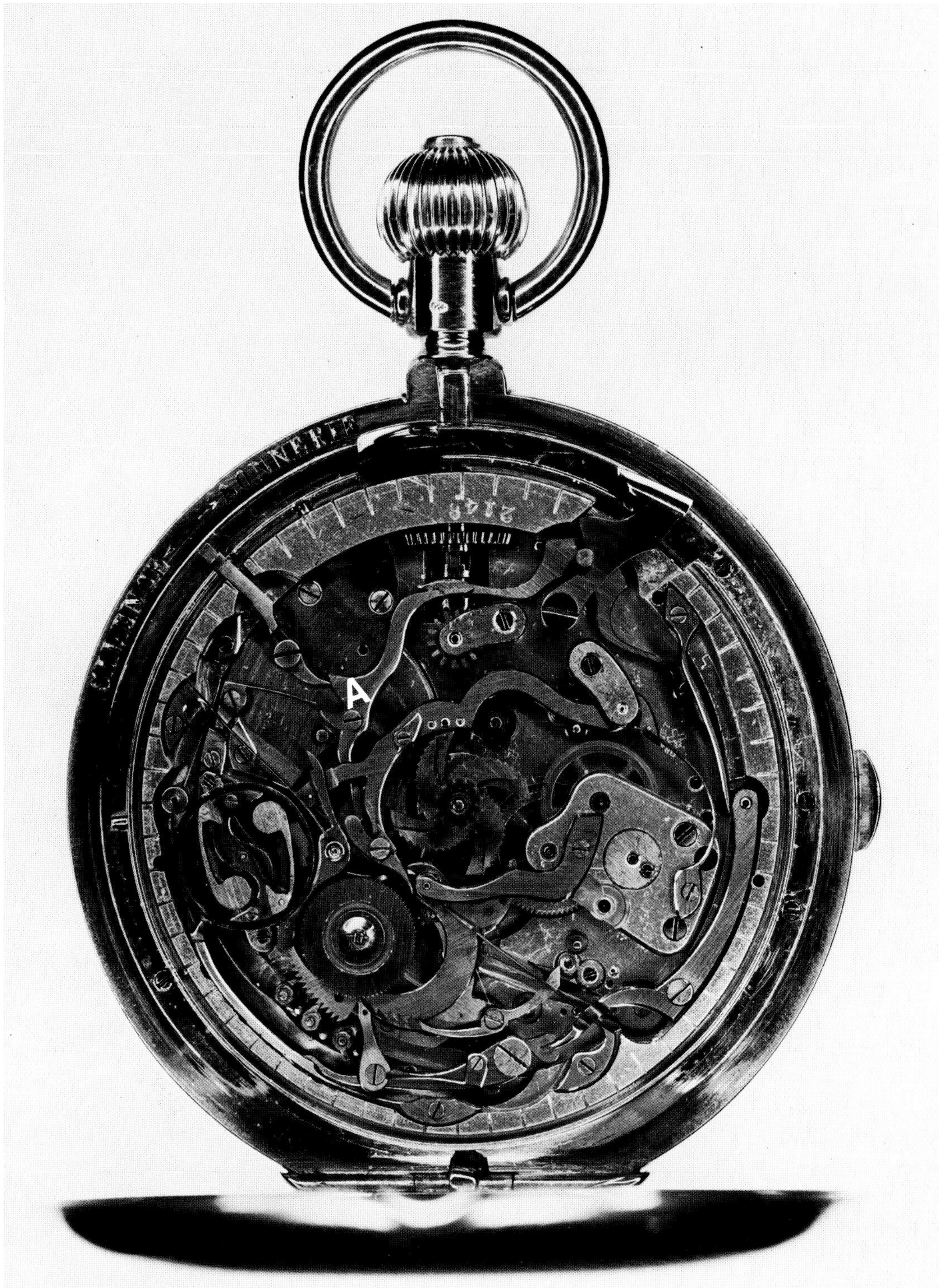

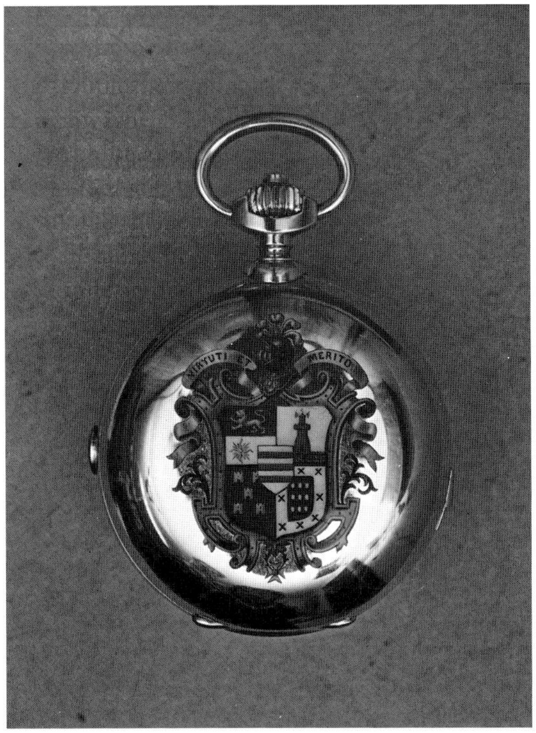

808/28–30 Goldsavonnette »Grande complication« mit Selbstschlag (Grande Sonnerie und Petite Sonnerie), Minutenrepetition und Chronograph, französisch, um 1890. Glattes Gehäuse mit großem, buntemailliertem Wappen auf dem Sprungdeckel; bezeichnet: VIRTUTI ET MERITO . . . Verdienst und Würde. Unter dem Sprungdeckel über der XII kleiner Hebel für »Sonne« (Schlagen) und »Silence« (Still); darüber Drücker für den Chronographen. Unten Hebel mit den Stellungen »P(eti)te Sonnerie« und »G(ran)de Sonnerie«. Darunter kleiner Schieber für das Schlagwerk, wenn es als Repertierwerk benutzt werden soll. Weißes Emailzifferblatt mit kleiner Sekunde und großem Chronographenzeiger aus der Mitte. Versilbertes Werk mit 2 Federhäusern, die durch eine gemeinsame Krone aufgezogen werden; beim Rechtsdrehen der Krone das Schlagwerk und beim Linksdrehen das Gehwerk. Beide Gesperre liegen innerhalb der Aufzugsräder. Der Chronographenmechanismus liegt über den Räderbrücken. Schlagwerk auf 2 Tonfedern. Kompensationsunruhe mit Breguet-Spirale und Präzisions-Ankerhemmung. ∅ = 65.

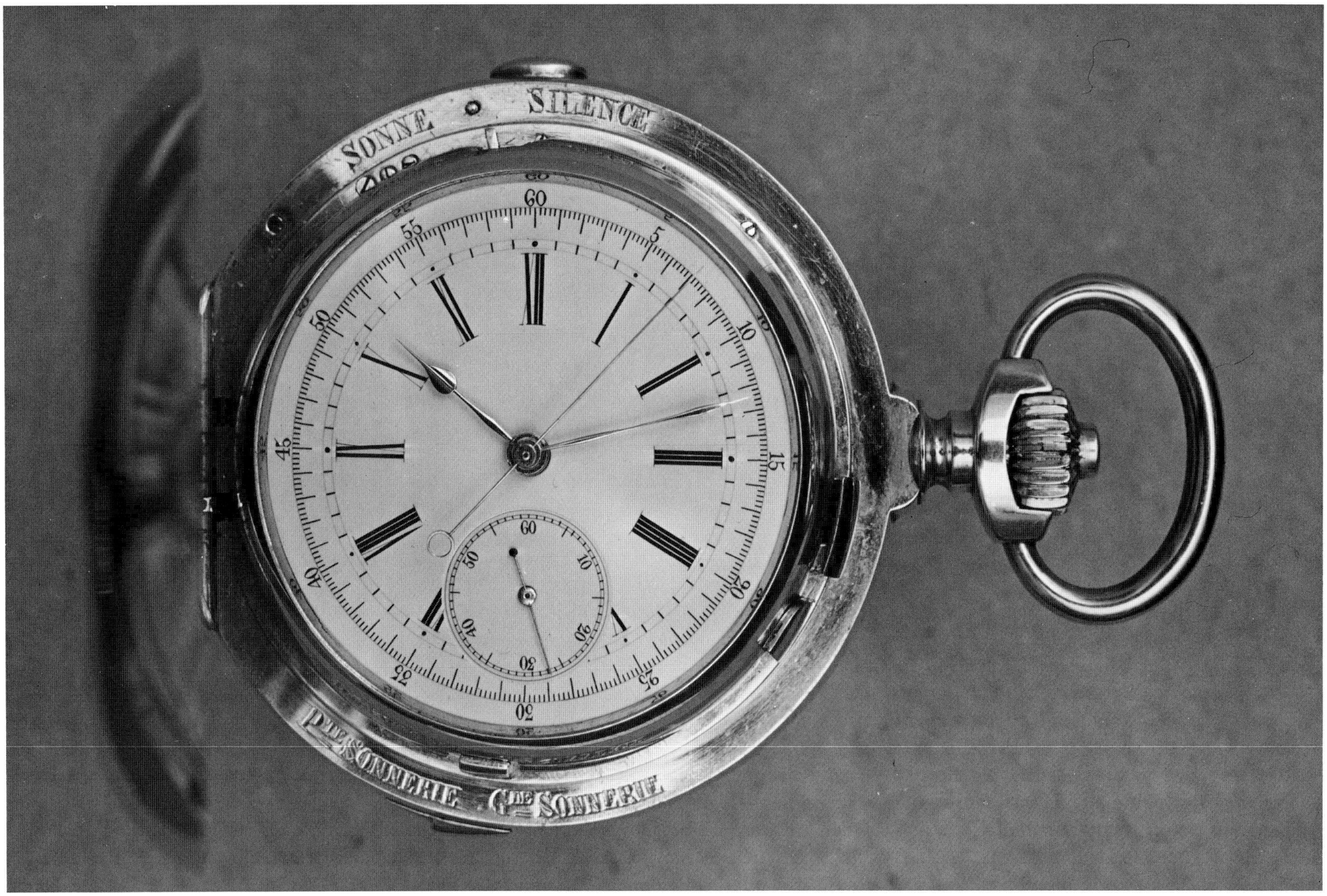

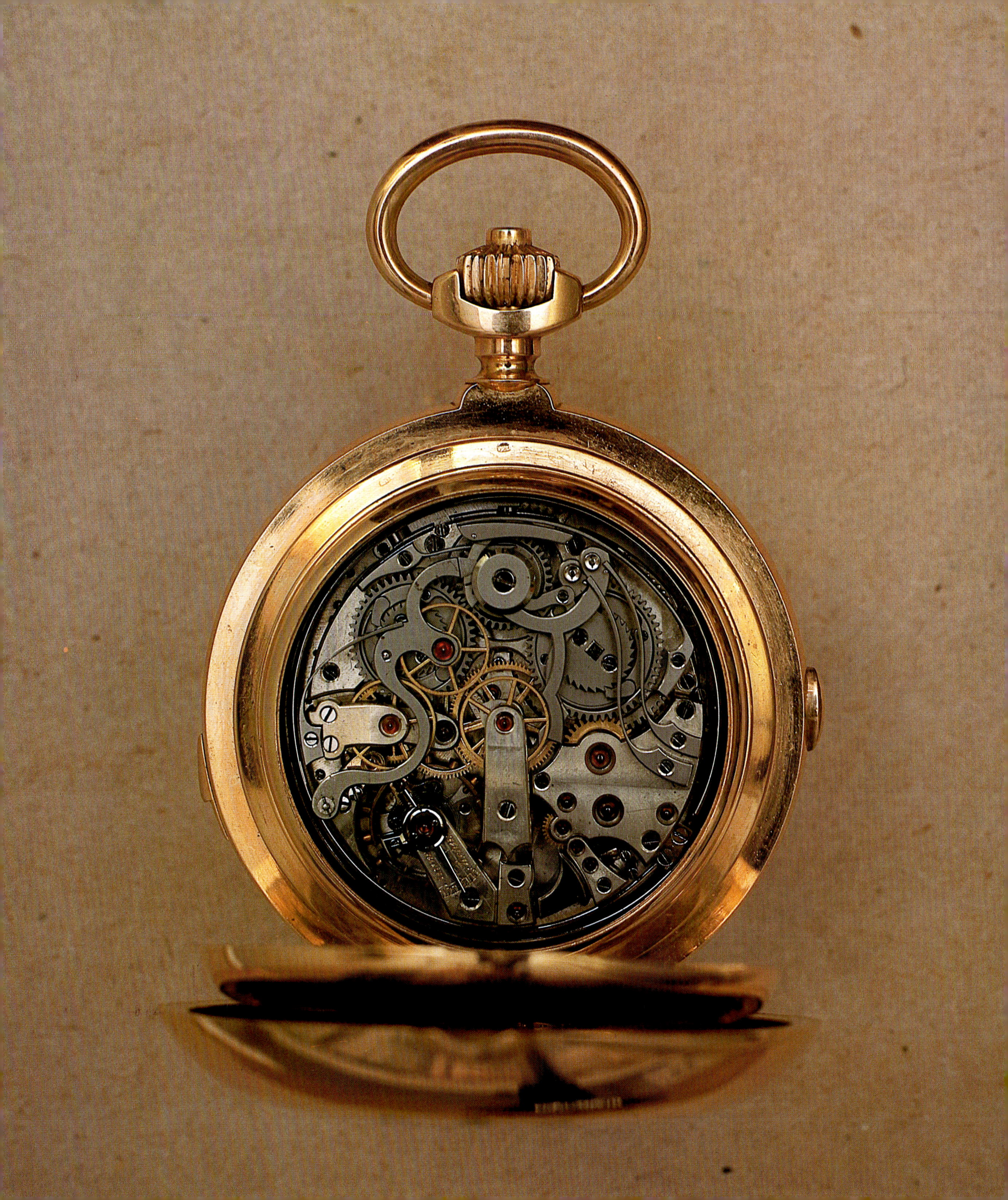

808/31–33 Goldtaschenuhr mit Minutenrepetition, Chronograph und Kalender, Genf, um 1890. Signiert: Golay, Fils & Stahl, Genève. Glattes Goldgehäuse mit seitlichem Schieber in der Wandung für die Schlagwerkauslösung. Weißes Emailzifferblatt mit arabischen Zahlen und unten kleiner Sekunde. Aus der Mitte großer Chronographenzeiger mit äußerer Skala in $^1/_5$-Sekundenteilung. In der Mitte oben ovales Fenster für Wochentag, Datum und Monat. Im Halbkreis unten Mondphase mit Mondalterangabe 1–29½ Tage. Gebläute Stahlzeiger in Birnenform. Abb. 808/31 zeigt die Ansicht unter dem Zifferblatt mit den Scheiben für den Kalender und der Mondphase. Am äußeren Rand Minutenteilung für das Einstellen des Schlagwerkes. Abb. 808/32 zeigt das vergoldete Brückenwerk mit sichtbar angeordneten Chronographenhebeln. Schlagwerk auf zwei Tonfedern. Unruhkloben mit Schwanenhalsfeinregulierung. Große Kompensationsunruh mit Goldschrauben und Breguet-Spirale. Anker und Ankerrad unter Decksteinen. Ankerhemmung. ∅ = 52.

808/31

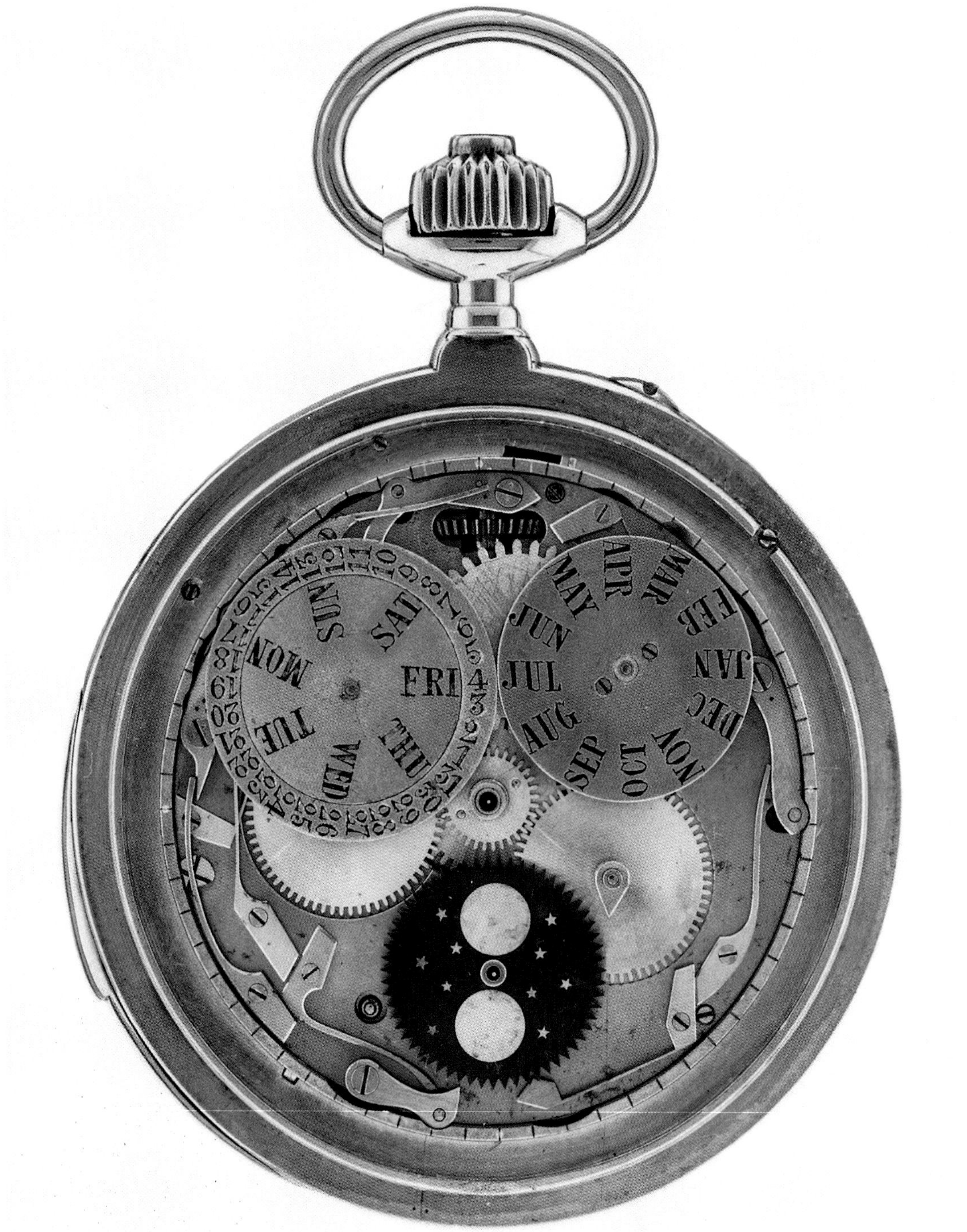

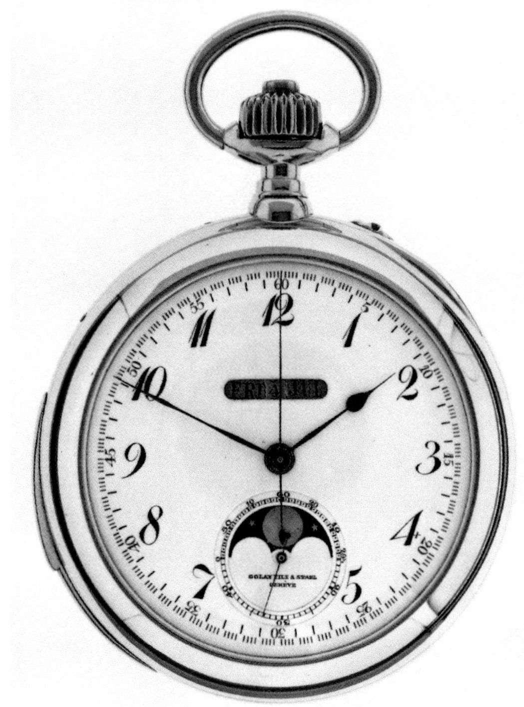

808/32 △

808/33 ▽

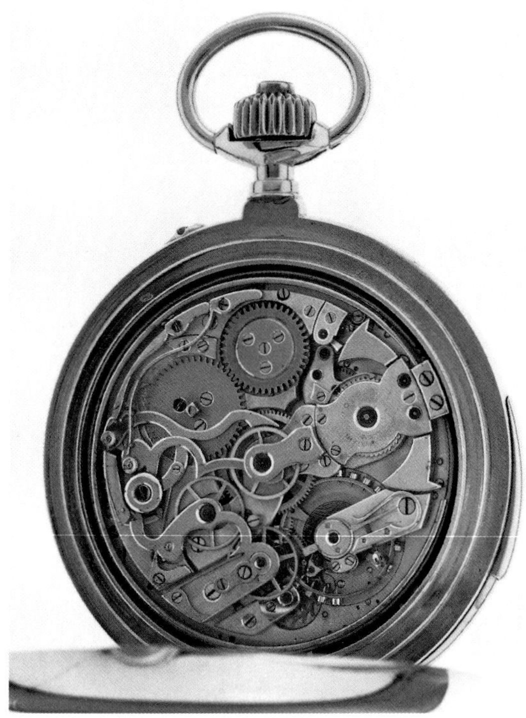

809 Goldtaschenuhr mit Viertelstundenrepetition und Datum, Westschweiz, um 1880. Signiert: Edward & Son Glasgow. Makers to the Admirality London. Swiss Made. Gehäuse mit Schieber für die Schlagwerkauslösung und Drücker für die Zeigerstellung. Emailzifferblatt mit kleiner Sekunde und Fenster für Wochentage, Datum und Monat. Vergoldetes Werk mit Spitzzahn-Ankerhemmung. ∅ = 53.

810 Goldtaschenuhr mit Minutenrepetition, Datum und Chronograph, Genf, um 1900. Seitlicher Schieber für die Schlagwerkauslösung. Der Chronograph wird mit dem Drücker in der Krone betätigt. Emailzifferblatt mit unten kleiner Sekunde und Mondphase. Oben Datumzeiger 1 bis 31, außen Minutenzähler 1 bis 30. Links ovales Fenster für Wochentage, rechts Fenster für Monate. Chronographensekunde aus der Mitte. Werk mit Präzisions-Ankerhemmung. ∅ = 53.

811 Goldtaschenuhr mit Viertelstundenrepetition, Kalender und Chronograph, Genf, um 1900. Guillochierte Schale mit Schieber für die Schlagwerkauslösung und Drücker bei der XII für den Chronographenzeiger. Emailzifferblatt mit kleiner Sekunde und innenliegender Mondphase, rechts Datumkreis 1 bis 31, links Wochentage, oben Fenster für die Monate. Aus der Mitte Chronographensekunde. Verglastes Präzisionswerk mit Ankerhemmung. ∅ = 53.

812 Goldtaschenuhr mit Viertelstundenrepetition, Kalender und Chronograph, Genf, um 1900. Glatte Schale mit Drücker bei der 6 für die Schlagwerkauslösung und Drücker bei der 2 für den Chronographen. Emailzifferblatt mit kleiner Sekunde und innenliegender Mondphase, zwei Fenstern für Wochentage und Monate, oben Datumkreis 1 bis 31. Aus der Mitte Chronographensekunde. Obenliegender Chronographenmechanismus. Ankerhemmung. ∅ = 56.

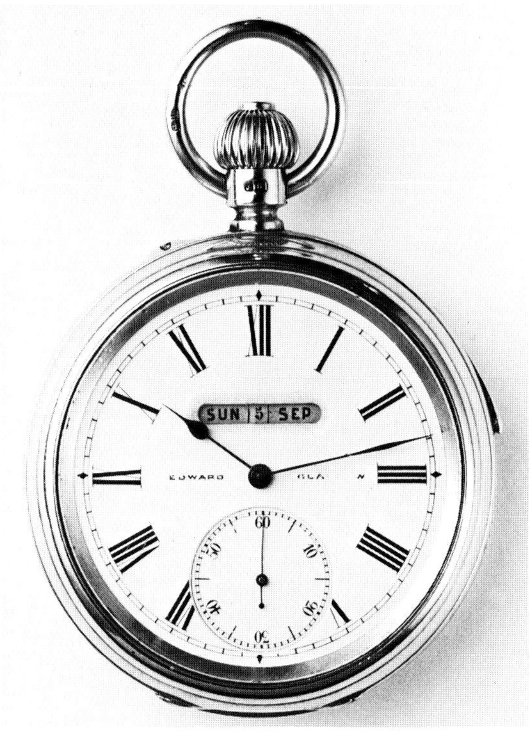

809 △

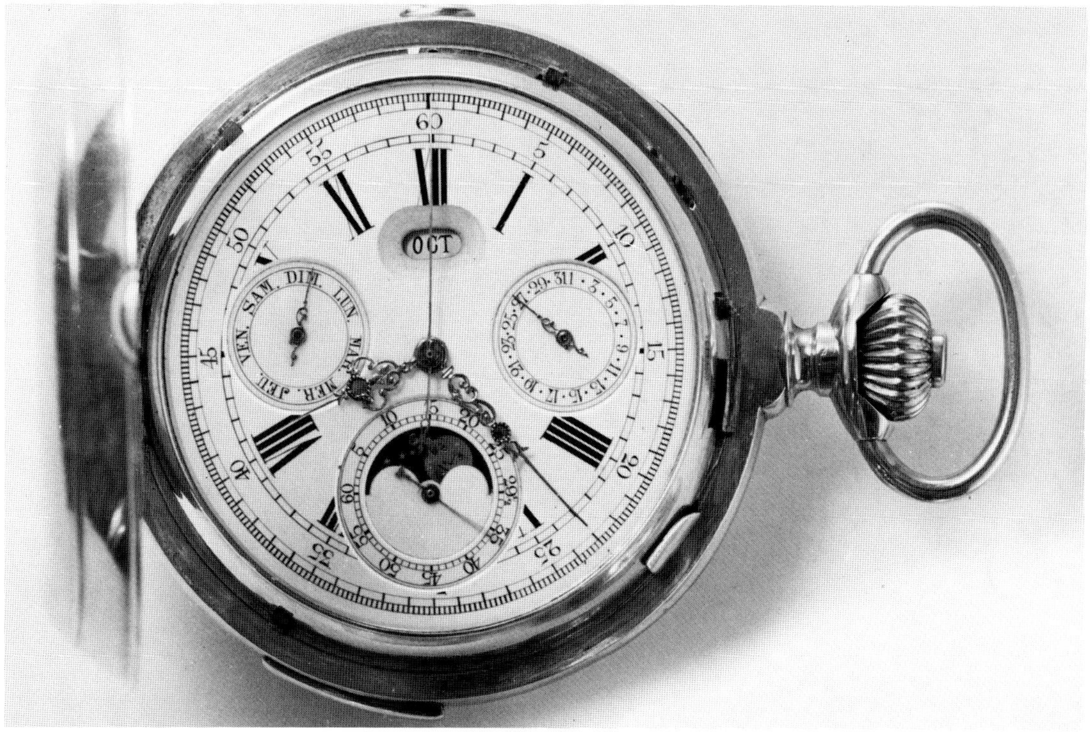

811 △

810 ▽

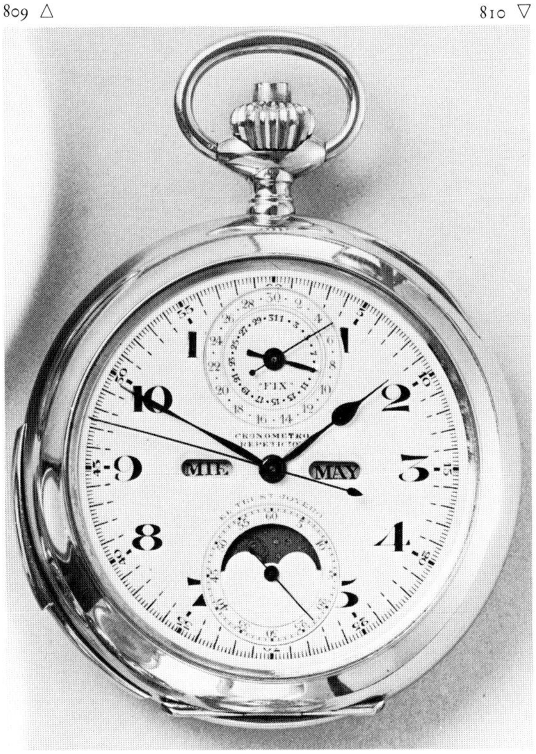

812 ▽

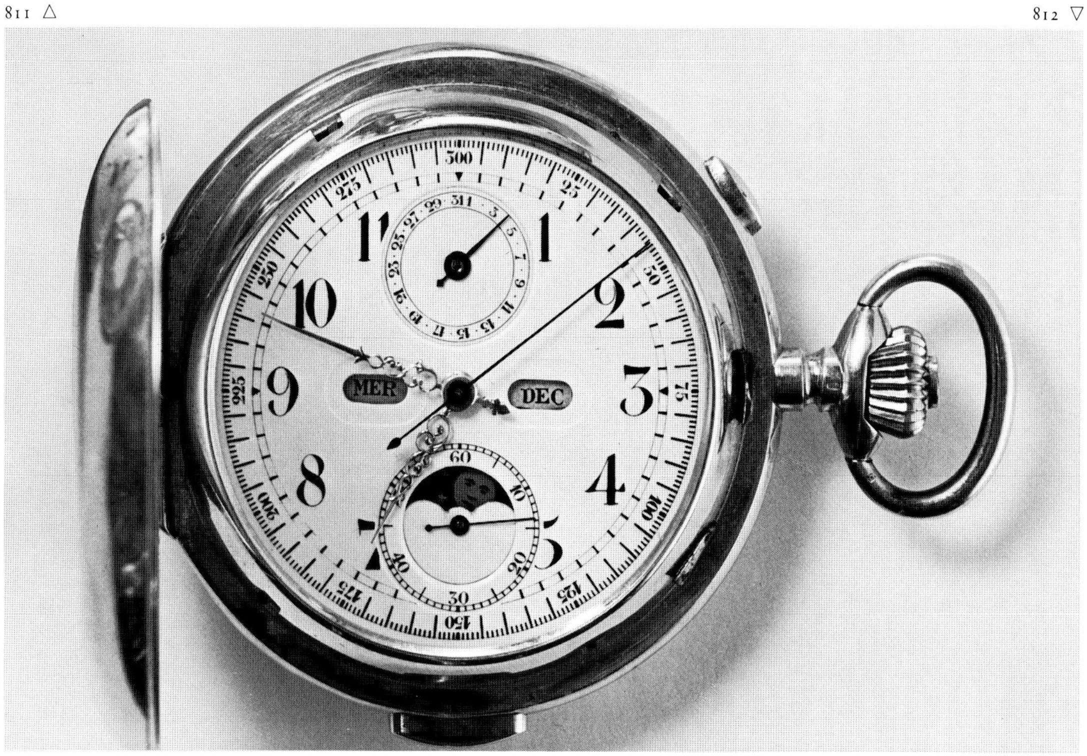

813 Goldtaschenuhr mit Minutenrepetition und Kalender, Genf, um 1890. Signiert: W(illia)M Genève. Gehäuse mit Schieber für die Schlagwerkauslösung und Drücker für die Zeigerstellung. Emailzifferblatt mit Stahlzeigern, kleiner Sekunde mit innenliegender Mondphase, rechts Datum 1 bis 31, links Wochentage, oben Monate. Neusilber-Präzisionswerk mit Ankerhemmung. ∅ = 57.

814 Goldemailuhr mit Minutenrepetition, Kalender und Chronograph, Genf, um 1910. Signiert: West End Watch Co. Lunette mit inkrustierten Brillantrosen und Rubinen verziert. Sprungdeckel mit Emailzifferring und Fenster. Emailzifferblatt mit Stahlzeigern, kleiner Sekunde mit Mondphase, zwei Fenstern für Wochentage und Monate, oben Datumkreis. Chronographensekunde aus der Mitte. Bei der VI Schieber für die Schlagwerkauslösung, bei der XII Drücker für den Chronographenzeiger. Präzisionswerk mit Ankerhemmung. ∅ = 56.

815 Goldsavonnette mit Viertelstundenrepetition und Kalender, Westschweiz, um 1875. Signiert: H(en)ri Grandjean & Cie Locle. Gehäuse mit Schieber für die Schlagwerkauslösung. Weißes Emailzifferblatt mit Stahlzeigern. Unten kleine Sekunde mit innenliegender Mondphase und Mondalterangaben, rechts Datumkreis 1 bis 31, links Monate, oben Wochentage. Verglastes Präzisionswerk mit Ankerhemmung. ∅ = 55.

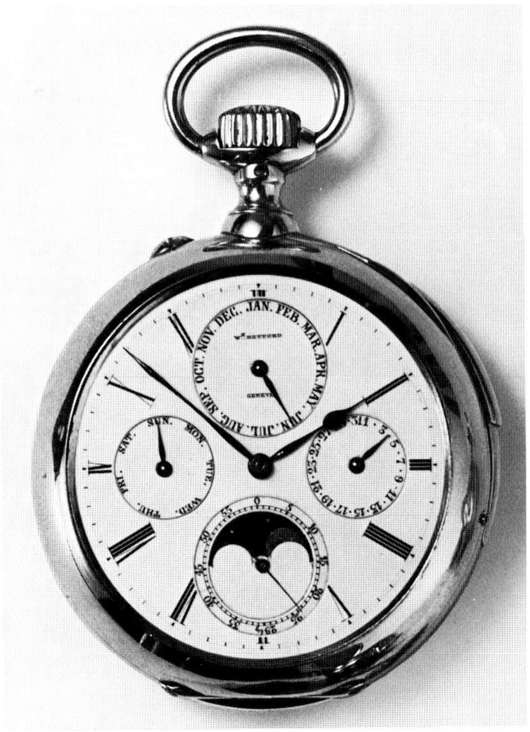

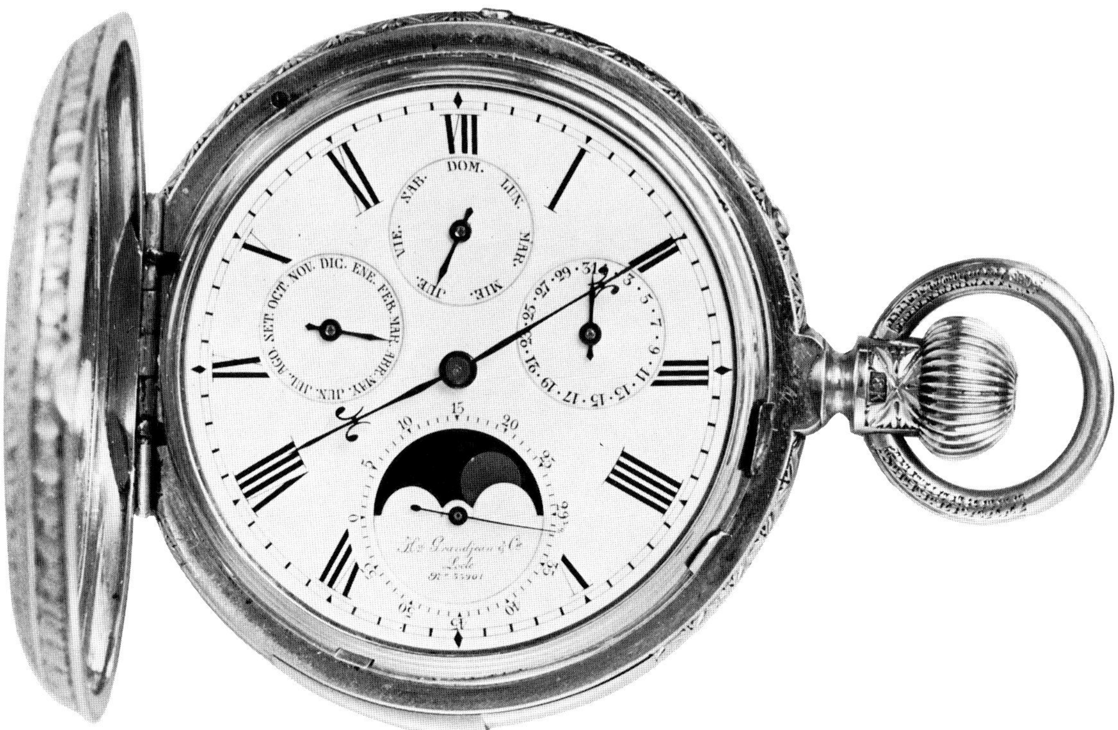

813 △ 814 ▽

815 △ 816 ▽

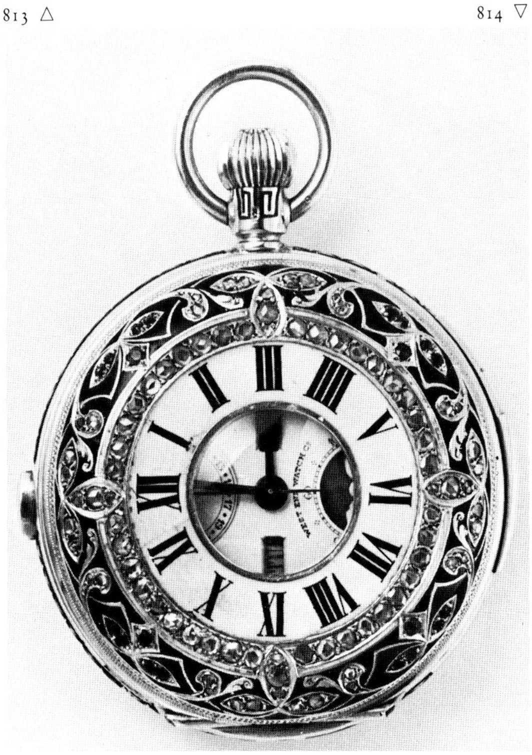

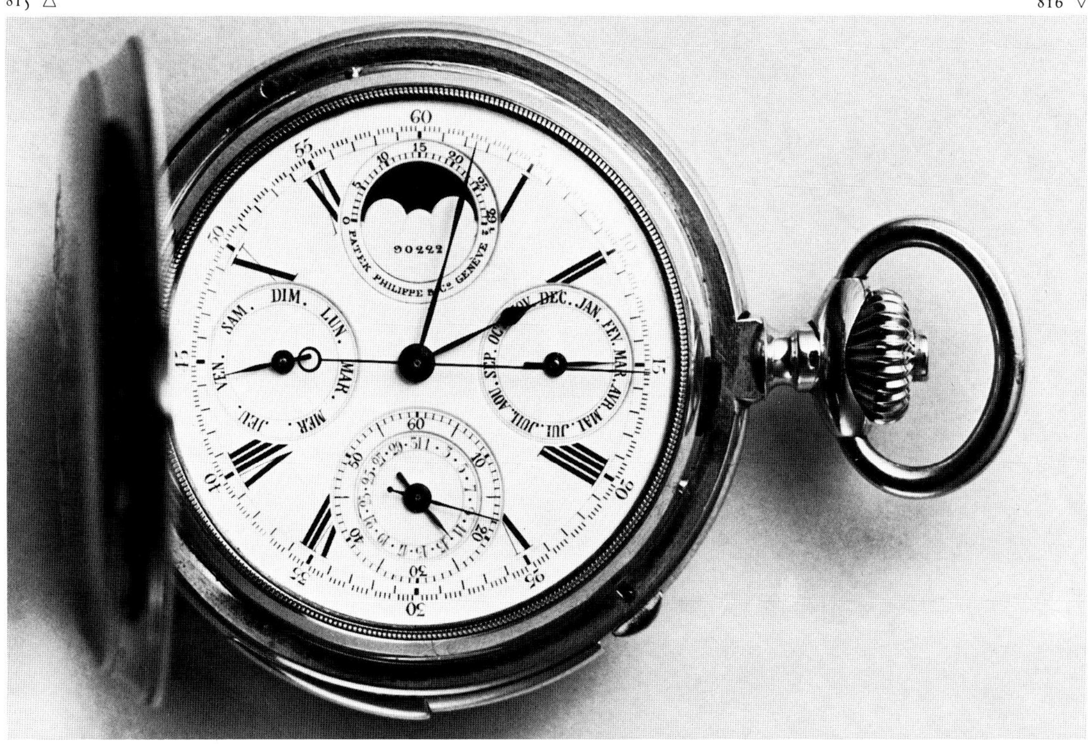

◁ **816 Goldsavonnette mit Minutenrepetition, Kalender und Chronograph,** Genf, um 1893. Signiert: Patek, Philippe & Co., Genève, Nr. 90222. Glattes Goldgehäuse mit seitlichem Schieber in der Wandung für das Schlagwerk und Drücker zwischen ›IIII‹ und ›V‹ für den Chronographen. Weißes Emailzifferblatt mit römischen Zahlen und vier Hilfszifferblättern für die Kalenderangaben. Rechts Monate, links Wochentage, oben Mondphase und Mondalter 1–29½ und unten kleine Sekunde mit Datum. Werk mit sichtbar angeordnetem Chronographenmechanismus. Präzisions-Ankerhemmung. ∅ = 55.

817 Goldtaschenuhr mit Minutenrepetition, Kalender und Chronograph, deutsch, um 1890. Signiert: Ernst Kasiske, Glashütte b. Dresden. Graviertes und ziseliertes Rotgoldgehäuse mit seitlichem Schieber in der Wandung für die Schlagwerkauslösung. Drücker für den Chronographen in der Krone. Weißes Emailzifferblatt mit vier Hilfszifferblättern für Monat und Zähler (oben), rechts Datum, links Wochentag und unten Mondphase mit Mondalter 1–29½ und kleine Sekunde. Goldzeiger. Ganz außen Skala mit ⅕-Sekundenteilung für den Chronographen mit roten Zahlen 5–10–15–usw. Vergoldetes Platinenwerk Glashütter Bauweise unter Glasschutz. Goldanker und -ankerrad. Lager in geschraubten Chatons. Gravierter Unruhkloben mit Feinregulierung und Diamantdeckstein. Kompensationsunruh mit Goldschrauben und Breguet-Spirale. Ankerhemmung. ∅ = 56.

818–819 Goldsavonnette mit Minutenrepetition, Kalender und Chronograph, Le Locle, um 1890. Signiert: L. C. Grand Jean, Locle. Guillochiertes Goldgehäuse mit gerippter Wandung und seitlichem Schieber in der Wandung für das Schlagwerk. Drücker für den Chronographen über der ›XII‹. Weißes Emailzifferblatt mit römischen Zahlen und äußerer Skala 1–300 für den Chronographenzeiger. In der Mitte oben Fenster für die Monatsangabe, rechts Datum, links Wochentag und unten kleine Sekunde, Mondphase und Mondalter 1–29½ Tage. Goldene Louis-XV.-Zeiger. Lapediertes Neusilberwerk. Auf der Platine bezeichnet: Le Coultre & Co. Sichtbar angeordneter Chronographenmechanismus. Schlagwerk auf zwei Tonfedern. Kompensationsunruh mit Goldschrauben und Breguet-Spirale. Ankerhemmung. ∅ = 58.

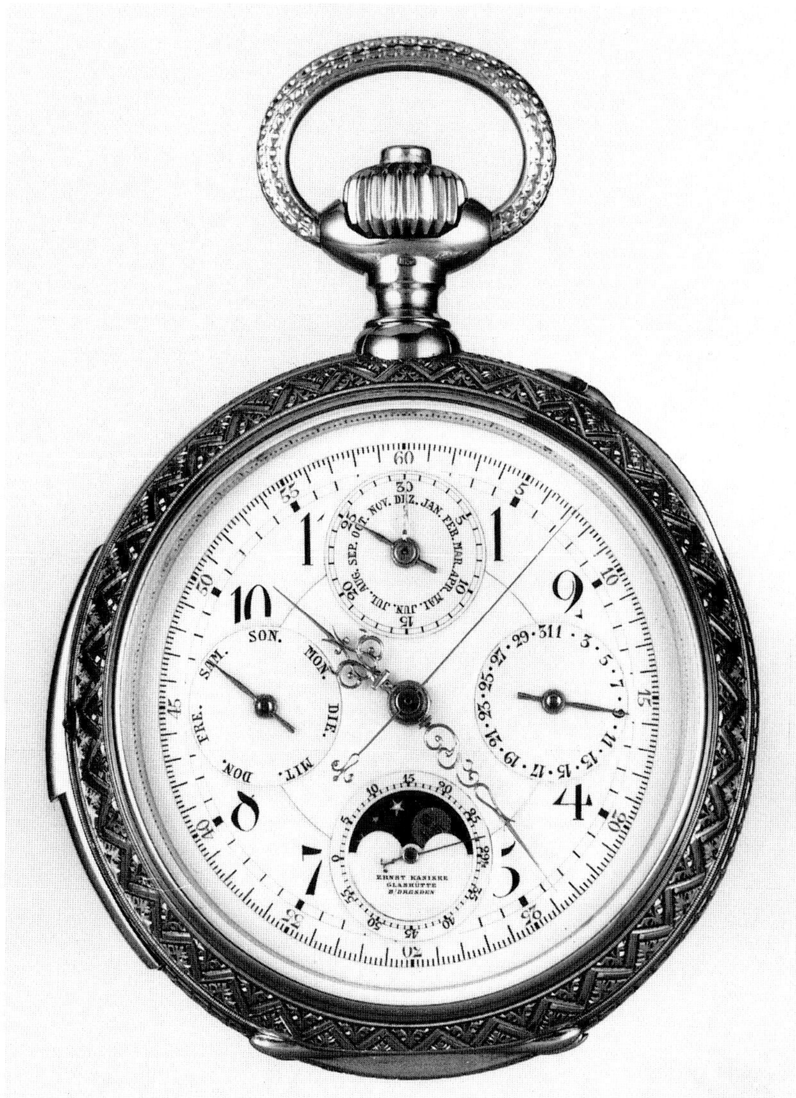

817 △

818 ▽

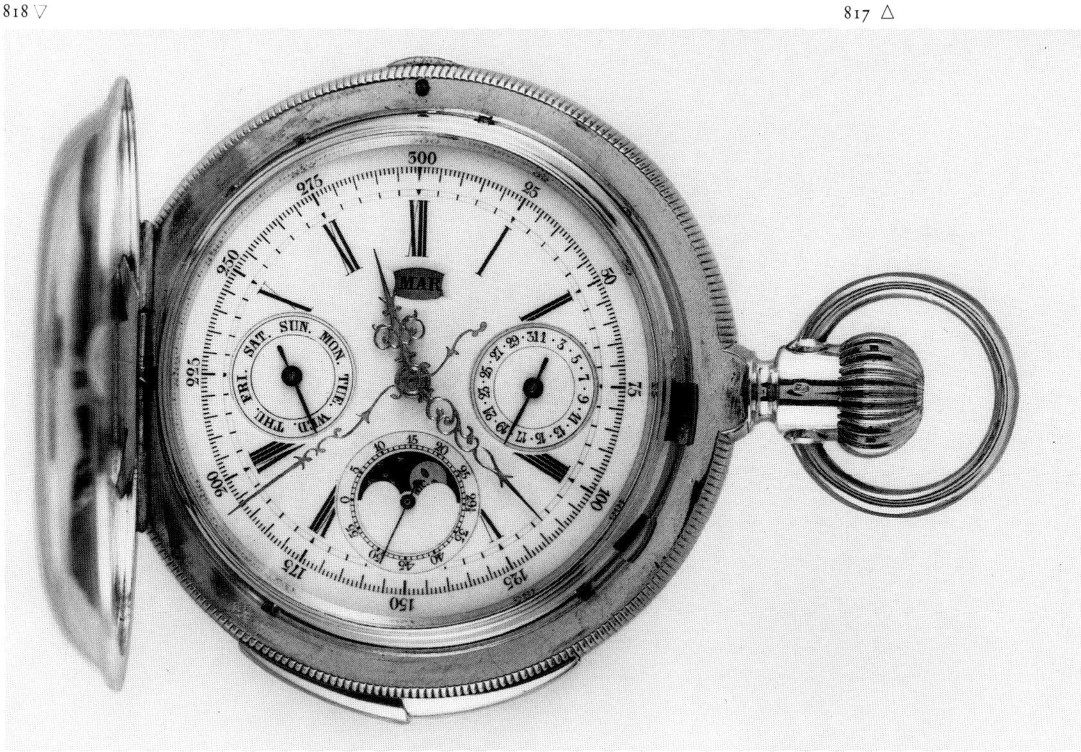

819 ▽

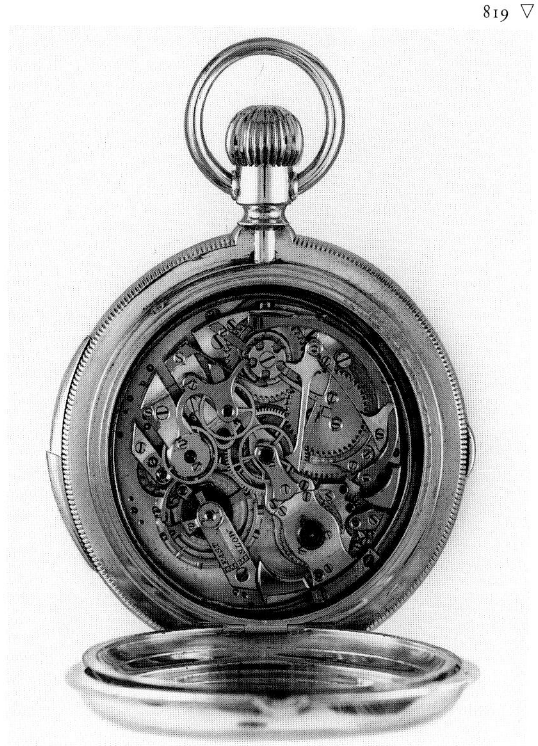

819/1–2 Goldtaschenuhr mit Minutenrepetition, Kalender und Chronograph, Genf, um 1920. Signiert: Vacheon & Constantin, Genève, Nr. 346669. Glattes Goldgehäuse mit à-goutte-Schlüssen und seitlichem Schieber in der Wandung für das Schlagwerk. Drücker für den Chronographen in der Krone. Mattiertes Silberzifferblatt mit äußerer Skala in $^1/_5$-Sekundenteilung für den Chronographen. Oben 15-Minutenzähler, rechts Datum, links Wochentag und unten kleine Sekunde und Mondphase. Im Zentrum Weckereinstellskala mit kleinem Zeiger. Gebläute Stahlzeiger in Birnenform. Vergoldetes Brückenwerk mit sichtbar angeordnetem Chronographenmechanismus. Geschliffene und anglierte Hebel. Schlagwerk und Wecker auf zwei Tonfedern. Unruhkloben mit Schwanenhalsfeinregulierung. Kompensationsunruh mit Goldschrauben und Breguet-Spirale, Ankerhemmung. Ø = 60.

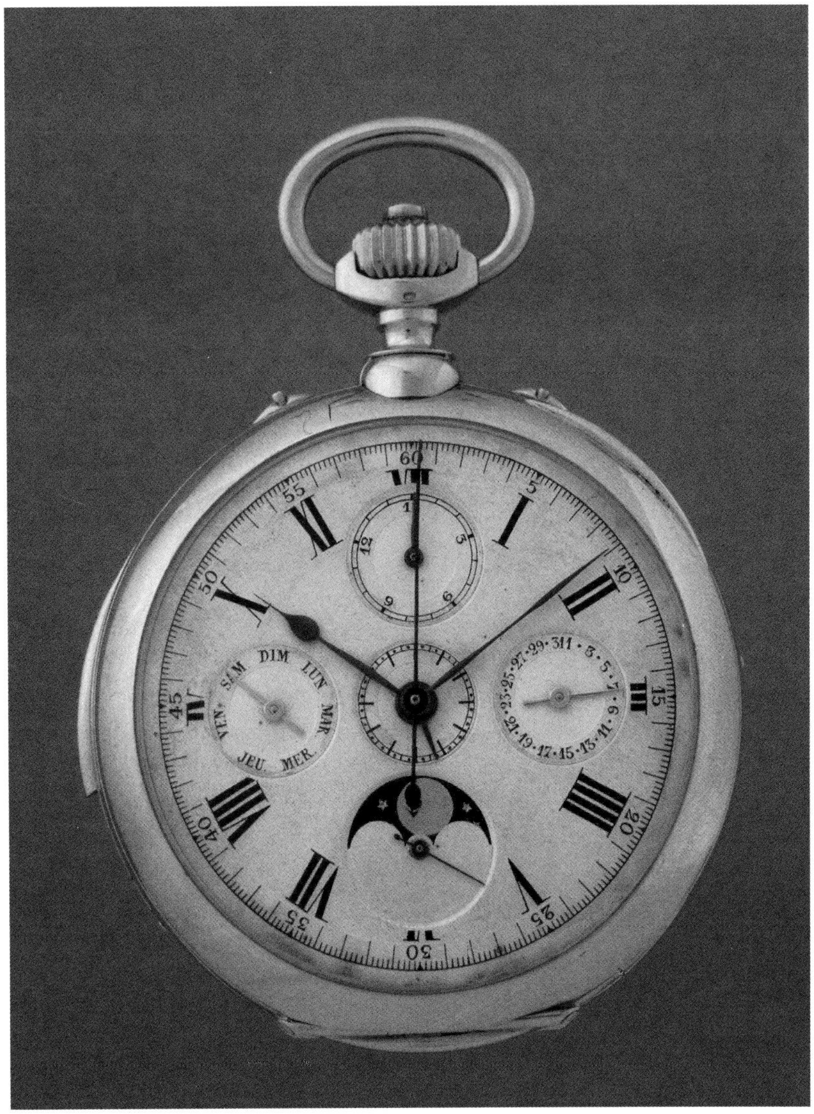

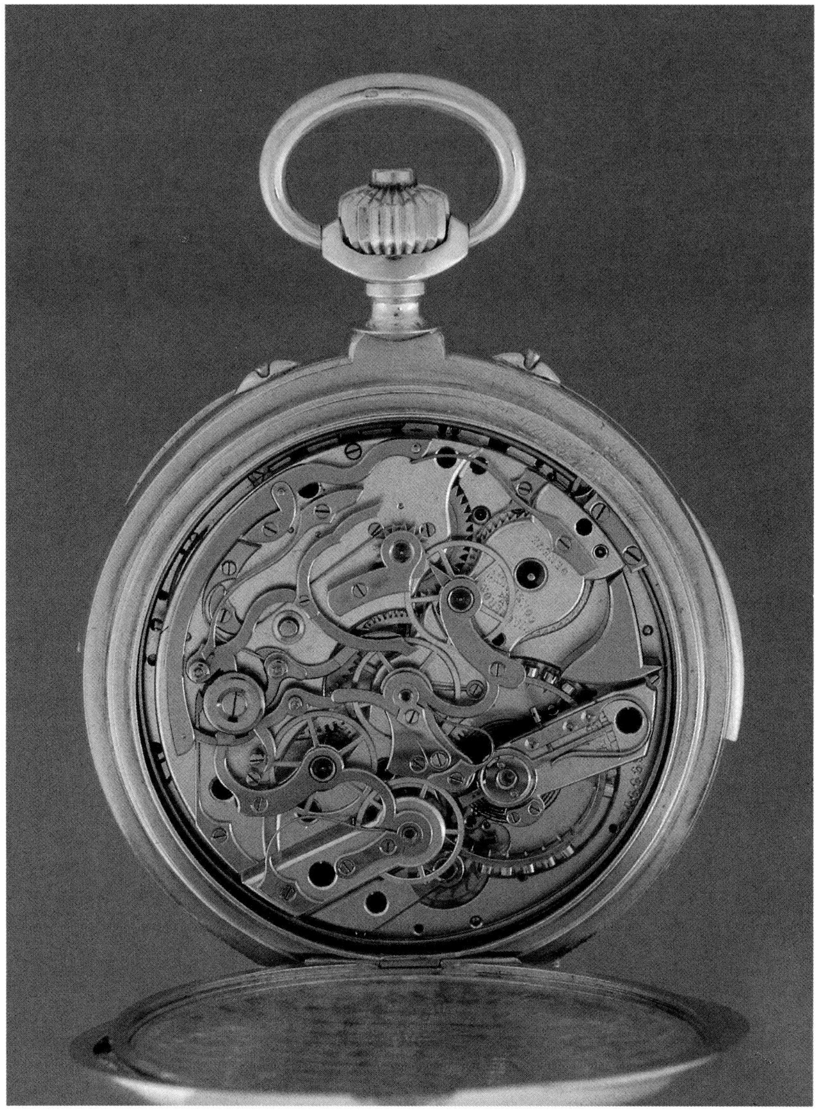

819/3 Goldtaschenuhr mit Minutenrepetition, Kalender, Thermometer und Chronograph-Rattrapante, Westschweiz, um 1880. Signiert: Marcks & Co., Bombay & Poona. Guillochiertes Goldgehäuse mit seitlichem Schieber in der Wandung für das Schlagwerk. Drücker für den Chronographen in der Krone. Weißes Emailzifferblatt mit römischen Zahlen und vier Hilfszifferblättern. Oben Mondphase mit Mondalter 1–29½ Tage und darunter Thermometer in Reaumur. Rechts Datum, links Wochentag und unten Monate. Vergoldetes Brückenwerk mit Goldrädern. Anker und Ankerrad unter Decksteinen. Kompensationsunruh mit Breguet-Spirale, Ankerhemmung. ∅ = 54.

819/4–5 Zweiseitige Goldtaschenuhr mit Minutenrepetition, Kalender und Chronograph, englisch, um 1890. Signiert: B. Poitevin, London. Glattes Rotgoldgehäuse mit à-goutte-Schlüssen und seitlichem Schieber in der Wandung für das Schlagwerk. Drücker für den Chronographen in der Krone. Vorderseite: weißes Emailzifferblatt mit römischen Zahlen und äußerer Skala mit ⅕-Sekundenteilung. Oben Stunden- und Minutenzähler auf separatem Zifferblatt, unten kleine Sekunde. Rückseite: schmaler Emailring mit außen Datumangaben 1–31 und innen Wochentage. In der Mitte teilweise sichtbarer Chronographenmechanismus unter Glascuvette. Schlagwerk auf zwei Tonfedern. Unruhkloben mit Feinregulierung, Kompensationsunruh mit Breguet-Spirale. Ankerhemmung. ∅ = 55.

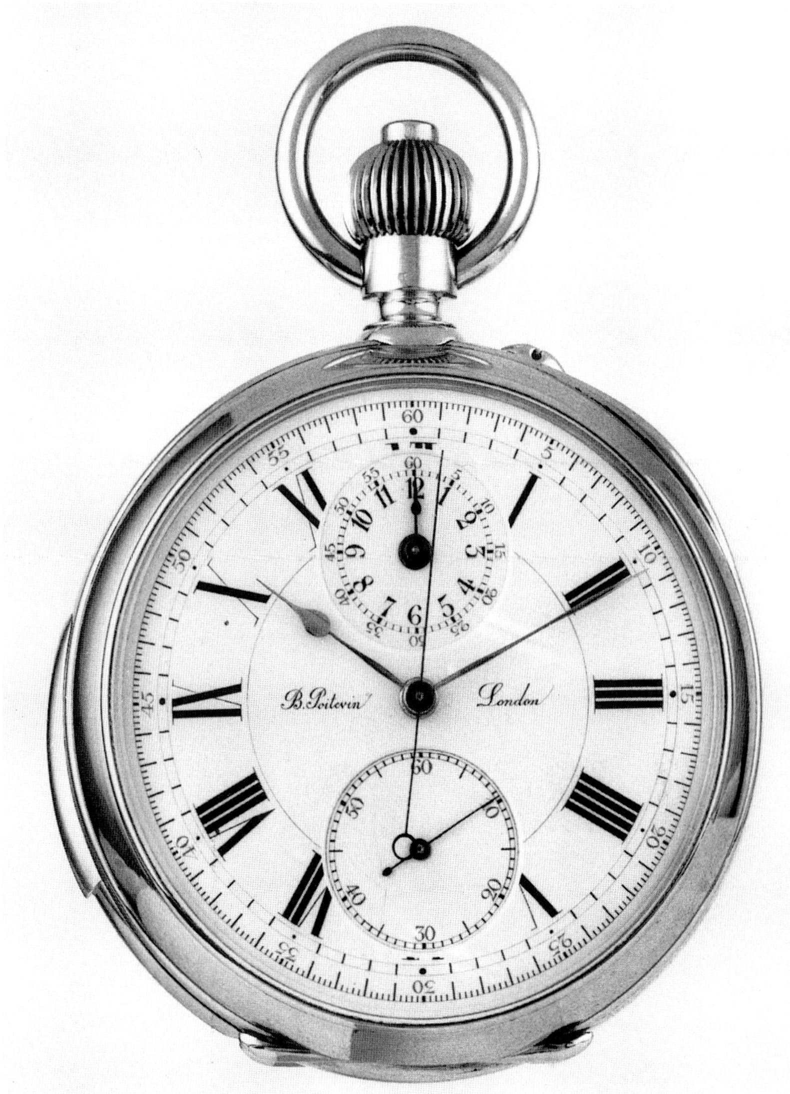

819/5 △

819/3 ▽

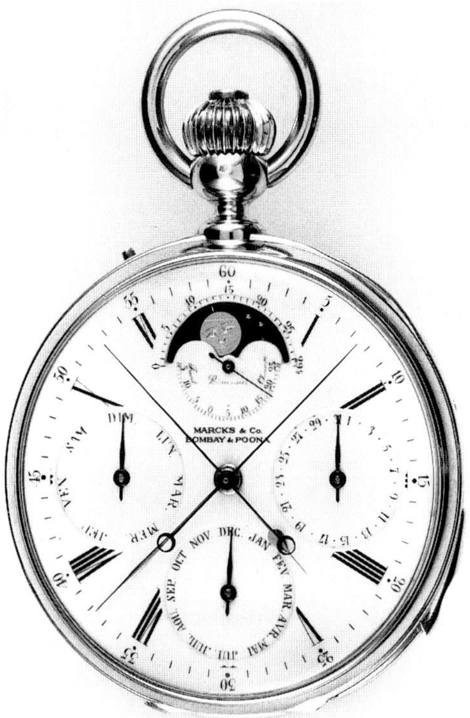

819/4 ▽

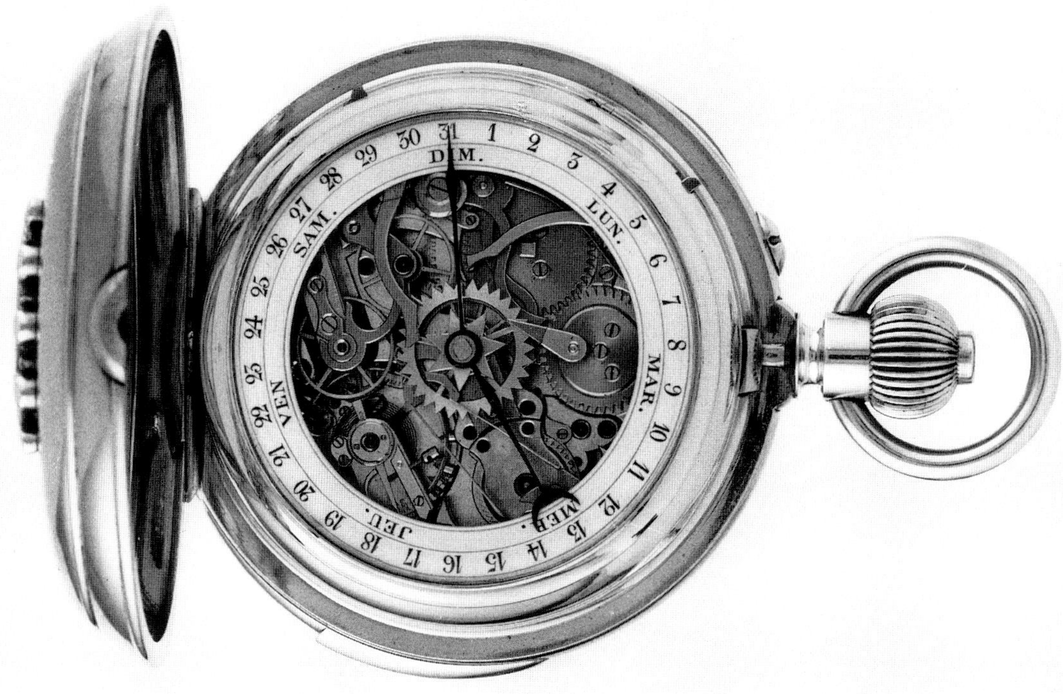

Taschenuhren mit ewigem Kalender
»grande complication«
Abb. 820–852/2

820–821 Goldsavonnette mit ewigem Kalender und Zentralsekundenzeiger, Schweiz, um 1880. Signiert: Ulises Bühler, Valparaiso Santiago. Guillochiertes Goldgehäuse mit à-goutte-Schlüssen. Weißes Emailzifferblatt mit römischen Zahlen und vier Hilfszifferblättern. Oben Mondphase mit Mondalter 1–29½ Tage, links Wochentage, rechts Datum und unten Monate und Schaltjahrangabe. Gebläute Stahlzeiger. Abb. 821 zeigt das Schaltwerk für den ewigen Kalender, der auch zwischen Februaren mit 28 und 29 Tagen unterscheidet, aber ohne ein Vier-Jahres-Rad auskommt.

821/1 Vergoldetes Brückenwerk mit sichtbar angeordneten Sperrädern. Unruhkloben mit langem Rückerzeiger über separater Regulierskala. Große Kompensationsunruh mit Goldschrauben und zylindrischer Spirale. Präzisions-Ankerhemmung. ∅ = 56.

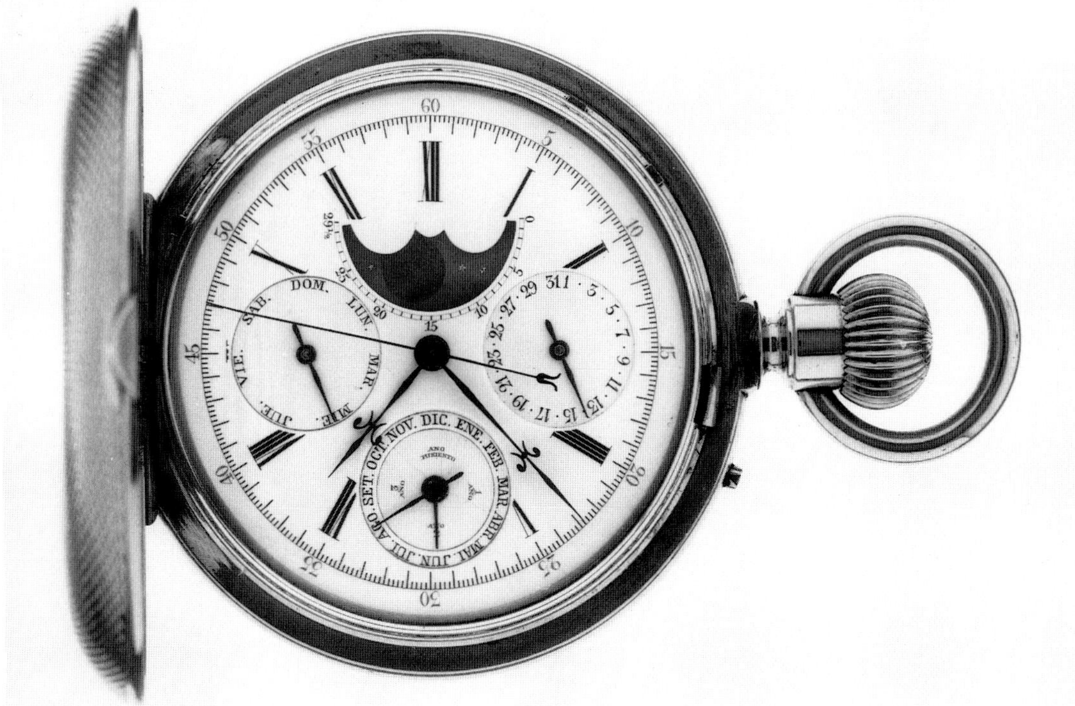

820 △

821/1

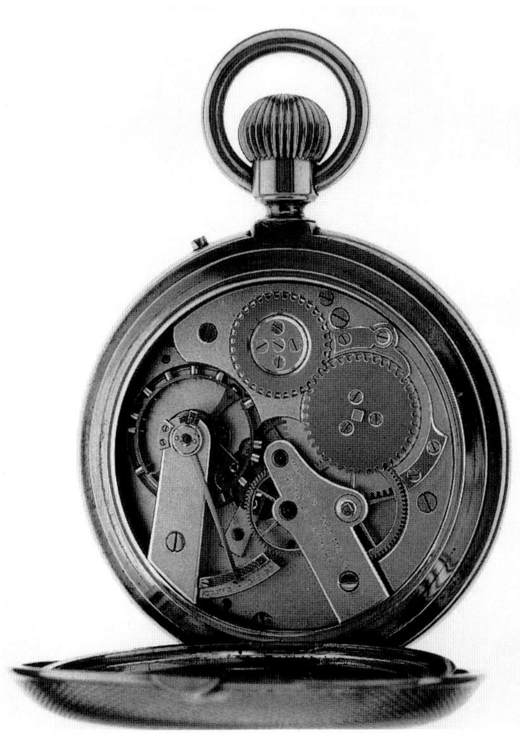

821 ▽

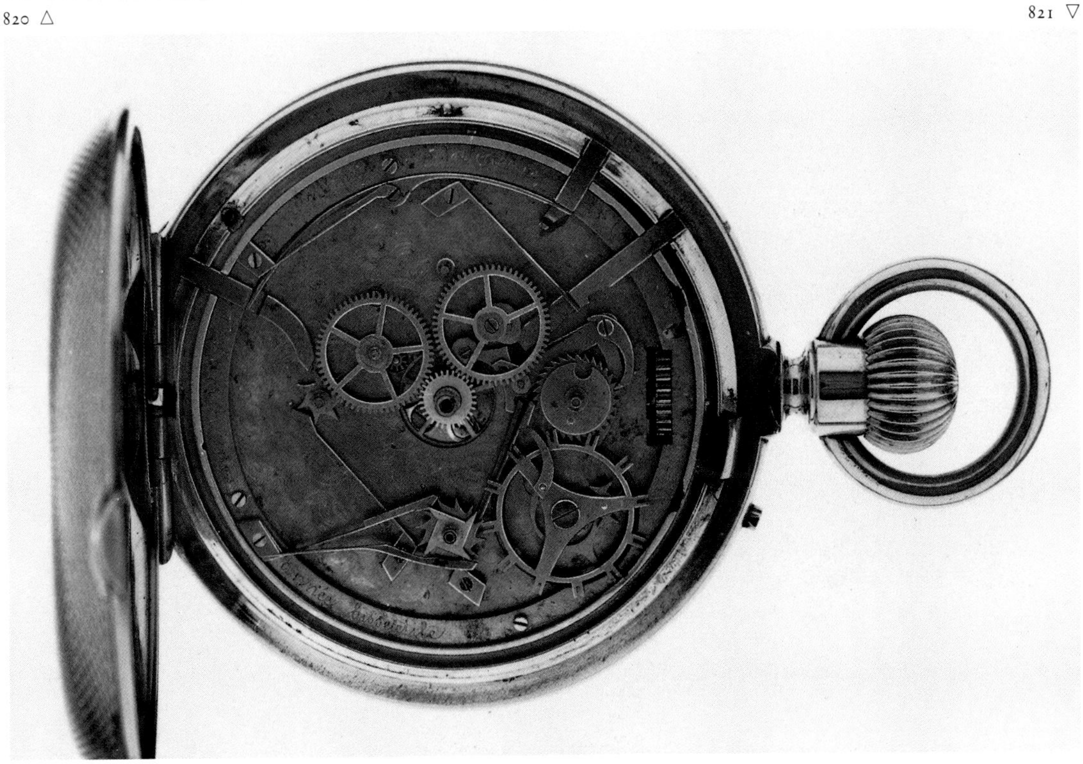

822 Goldsavonnette mit doppelseitigem Zifferblatt und ewigem Kalender, Genf, um 1884. Signiert: Vacheron & Constantin Genève 161693. Fein guillochiertes Gehäuse mit seitlichem kleinem Drükker für die Zeigerstellung. Vorn Emailzifferblatt mit kleiner Sekunde und vergoldeten Zeigern. Rückseitig Emailblatt mit den Indikationen: unten Wochentage, rechts Mondphase und Mondalter 0 bis 29½, oben Datumkreis 1 bis 31, links ewiger Kalender. Auf dem Kalenderblatt ist ein 4-Jahres-Zyklus (also 3 Jahre mit 28 Februartagen und 1 Schaltjahr mit 29 Februartagen) angegeben. Der Monatszeiger dreht sich in 4 Jahren nur ein Mal. Präzisionswerk mit Kompensationsunruhe und Boudin-Spirale. ∅ = 62. ▷

823 Goldsavonnette mit Minutenrepetition, ewigem Kalender und Chronograph, französisch, um 1900. Signiert: A.H. Rodanet & Cie Rue Vurenne 38 Paris. Gehäuse mit seitlichem Schieber für die Schlagwerkauslösung und Drücker bei der XII für den Chronographen. Weißes Emailzifferblatt mit 4 Hilfsblättern: unten kleine Sekunde mit Mondphase und Mondalter 1 bis 29½, rechts Datum, links Wochentage, oben Monate im 4-Jahres-Zyklus mit Schaltjahr. Aus der Mitte große Chronographensekunde. Präzisions-Ankerwerk mit Kompensationsunruhe und Breguet-Spirale. ∅ = 85.

824 Goldtaschenuhr mit ewigem Kalender und Minutenrepetition, Genf, um 1890. Glattes Gehäuse. Emailzifferblatt mit vier Hilfszifferblättern und Goldzeigern. Unten kleine Sekunde und Mondphase mit Mondalter 1 bis 29½, links Wochentage, rechts Datum 1 bis 31, oben ewiger Kalender mit Schaltjahresangabe. Schlagwerkauslösung mit seitlichem Schieber am Gehäuse. Präzisionswerk mit Kompensationsunruhe und Ankerhemmung. ∅ = 55.

825 Weißgolduhr mit Minutenrepetition, ewigem Kalender und »Rattrapante«, Genf, um 1938. Signiert: E. Gübelin Lucerne. (Werk von Audemars-Piguet). Glattes Gehäuse. Silberzifferblatt mit vier Hilfsblättern und erhöhten Weißgoldziffern. Unten: kleine Sekunde und Mondphase mit Mondalter 1 bis 29½, links: Wochentage, rechts: Datum 1 bis 31, oben: ewiger Kalender mit Schaltjahresangabe und außen Minutenzähler 1 bis 60. Aus der Mitte zwei Chronographenzeiger. Schlagwerkauslösung mit seitlichem Schieber. Präzisions-Ankerhemmung. ∅ = 48.

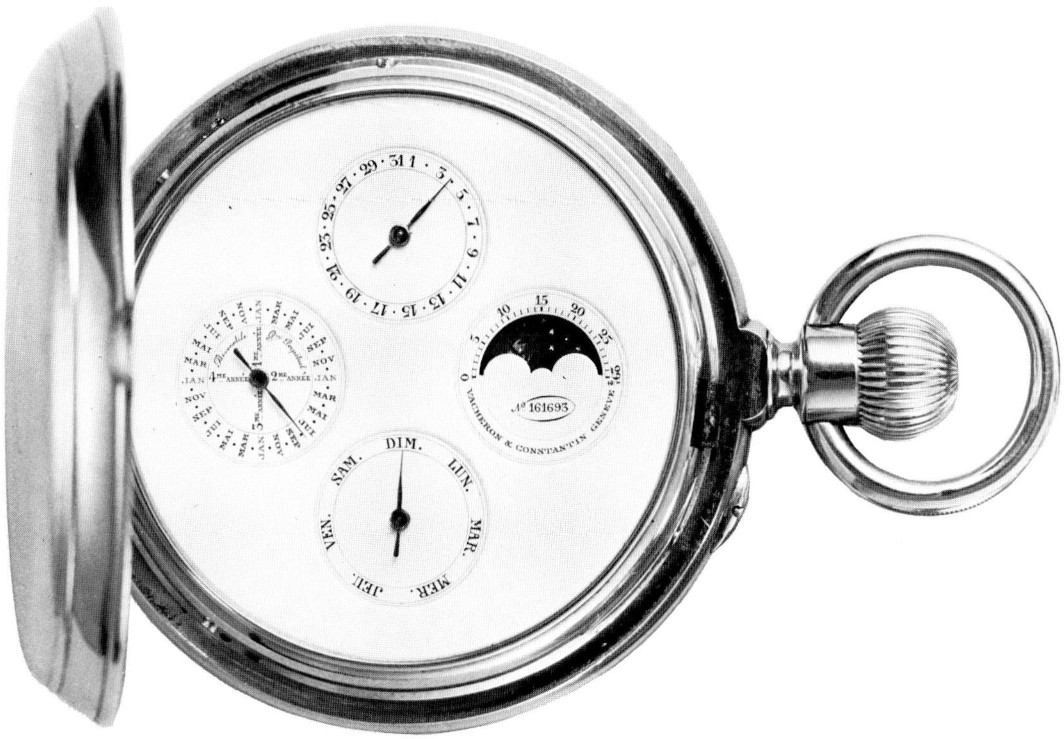

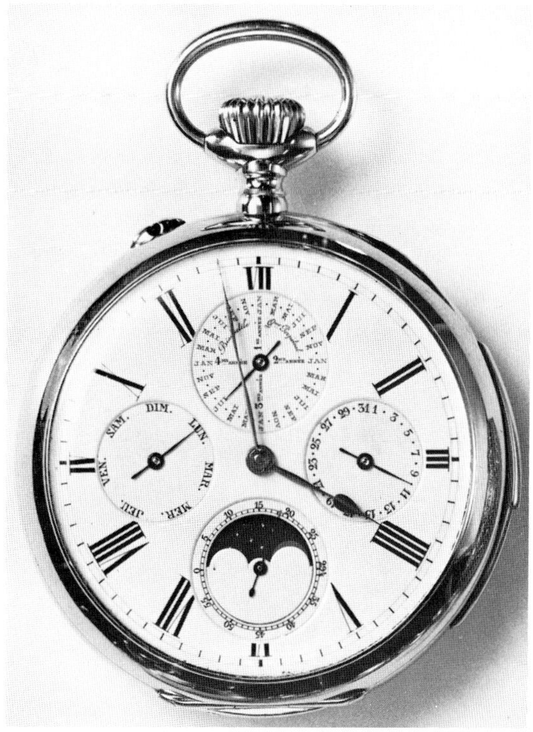

822 △ 823 ▽ 824 △ 825 ▽

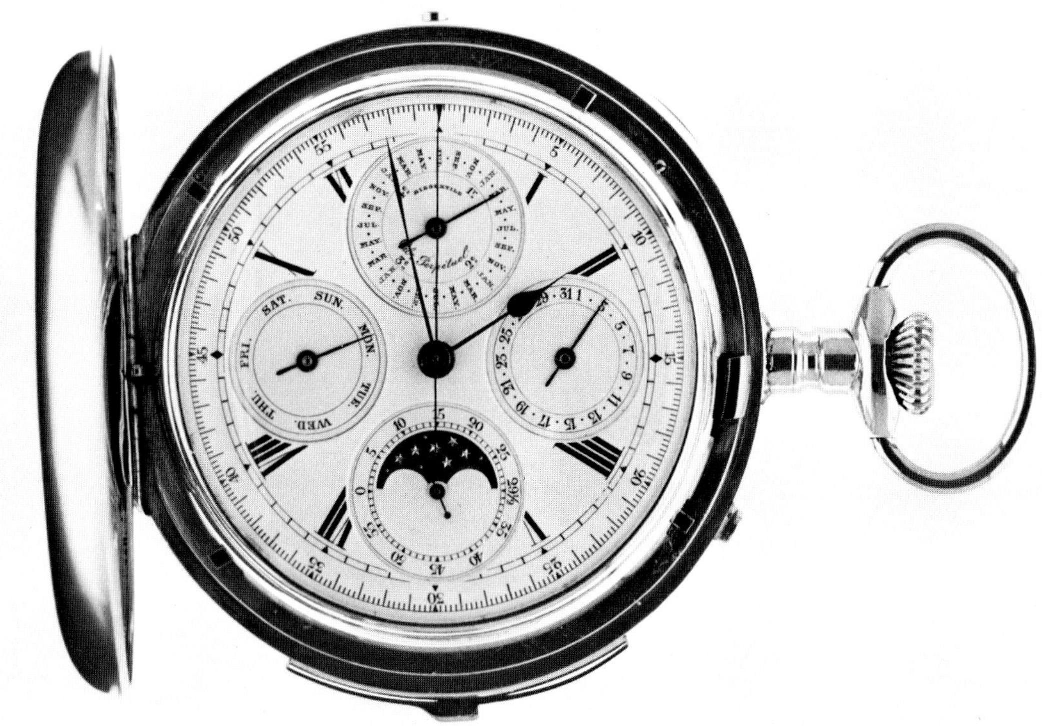

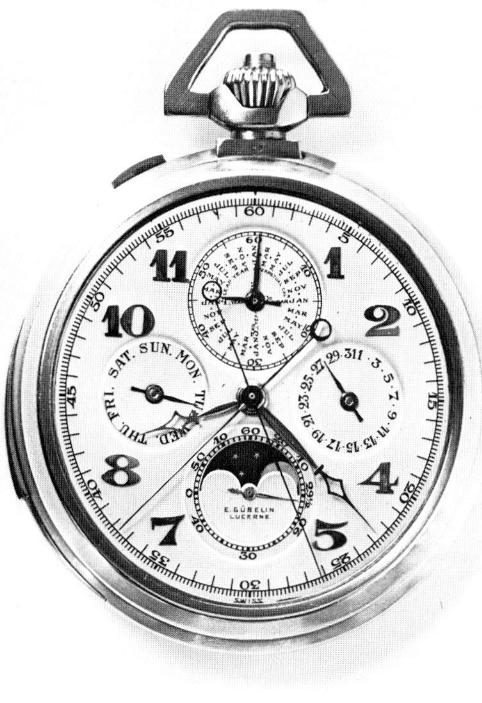

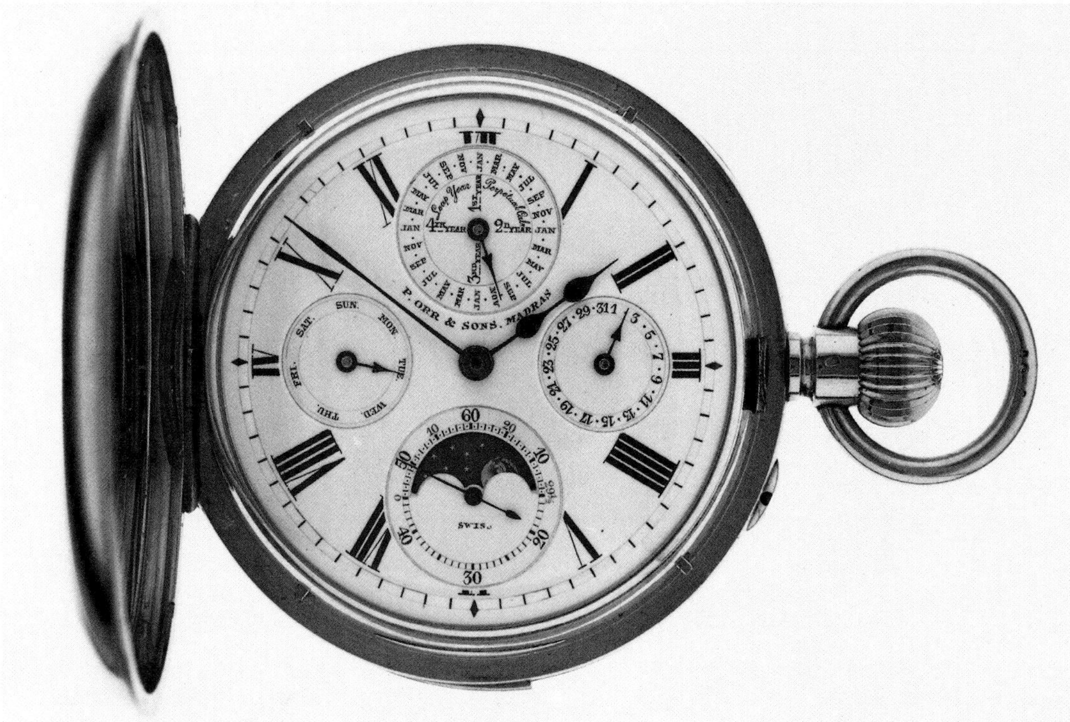

825/1–2 Goldsavonnette mit ewigem Kalender und Minutenrepetition, Schweiz, um 1890. Signiert: P. Orr & Sons, Madras. Glattes Goldgehäuse mit seitlichem Schieber in der Wandung für das Schlagwerk. Weißes Emailzifferblatt mit römischen Zahlen und vier Hilfszifferblättern. Oben Vier-Jahresangabe der Monate mit Berücksichtigung des Schaltjahres. Links Wochentage, rechts Datum 1–31 und unten kleine Sekunde mit Mondphase und Mondalter 1–29½ Tage in roter Schrift. Unter dem Glasrand vier Hebel zum Justieren des Kalenders. Abb. 825/2 zeigt die Ansicht des Kalenders bei abgenommenem Zifferblatt.

825/1 △

825/2 ▽

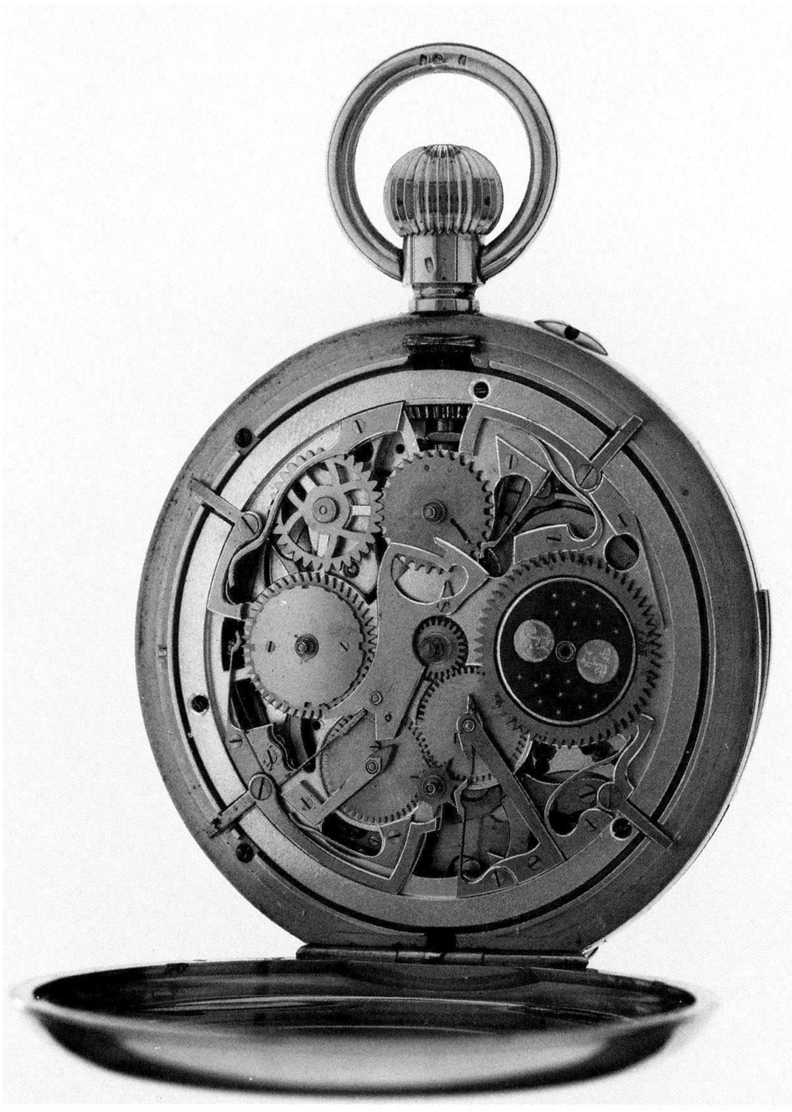

825/3 ▽

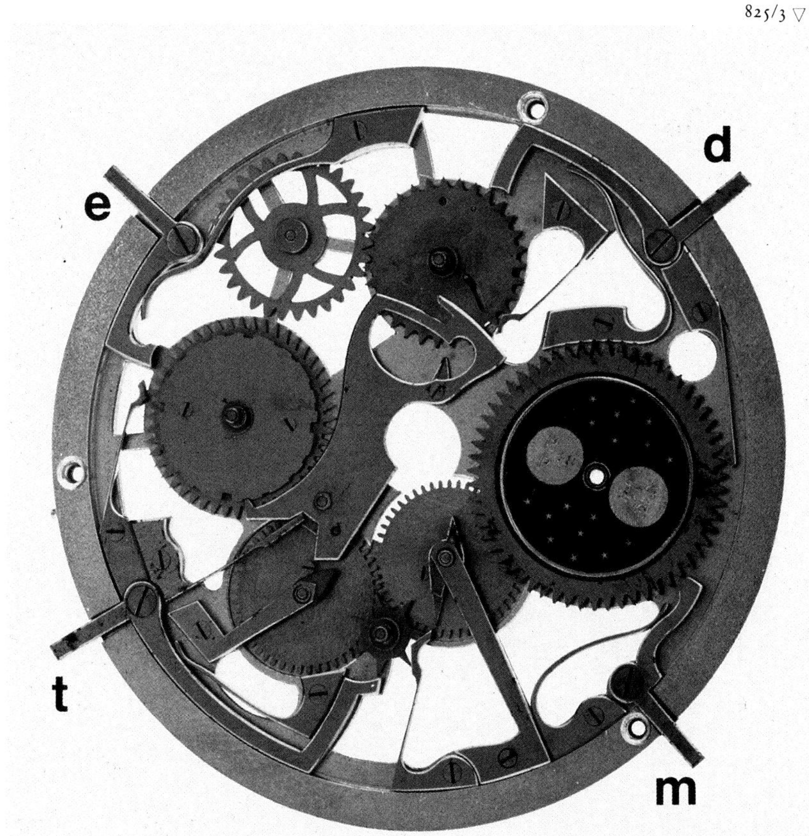

825/3 Vollständig montierte Kalenderplatte. Mit dem Hebel e wird das Vier-Jahres-Rad, mit Hebel d das Datumrad, mit Hebel m die Mondphase und mit Hebel t das Wochentagrad gestellt. Zur genauen Funktion siehe auch im Text Seite 43.

825/4–5 Ansicht unter dem Zifferblatt nach abgenommenem ewigen Kalender. Auf dem Stundenrad in feiner Verzahnung der Antrieb für den ewigen Kalender. Links unten die geschliffenen und anglierten Hebel für das Minutenrepetierwerk. Abb. 825/5 zeigt die Zifferblattseite, nachdem das Stundenrad und das Wechselrad entfernt wurden. Deutlich erkennbar in der Mitte die vierarmige Minutenstaffel und rechts darunter die Stundenstaffel. Ganz rechts separate Brücke mit geschraubten Chatons für die Lager der Unruh, Anker und Ankerrad.

825/6 Vergoldetes Platinenwerk mit geschraubten Chatons. Auf der Platine bezeichnet: P. Orr & Sons, Madras. Nr. 11922. Schlagwerk auf zwei Tonfedern. Kompensationsunruh mit Goldschrauben und Breguet-Spirale. Spitzzahn-Ankerhemmung.

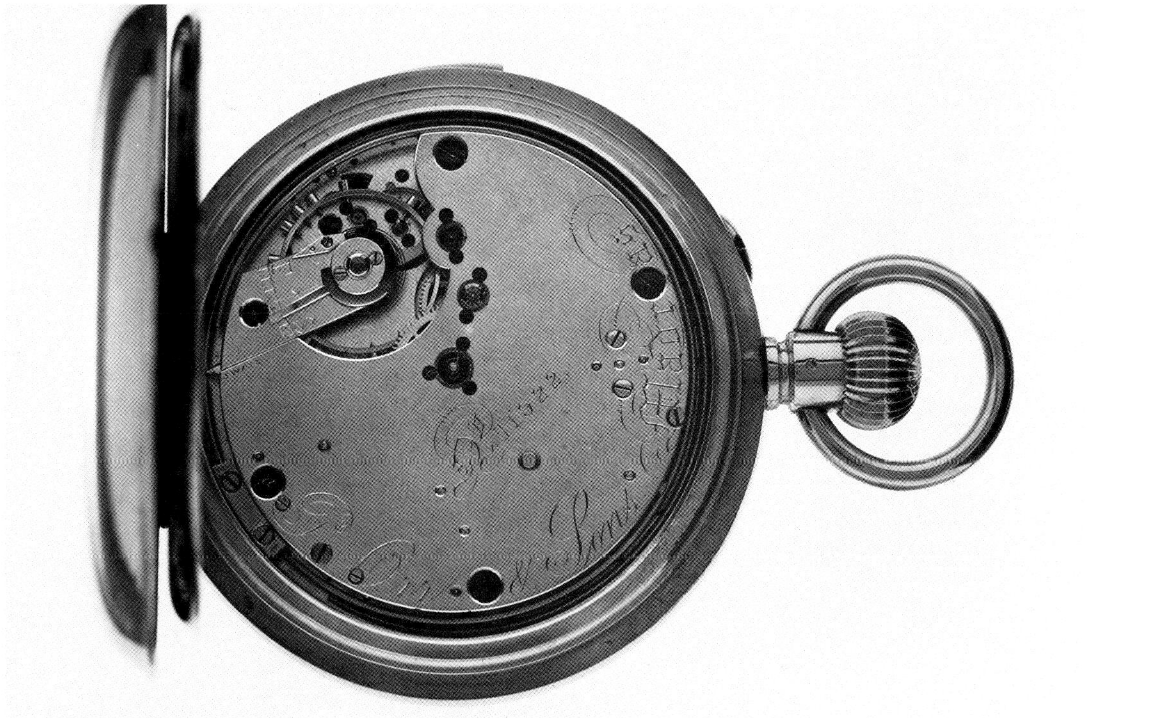

825/6 △

825/4 ▽

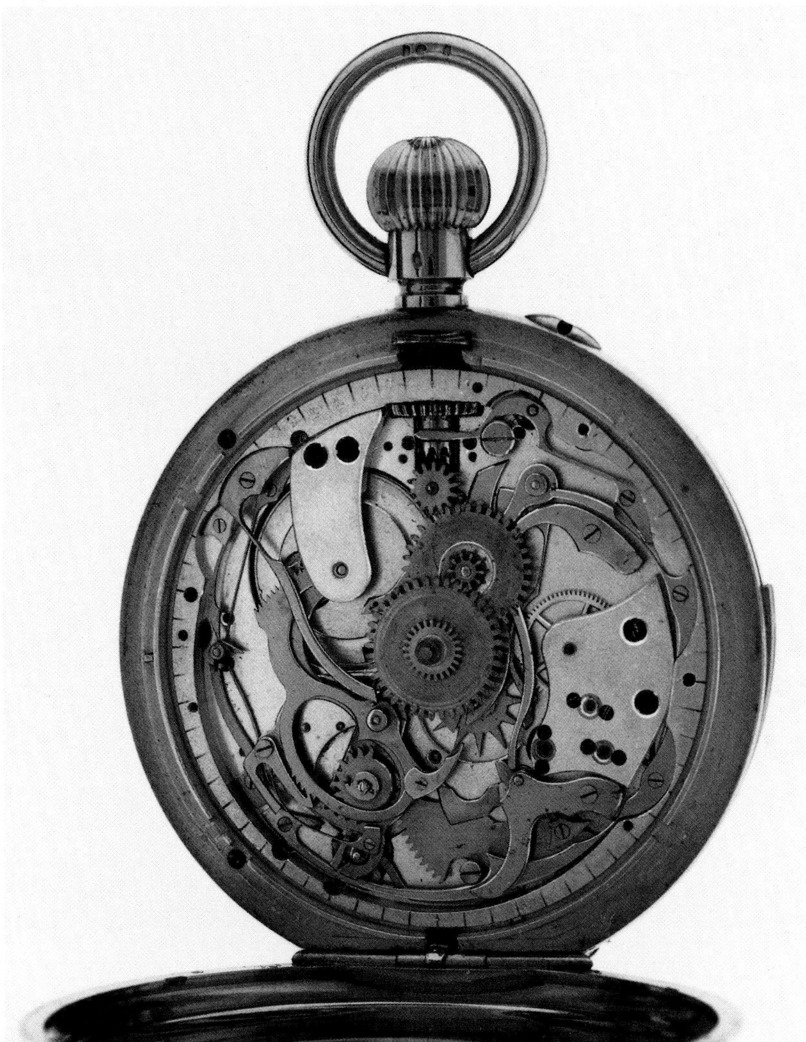

825/5 ▽

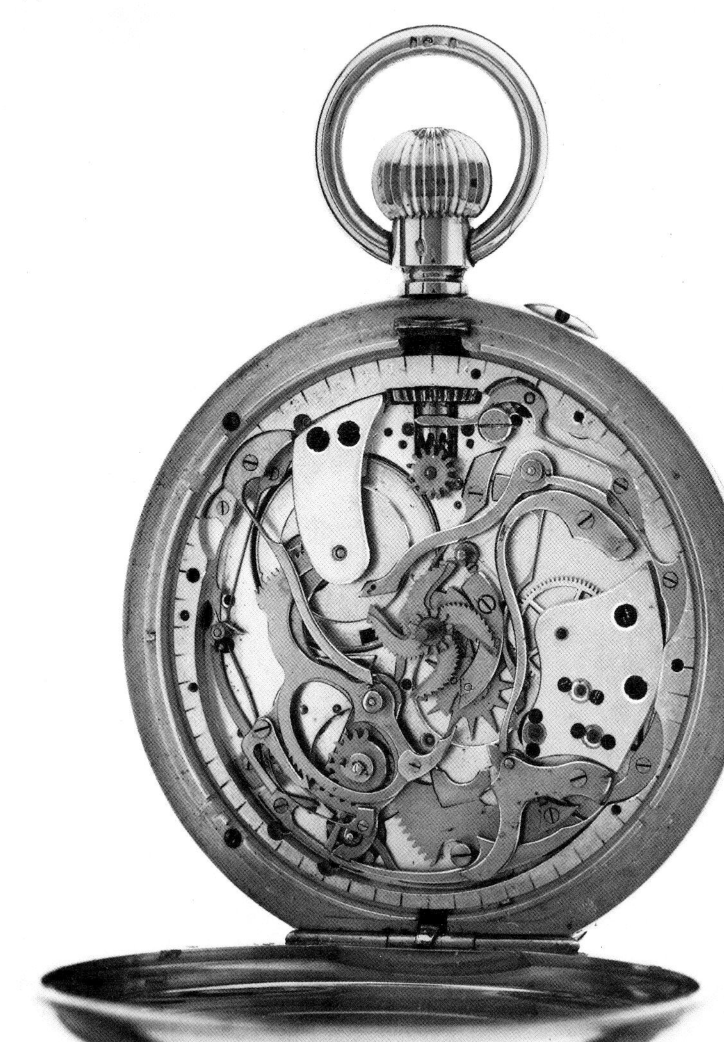

826/1–2 Goldsavonnette »Grande complication« mit Selbstschlag, Minutenrepetition, ewigem Kalender und Chronograph, London, um 1860. Signiert: Cha(rles) Frodsham 84. Strand, London Nr. 06989. Glatte Gehäuseschale mit seitlichem Schieber für die Schlagwerkauslösung, großer Drücker bei der XII für den Chronographen und kleiner Drücker neben dem Pendant für die Zeigerstellung. Weißes Eamilzifferblatt mit 4 Hilfsblättern: unten kleine Sekunde mit Mondphase und innen Mondalter, rechts Datum (ewiger Kalender), links Wochentage, oben Monate im 4-Jahres-Zyklus mit Schaltjahr. Aus der Mitte große Chronographensekunde. Der Goldzeiger aus der Mitte ist der Minutenzähler, der hier von 1 bis 60 zählt. Das vergoldete Werk ist vollkommen abgedeckt. Schlagwerk- und Chronographenmechanismus liegen auf der Zifferblattseite. Kompensationsunruhe mit Goldschrauben und Breguet-Spirale. Spitzzahnankerhemmung. ∅ = 70 (Das Gehäuse wiegt ca. 360 g).

827–828 Goldsavonnette mit ewigem Kalender und Minutenrepetition, Schweiz, um 1880. Glattes Goldgehäuse mit seitlichem Schieber in der Wandung für das Schlagwerk. Weißes Emailzifferblatt mit römischen Zahlen und vier Hilfszifferblättern. Oben Vier-Jahreskalender mit Schaltjahrangabe, links Wochentage, rechts Datum 1–31 und unten kleine Sekunde mit Mondphase. Gebläute Stahlzeiger in Birnenform. Vergoldetes Brückenwerk. Schlagwerk auf zwei Tonfedern. Anker und Ankerrad unter Decksteinen. Kompensationsunruh mit Goldschrauben und Breguet-Spirale. Ankerhemmung. ∅ = 54.

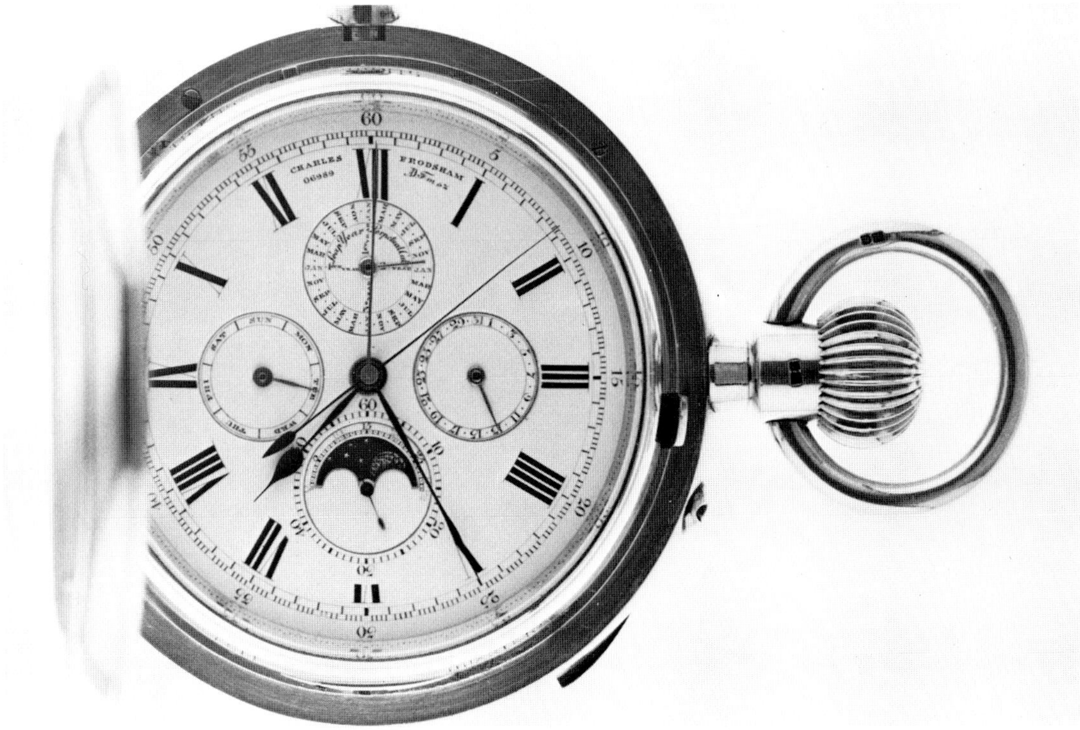

826/1 △

827 ▽

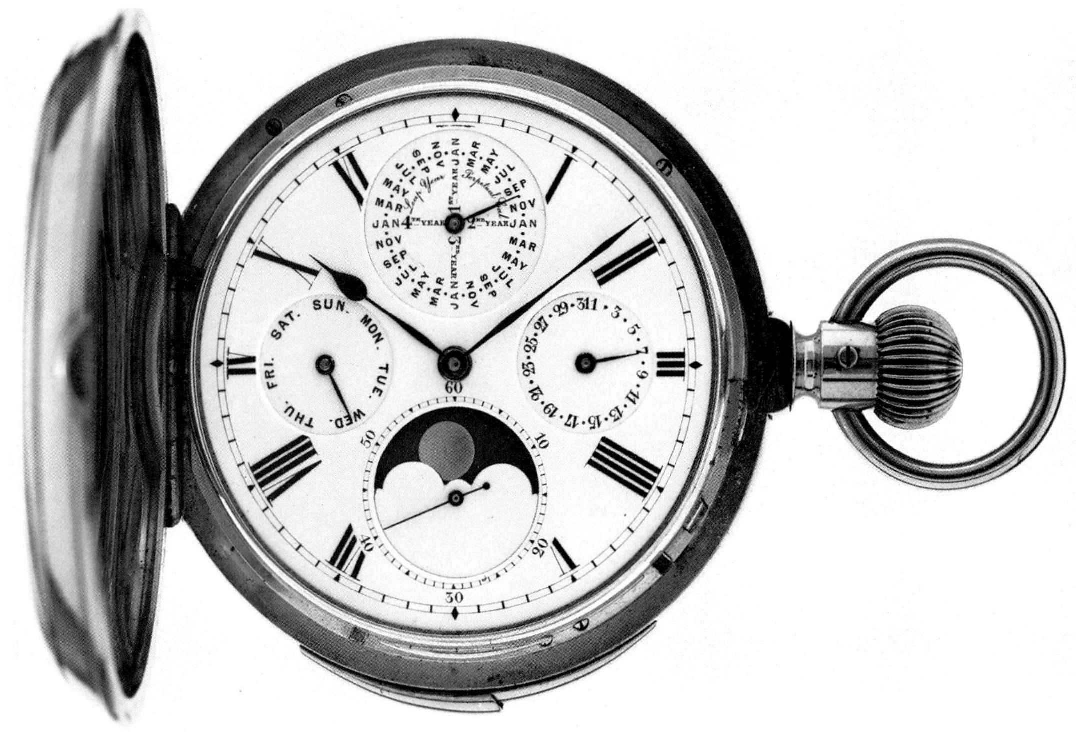

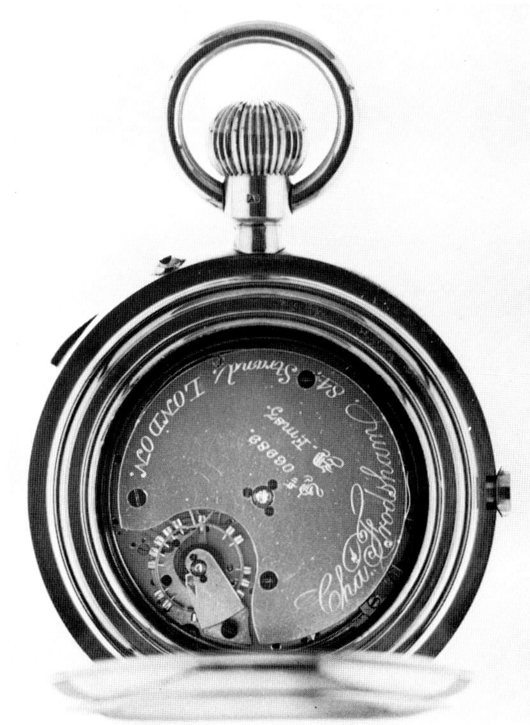

826/2 △

828 ▽

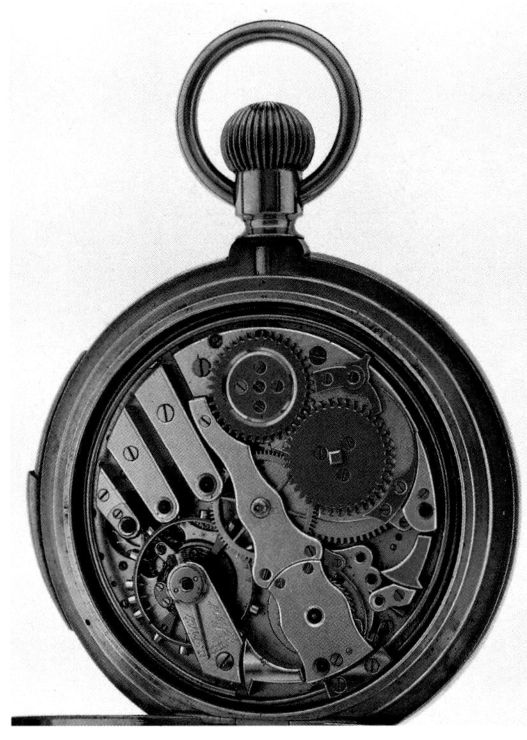

829 Ansicht ohne Zifferblatt mit montiertem Kalenderschaltwerk. Die stark skelettierte Kalenderplatine läßt Teile des darunterliegenden Schlagwerkes erkennen.

830 Demontiertes Kalenderschaltwerk. Bei dieser Konstruktion handelt es sich um einen »springenden ewigen Kalender«, d. h. alle drei Angaben (Datum, Wochentag und Monat) schalten gleichzeitig weiter. Deshalb sind auch nur zwei Korrektoren für das Justieren notwendig. Nur die Mondphasenanzeige hat einen eigenen Korrektor. Das Wechselrad w und das Stundenrad s mit zusätzlich montiertem Rad (feine Verzahnung) befinden sich unter der Kalenderplatine. Über die feine Verzahnung wird das Schaltrad a angetrieben, welches mit dem Finger f den Kalendermechanismus schaltet. Zur Funktion siehe auch im Text Seite 43.

831 Schlagwerkmechanismus unter dem Kalenderwerk. Alle Hebel sind geschliffen und angliert. In der Mitte vierarmige Minutenstaffel. Rechts von der Minutenstaffel ist das Lagerrohr mit drei Schrauben über dem Sekundenrad für die Mondphasenscheibe montiert.

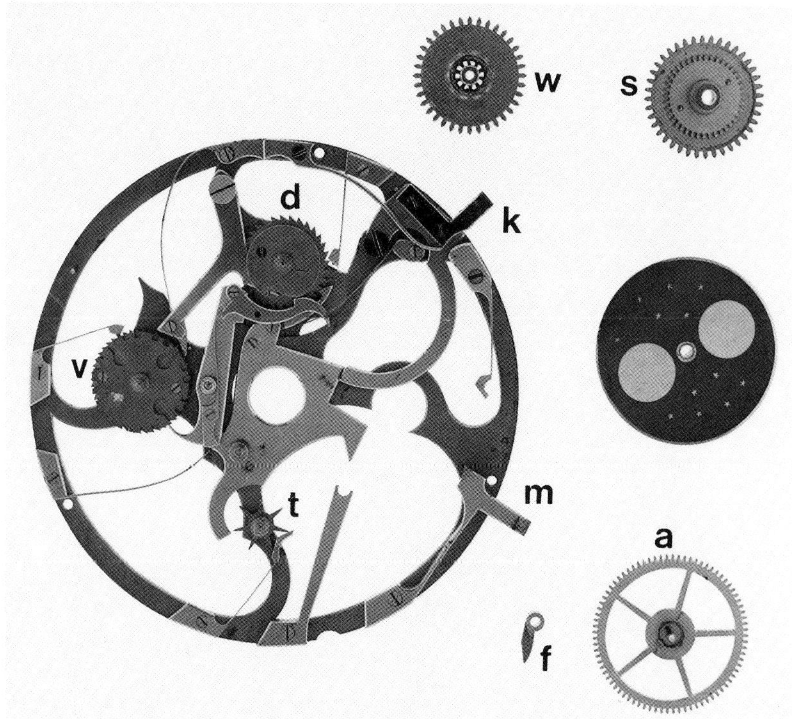

829 ▽

830 △

831 ▽

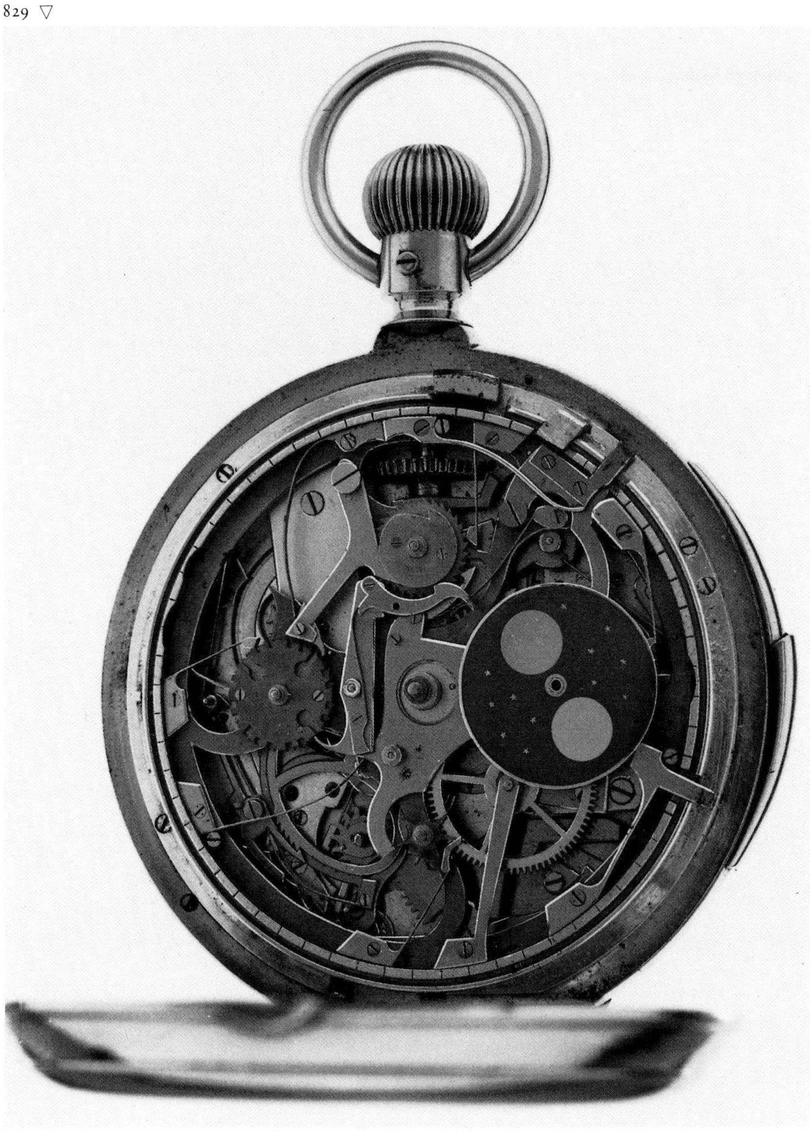

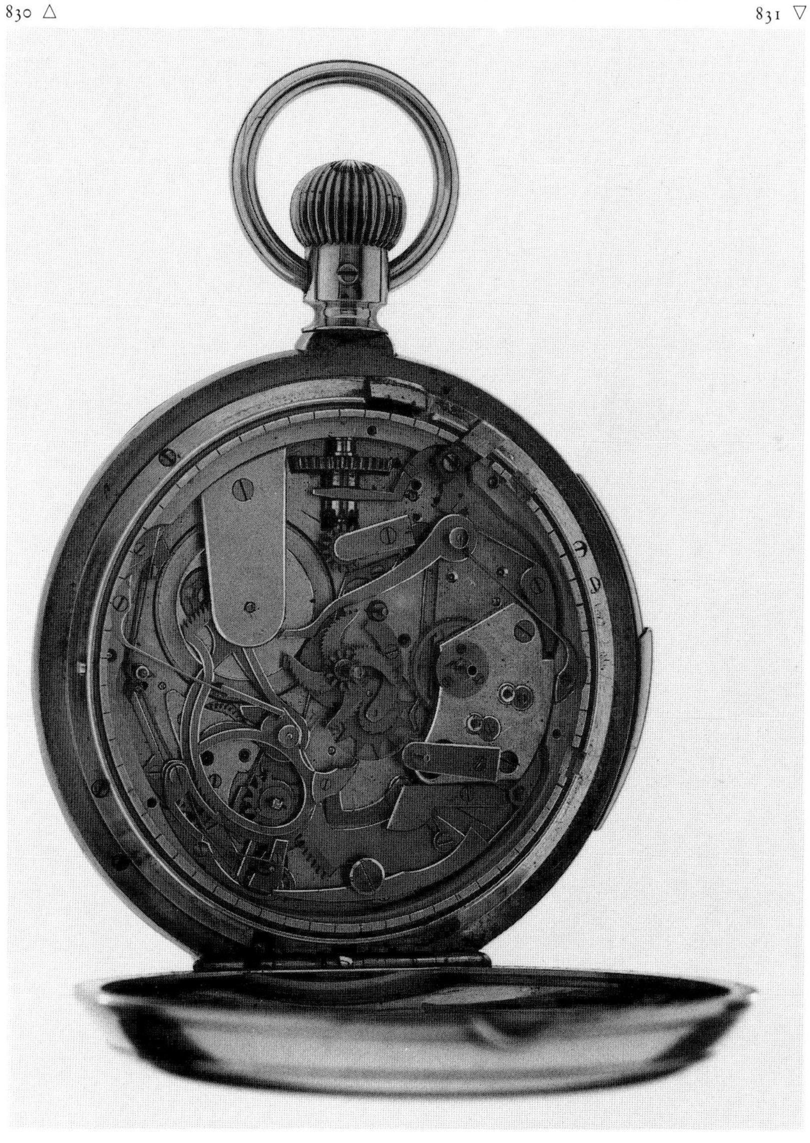

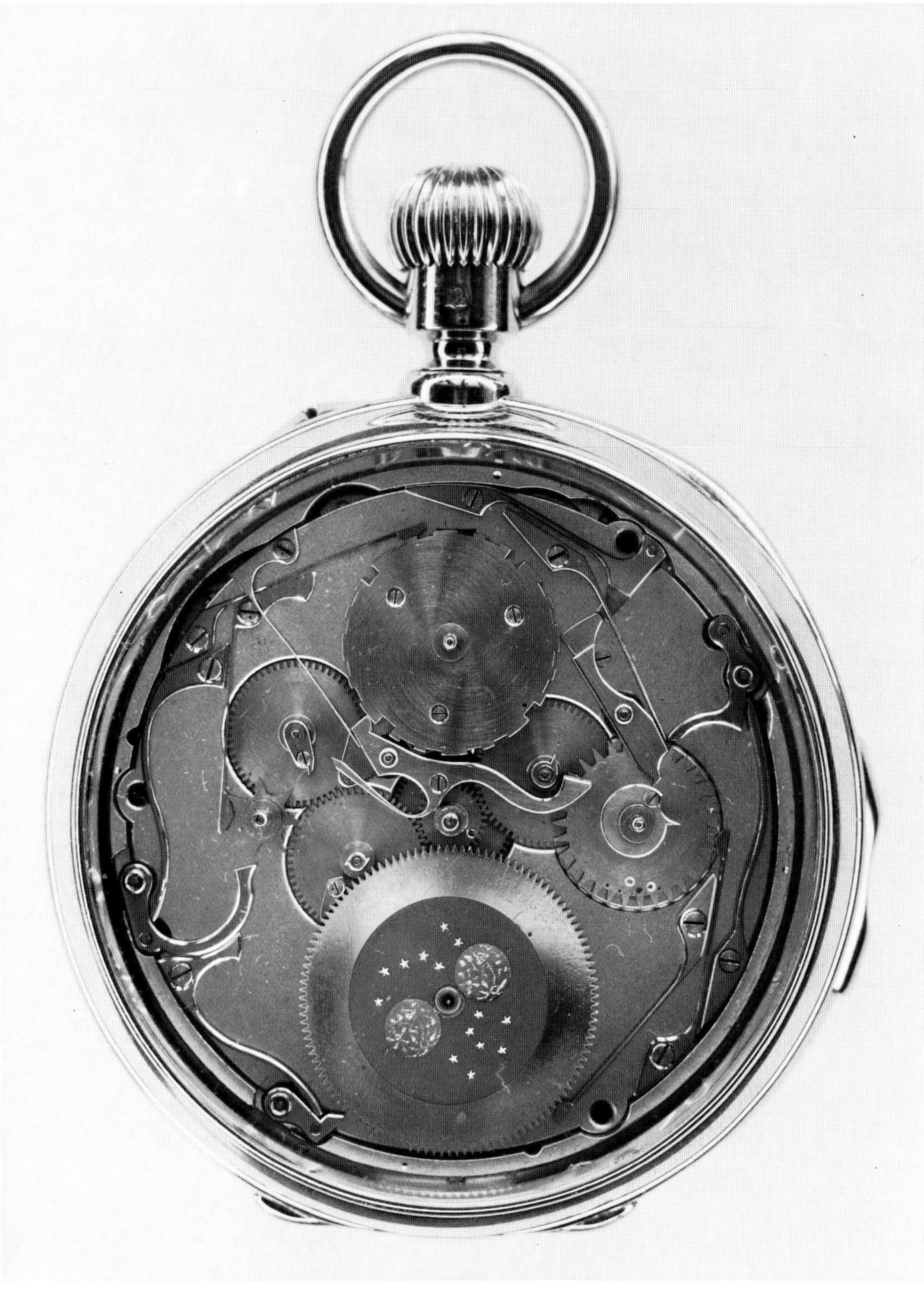

832–833 Goldtaschenuhr mit ewigem Kalender und Minutenrepetition, Westschweiz, um 1880. Signiert: Louis Audemars, Brassus. Gehäuse mit Schieber für die Schlagwerkauslösung und Drücker für die Zeigerstellung. Weißes Emailzifferblatt mit 4 Hilfsblättern: unten kleine Sekunde, innenliegend Mondphase und Mondalter, rechts Datum, links Wochentage, oben 4-Jahres-Teilung, bei der das Schaltjahr berücksichtigt wird. Vergoldetes Brückenwerk mit innenliegendem Gesperr. Schlagwerk auf zwei Tonfedern. Anker und Ankerrad unter Decksteinen gelagert. Kompensationsunruh mit Goldschrauben und Breguet-Spirale. Ankerhemmung. ∅ = 56.

◁ **832/1 Ansicht unter dem Zifferblatt** mit Schaltwerk für den ewigen Kalender. Oben Vier-Jahres-Rad mit den einzelnen Stufen für die Monate mit 31 und 30 Tagen. Die tieferen Stufen sind für die Februare mit 28 Tagen, die etwas flachere Stufe (rechts unten) bestimmt den Februar mit 29 Tagen im Schaltjahr. Links der Wochentagstern mit 7 Zähnen und rechts das Datumrad. Unten Mondphasenscheibe.

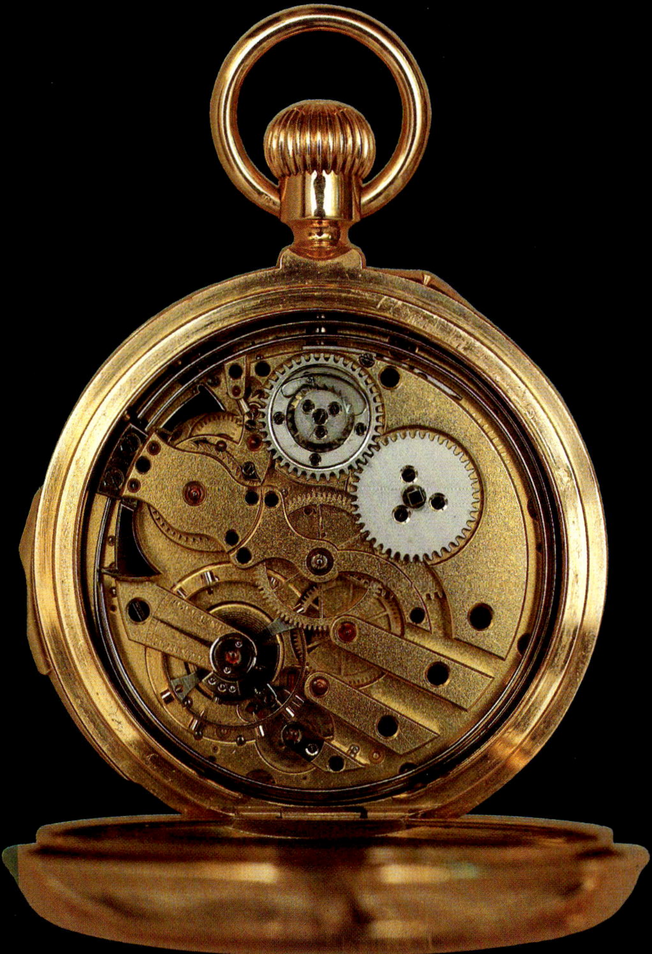

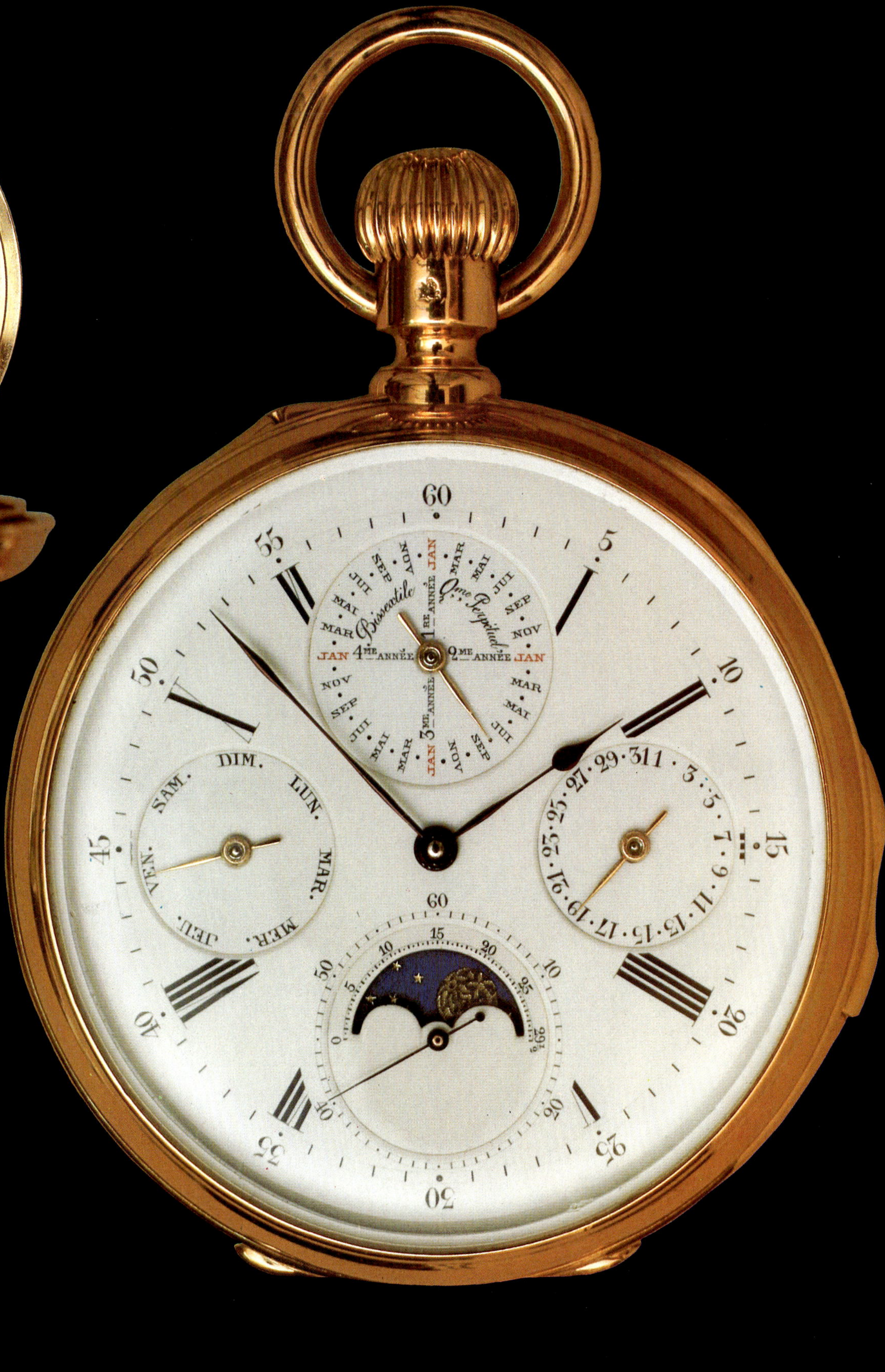

Bissextile
1re année
2me année
3me année
4me année
DIM.
LUN.
MAR.
MER.
JEU.
VEN.
SAM.

834/1–2 Goldtaschenuhr mit ewigem Kalender und Minutenrepetition, englisch, um 1890. Signiert: J.W. Benson Ltd., 62 & 64 Ludgate Hill, London, E.C. Nr. 7081. Glattes Goldgehäuse mit seitlichem Schieber für das Schlagwerk in der Gehäusewandung. Weißes Emailzifferblatt mit römischen Zahlen und vier Hilfszifferblättern, für oben Vier-Jahreskalender mit Schaltjahrangaben und Gangreserveanzeige 1–30 Stunden, rechts Datum und links Wochentage. Unten kleine Sekunde mit Mondphase. Gebläute Stahlzeiger in Birnenform und Goldzeiger für die Kalenderangaben. Vergoldetes Platinenwerk mit Kronenaufzug nach dem Patent von V. Kullberg. Antrieb über Kette und Schnecke. Schlagwerk auf zwei Tonfedern. Kompensationsunruh mit Goldschrauben und zylindrischer Spirale. Spitzzahnhemmung. ∅ = 64.

835 Demontiertes innenverzahntes Doppelaufzugsgesperr (siehe Abb. 838). Das Kronenrad K treibt die beiden Aufzugsräder a, in denen sich die Gesperre g befinden. Die eigentlichen Sperräder s für die Federn liegen unter den Aufzugsrädern und sperren wechselseitig beim Hin- und Herdrehen der Aufzugskrone.

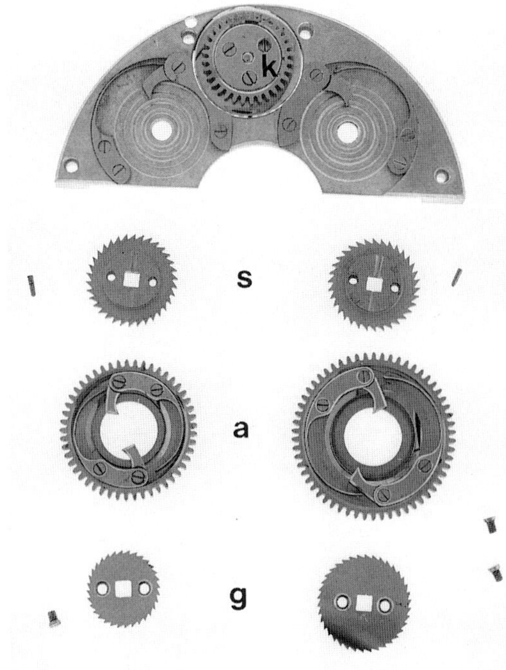

836–839 Goldsavonnette mit ewigem Kalender und Selbstschlag, Schweiz, um 1880. Signiert: Louis Elisée Piguet, Brassus. Guillochiertes Goldgehäuse mit seitlichem Drücker für die Schlagwerkauslösung. Weißes Emailzifferblatt mit römischen Zahlen und vier Hilfszifferblättern. Oben Vier-Jahreskalender mit Schaltjahrangaben. Links Wochentage und rechts Datum 1–31 Tage. Unten kleine Sekunde mit Mondphase und Mondalter 1–29½ Tage. In der Mitte über der ›XII‹ Hebel für Stellung: Sonnerie und Silence. Abb. 837 zeigt die Ansicht unter dem Zifferblatt mit montiertem Kalenderwerk und Abb. 839 ohne Kalenderwerk und Stundenrad. Das Federhaus für das Schlagwerk (links) ist unter einer separaten Brücke gelagert. Beim manuellen Auslösen des Schlagwerkes werden auch die Minuten (Minutenrepetition) geschlagen. Beim selbstätigen Schlagen werden nur die Stunden und Viertelstunden geschlagen. Abb. 838 zeigt das Neusilber-Brückenwerk mit Doppelaufzug und Schlagwerk auf drei Tonfedern (Viertelschlag). Kompensationsunruh mit Goldschrauben und Breguet-Spirale. Anker und Ankerrad unter Decksteinen. Ankerhemmung. ∅ = 56.

834/1 ▽

835 △

834/2 ▽

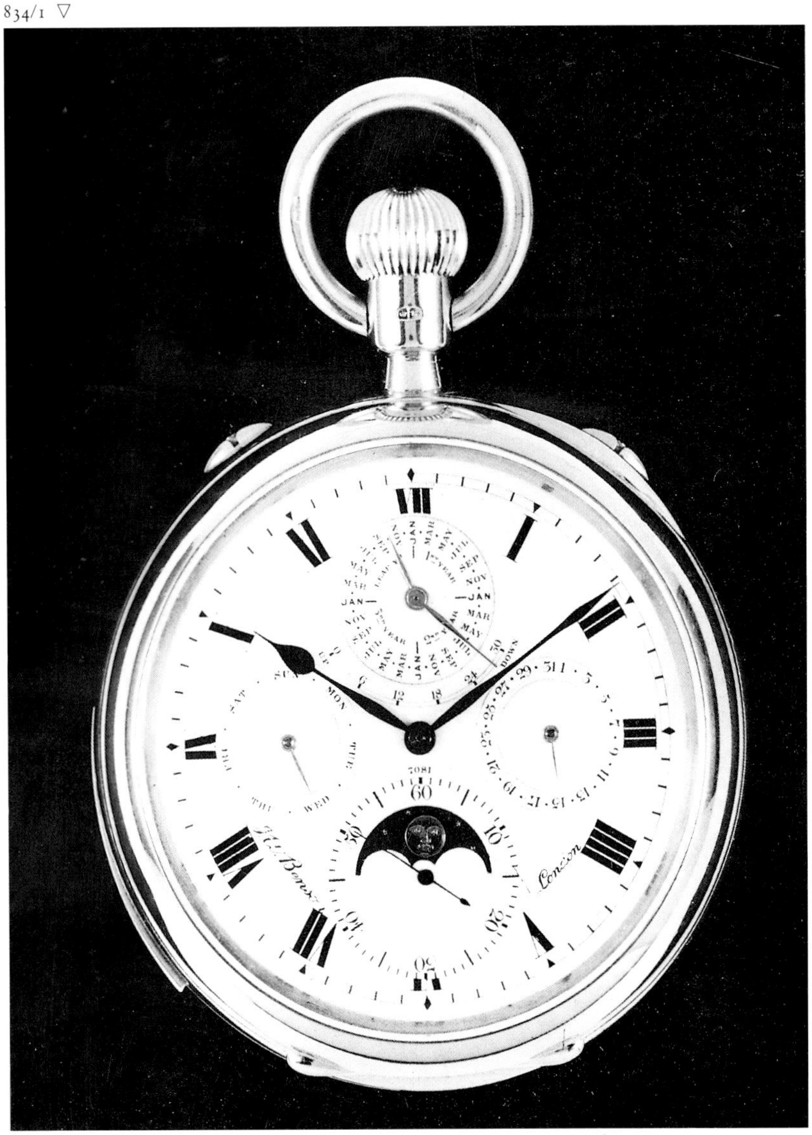

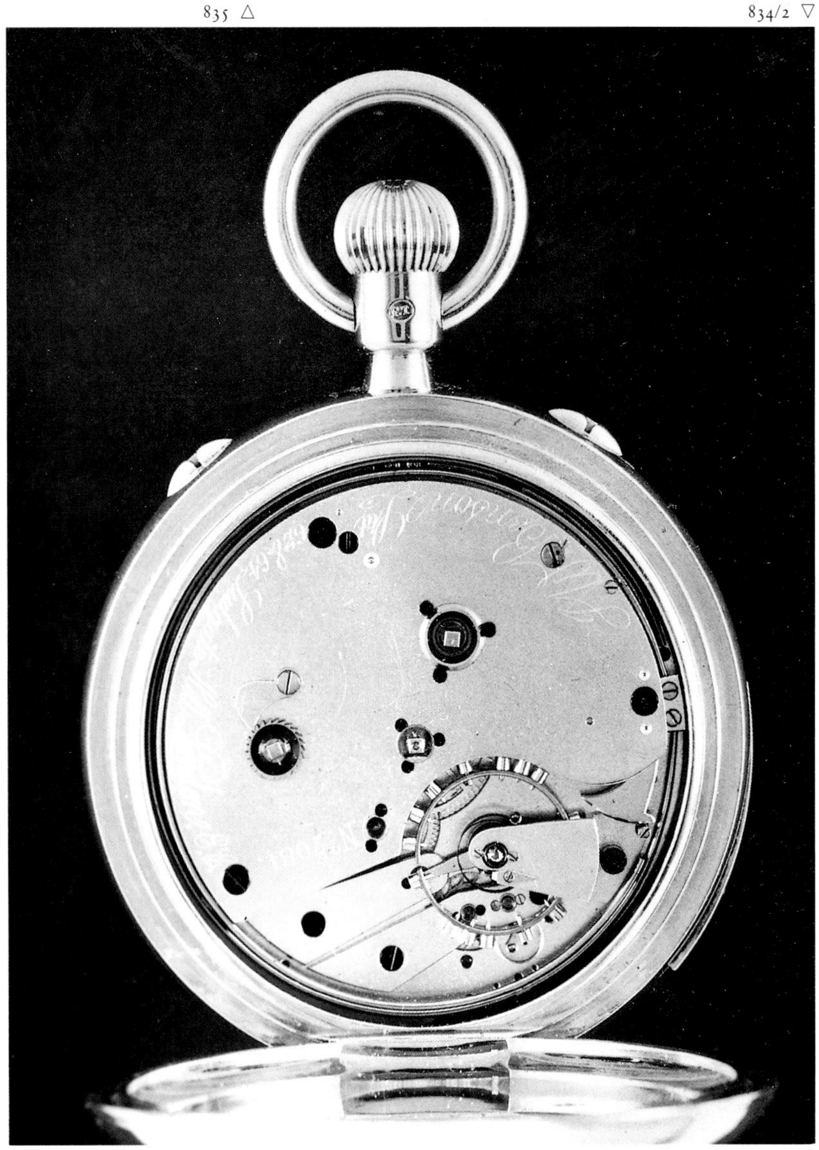

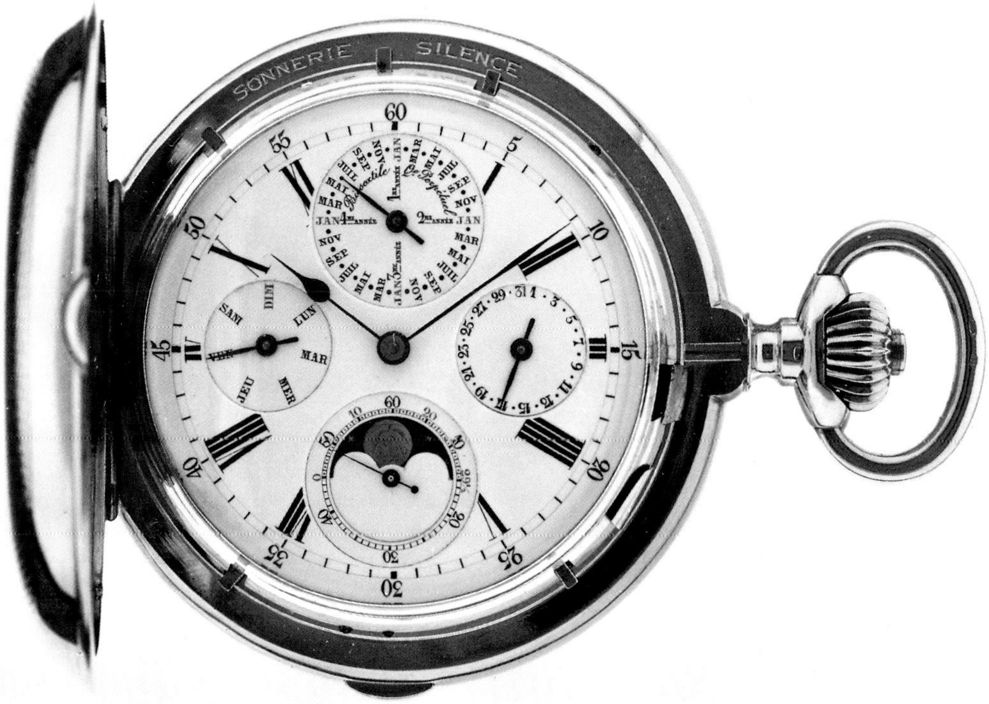

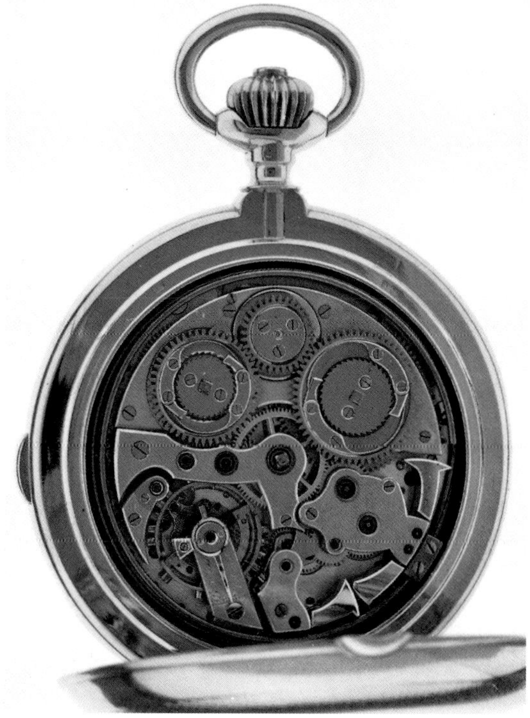

836 △

837 ▽ 839 ▽

838 △

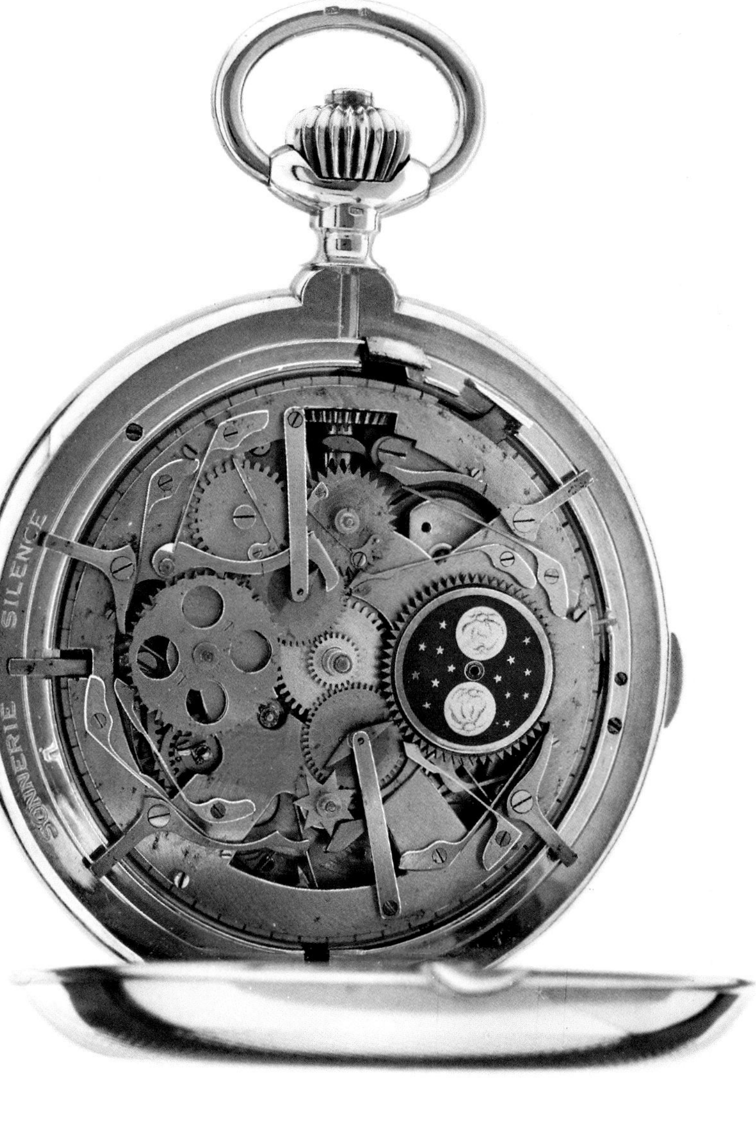

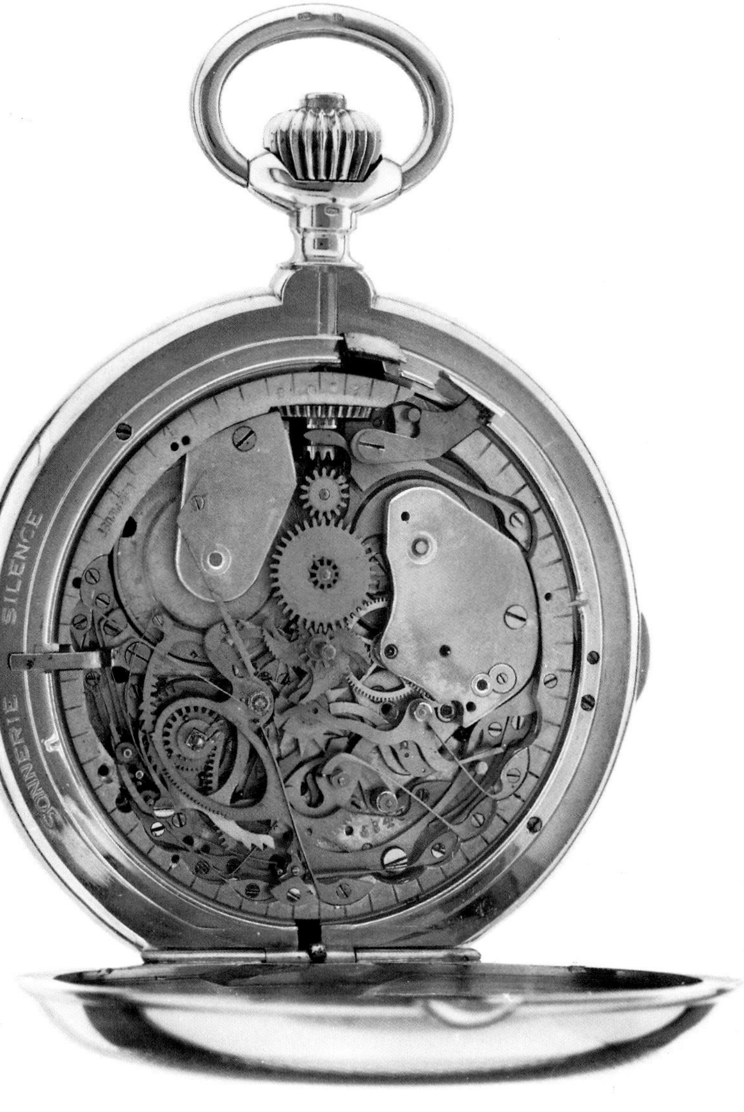

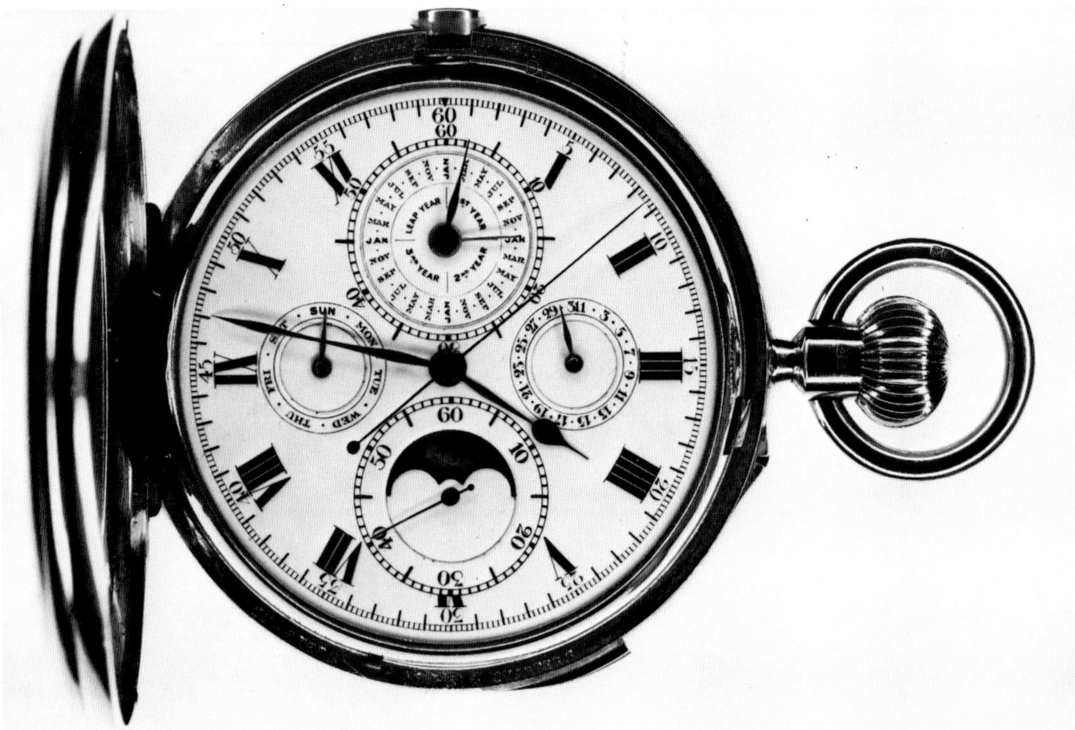

840 △

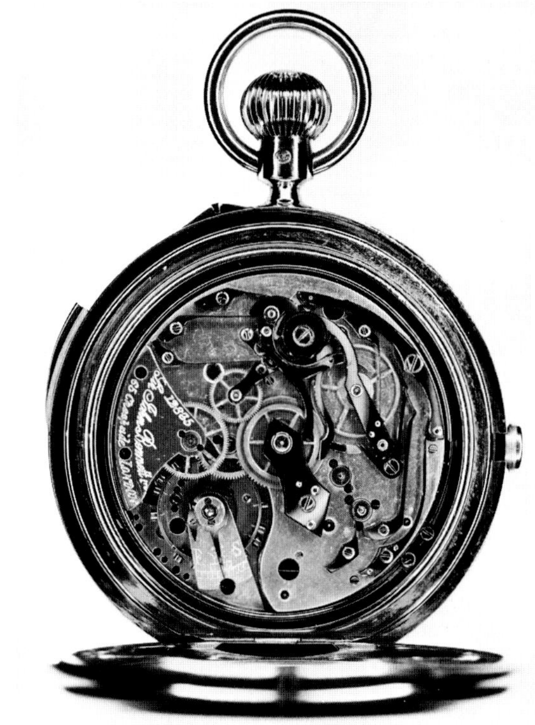

842 △

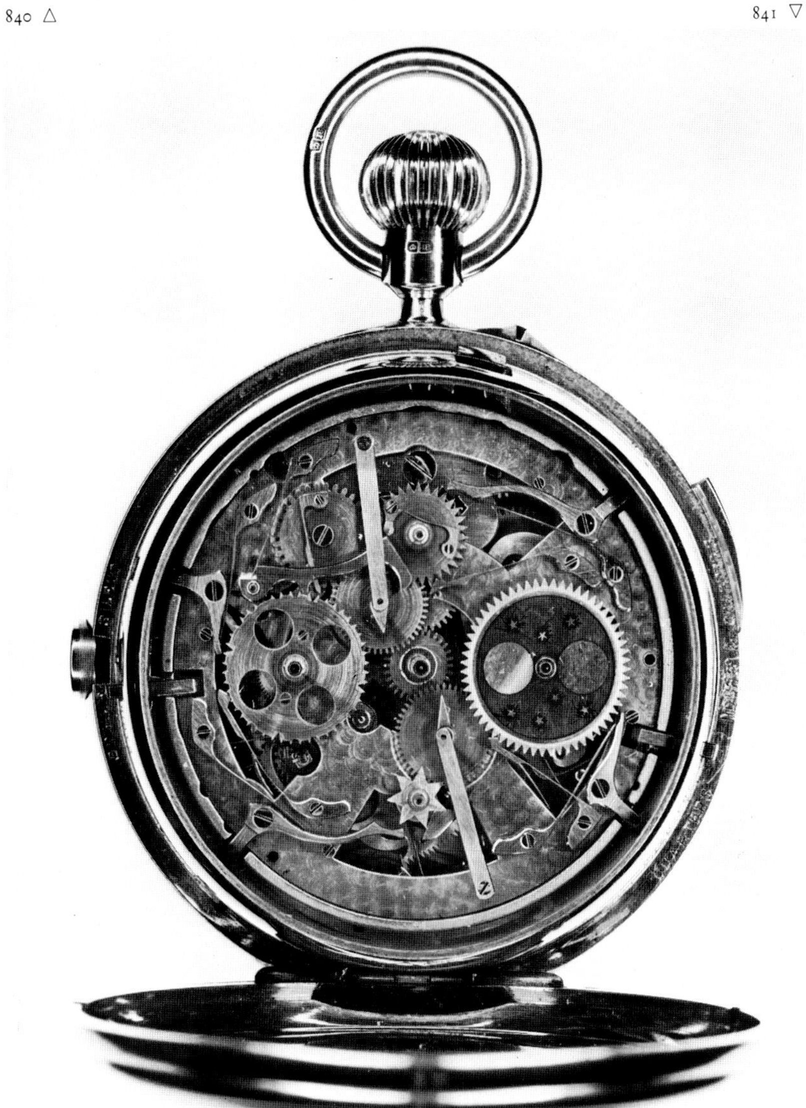

841 ▽

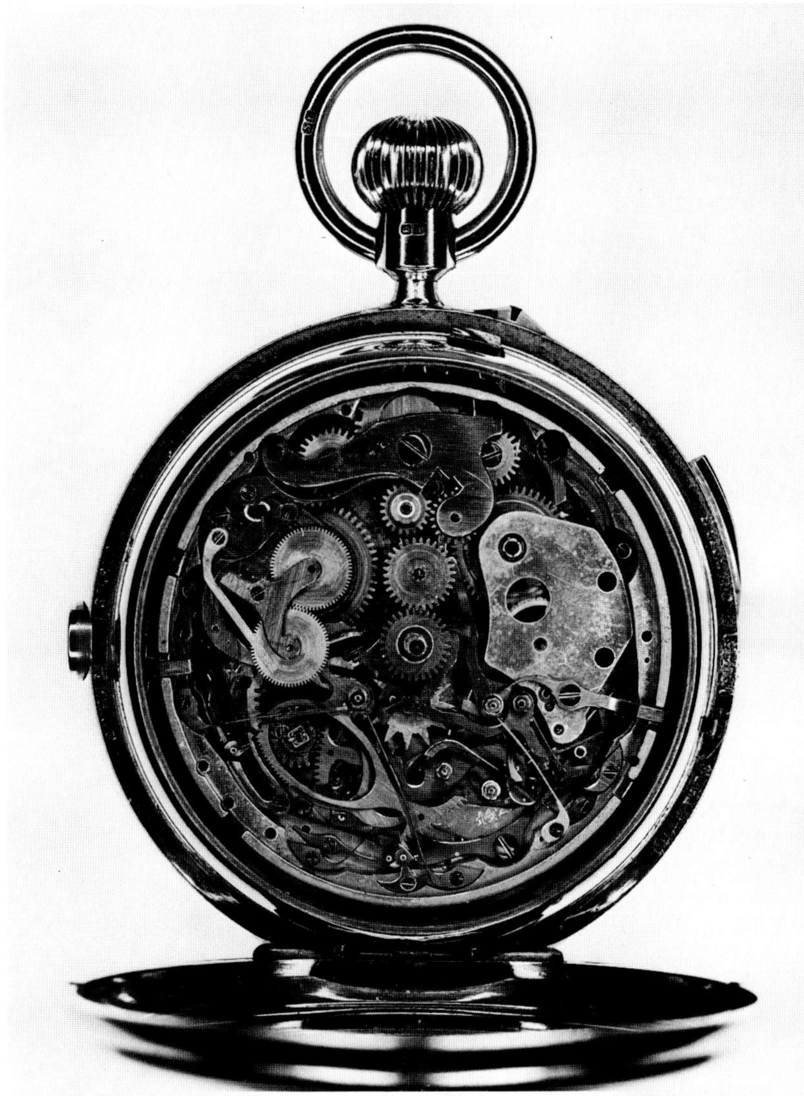

843 ▽

840–843 Goldtaschenuhr »Grande complication« mit Selbstschlag, Minutenrepetition, ewigem Kalender und Chronograph, englisch, um 1880. Signiert: Sir John Bennet, 65 Cheapside London Nr. 12835. Glattes Gehäuse mit seitlichem Schieber bei der VI für die Auslösung des Repetitionsschlagwerkes und Drücker bei der XII für den Chronographen. Neben dem Pendant kleiner Drücker für die Zeigerstellung. Unter der Lunette oben bei der XII Hebel für »strike« und »silent« bzw. »schlägt« oder »still«, zwischen VI und VII Hebel mit den Stellungen »Quarters« und »Hours & Quarters«, also »Viertelstunden« und »Stunden & Viertelstunden«. Leicht getöntes Emailzifferblatt mit 4 Hilfszifferblättern: unten kleine Sekunde und Mondphase, rechts Datum (ewiger Kalender), links Wochentage, oben Monate im 4-Jahres-Zyklus mit Schaltjahr. Außen 60-Minuten-Zähler für den Chronographen. Aus der Mitte große Chronographensekunde. Abb. 841 zeigt die Zifferblattseite ohne Zifferblatt. Hier ist das komplett montierte Kalenderwerk (s. Abb. 817) aufgesetzt. Abb. 843 zeigt die Schlagwerkhebel bei abgenommenem ewigem Kalenderwerk. Bei dieser Uhr sind auch die Aufzugsräder für das Schlagwerk und das Gehwerk mit 36 Stunden Gangreserve auf der Zifferblattseite oben unterhalb der Krone. Abb. 842 zeigt die Räderwerkseite mit aufgesetztem Chronographenmechanismus. Fast alle Hebel sind hochglanzpoliert. Kompensationsunruhe mit Breguet-Spirale und Präzisions-Ankerhemmung.

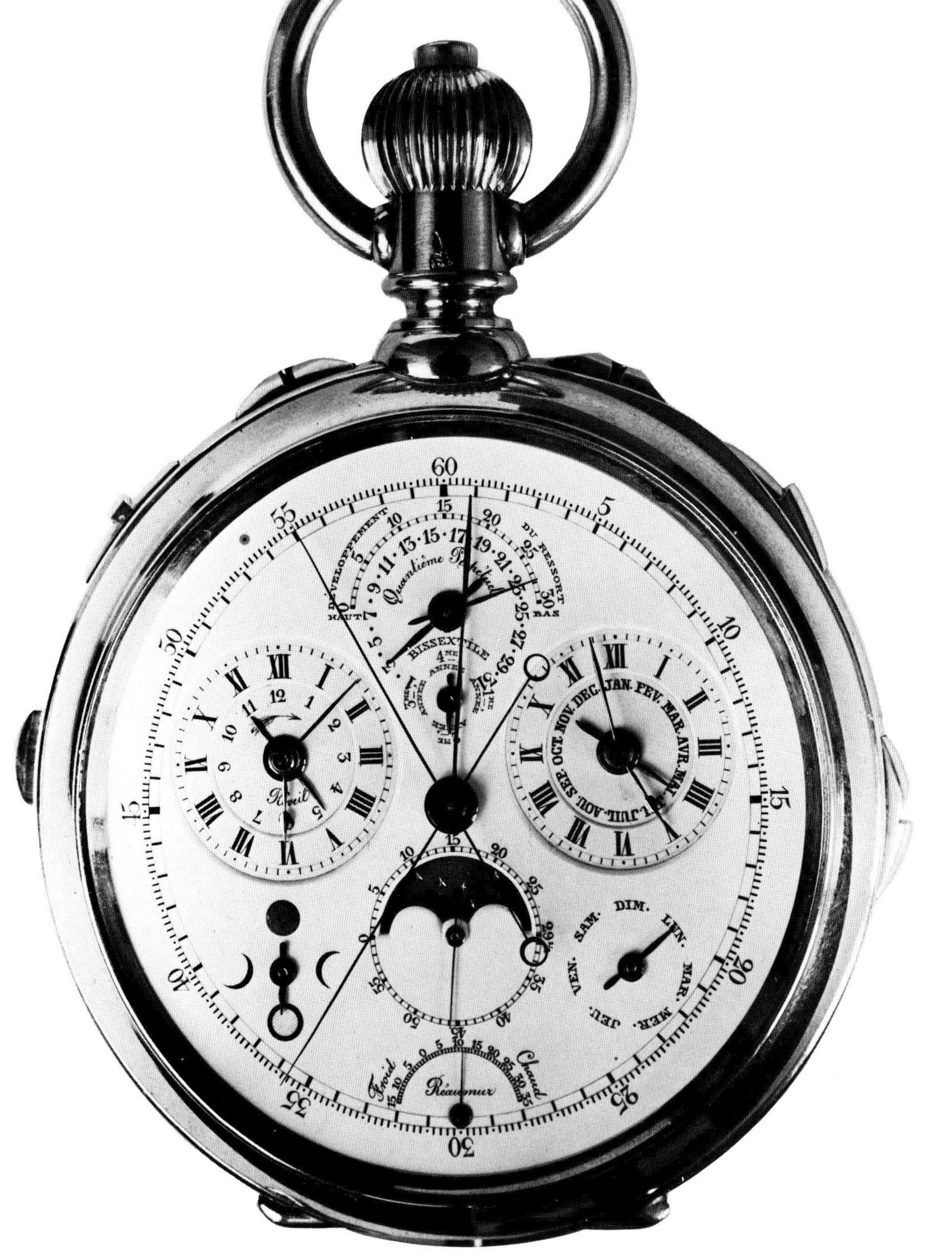

844 Goldtaschenuhr »Grande Complication« mit 17 Indikationen, Westschweiz, um 1878. Signiert: Fabriqué par Aimé Lecoultre-Piguet Le Brassus. Glattes Goldgehäuse mit mehreren kleinen Schiebern und Drückern. Das weiße Emailzifferblatt hat 17 Zeiger für Indikationen. 1. ganz unten: Thermometer in Reaumur –15 bis +35°; 2. darüber: kleine Sekunde mit innenliegender Mondphase und Mondalter; 3. links unten: die 4 Mondviertel; 5. rechts unten: die Wochentage; 6. und 7. links: Stunden und Minuten für die Normalzeit; 8. links innen: Weckerzeit; 9. und 10: rechts: einstellbare Ortszeit einer beliebigen Stadt; 11. rechts innen: die Monate; 12. oben: die 4-Jahres-Angabe mit Schaltjahr; 13. darüber: Datum mit 1 bis 31 Tagen als ewiger Kalender; 14. über diesem: im Halbkreis die Gangreserve 1 bis 30 Stunden; 15. und 16. aus der Mitte: Chrono-Zeiger und Rattrapante-Zeiger; 17. ein Minutenzähler 1 bis 60. Außerdem hat die Uhr Minutenrepetition und ist auf »Grande und Petite Sonnerie« umschaltbar. Das komplizierte Werk hat 4 Federhäuser, von denen 3 mit der Krone aufgezogen werden. Das Gehwerk hat Ankerhemmung mit Kompensationsunruhe und Breguet-Spirale. Die Uhr wurde 1878 in Paris ausgestellt. ∅ = 60 ▷

844/1–8 Goldsavonnette »La Fabuleuse« mit kompliziertem Chronographenwerk, Schweiz, um 1890/1986. Signiert: Gubelin, Lucerne, R. Daners (Rohwerk von Louis Elisée Piguet). Versilbertes Zifferblatt mit folgenden Anzeigen: Äußere Skala 5–60 mit 1/5-Sekundenteilung für die beiden Chronographenzeiger (Rattrapante) und die springende Sekunde aus der Mitte. Oben Vier-Jahreskalender mit Schaltjahrangabe und Minutenzähler für den Chronographen. Rechts Uhrzeit in Stunden und Minuten. Links Wekkerzeit in Stunden und Minuten. In der Mitte unten kleine Sekunde und springende (blitzende) 1/5-Sekunde. Ganz unten Mondphase und Mondalter 1–29½ Tage. Links unten Wochentage und rechts unten Datum 1–31 Tage. Das Werk hat Selbstschlag (grande und petite sonnerie) und Minutenrepetition; zusätzlich ein Weckerwerk. Der Viertelschlag erfolgt mit drei Hämmern auf 3 Tonfedern. Der Hauptdrücker für den Chronographen befindet sich in der Mitte oben. Er hat fünf Funktionen. 1. Ingangsetzen aller drei zentralen Zeiger und des kleinen Zeigers für die blitzende 1/5-Sekunde. 2. Anhalten des Rattrapante-Zeigers (vergoldet mit Loch). 3. Stoppen des springenden Sekundenzeigers (mit Birne am Ende). 4. Stoppen des Chrono-Zeigers, des kleinen blitzenden Sekundenzeigers und des Minutenzählers. 5. Nullstellen aller fünf Chronographenzeiger. Mit dem zweiten Drücker in der Wandung (rechts oben) läßt sich der Rattrapante-Zeiger beliebig oft anhalten und nachspringend starten. Dies ist nur während der Funktionen 1–3 des Hauptdrückers möglich. Abb. 844/1 zeigt die Reklamezeichnung, wie sie von der Firma Uhrenfabrik Union angeboten wurde. Ein Rohrwerk, Abb. 844/2–4 und 844/6–7, wurde in der Firma Gubelin von R. Daners fertiggestellt (Abb. 844/5).

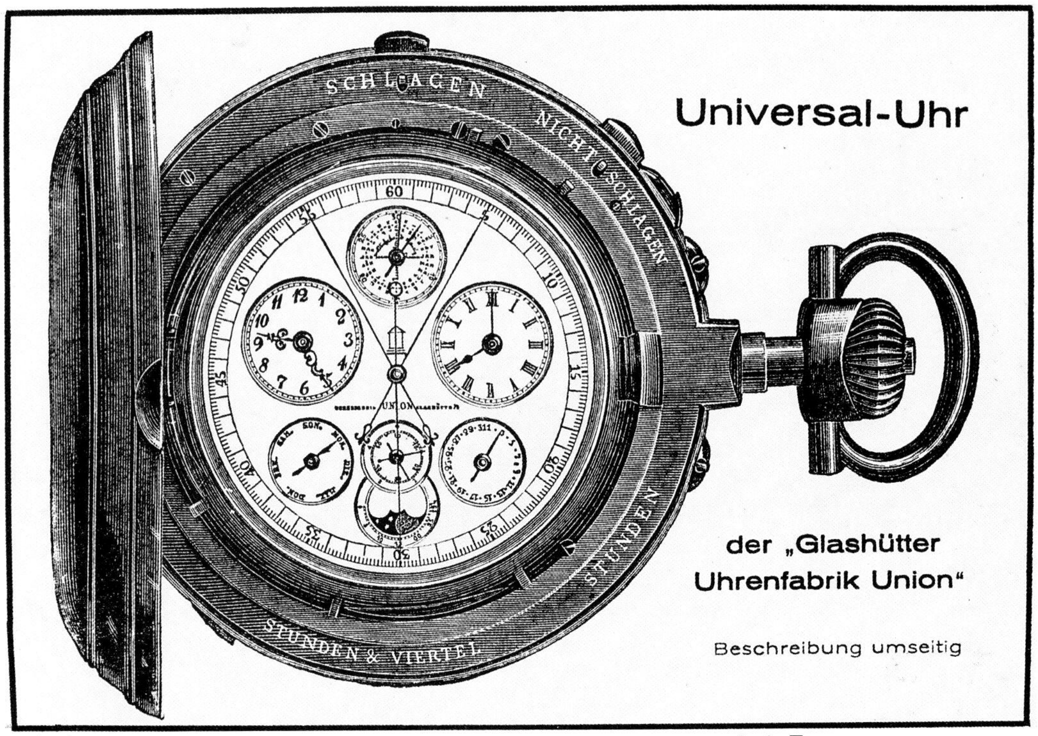

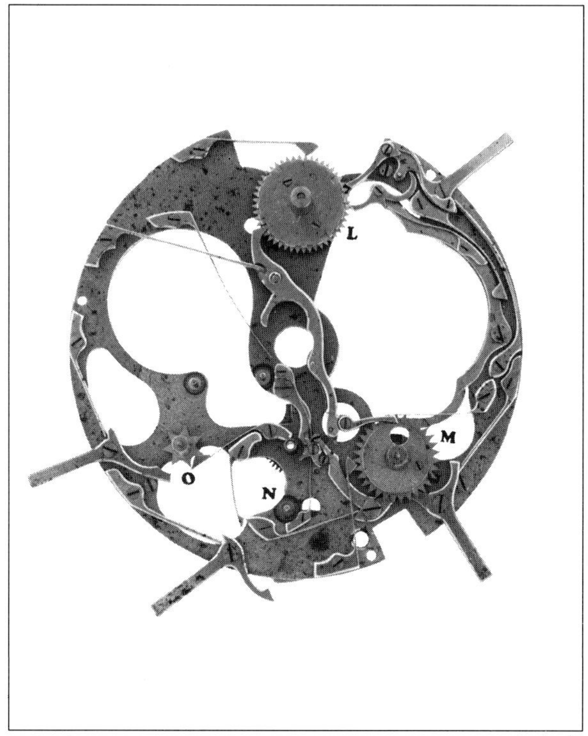

844/1 △ 844/2 ▽ 844/4 △ 844/3 ▽

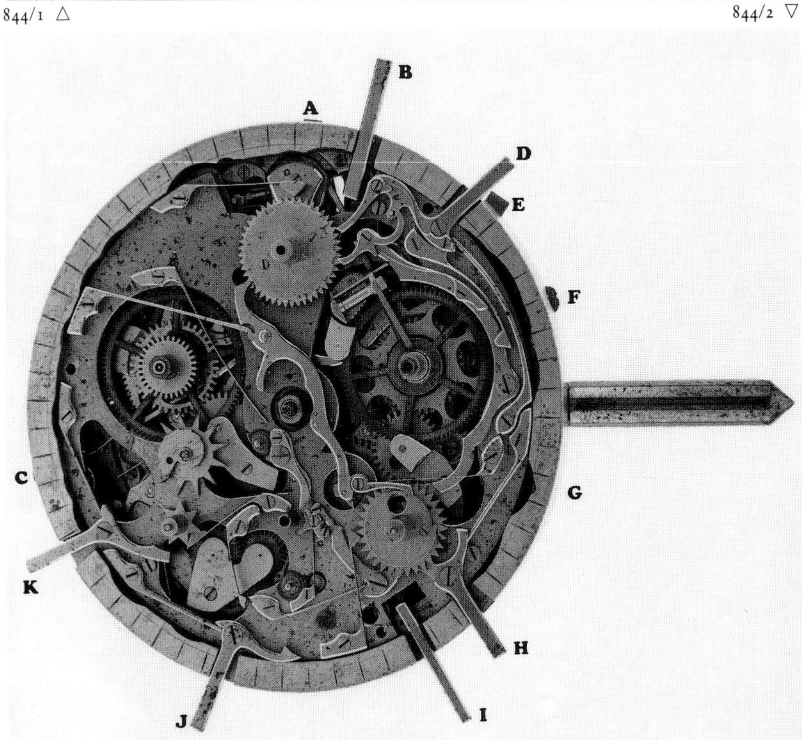

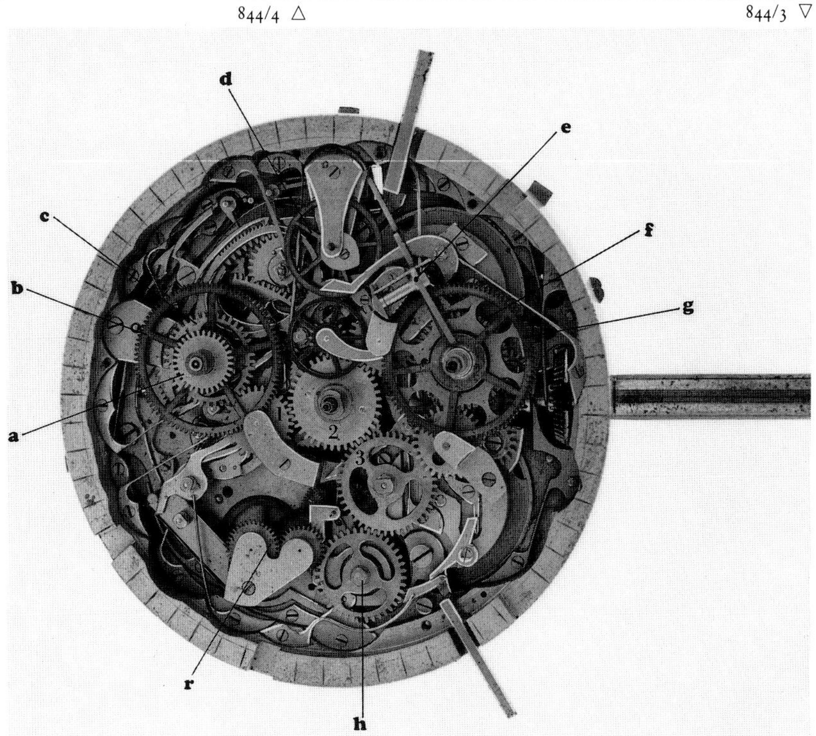

844/2 Zifferblattseite des Rohwerkes mit aufgesetztem ewigem Kalenderwerk. Die Bedienungshebel sind hier noch zu lang. A = Hauptdrücker für den Chronographen, b = Hebel für die Funktion Schlagen und Nichtschlagen, C = Schieber für die Minutenrepetition, D = Korrektor des Monatszeigers auf dem Jahresrad (ewiger Kalender), E = Drücker für den Rattrapante-Zeiger, F = Drücker für den Weckerzeiger, G = Drücker für die Zeigerstellung, H = Korrektor für Datum, I = Hebel für »Grande und petite Sonnerie« (Stunden oder Stunden und Viertelstunden), J = Korrektor für Mondphase, K = Korrektor für Wochentag.

844/3 Zifferblattseite mit abgenommener Kalenderscheibe (844/4). a = Übertragungsrad auf dem Stundenrad für das Kalenderwerk, c = Viertelrohr, h = Minutenradwelle, 1, 2, 3 = Übertragungsräder zum Zeigerwerk, d = Minutenzählrad, g, f = Weckerzeitanzeige, e = Wippe für die Weckerauslösung, r = Übertragungsrad für die 1/5-Sekunde.

844/4 Kalenderscheibe. L = Vier-Jahres-Rad, M = Datumrad, N = Anrichtstift für die Mondphasenscheibe, O = Wochentagrad.

844/6 Komplette Werkansicht. T = Ankerkloben, A, E = Drückerhebel für den Chronographen, Y = Schaltrad für die Chronographenfunktionen, Z = Rad mit Dreieckszähnen für die springende Sekunde, U = Klinke für Rad Z.

844/7 Komplette Werkansicht ohne Hemmung. a, v, x = Schlagwerkhämmer, w = Weckerhammer.

844/8 Zifferblattansicht der von Gubelin ausgeführten Uhr.

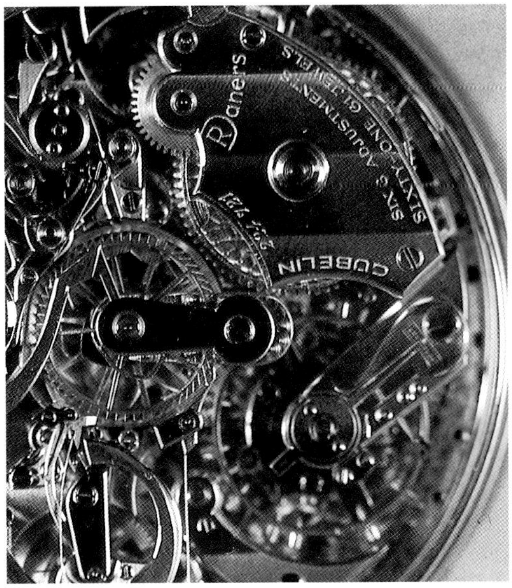

844/5 △

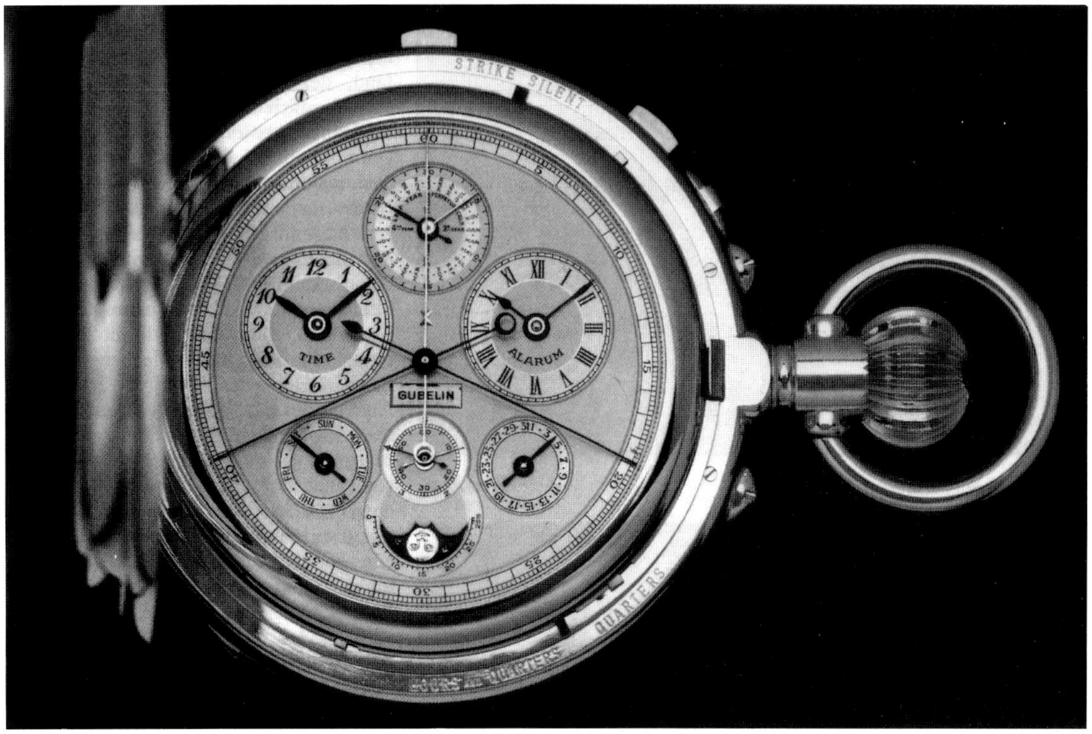

844/8 △

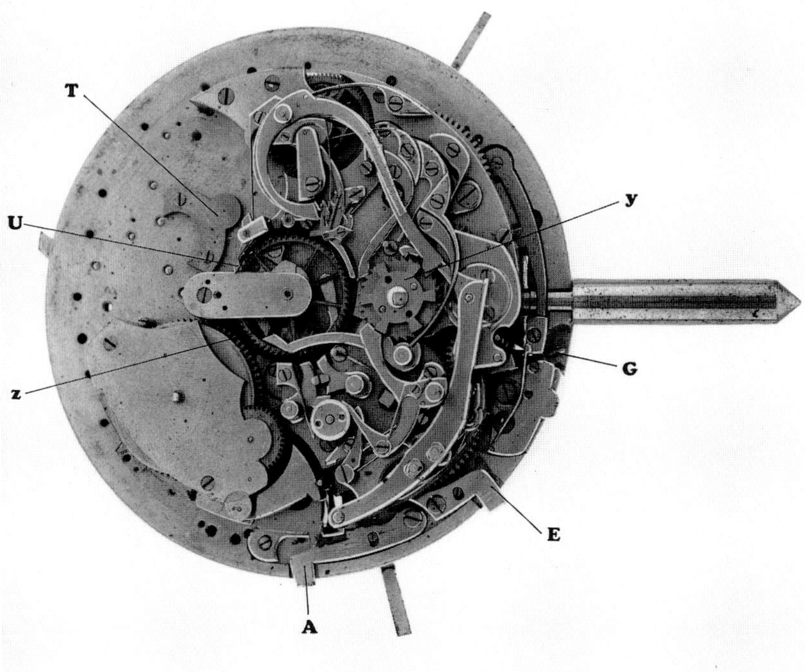

844/6 ▽

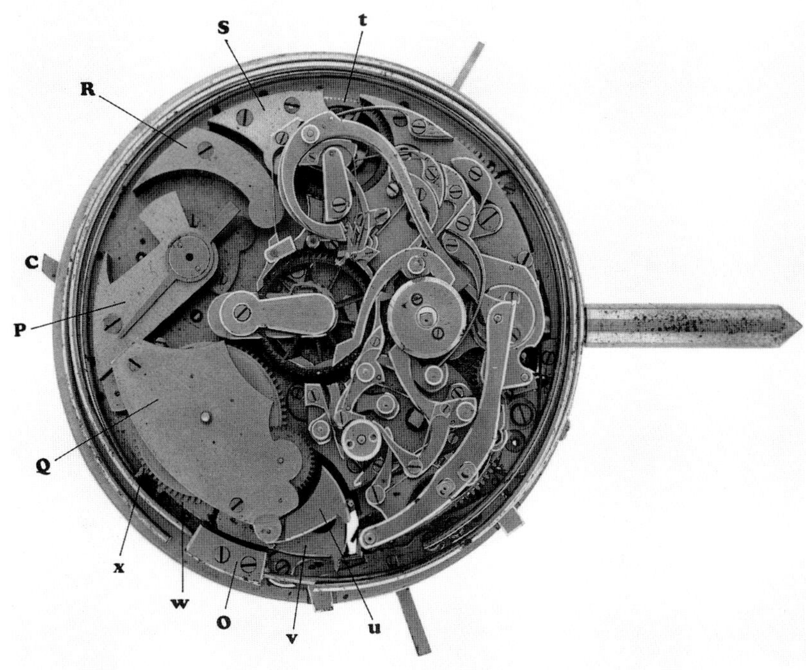

844/7 ▽

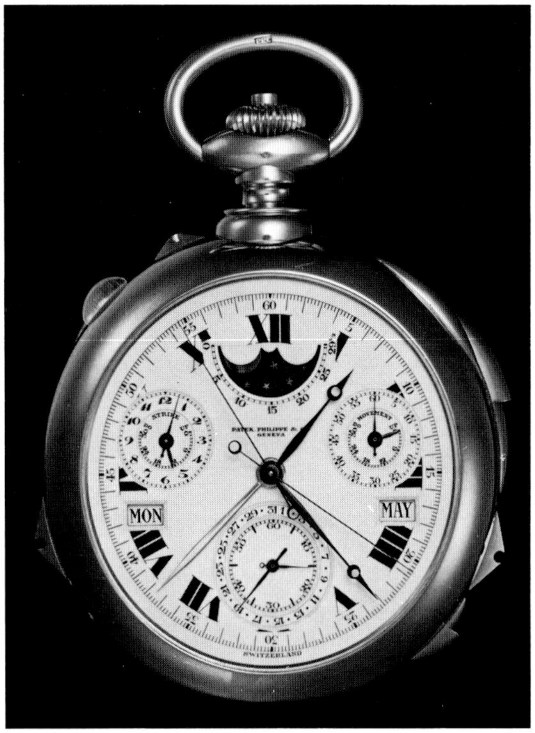

845 △

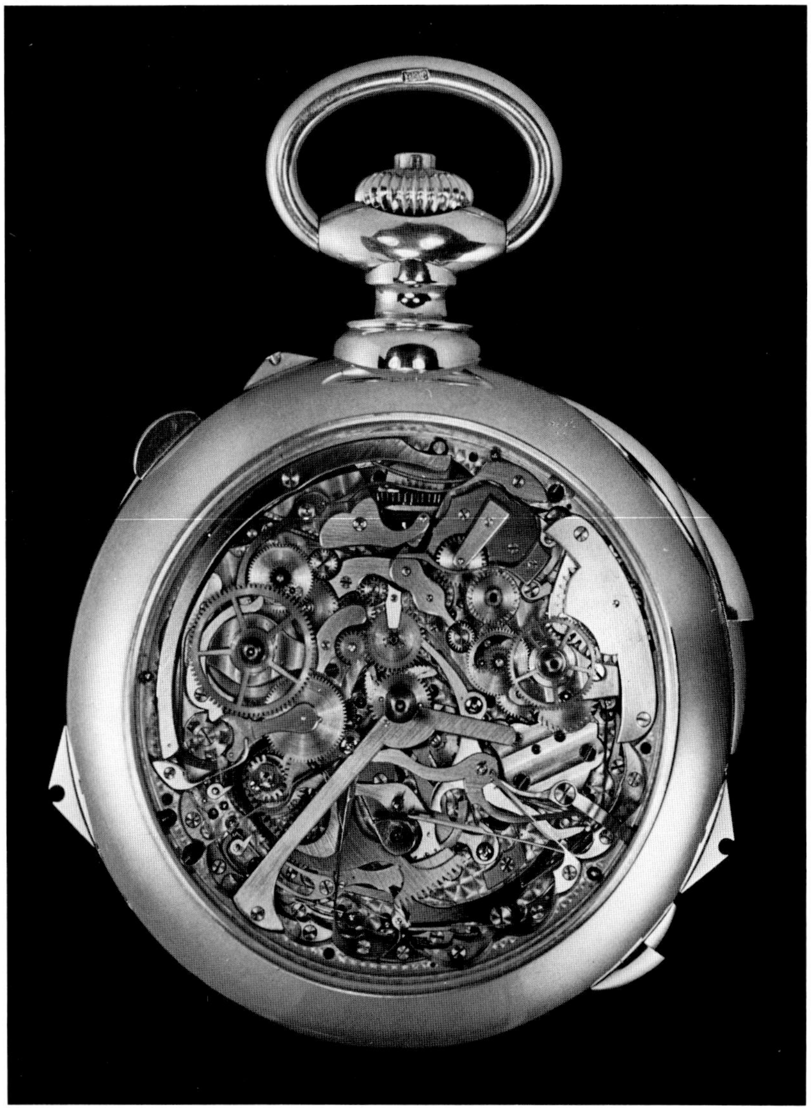

846

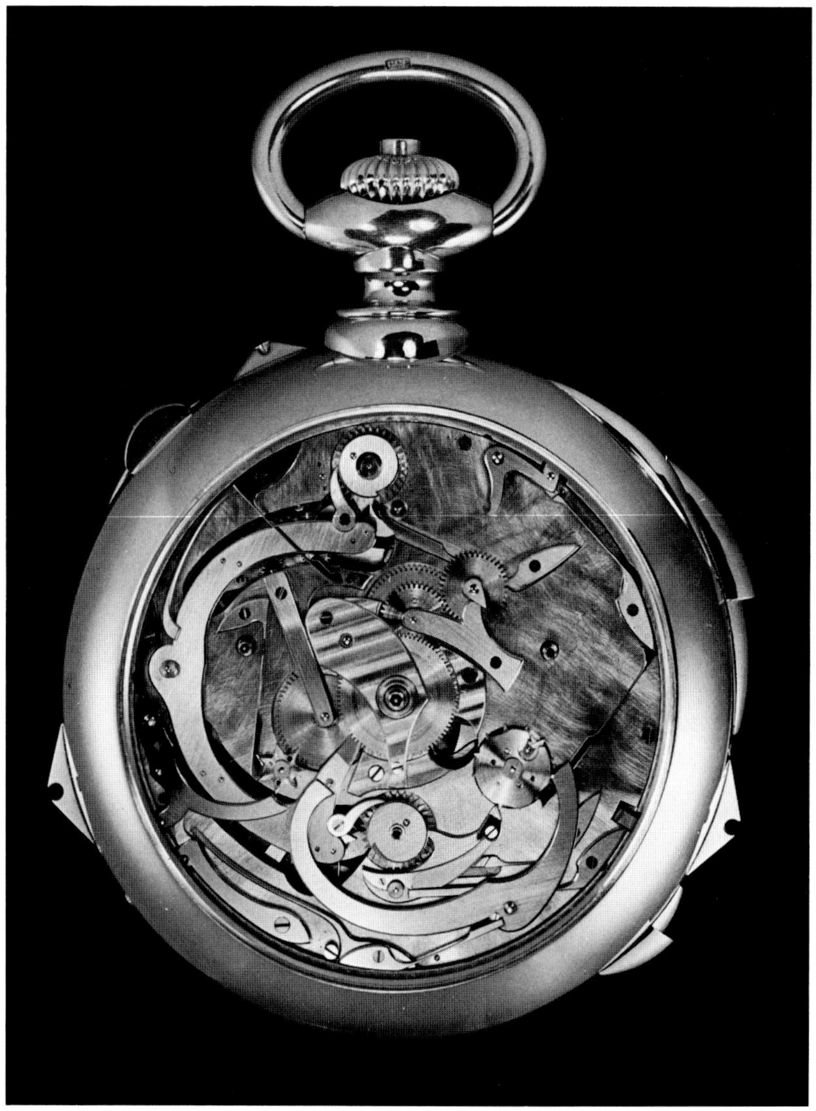

847

845–850 Goldtaschenuhr »Grande complication«, Genf, um 1932. Signiert: Patek Philippe & Co., Genève. Glattes, (415 g schweres) Gehäuse. Zwei Emailzifferblätter. Das vordere Zifferblatt (Abb. 845) hat zusätzlich zur normalen Uhrzeit noch die Indikationen, unten: kleine Sekunde und außen: Datum 1 bis 31 (hier als ewiger Kalender; links im Fenster: Wochentage; links oben: Stundenzähler und innen Gangreserve für die 1. Zugfeder; oben: Mondphase mit Mondalter 1 bis 29½ Tage; rechts Oben: Minutenzähler für den Chronograph und innen Gangreserveanzeige für die 2. Zugfeder; rechts im Fenster: Monate; aus der Mitte: schwarze Stunden- und Minutenzeiger, goldener Weckerzeitzeiger und zwei Chronographenzeiger (Chrono- und Rattrapante-Zeiger). Das hintere Zifferblatt (Abb. 849) hat die Indikationen: Sternzeit in 24-Stundenteilung im äuße-

ren Ring; unten: Sternzeit-Sekunden und Äquationszeit; links: Sonnenaufgang in Stunden und Minuten; rechts: Sonnenuntergang in Stunden und Minuten. In der Mitte eine bewegliche Sternkarte für 74° westliche Länge und 40°40' nördliche Breite.
Das Werk ist in vier Ebenen aufgebaut. Abb. 846, 847 zeigen die Zwischenebenen der Vorderseite, Abb. 848 und 850 zeigen die Zwischenebenen der Rückseite. Deutlich ist in Abb. 848 in der Mitte die Doppelzeigerzange für den Chronograph zu erkennen. Das Werk besteht aus mehr als 800 Teilen. Im Einzelnen sind es: 430 Schrauben, 120 mechanische Teile, 110 Räder, 90 Federn, 70 Steine, 50 Räderbrücken, 19 Zeiger und 2 Zifferblätter. Die komplette Uhr wiegt 535 Gramm. Das Präzisionswerk hat Ankerhemmung.

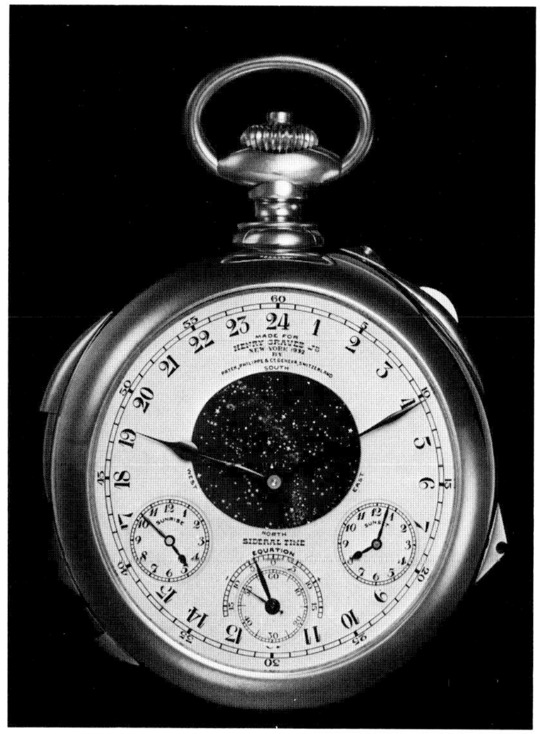

850 △

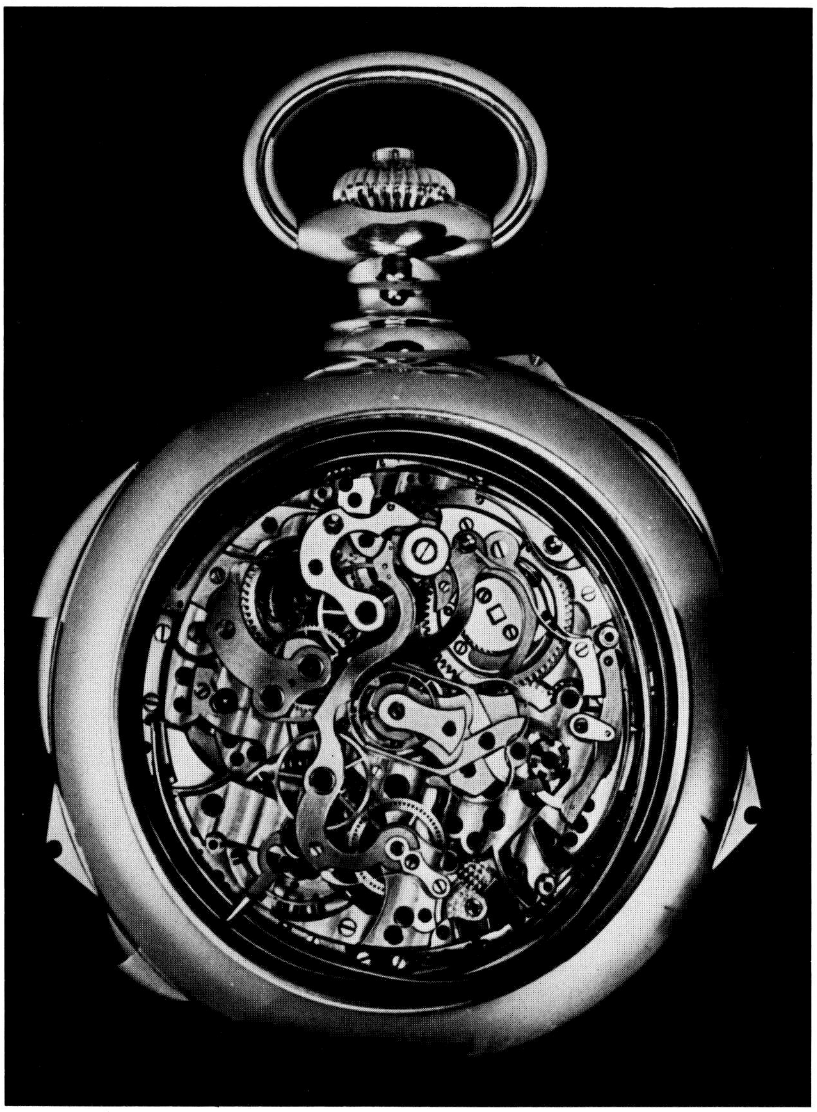

848

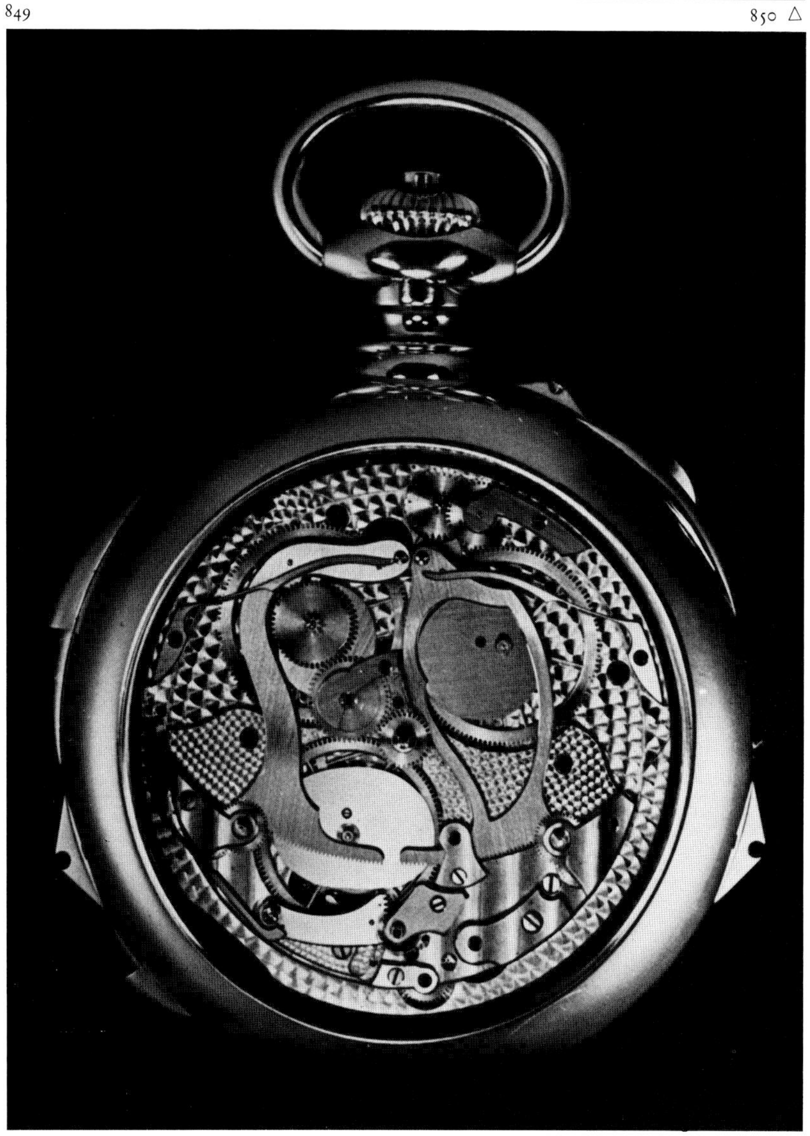

849

851/1–2 Goldsavonnette mit ewigem Kalender, Selbstschlag und Chronograph-Rattrapante, Glashütte, um 1890. Signiert: A. Lange & Söhne, Glashütte b./ Dresden. Glattes Goldgehäuse, mit à-goutte-Schlüssen im Stil Louis XV. Oben zwei Drücker für die Chronographenzeiger, unten links Schieber für das Schlagwerk. Weißes Emailzifferblatt mit arabischen Zahlen und vier Hilfzifferblättern. Oben Vier-Jahreskalender mit Schaltjahrangaben und außen Minutenzähler 1–30. Links Wochentage, rechts Datum 1–31 Tage, unten kleine Sekunde und Mondphase mit Mondalter 1–29½ Tage. Äußere Skala 5–60 in roten Zahlen in ⅕-Sekundenteilung. Neusilberwerk unter Glasschutz mit sichtbar angeordneten polierten Chronographenhebeln. In der Mitte sichtbar Doppelzeigerzange. Doppelaufzug mit innenverzahnten Gesperren. Selbstschlag und Minutenrepetition auf zwei Tonfedern. Gravierter Unruhkloben mit Feinregulierung und Diamantdeckstein. Goldanker und -ankerrad.

851/4–5 Goldsavonnette mit Minutenrepetition auf 4 Tonfedern, ewigem Klender und Chronograph, Westschweiz, um 1910. Sgniert: Biguet, Le Sentier. Gattes Gehäuse mit seitlichem Schieber für die Schlagwerkauslösung und oben bei der 12 Drücker für den Chronographen. Emailzifferblatt mit 4 Hilfsblättern, unten kleine Sekunde und Mondphase 0, 10, 20, 29½ in roten Zahlen, rechts Datum 1 bis 31, links Wochentage, oben Monate im 4-Jahres-Zyklus mit Schaltjahr. Außen Minutenzähler für den Chronographen. Vergoldetes Werk mit einzelnen Räderbrücken und obenliegendem Chronographenmechanismus, Schlagwerk auf 4 Tonfedern, die im Westminsterschlag gestimmt sind. Die Stunden auf eine, die Viertel auf alle vier Tonfedern. Kompensationsunruhe mit Breguet-Spirale und Präzisions-Ankerhemmung. ▷

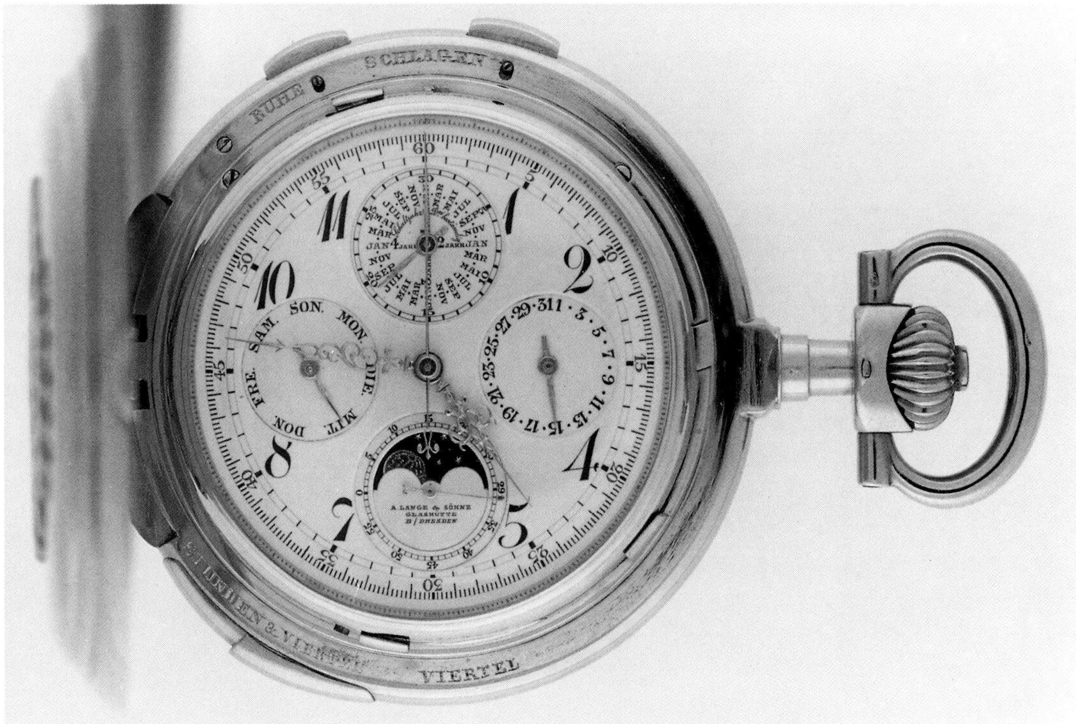

851/1 △

851/2 ▽

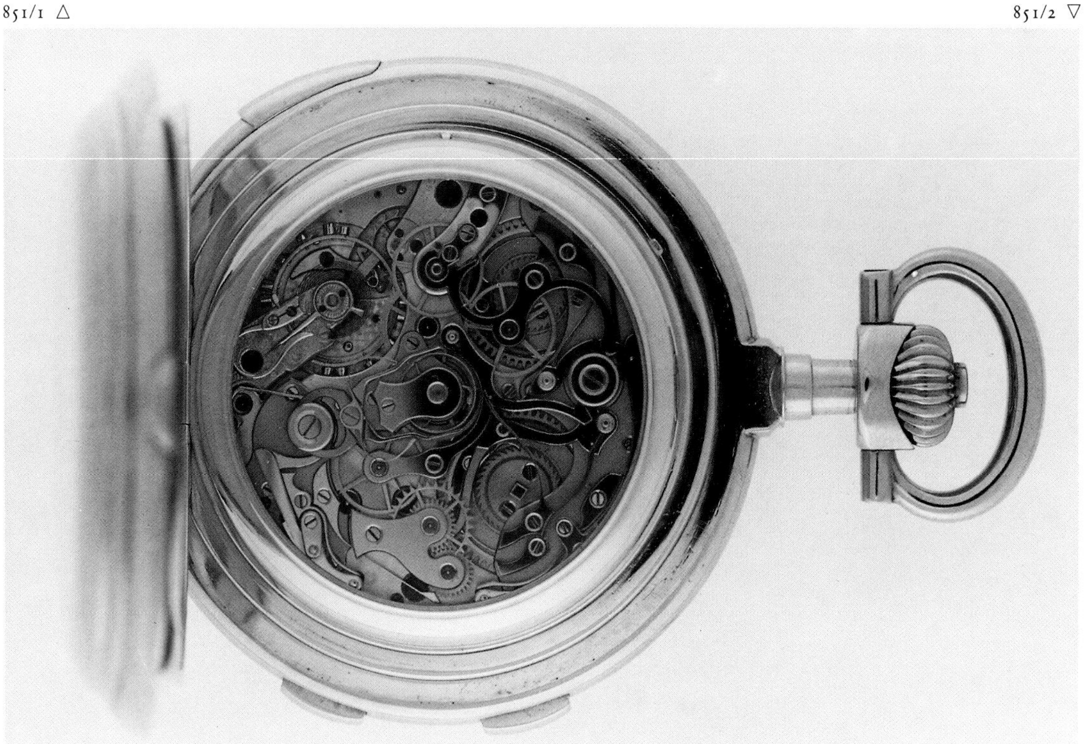

851/3 ▽

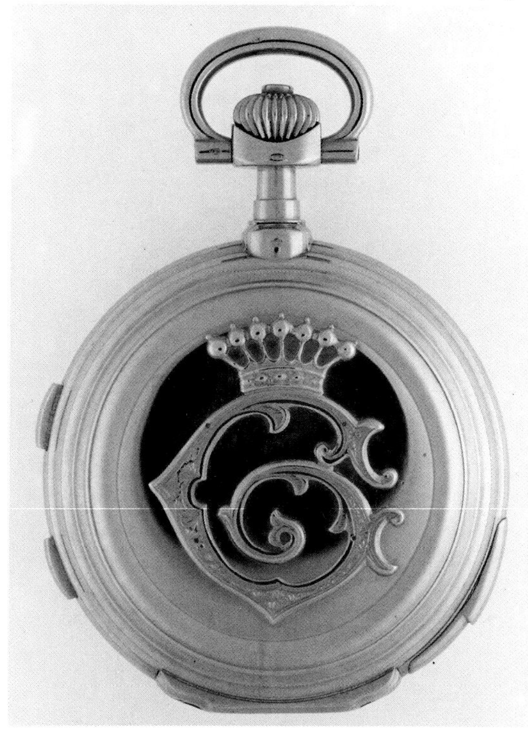

851/3 Gehäuseschale mit aufgelegter Grafenkrone und Monogramm.

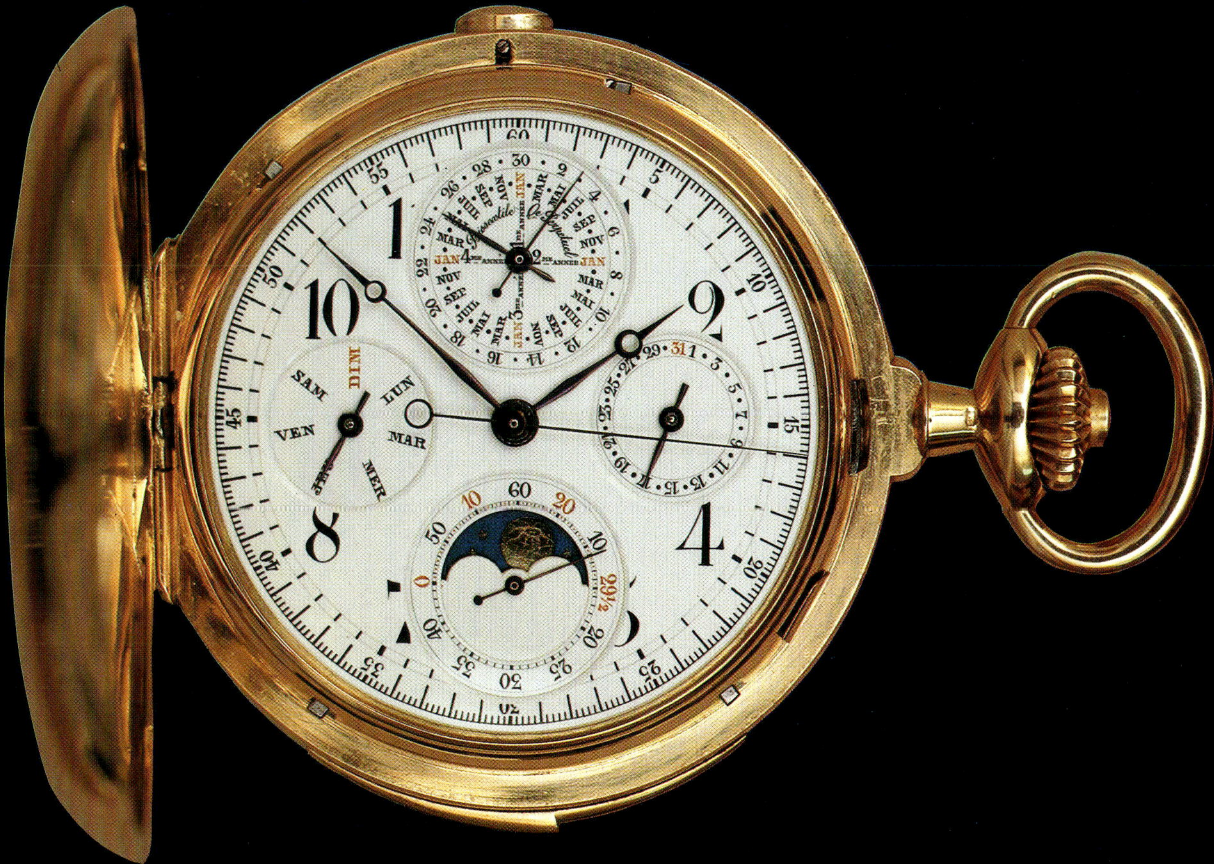
DIM
LUN
MAR
MER
VEN
SAM

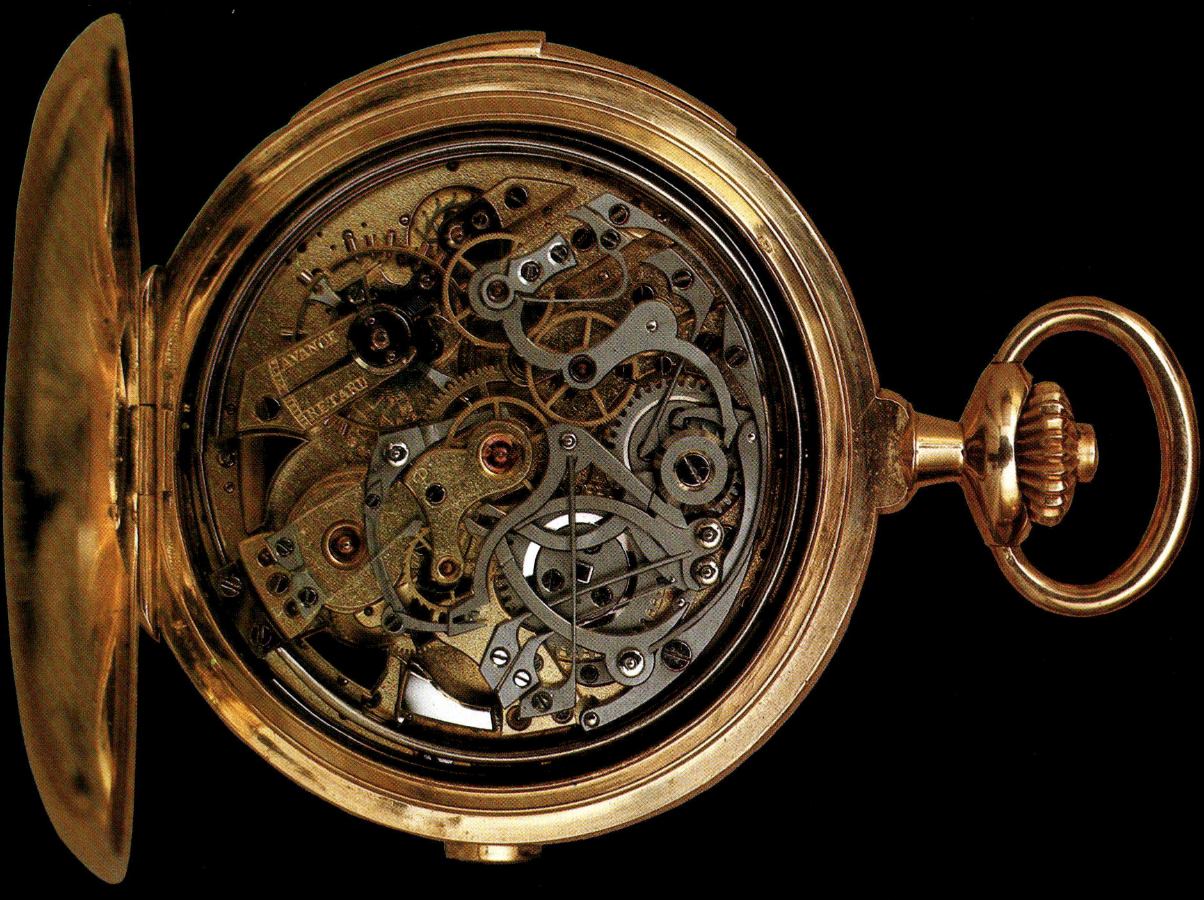
AVANCE
RETARD

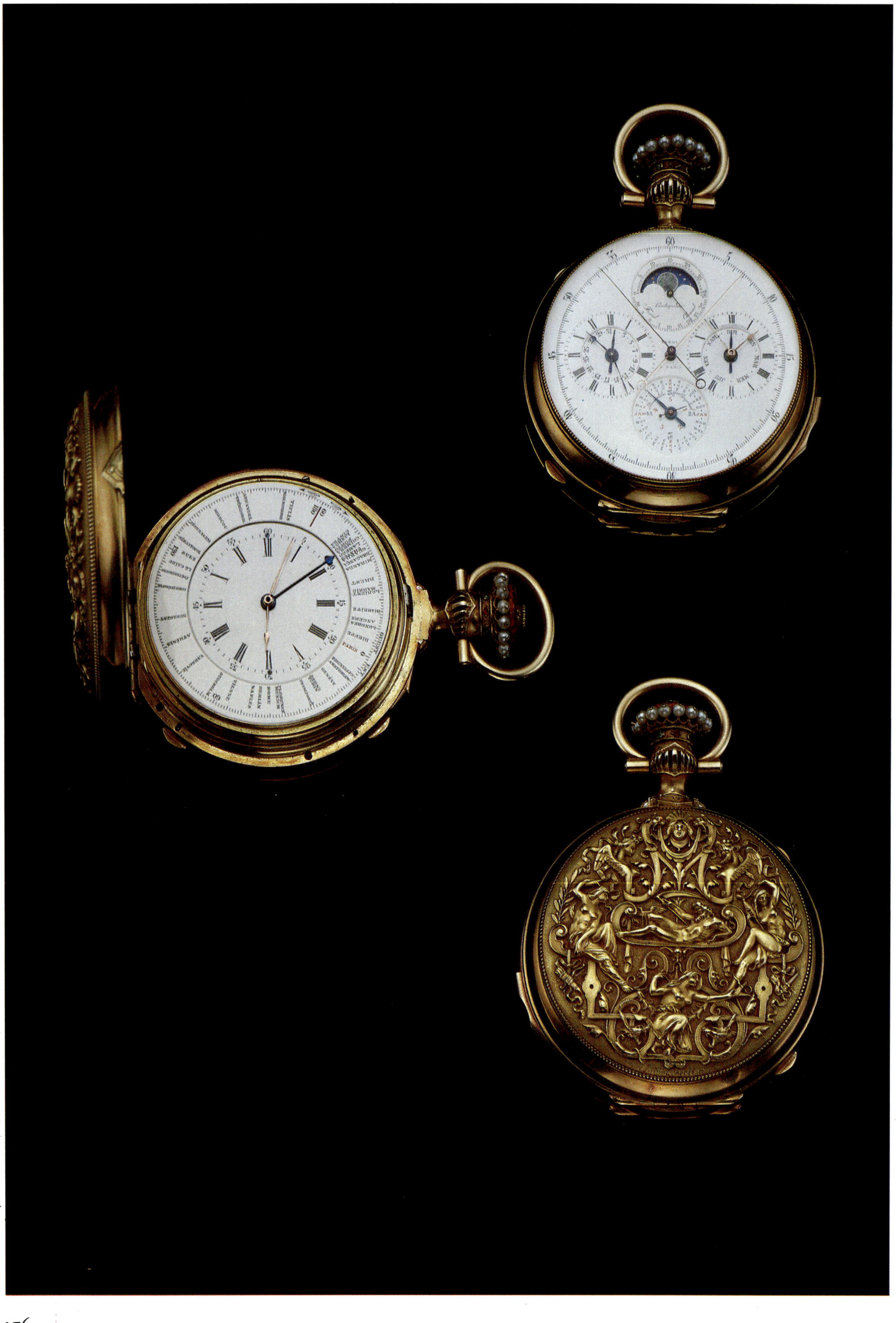

852/1 Doppelseitige Goldtaschenuhr »Grande Complication«. Signiert auf dem Zifferblatt: Leroy à Paris. Goldgehäuse mit allegorischen Darstellungen auf der Schale und perlenbesetzter Krone. Vorderseite: Weißes Emailzifferblatt mit äußerer Skala 5–60 in 1/5-Sekundenteilung für die Chronographenzeiger. Vier Hilfszifferblätter für oben, Mondphase und Mondalter 1–29½ Tage und Thermometer (Celsius). Links Minuten- und Stundenangaben und innen Datum 1–31 Tage. Rechts Minuten- und Stundenzähler und innen Wochentage. Unten ewiger Kalender mit Schaltjahresangabe und innen blitzende 1/5-Sekunde (seconde foudroyante). Aus der Mitte zwei große Chronographenzeiger (springender Sekundenzeiger gebläut). Rückseite: Weißer Emailring, mit 43 Ortsnamen für die Ortszeitangabe bezogen auf Paris, von Sintra (bei Lissabon) bis Tiflis (15°–45° Länge). Innen 12-Stundenzifferblatt mit Goldzeiger und mit zusätzlichem blauen Hilfszeiger für die Ortszeiten.

852/2 Werkansichten: Mitte: Kalenderschaltwerk unter dem vorderen Zifferblatt. In der Ansicht erkennt man rechts die Mondphasenscheibe und darunter den Bimetallstreifen für das Thermometer, links das Vier-Jahres-Rad mit Stufenscheibe, oben das Datumrad und unten den Wochentagstern nebst den zugehörigen Korrektoren.
In der Abb. 852/2 oben eine Ansicht der Zifferblattseite unter dem Kalenderschaltwerk mit den Stahlrädern für die Zeigerwerke und dem Schlagwerkmechanismus sowie Teile des Chronographen.
In der unteren Ansicht das Uhrwerk mit Doppelaufzug und dem rückwärtigen Zeigerwerk für die Ortszeiten. Schlagwerk auf zwei Tonfedern. Anker und Ankerrad unter Decksteinen. Kompensationsunruh mit Goldschrauben und zylindrischer Spirale (mit Rückerzeiger). ▷

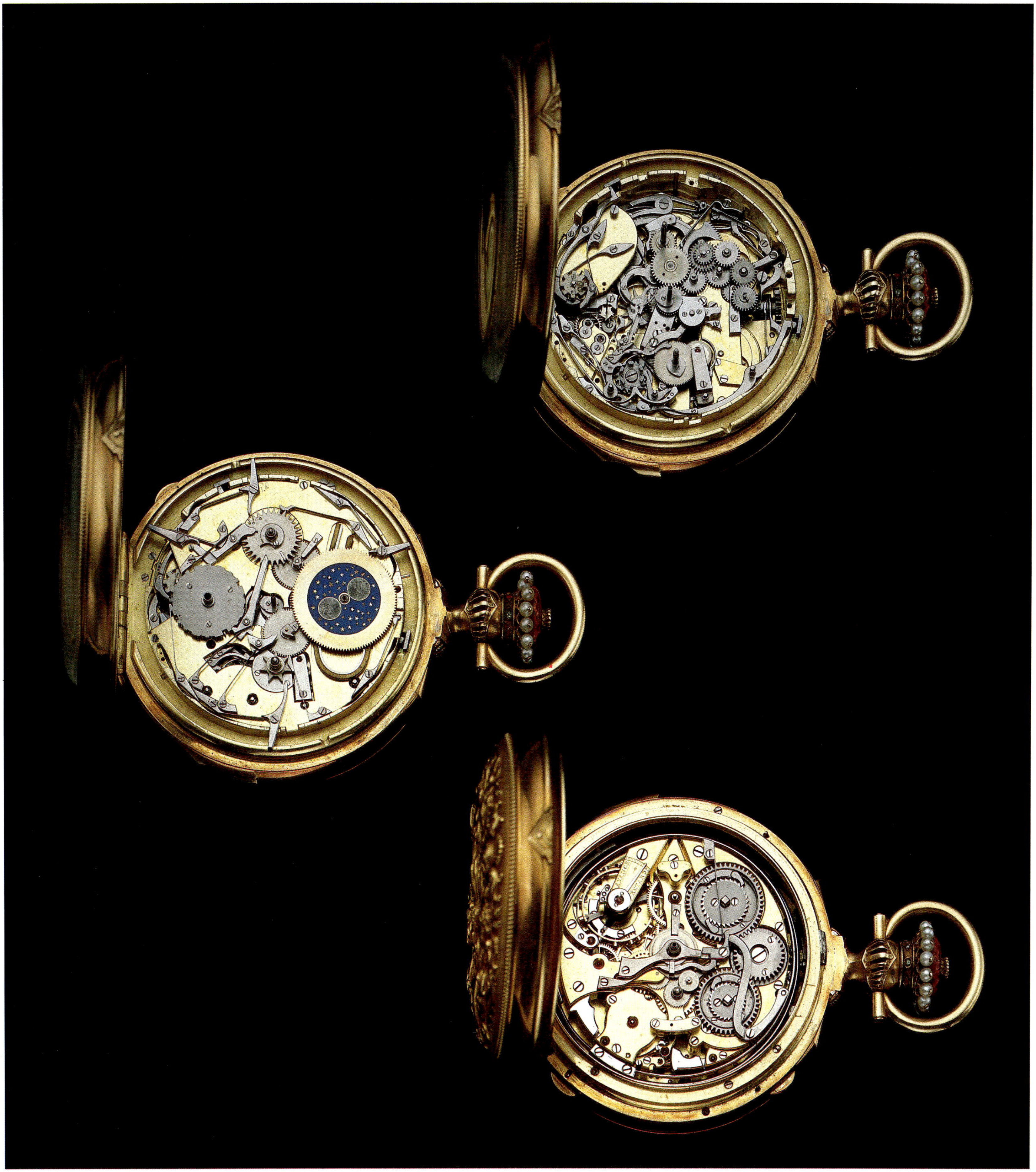

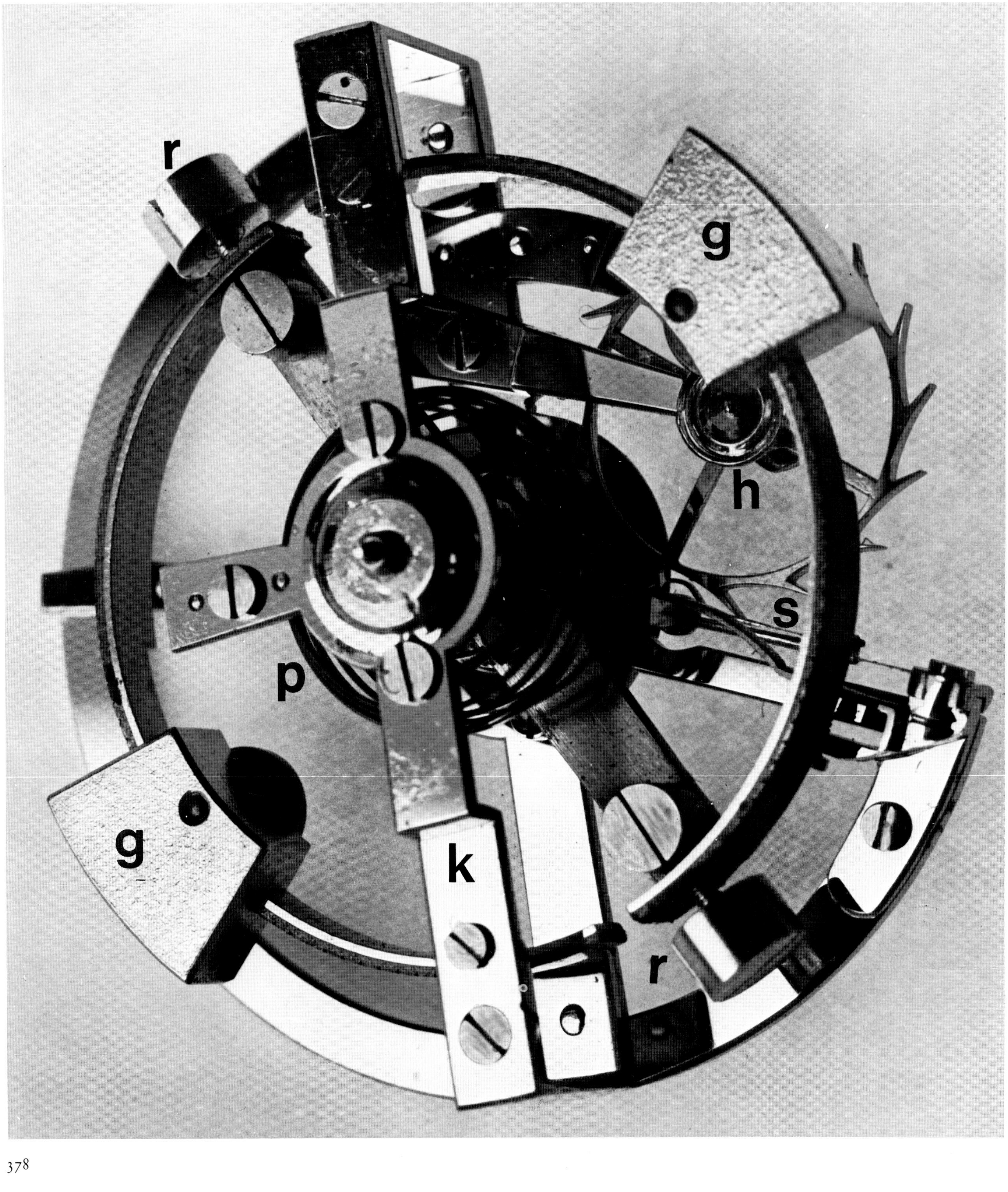
r
g
h
s
p
g
k
r

853–854 Tourbillon mit Chronometerhemmung, Le Locle, um 1820. Glattes Silbergehäuse mit Schlüsselaufzug. Weißes Emailzifferblatt mit nach oben gerückter kleiner Sekunde, unten Bimetall-Thermometer in Reaumur. Auf dem verlängerten untern Lagerzapfen des Käfigs sitzt zifferblattseitig der Sekundenzeiger. Feine Stahlzeiger. Vergoldetes Werk mit Kette, Schnecke und ¾-Platine. Obenliegendes Gesperr für die Federvorspannung. Abb. 853 zeigt den ausgebauten Käfig K mit einer sehr schweren Unruhe, dem Hemmrad h und der Chronometerfeder s. Die Unruhe mit den beiden Gewichten g,g und den Regulierschrauben r,r hat eine sphärische Spirale. Der Unruhereif besteht aus Bimetall und wirkt temperaturkompensierend. ∅ = 61.

855–857 Tourbillon mit Chronometerhemmung, Kopenhagen, um 1830. Signiert: Marqué Urban Jürgensens Sönner Copenhague Louis fils de Urban Jürgensen. Guillochiertes Goldgehäuse. Weißes Emailzifferblatt mit oben links Stundenblatt, oben rechts Sekundenblatt und unten Bimetallthermometer in Reaumur. Minutenzeiger aus der Mitte. Abb. 856 zeigt den ausgebauten Käfig von unten. Hier ist das 10zähnige Sekundentrieb sichtbar. Auf dem verlängertem Lagerzapfen sitzt der Sekundenzeiger. Deutlich erkennt man die zweiteilige Chronometerfeder. Die prismenförmigen verschiebbaren Gewichte sind mit einer Schraube am Unruhreif befestigt. Abb. 857 zeigt das vergoldete Werk mit Kette, Schnecke und ¾-Platine. Auf der Platine liegt das Gesperr für die Federvorspannung. Der Käfig wird von einem aus der Mitte der Platine befestigten Kloben gehalten. Chronometerhemmung mit Kompensationsunruhe und sphärischer Spirale. ∅ = 60.

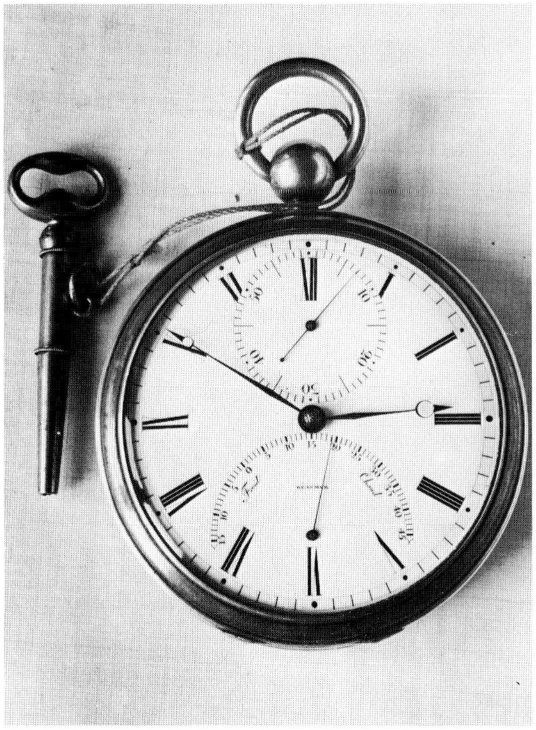

854 △

855 ▽

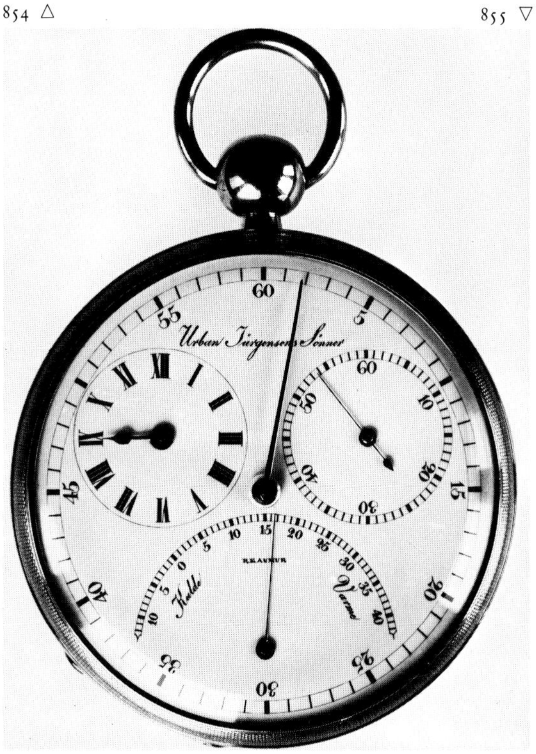

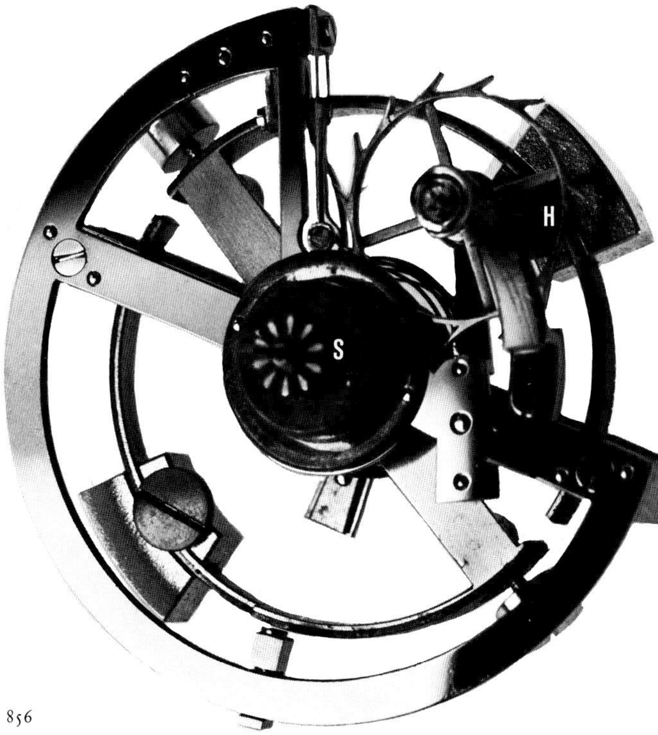

856

857

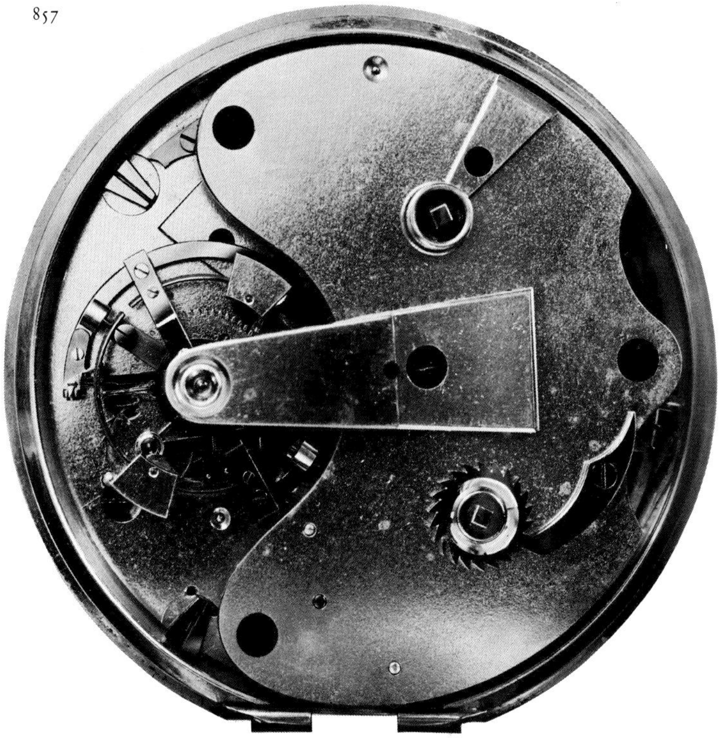

858–859 Tourbillon mit Chronometerhemmung, um 1820. Signiert: Du Bois et Comp. Glattes Goldgehäuse. Weißes Emailzifferblatt mit links oben Stundenteilung, rechts oben kleiner Sekunde und unten Thermometer in Reaumur. Aus der Mitte großer Minutenzeiger. Vergoldetes Werk mit Kette, Schnecke und $^3/_4$-Platine. Obenliegendes Gesperr für die Federvorspannung. Großer Stahlkäfig mit schwerer Unruhe und sphärischer Spirale. Chronometerhemmung. ∅ = 58.

860–861 Tourbillon mit Ankerhemmung, Kopenhagen, um 1815. Signiert: Urban Jürgensen Nr. XXXXVI. Glattes Goldgehäuse mit gerippter Wandung. Weißes Emailzifferblatt mit kleiner Sekunde und feinen Stahlzeigern. Auf dem Staubdeckel gravierter Kopf eines Einhornes. Vergoldetes Werk mit Kette, Schnecke und $^3/_4$-Platine. Stahlkäfig mit dreischenkliger Kompensationsunruhe. Zylindrische Spirale und Ankerhemmung. ∅ = 57.

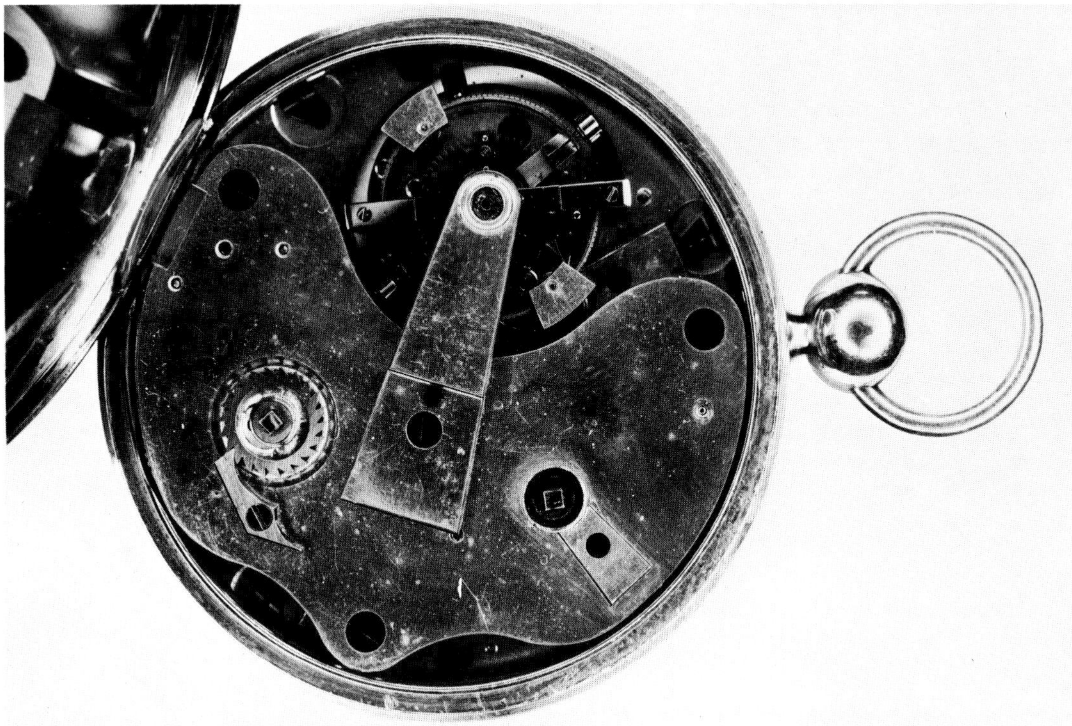

858 △

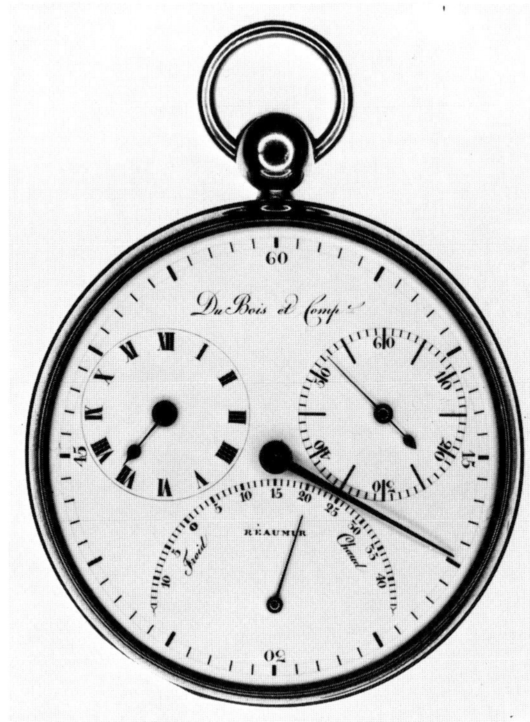

859 △

860 ▽

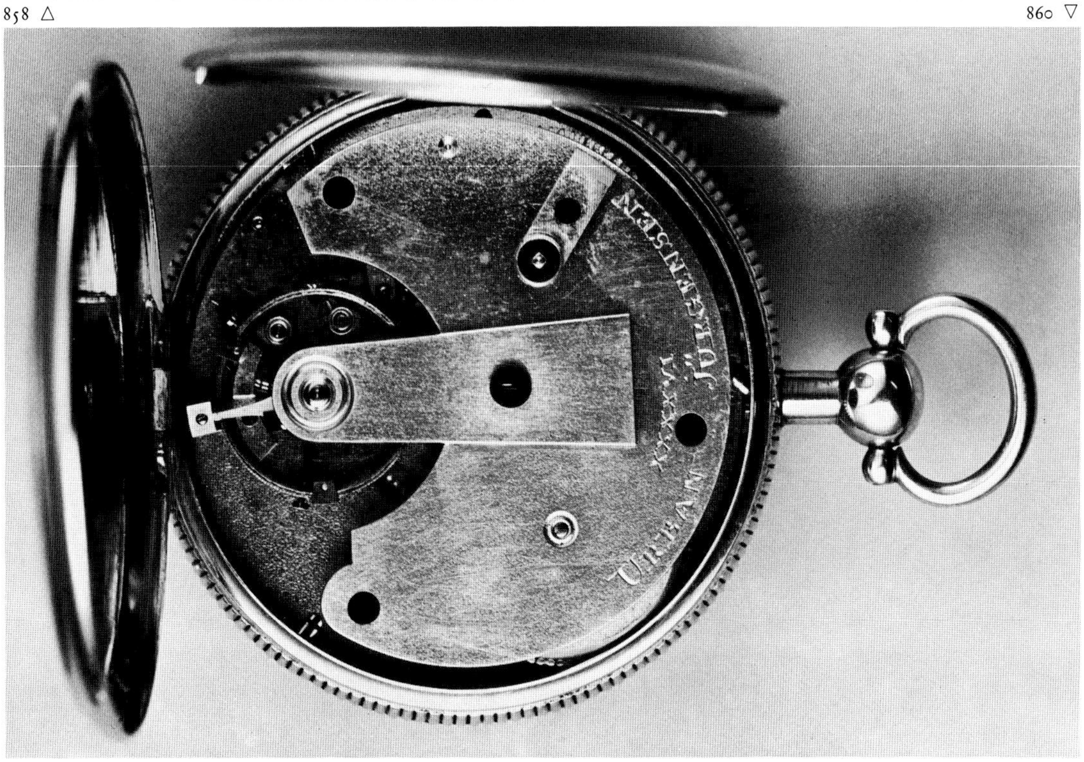

861 ▽

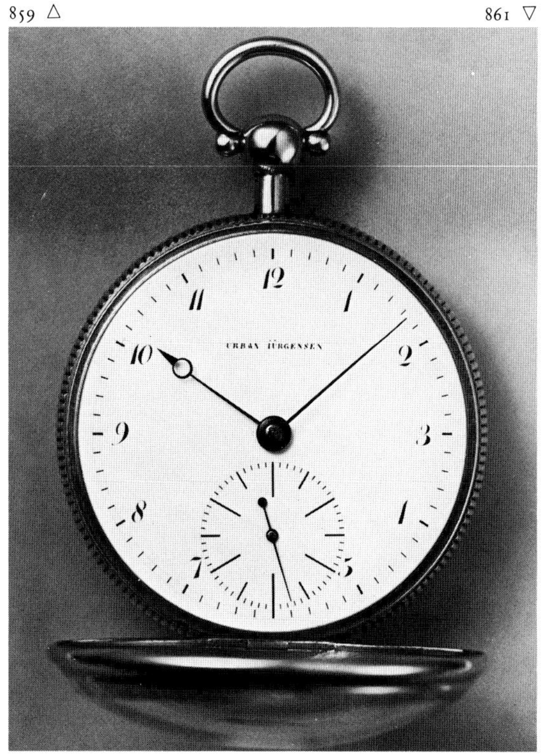

862–863 Tourbillon mit Chronometerhemmung und Wippe. La Chaux-de-Fonds, um 1883. Signiert: Ecole d' Horlogerie La Chaux-de-Fonds. Neusilberwerk mit drei Brücken und Diamant-Feinschliff. Das Werk ist als Schulmodell mit Schlüsselaufzug konstruiert. Abb. 862 zeigt das Drehgestell von oben. Es hat keinen äußeren Käfig. Die Kompensationsunruhe hat Breguet-Spirale, deren Endkurve ungefähr bei B beginnt. Das Chronometer-Hemmrad H hat spitze flache Zähne. Auf der linken Seite oben erkennt man das Ausgleichsgewicht W der Wippe, auf der rechten Seite den Rückerzeiger R und eine feine Teilung auf dem Gestell für die Markierung der Reglage. Das Drehgestell ist oben und unten in Zapfen gelagert, auf dem unteren verlängerten Zapfen sitzt der Sekundenzeiger. Beide Brücken haben geschraubte Chatons mit Steinlagern. Das verhältnismäßig große Werk hat einen Durchmesser von 70 mm und eine Höhe von 31 mm.

864–865 Tourbillon mit Chronometerhemmung, Le Locle, um 1870. Wohl von Auguste Grether (1817–1879). Savonnette-Gehäuse in Gold mit gerippter Wandung. Emailzifferblatt. Vergoldetes Werk mit Kette und Schnecke. Das Drehgestell liegt unter einem einseitig befestigten Stahlkloben. Abb. 864 zeigt das Drehgestell von unten. Deutlich erkennt man, daß eine Chronometerhemmung mit Wippe verwendet wurde. Hemmrad h und Wippe w liegen unter einer gemeinsamen Brücke. Die Unruhe hat aufgeschnittene Reifenden und 14 Goldschrauben. Ø = 57, H = 18.

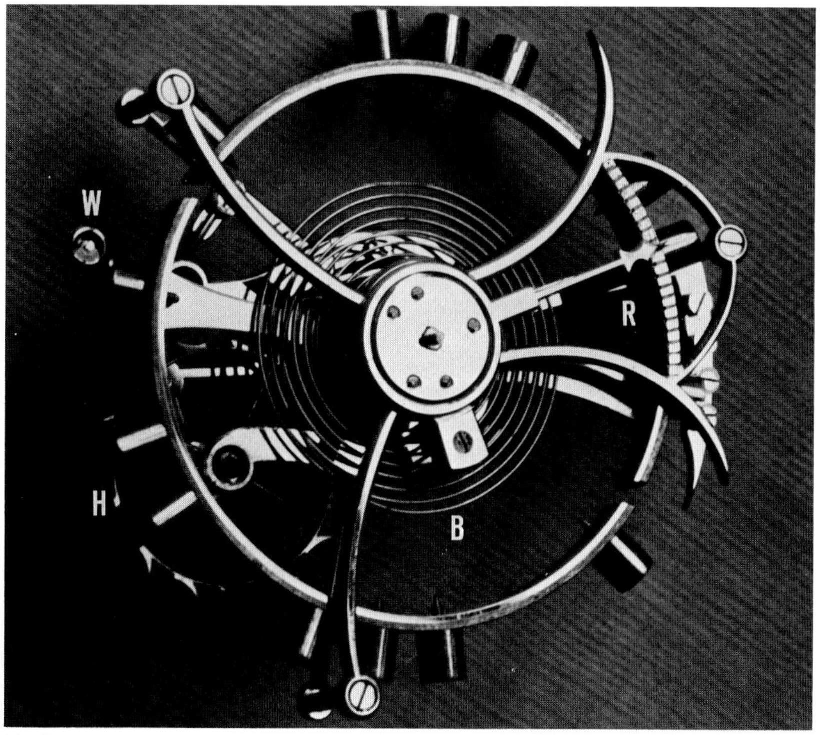

862 △

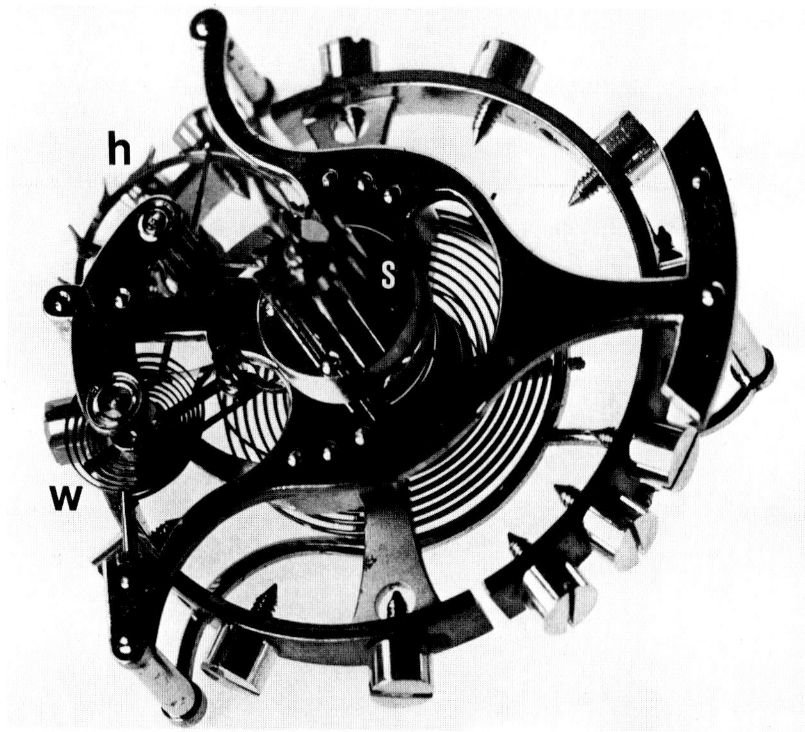

864 △

863 ▽

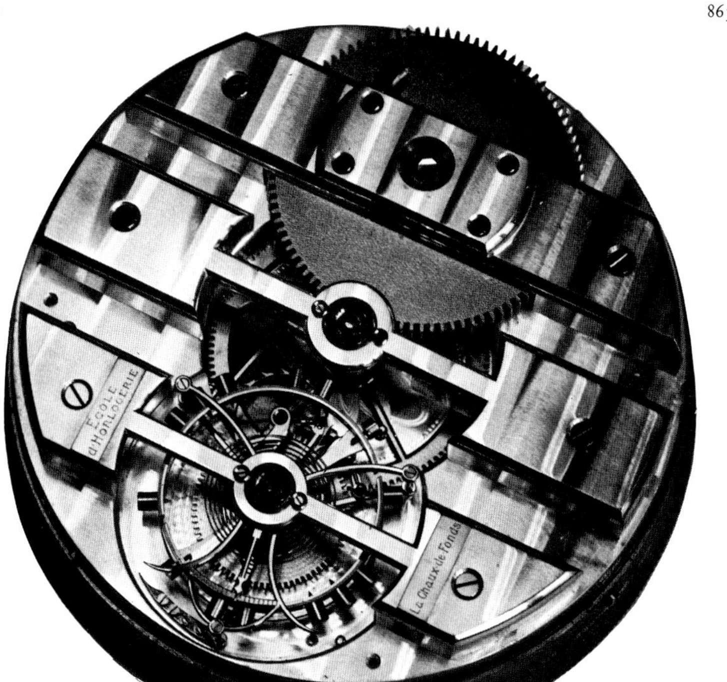

865 ▽

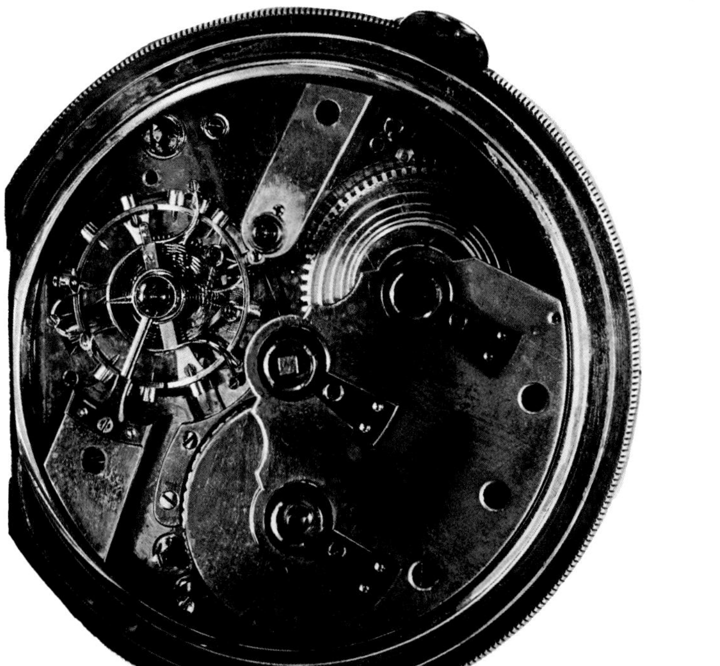

866–867 Tourbillon mit Chronometerhemmung, London, 1972. Signiert: Geo(rge) Daniels London sjd. Fein guillochiertes Goldgehäuse. Guillochiertes Silberzifferblatt mit nach oben gerücktem Minutenkranz und Sektor-Stundenteilung (Abb. 867). Vergoldetes Werk mit zwei hintereinandergeschalteten Federhäusern, die durch einen Schlüssel aufgezogen werden. 1-Minuten-Tourbillon unter schmaler Brücke mit Chronometerhemmung nach Earnshaw und Elinvar-Spirale mit hochgebogener Endkurve. ∅ = 62.

868–869 Tourbillon mit Chronometerhemmung, Schweiz, um 1906. Signiert: Fernand Bourquin, 1906. Glattes, beidseitig verglastes Goldgehäuse. Emailzifferblatt mit arabischen Zahlen und unten kleiner Sekunde. Gebläute Birnenform-Stahlzeiger. Vergoldetes Messingwerk mit Antrieb über Kette und Schnecke. Symmetrisch angeordnete, polierte Stahlbrücke mit geschraubten Chatons für Schnecke, Federhaus und Minutenrad. Polierte Stahlbrücke über dem Drehgestell. Drehgestell in Stahl. Kompensationsunruh mit flacher Spirale und Phillips-Endkurven. Chronometerhemmung mit Wippe. ∅ = 59.

870–871 Tourbillon mit Spitzzahn-Ankerhemmung, London, um 1906. Signiert: Charles Frodsham, London, Nr. 9099. Glattes Goldgehäuse. Weißes Emailzifferblatt mit römischen Zahlen und unten kleiner Sekunde. Gebläute Birnenform-Stahlzeiger. Vergoldetes Platinenwerk mit geschraubten Chatons. Außen verzahntes Drehgestell unter schmaler polierter Stahlbrücke. Das Drehgestell macht in sechs Minuten einen Umlauf. Der Sekundenzeiger sitzt nicht auf dem Zapfen des Drehgestelles, sondern auf dem des Sekundenrades. Große Kompensationsunruh mit Spirale und Endkurven nach Phillips. ∅ = 60.

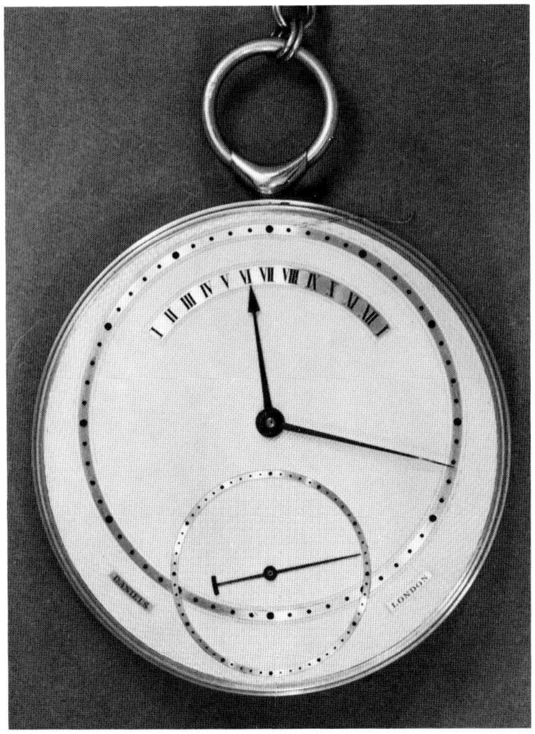

866 △

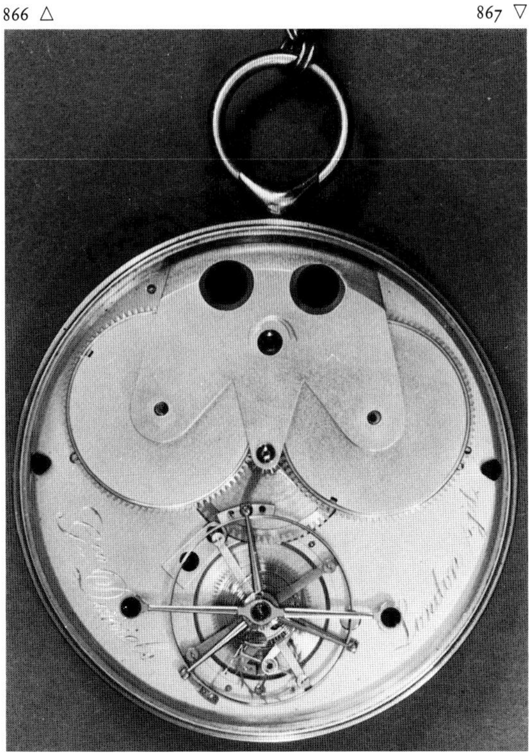

867 ▽

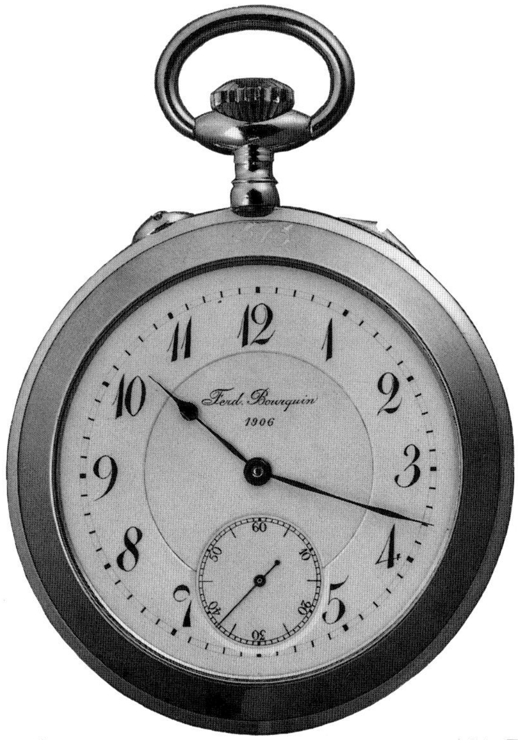

868 △

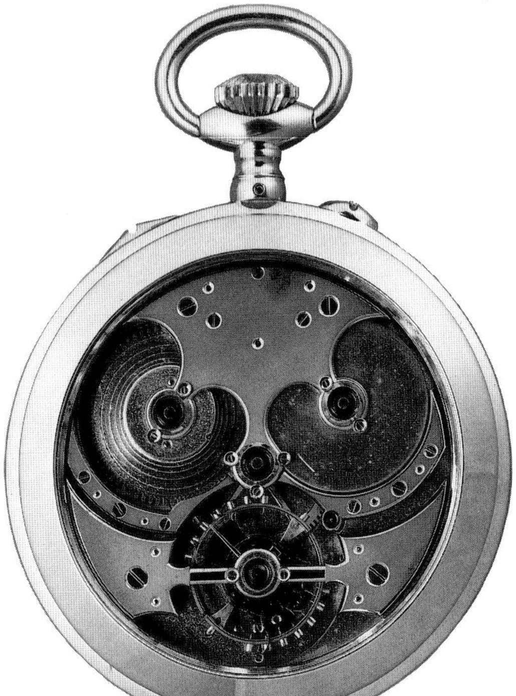

869 ▽

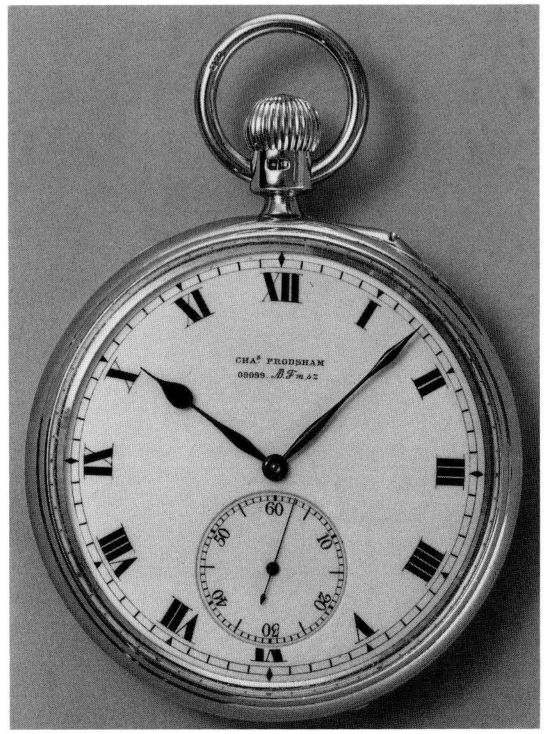

870 △

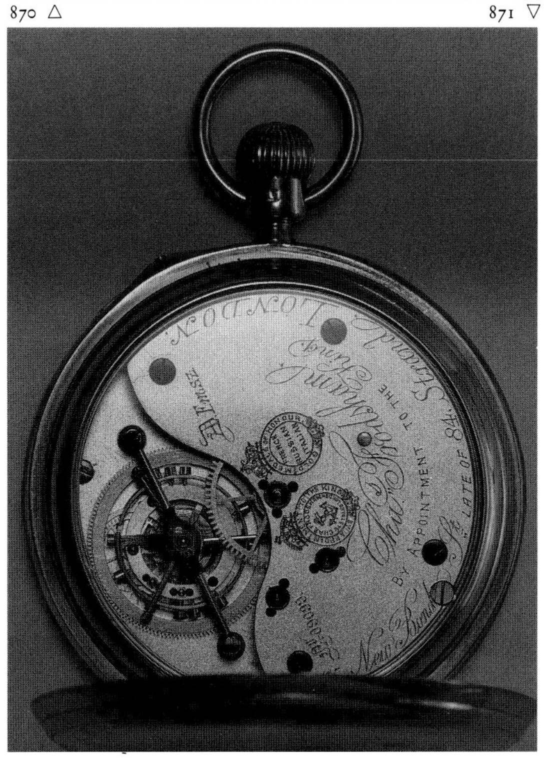

871 ▽

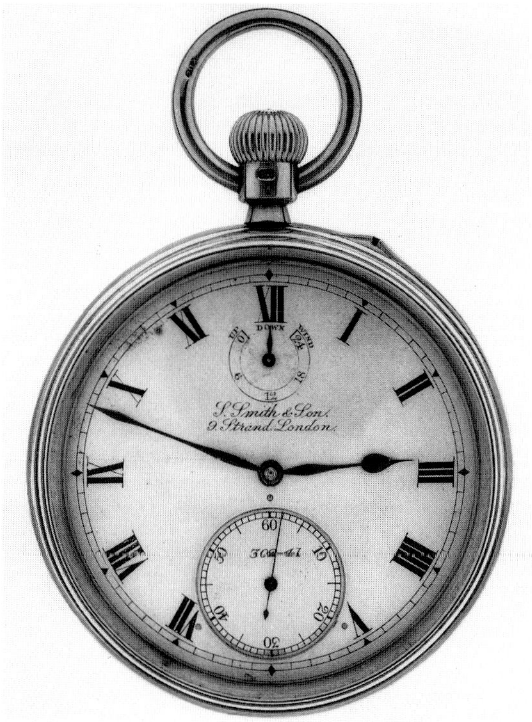

872 △

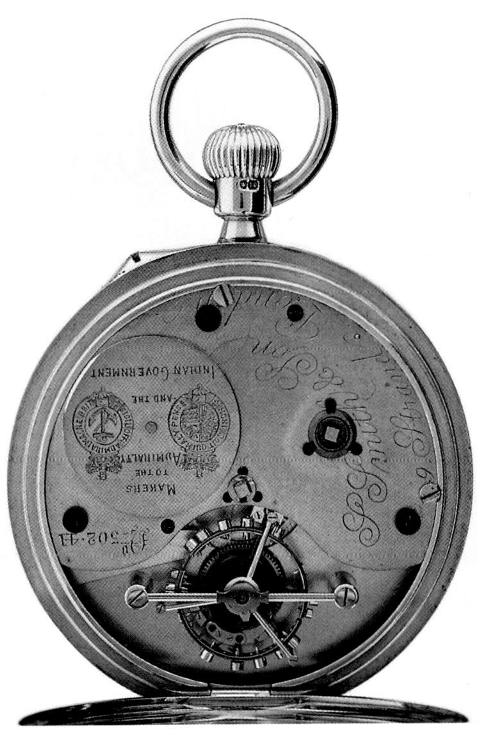

873 △

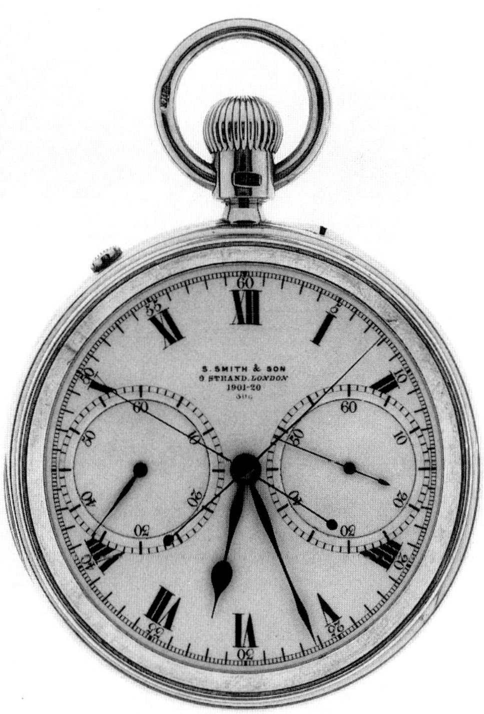

874/1 △

874/2 ▽

872–873 Minuten-Tourbillon mit Spitzzahn-Ankerhemmung, London, um 1900. Signiert: S. Smith & Son., London, Nr. 302-41. Glattes gestuftes Goldgehäuse. Versilbertes Zifferblatt mit römischen Zahlen und unten kleiner Sekunde. Oben bei der ›XII‹ Gangreserveanzeige 0–24 Stunden. Gebläute Birnenform-Stahlzeiger. Vergoldetes Platinenwerk mit erhöhtem Federhaus und Antrieb über Kette und Schnecke, Kronenaufzug. Schneckenrad und Minutenrad in geschraubten Chatons. Dreiarmiges Drehgestell unter polierter schmaler Stahlbrücke. Große Guillaume-Kompensationsunruh mit Goldschrauben. Flache Spirale mit doppelter Endkurve nach Phillips. Spitzzahn-Ankerhemmung. ∅ = 58.

874/1–2 Tourbillon mit Chronograph-Rattrapante, London, um 1900. Signiert: S. Smith & Son., London, Nr. 1901-20. Glattes gestuftes Goldgehäuse mit Drücker für den Rattrapante-Zeiger bei der ›XI‹. Weißes Emailzifferblatt mit römischen Zahlen und rechts kleiner Sekunde. Links Minutenzähler 1–60. Aus der Mitte zwei Chronographenzeiger. Äußere Skala in ⅕-Sekundenteilung. Vergoldetes Werk mit sichtbar angeordneten Chronographenhebeln. Die Doppelzeigerzange für den Rattrapante-Zeiger befindet sich unter dem Zifferblatt. Einseitig befestigte Brücke über dreiarmigem Drehgestell. Die äußere Verzahnung am Drehgestell dient dem Antrieb des Chronographen. Das Drehgestell wird über der Unruh angetrieben. Kompensationsunruh mit Goldschrauben und Breguet-Spirale ohne Rücker. Spitzzahn-Ankerhemmung. ∅ = 60.

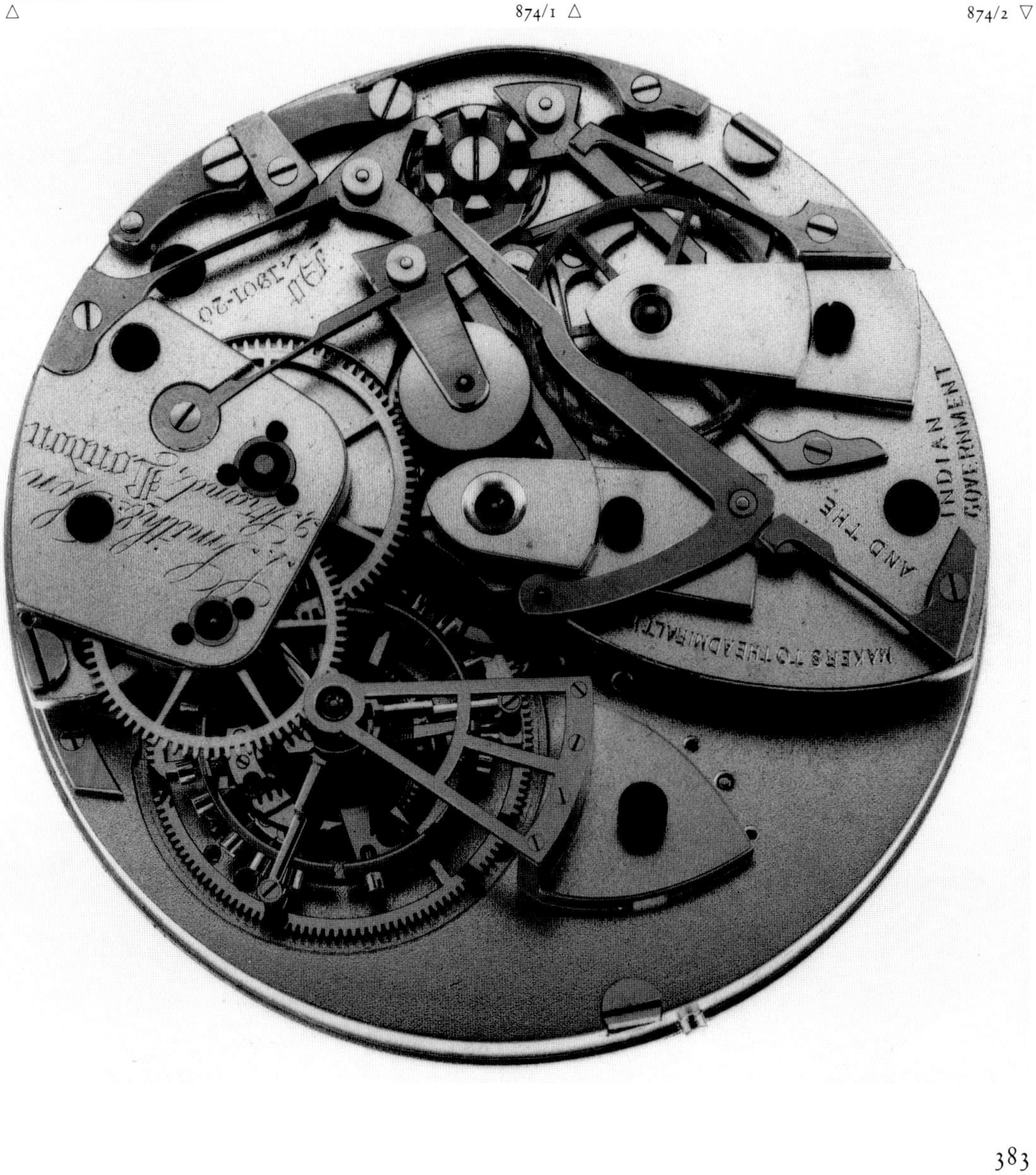

875 Tourbillon mit Chronometerhemmung, Le Locle, um 1910. Signiert: Ulysse Nardin Locle Nr. 11860. Glattes Savonnettegehäuse in Gold. Emailzifferblatt mit kleiner Sekunde und feinen Stahlzeigern. Der Sekundenzeiger sitzt auf der verlängerten unteren Welle des Drehgestelles. Werk mit Diamant-Feinschliff als Grundkaliber von Pelleton. Aufzugsräder mit geraden Zähnen. Polierte Stahlbrücke über dem Drehgestell. Brücke und Käfig weichen in der Form etwas von der der Pellaton-Drehgestelle ab. Kompensationsunruhe mit Breguet-Spirale und Chronometerhemmung mit Feder. ∅ = 52.

876 Tourbillon mit Chronometerhemmung. Le Locle, um 1900. Auf der Platine signiert: Albert Pellaton-Favre Le Locle Nr. 71. Beidseitig verglastes Gehäuse. Werk mit Diamant-Feinschliff. Aufzugsräder mit Wolfszahn-Verzahnung. Geschraubtes Minutenradchaton. Fein polierte Stahlbrücke über dem Drehgestell. Kompensationsunruhe mit Breguet-Spirale und Chronometerhemmung. ∅ = 53.

877–878 Tourbillon mit Chronometerhemmung, Le Locle um 1875. Käfig von Ernest Guinand. Guillochiertes Gold-Savonnettegehäuse. Weißes Emailzifferblatt mit kleiner Sekunde und feinen Stahlzeigern. Versilbertes Werk mit Diamant-Feinschliff. Geschraubtes Minutenradchaton mit Rubinlager. Symmetrische polierte Stahlbrücke über dem sehr fein ausgearbeiteten Drehgestell. Kompensationsunruhe mit Breguet-Spirale. Chronometerhemmung mit Wippe. ∅ = 55.

879–880 Tourbillon mit Chronometerhemmung, Genf, um 1907. Signiert auf dem Werk: Alb(ert) Pellaton 28766 »Golay Fils & Stahl à Genève«. Auf dem Silberzifferblatt bezeichnet: »Premier Bulletin, Tourbillon by Albert Pellaton, Golay Fils & Stahl Genève«. Beidseitig verglastes, schweres Silbergehäuse mit fein guillochierter Wandung. Beidseitig verglastes Werk mit auswechselbarer, guillochierter silberner Gehäuseschale zum Einsetzen. Zifferblatt mit kleiner seitlicher Sekunde und gebläuten Stahlzeigern. Der Sekundenzeiger sitzt auf dem verlängerten Lagerzapfen des Drehgestelles. Werk mit Diamant-Feinschliff, geschraubtes Minutenradchaton. Feinpolierte Stahlbrücke für das Drehgestell. Kompensationsunruhe mit Breguet-Spirale und Chronometerhemmung. ∅ = 57.

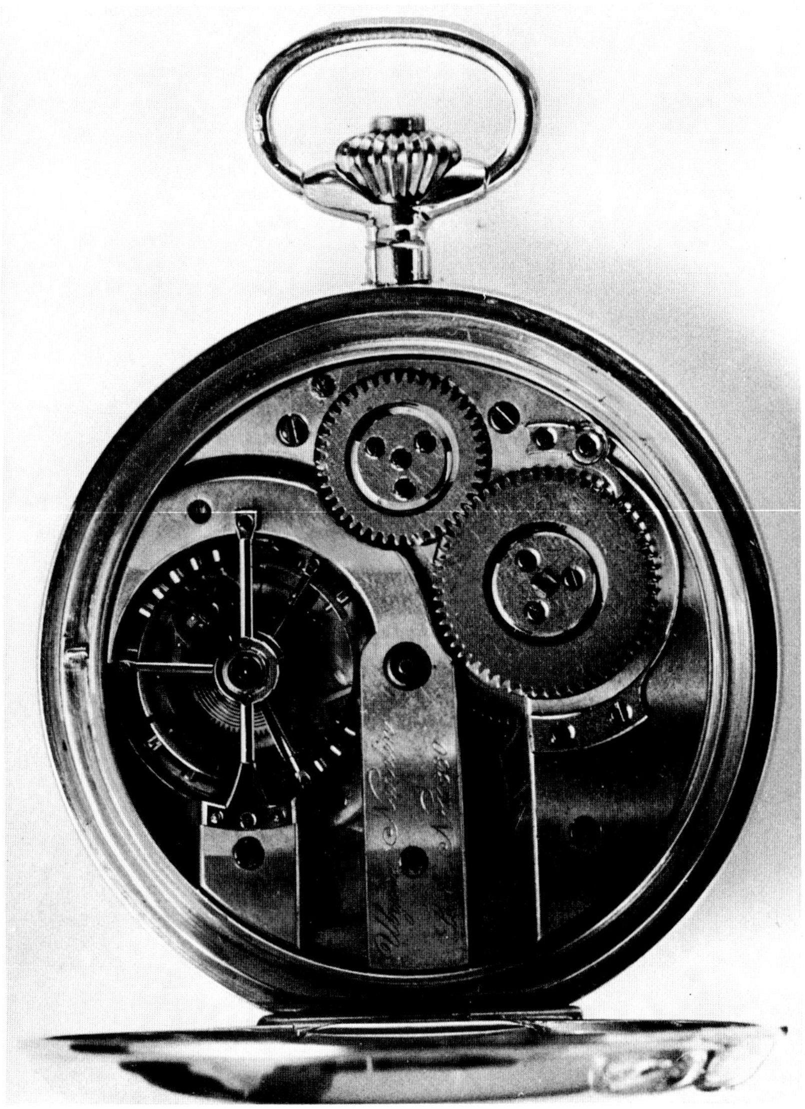

◁ 875

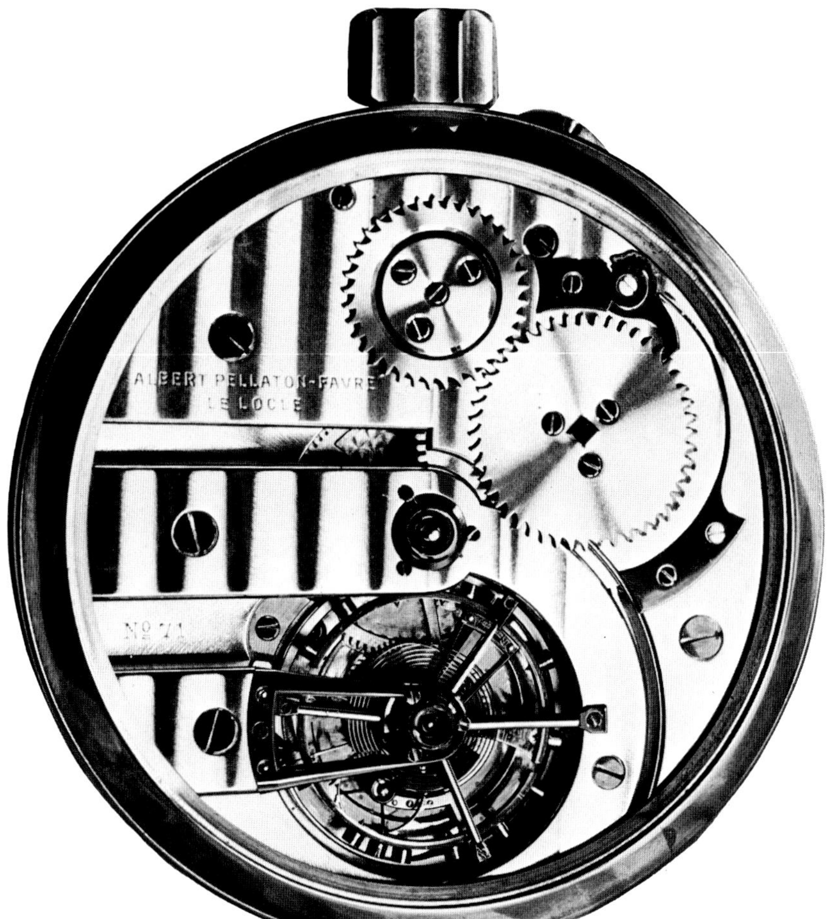

876 △

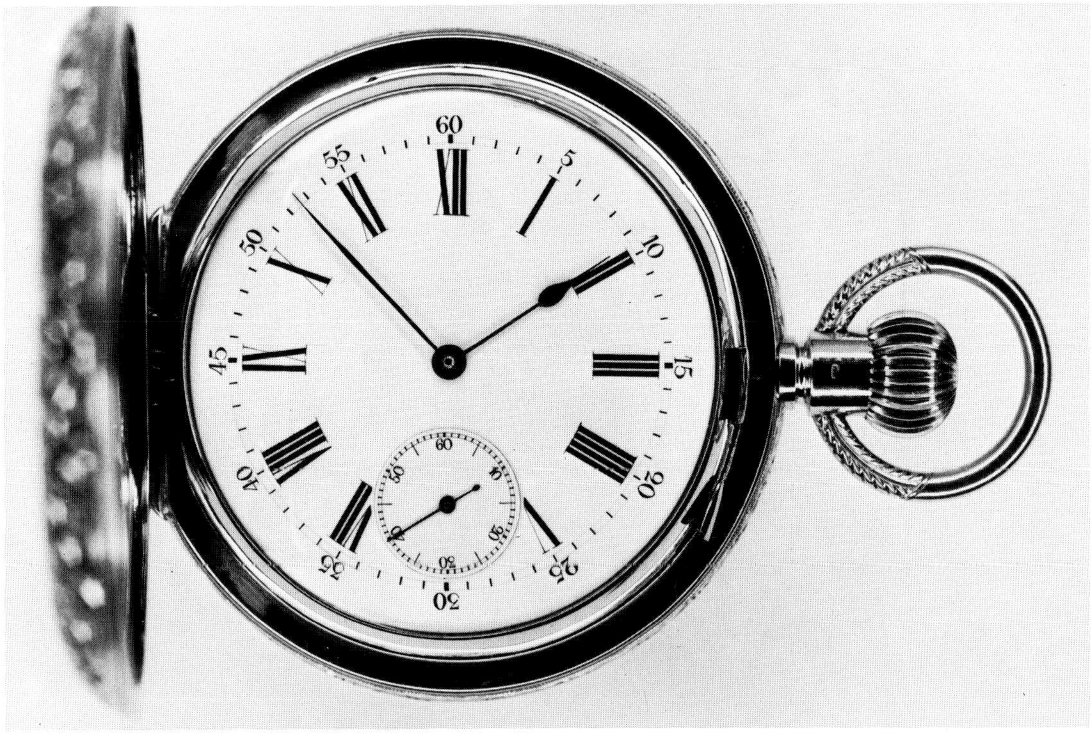

877 △

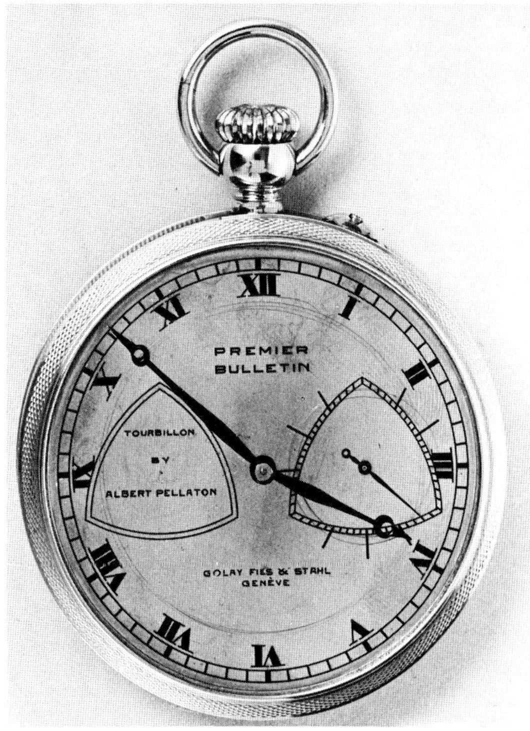

879 △

878 ▽

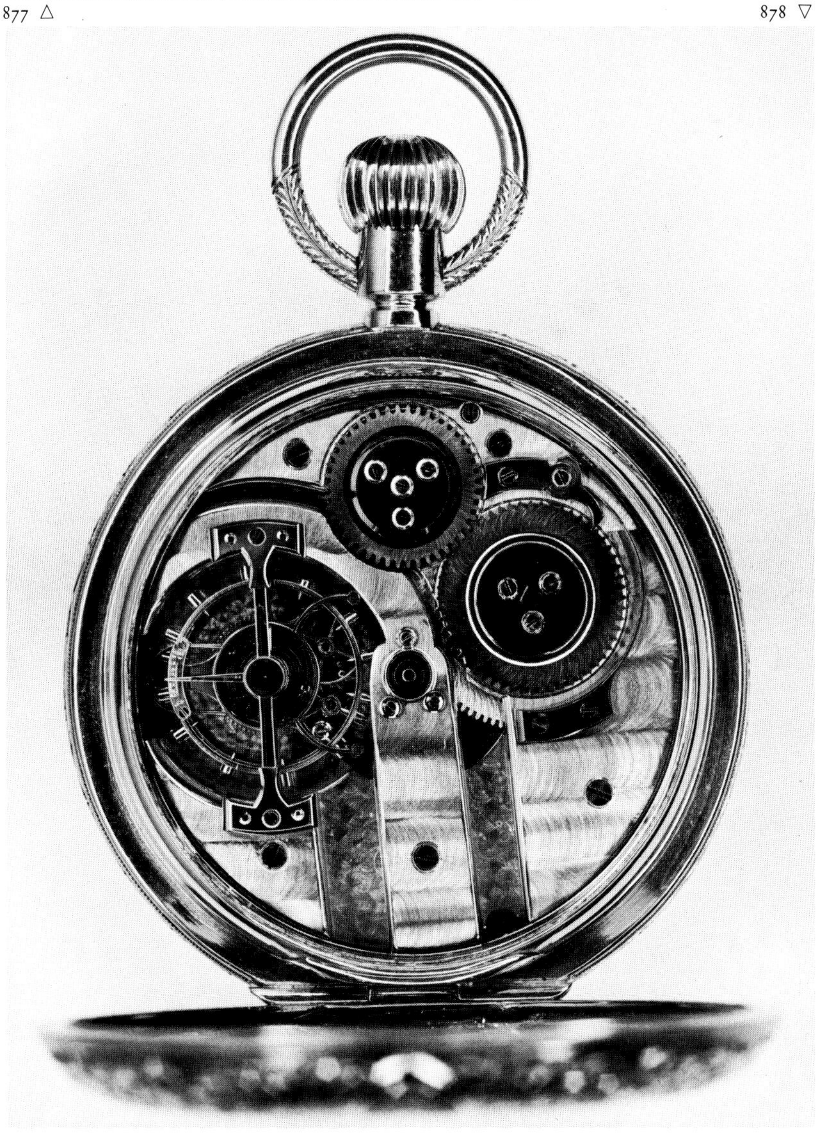

880 ▽

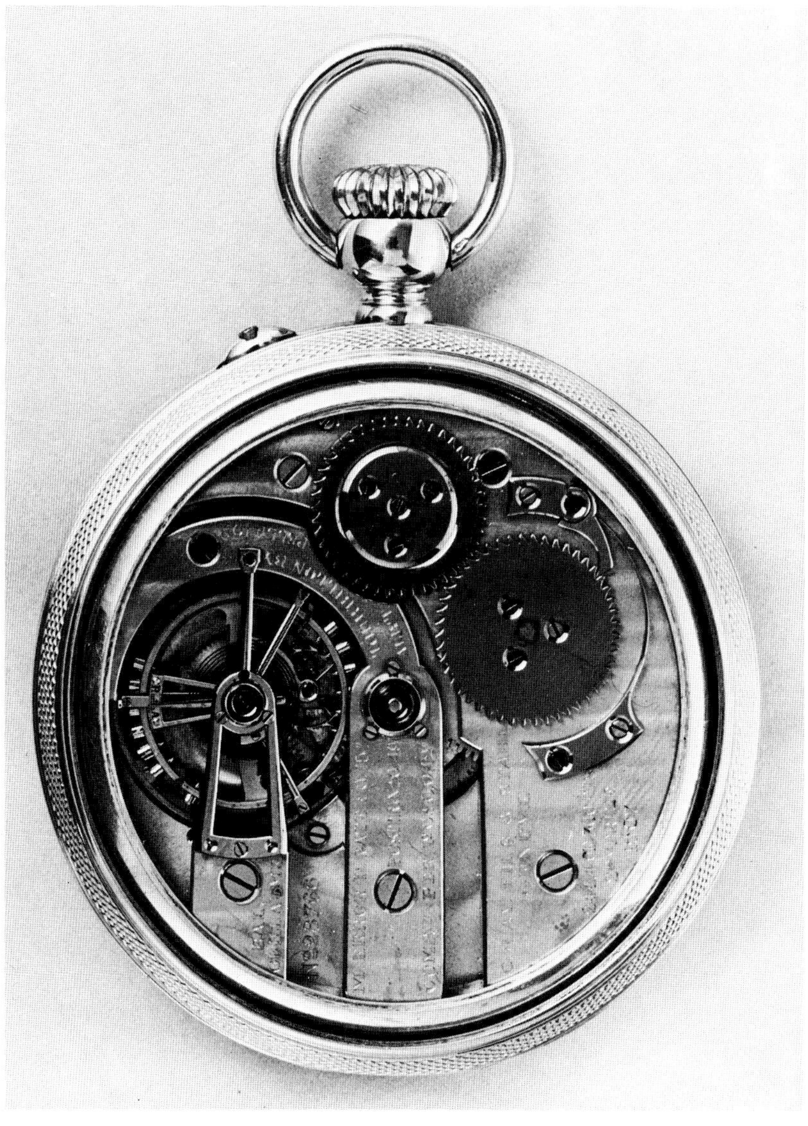

881 Tourbillon mit Chronometerhemmung, La Chaux-de-Fonds, um 1885. Signiert: Girard Perregaux La Chaux-de-Fonds 001. Schweres guillochiertes Goldgehäuse in Savonnette-Ausführung. Weißes Emailzifferblatt mit kleiner Sekunde und feinen Stahlzeigern. Verglastes Werk mit drei Goldbrücken. Federhaus, Minutenrad und Drehgestell in geschraubten Chatons mit Rubinlagern. Auf dem Federhaus bezeichnet: Girard Perregaux Patented March 1884. Die Sperräder liegen unter dem Zifferblatt. Der Aufzug erfolgt über die Krone. Sehr feines Stahldrehgestell mit Kompensationsunruhe. Breguet-Spirale und Chronometerhemmung mit Wippe. ∅ = 58.

882–884 Tourbillonwerk mit Chronometerhemmung, La Chaux-de-Fonds, um 1875. Signiert: Girard Perregaux, La Chaux-de-Fonds. Käfig von Ernest Guinand. Weißes Emailzifferblatt mit kleiner Sekunde und feinen Stahlzeigern. Der Sekundenzeiger sitzt auf der verlängerten Drehgestellwelle. Das Neusilber-Werk hat drei polierte Stahlbrücken. Abb. 882 und 883 zeigt das Drehgestell mit Kompensationsunruhe. Breguet-Spirale und Chronometerhemmung mit Wippe.

885/1–2 Tourbillon mit Chronometerhemmung, La Chaux-de-Fonds, um 1884. Signiert: Grand Perregaux, La Chaux-de-Fonds. Glattes Goldgehäuse mit gerippter Wandung. Weißes Emailzifferblatt mit kleiner Sekunde und sehr feinen Zeigern. Werk mit drei symmetrisch angelegten Goldbrücken und Goldrädern. Federhaus, Minutenrad und Drehgestell laufen in geschraubten Chatons mit Rubinlagern. Das Drehgestell aus poliertem Stahl ist hier noch feiner ausgearbeitet als in Abb. 881. Kompensationsunruhe mit Brequet-Spirale und kleinem Rückerzeiger auf dem Drehgestell. Chronometerhemmung mit Wippe. Auf dem verlängerten Drehgestellzapfen sitzt zifferblattseitig der kleine Sekundenzeiger. ∅ = 56.

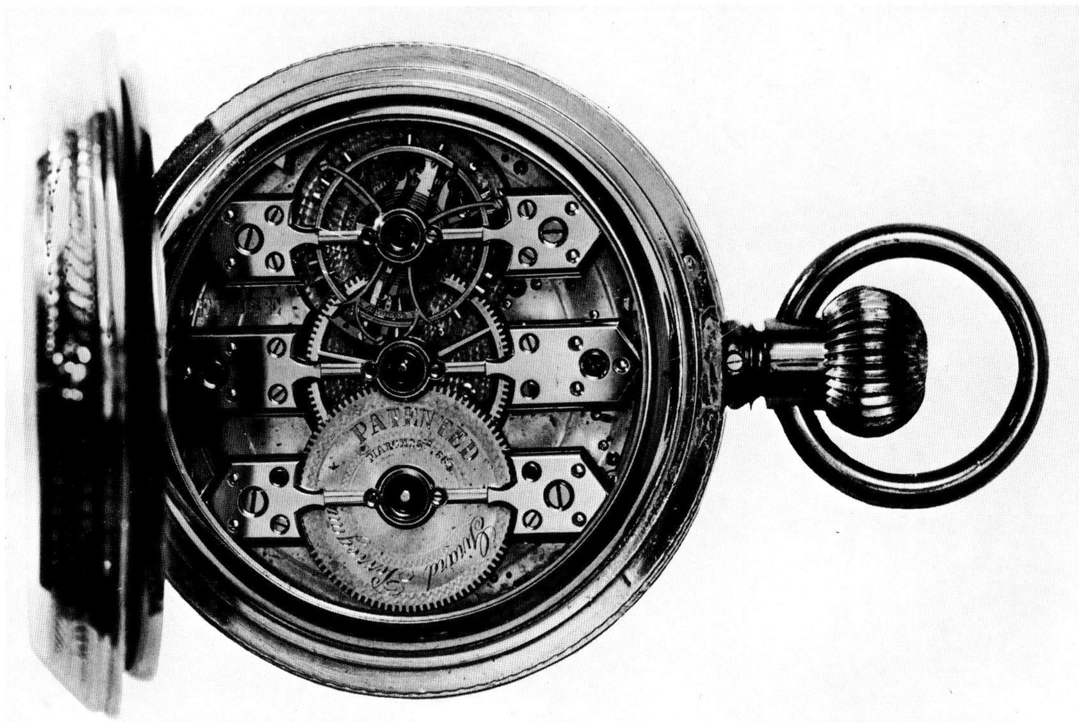

881 △

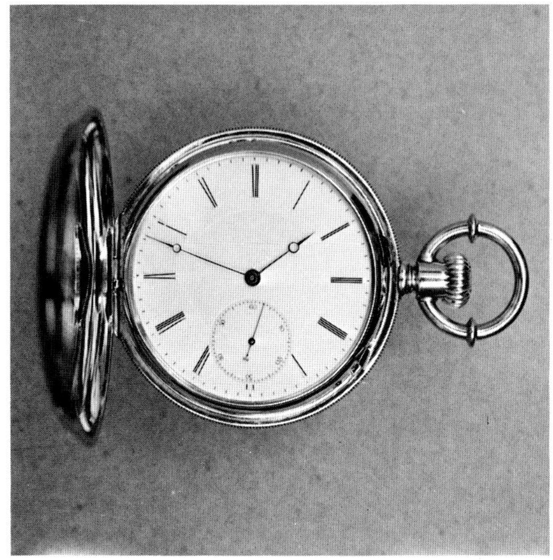

885/1 △ 885/2 ▷

882 ▽

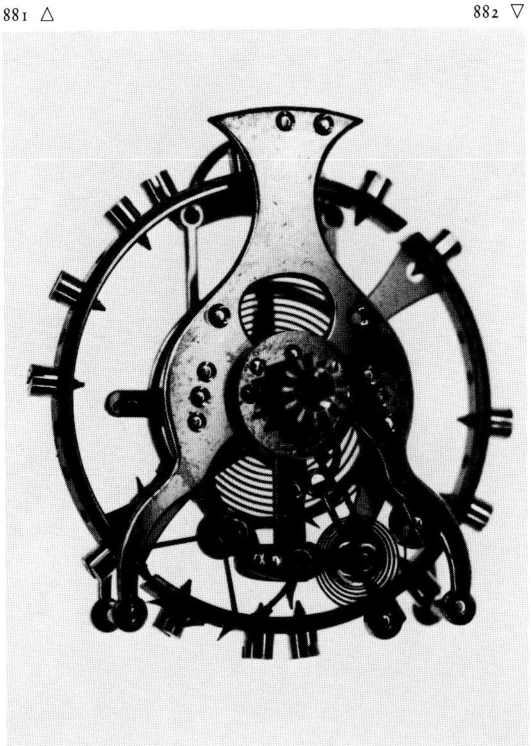

883 ▽

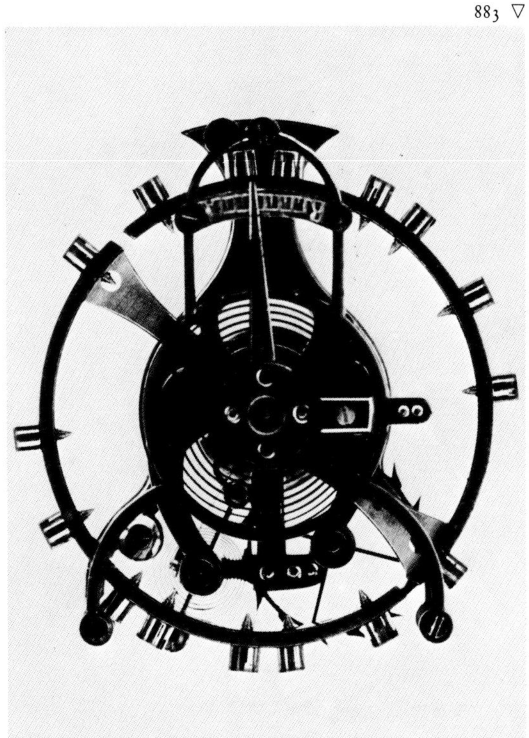

884 ▽

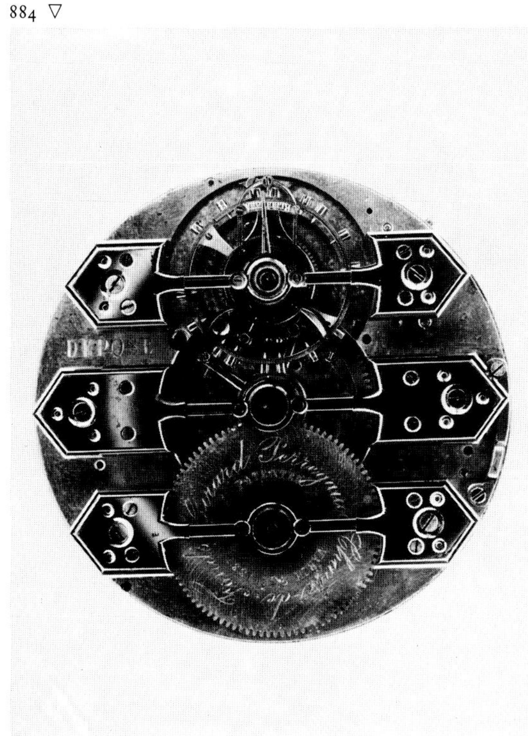

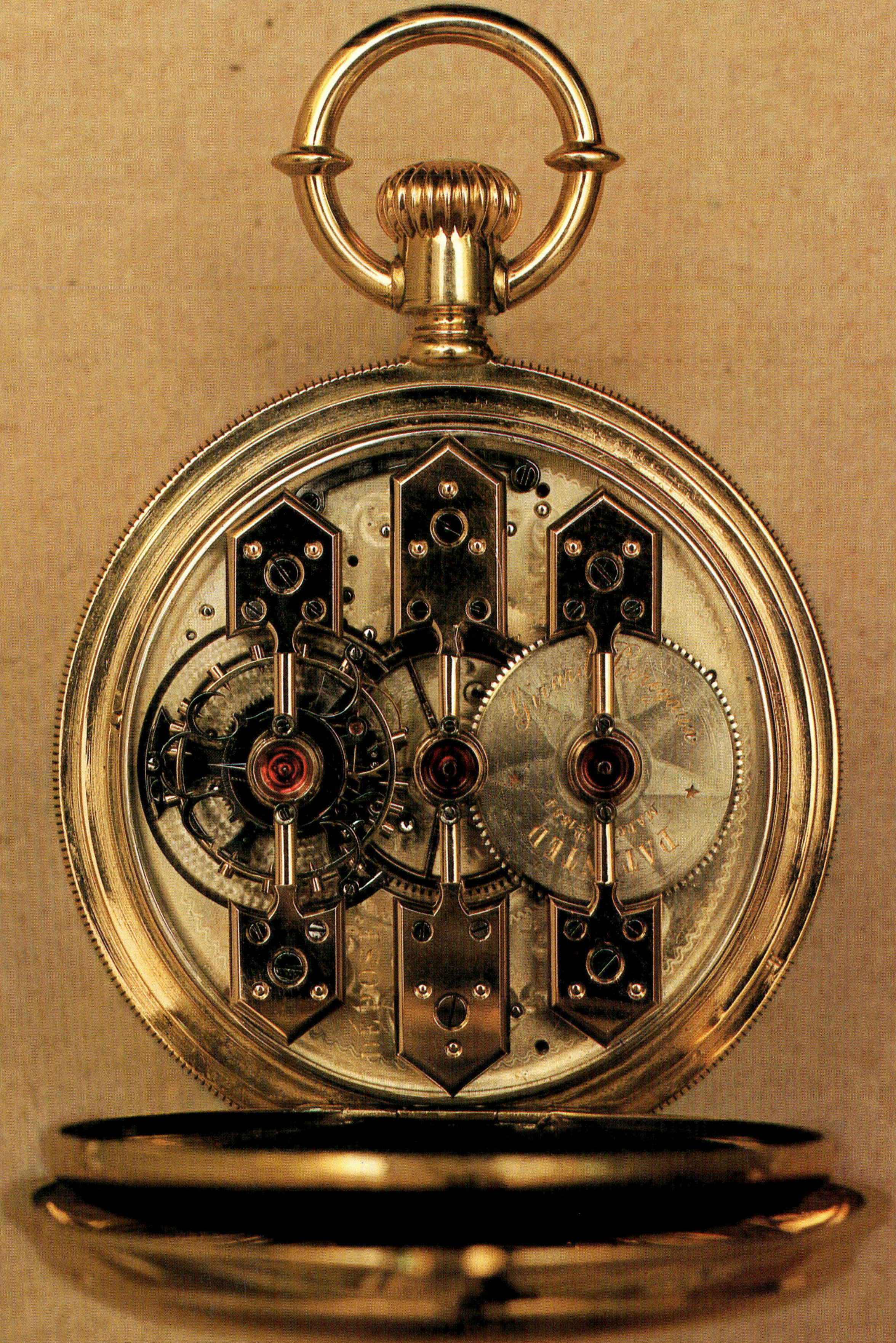

886/1–2 Tourbillon mit Chronometerhemmung, deutsch, um 1900. Signiert: A. Lange & Söhne, Glashütte b. Dresden. Goldgehäuse mit Platinüberzug. Auf der Gehäuseschale Emailminiatur mit einer Ansicht vom Elbufer auf Dresden. Im Vordergrund stehende Germania. Weißes Emailzifferblatt mit arabischen Zahlen und unten kleiner Sekunde. Oben Gangreserveanzeige 1–30 Stunden. Goldzeiger, Neusilberwerk mit geschraubten Chatons. Gravierter Kloben über dreiarmigem Drehgestell. Kompensationsunruh mit Goldschrauben und Spirale mit Endkurven nach Phillips. Chronometerhemmung mit Feder. ∅ = 58.

887/1–2 Fliegendes Tourbillon mit Chronometerhemmung, Glashütte, um 1931. Signiert: Bruno Reichert, D.U.S. Glashütte, Sa. Glattes Goldgehäuse mit verglaster Cuvette, versilbertes Zifferblatt mit eingelegten Goldkeilen. Bei der ›6‹ kleine Sekunde, bei der ›12‹ Auf- und Abwerk. Gebläute Stahlzeiger, Neusilberwerk mit Antrieb über Kette, Schnecke und Planetengetriebe in der Schnecke. Fliegend gelagertes Federhaus und fliegend gelagertes Drehgestell aus poliertem Stahl. Guillaume-Kompensationsunruh mit flacher Spirale und aufgebogener Endkurve. Chronometerhemmung mit Feder. Hemmrad aus Stahl.

888–889 Tourbillon mit Ankerhemmung, Paris, um 1937. Signiert: Breguet 3103. Goldgehäuse mit Weißgoldrand und gerippter Wandung. Gouillochiertes Silberzifferblatt mit kleiner Sekunde und Gangreserveanzeige für 30 Stunden. Werkplatine mit Feinschliff. Polierte Stahlbrücke über dem 1-Minuten-Drehgestell. Zweischenklige Kompensationsunruhe mit Breguet-Spirale und Ankerhemmung. Auf dem verlängerten unteren Lagerzapfen des Drehgestelles sitzt zifferblattseitig der Sekundenzeiger. ∅ = 53.

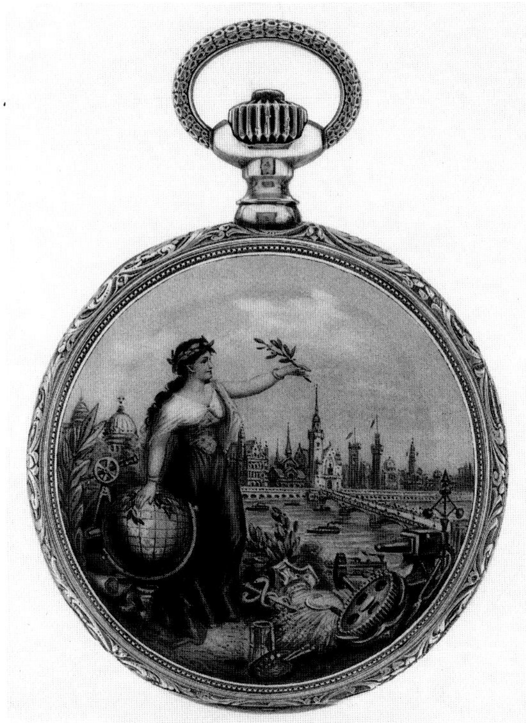

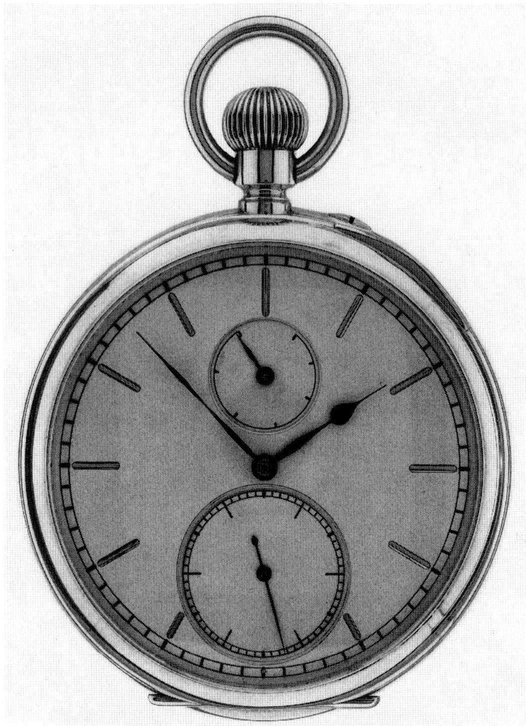

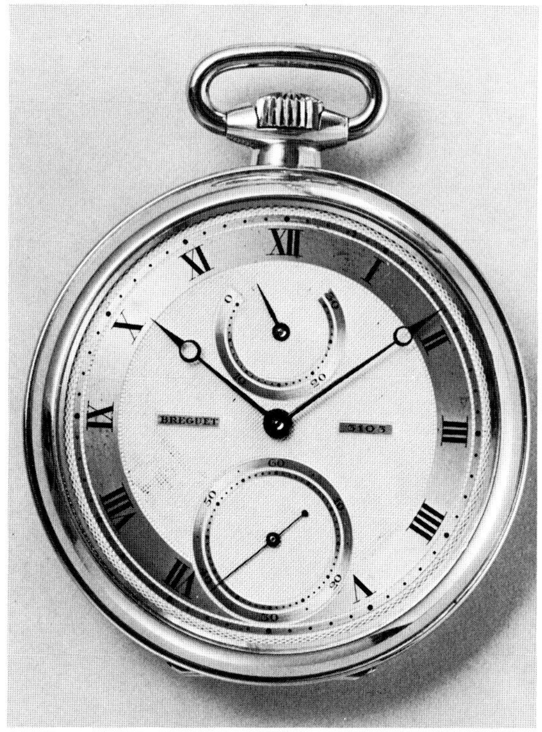

886/1 △ 886/2 ▽ 887/1 △ 887/2 ▽ 888 △ 889 ▽

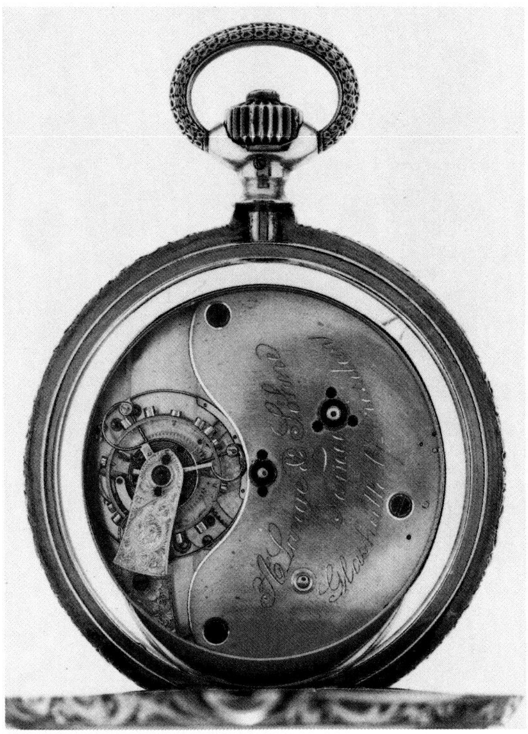

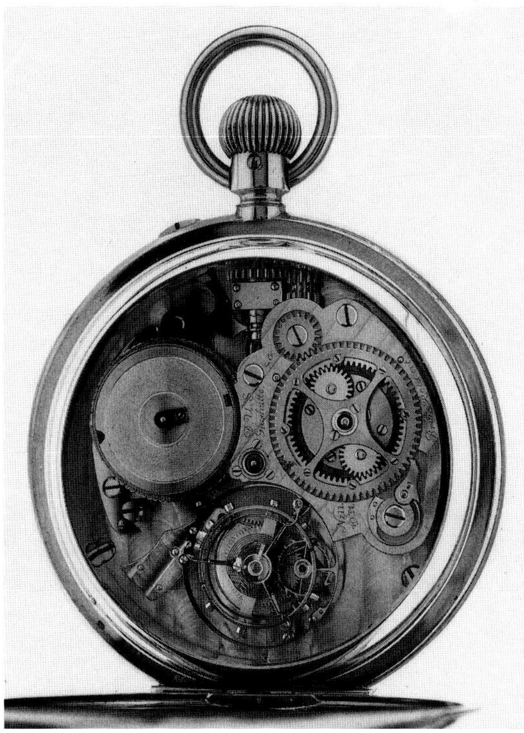

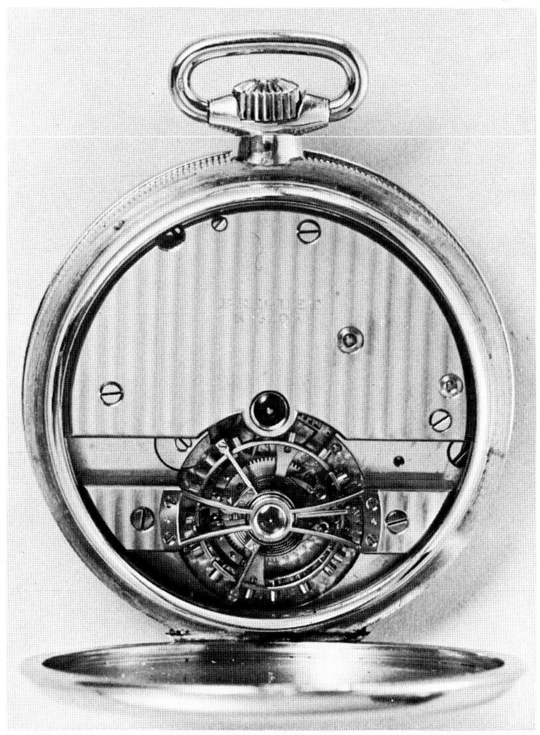

890–892 Fliegendes Tourbillon mit Chronometerhemmung, Glashütte, um 1926. Signiert: Hans Apel Glashütte Sa(chsen) 1926. Glattes Silbergehäuse. Silberzifferblatt mit kleiner Sekunde und 36-Stunden-Gangreserveanzeige. Die Stundenmarken sind eingelegte Goldkeile. Neusilberwerk mit ³/₄-Platine und mit Diamant-Feinschliff verziert. Als Antrieb wurden zwei hintereinander geschaltete Federhäuser verwendet, die über einen Differentialaufzug gleichzeitig mit einer Krone aufgezogen wurden. Das komplizierte Auf- und Abwerk ist nach dem System Stanlay gefertigt worden. Der Gangreservezeiger sitzt auf der Achse des Rades A. Das Drehgestell ist fliegend gelagert, d. h. beide Lager befinden sich unter der Laterne (Z 81). Das sehr fein ausgearbeitete Drehgestell wird also nicht von einer Brücke o. ä. verdeckt. Kompensationsunruhe mit Breguet-Spirale und Chronometerhemmung mit Feder. Werkdurchmesser 46 mm.

891 zeigt die beiden hintereinander geschalteten Federhäuser. Federhaus B greift in Federhaus A. Das darunterliegende Antriebsrad greift in das Minutentrieb. Beim Aufziehen wird Feder B in normaler Weise um den Federkern gewickelt. Über die äußere Verzahnung wird die Feder A von außen aufgezogen. Federkern A ist fest mit dem Antriebsrad unter dem Federhaus verbunden und treibt das Minutentrieb. Z 80 zeigt aus: »Alfred Helwig, Drehganguhren«, das Werk Apels mit den Aufzugsrädern und dem fliegenden Drehgestell.

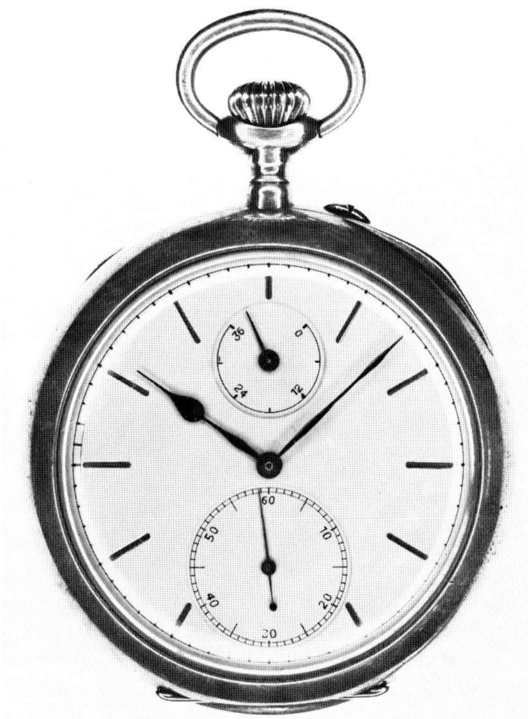

890 △

891 ▽

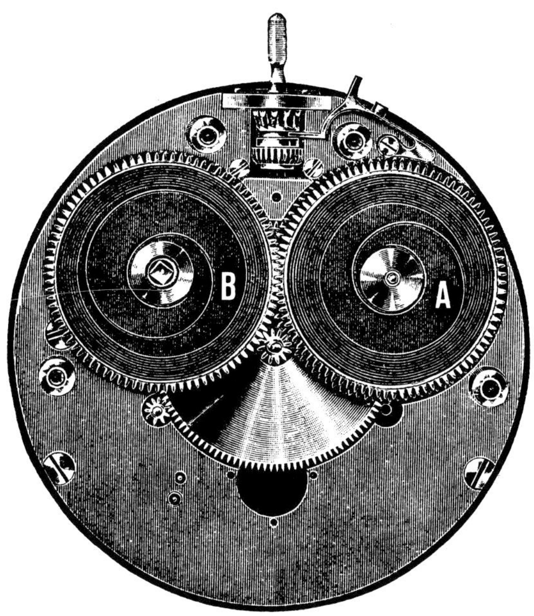

892

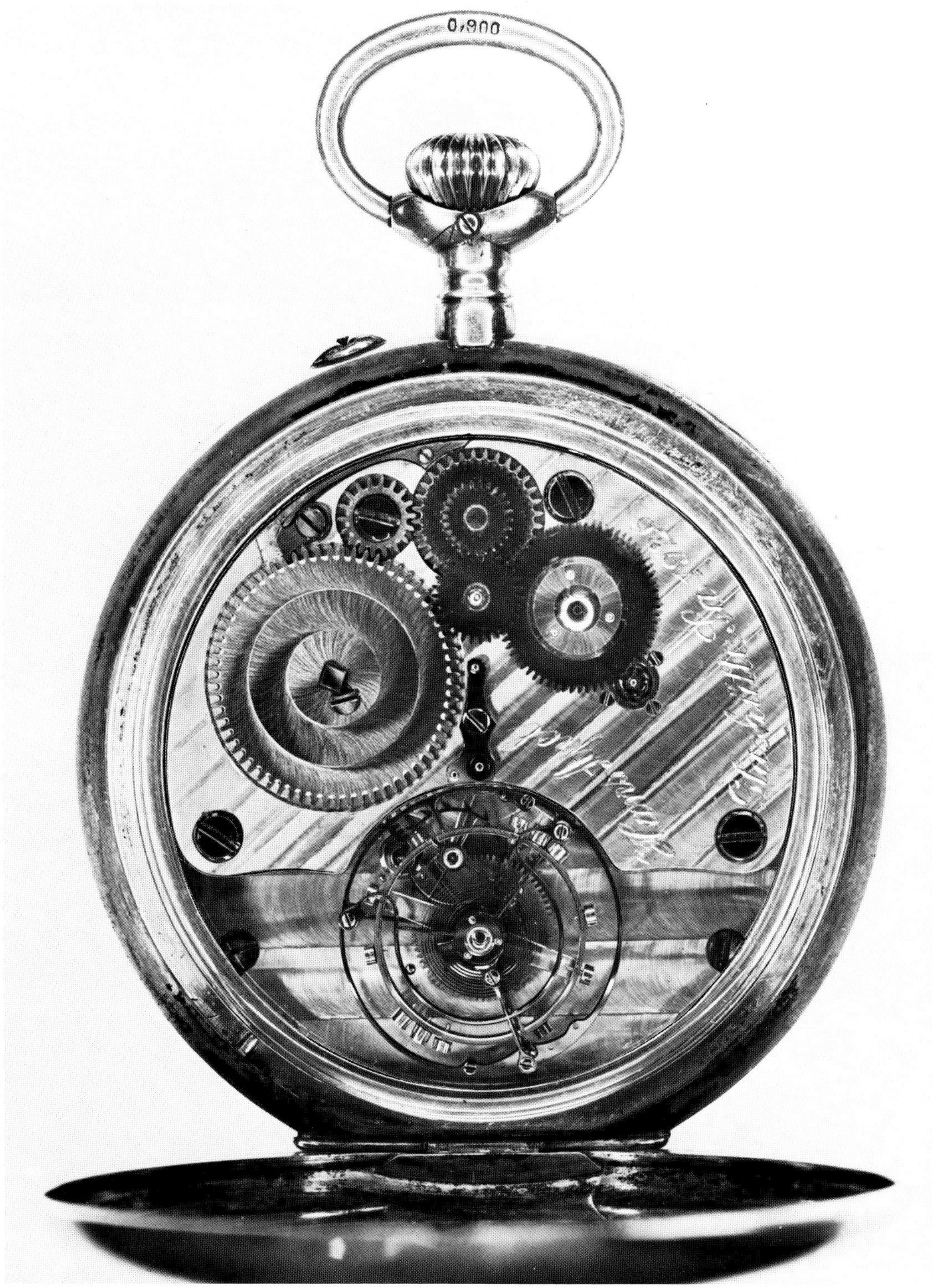

893–894 Goldtaschenuhren mit Karussellgang, englisch, um 1895. Signiert: Langford By Appointment to the Queen Nr. 1790. Glattes Goldgehäuse. Emailzifferblatt mit kleiner Sekunde, vergoldetes Werk mit $^{3}/_{4}$-Platine. Federhauswelle im geschraubten Chaton. Karussell mit Kompensationsunruhe, Breguet-Spirale ohne Rückerzeiger und Spitzzahn-Ankerhemmung. Das Karussell ist nach Bonniksen gearbeitet und dreht sich in 59 Minuten einmal.

895/1–2 Goldtaschenuhr mit 34-Minuten-Karussell und Zentralsekunde, englisch, um 1900. Anonym (Patent B. Bonniksen). Glattes Goldgehäuse mit Schieber in der Wandung zum Anhalten des Sekundenzeigers. Weißes Emailzifferblatt mit römischen Zahlen und großem Sekundenzeiger aus der Mitte. Äußere Skala in $^{1}/_{5}$-Sekundenteilung. Gebläute Stahlzeiger in Birnenform. Vergoldete Platine mit geschraubten Chatons. Außenverzahntes 34-Minuten-Karussell. Große Kompensationsunruh mit Goldschrauben und Breguet-Spirale. Unruhkloben mit Diamantdeckstein. Spitzzahn-Ankerhemmung. ∅ = 55.

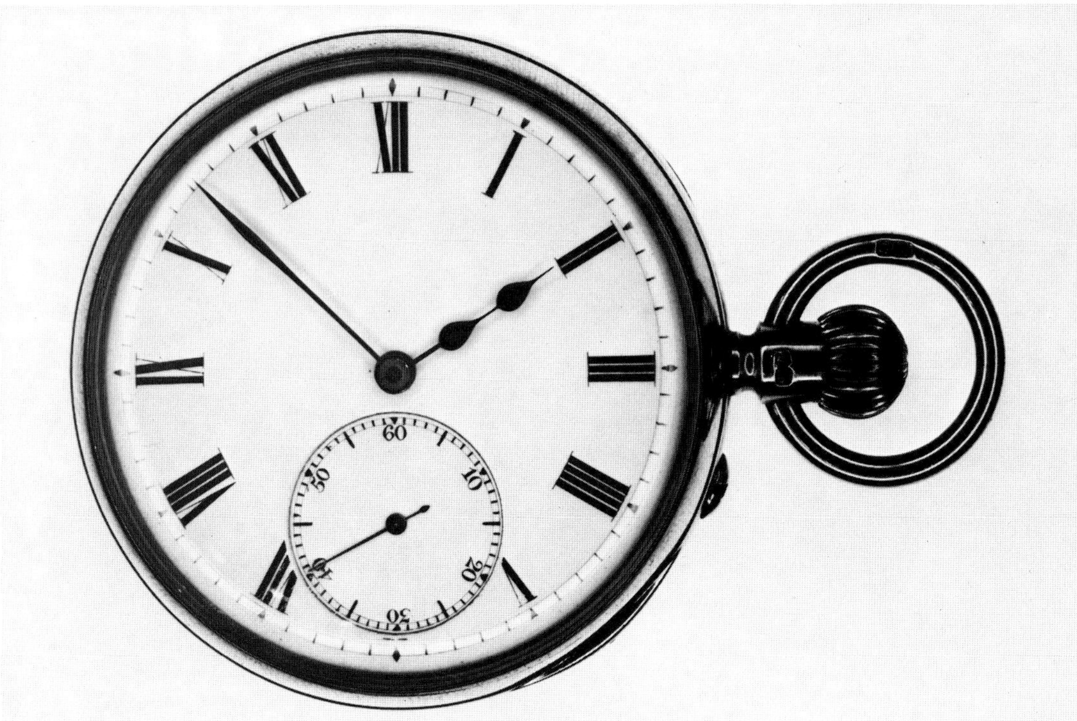

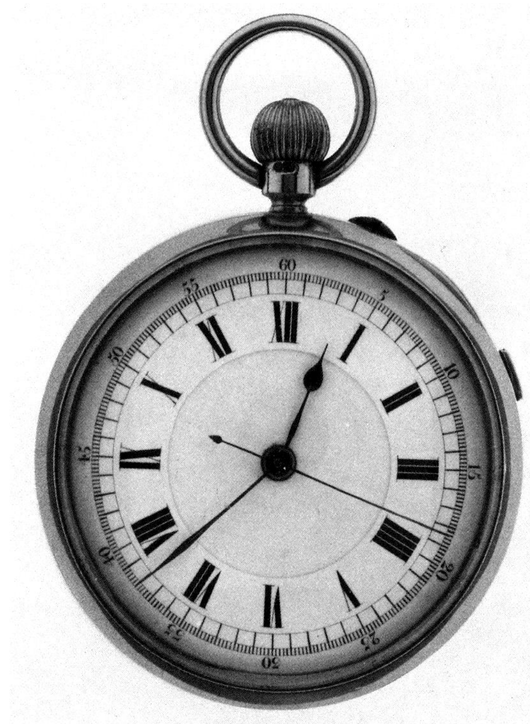

893 △ 894 ▽ 895/1 △ 895/2 ▽

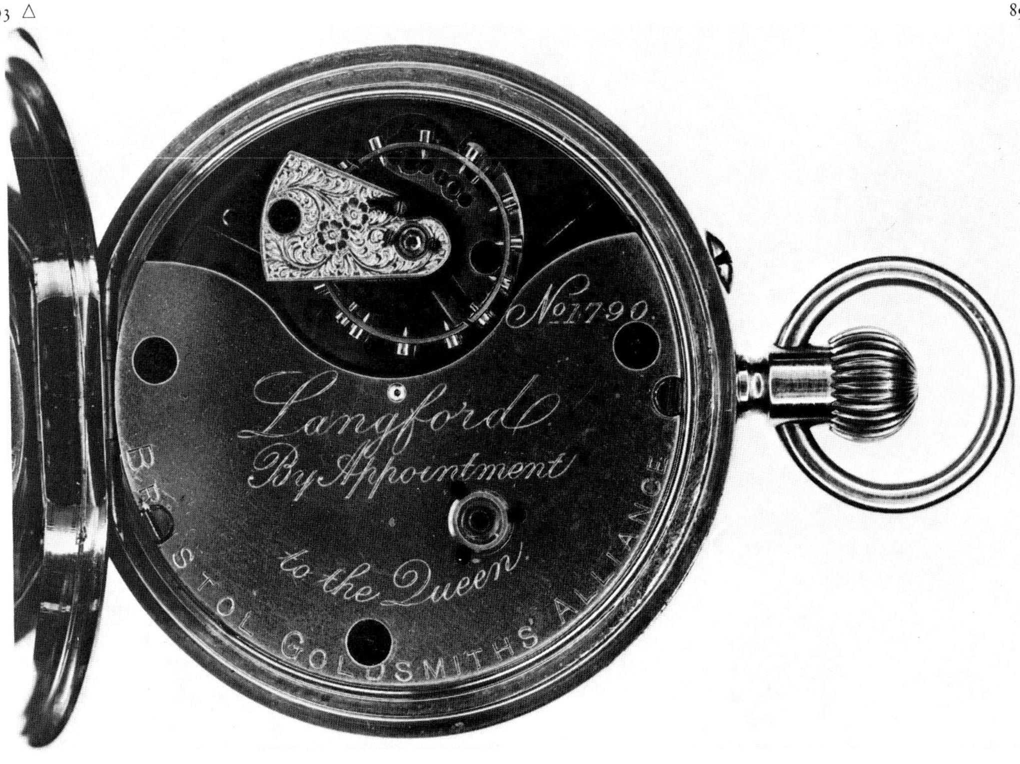

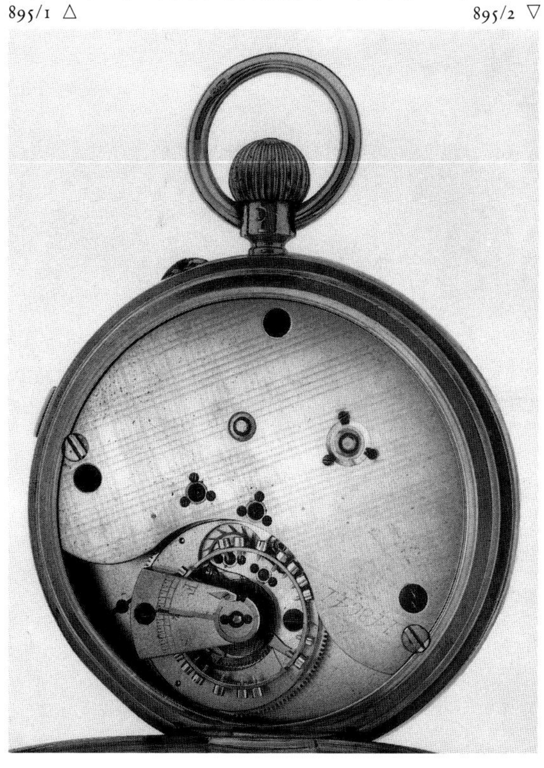

896/1–2 Silbertaschenuhr mit 60-Minuten-Karussell (Annular-Tourbillon), englisch, um 1900, Signiert: George Rossiter, Nr. 51612, Teignmouth. Glattes Silbergehäuse. Weißes Emailzifferblatt mit römischen Zahlen und unten kleiner Sekunde. Gebläute Stahlzeiger in Birnenform. Vergoldetes Werk mit erhöhtem Federhaus und geschraubten Chatons. Das Karussell läuft oben mit einem Zapfen in einer zweiarmigen Brücke. Alle Räder, einschließlich des Kleinbodenrades, befinden sich im Karussell. Große Kompensationsunruh mit Goldschrauben und Breguet-Spirale. Spitzzahn-Ankerhemmung.

897/1–2 Goldtaschenuhr mit 52½-Minuten-Karussell, deutsch, um 1903. Signiert: A. Lange & Söhne, Glashütte b. Dresden. Glattes Goldgehäuse. Weißes Emailzifferblatt mit arabischen Zahlen und unten kleiner Sekunde. Goldzeiger in Birnenform. Vergoldetes Platinenwerk mit sichtbaren Sperrädern. Großes Karussell mit graviertem Unruhkloben, Feinregulierung und Diamantdeckstein. Große Kompensationsunruh mit Goldschrauben und Breguet-Spirale. Anker und Ankerrad in Gold.

898–899 Goldtaschenuhr mit 12-Minuten-Karussell und Barometer, englisch, um 1905. Signiert: Cha. Frodsham, London, Nr. 09333. Glattes Goldgehäuse, versilbertes Zifferblatt mit römischen Zahlen und unten kleiner Sekunde. Barometer-Zeiger aus der Mitte. Äußere Skala in Höhenangaben (1–10 000 Fuß) geeicht. Die Höhenskala ist über die Lunette drehbar. Gebläute Stahlzeiger. Vergoldetes Werk mit erhöhtem Federhaus und sichtbaren Barometerhebeln. Außenverzahntes Karussell unter Kloben. Kompensationsunruh mit freischwingender Breguet-Spirale. Spitzzahn-Ankerhemmung. Ø = 58.

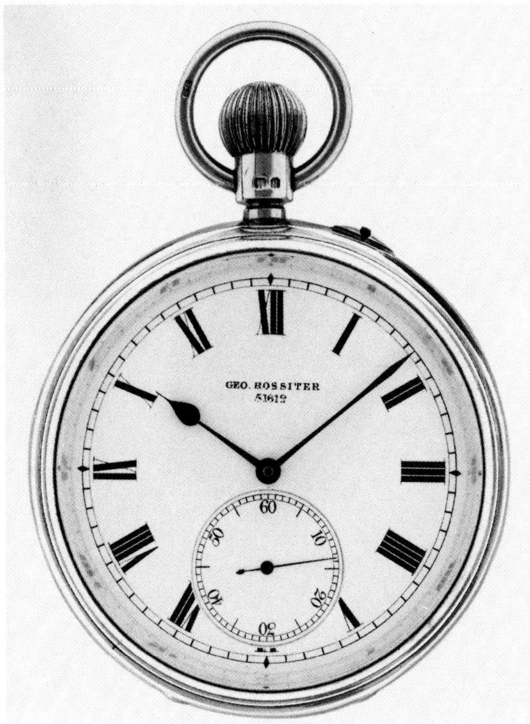

896/1 △

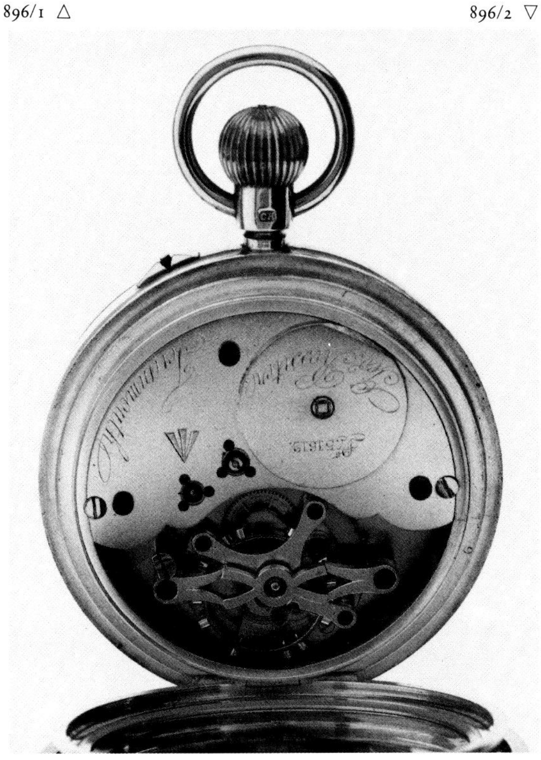

896/2 ▽

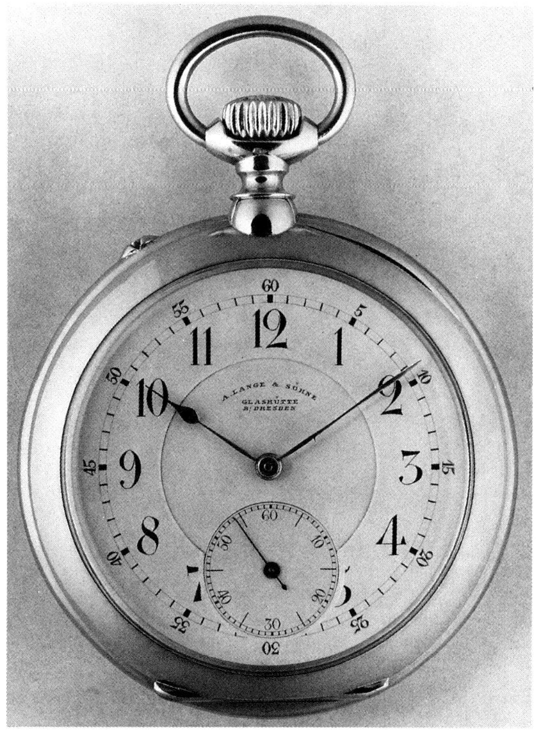

897/1 △

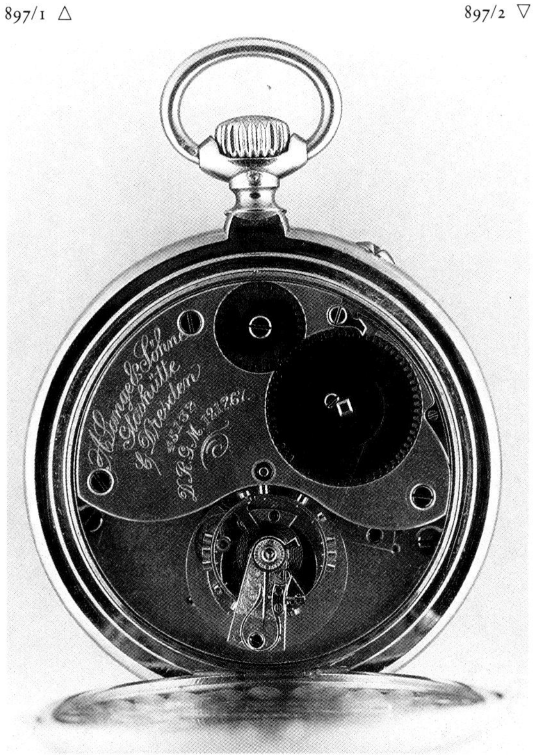

897/2 ▽

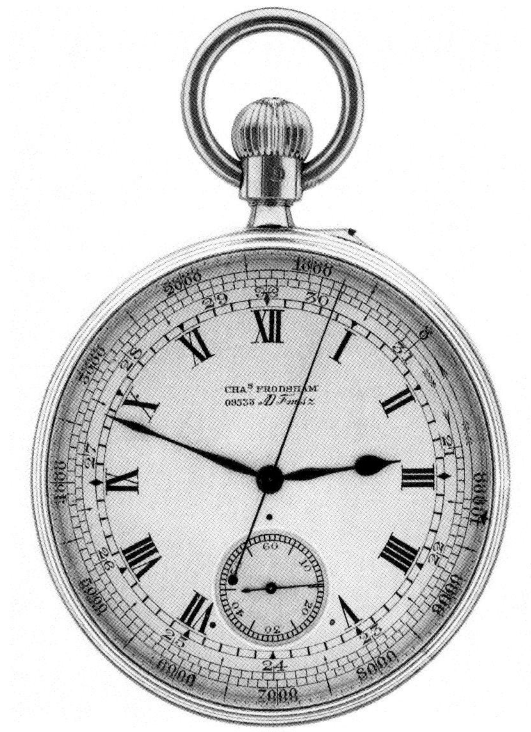

898 △

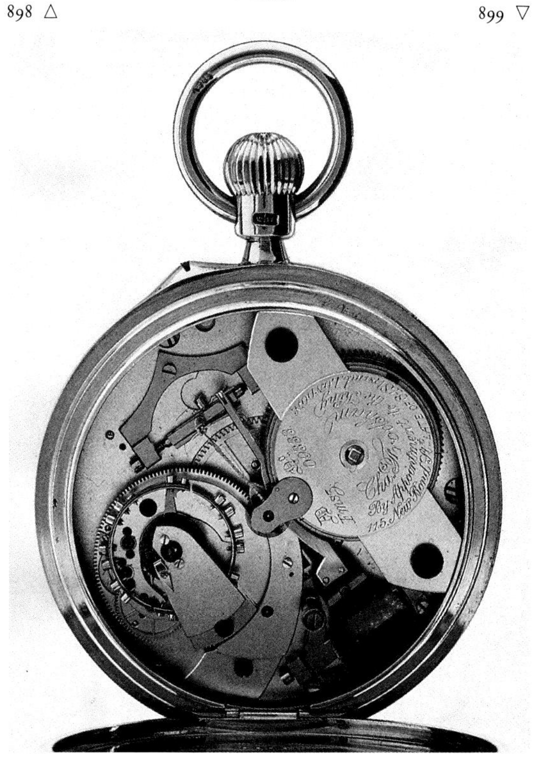

899 ▽

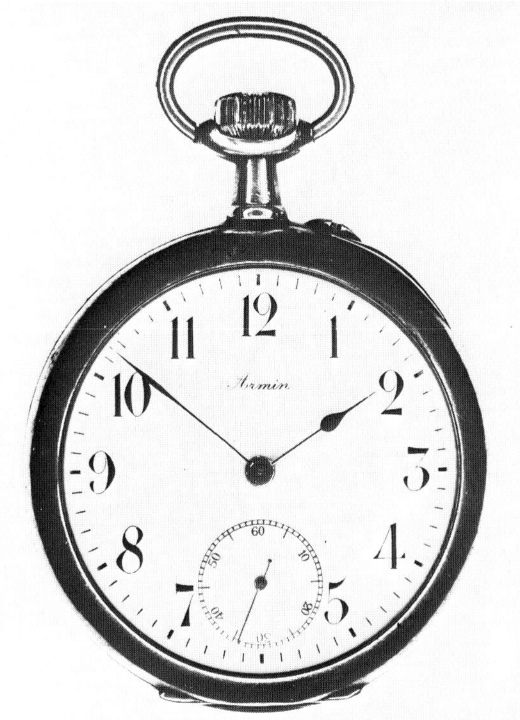

900–901 Tourbillon mit Ankerhemmung, Westschweiz, um 1900. Signiert: Armin. Beidseitig verglastes Gehäuse. Emailzifferblatt mit feinen Zeigern und kleiner Sekunde. Damaszierte Platine mit vergoldeter Brücke für das Drehgestell. Große Unruhe mit Breguet-Spirale und Ankerhemmung. Das Drehgestell dreht sich in 60 Sekunden einmal. Drehgestell nach dem Patent von M. Traugott. Patent-Nr. 33816 (Schweiz um 1905). ∅ = 51.

902 Silbertaschenuhr mit Karussellgang, Westschweiz, um 1915. Glattes Silbergehäuse. Silberzifferblatt mit nach oben gerücktem vergoldetem Zahlengrund. Vergoldete Brücke über dem versilberten Karussell, das sich in 60 Sekunden einmal dreht. Kleine Kompensationsunruhe mit flacher Spirale und Ankerhemmung. ∅ = 52.

900 △

901 ▽

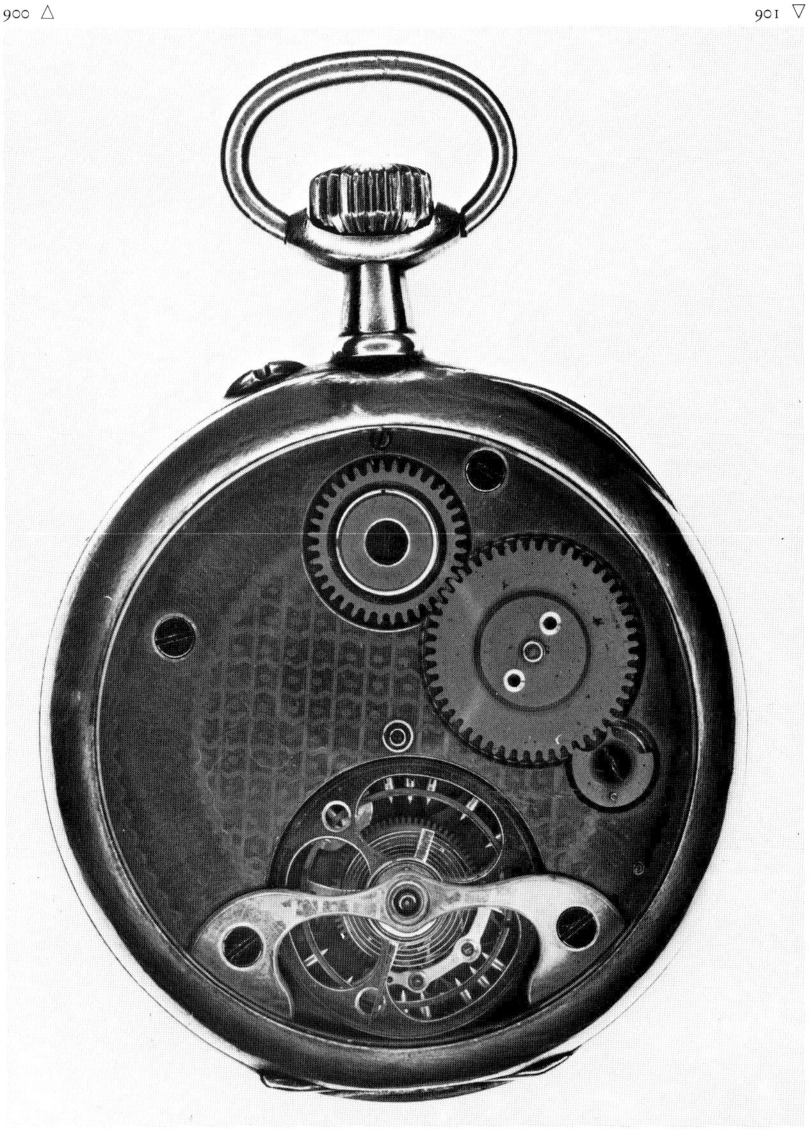

902 ▽

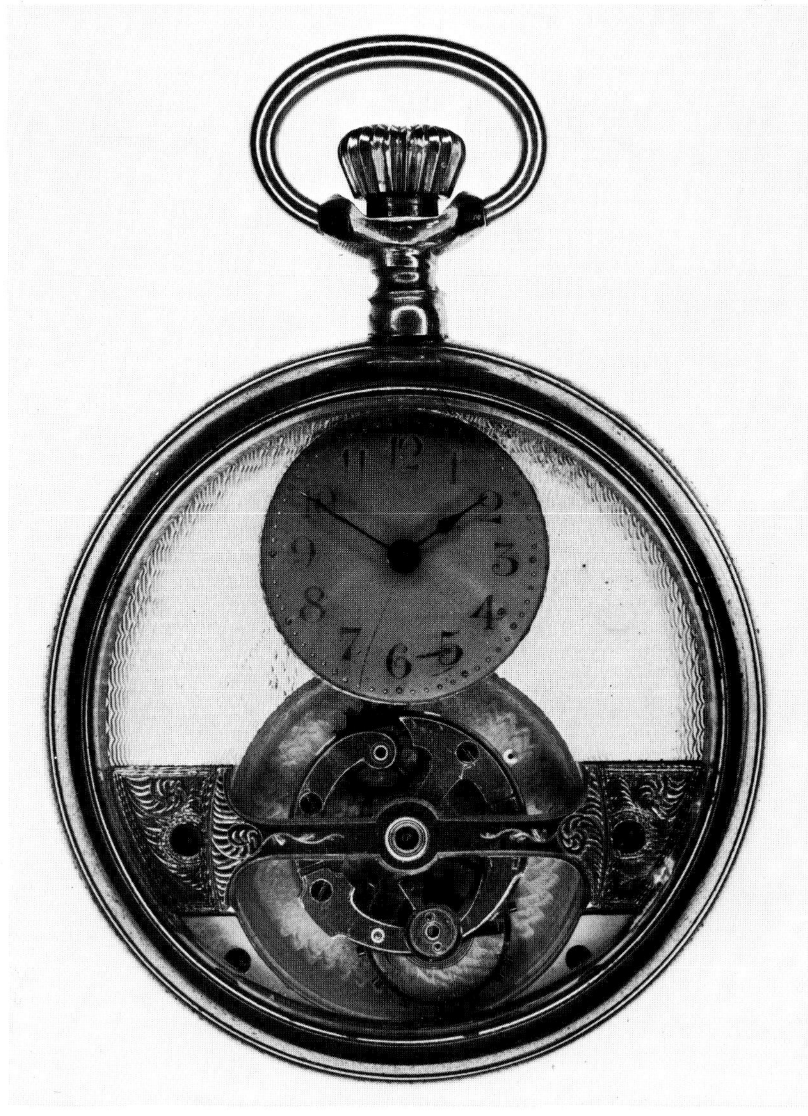

903 Silbertaschenuhr mit Karussellgang, La Chaux-de-Fonds, um 1910. Signiert: Invicta Tourbillon Fureur Nr. 84894. Guillochiertes Gehäuse mit seitlichem Drücker für die Zeigerstellung. Emailzifferblatt mit exzentrischem Zifferring und großer Sekunde aus der Mitte. Verglaste Schale, durch die das vergoldete Drehgestell mit 1 Minute Umlauf sichtbar ist. Kleine Kompensationsunruhe mit flacher Spirale und Ankerhemmung. ∅ = 52.

904–905 Tourbillon mit Duplexhemmung, amerikanisch, um 1885. Signiert: Waterbury Watch Benedict & Burnham MFG'Co. Glattes Blechgehäuse. Ringzifferblatt aus Pappe. Skelettiertes Werk in einer rotierenden Kapsel. Antrieb über eine 3 m lange Zugfeder auf der Rückseite. Das Werk hat eine gestanzte Unruhe, flache Spirale und Duplexhemmung in einfachster Ausführung. ∅ = 46.

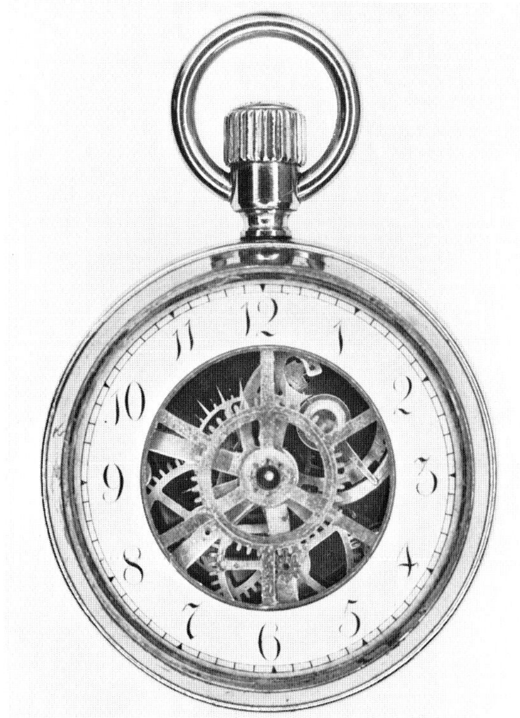

904 △

903 ▽

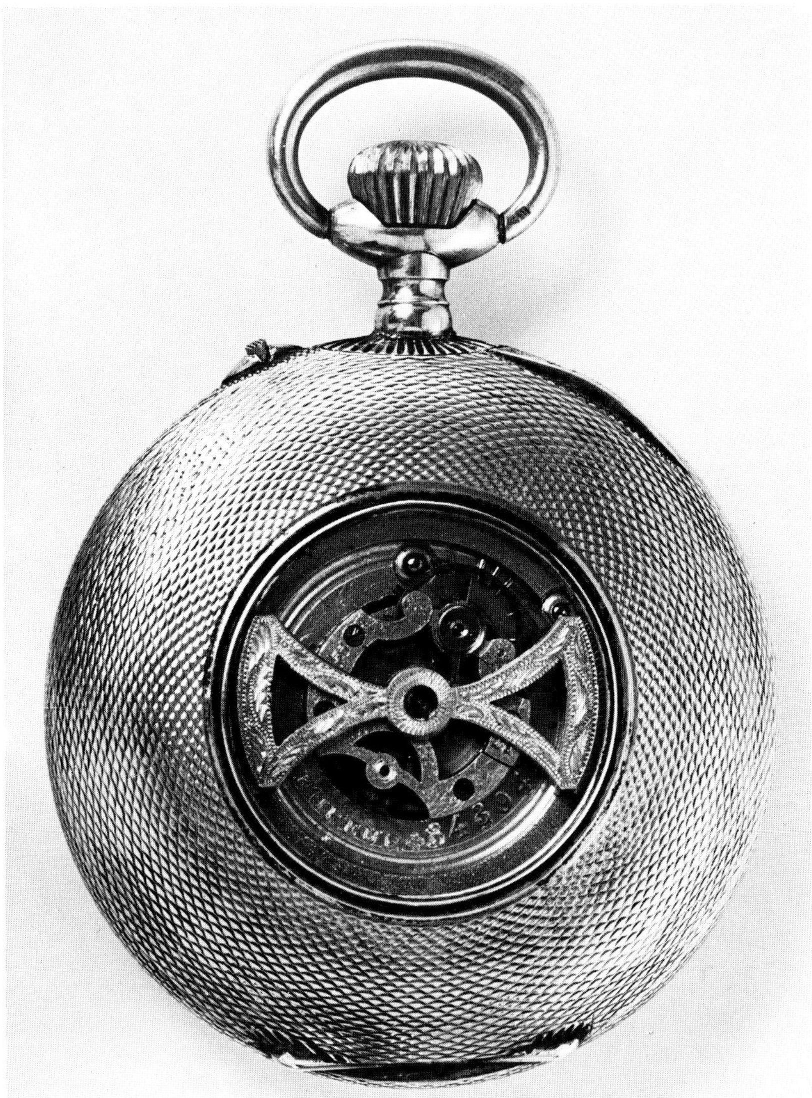

905 ▽

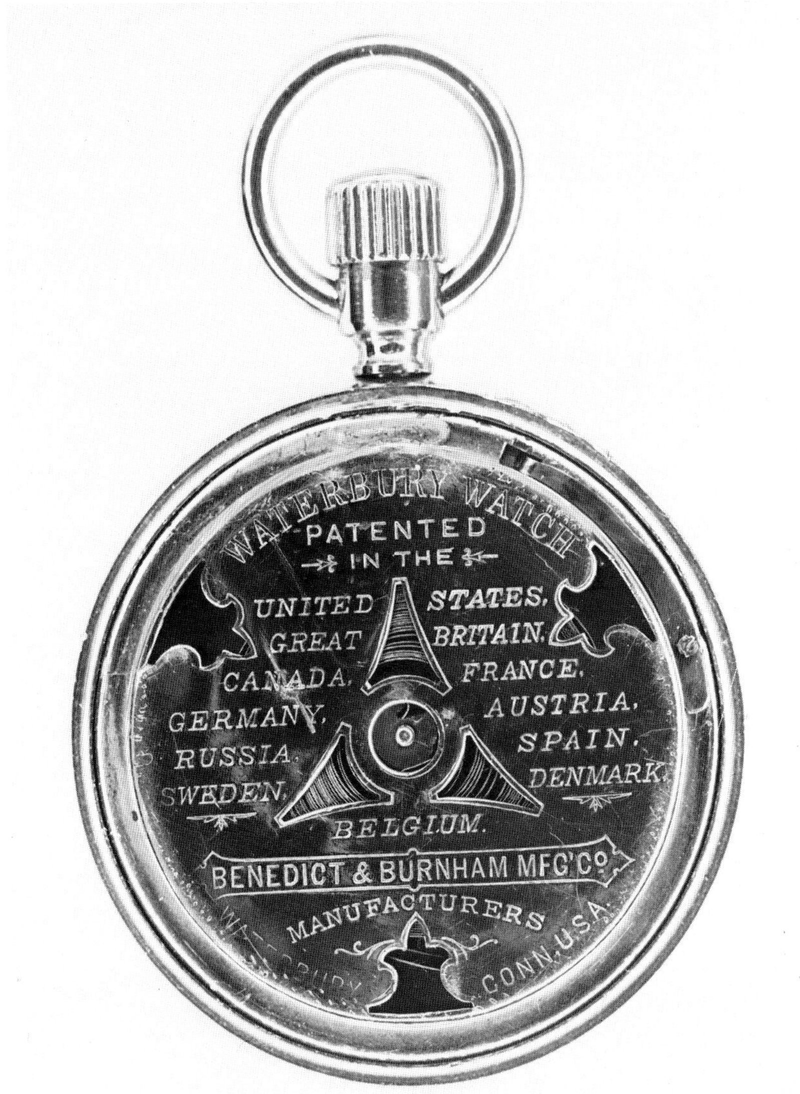

Register

Personenregister

Die Zahlen beziehen sich auf die Seiten

Sachregister

Die Zahlen beziehen sich auf die Seiten, auf denen das Stichwort meist erklärend behandelt wurde. Über das Inhaltsverzeichnis sind globale Themen zu finden.

Anzeigen

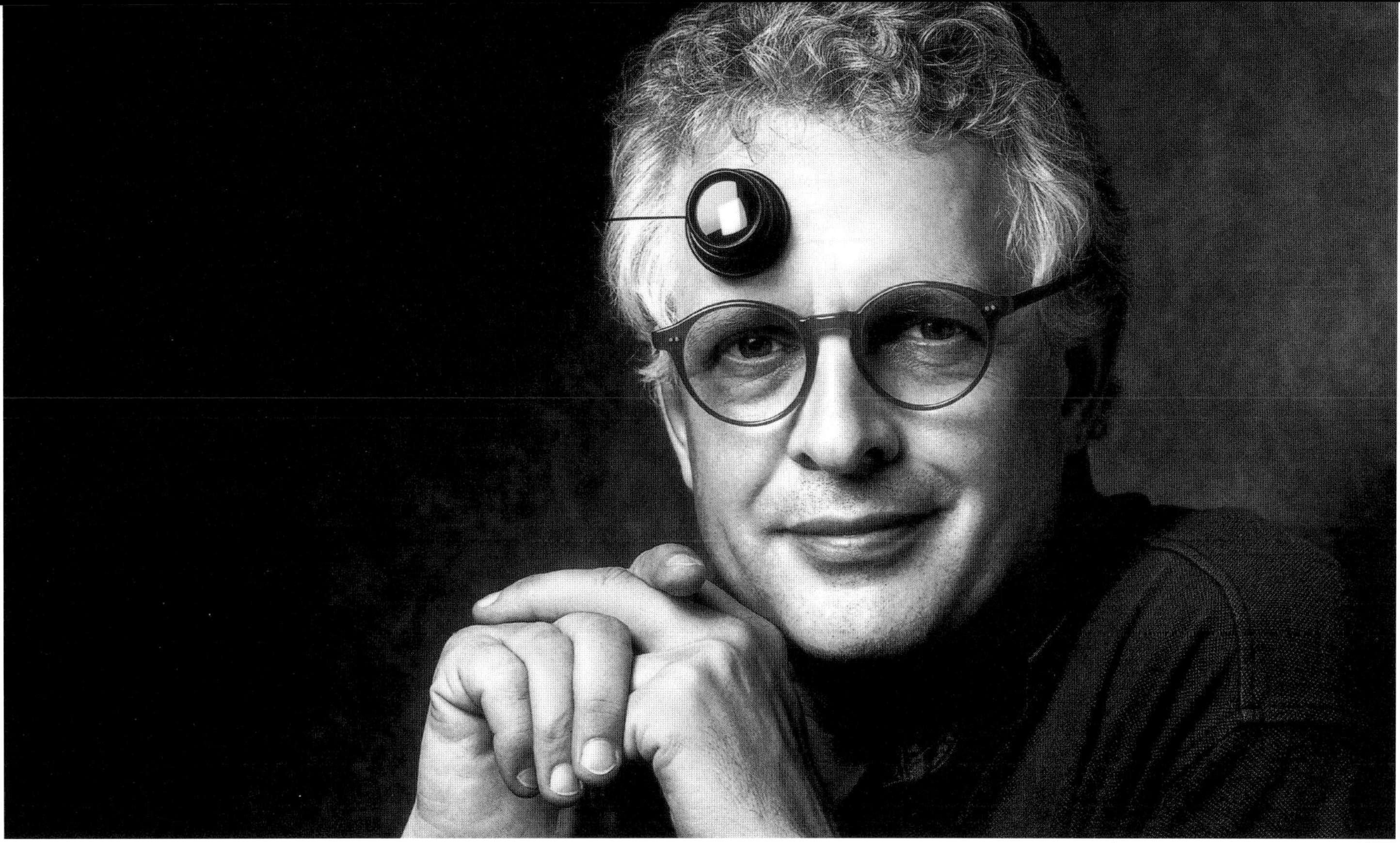

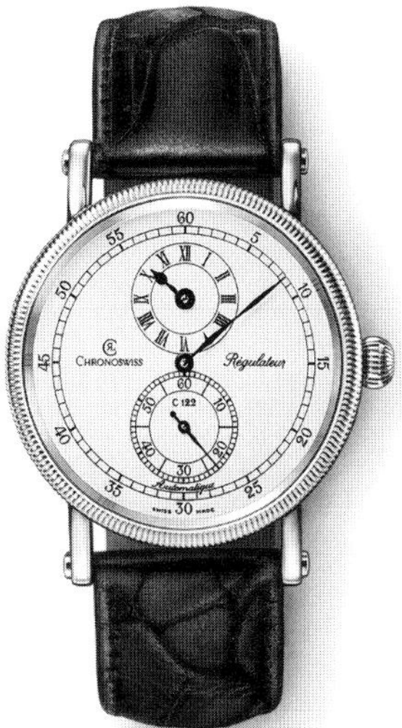

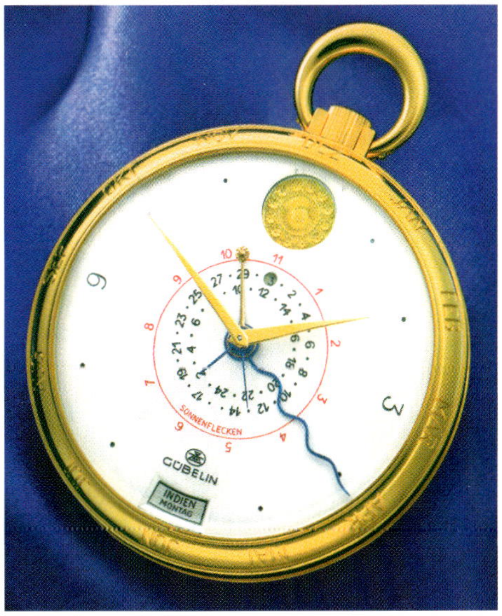

„Die Sonnenfleckenuhr“ 1998

Am 10. April 1998 wurde die Sonnenfleckenuhr Nummer 1 fertiggestellt.

Die Sonne als Zentralgestirn unseres Sonnensystems ist seit eh und je in der Gedankenwelt der Menschen verankert. Alles Entstehen und Vergehen ist von der Sonne abhängig.

Seit einigen Jahrzehnten spielt die Sonne aber auch eine wichtige Rolle in der Technik: Man benutzt die Sonne zur Energiegewinnung und zur Warmwasserbereitung. Auch für Störungen von wichtigen Telekommunikationsverbindungen ist die Sonne verantwortlich. Sie treten immer dann auf, wenn sich die Sonnenflecken häufen.

Dem wurde bei der Realisation der „Sonnenfleckenuhr“ durch Hinzufügen des Sonnenfleckenzeigers Rechnung getragen. Den eher mystischen Aspekt berücksichtigt man durch den täglichen Wechsel eines Sonnensymbols aus alten Kulturen, ähnlich einem Tagesregenten.

Technik:

Gehäuse: handgefertigt, aus 750 Gelbgold N3-Legierung

Uhrwerk: Werk IWC Caliber 972. Völlig neukonstruiert, ewiger Kalender mit der Anzeige der Sonnenfleckenhäufigkeit und augenblicklich springender Wochentagsanzeige.

Zifferblatt: Das Zifferblatt ist aus Sterlingsilber, Spezialbehandlung zur Erlangung einer mattweißen Feinsilberoberfläche.
Anzeigen der Datumanzeige: Schaltjahreszyklusanzeige, 1 – 4 zwischen Datumanzeige 30. und 1.
Der Wochentag und die Benennung der im großen, runden Ausschnitt befindlichen, handgravierten Sonnensymbole, die täglich wechseln, erscheint im unteren Ausschnitt bei 6 Uhr.
12 Stundenanzeige, Minute, Datum, Monat
24 Sternanzeige
Sonnenfleckenzyklus 11,07 Jahre

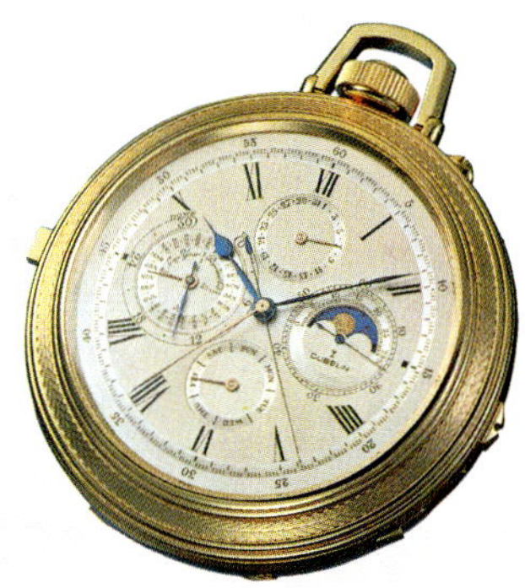

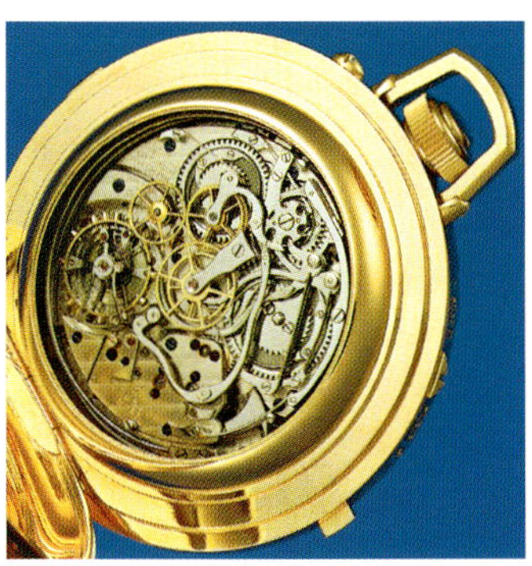

„Grande Complication RD 92“

In minutiöser Feinstarbeit wurde in über 1000 Arbeitsstunden dieses epochale Werk traditioneller Schweizer Uhrmacherkunst in den Gübelin Ateliers vollendet.
Zu den üblichen Anzeigen von Stunden, Minuten und Sekunden enthält die Uhr zusätzlich zwölf Komplikationen: Großes und kleines automatisches Schlagwerk, Repetierwerk für Stunden, Viertelstunden und Minuten, Chronograph mit Zentralminutenzähler, Gangreserveanzeige, ewiger Kalender, fliegendes Ein-Minuten-Tourbillon.
Basiswerk AP 2622.

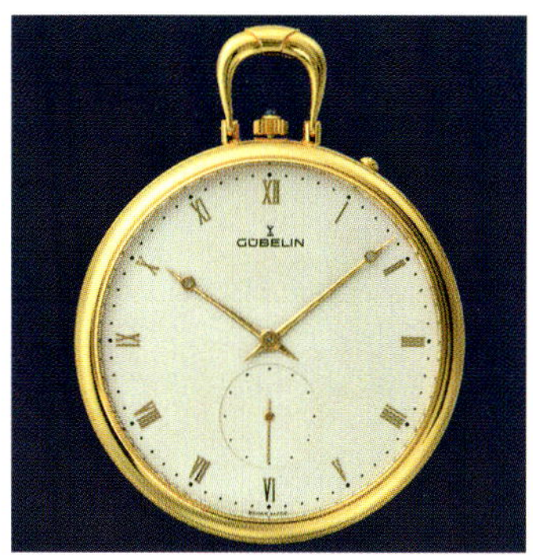

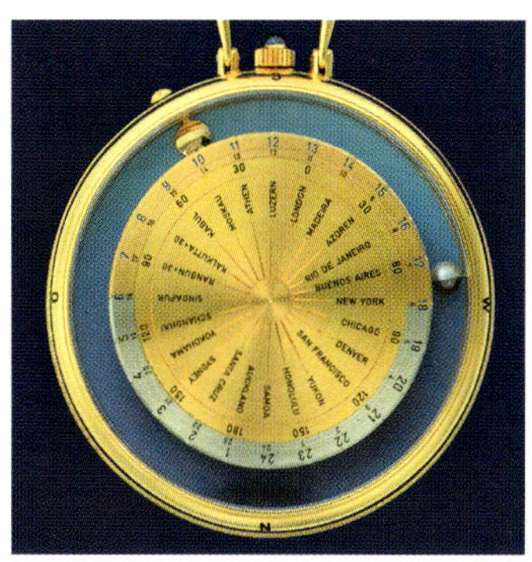

„Eclipse“

Doppelseitige, astronomische Taschenuhr mit Sonnen- und Mondumlauf und einstellbarer Weltzeitanzeige.

Diese Gübelin-Taschenuhr zeigt auf der einen Seite die bürgerliche Zeit in Stunden, Minuten und Sekunden.

Die andere Seite zeigt sehr anschaulich die Bewegung der beiden Himmelskörper Sonne und Mond, sowie eine Weltanzeige von der Erde aus betrachtet.
Basiswerk IWC 9520.

Weitere Informationen erhalten Sie bei: Güblin AG, Maihofstr. 102, CH-6000 Luzern, Tel. 0041-41-4 29 15 15

HEMMUNGEN FÜ

ANTOINE TAVAN

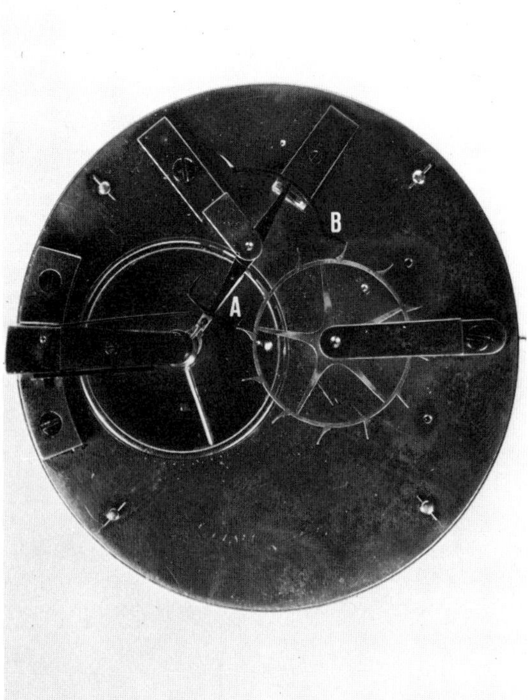

Gangmodell einer Ankerhemmung. Großes fünfschenkliges Hemmrad. Die Eingangshebefläche (A) des symmetrisch aufgebauten Ankers ist konvex, die Ausgangshebefläche (B) dagegen konkav, um einen gleichmäßigen Antrieb zu erzeugen.

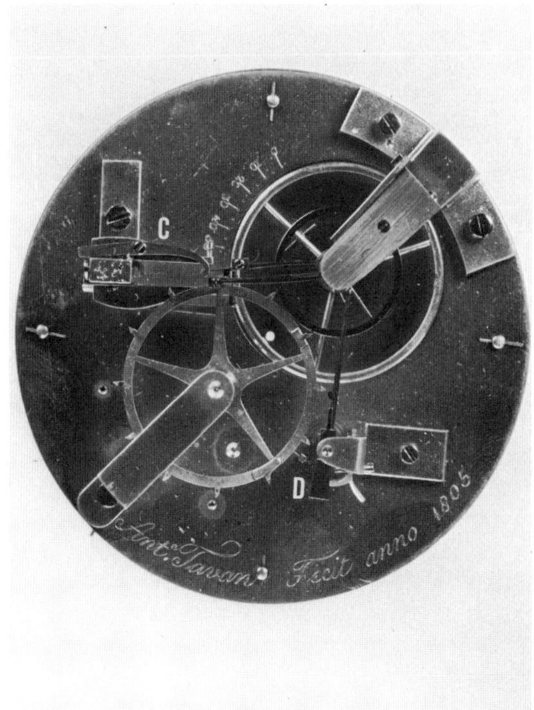

Gangmodell einer Chronometerhemmung nach Arnold. Die Chronometerfeder, die am Block C befestigt ist, wird auf Zug beansprucht. Ein zweiter Sicherungshebel am Block D verhindert ein unbeabsichtigtes Durchlaufen (Galoppieren) des Hemmrades.

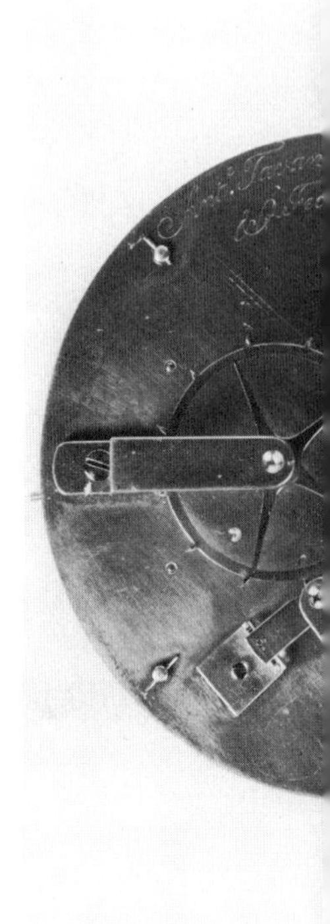

Gangmodell einer Ank
se« (Krebsschere). Das
de Zähne. Der Antrie
über einen Finger an d
Anker stellt die Ruhef

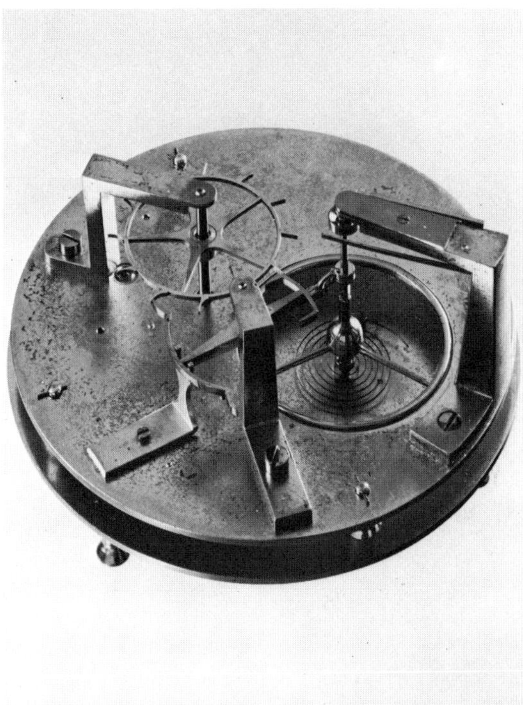

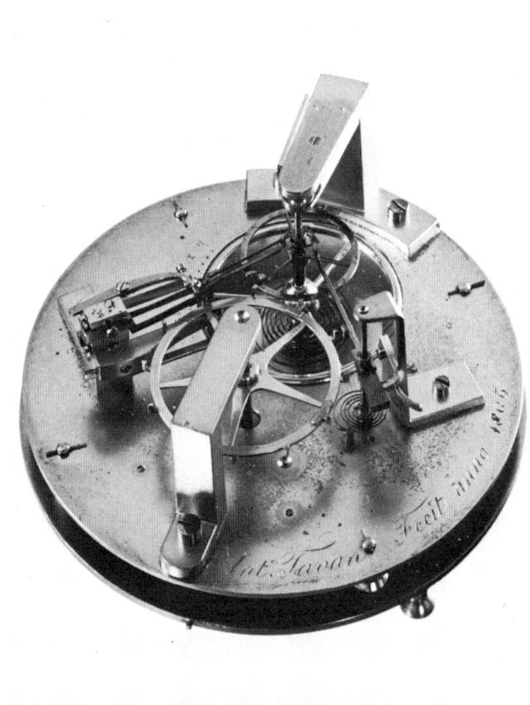

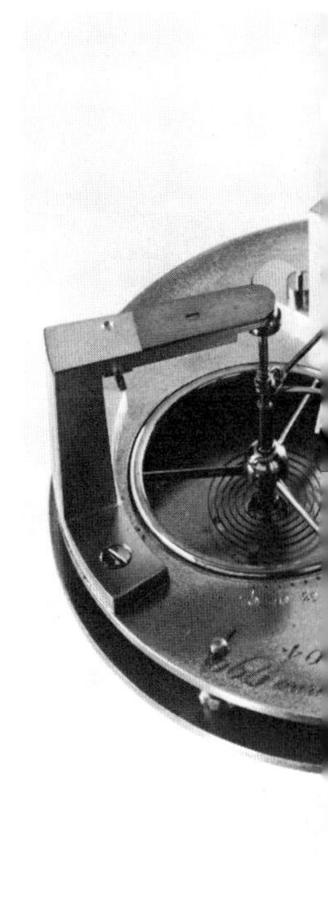